I. Richter

Lehrbuch für Heilpraktikerinnen und Heilpraktiker

Medizinische und juristische Grundlagen

Isolde Richter

Lehrbuch für Heilpraktikerinnen und Heilpraktiker

Medizinische und juristische Grundlagen

11. Auflage

ELSEVIER

Elsevier GmbH, Bernhard-Wicki-Str. 5, 80636 München, Deutschland
Wir freuen uns über Ihr Feedback und Ihre Anregungen an kundendienst@elsevier.com

ISBN 978-3-437-55053-9
eISBN 978-3-437-05649-9

11. Auflage 2025

Wichtiger Hinweis
Die medizinischen Wissenschaften unterliegen einem sehr schnellen Wissenszuwachs. Der stetige Wandel von Methoden, Wirkstoffen und Erkenntnissen ist allen an diesem Werk Beteiligten bewusst. Sowohl der Verlag als auch die Autorinnen und Autoren und alle, die an der Entstehung dieses Werkes beteiligt waren, haben große Sorgfalt darauf verwandt, dass die Angaben zu Methoden, Anweisungen, Produkten, Anwendungen oder Konzepten dem aktuellen Wissensstand zum Zeitpunkt der Fertigstellung des Werkes entsprechen.
Der Verlag kann jedoch keine Gewähr für Angaben zu Dosierung und Applikationsformen übernehmen. Es sollte stets eine unabhängige und sorgfältige Überprüfung von Diagnosen und Arzneimitteldosierungen sowie möglicher Kontraindikationen erfolgen. Jede Dosierung oder Applikation liegt in der Verantwortung der Anwenderin oder des Anwenders. Die Elsevier GmbH, die Autorinnen und Autoren und alle, die an der Entstehung des Werkes mitgewirkt haben, können keinerlei Haftung in Bezug auf jegliche Verletzung und/oder Schäden an Personen oder Eigentum, im Rahmen von Produkthaftung, Fahrlässigkeit oder anderweitig übernehmen.

Für die Vollständigkeit und Auswahl der aufgeführten Medikamente übernimmt der Verlag keine Gewähr.
Geschützte Warennamen (Warenzeichen) werden in der Regel besonders kenntlich gemacht (®). Aus dem Fehlen eines solchen Hinweises kann jedoch nicht automatisch geschlossen werden, dass es sich um einen freien Warennamen handelt.

Bibliografische Information der Deutschen Nationalbibliothek
Die Deutsche Nationalbibliothek verzeichnet diese Publikation in der Deutschen Nationalbibliografie; detaillierte bibliografische Daten sind im Internet über https://www.dnb.de abrufbar.

25 26 27 28 29 5 4 3 2 1

In ihren Veröffentlichungen verfolgt die Elsevier GmbH das Ziel, genderneutrale Formulierungen für Personengruppen zu verwenden. Um jedoch den Textfluss nicht zu stören sowie die gestalterische Freiheit nicht einzuschränken, wurden bisweilen Kompromisse eingegangen. Selbstverständlich sind **immer alle Geschlechter** gemeint.

Planung: Stefanie Schröder, München
Projektmanagement: Ulrike Schmidt, München
Redaktion: Dr. Nikola Schmidt, Berlin
Herstellung: Dietmar Radünz, Leipzig
Satz: Thomson Digital, Noida/Indien;
Druck und Bindung: Drukarnia Dimograf Sp. z o. o., Bielsko-Biała/Polen
Umschlaggestaltung: SpieszDesign, Neu-Ulm
Titelfotografie: Kopf: © Oksana – stock.adobe.com/Icons: © colourbox.de

Aktuelle Informationen finden Sie im Internet unter **www.elsevier.de**

Geleitwort

Lehren setzt Gelerntes voraus, denn nur Gelerntes kann weitergegeben werden.

Und natürlich ist Lernen leichter, je besser die Lehrerin, der Lehrer ist.

Denn wer es versteht, „tote Materie“ oder komplexe Sachverhalte durch lebendige Erklärungen und gut nachvollziehbare Vorgehensweise den Lernenden nahezubringen, wird Neugier wecken und damit das Lernen leichter machen.

Dass die Autorin über einen großen Wissensschatz verfügt, zeigt allein schon die Tatsache, dass ihr Lehrbuch bereits in 11. Auflage erscheint. Und dass sie die Fähigkeit besitzt, komplexe medizinische Themen übersichtlich und in einem verständlichen Kontext zu setzen, zeigt der didaktische Überbau und die übersichtliche Darstellung jedes einzelnen Wissensgebietes.

Gut gegliedert führt das Buch von den Grundlagen des Organismus über Gewebearten zu den hochspezialisierten Organsystemen. In einer zusammenhängenden Darstellung erfahren die Lesenden das breite Spektrum medizinischer Vernetzung, werden in der Krankheitslehre strukturiert geführt von Ursachen über Symptomatik und Verlauf bis hin zu differentialdiagnostischen Überlegungen und etwaigen Komplikationen.

Untersuchungsmethoden für jedes Organsystem wie grundlegende Kenntnisse zur Diagnostik runden die einzelnen Kapitel ab.

Damit dient dieses Lehrbuch sowohl hervorragend für die Vorbereitung zur amtsärztlichen Heilpraktiker-Überprüfung als auch darüber hinaus als qualifiziertes Nachschlagewerk im täglichen Berufsleben als Heilpraktiker.

In der neuen Ausgabe wurden die auch für Heilpraktiker wichtigen Gesetze und Rechtsverordnungen wie etwa Infektionsschutzgesetz, Hygieneverordnung, Arzneimittel- und Medizinproduktegesetz auf den aktuellen Stand gebracht.

Besonders hervorzuheben ist die komplette Neugestaltung des Kapitels Psychische Erkrankungen. Es wurde an die Internationale Klassifikation der Krankheiten angepasst, die als neue ICD-11 der Weltgesundheitsorganisation gültig ist. Psychische Störungen wie Depressionen oder Ängste gehören inzwischen zu den häufigsten Ursachen für Krankschreibungen in Deutschland. Und in der Folge der sozialen Kontakteinschränkungen, welche die Corona-Pandemie mit sich brachten, sind auch viele Kinder und Jugendliche davon betroffen. Umso wichtiger ist es, in der Vorbereitung auf den Heilberuf des Heilpraktikers grundlegende Kenntnisse zu erwerben.

Als Präsidentin des ältesten und bundesweit größten Berufsverbandes für Heilpraktiker begrüße ich das fachlich hohe Niveau dieses Lehrbuchs. Das medizinische Wissen, das Heilpraktiker zur Berufszulassung wie auch zur Heilkundeausübung benötigen, ist breit gefächert und zugleich anspruchsvoll in der Wissenstiefe. Das gewährleistet eine solide Qualifikation, die auch den Anforderungen an den Schutz der Gesundheit der Bevölkerung und des einzelnen Patienten gerecht wird.

Ursula Hilpert-Mühlig
Präsidentin des Fachverband Deutscher Heilpraktiker e.V. (FDH)

Vorwort zur 11. Auflage

Ein Vierteljahrhundert ist eine lange Zeit – insbesondere für ein Lehrbuch! Deshalb freut es mich besonders, dass sich das Lehrbuch nach wie vor großer Beliebtheit erfreut und bereits in der 11. Auflage erscheint. Damit ist dieses Werk der topaktuelle Klassiker unter den Angeboten zur Ausbildung von Heilpraktikerinnen und Heilpraktikern.

Im Lauf dieser langen Zeit sind die Anforderungen bei den amtsärztlichen Überprüfungen an die Heilpraktiker-Anwärterinnen und -Anwärter deutlich gestiegen. Und das ist auch gut so, denn es garantiert, dass Heilpraktikerinnen und Heilpraktiker auch weiterhin auf hohem Niveau arbeiten.

Während dieser gesamten Zeit entsprach der Inhalt des Lehrbuches immer exakt den Prüfungsanforderungen: Dies gilt auch für diese Ausgabe. Neue Infektionskrankheiten wie COVID-19, Borna-Krankheit, West-Nil-Fieber, MERS, Mpox, Hanta-, Dengue- und Zika-Fieber wurden aufgenommen. Manche Krankheiten, wie das frühere Sudeck-Syndrom, wurden ihrer neuen Definition als komplexes regionales Schmerzsyndrom angepasst und die Schockformen wurden komplett überarbeitet, um dem aktuellen Stand zu entsprechen. Das maligne Lymphom, das Plasmozytom und der Morbus Hodgkin wurden erweitert.

Somit halten Sie ein Werk in Händen, das den aktuellen „Richtlinien zur Heilpraktikerüberprüfung" entspricht und das Sie sorgfältig und topaktuell auf die amtsärztliche Überprüfung vorbereitet.

Im gesamten Lehrbuch wurde darauf geachtet, wichtige prüfungsrelevante Sachverhalte durch *Kursivdruck* hervorzuheben. Dieser Kursivdruck erleichtert es, bei der Erarbeitung von Lehrinhalten gleich auf den ersten Blick besonders Wichtiges zu erkennen. Auch später bei Wiederholungen und beim Nachschlagen sieht man sofort, worauf es in erster Linie ankommt.

Im Kapitel „Psychische Erkrankungen" ergab sich die Anforderung, dass sich die ICD-10 und ICD-11 momentan in einer Übergangsphase befinden. Die Gesundheitsämter prüfen zurzeit noch nach der ICD-10. Für Ihre spätere Praxisarbeit wird jedoch auch die ICD-11 relevant werden. Deshalb wurde vom Verlag die Möglichkeit geschaffen, mit einem QR-Code (abgedruckt auf Seite XVII und Seite 740) zusätzlich ein Kapitel „Psychische Erkrankungen" abzurufen, das komplett auf die ICD-11, wie Sie der Entwurfsfassung zum Zeitpunkt der Arbeit an dieser Auflage entspricht, überarbeitet ist. So sind Sie auch bei dem Thema „Psychische Erkrankungen" auf dem maximal möglichen aktuellen Stand.

Danken möchte ich meinem Mann Horst Richter Reg. Dir. a. D., der mich auch diesmal wieder tatkräftig bei der Erstellung des Kapitels Gesetzeskunde unterstützt hat. Außerdem danke ich meiner Schwester Gerlinde Todt, die mir bei der Erstellung des Kapitels Psychische Erkrankungen hilfreich zur Seite stand, sowie meinen Schuldozentinnen Regina Boury, Marlene Furtwängler, Andrea Schmidt und Tanja Loibl, die mir wertvolle Anregungen für die Überarbeitung gegeben haben. Außerdem gebührt mein Dank wie immer meinen Schülerinnen und Schülern für alle Hinweise. Sie sind meine aufmerksamsten Korrekturleserinnen und -leser. Dafür ein besonders herzliches Dankeschön!

Gendern ist gut und wichtig! Die gute Lesbarkeit eines Textes ist auch wichtig! Das ist einer der Gründe, warum in diesem Lehrbuch im Textteil nicht durchgehend gegendert wird. **Unabhängig von** Geschlecht und Hautfarbe **liegt m**ein Hauptaugenmerk auf dem „Menschen". Ob Mann oder Frau, sollte dabei von untergeordneter Bedeutung sein.

Allen Heilpraktikeranwärterinnen und Heilpraktikeranwärtern wünsche ich viel Freude und viel Erfolg beim Erarbeiten des prüfungsrelevanten Stoffes. Ich kann Sie nur ermuntern, diesen Weg zu gehen, um den „schönsten Beruf der Welt" auszuüben. Im Laufe dieses Vierteljahrhunderts haben außerordentlich viele meiner Schülerinnen und Schüler diesen Pfad eingeschlagen und viele üben ihren Traumberuf mit großer Begeisterung und zum Wohle ihrer Patientinnen und Patienten aus.

Kenzingen, im Dezember 2024
Isolde Richter

Verweise auf den Atlas beziehen sich auf den vorm herausgegebenen Atlas für Heilpraktikerinnen und Heilpraktiker, 7. Auflage, Elsevier GmbH und sind mit ↑ *Atlas* markiert. Für einen optimalen Prüfungs- und Lernerfolg sei auch auf das Arbeitsbuch zum vorliegenden Lehrbuch verwiesen: Prüfungstraining für Heilpraktikerinnen und Heilpraktiker, 2.500 Prüfungsfragen zum Lehrbuch, 11. Auflage, Elsevier GmbH.

Vorwort zur 1. Auflage

Da die Heilpraktikerausbildung bundesweit nicht einheitlich geregelt ist, ist es wichtig, dem Heilpraktikeranwärter ein Buch an die Hand zu geben, das zum einen den Wissensstoff für die amtsärztliche Überprüfung darstellt, zum anderen dem Heilpraktiker die Grundkenntnisse vermittelt, die die Bausteine für eine ganzheitliche Betrachtungsweise sind. Das Buch ist aus den Erfahrungen meiner langjährigen Heilpraktikerausbildungskurse entstanden. Schwerpunkt ist zum einen die Vorbereitung auf die Überprüfung durch das zuständige Staatliche Gesundheitsamt, zum anderen der Versuch, das unverzichtbare medizinische Grundwissen darzustellen.

Das Buch beginnt mit dem Kapitel „Gesetzeskunde". Dieses steckt den rechtlichen Rahmen ab, in dem sich der Heilpraktiker bewegen darf. Die Kapitel „Zelle" und „Gewebearten" sollen ein grundlegendes Verständnis der anatomischen und physiologischen Zusammenhänge ermöglichen. Die Organkapitel sind so dargestellt, dass man immer Anatomie, Physiologie, Untersuchungsmethoden und Krankheiten findet. Dies hat den Vorteil, dass man die Krankheiten leichter versteht, wenn man die ihnen zugrunde liegenden anatomischen und physiologischen Grundkenntnisse erarbeitet hat.

Zum Schluss noch eine Bitte: Das Buch ist aus der lebendigen Unterrichtssituation heraus entstanden, und es soll auch lebendig bleiben. Dazu brauche ich aber den Kontakt zu denjenigen, die mit diesem Buch arbeiten. Deshalb freue ich mich über Ihre Kritik, Ergänzungs- oder Änderungsvorschläge.

Danken möchte ich an dieser Stelle allen, die mir bei der Erstellung des Buches behilflich waren: Dies gilt in erster Linie für meine Schüler und Schülerinnen, vor allem aber für meine Mutter und Frau Dr. Juliane Hesse, die mir durch unermüdliches Korrekturlesen zur Seite standen. Auch möchte ich meinem Mann danken, der mich als Jurist bei der Erstellung des Kapitels „Gesetzeskunde" beraten hat.

Kenzingen, im Herbst 1990
Isolde Richter

Wichtige Fachbegriffe und Abkürzungen

a-	weg, ab
A.	Arteria, Arterie, Schlagader
ab-	von, ab, weg
ad-	zu, nach, bis (zu)
Adipositas	Fettsucht
ämie	Blut
ana-	hinauf
andro-	männlich
ankylo	gekrümmt
ante-	vor
anterior	vorderer
Apoplexie	Schlaganfall, Gehirnschlag
Art.	Articulatio (Gelenk)
Arteriosklerose	Arterienverkalkung
ascendens	aufsteigend
Ätiologie	Ursache
Atrium	Vorhof, Vorkammer
Auskultation	Abhören
aut-	selbst, eigen
BKS	Blutkörperchensenkungsgeschwindigkeit
brady-	langsam
Bradykardie	verlangsamter Herzschlag
Broncho pneumonie	Lungenentzündung mit entzündlichen Herden
BSG	Blutkörperchensenkungsgeschwindigkeit, Bundesseuchengesetz
BTM	Betäubungsmittelgesetz
BW	Brustwirbel
BWS	Brustwirbelsäule
cardia	Herz, Mageneingang
caudal	unten
circum	(rings)herum
Colon	Grimmdarm, Teil des Dickdarms
CRP	C-reaktives-Protein (Abwehreiweiß)
d. h.	das heißt
descendens	absteigend
dexter	rechts
dia-	durch-, zwischen-
Diabetes mellitus	Zuckerkrankheit
dis-	auseinander, entzwei
distal	körperfern gelegen (Gegensatz: proximal)
dorsal	an der Rückseite gelegen, zum Rücken, hinten (rückwärts)
dys-	miss-, un-, schwierig
ek(to)-	draußen
en(do)-	innerhalb, binnen
Endokarditis	Herzinnenhautentzündung
Endokrinologie	Lehre von den Hormonen
enteron	Darm (v. a. Dünndarm)
Enzephalitis	Gehirnentzündung
Enzym	beeinflusst als Katalysator Stoffwechselvorgänge
epi-	darauf, über
eu-	gut
ex-	aus, heraus
Exsudat	entzündliche Ausschwitzung
externus	außen
Foramen	Öffnung, Loch
Ganglion	Überbein, Nervenknoten
gaster	Magen
Gastroenteritis	Magen-Darm-Entzündung
Glandula	Drüse
Glomerulo-nephritis	Nierenentzündung, bei der die Nierenkörperchen betroffen sind
glyko-	süß
häm	Blut
hemi-	halb
hepar	Leber
Hepatitis	Leberentzündung
hetero	verschieden
Histologie	Lehre von den Körpergeweben
histologisch	die Körpergewebe betreffend
HW	Halswirbel
HWS	Halswirbelsäule
hydro-	Wasser, Feuchtigkeit
hyper-	über(mäßig), „Überfunktion“
Hyperlipidämie	Erhöhung des Blutfettgehaltes
Hyperthyreose	Schilddrüsenüberfunktion
Hypertonie	Bluthochdruck
hypo-	unter, unterhalb, „Unterfunktion“
Hypolipidämie	Erniedrigung des Blutfettgehaltes
Hypothyreose	Schilddrüsenunterfunktion
Hypotonie	niedriger Blutdruck
i. c.	intrakutan, in die Haut
i. e. S.	im engeren Sinn
i. m.	intramuskulär, in den Muskel
i. v.	intravenös, in die Vene
i. w. S.	im weiteren Sinn

Ileum	Krummdarm, Abschnitt des Dünndarms
Ileus	Darmverschluss
Immunglobulin	Antikörper
Immunkomplex	Antigen-Antikörper-Verbindung
inferior	unterer
infra-	unter, unterhalb
Insuffizienz	ungenügende Leistung
inter-	zwischen
internus	innen
intra-	innerhalb
intraarteriell	in einer Arterie befindlich, in eine Arterie hinein
intrakutan	in der Haut
intraperitoneal	innerhalb des Bauchfellraumes gelegen
intro-	hinein
iso-	gleich, gleichartig
juxta-	nahe bei, neben
kaudal	unten
kerato	Horn
Kolon	Grimmdarm, Teil des Dickdarms
Larynx	Kehlkopf
lateral	seitlich gelegen
leuko-	weiß
Lig.	Ligamentum (Band)
Lipid	Fett
Liquor	Hirn-Rückenmark-Flüssigkeit
lith-, litho-	Stein
Lungenemphysem	Lungenblähung
LW	Lendenwirbel
LWS	Lendenwirbelsäule
M.	Musculus (Muskel)
major	größer
makro-	groß
medial	innen (im Gegensatz zu seitlich)
medius	mittlerer
mega(lo)	groß
melano	schwarz
Meningitis	Hirnhautentzündung
Meningoenzephalitis	Hirnhaut- und Gehirnentzündung
meso-	mitten
mikro-	klein
minor	kleiner
mono-	einzeln, allein
Morbus	„Krankheit", wird für Krankheitsbilder in Verbindung mit dem Entdecker bzw. Erforscher der Krankheit benutzt (z. B. Morbus Basedow)
myo-	Muskel
Myokarditis	Herzmuskelentzündung
myxo	Schleim
Myxödem	schwere Schilddrüsenunterfunktion
Nephron	Nierenkörperchen mit Kanälchensystem
Nykturie	nächtliches Wasserlassen
Ödem	Gewebewassersucht, krankhafte Ansammlung von Flüssigkeit im Gewebe
oligo-	wenig, selten, gering
onko-	Geschwulst
Osteomalazie	Knochenerweichung
Osteoporose	Knochenschwund
Pankreas	Bauchspeicheldrüse
para-	neben
patho-	Leiden, Schmerz, Krankheit
Pathogenese	Entstehung und Entwicklung von Krankheiten
Pathologie	Lehre von den krankhaften Veränderungen
pathologisch	krankhaft
Pathophysiologie	Lehre von den gestörten (krankhaften) Funktionen
peri-	um, herum
Perikarditis	Herzbeutelentzündung
Peritoneum	Bauchfell
Perkussion	Abklopfen
Pharynx	Rachen
Physiologie	Lehre von den normalen Lebensvorgängen
physiologisch	die natürlichen Lebensvorgänge betreffend
phyto-	Pflanzen
Phytotherapie	Pflanzenheilkunde
Pleura	Brustfell
Pleuritis	Brustfellentzündung
pneumo-	Atem, Luft, Lunge
Pneumonie	Lungenentzündung
polio	grau
poly-	viel
post-	hinter, nachher
posterior	hinterer
prae-	vor
Protein	Eiweiß
proximal	zur Körpermitte hin gelegen (Gegensatz: distal)
pseudo-	falsch, scheinbar
Pyelon	Nierenbecken
Pyelonephritis	Nierenbecken- und Nierenentzündung
py-, pyo-	Eiter
re-	zurück, wieder, wider
Ren	Niere
retro-	zurück, hinter
RR	Blutdruck (nach Riva / Rocci)

s. c.	subkutan, unter die Haut
semi-	halb
sinister	links
Sinusitis	Nasennebenhöhlenentzündung
sub-	minder, unter
subkutan	unter die Haut
superior	oberhalb
supra-	oberhalb
Symptom	Krankheitszeichen
Syndrom	Symptomenkomplex mit mehreren charakteristischen Symptomen
tachy-	schnell, beschleunigt
Tachykardie	„Herzjagen", stark beschleunigter Herzschlag
tele-	fern
Tonsille	Mandel
u. a.	unter anderem, und andere
Urämie	Harnvergiftung
V.	Vena, Vene
v. a.	vor allem
ventral	vorn (i. S. von bauchwärts)
Ventrikel	(Herz)Kammer
WHO	Weltgesundheitsorganisation
Zystitis	Blasenentzündung
zyt-, zyto-	Zelle

Zur besseren Lesbarkeit wurden die Fachbegriffe innerhalb des Textes eingedeutscht geschrieben, zum Beispiel für Ventriculus: Ventrikel, für Cystitis: Zystitis oder für Pancreas: Pankreas.

Fehler gefunden?

An unsere Inhalte haben wir sehr hohe Ansprüche. Trotz aller Sorgfalt kann es jedoch passieren, dass sich ein Fehler einschleicht oder fachlich-inhaltliche Aktualisierungen notwendig geworden sind.
Sobald ein relevanter Fehler entdeckt wird, stellen wir eine Korrektur zur Verfügung. Mit diesem QR-Code gelingt der schnelle Zugriff.

https://else4.de/978-3-437-55053-9

Wir sind dankbar für jeden Hinweis, der uns hilft, dieses Werk zu verbessern. Bitte richten Sie Ihre Anregungen, Lob und Kritik an folgende E-Mail-Adresse: kundendienst@elsevier.com

Abbildungsnachweis

Der Verweis auf die jeweilige Abbildungsquelle befindet sich bei allen Abbildungen im Werk am Ende des Legendentextes in eckigen Klammern. Alle nicht besonders gekennzeichneten Grafiken und Abbildungen © Elsevier GmbH, München.

E346	Boron W. F., Boulpaep E. L.: Medical Physiology. 2. A., Elsevier Saunders, 2009
E384	Donna D. Ignatavicius, M. Linda Workman: Medical-Surgical Nursing: Critical Thinking for Collaborative Care, 2006
E509	Bontrager & Lampignano: Textbook of Radiographic Positioning and Related Anatomy, 6th edition, Mosby, 2005
E522	Joyce M. Black, Jane Hokanson Hawks: Medical -Surgical Nursing: clinical management for positive Outcomes, 2009
E547	Leslie P. Gartner, James L. Hiatt: Color Textbook of Histology, 2007
E619	David Myland Kaufman: Clinical Neurology for Psychiatrists, 2007
E710	John W. Hallett et al.: Comprehensive Cascular and Endovascular surgery, 2. Aufl. 2009, Mosby
E712	William J. Callaway: Mosby's Comprehensive Review of Radiography, 2006
E713	Edith MS Applegate: The Anatomy and Physiology Learning System, 4. Aufl. 2001, Saunders
E714	John J. Nagelhout, Karen L. Plaus: Nurse Anesthesia, 4. Aufl. 2010, Saunders
E1018	Dhingra P.L.: Diseases of Ear, Nose and Throat, Elsevier India, 2018
E1256	Richard L. Drake, A. Wayne Vogl, Adam W.M. Mitchell,: Gray's Anatomy for Students Flash Cards, 4.A. Elsevier, 2020
G369	Matthew N. Levy et al.: Berne & Levy Principles of Physiology, 4. Aufl. 2006, Mosby
L106	H. Rintelen, Velbert
L107	Michael Budowick, München
L126	Dr. med. K. Dalkowski, Erlangen
L143	H. Hübner, Berlin
L157	S. Adler, Lübeck
L190	G. Raichle
L215	S. Weinert-Spieß, Neu-Ulm
L252	abavo GmbH, Buchloe; Satz im Auftrag von Elsevier/Urban & Fischer
L255	Irina Kart, Berlin
M553	Isolde Richter, Kenzingen
O606	D. Abeloff
V786	Thomson Digital, Noida, India
W193-013	© Statistisches Bundesamt (Destatis), 2022 – Altersaufbau der Bevölkerung Deutschlands bis 2060
W789-008	ICD-11 for Mortality and Morbidity Statistics, World Health Organization (WHO), Genf
X221-051	Robert Koch-Institut (RKI): Empfehlungen der Ständigen Impfkommission (STIKO), Impfkalender 2023. www.stiko.de
X382	© 2023 by PopulationPyramid.net

Inhaltsverzeichnis

1 **Gesetzeskunde** ... 1
1.1 Der Heilpraktiker – Zulassung und rechtliche Stellung ... 2
1.2 Gesetzliche Grenzen, Schranken und Verbote für Heilpraktiker ... 26
1.3 Qualitätsmanagement (QM) im Gesundheitswesen ... 55
1.4 Datenschutzrecht ... 71
1.5 Heilpraktikerberufsordnung ... 79

2 **Zelle** ... 85
2.1 Kennzeichen des Lebendigen ... 86
2.2 Aufbau und Arbeitsweise der Zelle ... 87
2.3 Zellteilung und Geschlechtsbestimmung ... 91
2.4 Chromosomenabweichungen ... 94

3 **Gewebearten** ... 97
3.1 Epithelgewebe ... 98
3.2 Binde- und Stützgewebe ... 103
3.3 Muskelgewebe ... 110
3.4 Nervengewebe ... 113

4 **Bewegungsapparat** ... 119
4.1 Skelett ... 120
4.2 Knochenverbindungen ... 137
4.3 Skelettmuskulatur ... 141
4.4 Erkrankungen der Muskeln, Knochen und Sehnen ... 149
4.5 Erkrankungen der Wirbelsäule ... 158
4.6 Rheumatische Erkrankungen ... 161

5 **Herz** ... 169
5.1 Anatomie ... 171
5.2 Physiologie ... 174
5.3 Untersuchungsmethoden ... 176
5.4 Herzinsuffizienz (Myokardinsuffizienz) ... 184
5.5 Entzündungen des Herzens ... 187
5.6 Herzklappenfehler ... 190
5.7 Angeborene Herzfehler ... 194
5.8 Herzrhythmusstörungen (Arrhythmien) ... 198
5.9 Koronare Herzkrankheiten und Koronarinsuffizienz ... 203
5.10 Medikamentöse Herztherapie ... 206

6 **Kreislaufsystem und Gefäßapparat** ... 213
6.1 Anatomie und Physiologie ... 214
6.2 Untersuchungsmethoden ... 220
6.3 Regulationsstörungen des Kreislaufs ... 225
6.4 Erkrankungen der Arterien ... 228
6.5 Funktionelle Durchblutungsstörungen ... 233
6.6 Angeborene Gefäßfehlbildung ... 235
6.7 Erkrankungen der Venen ... 235

7 **Blut** ... 241
7.1 Zusammensetzung des Blutes ... 242
7.2 Erythrozyten ... 245
7.3 Leukozyten ... 246
7.4 Thrombozyten ... 250
7.5 Blutgruppen ... 250
7.6 Aufgaben des Blutes ... 252
7.7 Untersuchungsmethoden ... 258
7.8 Anämie (Blutarmut) ... 262
7.9 Leukämie ... 268
7.10 Weitere wichtige Blutkrankheiten ... 270

8 **Lymphatisches System** ... 275
8.1 Anatomie und Physiologie ... 276
8.2 Erkrankungen des lymphatischen Systems ... 285

9 **Verdauungstrakt** ... 293
9.1 Anatomie und Physiologie ... 294
9.2 Untersuchungsmethoden ... 313
9.3 Erkrankungen der Mundhöhle ... 315

9.4 Erkrankungen der Speiseröhre 318
9.5 Erkrankungen des Magens 322
9.6 Erkrankungen des Dünndarms 327
9.7 Erkrankungen des Dickdarms 330
9.8 Erkrankungen des Bauchfells 339
9.9 Wurmerkrankungen 340

10 Stoffwechsel 343
10.1 Klärung wichtiger Begriffe 344
10.2 Kohlenhydrate 345
10.3 Fette 346
10.4 Proteine 348
10.5 Mineralstoffe 349
10.6 Vitamine 352
10.7 Wasser 356
10.8 Abbau und Resorption der Nahrungsstoffe 357
10.9 Störungen des Gesamtstoffwechsels 358
10.10 Störungen des Fett- und Purinstoffwechsels 361
10.11 Störungen des Knochenstoffwechsels 363

11 Leber 367
11.1 Anatomie 368
11.2 Physiologie 369
11.3 Untersuchungsmethoden 371
11.4 Erkrankungen der Leber 373

12 Gallenblase und Gallenwege 381
12.1 Anatomie und Physiologie 382
12.2 Untersuchungsmethoden 384
12.3 Krankheiten der Gallenblase und Gallenwege 384

13 Bauchspeicheldrüse 389
13.1 Anatomie und Physiologie 390
13.2 Untersuchungsmethoden 391
13.3 Erkrankungen der Bauchspeicheldrüse 392

14 Endokrinologie 395
14.1 Grundbegriffe der Endokrinologie .. 396
14.2 Hypothalamus 398
14.3 Hypophyse 399
14.4 Zirbeldrüse 402
14.5 Schilddrüse 402
14.6 Nebenschilddrüsen 409
14.7 Nebennieren 411
14.8 Inselapparat des Pankreas 415

15 Harnableitende Organe und Nieren 425
15.1 Anatomie 426
15.2 Physiologie 431
15.3 Untersuchungsmethoden 434
15.4 Erkrankungen der harnableitenden Organe und Nieren 443

16 Männliche und weibliche Geschlechtsorgane 455
16.1 Männliche Geschlechtsorgane 456
16.2 Erkrankungen der männlichen Geschlechtsorgane 461
16.3 Weibliche Geschlechtsorgane 464
16.4 Erkrankungen der weiblichen Geschlechtsorgane 480

17 Atemwege und Lungen 495
17.1 Anatomie 496
17.2 Physiologie der Atmung 504
17.3 Körperliche Untersuchung 508
17.4 Ergänzende Untersuchungen 514
17.5 Erkrankungen der Atemwege und Lungen 514

18 Nervensystem 541
18.1 Rückenmark 542
18.2 Gehirn 545
18.3 Rückenmarksnerven 553
18.4 Hirnnerven 556
18.5 Willkürliches Nervensystem 559
18.6 Unwillkürliches Nervensystem 560

18.7 Reflexe . . . 563
18.8 Apparative Untersuchungen . . . 568
18.9 Neurologische Erkrankungen . . . 570

19 Auge . . . 601
19.1 Anatomie und Physiologie des Auges . . . 602
19.2 Untersuchungsmethoden . . . 608
19.3 Erkrankungen des Auges . . . 609

20 Ohr . . . 615
20.1 Anatomie und Physiologie . . . 616
20.2 Untersuchungsmethoden . . . 623
20.3 Erkrankungen der Ohren . . . 624

21 Haut . . . 631
21.1 Anatomie und Physiologie . . . 632
21.2 Erkrankungen der Haut . . . 640

22 Allergien . . . 653
22.1 Einteilungen der Allergien . . . 655
22.2 Allergische Reaktionen und Erkrankungen . . . 657
22.3 Provokationstests und Hauttestverfahren . . . 660
22.4 Therapien von Allergien . . . 661

23 Schock und Reanimation . . . 663
23.1 Schweregrade des Schocks . . . 664
23.2 Ablauf des Schocks . . . 664
23.3 Schockformen . . . 666
23.4 Reanimation . . . 673
23.5 Notfall . . . 678
23.6 Tod und Todeszeichen . . . 681

24 Onkologie . . . 683
24.1 Biologisch-ganzheitliche Betrachtungsweise des Krebsgeschehens . . . 684
24.2 Schulmedizinische Betrachtungsweise des Krebsgeschehens . . . 685

25 Psychische Erkrankungen . . . 691
25.1 Einleitung und Definition wichtiger Begriffe . . . 692
25.2 Neurotische, Belastungs- und somatoforme Störungen (F4) . . . 696
25.3 Psychosomatische Störungen (Psychosomatik) . . . 704
25.4 Affektive Störungen (F3) . . . 705
25.5 Persönlichkeitsstörungen (F6) . . . 709
25.6 Psychotische Störungen (Psychosen) . . . 712
25.7 Kinder und Jugendliche . . . 722
25.8 Abhängigkeit . . . 726
25.9 Therapieformen . . . 731
25.10 Zusammenfassung zur psychopathologischen Befunderhebung . . . 736

26 Allgemeine Infektionslehre . . . 741
26.1 Grundbegriffe . . . 742
26.2 Krankheitserreger . . . 759
26.3 Abwehrsysteme des Körpers . . . 767

27 Infektionskrankheiten . . . 775
27.1 AIDS . . . 777
27.2 Amöbenruhr (Amöbiasis) . . . 778
27.3 Borkenflechte (Impetigo contagiosa) . . . 779
27.4 Borna-Krankheit . . . 780
27.5 Botulismus . . . 781
27.6 Brucellose . . . 782
27.7 CDAD (Clostridioides-difficile-assoziierte Diarrhö) . . . 783
27.8 Cholera . . . 784
27.9 Coronaviren-Erkrankungen . . . 785
27.10 Diphtherie . . . 789
27.11 Dreitagefieber (Exanthema subitum, Roseola infantum) . . . 791
27.12 Echinokokkose (Hunde- und Fuchsbandwurm) . . . 792
27.13 Enterohämorrhagische Escherichia coli (EHEC) . . . 794

27.14 Enteropathisches hämolytisch-urämisches Syndrom ... 795
27.15 Fleckfieber ... 795
27.16 Früh-(jahr-)Sommer-Meningoenzephalitis (FSME) ... 796
27.17 Gasbrand/Gasödem ... 797
27.18 Gastroenteritis (akute Gastroenteritis) bzw. mikrobiell bedingte Lebensmittelvergiftung ... 799
27.19 Gonorrhö (Tripper) ... 800
27.20 Gürtelrose (Herpes zoster, Zoster) ... 801
27.21 Hand-Fuß-Mund-Krankheit ... 803
27.22 Herpes genitalis ... 803
27.23 Herpes simplex ... 804
27.24 Influenza (echte Grippe) ... 805
27.25 Keratoconjunctivitis epidemica ... 808
27.26 Keuchhusten ... 809
27.27 Krätze ... 810
27.28 Läusebefall (Pedikulose) ... 811
27.29 Legionärskrankheit (Legionellose) ... 812
27.30 Lepra ... 813
27.31 Leptospirosen ... 815
27.32 Listeriose und angeborene Listeriose (Granulomatosis infantiseptica) ... 816
27.33 Lyme-Borreliose ... 817
27.34 Lymphogranuloma inguinale ... 819
27.35 Malaria ... 819
27.36 Masern ... 821
27.37 Meningitis durch Haemophilus influenzae Typ b ... 823
27.38 Meningokokken-Meningitis und -Sepsis ... 825
27.39 Milzbrand ... 826
27.40 Mononucleosis infectiosa (Pfeiffer-Drüsenfieber) ... 828
27.41 Mpox ... 829
27.42 MRSA (Methicillin-resistenter Staphylococcus aureus) ... 831
27.43 Mumps (Parotitis epidemica) ... 832
27.44 Ornithose ... 833
27.45 Paratyphus ... 834
27.46 Pest ... 835
27.47 Poliomyelitis ... 836
27.48 Q-Fieber ... 838
27.49 Ringelröteln (Erythema infectiosum acutum) ... 839
27.50 Röteln ... 839
27.51 Rötelnembryopathie ... 840
27.52 Rückfallfieber ... 841
27.53 Salmonellose ... 842
27.54 Scharlach und sonstige Streptococcus-pyogenes-Infektionen ... 843
27.55 Shigellenruhr ... 844
27.56 Syphilis (Lues, harter Schanker) ... 845
27.57 Syphilis, angeborene (Syphilis connata) ... 847
27.58 Tetanus ... 848
27.59 Tollwut ... 849
27.60 Toxoplasmose und angeborene Toxoplasmose ... 851
27.61 Trichinose ... 852
27.62 TSE (Transmissible spongiforme Enzephalopathie) ... 854
27.63 Tuberkulose (Tb, Tbc) ... 856
27.64 Tularämie ... 858
27.65 Typhus abdominalis ... 859
27.66 Ulcus molle ... 862
27.67 Virusbedingtes hämorrhagisches Fieber ... 862
27.68 Virushepatitis (akute Virushepatitis) ... 867
27.69 West-Nil-Fieber ... 869
27.70 Windpocken ... 870
27.71 Zika-Fieber ... 871
27.72 Zytomegalie und angeborene Zytomegalie ... 872

28 Pädiatrie (Kinderheilkunde) ... 875
28.1 Wachstum und Entwicklung ... 876
28.2 Ernährung des Säuglings und des Kleinkindes ... 886
28.3 Das kranke Kind ... 889
28.4 Lernstörungen ... 906
28.5 Kindesmisshandlung, Vernachlässigung und Kindesmissbrauch ... 907

29 Geriatrie 911
29.1 Begriffsdefinitionen und Einführung 912
29.2 Ursachen und Aspekte des Alterns 913
29.3 Alterungsvorgänge von Organ(-systemen) 914
29.4 Typische Altersbeschwerden 918
29.5 Geriatrisches Assessment 924
29.6 Alterspsychologie (psychosoziale Aspekte) 925
29.7 Medikamenteneinnahme im Alter 927
29.8 Therapeutische Maßnahmen gegen das Altern (Anti-Aging) 929
29.9 Therapeutische Möglichkeiten und Umgang mit alten Menschen 930
29.10 Begleitung in der End- und Sterbephase 931

30 Pharmakologie 933
30.1 Begriffsdefinitionen 934
30.2 Grundlagen der Pharmakologie 936
30.3 Arzneimittelgruppen 940
30.4 Herstellung, Abgabe und Lagerung von Arzneimitteln 955
30.5 Rezeptieren 955

31 Blutentnahme und Injektionstechniken 961
31.1 Blutentnahme 967
31.2 Intravenöse Injektion 968
31.3 Intramuskuläre Injektion 969
31.4 Subkutane Injektion 973
31.5 Intrakutane Injektion 974
31.6 Entnahme von Kapillarblut 974

32 Untersuchungsmethoden 977
32.1 Untersuchungstechniken 978
32.2 Ganzkörperuntersuchung (Kopf-zu-Fuß-Schema) 989

33 Labordiagnostik 1003
33.1 Möglichkeiten und Grenzen der Labordiagnostik 1004
33.2 Probenarten 1006
33.3 Standardlaboruntersuchungen 1012

34 Differenzialdiagnose 1027

35 Wichtige Laborparameter 1055

Literatur 1057

Register 1059

Online Kapitel 25 nach ICD-11

https://else4.de/t4k

KAPITEL

1 Gesetzeskunde

1.1 Der Heilpraktiker – Zulassung und rechtliche Stellung 2
1.1.1 Heilpraktikergesetz (HeilprG) 2
1.1.2 Erste Durchführungsverordnung zum Heilpraktikergesetz (HeilprGDV 1) 6
1.1.3 Rechtliche Stellung des Heilpraktikers im Gesundheitssystem 16

1.2 Gesetzliche Grenzen, Schranken und Verbote für Heilpraktiker 26
1.2.1 Infektionsschutzgesetz (IfSG) 26
1.2.2 Arzneimittelgesetz (AMG) 46
1.2.3 Verordnung über die Verschreibungspflicht von Arzneimitteln (AMVV) 49
1.2.4 Betäubungsmittelgesetz (BtMG) 49
1.2.5 Gesetz über die Ausübung der Zahnheilkunde (ZHG) 50
1.2.6 Hebammengesetz (HebG) 50
1.2.7 HWG und UWG 51
1.2.8 Untersuchungen und Blutproben bei strafbaren Handlungen 53
1.2.9 Leichen- und Bestattungswesen 53
1.2.10 Strahlenschutzverordnung (StrlSchV) 54
1.2.11 Zusammenarbeit zwischen Ärzten und Heilpraktikern 54
1.2.12 Gutachterliche Tätigkeit 55
1.2.13 Der Heilpraktiker und die Unterbringung psychisch Kranker 55

1.3 Qualitätsmanagement (QM) im Gesundheitswesen 55
1.3.1 Gesetzliche Vorgaben von QM und QS 57

1.4 Datenschutzrecht 71
1.4.1 Einleitung 71
1.4.2 Prinzipien und Grundsätze des Datenschutzes 71
1.4.3 Rechtmäßigkeit der Datenverarbeitung 72
1.4.4 Besondere Schutzanforderungen 73
1.4.5 Kategorien von Betroffenen und Mitverantwortlichen 74
1.4.6 Weitere datenschutzrechtliche Anforderungen 75

1.5 Heilpraktikerberufsordnung 79

Es gibt Ihnen eine große Sicherheit, wenn Sie genau wissen, was Sie als Heilpraktiker dürfen und was nicht und wenn Sie Ihre Möglichkeiten und Grenzen bei Ihrer späteren Heilpraktikertätigkeit genau kennen. Deshalb wird zunächst das für den Heilpraktiker wichtigste Gesetz, das Heilpraktikergesetz (HeilprG), vorgestellt.

1.1 Der Heilpraktiker – Zulassung und rechtliche Stellung

Das Heilpraktikergesetz (HeilprG) trat am 17.2.1939 in Kraft. Davor herrschte in Deutschland eine liberale Grundeinstellung und somit allgemeine Kurierfreiheit, d. h., jeder, der die Heilkunde ausüben wollte, durfte dies auch *ohne* spezielle Erlaubnis.

Dies führte zu dem Missstand, dass viele „Quacksalber" das Land durchzogen, die die Gutgläubigkeit der Kranken ausnutzten. Wenn die Betroffenen feststellten, dass das Mittel nicht half, war der Quacksalber schon weitergezogen und konnte nicht mehr zur Rechenschaft gezogen werden. Dadurch wurde der Ruf in der Bevölkerung immer lauter, die Quacksalber ganz zu verbieten. Dies erfolgte dann im Jahre 1939 durch die Nationalsozialisten, die die Kurierfreiheit und damit den „Heilpraktikerstand" abschaffen wollten. Ausgenommen waren Heilpraktiker, die diesen Beruf schon ausübten, damit sie ihren Besitzstand wahren konnten. Mit dieser Ausnahme durfte die Heilkunst nur noch von Ärzten ausgeübt werden. Nicht erfasst von dieser „Neuregelung" durch das Heilpraktikergesetz wurde die Ausübung der Tierheilkunde und die Ausübung der Zahnheilkunde, die später durch ein spezielles Gesetz geregelt wurden. Künftig sollte die Heilkunde nur noch von Ärzten ausgeübt werden. Im Jahre 1939 mussten alle Heilpraktikerschulen und Heilpraktikerausbildungsstätten geschlossen werden.

Nach Ende des Nationalsozialismus wurde das Heilpraktikergesetz beibehalten. Allerdings wurde dagegen geklagt, dass dieses Gesetz mit dem grundrechtlich garantierten Recht auf freie Berufsausübung nicht vereinbar sei. Dies wurde von den Gerichten 1964 auch so gesehen und Heilpraktiker wurden grundsätzlich wieder zugelassen; allerdings darf seither nur heilpraktisch tätig sein, wer hierfür eine Erlaubnis besitzt.

Welche Voraussetzungen an die Erlaubniserteilung geknüpft sind, ergibt sich aus der ersten Durchführungsverordnung zum HeilprG (➤ Kap. 1.1.2).

1.1.1 Heilpraktikergesetz (HeilprG)

vom 17.02.1939, zuletzt geändert durch Art. 17e G v. 23.12.2016 I 3191

Nun wird zunächst das Heilpraktikergesetz (HeilprG) in seinem Originaltext vorgestellt.

Es folgen nun Erläuterungen zum Heilpraktikergesetz.

§

Gesetz über die berufsmäßige Ausübung der Heilkunde ohne Bestallung (Heilpraktikergesetz)

§ 1

(1) Wer die Heilkunde, ohne als Arzt bestallt zu sein, ausüben will, bedarf dazu der Erlaubnis.

(2) Ausübung der Heilkunde im Sinne dieses Gesetzes ist jede berufs- oder gewerbsmäßig vorgenommene Tätigkeit zur Feststellung, Heilung oder Linderung von Krankheiten, Leiden oder Körperschäden bei Menschen, auch wenn sie im Dienste von anderen ausgeübt wird.

(3) Wer die Heilkunde bisher berufsmäßig ausgeübt hat und weiterhin ausüben will, erhält die Erlaubnisnach Maßgabe der Durchführungsbestimmungen; er führt die Berufsbezeichnung „Heilpraktiker".

§ 2

(1) Wer die Heilkunde, ohne als Arzt bestallt zu sein, bisher berufsmäßig nicht ausgeübt hat, kann eine Erlaubnis nach § 1 in Zukunft nach Maßgabe der gemäß § 7 erlassenen Rechts- und Verwaltungsvorschriften erhalten, die insbesondere Vorgaben hinsichtlich Kenntnissen und Fähigkeiten als Bestandteil der Entscheidung über die Erteilung der Erlaubnis enthalten sollen.

…

§ 3

Die Erlaubnis nach § 1 berechtigt nicht zur Ausübung der Heilkunde im Umherziehen.

§ 4

außer Kraft

§ 5

Wer, ohne zur Ausübung des ärztlichen Berufs berechtigt zu sein und ohne eine Erlaubnis nach § 1 zu besitzen, die Heilkunde ausübt, wird mit Freiheitsstrafe bis zu einem Jahr oder mit Geldstrafe bestraft.

§ 5a

(1) Ordnungswidrig handelt, wer als Inhaber einer Erlaubnis nach §1 die Heilkunde im Umherziehen ausübt.
(2) Die Ordnungswidrigkeit kann mit einer Geldbuße bis zu 2.500 Euro geahndet werden.

§ 6

(1) Die Ausübung der Zahnheilkunde fällt nicht unter die Bestimmungen dieses Gesetzes. …

§ 7

(1) Der Reichsminister des Inneren erlässt die zur Durchführung dieses Gesetzes erforderlichen Rechts- und Verwaltungsvorschriften.

§ 8

(1) Dieses Gesetz tritt am Tage nach der Verkündigung in Kraft.
(2) Gleichzeitig treten § 56a Abs.1 Nr. 1 und § 148 Abs. 1 Nr. 7a der Reichsgewerbeordnung, soweit sie sich auf die Ausübung der Heilkunde im Sinne dieses Gesetzes beziehen, außer Kraft.

§ 1 HeilprG

Gleich der § 1 Abs. 1 macht grundsätzlich klar:

§

§ 1

(1) Wer die Heilkunde, ohne als Arzt bestallt zu sein, ausüben will, bedarf dazu der Erlaubnis.

Hier wird der Unterschied deutlich, der vor 1939 im Zuge der allgemeinen Kurierfreiheit herrschte, in der jeder die Heilkunde ausüben durfte. Seit 1939 darf nur noch derjenige die Heilkunde ausüben, der entweder Arzt ist oder eine Erlaubnis nach dem HeilprG besitzt.

Selbstverständlich stellt sich an dieser Stelle die Frage: Was genau ist unter Ausübung der Heilkunde zu verstehen? Übe ich schon Heilkunde aus, wenn ich lediglich Diagnosen stelle?

Eine Heilpraktikeranwärterin (HPA) fragte mich einmal, ob es rechtens sei, wenn sie in einer esoterischen Buchhandlung interessierten Kunden Aufschluss über ihren gesundheitlichen Zustand gebe, den sie dadurch ermittelte, dass sie ihn auspendelte. Sie sagte dann beispielsweise zu den Betroffenen: „Ich stelle mit dem Pendel fest, dass bei Ihnen die Schilddrüse nicht in Ordnung ist. Gehen Sie diesbezüglich bitte zu einem Arzt oder Heilpraktiker." Ob sie dies darf oder nicht, darüber gibt der Absatz 2 des § 1 HeilprG Auskunft:

§ 1 Abs. 2 HeilprG

§

§ 1

(2) Heilkunde im Sinne dieses Gesetzes ist jede berufs- oder gewerbsmäßig vorgenommene Tätigkeit zur Feststellung, Heilung oder Linderung von Krankheiten, Leiden oder Körperschäden bei Menschen, auch wenn sie im Dienste von anderen ausgeübt wird.

Wie man sieht, fällt unter Ausüben der Heilkunde:

- **Feststellung,**
- **Heilung,**
- **Linderung**

von Krankheiten, Leiden oder Körperschäden bei Menschen.

Damit wird also bereits durch die Diagnosestellung Heilkunde ausgeübt und sie ist somit erlaubnispflichtig. Allerdings muss diese Tätigkeit berufs- oder erwerbsmäßig vorgenommen werden.
Darunter versteht man:

- **Berufsmäßig** handelt, wer eine Tätigkeit dauernd oder wiederholt ausübt. Dabei ist es unbedeutend, ob er für diese Tätigkeit Geld oder Geschenke annimmt und ebenso unbedeutend, ob er dies allgemein öffentlich vornimmt oder nur bei einem bestimmten Personenkreis, z. B. im Freundeskreis. Die Gesetzeslage ist also für den HPA ganz eindeutig. Er darf auch im Freundeskreis die Heilkunde nicht wiederholt ausüben, auch wenn er dies in bester Absicht tut und kein Geld dafür verlangt.

- **Gewerbsmäßig** wird die Heilkunde ausgeübt, wenn man dafür Entgelt bekommt oder Naturalien, z. B. in Form von selbst hergestellter Marmelade oder Wein.

Hilfeleistung in Unglücks- und Notfällen Eine Hilfeleistung in Unglücks- und Notfällen fällt somit nicht unter die Erlaubnispflicht des Heilpraktikergesetzes, denn hier wird die Heilkunde weder berufs- noch gewerbsmäßig ausgeübt.

Somit darf man nicht nur, sondern man muss in Unglücks- und Notfällen Erste-Hilfe-Maßnahmen ergreifen. Dies regelt der § 323 c StGB. In diesem Paragrafen des Strafgesetzbuches ist festgelegt, dass „jedermann“ dazu verpflichtet, ist in Notsituationen Erste Hilfe zu leisten.

Zu Absatz (2) des HeilprG Wie man aus diesem Absatz ersehen kann, wird die Erlaubnispflicht zur Ausübung der Heilkunde auf den *Menschen* beschränkt. Das bedeutet, dass das Ausüben der Tierheilkunde *nicht* erlaubnispflichtig ist. Darauf wird später noch ausführlicher eingegangen.

Der Zusatz „auch wenn sie im Dienste von anderen ausgeübt wird“ bedeutet, dass die heilkundliche Tätigkeit auch dann erlaubnispflichtig ist, wenn sie im Namen einer Firma, einer kirchlichen Institution, Sekte oder einer Glaubensgemeinschaft ausgeübt wird.
Weiter geht es nun mit dem § 1 Abs. 3:

§

§ 1

(3) Wer die Heilkunde ausüben will, erhält die Erlaubnis nach Maßgabe der Durchführungsbestimmungen, er führt die Berufsbezeichnung „Heilpraktiker“.

Wenn Sie die Heilkunde ausüben möchten, bekommen Sie eine Erlaubnis, sofern Sie die Voraussetzungen nach der Durchführungsbestimmung erfüllen.

Besitzen Sie eine solche Erlaubnis, sind Sie verpflichtet, die Berufsbezeichnung „Heilpraktiker“ bzw. „Heilpraktikerin“ zu führen. Dies bedeutet für Sie sowohl ein Recht als auch eine Pflicht.

Sie dürfen also auf Ihren Briefbögen, dem Praxisschild und den Rezeptbögen keine arztähnlichen Bezeichnungen verwenden, wie z. B. „Pflanzenheilkundiger“, „Akupunkteur“ oder „Homöopath“. Ihr Praxisschild bzw. Ihr Briefbogen muss nach dem folgenden Schema aufgebaut sein:

Auflisten *müssen* Sie:	
Elisabeth Musterfrau **Heilpraktikerin**	**(Name)** **(Berufsbezeichnung)**
Auflisten *dürfen* Sie:	
Allgemeine Naturheilverfahren, Homöopathie, Akupunktur	**(Therapieverfahren)**

Die von Ihnen durchgeführten Therapien werden als Therapieverfahren aufgeführt und nicht in Form von „arztähnlichen Bezeichnungen“. Dabei sollten Sie nach der Berufsordnung für Heilpraktiker (BOH) nicht mehr als drei Therapieverfahren aufzählen.

§ 2 HeilprG

Nun geht es weiter mit dem § 2 Abs. 1:

§

§ 2

(1) Wer die Heilkunde, ohne als Arzt bestallt zu sein, bisher berufsmäßig nicht ausgeübt hat, kann eine Erlaubnis nach § 1 in Zukunft nach Maßgabe der gemäß § 7 erlassenen Rechts- und Verwaltungsvorschriften erhalten, die insbesondere Vorgaben hinsichtlich Kenntnissen und Fähigkeiten als Bestandteil der Entscheidung über die Erteilung der Erlaubnis enthalten sollen.
(2) …

Wie Sie aus diesem Paragrafen ersehen, haben Sie einen Rechtsanspruch auf die Erlaubniserteilung, sofern Sie die Voraussetzungen nach der 1. Durchführungsverordnung (s. u.) erfüllen.

§ 3 HeilprG

§

§ 3

(3) Die Erlaubnis nach § 1 berechtigt nicht zur Ausübung der Heilkunde im Umherziehen.

Der § 3 wurde in das HeilprG mit aufgenommen, um zu verhindern, dass gesundheitliche Schäden an Patienten durch umherziehende Quacksalber angerichtet werden. Als Heilpraktiker benötigen Sie also eine feste Praxisanschrift. Sie dürfen aber auf Anforderung bei Ihren Patienten Hausbesuche durchführen. Dies ist ausdrücklich in der Berufsordnung für Heilpraktiker im Artikel 6 „Praxisort" festgelegt.

Auch dürfen Sie eine feste Zweigpraxis unterhalten. An dieser müssen Sie jedoch persönlich anwesend sein und dürfen hierfür keinen anderen Heilpraktiker, den Sie in Ihre Therapieverfahren eingearbeitet haben, an Ihrer Stelle dort praktizieren lassen.

Als Zweitpraxis dürfen allerdings zeitweilig angemietete Räume, z. B. Gaststättennebenzimmer, aus hygienischen Gründen, *nicht* in Anspruch genommen werden.

§ 5 HeilprG

Der § 5 ist besonders wichtig:

§

§ 5

(1) Wer, ohne zur Ausübung des ärztlichen Berufs berechtigt zu sein und ohne eine Erlaubnis nach § 1 zu besitzen, die Heilkunde ausübt, wird mit Freiheitsstrafe bis zu einem Jahr oder mit Geldstrafe bestraft.

Wenn also ein HPA die Heilkunde ausübt, ohne eine Erlaubnis zu besitzen, erfüllt er damit einen Straftatbestand. Wie Sie sehen, kann dies mit Freiheitsstrafe bis zu einem Jahr oder mit Geldstrafe geahndet werden. In diesem Falle hätte der Betroffene eine Vorstrafe, was dazu führen könnte, dass ihm auch künftig eine Erlaubniserteilung verwehrt wird. Bitte beachten Sie hierzu auch die weiter unten aufgeführte Durchführungsverordnung zum HeilprG.

§

§ 5 (a)

(1) Ordnungswidrig handelt, wer als Inhaber einer Erlaubnis nach § 1 die Heilkunde im Umherziehen ausübt.
(2) Die Ordnungswidrigkeit kann mit einer Geldstrafe bis zu 2500 Euro geahndet werden.

Wer die Heilkunde im Umherziehen ausübt, begeht also lediglich eine Ordnungswidrigkeit und damit keine Straftat. Er ist daher auch nicht „vorbestraft". Die Ordnungswidrigkeit wird mit einer Geldbuße geahndet. Eine Ordnungswidrigkeit begehen Sie z. B. auch, wenn Sie falsch parken.

§ 6 HeilprG

§

§ 6

(1) Die Ausübung der Zahnheilkunde fällt nicht unter die Bestimmungen dieses Gesetzes.

Wenn Sie eine Heilpraktikererlaubnis besitzen, so besitzen Sie damit nicht die Erlaubnis zum Ausüben der Zahnheilkunde. Die Zähne dürfen nur vom Zahnarzt behandelt werden. Dies regelt das „Gesetz über die Ausübung der Zahnheilkunde", das weiter unten besprochen wird.

1.1.2 Erste Durchführungsverordnung zum Heilpraktikergesetz (HeilprGDV 1)

Hier zunächst der Originalverordnungstext:

§

Erste Durchführungsverordnung zum Gesetz über die berufsmäßige Ausübung der Heilkunde ohne Bestallung (HeilprG)

vom 18.02.1939, zuletzt geändert am 23.12.2016 I 3191

§ 2

(1) Die Erlaubnis wird nicht erteilt,

a) wenn der Antragsteller das 25. Lebensjahr noch nicht vollendet hat,
b) (lt. BVerfG verfassungswidrig und daher nicht anwendbar),
c) (aufgehoben),
d) wenn er nicht mind. abgeschlossene Volksschulbildung nachweisen kann,
e) (aufgehoben),
f) wenn sich aus Tatsachen ergibt, dass ihm die sittliche Zuverlässigkeit fehlt, insbesondere, wenn schwere strafrechtliche oder sittliche Verfehlungen vorliegen,
g) wenn er in gesundheitlicher Hinsicht zur Ausübung des Berufs ungeeignet ist,
h) (lt. BVerfG verfassungswidrig und daher nicht anwendbar),
i) wenn sich aus einer Überprüfung der Kenntnisse und Fähigkeiten des Antragstellers durch das Gesundheitsamt, die auf der Grundlage von Leitlinien zur Überprüfung von Heilpraktikeranwärtern durchgeführt wurde, ergibt, dass die Ausübung der Heilkunde durch den Betreffenden eine Gefahr für die Gesundheit der Bevölkerung oder für die ihn aufsuchenden Patientinnen und Patienten bedeuten würde.

Das Bundesministerium für Gesundheit macht Leitlinien zur Überprüfung von Heilpraktikeranwärtern im Bundesanzeiger bekannt. Bei der Erarbeitung der Leitlinien sind die Länder zu beteiligen.

(2) (gestrichen)

§ 3

(1) Über den Antrag entscheidet die Untere Verwaltungsbehörde im Benehmen mit dem Gesundheitsamt.

(2) Der Bescheid ist dem Antragsteller und der zuständigen Ärztekammer zuzustellen, das Gesundheitsamt erhält die Abschrift des Bescheides. Der ablehnende Bescheid ist mit Gründen zu versehen.

(3) Gegen den Bescheid können der Antragsteller und die zuständige Ärztekammer binnen eines Monats Widerspruch einlegen. Über diesen entscheidet die Höhere Verwaltungsbehörde nach Anhörung eines Gutachterausschusses (§ 4).

§ 4

(1) Der Gutachterausschuss besteht aus einem Vorsitzenden, der weder Arzt noch Heilpraktiker sein darf, aus zwei Ärzten sowie zwei Heilpraktikern. Die Landesregierungen werden ermächtigt, durch Rechtsverordnung die zuständige Behörde abweichend von Satz 1 zu bestimmen. Sie können diese Ermächtigung auf Oberste Landesbehörden übertragen.

(2) Für mehrere Bezirke höherer Verwaltungsbehörden kann ein gemeinsamer Gutachterausschuss gebildet werden.

§ 7

(1) Die Erlaubnis ist durch die Höhere Verwaltungsbehörde zurückzunehmen, wenn nachträglich Tatsachen eintreten oder bekannt werden, die eine Versagung der Erlaubnis nach § 2 Abs. 1 rechtfertigen würden. Die Landesregierungen werden ermächtigt, durch Rechtsverordnung die zuständige Behörde abweichend von Satz 1 zu bestimmen. Sie können diese Ermächtigung auf Oberste Landesbehörden übertragen.

(2) (gestrichen)

(3) Vor Zurücknahme der Erlaubnis nach Abs. 1 ist der Gutachterausschuss (§ 4) zu hören.

(4) (gestrichen)

Aufgrund der Durchführungsverordnung zum HeilprG wird die Erlaubnis zum Ausüben der Heilkunde also unter den folgenden Voraussetzungen erteilt:

- Der Antragsteller muss mindestens 25 Jahre alt sein.
- Es muss mindestens abgeschlossene Volksschulbildung vorliegen.
- Er muss sittlich zuverlässig sein.
- Er muss gesundheitlich geeignet sein.
- Er darf keine Gefahr für die Gesundheit der Bevölkerung oder seiner Patienten sein.

Möchten Sie eine Erlaubnis zum Ausüben der Heilkunde erwerben, so müssen Sie diese fünf Voraussetzungen erfüllen.

Möchten Sie eine Erlaubnis zur Ausübung der Heilkunde bekommen, so gehen Sie folgendermaßen vor: Sie stellen einen Antrag bei Ihrem zuständigen Landratsamt bzw. in Städten an das Ordnungsamt. Dieser Antrag sollte in etwa so aussehen:

> An das Landratsamt/Ordnungsamt
> Straße, PLZ, Ort
>
> Sehr geehrte Damen, sehr geehrte Herren,
> hiermit beantrage ich die Erlaubnis zum Ausüben der Heilkunde gemäß dem Heilpraktikergesetz.
>
> Hochachtungsvoll
> (Unterschrift)

Bitte informieren Sie sich auf der Homepage des für Sie zuständigen Gesundheitsamts, welche Unterlagen Sie Ihrem Antrag beifügen müssen. Erkundigen Sie sich auch schon weit im Voraus, wie es mit den Anmeldefristen zur Prüfung ist. Manche Gesundheitsämter verlangen, dass man sich sehr weit im voraus anmeldet.

Vermutlich werden Sie folgende Unterlagen benötigen, damit Ihrem Antrag stattgegeben werden kann:

1. **Personalausweis oder Geburtsurkunde** als Nachweis, dass Sie mindestens 25 Jahre alt sind.
2. **Letztes Schulzeugnis** als Nachweis, dass mindestens abgeschlossene Volksschulbildung vorliegt.
3. **Polizeiliches Führungszeugnis** als Nachweis, dass Sie sittlich zuverlässig sind. Ihr polizeiliches Führungszeugnis können Sie bei dem für Sie zuständigen Ordnungsamt beantragen. Bitte beachten Sie, dass die meisten Landratsämter verlangen, dass das polizeiliche Führungszeugnis beim Ablegen der Überprüfung nicht älter als drei Monate ist. Nicht jeder Eintrag im polizeilichen Führungszeugnis bedeutet unbedingt eine „sittliche Unzuverlässigkeit", die eine Erlaubnisverweigerung rechtfertigen würde. Entscheidend ist, ob trotz des Fehlverhaltens noch eine ausreichende Gewähr für eine ordnungsgemäße Berufsausübung gewährleistet ist.
4. Ein **ärztliches Attest,** um Ihre gesundheitliche Eignung nachzuweisen. Im Einzelfall kann es eine juristische Ermessensfrage sein, ob eine gesundheitliche Eignung vorliegt. So beantragte ein blinder Masseur eine Heilpraktikererlaubnis, die ihm mit der Begründung verwehrt wurde, dass er in gesundheitlicher Hinsicht nicht für den Beruf geeignet sei. Der Masseur ging dagegen in den Widerspruch und legte dar, dass ihm andere Diagnosemöglichkeiten zur Verfügung stünden, die es ihm erlaubten doch eine Diagnose zu erstellen und gefährliche Erkrankungen mit Sicherheit zu erkennen. In diesem Fall musste nun der Gutachterausschuss (s. u.) seine Stellungnahme abgeben, ob die körperliche Beeinträchtigung der Blindheit beim Heilpraktikeranwärter z. B. durch eine besondere Sensibilität oder durch sonstige besondere Fähigkeiten kompensiert werden kann. Aufgrund dieser Stellungnahme konnte das Regierungspräsidium in diesem Widerspruchsverfahren eine Entscheidung treffen.
5. Eine **Bescheinigung vom Gesundheitsamt,** dass Sie keine Gefahr für die Gesundheit der Bevölkerung oder Ihrer Patienten darstellen. Für die meisten Antragsteller stellt diese Bescheinigung die größte Hürde dar. Dass Sie keine derartige darstellen, bescheinigt Ihnen das Gesundheitsamt nur, wenn Sie zuvor eine Überprüfung bestanden haben.

Je nachdem, in welchem Bundesland Sie leben, wird man von Ihnen eventuell auch noch verlangen:

- Kurz gefasster Lebenslauf
- Erklärung, ob ein gerichtliches Strafverfahren oder ein staatsanwaltliches Ermittlungsverfahren gegen Sie läuft
- Angabe, ob bereits früher eine Erlaubnis erteilt wurde, die Ihnen wieder entzogen wurde

Viele HPA meinen irrtümlich, dass Sie die Erlaubnis zum Ausüben der Heilkunde besitzen, wenn Sie die

Überprüfung beim Gesundheitsamt bestanden haben. Dies ist *nicht* der Fall. Wie aus den vorstehenden Ausführungen deutlich wird, müssen *fünf* Voraussetzungen erfüllt sein, um den Erlaubnisschein zu erhalten. So wäre es durchaus denkbar, dass jemand die Überprüfung bestanden hat und damit die Bestätigung besitzt, dass er keine Gefahr für die Gesundheit der Bevölkerung oder seine Patienten ist, aber kein ärztliches Attest vorlegen kann, dass er gesundheitlich für diesen Beruf geeignet ist. Denken Sie beispielsweise an einen HPA, der an einer ansteckungsfähigen Tuberkulose erkrankt ist; in diesem Fall ist zu erwarten, dass der Arzt das erforderliche Attest nicht ausstellen wird.

Der § 3 Abs. 1 regelt, wer über den Antrag entscheidet:

§

§ 3

(1) Über den Antrag entscheidet die Untere Verwaltungsbehörde im Benehmen mit dem Gesundheitsamt.

Wie vorstehend geschildert senden Sie Ihren Antrag auf Erlaubniserteilung an das Landratsamt bzw. in Städten an das Ordnungsamt.
Der § 3 Abs. 2 regelt:

§

§ 3

(2) Der Bescheid ist dem Antragsteller und der zuständigen Ärztekammer zuzustellen, das Gesundheitsamt erhält eine Abschrift des Bescheides. Der ablehnende Bescheid ist mit Gründen zu versehen.

Sie sehen also, der Bescheid wird zugestellt (z. B. durch Einschreiben):
- dem Antragsteller,
- dem Gesundheitsamt,
- der zuständigen Ärztekammer.

Lehnt die untere Verwaltungsbehörde Ihren Antrag ab, muss sie dies begründen.

Sollten Sie vom Landratsamt solch einen ablehnenden Bescheid erhalten und mit der Begründung nicht einverstanden sein, können Sie binnen eines Monats Widerspruch einlegen. Über diesen Widerspruch entscheidet die höhere Verwaltungsbehörde, d. h. das Regierungspräsidium. Das Regierungspräsidium fällt allerdings erst die Entscheidung, nachdem es einen Gutachterausschuss gehört hat.

Der § 4 Abs. 1 legt fest, wie der Gutachterausschuss zusammengesetzt ist:

§

§ 4

(1) Der Gutachterausschuss besteht aus einem Vorsitzenden, der weder Arzt noch Heilpraktiker sein darf, aus zwei Ärzten sowie zwei Heilpraktikern.

Der Gutachterausschuss setzt sich also folgendermaßen zusammen:
- 2 Ärzte
- 2 Heilpraktiker
- 1 Vorsitzender (weder Arzt noch Heilpraktiker)

Der Gutachterausschuss wird grundsätzlich in zwei Fällen tätig:
- Bei Widerspruchsverfahren auf Erlaubniserteilung zum Ausüben der Heilkunde, wie vorstehend geschildert.
- Bei nachträglichem Erlaubnisentzug nach § 7 DVO. Wenn jemand eine Erlaubnis erhalten hat, so kann ihm diese nachträglich wieder entzogen werden, wenn er die Zulassungsvoraussetzungen nach der Durchführungsverordnung nicht (mehr) erfüllt:

Hier der Originaltext dazu:

§

§ 7

(1) Die Erlaubnis ist durch die höhere Verwaltungsbehörde zurückzunehmen, wenn nachträglich Tatsachen eintreten oder bekannt werden, die eine Versagung der Erlaubnis nach § 2 Abs. 1 rechtfertigen würden.

So könnte ein Erlaubnisschein nachträglich entzogen werden, wenn sich herausstellt, dass es dem Therapeuten beispielsweise an sittlicher Zuverlässigkeit oder an gesundheitlicher Eignung mangelt. Es könnte sich jedoch auch im Rahmen der heilkundlichen Tätigkeit gezeigt haben, dass der Behandler doch eine Gefahr für die Gesundheit der Bevölkerung darstellt, weil er einen schweren Behandlungsfehler begangen hat. In diesem Fall wird durch das Regierungspräsidium geprüft, ob die Erlaubnis wieder zurückzunehmen ist. Vor der Entscheidung muss der Gutachterausschuss gehört werden.

FALLBEISPIEL

Eine Heilpraktikerin meldet sich auf der Polizeiwache und gibt an, dass sie von Scientology mental terrorisiert werde. Diese würden ihr negative Gedanken senden, sodass die Patienten ihrer Praxis fernblieben. Weiterhin gibt sie an, dass sie festgestellt habe, dass Scientology mit den Außerirdischen kommuniziere, um sie zu ruinieren. So habe sie festgestellt, dass ein Fahrrad gegenüber ihres Hauses an die Wand gelehnt sei und der Lenker habe genau in Richtung Himmel auf den Mars gezeigt. Nur fünf Meter weiter habe sie ein Kind im Kinderwagen beobachten können, dass mit dem Finger genau auf den gleichen Punkt im Himmel gewiesen habe. Sie verlangt nun von der Polizei, dass diese dem Treiben von Scientology ein Ende bereite.

Die Polizei meldet diesen Vorgang umgehend beim Gesundheitsamt wegen des Verdachts auf Psychose und mangelnder gesundheitlicher Eignung zur Ausübung des Berufes der Heilpraktikerin.

Es gibt fünf **Sonderfälle der Ausübung der Heilkunde:**

- Geistheilung
- Ausüben der Tierheilkunde
- Heilkundliche Psychotherapie
- Heilkundliche Physiotherapie
- Heilkundliche Podologie

Diese Sonderfälle werden nun ausführlicher dargestellt.

Geistheilung

Das Bundesverfassungsgericht hat im Jahre 2004 mehrfach (am 02.03.04 und am 03.06.04) entschieden, dass die Tätigkeit eines „Wunderheilers“, der z. B. durch Handauflegen die Selbstheilungskräfte des Patienten aktiviert und dabei keine Diagnosen stellt, *keine* erlaubnispflichtige Ausübung der Heilkunde darstellt und daher keine Heilpraktiker-Zulassung voraussetzt.

Voraussetzung für eine solche Tätigkeit ohne Heilpraktikererlaubnis ist, dass der Heilende ausdrücklich (sicherheitshalber schriftlich) darauf hinweist, dass seine Tätigkeit, die des Arztes nicht ersetzt. Dieser Hinweis kann dem Patienten entweder gedruckt vor Behandlungsbeginn übergeben werden oder er muss auf einem gut sichtbaren Aushang im Behandlungszimmer zu lesen sein.

In den entschiedenen Fällen hat der „Wunderheiler“ seine Tätigkeit so beschrieben: Er versuche die Seele des Kranken zu berühren. Mit seinen Händen übertrage er dann positive Energie auf das Zielorgan und aktiviere dadurch die Selbstheilungskräfte seiner Klienten. Er stelle weder Diagnosen noch verschreibe er Medikamente oder verwende medizinische Geräte. Heilungsversprechen gebe er nicht ab. Er rate den Kranken dringend, Ärzte und Spezialisten zu konsultieren.

Ausüben der Tierheilkunde

Wie schon beim Heilpraktikergesetz besprochen, ist lediglich das Ausüben der Heilkunde *beim Menschen* erlaubnispflichtig. Wer als Tierheilpraktiker arbeiten möchte, benötigt hierfür *keine* staatliche Erlaubnis. Dies kann also jeder tun. Die Tätigkeit ist auch an keine bestimmte Ausbildung geknüpft. Manche Institute versuchen Interessenten vorzugaukeln, dass sie bei ihnen nach abgeschlossener Ausbildung zum Tierheilpraktiker ein Zertifikat erhielten, das sie berechtigen würde, diese Tätigkeit auszuüben. Es gibt aber kein Institut, das diese Erlaubnis erteilen könnte, da die Tätigkeit gar nicht erlaubnispflichtig ist.

Für Tierheilpraktiker ist es wichtig, die folgenden Gesetze zu beachten:

- **Arzneimittel- und Betäubungsmittelgesetz.** Der Tierheilpraktiker darf keine verschreibungspflichtigen Arzneien und Betäubungsmittel einsetzen. Das Tierarzneimittelgesetz bringt für Tierhalter und Tierheilpraktiker noch weitere Einschränkungen.
- **Tierseuchengesetz.** Der Tierheilpraktiker darf keine meldepflichtigen Tierseuchen behandeln. Dies ist dem Tierarzt vorbehalten.
- **Tierschutzgesetz.** Der Tierheilpraktiker darf ein Tier nicht unnötig quälen. Deshalb darf er keine Eingriffe vornehmen, die mit Schmerzen verbun-

den sind. Müssen solche Eingriffe vorgenommen werden, so dürfen diese nur von einem Tierarzt ausgeübt werden, da nur dieser eine Betäubung vornehmen darf, da dazu verschreibungspflichtige Medikamente benötigt werden.
Ein Tierheilpraktiker würde auch gegen das Tierschutzgesetz verstoßen, wenn er ein Tier unnötig leiden lässt, weil er nicht in der Lage ist, es sachgerecht zu behandeln.

Heilpraktiker, beschränkt auf das Gebiet der Psychotherapie („Kleiner HP")

Wer nicht allgemein heilpraktisch tätig sein möchte, sondern die Heilkunde eingeschränkt auf den psychotherapeutischen Bereich ausüben möchte, kann eine Heilpraktikerzulassung, eingeschränkt auf den Bereich der Psychotherapie, erwerben (sektorale Heilpraktikererlaubnis).

Die Voraussetzungen zur Erteilung einer diesbezüglichen Erlaubnis richten sich auch hier nach § 1 des HeilprG und der 1. DVO und den Heilpraktikerüberprüfungsleitlinien des Bundes. Die Zulassungsüberprüfung ist hierbei fachbezogen eingeschränkt. Hat jemand eine solche eingeschränkte Erlaubnis, so gibt es aktuell noch keine eindeutige bundesweite gesetzliche Regelung, wie er sich in beruflichen Angelegenheiten benennen darf bzw. muss. Einige Bundesländer machen dazu detaillierte Vorschriften, diese sind dann bei der Ausübung des Berufs in diesem Bundesland zu befolgen. In letzter Zeit setzt sich allerdings zunehmend die Auffassung durch, dass die Bezeichnung

- „Heilpraktiker – eingeschränkt auf das Gebiet der Psychotherapie" bzw.
- „Heilpraktiker – beschränkt auf das Gebiet der Psychotherapie"

zu führen ist. Die bisher weit verbreitete Bezeichnung „Heilpraktiker (Psychotherapie)" wird von einigen Gerichten als irreführend gewertet und nicht mehr akzeptiert, ebenso die früher in wenigen Bundesländern mögliche Bezeichnung „psychotherapeutischer Heilpraktiker". Daher muss abgeraten werden, die Berufsbezeichnung zu verwenden. Zur Vermeidung von Abmahnungen wird, bis zu einer gesetzlichen Regelung der zu führenden Berufsbezeichnung, vorgeschlagen, dass sich sektoral zugelassene Heilpraktiker beruflich als „Heilpraktiker, beschränkt auf das Gebiet der Psychotherapie" bezeichnen. Es sei denn, dass eine anderslautende Berufsbezeichnung in der Erlaubnisurkunde vorgeschrieben ist.

Berufsbezeichnung Psychotherapeut Die Berufsbezeichnung „Psychotherapeut" ist hingegen gesetzlich geschützt und darf nur von approbierten ärztlichen oder psychologischen Psychotherapeuten verwendet werden. Dies wurde durch das am 01.01.1999 in Kraft getretene Psychotherapeutengesetz festgelegt. Das unbefugte Führen dieser Berufsbezeichnung ist unter Strafe gestellt.

Berufsbezeichnung Psychologischer Berater Dagegen darf die Bezeichnung „Psychologischer Berater" von jedermann verwendet werden, da diese Berufsbezeichnung *nicht* gesetzlich geschützt ist. Wer also *keine Heilkunde* ausüben will, sondern lediglich *lebensberatend* tätig sein möchte, benötigt *keine* Heilpraktikererlaubnis. Das bedeutet: alles, was zum Bereich Gesunderhaltung, Wohlfühlen (Wellness) und geistiger bzw. spiritueller Weiterentwicklung dient, fällt *nicht* unter das HeilprG.

Heilkundliche Physiotherapeuten

Es gibt auch eine sektoral eingeschränkte Heilpraktikererlaubnis für ausgebildete Physiotherapeuten. Möchte ein Physiotherapeut zwar selbstständig als Heilpraktiker, aber eingeschränkt auf dem Bereich der Physiotherapie tätig werden, muss er nur eine eingeschränkte Kenntnisüberprüfung durchlaufen. Die Prüfung ist in diesem Fall auf solche Kenntnisse zu beschränken, die zur eigenverantwortlichen Anwendung von Physiotherapie erforderlich und nicht bereits durch die Berufsausbildung vermittelt worden sind. Dies sind in fachlicher Hinsicht die Grenzen der heilkundlichen Tätigkeit im Bereich der Physiotherapie einschließlich ausreichender diagnostischer Fähigkeiten und daneben die für eine nichtärztliche Ausübung der Heilkunde notwendige Berufs- und Gesetzeskunde. Als Berufsbezeichnung empfiehlt sich „Heilpraktiker, beschränkt auf das Gebiet der Physiotherapie". Es sei denn, dass in der Erlaubnisurkunde eine anderslautende Berufsbezeichnung vorgeschrieben ist.

Heilkundliche Podologen

Möchte ein Podologe zwar selbstständig als Heilpraktiker, aber eingeschränkt auf dem Bereich der Podologie tätig werden, muss er nur eine eingeschränkte Kenntnisüberprüfung durchlaufen, die auf solche Kenntnisse zu beschränken ist, die zur eigenverantwortlichen Anwendung von Podologie erforderlich und nicht bereits durch die Berufsausbildung vermittelt worden sind. Dies sind in fachlicher Hinsicht die Grenzen der heilkundlichen Tätigkeit im Bereich der Podologie einschließlich ausreichender diagnostischer Fähigkeiten und daneben die für eine nichtärztliche Ausübung der Heilkunde notwendige Berufs- und Gesetzeskunde. Als Berufsbezeichnung empfiehlt sich „Heilpraktiker beschränkt auf das Gebiet der Podologie". Es sei denn, dass in der Erlaubnisurkunde eine anderslautende Berufsbezeichnung vorgeschrieben ist.

Weitere Berufsbezeichnungen

Andere eingeschränkte Heilpraktikererlaubnisse sind grundsätzlich nicht möglich, wie z. B. „Kinderheilpraktiker" oder „Sportheilpraktiker". Möchten Sie als Heilpraktiker die Heilkunde eingeschränkt auf diese Bereiche ausüben, können Sie auf Ihrem Praxisschild folgende Angaben machen:

Elisabeth Musterfrau	(Name)
Heilpraktikerin	(Berufsbezeichnung)
Kinderheilkunde	(Spezialisierung)

Von manchen Heilpraktiker-Ausbildungsstätten wird in Anzeigen suggeriert, dass eine gesonderte Ausbildung zum Kinder- oder Sportheilpraktiker möglich sei. Dies ist aber *nicht* der Fall. Man kann nur eine allgemeine Erlaubnis zum Ausüben der Heilkunde (bzw. der anerkannten sektoral beschränkten Heilkunde) erwerben und sich dann auf einem bestimmten Bereich spezialisieren.

Leitlinien des Bundes und der Länder zur Überprüfung von Heilpraktikeranwärtern nach § 2 des HeilprG

Um die Zulassung zum Heilpraktikerberuf möglichst bundeseinheitlich zu gestalten, hat das Bundesministerium für Gesundheit schon 1992 Leitlinien erlassen. Diese Leitlinien waren damals recht abstrakt und für die Bundesländer mehr „Empfehlungen". Durch das Gesetz vom 23.12.2016 hat der Bund auch das HeilprG und die 1. DVO zum HeilprG geändert und dabei die Grundlage geschaffen, dass die Anforderungen an Kenntnisse und Fähigkeiten weitgehend bundeseinheitlich vorgegeben und überprüft werden.

§ 2 HeilprG Abs. 1 lautet seitdem: *„Wer die Heilkunde, ohne als Arzt bestallt zu sein, bisher berufsmäßig nicht ausgeübt hat, kann eine Erlaubnis nach § 1 in Zukunft nach Maßgabe der gemäß § 7 erlassenen Rechts- und Verwaltungsvorschriften erhalten, die insbesondere Vorgaben hinsichtlich Kenntnissen und Fähigkeiten als Bestandteil der Entscheidung über die Erteilung der Erlaubnis enthalten sollen"*.

Am 07.12.2017 wurden diese bundeseinheitlichen Leitlinien bekannt gemacht und seit dem 22.03.2018 in Kraft.

Da diese Leitlinien nicht nur einen Katalog der erforderlichen Kenntnisse und Fähigkeiten (Punkt 1) enthalten, sondern auch die Durchführung der Überprüfung (Punkte 2 bis 5) beschreiben, sind sie nachfolgend im Wortlaut abgedruckt.

§

Heilpraktikerüberprüfungsleitlinien

Präambel

Gemäß § 2 Absatz 1 Satz 2 der Ersten Durchführungsverordnung zum Heilpraktikergesetz in der im Bundesgesetzblatt Teil III, Gliederungsnummer 2122-2-1, veröffentlichten bereinigten Fassung, die zuletzt durch Artikel 17 f. in Verbindung mit Artikel 18 Absatz 4 des Gesetzes vom 23. Dezember 2016 (BGBl. I S. 3191) geändert worden ist, hat das Bundesministerium für Gesundheit unter Beteiligung der Länder Leitlinien zur Überprüfung von Heilpraktikeranwärtern zu

entwickeln. Sie dienen als Grundlage für die Überprüfung der Kenntnisse und Fähigkeiten einer Heilpraktikeranwärterin oder eines Heilpraktikeranwärters und damit als Grundlage für die Entscheidung, ob die Ausübung der Heilkunde durch die betreffende Person eine Gefährdung der Gesundheit der Bevölkerung oder der sie aufsuchenden Patientinnen und Patienten erwarten lässt.
Das Heilpraktikergesetz und die Erste Durchführungsverordnung zum Heilpraktikergesetz gelten als vorkonstitutionelles Recht fort und berechtigen durch die Heilpraktikererlaubnis zur Ausübung von Heilkunde. Diese Berechtigung gilt jedoch nicht unbeschränkt; Heilpraktikerinnen und Heilpraktiker dürfen nur in dem Umfang Heilkunde ausüben, in dem von ihrer Tätigkeit keine Gefahr für die Gesundheit der Bevölkerung oder für Patientinnen und Patienten ausgeht. Sie müssen Arztvorbehalte beachten und sich auf die Tätigkeiten beschränken, die sie sicher beherrschen. Die Feststellung, ob die Anwärterinnen und Anwärter den Rechtsrahmen kennen und beachten, ist Gegenstand der Überprüfung beim zuständigen Gesundheitsamt beziehungsweise bei der nach Landesrecht zuständigen Stelle (zuständige Stelle) und Voraussetzung für die Erteilung der Heilpraktikererlaubnis.
Das Bundesministerium für Gesundheit hatte am 2. September 1992 gemeinsam mit den Ländern entwickelte „Leitlinien für die Überprüfung von Heilpraktikeranwärtern gemäß § 2 Absatz 1 Buchstabe i der Ersten Durchführungsverordnung zum Heilpraktikergesetz" veröffentlicht, die seither als Grundlage der Heilpraktikerüberprüfungen dienen, ohne dass sie rechtlich verbindlich sind.
Die bis heute andauernden Diskussionen über den Heilpraktikerberuf, die sich immer wieder auch mit den Grenzen der Tätigkeit von Heilpraktikerinnen und Heilpraktikern befassen, haben den Gesetzgeber veranlasst, eine Weiterentwicklung der oben genannten Leitlinien vorzuschreiben, die stärker als bisher auf eine bundesweit einheitliche Heilpraktikerüberprüfung abzielt und dabei den Schutz der einzelnen Patientin oder des einzelnen Patienten deutlicher als bisher in den Blick rückt.
Dementsprechend beinhalten die nachfolgenden Leitlinien zur Überprüfung von Heilpraktikeranwärterinnen und -anwärtern Vorgaben zur formellen und inhaltlichen Gestaltung der Überprüfung. Sie orientieren sich am Ziel der Gefahrenabwehr und sollen die Feststellung ermöglichen, ob die Heilpraktikeranwärterinnen und -anwärter die Grenzen ihrer Kenntnisse und Fähigkeiten zuverlässig einschätzen, sich der Gefahren bei Überschreitung dieser Grenzen bewusst und bereit sind, ihr Handeln angemessen daran auszurichten. Damit dies gelingt, bedarf es sowohl einer Überprüfung der rechtlichen wie medizinischen Kenntnisse der Heilpraktikeranwärterinnen und -anwärter, aber auch einer der späteren Tätigkeit entsprechenden Demonstration von Fertigkeiten in der praktischen Anwendung dieser Kenntnisse.
Ihre Grenze findet die Leitlinie dort, wo sie über die Mindestanforderungen an die Überprüfung hinausgeht und in Durchführungskompetenzen der Länder eingreift. Sie kann weiterhin nicht Anforderungen an den Heilpraktikerberuf stellen, die dem Parlamentsvorbehalt unterliegen, nach dem der Gesetzgeber aufgrund des Rechtsstaatsprinzips und des Demokratiegebots verpflichtet ist, insbesondere im Bereich der Grundrechtsausübung alle wesentlichen Entscheidungen selbst zu treffen.
Dementsprechend werden Vorschläge zur Festlegung einer einheitlichen Berufsbezeichnung bei einer sektoralen Heilpraktikererlaubnis oder zur Regelung von angemessenen Kenntnissen der deutschen Sprache nicht aufgegriffen.
Aufgegriffen wird die Bitte der Länder, auch für die Überprüfung von Heilpraktikeranwärterinnen und -anwärtern, die eine — nach der Rechtsprechung zugelassene — sogenannte sektorale Heilpraktikererlaubnis anstreben, einheitliche Vorgaben für die Durchführung entsprechender Überprüfungen vorzusehen. Es wird ausdrücklich darauf hingewiesen, dass damit keine Bestätigung von sektoralen Heilpraktikererlaubnissen als solchen verbunden ist.

Die Länder sind an der Erarbeitung der nachfolgenden Vorgaben zur Heilpraktikerüberprüfung beteiligt gewesen. Ergänzende Regelungen der Länder zum Vollzug der Leitlinien sind nicht ausgeschlossen.

Zur Heilpraktikerüberprüfung

1 Inhalte der Überprüfung

Ziel der Überprüfung der Kenntnisse und Fähigkeiten der antragstellenden Person ist es festzustellen, ob von ihrer Tätigkeit bei der Ausübung von Heilkunde eine Gefahr für die Gesundheit der Bevölkerung im Allgemeinen oder die Patientinnen und Patienten im Besonderen ausgehen kann. Dementsprechend ist bei den nachfolgenden Gegenständen der Überprüfung insbesondere darauf zu achten, dass die antragstellende Person die Grenzen ihrer persönlichen Kenntnisse und Fähigkeiten kennt, sich der Gefahren im Falle ihrer Überschreitung bewusst und bereit ist, ihr berufliches Handeln danach auszurichten.

1.1 Rechtliche Rahmenbedingungen

1.1.1 Die antragstellende Person kennt das Gesundheitssystem in Deutschland in seinen wesentlichen Strukturen und weiß um die Stellung des Heilpraktikerberufs in diesem System.

1.1.2 Die antragstellende Person kennt die für die Ausübung des Heilpraktikerberufs relevanten Rechtsvorschriften aus dem Straf- und Zivilrecht sowie aus anderen einschlägigen Rechtsgebieten, insbesondere das Heilpraktikergesetz, das Patientenrechtegesetz, das Heilmittelwerbegesetz und das Gesetz gegen den unlauteren Wettbewerb und ist in der Lage, ihr Handeln im Interesse des Patientenschutzes nach diesen Regelungen auszurichten.

1.1.3 Die antragstellende Person kennt die medizinrechtlichen Grenzen sowie Grenzen und Gefahren allgemein üblicher diagnostischer und therapeutischer Methoden bei der Ausübung heilkundlicher Tätigkeiten aufgrund von Arztvorbehalten insbesondere im Bereich des Infektionsschutzes, im Arzneimittel- oder Medizinprodukterecht und ist in der Lage, ihr Handeln nach diesen Regelungen auszurichten.

1.1.4 Die antragstellende Person kann ihre eigenen Kenntnisse und Fähigkeiten zutreffend einschätzen; sie weiß insbesondere über die Grenzen ihrer Fähigkeiten auch mit Blick auf ihre haftungsrechtlichen Verantwortlichkeiten Bescheid.

1.2 Qualitätssicherung

1.2.1 Der antragstellenden Person sind die Grundregeln der Hygiene einschließlich Desinfektions- und Sterilisationsmaßnahmen bekannt; sie ist in der Lage, diese bei der Ausübung des Berufs zu beachten.

1.2.2 Die antragstellende Person ist sich der Bedeutung von Qualitätsmanagement und Dokumentation bei der Berufsausübung bewusst; sie ist in der Lage, diese Kenntnisse bei der Ausübung des Berufs zu beachten.

1.3 Notfallsituationen

Die antragstellende Person ist in der Lage, Notfallsituationen oder lebensbedrohliche Zustände zu erkennen und eine angemessene Erstversorgung sicherzustellen.

1.4 Kommunikation

1.4.1 Die antragstellende Person verfügt über die für eine Ausübung des Heilpraktikerberufs notwendigen Kenntnisse in der medizinischen Fachterminologie.

1.4.2 Die antragstellende Person kann aufgrund dieser Kenntnisse angemessen mit Patientinnen und Patienten aller Altersgruppen kommunizieren und interagieren.

1.4.3 Die antragstellende Person ist im Rahmen ihrer Stellung im Gesundheitssystem in der Lage, sich mit anderen Berufsgruppen und Institutionen im Gesundheitswesen fachbezogen zu verständigen.

1.5 Medizinische Kenntnisse

1.5.1 Die antragstellende Person verfügt über die zur Ausübung des Heilpraktikerberufs notwendigen Kenntnisse der Anatomie, pathologischen Anatomie, Physiologie, Pathophysiologie sowie Pharmakologie.

1.5.2 Die antragstellende Person verfügt über die zur Ausübung des Heilpraktikerberufs notwendigen Kenntnisse der allgemeinen Krankheitslehre sowie akuter und chronischer Schmerzzustände.

1.5.3 Die antragstellende Person verfügt über die zur Ausübung des Heilpraktikerberufs notwendigen Kenntnisse zur Erkennung und Behandlung von physischen und psychischen Erkrankungen bei Patientinnen und Patienten aller Altersgruppen, insbesondere in den Bereichen von:
- Erkrankungen des Herzes, Kreislaufs und der Atmung
- Erkrankungen des Stoffwechsels und des Verdauungsapparats
- immunologischen, allergologischen und rheumatischen Erkrankungen
- endokrinologischen Erkrankungen
- hämatologischen und onkologischen Erkrankungen
- Infektionskrankheiten
- gynäkologischen Erkrankungen
- pädiatrischen Erkrankungen
- Schwangerschaftsbeschwerden
- neurologischen Erkrankungen
- dermatologischen Erkrankungen
- geriatrischen Erkrankungen
- psychischen Erkrankungen
- Erkrankungen des Bewegungsapparats
- urologischen Erkrankungen
- ophthalmologischen Erkrankungen
- Erkrankungen des Halses, der Nase und der Ohren

1.6 Anwendungsorientierte medizinische Kenntnisse

1.6.1 Die antragstellende Person ist in der Lage, ärztliche Befunde und Befunde anderer Berufsgruppen einschließlich der in den Befunden enthaltenen Laborwerte zu verstehen, zu bewerten und diese Bewertung im Rahmen der eigenen Berufsausübung angemessen zu berücksichtigen.

1.6.2 Die antragstellende Person ist in der Lage, eine vollständige und umfassende Anamnese einschließlich eines psychopathologischen Befundes zu erheben und dem Heilpraktikerberuf angemessene Methoden der Patientenuntersuchung anzuwenden.

1.6.3 Die antragstellende Person ist unter Anwendung ihrer medizinischen Kenntnisse, unter Einbeziehung vorliegender Befunde, gestützt auf ihre Anamnese und im Bewusstsein der Grenzen ihrer diagnostischen und therapeutischen Methoden sowie möglicher Kontraindikationen in der Lage, eine berufsbezogene Diagnose zu stellen, aus der sie einen Behandlungsvorschlag herleitet, der keine Gefährdung der Patientengesundheit erwarten lässt.

1.6.4 Die antragstellende Person ist insbesondere dann, wenn der Behandlungsvorschlag die Anwendung invasiver Maßnahmen beinhaltet, in der Lage zu zeigen, dass sie diese Maßnahmen ohne Gefährdung der Patientengesundheit anwenden kann.

1.6.5 Enthält der Behandlungsvorschlag der antragstellenden Person Maßnahmen, die den alternativen Therapieformen zuzurechnen sind, erklärt sie die vorgeschlagenen Maßnahmen und ist auf Nachfrage in der Lage zu zeigen, dass sie diese ohne Gefährdung der Patientengesundheit anwenden kann. Wird eine sogenannte sektorale Heilpraktikererlaubnis beantragt, haben sich die in Nummer 1 genannten Inhalte der Überprüfung gezielt darauf zu erstrecken, ob von der Ausübung der Heilkunde durch den Betroffenen eine Gefahr für die Gesundheit der Bevölkerung oder für die ihn aufsuchenden Patientinnen und Patienten in dem sektoralen Bereich ausgeht, für den die Heilpraktikererlaubnis beantragt wird. Dabei ist insbesondere auch zu überprüfen, ob die antragstellende Person in der Lage ist, die Krankheiten, Leiden oder sonstigen Körperschäden aus dem für die sektorale Heilpraktikererlaubnis einschlägigen Bereich von den Krankheiten, Leiden oder sonstigen Körperschäden zu unterscheiden, die außerhalb dieses Bereichs liegen.

Verfügt die antragstellende Person über eine erfolgreich abgeschlossene Ausbildung in einem für die sektorale Heilpraktikererlaubnis einschlägigen bundesgesetzlich geregelten Heilberuf, kann die Überprüfung auf Kenntnisse und Fähigkeiten beschränkt werden, mit denen die antragstellende Person zeigt, dass sie in der Lage ist, die Lücke zwischen der vorhandenen Berufsqualifikation und der eigenverantwortlichen Ausübung von Heilkunde zu schließen, wobei diese Beschränkung insbesondere in einem Verzicht auf einen schriftlichen Teil der Überprüfung zum Ausdruck kommen kann.

2 Allgemeine Vorgaben zur Durchführung der Überprüfung

2.1 Zuständigkeiten

Die Zuständigkeit für die Durchführung der Heilpraktikerüberprüfung liegt bei den zuständigen Stellen der Länder. Eine Zentralisierung der Überprüfungen ist anzustreben, um die Überprüfungen formell und inhaltlich landeseinheitlich durchführen zu können. Die Länder sollen daher die Durchführung der Heilpraktikerüberprüfung auf eine oder einige wenige zuständige Stellen pro Land konzentrieren.

2.2 Form

Die Überprüfung besteht aus einem schriftlichen und einem mündlich-praktischen Teil. Der schriftliche Teil wird zeitlich vor dem mündlich-praktischen Teil durchgeführt.

2.3 Bewertung der Überprüfungsleistungen und Bestehen

Der schriftliche und der mündlich-praktische Teil der Überprüfung werden jeweils mit „bestanden" oder „nicht bestanden" bewertet.

Besteht die antragstellende Person den schriftlichen oder den mündlich-praktischen Teil der Überprüfung nicht, ist anzunehmen, dass von ihr eine Gefahr für die Gesundheit der Bevölkerung oder für die sie aufsuchenden Patientinnen und Patienten ausgeht.

2.4 Ordnungsverstöße, Täuschungsversuche

Werden bei der Überprüfung von der antragstellenden Person begangene Ordnungsverstöße, Täuschungsversuche oder sonstige Unregelmäßigkeiten festgestellt, wird die Überprüfung beendet und als nicht bestanden bewertet.

2.5 Niederschrift, Prüfungsunterlagen

Über den mündlich-praktischen Teil der Überprüfung ist eine Niederschrift zu fertigen, aus der Gegenstand, Ablauf und Ergebnisse der Überprüfung einschließlich eventueller Stellungnahmen der mitwirkenden Heilpraktikerinnen oder Heilpraktiker sowie etwa vorkommende Unregelmäßigkeiten hervorgehen. Der antragstellenden Person ist auf Antrag Einsicht in ihre Prüfungsunterlagen zu gewähren.

2.6 Mitteilung der Überprüfungsergebnisse

Nach Abschluss jedes Teils der Überprüfung ist die antragstellende Person über das Ergebnis der Überprüfung zu unterrichten.

Die für die Überprüfung zuständige Stelle teilt der für die Erteilung der Erlaubnis zuständigen Behörde alle Ergebnisse der Überprüfung mit.

3 Der schriftliche Teil der Überprüfung

Der schriftliche Teil der Überprüfung erfolgt auf Grundlage von zur Überprüfung ausgewählten Fragen; die Auswahl der Fragen trifft die oder der von der zuständigen Stelle für die Durchführung der Überprüfung bestimmte Ärztin oder Arzt. Die Aufsichtsführenden werden von der zuständigen Stelle bestellt.

Die antragstellende Person erhält 60 Fragen zur schriftlichen Beantwortung gestellt.

Die Fragen stammen aus allen Bereichen der in Nummer 1 aufgeführten Inhalten der Überprüfung. Für die Fragestellung ist das Antwort-Wahl-Verfahren anzuwenden. Dabei kann die zuständige Stelle die Fragen aus dem Pool einer Stelle beziehen, die von den Ländern insgesamt, von einigen Ländern oder von zuständigen Stellen in den Ländern mit der Entwicklung oder Sammlung von Fragen betraut wurde.

Die Fragen sind klar und verständlich zu formulieren. Sie sind so zu verfassen, dass sie der Zielsetzung der Überprüfung Rechnung tragen, die in der Feststellung besteht, dass die Ausübung der Heilkunde durch die antragstellende Person keine Gefahr für die Gesundheit der Bevölkerung oder für die sie aufsuchenden Patientinnen und Patienten erwarten lässt.

Die schriftliche Überprüfung dauert zwei Stunden.

Die schriftliche Überprüfung ist bestanden, wenn mindestens drei Viertel aller Fragen zutreffend beantwortet worden sind.

4 Der mündlich-praktische Teil der Überprüfung
Der mündlich-praktische Teil der Überprüfung soll für jede antragstellende Person nicht länger als 60 Minuten dauern. Bis zu vier antragstellende Personen können gemeinsam überprüft werden.
Der mündlich-praktische Teil der Überprüfung wird von der Ärztin oder dem Arzt abgenommen, die oder den die zuständige Stelle für die Durchführung der Überprüfung bestimmt hat. An dem mündlich-praktischen Teil der Überprüfung sind Heilpraktikerinnen und Heilpraktiker zu beteiligen. Über die Zahl der teilnehmenden Heilpraktikerinnen und Heilpraktiker entscheidet die oder der für die Durchführung der Überprüfung bestimmte Ärztin oder Arzt.
Die oder der für die Durchführung der Überprüfung bestimmte Ärztin oder Arzt kann für den Fall, dass eine sogenannte sektorale Heilpraktikererlaubnis beantragt wird, an Stelle von Heilpraktikerinnen und Heilpraktikern andere, für den jeweiligen sektoralen Bereich fachlich geeignete Berufsgruppen am mündlich-praktischen Teil der Überprüfung beteiligen.
Während der mündlich-praktischen Überprüfung hat die antragstellende Person Fragen aus allen Bereichen der in Nummer 1 aufgeführten Inhalte der Überprüfung zu beantworten. Fragen aus dem Bereich „Anwendungsorientierte medizinische Kenntnisse“ sollen auch praktische Aufgaben enthalten, die von der antragstellenden Person während der Überprüfung durchzuführen sind.
Bei Einverständnis der antragstellenden Personen, die an der mündlich-praktischen Überprüfung teilnehmen, kann die Überprüfung aufgezeichnet werden. Die Aufzeichnung ist nach erfolgreichem Abschluss der Überprüfung zu löschen.
Die oder der zur Durchführung der Überprüfung bestimmte Ärztin oder Arzt entscheidet nach Abschluss der mündlich-praktischen Überprüfung über das Ergebnis des mündlich-praktischen Teils der Überprüfung. Sie oder er berät sich dabei mit den an der Überprüfung beteiligten Personen.
Der mündlich-praktische Teil der Überprüfung ist bestanden, wenn die Leistung der antragstellenden Person keine Mängel aufweist, die bei der Ausübung der Heilkunde eine Gefahr für die Gesundheit der Bevölkerung oder für die sie aufsuchenden Patientinnen und Patienten erwarten lassen.

5 Die Überprüfung bei Antrag auf Erteilung einer sektoralen Heilpraktikererlaubnis
Wird eine sogenannte sektorale Heilpraktikererlaubnis beantragt, gelten die Nummern 2 bis 4 zur Durchführung der Überprüfung entsprechend.
Sowohl im schriftlichen wie im mündlich-praktischen Teil der Überprüfung haben sich die Fragen dabei gezielt auf die in Nummer 1 aufgeführten Inhalte der Überprüfung zu erstrecken, auf die sich die sektorale Heilpraktikererlaubnis bezieht.
Abweichend von Nummer 3 umfasst der schriftliche Teil der Überprüfung 28 Fragen und dauert 60 Minuten.
Abweichend von Nummer 4 dauert der mündlich-praktische Teil der Überprüfung für jede antragstellende Person höchstens 45 Minuten.

1.1.3 Rechtliche Stellung des Heilpraktikers im Gesundheitssystem

Das Gesundheitssystem (Gesundheitswesen) in Deutschland dient sowohl der Förderung und Erhaltung der Gesundheit als auch der Vorbeugung und Behandlung von Krankheiten und Verletzungen. Es ist ein komplexes Gebilde und umfasst Personen, Organisationen, Einrichtungen, Regelungen und Prozesse. Ein wichtiges Ziel ist die Chancengleichheit, d. h. alle müssen Zugang zu den Gesundheitsleistungen haben, unabhängig von Einkommen und Status. Weitere Ziele sind Bedarfsgerechtigkeit (Beeinflussbarkeit der Nachfrage durch die Anbieter),

Finanzierbarkeit, Leistungsfähigkeit (schnelle und wirksame Behandlung) und Wirtschaftlichkeit (Verhältnis von Kosten und Nutzen).

Zum Gesundheitssystem gehören:

- Krankenkassen, gesetzliche und private
- Krankenhäuser und Reha-Einrichtungen, Vorsorgekliniken
- medizinische Versorgungszentren
- Pflegedienste
- Apotheken
- Ärzte
- Psychotherapeuten, Psychiater
- Heilpraktiker
- Gesundheitsfachberufe: nicht zur selbstständigen Ausübung der Heilkunde Berechtigte, die auf dem Gebiet der Heilbehandlung aufgrund einer ärztlichen Anordnung tätig werden
- Leistungsempfänger (Patienten)

Gesundheitssystem und Gesundheitswirtschaft Beim Gesundheitswesen handelt sich um ein äußerst komplexes Gesundheitssystem zur Krankenversorgung und Gesunderhaltung. Ein noch umfassender Begriff stellt die Gesundheitswirtschaft dar. Zu ihr gehört nicht nur das Gesundheitswesen, sondern auch die Herstellung von Arzneimitteln und Medizinprodukten, der Gesundheitstourismus und die Wellness- und Fitnessbranche.

Finanzierung des Gesundheitssystems

Gesetzliche Krankenversicherungen (GKV)

Die gesetzliche Krankenversicherung ist ein wesentlicher Bestandteil des Gesundheitswesens. Sie bildet zusammen mit der Renten-, Arbeitslosen-, Unfall- und Pflegeversicherung das deutsche Sozialversicherungssystem. Welche Leistungen die Krankenversicherungen im Einzelnen zu erbringen haben, ist im 5. Buch Sozialgesetzbuch (SGB V) festgelegt.

Die gesetzliche Krankenversicherung ist eine verpflichtende Versicherung für alle Personen, die nicht als versicherungsfrei eingestuft wurden und die keinen anderweitigen Anspruch auf Absicherung im Krankheitsfalle haben, wie z. B. Beamte und Richter. Die gesetzliche Krankenversicherung richtet die Pflichtmitgliedschaft und die Beitragsbemessung nach dem *Solidaritätsprinzip* aus, d. h. die Höhe des Beitragssatzes richtet sich nach dem Einkommen. Anders als bei den privaten Versicherungen spielt das Krankheitsrisiko, das Alter, der Gesundheitsstatus und das Geschlecht keine Rolle.

Die Versicherten haben eine weitgehende Wahlfreiheit, ob sie in eine Allgemeine Ortskrankenkasse (AOK), eine Ersatzkasse (EK) oder in eine Betriebs- oder Innungskasse eintreten. Der größte Teil der Bevölkerung ist in den gesetzlichen Krankenversicherungen versichert.

Dabei unterscheidet man:

- **AOK** (Allgemeine Ortskrankenkassen), die für abgegrenzte Gebiete bestehen
- **EK** (Ersatzkassen), z. B. DAK, Barmer Ersatzkasse, Hanseatische Krankenkasse, Techniker Krankenkasse, Kaufmännische Krankenkasse, die aus Selbsthilfevereinigungen entstanden sind
- **BKK** (Betriebskrankenkassen), die von Arbeitsgebern mit mindestens 1.000 Versicherten gegründet werden können
- **IKK** (Innungskrankenkassen), die von Handwerksinnungen mit mindestens 1.000 Versicherungspflichtigen gegründet werden können
- **LKK** (Landwirtschaftliche Krankenkassen), für Landwirte und ihre Familien
- **KBS** (Knappschaft), die ursprünglich nur für Arbeitnehmer des Bergbaus war, seit 2007 allgemein geöffnet wurde.

Versicherungspflicht Versicherungspflichtig sind in Deutschland grundsätzlich alle Personen, wobei diese entweder dem gesetzlichen oder dem privaten Versicherungssystem zugeordnet werden. Beamte, Selbstständige, Studenten und Freiberufler können ohne weitere Voraussetzungen in die Private Krankenversicherung eintreten. Angestellte müssen für einen möglichen PKV-Beitritt über ein Brutto-Jahreseinkommen oberhalb der Versicherungspflichtgrenze verfügen, Stand 2023 sind das 66.600 €. Diese Grenze wird jährlich neu festgelegt. Nichterwerbstätige Ehegatten sind vorwiegend indirekt beim erwerbstätigen Ehegatten mitversichert. Die Sozialversicherungsbeiträge (gesetzliche Kranken-, Arbeitslosen-, Pflege-, Rentenversicherung) werden jeweils zur Hälfte von Arbeitgeber und Arbeitnehmer getragen. Die Beiträge zur Unfallversicherung werden vom Arbeitgeber alleine getragen.

Bitte beachten Sie zur Übernahme für die Kosten durch die Behandlung des Heilpraktikers und für die von ihm verordneten Heilmittel das ➤ Kap. 1.3.3.

Private Krankenversicherungen (PKV)

Bezogen auf die in der GKV versicherte Personen sind ungefähr 10 % voll privat krankenversichert. Eine PKV kann anstelle der GKV oder ergänzend abgeschlossen werden. Dies wird als duales oder zweigliedriges Krankenversicherungssystem bezeichnet. Diese Versicherungsverhältnisse kommen hierbei nicht aufgrund eines Gesetzes – wie bei der GKV – zustande, sondern durch einen privatrechtlichen Vertrag. Welche Kosten die PKV dem Mitglied erstattet, hängt daher vom Vertrag ab. Viele PKVs erstatten auch Behandlungskosten für Heilpraktiker. Anders als in der GKV schließt bei der PKV der Patient selbst einen Behandlungsvertrag mit dem Therapeuten ab und erhält von diesem auch die Rechnung. Je nach Behandlungsvertrag erhält er seine Behandlungskosten dann von der PKV erstattet.

Beihilfe

Die Beihilfe ergänzt das privatrechtlich organisierte Gesundheitssystem für Beamte, Soldaten, Richter und Versorgungsempfänger (Familienangehörige, die nicht selbst sozialversichert sind). Wie bei der PKV auch, schließt der Patient mit dem Behandler einen privatrechtlichen Vertrag und bezahlt anschließend die Rechnung. Dann reicht er diese Rechnung bei der Beihilfe ein, die 50–80 % der Aufwendungen erstattet, je nach Familiensituation und Bundes- bzw. Landesrecht. Dabei werden nur „beihilfefähige" Aufwendungen berücksichtigt und Selbstbehalte abgezogen. Die Restkosten können und müssen zumeist vom Beihilfeempfänger über eine PKV abgedeckt werden.

Der Heilpraktiker als freier Beruf (Freiberufler)

Eine freiberufliche Tätigkeit ist kein Gewerbe und unterliegt damit nicht der Gewerbeordnung und es muss keine Gewerbesteuer entrichtet werden. Auch unterliegen die Einkünfte für die Ausübung der Heilkunde am Menschen nicht der Umsatzsteuerpflicht. Gewerbetreibende führen vor allem Tätigkeiten aus, die handwerklicher oder kaufmännischer Natur sind. Nach allgemeiner und anerkannter Auffassung stellt ein Gewerbe jede erlaubte, auf Gewinnerzielung, auf Dauer angelegte und selbstständige Tätigkeit dar.

Ein Freiberufler dagegen arbeitet in erster Linie wissenschaftlich, künstlerisch, schriftstellerisch, unterrichtend oder erziehend. Allerdings gibt es für die freien Berufe keine einheitlich gültige Definition. Zu den freien Berufen gehören beispielsweise Ärzte, Heilpraktiker, Rechtsanwälte, Notare, Architekten, Steuerberater, Hebammen, Journalisten, Lehrer u. v. m.

Grundlage der Freiberufler ist eine besondere berufliche Qualifikation oder eine schöpferische Begabung, die ihn in die Lage versetzt, persönliche und eigenverantwortliche Dienstleistungen für die Allgemeinheit zu erbringen. Deshalb wird hier der Vertragspartner nicht als „Käufer" oder „Kunde" bezeichnet, sondern als „Patient", „Mandant" oder „Klient".

> Ein Heilpraktiker unterliegt mit seinen Praxiseinkünften nicht der Gewerbe- und Umsatzsteuerpflicht.

Leitung von Privatkrankenanstalten

Grundsätzlich kann jeder eine Privatkrankenanstalt leiten, der die dafür notwendige Konzession der zuständigen Behörde erhalten hat.

Heilpraktiker – Patient – Behandlungsvertrag

Der Ausübung der Heilkunde am Menschen liegt grundsätzlich ein Behandlungsvertrag zwischen dem Behandler und dem Patienten zugrunde. Da ein derartiger Behandlungsvertrag nicht formgebunden ist, gilt er schon als zustande gekommen, wenn sich Behandler und Patient einig sind, dass der Behandler den Patienten medizinisch behandeln soll und der Patient dafür dem Behandler die Behandlungskosten bezahlt. Der Behandlungsvertrag richtet sich weitestgehend nach den gesetzlichen Vorgaben des Bürgerlichen Gesetzbuches (BGB), geregelt in den §§ 630 a bis 630 h BGB. Diese Sonderregelungen des

Behandlungsvertrages gelten zwingend für alle Behandlungsverträge und sind daher nachfolgend in ihrer aktuellen Fassung ausgedruckt.

Die jeweils aktuelle Fassung finden Sie unter: https://www.gesetze-im-internet.de/bgb/BGB.pdf.

Der vorstehend aufgeführte Text der Patientenschutzregelungen (§§ 630a–630h BGB) ist ein zwingender Inhalt jedes Behandlungsvertrags.

Deshalb sollen nachstehend die wichtigsten Festlegungen nochmals verdeutlicht werden.

§

Bürgerliches Gesetzbuch (BGB)

Stand: zuletzt geändert durch Gesetz vom 6.5.2024, BGBl I S. 149

Untertitel 2 Behandlungsvertrag

§ 630a Vertragstypische Pflichten beim Behandlungsvertrag

(1) Durch den Behandlungsvertrag wird derjenige, welcher die medizinische Behandlung eines Patienten zusagt (Behandelnder), zur Leistung der versprochenen Behandlung, der andere Teil (Patient) zur Gewährung der vereinbarten Vergütung verpflichtet, soweit nicht ein Dritter zur Zahlung verpflichtet ist.

(2) Die Behandlung hat nach den zum Zeitpunkt der Behandlung bestehenden, allgemein anerkannten fachlichen Standards zu erfolgen, soweit nicht etwas anderes vereinbart ist.

§ 630b Anwendbare Vorschriften

Auf das Behandlungsverhältnis sind die Vorschriften über das Dienstverhältnis, das kein Arbeitsverhältnis im Sinne des § 622 ist, anzuwenden, soweit nicht in diesem Untertitel etwas anderes bestimmt ist.

§ 630c Mitwirkung der Vertragsparteien; Informationspflichten

(1) Behandelnder und Patient sollen zur Durchführung der Behandlung zusammenwirken.

(2) Der Behandelnde ist verpflichtet, dem Patienten in verständlicher Weise zu Beginn der Behandlung und, soweit erforderlich, in deren Verlauf sämtliche für die Behandlung wesentlichen Umstände zu erläutern, insbesondere die Diagnose, die voraussichtliche gesundheitliche Entwicklung, die Therapie und die zu und nach der Therapie zu ergreifenden Maßnahmen. Sind für den Behandelnden Umstände erkennbar, die die Annahme eines Behandlungsfehlers begründen, hat er den Patienten über diese auf Nachfrage oder zur Abwendung gesundheitlicher Gefahren zu informieren. Ist dem Behandelnden oder einem seiner in § 52 Absatz 1 der Strafprozessordnung bezeichneten Angehörigen ein Behandlungsfehler unterlaufen, darf die Information nach Satz 2 zu Beweiszwecken in einem gegen den Behandelnden oder gegen seinen Angehörigen geführten Straf- oder Bußgeldverfahren nur mit Zustimmung des Behandelnden verwendet werden.

(3) Weiß der Behandelnde, dass eine vollständige Übernahme der Behandlungskosten durch einen Dritten nicht gesichert ist oder ergeben sich nach den Umständen hierfür hinreichende Anhaltspunkte, muss er den Patienten vor Beginn der Behandlung über die voraussichtlichen Kosten der Behandlung in Textform informieren. Weitergehende Formanforderungen aus anderen Vorschriften bleiben unberührt.

(4) Der Information des Patienten bedarf es nicht, soweit diese ausnahmsweise aufgrund besonderer Umstände entbehrlich ist, insbesondere wenn die Behandlung unaufschiebbar ist oder der Patient auf die Information ausdrücklich verzichtet hat.

§ 630d Einwilligung

(1) Vor Durchführung einer medizinischen Maßnahme, insbesondere eines Eingriffs in den Körper oder die Gesundheit, ist der Behandelnde verpflichtet, die Einwilligung des Patienten einzuholen. Ist der Patient einwilligungsunfähig, ist die Einwilligung eines hierzu Berechtigten einzuholen, soweit nicht eine Patientenverfügung nach § 1827 Absatz 1 Satz 1 die Maßnahme gestattet oder untersagt. Weitergehende Anforderungen an die Einwilligung aus anderen Vorschriften bleiben unberührt. Kann eine Einwilligung für eine unaufschiebbare Maßnahme

nicht rechtzeitig eingeholt werden, darf sie ohne Einwilligung durchgeführt werden, wenn sie dem mutmaßlichen Willen des Patienten entspricht.
(2) Die Wirksamkeit der Einwilligung setzt voraus, dass der Patient oder im Fall des Absatzes 1 Satz 2 der zur Einwilligung Berechtigte vor der Einwilligung nach Maßgabe von § 630e Absatz 1 bis 4 aufgeklärt worden ist.
(3) Die Einwilligung kann jederzeit und ohne Angabe von Gründen formlos widerrufen werden.

§ 630e Aufklärungspflichten

(1) Der Behandelnde ist verpflichtet, den Patienten über sämtliche für die Einwilligung wesentlichen Umstände aufzuklären. Dazu gehören insbesondere Art, Umfang, Durchführung, zu erwartende Folgen und Risiken der Maßnahme sowie ihre Notwendigkeit, Dringlichkeit, Eignung und Erfolgsaussichten im Hinblick auf die Diagnose oder die Therapie. Bei der Aufklärung ist auch auf Alternativen zur Maßnahme hinzuweisen, wenn mehrere medizinisch gleichermaßen indizierte und übliche Methoden zu wesentlich unterschiedlichen Belastungen, Risiken oder Heilungschancen führen können.
(2) Die Aufklärung muss
1. mündlich durch den Behandelnden oder durch eine Person erfolgen, die über die zur Durchführung der Maßnahme notwendige Ausbildung verfügt; ergänzend kann auch auf Unterlagen Bezug genommen werden, die der Patient in Textform erhält,
2. so rechtzeitig erfolgen, dass der Patient seine Entscheidung über die Einwilligung wohlüberlegt treffen kann,
3. für den Patienten verständlich sein.
Dem Patienten sind Abschriften von Unterlagen, die er im Zusammenhang mit der Aufklärung oder Einwilligung unterzeichnet hat, auszuhändigen.
(3) Der Aufklärung des Patienten bedarf es nicht, soweit diese ausnahmsweise aufgrund besonderer Umstände entbehrlich ist, insbesondere wenn die Maßnahme unaufschiebbar ist oder der Patient auf die Aufklärung ausdrücklich verzichtet hat.
(4) Ist nach § 630d Absatz 1 Satz 2 die Einwilligung eines hierzu Berechtigten einzuholen, ist dieser nach Maßgabe der Absätze 1 bis 3 aufzuklären.
(5) Im Fall des § 630 d Absatz 1 Satz 2 sind die wesentlichen Umstände nach Absatz 1 auch dem Patienten entsprechend seinem Verständnis zu erläutern, soweit dieser aufgrund seines Entwicklungsstandes und seiner Verständnismöglichkeiten in der Lage ist, die Erläuterung aufzunehmen, und soweit dies seinem Wohl nicht zuwiderläuft. Absatz 3 gilt entsprechend.

§ 630f Dokumentation der Behandlung

(1) Der Behandelnde ist verpflichtet, zum Zweck der Dokumentation in unmittelbarem zeitlichen Zusammenhang mit der Behandlung eine Patientenakte in Papierform oder elektronisch zu führen. Berichtigungen und Änderungen von Eintragungen in der Patientenakte sind nur zulässig, wenn neben dem ursprünglichen Inhalt erkennbar bleibt, wann sie vorgenommen worden sind. Dies ist auch für elektronisch geführte Patientenakten sicherzustellen.
(2) Der Behandelnde ist verpflichtet, in der Patientenakte sämtliche aus fachlicher Sicht für die derzeitige und künftige Behandlung wesentlichen Maßnahmen und deren Ergebnisse aufzuzeichnen, insbesondere die Anamnese, Diagnosen, Untersuchungen, Untersuchungsergebnisse, Befunde, Therapien und ihre Wirkungen, Eingriffe und ihre Wirkungen, Einwilligungen und Aufklärungen. Arztbriefe sind in die Patientenakte aufzunehmen.
(3) Der Behandelnde hat die Patientenakte für die Dauer von zehn Jahren nach Abschluss der Behandlung aufzubewahren, soweit nicht nach anderen Vorschriften andere Aufbewahrungsfristen bestehen.

§ 630g Einsichtnahme in die Patientenakte

(1) Dem Patienten ist auf Verlangen unverzüglich Einsicht in die vollständige, ihn betreffende Patientenakte zu gewähren, soweit der Einsichtnahme nicht erhebliche therapeutische Gründe oder sonstige erhebliche Rechte Dritter entgegen-

stehen. Die Ablehnung der Einsichtnahme ist zu begründen. § 811 ist entsprechend anzuwenden.
(2) Der Patient kann auch elektronische Abschriften von der Patientenakte verlangen. Er hat dem Behandelnden die entstandenen Kosten zu erstatten.
(3) Im Fall des Todes des Patienten stehen die Rechte aus den Absätzen 1 und 2 zur Wahrnehmung der vermögensrechtlichen Interessen seinen Erben zu. Gleiches gilt für die nächsten Angehörigen des Patienten, soweit sie immaterielle Interessen geltend machen. Die Rechte sind ausgeschlossen, soweit der Einsichtnahme der ausdrückliche oder mutmaßliche Wille des Patienten entgegensteht.

§ 630h Beweislast bei Haftung für Behandlungs- und Aufklärungsfehler

(1) Ein Fehler des Behandelnden wird vermutet, wenn sich ein allgemeines Behandlungsrisiko verwirklicht hat, das für den Behandelnden voll beherrschbar war und das zur Verletzung des Lebens, des Körpers oder der Gesundheit des Patienten geführt hat.
(2) Der Behandelnde hat zu beweisen, dass er eine Einwilligung gemäß § 630d eingeholt und entsprechend den Anforderungen des § 630e aufgeklärt hat. Genügt die Aufklärung nicht den Anforderungen des § 630e, kann der Behandelnde sich darauf berufen, dass der Patient auch im Fall einer ordnungsgemäßen Aufklärung in die Maßnahme eingewilligt hätte.
(3) Hat der Behandelnde eine medizinisch gebotene wesentliche Maßnahme und ihr Ergebnis entgegen § 630 f. Absatz 1 oder Absatz 2 nicht in der Patientenakte aufgezeichnet oder hat er die Patientenakte entgegen § 630 f. Absatz 3 nicht aufbewahrt, wird vermutet, dass er diese Maßnahme nicht getroffen hat.
(4) War ein Behandelnder für die von ihm vorgenommene Behandlung nicht befähigt, wird vermutet, dass die mangelnde Befähigung für den Eintritt der Verletzung des Lebens, des Körpers oder der Gesundheit ursächlich war.
(5) Liegt ein grober Behandlungsfehler vor und ist dieser grundsätzlich geeignet, eine Verletzung des Lebens, des Körpers oder der Gesundheit der tatsächlich eingetretenen Art herbeizuführen, wird vermutet, dass der Behandlungsfehler für diese Verletzung ursächlich war. Dies gilt auch dann, wenn es der Behandelnde unterlassen hat, einen medizinisch gebotenen Befund rechtzeitig zu erheben oder zu sichern, soweit der Befund mit hinreichender Wahrscheinlichkeit ein Ergebnis erbracht hätte, das Anlass zu weiteren Maßnahmen gegeben hätte, und wenn das Unterlassen solcher Maßnahmen grob fehlerhaft gewesen wäre.

Zu § 630a Abs. 1

Sucht ein Patient Ihre Praxis auf, unterliegen Sie keinem Behandlungszwang, sondern Sie prüfen, ob Sie diesen Menschen behandeln möchten und können. So wäre es z. B. denkbar, dass Sie ein Patient mit einem Karzinom aufsucht und von Ihnen naturheilkundlich begleitend behandelt werden möchten. Sie kommen aber zu dem Schluss, dass hierfür Ihre Kenntnisse nicht ausreichen. In diesem Fall teilen Sie ihm das mit und verweisen ihn an einen Kollegen oder Arzt. Entscheiden Sie sich aber, den Patienten zu behandeln, dann sind für Sie damit eine Reihe von Beratungs-, Fürsorgepflichten entstanden. Grundsätzlich kann ein Behandlungsvertrag mündlich oder schriftlich erfolgen. Allerdings ist ein schriftlicher Vertrag anzuraten, da Sie auf diesem Weg auch gleich Ihrer Informations- und Aufklärungspflicht nachkommen können und den Anforderungen, die sich aus den Datenschutzanforderungen ergeben, wie Einverständniserklärung der Erfassung und Verarbeitung der Patientendateien.

Haben Sie schriftlich oder mündlich einen Behandlungsvertrag geschlossen, besteht Ihre Hauptpflicht nun darin, die Behandlung nach bestem Wissen und Gewissen durchzuführen. Ihre Pflicht besteht *nicht* darin, dass die Behandlung auch Erfolg zeigen muss. Der Patient hat die Pflicht, die vereinbarte Vergütung zu bezahlen.

Allerdings ist es im Praxisalltag oft so, dass die Vergütung bei Vertragsabschluss nicht ausdrücklich vereinbart wurde. In diesem Fall hat der Behandler einen Anspruch auf „übliche Vergütung". Diese ist jedoch oftmals nur schwer zu ermitteln. Allerdings kann das „Gebührenverzeichnis für Heilpraktiker" (GebüH) eine erste Orientierungshilfe sein. Leider geht die GebüH auf eine Ermittlung der durchschnittlichen Behandlungsleistungen im Jahre 1985 zurück, die 2013 durch eine Beihilfevereinbarung des Bundes etwas aktualisiert wurde.

Zu § 630a Abs. 2

Wichtig ist auch der § 630a Abs. 2, da sich daraus einige *Sorgfaltspflichten* für den Behandler ergeben. So ist der Behandler verpflichtet, seine Behandlung nach den allgemein anerkannten fachlichen Standards durchzuführen, *soweit nicht etwas anderes vereinbart wurde.* Dabei muss sich der Behandler an den fachlichen Standards orientieren, wie sie zum Zeitpunkt der Behandlung bestehen. Bitte beachten Sie zu den Sorgfaltsanforderungen bei einer Fernbehandlung das nachfolgende Kapitel Sorgfaltspflichten des Heilpraktikers.

Sorgfaltspflichten des Heilpraktikers

- **Weiterbildung.** Er muss auf dem neuesten wissenschaftlichen Stand sein. Daraus ergibt sich für ihn eine kontinuierlich Pflicht zur Fortbildung, z.B durch Kurse und geeignete Fachliteratur
- **Aufklärungspflicht.** Er muss den Patienten *umfassend mündlich* über die Diagnose und Therapie und aufklären und noch offenen Fragen besprechen, damit der Patient eine fundierte Entscheidung treffen kann.
- **Diagnose- und Behandlungspflicht.** Der Behandelnde muss eine korrekte Diagnose stellen und dann die im Einvernehmen mit dem Patienten gewählte Behandlung sorgfältig durchführen.
- **Dokumentationspflicht.** Der Behandelnde muss alle wesentlichen Behandlungs- und Diagnosemaßnahmen, den Krankheitsverlauf, die durchgeführten Aufklärungen und die Entscheidungen des Patienten dokumentieren. Was nicht dokumentiert ist, gilt als nicht erfolgt, was im Konfliktfall negative Konsequenzen haben kann.
- **Schweigepflicht.** Der Behandelnde ist zur Verschwiegenheit verpflichtet, es sie denn der Patient hat in die Weitergabe eingewilligt.
- **Pflicht zur Einhaltung der Hygienische Standards** zur Infektionsprävention.
- **Berufshaftpflichtversicherung** (in einigen Bundesländern schon Zulassungsvoraussetzung für eine Praxiseröffnung)

Hinsichtlich der Heilbehandlung selbst, hat der Bundesgerichtshof (BGH) in seiner noch heute richtungsweisenden Entscheidung von 1991 zur Sorgfaltspflicht ausgeführt:

§

„Ausgehend von dem Fahrlässigkeitsbegriff des § 276 Abs. 1 BGB muss nicht nur ein Arzt, sondern auch ein Heilpraktiker die Voraussetzungen fachgemäßer Behandlung kennen und beachten. Er ist also verpflichtet, sich eine ausreichende Sachkunde über die von ihm angewendeten Behandlungsweisen einschließlich ihrer Risiken, vor allem die richtigen Techniken für deren gefahrlose Anwendung anzueignen. Demgemäß verstößt er in gleicher Weise wie ein Arzt gegen die gebotene Sorgfalt, wenn er eine Therapie wählt, mit deren Handhabung, Eigenarten und Risiken er sich zuvor nicht in erforderlichem Maße vertraut gemacht hat. Über die ihm durch Einzelgesetze ausdrücklich verbotenen Behandlungsmaßnahmen hinaus darf der Heilpraktiker Methoden, deren Indikationsstellung oder Risiken die medizinisch-wissenschaftliche Ausbildung und Erfahrung eines approbierten Arztes verlangen, nicht anwenden, solange er sich nicht ein entsprechendes Fachwissen und -können erworben hat. Zur Beachtung der im Verkehr erforderlichen Sorgfalt gehört ferner, dass er sich – ähnlich wie ein ärztlicher Berufsanfänger im Einzelfall jeweils selbstkritisch prüft, ob seine Fähigkeiten oder Kenntnisse ausreichen, um eine ausreichende Diagnose zu stellen und eine sachgemäße Heilbehandlung einzuleiten und bei etwaigen diagnostischen oder therapeutischen Eingriffen alle erforderlichen Vorsichtsmaßnahmen beachten zu können. Sind diese Kenntnisse und Fähigkeiten nicht vorhanden, dann muss er den Eingriff unterlassen. Darüber hinaus ist er selbstverständlich auch verpflichtet, sich über die Fortschritte der Heilkunde und auch über anderweitig gewonnene Erkenntnisse von Nutzen und Risiken der von ihm angewendeten Heilverfahren zu unterrichten."

Die Regelungen zum Behandlungsvertrag sind auch Grundlage der Patientenrechte im Verhältnis zu allen medizinisch Behandelnden und prägen das Verhältnis zwischen Heilpraktiker und Patienten. Deshalb werden die Ausführungen in dem Abschnitt „Behandlungsvertrag“ noch im ➤ Kapitel 1.3.1 unter „Patientenrechte (Verhältnis zwischen Heilpraktiker und Patient)“ ergänzt und vertieft.

Zu § 630g Abs. 2

Wichtiger Hinweis zu § 630 g Abs. 2 BGB: Der Europäische Gerichtshof (EuGH) hat in seinem Urteil vom 26.10.2023 festgestellt, dass in der DSGVO das Recht des Patienten verankert ist, eine erste Kopie seiner vollständigen Patientenakte zu erhalten, ohne dass ihm hierdurch Kosten entstehen. Möchte der Patient später eine weitere Kopie haben, so kann der Behandelnde dafür ein Entgelt für die Kopierkosten verlangen.

Damit ist die Bestimmung des Artikels 630g Abs. 2 Satz 2 BGB aufgehoben, nach der vom Patienten für die Erstkopie die Kopierkosen verlangt werden dürfen.

Fazit: Erstkopien der Patientenakte sind auf Verlangen des Patienten kostenlos herauszugeben.

Fernbehandlung

Was versteht man unter einer Fernbehandlung? Unter Fernbehandlung versteht man, wenn Teilbereiche der oder sogar die gesamte Interaktion zwischen Patienten und Behandelnden mittels Telekommunikationsmitteln erfolgen, dies betrifft die Befunderhebung, die Diagnostik, die Aufklärung des Patienten über seine Krankheit, die Therapievorschläge und die Informationen über die erhoffte Wirksamkeit und über Risiken der Behandlung.

Was sind Telekommunikationsmedien? Telekommunikationsmedien sind alle Kommunikationsmittel, die zur therapeutischen Beratung und Behandlung eingesetzt werden können, ohne dass Behandelnde und Patienten gleichzeitig körperlich anwesend sind, wie z. B. Telefon, E-Mails, Videotelefonie, über den Mobilfunkdienst versandte Nachrichten, Briefe sowie Rundfunk und Telemonitoring.

Für Heilpraktiker gab und gibt es kein grundsätzliches Verbot für Fernbehandlungen. Es gibt nur ein Verbot für die *Werbung* für Fernhandlung (siehe unten). Fernbehandlungen sind mit einer erhöhten Sorgfaltspflicht verbunden, die Heilpraktiker – auch in ihrem eigenen Interesse – bei der Entscheidung über das Für und Wider einer Fernbehandlung bedenken müssen.

Fernbehandlung und Sorgfaltspflicht Nach dem Sorgfaltspflichtenurteil des Bundesgerichtshofs sind an Heilpraktiker auf ihrem Tätigkeitsgebiet die gleichen Sorgfaltspflichten zu stellen wie an Allgemeinmediziner. Deshalb kann sich der Heilpraktiker hinsichtlich der Fernbehandlung an den Vorgaben in den Berufsordnungen der Länderärztekammern orientieren und der sektorale Heilpraktiker für Psychotherapie an den Länderberufsordnungen für Psychotherapeuten.

Nach der Muster-Berufsordnung für Ärzte und Psychotherapeuten (Stand Oktober 2023) ist die Fernbehandlung nicht generell erlaubt, sondern nur in konkreten Einzelfällen aufgrund einer jeweiligen Einzelentscheidung des Behandelnden:

§

Muster-Berufsordnung für Ärzte (MBO-Ä)

§ 7 Abs. 4

„Ärztinnen und Ärzte beraten und behandeln Patientinnen und Patienten im persönlichen Kontakt. Sie können dabei Kommunikationsmedien unterstützend einsetzen. Eine ausschließliche Beratung oder Behandlung über Kommunikationsmedien ist im Einzelfall erlaubt, wenn dies ärztlich vertretbar ist und die erforderliche ärztliche Sorgfalt insbesondere durch die Art und Weise der Befunderhebung, Beratung, Behandlung sowie Dokumentation gewahrt wird und die Patientin oder der Patient auch über die Besonderheiten der ausschließlichen Beratung und Behandlung über Kommunikationsmedien aufgeklärt wird.“

1

§

Muster-Berufsordnung für Psychotherapeuten (Stand 2022)

§ 5 Abs. 5 der BPK (Sorgfaltspflichten)

Psychotherapeut*innen erbringen psychotherapeutische Behandlungen im persönlichen Kontakt. Behandlungen über Kommunikationsmedien sind unter besonderer Beachtung der Vorschriften der Berufsordnung, insbesondere der Sorgfaltspflichten, zulässig. Dazu gehört, dass Eingangsdiagnostik, Indikationsstellung und Aufklärung die Anwesenheit des*der Patient*in erfordern.

Die Muster-Berufsordnungen stellen nur Empfehlungen an die Berufsordnungen der jeweiligen Berufs-Länderkammern dar, die aber erfahrungsgemäß dann auch übernommen werden. Diese sind dann verpflichtend.

Eine Fernbehandlung bleibt also immer eine Einzelfallentscheidung des Behandelnden. Es ist nicht möglich, als Heilpraktiker für alle seine Patienten ausschließlich eine Fernbehandlung anzubieten. Der Heilpraktiker muss also bei jedem einzelnen Patienten prüfen, ob er im Rahmen einer Fernbehandlungsmaßnahme seine Sorgfaltspflichten gemäß § 630a Abs. 2 BGB einhalten kann.

MERKE

Fernbehandlung bleibt eine Einzelfallentscheidung des Behandelnden.

Welche Fragen sind vorab zu klären, ob eine Fernbehandlung durchgeführt werden kann?

Eine Fernbehandlung soll indiziert sein. Nicht alle medizinischen Probleme eignen sich für eine Fernbehandlung. Die Entscheidung, ob nachvollziehbare Gründe für eine Fernbehandlung statt einer Behandlung in der Praxis sprechen, liegt im Ermessen des Behandelnden und sollte immer auf dem individuellen Patientenfall basieren.

Behandlungsvertrag. Es sollte möglichst schriftlich abgeschlossen werden und Informationen über die anfallenden Gebühren, die zu erhebenden und zu verarbeitenden Patientendaten, die Risiken einer Fernbehandlung und die hierfür erforderlichen Einverständniserklärungen enthalten. Diese Informationen sind auch in der Patientenakte zu dokumentieren.

Befunderhebung und Diagnose sind die Basis einer verantwortbaren Therapieplanung. Kennt der Heilpraktiker seinen Patienten und die aktuell zu behandelnden Krankheit schon durch eine vorausgegangene Diagnosestellung, so ist eine Fernbehandlung (z. B. Befundbesprechung, Dosierungsabwandlung, Erörterung des weiteren Vorgehens) eher vertretbar, als wenn es sich um einen „Neupatienten" handelt oder um einen „Altpatienten", bei dem neue Symptome aufgetreten sind.

Liegt bei dem Patienten ein Symptom vor, dass es erfordert, dass eine körperliche Untersuchung vorgenommen wird, so darf keine Fernbehandlung durchgeführt werden. Eine Ausnahme bildet hier die sogenannte „Notberatung".

Technische Anforderungen. Die verwendeten technischen Systeme müssen sicherstellen, dass die Kommunikation zwischen Behandelndem und Patient vertraulich und sicher ist. Das bedeutet, dass die Fernbehandlung telefonisch oder über gesicherte bzw. verschlüsselte Verbindungen abgehalten werden muss.

Der Patient muss die entsprechende Datenschutzerklärung und -belehrung erhalten und muss der Datenverarbeitung zustimmen. Dies muss in der Patientenakte dokumentiert werden.

Aufklärungspflichten. Auch bei einer Fernbehandlung muss der Heilpraktiker sämtliche Informationspflichten erfüllen. So muss er den Patienten über die erhöhten Risiken einer Fernbehandlung und deren medizinischen und deren technischen Probleme aufklären und er muss darauf hinweisen, dass eine rein telemedizinische Diagnostik geringere Möglichkeiten bietet als die unmittelbare Wahrnehmung in der Praxis. Der Patient muss auf die Alternative einer (zumindest einmaligen) Behandlung in der Praxis (oder durch einen Hausbesuch des Behandlers) hingewiesen werden.

Die Aufklärung hat *mündlich* zu erfolgen (§ 630 e BGB) und kann grundsätzlich auch fernmündlich erteilt werden. Bei sehr komplexen Aufklärungen sollte aber keine fernmündliche, sondern eine mündliche mit einem direkten Kontakt erfolgen.

Der Therapeut muss deshalb abwägen, ob eine Fernaufklärung angemessen ist. Wichtig: Eine rein schriftliche Aufklärung per E-Mail reicht nicht aus, da in diesem Fall der Patient keine Möglichkeit hat, Fragen zu stellen. Eine schriftliche Aufklärung kann deshalb nur zusätzlich unterstützend und zu Beweiszwecken erfolgen.

Die Aufklärung muss in der Patientenakte dokumentiert werden.

Zusammenfassung Angenommen, es ruft ein Patient an, so klären Sie ab, worum es sich handelt. Befindet er sich in einer Notlage, können Sie eine „Notberatung" durchführen und z. B. Empfehlungen geben, etwas zu kühlen oder zu wärmen. Dann wird abgesprochen, wie die weitere Untersuchung und Versorgung erfolgen kann.

In den anderen Fällen empfehlen Sie dem Patienten, in Ihre Praxis zu kommen. Hier nehmen Sie alle erforderlichen Untersuchungen vor, um eine exakte Diagnose stellen zu können. Die weitere Behandlung des Patienten wegen dieser Symptome kann nun als Fernbehandlung erfolgen. So könnten Sie ihm z. B. empfehlen die Dosierung zu senken oder zu erhöhten oder eine bestimmte Maßnahme gar nicht mehr durchzuführen. Ruft der Patient Sie später wegen einer neuen Beschwerde an, die nicht zu diesem Krankheitsbild gehört, bitten Sie ihn, wieder Ihre Praxis aufzusuchen, damit Sie ihn erneut untersuchen und auch eine neue Diagnose stellen können, die zu den neu aufgetretenen Symptomen passt.

Werbeverbot für Fernbehandlungen, gemäß § 9 HWG Wie wir gerade gesehen haben, ist eine Fernbehandlung grundsätzlich als Einzelentscheidung möglich. Es ist aber wichtig zu wissen, dass es nicht zulässig ist, *generell* für Fernbehandlungen zu werben, z. B.: „Rufen Sie uns an, erklären Sie unserem Behandlungsteam Ihre Probleme und wir helfen Ihnen!" Dagegen ist es zulässig, darauf hinzuweisen, dass nach einer Vor-Ort-Behandlung im weiteren Therapieablauf nach Einzelprüfungen online Empfehlungen zum weiteren Therapieverlauf gegeben werden.

Dies ist im § 9 Satz 1 des Heilmittelwerbegesetzes (HWG) festgelegt.

§

§ 9 HWG

Unzulässig ist eine Werbung für die Erkennung oder Behandlung von Krankheiten, Leiden, Körperschäden oder krankhaften Beschwerden, die nicht auf eigener Wahrnehmung an dem zu behandelnden Menschen oder Tier beruht (Fernbehandlung). Satz 1 ist nicht anzuwenden auf die Werbung für Fernbehandlungen, die unter Verwendung von Kommunikationsmedien erfolgen, wenn nach allgemein anerkannten fachlichen Standards ein persönlicher ärztlicher Kontakt mit dem zu behandelnden Menschen nicht erforderlich ist.

Würde also jemand werben, dass er *generell* Fernbehandlungen anbietet, so handelt es sich um eine Ordnungswidrigkeit, die abmahnfähig ist.

Der Heilpraktiker und die Überwachung seiner Praxis

Eine der vielen Aufgaben des Gesundheitsamts ist es, Arzt- und Heilpraktikerpraxen zu überwachen. Dazu zählt die Kontrolle der Praxen, wenn sich Anhaltspunkte ergeben, die auf Verstöße schließen lassen. Weiterhin muss das Gesundheitsamt tätig werden, wenn zu vermuten ist, dass der Heilpraktiker eine Gefahr für die Gesundheit der Bevölkerung und/oder seine Patienten darstellt. In diesem Fall kann das Gesundheitsamt das Verfahren zur Entziehung der Heilpraktikererlaubnis anregen.

Die Gesundheitsämter wirken auch gutachterlich bei der Heilpraktikerzulassung sowie hinsichtlich der bau- und hygienerechtlichen Genehmigung einer Praxiseröffnung mit. Eine Praxiseröffnung ist daher in den meisten Bundesländern dem zuständigen Gesundheitsamt anzuzeigen.

1

1.2 Gesetzliche Grenzen, Schranken und Verbote für Heilpraktiker

1.2.1 Infektionsschutzgesetz (IfSG)

Sie können den aktuellen Gesetzestext des IfSG im Originaltext hier nachlesen: www.gesetze-im-internet.de/ifsg/.

Das Infektionsschutzgesetz (Gesetz zur Verhütung und Bekämpfung von Infektionskrankheiten beim Menschen, IfSG) ist neben dem Heilpraktikergesetz (HeilprG) von größter Wichtigkeit für den Heilpraktiker.
Es hat für ihn in zweierlei Hinsicht eine ganz besondere Bedeutung:

- Bestimmte Erkrankungen müssen vom Heilpraktiker gemeldet werden (§ 6 IfSG).
- Bestimmte Krankheiten und bestimmte Krankheitserreger (§ 7 IfSG) sind mit einem Behandlungsverbot für Nicht-Ärzte belegt (§ 24 IfSG).

Im Einzelnen sind für den Heilpraktiker folgende Paragrafen des IfSG besonders wichtig (davon sind die allerwichtigsten fett hinterlegt):

- § 1 Zweck des Gesetzes
- § 2 Begriffsbestimmungen
- **§ 6 Meldepflichtige Krankheiten!!**
- **§ 7 Meldepflichtige Nachweise von Krankheitserregern!**
- § 8 Zur Meldung verpflichtete Personen
- § 9 Namentliche Meldungen
- § 15 Erweiterung des Katalogs der Meldepflichten durch Rechtsverordnungen
- § 20 bis § 28b Schutzimpfungen, Impfstoffe, Impfausweise incl. Impfpflichten (Masern und COVID-19 für in Gesundheitseinrichtungen tätige Personen, letztere seit dem 15.3.2022), sowie Katalog der möglichen Schutzmaßnahmen
- **§ 24 Behandlungsverbot übertragbarer Krankheiten!**
- **§ 34 Gesundheitliche Anforderungen, Mitwirkungspflichten, Aufgaben des Gesundheitsamts!**
- § 44 Erlaubnispflicht für Tätigkeit mit Krankheitserregern

Gesetze sind oft einem schnellen Wandel unterworfen. Zur Zeit trifft das in ganz besonderem Maße für das IfSG zu. Unter www.gesetze-im-internet.de/ifsg können Sie sich topaktuell informieren. Dort können Sie in der Inhaltsangabe jede einzelne Vorschrift und jeden einzelnen Paragrafen anklicken und nachlesen. Möchten Sie zu einem anderen Paragrafen wechseln, klicken Sie links oben auf „Nichtamtliches Inhaltsverzeichnis" und wählen dann den nächsten gewünschten Paragrafen aus.

In diesem Kapitel werden die für Heilpraktiker wichtigsten Gesetzesregelunge einzeln erörtert und erklärt. Nur bei listenweisen Aufzählungen und an Stellen, bei denen es auf den genauen Wortlaut ankommt, wird der entsprechenden Gesetzestext in Originalform aufgeführt.

Interessantes zum Infektionsschutzgesetz erfahren Sie auch beim Robert-Koch-Institut unter: http://www.rki.de.

§ 1 IfSG – Zweck des Gesetzes

Zweck des IfSG ist es, übertragbaren Krankheiten beim Menschen vorzubeugen, Infektionen frühzeitig zu erkennen und ihre Weiterverbreitung zu verhindern. Dies ist im § 1 des IfSG festgelegt:

§

Gesetz zur Verhütung und Bekämpfung von Infektionskrankheiten beim Menschen

(Infektionsschutzgesetz – IfSG) vom 20.07.2000, BGBl. S. 1045
zuletzt geändert durch Gesetz vom 12.12.2023, BGBl. I, S. 1045

§ 1

Zweck des Gesetzes

(1) Zweck des Gesetzes ist es, übertragbaren Krankheiten beim Menschen vorzubeugen, Infektionen frühzeitig zu erkennen und ihre Weiterverbreitung zu verhindern.

§ 2 IfSG – Begriffsbestimmungen

Der § 2 des IfSG beinhaltet wichtige Begriffsbestimmungen:

§

§ 2

Begriffsbestimmungen

Im Sinne dieses Gesetzes ist

1. Krankheitserreger
ein vermehrungsfähiges Agens (Virus, Bakterium, Pilz, Parasit) oder ein sonstiges biologisches transmissibles Agens, das bei Menschen eine Infektion oder übertragbare Krankheit verursachen kann,

2. Infektion
die Aufnahme eines Krankheitserregers und seine nachfolgende Entwicklung oder Vermehrung im menschlichen Organismus,

3. übertragbare Krankheit
eine durch Krankheitserreger oder deren toxische Produkte, die unmittelbar oder mittelbar auf den Menschen übertragen werden, verursachte Krankheit,

3a. bedrohliche übertragbare Krankheit
eine übertragbare Krankheit, die aufgrund klinisch schwerer Verlaufsformen oder ihrer Ausbreitungsweise eine schwerwiegende Gefahr für die Allgemeinheit verursachen kann,

4. Kranker
eine Person, die an einer übertragbaren Krankheit erkrankt ist,

5. Krankheitsverdächtiger
eine Person, bei der Symptome bestehen, welche das Vorliegen einer bestimmten übertragbaren Krankheit vermuten lassen,

6. Ausscheider
eine Person, die Krankheitserreger ausscheidet und dadurch eine Ansteckungsquelle für die Allgemeinheit sein kann, ohne krank oder krankheitsverdächtig zu sein,

7. Ansteckungsverdächtiger
eine Person, von der anzunehmen ist, dass sie Krankheitserreger aufgenommen hat, ohne krank, krankheitsverdächtig oder Ausscheider zu sein,

8. nosokomiale Infektion
eine Infektion mit lokalen oder systemischen Infektionszeichen als Reaktion auf das Vorhandensein von Erregern oder ihrer Toxine, die im zeitlichen Zusammenhang mit einer stationären oder einer ambulanten medizinischen Maßnahme steht, soweit die Infektion nicht bereits vorher bestand,

9. Schutzimpfung
die Gabe eines Impfstoffes mit dem Ziel, vor einer übertragbaren Krankheit zu schützen,

10. andere Maßnahme der spezifischen Prophylaxe
die Gabe von Antikörpern (passive Immunprophylaxe) oder die Gabe von Medikamenten (Chemoprophylaxe) zum Schutz vor Weiterverbreitung bestimmter übertragbarer Krankheiten,

11. Impfschaden
(Weggefallen. Aufgenommen wurde die Definition und eine Hinweispflicht auf eine mögliche Entschädigungspflicht bei Impfschäden in § 22 Abs. 3 Nr. 2.)

12. Gesundheitsschädling
ein Tier, durch das die Krankheitserreger auf Menschen übertragen werden können,

13. Sentinel-Erhebung (Anmerkung: Sentinel = Wächter)
eine epidemiologische Methode zur stichprobenartigen Erfassung der Verbreitung bestimmter übertragbarer Krankheiten und der Immunität gegen bestimmte übertragbare Krankheiten in ausgewählten Bevölkerungsgruppen,

14. Gesundheitsamt
die nach Landesrecht für die Durchführung dieses Gesetzes bestimmte und mit einem Amtsarzt besetzte Behörde,

15b. Leitung des Unternehmens
....
a) die natürliche Person oder die natürlichen Personen, die im Verantwortungsbereich eines Unternehmens durch dieses mit den Aufgaben nach diesem Gesetz betraut ist oder sind, ...
c) sofern das Unternehmen von einer einzelnen natürlichen Person betrieben wird, diese selbst,
...

16. Personenbezogene Angabe
Name und Vorname, Geschlecht, Geburtsdatum, Anschrift der Hauptwohnung oder des gewöhnlichen Aufenthaltsortes und, falls abweichend, Anschrift des derzeitigen Aufenthaltsortes der betroffenen Person sowie, soweit vorliegend, Telefonnummer und E-Mail-Adresse,

1

17. Risikogebiet
Ein Gebiet außerhalb der Bundesrepublik Deutschland, für das vom Bundesministerium für Gesundheit im Einvernehmen mit dem Auswärtigen Amt und dem Bundesministerium des Innern, für Bau und Heimat ein erhöhtes Risiko für eine Infektion mit einer bestimmten bedrohlichen übertragbaren Krankheit festgestellt wurde; die Einstufung als Risikogebiet erfolgt erst mit Ablauf des ersten Tages nach Veröffentlichung der Feststellung durch das Robert Koch-Institut im Internet unter der Adresse https://www.rki.de/risikogebiete.

Stehen Sie nun am besten auf, laufen Sie hin und her und lernen Sie die Begriffsbestimmungen des § 2 IfSG, Nr. 1 bis 9 auswendig! Die Nr. 10 bis 17 müssen lediglich inhaltlich gekannt werden.

Die einzelnen Begriffe werden im Folgenden noch näher besprochen.

Das Infektionsschutzgesetz beschäftigt sich also nur mit *übertragbaren Krankheiten.* Nicht unter das IfSG fällt daher eine Person, die an Krebs oder Arthrose leidet. Diese Erkrankungen sind im Sinne des Infektionsschutzgesetzes nicht relevant, da sie nicht auf andere Personen übertragen werden können.

Begriffsdefinitionen ansteckender und übertragbarer Krankheiten

Lassen Sie sich im Folgenden nicht davon verwirren, dass sich die Begriffe teilweise überschneiden!

- **Ansteckende Krankheiten** können *direkt* von Mensch zu Mensch übertragen werden. So kann beispielsweise das Windpockenvirus durch Tröpfcheninfektion von einem Erkrankten auf weitere Personen übertragen werden.
- **Übertragbare Krankheiten** können *unmittelbar* oder *mittelbar* auf den Menschen übertragen werden.
  - Eine **unmittelbare Übertragung** ist der vorstehend geschilderte Fall der Ansteckung mit dem Windpockenvirus durch Tröpfcheninfektion, aber auch eine Kontaktinfektion. Bei einer *direkten* Kontaktinfektion erfolgt die Ansteckung von Mensch zu Mensch durch Berührung, vor allem mit den Händen; bei einer *indirekten* Kontaktinfektion durch die Berührung eines verseuchten Gegenstandes, z. B. eines Trinkglases. Im weiteren Sinn wird auch die Schmierinfektion zur indirekten Kontaktinfektion gerechnet. Die Tröpfcheninfektion, die Kontaktinfektion und die Schmierinfektion sind unmittelbare Krankheitsübertragungen. Sie gehören somit zu den vorstehend geschilderten ansteckenden Krankheiten.
  - Mit **mittelbarer Übertragung** meint man, dass es ein bestimmtes „Mittel" benötigt, damit die Krankheitserreger von einem Menschen zum nächsten übertragen werden können. So braucht es zur Übertragung der Malaria die Anophelesmücke und zur Übertragung des Gelbfiebers die Mücke *Stegomyia aegypti* (früher *Aedes aegypti*). So können Malaria- bzw. Gelbfieberkranke andere Personen nicht direkt anstecken, sondern eine Krankheitsübertragung ist nur indirekt über die Mücke möglich. Somit sind Malaria und Gelbfieber zwar übertragbare, aber keine unmittelbar ansteckenden Infektionskrankheiten.

Nochmals die Warnung Viele Schüler haben an dieser Stelle Schwierigkeiten, den Stoff zu verstehen, weil sie versuchen die Begriffe gegeneinander abzugrenzen. Dies ist nicht möglich, sondern die Begriffe überschneiden sich.

Nach dem IfSG gibt es also die folgenden Krankheitserreger:

- Viren
- Bakterien
- Pilze
- Parasiten
- Sonstige biologische transmissible Agens (s. u.)

Agens bedeutet wirkendes Mittel. Transmissibel heißt übertragbar. Mit transmissibles Agens meint man übertragbare wirkende Mittel, wie z. B. **Prionen.** Damit gehören zu den Krankheitserregern auch die infektiösen Eiweißpartikel, die TSE (s. u., den sog. „Rinderwahnsinn" des Menschen) verursachen können. Bei diesen infektiösen Partikeln den Prionen, handelt es sich um subvirale Eiweißteilchen. Damit meint man, dass diese Eiweißteilchen

„unter den Viren stehen", da sie keine eigene DNS, also keine eigene Erbinformation besitzen. Erkrankungen, die durch Prionen verursacht werden, sind:

Beim Menschen

- TSE (Transmissible spongiforme Enzephalopathie)
- HSE (humane spongiforme Enzephalopathie)
- Creutzfeld-Jakob-Krankheit (CJK), einschließlich der neuen Variante vCJK
- Gerstmann-Sträussler-Scheinker-Syndrom (GSS)
- Tödliche familiäre Schlaflosigkeit (erblich bedingt, mit Schlaflosigkeit, Übererregung, Halluzinationen, verläuft immer tödlich)
- Kuru-Syndrom (durch Kannibalismus übertragen)

Beim Tier

- Bovine spongiforme Enzephalopathie (BSE, „Rinderwahnsinn")
- Scrapie der Schafe (Traberkrankheit), die älteste bekannte TSE.
- Außerdem können von TSE betroffen sein: Nerze, Ratten, Mäuse, Hamster, Meerschweinchen, Maultiere, Elche, Hirsche u. a.

Impfreaktion und Impfschaden

Das IfSG definiert unter § 22 Abs. 3 Nr. 2 den Begriff „Impfschaden":

§

§ 22

Impfschaden

„… die gesundheitliche und wirtschaftliche Folge einer über das übliche Ausmaß einer Impfreaktion hinausgehenden gesundheitlichen Schädigung durch die Schutzimpfung."

Impfreaktionen Wichtige Impfreaktionen sind:

- Allergische Reaktionen
- Fieber
- Enzephalitis (Gehirnentzündung), die komplikationslos ausheilt
- Abgeschwächte Erscheinungen der jeweiligen Erkrankung, gegen die geimpft wurde

Impfschaden Unter einem Impfschaden versteht man eine **über** die übliche Impfreaktion hinausgehende gesundheitliche Schädigung. Ein Impfschaden liegt beispielsweise vor, wenn es infolge der Enzephalitis zu einer bleibenden Schädigung des Gehirns kommt.

Diese Unterscheidung von Impfreaktion und Impfschaden ist wichtig, da aufgrund des IfSG für einen Impfschaden eine staatliche Entschädigungspflicht besteht, sofern es sich um eine gesetzlich vorgeschriebene oder um eine von einer Gesundheitsbehörde öffentlich empfohlene Schutzimpfung handelt und die Impfung von einem Arzt vorgenommen wurde.

Impfungen durch Heilpraktiker Heilpraktiker dürfen keine Impfungen vornehmen, da das IfSG in § 20 Abs. 4 die Berechtigung zur Durchführung von Schutzimpfungen nur für Ärzte erteilt. Auch der § 22 (Impfdokumentation) spricht nur vom „impfenden Arzt". Außerdem sind Impfstoffe verschreibungspflichtig. Allerdings können in Ausnahmesituationen, z.B während der COVID-19-Pandemie, auch weitere medizinische Berufsgruppen durch Bundes-Rechtsverordnung zur Impfung ermächtigt werden (§ 15 IfSG).

§ 6 IfSG – Meldepflichtige Erkrankungen

Im § 6 IfSG sind meldepflichtige Krankheiten aufgelistet, die gemäß § 8 Nr. 8 IfSG auch vom Heilpraktiker zu melden sind.

Um Ihrer Meldepflicht nachkommen zu können, müssen Sie natürlich genau wissen, für welche Erkrankung Meldepflicht besteht.
Deshalb hier der Originalgesetzestext:

1

§

§ 6

Meldepflichtige Krankheiten

(1) Namentlich ist zu melden:

1. der Krankheitsverdacht, die Erkrankung sowie der Tod an
   a. Botulismus
   b. Cholera
   c. Diphtherie
   d. humaner spongiformer Enzephalopathie, außer familiär-hereditärer Formen
   e. akuter Virushepatitis
   f. enteropathischem hämolytisch-urämischen Syndrom (HUS)
   g. virusbedingtem hämorrhagischen Fieber
   h. Keuchhusten
   i. Masern
   j. Meningokokken-Meningitis oder -Sepsis
   k. Milzbrand
   l. Mumps
   m. Pest
   n. Poliomyelitis
   o. Röteln einschließlich Rötelnembryopathie
   p. Tollwut
   q. Typhus abdominalis oder Paratyphus
   r. Windpocken
   s. zoonotische Influenza
   t. Coronavirus-Krankheit-2019 (Covid-19)
   u. durch Orthopockenviren verursachte Krankheiten,

1a. die Erkrankung und der Tod in Bezug auf folgende Krankheiten:

a) behandlungsbedürftige Tuberkulose, auch wenn ein bakteriologischer Nachweis nicht vorliegt,

b) Clostridioides-difficile-Infektion mit klinisch schwerem Verlauf; ein klinisch schwerer Verlauf liegt vor, wenn
   aa) der Erkrankte zur Behandlung einer ambulant erworbenen Clostridioides-difficile-Infektion in eine medizinische Einrichtung aufgenommen wird,
   bb) der Erkrankte zur Behandlung der Clostridioides-difficile-Infektion oder ihrer Komplikationen auf eine Intensivstation verlegt wird,
   cc) ein chirurgischer Eingriff, zum Beispiel Kolektomie, auf Grund eines Megakolons, einer Perforation oder einer refraktären Kolitis erfolgt oder
   dd) der Erkrankte innerhalb von 30 Tagen nach der Feststellung der Clostridioides-difficile-Infektion verstirbt und die Infektion als direkte Todesursache oder als zum Tode beitragende Erkrankung gewertet wurde,

2. der Verdacht auf und die Erkrankung an einer mikrobiell bedingten Lebensmittelvergiftung oder an einer akuten infektiösen Gastroenteritis, wenn
   a. eine Person betroffen ist, die eine Tätigkeit im Sinne des § 42 Abs. 1 ausübt,
   b. zwei oder mehr gleichartige Erkrankungen auftreten, bei denen ein epidemischer Zusammenhang wahrscheinlich ist oder vermutet wird,

3. der Verdacht einer über das übliche Ausmaß einer Impfreaktion hinausgehenden gesundheitlichen Schädigung,

4. die Verletzung eines Menschen durch ein tollwutkrankes, -verdächtiges oder ansteckungsverdächtiges Tier sowie die Berührung eines solchen Tieres oder Tierkörpers,

5. der Verdacht einer Erkrankung, die Erkrankung sowie der Tod, in Bezug auf eine bedrohliche übertragbare Krankheit, die nicht bereits nach den Nummern 1 bis 4 meldepflichtig ist.

Die Meldung nach Satz 1 hat gemäß § 8 Abs. 1, Nummer 1, 3 bis 8, § 9 Abs. 1, 2, 3 Satz 1 oder 3 zu erfolgen.

(2) Dem Gesundheitsamt ist über die Meldung nach Absatz 1 Satz 1 Nummer 1 Buchstabe i hinaus zu melden, wenn Personen an einer subakuten sklerosierenden Panenzephalitis infolge einer Maserninfektion erkranken oder versterben. Dem Gesundheitsamt ist über die Meldung nach § 1 Satz1 Nr. 1a Buchstabe a hinaus mitzuteilen, wenn Personen, die an einer behandlungsbedürftigen Lungentuberkulose erkrankt sind, eine Behandlung verweigern oder abbrechen. Die Meldungen nach den Sätzen 1 und 2 haben gem. § 8 Abs. 1 Nr. 1, § 9 Abs. 1 und 3 Satz 1 oder 3 zu erfolgen.

(3) Nichtnamentlich ist das Auftreten von zwei oder mehr nosokomialen Infektionen zu melden, bei denen ein epidemischer Zusammenhang wahrscheinlich ist oder vermutet wird. Die Meldung nach Satz 1 hat gemäß § 8 Absatz 1 Nummer 1, 3 oder 5, § 10 Absatz 1 zu erfolgen.

Der Katalog der meldepflichtigen Krankheiten kann durch Rechtsverordnungen (RVO) des Bundesministeriums für Gesundheit (BMG) erweitert oder eingeschränkt werden.

Beachten Sie bitte die folgenden besonderen Meldepflichten:

- **Erkrankung und Tod einer behandlungsbedürftigen Tuberkulose**
- **Verdacht auf Impfschaden**
- **Verdacht und Erkrankung**
  - Mikrobiell bedingte Lebensmittelvergiftung
  - Akute infektiöse Gastroenteritis, wenn
    - eine Person betroffen ist, die eine Tätigkeit im Sinne des § 42 Abs. 1 (siehe dort) ausübt
    - zwei oder mehr gleichartige Erkrankungen auftreten, bei denen epidemischer Zusammenhang wahrscheinlich ist oder vermutet wird
- **Verdacht, Erkrankung und Tod auf Tollwut.** Tollwut ist in § 6 Abs. 1 Nr. 1p aufgelistet. Darüber hinaus steht Tollwut aber noch im Abs. 1 Nr. 4 und demzufolge ist namentlich zu melden: „*die Verletzung eines Menschen durch ein tollwutkrankes, -verdächtiges oder ansteckungsverdächtiges Tier sowie die Berührung eines solchen Tieres oder Tierkörpers.*" Das bedeutet, dass Sie beispielsweise melden müssen, wenn Sie Kinder beobachten, die mit einem tollwutverdächtigen, toten Fuchs spielen, den Sie am Wegrand gefunden haben. Grund für die Meldepflicht ist, dass die Erkrankung durch den Speichel eines (toten) Tieres übertragen werden kann, wenn dieser über kleinste Hautverletzungen beim Menschen eindringt.
- **Bedrohliche übertragbare Krankheit,** die nicht bereits nach IfSG § 6 Nr. 1 bis 4 meldepflichtig ist
- **Verdacht, Erkrankung und Tod auf CDAD.** Meldepflicht besteht für schwer verlaufende CDAD (siehe unten) für Heilpraktiker und Ärzte gem. § 6 Abs. 1 Nr. 5 a IfSG, da es sich um eine bedrohliche Krankheit handelt und diese auf eine schwerwiegende Gefahr für die Allgemeinheit hinweist. Als schwerwiegend ist CDAD einzustufen, wenn eines der folgenden vier Kriterien erfüllt ist:
  - Der Betroffene musste wegen einer rekurrenten (wiederholt auftretenden) Infektion erneut ins Krankenhaus aufgenommen werden.
  - Verlegung auf eine Intensivstation zur Behandlung der CDAD
  - Kolektomie aufgrund eines Megakolons, einer Perforation oder einer refraktären Kolitis
  - Tod nach weniger als 30 Tagen nach Diagnosestellung und CDAD als Ursache oder zum Tode beitragende Erkrankung

Wichtiges zur Meldepflicht Der § 6 IfSG ist in der Hinsicht wichtig, dass Sie wissen müssen, für welche Erkrankungen für Sie Meldepflicht besteht.

Lernen Sie die Erkrankungen von § 6 Nr. 1 a bis u auswendig!

Masern, Röteln, Windpocken, Keuchhusten, Poliomyelitis. Beachten Sie bitte, dass diese Kinderkrankheiten schon im Verdachtsfall gemeldet werden müssen! Das ist wichtig für die Kinderkrankheiten zu wissen!

Mikrobiell bedingte Lebensmittelvergiftung. Beachten Sie bitte außerdem, dass Sie nach § 6 Abs. 1 Nr. 2 z. B. eine Salmonellose melden müssen, wenn entweder eine Person betroffen ist, die eine Tätigkeit im Sinne des § 42 Abs. 1 ausübt, die also in Küchen, Gaststätten und sonstigen Einrichtungen zur Gemeinschaftsverpflegung arbeitet oder die mit dem Herstellen, Behandeln oder in Verkehr bringen von Lebensmitteln beschäftigt ist. Außerdem muss gemeldet werden, wenn zwei oder mehr gleichartige Erkrankungen auftreten, bei denen epidemischer Zusammenhang wahrscheinlich ist oder vermutet wird. Das bedeutet, Sie müssen beispielsweise melden, wenn in einem Haushalt oder in einem Heim Salmonelleninfektionen auftreten. Dagegen müssen Sie **nicht** melden, wenn nur *eine* Person an Salmonellose erkrankt ist. Grund dafür ist, dass in warmen Sommermonaten so viele Personen an Salmonellose erkranken, dass die Gesundheitsämter nicht jeden Fall verfolgen können.

Bedrohliche Erkrankungen. Außerdem muss der Heilpraktiker bedrohliche Erkrankungen melden, wenn dies auf eine schwerwiegende Gefahr für die Allgemeinheit hinweist und Krankheitserreger als Ursache in Betracht kommen, die nicht in § 7 genannt sind. Grund dafür ist, dass bedrohliche Erkrankungen, die neu auftreten, gleich erfasst werden können. So müssen Sie beispielsweise melden, wenn ein Patient mit Verdacht auf Pocken in Ihre Praxis käme.

Impfschaden. Weiterhin ist nach **§ 6, Abs.1, Nr. 3,** der Verdacht auf Impfschaden meldepflichtig. Das bedeutet: Wenn Sie einen Impfschaden bei Ihrem Patienten feststellen, egal wie weit die Impfung zurückliegt, und unbeachtet auch, wie Sie diesen Impfschaden herausgefunden haben, also beispielsweise durch eine alternative Testmethode, müssen Sie diesen Verdacht auf Impfschaden melden. Bekanntermaßen stellen viele Heilpraktiker bei ihren Patienten – auch den Erwachsenen – Impfschäden durch Austestungen fest. Wenn Sie Ihrem Patienten mitteilen, dass es sich bei seiner Erkrankung um einen Impfschaden handelt, müssen Sie dies melden. Grundsätzlich ist es sehr begrüßenswert, dass es nun eine Stelle gibt, die solche eingehenden Meldungen sammelt, um einen besseren Überblick über potenzielle Impfschäden zu erlangen.

Der § 6 ist noch insofern bedeutend, als alle Krankheiten (Ausnahme: Impfschaden), die hier aufgelistet sind, mit **Behandlungsverbot für Heilpraktiker** belegt sind. Dies ergibt sich aus § 24, den wir weiter unten besprechen. Bitte achten Sie aber von Anfang an ganz sorgfältig darauf, dass Sie nicht die Meldepflicht für bestimmte Infektionskrankheiten mit dem Behandlungsverbot verwechseln (Abschnitt §24 IfSG – Behandlungsverbot)!

§ 7 IfSG – Meldepflicht von Krankheitserregern

Im § 7 IfSG geht es um die Nachweise von Krankheitserregern.

Meldepflicht nach § 7 IfSG für Laboratorien/Untersuchungseinrichtungen/Tierärzte Der § 7 des IfSG listet Krankheitserreger auf, die bei Nachweis meldepflichtig sind, allerdings nicht für den Heilpraktiker, sondern lediglich für infektionsdiagnostisch arbeitende Ärzte und vor allem für Laboratorien. Im Abs. 1 stehen 63 Erreger, die bei Nachweis namentlich zu melden sind, und der Abs. 3 führt noch 6 weitere Erreger auf, die *nicht-namentlich* zu melden sind.

Nach § 44 IfSG (s. u.) ist es dem Heilpraktiker nicht gestattet, Krankheitserreger nachzuweisen, denn dafür benötigt man eine Erlaubnis der zuständigen Behörde. Alle Erreger, die im § 7 des IfSG aufgelistet sind, müssen also nur vom Arzt bzw. von den Leitern von Medizinalgesundheitsämtern und sonstigen privaten oder öffentlichen Untersuchungsstellen einschließlich der Krankenhauslaboratorien gemeldet werden.

Trotzdem ist der § 7 für den Heilpraktiker von großer Bedeutung, denn für alle Krankheiten, die von den hier aufgeführten Krankheitserregern verursacht werden, besteht für den Heilpraktiker Behandlungsverbot. Dies ist im § 24 IfSG festgelegt. Dieser wird weiter unten noch ausführlich besprochen.

Hier nun der Originalgesetzestext des § 7 IfSG:

§

§ 7

Meldepflichtige Nachweise von Krankheitserregern

(1) Namentlich ist bei folgenden Krankheitserregern, soweit nicht anders bestimmt, der direkte oder indirekte Nachweis zu melden, soweit die Nachweise auf eine akute Infektion hinweisen:

1. Adenoviren; Meldepflicht nur für den direkten Nachweis im Konjunktivalabstrich
2. Bacillus anthracis
3. Bordetella pertussis, Bordetella parapertussis
3a. humanpathogene Bornaviren; Meldepflicht nur für den direkten Nachweis
4. Borrelia recurrentis
5. Brucella sp.
6. Campylobacter species, darmpathogen
6a. Candida auris: Meldepflicht nur für den direkten Nachweis aus Blut oder anderen normalerweise sterilen Substraten
6b. Chikungunya-Virus
7. Chlamydia psittaci
8. Clostridium botulinum oder Toxinnachweis
9. Corynebacterium spp., Toxin bildend
10. Coxiella burnetii
10a. Dengue-Virus
11. Humanpathogene Cryptosporidium sp.
12. Ebolavirus
13a. Escherichia coli, enterohämorrhagische Stämme (EHEC)
13b. Escherichia coli, sonstige darmpathogene Stämme
14. Francisella tularensis

15. FSME-Virus
16. Gelbfiebervirus
17. Giardia lamblia
18. Haemophilus influenzae; Meldepflicht nur für den direkten Nachweis aus Liquor oder Blut
19. Hantaviren
20. Hepatitis-A-Virus
21. Hepatitis-B-Virus; Meldepflicht für alle Nachweise
22. Hepatitis-C-Virus; Meldepflicht für alle Nachweise
23. Hepatitis-D-Virus; Meldepflicht für alle Nachweise
24. Hepatitis-E-Virus
25. Influenzaviren; Meldepflicht nur für den direkten Nachweis
26. Lassavirus
27. Legionella sp.
28. Humanpathogene Leptospira sp.
29. Listeria monocytogenes; Meldepflicht nur für den direkten Nachweis aus Blut, liquor oder anderen normalerweise sterilen Substraten sowie aus Abstrichen von Neugeborenen
30. Marburgvirus
31. Masernvirus

31a. Middle-East-Respiratory-Syndrome-Coronavirus (MERS-CoV)

32. Mumpsvirus
33. Mycobacterium leprae
34. Mycobacterium tuberculosis/africanum, Mycobacterium bovis; Meldepflicht für den direkten Erregernachweis sowie nachfolgend für das Ergebnis der Resistenzbestimmung; vorab für den Nachweis säurefester Stäbchen im Sputum.
35. Neisseria meningitidis; Meldepflicht nur für den direkten Nachweis aus Liquor, Blut, hämorrhagischen Hautinfiltraten oder anderen normalerweise sterilen Substraten
36. Norovirus

36a. Orthopockenviren

36b. Plasmodium spp.

37. Poliovirus
38. Rabiesvirus

38a. Respiratorische Synzytial Viren

39. Rickettsia prowazekii
40. Rotavirus
41. Rubellavirus
42. Salmonella paratyphi; Meldepflicht für alle direkten Nachweise
43. Salmonella typhi; Meldepflicht für alle direkten Nachweise
44. Salmonella, sonstige

44a. Severe-Acute-Respiratory-Syndrom-Coronavirus (SARS-CoV) und Severe-Acute-Respiratory-Syndrom (SARS-CoV) und Severe-Acute-Respiratory-Syndrome-Coronavirus-2 (SARS-CoV-2)

45. Shigella sp.

45a. Streptococcus pneumoniae; Meldepflicht nur für den direkten Nachweis aus Liquor, Blut, Gelenkpunktat oder anderen normalerweise sterilen Substraten

46. Trichinella spiralis
47. Varizella-zoster-Virus
48. Vibrio spp., humanpathogen; soweit ausschließlich eine Ohrinfektion vorliegt, nur bei Vibrio cholerae

48a. West-Nil-Virus

49. Yersinia pestis
50. Yersinia spp., darmpathogen

50a. Zika-Virus und sonstige Arboviren

51. andere Erreger hämorrhagischer Fieber
52. der direkte Nachweis folgender Krankheitserreger:
    a) Staphylococcus aureus, Methicillin-resistente Stämme; Meldepflicht nur für den Nachweis aus Blut oder Liquor
    b) Enterobacterales bei Nachweis einer Carbapenemase-Determinante oder mit verminderter Empfindlichkeit gegenüber Carbapenemen außer bei natürlicher Resistenz; Meldepflicht nur bei Infektion oder Kolonisation
    c) Acinetobacter spp. bei Nachweis einer Carbapenemase-Determinante oder mit verminderter Empfindlichkeit gegenüber Carbapenemen außer bei natürlicher Resistenz; Meldepflicht nur bei Infektion oder Kolonisation.

Die Meldung nach Satz 1 hat gemäß § 8 Abs. 1 Nr. 2, 3, 4 oder Abs. 4, § 9 Abs. 1, 2, 3 Satz 1 oder 3 zu erfolgen.

(2) Namentlich sind in Bezug auf Infektionen und Kolonisationen Nachweise von in dieser

Vorschrift nicht genannten Krankheitserreger zu melden, wenn unter Berücksichtigung der Art der Krankheitserreger und der Häufigkeit ihres Nachweises Hinweise auf eine schwerwiegende Gefahr für die Allgemeinheit bestehen.
Die Meldung nach Satz 1 hat gemäß § 8 Abs. 1 Nr. 2, 3 oder Abs. 4, § 9 Abs. 2, 3 Satz 1 oder 3 zu erfolgen.
(3) Nicht-namentlich ist bei folgenden Krankheitserregern der direkte oder indirekte Nachweis zu melden:
1. Treponema pallidum
2. HIV
3. Echinococcus species
4. Toxoplasma gondii; Meldepflicht nur bei konnatalen Infektionen
5. Neisseria gonorrhoeae
6. Chlamydia trachomatis, sofern es sich um einen der Serotypen L1 bis L3 handelt.

Die Meldung nach Satz 1 hat gemäß § 8 Abs. 1 Nr.2, 3 oder Abs.4, § 10 Abs. 1 Satz 1, Abs.3, 4 Satz 1 zu erfolgen.
(4) Bei Untersuchungen zum direkten oder indirekten Nachweis des Severe-Acute-Respiratory-Syndrome-Coronavirus-2 (SARS CoV-2) mittels Nucleinsäureamplificationstechnik ist das Untersuchungsergebnis nichtamtlich zu melden. Die Meldung nach Satz 1 hat gemäß § 8 Absatz 1 Nummer 2, 3 oder Absatz 4, § 10 Absatz 3 zu erfolgen.

Wie vorstehend erwähnt, besteht für die in § 7 IfSG aufgelisteten Erreger Behandlungsverbot für den Heilpraktiker. Nun müssen Sie wissen, welche Erkrankungen durch diese Erreger verursacht werden, damit Sie wissen, in welchen Fällen Sie nicht behandeln dürfen.

Alle Erkrankungen, die Sie nicht behandeln dürfen, müssen Sie sicher erkennen können. Kommt ein Patient mit einer solchen Krankheit in Ihre Praxis, müssen Sie wissen, dass Sie diesen nicht behandeln dürfen. Sie verweisen ihn in diesem Fall an den Arzt. Die Kenntnis dieser Krankheiten wird bei der Heilpraktiker-Überprüfung genau geprüft, deshalb werden diese Krankheiten ausführlich in ➤ Kap. 27 besprochen.

Aus der folgenden Auflistung können Sie ersehen, welche Erkrankungen diese meldepflichtigen Erreger im Einzelnen verursachen. Für diese Erkrankungen besteht für den Heilpraktiker Behandlungsverbot:

Nach § 7 Abs. 1:

- **Botulismus** (Clostridium botulinum oder Toxinnachweis)
- **Borna-Krankheit** (humanpathogene Borna-Virus)
- **Brucellose** (Brucella species)
- **Cholera** (Vibrio cholerae)
- **Covid-19** (SARS-Cov-2)
- **Dengue-Fieber** (Dengue-Virus)
- **Diphtherie** (Corynebacterium diphtheriae, Toxin bildend)
- **Enteritis** durch enterohämorrhagisches Escherichia coli (EHEC) und HUS enteropathisches hämolytisch-urämisches Syndrom
- **Fleckfieber** (Rickettsia prowazekii)
- **FSME** (FSME-Virus)
- **Gastroenteritis** (Campylobacter species – darmpathogen, humanpathogene Cryptosporidium sp., Escherichia coli, sonstige darmpathogene Stämme, Giardia lamblia, Norovirus, Rotavirus, Yersinia enterocolitica – darmpathogen)
- **Gelbfieber** (Gelbfieber-Virus)
- **Influenza** (Influenzaviren)
- **Keratokonjunktivitis** (Adenoviren)
- **Keuchhusten** (Bordetella pertussis, Bordetella parapertussis)
- **Legionärskrankheit** (Legionella species)
- **Lepra** (Mycobacterium leprae)
- **Leptospirose** (humanpathogene Leptospirosa sp.)
- **Listeriose** (Listeria monocytogenes)
- **Malaria** (Plasmodium supp.)
- **Masern** (Masernvirus)
- **Meningitis** (Haemophilus-influenzae-Typ-b-Meningitis)
- **Meningokokken-Meningitis** oder -sepsis (Neisseria meningitidis)
- **Middle-East Respiratory-Syndrome, Mittlerer-Osten-Atemwegssyndrom (**MERS-Coronavirus)
- **Milzbrand** (Bacillus anthracis)
- **Mumps** (Mumpsvirus)
- **Ornithose** (Chlamydia psittaci)
- **Orthopocken (Affenpocken)** durch Orthopockenviren verursachte Krankheiten
- **Pest** (Yersinia pestis)

- **Poliomyelitis** (Poliovirus)
- **Q-Fieber** (Coxiella burnetii)
- **Röteln und Rötelnembryopathie** (Rubellavirus)
- **Rückfallfieber** (Borellia recurrentis)
- **Salmonellose** (Salmonella, sonstige)
- **Shigellenruhr** (Shigella species)
- **Streptococcus-pneumoniae-Infektionen** (Streptococcus pneumoniae)
- **Tollwut** (Rabiesvirus)
- **Trichinose** (Trichinella spiralis)
- **Tuberkulose,** behandlungsbedürftige, auch wenn ein bakteriologischer Nachweis nicht vorliegt (Mycobacterium tuberculosis/africanum, Mycobacterium bovis)
- **Tularämie** (Hasenpest; Francisella tularensis)
- **Typhus abdominalis/Paratyphus** (Salmonella typhi und paratyphi)
- **Virusbedingtes hämorrhagisches Fieber** (Ebolavirus, Hantavirus, Lassavirus, Marburgvirus, andere Erreger hämorrhagischer Fieber)
- **Virushepatitis,** akute (Hepatitis-A-Virus, Hepatitis-B-Virus, Hepatitis-C-Virus, Hepatitis-D-Virus, Hepatitis-E-Virus)
- **West-Nil-Krankheit** (West-Nil-Virus)
- **Windpocken und Gürtelrose** (Varizella-zoster-Virus)

Nach § 7 Abs. 3:

- **AIDS** (HIV)
- **Echinokokkose** (Echinococcus species)
- **Gonorrhö und andere Erkrankungen, die durch Neisseria gonorrhoeae verursacht werden,** die eine verminderte Empfindlichkeit gegen Azithomycin, Cefixim und Ceftriaxon zeigen
- **Syphilis** (Treponema pallidum)
- **Toxoplasmose, konnatale** (Toxoplasma gondii)
- **Lymphogranuloma inguinale** (Chlamydia trachomatis, sofern es sich um einen der Serotypen L1 bis L3 handelt)

§ 8 IfSG – Zur Meldung verpflichtete Personen

Der § 8 IfSG gibt an, wer in welchen Fall welche Erkrankung melden muss. Im § 8 Abs. 1 Nr. 8 ist der Heilpraktiker ausdrücklich erwähnt.
§ 8 Abs. 1 Nr. 8 lautet im Originalgesetzestext:

§

§ 8

Zur Meldung verpflichtete Personen

Absatz 1 Nr. 8. im Falle des § 6 Abs. 1 Satz 1 auch der Heilpraktiker.

Das bedeutet, dass alle Erkrankungen, die im § 6 Abs.1 aufgelistet sind, vom Heilpraktiker zu melden sind.

§ 9 IfSG – Namentliche Meldung

Der § 9 IfSG schreibt genau vor, wie eine namentliche Meldung zu erfolgen hat. Hier der Originalgesetzestext:

§

§ 9

Namentliche Meldung

(1) Die namentliche Meldung durch eine der in § 8 Abs. 1 Nr. 1 und 4 bis 8 genannten Personen muss, soweit vorliegend, folgende Angaben enthalten:

1. Zur betroffenen Person:
   a) Name, Vorname,
   b) Geschlecht,
   c) Geburtsdatum,
   d) Anschrift der Hauptwohnung oder des gewöhnlichen Aufenthaltsortes und, falls abweichend: Anschrift des derzeitigen Aufenthaltsortes,
   e) weitere Kontaktdaten,
   f) Tätigkeit in Einrichtungen und Unternehmen nach § 23 Abs. 5 oder nach § 36 Abs. 1 und mit Namen, Anschrift und weiteren Kontaktdaten der Einrichtung oder des Unternehmens,
   g) Tätigkeit nach § 42 Abs. 1 bei akuter Gastroenteritis, bei akuter Virushepatitis, bei Typhus abdominalis oder Paratyphus und bei Cholera mit Namen, Anschrift und

1

weiteren Kontaktdaten der Einrichtung oder des Unternehmens,

h) Betreuung oder Unterbringung in Einrichtungen nach § 23 Abs. 5 Satz 1 oder § 36 Abs.1 Nummer 1 bis 6 mit Namen, Anschrift und weiteren Kontaktdaten der Einrichtung oder Unternehmen sowie die Art der Einrichtung oder des Unternehmens,

i) Diagnose oder Verdachtsdiagnose,

j) Tag der Erkrankung, Tag der Diagnose, gegebenenfalls Tag des Todes und wahrscheinlicher Zeitpunkt oder Zeitraum der Infektion,

k) wahrscheinliche Infektionsquelle, einschließlich Umfeld, in dem die Übertragung wahrscheinlich stattgefunden hat, mit Name, Anschrift und weitere Kontaktdaten der Infektionsquelle und wahrscheinliches Infektionsrisiko,

l) in Deutschland: Landkreis oder kreisfreie Stadt, in dem oder in der die Infektion wahrscheinlich erworben worden ist, ansonsten Staat, in dem die Infektion wahrscheinlich erworben worden ist,

m) bei Tuberkulose, Hepatitis B und Hepatitis C: Geburtsstaat, Staatsangehörigkeit und gegebenenfalls Jahr der Einreise nach Deutschland,

n) bei Coronavirus-Krankheit-2019 (Covid-19) Angaben zum Behandlungsergebnis und zum Serostatus in Bezug auf diese Krankheit,

o) Überweisung, Aufnahme und Entlassung aus einer Einrichtung nach § 23 Abs. 5 Satz 1, gegebenenfalls intensivmedizinische Behandlung und deren Dauer.

p) Spender für eine Blut-, Organ-, Gewebe- oder Zellspende in den letzten sechs Monaten,

q) bei impfpräventablen Krankheiten Angaben zum diesbezüglichen Impfstatus.

r) Zugehörigkeit zu den in § 70 Abs. 1 Nummer 1–3 genannten Personengruppen (Anmerkung: betrifft den Verantwortungsbereich der Bundeswehr).

2. Name, Anschrift und weitere Kontaktdaten der Untersuchungsstelle, die mit der Erregerdiagnose beauftragt ist,

3. Name, Anschrift und weitere Kontaktdaten sowie die lebenslange Arztnummer (LANR) und die Betriebsstättennummer (BSNR) des Meldenden

4. bei einer Meldung nach § 6 Abs. 1 Satz 1 Nr. 3 die Angaben zur Schutzimpfung nach § 22 Abs. 2.

(2) …

(3) Die namentliche Meldung muss unverzüglich erfolgen und dem zuständigen Gesundheitsamt nach Abs. 4 spätestens 24 Stunden nachdem der Meldende Kenntnis erlangt hat, vorliegen. Eine Meldung darf wegen einzelner fehlender Angaben nicht verzögert werden. Die Nachmeldung oder Korrektur von Angaben hat nach deren Vorliegen an das Gesundheitsamt zu erfolgen, das die ursprüngliche Meldung erhalten hat. Liegt die Hauptwohnung oder der gewöhnliche Aufenthaltsort der betroffenen Person im Bereich eines anderen Gesundheitsamtes, so hat das unterrichtete Gesundheitsamt das für die Hauptwohnung, bei mehreren Wohnungen das für den gewöhnlichen Aufenthaltsort des Betroffenen zuständige Gesundheitsamt unverzüglich zu benachrichtigen…

(4) Meldungen nach Abs. 1 haben an das Gesundheitsamt zu erfolgen, in dessen Bezirk sich die betroffene Person derzeit aufhält oder zuletzt aufhielt.

Die Gesundheitsämter geben vorgefertigte Meldebögen heraus, die nur noch ausgefüllt werden müssen. Die Meldebögen können auch online bei den betroffenen Gesundheitsämtern abgerufen werden.

Wie Sie vorstehend aus dem § 9 Abs. 3 entnehmen konnten, muss die namentliche Meldung unverzüglich, spätestens innerhalb von 24 Stunden nach erlangter Kenntnis, dem für den *Aufenthalt* des Betroffenen zuständigen Gesundheitsamt vorliegen.

Haben Sie einen Patienten mit einem Verdacht einer nach § 6 meldepflichtigen Erkrankung, rufen Sie unverzüglich beim Gesundheitsamt an und melden dies und zwar an das für Ihren Praxissitz zuständige Gesundheitsamt. Angenommen, Sie haben Ihre Praxis in Hamburg und der Patient mit der meldepflichtigen Erkrankung stammt aus München, so erfolgt die Meldung in diesem Fall an das Hamburger Gesundheitsamt.

Der § 8 Nr. 8 regelt, dass der Heilpraktiker alle Erkrankungen des § 6 Abs. 1 melden muss. Sie müssen also den Krankheitsverdacht, die Erkrankung sowie den Tod an allen Erkrankungen melden, die unter Abs. 1 Nr. 1–5 aufgelistet sind. Bitte verwechseln Sie nicht „Absatz" mit „Nummer". Absätze werden im Gesetzestext immer in Klammern angegeben, z. B. Abs. 1 als (1). Nummern werden einfach als Ziffern, z. B. 1. aufgeführt.

Bitte beachten Sie die Besonderheit, dass der § 6 Abs. 1 Nr. 1, 1a. a) die behandlungsbedürftige Tuberkulose nur im Erkrankungs- und Todesfall unter Meldepflicht stellt.

§ 15 IfSG – Anpassung der Meldepflicht an die epidemische Lage

Es ist wichtig zu wissen, dass die gesetzlichen Meldepflichten des IfSG durch Rechtsverordnungen des Bundes oder der Länder erweitert oder reduziert werden können. Daraus ergibt es sich, dass es sein kann, dass in unterschiedlichen Bundeländern unterschiedliche Meldepflichten bestehen. Erweiterungen der Meldepflichten durch eine Rechtsverordnung des *Bundes* gelten bundesweit, zusätzliche Meldepflichten durch ein oder mehrere *Bundesländer* sind nur in den jeweils betroffenen Bundesländern wirksam.

Daraus ergibt sich eine wichtige Konsequenz für das *Behandlungsverbot* für meldepflichtige Infektionskrankheiten durch Heilpraktiker: Nur *die* Krankheiten, für die eine *bundesweite* Meldepflicht besteht, fallen unter das *Behandlungsverbot* (gem. § 24 IfSG, s. u.). Oder mit anderen Worten: Besteht nur in einem (oder mehreren) Bundesland eine zusätzliche Meldepflicht, so ergibt sich daraus für den Heilpraktiker *kein* Behandlungsverbot.

MERKE

Nur *die* Krankheiten, für die eine *bundesweite* Meldepflicht besteht, fallen unter das *Behandlungsverbot* (gem. §24 IfSG).

Schutzimpfungen und Infektionsprophylaxe

Corona- und Masernschutz, §§ 20, 20a, 20b, 22 und 23 IfSG bis 28b IfSG Hier folgen nun zusammengefasst wichtige Regelungen des IfSG zu Schutzimpfungen und Infektionsprophylaxe, die Sie inhaltlich kennen sollten. Hierbei regelt § 20 Abs. 8 die Einführung der Pflicht zur Masernschutzimpfung, § 20 b die Impfermächtigung von Zahn- und Tierärzten und von Apothekern zur SARS-CoV-2-Impfung und § 23 Abs. 3 legt die Verantwortung von Heilpraktikern für die Einhaltung von Hygieneanforderungen in ihrer Praxis auch für sich und ihre Arbeitnehmer fest:

§

§ 20 Schutzimpfungen und andere Maßnahmen der spezifischen Prophylaxe

(1) …

(2) Beim Robert Koch-Institut wird eine Ständige Impfkommission eingerichtet …

Die Kommission gibt Empfehlungen zur Durchführung von Schutzimpfungen und zur Durchführung anderer Maßnahmen der spezifischen Prophylaxe übertragbarer Krankheiten und entwickelt Kriterien zur Abgrenzung einer üblichen Impfreaktion und einer über das übliche Ausmaß einer Impfreaktion hinausgehenden gesundheitlichen Schädigung …

(4) Zur Durchführung von Schutzimpfungen ist jeder Arzt berechtigt. …

(6) Das Bundesministerium für Gesundheit wird ermächtigt, durch Rechtsverordnung … anzuordnen, dass bedrohte Teile der Bevölkerung an Schutzimpfungen oder anderen Maßnahmen der spezifischen Prophylaxe teilzunehmen haben, wenn eine übertragbare Krankheit mit klinisch schweren Verlaufsformen auftritt und mit ihrer epidemischen Verbreitung zu rechnen ist. …

(7) Solange das Bundesministerium für Gesundheit von der Ermächtigung nach Absatz 6 keinen Gebrauch macht, sind die Landesregierungen zum Erlass einer Rechtsverordnung nach Absatz 6 ermächtigt …

(8) Folgende Personen, die nach dem 31. Dezember 1970 geboren sind, müssen entweder einen nach den Maßgaben von Satz 2 ausreichenden

Impfschutz gegen Masern oder ab der Vollendung des ersten Lebensjahres eine Immunität gegen Masern aufweisen:
1. …
3. Personen, die in Einrichtungen nach § 23 Absatz 3 Satz 1, § 33 Nummer 1 bis 4 oder § 36 Absatz 1 Nummer 4 tätig sind. …
Zusammengefasst: Betrifft auch Heilpraxen, Schulen, Kindergärten und weitere Gemeinschafts- und Betreuungseinrichtungen.
Ein ausreichender Impfschutz gegen Masern besteht, wenn ab der Vollendung des ersten Lebensjahres mindestens eine Schutzimpfung und ab der Vollendung des zweiten Lebensjahres mindestens zwei Schutzimpfungen gegen Masern bei der betroffenen Person durchgeführt wurden. Satz 1 gilt auch, wenn zur Erlangung von Impfschutz gegen Masern ausschließlich Kombinationsimpfstoffe zur Verfügung stehen, die auch Impfstoffkomponenten gegen andere Krankheiten enthalten. Satz 1 gilt nicht für Personen, die auf Grund einer medizinischen Kontraindikation nicht geimpft werden können. …
(9)–(14) **Zusammengefasst:** Die Absätze 9 bis 14 beschreiben, wie die Impfpflichten durch die zuständigen Behörden durchgesetzt werden sollen (Melde- und Nachweispflichten, welche Nachweise und Dokumentationen erforderlich sind, sowie Beschäftigungs- und Betreuungsverbote und die Ausnahmen von der Impfpflicht). …

§ 20b Durchführung von Schutzimpfungen gegen das Coronavirus SARS-CoV-2
Zusammengefasst: Schutzimpfungen gegen das Coronavirus SARS-CoV-2 bei Personen, die das zwölfte Lebensjahr vollendet haben, können auch von entsprechend geschulten Zahnärzten, Apothekern und Tierärzten durchgeführt werden, wenn diese wenn diese hierfür ärztlich geschult wurden.

§ 22 Impf-, Genesenen- und Testdokumentation, COVID-19-Zertifikate
Zusammengefasst: Hier wird beschrieben, wie durchgeführte Impfungen, bzw. Genesungen und Testungen und die für die Impfung stets erforderlichen Hinweise (z. B. auf Entschädigungsmöglichkeiten bei Impfschäden) als Nachweise zu dokumentieren sind.

§ 23 Nosokomiale Infektionen; Resistenzen; Rechtsverordnungen der Länder
(3) Die Leiter folgender Einrichtungen haben sicherzustellen, dass die nach dem Stand der medizinischen Wissenschaft erforderlichen Maßnahmen getroffen werden, um nosokomiale Infektionen zu verhüten und die Weiterverbreitung von Krankheitserregern, insbesondere solcher mit Resistenzen, zu vermeiden: …
8. Arztpraxen, Zahnarztpraxen, psychotherapeutische Praxen,
9. Praxen sonstiger humanmedizinischer Heilberufe, …

Die §§ 20 bis 20b IfSG sagen, dass grundsätzlich nur Ärzte zur Durchführung von Schutzimpfungen berechtigt sind, allerdings können Ausnahmen nach § 20b IfSG durch Rechtsverordnung zugelassen werden. Außerdem dürfen nur Ärzte die Impfung in das Impfbuch eintragen. Daraus folgt, dass Heilpraktiker keine Impfungen vornehmen dürfen.

Wichtig ist auch zu wissen: Wenn Sie als Heilpraktiker/in arbeiten möchten, so müssen Sie und alle Mitarbeiter (z. B. auch die Raumpflegerin), die in der Praxis tätig sind und nach dem 31. Dezember 1970 geboren sind, über einen ausreichenden Masernschutz verfügen. Über einen solchen Schutz kann man entweder dadurch verfügen, dass man die Masernerkrankung durchlaufen hat. In diesem Fall muss ein Arzt mit einem Attest bestätigen, dass im Blut ein ausreichend hoher Titer vorliegt. Oder man muss nachweisen, dass man geimpft ist. Dazu listet der Paragraf genau auf, wie häufig und in welchem Abstand gegen Masern geimpft werden muss, damit ein ausreichender Schutz vorliegt.

Weiterhin sollte Ihnen bekannt sein, dass Personen, die in Gemeinschaftseinrichtungen (z. B. Kindergärten, Schulen) betreut werden oder dort arbeiten, einen Masernschutz besitzen müssen.

§ 24 IfSG – Behandlungsverbot

Von größter Bedeutung ist für den Heilpraktiker der § 24 IfSG. Dieser Paragraf spricht für bestimmte Erkrankungen, sowie für die Behandlung meldepflichtiger Erreger ein Behandlungsverbot für Nicht-Ärzte, d. h. für Heilpraktiker, aus.
Hier nun zunächst der Original-Gesetzestext:

§

§ 24 Feststellung und Heilbehandlung übertragbarer Krankheiten, Verordnungsermächtigung

Die Feststellung oder die Heilbehandlung einer in § 6 Absatz 1 Satz 1 Nummer 1, 2 und 5 oder in § 34 Absatz 1 Satz 1 genannten Krankheit oder einer Infektion mit einem in § 7 genannten Krankheitserreger oder einer sonstigen sexuell übertragbaren Krankheit darf nur durch einen Arzt erfolgen. Abweichend von Satz 1 ist Personen, unabhängig von ihrer beruflichen Qualifikation, die Anwendung von In-vitro-Diagnostika, die für patientennahe Schnelltests bei Testung auf HIV, das Hepatitis-C-Virus, das Severe-Acute-Respiratory-Syndrome Coronavirus-2 (SARS-CoV-2) und Treponema pallidum verwendet werden, gestattet. Das Bundesministerium für Gesundheit wird ermächtigt, durch Rechtsverordnung mit Zustimmung des Bundesrates festzulegen, dass
1. Satz 1 auch nicht für die Anwendung von In-vitro-Diagnostika gilt, die für patientennahe Schnelltests bei Testung auf weitere Krankheiten oder Krankheitserreger verwendet werden, …

MERKE

Aufgrund § 24 besteht Behandlungsverbot (Feststellung und Heilbehandlung) für alle meldepflichtigen Krankheiten und Erreger, die in folgenden Paragrafen des IfSG und der ergänzenden Bundes-Rechtsverordnung (IfSG-MeldAnpV) aufgelistet sind:

- § 6 Abs. 1 Satz 1 Nr. 1, 2 und 5 (bestimmte Krankheiten)
- § 7 (Infektionen mit einem bestimmten Erreger)
- § 34 Abs. 1 (für Gemeinschaftseinrichtungen bedeutsame Krankheiten)
- Krankheiten, die sexuell übertragbar sind
- Durch Bundesrechtsverordnung erweiterter Katalog meldepflichtiger Krankheiten (§ 6 IfSG) und Erregernachweise (§ 7 IfSG) gemäß § 15 Abs. 1 IfSG

Sie wissen bereits, dass alle Erkrankungen des § 6 Abs. 1 Satz 1 IfSG für den Heilpraktiker meldepflichtig sind; Behandlungsverbot besteht aber nur für die Erkrankungen Satz 1 Nr. 1, 2 und 5. Das bedeutet, die Erkrankungen Nr. 3 und 4 sind vom Behandlungsverbot ausgenommen. Bei Nr. 4 handelt es sich um Tollwut. Da Tollwut aber bereits in § 6 Abs. 1 Nr. 1 m aufgeführt ist, besteht für Tollwut sowohl Meldepflicht als auch Behandlungsverbot.

Nr. 3 dagegen regelt die Meldepflicht bei Impfschaden. Für Impfschaden besteht somit zwar Meldepflicht, aber kein Behandlungsverbot.

Wichtig: Der § 24 IfSG spricht ein Behandlungsverbot für Heilpraktiker für bestimmte **Krankheiten** bzw. Infektionen aus. Diese Krankheiten darf der Heilpraktiker weder feststellen noch behandeln.

Aber: Kommt ein Patient, der an einer Krankheit mit Behandlungsverbot leidet, zu ihm in die Praxis und möchte wegen einer anderen körperlichen Beschwerde behandelt werden, so darf diese behandelt werden.

Beispiel: Ein an AIDS erkrankter Patient leidet seit seiner Kindheit an Migräneanfällen. Er sucht wegen dieser Kopfschmerzen einen Heilpraktiker auf. Der Heilpraktiker darf die Migräne therapieren, die AIDS-Erkrankung aber nicht.

Es handelt sich also um ein *krankheitsbezogenes* und *nicht* um ein *personenbezogenes* Behandlungsverbot.

§§ 33, 34 IfSG – Gemeinschaftseinrichtungen

Wie Sie dem vorstehenden Originalgesetzestext entnehmen können, werden im § 34 bestimmte Erkrankungen und Ausscheider aufgezählt, mit denen Gemeinschaftseinrichtungen wie z. B. Kindergärten und Schulen nicht betreten werden dürfen. Für diese Erkrankungen Abs. 1 Nr. 1–22 besteht für den Heilpraktiker Behandlungsverbot. Die meisten dieser Erkrankungen stehen entweder auch in § 6 und/oder in § 7.

Zusätzlich sind lediglich aufgelistet:

- **Borkenflechte** (Impetigo contagiosa)
- **Krätze** (Skabies)
- **Scharlach** (Scarlatina)

Diese drei Erkrankungen haben die Besonderheit, dass sie nicht meldepflichtig sind, aber trotzdem für den Heilpraktiker mit Behandlungsverbot belegt sind (➤ Tab. 1.1).

Bitte beachten Sie, dass unter Nr. 17 nicht nur Scharlach aufgelistet ist, sondern auch sonstige Streptococcus-pyogenes-Infektionen. Damit besteht Behandlungsverbot nicht nur für Scharlach, sondern für alle eitrigen Anginen, da diese im Wesentlichen durch

§

§ 33

Gemeinschaftseinrichtungen

Gemeinschaftseinrichtungen im Sinne dieses Gesetzes sind Einrichtungen, in denen überwiegend minderjährige Personen betreut werden; dazu gehören insbesondere:

1. Kindertageseinrichtungen und Kinderhorte,
2. die nach § 43 Absatz 1 des Achten Buches Sozialgesetzbuch erlaubnispflichtige Kindertagespflege,
3. Schulen und sonstige Ausbildungseinrichtungen,
4. Heime und
5. Ferienlager

§ 34

Gesundheitliche Anforderungen, Mitwirkungspflichten, Aufgaben des Gesundheitsamtes

1) Personen, die an

1. Cholera
2. Diphtherie
3. Enteritis durch enterohämorrhagische E. coli (EHEC)
4. virusbedingtem hämorrhagischen Fieber
5. Haemophilus influenzae Typ b-Meningitis
6. Impetigo contagiosa (ansteckende Borkenflechte)
7. Keuchhusten
8. ansteckungsfähiger Lungentuberkulose
9. Masern
10. Meningokokken-Infektion
11. Mumps
12. durch Orthopockenviren verursachte Krankheiten
13. Paratyphus
14. Pest
15. Poliomyelitis
16. Röteln
17. Scharlach oder sonstigen Streptococcus pyogenes-Infektionen
18. Shigellose
19. Skabies (Krätze)
20. Typhus abdominalis
21. Virushepatitis A oder E
22. Windpocken

erkrankt oder dessen verdächtig oder die verlaust sind, dürfen in den in § 33 genannten Gemeinschaftseinrichtungen keine Lehr-, Erziehungs-, Pflege-, Aufsichts- oder sonstige Tätigkeiten ausüben, bei denen sie Kontakt zu den dort Betreuten haben, bis nach ärztlichem Urteil eine Weiterverbreitung der Krankheit oder der Verlausung durch sie nicht mehr zu befürchten ist. Satz 1 gilt entsprechend für die in der Gemeinschaftseinrichtung Betreuten mit der Maßgabe, dass sie die dem Betrieb der Gemeinschaftseinrichtung dienenden Räume nicht betreten, Einrichtungen der Gemeinschaftseinrichtung nicht benutzen und an Veranstaltungen der Gemeinschaftseinrichtung nicht teilnehmen dürfen.
Satz 2 gilt auch für Kinder, die das 6. Lebensjahr noch nicht vollendet haben und an infektiöser Gastroenteritis erkrankt oder dessen verdächtig sind.

(2) Ausscheider von

1. Vibrio cholerae O 1 und O 139
2. Corynebacterium spp., Toxin bildend
3. Salmonella typhi
4. Salmonella paratyphi
5. Shigella species
6. enterohämorrhagischen E. coli (EHEC)

dürfen nur mit Zustimmung des Gesundheitsamtes und unter Beachtung der gegenüber dem Ausscheider und der Gemeinschaftseinrichtung verfügten Schutzmaßnahmen die dem Betrieb der Gemeinschaftseinrichtung dienenden Räume betreten, Einrichtungen der Gemeinschaftseinrichtung benutzen und an Veranstaltungen der Gemeinschaftseinrichtung teilnehmen.

Tab. 1.1 Übersicht über Erkrankungen und Erreger, für die für den Heilpraktiker Behandlungsverbot und/oder Meldepflicht besteht

		Behandlungsverbot für Heilpraktiker gem. § 24 IfSG		
Erkrankung	Erreger	Meldepflicht bundesweit auch für Heilpraktiker gem. § 8 I Nr.8 IfSG, da Erkrankung in § 6 IfSG gelistet oder in der BVO (Bundesverordnung)	Erreger, gelistet in § 7 IfSG (Labormeldepflicht) oder in der BVO (Bundesvorordnung)	Erkrankung, gelistet in § 34 IfSG
AIDS	HIV		*Abs. 3 Nr. 2*	
Akute Gastroenteritis	Campylobacter sp. nur darmpathogen		*Abs. 1 Nr. 6*	
Akute Gastroenteritis	Cryptosporidium sp. humanpathogene		*Abs. 1 Nr. 11*	
Botulismus	Clostridium botulinum oder Toxinnachweis	*Abs. 1 Nr. 1*	*Abs. 1 Nr. 8*	
Borna-Krankheit	Borna-Virus	*Abs. 1 Nr. 5 (bedrohliche Erkrankung)*	*Abs. 1 Nr. 3 a*	
Brucellose	Brucella sp.		*Abs. 1 Nr. 5*	
Cholera	Vibrio cholerae	*Abs. 1 Nr. 1*	*Abs. 1 Nr. 48*	**X**
Clostridioides-difficile-Infektion mit klinisch schwerem Verlauf (stationäre Behandlung in Klinik)	Clostridioides difficile	*Abs. 1a b)*		
Covid-19	SARS-Corona-Virus (SARS-CoV-2)	*Abs. 1 Nr. 1*	*§ 7 Abs. 1 Nr. 44 a*	
Dengue-Fieber	Dengue-Virus	*Abs. 1 Nr. 1*	*Abs. 1 Nr. 10 a*	**X**
Diphtherie	Corynebacterium spp., Toxin bildend	*Abs. 1 Nr. 1*	*Abs. 1 Nr. 9*	**X**
Ebola-Fieber	Ebola-Virus	*Abs. 1 Nr. 1*	*Abs. 1 Nr. 12*	**X**
Echinokokkose	Echinococcus spp.		Abs. 3 Nr. 3	
Enteritis durch enterohämorrhagische Escherichia coli (EHEC)	Escherichia coli, enterohämorrhagische Stämme (EHEC)	*s. auch Gastroenteritis*	*Abs. 1 Nr. 13 a*	**X**
Fleckfieber	Rickettsia prowazeki		*Abs. 1 Nr. 39*	
FSME	FSME-Virus		*Abs. 1 Nr. 15*	
Gastroenteritis: mikrobiell bedingte Lebensmittelvergiftung und akut infektiöse Gastroenteritis, wenn a) eine Person betroffen ist, die eine Tätigkeit im Sinne des § 42 Abs. 1 ausübt, b) zwei oder mehr gleichartige Erkrankungen auftreten, bei denen ein epidemischer Zusammenhang wahrscheinlich ist oder vermutet wird.	Campylobacter spp., darmpathogen Cryptosporidium Escherichia coli, enterohämorrhagische Stämme (EHEC) Escherichia coli, sonstige darmpathogene Stämme Giardia lamblia Norovirus, Rotavirus Salmonella, sonstige Shigella spp. Vibrio cholerae spp. Yersiniae spp., darmpathogen	*Abs. 1 Nr. 2*	*Abs. 1 Nr. 6* *11* *13 a* *13 b* *17* *36, 40* *44, 45* *48* *50*	**X**

Tab. 1.1 Übersicht über Erkrankungen und Erreger, für die für den Heilpraktiker Behandlungsverbot und/oder Meldepflicht besteht *(Forts.)*

		Behandlungsverbot für Heilpraktiker gem. § 24 IfSG		
Erkrankung	Erreger	Meldepflicht bundesweit auch für Heilpraktiker gem. § 8 I Nr.8 IfSG, da Erkrankung in § 6 IfSG gelistet oder in der BVO (Bundesverordnung)	Erreger, gelistet in § 7 IfSG (Labormeldepflicht) oder in der BVO (Bundesvorordnung)	Erkrankung, gelistet in § 34 IfSG
Gelbfieber	Gelbfieber-Virus	*Abs. 1 Nr. 1*	*Abs. 1 Nr. 16*	**X**
Gonorrhö	Neisseria gonorrhoeae		*Abs. 3 Nr. 6*	
Gürtelrose	Varizella-zoster-Virus		*Abs. 1 Nr. 47 – bei Nachweis einer akuten Infektion*	
Hanta-Fieber	Hanta-Virus	*Abs. 1 Nr. 1*	*Abs. 1 Nr. 19*	**X**
Humane spongiforme Enzephalopathie (HSE), außer familiär-hereditäre Formen	Prionen	*Abs. 1 Nr. 1*		
HUS, enteropathisches hämolytisch-urämisches Syndrom	Escherichia coli, enterohämorrhagische Stämme (EHEC)	*Abs. 1 Nr. 1*	*Abs. 1 Nr. 13 a*	
Impetigo contagiosa (ansteckende Borkenflechte)	(Staphylo-, Streptokokken)			**X**
Influenza, humane	Influenzaviren		*Abs. 1 Nr. 25*	
Influenza, zoonotische (z. B. Vogelgrippe)	Influenzaviren	*Abs. 1 Nr. 1*	*Abs. 1 Nr. 25*	
Keratokonjunktivitis	Adenoviren, Meldepflicht nur für den direkten Nachweis im Konjunktivalabstrich		*Abs. 1 Nr. 1*	
Keuchhusten	Bordetella pertussis, Bordetella parapertussis	*Abs. 1 Nr. 1*	*Abs. 1 Nr. 3*	**X**
Lassa-Fieber	Lassa-Virus	*Abs. 1 Nr. 1*	*Abs. 1 Nr. 26*	**X**
Legionärskrankheit (Legionellose)	Legionella spp.		*Abs. 1 Nr. 27*	
Lepra	Mycobacterium leprae		*Abs. 1 Nr. 33*	
Leptospirose	Leptospira, humanpathogen		*Abs. 1 Nr. 28*	
Listeriose	Listeria monocytogenes		*Abs. 1 Nr. 29*	
Malaria	Plasmodium spp.		*Abs. 1 Nr.36 b4*	
Masern	Masernvirus	*Abs. 1 Nr. 1 + Nr. 2*	*Abs. 1 Nr. 31*	**X**
Marburg-Fieber	Marburg-Virus	*Abs. 1 Nr. 1*	*Abs. 1 Nr. 30*	**X**
Meningitis	Haemophilius influenza Typ B		*Abs. 1 Nr. 18*	**X**

Tab. 1.1 Übersicht über Erkrankungen und Erreger, für die für den Heilpraktiker Behandlungsverbot und/oder Meldepflicht besteht *(Forts.)*

		Behandlungsverbot für Heilpraktiker gem. § 24 IfSG		
Erkrankung	Erreger	Meldepflicht bundesweit auch für Heilpraktiker gem. § 8 I Nr.8 IfSG, da Erkrankung in § 6 IfSG gelistet oder in der BVO (Bundesverordnung)	Erreger, gelistet in § 7 IfSG (Labormeldepflicht) oder in der BVO (Bundesvorordnung)	Erkrankung, gelistet in § 34 IfSG
Meningokokken-Meningitis oder -Sepsis	Neisseria meningitidis; Meldepflicht nur für den direkten Nachweis aus Liquor, Blut, hämorrhagischen Hautinfiltraten oder anderen normalerweise sterilen Substraten	*Abs. 1 Nr. 1*	*Abs. 1 Nr. 35*	X
Middle-East Respiratory-Syndrome	Coronavirus (MERS-CoV)		*Abs. 1 Nr. 31 a*	
Milzbrand	Bacillus anthracis	*Abs. 1 Nr. 1*	*Abs. 1 Nr. 2*	
Mpox (Affenpocken)	Mpoxvirus (Orthopockenvirus)	*Abs. 1 Nr. 1*	*Abs. 1 Nr. 36 a*	X
Mumps	Mumps-Virus	*Abs. 1 Nr. 1*	*Abs. 1 Nr. 32*	X
MRSA, Haut und Weichteil- bzw. Weichgewebeinfektionen	Staphylococcus aureus, Methicillin-resistente Stämme (MRSA)		*Abs. 1 Nr. 52 a*	
Nosokomiale Pneumonie – Endotoxinschock	Enterobacteriaceae mit Carbapenem-Nichtempfindlichkeit		*Abs. 1 Nr. 52 b*	
Nosokomiale Wundinfektion, Pneumonie, Meningitis	Acinetobacter spp. mit Carbapenem-Nichtempfindlichkeit		*Abs. 1 Nr. 52 c*	
Ornithose	Chlamydophila psittaci		*Abs. 1 Nr. 7*	
Pest	Yersinia pestis	*Abs. 1 Nr. 1*	*Abs. 1 Nr. 49*	X
Pneumonie	Streptococcus pneumoniae		*Abs. 1 Nr. 45 a*	
Poliomyelitis	Poliovirus	*Abs. 1 Nr. 1*	*Abs. 1 Nr. 37*	X
Q-Fieber	Coxiella burnetii		*Abs. 1 Nr. 10*	
Röteln	Rubellavirus	*Abs. 1 Nr. 1*	*Abs. 1 Nr. 41*	X
Rötelnembryopathie	Rubellavirus	*Abs. 1 Nr. 1*	*Abs. 1 Nr. 41*	
Rückfallfieber	Borrelia recurrentis		*Abs. 1 Nr. 4*	
Salmonellose	Salmonella, sonstige	*Abs. 1 Nr. 2*	*Abs. 1 Nr. 44*	X
SARS, severe acute respiratory syndrome	SARS-Corona-Virus (SARS-CoV)	*Abs. 1 Nr. 5 (bedrohliche Erkrankung)*	*Abs. 1 Nr. 44 a*	
Skabies (Krätze)				X
Scharlach oder sonstige Streptococcus pyogenes-Infektionen				X

Tab. 1.1 Übersicht über Erkrankungen und Erreger, für die für den Heilpraktiker Behandlungsverbot und/oder Meldepflicht besteht *(Forts.)*

		Behandlungsverbot für Heilpraktiker gem. § 24 IfSG		
Erkrankung	Erreger	Meldepflicht bundesweit auch für Heilpraktiker gem. § 8 I Nr.8 IfSG, da Erkrankung in § 6 IfSG gelistet oder in der BVO (Bundesverordnung)	Erreger, gelistet in § 7 IfSG (Labormeldepflicht) oder in der BVO (Bundesverordnung)	Erkrankung, gelistet in § 34 IfSG
Shigellenruhr	Shigellen spp.	*s. auch Gastroenteritis*	*Abs. 1 Nr. 45*	**X**
Syphilis (Lues)	Treponema pallidum		*Abs. 3 Nr. 1*	
Tollwut	Rabiesvirus	*Abs. 1 Nr. 1 und 4*	*Abs. 1 Nr. 38*	
Toxoplasmose, Toxoplasmose gondii	Toxoplasma gondii nur bei Erkrankung und Tod, auch bei konnatalen Infektionen		*Abs. 3 Nr. 5*	
Trichinose	Trichinella spiralis		*Abs. 1 Nr. 46*	
Tuberkulose, behandlungsbedürftige, auch wenn ein bakteriologischer Nachweis nicht vorliegt	Mycobacterium tuberculosis/africanum, Mycobacterium bovis: Meldepflicht für Erkrankung und Tod an behandlungsbedürftiger TB, auch wenn ein bakteriologischer Nachweis nicht vorliegt.	*Abs. 1 Nr. 1a*	*Abs. 1 Nr. 34*	**X**
Tularämie (Hasenpest)	Francisella tularensis		*Abs. 1 Nr. 14*	
Typhus abdominalis/Paratyphus	Salmonella typhi und S. paratyphi	*Abs. 1 Nr. 1*	*Abs. 1 Nr. 42, 43*	**X**
Virusbedingte hämorrhagische Fieber	Chikungunya-Virus, Dengue-, Ebola-, Gelbfieber-, Hanta-, Lassa-, Marburg-, West-Nil-, Zika- u. a. Arboviren (bei akuter Infektion), andere Erreger hämorrhagischer Fieber	*Abs. 1 Nr. 1*	*Abs. 1 Nr. 6a, 10a, 12, 16, 19, 26 30, 48a, 50a*	**X**
Virushepatitis (akute)	Hepatitis-A-Virus Hepatitis-B-Virus, Meldepflicht für alle Nachweise Hepatitis-C-Virus; Meldepflicht für alle Nachweise Hepatitis-D-Virus, Meldepflicht für alle Nachweise Hepatitis-E-Virus	*Abs. 1 Nr. 1*	*Abs. 1 Nr. 20–24*	**X**
West-Nil-Krankheit	West-Nil-Virus	*Abs.1 Nr. 1*	*Abs. 1 Nr. 48a*	**X**
Windpocken	Varicella-zoster-Virus	*Abs. 1 Nr. 1*	*Abs. 1 Nr. 47*	**X**
Sexuell übertragbare Krankheiten		Es besteht Behandlungsverbot gem. § 24.		
Bedrohliche Krankheit, die nicht bereits nach § 6 Abs. 1 Satz1 Nummern 1 bis 4 meldepflichtig ist		*Abs. 1 Nr. 5*		

Streptococcus-pyogenes verursacht werden. Da dem Heilpraktiker ein Erregernachweis nach §§ 24, 44 IfSG (s.u) nicht erlaubt ist, muss wegen der Häufigkeit der Erkrankung (80 % der Anginen werden durch Streptokokken verursacht) davon ausgegangen werden, dass es sich um eine Streptokokken-Angina handelt.

Verlausung Der § 34 regelt ausdrücklich, dass Personen, die verlaust sind, Gemeinschaftseinrichtungen nicht betreten dürfen. Allerdings betrachtet der § 34 eine Verlausung nicht als eine Erkrankung, sondern lediglich als einen Ausschlussgrund für das Betreten von Gemeinschaftseinrichtungen. Da der § 24 IfSG jedoch lediglich die Behandlung der **Erkrankungen** verbietet, die in den §§ 6, 7 und 34 IfSG aufgelistet sind, *darf* eine Verlausung vom Heilpraktiker behandelt werden.

Anmerkung. Dass der § 34 eine Verlausung nicht als Erkrankung behandelt, können Sie am Folgenden erkennen: Es werden im Abs. 1 Erkrankungen unter Punkt 1 bis 20 aufgezählt. Dazu heißt es: „die Personen, die an 1. Cholera, …, 22. Windpocken **erkrankt** oder dessen verdächtig **oder die verlaust sind** …"

§ 44 IfSG – Erlaubnispflicht für Tätigkeit mit Krankheitserregern

Hier nun der § 44 IfSG, zunächst im Originalgesetzestext:

§

§ 44 Erlaubnispflicht für Tätigkeit mit Krankheitserregern

Wer Krankheitserreger in den Geltungsbereich dieses Gesetzes verbringen, sie ausführen, sie aufbewahren, abgeben oder mit ihnen arbeiten will, bedarf einer Erlaubnis der zuständigen Behörde. …

Dass der Heilpraktiker nicht mit Krankheitserregern arbeiten darf, ergibt sich aber nicht nur aus dem § 44, sondern auch aus dem § 24, der das Behandlungsverbot für bestimmte Erkrankungen ausspricht: Als Behandlung im Sinne der Sätze 1 und 2 gilt auch der direkte und indirekte Nachweis eines Krankheitserregers für die Feststellung einer Infektion oder übertragbaren Krankheit.

MERKE

Der Heilpraktiker darf grundsätzlich nicht mit Material arbeiten, das mit Krankheitserregern behaftet ist, die in den §§ 6, 7 und 34 aufgelistet sind.
Dies ergibt sich aus § 24 und § 44 IfSG.

§ 42 IfSG – Tätigkeits- und Beschäftigungsverbote

Hier der Originalgesetzestext des IfSG zum Tätigkeits- und Beschäftigungsverbot:

§

§ 42 Tätigkeits- und Beschäftigungsverbote

(1) [1]Personen, die
1. an Typhus abdominalis, Paratyphus, Cholera, Shigellenruhr, Salmonellose, einer anderen infektiösen Gastroenteritis oder Virushepatitis A oder E erkrankt oder dessen verdächtig sind,
2. an infizierten Wunden oder Hautkrankheiten erkrankt sind, bei denen die Möglichkeit besteht, dass deren Krankheitserreger über Lebensmittel Übertragen werden können,
3. die Krankheitserreger Shigellen, Salmonellen, enterohämorrhagische Escherichia coli oder Choleravibrionen ausscheiden,

dürfen nicht tätig sein oder beschäftigt werden

a) beim Herstellen, Behandeln oder Inverkehrbringen der in Absatz 2 genannten Lebensmittel, wenn sie dabei mit diesen in Berührung kommen, oder

b) in Küchen von Gaststätten und sonstigen Einrichtungen mit oder zur Gemeinschaftsverpflegung.

Satz 1 gilt entsprechend für Personen, die mit Bedarfsgegenständen, die für die dort genannten Tätigkeiten verwendet werden, so in Berührung kommen, dass eine Übertragung von Krankheitserregern auf die Lebensmittel im Sinne des Absatzes 2 zu befürchten ist. Die Sätze 1 und 2 gelten nicht für den privaten hauswirtschaftlichen Bereich. …

Straf- und Bußgeldvorschriften

Wer gegen das Infektionsschutzgesetz verstößt, muss mit drastischen Strafen rechnen:

- Wird vorsätzlich oder fahrlässig eine Meldung, zu der er verpflichtet ist, nicht, nicht richtig, nicht vollständig oder nicht rechtzeitig gemacht, so kann dies mit einer Geldbuße bis 25.000 Euro geahndet werden (§ 73 IfSG).
- Wer vorsätzlich gegen das Infektionsschutzgesetz verstößt und dadurch einen der in den § 6 oder § 7 genannten Krankheitserreger verbreitet, wird mit Freiheitsstrafe bis zu 5 Jahren oder mit Geldstrafe bestraft (§ 74 IfSG).
- Wer ohne eine Erlaubnis nach § 44 Krankheitserreger verbringt, aufbewahrt, abgibt oder mit ihnen arbeitet, wird mit Freiheitsstrafe bis zu zwei Jahren oder mit Geldstrafe bestraft (§ 75 IfSG).

1.2.2 Arzneimittelgesetz (AMG)

Sie können den aktuellen Gesetzestext des AMG im Originaltext hier nachlesen: www.gesetze-im-internet.de/lang/amg. Aufgrund des AMG darf der Heilpraktiker keine verschreibungspflichtigen Medikamente verordnen. Bitte beachten Sie, dass es im juristischen Sinne nur eine Verschreibungspflicht gibt und keine „Rezeptpflicht“. Ein Heilpraktiker hat das Recht ein Rezept auszustellen, aber keine Verpflichtung dazu. Oft werden jedoch fälschlicherweise die Begriffe Verschreibungspflicht und Rezeptpflicht gleichgesetzt.

Der Heilpraktiker darf verordnen:

- Freiverkäufliche Arzneimittel (z. B. Pfefferminz- oder Lindenblütentee)
- Apothekenpflichtige Medikamente, d. h. Medikamente, die nur über Apotheken abgegeben werden dürfen

Diese freiverkäuflichen und apothekenpflichtigen Medikamente darf der Heilpraktiker direkt am Patienten anwenden und er darf sie an ihn abgeben (z. B. wenn er von einem Pharmavertreter „Musterpräparate“ bekommen hat). Damit kann der Heilpraktiker nur solche Medikamente verordnen, die sich der Patient auch selbst ohne ärztliche Verschreibung besorgen könnte.

Wenn Sie wissen möchten, ob ein bestimmtes Medikament verschreibungspflichtig ist, nutzen Sie dazu Nachschlagewerke, wie z. B. die Rote Liste (das verbreitetste Nachschlagewerk), das in einer Online-Version zur Verfügung steht. Sie sollten sich mit dem Aufbau dieses Werks vertraut machen, sodass Sie in der Lage sind, dort Präparate bzw. Substanzen nachzuschlagen. Die Online-Version finden Sie unter https://www.rote-liste.de. Beachten Sie aber, dass nicht alle Arzneimittel in der Roten Liste aufgelistet sind, sondern dass es noch weitere Nachschlagewerke gibt, wie z. B. die Gelbe Liste Pharmaindex und die Präparateliste Naturheilkunde.

Gerade in Letzterem finden Sie pflanzliche bzw. homöopathische Medikamente von vielen kleinen Firmen, die gerade für Heilpraktiker interessant sind. Der Eintrag in die Rote Liste muss von den Firmen selbst finanziert werden. Er ist so teuer, dass sich viele kleinere Firmen die Einträge gar nicht leisten können.

Außer den freiverkäuflichen und apothekenpflichtigen Medikamenten darf der Heilpraktiker selbst hergestellte Arzneimittel, die keiner Herstellererlaubnis bedürfen (z. B. Eigenurinpräparate) am Patienten anwenden, soweit er deren Herstellung vorab bei der zuständigen Gesundheitsbehörde angezeigt hat (s. u.).

Melden von selbst hergestellten Arzneimitteln

Wenn man als Heilpraktiker Arzneimittel selbst herstellen möchte, weil man z. B. Einenurintherapie durchführen möchte, muss man das bei der zuständigen Gesundheitsbehörde anzeigen. Dabei sind der verantwortliche Hersteller (in diesem Fall der Heilpraktiker), was hergestellt wird, z. B. Eigenurin, und die Zusammensetzung (wenn evtl. dem Eigenurin noch etwas zugesetzt wird) anzuzeigen (§ 67 AMG). Es genügt ein formloses Schreiben.

Beispiel einer Meldung.

> An die Gesundheitsbehörde
> Straße und Ort
>
> Hiermit setze ich Sie in Kenntnis, dass ich in meiner Praxis, die ich am … eröffnen werde (bzw. eröffnet habe), die Eigenurintherapie durchführe.
> Dabei gehe ich folgendermaßen vor …
>
> Verantwortlich für diese Herstellung ist:
> Angabe Ihres Vor- und Zunamens, des Geburtsdatums und die Anschrift des Praxissitzes.
> Außerdem müssen Sie diesem Schreiben eine (ggf. beglaubigte) Kopie der Zulassung Ihrer Heilpraktikererlaubnis beilegen.
>
> Mit freundlichen Grüßen
> (Unterschrift)

Arzneimittelherstellung

Grundsätzlich gilt:

- Wer Arzneimittel herstellen will, benötigt hierfür grundsätzlich eine Herstellungserlaubnis. Keine Herstellungserlaubnis bedürfen Arzneimittel, die ein Arzt oder Heilpraktiker zum Zweck der persönlichen und unmittelbaren Anwendung bei einem bestimmten Patienten herstellen, sofern es sich nicht um erlaubnispflichtige Arzneimittel handelt (z. B. verschreibungspflichtige). Die Zubereitung derartiger Arzneimittel muss der zuständigen Gesundheitsbehörde vorab angezeigt werden (s. auch vorstehend).
  Arzneimittel dürfen in Deutschland nur hergestellt werden, wenn sie in Deutschland zugelassen sind. Diese Zulassung erhalten sie nur, wenn die Wirksamkeit und gesundheitliche Unbedenklichkeit z. B. durch Tierversuche, klinische Tests oder ähnlichem nachgewiesen wurde.
- Sonderregelung für:
  - Homöopathische Arzneimittel (§§ 38 und 39 AMG)
  - Traditionelle pflanzliche Arzneimittel (§§ 39a und 39b AMG)

  In diesen beiden Fällen gibt es eine erleichtere Zulassung, ohne einen Sicherheitstest und ohne Wirksamkeitsnachweise durch klinische Versuche. Dabei handelt es sich lediglich um eine Registrierung.

Wichtig: Ein homöopathisches Arzneimittel, das mit bestimmten Krankheitsindikationen wirbt, benötigt eine *vollständige* Arzneimittel*zulassung*.

Aufgrund des § 38 AMG müssen homöopathische Arzneimittel nicht das aufwendige Zulassungsverfahren durchlaufen, wie es für allopathische Arzneimittel vorgeschrieben ist, sondern sie müssen lediglich registriert werden, d. h., sie müssen in ein amtliches Verzeichnis eingetragen werden.

Bei einer Registrierung muss kein Wirksamkeitsnachweis vorgelegt werden. Deshalb dürfen diese Medikamente auch nicht mit bestimmten Indikationen werben. Aus diesem Grund finden Sie im Beipackzettel homöopathischer Arzneimittel keine Indikationen aufgelistet. Dies bedeutet allerdings für homöopathische Mittel keinen Nachteil, da hier nicht bestimmte Mittel gegen bestimmte Krankheiten eingesetzt werden, sondern das Mittelbild als Ganzes passen muss.

In neuerer Zeit hat das Arzneimittelgesetz die Änderung gebracht, dass auch ein indirekter Verweis auf den Einsatz des Medikaments über den Namen nicht statthaft ist. So darf sich ein homöopathisches Mittel beispielsweise nicht „Lebermittel" nennen, weil dadurch der Eindruck vermittelt werden könnte, dass eine nachgewiesene Wirkung dieses Mittels auf die Leberarbeit bestünde.

Möchten Sie in Ihrer späteren Heilpraxis mit homöopathischen Komplexmitteln arbeiten, ist es sinnvoll, sich mit entsprechenden Firmen in Verbindung zu setzen und deren Rezeptierbücher für Therapeuten anzufordern. In diesen Rezeptierbüchern finden Sie die Medikamente dieser Firmen aufgelistet mit den entsprechenden Indikationen, bei denen diese Mittel eingesetzt werden können. Eine solche Information ausschließlich für Therapeuten ist statthaft. Um sich zu informieren, welche Firmen, die homöopathische und pflanzliche Mittel anbieten, für Sie interessant sind, ist es sinnvoll, an Heilpraktikertagungen teilzunehmen. Diesen ist meist eine große Fachausstellung angeschlossen, die (angehende) Heilpraktiker über ihre Produkte informieren.

Traditionelle pflanzliche Arzneimittel. Eine vergleichbare Sonderregelung gibt es auch für traditionelle pflanzliche (Fertig-)Arzneimittel, die ebenfalls nicht zugelassen, sondern nur registriert werden müssen. Zur Registrierung reicht es aus, wenn nachgewiesen wird, z. B. durch Berichte oder Literatur, dass das Arzneimittel mindestens seit 30

Jahren medizinisch verwendet wird, bei sachgemäßer Anwendung unschädlich ist und die Anwendung aufgrund der langjährigen Erfahrung wirksam ist (§§ 39a, b AMG).

Auswirkungen für Heilpraktiker Der Heilpraktiker darf keine Arzneimittel zum Verkauf herstellen oder selbst hergestellte Arzneimittel an andere abgeben. Das bedeutet, Sie dürfen z. B. keine selbst gesammelten Arzneipflanzen entgeltlich oder unentgeltlich an Patienten abgeben. So ist es auch nicht statthaft, dass Sie Heilkräuter, die Sie in Ihrem eigenen Garten herangezogen haben, benutzen, um einen Tee herzustellen, den Sie dem Patienten zu Heilzwecken mitgeben. Dies soll den Patienten vor Schäden schützen wie beispielsweise, dass der Therapeut Bärlauch- mit Maiglöckchenblättern verwechselt, oder dass er in einer Rezeptur unverträgliche Bestandteile miteinander mischt.

Dagegen ist es *nicht* verboten, ein selbst hergestelltes Arzneimittel unmittelbar am Patienten anzuwenden, wie es Heilpraktiker z. B. bei der Eigenurintherapie durchführen.

Bedenken Sie, dass Sie die Herstellung derartiger Arzneimittel vorab der zuständigen Gesundheitsbehörde anzeigen müssen (s. vorstehend).

Rechtliche Situation der Bachblüten

Die Bachblütentherapie wurde von Edward Bach, einem walisischen Arzt (1886–1936) entwickelt. Bach fand heraus, dass bei Erkrankungen bestimmte negative Seelenzustände eine Rolle spielen. Solche negativen Seelenzustände können z. B. Angst, Ungeduld, Mutlosigkeit oder Habsucht sein. Bach fand 38 Blüten, mit denen er diese negativen Seelenzustände therapieren konnte.

Über die rechtliche Situation der Bachblüten herrscht häufig Unklarheit. Nach der derzeitigen Rechtsansicht gelten Bachblüten nicht als Medikament, sondern als Lebensmittel (Nahrungsmittelergänzung). Deshalb fallen die Bachblüten nicht unter das Arzneimittelgesetz (AMG) und es wird zu ihrer Herstellung keine Erlaubnis benötigt.

Wichtig für den Heilpraktiker Da Bachblüten *kein* Medikament sind, darf mit ihnen nicht „therapiert“ werden, da sie als Nicht-Medikament keine nachgewiesene therapeutische Wirkung haben. Allerdings ist eine behandlungsbegleitende Unterstützung durch Bachblüten oder eine entsprechende Empfehlung möglich.

Notfallpaket für Heilpraktiker

Wenn Heilpraktiker Neuraltherapie durchführen, so können sie unter Vorlage ihrer „Erlaubnis zur berufsmäßigen Ausübung der Heilkunde ohne Bestallung“ und des Personalausweises sowie unter Nennung des Anwendungszweckes (für die Notfallbehandlung schwerer anaphylaktischer Reaktionen nach Neuraltherapie), die dafür notwendigen Arzneimittel (nur) persönlich in der Apotheke erwerben.

Dazu wurden ausdrücklich aus der Verschreibungspflicht entnommen:

- Dexamethasondihydrogenphosphat zur einmaligen parenteralen Anwendung in wässriger Lösung in Ampullen/Fertigspritzen mit 40 mg Wirkstoff und bis zu maximal 3 Packungseinheiten (entsprechend 120 mg Wirkstoff)
- Epinephrin-Autoinjektoren in Packungsgrößen von einer Einheit zur einmaligen parenteralen Anwendung für die Notfallbehandlung schwerer anaphylaktischer Reaktionen beim Menschen nach Neuraltherapie bis zum Eintreffen des Rettungsdienstes.

Diese beiden Medikamente können Sie aus der Apotheke beziehen. Allerdings können Sie dies nur persönlich und unter Vorlage Ihrer Heilpraktikererlaubnis, des Personalausweises und durch Nennung des Anwendungszwecks, das ist die Notfallbehandlung schwerer anaphylaktischer Reaktionen nach Neuraltherapie.

Homöopathische Aufbereitung

Bei einem homöopathischen Mittel D_4 handelt es sich um ein stufenweise verdünntes Mittel mit zwischengeschalteter Verschüttelung bzw. Verreibung. Die Verschüttelung bzw. Verreibung macht die spezifische homöopathische Wirkung des Arzneimittels aus.

Bei der Verdünnung unterscheidet man:

- Dezimalpotenzen (1:10)
- Zentesimalpotenzen (1:100)
- LM-Potenzen (1:50.000)

Die Anzahl der Potenzierungsschritte wird in der Zahl hinter der Potenzierungsart ausgedruckt. So ist z. B. die D_4 viermal 1:10 potenziert, d. h. sie wurde viermal hintereinander 1:10 verdünnt und verschüttelt. Mit Verschüttelung meint man, dass sie in jeder Stufe der Potenzierung durch 10 kräftige, abwärts geführte Schüttelschläge gemischt wurde.

MERKE

Verschreibungspflicht: Ab D_4 ist die Verschreibungspflicht aufgehoben.
Betäubungsmittelgesetz: Die homöopathische Aufbereitung hebt die Verbote nach dem Betäubungsmittelgesetz grundsätzlich **nicht** auf. **Ausnahme:** Opium ab D6, Schlafmohn ab D_4

Angenommen, Sie möchten Fingerhut (Digitalis) einem Patienten mit Herzmuskelschwäche verordnen: Dies können Sie nicht, da Digitalis unter die Verschreibungspflicht fällt. Sie können allerdings Digitalis in der homöopathischen Aufbereitung ab der D_4 verordnen. Grundsätzlich gilt, dass die homöopathische Aufbereitung der D_4 die Verschreibungspflicht aufhebt. Dies gilt allerdings nicht für Substanzen, die unter das Betäubungsmittelgesetz fallen (➤ Kap. 1.2.4).

1.2.3 Verordnung über die Verschreibungspflicht von Arzneimitteln (AMVV)

Den aktuellen Originaltext dieser Verordnung finden Sie unter: www.gesetze-im-internet.de/amvv/AMVV.pdf.

Die für Heilpraktiker wichtigen Regelungen dieser Verordnung stehen in den §§1 und 6 AMVV.

§ 1 stellt klar, dass verschreibungspflichtige Arzneimittel nur aufgrund einer ärztlichen, zahn- oder tierärztlichen Verschreibung abgegeben werden dürfen.

Nach § 5 ist diese Verschreibungspflicht für homöopathische Heilmittel dann aufgehoben, wenn alle darin enthaltenen verschreibungspflichtigen Bestandteile mindestens in der Potenzierung D_4 vorliegen. Ist die Verschreibungspflicht aufgehoben, kann dieses Heilmittel auch von Heilpraktikern verordnet werden.

Wichtig: Diese D_4-Ausnahmeregel gilt nicht für Stoffe, die unter das Betäubungsmittelrecht fallen (siehe Anmerkungen in ➤ Kap. 1.2.4).

1.2.4 Betäubungsmittelgesetz (BtMG)

Unter das BtMG fallen Substanzen wie Opium, Morphium und Kokain. Sollten Sie wissentlich oder irrtümlich ein Medikament verordnen, das unter das Betäubungsmittelgesetz fällt, machen Sie sich strafbar. Dies stellt einen wichtigen Unterschied zum Arzneimittelgesetz dar: Wenn Sie irrtümlich ein Medikament verordnen, das lediglich unter die Verschreibungspflicht fällt, so ist es in erster Linie Sache des Apothekers darauf zu achten, dass er dieses Medikament nicht abgibt. Hingegen ist bei Mitteln, die unter das BtMG fallen bereits der Versuch einer Verordnung unter Strafandrohung gestellt.

Den jeweils aktuellen und vollständigen Text des BtMG finden Sie unter: www.gesetze-im-internet.de/btmg_1981/BtMG.pdf.

Das BtMG (in der Fassung vom 01.03.1994, zuletzt geändert am 01.04.2024) sagt hierzu:

§

Gesetz über den Verkehr mit Betäubungsmitteln

(Betäubungsmittelgesetz BtMG)

§ 13 Verschreibung und Abgabe auf Verschreibung

(1) Die in Anlage III bezeichneten Betäubungsmittel dürfen nur von Ärzten, Zahnärzten und Tierärzten und nur dann verschrieben oder im Rahmen einer ärztlichen, zahnärztlichen oder tierärztlichen Behandlung einschließlich der ärztlichen Behandlung einer Betäubungsmittelabhängigkeit verabreicht oder einem anderen zum unmittelbaren Verbrauch oder nach Absatz 1a Satz 1 überlassen werden, wenn ihre Anwendung am oder im menschlichen oder tierischen Körper begründet ist.

§ 29 Straftaten

(1) Mit Freiheitsstrafe bis zu 5 Jahren oder mit Geldstrafe wird bestraft, wer

1. Betäubungsmittel unerlaubt anbaut, herstellt, mit ihnen Handel treibt, sie, ohne Handel zu treiben, einführt, ausführt, veräußert, abgibt, sonst in Verkehr bringt, erwirbt oder sich in sonstiger Weise verschafft …

6. entgegen § 13 Abs. 1 Betäubungsmittel
   a) verschreibt,
   b) verabreicht oder zum unmittelbaren Verbrauch überlässt …

Grundsätzlich können Substanzen, die unter das BtMG fallen, auch **nicht** in einer **homöopathischen** Aufbereitung vom Heilpraktiker verordnet werden. Eine Ausnahme bilden lediglich Opium und Schlafmohn. Opium kann ab der D_6 und Schlafmohn ab der D_4 verordnet werden.

Im Zweifelsfalle wird sich der Heilpraktiker anhand der „Roten Liste“ und der „Gelben Liste Pharmindex“ informieren. Medikamente, die unter das BtMG fallen, sind dort mit Btm gekennzeichnet.

1.2.5 Gesetz über die Ausübung der Zahnheilkunde (ZHG)

Den aktuellen und vollständigen Originalgesetzestext des ZHG finden Sie unter: www.gesetze-im-internet.de/zhg/ZHG.pdf.

Aufgrund des Gesetzes über die Ausübung der Zahnheilkunde ist es dem Heilpraktiker verboten, die Zähne, den Mund und den Kiefer zu untersuchen und zu behandeln.

Das Gesetz über die Zahnheilkunde (in der Fassung vom 16.04.1987, zuletzt geändert am 19.05.2020, S. 1018) sagt hierzu Folgendes:

§

Gesetz über die Ausübung der Zahnheilkunde

§ 1

(1) Wer im Geltungsbereich dieses Gesetzes die Zahnheilkunde dauernd ausüben will, bedarf einer Approbation als Zahnarzt nach Maßgabe dieses Gesetzes. …

(2) Ausübung der Zahnheilkunde ist die berufsmäßige, auf zahnärztlich wissenschaftliche Erkenntnisse gegründete Feststellung und Behandlung von Zahn-, Mund- und Kieferkrankheiten. Als Krankheit ist jede von der Norm abweichende Erscheinung im Bereich der Zähne, des Mundes und der Kiefer anzusehen, einschließlich der Anomalien der Zahnstellung und des Fehlens von Zähnen …

§ 18

Mit Freiheitsstrafe bis zu einem Jahr oder mit Geldstrafe wird bestraft, … wer die Zahnheilkunde ausübt, ohne eine Approbation als Zahnarzt zu besitzen…

Leider definiert das Gesetz den Begriff „Mund“ nicht näher. Vermutlich ist damit die Mundhöhle (Cavitas oris) gemeint. Anatomisch versteht man unter Mundhöhle im engeren Sinn den Raum, der innerhalb der vier Zahnbögen liegt. Dieser wird nach hinten durch eine gedachte Linie begrenzt, die sich zwischen den letzten Backenzähnen erstreckt. Im weiteren Sinne zählt man zur Mundhöhle noch den Vorhof des Mundes, also den Bereich zwischen Wangen und Lippen einerseits und den Zähnen andererseits.

Damit ist es dem Heilpraktiker nicht nur verboten, Zahn- und Kieferkrankheiten zu behandeln, sondern auch Erkrankungen der Mundhöhle, wie z. B. Aphthen oder Mundsoor.

1.2.6 Hebammengesetz (HebG)

Aufgrund des Hebammengesetzes ist es dem Heilpraktiker untersagt, Geburtshilfe zu leisten. Außerdem ist es ihm verboten die Mutter während des Wochenbettverlaufs (Puerperium) zu betreuen. Unter dem Wochenbett versteht man den Zeitraum von der Entbindung bis zur Rückbildung der Schwangerschafts- und Geburtsveränderungen bei der Mutter. Dies sind in der Regel 6–8 Wochen. Die ersten sieben Tage des Wochenbettes werden als Frühwochenbett bezeichnet.

Den aktuellen und vollständigen Originalgesetzestext finden Sie unter: https://www.gesetze-im-internet.de/hebg_2020/.

Das Hebammengesetz (in der Fassung vom 22.11.2019, zuletzt geändert am 24.02.2021) sagt hierzu Folgendes:

§

§ 4 Geburtshilfe als vorbehaltene Tätigkeiten

(1) Zur Leistung von Geburtshilfe sind, außer Ärztinnen und Ärzten, nur Personen mit einer Erlaubnis nach diesem Gesetz berechtigt. Dies gilt nicht für Notfälle.

(3) Geburtshilfe umfasst

1. die Überwachung des **Geburtsvorgangs von Beginn der Wehen** an,
2. die Hilfe bei der **Geburt** und
3. die Überwachung des **Wochenbettverlaufs.**

1.2.7 HWG und UWG

Heilmittelwerbegesetz und Gesetz gegen den unlauteren Wettbewerb

Heilmittelwerbegesetz (HWG)

Den aktuellen und vollständigen Originalgesetzestext des HWG finden Sie unter: www.gesetze-im-internet.de/heilmwerbg/HWG.pdf.

Nachstehend finden Sie eine Zusammenstellung der Sachverhalte, die für Heilpraktiker wichtig sind.

Das Heilmittelwerbegesetz (in der Fassung vom 19.10.1994, zuletzt geändert am 19.07.2023) bringt für den Heilpraktiker und andere Personen, die in Heilberufen tätig sind, folgende Einschränkungen für werbende Aussagen über Medizinprodukte und andere Mittel, Verfahren, Behandlungen und Gegenstände, soweit sich die Werbeaussage auf die Erkennung, Beseitigung oder Linderung von Krankheiten, Leiden, Körperschäden oder krankhaften Beschwerden bei Mensch oder Tier bezieht sowie operative plastisch-chirurgische Eingriffe, soweit sich die Werbeaussage auf die Veränderung des menschlichen Körpers ohne medizinische Notwendigkeit bezieht.

Grundsätzlich gilt für Werbung auf dem Gebiet des Gesundheitsschutzes, dass Werbeaussagen nur zulässig sind, wenn sie nicht irreführend sind, d. h. gesicherten wissenschaftlichen Erkenntnissen entsprechen.

Werbung im Sinne des HWG sind alle öffentlich zugänglichen „Werbeträger", wie z. B. das Praxisschild, die Homepage, Annoncen und Flyer.

Keine Werbung dagegen ist ein therapeutisches Beratungsgespräch zwischen dem Therapeuten und dem Patient.

Die für Heilpraktiker relevanten Ge- und Verbote des HWG betreffen Aussagen und Darstellungen über von Ihm angebotene Heilkundeverfahren und Behandlungsmethoden. Diese sind in §§ 3, 9, und 12 aufgeführt.

§ 3 HWG

Zusammengefasste Sachverhalte, die für Heilpraktiker relevant sind.

- Unzulässig ist eine irreführende Werbung für Arzneimittel und Heilverfahren.
- Unzulässig ist es, mit Heilungsversprechen zu werben oder zu suggerieren, dass die Heilbehandlung ohne schädliche Nebenwirkungen erfolgen kann.
- Außerhalb von Fachkreisen darf für die Erkennung, Behandlung oder Linderung nicht geworben werden
  - mit der Wiedergabe von Krankengeschichten, sofern diese missbräuchlich, abstoßend oder irreführend sind,
  - bei homöopathischen Arzneimitteln mit der Angabe von Anwendungsgebieten,
  - gegen nach dem IfSG meldepflichtige Krankheiten,
  - gegen bösartige Neubildungen (Krebs),
  - gegen Suchtkrankheiten (außer Nikotinabhängigkeit),

gegen krankhafte Komplikationen bei Schwangerschaft, Entbindung und Wochenbett.

§ 9 HWG

Für die Werbung für Fernbehandlungen gilt Folgendes:

§

§ 9 HWG

Unzulässig ist eine Werbung für die Erkennung oder Behandlung von Krankheiten, Leiden, Körperschäden oder krankhaften Beschwerden, die nicht auf eigener Wahrnehmung an dem zu behandelnden Menschen oder Tier beruht (Fernbehandlung).
Satz 1 ist nicht anzuwenden auf die Werbung für Fernbehandlungen, die unter Verwendung von Kommunikationsmedien erfolgen, wenn nach allgemein anerkannten fachlichen Standards ein persönlicher ärztlicher Kontakt mit dem zu behandelnden Menschen nicht erforderlich ist.

Einige aktuelle Beispiele für unzulässige Werbung

- Eine Werbung für die Anwendung von Bioresonanzgeräten ist grundsätzlich nicht statthaft.
- Eine Werbung für Fernbehandlung ist zwar grundsätzlich unzulässig, darf jedoch vorgenommen werden, wenn diese in schulmedizinischen Ausnahmefällen allgemein akzeptiert wird. Ein solcher Fall ist z. B. gegeben, wenn ein Patient schon persönlich untersucht und somit eine Anamnese erhoben wurde und es dann um die Fortsetzung einer bereits eingeleiteten Behandlung geht.
- Werbung für Behandlungsverbote mit Aussagen zur Erfolgsquoten, die nicht wissenschaftlich belegbar sind, wie z. B. Raucherentwöhnung oder Gewichtsreduzierung mittels Hypnose mit einer Erfolgsquote von 80 %.
- Werbung mit Dank-, Anerkennungs- und Empfehlungsschreiben für bestimmte Heilmittel/Heilmethoden
- Aufgrund des Gesetzes gegen den unlauteren Wettbewerb ist es dem Heilpraktiker verboten, wie allen anderen beruflich tätigen Personen auch: gegen die guten Sitten zu verstoßen und irreführende Angaben zu machen.

Gesetz gegen den unlauteren Wettbewerb (UWG)

In der Fassung vom 03.03.2010, zuletzt geändert am 6.5.2024, BGBl. I, S. 149

Den aktuellen und vollständigen Originalgesetzestext des UWG finden Sie unter: www.gesetze-im-internet.de/uwg_2004/UWG.pdf

Nachstehend finden Sie eine Zusammenstellung der für Heilpraktiker wichtigen Sachverhalte.

§

§ 1 Zweck des Gesetzes

Dieses Gesetz dient dem Schutz der Mitbewerber, der Verbraucherinnen und Verbraucher sowie der sonstigen Marktteilnehmer vor unlauteren geschäftlichen Handlungen. Es schützt zugleich das Interesse der Allgemeinheit an einem unverfälschten Wettbewerb. …

§ 3 Verbot unlauterer geschäftlicher Handlungen

(1) Unlautere geschäftliche Handlungen sind unzulässig.
(2) Geschäftliche Handlungen, die sich an Verbraucher richten oder diese erreichen, sind unlauter, wenn sie nicht der unternehmerischen Sorgfalt entsprechen und dazu geeignet sind, das wirtschaftliche Verhalten des Verbrauchers wesentlich zu beeinflussen.
(3) Die im Anhang dieses Gesetzes aufgeführten geschäftlichen Handlungen gegenüber Verbrauchern sind stets unzulässig.

§ 13 Abmahnung; Unterlassungsverpflichtung; Haftung

(1) Die zur Geltendmachung eines Unterlassungsanspruchs Berechtigten sollen den Schuldner vor der Einleitung eines gerichtlichen Verfahrens abmahnen und ihm Gelegenheit geben, den Streit durch Abgabe einer mit einer angemessenen Vertragsstrafe bewehrten Unterlassungs-verpflichtung beizulegen. …
(3) Soweit die Abmahnung berechtigt ist und den Anforderungen des Absatzes 2 entspricht, kann

der Abmahnende vom Abgemahnten Ersatz der erforderlichen Aufwendungen verlangen.
Anhang (zu § 3 Absatz 3). Unzulässige geschäftliche Handlungen im Sinne des § 3 Absatz 3 sind …
17. die unwahre Angabe, eine Ware oder Dienstleistung könne Krankheiten, Funktionsstörungen oder Missbildungen heilen; …

Hinweis: Wer mit derartigen „Heilungspotenzialen" wirbt, muss diese – z. B. bei Abmahnungen – auch evidenzbasiert (d. h. mit naturwissenschaftlichen Gutachten) beweisen können.

1.2.8 Untersuchungen und Blutproben bei strafbaren Handlungen

Grundsätzlich dürfen Untersuchungen und Blutproben im Rahmen eines Ermittlungsverfahrens, das der Aufklärung strafbarer Handlungen vor Gericht dient, nur von Ärzten vorgenommen werden.

Den aktuellen Originalgesetzestext der Strafprozessordnung finden Sie unter: www.gesetze-im-internet.de/ststoppStPO.pdf

§

Strafprozessordnung (StPO)

§ 81 a Körperliche Untersuchung des Beschuldigten; Zulässigkeit körperlicher Eingriffe

(1) Eine körperliche Untersuchung des Beschuldigten darf zur Feststellung von Tatsachen angeordnet werden, die für das Verfahren von Bedeutung sind. Zu diesem Zwecke sind Entnahmen von Blutproben und andere körperliche Eingriffe, die von einem Arzt nach den Regeln der ärztlichen Kunst zu Untersuchungszwecken vorgenommen werden, ohne Einwilligung des Beschuldigten zulässig, wenn kein Nachteil für seine Gesundheit zu befürchten ist.

§ 81 c Untersuchung anderer Personen

(2) Bei anderen Personen als Beschuldigten sind Untersuchungen zur Feststellung der Abstammung und die Entnahme von Blutproben ohne Einwilligung des zu Untersuchenden zulässig, wenn kein Nachteil für seine Gesundheit zu befürchten und die Maßnahme zur Erforschung der Wahrheit unerlässlich ist. Die Untersuchungen und die Entnahme von Blutproben dürfen stets nur von einem Arzt vorgenommen werden.

1.2.9 Leichen- und Bestattungswesen

Aufgrund des Bestattungsrechtes dürfen die Leichenschau und die Ausstellung der Totenscheine nur vom Arzt vorgenommen werden. Unter einer *gerichtlichen* Leichenschau versteht man, dass die Leiche von außen besichtigt wird. Diese Besichtigung nimmt die Staatsanwaltschaft oder der Richter vor. Normalerweise ist ein Arzt zugegen. Sie darf jedoch auch ohne Arzt durchgeführt werden, wenn es nicht um medizinische Fragestellungen geht. Dagegen wird bei einer gerichtlichen Leichenöffnung die Leiche obduziert, d. h. die Leiche wird nach bestimmten Richtlinien aufgeschnitten, um die Todesursache zu klären. Dafür ist die Beteiligung von zwei Ärzten vorgeschrieben.
Dem Heilpraktiker ist es verboten:
- eine Leichenschau durchzuführen,
- einen Totenschein auszustellen.

Bestattungsgesetze sind Ländergesetze. Beispielhaft finden Sie das baden-württembergische Bestattungsgesetz unter: www.landesrecht-bw.de.

Hier ein Textauszug aus dem aktuellen Baden-Württembergischen Bestattungsgesetz:

§

§ 20 Leichenschaupflicht

(1) Verstorbene und tot geborene Kinder sind zur Feststellung des Todes, des Todeszeitpunktes, der Todesart und der Todesursache von einer Ärztin oder einem Arzt zu untersuchen (Leichenschau).
(2) Jede niedergelassene Ärztin oder jeder niedergelassene Arzt ist verpflichtet, die Leichenschau auf Verlangen vorzunehmen. …

1

§ 22 Vornahme der Leichenschau

(2) Die Ärztin oder der Arzt hat unverzüglich eine Todesbescheinigung (nicht vertraulicher und vertraulicher Teil) auszustellen, wenn sichere Zeichen des Todes festgestellt wurden. …

Eine Leiche darf erst bestattet werden, wenn dem Standesamt eine Todesbescheinigung des Arztes vorgelegt wurde, sodass der Standesbeamte daraufhin die Eintragung des Sterbefalls vornehmen kann.

1.2.10 Strahlenschutzverordnung (StrlSchV)

Aufgrund der Strahlenschutzverordnung (als Nachfolgerin der früheren Röntgenverordnung) vom 29.11.2018, zuletzt geändert am 08.10.2021, gibt es für Sie als Heilpraktiker keine Möglichkeit, eine Erlaubnis zum Röntgen zu erhalten (§ 49 StrlSchV).

Den aktuellen und vollständigen Originalgesetzestext der StrlSchV finden Sie unter: www.gesetze-im-internet.de/strlschv_2018/BJNR203600018.html.

1.2.11 Zusammenarbeit zwischen Ärzten und Heilpraktikern

Bei einer Zusammenarbeit zwischen Ärzten und Heilpraktikern muss man zwischen einer Kooperation (A) und anderen Formen der Zusammenarbeit (B) unterscheiden:

(A) Kooperation von Ärzten und Heilpraktikern

Nach § 23 b der Musterberufsordnung für Ärzte, die von allen Länder-Berufsordnungen für Ärzte weitestgehend übernommen wurde, dürfen Ärzte nur mit folgenden Partnern eine medizinische Kooperationsgemeinschaft eingehen:

1. andere akademische Heilberufe im Gesundheitswesen,
2. staatliche Ausbildungsberufe im Gesundheitswesen,
3. andere Naturwissenschaften und
4. Angehörige sozialpädagogischer Berufe.

Hierzu gehören Heilpraktiker nicht, sodass Kooperationsgemeinschaften von Ärzten und HPs für Ärzte nicht zulässig sind.

(B) Andere Formen der Zusammenarbeit zwischen Ärzten und Heilpraktiker, die zulässig sind

1. Zulässig ist eine Praxisgemeinschaft zwischen Ärzten und HPs, d. h. eine Organisationsgemeinschaft mehrerer selbstständiger Freiberufler, die sich darauf beschränkt, dass sie die Einrichtungen in einer Praxis gemeinsam nutzen, z. B. gemeinsamer Empfangsbereich, gemeinsame Warte- und Sanitärräume gemeinsame Behandlungszimmer, gemeinsame technische Einrichtungen, gemeinsames Personal usw. Hierbei sind stets die jeweiligen rechtlichen Anforderungen an die Berufsausübungen (Datenschutz, Persönlichkeitsschutz, Zeugnisverweigerungsrecht, Verschwiegenheit etc.) sicherzustellen.
2. Möglich ist auch eine arbeitsvertragliche Einbeziehung eines HP in eine Arztpraxis, d. h., ein HP wird von einem Arzt eingestellt. Zwar sind Ärzte durch den Behandlungsvertrag grundsätzlich verpflichtet, ihre Dienstleistungen am Patienten persönlich zu erbringen. Gewisse Einzeldienstleistungen kann der Arzt jedoch an qualifiziertes, nichtärztliches Personal delegieren, d. h. unter seiner Aufsicht und Verantwortung durchführen lassen, wenn diese Einzeltätigkeit nicht speziell dem Arzt eigene Kenntnisse und Kunstfertigkeiten voraussetzt.
   Nicht delegierbar sind z. B. Anamnese, Indikationsstellung, Untersuchung des Patienten, Diagnosestellung, Aufklärung und Beratung, Entscheidung über die Therapie und Durchführung invasiver Therapien und operative Eingriffe.
   Delegierbare Leistungen hat die Kassenärztliche Bundesvereinigung einen Beispielskatalog als Anhang zu Anlage 24 des BMV-Ä (Bundesmanteltarifvertrag-Ärzte) entwickelt, der als Richtlinie herangezogen werden kann.
   Dies können Sie nachlesen unter: www.kbv.de/medie/sp/24_Delegation.pdf.

3. Schließlich gibt es noch die Möglichkeit, dass Arzt und HP als jeweils selbstständig agierende Therapeuten dem Patienten empfehlen, gewisse Therapieteile von einem getrennten Arzt und andere von einem HP durchführen zu lassen. Soweit der Patient damit einverstanden ist, können die Einzeltherapieergebnisse zwischen dem behandelnden Arzt und dem HP ausgetauscht werden.

1.2.12 Gutachterliche Tätigkeit

Heilpraktiker sind für die Begutachtung medizinischer Sachverhalte, die im *öffentlichen* Interesse liegen *nicht* zugelassen, da für Heilpraktiker kein Befähigungsnachweis vorliegt. Man geht von einem fehlenden Befähigungsnachweis aus, weil die Berufsausbildung des Heilpraktikers nicht gesetzlich geregelt ist.

Grundsätzlich könnte jedoch ein Heilpraktiker in einem Gerichtsverfahren als Gutachter auftreten, wenn es um bestimmte Heilpraktikerfragen geht. Geht es allerdings um Belange, die nicht von Allgemeininteresse sind, sondern die im *privatrechtlichen* Bereich liegen, so hat jeder die Freiheit, sich den Sachverständigen/Gutachter auszusuchen, den er möchte. Wichtige Voraussetzung der Beiziehung eines Sachverständigen zur Erstellung eines Gutachtens ist, dass er tatsächlich qualifiziert, d.h. sachverständig, unabhängig und objektiv ist. Fehlt eine dieser Voraussetzungen, hat das „Gutachten" keinen Beweiswert.

1.2.13 Der Heilpraktiker und die Unterbringung psychisch Kranker

Nach öffentlichem Recht (Unterbringungsrecht) ist eine Unterbringung eines psychisch kranken Menschen in einer psychiatrischen Klinik möglich, wenn von ihm eine akute Gefahr für die öffentliche Sicherheit und Ordnung und/oder für das Leben oder die Gesundheit für ihn selbst oder für andere Menschen ausgeht. Bei einer solchen Unterbringung handelt es sich um einen staatlich angeordneten Freiheitsentzug ohne Strafcharakter.

Die Vorschriften über eine solche Unterbringung sind in den einzelnen Bundesländern unterschiedlich geregelt und werden auch unterschiedlich benannt, oft als „Psychisch-Kranken-Gesetz". Erkundigen Sie sich daher für die in Ihrem Bundesland gültigen Bestimmungen. In den wesentlichen Punkten stimmen sie aber überein. So darf eine solche Unterbringung in der Regel nur einige Wochen dauern.

Für die Unterbringung müssen die folgenden Voraussetzungen gegeben sein:

- Vorliegen einer psychischen Krankheit/Störung, die Ursache für die Gefahr ist.
- Eine ambulante Versorgung oder eine Betreuung durch die Familie reicht nicht aus.
- Die öffentliche Sicherheit bzw. Ordnung oder das Leben bzw. die Gesundheit der Betroffenen oder anderer Menschen müssen erheblich gefährdet sein.

Eine Unterbringung kann nicht vom Heilpraktiker veranlasst werden, sondern muss von der unteren Verwaltungsbehörde oder einer anerkannten Unterbringungseinrichtung beantragt werden. Zum Unterbringungsantrag muss das zuständige Gesundheitsamt oder ein Facharzt das Bestehen eines Unterbringungsgrundes bezeugen. Die Unterbringung oder deren Ablehnung erfolgt durch gerichtliche Entscheidung.

1.3 Qualitätsmanagement (QM) im Gesundheitswesen

Allgemeine Hinweise und Einführung

In vielen Wirtschaftsbereichen und Branchen ist den Unternehmen vorgeschrieben, ein Qualitätsmanagementsystem einzuführen. Grund ist, dass das Unternehmen dokumentieren, soll, dass es in der Lage ist, die Zufriedenheit der Kunden auf gesetzlicher Grundlage zu erfüllen:

Dies gilt auch für den Gesundheitsbereich. Hier schreibt der Gesetzgeber seit 2004 vor, dass alle an der vertragsärztlichen Versorgung Teilnehmenden verpflichtet sind, ein einrichtungsinternes Qualitätsmanagement einzuführen und weiterzuentwickeln (§ 135a Abs. 2 Nr.2 SGB V).

Der Gesetzgeber möchte, dass sich die Dienstleitungsqualität im Gesundheitssektor ständig verbessert und das hat auch im Heilpraktikerrecht seinen

Niederschlag gefunden. Und deshalb wurde das Qualitätsmanagement in die bundeseinheitlichen Heilpraktikerüberprüfungsleitlinien mit aufgenommen. Dort lesen wir:

§

„Nr. 1.2 Qualitätssicherung

1.2.1 Der antragstellenden Person sind die Grundregeln der Hygiene einschließlich Desinfektions- und Sterilisationsmaßnahmen bekannt; sie ist in der Lage, diese bei der Ausübung des Berufs zu beachten.

1.2.2 Die antragstellende Person ist sich der Bedeutung von Qualitätsmanagement und Dokumentation bei der Berufsausübung bewusst; sie ist in der Lage, diese Kenntnisse bei der Ausübung des Berufs zu beachten."

Damit ergeben sich für den Heilpraktiker die Fragen:

- Wie stelle ich sicher, dass ich die gesetzlichen Anforderungen in meiner angestrebten Heilpraxis auf Dauer erfüllen werde?
- Was muss ich sicherstellen?
- Wie sieht mein Berufsziel aus?

Damit ein Heilpraktiker die gesetzlichen Anforderungen auf Dauer erfüllen kann, braucht es:

- Eine systematische und strukturierte Planung aller Prozessabläufe und der einzelnen Arbeitsschritte
- Die konkrete Durchführung
- Regelmäßige Kontrollen
- Dokumentation dieser Maßnahmen

Wichtig ist die *kontinuierliche* Durchführung dieses Überprüfungskreises. Das ist also kein Vorgang, den man einmal bei Beginn der Praxistätigkeit durchführt, sondern etwas, das während der gesamten Praxistätigkeit durchgeführt wird:

→ Zielvorgabe (Was will ich erreichen?) →
→ Planung der erforderlichen Schritte →
→ Durchführung →
→ Ergebniskontrolle →
→ Korrigierte bzw. angepasste neue Planung bzw. korrigierte Zielsetzung →
→ Durchführung →
→Ergebniskontrolle etc.

Man beginnt also zu einem bestimmten Zeitpunkt, QM in der Praxis einzusetzen, und nun benutzt man es, um die Prozessabläufe ständig weiter zu verbessern. Bei diesen Ideen zu Verbesserungen spielen das Leitbild (s. u.), das Beschwerdemanagement und der Ideenreichtum des Praxisbetreibers die entscheidenden Rollen.

Qualitätssicherung (QS) und Qualitätsmanagement (QM)

Während das Qualitätsmanagement (QM) die Leitlinien des Praxisbetriebs für die absehbare Zukunft festlegt (Leitbild), beschreibt die Qualitätssicherung (QS) die konkreten Schritte der erforderlichen Einzelmaßnahmen im Sinne einer Schritt-für-Schritt-Anleitung, einer Verfahrensbeschreibung.

Eine **Qualitätssicherung** betrifft bestimmte Teilaufgaben im Praxisablauf und die Sicherstellung der diesbezüglichen gesetzlichen Anforderungen (z. B. „Wie muss ich meine Praxis einrichten?" „Welche Hygieneanforderungen muss ich erfüllen?" „Wie entsorge ich die Praxisabfälle?" „Welche Datenschutzanforderungen sind zu beachten?" usw.) Somit dient QS der Sicherung eines bestimmten Qualitätsniveaus bei Prozessabläufen. Diese einzelnen Abläufe werden in Verfahrensbeschreibungen festgelegt.

Das **Qualitätsmanagement** dagegen sorgt dafür, dass die einzelnen Teilbereiche systematisch ablaufen und alle Arbeitsschritte harmonisch und fördernd ineinandergreifen. Dazu setzt man sich einerseits ein klares Leitziel, das man erreichen möchte und nun stimmt man den gesamten Praxisablauf darauf ab, damit dieses auch erreicht werden kann. Aber wie schon dargelegt, macht man das nicht nur einmal am Praxisbeginn, sondern auch später optimiert man die Abläufe beständig. Das QM sorgt auch dafür, dass alle gesetzlichen Anforderungen erfüllt werden, z. B. Dokumentationspflicht und Verschwiegenheit, und dass alle neuen gesetzlichen Anforderungen in den Praxisalltag einfließen.

Verfahrensbeschreibungen

In einer Verfahrensbeschreibung (VB, Ablaufbeschreibungen, Checklisten) wird dokumentiert, wie eine bestimmte Leistung, z. B. das Setzen einer Injektion, die Durchführung einer Erstuntersuchung oder der Ablauf eines Mahnverfahrens prinzipiell durchzuführen ist. So sollen beispielsweise für das Verabreichen einer Injektion alle durchzuführenden Einzelarbeitsschritte beschrieben werden, angefangen von der hygienischen Händewaschung über Desinfektion, Verwendung medizinischer Schutzhandschuhe, Injektion bis hin zur Entsorgung der Gebrauchsmaterialien (z. B. Handschuhe, Kanülen, Medikamentenreste).

Dokumentationspflichten des Qualitätsmanagements

Die sorgfältige Dokumentation aller Maßnahmen und deren Ergebnisse, die für die Qualitätssicherung wichtig sind, ist Dreh- und Angelpunkt eines erfolgversprechenden Qualitätsmanagements. Zusätzlich zur gesetzlich geregelten Dokumentationspflicht für die Patientenakte (➤ Kap. 1.4.4) sind für ein zielführendes QM auch alle wichtigen Maßnahmen, Verfahrensbeschreibungen, Kontrollergebnisse, Protokollierungen von Handlungen, Abläufen und Ergebnissen zu dokumentieren. Erst wenn alles genau dokumentiert und übersichtlich abgelegt wurde (vorzugsweise elektronisch) und somit alle Beteiligten jederzeit auf die relevanten Daten zugreifen können, werden die festgelegten Verfahrensweisen eindeutig verbindlich und verständlich.

1.3.1 Gesetzliche Vorgaben von QM und QS

Die Qualitätsanforderungen richten sich nach den rechtlichen Anforderungen, denen der Heilpraktiker im Allgemeinen und je nach angebotener Therapiemethode (invasiv, nicht invasiv) unterliegt. Diese Anforderungen, die sich aus Gesetzen, Verordnungen und Richtlinien ergeben, wird in ➤ Kap. 1.4.1 ausführlich besprochen.

Richtlinien für Krankenhaushygiene und Infektionsprävention

Diese Richtlinien wurden vom Robert Koch-Institut (Berlin) herausgegeben. Sie stellen heute die allgemein anerkannten Anforderungen an humanmedizinische Heilberufe (z. B. Heilpraktikerpraxen) dar. Im Folgenden werden die Richtlinien zusammengefasst und gekürzt in den für den Heilpraktiker relevanten Abschnitten vorgestellt.

§

1.1 Händehygiene
1.1.1 Zielsetzung
Die Hände des Personals sind das wichtigste Übertragungsvehikel von Krankheitserregern. Deshalb gehört die Händehygiene zu den wichtigsten Maßnahmen zur Verhütung von Krankenhausinfektionen.
Die Hand kann darüber hinaus als Infektionsquelle fungieren, wenn sich Mikroorganismen in den oberen Schichten der Haut oder in infizierten Läsionen vermehren und von dort freigesetzt werden, was in der Infektionsprophylaxe zu berücksichtigen ist.
Die unterschiedlichen Maßnahmen der Händehygiene dienen dem Schutz vor der Verbreitung von Kontamination der Haut mit obligat oder potenziell pathogenen Erregern, der Entfernung und/oder Abtötung transienter Mikroorganismen, der Reduktion der residenten Flora und der Entfernung von Verschmutzungen. Als Voraussetzung für die Händehygiene dürfen in Arbeitsbereichen mit erhöhter Infektionsgefährdung an Händen und Unterarmen keine Schmuckstücke, einschließlich Uhren und Eheringe, getragen werden. …
1.1.3 Maßnahmen der Händehygiene
1.1.3.1. Hygienische Händedesinfektion
Bei tatsächlicher wie auch fraglicher mikrobieller Kontamination der Hände muss eine hygienische Händedesinfektion durchgeführt werden (Kategorie I A).
Bei mutmaßlicher oder wahrscheinlicher Viruskontamination muss ein gegen die entsprechenden Viren wirksames Präparat, sofern dafür valide Prüfergebnisse vorliegen, verwendet werden. …

Die hygienische Händedesinfektion ist so durchzuführen, dass die Kontaminationsflora noch auf den Händen weitgehend abgetötet wird (Kategorie I A). Zur hygienischen Händedesinfektion sind vorzugsweise Mittel auf Wirkstoffbasis von Alkoholen zu verwenden. Die zu verwendenden Mittel müssen den Standardzulassungen gemäß § 36 AMG entsprechen, vorzugsweise sind DGHM-gelistete Mittel zu verwenden. Auf Mittel aus der Desinfektionsmittel-Liste des RKI ist bei behördlich angeordneten Entseuchungen zurückzugreifen (Kategorie IV).
Das alkoholische Präparat wird über sämtliche Bereiche der trockenen Hände unter besonderer Berücksichtigung der Innen- und Außenflächen einschl. Handgelenke, Flächen zwischen den Fingern, Fingerspitzen, Nagelfalze und Daumen eingerieben und für die Dauer der Einwirkungszeit feucht gehalten.
Eine hygienische Händedesinfektion ist erforderlich (Kategorie I B):
... vor invasiven Maßnahmen, auch wenn dabei Handschuhe (steril oder nicht sterilisiert) getragen werden (z. B. Legen eines Venen- oder Blasenkatheters, vor Angiografie, Bronchoskopie, Endoskopie, Injektionen, Punktionen) ... vor und nach jeglichem Kontakt mit Wunden ... nach Kontakt mit potenziell oder definitiv infektiösem Material (Blut, Sekret oder Exkremente) oder infizierten Körperregionen ... nach Ablegen von Schutzhandschuhen bei stattgehabtem oder wahrscheinlichem Erregerkontakt oder massiver Verunreinigung ...

1.1.3.2 Händewaschung

Vor Arbeitsbeginn und nach Arbeitsende genügt eine Händewaschung. Vor allem wegen der geringeren Wirksamkeit ist die hygienische Händewaschung keine Alternative für die hygienische Händedesinfektion. Wird zusätzlich zur hygienischen Händedesinfektion eine Reinigung gewünscht, soll diese bis auf folgende Ausnahmen erst nach der Desinfektion durchgeführt werden (Kategorie I B).
Stark verschmutzte Hände werden vorsichtig abgespült, wobei darauf zu achten ist, dass Umgebung und Kleidung nicht bespritzt werden (z. B. bei Blutverunreinigung). Der Kontaminationsbereich ist danach zu desinfizieren, ggf. ist der Kittel zu wechseln. Im Anschluss sind die Hände zu desinfizieren. Bei punktueller Verunreinigung kann diese mit einem in Händedesinfektionsmittel getränktem Papierhandtuch, Zellstoff o. ä. entfernt und danach können die Hände desinfiziert werden.

1.1.3.3 Chirurgische Händedesinfektion

Die chirurgische Händedesinfektion ist vor allen operativen Eingriffen durchzuführen (Kategorie I A).
Bedingungen sind (Kategorie I B):
Fingernägel müssen kurz und rund geschnitten sein.
Es dürfen keine Nagelbettverletzungen oder entzündliche Prozesse vorhanden sein.
Ausschließlich Nägel und Nagelfalze sollen bei Bedarf mit weicher (!), (thermisch) desinfizierter Kunststoffbürste und hygienischem Händewaschpräparat gereinigt werden.
Bürsten der Hände und Unterarme ist wegen Hautirritation und höherer Keimabgabe zu unterlassen (Kategorie I A).
Armaturen und Spender dürfen nicht über Handkontakt bedient werden.
Ausführung (Kategorie I B):
Vor der am Op.-Tag erstmalig durchgeführten chirurgischen Händedesinfektion werden Hände und Unterarme bis zum Ellenbogen mit nach oben gerichteten Fingerspitzen und tiefliegendem Ellenbogen während etwa 1 min mit einem Handwaschpräparat gewaschen.
Länger dauernde Händewaschungen sind wegen potenzieller Hautschädigung abzulehnen, zumal dadurch keine weitere Keimzahlverminderung erreicht wird. Nach Abtrocknen mit einem keimarmen Einmal-Handtuch wird die Händedesinfektion durchgeführt.
Während der vom Hersteller der Präparate angegebenen Einwirkungszeit müssen Hände und Unterarme vollständig mit Desinfektionslösung benetzt sein. Eine Händetrocknung danach ist mit Rekontaminationsrisiko verbunden und nicht erforderlich (falls jedoch gewünscht, nur mit sterilem Tuch zur Einmalbenutzung); allerdings müssen die Hände vor dem Anlegen der Op.-Handschuhe lufttrocken sein, um

Hautschäden vorzubeugen und die Integrität der Op.-Handschuhe nicht zu gefährden. …

1.1.3.4 Hautschutz und Hautpflege

Hautpflege an Händen und Unterarmen ist eine berufliche Pflicht, weil bereits kleinste Risse bzw. Mikrotraumen potenzielle Erregerreservoire sind und sich eine nicht gepflegte Haut nicht sicher desinfizieren lässt (Kategorie I B). Wichtig für die Bereitstellung von Hautpflegemitteln wie auch von Mitteln zur Händedesinfektion und Händewaschung ist neben der nachgewiesenen Wirksamkeit und einem akzeptablen Preis auch die Akzeptanz durch das Personal, was seinen Niederschlag in der Compliance bei allen Maßnahmen der Händehygiene finden wird.

Hautpflegemittel sollten aus Spendern oder Tuben entnommen werden und wegen präparatabhängig nachgewiesener Wirkungsbeeinträchtigung der alkoholischen Händedesinfektion am günstigsten in Arbeitspausen bzw. nach der Arbeit angewendet werden, sofern vom Hersteller keine begründeten Anwendungshinweise gegeben werden.

…

1.1.4 Funktionelle Voraussetzungen und Ausstattung für die Händehygiene

…

Die Waschbecken sind mit fließendem warmen und kaltem Wasser und Mischbatterie (vorzugsweise Einhebelmischbatterie) auszustatten. Die vom Personal benutzten Waschbecken sind mit je einem Spender für Händedesinfektionsmittel und Waschlotion sowie mit Hautpflegemittel in Spendern oder Tuben auszustatten (Kategorien IV). Jede Waschgelegenheit, die das Personal benutzt, ist mit einem Handtuchspender auszustatten, da die gründliche Trocknung Hautirritationen vorbeugt und das Übertragungsrisiko für Infektionen vermindert (Kategorie IV). Falls kein Retraktivspender verwendet wird, ist für gebrauchte Handtücher ein Sammelbehälter (Papierkorb bzw. Plastiksack) vorzusehen und für dessen regelmäßige Entleerung Sorge zu tragen.

…

Anforderungen der Krankenhaushygiene bei Injektionen und Punktionen

1. Einleitung

Injektionen und Punktionen sind häufige, routinemäßige Eingriffe, bei denen Mängel in der Hygiene leicht möglich sind. Hierdurch können Keime verschleppt werden und zu Infektionen führen. Im Vordergrund stehen vor allem lokale Prozesse, wie z. B. Spritzenabszesse, in selteneren Fällen können auch Thrombophlebitis oder Sepsis auftreten. Deshalb ist die einwandfreie Hygiene eine Grundvoraussetzung für die Vornahme von Injektionen und Punktionen.

2. Anforderungen an Vorbereitung und Durchführung

Das bereitgestellte Instrumentarium ist vor mikrobieller Kontamination zu schützen.

Vor bzw. nach der Ausführung von Injektionen an Patienten, die in besonderem Maße vor Infektionen geschützt werden müssen, bzw. von denen bevorzugt Infektionen ausgehen können, ist eine hygienische Händedesinfektion durchzuführen.

Für die Punktion des Liquorraumes und der Körperhöhlen sind grundsätzlich Händedesinfektion und sterile Handschuhe notwendig.

Die Punktion von Gelenken hat unter besonderen aseptischen Kautelen zu erfolgen (z. B. chirurgische Händedesinfektion, sterilisierte Kleidung und Handschuhe, sterile Flüssigkeiten).

3. Desinfektion der Einstichstelle

Bei Punktionen peripherer Gefäße sowie bei intrakutanen, subkutanen und intramuskulären Injektionen ist die Haut im Bereich der Einstichstelle sorgfältig mit Desinfektionsmittel abzureiben. Die vorgeschriebene Einwirkungszeit ist zu beachten. Es sind sterilisierte Tupfer zu verwenden, die bis zum Gebrauch von Kontamination geschützt aufzubewahren sind.

Vor anderen Punktionen (z. B. Gelenke, Körperhöhlen) soll die Einwirkungszeit des Desinfektionsmittels mind. zweimal 2,5 Min. betragen. Es sind dabei sterile Tupfer zu benutzen. Für das

Anlegen von Verweilkanülen wird auf die Anlage „Infusionstherapie und Katheterisierung von Gefäßen" verwiesen.
Zur Hautdesinfektion sollten vornehmlich Mittel auf der Wirkstoffbasis von Alkoholen oder Jodtinktur (Kontraindikationen berücksichtigen) bzw. entsprechende Austauschpräparate verwendet werden.
Für die Alkohole gelten die gleichen Konzentrationsangaben wie für die chirurgische Händedesinfektion. Die Präparate müssen frei von Keimen, insbesondere bakteriellen Sporen, sein. Die Mittel sind in geschlossenen Behältnissen aufzubewahren und vor Kontamination zu schützen.

4. Anforderungen an das Instrumentarium

Instrumente dürfen erst unmittelbar vor Benutzung aus der bis dahin geschlossenen keimdichten Verpackung entnommen werden.
Nicht gebrauchte Instrumente in einer geöffneten Verpackung dürfen erst nach Wiederverpackung und erneuter Sterilisation verwendet werden.
Einmal-Material darf nicht wiederverwendet werden.

5. Anforderungen an Injektionslösungen

Es sind möglichst Einzeldosis-Ampullen zu verwenden. Sie dürfen erst kurz vor der Injektion geöffnet werden. Restmengen in Normalampullen dürfen nur in Sonderfällen (z. B. Opiate) kurzfristig aufbewahrt und weiterverwendet werden. Mehrdosisbehältnisse ohne Konservierungsmittel (z. B. Aqua dest., NaCl; Na-Citrat, Na-Oxalat) sind nur für den kurzfristigen Gebrauch (max. ein Tag) zulässig. Kürzere Zeiträume sind z. B. für Lokalanästhetika einzuhalten.
Ist ein längerer Gebrauch von Mehrdosisbehältnissen unumgänglich (wie z. B. bei Insulin und Heparin), so sind die angebrochenen Behältnisse gekühlt aufzubewahren. Der Zeitpunkt der ersten Entnahme ist zu vermerken (Datum, Uhrzeit). Die Entnahme aus den Behältnissen hat unter aseptischen Bedingungen zu erfolgen. Werden für eine Injektion Arzneimittelmischungen benötigt, die nicht in der erforderlichen Zusammensetzung zur Verfügung gestellt werden können, so ist die Zumischung nur unmittelbar vor der Verwendung statthaft. …

6. Chemische Desinfektionsmittel

Chemische Desinfektionsmittel enthalten Wirkstoffe, die infektiöse Keime abtöten bzw. inaktivieren. Die Wirkstoffe sind unter den üblichen Anwendungsbedingungen zumeist nur gegenüber vegetativen Keimen, nicht aber, gegenüber bakteriellen Sporen wirksam. Gewisse Bakterien wie z. B. Mykobakterien und gewisse Viren wie z. B. das Poliomyelitis-Virus sind gegenüber einigen Wirkstoffen resistenter als die übrigen Keimarten. Bei der Auswahl der chemischen Desinfektionsmittel ist die Resistenz der Keime, die Art des biologischen Milieus, in dem sich die Keime befinden und die Art des zu desinfizierenden Objektes zu berücksichtigen. Der mikrobizide Effekt ist ferner von der Konzentration des Mittels, seiner Einwirkungsdauer und der Temperatur abhängig.
Die chemischen Desinfektionsmittel dienen vor allem zur Desinfektion von Objekten, die infolge ihrer Eigenschaften wie z. B. Materialbeschaffenheit, Größe oder Anordnung nicht mit thermischen Desinfektionsverfahren behandelt werden können. Die Objekte müssen von dem Desinfektionsmittel vollständig benetzt bzw. durchtränkt werden. Die infektiösen Verunreinigungen sind möglichst im Desinfektionsmittel zu dispergieren.
Zur Bereitung der Gebrauchsverdünnungen ist Trinkwasser zu verwenden, es sind dabei Messgefäße zu Hilfe zu nehmen. Wasser und Desinfektionsmittel müssen sorgfältig miteinander vermischt werden. Entsprechende Hilfsmittel müssen zur Verfügung stehen. Die Prozentangaben der Konzentration gelten bei flüssigen Präparaten für Milliliter in 100 ml der Gebrauchsverdünnung, bei festen und pulverförmigen Präparaten für Gramm in 100 ml der Gebrauchsverdünnung. Die für die Mittel vorgeschriebenen Konzentrationen sollen keinesfalls unterschritten werden. Die vorgeschriebenen Einwirkungszeiten sind Mindestzeiten. Die Temperatur soll, sofern keine speziellen Vorschriften bestehen, annähernd Zimmertemperatur betragen. …

Nachdem Sie sich mit dem Originaltext vertraut machen konnten, hier eine Zusammenfassung der wichtigsten Sachverhalte.

Händehygiene Da Krankheitserreger gerade über die Hände weitergegeben werden können, ist hier auf besondere Hygiene zu achten. So ist Händewaschen vor dem Arbeitsbeginn und nach Arbeitsende vorgeschrieben. Darüber hinaus sollten selbstverständlich die Hände nach Verschmutzung, nach jedem Toilettengang, vor und nach dem Essen, nach dem Naseputzen bzw. Niesen gewaschen werden.

Grundsätzlich sollte bei der Praxisarbeit kein Schmuck an Händen und Unterarmen getragen werden. Besteht eine erhöhte Infektionsgefahr, ist das Tragen von Schmuck sogar verboten. Von Schmuckstücken geht nicht nur eine erhöhte Infektionsgefahr aus, weil sie schlecht zu reinigen und zu desinfizieren sind, sondern sie erhöhen auch eine Unfallgefahr, da es immer wieder zum „Hängenbleiben" mit dem Schmuck kommt.

Grobe Verschmutzung der Hände Sind die Hände mit potenziell infektiösem Material verunreinigt (Eiter, Blut, Stuhl), werden die Hände zunächst mit einem Papiertuch von der groben Verschmutzung befreit, dann desinfiziert und anschließend gewaschen und abgetrocknet. Wie Sie sehen, sollten die Hände zuerst desinfiziert und dann gewaschen werden. Dies hat den Sinn, dass eventuelle Keime sofort abgetötet werden und auch der Waschbereich nicht mit Erregern verunreinigt wird. Sollte doch der grobe Schmutz der Hände unter fließendem Wasser abgewaschen werden, ohne dass vorher desinfiziert wurde, muss der Waschbereich anschließend gründlich desinfiziert werden.

Hygienische Händedesinfektion In der Heilpraktikerpraxis reicht normalerweise eine hygienische Händedesinfektion aus. Eine chirurgische (s. u.) ist nur selten erforderlich.

Eine hygienische Desinfektion wird durchgeführt nach jedem Patientenkontakt, nach Verbandwechsel, Blutentnahmen, nach Kontakt mit verschmutzten Gegenständen bzw. Oberflächen und vor Kontakt mit Patienten, bei denen eine Abwehrschwäche besteht (AIDS, Leukämie).

Bei einer hygienischen Händedesinfektion geht man folgendermaßen vor: Man verreibt ungefähr 3 ml alkoholisches Händedesinfektionsmittel auf den Händen. Dabei wird der Desinfektionsspender mit dem Unterarm oder dem Ellenbogen betätigt. Zur Einwirkzeit des Desinfektionsmittels beachten Sie bitte die Herstellerhinweise. Achten Sie auch sorgfältig darauf, dass die Nagelfalze und Fingerzwischenräume gut mit dem Desinfektionsmittel benetzt werden.

Chirurgische Händedesinfektion Eine chirurgische Händedesinfektion ist vor Operationen nötig und muss vom Heilpraktiker deshalb nur selten durchgeführt werden, beispielsweise vor einer Gelenkpunktion. Bei einer chirurgischen Händedesinfektion werden Nägel und Nagelfalze bei Bedarf mit einer weichen desinfizierten Kunststoffbürste und einem hygienischen Händewaschpräparat gereinigt. Armaturen und Spender dürfen nicht über Handkontakt bedient werden, sondern mittels Fußhebel oder mit dem Ellenbogen. Danach werden die Hände ca. 1 Minute mit einem Handwaschpräparat gewaschen und danach mit einem keimarmen Einmalhandtuch abgetrocknet. Hände und Unterarme müssen desinfiziert werden, wobei die vom Hersteller angegebene Einwirkzeit zu beachten ist.

Ein Abtrocknen der Hände ist nicht erforderlich, gegebenenfalls darf aber mit einem sterilen Tuch zur Einmalbenutzung abgetrocknet werden. Danach sind sterile Handschuhe zu tragen.

Bitte beachten Sie, dass die Einwirkungszeit des Desinfektionsmittels auf der Punktionsstelle vor Gelenkpunktionen mindestens 2 × 2,5 Minuten betragen soll. Es sind dabei sterile Tupfer zu benutzen.

Hautpflege Für Sie und Ihre Angestellten müssen Sie Hautpflegemittel für Hände und Unterarme zur Verfügung stellen, weil bereits kleinste Verletzungen potenzielle Erregerreservoire sind. Außerdem lässt sich eine nicht gut gepflegte Haut nicht gut desinfizieren. Hautpflegemittel sollten aus Spendern entnommen werden können. Das Hautpflegemittel kann auch gleich dem Desinfektionsmittel beigegeben sein.

Anforderungen an Injektionslösungen Verwenden Sie möglichst Eindosis-Ampullen *ohne* Konservierungsmittel, da es gerade gegen Konservierungsmittel zu allergischen Reaktionen kommt.

Eindosis-Ampullen dürfen maximal einen Tag verwendet werden, Lokalanästhetika sogar kürzer. Achten Sie darauf, dass das entnommene Mittel klar ist. Die Entnahme hat unter aseptischen Bedingungen zu erfolgen.

Desinfektion und Reinigung des Sterilisierguts Bitte beachten Sie vor allem die Empfehlungen zum Sterilisierverfahren. Gerätschaften, die Sie in Ihrer Praxis einsetzen und die sterilisiert werden müssen, z. B. Baunscheidtiergeräte (Lebenswecker) oder Schröpfschnäpper, müssen nach Gebrauch zuerst desinfiziert und danach gereinigt werden. Dies dient in erster Linie dem Schutz der reinigenden Person. Es ist darauf zu achten, dass eine Antrocknung von Sekreten bzw. von Blut vermieden wird. Das Gerät muss so weit wie möglich zerlegt werden und anschließend vorschriftsmäßig sterilisiert werden.

Sterilisator – Heißluftsterilisator und Autoklav In einigen Heilpraktikerpraxen sind noch Heißluftsterilisatoren in Betrieb. Diese entsprechen jedoch nicht mehr dem Stand der Technik, deshalb wird angeraten, dass sich Heilpraktiker zur Sterilisation einen Autoklav zulegen. Wer noch einen Heißluftsterilisator benutzt, hat hohe Anforderungen an die Dokumentationspflicht zu erfüllen. Bitte erkundigen Sie sich bei dem für Sie zuständigen Gesundheitsamt über die aktuellen Bestimmungen, wenn Sie (noch) mit einem Heißluftsterilisator arbeiten möchten.

Generell ist der Einsatz eines Autoklaven bzw. der Einsatz von Einmalprodukten anzuraten.

Aus den vorstehenden Gründen wird abgeraten, sich einen Heißluftsterilisator zuzulegen.
Besorgen Sie sich für Ihre Praxistätigkeit einen Autoklaven, der eine Dampfsterilisation durchführt. Er arbeitet mit Überdruck und Hitze. Dabei wird das Sterilisier- oder Füllgut 20 Minuten auf 121 °C bei 2 bar Druck in Wasserdampf erhitzt oder 5 Minuten auf 134 °C bei 3 bar. Zur Zerstörung von Prionen muss 18 Minuten auf 134 °C bei 3 bar erhitzt werden.
Benutzen Sie möglichst Einmalmaterialien!
Führt der Heilpraktiker die Sterilisation nicht selbst durch, sondern beauftragt damit einen Mitarbeiter, so benötigt dieser einen Nachweis der Sachkenntnis. Diese Qualifikation wird, wie schon vorstehend erwähnt, vom Robert Koch-Institut (RKI) gefordert.

Musterhygienepläne Es existiert kein bundeseinheitliches Hygienerecht. Allerdings gibt es verschiedene Gesetze und Verordnungen, die Vorschriften zur Hygiene machen.

Unter diesem Link können sie beispielhaft den Rahmen-Hygieneplan für die Naturheilpraxis des FDH (Fachverband Deutscher Heilpraktiker) in der Version für das Bundesland Hamburg einsehen: https://www.heilpraktikerhamburg.de/source/Rahmen-Hygieneplan%20Naturheilpraxis%2003.04.2020%20(002).docx.pdf.

Bitte beachten Sie, dass jedes Bundesland diesbezüglich seine eigenen Bestimmungen hat. Diese können Sie bei dem für Sie zuständigen Gesundheitsamt erfragen.

Praxiseinrichtung

Die folgenden Ausführungen brauchen Sie für die Prüfung nicht genau zu kennen, allerdings sind sie von großer Bedeutung, wenn Sie später eine Praxis eröffnen möchten. Wenn Sie Ihre Praxiseinrichtung planen, müssen Sie bauliche, hygienische und arbeitsschutzrechtliche Bedingungen beachten. Weitere Anforderungen, die sich an die Praxisräume ergeben, richten sich danach, ob Sie invasiv oder nicht-invasive Therapien ausüben und ob Sie in der Praxis alleine arbeiten oder ob Sie Angestellte haben.

Bauliche Anforderungen

Sie können Ihre Praxis in einem allgemeinen Wohngebiet und in einem Kern- oder Gewerbegebiet eröffnen. In einem reinen Wohngebiet ist dies nur unter Einhaltung bestimmter Bedingungen möglich. Die Voraussetzungen für eine Praxiseröffnung im reinen Wohngebiet hängen vom lokalen Gebietscharakter ab. Sind Sie sich nicht sicher, wie das von Ihnen gewählte Baugebiet von der Gemeinde im Bebauungsplan beschrieben wurde, können Sie das bei der Gemeinde erfragen. Für eine Umnutzung von bislang rein privat genutzten Wohnräumen als Praxisräume benötigen Sie eine Genehmigung der Baurechtsbehörde. (Nutzungs*änderungs*genehmigung). Selbstverständlich müssen Sie, falls Sie zur Miete wohnen, auch Ihren Vermieter um Erlaubnis fragen.

Die Baurechtsbehörde wird Ihnen die Genehmigung erteilen, wenn die Räume in hygienischer Hinsicht geeignet sind und wenn Sie ein bis drei Pkw-Stellplätze zur Verfügung stellen können. Die Anzahl der Stellplätze richtet sich nach der Größe der Praxis und der Praxisart.

Hygienische und arbeitsschutzrechtliche Anforderungen

Leider gibt es derzeit keinen Katalog, der im Einzelnen verbindlich festlegt, welche Anforderungen in hygienischer Hinsicht an Praxisräume zu stellen sind, sondern die Gesundheitsämter legen die Anforderungen jeweils im Einzelfall fest. Dabei hängt es wesentlich davon ab, ob invasive oder nicht-invasive Therapien durchgeführt werden, und ob die Praxis alleine ausgeübt wird oder mithilfe von Angestellten. Werden Arbeitnehmer in der Praxis beschäftigt, treten zusätzliche Arbeitsschutzmaßnahmen in Kraft. Bitte bedenken Sie, dass eine Beschäftigung von Arbeitnehmern schon vorliegt, wenn Sie Ihre private Haushaltshilfe stundenweise mit der Reinigung von Praxisräumen beauftragen.

Praxis wird allein ausgeübt

- **Nicht-invasive** Diagnostik und Therapie:
  - Handwaschplätze müssen in Räumen oder in der Nähe von Räumen vorhanden sein, in denen diagnostische oder invasive Maßnahmen stattfinden.
  - Die Praxisräume sollten sich nicht im eigentlichen Wohnbereich befinden.
  - Es sollte eine Patiententoilette vorhanden sein.
- **Invasive Diagnostik** und Therapie:
  - Es muss nicht nur ein Waschbecken zur Verfügung stehen, sondern auch Seifen und Desinfektionsmittelspender und Einmalhandtücher.
  - Im Behandlungsraum dürfen keine Teppiche liegen.
  - Die Liege muss mit einer auswechselbaren Auflage versehen sein.
  - Die Wand im Behandlungsbereich und Labor muss leicht zu reinigen und zu desinfizieren sein.

Zusätzliche Arbeitsschutzverpflichtung Wenn Sie eine Praxis eröffnen, müssen Sie sich innerhalb einer Woche bei der Berufsgenossenschaft für Gesundheitsdienst und Wohlfahrtspflege, Postfach 760224, 22052 Hamburg, melden. Es handelt sich um eine Pflichtversicherung der Beschäftigten. Bei der Praxiseröffnung müssen Sie die Anzahl der Beschäftigten angeben.

Bitte beachten Sie jedoch, dass Sie sich auch dann anmelden müssen, wenn Sie alleine arbeiten. In diesem Fall müssen Sie selbstverständlich keine Versicherungsprämien für Mitarbeiter bezahlen.

Abfallbeseitigung

Sie müssen Ihren Abfall *so* entsorgen, dass das Wohl der Allgemeinheit nicht beeinträchtigt wird. Abfall, der in einer Heilpraxis anfällt, soll entsprechend der „Vollzugshilfen der Bund/Länder-Arbeitsgemeinschaft Abfall für die Entsorgung von Abfällen aus allen Einrichtungen des Gesundheitsdienstes" entsorgt werden.

Die Abfälle werden hierbei – in erster Linie herkunftsbezogen, einem europaweit geltenden Abfallschlüssel (AS) zugeordnet, der auch den Entsorgungsweg vorschreibt (Abfallverzeichnis-Verordnung). In dieser Verordnung sind gefährliche Abfälle mit einem Stern * gekennzeichnet.

Abfälle aus Arzt- oder Heilpraktikerpraxen, die keine „gefährlichen Abfälle" enthalten, können mit dem Hausmüll entsorgt werden. Dies gilt insbesondere für Papier, Pappe, Verpackungsmaterialien, Kunststoffe, Holz, Metall, Glas, Küchen- und Kantinenabfälle, sofern aus infektionspräventiver Sicht keine besonderen Anforderungen gestellt werden müssen. Besondere Anforderungen an Sammlung und Entsorgung von Abfällen ergeben sich insbesondere bei Abfällen, bei denen der Verdacht besteht, dass sie mit meldepflichtigen Erregern gemäß § 7 IfSG kontaminiert sind. Entsprechend kontaminierte Abfälle sind dem Abfallschlüssel 18 01 03 (bzw. 18 02 02 bei Tierheilpraxen) zugeordnet. Alle Abfälle dieses Abfallschlüssels sind unmittelbar am Ort ihres Anfalls in reißfesten, feuchtigkeitsbeständigen und dichten Behältnissen zu sammeln und ohne Umfüllen oder Sortieren in geeigneten verschlossenen Behältnissen einer zentralen Sammelstelle zuzuführen. Die jeweiligen gesonderten Sammelstellen sind bei den Gesundheitsämtern oder den

Abfallämtern oder den Stadt- bzw. Landkreisen zu erfragen.

Weitere „gefährliche" Abfälle, die in einer Heilpraxis anfallen können und die nicht zusammen mit dem Hausmüll entsorgt werden dürfen sind:

AS 18 01 06 (bzw. 18 02 05 bei Tierheilpraxen): Abfälle, die aus gefährlichen Stoffen bestehen oder solche enthalten (z. B. Labor- oder Chemikalienabfälle, die auch jeder private Haushalt nur über „Schadstoffsammlungen" entsorgen darf, wie z. B. Säuren, Laugen halogenierte oder organische Lösemittel, Entwickler, Fixierbäder, Laborchemikalien).

Nähere Definitionen und Konkretisierungen stehen im Internet zur Verfügung unter: www.laga-online.de unter Publikationen, Mitteilungen, Mitteilung 18.

MERKE

Nichtgefährliche Abfälle

- **Entsorgung über den Hausmüll**

Gefährliche Abfälle

- **Entsorgung über Sammelstellen**
  - **Scharfe, spitze Gegenstände** (z. B. Injektionsnadeln) im **Kanülensammler**
  - **Infektiöse Körperflüssigkeiten,** insbesondere, wenn der Verdacht besteht, dass sie mit Erregern nach **§ 7 IfSG** behaftet sind im Sammelbehältnis, z. B. Medibox
  - **Desinfektionsmittel, Medikamente, Laborabfälle, Chemikalien, Putzmittel** (wie Privatpersonen auch)

Patientenrechte (Verhältnis zwischen Heilpraktiker und Patient)

Grundlage des Rechtsverhältnisses zwischen Behandler und Patient ist der Behandlungsvertrag, der schon vor der eigentlichen „Behandlung" wechselseitige Rechte und Pflichten schafft. Danach schulden Sie Ihrem Patienten bestimmte Dienste und Ihr Patient verpflichtet sich, diese zu vergüten. Vereinbaren Sie mit Ihrem Patienten nicht ausdrücklich die Höhe der Behandlungskosten, gilt als Anhaltspunkt für die Abrechnung die Gebührenordnung für Heilpraktiker.

Wesentlicher und seit 2013 auch gesetzlich festgelegter Inhalt des Patientenvertrags sind die Patientenrechte.

Mit dem Begriff **„Patientenrechte"** fasst man alle Rechte von Patienten zusammen, die diese gegenüber Heilbehandlern, wie Heilpraktikern und Ärzten, und auch anderen Leistungsträgern im Gesundheitswesen haben. Diese Rechte wurden 2013 vom Gesetzgeber im Patientenrechtsgesetz als eigener Abschnitt des BGB (§§ 630a – 630h) zusammengefasst. Die Regelungen über den Behandlungsvertrag sind im ➤ Kapitel 1.1.3 im Abschnitt „Heilpraktiker-Patient-Behandlungsvertrag" abgedruckt und erläutert.

Es werden nun die wichtigsten Patientenrechte vorgestellt:

Recht auf sorgfältige Heilbehandlung (Sorgfaltspflicht) bei der Diagnose und der Therapie Aufgrund Ihrer Sorgfaltspflicht sind Sie verpflichtet, für Ihre Diagnosestellung alle nötigen Befunde zu erheben und alle Erkenntnisquellen zu benutzen, soweit dies erforderlich ist. Um dazu in der Lage zu sein, sind Sie zur „ständigen Fortbildung" verpflichtet (siehe auch Artikel 5, Berufsordnung für Heilpraktiker, ➤ Kap. 1.5). Auch bei der durchgeführten Therapie hat der Heilpraktiker den jeweiligen Stand der medizinischen Kenntnisse zu berücksichtigen und er trägt die volle Verantwortung für die von ihm gewählte Therapie.

Recht auf Selbstbestimmung Eine medizinische Maßnahme darf nur mit Einwilligung des Patienten geschehen, in Notfällen auch mit seiner mutmaßlichen Einwilligung. Erfolgt eine Behandlung ohne Einwilligung, erfüllt das den Tatbestand der Köperverletzung. Dies ist zum einen strafbar und begründet zum anderen eine Schadensersatzpflicht. Ist der Patient selbst nicht einwilligungsfähig, erteilt der Personensorgeberechtigte diese Einwilligung. Patienten haben das Recht, für den Fall ihrer Einwilligungsunfähigkeit in einer Patientenverfügung verbindlich festzulegen, in welche Untersuchungen und Behandlungen sie einwilligen oder welche sie untersagen.

Dieses Recht auf Selbstbestimmung kann aufgehoben werden, wenn z. B. aufgrund einer psychischen Erkrankung, der Patient eine akute Gefahr für sich oder andere darstellt.

Recht auf Information und Aufklärung Der Patient hat ein Recht, alle für die Behandlung wesentlichen Umstände zu erfahren. Dazu müssen Sie den Patienten über seine Erkrankung in einer verständlichen Sprache aufklären und Sie müssen ihm über seine voraussichtliche gesundheitliche Entwicklung informieren. Sie müssen ihm außerdem genau erläutern, welche therapeutische Maßnahmen Sie ergreifen möchten, mit welchen Risiken und möglichen Nebenwirkungen diese Maßnahmen verbunden sind und welche alternativen Therapien möglich sind. Der Patient muss für die dabei vorgesehenen Diagnose- und Heileingriffe seine ausdrückliche Erlaubnis geben (s. o. Recht auf Selbstbestimmung). Eine wirksame Erlaubnis kann man aber nur geben, wenn man die Risiken genau kennt. Deshalb ist die Information so zu geben, dass der Patient genau sieht, wie der Nutzen und die Erfolgsaussichten sind und wie es um die Risiken und Nebenwirkungen steht. Er muss über *alle* wesentlichen Umstände aufgeklärt werden.

Recht auf Kosteninformation Der Patient hat das Recht auf Information über die voraussichtlichen Kosten der Behandlung, diese ist in Textform zu erteilen.

Recht auf Dokumentation Sie müssen die gestellte Diagnose und die durchgeführte Therapie sowie Ihre Aufklärungsmaßnahmen sorgfältig in der Patientenakte dokumentieren. Zu dokumentieren sind insbesondere Befunde, Eingriffe und ihre Wirkungen sowie Einwilligungen und Aufklärungen.

Recht auf Einsicht in seine Patientenakte Der Patient hat einen Anspruch auf diese Dokumentation und auf die Einsichtnahme in die vollständige Patientenakte (das gilt auch für elektronisch geführte Akten). Diese Dokumentationspflicht wird besonders relevant, wenn später Streit entsteht, z. B. über Behandlungsfehler und Schadensersatzforderungen. Wenn etwas nicht dokumentiert wurde (z. B. Aufklärungen, Informationen, Einwilligungen), gilt die Vermutung, dass diese nicht erfolgt sind.

Recht auf Vertraulichkeit der Behandlung (Schweigepflicht) Selbstverständlich unterliegt der Heilpraktiker, wie der Arzt auch, einer Schweigepflicht. Hierzu gehört auch, dass die Patientendaten geschützt werden müssen. Achten Sie vor allem darauf, wenn Sie Angestellte haben, dass Sie diese über ihre Schweigepflicht entsprechend informieren. Werden persönliche Patientendaten an andere Stellen weitergeleitet, z. B. an Labore, so benötigen Sie die ausdrückliche schriftliche Zustimmung des Patienten. Dies gilt auch, wenn Sie Ihre Praxisgebühren von Firmen einziehen lassen. Die Zusammenarbeit zwischen den Laboren und den Heilpraktikerpraxen erfolgt heute allerdings im Allgemeinen so, dass der Patientenname nicht mehr an das Labor weitergegeben wird, sondern nur noch verschlüsselt mittels einer Nummer.

Wenn Sie Patientendaten in Dateien erfassen und verarbeiten, müssen Sie, wenn Sie mehr als 9 Personen mit der Verarbeitung personenbezogener Daten beschäftigen, einen Datenschutzbeauftragten bestellen. Dieser Datenschutzbeauftragte muss der Datenschutzüberwachungsbehörde gemeldet werden (➤ Kap. 1.4 Datenschutz).

Recht auf Schadenersatz Hat ein Patient einen gesundheitlichen Schaden erlitten, weil der Behandler seiner Sorgfaltspflicht nicht nachgekommen ist oder weil die Aufklärung fehlerhaft war, dann kann der Patient vom Behandler Schadenersatz und Schmerzensgeld verlangen. Der Patient hat den Verstoß gegen die Sorgfaltspflicht zu beweisen. In manchen Fällen kommen ihm allerdings Beweiserleichterungen und -entlastungen zugute.

Übersicht über Patientenrechte einer Behandlung durch Heilpraktiker

- Recht auf sorgfältige Heilbehandlung (Sorgfaltspflicht)
- Recht auf Selbstbestimmung. Medizinische Maßnahmen bedürfen der Einwilligung des Patienten.
- Recht auf Aufklärung über alles, was die Diagnose, die geplanten und möglichen Therapien und deren Risiken und Nebenwirkungen betrifft
- Recht auf Information über die Kosten in Textform
- Recht auf Dokumentation in seiner Patientenakte
- Recht auf Einsicht in seine Patientenakte
- Recht auf Vertraulichkeit (Schweigepflicht)
- Recht auf Schadenersatz

Behandlungspflicht Ein Heilpraktiker unterliegt keinem Behandlungszwang. Kommt ein Patient zu

Ihnen, so ist es Ihnen freigestellt, ob Sie ihn behandeln wollen oder nicht.

Angenommen, ein krebskranker Patient kommt zu Ihnen und möchte von Ihnen naturheilkundlich behandelt werden, da er sich nicht in die Hände der Schulmedizin begeben möchte. Sie haben Ihre Praxis aber erst neu eröffnet und fühlen sich nicht kompetent genug, um so einen schweren Fall zu behandeln. So teilen Sie dies dem Patienten mit und geben ihm möglichst die Adresse eines kompetenten Kollegen.

Allerdings haben Sie, wie jede andere Person auch, bei Unglücksfällen die Pflicht Erste Hilfe zu leisten. Dies hat jedoch nichts mit Ihrem Beruf zu tun.

Medizinprodukterecht

Alle Medizinprodukte, die Sie in Ihrer Praxis einsetzen, müssen eine CE-Kennzeichnung besitzen. Zu den Medizinprodukten gehören: Verbandkästen, Verbandsmittel, Blutdruckmessgeräte, Desinfektionsmittel, Fieberthermometer, Schröpfgläser, Akupunkturnadeln u. a.

Alle Medizinprodukte, die Sie in Ihrer Praxis verwenden, müssen eine CE-Kennzeichnung besitzen!

Bestandsverzeichnis Aufgrund des Medizinproduktegesetzes (MPG) und der Medizinprodukte-Betreiber-Verordnung (MBV) müssen Sie für alle strom- bzw. batteriegetriebenen Medizinprodukte ein Bestandsverzeichnis führen. In diesem Bestandsverzeichnis müssen alle Punktsuchgeräte, Farblichtgeräte und ähnliches aufgelistet sein. Das Bestandsverzeichnis muss folgende Angaben enthalten:

- Bezeichnung, Art, Typ und Anschaffungsjahr
- Hersteller
- CE-Kennzeichnung
- Festgelegte Fristen für sicherheitstechnische Kontrollen

Medizinproduktebuch Für Blutdruckmessgeräte (Ausnahme: Quecksilber-Blutdruckmessgeräte), Augentonometer u. a. müssen Sie ein Medizinproduktebuch führen. In diesem Buch müssen Sie zunächst die gleichen Angaben auflisten, wie vorstehend unter „Bestandsverzeichnis“ beschrieben. Darüber hinaus müssen Sie Belege für Funktionsprüfung und Einweisung von Angestellten, die an dem Gerät arbeiten, auflisten. Außerdem müssen Sie notieren, wer die Einweisung vorgenommen hat, wer eingewiesen wurde und wann. Außerdem sind Instandhaltungen und sicherheitstechnische Kontrollen aufzuführen.

Zur Instandhaltung gehört auch jede Sterilisation, die daher ebenfalls einzutragen ist.

Gehen Sie technisch am besten so vor, dass Sie sich einen Leitzordner zulegen und zuoberst ein Bestandsverzeichnis einheften, in dem Sie alle Geräte mit den genannten Angaben auflisten. Legen Sie danach ein Register ein und legen Sie ein Fach für jedes Gerät an, welches Sie in Ihrer Praxis einsetzen und heften dazu die unter Medizinproduktebuch geforderten Angaben wie Funktionsprüfungen, Einweisungen und sicherheitstechnische Kontrollen.

Laboruntersuchungen Wer Laboruntersuchungen durchführt, muss auch für die Richtigkeit der Ergebnisse sorgen.

Zu dieser Anforderung der Medizin-Betreiberverordnung hat die Bundesärztekammer Richtlinien erlassen, die auch für Heilpraktiker gültig sind. Wenn Sie also in Ihrer Praxis Laborleistungen wie Blut- oder Urinuntersuchungen erbringen möchten, müssen Sie sich an diese Richtlinien halten. Danach gilt, dass für jedes Messergebnis auch ein Qualitätsnachweis geführt werden muss.

Möchten Sie z. B. die Leberwerte ALT (SGPT) und AST (SGOT) *direkt in Ihrer Praxis* (also nicht über ein Labor) mithilfe eines geeigneten Geräts bestimmen, müssen Sie eine Qualitätssicherung mit Kontrollseren durchführen und zusätzlich 4-mal im Jahr an Ringversuchen teilnehmen. Bei einem Ringversuch bekommen Sie zwei Seren pro Quartal zugesandt und bestimmen in diesen alle Parameter, die Sie auch für Ihre Patienten bestimmen. Sie melden Ihr Ergebnis an ein Ringlabor, das Ihnen ein Zertifikat über die Qualität Ihrer Ergebnisse erteilt. Dieses Zertifikat müssen Sie 5 Jahre aufbewahren.

Führen Sie in Ihrer Praxis Urinteststreifenuntersuchungen durch und dokumentieren lediglich den Farbumschlag in schwach positiv (+), positiv (++) und stark positiv (+++) müssen Sie weiter nichts beachten. Geben Sie aber z. B. genaue Keimzahlen der Leukozyten an (z. B. 500 Leukos pro µl Urin), so müssen Sie wöchentlich einen Test mit einer Kontrollflüssigkeit (sehr teuer!) durchführen. Nur so ist sichergestellt, dass Sie mit Ihren Teststreifen auch tatsächlich richtige Einschätzungen des Farbumschlags vornehmen können. In diesem Fall dürfen Sie Ihrem Patienten auch tatsächlich die Keimzahl nennen. Im anderen Fall teilen Sie Ihrem Patienten lediglich mit, ob das Ergebnis schwach positiv, positiv oder stark positiv ist.

Eichrecht

Die Eichordnung gilt nur noch für Personenwaagen, die eine unbefristete Eichgültigkeit haben und für Säuglingswaagen, die 4 Jahre Gültigkeit besitzen und Laborwaagen, die geeicht bzw. nachgeeicht werden müssen. Alle anderen Geräte, wie z. B. Blutdruckmessgeräte, werden heute nicht mehr geeicht, sondern „sicherheitstechnisch" kontrolliert. Eine solche sicherheitstechnische Kontrolle beinhaltet eine Eichung und darüberhinausgehend eine Funktionsprüfung des Geräts. Solche messtechnischen Kontrollen können die Eichämter, aber auch privatwirtschaftliche Einrichtungen, die eine entsprechende Erlaubnis haben, durchführen.

Gesetz über den öffentlichen Gesundheitsdienst

In allen Bundesländern wurden Ländergesundheitsgesetze erlassen, die das Reichsgesetz (und nach 1945 als Bundesgesetz weitergeltende Gesetz) über den Öffentlichen Gesundheitsdienst und dessen 3. Durchführungsverordnung (Aufgabenzuweisung an die staatlichen Gesundheitsämter) ablösten.

Diese Ländergesetze über den öffentlichen Gesundheitsdienst sind in ihren Regelungstiefen teilweise recht unterschiedlich. Grundsätzlich enthalten aber alle Gesundheitsdienstgesetze Regelungen über eine Gesundheitsaufsicht und Gesundheitsüberwachung, die auch die Aufsicht über die Berufsausübung der Heilpraktiker umfasst.

In fast allen Bundesländern ist als zuständige „Gesundheitsbehörde" das „staatliche Gesundheitsamt" festgelegt (Ausnahmen: Schleswig-Holstein, Hamburg, Nordrhein-Westfalen und Sachsen-Anhalt, in denen kommunale Gesundheitsbehörden zuständig sind).

Da sich die Regelungen der Ländergesundheitsgesetze hinsichtlich der Gesundheitsaufsicht und -überwachung weitgehend gleichen, wird nachfolgend das Landesgesetz für Baden-Württemberg dargestellt.

§

Gesetz über den öffentlichen Gesundheitsdienst Baden-Württemberg

(Gesundheitsdienstgesetz – ÖGDG) vom 17. Dezember 2015, GBl. S. 1210, zuletzt geändert am 22.12.2021

§ 1

Ziele und Aufgaben des öffentlichen Gesundheitsdienstes

(1) Ziel der Arbeit des öffentlichen Gesundheitsdiensts ist die Förderung und der Schutz der Gesundheit der Bevölkerung …

(2) Der öffentliche Gesundheitsdienst stellt insbesondere die Wahrnehmung folgender Kernaufgaben sicher: …

2. Gesundheitsförderung und Prävention …
4. Gesundheitsschutz, insbesondere Infektionsschutz und Hygiene …

§ 10

Hygienische Überwachung von Einrichtungen

(1) Die Gesundheitsämter überwachen die Einhaltung der Anforderungen an die Hygiene und die Verhütung und Bekämpfung übertragbarer Krankheiten in den in § 36 Absatz 1 und § 23 Absatz 5 Satz 1 des Infektionsschutzgesetzes genannten Einrichtungen. Sie können darüber hinaus die Einrichtungen nach § 23 Absatz 5 Satz 2 des Infektionsschutzgesetzes überwachen, wenn Anhaltspunkte dafür vorliegen, dass die Anforderungen der Hygiene dort nicht eingehalten werden.

(2) …

(3) Werden hygienische Mängel in Einrichtungen nach Absatz 1 oder Absatz 2 festgestellt, so wirkt das Gesundheitsamt darauf hin, dass die nach pflichtgemäßem Ermessen erforderlichen Maß-

nahmen getroffen werden. Ist bei Gefahr im Verzug ein rechtzeitiges Tätigwerden der üblicherweise zuständigen Behörden nach der Verordnung des Sozialministeriums über die Zuständigkeiten nach dem Infektionsschutzgesetz nicht gewährleistet, so kann das Gesundheitsamt vorläufige Anordnungen zur Abwehr von Gefahren für Leben oder Gesundheit treffen. Die zuständige Behörde ist unverzüglich von der Anordnung zu unterrichten. Die zuständige Behörde kann die Anordnung ändern oder aufheben. Wird die Anordnung nicht innerhalb von zwei Arbeitstagen nach der Unterrichtung aufgehoben, so gilt sie als von der zuständigen Behörde getroffen.

§ 12 Befugnisse (zusammengefasst)

(1) Die mit dem Vollzug dieses Gesetzes beauftragten Personen sind zur Durchführung der Überwachungsaufgaben nach den §§ 10 und 11 berechtigt,

- Grundstücke, Räume und (zur Verhütung dringender Gefahren) auch Wohnungen betreten, Auskünfte verlangen, Unterlagen einsehen, Gegenstände untersuchen und Proben zu verlangen.

§ 15

Heilpraktikerwesen

Die Gesundheitsämter achten darauf, dass niemand unerlaubt die Heilkunde ausübt. Darüber hinaus bleiben die Aufgaben und Zuständigkeiten über die Erteilung, die Rücknahme oder den Widerruf einer Heilpraktikererlaubnis nach § 2 der Heilberufe- und Gesundheitsfachberufe-Zuständigkeitsverordnung unberührt.

Nachfolgend noch ein Überblick über Aufgabenzuweisungen der Länder an den GÖD, bezogen auf das Heilpraktikerwesen:

§

Niedersächsisches Gesetz über den öffentlichen Gesundheitsdienst (NGöGD)

§ 7 a Heilpraktikerwesen

(1) Wer im Sinne des § 1 des Heilpraktikergesetzes Heilkunde ausüben will, hat den Beginn der Tätigkeit dem Landkreis oder der kreisfreien Stadt, in dessen oder deren Bezirk die Tätigkeit ausgeübt werden soll, unverzüglich anzuzeigen. Die Anzeige bedarf der Schriftform. Mit der Anzeige ist die Erlaubnis nach dem Heilpraktikergesetz vorzulegen. In der Anzeige sind der Familienname, der Geburtsname, die Vornamen, das Geschlecht, das Geburtsdatum, der Geburtsort, die Anschrift der Wohnung und des Tätigkeitsorts sowie die angewandten heilkundlichen Verfahren anzugeben. Die Beendigung der Tätigkeit und Änderungen der nach den Sätzen 1 und 4 angegebenen Daten sind dem Landkreis oder der kreisfreien Stadt unverzüglich mitzuteilen; Satz 2 gilt entsprechend.

(2) Wer bereits vor dem 1. Januar 2020 eine nach Absatz 1 Satz 1 anzeigepflichtige Tätigkeit ausgeübt hat und weiterhin ausübt, hat die Anzeige nach Absatz 1 Sätze 1 bis 4 bis zum 1. März 2020 zu erstatten.

(3) Ordnungswidrig handelt, wer vorsätzlich oder fahrlässig

1. der Anzeigepflicht nach Absatz 1 Sätze 1 bis 4, auch in Verbindung mit Absatz 2, oder
2. der Mitteilungspflicht nach Absatz 1 Satz 5

nicht, nicht richtig, nicht rechtzeitig oder nicht vollständig nachkommt. Die Ordnungswidrigkeit kann mit einer Geldbuße bis zu 2.500 Euro geahndet werden.

Gesetz über den öffentlichen Gesundheitsdienst des Landes Nordrhein-Westfalen (ÖGDG NRW)

§ 18 Erfassung und Überwachung der Berufe des Gesundheitswesens

(1) Wer einen nichtakademischen Heilberuf selbstständig ausüben möchte oder Angehörige

dieses Berufes beschäftigen möchte, hat die Aufnahme und die Beendigung dieser Tätigkeit der unteren Gesundheitsbehörde anzuzeigen, in deren Bezirk die Tätigkeit ausgeübt wird.
(2) Absatz 1 gilt auch für Dienstleistende nach Artikel 5 der Richtlinie 2005/36/EG, die zur vorübergehenden oder gelegentlichen Erbringung von Dienstleistungen von einem europäischen Staat gemäß § 1 Abs. 1 Satz 1 Berufsanerkennungsdurchführungsgesetz in den Geltungsbereich dieses Gesetzes wechseln. Bei einem erstmaligen Wechsel ist der zuständigen unteren Gesundheitsbehörde die voraussichtliche Dauer vor Aufnahme der Dienstleistung schriftlich zu melden. Danach ist die Meldung einmal jährlich zu erneuern, wenn die dienstleistende Person beabsichtigt, während des betreffenden Jahres vorübergehend oder gelegentlich Dienstleistungen zu erbringen.
(3) Das für das Gesundheitswesen zuständige Ministerium wird ermächtigt, durch Rechtsverordnung das Nähere zum Melde- und Nachprüfungsverfahren nach Absatz 1 und 2 zu regeln.
(4) Die untere Gesundheitsbehörde hat die Berechtigung zur Ausübung eines nichtakademischen Heilberufes und zur Führung von Berufsbezeichnungen zu überwachen, soweit nicht andere Stellen zuständig sind.

Brandenburgisches Gesundheitsdienstgesetz – BbgGDG

§ 12 Berufe im Gesundheitswesen

(1) Die Landkreise und kreisfreien Städte überwachen die Berechtigung zur Ausübung der Berufe im Gesundheitswesen und zur Führung der Berufsbezeichnung.
(2) Wer selbstständig einen Beruf des Gesundheitswesens ausübt, Angehörige der Berufe des Gesundheitswesens beschäftigt oder gegen Entgelt kranken- und altenpflegerische Tätigkeiten anbietet oder erbringt, hat dies unverzüglich dem zuständigen Gesundheitsamt anzuzeigen, soweit nicht eine solche Verpflichtung nach anderen Rechtsvorschriften gegenüber anderen Stellen besteht. Satz 1 gilt nicht für kranken- und altenpflegerische Tätigkeiten, die wie folgt erbracht werden: …

Verordnung über den öffentlichen Gesundheitsdienst und die Aufgaben der Gesundheitsämter in den Landkreisen und kreisfreien Städten Land Thüringen

§ 7 Anzeigepflicht, Berufsaufsicht

(1) Die Angehörigen der gesetzlich geregelten ärztlichen und nichtärztlichen Heilberufe sowie die Apotheker haben Beginn und Beendigung einer selbständigen Berufsausübung unverzüglich dem für den Ort der Niederlassung zuständigen Gesundheitsamt anzuzeigen. Im Fall des Beginns der Berufsausübung ist
1. die Anschrift der Niederlassung anzugeben und
2. die Berechtigung zur Ausübung des Berufes oder Führen der Berufsbezeichnung nachzuweisen.
Anzuzeigen sind auch Änderungen der Niederlassung.
(3) Die Gesundheitsämter verständigen die zuständigen Behörden oder Berufsvertretungen, wenn Ärzte, Zahnärzte oder Apotheker ihres Bereiches ihre Befugnisse nicht einhalten oder ihre sonstigen öffentlich-rechtlichen Berufspflichten nicht erfüllen. Das gilt für die Angehörigen der sonstigen gesetzlich geregelten nichtärztlichen Heilberufe entsprechend, soweit diese Personen ihren Beruf ausüben. Die Gesundheitsämter achten ferner darauf, dass niemand unerlaubt die Heilkunde ausübt.
…

Gesetz über den öffentlichen Gesundheitsdienst im Freistaat Sachsen

§ 8 Überwachungsaufgaben

(1) Die Gesundheitsämter überwachen
1. …
die Einhaltung der Anforderungen der Hygiene (§ 1 Abs. 1 Nr. 3).
Zusätzlich erstreckt sich die Überwachung der in Satz 1 Nrn. 1 und 2 genannten Einrichtungen auf die Beachtung des öffentlichen Heilberufsrechts, die Überwachung der in Satz 1 Nr. 9 genannten Einrichtungen auf die Beachtung der Internationalen Gesundheitsvorschriften nach Maßgabe der hierzu ergangenen Rechtsvorschriften …

Praxen von Ärzten, Zahnärzten und Angehörigen gesetzlich geregelter nichtärztlicher Heilberufe … wenn Anhaltspunkte dafür vorliegen, dass die Anforderungen der Hygiene dort nicht eingehalten werden.

§ 10 Anzeigepflicht, Berufsaufsicht

(1) Ärzte, Zahnärzte, Psychologische Psychotherapeuten, Kinder- und Jugendlichenpsychotherapeuten, Apotheker, Tierärzte, Angehörige der Gesundheitsfachberufe, Heilpraktiker, selbstständig tätige Desinfektoren und sonstige Heilberufe haben Beginn und Beendigung einer selbstständigen Berufsausübung unverzüglich der für den Ort der Niederlassung zuständigen Behörde des öffentlichen Gesundheitsdienstes nach § 2 Abs. 1 Nr. 3 anzuzeigen. Im Falle des Beginns der Berufsausübung ist
1. die Anschrift der Niederlassung anzugeben und
2. die Berechtigung zur Ausübung des Berufs und zur Führung der Berufsbezeichnung nachzuweisen.
Unverzüglich anzuzeigen sind auch nachträgliche Änderungen.

(2) Die Gesundheitsämter überwachen, soweit nicht andere Stellen zuständig sind, die Berechtigung zur Führung der einschlägigen Berufsbezeichnung und zur Ausübung des Berufs im Gesundheitswesen sowie die ordnungsgemäße Berufsausübung und teilen Verstöße den für die Berufsaufsicht zuständigen Behörden mit.
(3) Den Gesundheitsämtern obliegt die Überprüfung von Personen, die eine Erlaubnis zur Betätigung als Heilpraktikerin oder Heilpraktiker beantragt haben. Sie achten darauf, dass niemand unerlaubt die Heilkunde ausübt.

Hessisches Gesetz über den öffentlichen Gesundheitsdienst (HGöGD)

§ 12 Maßnahmen im Rahmen der Berufsaufsicht, Anzeigepflicht

(1) Wer einen Beruf des Gesundheitswesens selbstständig ausüben will oder wer Angehörige der Berufe des Gesundheitswesens beschäftigt oder beschäftigen will, hat Beginn und Ende dieser Tätigkeit innerhalb eines Monats dem für den Ort der Niederlassung zuständigen Gesundheitsamt anzuzeigen. Zu Beginn der Tätigkeit sind die Anschrift der Niederlassung anzugeben und die Berechtigung zur Ausübung des Berufs oder zum Führen der Berufsbezeichnung nachzuweisen. Änderungen hinsichtlich der notwendigen Angaben sind dem Gesundheitsamt unverzüglich anzuzeigen.

Gesetz über den Öffentlichen Gesundheitsdienst – (ÖGDG M-V)

§ 27 ÖGDG M-V – Berufe des Gesundheitswesens

(2) Wer selbstständig einen solchen Beruf ausüben will, hat sich unverzüglich persönlich unter Angabe seines Namens, seines Geburtsdatums seiner Anschrift und der Anschrift seiner Niederlassung bei dem hierfür zuständigen Gesundheitsamt oder Veterinär- und Lebensmittelüberwachungsamt anzumelden. Dabei ist die Erlaubnis zur Ausübung des Berufs vorzulegen, wenn eine solche erforderlich ist. …
(6) Die Gesundheitsämter überprüfen diejenigen, die eine Erlaubnis zur Ausübung der Heilkunde nach dem Heilpraktikergesetz beantragen, und erteilen die Erlaubnis. Das Ministerium für Wirtschaft, Arbeit und Gesundheit kann die Aufgabe der Überprüfung einzelnen Gesundheitsämtern im Einvernehmen mit diesen auch für den Bereich anderer Gesundheitsämter zuweisen.
(7) Die Gesundheitsämter und die Veterinär- und Lebensmittelüberwachungsämter überwachen die Berufsausübung derjenigen auf dem Gebiet des Gesundheitswesens tätigen Personen, für die keine Kammer nach dem Heilberufsgesetz besteht. Sie achten darauf, dass niemand unerlaubt die Heilkunde ausübt oder unerlaubt eine Berufsbezeichnung auf dem Gebiet des Gesundheitswesens führt.

1.4 Datenschutzrecht

Die EU-Datenschutzgrundverordnung vom 27.04.2016 hat es sich zur Aufgabe gemacht, die Grundrechte und Grundfreiheiten natürlicher Personen und insbesondere deren Recht auf Schutz personenbezogener Daten zu schützen. Personenbezogene Daten sind hierbei Informationen über Menschen, die mit ihrer eigenen Person zusammenhängen. Das soll helfen zu vermeiden, dass man zur gläsernen Person wird. Heute kann über das GPS Ihres Handys genau gespeichert werden, wo Sie sich aufgehalten haben und mit wem Sie sich getroffen haben, denn von Ihrem Meeting-Partner werden diese Daten ja auch gespeichert. Gehen Sie einkaufen und bezahlen mit Kreditkarte, wird nun zusätzlich gespeichert, *wo* Sie eingekauft haben und *was* genau im Einzelnen Sie erworben haben. Daraus können nun detailliert Ihre Vorlieben ersehen werden und es können Rückschlüsse auf Ihren Gesundheitszustand, Ihre Vorlieben und Gewohnheiten gezogen werden. Gehen Sie zum Arzt, kann über die dort gespeicherten Daten sogar Ihr gesamtes Krankenleben abgerufen werden. Außerdem ist ersichtlich, wann, wohin und mit wem Sie in den Urlaub fahren, mit wem Sie sich dort treffen und welche Aktivitäten Sie dort durchführen. Werden diese Daten nun zusammengeführt, stehen Sie tatsächlich als gläserne Person da. Dazu kommt, dass das Internet nichts vergisst, und so werden Sie nun auch von Ihren „Jugendsünden" Ihr Leben lang begleitet.

Den vollständigen Text der **EU-Datenschutz-Grundverordnung (DSGVO),** einschließlich der Erwägungsgründe finden Sie unter: https://eur-lex.europa.eu/eli/reg/2016/679/oj

Im Folgenden werden wichtige Grundbegriffe und Regelungen dargestellt und erörtert.

1.4.1 Einleitung

Als Heilpraktiker sind Sie verpflichtet, vielfältige Dokumentationen über ihre beruflichen Tätigkeiten durchführen. Dazu müssen Sie zahlreiche höchstpersönliche Patientendaten in diese Dokumentation aufnehmen. Dies gilt insbesondere für die in § 630 f. BGB für Therapeuten zwingend geforderte Anlegung und stetige Fortführung einer Patientenakte für jeden einzelnen Patienten. In die Patientenakte müssen auch sehr sensible Daten über den Gesundheitszustand Ihrer Patienten aufgenommen werden. Beim Umgang mit personenbezogenen Daten muss ein Heilpraktiker die Datenschutzgesetze (Bundesdatenschutzgesetz und europäische Datenschutz Grundverordnung) strikt beachten, da es sonst zu Abmahnungen, Bußgeldern und zu einem erheblichen Imageverlust der Praxis kommen kann. In einer Heilpraxis müssen nicht nur Gesundheitsdaten erfasst, gespeichert und verarbeitet werden, sondern noch viele weitere Daten. Das ist schon notwendig, wenn Sie eine Rechnung stellen wollen oder auf die Telefonnummer zurückgreifen möchten, um eine neue Terminvereinbarung bzw. -verlegung zu treffen.

Unter „Datenverarbeitung" versteht die DSGVO die Erfassung, Speicherung, und Verarbeitung der personenbezogenen Daten. Ob diese Daten elektronisch oder in Papierform gesammelt werden, ist zunächst unwesentlich, da alle beruflich oder gewerblich gespeicherten oder verarbeiteten Datenansammlungen dem Datenschutzrecht unterfallen. Eine Ausnahme gilt nur, wenn die Verarbeitung ausschließlich zu persönlichen oder familiären Zwecken erfolgt.

Typische Verarbeitungstätigkeiten von Patientendaten in der Heilpraktikerpraxis sind unter anderen:

- Pflege von Patientenstammdaten (Name, Adresse, Geburtsdatum)
- Speicherung von Behandlungsdaten (Untersuchungen, Diagnosen, Therapien)
- Datenaustausch mit Auftragsverarbeitern (z. B. Labore, Abrechnungsstellen, Steuerberater)
- Tätigkeiten die Mitarbeiter betreffen, z. B. Lohnabrechnungen, Urlaubs- und Krankheitstage
- Aufzeichnungen über Lieferfirmen für Ihre Praxisausstattung (Name, Adresse, Telefonnummer, Fax etc.)

1.4.2 Prinzipien und Grundsätze des Datenschutzes

Grundlage des Datenschutzrechtes ist das Selbstbestimmungsrecht des Einzelnen über die ihn betreffenden persönlichen Daten. Im Datenschutzrecht gelten daher folgende Grundsätze:

- **Verbotsprinzip mit Erlaubnisvorbehalt.** Eine Datenverarbeitung ist nur zulässig, wenn das Bundesdatenschutzgesetz (BDSG) oder die Datenschutz-Grundverordnung (DSGVO) diese erlaubt. Das ist vor allem der Fall, wenn ein Vertrag mit dem Betroffenen geschlossen (Vertragsanbahnung) oder erfüllt (Vertragserfüllung) werden soll. Ergibt sich keine gesetzliche Erlaubnis aus dem BDSG oder DSGVO so muss der Betroffene freiwillig und ausdrücklich in die Datenverarbeitung einwilligen (Anforderungen an die Wirksamkeit der Einwilligung s. u.).
- **Beweispflichtigkeit des Verantwortlichen.** Grundsätzlich ist ein Datenverarbeiter (Verantwortlicher im Sinne des Datenschutzrechtes) beweispflichtig, dass seine Datenverarbeitung rechtmäßig ist, dass also
  - der Betroffene seine Einwilligung wirksam erklärt hat oder
  - die Verarbeitung durch ein Gesetz erlaubt ist, zum Beispiel durch BDSG oder DSGVO.
- **Prinzipien der Datensparsamkeit (Minimierungsgebot).** Nur Daten, die zur Erfüllung des Zwecks der Datenerhebung wirklich erforderlich sind, dürfen verarbeitet werden („need to know", nicht aber „nice to have"!).
- **Transparenz und Zweckbindung.** Die Daten müssen in einer für die betreffende Person nachvollziehbaren Weise verarbeitet werden, und zwar für den vorgegebenen konkreten Zweck. Eine spätere Weiterverarbeitung, zu einem von der Einwilligung oder der gesetzlichen Erlaubnis nicht abgedecktem Zweck, ist ohne eine weitere Einverständniserklärung nicht zulässig.
- **Gewährleistung der Datensicherheit.** Die Daten müssen in einer Weise verarbeitet werden, die eine angemessene Sicherheit der personenbezogenen Daten durch technische und organisatorische Maßnahmen gewährleistet. Das beinhaltet den Schutz vor unberechtigtem Zugriff auf die Daten und Schutz vor einem Datenverlust.
- **Unabhängige staatliche Überwachung.** Vom Staat wurden Institutionen eingerichtet deren Aufgabe die Überwachung der Einhaltung und Sicherstellung des Datenschutzes ist, z. B. Länderdatenschutzbeauftragte.

1.4.3 Rechtmäßigkeit der Datenverarbeitung

Nach der DSGVO ist der „Verpflichtete" für die Sicherstellung der Anforderungen des Datenschutzrechtes auch stets der „Verantwortliche". In einer Heilpraxis ist dies stets der Heilpraktiker selbst!

Erforderlichkeit Die Daten müssen für die Zwecke, für die sie erhoben und verarbeitet werden, relevant sein. Personenbezogene Daten dürfen nur so lange gespeichert werden, wie es der Zweck, zu dem sie erhoben oder verarbeitet wurden, erfordert. Nicht mehr erforderliche Daten sind zu löschen, unrichtige Daten zu berichtigen. Nur in gesetzlich bestimmten Fällen oder mit Einwilligung des Betroffenen ist auch eine Verarbeitung zu anderen Zwecken zulässig.

Einwilligung

Wie oben dargestellt, muss nach dem Verbotsprinzip mit Erlaubnisvorbehalt eine wirksame Einwilligung des Betroffenen vorliegen, wenn keine gesetzliche Erlaubnis vorliegt. Eine Einwilligung des Betroffenen ist nur wirksam, wenn sie auf der freien Entscheidung des Betroffenen beruht, das heißt, er muss genau wissen, in was er einwilligt. Die Wirksamkeit der Einwilligung setzt außerdem voraus, dass der Betroffene vorab bzw. zeitnah darüber und über seine Rechte als Betroffener informiert wurde.

Folgende Informationspflichten für eine wirksame Einwilligung sehen die Datenschutzgesetze vor:

Informationspflichten

- Name und Kontaktdaten des Verantwortlichen sowie gegebenenfalls seines Vertreters
- Kontaktdaten des Datenschutzbeauftragten (wenn einer vorhanden ist)
- Zwecke der Verarbeitung und Rechtsgrundlage. Die möglichen Rechtsgrundlagen sind aufgezählt in Art. 6 DSGVO, Abs. 1 a) Einwilligung, b) Vertragserfüllung, c) rechtliche Verpflichtung des Verantwortlichen, … f) überwiegendes rechtliches Interesse des Verantwortlichen. Im Falle von f) ist das berechtigte Interesse des Verantwortlichen näher zu bezeichnen.

- Den Empfänger oder die Kategorien von Empfängern (z. B. Labor, Steuerberater, Inkassounternehmen)
- Absicht der Übermittlung in ein Drittland und/oder an eine internationale Organisation. Bei der Übermittlung in ein Drittland ist auch das Vorhandensein oder Fehlen eines Angemessenheitsbeschlusses der EU-Kommission anzugeben. Das wäre z. B. der Fall, wenn die Daten in den USA verarbeitet werden, wie das bei Google Analytics der Fall ist.
- Dauer der Datenspeicherung, (z. B. nach Steuerrecht bzw. Patientenrechtegesetz beträgt die vorgeschriebene Aufbewahrungszeit 10 Jahre)
- Bestehen eines Rechts auf Auskunft, Berichtigung, Löschung, Einschränkung der Verarbeitung, Widerspruchsrecht und Recht auf Datenübertragbarkeit
- Recht auf Widerruf einer Einwilligung (für zukünftige Verarbeitungen)
- Bestehen eines Beschwerderechts gegenüber einer Aufsichtsbehörde
- Information, ob die Bereitstellung der personenbezogenen Daten gesetzlich vorgeschrieben oder für einen Vertragsabschluss erforderlich ist und welche möglichen Folgen die Nichtbereitstellung hätte
- Bestehen einer automatisierten Entscheidungsfindung einschließlich Profiling (Art. 22), falls einschlägig. Das ist in der Regel in Heilpraxen nicht der Fall, weil die Entscheidungsfindung nicht automatisiert abläuft, sondern eine Entscheidung (z. B. Diagnosestellung) des Heilpraktikers ist.

Diese Informationen sollten dem Patienten sinnvollerweise in Form einer Datenschutzerklärung auf der eigenen Homepage bzw. beim Erstbesuch in der eigenen Praxis in Form eines Vordruckes bzw. Flyer übergeben werden. Die Übermittlung der Informationen muss, ebenso wie die Einwilligungserklärung selbst, dokumentiert werden, zum Beispiel in der Patientenakte.

In der Einwilligungserklärung müssen Sie auf die jederzeitige Widerrufbarkeit dieser Einwilligung hinweisen. Bei einer elektronischen Einwilligung darf aber keine voreingestellte Einwilligung in Form eines Häkchens verwendet werden.

Vertrag

Wenn Sie für einen Patienten eine Dienstleistung erbringen wollen, handelt es sich um die Anbahnung beziehungsweise Erfüllung eines Vertragsverhältnisses. Hierzu benötigen Sie entsprechende Angaben wie Name, Anschrift und Telefonnummer. Für diese Grunddaten zur Abwicklung des Vertrags benötigen Sie keine gesonderte Einwilligung Ihrer Patienten/Kunden, sondern hier genügt der Behandlungsvertrag (Art. 6 Abs. 1b DSGVO) als gesetzliche Datenverarbeitungsrechtfertigung. Darüber hinaus gehende Angaben, wie E-Mail-Adresse, Geburtsdatum (z. B. für Glückwunschbriefe), Kaufinteressen, Teilnahme(interesse) an Kursen, Kontodaten und Fotos von Teilnehmern, sind für die Erfüllung des Vertrags hingegen nicht erforderlich. Für diese über den Zweck der Vertragserfüllung hinausgehenden Daten und Zwecke gibt der bestehende Vertrag keine Verarbeitungsberechtigung, sondern es ist eine ausdrückliche Einwilligung des Betroffenen erforderlich.

Wenn ein Vertrag erfüllt ist und es keine gesetzlichen Gründe für seine Aufbewahrung mehr gibt (z. B. steuerliche Aufbewahrungspflichten oder Aufbewahrungspflichten nach dem Patientenrechtegesetz), müssen die Daten gelöscht werden.

1.4.4 Besondere Schutzanforderungen

Personenbezogene Gesundheitsdaten Sie sind besonders geschützt. Diese dürfen nur für Zwecke der Gesundheitsvorsorge, für die medizinische Diagnostik, die Versorgung oder Behandlung im Gesundheits- oder Sozialbereich oder aufgrund eines Vertrags mit dem Betroffenen oder einem Angehörigen (z. B. bei Kindern die Eltern oder ein Vormund) durch einen Arzt, Psychologen oder Heilpraktiker verarbeitet werden. An die Verarbeitung von gesundheitsbezogenen Daten knüpft das Gesetz besondere Anforderungen. Dies bedeutet, dass Sie die Pflicht zur Erstellung eines Verzeichnisses von Verarbeitungstätigkeiten haben, oder dass Sie, unter bestimmten Umständen, sogar einen gesonderten Datenschutzbeauftragten (s. u.) benötigen.

Andere Datenquellen Wenn Daten nicht bei der betroffenen Person erhoben werden, muss die Quelle angegeben werden, aus der die Daten stammen (z. B. Adressverzeichnisse oder Schufa-Auskunft).

Verwendung von Cookies auf der Internetseite Den Nutzern Ihrer Internetseite müssen Sie bekanntgeben, ob und welche Cookies Sie verwenden, und ob Ihre Internetseite die Nutzer trackt. Nutzen Sie für das Tracking einen Dienstleister, müssen Sie dazu eine Vereinbarung über die Auftragsverarbeitung schließen. Hat der Dienstleister seinen Sitz in einem Drittland, wie die USA, müssen Sie prüfen, ob die Weitergabe der Daten über sogenannte EU-Standardvertragsklauseln oder über Privacy Shield abgesichert ist. Dabei handelt es sich um eine Vereinbarung zwischen der EU und den USA zur Angemessenheit des Datenschutzniveaus bei denjenigen Unternehmen, die die Anforderungen von Privacy Shield erfüllen.

1.4.5 Kategorien von Betroffenen und Mitverantwortlichen

Sie müssen die von Ihrer Datenbank Betroffenen in Kategorien einteilen, für die dann unterschiedliche Datenschutzreglungen bestehen. Solche Kategorien sind:
- Patienten
- Dienstleister wie Webdesign-Agentur, elektronische Datenverarbeiter, z. B. Cloud
- Lieferanten, Labore, Abrechnungsstellen
- Mitarbeiter

Patienten

Neben den zur Erfüllung des Behandlungsvertrags erforderlichen Patientenkenndaten werden bei einer Behandlung auch Gesundheitsdaten verarbeitet. Wie schon erwähnt, handelt es sich bei dieser Kategorie um besonders sensible Daten.

Dienstleister für die Datenverarbeitung

Dabei müssen Sie die folgenden Fragen klären:
- **Datenverarbeitung durch Dritte.** Wo werden die elektronischen Daten verarbeitet? Auf Ihrem eigenen Server oder bei einem Außenstehenden (Dritten)? Bei Außenstehenden müssen Sie eine schriftliche Vereinbarung über die Auftragsverarbeitung schließen, denn der IT-Dienstleister darf die Daten nur nach Ihrer Weisung verarbeiten. Liegen die Daten auf Ihrem eigenen Server, nutzt dieser aber eine Cloud-Anwendung, müssen Sie klären, ob die Daten in Deutschland, in Europa oder in einem Drittland, z. B. den USA gespeichert oder verarbeitet wurden. Im letzteren Fall handelt es sich um einen „Datentransfer in Drittländer", sodass Sie hierfür einen besonderen Vertrag benötigen.
- **Internetauftritt.** Haben Sie einen Internetauftritt, der von einer Webdesignagentur gestaltet wird? Hat die Webdesignagentur Zugriff auf die personenbezogenen Daten, die Ihre Interessenten dort angeben? Falls ja, müssen Sie auch hier eine Vereinbarung über die Auftragsverarbeitung schließen.
- **Steuerberater.** Lassen Sie Ihre Buchführung, insbesondere auch die Gehaltsabrechnung Ihrer Mitarbeiter, über einen Steuerberater abwickeln? Hierfür müssen Sie einen entsprechenden Dienstleistungsvertrag schließen.
- **Abrechnungsfirmen.** Nutzen Sie einen elektronischen Bezahldienst für die Erstellung Ihrer Patientenrechnungen, müssen Sie auch mit diesem einen Dienstleistungsvertrag abschließen.
- **Inkassounternehmen.** Schalten Sie ein Inkassounternehmen ein, um säumige Kunden zur Zahlung auffordern zu lassen? Hierfür benötigen Sie ebenfalls einen Dienstleistungsvertrag. Sie müssen ihre Kunden zudem darauf aufmerksam machen, dass Sie im Falle ausstehender Zahlungen ein Inkassounternehmen mit der Wahrnehmung Ihrer Interessen beauftragen.

Lieferanten

Haben Sie Lieferanten, von denen Sie ebenfalls Daten, wie Name, Anschrift, Telefonnummer, Produktangebot, Ansprechpartner, URL der Homepage und E-Mail-Adressen gespeichert haben? Diese Angaben fallen entweder unter das Vertragsverhältnis und Sie benötigen dazu keine weitere Erlaubnis oder Sie benötigen für weitergehende Angaben, wie z. B.

Ansprechpartner in der Firma, ebenfalls die Einwilligung der Person zur Speicherung ihrer Daten unter Angabe des Zweckes der Speicherung.

Mitarbeiter

Mitarbeiter als Betroffene der Datenverarbeitung

Nach dem Bundesdatenschutzgesetz (§ 26 BDSG) dürfen personenbezogene Daten von Beschäftigten für Zwecke des Beschäftigungsverhältnisses verarbeitet werden, wenn

- dies für die Entscheidung über die Auswahl der Bewerber wichtig ist,
- dies für die Erfüllung des Dienstvertrages wichtig ist,
- dies für die Beendigung (Kündigung) des Arbeitsvertrages erforderlich ist,
- dies zur Erfüllung der sich aus einem Gesetz oder dem Arbeitsvertrag ergebenden Rechte und Pflichten erforderlich ist, wie Verwaltung von Urlaubsterminen und Krankheitstagen.

Für Ihre Auswahl eines bestimmten Bewerbers müssen bestimmte Daten erfasst und verarbeitet werden, wie Schulabschlüsse, frühere Arbeitsstellen und welche Arbeitszeugnisse vorhanden sind.

Bei Nichteinstellung sind diese Daten spätestens innerhalb von 2–6 Monaten nach der Einstellungsentscheidung zu löschen.

Kommt ein Arbeitsverhältnis zustande, dürfen bzw. müssen die Daten der Lohnbuchhaltung und die Arbeitszeit-, Krankheits- und Urlaubsverwaltung erfasst und verarbeitet werden, um z. B. die steuerlichen und sozialrechtlichen Verpflichtungen des Betriebs erfüllen zu können.

Mitarbeiter als Datenverarbeiter in der Heilpraxis

Allen Arbeitnehmern, die geschäftlich Zugang zu personenbezogenen Daten des Betriebs haben, dürfen diese Daten ausschließlich zur Erfüllung ihrer zugewiesenen Aufgaben verarbeiten. Eine anderweitige Nutzung ist nach dem BDSG und DSGVO verboten. Dieses Verbot gilt auch nach Beendigung des Arbeitsverhältnisses weiter. Zum Beispiel dürfen E-Mail-Adressen von Patienten, von gekündigten Mitarbeitern nicht für eigene Zwecke genutzt werden.

Sie müssen deshalb Ihre Mitarbeiter über die Pflichten, Gebote und Verbote der Datenschutznormen belehren. Dabei übergeben Sie ihnen ein Merkblatt über die Datenschutzverpflichtungen. Außerdem müssen Sie Ihre Mitarbeiter zu Vertraulichkeit und Verschwiegenheit verpflichten. Sowohl die Übergabe des Merkblattes als auch die durchgeführte Belehrung und Verschwiegenheitsverpflichtung müssen Sie dokumentieren.

Auf die persönliche Verantwortung jedes einzelnen Mitarbeiters zur Einhaltung der Datenschutzbestimmungen, ist unter Hinweis auf die Ordnungswidrigkeit- und Strafvorschriften des BSDG hinzuweisen.

1.4.6 Weitere datenschutzrechtliche Anforderungen

Regelungen und Verwaltungsanweisungen

Auskunftsersuchen Sie sollten ein Konzept festlegen, wie Sie mit Auskunftsanforderungen umgehen, z. B. wenn jemand erfahren möchte, welche Daten Sie über ihn gespeichert haben.

Datenverstöße (z. B. Hackerangriffe). Sie sollten außerdem ein Konzept erstellen, wie Sie damit umgehen, falls es zu Datenverstößen kommt, wie z. B. einen Hackerangriff auf Ihre Datei. In diesem Fall müssen Sie diesen Vorfall binnen 72 Stunden der Datenschutzaufsichtsbehörde melden. Außerdem müssen die betroffenen Personen unverzüglich über den Datenverstoß informiert werden.

Löschkonzepte In dem Verarbeitungsverzeichnis müssen Sie festlegen, wann die Daten voraussichtlich gelöscht werden. Die gesetzliche Regelung beträgt für Geschäftsbriefe 6 Jahre, für steuerrelevante Unterlagen und Patientenakten 10 Jahre, für Bewerbungsunterlagen 2–6 Monate. Alle anderen Daten und Dokumente mit personenbezogenen Daten müssen gelöscht beziehungsweise vernichtet werden, wenn sie nicht mehr benötigt werden. Dabei müssen Datensätze auf allen Medien gelöscht,

Papierunterlagen mit personenbezogenen Daten geschreddert werden.

Technisch-organisatorische Maßnahmen zur Sicherstellung des Datenschutzes (TOM)

Die Datenschutzgesetze verlangen die Umsetzung von angemessenen technischen und organisatorischen Maßnahmen, die erforderlich sind, um die Ausführung ihrer Vorschriften sicherzustellen.

Die technisch-organisatorischen Maßnahmen betreffen die Frage, wie gut die Informationssicherheit ist. Auch dies muss in Ihrem Verarbeitungsverzeichnis dokumentiert werden. Ein wichtiger Gesichtspunkt ist die Weitergabe der sensiblen Daten Ihrer Mitarbeiter (Gesundheitsdaten, Religionszugehörigkeit) an Ihren Steuerberater. Eine Übermittlung dieser Daten per E-Mail ohne weitere Sicherheitsmaßnahmen ist datenschutzrechtlich nicht zulässig.

Nachstehende Punkte geben einen groben Anhaltspunkt für weitere TOM-Maßnahmen, die von Ihnen durchzuführen sind:

Vertraulichkeit (Art. 32 Abs. 1 b DSGVO)

Um die Vertraulichkeit der anvertrauten Daten zu gewährleisten, müssen Sie für die folgenden Maßnahmen Sorge tragen:

- **Zutrittskontrolle.** Maßnahmen, die geeignet sind, Unbefugten den Zutritt zu Datenverarbeitungsanlagen, mit denen personenbezogene Daten verarbeitet oder genutzt werden, zu verwehren.
- **Zugangskontrolle.** Maßnahmen, die geeignet sind zu verhindern, dass Datenverarbeitungssysteme von Unbefugten genutzt werden können.
- **Zugriffskontrolle.** Maßnahmen, die gewährleisten, dass die zur Benutzung eines Datenverarbeitungssystems Berechtigten ausschließlich auf die ihrer Zugriffsberechtigung unterliegenden Daten zugreifen können, und dass personenbezogene Daten bei der Verarbeitung, Nutzung und nach der Speicherung nicht unbefugt gelesen, kopiert, verändert oder entfernt werden können. Daten, die nicht digital gespeichert werden, sondern z. B. Patientenakten in Papierform oder auf Karteikarten, müssen unter Verschluss gehalten werden (z. B. abgeschlossener Schrank) und sind vor unbefugter Sichtung zu schützen.
- **Trennungskontrolle.** Maßnahmen, die gewährleisten, dass zu unterschiedlichen Zwecken erhobene Daten getrennt verarbeitet werden können

Integrität (Art. 32 Abs. 1 b DS-GVO)

Um die Integrität der anvertrauten Daten zu gewährleisten, müssen Sie für die folgenden Maßnahmen Sorge tragen:

- **Weitergabekontrolle.** Maßnahmen, die gewährleisten, dass personenbezogene Daten bei der elektronischen Übertragung oder während ihres Transports oder ihrer Speicherung auf Datenträger nicht unbefugt gelesen, kopiert, verändert oder entfernt werden können, und dass überprüft und festgestellt werden kann, an welche Stellen eine Übermittlung personenbezogener Daten durch Einrichtungen zur Datenübertragung vorgesehen ist.
- **Eingabekontrolle/Verarbeitungskontrolle.** Maßnahmen, die gewährleisten, dass nachträglich überprüft und festgestellt werden kann, ob und von wem personenbezogene Daten in Datenverarbeitungssysteme eingegeben, verändert oder entfernt worden sind.
- **Dokumentationskontrolle.** Maßnahmen, die gewährleisten, dass die Verfahrensweisen bei der Verarbeitung personenbezogener Daten in einer Weise dokumentiert werden, dass sie in zumutbarer Weise nachvollzogen werden können.
- **Auftragskontrolle.** Maßnahmen, die gewährleisten, dass personenbezogene Daten, die im Auftrag verarbeitet werden, nur entsprechend den Weisungen des Auftraggebers verarbeitet werden können.
- **Verfügbarkeitskontrolle.** Maßnahmen, die gewährleisten, dass personenbezogene Daten gegen zufällige Zerstörung oder Verlust geschützt sind.

Belastbarkeit (Widerstandsfähigkeit/Resilienz von Systemen/Diensten)

Die von Ihnen gespeicherten Daten müssen „belastbar“, d. h. widerstandfähig gegen auftretende Störungen, sein. Darunter versteht die DSGVO: Maßnahmen, die gewährleisten, dass technische Systeme bei Störungen bzw. Teilausfällen nicht vollständig versagen, sondern wesentliche Systemdienstleistungen aufrechterhalten werden. Daten müssen so gesichert werden, dass sie bei einem eventuellen Verlust wiederhergestellt werden können. Das bedeutet, dass Sie Ihre Daten regelmäßig sichern müssen. Das könnte zum Beispiel ein Datenträger sein, auf den Sie abends die Daten aufspielen und getrennt in einem anderen Zimmer – besser noch in einer anderen Wohnung aufbewahren – damit im Brand- oder Wasserschadensfall die Daten noch gerettet werden können.

Erleidet ein Betroffener durch eine unrechtmäßig automatisierte Verarbeitung seiner personenbezogenen Daten einen Schaden, ist ihm Schadensersatz zu gewähren, sofern die verantwortliche Stelle nicht nachweisen kann, dass sie die erforderliche Sorgfalt hat walten lassen.

Jeder Betroffene hat das Recht, sich unmittelbar an den Verantwortlichen (oder Datenschutzbeauftragten des Betriebes, wenn vorhanden) oder die Datenschutzaufsichtsbehörde zu wenden, wenn er der Ansicht ist, bei der Verarbeitung seiner personenbezogenen Daten in seinen Rechten verletzt zu sein. Dies gilt auch für die Mitarbeiter des Betriebs.

Datenschutzbeauftragte

Nach Art. 37 Absatz 1c DSGVO müssen Sie für Ihre Heilpraxis **nur dann** einen Datenschutzbeauftragten einstellen, wenn 10 oder mehr Personen personenbezogene Daten verarbeiten, da sonst nicht von einer „umfangreichen" Verarbeitung von Gesundheitsdaten auszugehen ist.

Verzeichnis von Verarbeitungstätigkeiten

Da Heilpraktiker Gesundheitsdaten und somit besondere Datenkategorien personenbezogener Daten gemäß Art. 9 DSGVO verarbeiten, müssen sie ein Verzeichnis aller Verarbeitungstätigkeiten erstellen und führen (Art. 30 Abs. 1 und Abs. 5 DSGVO – Verzeichnis von Verarbeitungstätigkeiten).

Das Verzeichnis muss folgende Angaben enthalten (➤ Tab. 1.2):

a) Namen und die Kontaktdaten des Verantwortlichen (meist der Heilpraktiker selbst)
b) Die Zwecke der Verarbeitung
c) Beschreibung der Kategorien betroffener Personen sowie der personenbezogenen Daten
d) Kategorien von Empfängern der Daten
e) Gegebenenfalls Übermittlung der Daten an ein Drittland oder ein eine internationale Organisation
f) Vorgesehene Fristen für die Löschung der Daten
g) Allgemeine Beschreibung der technischen und organisatorischen Maßnahmen zum Datenschutz (TOM s. o.)

Die Angaben zu a), f) und g) können für die Gesamtliste als Vorblatt eingegeben werden. Für die Angaben zu den einzelnen Verarbeitungstätigkeiten gibt es keine Formvorschriften. Die Aufnahme in eine Excelliste – DIN A4 – Querformat – ist zu erwägen.

Muster eines Verzeichnisses von Verarbeitungstätigkeiten für eine Heilpraxis

Vorblatt für die Gesamtliste

A) **Verantwortliche(r):**

Frau Helena Musterfrau Heilpraxisinhaberin
Straße, Hausnummer
Postleitzahl, Wohnort
Telefon, E-Mail

B) **Vorgesehene Fristen für die Löschung der Daten.** Die personenbezogenen Daten werden gelöscht, wenn sie für die Erfüllung des Zwecks nicht mehr erforderlich sind und keine gesetzlichen Vorschriften die Löschung verbieten bzw. Aufbewahrungsfristen vorschreiben. Steuerrelevante Daten und Patienten-Behandlungsdaten werden daher zehn Jahre nach Beendigung der Behandlung gelöscht.

C) **Technische und organisatorische Maßnahmen** gemäß Art. 32 Abs. 1 DS GVO (Art. 30 Absatz 1 g DSGVO)

1. **Pseudonymisierung.** Bevor bei uns Personendaten nach außen gegeben werden – das ist bei uns überhaupt nur im Hinblick auf die Zusammenarbeit mit Laboren der Fall – werden diese anonymisiert. Der Name wird durch eine Nummer ersetzt. Diese Nummer kann nur vom Verantwortlichen wieder dem realen Patienten zugeordnet werden.
2. **Verschlüsselung.** Alle Daten an unseren Steuerberater werden nur verschlüsselt verschickt.
3. **Gewährleistung der Vertraulichkeit.** Unsere Räume sind durch eine entsprechende Schließanlage gesichert. Zugang zum Computersystem erfolgt grundsätzlich nur nach Authentifizierung. Sensible elektronische und auch nicht-elektronische Daten werden in abgeschlossenen Schränken gelagert. Unsere

Mitarbeiter sind schriftlich zu Verschwiegenheit und Datenschutz verpflichtet.

4. **Gewährleistung der Integrität.** Wir kontrollieren unsere Daten regelmäßig auf inhaltliche Plausibilität.
5. **Gewährleistung der Verfügbarkeit.** Alle Daten werden gleichzeitig auf zwei verschiedenen Festplatten gespeichert (Raid-System). Unser Server verfügt über eine unterbrechungsfreie Stromversorgung. Das Computersystem wird nach Stand der Technik aktualisiert und geschützt.
6. **Gewährleistung der Belastbarkeit der Systeme.** Wir überprüfen unser Computersystem regelmäßig auf Funktion von Hard- und Software. Hierbei wird auch der Stand der Sicherheitsaktualisierung und Funktion von Virenscanner überprüft. Die Verfügbarkeit der regelmäßigen Datensicherungen wird überprüft.
7. **Verfahren zur Wiederherstellung der Verfügbarkeit personenbezogener Daten nach einem physischen oder technischen Zwischenfall.** Wir betreiben eine arbeitstägliche Datensicherung auf mehrere wechselnde Datenträger, von denen jeweils einer nicht in der Nähe des Servers aufbewahrt wird und einer in einem anderen Gebäude aufbewahrt wird. So ist auch eine Wiederherstellung der Daten nach Brand- oder Wasserschaden gewährleistet.
8. **Verfahren regelmäßiger Überprüfung, Bewertung und Evaluierung der Wirksamkeit der technischen und organisatorischen Maßnahmen.** Die regelmäßigen Überprüfungsmaßnahmen sind dokumentiert.
9. **Schriftliche Dokumentation von sonstigen Maßnahmen.** Die technischen und organisatorischen Maßnahmen werden in Verfahrensanweisungen niedergelegt.

Tab. 1.2 Beispiel für ein Verarbeitungsverzeichnis

Bezeichnung der Verarbeitung	Zweck der Verarbeitung	Kategorie der Betroffenen	Kategorie der persönlichen Daten	Kategorie gem. Art. 9 GSDVO	Rechtsgrundlage	Externe Empfänger der Daten	Übermittlung in Drittländer Ja/Nein
Patientenakte führen	Abwicklung und Dokumentation des Behandlungsvertrags	Patienten	Kenndaten, Namen, Geburtstag, Geschlecht, Kontaktdaten, Anamnese-, Diagnose- und Behandlungsdaten	Gesundheitsdaten	Art. 6 Abs. 1a, 1b und Art. 9 Abs. 2a DSGVO		Nein
Arbeitnehmerdatei	Aufnahme, Beendigung und Durchführung der Beschäftigungsverhältnisse	Mitarbeiter, Bewerber	Mitarbeiter bzw. Bewerberkenndaten, Kontoverbindungen Lohnabrechnungsdaten Steuerklasse, Steuer-ID, Versicherungsdaten, Kinder, Kirchensteuerpflicht	Ø	Art. 6 Abs. 1a und 1b DSGVO	Steuerbüro, Finanzamt, Sozial- und Krankenversicherer	Nein
Lieferantenverwaltung	Abwicklung der externen Geschäftsbeziehungen	Externe Lieferanten, Versorger, Entsorger, Vermieter, Dienstleister	Kenndaten, Kontaktdaten, Kontoverbindungen	Ø	Art. 6 Abs. 1a und 1b DSGVO	Finanzdienstleister	Nein

Möchten Sie den Originaltext der Europäischen Datenschutzgrundverordnung (DSGVO) nachlesen, so können Sie das hier: https://dsgvo-gesetz.de/.

1.5 Heilpraktikerberufsordnung

Im Jahre 1992 haben die größten Heilpraktikerverbände die nachstehende Berufsordnung beschlossen, die 2008 aktualisiert wurde. Diese Berufsordnung hat keine rechtlich verbindliche Wirkung, sondern wirkt nur innerhalb der beigetretenen Verbände und deren Mitgliedern, quasi als Selbstverpflichtung. Als eine derartige Selbstverpflichtung, auf die sich der einzelne Heilpraktiker auch berufen kann, z. B. durch Auslegung in der Praxis, ist sie geeignet, das Vertrauensverhältnis zwischen Praxis und Patienten zu fördern.
Die Berufsordnung wird im Folgenden komplett abgedruckt. Da sie sich selbst erklärt, wird auf weitere Anmerkungen verzichtet.

§

Berufsordnung für Heilpraktiker (BOH)

Artikel 1 – Berufsgrundsätze

1. Heilpraktiker dienen der Gesundheit des einzelnen Menschen sowie der gesamten Bevölkerung. Sie üben ihre berufliche Tätigkeit nach bestem Wissen und Gewissen sowie nach den Erfahrungen der heilkundlichen Überlieferungen und dem jeweiligen Erkenntnisstand der Heilkunde aus. Heilpraktiker haben den hohen ethischen Anforderungen ihres freien Heilberufs gerecht zu werden und alles zu vermeiden, was dem Ansehen des Berufsstandes schaden könnte.
2. Heilpraktiker üben einen freien Beruf aus und behandeln ihre Patienten eigenverantwortlich. Sie müssen in ihrer namentlichen Eigenverantwortlichkeit auf Schildern und Schriftstücken stets für den Patienten erkennbar sein.

Artikel 2 – Berufspflichten

1. Heilpraktiker verpflichten sich, ihren Beruf gewissenhaft auszuüben. Bei ihren Patienten wenden sie stets solche Heilmethoden an, die nach ihrer Überzeugung möglichst einfach und kostengünstig zu einem Heilerfolg oder zur Linderung der Krankheit führen können.
2. Heilpraktiker sind verpflichtet, sich über die für die Berufsausübung geltenden Vorschriften zu unterrichten und sie zu beachten (HPG, HWG, UWG, IFSG sowie die relevanten länderrechtlichen Vorschriften). Soweit ihnen gesetzlich die Untersuchung oder Behandlung einzelner Leiden und Krankheiten sowie andere Tätigkeiten untersagt sind, sind diese Beschränkungen unbedingt zu beachten.
3. Heilpraktiker sind in der Ausübung ihres Berufes frei. Sie können eine Behandlung ablehnen. Die Verpflichtung, in Notfällen zu helfen, bleibt davon unberührt (BGB).
4. Heilpraktiker dürfen laut HWG für Fernbehandlungen nicht werben. Bei einer Durchführung könnte sich ein Verstoß gegen die medizinische Sorgfaltspflicht ergeben.
   Eine Fernbehandlung liegt u. a. dann vor, wenn Heilpraktiker den Kranken nie gesehen noch untersucht haben.
   Es entspricht ebenso nicht der medizinischen Sorgfaltspflicht, Diagnosen zu stellen und Arzneimittel oder Heilverfahren zu empfehlen, wenn ausschließlich die Ergebnisse von eingesandtem Untersuchungsmaterial wie Blut, Urin oder andere Unterlagen zur Verfügung stehen.
5. In allen die Öffentlichkeit berührenden Standesfragen gelten die ethischen Grundsätze der Wahrung von Achtung, Sorgfalt, Takt und Zurückhaltung.

Artikel 3 – Schweigepflicht nach BGB

1. Heilpraktiker sind verpflichtet, über alles Schweigen zu bewahren, was ihnen bei der Ausübung ihres Berufes anvertraut oder zugänglich gemacht wird. Im Gegensatz zur ärztlichen Schweigepflicht haben Heilpraktiker kein Zeugnisverweigerungsrecht.

2. Heilpraktiker haben ihre Helfer, Praktikanten und Assistenten über die Pflicht zur Verschwiegenheit zu belehren und dies in schriftlicher Form festzuhalten.
3. Heilpraktiker haben die Verpflichtung zur Verschwiegenheit auch gegenüber ihren Familienangehörigen zu beachten.
4. Heilpraktiker dürfen vertrauliche Patientendaten nur dann weitergeben, wenn die Patienten sie von der Schweigepflicht entbunden haben. Dies gilt auch gegenüber den Angehörigen eines Patienten, wenn nicht die Art der Erkrankung oder die Behandlung eine Mitteilung notwendig macht.
5. Auskünfte über den Gesundheitszustand eines Arbeitnehmers an seinen Arbeitgeber dürfen nur mit Zustimmung des Arbeitnehmers erfolgen.
6. Notwendige Auskünfte an Krankenversicherungen müssen nach bestem Wissen und Gewissen gegeben werden.

Anmerkung:
Eine Schweigepflicht besteht in diesem Fall nicht, da Versicherte bei Versicherungsbeginn grundsätzlich ihre Behandler von der Schweigepflicht entbunden haben.

Artikel 4 – Aufklärungs-, Dokumentations- und Sorgfaltspflicht

1. Heilpraktiker stellen ihr ganzes Wissen und Können in den Dienst ihres Berufes und wenden jede mögliche Sorgfalt bei der Betreuung ihrer Patienten an.
2. Patienten sind über die Art ihrer Erkrankung sowie über die voraussichtliche Dauer der Behandlung nach bestem Wissen aufzuklären. Dabei entscheiden die behandelnden Heilpraktiker unter Berücksichtigung des körperlichen und seelischen Zustandes der Patienten nach ihrer Erfahrung, inwieweit die Patienten über ihren derzeitigen Zustand aufzuklären sind.
3. Patienten müssen bei einer vorgesehenen Behandlung auf mögliche Risiken aufmerksam gemacht werden.
4. Es wird dringend empfohlen, schon aus Rechtssituationsgründen alle Daten einer Behandlung zu dokumentieren. Dies gilt insbesondere unter den Prämissen einer möglichen Beweislastumkehr im Einzelfall. Danach könnte in Rechtsfällen dem Therapeuten eine mangelhafte Dokumentation seiner Behandlung bei umstrittenen Fakten stets zum Nachteil ausgelegt werden (Arzthaftungsrecht – §§ 833 ff. BGB; § 847 BGB).
5. Im Rahmen der wirtschaftlichen Aufklärungspflicht sind die Patienten nach bestem Wissen und Gewissen über die voraussichtlich entstehenden ungefähren Behandlungskosten zu unterrichten (siehe auch Artikel 2, Abs. 1).
6. Heilpraktiker haben sich stets ihrer erworbenen Fähigkeiten sowie den Grenzen ihres Wissens und Könnens bewusst zu sein. In diesem Zusammenhang wird auf das Urteil des Bundesgerichtshofes vom 29.01.1991 verwiesen (BGH VI ZR 206/90). Das diagnostische und therapeutische Handeln hat sich an diesen Grenzen zu orientieren.

Aus dem Urteil des BGH:
Sinngemäße Aussagen:
Heilpraktiker müssen die Voraussetzungen fachgemäßer Behandlungen kennen und beachten. Solange kein ausreichendes medizinisches Fachwissen und Können erworben wurde, dürfen keine Methoden angewendet werden, deren Indikationsstellungen oder Risiken sonst eine medizinisch-wissenschaftliche Ausbildung erfordern.
Danach sind Heilpraktiker verpflichtet, sich eine ausreichende Sachkunde über die von ihnen angewendeten Behandlungsweisen, einschließlich ihrer Risiken, vor allem die richtigen Techniken für deren gefahrlose Anwendung anzueignen.
Wörtliches Zitat
„*Darüber hinaus ist er selbstverständlich auch verpflichtet, sich über die Fortschritte der Heilkunde und auch anderweitig gewonnene Erkenntnisse von Nutzen und Risiken der von ihm angewendeten Heilverfahren zu informieren.*" (Grundsatzurteil Bundesgerichtshof v. 29.01.1991).

7. In Fällen, in denen eine Spezialuntersuchung, eine Operation oder eine sonstige therapeutische Maßnahme erforderlich ist, die vom

Heilpraktiker nicht selbst vorgenommen werden kann, sollte rechtzeitig mit allem Nachdruck auf die Notwendigkeit einer solchen Maßnahme hingewiesen werden.

8. Führt auch ein neuer und eindringlicher Hinweis an den Patienten und dessen Angehörige nicht zum Ziel, so kann die Ablehnung der Behandlung bzw. Weiterbehandlung geboten sein. Dieser Vorgang sollte im Rahmen der Dokumentationspflicht schriftlich festgehalten werden.
9. Heilungsversprechen sind gesetzlich untersagt (HWG/UWG).
10. Die Ausstellung von Attesten ohne vorgenommene Untersuchung ist nicht zulässig (StGB – Strafrecht).
11. In Bescheinigungen und Befundberichten haben Heilpraktiker ihrer fachlichen Überzeugung gewissenhaft Ausdruck zu verleihen.
12. Im Rahmen einer möglichen gutachterlichen Tätigkeit für Gerichte, private Krankenversicherungen, Beihilfestellen oder andere Institutionen haben sich Heilpraktiker in ihren gutachterlichen Aussagen ausschließlich auf die sachliche Beurteilung der jeweiligen Behandlung zu beschränken.

Artikel 5 – Weiterbildungspflicht

1. Heilpraktiker sind zur ständigen Weiterbildung in den von ihnen ausgeübten Disziplinen verpflichtet (BOH Art. 4 Abs. 6 – BGH VI ZR 206/90. Danach beruht die Weiterbildungspflicht auf einer höchstrichterlichen Rechtsprechung und verpflichtet Heilpraktiker, „sich über die Fortschritte der Heilkunde und auch über anderweitig gewonnene Erkenntnisse von Nutzen und Risiken der von ihnen angewendeten Heilverfahren fortlaufend zu unterrichten“).
2. Die Berufsorganisationen und ihre Beauftragten bieten nach ihren Satzungen fachlich qualifizierte Weiterbildungen an. Sie geben dazu Nachweise aus.

Artikel 6 – Praxisort

1. Heilpraktiker üben in der Regel ihre Tätigkeit am Ort ihrer Niederlassung aus. Hausbesuche sind jederzeit möglich. Es ist nicht zulässig, Patienten in Sammelbestellungen oder einzeln an einen anderen Ort als den der Niederlassung zur Behandlung zu bestellen (HPG).
2. Der Betrieb einer Zweigpraxis ist möglich.
3. Eine Änderung des Niederlassungsortes sollte unverzüglich unter Angabe der neuen Anschrift den zuständigen Behörden sowie dem zuständigen Berufsverband mitgeteilt werden.

Artikel 7 – Praxisräume

1. Die Praxisräume müssen stets den gesetzlichen und hygienischen Anforderungen entsprechen (Infektionsschutzgesetz).
2. Die Praxisräume sollten dabei so gestaltet sein, dass die Vertraulichkeit der Gespräche und Behandlungen gewährleistet ist.

Artikel 8 – Werbung

1. Heilpraktiker unterliegen keinem generellen oder gesetzlich normierten Werbeverbot. Sie sollten sich jedoch gemäß ihrem Berufsbild Selbstbeschränkungen auferlegen. Alle Veröffentlichungen sollten sich daher immer auf sachliche und berufsbezogene Informationen beschränken.
2. Jede anpreisende, irreführende oder vergleichende Werbung verstößt gegen die Bestimmungen des „Gesetzes über den unlauteren Wettbewerb – UWG –“ und des Gesetzes über die „Werbung auf dem Gebiete des Heilwesens – HWG –“ und ist darüber hinaus auch standesunwürdig.
3. Insgesamt sind immer das HWG und das UWG sowie die laufende einschlägige Rechtsprechung zu beobachten und zu berücksichtigen. In Zweifelsfällen stehen alle Berufsverbände für Auskünfte zur Verfügung.
4. Insbesondere sollte eine Mitwirkung von Heilpraktikern an aufklärenden Veröffentlichungen medizinischen Inhaltes in Medien oder Vorträgen stets so erfolgen, dass sich diese Mitwirkung auf die Vermittlung sachlicher Informationen erstreckt (UWG/HWG).
5. Bei jeder unzulässigen Werbung, die ohne Kenntnis oder Mitwirkung der Heilpraktiker erfolgt ist, besteht die Verpflichtung, auf eine Richtigstellung oder Unterlassung hinzuwirken.

Folgende Werbeaktionen sollten aus ethischen und berufsständischen Gründen nicht erfolgen:
- Verbreiten von Werbematerial wie Flyern in Postwurfsendungen und Mailingaktionen o. ä.
- Eigene Zeitungsbeilagen
- Plakatierungen, z. B. in Supermärkten
- Trikotwerbung, Bandenwerbung
- Werbung auf Kraftfahrzeugen

Folgende Informationsmöglichkeiten sind u. a. nicht zu beanstanden:
- Flyer, Patientenbroschüren oder andere Hinweise und Informationen über den eigenen Tätigkeitsbereich zur Auslage im Wartezimmer
- Tage der offenen Tür zu veranstalten (auf die nicht eindeutige rechtliche Auslegung des HWG muss ausdrücklich verwiesen werden)
- Hinweise auf Ortstafeln, in kostenlos verteilten Stadtplänen, Info-Broschüren und in Bürgerinformationsstellen

Artikel 9 – Praxisschilder

1. Die Art und Größe von Praxisschildern ist nicht gesetzlich geregelt. Sie sollten jedoch in Größe und Gestaltung unaufdringlich sein und den Hinweisen in Artikel 8 entsprechen. Die Angabe des Namens sowie der Berufsbezeichnung Heilpraktiker/in ist zwingend (HPG/UWG). Für zusätzliche Angaben sind außerdem die einschränkenden gesetzlichen Bestimmungen, insbesondere des HWG und des UWG zu beachten. Zusätzliche Angaben sollten sich auf Sprechzeiten, Telefonnummer und Methoden, für welche die entsprechenden Qualifikationen vorhanden sind, beschränken.
2. Bei der Gestaltung des Praxisschildes ist darauf zu achten, dass keine irreführenden Bezeichnungen, wie beispielsweise „Zentrum", „Institut" oder „Tagesklinik" verwendet werden, wenn die Praxis in Ausstattung, Methodenangebot und Personalstärke einer solchen Einrichtung nicht entspricht.

Artikel 10 – Drucksachen und Stempel

Für Drucksachen und Stempel gelten sinngemäß die Angaben in Artikel 8 und 9.

Artikel 11 – Eintragung in Verzeichnisse und Sonderverzeichnisse

Für die Eintragung in Verzeichnisse gelten sinngemäß Artikel 8 und 9.

Artikel 12 – Inserate

1. Für den Anlass und die Größe von Insertionen bestehen keine gesetzlichen Vorschriften.
2. Jede anpreisende und reißerische Werbung ist als standesunwürdig anzusehen.
3. Insbesondere sind hier die Bestimmungen des HWG sowie des UWG zu beachten.
4. Auf die Artikel 8 und 9 wird sinngemäß verwiesen.

Artikel 13 – Besondere Bezeichnungen

1. Heilpraktiker benutzen keine anderen Zusatzbezeichnungen, die sie gegenüber ihren Standeskollegen wettbewerbswidrig hervorheben. Neben der Berufsbezeichnung „Heilpraktiker/in" dürfen keine Bezeichnungen wie beispielsweise „Akupunkteur", „Chiropraktiker", „Homöopath", „Psychologe", „Psychotherapeut", „Osteopath" u. a. geführt werden, da durch diese Koppelung der Eindruck einer ebenfalls gesetzlich und/oder behördlich genehmigten Berufsausübung bzw. Berufsbezeichnung wie der des Heilpraktikers entsteht (UWG/HWG).
2. Im beruflichen Umfeld dürfen akademische Grade und Titel nur in Verbindung mit der Fakultätsbezeichnung verwendet werden.
3. Die Führung von ausländischen akademischen Graden, Titeln und anderen Bezeichnungen unterliegt den jeweils geltenden gesetzlichen Vorschriften. Sie sind so zu führen, dass ihre ausländische Herkunft erkennbar ist.

Artikel 14 – Krankenbesuche

1. Bei Krankenbesuchen muss jeder Patient in seiner Wohnung oder dem vorübergehenden Aufenthaltsort behandelt werden (HPG).
2. Patienten in Kliniken, Kurheimen usw. können nur mit vorherigem Einverständnis des leitenden Arztes oder Heilpraktikers beraten, untersucht und behandelt werden (BGB Hausrecht-, Sorgfaltspflicht).

Artikel 15 – Heilpraktiker und Arzneimittel

1. Die Herstellung sowie der Verkauf von Arzneimitteln oder sonstiger Präparate unterliegt den gesetzlichen Bestimmungen (AMG).

Artikel 16 – Verordnung von Arzneimitteln, Provisionen, Rabatte

1. Eine Verbandszugehörigkeit sollte auf Rezepten, Rechnungen u. a. durch Abdruck des Mitgliedsstempels kenntlich gemacht werden.
2. Heilpraktiker lassen sich für die Verordnung oder Empfehlung von Arzneimitteln, medizinischen Geräten usw. keine Vergütung oder sonstige Vergünstigungen gewähren (AMG).
3. Patienten dürfen nicht ohne hinreichenden Grund an bestimmte Apotheken verwiesen werden (Apothekengesetz).

Artikel 17 – Haftpflicht

1. Heilpraktiker verpflichten sich zum Abschluss einer ausreichenden Berufshaftpflicht-versicherung. Der Abschluss einer zusätzlichen Strafrechtsschutzversicherung wird empfohlen.
2. Im eigenen Interesse sollten Heilpraktiker beim Eintritt von Personenschäden und vor der Einleitung von Strafverfahren und Schadenersatzansprüchen unverzüglich ihrem Berufsverband und ihrer Berufshaftpflichtversicherung (Verpflichtung!) Mitteilung machen. Alle erforderlichen Angaben sind dabei lückenlos und in aller Offenheit darzulegen.

Artikel 18 – Meldepflicht

1. Heilpraktiker haben ihre Praxisaufnahme nach den jeweils geltenden gesetzlichen Vorschriften anzuzeigen, wie: Gesundheits- bzw. Ordnungsamt, Berufsgenossenschaft für Gesundheitsdienst und Wohlfahrtspflege, Finanzamt.

Artikel 19 – Beschäftigung von Hilfskräften

1. Werden in der Praxis Angestellte, wie z. B. Assistenten, Sprechstundenhilfen oder Reinigungspersonal beschäftigt, so sind die für Beschäftigungsverhältnisse geltenden Vorschriften zu beachten (Berufsgenossenschaft – Finanzamt – Krankenversicherung).

Artikel 20 – Berufsinsignien

1. Heilpraktiker erhalten von ihrer Standesorganisation einen Berufsausweis sowie einen Mitgliedsstempel. Beide bleiben Eigentum des ausgebenden Verbandes und müssen bei Beendigung der Mitgliedschaft zurückgegeben werden. Unberechtigter Besitz und Gebrauch werden gerichtlich verfolgt. Die Berufsinsignien werden nur an Heilpraktiker ausgegeben.
2. Der Berufsausweis dient dazu, sich bei Behörden und in entsprechenden Situationen als Heilpraktiker/in ausweisen zu können.
3. Ausweis und Stempel müssen die Mitgliedsnummer und den Namen des Verbandes (Berufsorganisation) enthalten. Weitere Vorschriften über die Vergabe usw. sind den jeweiligen Verbandsstatuten zu entnehmen.

Artikel 21 – Berufsaufsicht

1. Heilpraktiker unterstellen sich im Interesse des Berufsstandes der Berufsaufsicht ihres Berufsverbandes.
2. Es liegt im eigenen Interesse der Heilpraktiker
   - von ihrem Berufsverband erbetene Auskünfte über ihre Praxistätigkeit wahrheitsgemäß zu erteilen.
   - den gewählten Vertretern ihrer Berufsorganisation bzw. deren autorisierten Beauftragten zu ermöglichen, sich ggf. über eine geordnete Berufstätigkeit an Ort und Stelle zu informieren.
   - notwendigen Anordnungen ihres Verbandes nachzukommen, wobei gegen Anordnungen, die nach Ansicht des Mitgliedes nicht gerechtfertigt sind, entsprechend der Satzung des zuständigen Verbandes Einspruch erhoben werden kann.
   - bei Ausübung spezieller Behandlungsmethoden wie Akupunktur, Chiropraktik, Neuraltherapie, Injektions- und Infusionstechniken, Osteopathie o. ä., die besondere Kenntnisse und Fähigkeiten erfordern, im Bedarfsfall die entsprechende Befähigung nachzuweisen.

Artikel 22 – Standesdisziplin

1. Heilpraktiker verpflichten sich grundsätzlich zur Standesdisziplin. Kollegen begegnen sich stets mit Achtung und Kollegialität.
2. Herabsetzende Äußerungen über die Person, die Behandlungsweise oder das berufliche Können von Angehörigen der Heilberufe sind zu unterlassen.

Artikel 23 – Hinzuziehung eines zweiten Heilpraktikers

1. Falls vom Patienten oder dessen Angehörigen gewünscht oder wenn behandelnde Heilpraktiker unter Zustimmung des Kranken oder der Angehörigen dies für erforderlich halten, können weitere Heilpraktiker zur gemeinsamen Beratung und Behandlung zugezogen werden.
2. Von hinzugezogenen Heilpraktikern darf lediglich die Untersuchung durchgeführt werden. Weitere Behandlungen von hinzugezogenen Kollegen sollten nur erfolgen, wenn der Patient selbst, seine Angehörigen oder der bisher behandelnde Heilpraktiker im Einvernehmen mit dem Patienten diese Tätigkeit weiterhin wünscht.

Artikel 24 – Vertrauliche Beratung

1. Der Meinungsaustausch und die Beratung von mehreren zugezogenen Heilpraktikern müssen vertraulich bleiben und dürfen nicht in Gegenwart des Patienten stattfinden. Die Angehörigen sollten bei der Beratung nicht zugegen sein.
2. Das Ergebnis der gemeinsamen Beratung soll dem Patienten in der Regel vom behandelnden Heilpraktiker mitgeteilt werden.

Artikel 25 – Zuweisung gegen Entgelt

Die Zuweisung von Patienten gegen Entgelt ist standeswidrig (Arztrecht - Vertragsrecht).

Artikel 26 – Vertretung

Heilpraktiker sollten bei vorübergehender oder andauernder Verhinderung dafür sorgen, dass die notwendige Weiterbehandlung von Patienten in dringenden Krankheitsfällen sichergestellt ist.

Artikel 27 – Verstöße gegen die Berufsordnung

1. Verstöße gegen die Berufsordnung können im Wege eines satzungsgemäßen Verfahrens geahndet werden. Vorher sollte jedoch immer der Versuch einer kollegialen Bereinigung durch die zuständigen Berufsvertreter unternommen werden.
2. In einem solchen Verfahren kann auch darüber entschieden werden, ob ein Heilpraktiker im Interesse des Standes aus dem Verband auszuschließen ist.
3. Die Bestimmungen des Heilpraktikergesetzes vom 17.2.1939 sowie der Durchführungsverordnungen und anderer gesetzlicher Regularien werden durch die BOH nicht berührt.

Diese Berufsordnung wurde satzungsgemäß beschlossen. Sie trat am 16. Januar 2008 in Kraft.

KAPITEL

2 Zelle

2.1	**Kennzeichen des Lebendigen**	86
2.2	**Aufbau und Arbeitsweise der Zelle**	87
2.2.1	Zell- und Kernmembran	87
2.2.2	Zellleib (Zytoplasma)	88
2.2.3	Zellkern (Nukleus)	89
2.3	**Zellteilung und Geschlechtsbestimmung**	91
2.3.1	Mitose	91
2.3.2	Meiose	93
2.3.3	Geschlechtsbestimmung	93
2.4	**Chromosomenabweichungen**	94
2.4.1	Trisomie 21 (Down-Syndrom)	94
2.4.2	Klinefelter-Syndrom	95
2.4.3	Turner-Syndrom	95
2.4.4	Andere Chromosomenabweichungen	95

Wenn wir die Frage stellen, was „Leben" ausmacht, so ist die Antwort sicher nicht leicht, da – chemisch betrachtet – lebende Organismen aus den gleichen chemischen Elementen aufgebaut sind, wie die unbelebte Materie. Was wir aber feststellen können ist, dass es bestimmte *Kennzeichen* gibt, die lebendige von toter Materie unterscheiden. Solche Merkmale des Lebens wollen wir nun an der Grundeinheit des Lebens, der Zelle, betrachten.

2.1 Kennzeichen des Lebendigen

Unter den Kennzeichen des Lebendigen finden wir solche, die der *Selbsterhaltung* des Individuums dienen (Stoffwechsel und Wachstum), solche, die zur *Kommunikation* mit der Umwelt da sind (Reizbarkeit und Leitfähigkeit), solche, die der *Reaktionsfähigkeit* dienen (Beweglichkeit und Anpassungsfähigkeit) und solche, die zur *Erhaltung* der Art da sind (Neubildung und Fortpflanzung). Betrachten wir die einzelnen Punkte etwas näher.

Stoffwechsel Unter Stoffwechsel versteht man die Gesamtheit aller chemischen Reaktionen im Organismus und damit, dass bestimmte Stoffe, die aus der Umgebung aufgenommen wurden, vom Organismus in *einfachere Bestandteile* zerlegt werden *(Katabolismus)*, um dann zu komplizierteren Strukturen wieder *zusammengesetzt* zu werden *(Anabolismus)*, damit sie als Baustoffe für den Körper dienen können.

Wachstum Diese so gewonnenen Körperbaustoffe erfüllen nun ihre Aufgabe für Wachstum und Neubildung des Organismus. Wachstum erfolgt hier sowohl durch *Zellvergrößerung* als auch durch *Zellteilung*.

Reizbarkeit (Erregbarkeit, Empfindlichkeit) Unter Reizbarkeit versteht man, dass ein Organismus bzw. eine Zelle mittels Rezeptoren aus der Umwelt Eindrücke aufnehmen kann und in der Lage ist, darauf zu *reagieren*.

Leitfähigkeit Es ist ein Kennzeichen des Lebens, dass nicht nur eine auf den Ort des Reizes begrenzte Reaktion erfolgt, sondern dass der Reiz *weitergeleitet* werden kann. Eine Zelle, ebenso wie auch ein kompliziert zusammengesetzter Organismus, reagiert als ein *sinnvolles Ganzes*. Er besteht nicht nur aus einzelnen Teilen, die unverbunden nebeneinander bestehen.

Beweglichkeit Leben hat unmittelbar etwas mit Bewegung zu tun. Dabei kann Bewegung einmal als *äußere* Bewegung stattfinden, das heißt, dass sich die Zelle bzw. der Organismus als Ganzes bewegt. Aber es ist auch eine *Fließbewegung* innerhalb des Zellplasmas möglich.

Anpassungsfähigkeit Zellen und Organismen sind in der Lage, sich in gewissen Grenzen ihrer Umwelt *anzupassen*. Beispielsweise können sich Bakterien bei für sie ungünstigen Lebensbedingungen einkapseln, um so, wie im Winterschlaf, auf „bessere Zeiten" zu warten.

Neubildung und Fortpflanzung Neubildung und Fortpflanzung wird auf Zellebene durch *Zellteilung* erreicht. Bei dieser Zellteilung entstehen zwei gleichwertige Tochterzellen.

Kennzeichen des Lebendigen

- Stoffwechsel
- Wachstum
- Reizbarkeit
- Leitfähigkeit
- Beweglichkeit
- Anpassungsfähigkeit
- Neubildung und Fortpflanzung

Die kleinste Einheit, die diese Kennzeichen des Lebens zeigt, ist, wie bereits erwähnt, die *Zelle*. Es gibt nun Lebewesen, die nur aus einer einzigen Zelle bestehen, wie z. B. das Pantoffeltierchen. Größere Lebewesen, wie Pflanzen, Tiere und Menschen, sind aus einer Vielzahl einzelner Zellen zusammengesetzt. Dabei lebt aber die einzelne Zelle nicht isoliert, sondern sie fügt sich sinnvoll in eine übergeordnete Struktur ein, indem sie sich auf eine bestimmte Aufgabe spezialisiert und so z. B. eine Stütz- oder Abwehrfunktion übernimmt. So ergeben alle Zellen zusammen ein sinnvolles Ganzes. In einem späteren Kapitel werden wir am Beispiel der Krebszelle die Folgen einer Störung dieses „Sich-Einordnens" sehen. Die Krebszelle fügt sich nicht mehr in die sinnvolle Ordnung des sie umgebenden Zellverbandes ein, sondern beginnt ein eigenständiges Leben auf Kosten der sie umgebenden Zellen.

Um für all diese Vorgänge ein besseres Verständnis zu entwickeln, müssen wir uns zunächst mit dem Aufbau und der Funktion der einzelnen Zelle beschäftigen.

2.2 Aufbau und Arbeitsweise der Zelle

Jede Zelle besteht aus der sie umgebenden Zellmembran, einem *Zellleib* und einem *Zellkern*, der von einer Kernmembran umhüllt ist.

2.2.1 Zell- und Kernmembran

Schon bei der Betrachtung der Zellmembran (Plasmalemm, Nukleolemm) stehen wir einem wahren Wunderwerk gegenüber. Mittels dieser Membran *grenzt* sich jede Zelle gegenüber ihrer Nachbarzelle und der Umgebung *ab*. Trotzdem muss die Membran für viele Stoffe *durchlässig* sein, denn einerseits benötigt die Zelle bestimmte Stoffe von außen für ihre Arbeit, andererseits muss sie die Möglichkeit haben, nicht mehr benötigte Stoffe abzutransportieren.

Kleinere hydrophile Moleküle (Glukose, Aminosäuren), Wasser, bestimmte Ionen und gelöste Gase können durch *passiven Transport* (also ohne Energieverbrauch) durch die Membran diffundieren. Andere Stoffe werden mithilfe eines *aktiven Transportes* in die Zelle hinein- oder aus ihr herausgeschafft. Unter *aktivem Transport* versteht man die Beförderung von Stoffen mittels eines Transportsystems, das Energie aus dem Zellstoffwechsel benötigt. Durch ein solches Transportsystem können Stoffe auch entgegen einem Konzentrationsgefälle durch die Zellmembran befördert werden. Das Transportsystem besteht aus spezialisierten Eiweißen, die in die Zellmembran eingelagert sind. Es handelt sich in erster Linie um sog. Carrier (Trägersubstanzen), die v. a. bei der Aufrechterhaltung der unterschiedlichen Ionenkonzentration innerhalb und außerhalb der Zelle die wichtigste Rolle spielen. Diese unterschiedliche Ionenkonzentration ist Voraussetzung der Nerven- und Muskelerregbarkeit (➤ Kap. 3.4.5).

Aufbau der Zellmembran Das Grundgerüst der Membran (➤ Abb. 2.1) bildet eine Doppelschicht aus Lipiden, also aus *Fettmolekülen*, die horizontal innerhalb der Membranfläche frei beweglich sind. Dadurch wird die große Flexibilität der Membran bei gleichzeitig geordneter Struktur möglich. Dieser Fettschicht ist eine Vielzahl von Eiweißen (Proteinen) aufgelagert, die zwischen die Lipide hinein- oder durch beide Schichten hindurchragen. Diese Eiweißmoleküle spielen eine Rolle als Rezeptoren, Enzyme oder Kanäle und sind so die eigentlichen Vermittler zwischen Zellinnerem und Außenmilieu. Zum Teil tragen sie an ihrer Außenseite Kohlenhydratmoleküle (Glykokalyx). In diesem „Kohlenhydratsaum" liegen Rezeptoren für Hormone und Haftstellen für Antikörper. Deshalb spielt diese Glykokalyx bei Blutgruppenzugehörigkeiten (➤ Kap. 7.5) und bei Gewebs(un)verträglichkeiten bei Organtransplantationen eine entscheidende Rolle, da die Kohlenhydratmoleküle Träger bestimmter Antigeneigenschaften sind.

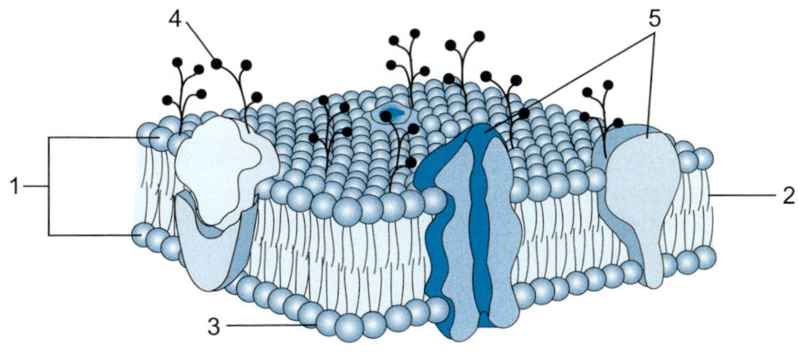

Abb. 2.1 Aufbau der Zellmembran. 1: Doppelschicht aus Lipoiden, 2: „Schwänze" (wasserabstoßender Teil), 3: „Köpfchen" (wasserverträglicher Teil), 4: Zuckerreste, die sich extrazellulär anlagern, 5: Proteine. [L106]

2.2.2 Zellleib (Zytoplasma)

Im Zellleib (Zytoplasma) werden alle lebenswichtigen Stoffe auf- und abgebaut. Es handelt sich also um das eigentliche Arbeits- und Speichergebiet, aus dem Fertigprodukte wie z. B. Hormone oder Enzyme abgegeben werden können. Betrachtet man den Zellleib mit einem Elektronenmikroskop, so sieht man nicht einfach eine homogene Flüssigkeit, sondern man kann verschiedene Bestandteile, die Zellorganellen, unterscheiden, die unterschiedliche Aufgaben haben. Die wichtigsten Zellorganellen wollen wir nun näher betrachten (➤ Abb. 2.2, ↑ *Atlas* Abb. 2.1).

Mitochondrien sind die Kraftwerke der Zelle. Sie dienen der Energiegewinnung, der Energiespeicherung und der Energieabgabe. Es handelt sich um ein stäbchen- bis kugelförmiges Doppelmembransystem. Mitochondrien kommen besonders zahlreich in den Zellen vor, die viel Energie benötigen, z. B. Nerven-, Leber- und Muskelzellen.

Zur Energiegewinnung werden Nährstoffe unter Sauerstoffverbrauch verbrannt (oxidiert). Die dabei freiwerdende Energie wird durch gleichzeitige Bildung des energiereichen Moleküls Adenosintriphosphat (ATP) gespeichert. Bei Bedarf geben die Mitochondrien ATP ab, das unter Freisetzung von Energie in ADP umgewandelt wird. Anschließend wird das ADP in den Mitochondrien wieder zu ATP aufgebaut (➤ Kap. 3.3.4).

ATP → ADP + Phosphat + Energie

Diese Energieumwandlungsprozesse erfolgen unter Mitwirkung von Enzymen, die sich in den Mitochondrien befinden.

Endoplasmatisches Retikulum (ER) Das endoplasmatische Retikulum ist ein Hohlraumsystem, das aus Membranen aufgebaut ist. Es steht mit der Kern- und

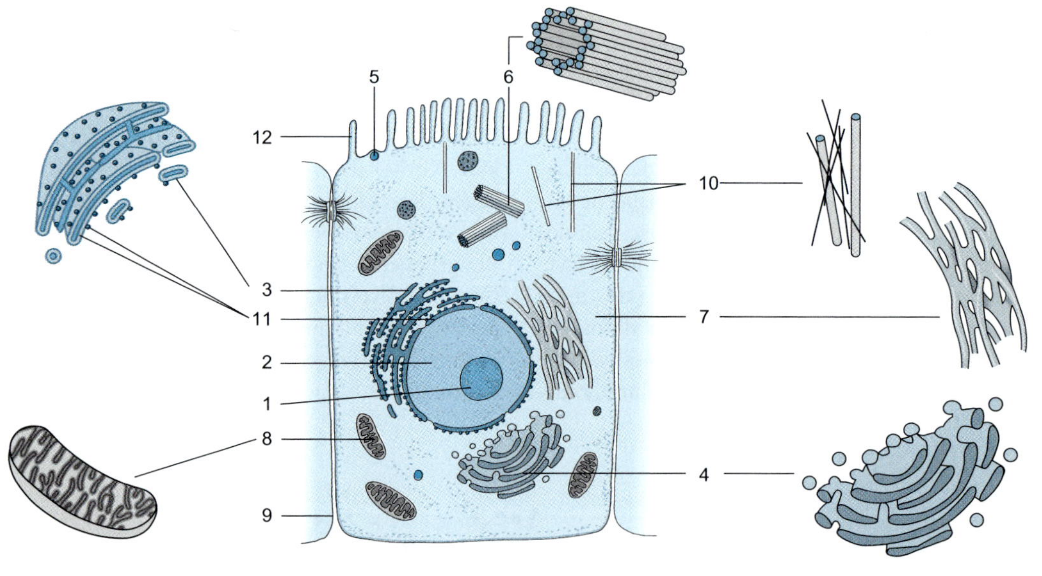

Abb. 2.2 Übersicht über die Zelle. 1: Kernkörperchen (Nukleolus, Nucleolus), 2: Zellkern (Nukleus, Nucleus), 3: raues endoplasmatisches Retikulum, 4: Golgi-Apparat, 5: Sekretkörnchen, 6: Zentralkörperchen (Zentriol), 7: glattes endoplasmatisches Retikulum, 8: Mitochondrium, 9: Zellmembran, 10: Mikrotubuli, 11: Teil des Zellkerns, dem das raue endoplasmatische Retikulum angelagert ist, 12: Mikrovilli. [L190]

Zellmembran in Verbindung. Man unterscheidet ein glattes und ein raues endoplasmatisches Retikulum.

Die seltenere glatte Form kommt gehäuft in der quergestreiften Muskulatur vor und in Zellen, die Steroidhormone produzieren. Es erfüllt wichtige Aufgaben. beim Stofftransport. Die raue Form ist mit Ribosomen (s. u.) besetzt und kommt v. a. in Zellen mit starker Eiweißherstellung (Proteinsynthese, ➤ Kap. 2.2.3, Eiweißherstellung) vor.

Ribosomen sind kleine, kugelige Körperchen. Sie liegen entweder frei im Zytoplasma, sitzen außen auf der Kernmembran oder kommen zusammen mit dem endoplasmatischen Retikulum vor. Ribosomen bestehen aus RNS (Ribonukleinsäure) und Proteinen. An ihnen findet die Eiweißherstellung statt.

Lysosomen sind membranumschlossene Vesikel unterschiedlicher Gestalt. Sie besitzen Enzyme, mit deren Hilfe sie in der Lage sind, überflüssiges Material in der Zelle *aufzulösen,* z. B. Teile von Bakterien, Viren und nicht mehr funktionstüchtige Zellorganellen. Die dabei anfallenden Abbaustoffe werden teilweise gleich wieder für den eigenen Zellaufbau verwendet.

Golgi-Apparat und Diktyosomen Vor allem in der Nähe des Zellkerns liegen zusammengefaltete Doppelmembransäckchen in Stapeln übereinander. Ein solcher Stapel wird als Diktyosom bezeichnet. Die Gesamtheit aller Diktyosomen einer Zelle bildet den Golgi-Apparat. Dieser wirkt bei der Sekretbildung mit, speichert die an den Ribosomen gebildeten und an das endoplasmatische Retikulum abgegebenen Eiweiße und transportiert sie in Vesikeln zur Zellmembran, wo sie nach außen abgegeben werden. Bei den Vesikeln handelt es sich um Bläschen, die vom Rand und der Innenseite der Diktyosomen abgeschnürt wurden. Der Golgi-Apparat ist nicht nur ein wichtiges Transportsystem, sondern hat auch die Aufgabe, die Zelle vor aggressiven Stoffen zu schützen, die hier produziert wurden und in entsprechender Konzentration die Zelle selbst schädigen könnten (z. B. eiweißverdauende Enzyme).

Mikrotubuli sind ein Röhrensystem, das einen Teil des Zellskeletts darstellt. Dieses hat eine wichtige Aufgabe bei der Bildung der Zellform. In Nervenzellen sind die Mikrotubuli am intrazellulären Transport beteiligt.

Man unterscheidet stabile (stationäre) und labile Mikrotubuli. Zu den stabilen zählen das Zentriol, Zilien und Geißeln; zu den labilen rechnet man den Spindelapparat, der nur während der Zellteilung vorhanden ist.

Zentriol (Zentrosom, Zentralkörperchen) Das Zentriol bildet bei der Zellteilung den Spindelapparat aus (➤ Kap. 2.3.1). In hochspezialisierten Zellen, die nicht mehr teilungsfähig sind, fehlt es.

Zellorganellen

- Mitochondrien
- endoplasmatisches Retikulum
- Ribosomen
- Lysosomen
- Golgi-Apparat
- Zentriol
- Mikrotubuli

2.2.3 Zellkern (Nukleus)

Der Zellkern (Nukleus) ist von größter Wichtigkeit, da in ihm die gesamte *Zellinformation gespeichert ist.* Am Zellkern unterscheiden wir den Kernsaft, die Kernmembran, die Kernkörperchen und das Chromatin bzw. die Chromosomen. Der Zellkern ist die „Kommandozentrale", die die Informationen an den Zellleib gibt und bestimmt, welche Stoffe dort hergestellt werden.

Die meisten Körperzellen besitzen *einen* Zellkern. Es gibt aber auch Zellen, bei denen der Zellkern fehlt, z. B. bei den roten Blutkörperchen (Erythrozyten). Dagegen haben sehr stoffwechselaktive Zellen wie Leberzellen, Osteoklasten (knochensubstanzabbauende Zellen) und die langen Muskelfasern der quergestreiften Skelettmuskulatur mehrere Zellkerne.

Kernsaft (Karyolymphe) Die eiweißhaltige Flüssigkeit, die sich im Zellkern befindet, heißt Kernsaft. In ihr liegen die Chromosomen und die Kernkörperchen.

Kernkörperchen (Nukleolus) liegen einzeln oder zu mehreren als kleine Gebilde innerhalb des Zellkerns. Sie dürfen nicht mit dem Zellkern (Nukleus)

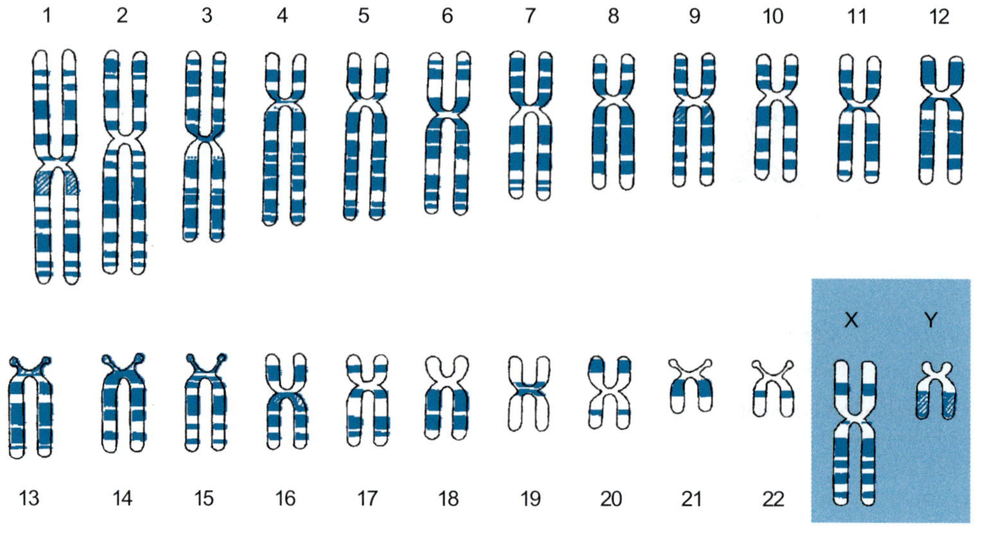

Abb. 2.3 Chromosomen des Menschen. Die insgesamt 46 Chromosomen in der menschlichen Zelle teilt man in 22 Paare Autosomen und 1 Paar Geschlechtschromosomen (Gonosomen) ein. [L190]

verwechselt werden. Sie sind ein wichtiger *Bildungs-* und *Speicherort* der *RNS.*

Chromosomen (Erbkörperchen) sind die eigentlichen *Träger* der *Erbanlagen.* Unter dem Mikroskop sieht man ihre typische „Wäscheklammerform" (➤ Abb. 2.3). Jedes Chromosom besteht aus zwei identischen Hälften (Chromatiden). Diese sind durch das Zentromer (Einschnürung) miteinander verbunden.

Die Chromosomen treten im Zellkern paarweise auf. Jedes autosome Paar entspricht sich hinsichtlich ihrer Größe, Form und Einschnürung. Die Chromosomenzahl ist jeweils bei einer Spezies konstant. Es ist aber nicht so, dass ein höher entwickeltes Lebewesen mehr Chromosomen besitzt als ein niedriger entwickeltes. In der menschlichen Zelle befinden sich 23 Chromosomenpaare (diploider Chromosomensatz), das sind *46* einzelne Chromosomen. Davon sind 22 Paare Autosomen und ein Paar Heterosomen, das heißt, es liegen 22 identische Paare und zwei nicht-identische Geschlechtschromosomen (Gonosomen) vor. Die paarige Anordnung der Chromosomen entspricht der Tatsache, dass jedes Individuum aus der Verschmelzung einer Ei- mit einer Samenzelle hervorgeht. Die eine Hälfte der vorhandenen Chromosomen stammt aus der mütterlichen Eizelle und die andere aus der väterlichen Samenzelle. Reife Geschlechtszellen enthalten deshalb nicht 46 Chromosomen, sondern nur 23 (haploider Chromosomensatz).

Chromosomen sind die Träger der *Erbanlagen.*

DNS und Gen (Erbfaktor, Erbeinheit, Erbanlage) Auf den Chromosomen liegen linear aneinandergereiht die Gene, die *Träger der Erbanlagen.* Grundlage dieser Gene und damit auch der Chromosomen sind die DNS-Moleküle (Desoxyribonukleinsäure). Das Grundgerüst der DNS besteht aus zwei langen, parallel verlaufenden Ketten von abwechselnd einer Zucker-(Desoxyribose) und einer Phosphatgruppe, die über ihre gesamte Länge durch Querverbindungen zusammengehalten werden und zusätzlich spiralig aufgewunden sind (Doppelhelix). Eine gute Veranschaulichung hierfür bietet das Bild einer spiralig um eine Säule herum gelegten Strickleiter (Watson-Crick-Modell, ➤ Abb. 2.4, ↑ *Atlas* Abb. 2.2).

Watson-Crick-Modell (Doppelhelix-Modell der DNS) Nach dem Watson-Crick-Modell (➤ Abb. 2.4)

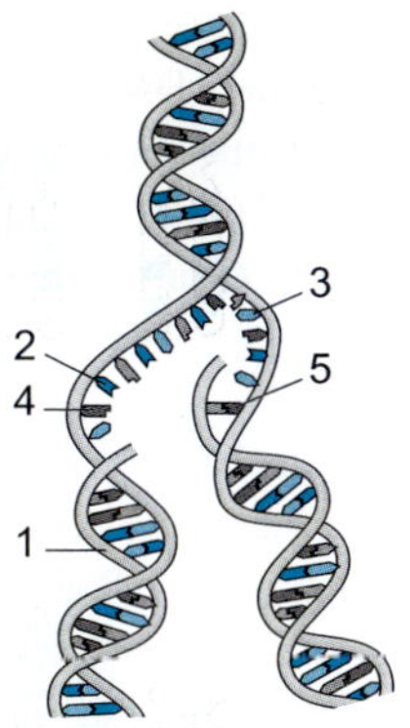

Abb. 2.4 Watson-Crick-Modell. 1: Längsholme aus Zucker- und Phosphatgruppen, 2: Thymin, 3: Adenin, 4: Cytosin, 5: Guanin. [L190]

werden die beiden Längsholme der Strickleiter von den Zucker- und Phosphatgruppen gebildet. Diese Holme werden durch Sprossen zusammengehalten, die von je zwei Nukleinbasen gebildet werden, die durch eine Wasserstoffbrücke miteinander verbunden sind. Insgesamt kommen vier verschiedene Basen vor: Cytosin, Guanin, Thymin und Adenin. Für den Bau einer Sprosse bilden Cytosin und Guanin oder Adenin und Thymin jeweils ein Paar. Es gibt also nur zwei verschiedene mögliche Kombinationen. Wichtig ist jedoch die Reihenfolge der vier Basen entlang eines Holms: während die Nukleinbasen als „Buchstaben des genetischen Codes“ bezeichnet werden können, bestimmt ihre Abfolge den Aufbau der Proteine und damit die Eigenschaften der Zelle und des Organismus.

RNS Der Aufbau der RNS (Ribonukleinsäure) entspricht weitgehend dem der DNS. Allerdings besitzt sie statt der Nukleinbase Thymin das Uracil, und als Zuckerbestandteil besitzt sie nicht Desoxyribose, sondern Ribose. Während die DNS der eigentliche Träger der Erbinformation ist, erfüllt die RNS drei Hauptaufgaben bei der Übersetzung und Ausführung der „Vorschriften“ der Erbsubstanz:

- Als Strukturelement der Ribosomen (rRNS, ribosomale RNS)
- Als *Kopie der DNS* (mRNS; messenger-RNS)
- Als *Transportmedium* für die *Aminosäuren*, die zu den Ribosomen gebracht werden (tRNS, transfer-RNS)

Eiweißherstellung (Proteinsynthese) Wie wir gehört haben, speichern die DNS-Moleküle die *Erbinformation*. Damit besitzen sie den Bauplan für die Herstellung der lebensnotwendigen Eiweiße. Dieser Bauplan verbleibt als DNS in dem „Chefbüro“ des Zellkerns. Als Nachrichtenträgersubstanz zwischen Zellkern und Zellleib dient die mRNS (messenger-RNS). Das bedeutet, dass die mRNS das Chefbüro im Zellkern mit der eigentlichen Herstellungsfabrik im Zellleib, v. a. also mit den Ribosomen, verbindet.

Um die Information, die in der DNS („Baupläne“) gespeichert ist, weitergeben zu können, lagert sich eine genau entsprechende RNS entlang eines bestimmten DNS-Strangs an und kopiert diesen ab (↑ *Atlas* Abb. 2.3). Diese RNS-Moleküle sind also Kopien der DNS-Moleküle (Matrizen). Diese Kopien wandern nun aus dem Zellkern durch die Kernporen in den Zellleib. Hier legen sie sich an die Ribosomen an, wo nun gemäß dem Bauplan des Zellkerns die entsprechenden Aminosäuren angelagert werden (Eiweißherstellung).

Auf diese Weise stellt die Zelle alle benötigten Eiweiße her, egal ob es sich um Hormone, Enzyme, Sekrete oder um Strukturproteine handelt, die die Zelle für ihren Aufbau selbst benötigt.

2.3 Zellteilung und Geschlechtsbestimmung

Ausgehend von einer einzigen Zelle, entwickeln sich vielzellige Lebewesen durch Zellteilung. Dabei entstehen Tochterzellen, deren Erbgut mit dem der Mutterzelle identisch ist. Dazu ist es von entscheidender Wichtigkeit, dass die Erbinformation, die im Zellkern der Mutterzelle gespeichert ist, fehlerfrei auf die Tochterzelle übertragen wird. Diesen Vorgang bezeichnet man als *Mitose*. Ein Sonderfall der Zellteilung, die *Meiose* (s. u.), kommt bei den Geschlechtszellen vor. Nun betrachten wir zunächst die Mitose (➤ Abb. 2.5).

2.3.1 Mitose

Die Mitose ist die *Teilung* des *Zellkerns*. Das ist ein Vorgang, der im Allgemeinen mehrere Stunden dauert und in fünf Stadien eingeteilt werden kann.

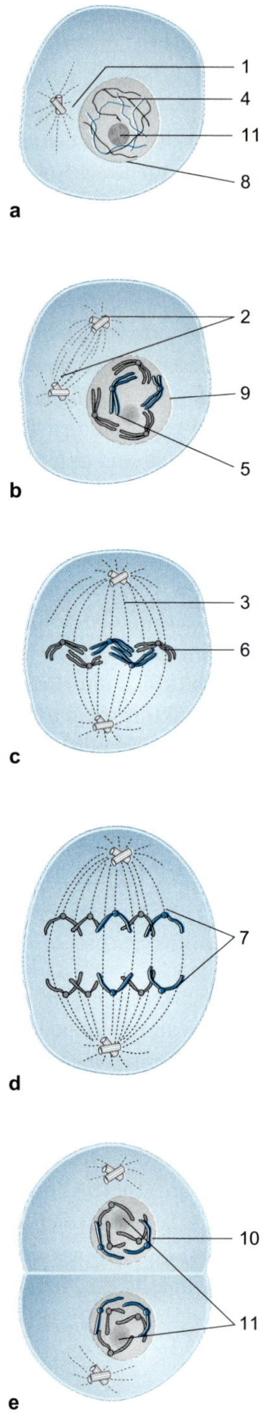

Voraussetzung der Mitose ist die vorausgegangene Verdoppelung der DNS in der Zwischenphase. Dabei werden aus jeweils einem Chromosom zwei identische Hälften (Chromatiden), die durch das Zentromer zusammengehalten werden (➤ Abb. 2.5).

Zwischenphase (Interphase) Während der Interphase geht die Zelle ihrer speziellen Aufgabe innerhalb des Zellverbandes nach, z. B. der Herstellung von Hormonen. Während dieser Zeit liegen die Chromosomen in ihrer Funktionsform als Chromatin vor.

Vorphase (Prophase) Die Chromosomen werden als feine Fäden sichtbar, da sie sich durch Spiralisierung zunehmend verkürzen und verdicken. Das Zentriol verdoppelt sich und beginnt den Spindelapparat auszubilden. Die Kernmembran löst sich auf, ebenso die RNS-haltigen Kernkörperchen.

Mittelphase (Metaphase) Die Ausbildung des Spindelapparates wird abgeschlossen. Die Chromosomen heften sich mit ihrem Zentromer an der Äquatorialebene des Spindelapparates an.

Nachphase (Anaphase) Die mit ihrem Zentromer an den Spindelapparat gehefteten Chromosomen spalten sich in ihre Chromatiden auf, indem sie sich am Zentromer voneinander lösen. Je ein Chromatid wandert zu den entgegengesetzten Spindelpolen.

Endphase (Telophase) Nachdem die Polwanderung der Chromatiden abgeschlossen ist, löst sich der Spindelapparat auf. Die Kernmembran erneuert sich

Abb. 2.5 Phasen der Zellteilung (Mitose). a) Interphase, b) Vorphase (Prophase), c) Mittelphase (Metaphase), d) Nachphase (Anaphase), e) Endphase (Telophase). 1: Zentriol (Zentralkörperchen). 2: Das Zentriol beginnt den Spindelapparat auszubilden. 3: Spindelapparat. 4: Funktionsform der Chromosomen (Chromatin). 5: Chromosomen werden als Chromosomenfäden sichtbar. 6: Chromosomen heften sich mit ihrem Zentromer an der Äquatorialebene fest. 7: Chromosomen wandern zu den entgegengesetzten Polen. 8: Kernmembran. 9: Die Kernmembran beginnt sich aufzulösen. 10: Die Kernmembran hat sich aus Teilen des endoplasmatischen Retikulums neu gebildet. 11: Nukleolus. [L190]

aus Teilen des endoplasmatischen Retikulums. Die Chromatiden verdoppeln sogleich ihre Erbinformation indem das fehlende Chromatid neu hergestellt wird.

In den so entstandenen beiden Tochterzellen gehen die Chromosomen wieder in ihre Arbeitsform über, das heißt, sie entspiralisieren sich. In dieser Form werden sie als Chromatin bezeichnet. Die Zelle geht wieder in die Interphase über, beginnt zu wachsen und ihrer speziellen Aufgabe nachzukommen.

Im Gegensatz zum Zellkern, bei dem es genau darauf ankommt, dass die gespeicherte Erbinformation fehlerfrei auf die Tochterzelle übergeht, teilt sich der Zellleib durch *einfache Durchschnürung*. Die fehlenden Zellorganellen bildet die Zelle in ihrer Wachstumsphase neu aus.

Phasen der Zellteilung

- **Vorphase** (Prophase)
- **Mittelphase** (Metaphase)
- **Nachphase** (Anaphase)
- **Endphase** (Telophase)

2.3.2 Meiose

Bei den Geschlechtszellen gibt es eine besondere Form der Zellteilung: die Meiose oder Reduktionsteilung (Reifeteilung). Diese Teilung hat den Sinn, den doppelten Chromosomensatz 2n auf den *einfachen Satz* zu *reduzieren*. Ohne diese Halbierung würde sich sonst der Chromosomensatz bei der Verschmelzung der weiblichen Eizelle mit der männlichen Samenzelle jeweils verdoppeln. Die Reduktionsteilung ist also die Voraussetzung dafür, dass es nach der Befruchtung wieder zu dem normalen diploiden Chromosomensatz 2n kommt.

Bei der Meiose kann man zwei Schritte unterscheiden, nämlich die erste und die zweite Reifeteilung.

Erste Reifeteilung Hierbei handelt es sich um die eigentliche Reduktionsteilung, bei der der Chromosomensatz halbiert wird. Vor der eigentlichen Teilung lagern sich im Eierstock bzw. in den Hodenkanälchen die homologen Chromosomen, also die sich entsprechenden Chromosomen, von denen jeweils ein Chromosom von der Mutter und ein Chromosom vom Vater stammt, parallel aneinander. Dabei kommen die sich entsprechenden Genabschnitte genau nebeneinander zu liegen. Nun beginnen die Chromosomen Stücke auszutauschen („Die Chromosomen paaren sich"). Dieser Austausch wird *Crossing-over* genannt. Er führt zu einer Neuordnung der Gene auf den Chromosomen, wodurch die genetische Variabilität gefördert wird. Nach diesem Crossing-over werden nicht, wie bei der normalen Zellteilung, die Chromatiden auf die Tochterkerne verteilt, sondern die homologen Chromosomen, die aus jeweils zwei Chromatiden bestehen. Deshalb ist noch eine darauffolgende mitotische Teilung notwendig.

Zweite Reifeteilung Die zweite Reifeteilung entspricht der normalen mitotischen Teilung, bei der die Chromatiden auf die Tochterkerne verteilt werden; hier allerdings nur mit dem haploiden Chromosomensatz. Bei der zweiten Reifeteilung wird also die Trennung der Chromosomen in Chromatide nachgeholt.

2.3.3 Geschlechtsbestimmung

Die menschliche Zelle besitzt 22 Paare Autosomen und ein Paar Gonosomen. Letztere sind die Geschlechtschromosomen, von denen es zwei verschiedene Typen gibt: das X-Chromosom und das Y-Chromosom. Ein Individuum, das *zwei X-Chromosomen* besitzt, ist *weiblich*, eines mit einem *X- und* einem *Y-Chromosom männlich*.

Aufgrund der Reduktionsteilung (Meiose) der Geschlechtszellen liegt in diesen Zellen der halbe Chromosomensatz vor. Das bedeutet, dass in den weiblichen Geschlechtszellen neben den Autosomen ein X-Chromosom vorkommt. In den männlichen Geschlechtszellen kommt dagegen neben den Autosomen entweder ein X- oder ein Y-Chromosom vor. Damit enthält eine Eizelle immer ein X-Chromosom, ein Spermium dagegen entweder ein X- oder ein Y-Chromosom. Nach der Befruchtung bildet sich nun also das Chromosomenpaar XX oder XY aus. Die Kombination XX ergibt ein weibliches Wesen, die Kombination XY ein männliches (➤ Abb. 2.6).

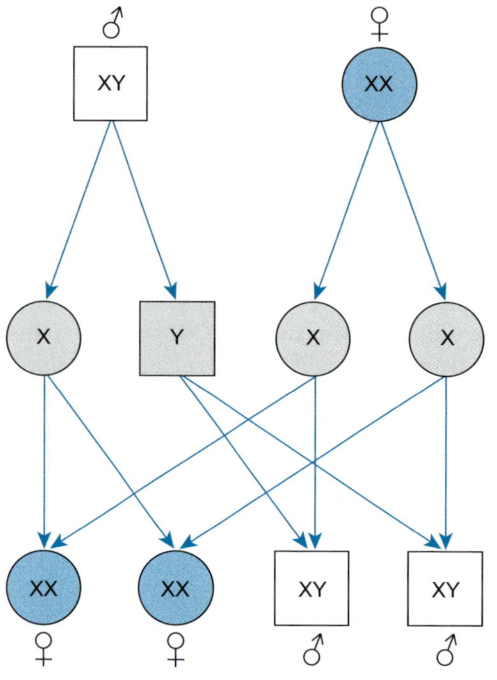

Abb. 2.6 Geschlechtsbestimmung. Weibliche Geschlechtszellen (Eizellen) enthalten ein X-Chromosom, männliche Spermien entweder ein X- oder ein Y-Chromosom. Nach der Verschmelzung von Eizelle und Spermium ergibt die Kombination XX ein Mädchen, XY ergibt dagegen einen Jungen. [L190]

2.4 Chromosomenabweichungen

Die neuere Zellforschung hat ergeben, dass eine Anzahl von angeborenen Fehlbildungen auf Abweichungen in Zahl und Form von Chromosomen (Chromosomenaberrationen) zurückzuführen ist. Kommt es zu einer fehlerhaften Reduktionsteilung, so entwickelt sich ein Keim, der entweder ein Chromosom zu viel oder ein Chromosom zu wenig hat. Diese Zellen sind meist *nicht lebensfähig* und gehen zugrunde. Sind sie jedoch lebensfähig, was v. a. bei Abweichungen der Geschlechtschromosomen vorkommt, so geht der vermehrte oder verminderte Chromosomensatz meist in alle Zellen des neu entstehenden Organismus über.

Im Folgenden werden die häufigsten Chromosomenabweichungen vorgestellt.

2.4.1 Trisomie 21 (Down-Syndrom)

Bei der Trisomie 21 liegen in allen Körperzellen *47 Chromosomen* anstelle von 46 vor. Ursache ist ein zusätzliches Chromosom Nr. 21, sodass davon drei statt zwei vorhanden sind. Dadurch kommt es zu einer Fehlentwicklung fast aller Organe und Gewebe, da sie *langsamer wachsen*, *unreif bleiben*, *Fehlbildungen* aufweisen und *schneller altern*.

Die geistige Entwicklung ist beeinträchtigt, wobei es *beträchtliche individuelle Unterschiede* gibt, die auf Differenzen in der persönlichen Förderung des Betroffenen beruhen, aber auch genetisch bedingt sein kann (Vorliegen von Körperzellen mit verschiedenen Chromosomensätzen: Mosaik-Form).

Die Erkrankung hat folgende äußerliche Merkmale (↑ *Atlas* Abb. 2.4): der Kopf ist auffallend klein, der Hinterkopf abgeflacht. Es kommt zu der typischen schrägen Augenstellung, durch eine nach oben außen gerichtete Lidachsenstellung. Der Augenabstand ist vergrößert, der Nasenrücken verbreitert, die Nasenwurzel eingesunken. Die Ohren sitzen tief am Kopf und sind wenig plastisch ausgebildet. Die Zunge ist vergrößert und infolgedessen steht der Mund meist offen. Die Speichelproduktion ist erhöht. Die Hände sind kurz und breit, mit einer einzelnen Falte der Handfläche („Vierfingerfurche"). Die Finger sind kurz, der 5. Finger steht schief und hat oft nur zwei Glieder. Der Abstand zwischen der 1. und der 2. Zehe ist vergrößert und zwischen beiden befindet sich eine Plantarfurche („Sandalenfurche"). Die endgültige Körpergröße liegt meist unterhalb des Familiendurchschnitts.

Bei ca. 50 % der Betroffenen liegt ein *Herzfehler* vor. Des Weiteren besteht eine erhöhte Infektanfälligkeit. Das Risiko an Leukämie zu erkranken, erhöht sich um das 12- bis 20-Fache. Heute erreichen 80 % der Erkrankten das 30. Lebensjahr.

Die Trisomie tritt mit zunehmendem Lebensalter der Mutter gehäuft auf:

- Mutter bis 20 Jahre: 1 Erkrankungsfall auf 2.000 Lebendgeburten.
- Mutter über 40 Jahre: 1 Erkrankungsfall auf 40 Lebendgeburten.

2.4.2 Klinefelter-Syndrom

Beim Klinefelter-Syndrom, von dem nur Männer betroffen sein können, liegt typischerweise ein *überzähliges X-Chromosom* vor. Statt der Geschlechtschromosomenkombination XY tritt hier in allen Körperzellen die Kombination XXY auf; bei manchen der Betroffenen jedoch XXXY, XXXXY oder XXXYY.

Es kommt zur *Hodenhypoplasie*, mit verminderter oder fehlender Spermienproduktion, die in der Regel zur Unfruchtbarkeit führt. Durch einen verzögerten Schluss der Wachstumsfugen der Röhrenknochen (Epiphysenfugen) erfolgt Hochwuchs. Des Weiteren kann es zum weiblichen Behaarungstyp, zur Gynäkomastie (Vergrößerung der Brustdrüsen) und im Alter zur allgemeinen Osteoporose kommen (↑ *Atlas* Abb. 2.5).

Die Erkrankung wird vom Arzt durch Testosterongabe behandelt.

2.4.3 Turner-Syndrom

Beim Turner-Syndrom (*Ullrich-Turner*-Syndrom, Monosomie X), das bei Frauen auftreten kann, fehlt entweder in den Zellen ein X-Chromosom komplett (X0) oder es liegt zwar ein zweites X-Chromosom vor, dies ist aber fehlerhaft. Das fehlende Chromosom verursacht oft *Mikrosomie (Kleinwuchs)* (Körpergröße liegt unbehandelt meist bei ca. 1,45 m), *sexuellen Infantilismus* und *fehlende Menstruation* (↑ *Atlas* Abb. 2.6). Häufig bestehen daneben weitere Fehlbildungen, z. B. Herzfehler, Aortenisthmusstenose (➤ Kap. 5.7.8), Hufeisenniere (➤ Kap. 15.4.13 oder Fehlbildungen an Harnleiter oder Skelett. Fehlt ein X-Chromosom komplett, so kommt es zur vollen Ausprägung des Krankheitsbildes. Liegt ein zweites, fehlerhaftes X-Chromosom vor, kann das Krankheitsbild sehr diskret ausgeprägt sein und z. B. nur mit primärer Amenorrhö und einer verminderten Körpergröße in Erscheinung treten.

Ab dem 4. Lebensjahr kann die Mikrosomie eventuell durch Gabe des Wachstumshormons (STH) therapiert werden. Allerdings kann damit nicht in jedem Fall ein normales Körperwachstum erreicht werden.

Meist wird ca. ab dem 12. Lebensjahr Östrogen verordnet, damit die sekundären Geschlechtsmerkmale ausgebildet werden, v. a. damit sich das Brustdrüsengewebe entwickelt. Später wird noch Progesteron (Gestagen) verabreicht, damit die Regelblutung einsetzt. Dies ist notwendig, um den Uterus gesund erhalten zu können.

2.4.4 Andere Chromosomenabweichungen

Es ist noch eine Vielzahl von Abweichungen bei den Geschlechtschromosomen bekannt. Hier sollen nur einige Beispiele aufgezählt werden:

- YO-Individuen sind nicht lebensfähig. Bei ihnen ist nur ein Y-Chromosom vorhanden aber kein X-Chromosom.
- Bei der XXX-Abnormität treten drei X-Chromosomen auf. Diese Frauen unterscheiden sich äußerlich nicht von normalen XX-Trägerinnen.
- XYY-Abweichungen haben vor einigen Jahren als „Kriminalitäts-Chromosom" Schlagzeilen gemacht. Bei Untersuchungen wurde festgestellt, dass diese Individuen eine erhöhte Neigung zur Aggression und ein besonders stark „asoziales Verhalten" bei verringerten geistigen Fähigkeiten besitzen. Diese früher durchgeführten Untersuchungen sind heute sehr umstritten.

> Sie haben nun einen Blick in die faszinierende und wunderbare Welt der Zelle erhalten. Damit haben Sie sich ein Grundverständnis für alle Lebensvorgänge, sowohl die gesunden als auch die krankhaften erworben. Testen Sie anhand des Buches „Prüfungstraining für Heilpraktiker" (➤ Kap. 2), ob Sie wirklich die Antworten auf typische Fragen bei der amtsärztlichen Überprüfung geben können.

KAPITEL

3 Gewebearten

3.1 Epithelgewebe ... 98
3.1.1 Aufgaben ... 99
3.1.2 Formen ... 100
3.1.3 Anzahl der Schichten bzw. Reihen ... 100
3.1.4 Oberflächenbildung ... 100
3.1.5 Übergangsepithel ... 100
3.1.6 Drüsengewebe ... 101

3.2 Binde- und Stützgewebe ... 103
3.2.1 Aufgaben ... 103
3.2.2 Aufbau ... 103
3.2.3 Bindegewebsarten ... 104

3.3 Muskelgewebe ... 110
3.3.1 Aufgaben ... 110
3.3.2 Aufbau der Muskelzelle ... 110
3.3.3 Muskelgewebsarten ... 111
3.3.4 Chemische Vorgänge bei der Muskelkontraktion ... 112

3.4 Nervengewebe ... 113
3.4.1 Aufbau des Nervengewebes ... 113
3.4.2 Aufbau einer Nervenzelle ... 114
3.4.3 Nervenfasern ... 115
3.4.4 Aufbau eines Nervs ... 116
3.4.5 Physiologie der Nervenzelle ... 116

Gewebe ist ein Verband von *gleichartig differenzierten Zellen*, die auf eine bestimmte Art angeordnet sind und eine bestimmte Aufgabe haben (➤ Schema 3.1). Man unterscheidet Epithelgewebe, Binde- und Stützgewebe, Muskelgewebe und Nervengewebe (➤ Abb. 3.1).

Gewebearten

- Epithelgewebe (Deckgewebe)
- Binde- und Stützgewebe
- Muskelgewebe
- Nervengewebe

Ein Organ besteht aus verschiedenen Gewebearten. Es bildet im Körper eine Einheit und hat eine bestimmte Funktion. Bei einem Organ unterscheidet man Parenchym und Stroma. Beim Parenchym handelt es sich um die Zellen, die für die eigentliche organtypische Arbeit zuständig sind, z. B. in der Niere die Nierenkörperchen mit dem Kanälchensystem. Das Stroma besteht aus Bindegewebe. Es liegt um das Parenchym herum und gibt dem Organ Festigkeit und Halt. Hier verlaufen auch die Nerven und die Blutgefäße, die die Aufgabe haben, das Parenchym mit Sauerstoff und Nährstoffen zu versorgen.

Organsysteme werden aus verschiedenen Organen aufgebaut. Diese haben im Körper jeweils eine verhältnismäßig selbstständige Aufgabe. Es werden folgende Organsysteme unterschieden:

- Bewegungsapparat
- Verdauungsapparat
- Respiratorisches System (Atmungssystem)
- Herz-Kreislauf-System
- Blut und blutbildende Organe
- Lymphatisches System
- Endokrines System (Hormonsystem)
- Urogenitalsystem (Harn- und Fortpflanzungssystem)
- Haut und Hautanhangsgebilde
- Sinnesorgane
- Nervensystem
- Immunsystem

Zusammenfassung Ein Individuum ist aus verschiedenen Organsystemen aufgebaut, jedes dieser Organsysteme besteht aus verschiedenen Organen. Die Organe wiederum sind aus verschiedenen Gewebearten zusammengesetzt, die Gewebearten bestehen aus Zellen, den kleinsten Einheiten des Lebendigen.

3.1 Epithelgewebe

Beim Epithelgewebe (Deckgewebe) handelt es sich um einen geschlossenen Zellverband, der auch als *Deckgewebe* bezeichnet wird, da er äußere (Haut) und innere Oberflächen (Schleimhaut) des Körpers bedeckt. Dieser flächenhaft ausgebreitete Zellverband legt sich wie eine schützende Decke („Deckgewebe") über die *Körperoberfläche* und kleidet *Hohlräume* im *Körperinneren* aus.

Die Epithelzellen sitzen einer Basalmembran auf und bilden eine oder mehrere Schichten bzw. Reihen. Die Basalmembran trennt das Epithelgewebe

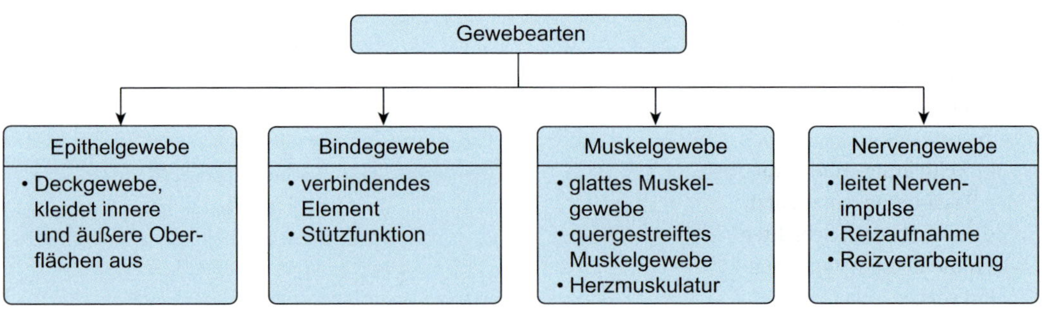

Schema 3.1 Übersicht über die Gewebearten [L143]

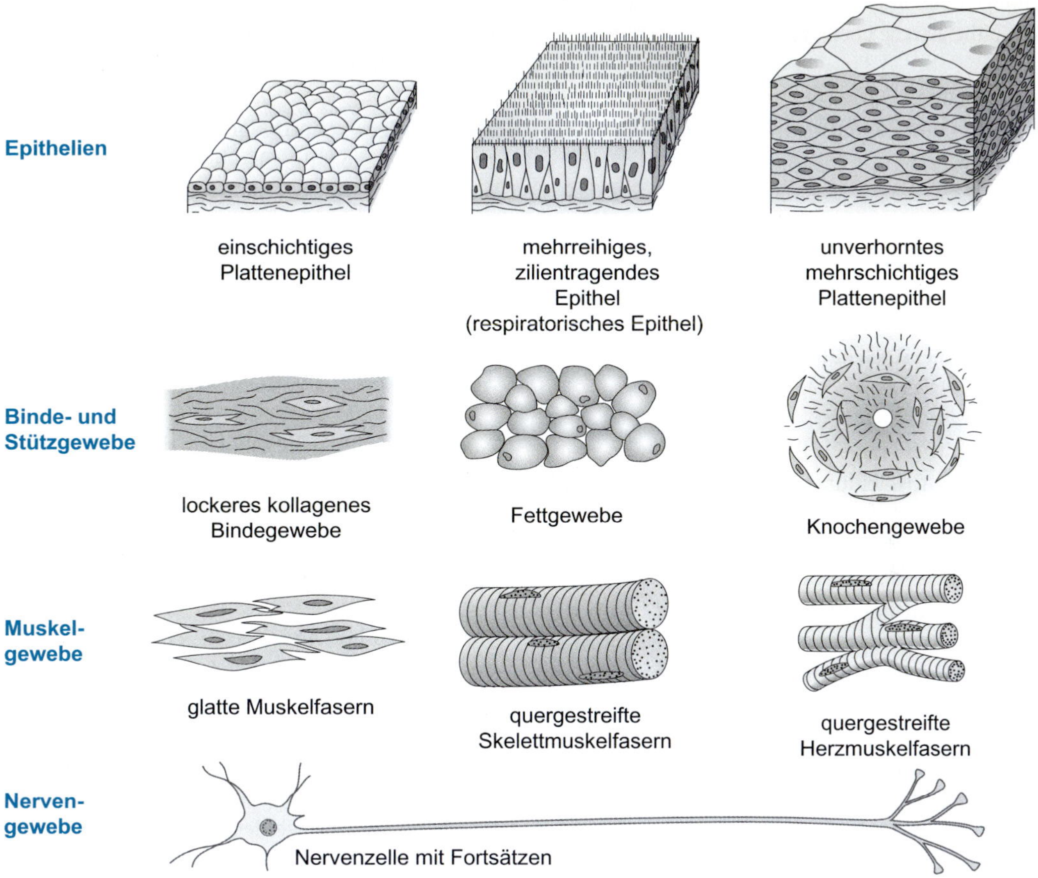

Abb. 3.1 Schematische Darstellung der vier Gewebearten. Epithelgewebe, Binde- und Stützgewebe, Muskelgewebe und Nervengewebe. [L106]

von dem darunterliegenden Bindegewebe. Sie ist durchgängig für Stoffe, die aus dem Bindegewebe zum Epithelgewebe wandern und umgekehrt. Epithelgewebe ist *gefäßfrei* und wird von den Blutgefäßen des *Bindegewebes* aus durch *Diffusion* ernährt. Zwischen den einzelnen Epithelzellen befindet sich praktisch keine interzelluläre Flüssigkeit.

Epithelgewebe erneuert sich ständig durch mitotische Zellteilung, und zwar von *der* Schicht aus, die der Basalmembran aufsitzt. Besteht das Epithelgewebe aus mehreren Schichten, z. B. in der Haut, so wandern die neu entstandenen Zellen langsam nach oben und verhornen allmählich. Die äußerste Schicht wird regelmäßig abgestoßen, sodass ein laufender Erneuerungsprozess von unten her stattfindet.

3.1.1 Aufgaben

Die wichtigsten Aufgaben des Epithelgewebes sind Schutz, Stoffaustausch und Reizaufnahme.

Schutz Die Schutzfunktion des Epithelgewebes zeigt sich augenfällig an der *Oberhaut*, wo sie dem Körper als Begrenzung und als Schutz gegen das Eindringen von Fremdkörpern dient.

Stoffaustausch *Drüsengewebe* wird aus Epithelzellen gebildet. Es erfüllt eine wichtige Aufgabe bei der Stoffabgabe *(Sekretion)*. Außerdem spielt das Epithelgewebe eine wichtige Rolle bei der Stoffaufnahme *(Resorption)* was daran ablesbar ist, dass die Schleimhäute des Verdauungstrakts und damit auch die Dünndarmzotten mit Epithelgewebe überzogen sind.

Reizaufnahme Die *Sinnesrezeptoren* der *Netzhaut* (Stäbchen und Zapfen) sind hochspezialisierte Epithelzellen.

3.1.2 Formen

Aufgrund der Form der Epithelzellen unterscheidet man Plattenepithel, kubisches Epithel und Zylinderepithel (↑ *Atlas* Abb. 3.1).

Plattenepithel Aus Plattenepithelgewebe bestehen die Auskleidungen von Blut- und Lymphgefäßen (*Endothel*), Brust- und Bauchfell, die Herzinnenhaut und die Lungenalveolen.

Kubisches Epithel Kubisches Epithel ist im Körper nicht so häufig vertreten. Es bildet v. a. *Drüsenausführungsgänge* und die Sammelrohre der Nierenkanälchen.

Zylinderepithel (hochprismatisches Epithel) Zylinderepithel dient wegen seiner größeren Zelloberfläche v. a. der *Stoffaufnahme* und *Stoffabgabe* (Resorption und Sekretion). Demzufolge ist es v. a. im Magen, in der Gallenblase und in den Darmzotten anzutreffen.

3.1.3 Anzahl der Schichten bzw. Reihen

Nach der Anzahl der Schichten, aus denen sich das Epithelgewebe zusammensetzt, unterscheidet man ein- und mehrschichtiges bzw. mehrreihiges Epithelgewebe (↑ *Atlas* Abb. 3.1).

Einschichtiges Epithelgewebe Das einschichtige Epithelgewebe besteht aus nur einer Lage von Platten-, kubischem oder Zylinderepithelgewebe.

Mehrschichtiges Epithelgewebe Das mehrschichtige Plattenepithelgewebe (➤ Abb. 3.2g und h) befindet sich am Körper an mechanisch besonders beanspruchten Stellen, z. B. *verhornt* an der äußeren Haut und *unverhornt* an Mund, Speiseröhre, Kehlkopf, Augenbindehaut, After, Scheide und Eichel. Beim mehrschichtigen Epithelgewebe hat nur die unterste Zelllage Kontakt mit der Basalmembran.

Mehrreihiges Epithelgewebe Hier erreichen zwar alle Zellen die Basalmembran, jedoch nicht die Epitheloberfläche. Mehrreihiges, zilientragendes (s. u.) Epithel wird auch als *respiratorisches Epithel* bezeichnet, da es in den Atemwegen vorkommt (➤ Abb. 3.2d, ↑ *Atlas* Abb. 3.1d).

3.1.4 Oberflächenbildung

Nach der Oberflächenbildung des Epithelgewebes unterscheidet man verhornendes und zilientragendes Epithelgewebe (➤ Abb. 3.2).

Verhornendes und nicht verhornendes Epithelgewebe Verhornendes Epithel kommt in der *Haut* vor, nicht verhornendes in der *Schleimhaut*. Die Haut erneuert sich ständig durch Zellteilung, und zwar von *der* Schicht aus, die der Basalmembran aufsitzt. Die neu entstandenen Zellen wandern langsam nach oben und verhornen allmählich, da sie immer schlechter von der Basalmembran aus mit Nährstoffen und Sauerstoff versorgt werden können. Die Hornschicht schützt den Körper vor physikalischen und chemischen Schadstoffen und verhindert ein Austrocknen der Haut. Die äußerste Schicht wird regelmäßig in kleinen Hornschüppchen abgestoßen. Dieser Vorgang ermöglicht es, dass sich die Haut ständig von unten her regeneriert (➤ Abb. 3.2h, ↑ *Atlas* Abb. 3.1f).

Zilientragende Zellen Bei Zilien handelt es sich um Zellfortsätze bzw. Zellausstülpungen (↑ *Atlas* Abb. 3.2). *Kinozilien*, aktiv bewegliche Zellfortsätze, kommen im Atemtrakt und im Eileiter vor, *Mikrovilli* (Mikrozotten), unbewegliche Zellausstülpungen zur Vergrößerung der Zelloberfläche, findet man an den Dünndarmschleimhautzellen.

3.1.5 Übergangsepithel

Beim Übergangsepithel handelt es sich um ein mehrschichtiges Epithel, das *Hohlorgane* mit *veränderlicher Ausdehnung* auskleidet wie Nierenbecken, Harnleiter

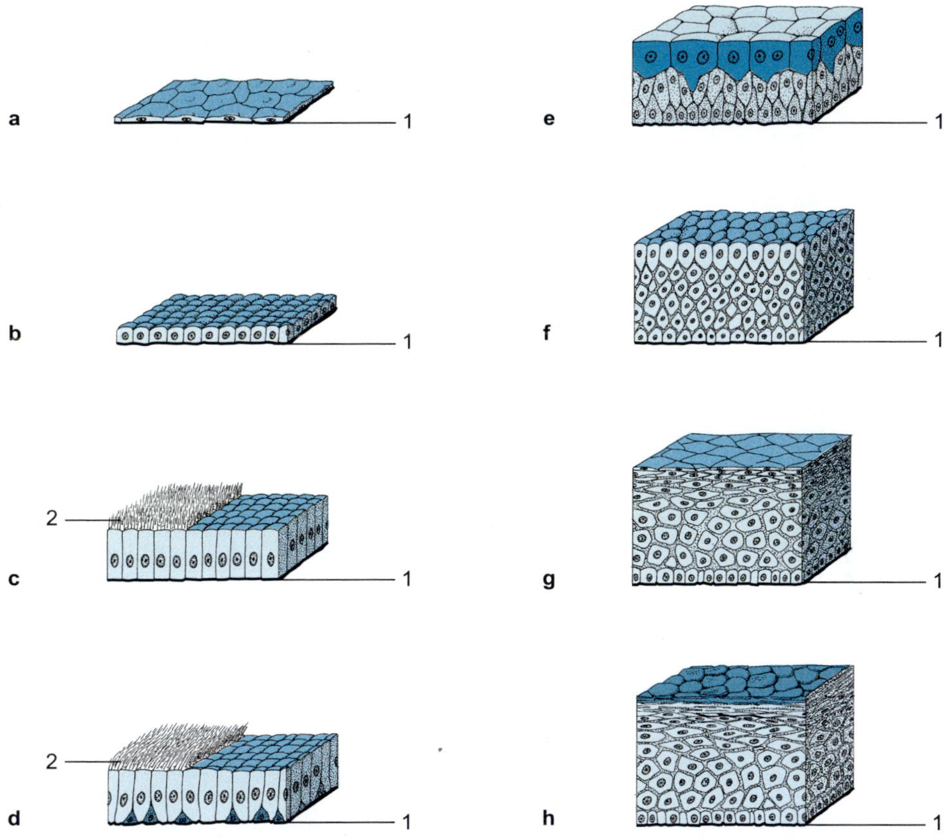

Abb. 3.2 Oberflächenbildung des Epithelgewebes. a) Einschichtiges Plattenepithel (Lungenbläschen, Endothel, Brust- und Bauchfell), b) einschichtiges, kubisches Epithelgewebe (Drüsenausführungsgänge), c) einschichtiges, zylindrisches Epithelgewebe (ohne Flimmerhärchen: Darmkanal und Gallenblase), d) mehrreihiges zylindrisches Epithelgewebe (mit Flimmerhärchen: Atemwege), e) mehrschichtiges Übergangsepithelgewebe (Nierenbecken, Harnblase und Harnleiter), f) mehrschichtiges Epithelgewebe (Drüsen), g) mehrschichtiges, unverhorntes Epithelgewebe (Speiseröhre, Mundhöhle und Vaginalschleimhaut), h) mehrschichtiges, verhornendes Epithelgewebe (äußere Haut). 1: Basalmembran, 2: Flimmerhärchen (Zilien). [L190].

und Harnblase. Kennzeichen des Übergangsepithels ist eine oberflächliche Lage Deckzellen, die die darunterliegenden Zellen vor dem konzentrierten Harn schützt. Charakteristisch für das Übergangsepithel ist sein Vermögen, sich den unterschiedlichen Füllungszuständen der Hohlräume anzupassen. Dabei gehen die hohen, oft zylinderförmigen Zellen in eine plattere Form über.

3.1.6 Drüsengewebe

Bei den Aufgaben des Epithelgewebes wurde bereits erwähnt, dass Drüsengewebe aus Epithelzellen gebildet wird. Diese Zellen sind auf die Abgabe von Sekreten (Speichel, Magensaft, Schleim, Galle, Hormone) spezialisiert. Es gibt Drüsen, die nur aus *einer* einzigen Zelle bestehen, z. B. die schleimproduzierenden *Becherzellen* im Verdauungstrakt und in den Luftwegen. Die meisten Drüsen bestehen jedoch aus *vielen* Zellen. Da die vielzelligen Drüsen in der verhältnismäßig dünnen Epithelschicht nicht genügend Platz haben, stülpen sie sich in das darunterliegende Gewebe aus (➤ Abb. 3.3). Dabei kann man sie nach ihrer *Form*, nach dem *Ausführungsgang* und nach der *Beschaffenheit des Sekretes* unterscheiden.

Unterscheidung nach der Form Nach der Form des Drüsengewebes unterscheidet man *schlauch-*

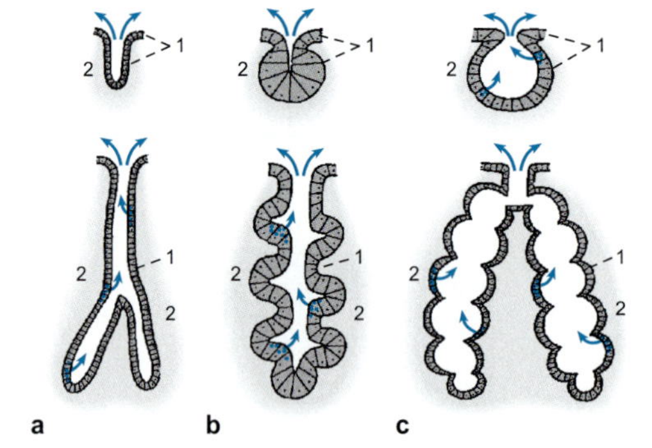

Abb. 3.3 Unterscheidung des Drüsengewebes nach der Form. Die blauen Pfeile zeigen den Weg der Sekretabgabe. a) Schlauchförmige (tubulöse) Drüse, b) beerenförmige (azinöse) Drüse, c) bläschenförmige (alveoläre) Drüse.
1: Epithelzelle (Oberflächenepithel), 2: Bindegewebe, das sich unterhalb der Epithelzellen befindet. [L106]

förmige (tubulöse), *beerenförmige* (azinöse) und *bläschenförmige* (alveoläre) Drüsen (➤ Abb. 3.3, ↑ *Atlas* Abb. 3.3).

Unterscheidung nach dem Ausführungsgang (exokrine und endokrine Drüsen). Drüsen, die einen *Ausführungsgang* besitzen, werden zu den *exokrinen Drüsen* gerechnet, z. B. die Speicheldrüsen, die ihr Sekret durch einen Ausführungsgang in die Mundhöhle entleeren. Besitzen die Drüsen dagegen *keinen* Ausführungsgang und geben ihr Inkret direkt ins Blut ab, gehören sie zu den *endokrinen* Drüsen, den Hormondrüsen (➤ Abb. 3.4, ↑ *Atlas* Abb. 3.4).

Unterscheidung nach der Beschaffenheit des Sekretes (seröses und muköses Sekret). *Seröse Drüsen* bilden ein *dünnflüssiges* Sekret. Der Querschnitt durch eine seröse Drüse zeigt eine enge Lichtung ihres Ausführgangs (➤ Abb. 3.5). *Muköse Drüsen* bilden ein *dickflüssiges* Sekret. Ihr Querschnitt zeigt eine weite Lichtung des Ausführgangs, damit das dickflüssige Sekret gut abfließen kann.

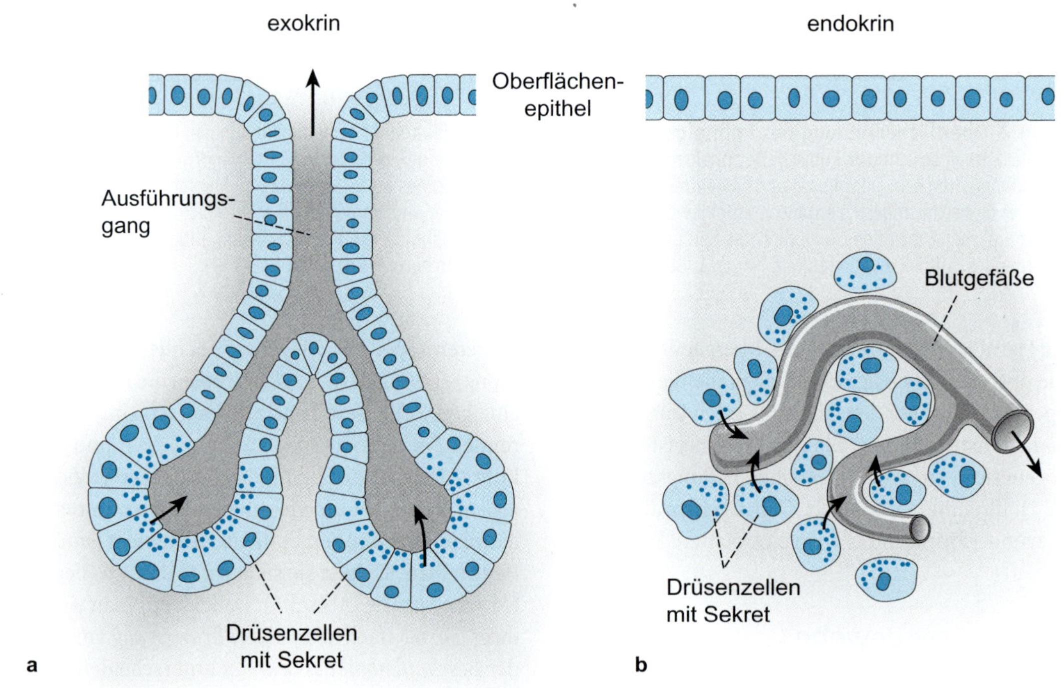

Abb. 3.4 Schematische Darstellung einer exokrinen und einer endokrinen Drüse. Die schwarzen Pfeile zeigen den Weg der Sekretabgabe. a) Exokrine Drüse mit Ausführungsgang, b) endokrine Drüse (Hormondrüse) ohne Ausführungsgang. [L106]

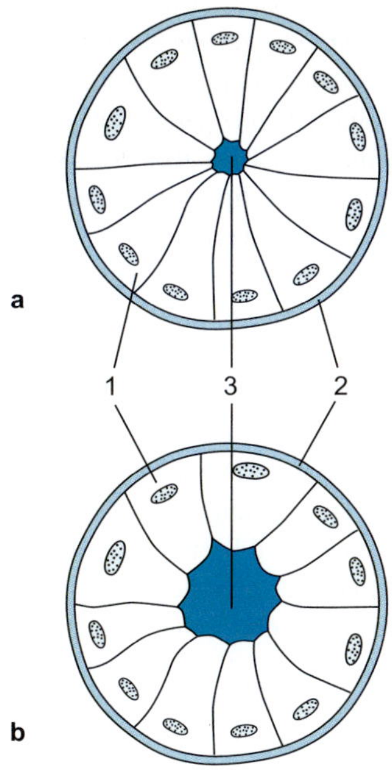

Abb. 3.5 Seröse und muköse Drüse im Querschnitt. a) Seröse Drüse mit enger Lichtung, b) muköse Drüse mit weiter Lichtung. 1: Epithelzelle, 2: Basalmembran, 3: Ausführungsgang. [L143]

3.2 Binde- und Stützgewebe

3.2.1 Aufgaben

Das Bindegewebe trägt seinen Namen deshalb, weil es das *verbindende Element* im Körper ist. Es verbindet Gewebe, Organe und Organsysteme zu einem einheitlichen Körper. Es ist das am weitesten verbreitete Gewebe. Neben dieser verbindenden Funktion hat es noch *Stützfunktion*, indem es Knorpel und Knochen aufbaut.

3.2.2 Aufbau

Bindegewebe setzt sich aus *Zellen* und der *Zwischenzellsubstanz* (Grundsubstanz und Fasern) zusammen. Bitte beachten Sie hierzu ➤ Schema 3.2.

Zellen

Im Bindegewebe unterscheidet man ortsbeständige und nicht ortsbeständige Zellen.

- **Ortsbeständige Zellen.** Hierzu gehören die *Fibrozyten*, die eigentlichen Bindegewebszellen. Sie sind spindelförmig, haben einen ovalen Kern und stehen

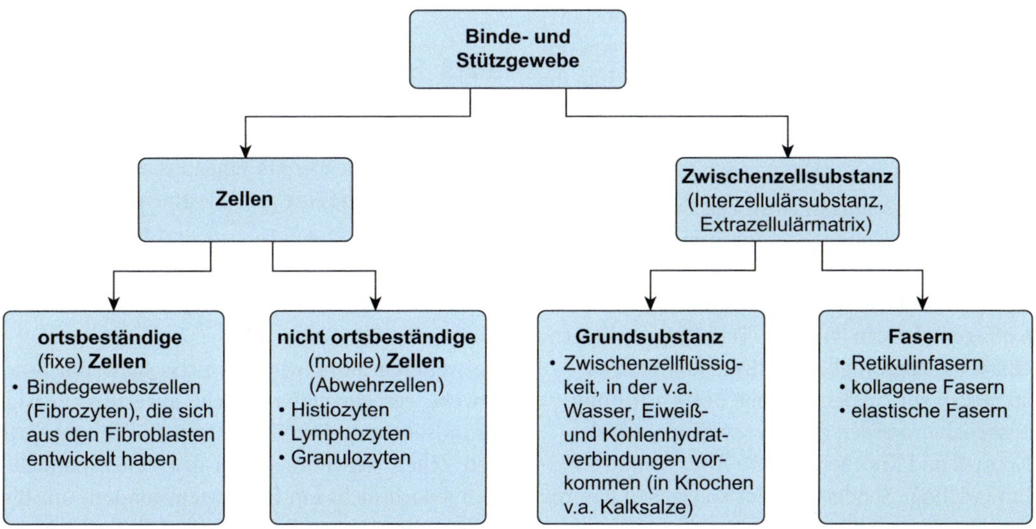

Schema 3.2 Aufbau des Binde- und Stützgewebes [L143]

über lange Zellfortsätze in Verbindung. Sie haben sich aus den Fibroblasten entwickelt. Die Fibroblasten sind die Vorstufe der Fibrozyten. Es handelt sich um sog. Bindegewebeaufbauzellen, da sie die Aufgabe haben, Bindegewebsfasern zu produzieren und die Grundsubstanz herzustellen. Die Fibrozyten dagegen sind nur noch für den Erhaltungsstoffwechsel des Bindegewebes zuständig.

- **Nicht ortsbeständige Zellen.** Zu den nicht ortsbeständigen Zellen gehören Histiozyten, Lymphozyten und Granulozyten. Diese Zellen können im Gewebe umherwandern. Sie haben *Abwehrfunktion* und werden im Kapitel „Blut" ausführlich besprochen.

Zwischenzellsubstanz

Die Zwischenzellsubstanz (Interzellulärsubstanz, Extrazellulärmatrix) setzt sich aus Grundsubstanz und Fasern zusammen.

Grundsubstanz Die Grundsubstanz ist eine *Kittsubstanz*, die im Wesentlichen aus Wasser, Eiweißen, Kohlenhydraten und bei Knochen aus Kalksalzen besteht. Über die Grundsubstanz erfolgt der Stoffaustausch zwischen Blutgefäßen und Bindegewebszellen. Ihre Konsistenz kann flüssig, gelartig oder fest sein. Letzteres ist bei Knochen der Fall. Damit unterscheidet sich die Grundsubstanz von der Zwischenzellsubstanz (Interzellularsubstanz) der anderen Gewebearten dadurch, dass sie von unterschiedlicher Konsistenz sein kann und sich in ihr Fasern befinden.

Fasern Die Fasern werden in zwei Typen unterteilt: in *kollagene* und in *elastische* Fasern. Je nach Bindegewebsart kommt ein bestimmter Fasertyp oder eine charakteristische Mischung aus mehreren Fasertypen vor (s. u. Bindegewebsarten).

- **Kollagene Fasern** (zugfest). Da kollagene Fasern eine hohe Zugfestigkeit besitzen, kommen sie an Stellen vor, an denen große Beanspruchung ausgehalten werden muss, wie Sehnen, Bänder, Knorpel und Knochen (↑ *Atlas* Abb. 3.5 und 3.7). Eine wichtige Sonderform der kollagenen Fasern sind die *Retikulinfasern* (Typ-3-Kollagene). Sie sind biegungselastisch und besitzen nur eine geringe Zugelastizität. Es handelt sich um feine Fasern, die eine netzartige Struktur bilden.
  Vorkommen der Retikulinfasern:
  - In lymphatischen Organen (Lymphknoten, Mandeln, Milz): Die netzartigen Strukturen, welche die Retikulinfasern in lymphatischen Organen bilden, dienen dazu, dass sich darin überalterte rote Blutkörperchen, Fremdkörper und Erreger (Bakterien, Viren) verfangen. Diese werden dann von Abwehrzellen abgebaut.
  - Im roten Knochenmark
  - Umspinnen netzartig Muskelfasern und Nervenfasern, die in die Peripherie ziehen
- **Elastische Fasern** (zugelastisch) lassen sich gut dehnen, da sie nach Beendigung des Zuges in ihre ursprüngliche Form zurückkehren.
  Vorkommen der elastischen Fasern:
  - Ohr
  - Vorderer Nasenanteil
  - Lungengewebe
  - Kehldeckel
  - Wand großer Arterien

Aufbau des Bindegewebes

- Zellen
- Zwischenzellsubstanz
  - Grundsubstanz
  - Fasern

3.2.3 Bindegewebsarten

Nun wollen wir wichtige Bindegewebsarten genauer betrachten. Wie bereits eingangs erwähnt, besitzt das Bindegewebe eine große Formenvielfalt.

Blut

Im weiteren Sinne wird auch das Blut zum Bindegewebe gerechnet. Es besteht aus einer flüssigen Grundsubstanz, dem Blutplasma, in dem die einzelnen Zellen schwimmen. Bei den Zellen handelt es sich jedoch nicht um Fibrozyten, sondern um Blutzellen. Diese haben ihre Teilungsfähigkeit verloren, und sie sind nicht in Lage Fasern herzustellen.

Die Fasern kommen im Blut in gelöster Form als Fibrinogen vor und werden erst durch die Blutgerinnung sichtbar. Allerdings werden im übrigen Bindegewebe die Fasern von den Bindegewebszellen produziert. Fibrinogen dagegen stammt aus der Leber. Genau genommen passt also das Blut in verschiedener Hinsicht *nicht* zum Bindewebe und wird deshalb von manchen Autoren auch *nicht dem Bindegewebe* zugerechnet.

Retikuläres Bindegewebe

Es kommt v. a. in den *lymphatischen Organen* (Milz, Lymphknoten, Mandeln) und im *roten Knochenmark* vor. Außerdem aber auch als feines Stützgewebe in vielen Organen, z. B. um Nerven, Blut- und Lymphgefäße herum.

Retikuläres Bindegewebe besteht aus *Retikulumzellen* (sind keine Fibrozyten) und netzartig angeordneten Retikulinfasern, die ein bindegewebiges Gerüst bilden. Retikulumzellen sind weit verzweigt (sternförmig). Ihre Aufgabe liegt sowohl in der Produktion der *Retikulinfasern* als auch in der *Phagozytose* (z. B. Aufnahme und Abbau von Mikroorganismen, Gewebetrümmern).

Die Hohlräume, die das bindegewebige Gerüst des retikulären Bindegewebes frei lässt, werden in den lymphatischen Organen weitgehend von Abwehrzellen (v. a. Lymphozyten) ausgefüllt (↑ *Atlas* Abb. 3.6). Im roten Knochenmark dagegen befinden sich in diesen Hohlräumen Blutbildungszellen (Hämozytoblasten).

Fettgewebe

Da Fettgewebe zum Bindegewebe gehört, besteht es auch aus Zellen und Zwischenzellsubstanz. Die Zellen werden als *Fettgewebszellen* (Adipozyten) bezeichnet; die Grundsubstanz ist solförmig, das heißt, dass Kochsalz (NaCl) in der Grundsubstanz gelöst ist. Außerdem sind die Fettgewebszellen von kollagenen und elastischen Fasern umgeben.

Die Fettgewebszellen (Adipozyten) werden fast vollständig von einem großen Tropfen Fett ausgefüllt. Es bleibt nur ein feiner Rand mit Zytoplasma übrig, in dem sich ein flachgedrückter Kern befindet (↑ *Atlas* Abb. 3.8). Diese eingelagerten Fette dienen v. a. als *Nahrungsreserve*, die bei unzureichender Versorgung angegriffen werden kann. Darüber hinaus hat Fettgewebe *Schutz-* (z. B. Wärmeisolation) und *Stützfunktion*. Beim Fettgewebe unterscheiden wir Baufett und Speicherfett.

Baufett Beim Baufett sind die Fettzellen von kollagenen Fasern umsponnen. Wird Druck auf diese Fettpolster ausgeübt, verformen sich die Fettzellen und spannen so die Fasern an, die den Druck abfangen. Solche „Polster" befinden sich an *mechanisch besonders beanspruchten Stellen* wie Fußsohlen, Handtellern und Gesäß. Darüber hinaus dient Baufett zur Anfüllung von Hohlräumen und befestigt damit Organe in ihrer Stellung. So wird die Niere von dem sie umgebenden Baufett in ihrer Lage gehalten; auch die Augäpfel sind von einem schützenden Fettpolster umhüllt.

Speicherfett In sog. Fettdepots, v. a. im Unterhautfettgewebe und im Bauchraum, hier im großen Netz (Omentum majus), in den Fettanhängseln des Dickdarms und im Gekröse kann der Körper große Energiereserven anlegen. Da diese Depots reichlich mit Blutgefäßen versorgt werden und einem ständigen Umbau unterliegen, bedeuten sie eine große Belastung für den Kreislauf und können so die Lebenserwartung des Betroffenen verkürzen. Bei Hungerzuständen wird zuerst das Speicherfett abgebaut, bevor das Baufett angegriffen wird. Allerdings soll bei solch einem Abbau nur das Fett aus der Zelle eingeschmolzen werden, die Fettzelle selbst überlebt und steht weiterhin als möglicher Fettspeicher zur Verfügung. Die Anzahl der Fettzellen wurde danach bereits im frühen Kindesalter angelegt.

Lockeres Bindegewebe

Im lockeren Bindegewebe liegen die Bindegewebszellen in der solförmigen Grundsubstanz neben den elastischen und kollagenen Fasern in lockerer Anordnung. Diese Bindegewebsart ist im Körper weit verbreitet. Sie dient v. a. als *Verschiebeschicht* zwischen den einzelnen Organen. So kommt sie z. B. unter der Haut vor, um die Verschieblichkeit der Haut gegenüber dem darunterliegenden Gewebe zu gewährleisten. Als *Stroma* bildet es das bindegewebige Stützgerüst eines Organs, das formerhaltend wirkt und wichtige Aufgaben bei Abwehr- und Wiederherstellungsvorgängen hat.

Straffes Bindegewebe

Im straffen Bindegewebe befinden sich viele *kollagene Fasern,* die geflecht- oder parallelfaserig ausgerichtet sein können. Geflechtartiges straffes Bindegewebe kommt in der Lederhaut des Auges, in Organkapseln, in der harten Hirnhaut, dem Herzbeutel und in der Knorpel- und Knochenhaut vor. Parallelfaseriges straffes Bindegewebe tritt in Sehnen und Bändern auf.

Knorpelgewebe

Knorpel bildet der Körper an *mechanisch stark beanspruchten* Stellen aus, an denen straffes Bindegewebe nicht ausreicht und andererseits Knochen zu wenig biegsam sind. Wäre der vordere Nasenanteil nicht aus elastischem Knorpel, sondern aus Knochen, könnte er zu leicht brechen.

Beim Knorpel liegen die *Knorpelzellen* (Chondrozyten) in der festen Grundsubstanz in Gruppen beieinander. Da Knorpel *gefäßfrei* ist, wird er durch Diffusion ernährt, und zwar entweder von einer gefäßführenden *Knorpelhaut* (Perichondrium) aus oder in Gelenken durch die *Gelenkflüssigkeit* (Synovia).

Knorpel hat nur eine niedrige Stoffwechselaktivität. Aus diesem Grunde ist seine Regenerationsfähigkeit *gering* und Verletzungen des Gelenkknorpels und der Menisken heilen im Allgemeinen schlecht aus.

Man unterscheidet drei Knorpelarten: hyalinen und elastischen Knorpel und den Faserknorpel (➤ Abb. 3.6).

Hyaliner Knorpel ist die im Körper am *häufigsten* vorkommende Knorpelart. Da seine Grundsubstanz im Mikroskop glasartig homogen erscheint, erhielt er die Bezeichnung hyalin (gr. hyalos = Glas). Er kommt im Körper an den Stellen vor, an denen besondere Festigkeit und Elastizität erforderlich ist. Er überzieht die *Gelenkenden* der Knochen, bildet den knorpeligen Anteil der *Rippen,* wesentliche Anteile des *Kehlkopfes,* die Knorpelspangen von *Luftröhren* und *Bronchien* und Teile der *Nasenscheidewand.*

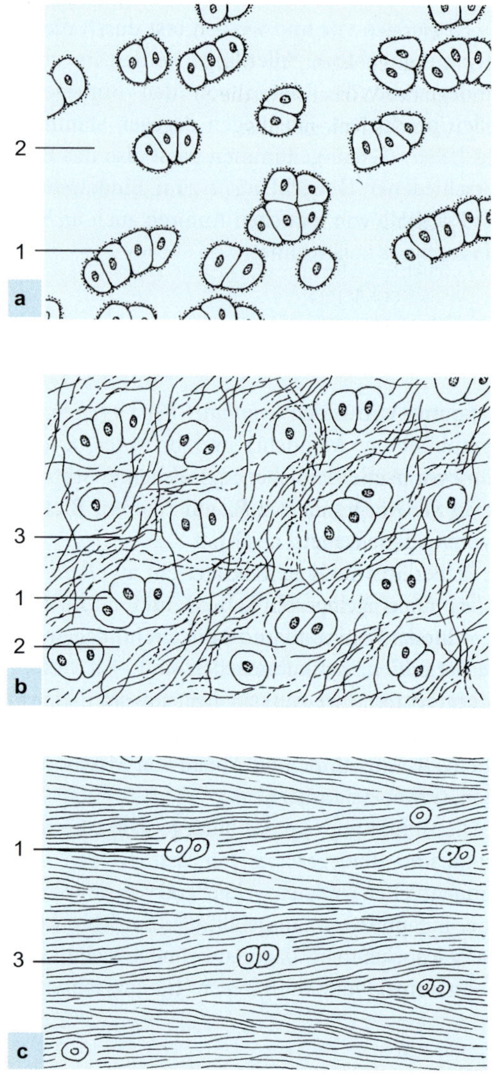

Abb. 3.6 Knorpelarten. a) Hyaliner Knorpel, b) elastischer Knorpel, c) Faserknorpel. 1: Zelle, 2: Grundsubstanz, 3: Fasern. [L190]

Elastischer Knorpel enthält – wie sein Name sagt – v. a. elastische Fasern, daneben kommen jedoch auch einige kollagene Fasern vor. Elastischer Knorpel ist leicht verformbar und bildet deshalb die *Ohrmuschel,* den *Kehldeckel* und die verstärkenden Knorpelauflagerungen der ganz kleinen *Bronchien.*

Faserknorpel enthält viele kollagene Fasern, wodurch er sehr robust ist und große Beanspruchungen aushalten kann. Er bildet die *Zwischenwirbelscheiben* der Wirbelsäule, die *Schambeinfuge* und die *Menisken* des Kniegelenks.

Knorpelarten

- Hyaliner Knorpel
- Elastischer Knorpel
- Faserknorpel

Knochengewebe

Für den passiven Bewegungsapparat, das Skelett, bildet der Körper das Knochengerüst aus. Knochengewebe entsteht meist aus Knorpelgewebe, in das im Laufe der Entwicklung Kalksalze eingelagert werden. Durch die eingelagerten Salze erreicht der Knochen eine große Festigkeit und kann so seiner Aufgabe als *Stützapparat* gerecht werden. Da Kalksalze für Röntgenstrahlen undurchlässig sind, stellen sie sich auf dem Röntgenbild als Schatten dar.

Zu zwei Dritteln besteht der Knochen aus *anorganischer* Substanz. Erhitzt man einen Knochen, so verbrennt die organische Substanz und zurück bleibt der spröde, brüchige Kalk. Legt man dagegen einen frischen Knochen in Salzsäure, so löst sich der Kalk auf und der Knorpel als *organische* Substanz bleibt als weiches, biegsames Gebilde zurück.

Man muss zwischen Knochengewebe und Knochen unterscheiden. Beim Knochen*gewebe* handelt es sich um eine Gewebeart, die aus einem Verband von Knochenzellen mit Zwischenzellsubstanz besteht. Ein Knochen dagegen ist aus vielen Gewebearten zusammengesetzt. Es handelt sich um ein Organ, das aus Knochengewebe, Knorpel, blutbildendem Gewebe, Endothel, Nerven u. a. besteht.

Aufbau des Knochengewebes Knochengewebe ist aus Knochenzellen und Interzellulärsubstanz aufgebaut. Die eigentlichen Knochenzellen heißen *Osteozyten.* Sie haben lange Ausläufer (Zytoplasmaausstülpungen), mit denen sie untereinander in Verbindung stehen. Im Interzellulärraum befinden sich viele Kollagenfasern, die in der mit Kalksalzen angereicherten Grundsubstanz verlaufen. Die Knochenzellen sitzen also gewissermaßen „eingemauert" in der festen Grundsubstanz und haben nur durch ihre Zellfortsätze Anschluss an das Kreislaufsystem (➤ Abb. 3.8).

Die knochen*bildenden* Zellen heißen *Osteoblasten.* Sie befinden sich an der äußeren, der Anbauseite des Knochens. Haben sie ihre Aufgabe erfüllt und sind von verkalkter Zwischenzellsubstanz umschlossen, so bilden sie sich zu den nicht mehr teilungsfähigen *Osteozyten* um. Sie dienen nun dem *Erhaltungsstoffwechsel* des Knochens. Außerdem kommen im Knochen noch *Osteoklasten* vor. Es handelt sich um vielkernige Riesenzellen, die Knochensubstanz abbauen.

Zellformen des Knochengewebes Osteoblasten, Osteozyten und Osteoklasten sorgen für einen ständigen Auf-, Ab- und Umbau, denn ein Knochen ist ein sehr *stoffwechselaktives* Organ, das sich veränderten statischen Bedingungen (z. B. durch eine neue Belastungsrichtung) durch Umbau gut anpassen kann; im Unterschied zum gefäßfreien Knorpel, der nur durch Diffusion ernährt wird, sich deshalb weniger gut regeneriert und eine geringere Anpassungsfähigkeit besitzt.

Knochenzellen

- Osteozyten
- Osteoblasten
- Osteoklasten

Aufbau eines Röhrenknochens

Betrachten wir einen typischen Röhrenknochen, wie er auf der ➤ Abb. 3.7 und im ↑ *Atlas* Abb. 3.9 zu sehen ist: Die beiden verdickten Enden heißen *Gelenkenden* oder *Epiphysen.* Sie sind mit hyalinem Knorpel überzogen. Der dazwischenliegende *Knochenschaft* wird als *Diaphyse* bezeichnet. Zwischen den Epiphysen und der Diaphyse liegen beim jugendlichen Knochen die Wachstumszonen (Epiphysenfugen), von denen aus das Längenwachstum des Röhrenknochens erfolgt (s. u.).

Untersucht man einen Röhrenknochen im Längsschnitt, so fällt auf, dass ein solcher Knochen nicht massiv ist, sondern aus einer *dichteren Rindenschicht*

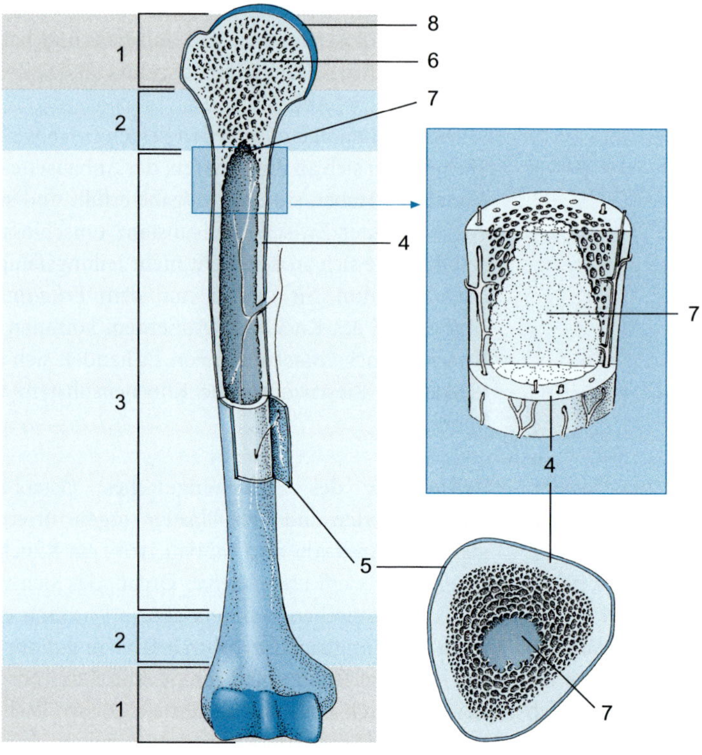

Abb. 3.7 Aufbau eines Röhrenknochens. 1: Gelenkende (Epiphyse), 2: Metaphyse, 3: Knochenschaft (Diaphyse), 4: kompakter Knochen (Kompakta), 5: Knochenhaut (Periost), 6: Epiphysenfuge (Wachstumszone), 7: Markhöhle mit rotem bzw. gelbem Mark, 8: hyaliner Knorpel. [L190]

(Kompakta, Substantia compacta), einer *lockereren Bälkchensubstanz* (Spongiosa, Substantia spongiosa) und aus der *Markhöhle* besteht, in der sich rotes oder gelbes *Knochenmark* befindet.

Die Dicke der Rindenschicht richtet sich nach der *mechanischen Beanspruchung*, der ein Knochen ausgesetzt ist. Die Kompakta zeigt eine lamellenartige Anordnung (Osteone). Diese Anordnung erfolgt um die *Havers-Kanäle* (Canales centrales) herum, von denen aus die Ernährung des Knochengewebes erfolgt (s. u.).

In den Gelenkenden und in den angrenzenden Teilen des Knochenschafts befindet sich die Bälkchensubstanz (Spongiosa, ↑ *Atlas* Abb. 3.10) Sie hilft, Gewicht einzusparen. Die Bälkchen sind nicht zufällig angeordnet, sondern entsprechen den Druck- und Zuglinien (↑ *Atlas* Abb. 3.11). So geben sie dem Knochen ein hohes Maß an Festigkeit bei einem Minimum an Substanz. Durch diese *„Leichtbauweise"* wird Gewicht eingespart. Zwischen den Bälkchen eingelagert liegt rotes Knochenmark. In der Diaphyse befindet sich die knochensubstanzfreie Markhöhle, die mit gelbem Knochenmark angefüllt ist.

Knochenmark Man unterscheidet *rotes* und *gelbes* Knochenmark. Im *roten* Knochenmark findet die *Blutbildung* statt. Man findet es beim Kind noch in allen Knochen (↑ *Atlas* Abb. 3.14); beim Erwachsenen dagegen fehlt es in den Diaphysen der Röhrenknochen. Damit findet man es hier also in den Gelenkenden der Röhrenknochen und in den platten, kurzen und unregelmäßigen Knochen.

Das *gelbe* Knochenmark, auch als *Fettmark* bezeichnet, kommt beim Erwachsenen in den Markhöhlen der Diaphysen der Röhrenknochen vor (↑ *Atlas* Abb. 3.9). Im gelben Fettmark wird kein Blut mehr hergestellt. Kommt es allerdings zu einer Erkrankung mit einer erhöhten Blutzellbildung, kann sich das gelbe Fettmark wieder in blutzellenproduzierendes rotes Knochenmark zurückverwandeln.

Knochenhaut (Periost) und Knocheninnenhaut (Endost) Außen wird die Rindenschicht des Knochens, mit Ausnahme des Gelenkknorpels, von der *Knochenhaut* (Periost, Periosteum) überzogen (➤ Abb. 3.7, ↑ *Atlas* Abb. 3.9 Nr. 9). In ihr verlaufen Nerven und zahlreiche Blutgefäße, denn von hier aus erfolgt die Ernährung des Knochens.

An der Knochenhaut kann man eine knochenbildende Schicht und eine Faserschicht unterscheiden. Die knochenbildende Schicht liegt der Kompakta direkt an. Hier befinden sich beim jugendlichen Knochen zahlreiche, beim Erwachsenen nur noch wenige Knochenbildungszellen (*Osteoblasten*). Diese Knochenbildungszellen sind für das *Dickenwachstum* des Knochens zuständig (s. u.). Die äußere Faserschicht besteht aus *zugfesten Fasern*, ihr kommt v. a. eine mechanische Bedeutung zu. Dies kann man gut an der sog. *„Grünholzfraktur"* des kindlichen Knochens erkennen. Hierbei ist der Knochen ganz oder teilweise gebrochen, der Periostschlauch ist jedoch intakt. Dadurch verschieben sich die Knochenenden nicht gegeneinander. Solche Brüche heilen im Allgemeinen verhältnismäßig schnell und komplikationslos aus.

Die Knochenhaut ist mittels zugfester Fasern in der äußeren Knochenschicht verankert. Diese perforierenden Fasern werden nach ihrem Entdecker William Sharpey (spr. scha'pi) als *Sharpey-Fasern* bezeichnet.

Die *Knocheninnenhaut* (Endost, Endostum) ist die fasrige Haut, die die Markhöhle des Knochens auskleidet. Hier sitzen die Osteoklasten, die überaltertes Knochengewebe abbauen.

Dicken- und Längenwachstum der Röhrenknochen Wie oben gesagt, geht das **Dickenwachstum** der Knochen von der *knochenbildenden Schicht* der *Knochenhaut* aus. Die hier sitzenden Osteoblasten bilden zunächst unverkalkte Zwischenzellsubstanz und lagern so von außen ständig neue Knochensubstanz an. Die Osteoblasten teilen sich und schieben die zuvor gebildeten Zellen in Richtung Markhöhle weiter.

Damit nun die Rindenschicht nicht ständig dicker wird, bauen die Osteoklasten der Knocheninnenhaut die ältere Knochensubstanz laufend ab. Wichtig ist, dass zwischen den Osteoblasten und den Osteoklasten ein ausgewogenes Zusammenspiel besteht. Beim kindlichen Knochen übersteigt die Tätigkeit der Osteoblasten die der Osteoklasten. Beim Erwachsenen herrscht diesbezüglich ein Gleichgewicht. Beim alten Menschen kann es zu einem Überwiegen der Osteoklastentätigkeit oder zu einer Schwäche der Osteoblasten kommen. Die Folge ist Osteoporose.

Das **Längenwachstum** der Röhrenknochen erfolgt von den *Wachstumszonen* (Epiphysenfugen) zwischen Epi- und Diaphysen aus. Es handelt sich hierbei um Knorpelzonen, die ständig neu Knorpelgewebe bilden, das dann in Knochengewebe umgebaut wird (↑ *Atlas* Abb. 3.12). Das Längenwachstum wird im Wesentlichen durch das Wachstumshormon (STH), aber auch durch die Schilddrüsenhormone T_3 und T_4 angeregt. Mit Beginn der Pubertät kommt es durch das Zusammenspiel des Wachstumshormons mit den Sexualhormonen (Östrogen und Testosteron) zum sog. pubertären Wachstumsschub. Mit Abschluss der Pubertät werden durch die Sexualhormone und das gleichzeitige Absinken des Wachstumshormonspiegels die Wachstumsfugen zunehmend inaktiv, bis sie ihre Tätigkeit ganz einstellen. Nach Abschluss der Wachstumsphase ist die verknöcherte Wachstumsfuge im Röntgenbild nur noch als „Epiphysenlinie" zu sehen.

Liegt eine angeborene Störung der Knorpelbildung in den Epiphysenfugen vor, so entsteht das Krankheitsbild der *Achondroplasie,* bei der es zu einem disproportionalen Kleinwuchs mit kurzen Extremitäten, kurzem Hals, großem Schädel und normal großem Rumpf kommt (↑ *Atlas* Abb. 3.13). Die geistige Entwicklung verläuft normal.

Wachstum der Röhrenknochen

- **Längenwachstum** erfolgt von den Wachstumszonen (*Epiphysenfugen*) aus.
- **Dickenwachstum** erfolgt von der knochenbildenden Schicht des *Periosts* aus.

Ernährung der Kompakta Vom *Periost* aus erfolgt die Ernährung des Knochens. Dazu ziehen Blutgefäße von der Knochenhaut durch Querkanäle (Volkmann-Kanäle) zu den *Havers-Kanälen* (Zentralkanäle, Canales centrales) in den Knochenlamellen

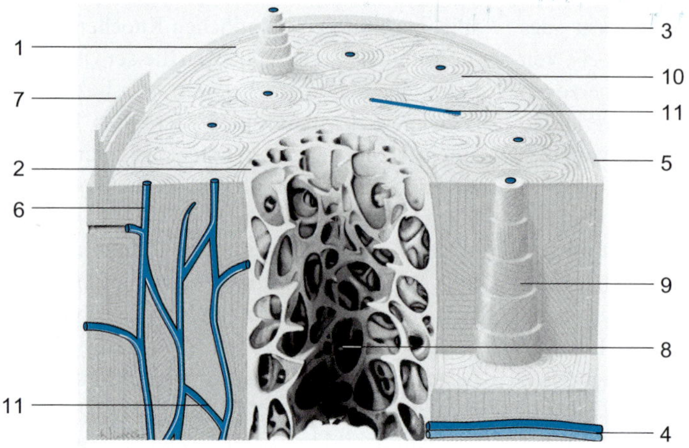

Abb. 3.8 Das Havers-System. 1: Kompakter Knochen (Kompakta, Substantia compacta), 2: Bälkchenknochen (Spongiosa), 3: auseinandergezogenes lamellenartiges Knochenmaterial, 4: Blutgefäß zur Versorgung des Knochens, 5: Knochenhaut (Periost), 6: Havers-Kanal (Zentralkanal, Canalis centralis), 7: äußere Generallamelle, 8: Spongiosatrabekel, 9: Osteon mit Speziallamellen, 10: Schaltlamelle, 11: Blutgefäß (im Volkmann-Kanal). [S700-L127]

(Osteone). Von den hier verlaufenden Blutgefäßen aus diffundieren Nährstoffe und Sauerstoff zu den Knochenzellen, den Osteozyten. Abbauprodukte nehmen den umgekehrten Weg (➤ Abb. 3.8).

Verknöcherung (Ossifikation) Die Knochenbildung wird als Ossifikation (Verknöcherung) bezeichnet. Dabei unterscheidet man eine *bindegewebige* (desmale) und eine *knorpelige* (chondrale) Ossifikation.

- **Desmale Ossifikation** (bindegewebige Verknöcherung). Schon beim *Feten* beginnt die direkte Umwandlung von Bindegewebe in Knochen. So werden einige Schädelknochen, die meisten Gesichtsknochen und das Schlüsselbein gebildet.
- **Chondrale Ossifikation** (knorpelige Verknöcherung). Die meisten Knochen werden durch chondrale Ossifikation gebildet. Hierbei wird das Bindegewebe zunächst in ein knorpeliges Vorskelett umgebaut und später durch Knochen ersetzt.

Kallus Es handelt sich um die nach einem Knochenbruch an der Bruchstelle *neu gebildete* Knochensubstanz. Das neu gebildete Gewebe ist zunächst bindegewebig, wird dann durch Kalkeinlagerungen knorpelig verfestigt und verknöchert schließlich.

3.3 Muskelgewebe

3.3.1 Aufgaben

Die *Fähigkeit* zur *Kontraktion* (Zusammenziehung) lernten wir als ein Kennzeichen des Lebendigen kennen. Bei der Muskelzelle ist diese Fähigkeit besonders ausgeprägt. Durch Muskelverkürzungen werden sowohl die willkürlichen Körperbewegungen, z. B. das Armheben, ermöglicht als auch die unwillkürlichen, z. B. Magen-Darm-Bewegungen.

Bei der Muskelkontraktion wird viel Energie verbraucht, die zum großen Teil als Wärme frei wird. Deshalb spielt die Muskulatur bei der Wärmeregulierung des Organismus eine wichtige Rolle. So werden Muskelkontraktionen („Muskelzittern") bei Kälte durchgeführt, weil dadurch Wärme erzeugt werden kann.

Die Färbung des Muskelgewebes ist auf einen im Zytoplasma gelösten Farbstoff, das *Myoglobin*, zurückzuführen, einen Stoff, der in Bau und Aufgabe dem Blutfarbstoff Hämoglobin ähnlich ist. Myoglobin dient im Muskelgewebe als *Sauerstoffspeicher*.

3.3.2 Aufbau der Muskelzelle

Im Innern der Muskelzelle befinden sich feine Eiweißfasern, sog. *Myofibrillen*, die für die

Muskelverkürzung zuständig sind. Diese Myofibrillen bestehen aus fadenförmigen Eiweißmolekülen, den *Aktin-* und *Myosinfilamenten.* Bei einer Muskelverkürzung schieben sich die dünnen Aktin- und die dickeren Myosinfilamente ineinander (↑ *Atlas* Abb. 3.17).

3.3.3 Muskelgewebsarten

Man unterscheidet *glattes* und *quergestreiftes* Muskelgewebe. Eine Sonderstellung nimmt die *Herzmuskulatur* ein (➤ Abb. 3.9).

Glattes Muskelgewebe

Glattes Muskelgewebe arbeitet *unwillkürlich,* das heißt, es ist nicht durch den bewussten Willen steuerbar. Außerdem arbeitet es *langsam* und *rhythmisch.* Man findet es in den Wänden von Hohlorganen, wie Magen, Darm, Gallenblase, Blutgefäße, harnableitender Apparat, Gebärmutter, Eileiter u. a.

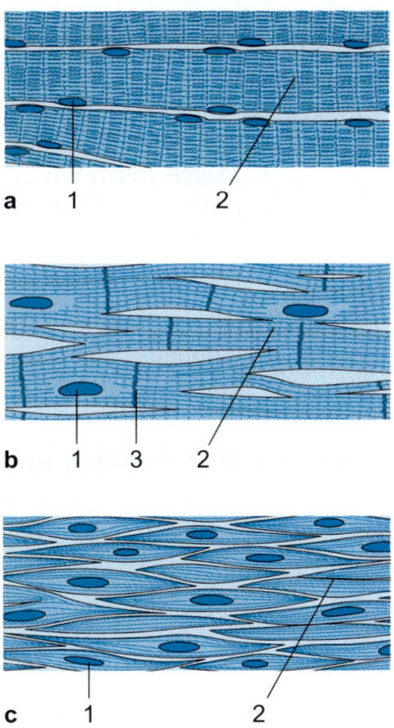

Abb. 3.9 Längsschnitt durch die Muskulatur. a) Quergestreifte Muskulatur, b) Herzmuskulatur, c) glatte Muskulatur. 1: Zellkern, 2: Muskelzelle, 3: Glanzstreifen. [L190]

Die glatte Muskulatur arbeitet *autonom* (eigengesetzlich). Dazu liegen in der Wand der Hohlorgane Nervengeflechte, die zum intramuralen Nervensystem gehören (➤ Kap. 9.1.5, Magenbewegung). Kommt es nun z. B. im Magen-Darm-Trakt durch den Nahrungsbrei (Chymus) zu einer Dehnung der Wand, so wird dadurch die Muskelkontraktion angeregt (myogene Erregung). Diese mechanische Steuerung wird vom vegetativen Nervensystem durch Sympathikus und Parasympathikus mit beeinflusst.

Glatte Muskelfasern können verschiedene Verkürzungs- und Dehnungsgrade über längere Zeit beibehalten. Diese Tatsache, dass die glatte Muskulatur sich auf verschiedene Längen einstellen kann, ohne dass es zu Erschlaffungen kommt, bezeichnet man als *Plastizität,* (Verformbarkeit) des glatten Muskels.

Die glatte Muskelzelle hat meist eine Länge von 0,1 mm. Sie besitzt eine spindelförmige Form und in ihrem Zentrum einen ovalen Kern. Im Unterschied zur quergestreiften Skelettmuskulatur sind die Aktin- und Myosinfilamente nicht so zahlreich vorhanden und nicht so regelmäßig angeordnet, weshalb unter dem Mikroskop keine Querstreifung zu erkennen ist.

Quergestreiftes Muskelgewebe

Quergestreiftes Muskelgewebe (Skelettmuskulatur) arbeitet *rasch,* ist an *keinen Rhythmus* gebunden und ist *willkürlich steuerbar,* das heißt, dass der Impuls zur Kontraktion aus der Großhirnrinde stammt. Quergestreiftes Muskelgewebe baut die Muskulatur des aktiven Bewegungsapparates (Skelettmuskulatur) auf.

Die Zelle des quergestreiften Muskelgewebes hat eine Länge von wenigen Millimetern bis hin zu 15–20 cm. Deshalb wird diese Muskelzelle auch als **Muskelfaser** bezeichnet. Jede dieser Fasern hat wegen ihrer Länge viele randständige Kerne. Die zahlreiche und regelmäßige Anordnung der Myofibrillen führt hier zur Querstreifung (↑ *Atlas* Abb. 3.16).

Eine Muskelfaser durchläuft meist die gesamte Länge eines Muskelbauchs. Mehrere Muskelfasern sind jeweils von einer bindegewebigen Hülle umgeben und bilden ein Muskelfaserbündel. Zahlreiche Muskelfaserbündel bauen einen Muskel auf.

Man darf die Begriffe Muskel und Muskelgewebe nicht gleichsetzen. Beim Muskelgewebe handelt es sich um eine der vier Gewebearten. Ein Muskel dagegen ist ein Organ, das aus verschiedenen Gewebearten besteht. Er hat einen Muskelbauch, der im Wesentlichen aus Muskelgewebe, aber auch aus Bindegewebe mit Blutgefäßen und Nerven besteht. Das obere und untere Ende eines Muskels sind die aus Bindegewebe bestehenden Sehnen, die den Muskel am Knochen befestigen. Der gesamte Muskel steckt in einer derben Bindegewebshülle, die aus straffem kollagenen Bindegewebe aufgebaut ist. Man bezeichnet sie als Muskelfaszie. Sie gibt dem Muskel Halt und gewährleistet seine Verschieblichkeit gegenüber der Umgebung (↑ *Atlas* Abb. 3.15).

In jedem Skelettmuskel liegen zwischen ca. 40–500 **Muskelspindeln** (↑ *Atlas* Abb. 3.19). Bei diesen Muskelspindeln handelt es sich um Muskelfasern, die mit einer Länge von nur 3 mm dünner und kürzer sind als die übrigen Muskelfasern. Diese Muskelspindeln melden die Spannung der einzelnen Muskelfasern dem Gehirn (v. a. dem Kleinhirn). Dazu beginnen sensible Nerven am Zentrum der Fasern der Spindel und messen deren Dehnungszustand, den sie an das Gehirn weiterleiten. Außer diesen sensiblen Nervenfasern enden an den oberen und unteren Polen der Muskelspindel noch motorische Nervenfasern, die die Spannung der Fasern in der Muskelspindel einstellen. Die übrigen Muskelfasern richten ihre eigene Spannung an dieser von der Muskelspindel vorgegebenen Spannung (Vorspannung) aus. Damit ist die Muskelspindel nicht nur ein *Dehnungsrezeptor*, das die Muskelfaserspannung misst, sondern sie stellt darüber hinaus den *Muskeltonus* ein.

Muskelspindeln findet man *nur* in der Skelettmuskulatur, sie fehlen in der glatten. Besonders zahlreich sind sie an Stellen, die feine Bewegungen ausführen können, also z. B. in den Fingern. Bitte beachten Sie hierzu auch im ↑ *Atlas* Abb. 3.19. Außerdem zur motorischen Endplatte des Skelettmuskels ➤ Kap. 3.4.2 und ↑ *Atlas* Abb. 3.23.

Herzmuskelgewebe

Die Herzmuskulatur nimmt eine *Zwischenstellung* zwischen der glatten und der quergestreiften Muskulatur ein. Sie arbeitet *unwillkürlich, rhythmisch, schnell* und *eigengesetzlich* (autonom). Ihre Autonomie ist jedoch, wie die glatte Muskulatur auch, durch das vegetative Nervensystem beeinflussbar, wobei der Sympathikus die Herztätigkeit steigert und der Parasympathikus sie absenkt.

Unter dem Mikroskop ist Querstreifung zu sehen. Die Herzmuskelzellen sind kleiner als die Skelettmuskelzellen und sie haben nur einen einzigen Kern, der meist zentral liegt. Herzmuskelzellen sind eng miteinander verwoben, da dadurch eine gleichzeitige Kontraktion des gesamten Muskels gewährleistet ist. Darüber hinaus sind die einzelnen Zellgrenzen durch *Glanzstreifen* markiert, wodurch sich der *Zellkontakt* noch weiter *verbessert* und die *Erregungsleitungsgeschwindigkeit gesteigert* wird (↑ *Atlas* Abb. 3.18).

Arten des Muskelgewebes

- **Glattes Muskelgewebe** (unwillkürliche Muskulatur)
- **Quergestreiftes Muskelgewebe** (willkürliche Muskulatur, Skelettmuskulatur)
- **Herzmuskelgewebe**

3.3.4 Chemische Vorgänge bei der Muskelkontraktion

Für die Muskelarbeit wird Energie benötigt. Dazu wird das im Muskel gespeicherte ATP (Adenosintriphosphat) verwendet:

$$ATP \rightarrow ADP + P + Energie$$

Das bedeutet, das im Muskel vorhandene ATP wird in ADP (Adenosindiphosphat) und ein freies Phosphat gespalten. Dabei wird *Energie frei.*

Ist im Muskel ATP nicht ausreichend vorhanden, kann der Vorrat kurzfristig durch das im Muskel gespeicherte *Kreatinphosphat* ergänzt werden:

Kreatinphosphat + ADP → Kreatin + ATP

Langfristig wird der ATP-Vorrat durch den Abbau von Glykogen zu Glukose aufgefüllt. Wie aus ➤ Schema 3.3 ersichtlich, wird bei Sauerstoffmangel im Muskel, z. B. bei langer oder schwerer körperlicher Anstrengung, die Glukose zu Milchsäure „verbrannt". Dabei wird auch Energie frei – allerdings wesentlich weniger. Diese anfallende Milchsäure wurde früher für den „Muskelkaterschmerz" mit verantwortlich gemacht. Heute geht man allerdings davon aus, dass „Muskelkater" durch *Mikrofaserrisse* in der Muskulatur verursacht wird.

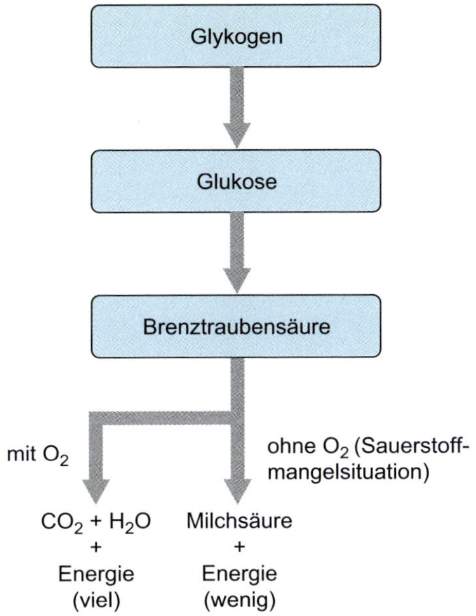

Schema 3.3 Energiegewinnung zur Muskelarbeit [L143]

3.4 Nervengewebe

3.4.1 Aufbau des Nervengewebes

Nervengewebe ist der Grundbaustein des Nervensystems. Wie die anderen Gewebearten auch, besteht Nervengewebe aus Zellen. Hier unterscheidet man *Nerven-* und *Gliazellen.*

Nervenzellen (Neurone) sind hochspezialisiert auf Reizaufnahme, Erregungsbildung, *Erregungsleitung* und Reizverarbeitung. Wegen dieser hohen Spezialisierung verlieren Neurone nach der Geburt die Fähigkeit zur Zellteilung.

Gliazellen (Glia, Neuroglia) sind eine Art *„Nervenbindegewebe"*, allerdings handelt es sich nicht tatsächlich um Bindegewebe, sondern um Nervenzellen, die sich in einer besonderen Art und Weise ausdifferenziert haben. Gliazellen haben die Aufgabe, die hochspezialisierten Nervenzellen zu *stützen*, zu *ernähren*, zu *isolieren* und immunologisch zu *schützen* (Abwehrfunktion). Des Weiteren sind sie zusammen mit den Blutgefäßen am Aufbau der Blut-Hirn-Schranke (➤ Kap. 18.2.6) beteiligt.

Im Gegensatz zu Neuronen behalten Gliazellen zeitlebens ihre Fähigkeit zur Zellteilung bei. Gehen Neurone durch Krankheit, Verletzung oder Sauerstoffmangel zugrunde, so bildet die Glia ein Ersatzgewebe, eine sog. Glianarbe. Wichtige Gliazellen sind:

- **Astrozyten,** große sternförmige Zellen mit der Fähigkeit zur Phagozytose. Sie vermitteln den Stoffaustausch zwischen Blut und Nervenzellen und bilden „Gliagrenzmembranen" zur geweblichen Abgrenzung gegen die Hirnhäute und gegen Blutgefäße (➤ Kap. 18.2.6).
- **Oligodendrozyten,** kleine Zellen, die im ZNS (Zentralnervensystem) die Myelinscheiden bilden.
- **Hortega-Zellen,** kleine, bewegliche Zellen, die im ZNS Abwehrfunktion haben.
- **Ependymzellen** kleiden („epithelartig") in einer einlagigen Zellschicht die Hirnkammern und den Zentralkanal des Rückenmarks von innen aus.
- **Schwann-Zellen** bilden die Myelinscheiden der peripheren Nervenfasern.
- **Mantelzellen** umgeben die Nervenzellen in den peripheren Ganglien (Spinalganglien) und vegetative Ganglien.

Man unterscheidet:
- **Im ZNS (Zentralnervensystem):**
  - **Makroglia:** Astrozyten
  - **Mikroglia:** Hortega-Zellen u. a.
- **Im PNS (peripheren Nervensystem)**
  - **Schwann-Zellen**
  - **Mantelzellen**

3

3.4.2 Aufbau einer Nervenzelle

Nervenzellen (Neuronen) bestehen aus dem Nervenzellkörper (*Soma*) und einem und mehreren Fortsätzen, bei denen es sich um lange Zytoplasmaausläufer handelt. Dabei unterscheidet man *Dendriten* und *Axone* (➤ Abb. 3.10).

Dendriten sind oft kurz und baumartig (gr. dendron = Baum) verzweigt. Sie nehmen die ankommende Erregung auf und leiten sie zum Nervenzellkörper *hin* (*zuführende Fortsätze*).

Axone (Neuriten, Achsenzylinder) dagegen leiten die Erregung vom Nervenzellkörper *fort (wegführende*

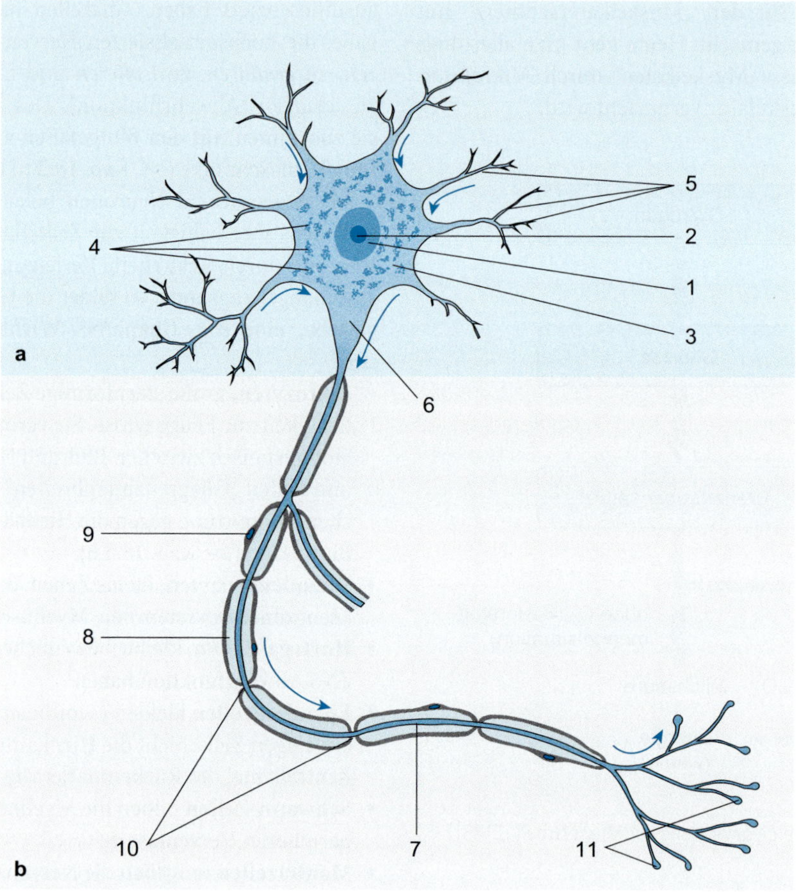

Abb. 3.10 Nervenzelle. a) Das Soma liegt im Zentralnervensystem. b) Die Nervenfaser verläuft im peripheren Nervensystem. 1: Zellkern (Nukleus), 2: Kernkörperchen (Nukleolus), 3: Zellkörper, 4: Nissl-Schollen, 5: Dendrit, 6: Axonhügel, 7: Axon (Neurit), 8: Schwann-Zelle, 9: Zellkern der Schwann-Zelle, 10: Ranvier-Schnürring, 11: präsynaptische Endknöpfe. [L143]

Fortsätze). Nervenzellen haben normalerweise nur ein Axon. Dessen Länge liegt zwischen einigen Millimetern, z.B. im ZNS, bis hin zu über 1 m, z.B. der Ischiasnerv vom Rückenmark bis zum Fuß. Das Axon entspringt am Zellleib am Axonhügel und zieht als Fortsatz zu anderen Nervenzellen oder zu einem Erfolgsorgan, z.B. zu einem Muskel. Am Ende teilt es sich in viele Endverzweigungen auf. Die Verbindungsstelle der Endigung eines Axons mit einer anderen Zelle wird Synapse (s.u.) genannt. Am Ende eines Axons können sich Dutzende bis 10.000 Synapsen befinden.

Synapsen

Eine Synapse ist eine *Umschaltstelle* für die *Erregungsübertragung* von einer Nervenzelle auf eine zweite oder von einer Nervenzelle auf ein Erfolgsorgan. Für die Erregungsübertragung an der Synapse sind chemische Überträgerstoffe notwendig, die Neurotransmitter. Wichtige Überträgerstoffe sind Azetylcholin, Noradrenalin, Serotonin und GABA. Sie werden in den Nervenzellen hergestellt, in Bläschen gespeichert und durch ein eintreffendes Aktionspotenzial (s.u.) freigesetzt.

An einer Synapse unterscheidet man die *präsynaptische Membran,* den *synaptischen Spalt* und die *postsynaptische Membran.* Bitte beachten Sie hierzu auch ➤ Abb. 3.11. Im präsynaptischen Anteil weist das Axon eine typische kolbenförmige Verdickung auf, das sog. Endknöpfchen. Da in der Nervenzelle viel Energie benötigt wird, liegen in dem Endknöpfchen zahlreiche Mitochondrien. Des Weiteren findet man kleine Bläschen, in denen der Überträgerstoff gespeichert wird. Trifft eine Erregung vom Zellleib her in dem Endknöpfchen ein, so wird der Überträgerstoff in den synaptischen Spalt freigesetzt. Er wandert zur gegenüberliegenden postsynaptischen Membran und löst hier, typischerweise an einem Dendriten oder am Erfolgsorgan, eine Erregung aus. Da jede Synapse die Erregung immer nur in eine Richtung weitergeben kann, besitzt sie eine „*Ventilfunktion*".

Motorische Endplatte

Unter einer motorischen Endplatte versteht man die *Verbindungsstelle* eines *Axons* mit der *Muskelfaser.*

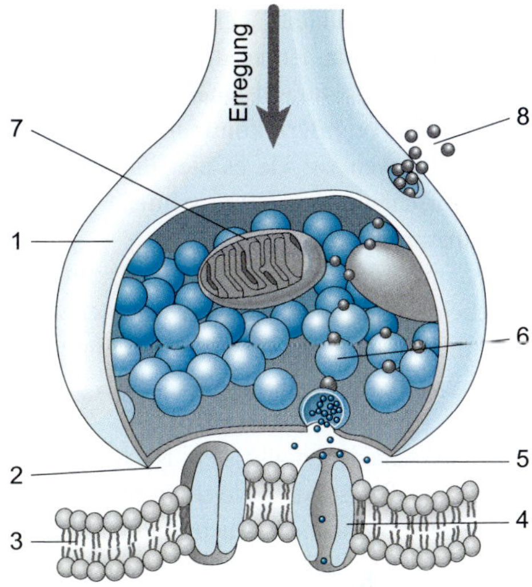

Abb. 3.11 Schematische Darstellung einer Synapse. 1: Endknöpfchen (präsynaptischer Teil), 2: synaptischer Spalt, 3: postsynaptische Membran, 4: Rezeptor in der postsynaptischen Membran, 5: Neurotransmitter, 6: synaptisches Bläschen mit gespeichertem Überträgerstoff, 7: Mitochondrium, 8: Kalzium (wird für Synapsenfunktion benötigt). [L190]

Da es sich bei dieser Kontaktstelle um eine Synapse handelt, erfolgt die Erregungsübertragung durch *chemische Überträgerstoffe.* Diese Überträgerstoffe lösen die Kontraktion der Muskelfasern aus. Bitte beachten Sie hierzu auch im ↑ *Atlas* Abb. 3.23.

3.4.3 Nervenfasern

In die Peripherie laufende Nerven werden schlauchartig von *Schwann-Zellen* umhüllt. Das Axon und die umgebende Schwann-Zelle werden als Nervenfaser bezeichnet.

Markreiche Nervenfasern

Bei **markreichen (myelinisierten) Nervenfasern** ist die Schwann-Zelle spiralig um das Axon gewickelt (↑ *Atlas* Abb. 3.21). Diese Markscheide (Myelinscheide), bestehend aus einem Fett-Eiweiß-Gemisch, hat die Aufgabe, die Nervenfaser elektrisch zu isolieren. Nervenleitungen mit einer solchen dicken Markscheide leiten die Aktionspotenziale *schneller* weiter als die mit einer dünnen Isolation. Markreiche Nervenfasern kommen deshalb bei den *peripheren* Nerven vor, da es hier in Gefahrenmomenten entscheidend auf eine schnelle Erregungsleitung ankommt.

Gehen im Verlauf von bestimmten Erkrankungen Markscheiden zugrunde, z. B. bei Multipler Sklerose, so wird die Erregungsleitung der Nervenfaser beeinträchtigt, auch wenn die Nervenzelle selbst noch intakt ist.

Die Markscheide umgibt den Nervenzellfortsatz nicht gleichmäßig, sondern sie reicht nur soweit, wie die einzelne Schwann-Zelle. Nach einer kurzen Unterbrechung (*Ranvier-Schnürring*) beginnt die Markscheide der nächsten Schwann-Zelle (➤ Abb. 3.10, ↑ *Atlas* Abb. 3.21 Nr. 6). Die Ranvier-Schnürringe haben die Aufgabe der „saltatorischen" Erregungsleitung, das heißt, dass die elektrische Erregung von Schnürring zu Schnürring springt. Dadurch pflanzt sich die Erregung sehr viel schneller fort als bei marklosen Fasern, bei denen die Erregung kontinuierlich die Nervenfasern entlangläuft.

Markarme Nervenfasern

Bei markarmen Nervenfasern liegen mehrere Axone (bzw. Dendriten) im Zellleib einer Mantelzelle (↑ *Atlas* Abb. 3.22). Markarme Nervenfasern kommen v. a. im *ZNS* und im *vegetativen Nervensystem* vor, also bei Nervenfasern, die zu inneren Organen ziehen, da Schnelligkeit hier keine so entscheidende Rolle spielt.

Leitungsrichtung von Nervenfasern

Nach der Leitungsrichtung unterteilt man in afferente und efferente Nervenfasern.

Afferente Nervenfasern leiten die Erregung von der Peripherie zum *Zentralnervensystem* (Gehirn und Rückenmark) *hin*. Zu den afferenten Nervenfasern gehören die sensiblen, bzw. sensorischen Nervenfasern. Sie vermitteln Reize von Sinnesorganen an das ZNS. Zu den afferenten Fasern gehören auch die Schmerzfasern.

Efferente Nervenfasern leiten die Erregung *vom ZNS zur Peripherie*. Hierzu zählen die motorischen Nervenfasern, die Impulse aus dem ZNS zur quergestreiften Muskulatur übermitteln. Zu den efferenten Nervenfasern gehören aber auch die Fasern, die Impulse des ZNS an die glatte Muskulatur oder an Drüsen weiterleiten (viszeromotorische Nervenfasern).

Nervenfasern

- **Afferente Nervenfasern** leiten die Erregung von der Peripherie zum ZNS.
- **Efferente Nervenfasern** leiten die Erregung vom ZNS zur Peripherie.

3.4.4 Aufbau eines Nervs

Bei einem Nerv (↑ *Atlas* Abb. 3.20) handelt es sich um ein Organ, das aus verschiedenen Gewebearten besteht. Ein wesentlicher Baubestandteil ist das *Nervengewebe*, das aus Nerven- und Gliazellen besteht. In dem Bindegewebe des Nervs verlaufen Blutgefäße, damit die Zellen versorgt werden können.

Ein Nerv ist mit bloßem Auge zu sehen. Er steckt als Ganzes in einer bindegewebigen Scheide (Epineurium). In seinem Verlauf teilt sich ein peripherer Nerv mehrmals auf, bzw. vereinigt sich mit anderen Nerven. Bei einem *peripheren* Nerv handelt es sich um einen *gemischten* Nerv, da er afferente und efferente Nervenfasern enthält.

3.4.5 Physiologie der Nervenzelle

Wird eine Erregung von einem Körperteil zu einem anderen geleitet, so sind dabei sowohl *elektrische* als auch *chemische* Vorgänge beteiligt.

Elektrische Erregungsleitung liegt vor, wenn der Impuls das *Axon* (bzw. Dendrit) entlangläuft.

Chemische Erregungsleitung tritt an den *Synapsen* auf, also an der Verbindungsstelle zweier Nervenzellen oder der Verbindungsstelle zwischen Nervenzelle und Erfolgsorgan. Hier erfolgt die Erregungsübertragung mittels chemischer Überträgerstoffe (Neurotransmitter), z. B. Acetylcholin oder Noradrenalin.

Ruhe- und Aktionspotenzial

Zwischen dem Zellinneren und dem die Zelle umgebenden Flüssigkeitsraum (Interstitium, Zwischenzellraum) besteht ein Unterschied in der *Konzentration* der *Elektrolytlösungen.* So ist in den meisten Zellen die Kaliumkonzentration erheblich höher als im Zwischenzellraum. Die Natriumkonzentration dagegen ist im Zwischenzellraum höher als im Zellinnern. Aus der ungleichen Ionenverteilung ergibt sich ein *Membranpotenzial* (= elektrische Spannung) von ca. ca. –60 bis –90 mV

Wird die Nervenzelle durch einen elektrischen Impuls gereizt, so wird die Durchlässigkeit der Zellmembran für Natriumionen erhöht. Nun strömt Natrium (Na^+) massenhaft in die Zelle ein und Kalium (K^+) weicht in den Zwischenzellraum aus, da es wie Na^+ eine positive Ladung hat. Dadurch wird die Zellmembran depolarisiert, das heißt, das negative Ruhepotenzial (Spannung) nimmt ab, bzw. kurzzeitig kehrt sich das Membranpotenzial sogar um. Diese Erregung löst nun entlang der Nervenfaser weitere Depolarisationen aus. Damit läuft ein elektrischer Impuls (die Nervenerregung) die Nervenfaser entlang. Kurz danach kommt es zur Repolarisation. Dabei pumpt die „Natrium-Kalium-Pumpe“ das Natrium aus der Zelle heraus und Kalium in die Zelle hinein. Hierdurch baut sich das Ruhepotenzial wieder auf. Dieser Vorgang geht unter Energieverbrauch vor sich.

Refraktärzeit

Nach einer erfolgten Reizung bleibt der Nerv für eine *bestimmte Zeit unerregbar* (refraktär). Dabei unterscheidet man eine absolute und eine relative Refraktärzeit.

- **Absolute Refraktärzeit.** Hier ist die Nervenfaser *vollständig* unerregbar.
- **Relative Refraktärzeit.** Der Nerv ist nur *sehr schwer* und *schwächer* erregbar.

Alles-oder-Nichts-Gesetz

Das Alles-oder-Nichts-Gesetz besagt, dass es bei einer Nerven- bzw. Muskelzelle als Antwort auf einen Reiz entweder zu einem *vollständigen* oder *gar keinen* Aktionspotenzial kommt.

Damit eine Nervenzelle ein Aktionspotenzial auslösen kann, muss der auslösende Reiz über einem bestimmten **Schwellenwert** liegen. Dabei liegt der Schwellenwert des Dendriten niedriger als der des Somas. Nervenzellen sind in der Lage, solche von den Dendriten eingehenden Impulse räumlich und zeitlich zu summieren. Sobald der Schwellenwert überschritten wird, wird ein Aktionspotenzial ausgelöst. Bleibt die Erregung darunter, so kommt kein Aktionspotenzial zustande (Alles-oder-Nichts-Gesetz).

Ist der Schwellenwert überschritten, läuft die Erregung immer in gleicher Form und Größe die Nervenfaser entlang. Die *Stärke* eines Reizes (z. B. ein lauter bzw. leiser Knall) wirkt sich allerdings auf die *Anzahl* der *erregten Nervenfasern* aus, das heißt, ein starker Reiz erregt mehr Nervenfasern als ein schwacher. Darüber hinaus wirkt sich die Reizstärke auf die *Anzahl* der *Aktionspotenziale pro Zeiteinheit* aus. Ist ein Reiz stark, so laufen pro Sekunde bis zu 300 Impulse über den Nerv; ist ein Reiz dagegen schwach, können die Impulse auf 1–2 pro Sekunde herabgesetzt werden.

> Das war nun zugegebenermaßen ein eher trockener Stoff, der aber trotzdem wichtig war, um anatomische, physiologische und pathologische Zusammenhänge verstehen zu können. Viel von dem hier erworbenen Wissen werden Sie mit späteren Kapiteln allmählich immer mehr vertiefen. Nehmen Sie sich aber trotzdem das Buch „Prüfungstraining für Heilpraktiker“ (➤ Kap. 3) vor und testen Sie, ob das in diesem Kapitel erworbene Grundwissen auch wirklich sitzt.

KAPITEL

4 Bewegungsapparat

4.1 Skelett . . . 120
4.1.1 Aufgaben des Skeletts . . . 121
4.1.2 Einteilung der Knochen . . . 121
4.1.3 Schädel . . . 121
4.1.4 Wirbelsäule . . . 124
4.1.5 Brustbein . . . 130
4.1.6 Rippen . . . 130
4.1.7 Schultergürtel . . . 131
4.1.8 Oberarmknochen . . . 131
4.1.9 Unterarmknochen . . . 132
4.1.10 Handwurzelknochen . . . 132
4.1.11 Mittelhand- und Fingerknochen . . . 133
4.1.12 Beckengürtel und Becken . . . 134
4.1.13 Oberschenkelknochen . . . 136
4.1.14 Unterschenkelknochen . . . 136
4.1.15 Fußskelett . . . 136

4.2 Knochenverbindungen . . . 137
4.2.1 Arten von Knochenverbindungen . . . 137
4.2.2 Schultergelenk . . . 139
4.2.3 Hüftgelenk . . . 139
4.2.4 Ellenbogengelenk . . . 139
4.2.5 Kniegelenk . . . 140
4.2.6 Besondere Hilfsvorrichtungen . . . 141

4.3 Skelettmuskulatur . . . 141
4.3.1 Muskeln des Kopfes . . . 142
4.3.2 Muskeln des Halses . . . 143
4.3.3 Muskeln des Rumpfes . . . 145
4.3.4 Zwerchfell . . . 145
4.3.5 Muskeln von Schulter, Arm und Hand . . . 145
4.3.6 Muskeln des Bauchbereichs . . . 147
4.3.7 Muskeln des Gesäßes . . . 148
4.3.8 Muskeln des Oberschenkels . . . 148
4.3.9 Muskeln von Unterschenkel und Fuß . . . 149

4.4 Erkrankungen der Muskeln, Knochen und Sehnen ... 149
4.4.1 Muskelzerrung ... 149
4.4.2 Muskelriss ... 149
4.4.3 Sehnenriss ... 149
4.4.4 Zerrung (Distorsion) ... 150
4.4.5 Verrenkung (Luxation) ... 150
4.4.6 Fraktur ... 150
4.4.7 Knochentumoren ... 151
4.4.8 Sehnenscheidenentzündung ... 152
4.4.9 Ganglion ... 152
4.4.10 Bursitis ... 152
4.4.11 Tennis- bzw. Golferellenbogen (Epicondylitis) ... 152
4.4.12 Karpaltunnelsyndrom ... 153
4.4.13 Komplexes regionales Schmerzsyndrom (CRPS) ... 153
4.4.14 Dupuytren-Kontraktur ... 154
4.4.15 Arthrosen ... 155
4.4.16 Fibromyalgiesyndrom (FMS) ... 157

4.5 Erkrankungen der Wirbelsäule ... 158
4.5.1 Osteochondrosis intervertebralis ... 158
4.5.2 Spondylose (Spondylosis deformans) ... 158
4.5.3 Spondylolyse ... 158
4.5.4 Wirbelgleiten ... 158
4.5.5 Bandscheibenprotrusion ... 159
4.5.6 Bandscheibenvorfall ... 159
4.5.7 Lumbago ... 160
4.5.8 Morbus Scheuermann ... 160

4.6 Rheumatische Erkrankungen ... 161
4.6.1 Weichteilrheumatismus ... 161
4.6.2 Rheumatisches Fieber ... 162
4.6.3 Rheumatoide Arthritis ... 163
4.6.4 Morbus Bechterew ... 164
4.6.5 Lupus erythematodes (LE) ... 165
4.6.6 Sklerodermie ... 166
4.6.7 Sjögren-Syndrom (SS) ... 166

Der Bewegungsapparat wird durch Knochen, Gelenke, Muskeln und Hilfsvorrichtungen, wie Sehnen, Bänder, Schleimbeutel u. ä. aufgebaut. Es kann ein aktiver und ein passiver Teil unterschieden werden. Der *aktive* Teil, die Muskulatur, ermöglicht die *Fortbewegung* und die Einwirkung auf die Umwelt. Der *passive* Teil, das Skelett, gibt dem Körper den notwendigen *Halt*.

4.1 Skelett

Das Skelett (Gerippe, Knochengerüst) besteht aus ca. 210 Knochen (↑ *Atlas* Abb. 4.1), deren Gesamtmasse beim Erwachsenen ca. 10 kg beträgt. Die einzelnen Knochen sind ganz unterschiedlich groß:

Der *größte* Knochen ist der *Oberschenkelknochen*, das kleinste Gehörknöchelchen ist der Steigbügel (➤ Kap. 20.1.2).

4.1.1 Aufgaben des Skeletts

Das Skelett hat *Stützfunktion* für den Körper, damit befähigt es den Menschen zu seiner aufrechten Haltung. Gleichzeitig dient es den Muskeln als Ansatzpunkt und schafft so die *Voraussetzung für Bewegungen.* Daneben hat es eine wichtige Aufgabe beim *Schutz lebenswichtiger Organe* (Herz, Gehirn, Lungen, Rückenmark u. a.) und als *Speicher* für *Mineralsalze.* Des Weiteren ist das Knochenmark ein Ort der *Bildung* der *Blutzellen.*

4.1.2 Einteilung der Knochen

Nach ihrer Form und Aufgabe werden die Knochen eingeteilt in

Sesambeine sind meist kleine, rundliche Knöchelchen, die in besonders belasteten Sehnen in der Nachbarschaft von Gelenken vorkommen. Ihre Anzahl variiert von Mensch zu Mensch. Ein großes Sesambein, das alle Menschen besitzen, ist die *Kniescheibe* (Patella), die in die Sehne des vierköpfigen Oberschenkelmuskels eingebettet ist (↑ *Atlas* Abb. 4.49 Nr. 9). Ein weiteres wichtiges Sesambein ist das Erbsenbein, das zu den Handwurzelknochen gehört (↑ *Atlas* Abb. 4.39 Nr. 3).

Röhrenknochen bestehen aus einem röhrenförmigen Schaft (Diaphyse) und aus meist zwei verdickten Enden (Epiphysen auch ↑ *Atlas* Abb. 3.9).

Platte Knochen Hierzu gehören das Brustbein, die Rippen, die Schulterblätter, die Darmbeinschaufeln und der Hirnschädel. Bei den platten Knochen gibt es zwei feste Außenschichten, zwischen denen sich eine schmale, spongiöse (schwammige) Innenschicht befindet, in der Blut gebildet wird.

Unregelmäßige Knochen sind z. B. die Wirbel und einige Knochen des Schädels.

Kurze Knochen haben oft Würfelform, hierzu gehören z. B. die Handwurzelknochen.

Das Skelett kann in ein Achsen- und ein Anhangsskelett (↑ *Atlas* Abb. 4.1) unterteilt werden:

- **Achsenskelett** mit den Schädelknochen (Cranium), dem Zungenbein (Os hyoideum), der Wirbelsäule (Columna vertebralis) und den Rippen (Costae)
- **Anhangsskelett** mit dem Schultergürtel mit den Armen und dem Beckengürtel mit den Beinen

4.1.3 Schädel

Beim Schädel (Cranium) kann man *Schädelbasis* und *Schädeldach* unterscheiden (↑ *Atlas* Abb. 4.2 bis 4.5):

Schädelbasis Sie ist der *Boden* der Schädelhöhle, dem das Gehirn aufliegt.

Schädeldach (Kalotte, Calvaria) Es besteht aus dem Stirnbein, den beiden Scheitelbeinen, Teilen der beiden Schläfenbeine und dem obersten Anteil des Hinterhauptbeins).

Des Weiteren kann man am Schädel *Hirn-* und *Gesichtsschädel* unterscheiden.

Hirnschädel

Der Hirnschädel (Neurocranium) wird von den folgenden Knochen gebildet (➤ Abb. 4.1, ➤ Abb. 4.2 und ↑ *Atlas* Abb. 4.2 bis 4.5):

- **1 Stirnbein**
- **2 Scheitelbeine**
- **1 Hinterhauptbein**
- **2 Schläfenbeine**
- **1 Keilbein**
- **1 Siebbein** (ein unregelmäßig geformter Knochen, der den oberen Anteil der Nasenscheidewand, einen Teil des Nasendaches und die seitlichen Wände der Nasengänge bildet)

Die Knochen des Hirnschädels sind durch Nähte (Suturen) verbunden. Beim Neugeborenen werden die Fontanellen (Knochenlücken) zwischen *Stirn-* und *Scheitelbeinen* durch Bindegewebe überbrückt. Diese *große Fontanelle* schließt sich meist im 2. Lebensjahr. Dagegen verknöchert die *kleine Fontanelle*

4

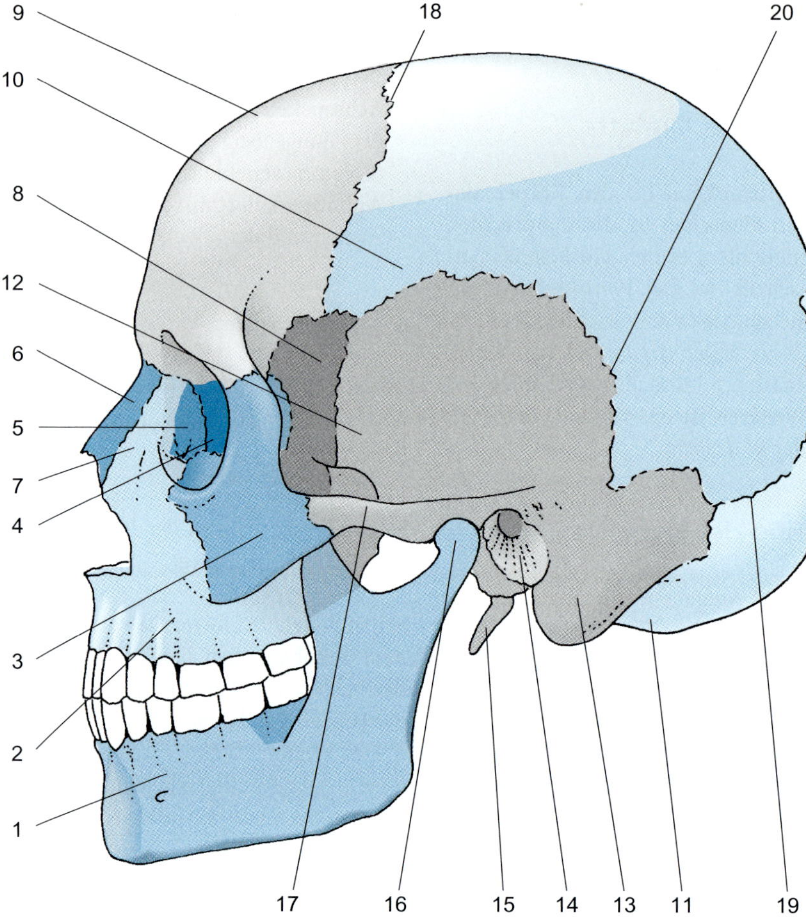

Abb. 4.1 Seitenansicht eines Schädels. 1: Unterkiefer (Mandibula), 2: Oberkiefer (Maxilla), 3: Jochbein (Os zygomaticum), 4: Siebbein (Os ethmoidale), 5: Tränenbein (Os lacrimale), 6: Nasenbein (Os nasale), 7: Stirnfortsatz des Oberkiefers, 8: Keilbein (Os sphenoidale), 9: Stirnbein (Os frontale), 10: Scheitelbein (Os parietale), 11: Hinterhauptbein (Os occipitale), 12: Schläfenbein (Os temporale), 13: Warzenfortsatz (Processus mastoideus), 14: Eingang des äußeren Gehörgangs, 15: Griffelfortsatz des Schläfenbeins (Processus styloideus), 16: Gelenkfortsatz des Unterkiefers (Processus condylaris mandibulae), 17: Jochbeinfortsatz des Schläfenbeins (Arcus zygomaticus), 18: Kranznaht (Sutura coronalis), 19: Lambdanaht (Sutura lambdoidea), 20: Schuppennaht (Sutura squamosa). [L190/L143]

zwischen *Scheitelbeinen* und *Hinterhauptbein* während der ersten 3 Lebensmonate (↑ *Atlas* Abb. 4.6).

Gesichtsschädel

Knochen des Gesichtsschädels An der Bildung des Gesichtsschädels (Viscerocranium) sind teilweise Knochen des Hirnschädels (z. B. Stirnbein) mitbeteiligt. Zu den Knochen des Gesichtsschädels werden auch die drei Gehörknöchelchen des Mittelohrs und das Zungenbein gerechnet. Im Einzelnen bilden den Gesichtsschädel: *Stirnbein,* Teile des *Schläfenbeins, Keilbein, Siebbein, Nasenbein, Tränenbein, untere Nasenmuschel, Pflugscharbein, Jochbein, Gaumenbein, Oberkiefer,*

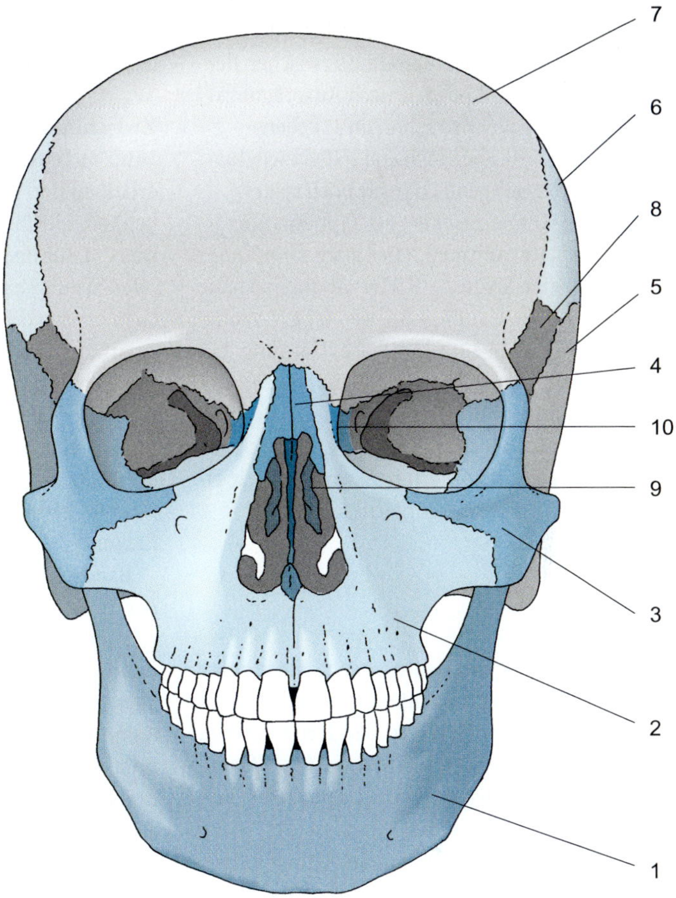

Abb. 4.2 Frontalansicht eines Schädels. 1: Unterkiefer (Mandibula), 2: Oberkiefer (Maxilla), 3: Jochbein (Os zygomaticum), 4: Nasenbein (Os nasale), 5: Schläfenbein (Os temporale), 6: Scheitelbein (Os parietale), 7: Stirnbein (Os frontale), 8: Keilbein (Os sphenoidale), 9: Nasenmuschel (Concha nasalis) 10: Tränenbein (Os lacrimale). [L190/L143]

Unterkiefer, Zungenbein, Gehörknöchelchen (Hammer, Amboss und Steigbügel).

An der Bildung der Augenhöhle sind sieben Knochen beteiligt: Keilbein, Stirnbein, Tränenbein, Siebbein, Oberkiefer, Jochbein und Gaumenbein (➤ Abb. 4.2, ↑ *Atlas* Abb. 4.2, 4.3).

Der größte und kräftigste Gesichtsknochen ist der *Unterkiefer*, gefolgt vom *Oberkiefer* (↑ *Atlas* Abb. 4.7).

Gesichtsspalten Im Laufe der *embryonalen Entwicklung* wachsen die rechte und linke Seite des Oberkieferknochens und die sie umgebenden Weichteile von Lippen, Gaumen und Rachen aufeinander zu. Gelingt dieser Verschluss nur *unzureichend*, entstehen Gesichtsspalten, bei denen meist der Oberkieferbereich betroffen ist. Man unterscheidet:

- **Lippenspalte** (Hasenscharte). Sie tritt am Rand des Philtrums (Rinne in der Mitte der Oberlippe) in verschiedenen Ausprägungsgraden auf, und zwar von einer leichten Einkerbung der Oberlippe bis hin zu einer bis in das Nasenloch hinaufreichenden Spalte. Die Lippenspalte wird im Allgemeinen im Alter von 4–6 Monaten operativ verschlossen.
- **Kieferspalte.** Es besteht ein- oder beidseitig eine Spalte im Oberkiefer, und zwar zwischen Schneide- und Eckzahn. Bei der totalen Form ist die Kieferspalte meist mit einer Gaumenspalte kombiniert.
- **Gaumenspalte.** Sie beruht auf einem fehlenden oder unvollständigen Verschluss der seitlichen Gaumenfortsätze, wodurch es zu einer *offenen Verbindung* von Nasen- und Mundhöhle kommt. Bei einer vollständigen Gaumenspalte sind der harte

und weiche Gaumen offen, bei einer unvollständigen Spalte ist nur der weiche Gaumen betroffen. Meist erfolgt der operative Verschluss zwischen der 6.–12. embryonalen Woche. Je nach Ausprägungsart der Gaumenspalte wird schon im 1. Lebensmonat operiert, evtl. aber auch erst später zwischen 1,5 und 3 Jahren, gelegentlich sogar noch später.

Gesichtsspalten können *isoliert* als Lippen-, Kiefer- oder Gaumenspalte auftreten, aber auch *kombiniert* als Lippen-Kiefer-Spalte, Kiefer-Gaumen-Spalte oder Lippen-Kiefer-Gaumen-Spalte (sog. Wolfsrachen). Es lässt sich eine familiäre Häufung beobachten, zudem kann eine Rötelnerkrankung der Mutter die Bildung von Gesichtsspalten begünstigen. Im Tierversuch wurden Gesichtsspalten durch Gabe von Kortison und Vitamin A sowie durch einen Mangel an Folsäure hervorgerufen.

4

Zungenbein

Das Zungenbein (Os hyoideum) hat *keine* direkte knöcherne Verbindung zu anderen Knochen, sondern ist an Sehnen, Muskeln und Bändern befestigt. Es handelt sich um einen kleinen, *hufeisenförmigen* Knochen, der sich zwischen Unterkiefer und Kehlkopf befindet. Man kann einen in der Mitte gelegenen Körper erkennen, von dem seitlich je zwei Fortsätze abgehen: das kleine und das große Horn. Das Zungenbein bietet vielen Muskeln einen Ansatzpunkt (➤ Abb. 17.2 und ↑ *Atlas* Abb. 14.2).

4.1.4 Wirbelsäule

Der Wirbelsäule (Columna vertebralis) fallen wichtige Aufgaben zu. Zum einen muss sie dem Körper den notwendigen *Halt* geben, damit er sich aufrichten kann, zum anderen muss sie aber biegsam sein, um dem Organismus eine gewisse *Beweglichkeit* zu ermöglichen. Außerdem *schützt* die Wirbelsäule das *Rückenmark*, das im Wirbelkanal (Canalis vertebralis) verläuft.

Aufbau der Wirbelsäule

Die Wirbelsäule besteht aus 24 einzelnen Wirbeln, die nicht starr miteinander verwachsen sind, sondern die durch *faserknorpelige Zwischenwirbelscheiben* verbunden sind. Außerdem gehören zur Wirbelsäule das Kreuzbein und das Steißbein (↑ *Atlas* Abb. 4.8).

Zwischenwirbelscheiben (Bandscheiben, Disci intervertebrales) Die Zwischenwirbelscheiben erlauben der Wirbelsäule ein hohes Maß an Beweglichkeit, gleichzeitig dienen sie als elastischer Puffer, was v. a. für den Kopf wichtig ist, um bei einem Sturz oder Sprung eine Erschütterung des empfindlichen Gehirns zu verhindern.

An der Zwischenwirbelscheibe kann man anatomisch einen *äußeren Ring* (Anulus fibrosus) aus *Faserknorpel* und kollagenen Fasern und einen *inneren Gallertkern* (Nucleus pulposus) unterscheiden (➤ Abb. 4.3, ➤ Abb. 4.4 und ↑ *Atlas* Abb. 4.9). Die Grenze zwischen diesen beiden Anteilen verläuft fließend.

Bandscheiben liegen zwischen den Wirbelkörpern der Hals-, Brust- und Lendenwirbelsäule und zwischen dem 5. Lendenwirbel und dem Kreuzbein. Die Bandscheiben sind ebenso breit wie die Wirbelkörper, aber nur etwa 5 mm dick. Mit zunehmendem Alter kommt es zu einer Abnahme des inneren Quelldrucks und die Bandscheibe beginnt zu degenerieren. Dadurch kann es zwischen den benachbarten Wirbeln zu unphysiologischen Belastungen und Bewegungen kommen und es können sich Verschleißprozesse der Wirbel und der Zwischenwirbelgelenke einstellen.

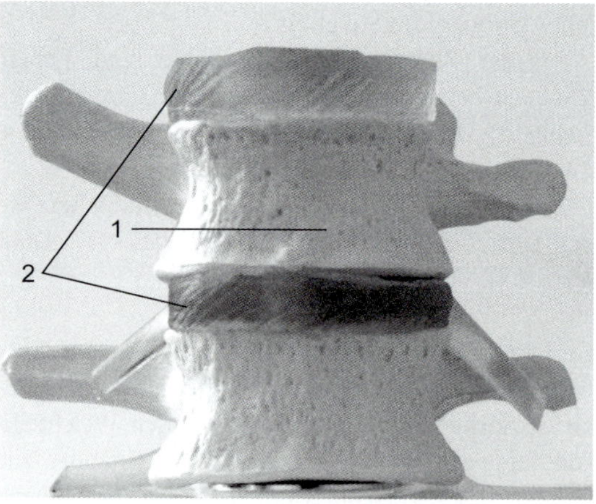

Abb. 4.3 Wirbelkörper und Zwischenwirbelscheibe (Ansicht von vorne). 1: Wirbelkörper (Corpus vertebrae), 2: Zwischenwirbelscheiben (Disci intervertebrales). [M553]

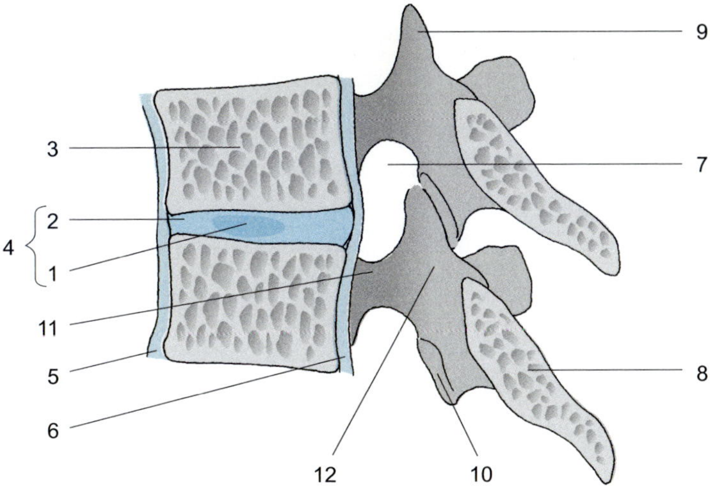

Abb. 4.4 Wirbelkörper und Zwischenwirbelscheibe (Längsschnitt). 1: Innerer Gallertkern der Zwischenwirbelscheibe (Nucleus pulposus), 2: bindegewebiger äußerer Ring der Zwischenwirbelscheibe (Anulus fibrosus), 3: Wirbelkörper (Corpus vertebrae, Spongiosablock), 4: Zwischenwirbelscheibe (Discus intervertebralis), 5: vorderes Längsband, 6: hinteres Längsband, 7: Zwischenwirbelloch (Foramen intervertebralis), 8: Dornfortsatz (Processus spinosus), 9: oberer Gelenkfortsatz (Processus articularis superior), 10: unterer Gelenkfortsatz (Processus articularis inferior), 11: Wirbelbogenbasis, 12: Bogenplatte. [L190/L143]

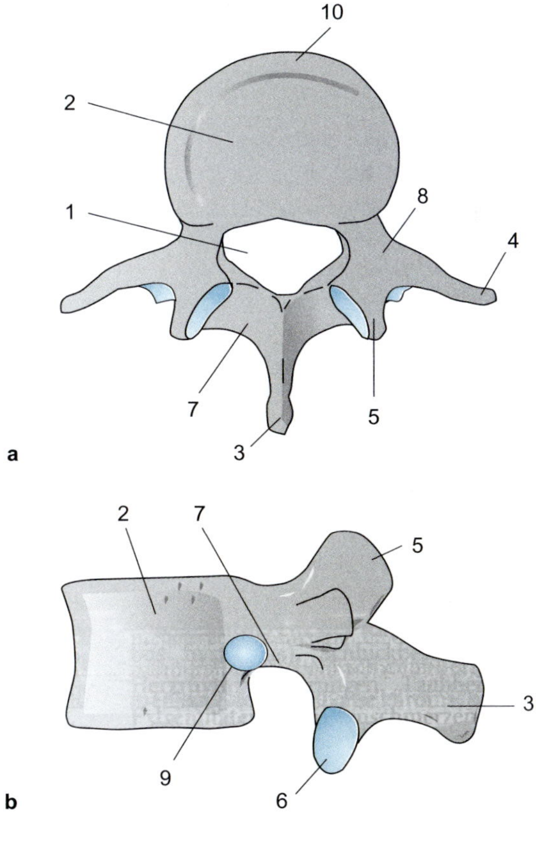

Abb. 4.5 Bau eines Wirbels. a) Ansicht von oben, b) Ansicht von der Seite. 1: Wirbelloch (Foramen vertebrale), 2: Wirbelkörper (Corpus vertebrae), 3: Dornfortsatz (Processus spinosus), 4: Querfortsatz (Processus transversus), 5: oberer Gelenkfortsatz (Processus articularis superior), 6: unterer Gelenkfortsatz (Processus articularis inferior), 7: Wirbelbogen (Arcus vertebrae), 8: Wirbelbogen (Arcus vertebrae), 9: Gelenkfläche für die Anlagerung der Rippenköpfe (Fovea costalis), 10: Randleiste (Epiphysis anularis). [L143]

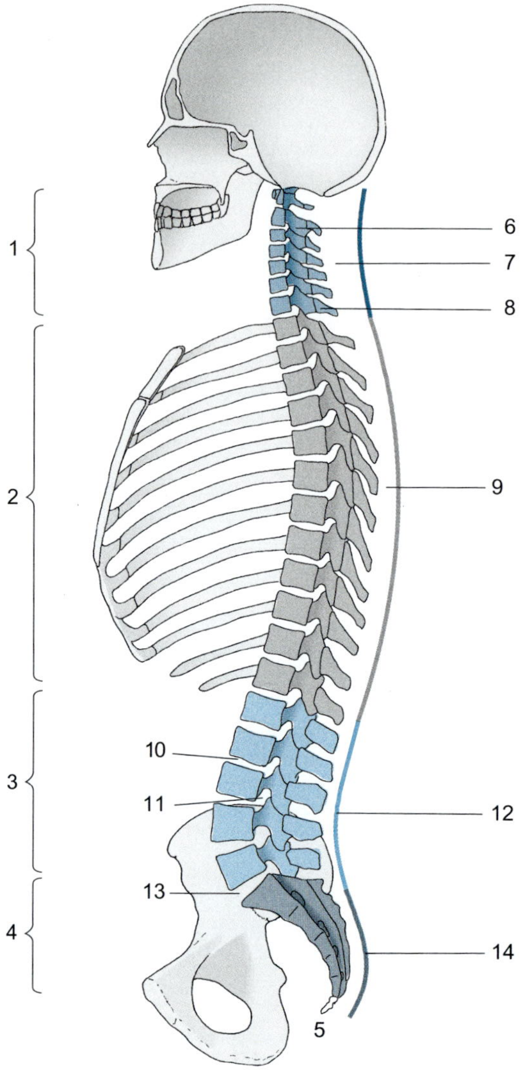

Abb. 4.6 Wirbelsäulenabschnitte. 1: Halswirbelsäule (Vertebrae cervicales), 2: Brustwirbelsäule (Vertebrae thoracicae), 3: Lendenwirbelsäule (Vertebrae lumbales), 4: Kreuzbein (Os sacrum), 5: Steißbein (Os coccygis), 6: Axis, 7: Halslordose, 8: siebter Halswirbel (Vertebra prominens), 9: Brustkyphose, 10: Zwischenwirbelscheibe (Discus intervertebralis), 11: Zwischenwirbelloch (Foramen intervertebrale), 12: Lendenlordose, 13: Promontorium, 14: Sakralkyphose. [L190/L143]

Bau eines Wirbels Vergleicht man die einzelnen Wirbel miteinander, so stellt man fest, dass sie vom 3. Halswirbel bis zum 5. Lendenwirbel einen *ähnlichen* Aufbau haben.

Wir betrachten nun einen Lendenwirbel und können an ihm den *Wirbelkörper* (Corpus vertebrae), die *Querfortsätze* (Processus transversi), die *Wirbelbögen* (Arcus vertebrae) und den *Dornfortsatz* (Processus spinosus) unterscheiden. Zwei obere und zwei untere *Gelenkfortsätze* stellen die Verbindung mit den benachbarten Wirbeln her (➤ Abb. 4.5 und ↑ *Atlas* Abb. 4.10).

Der Wirbelkörper besteht aus einem *Spongiosablock* (Substantia spongiosa) und einer äußeren dünnen Rindenschicht (Substantia corticalis). Die obere und untere Rindenschicht heißen Deck- bzw. Grundplatte. Ihre verdickten Ränder werden als Randleiste bezeichnet. In der Spongiosa des Wirbelkörpers findet – ebenso wie in der Spongiosa der Wirbelfortsätze – Blutbildung statt.

Das *Wirbelloch* (Foramen vertebrale) wird vom Wirbelkörper und den Wirbelbögen umgrenzt. Die Gesamtheit der Wirbellöcher bildet den *Wirbel-*

kanal (Canalis vertebralis), in dem das Rückenmark verläuft. Das *Zwischenwirbelloch* (Foramen intervertebrale) wird von dem oberen und unteren Wirbelbogen gebildet. Es dient den Rückenmarksnerven als Durchtrittsstelle. Im Zwischenwirbelloch liegen die Spinalganglien (➤ Kap. 18.3). Der Dornfortsatz bietet der Rückenmuskulatur Ansatzpunkte.

Wirbelsäulenkrümmungen Betrachten wir die Wirbelsäule von der Seite, können wir eine Doppel-S-Form feststellen. Aus diesem Blickwinkel gleicht die Wirbelsäule einer Schlangenlinie. Bei der Ansicht von dorsal (hinten) ergibt sich im Hals- und Lendenbereich eine *Lordose* (eine Krümmung nach vorn) und im Brust- und Kreuzbeinbereich eine *Kyphose* (Krümmung nach hinten). Das Kreuzbein ist wegen der Übertragung der Belastung auf die Beine scharf abgeknickt (Promontorium). Eine seitliche Krümmung der Wirbelsäule (Skoliose) ist dagegen ab einem bestimmten Ausprägungsgrad immer abnorm (↑ *Atlas* Abb. 4.51).

Bänder der Wirbelsäule Die Wirbelsäule erhält ihren Halt und ihre Beweglichkeit erst durch das *Zusammenwirken* von Wirbeln, Zwischenwirbelscheiben, Bändern und Muskulatur. Der Bandapparat hat außerdem die wichtige Aufgabe, den Wirbelkanal vollständig zu verschließen und so das Rückenmark zu schützen.

Die Beweglichkeit ist in den einzelnen Abschnitten der Wirbelsäule unterschiedlich: Im Hals- und Lendenbereich ist sie *ausgeprägt*, im Brustbereich dagegen durch den anhängenden Brustkorb *eingeschränkt*.

Wirbelsäulenabschnitte

Abschnitte der Wirbelsäule (➤ Abb. 4.6 und ↑ *Atlas* Abb. 4.8)

- **Halswirbelsäule:** besteht aus 7 Halswirbeln (Vertebrae cervicales) C_1 bis C_7
- **Brustwirbelsäule:** besteht aus 12 Brustwirbel (Vertebrae thoracicae) Th_1 bis Th_{12}
- **Lendenwirbelsäule:** besteht aus 5 Lendenwirbeln (Vertebrae lumbales) L_1 bis L_5
- **Kreuzbein (Os sacrum):** aufgebaut aus 5 miteinander verschmolzenen Kreuzbeinwirbeln S_1 bis S_5
- **Steißbein (Os coccygis):** besteht aus 3–6 zurückgebildeten Steißbeinwirbeln Co_1 bis Co_{3-6}

Halswirbelsäule (Vertebrae cervicales) Der erste Halswirbel heißt *Atlas*, der zweite *Dreher* (Axis) (➤ Abb. 4.7). Diese beiden nehmen eine Sonderstellung unter den Wirbeln ein. Der Atlas ist wie ein Ring gebaut. Auf seinem oberen Anteil befinden sich zwei Gelenkflächen für das Hinterhauptbein. Der Dreher besitzt einen Zahn (Dens) als Ausziehung, der in den ringförmigen Atlas hineinreicht. Der Ring dreht sich um den Zahn des Drehers. Atlas, Dreher und Hinterhauptbein ermöglichen die *Nick-* und *Seitwärtsbewegungen* des Kopfes. Ein weiterer wichtiger Halswirbel ist der siebte Halswirbel, der sog. *Prominens*. Er hat seinen Namen wegen seines sicht- und tastbar *hervorragenden Dornfortsatzes*.

Der Wirbelkanal der Halswirbelsäule ist besonders geräumig, die Wirbelkörper dagegen sind verhältnismäßig klein, ihr Volumen nimmt von unten nach oben immer mehr ab. Die Querfortsätze umfassen von sechsten (evtl. vom siebten) Halswirbel ab ein Loch (Foramen transversarium), durch das die Wirbelschlagader (A. vertebralis) zum Schädel aufsteigt.

Brustwirbelsäule (Vertebrae thoracicae) Die Brustwirbelsäule wird von *12 Wirbeln* gebildet. Sie ist nach hinten vorgewölbt (*Kyphose*). Die Durchmesser der Wirbelkörper nehmen von oben nach unten zu. Die Brustwirbel (↑ *Atlas* Abb. 4.12) Th_1 bis Th_{10} besitzen an ihrem Körper und am Querfortsatz Gelenkflächen für die Verbindung mit den Rippen (↑ *Atlas* Abb. 4.14 Nr. 12). Der elfte und zwölfte Brustwirbel besitzen nur Gelenkflächen am Wirbelkörper.

Lendenwirbelsäule (Vertebrae lumbales) Die Wirbelsäule zeigt im Lendenbereich eine *Lordose*, ist also nach vorne gekrümmt. Es gibt 5 Lendenwirbel. Sie besitzen einen *massigen* Körper und ein vergleichsweise *kleines* Wirbelloch.

Kreuzbein (Os sacrum) Das Kreuzbein ist eine *Verschmelzung* von *5 Kreuzbeinwirbeln* (➤ Abb. 4.8). Betrachtet man das Kreuzbein von vorne, so kann man diese ursprüngliche Gliederung noch gut erkennen. Wir sehen sog. Verschmelzungslinien der Kreuzbeinwirbelkörper an den Stellen, wo sonst die Zwischenwirbelscheiben sitzen. Während der Wachs-

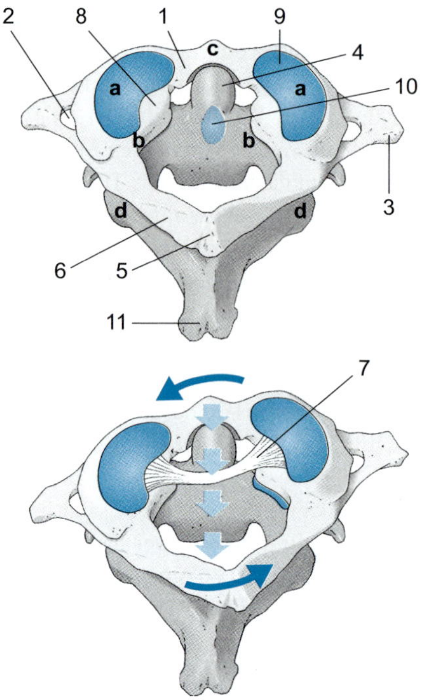

Abb. 4.7 Atlas und Axis (erster und zweiter Halswirbel) getrennt dargestellt, um die Gelenkverbindungen zu verdeutlichen. oben: Atlas, unten: Axis. a) Oberes Kopfgelenk (Articulatio atlanto-occipitalis), b) seitliches Gelenk zwischen Atlas und Dreher (Articulatio atlanto-axialis lateralis), c) Gelenk zwischen Atlas und Zapfen des Drehers, vordere Gelenkfläche (Articulatio atlanto-axialis mediana), d) Processus articularis inferior mit Gelenkverbindung zum 3. Halswirbel. 1: Vorderer Bogen (Arcus anterior), 2: Querfortsatzloch (Foramen transversarium), 3: Querfortsatz (Proscessus transverus), 4: Zahn des zweiten Halswirbels (Dens axis), 5: hinterer Höcker des Atlas (Tuberculum posterius), 6: hinterer Bogen (Arcus posterior), 7: Querband des Atlas (Lig. transversum atlantis), 8: seitliche Wirbelkörpermasse (Massa lateralis), 9: Gelenkfläche für das Hinterhauptbein (Fovea articularis superior), 10: Kerbe für das Querband des Atlas, 11: zweigeteilter Dornfortsatz (Processus spinosus bifidus). [L190]

tumsphase bestehen diese Verschmelzungslinien aus Knorpel, später verknöchern sie.

Der Grundbauplan des Wirbels ist auch beim Kreuzbein erhalten. Betrachtet man es von oben, so kann man den *Kreuzbeinkanal* sehen, der eine Fortsetzung des Wirbelkanals darstellt. Vom Kreuzbeinkanal führen auf jeder Seite vier Kanäle nach außen. Sie entsprechen den Zwischenwirbellöchern der Wirbelsäule, durch die die *Rückenmarksnerven* durchtreten.

Das Kreuzbein ist durch die fünfte Lendenbandscheibe mit der Lendenwirbelsäule verbunden. Da die Wirbelsäule an dieser Stelle stark abgeknickt ist (*Promontorium*), kommt es hier bevorzugt zu Abnützungserscheinungen. Grundsätzlich treten *Bandscheibenschäden* bevorzugt in dem Bereich der *dritten* bis *fünften Lendenzwischenwirbelscheiben* auf. Kommt es durch einen Bandscheibenschaden zum Druck auf die aus dem Rückenmark austretenden Nerven, so kann es zu Nervenreizungen (z. B. des N. ischiadicus) kommen (➤ Kap. 18.9.3).

Das Kreuzbein ist mit den beiden Hüftbeinen (➤ Kap. 4.1.12) jeweils durch das Kreuzbein-Darmbein-Gelenk (*Iliosakralgelenk*) verbunden. Da dieses Gelenk von starken Bändern umgeben ist, ist es weitgehend unbeweglich.

Steißbein (Os coccygis) Beim Steißbein handelt es sich um den stark verkümmerten *Rest* des *Schwanzskeletts* der Säuger. Es setzt sich meist aus vier (gelegentlich auch drei bis sechs) Wirbelrudimenten zusammen, die knorpelig oder knöchern miteinander verbunden sind.

Tastuntersuchung der Wirbelsäule

Die Dornfortsätze wölben zwar die Haut vor, trotzdem ist ihr Auffinden nicht ganz leicht. Am besten sucht man die folgenden Dornfortsätze auf, von denen aus man weiter nach oben und nach unten zählt. Am einfachsten aufzufinden sind der *siebte Halswirbel*, der *dritte Brustwirbel* und *der vierte Lendenwirbel* (↑ *Atlas* Abb. 4.11).

Zweiter Halswirbel (C_2) Um den zweiten Halswirbel aufzufinden, neigt der Patient den Kopf leicht nach vorne. Nun tastet man vom Hinterhaupt ausgehend in der mittleren Rinne zwischen den Wülsten der Nackenmuskulatur leicht nach unten und erfühlt so den zweiten Halswirbel (Axis), denn der erste Halswirbel (Atlas) hat keinen Dornfortsatz, sondern nur einen Höcker (Tuberculum).

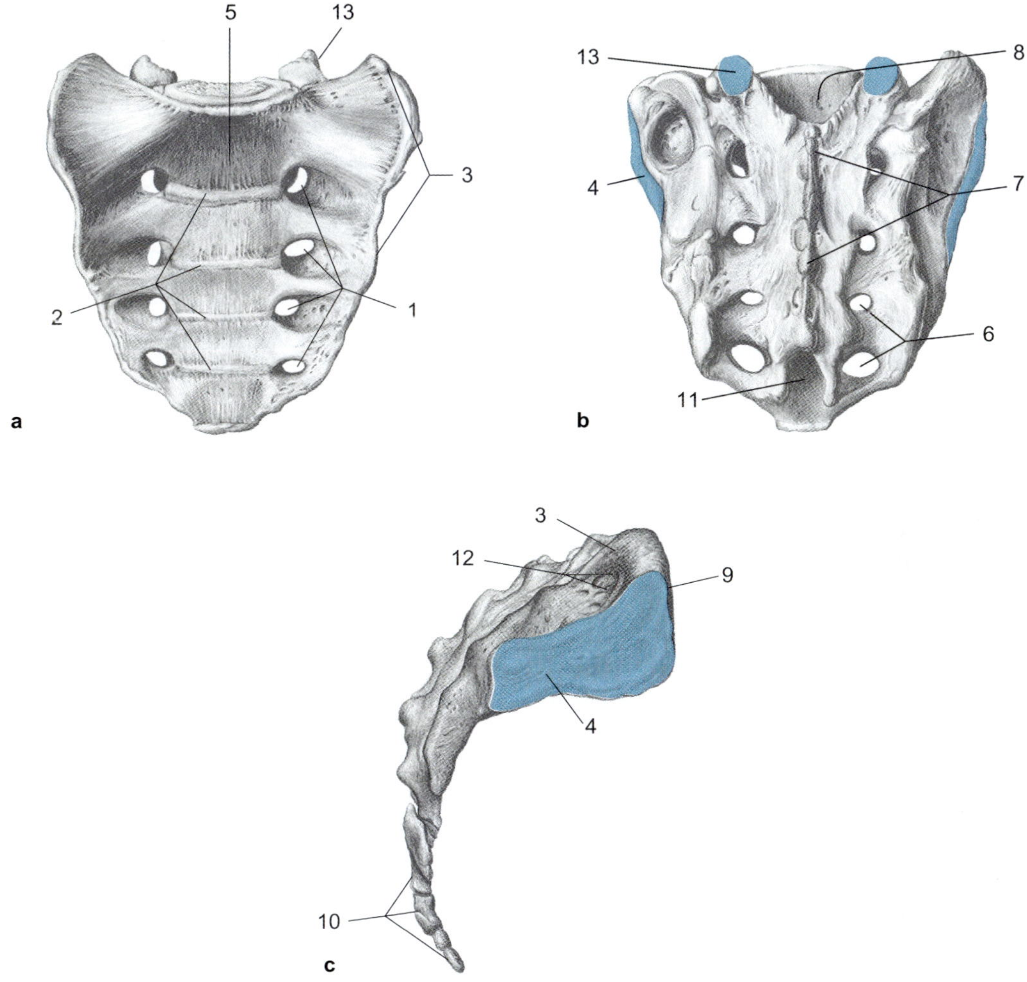

Abb. 4.8 Kreuzbein. a) Ansicht von vorne, b) Ansicht von hinten, c) Ansicht von der Seite. 1: Vordere Kreuzbeinlöcher (Foramina sacralia anteriores), 2: Verschmelzungslinien der Kreuzbeinwirbelkörper (Lineae transversae), 3: seitlicher Teil des Kreuzbeins (Pars lateralis), 4: Gelenkfläche für das Darmbein (Facies auricularis), 5: Körper des ersten Kreuzbeinwirbels, 6: hintere Kreuzbeinlöcher (Foramina sacralia posteriores), 7: Reste der Dornfortsätze, 8: Kreuzbeinkanal, 9: Promontorium (Abknickung der Lendenwirbelsäule zum Becken hin), 10: Steißbein (Os coccygis), 11: untere Öffnung des Kreuzbeinkanals (Hiatus sacralis), 12: Knochenhöcker des Kreuzbeins (Tuberositas sacralis), 13: oberer Gelenkfortsatz (Processus articularis superior). [S700]

Siebter Halswirbel (Prominens, C_7) Der Patient lässt den Kopf nach vorne fallen, dabei tritt der Prominens meist stark sicht- und tastbar hervor. Bei manchen ragt allerdings der sechste Halswirbel oder der erste Brustwirbel am stärksten hervor. Um den betroffenen Wirbel zu bestimmen, bitten Sie den Patienten den Kopf nach hinten zu neigen. Dabei verschwindet der sechste Halswirbel nach vorne, der siebte bleibt in seiner Lage.

Dritter Brustwirbel (Th_3) Der Dornfortsatz des dritten Brustwirbels liegt ungefähr auf der Verbindungslinie der beiden Schulterblattgräten. Es ist beim Auffinden darauf zu achten, dass der Patient die Arme locker herabhängen lässt.

Siebter Brustwirbel (Th_7) Der siebte Brustwirbel befindet sich auf der Verbindungslinie der unteren Schulterblattspitzen.

Zwölfter Brustwirbel (Th_{12}) Der zwölfte Brustwirbel liegt auf der Höhe des Ansatzes der letzten Rippe.

Vierter Lendenwirbel (L_4) Der vierte Lendenwirbel liegt auf der Verbindungslinie der höchsten Punkte der Darmbeinkämme.

4.1.5 Brustbein

Das Brustbein (Sternum) ist ein flacher Knochen, der den vorderen mittleren Anteil des knöchernen Brustkorbes bildet. Anatomisch unterscheidet man drei Anteile: *Handgriff* (Manubrium), *Körper* (Corpus), *Schwertfortsatz* (Processus xiphoideus) (➤ Abb. 4.9, ↑ *Atlas* Abb. 4.13).

Der Schwertfortsatz ist im Kindesalter knorpelig vorgebildet und verknöchert im Erwachsenenalter. Er kann unterschiedlich geformt sein, entweder spitz wie ein Schwert oder gespalten. Manchmal fehlt er völlig. Der Handgriff ist rechts und links mit den Schlüsselbeinen gelenkig verbunden. Handgriff und Körper stehen mit den Rippen in z. T. gelenkiger Verbindung (Artt. sternocostales). Diese Rippen-Brustbein-Gelenke gestatten die Atembewegung der Brustwand.

Da das Brustbein direkt unter der Haut liegt, eignet es sich gut zur Punktion. Bei einer Sternalpunktion wird aus dem Brustbein rotes Knochenmark zu Untersuchungszwecken entnommen. Dies ist für die Beurteilung und Prognose vieler Blutkrankheiten und zum Nachweis von Tumorzellen wichtig. Selbstverständlich kann Knochenmark auch an anderen Stellen entnommen werden, z. B. aus einem Lendenwirbeldornfortsatz oder aus dem Beckenkamm.

4.1.6 Rippen

An der Bildung des Brustkorbs (➤ Abb. 4.9, ↑ *Atlas* Abb. 4.13) sind *12 Rippenpaare* beteiligt. An jeder Rippe (Costa) kann man einen *knöchernen* und einen *knorpeligen* Abschnitt unterscheiden. Letzterer bildet den vorderen Rippenanteil, er wird allerdings schon früh durch Kalkeinlagerungen in seiner Elastizität eingeschränkt. Der Raum zwischen zwei einzelnen Rippen wird als *Zwischenrippenraum* (**Interc**ostal**raum**, ICR, Interkostalraum, Spatium intercostale) bezeichnet.

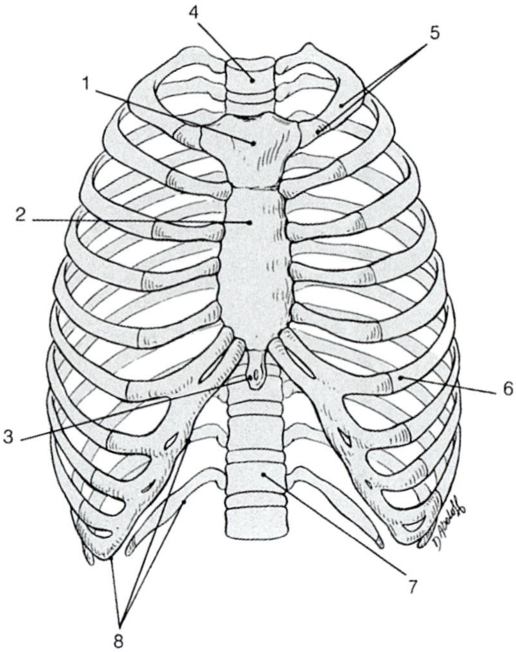

Abb. 4.9 Rippen mit Brustbein. Die „echten" Rippen sind direkt mit dem Brustbein verbunden (1.–7. Rippe). Die „falschen" Rippen (8.–10. Rippe) bilden zusammen den Rippenbogen. Die letzten beiden Rippen endigen frei (elfte und zwölfte Rippe). Der vordere Rippenanteil besteht aus Knorpel. 1: Handgriff des Brustbeins (Manubrium sterni), 2: Körper des Brustbeins (Corpus sterni), 3: Schwertfortsatz des Brustbeins (Processus xiphoideus), 4: erster Brustwirbel, 5: erste Rippe, 6: sechste Rippe, 7: zwölfter Brustwirbel, 8: Rippenrand. [O606]

Echte und unechte Rippen Wir unterscheiden 7 echte, 3 unechte (falsche) und 2 frei endende Rippenpaare.

- **Echte Rippen.** Die echten Rippen sind *direkt* mit dem *Brustbein verbunden.* Hierzu zählen die 1.–7. Rippe, die echte Gelenke bilden. Eine Sonderstellung nimmt allerdings die 1. (gelegentlich auch die 6. und 7.) Rippe ein, die durch Knorpelhaft am Brustbein festgewachsen ist. Die Gelenke zwischen dem Brustbein und den Rippen werden vom Brustbein und dem knorpeligen Anteil der Rippen gebildet.
- **Unechte (falsche) Rippen.** Die 8. – 10. Rippe werden als unechte oder falsche Rippen bezeichnet. Sie haben keine direkte, gelenkige Verbindung zum Brustbein, sondern bilden

zusammen den *Rippenbogen,* der sich an die 7. Rippe anschließt.

- **Freie Rippen.** Die 11. und 12. Rippe erreichen den Rippenbogen nicht und *endigen frei.*

Rippen

7 echte Rippen
3 unechte (falsche) Rippen
2 freie Rippen

Tastuntersuchung der ICR Will man die Rippen oder die Zwischenrippenräume (Interkostalräume, ICR) abzählen, so beginnt man am Brustbeinwinkel mit der 2. Rippe, da die 1. Rippe weitgehend vom Schlüsselbein überlagert wird. Das Abtasten von hier bis zur 6. oder 7. Rippe bereitet dann keine Schwierigkeiten mehr. Die unteren Rippen werden am besten von der 12. Rippe ausgehend abgezählt, deren freies Ende normalerweise in der hinteren Achsellinie am Unterrand des Brustkorbes getastet werden kann. Bei manchen Patienten ist die 12. Rippe manchmal nur als kurzer Stummel zu fühlen; bei anderen ist sie dagegen fast ebenso lang wie die 11. Zu beachten ist fernerhin, dass bei manchen Patienten auch die 10. Rippe frei endet.

Halsrippen Bei 1 % der Menschen findet man Halsrippen, das heißt, dass sie *rippentragende Halswirbelkörper* haben. Meist ist der siebte Halswirbel betroffen, wobei nur dorsal stummelähnliche Rippen mit einer knorpeligen oder bindegewebigen Verbindung zum Brustbein ausgebildet sind. Gelegentlich verursachen Halsrippen Beschwerden, wenn sie die Arm-Nerven-Geflechte oder die Schlüsselbeingefäße komprimieren. Deshalb muss man bei Schmerzen oder bei Muskelschwäche im Arm immer auch Halsrippen in die differenzialdiagnostische Überlegung mit einbeziehen.

4.1.7 Schultergürtel

Der Schultergürtel besteht aus dem *Schlüsselbein* (Clavicula) und dem *Schulterblatt* (Scapula) (➤ Abb. 4.10, ↑ *Atlas* Abb. 4.16). Der Schultergürtel hat pro Körperseite nur *eine* knöcherne Gelenkverbindung mit dem Rumpf, und zwar das *Brustbein-Schlüsselbein-Gelenk* (Articulatio sternoclavicularis). Es liegt zwischen dem Handgriff des Brustbeins und dem Schlüsselbein.

Schlüsselbein (Clavicula) Das Schlüsselbein (↑ *Atlas* Abb. 4.13 Nr. 6) ist ein S-förmiger Knochen, der an beiden Enden Gelenkflächen besitzt. Sein mediales Ende ist an der Bildung des Brustbein-Schlüsselbein-Gelenks (s. o.) mitbeteiligt, sein laterales Ende geht eine gelenkige Verbindung mit der *Schulterhöhe* (Acromion) ein und bildet das *Schulterhöhen-Schlüsselbein-Gelenk* (Articulatio acromioclavicularis). Die Beweglichkeit des Schlüsselbeins wird durch starke Bänder eingeschränkt, die teils zum Rabenschnabelfortsatz des Schulterblattes (s. u.) und teils zur ersten Rippe ziehen. Das Schlüsselbein gehört mit der Speiche des Unterarmes zu den Knochen des Körpers, die am häufigsten brechen (↑ *Atlas* Abb. 4.15).

Schulterblatt (Scapula) Das Schulterblatt ist ein großer, *platter* Knochen, der eine *dreieckige* Form hat (↑ *Atlas* Abb. 4.16). Es hat rückwärts kein Gelenk mit dem Rumpf, sondern ist nur an Muskeln aufgehängt. Zusammen mit dem Oberarmknochen bildet es das Schultergelenk.

An der Rückseite des Schulterblattes befindet sich die *Schulterblattgräte* (Spina scapulae), die seitlich in die *Schulterhöhe* (Acromion) ausläuft. Diese Schulterhöhe stellt die gelenkige Verbindung mit dem Schlüsselbein her.

Am oberen Rand des Schulterblattes befindet sich der nach vorne gerichtete *Rabenschnabelfortsatz* (Processus coracoideus). Er ist mit der Schulterhöhe durch kräftige Bänder verbunden.

Aufgabe des Schlüsselbeines ist es, das Schulterblatt nach außen abzustützen.

4.1.8 Oberarmknochen

Beim *Oberarmknochen* (Humerus, ↑ *Atlas* Abb. 4.17) handelt es sich um einen Röhrenknochen. An seinem oberen Teil befindet sich der *Kopf* (Caput humeri) mit dem großen und kleinen Höcker. Am unteren Ende sitzen das *Köpfchen* (Capitulum humeri), die Rolle (Trochlea humeri) und der innere und äußere Gelenkknorren (Epicondyli humeri medialis et lateralis). Die Rolle wird vom Ellenbogen (➤ Kap. 4.1.9) umfasst.

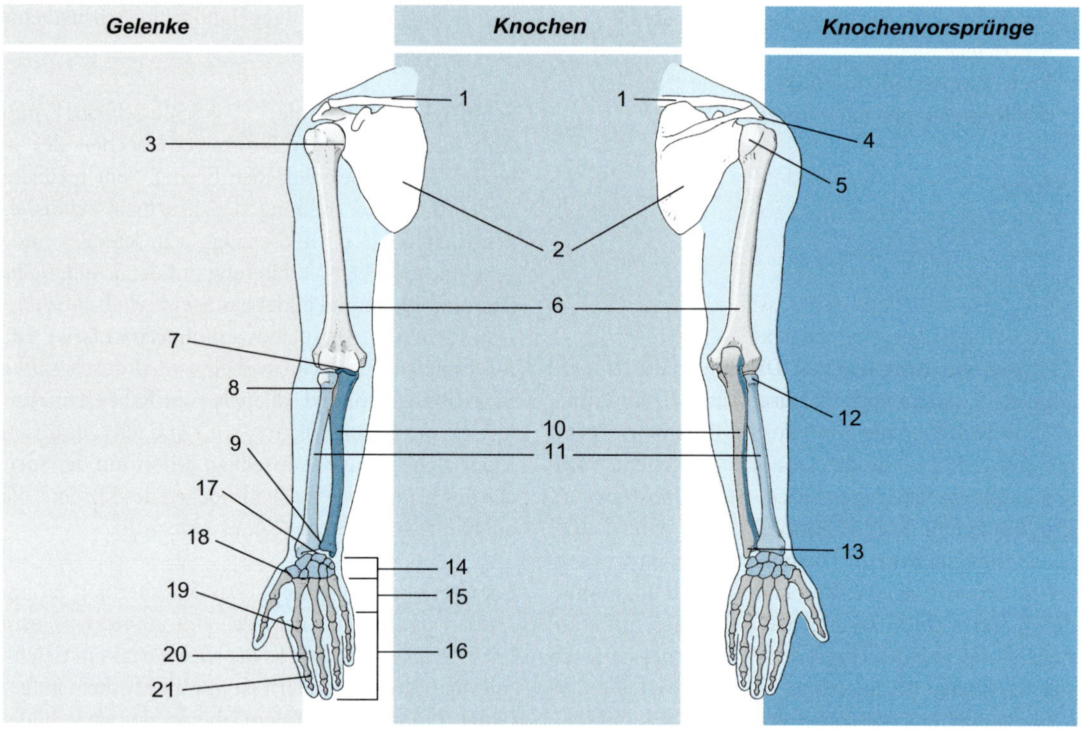

Abb. 4.10 Schultergürtel. Ansicht von vorne. 1: Schlüsselbein (Clavicula), 2: Schulterblatt (Scapula), 3: Schultergelenk (Art. humeri), 4: Schulterhöhe (Acromion), 5: Humeruskopf (Caput humeri), 6: Oberarmknochen (Humerus), 7: Ellenbogengelenk (Art. cubiti), 8: oberes Radioulnargelenk, 9: unteres Radioulnargelenk, 10: Elle (Ulna), 11: Speiche (Radius), 12: Radiusköpfchen (Caput radii), 13: Ellenköpfchen (Caput ulnae), 14: Handwurzelknochen (Carpalia), 15: Mittelhandknochen (Metacarpalia), 16: Daumen- und Fingerknochen, 17: proximales Handgelenk, 18: Daumenwurzelgelenk, 19: Fingergrundgelenk, 20: Fingermittelgelenk, 21: Fingerendgelenk. [L190]

4.1.9 Unterarmknochen

Die beiden Knochen des Unterarms heißen *Elle* (Ulna) und *Speiche* (Radius) (↑ *Atlas* Abb. 4.18). Die *Elle* befindet sich auf der *Kleinfingerseite*, die *Speiche* auf der *Daumenseite*. Die Elle ist der längere Unterarmknochen. An ihrem körpernahen (proximalen) Ende steht sie mit der Speiche und dem Oberarmknochen in Verbindung, um das Ellenbogengelenk zu bilden. Dazu trägt ihr oberes Ende die Gelenkpfanne für die Rolle des Oberarmknochens. An ihrem körperfernen (distalen) Ende steht sie mit den Handwurzelknochen und dem Kopf der Speiche in gelenkiger Verbindung.

Ist die Hohlhand nach oben (vorne) gedreht, so liegen Elle und Speiche *nebeneinander*. Wird der Handrücken nach oben (vorne) gedreht, so bewegt sich die Speiche über die Elle. Die Einwärtsdrehung des Unterarms wird als *Pronation* bezeichnet, die Auswärtsdrehung heißt *Supination*.

4.1.10 Handwurzelknochen

Unter dem Begriff Handwurzelknochen (Ossa carpi, Carpalia) fasst man die *acht* kleinen, unregelmäßig geformten Knochen zusammen, die die Handwurzel bilden. Sie sind in zwei Reihen angeordnet (➤ Abb. 4.10, ↑ *Atlas* Abb. 4.19). Die einzelnen Knochen tragen die folgenden Bezeichnungen:

- Kahnbein (Os scaphoideum)
- Mondbein (Os lunatum)
- Dreieckbein (Os triquetrum)
- Erbsenbein (Os pisiforme)
- Großes Vieleckbein (Os trapezium)
- Kleines Vieleckbein (Os trapezoideum)
- Kopfbein (Os capitatum)
- Hakenbein (Os hamatum)

Der folgende **Merksatz** wird gerne von Schülern benutzt, um sich die Bezeichnung der einzelnen Handwurzelknochen einzuprägen:

Das Kahnbein fährt im Mondenschein,
im Dreieck um das Erbsenbein,
Vieleck groß und Vieleck klein,
der Kopf, der muss am Haken sein.

Skelett- bzw. Knochenalter und Lebensalter

Im Rahmen der chondralen Ossifikation entsteht im Inneren des knorpelig vorgebildeten Handwurzelknochens ein Knochenkern. Dieser vergrößert sich allmählich, indem nach und nach bis zum Abschluss der Wachstumsphase der gesamte Knorpel in Knochen umgebaut wird. Diese chondrale Ossifikation verläuft nach einem ganz bestimmten Schema. Über den Bestand und das Ausmaß an Knochenkernen geben Normtabellen für jede Altersstufe Auskunft. Anhand der Knochenkerne kann über Röntgenaufnahme der Hände und Füße das *Skelettalter*, d. h. der körperliche Entwicklungsstand eines Kindes, festgestellt werden.

Diese Verknöcherungspunkte kann man jedoch auch dazu nutzen, um Voraussagen über die zu *erwartende Körpergröße* eines Kindes zu treffen. Dies ist von Bedeutung, wenn ein Kind im Vergleich zu den Altersgenossen auffallend groß oder klein ist und eine Hormontherapie in Erwägung gezogen wird.

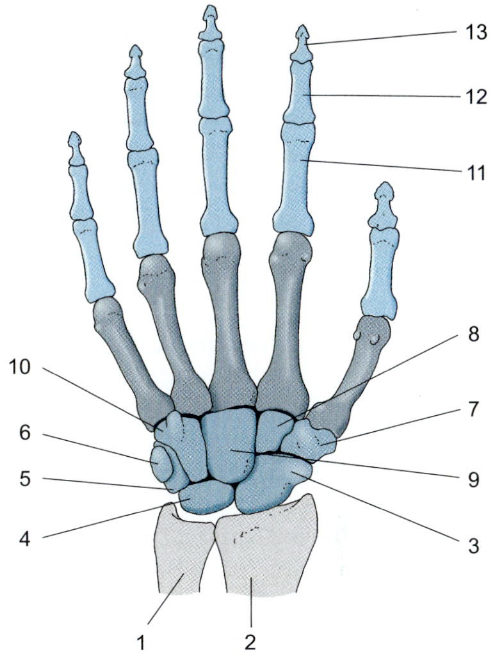

Abb. 4.11 Skelett der linken Hand. Ansicht von der Handfläche her. 1: Elle (Ulna), 2: Speiche (Radius), 3: Kahnbein (Os scaphoideum), 4: Mondbein (Os lunatum), 5: Dreieckbein (Os triquetrum), 6: Erbsenbein (Os pisiforme), 7: großes Vieleckbein (Os trapezium), 8: kleines Vieleckbein (Os trapezoideum), 9: Kopfbein (Os capitatum), 10: Hakenbein (Os hamatum), 11: Fingergrundglied (Phalanx proximalis), 12: Fingermittelglied (Phalanx media), 13: Fingerendglied (Phalanx distalis). [L190/L143]

Karpaltunnel

Die Handwurzelknochen sind nicht auf einer geraden Linie angeordnet, sondern sie sind U-förmig gekrümmt, wodurch auf der Hohlhandseite eine kleine Höhlung entsteht. Auf der Kleinfingerseite springen das Erbsenbein und der Haken des Hakenbeins etwas nach vorne, auf der Daumenseite das Kahn- und das große Vieleckbein. Diese radial und ulnar gelegenen Vorsprünge werden durch ein kräftiges Halteband (Retinaculum flexorum) (↑ *Atlas* Abb. 4.37 Nr. 15) miteinander verbunden. Die dahinterliegende Höhlung wird Karpaltunnel (Canalis carpi) oder Handwurzelkanal genannt. In diesem Tunnel verlaufen die Beugesehnen der Fingerbeugemuskeln, Blutgefäße und der Mittelarmnerv (N. medianus), der den Daumen, den Zeigefinger, den Mittelfinger und den radialen Teil des Ringfingers innerviert. Kommt es zu einer entzündlichen Anschwellung im Karpaltunnel, so entwickelt sich ein Karpaltunnelsyndrom (➤ Kap. 4.4.12).

4.1.11 Mittelhand- und Fingerknochen

An jeder Hand können wir *fünf Mittelhandknochen* (Ossa metacarpi, Metacarpalia) und *14 Fingerhandknochen* (Phalangen, Ossa digitorum manus) unterscheiden (➤ Abb. 4.11, ↑ *Atlas* Abb. 4.19).

Die Mittelhandknochen haben ihren Ursprung an der Handwurzel. An ihrem distalen Ende stehen sie mit den Fingerknochen in gelenkiger Verbindung.

Jeder Finger besitzt drei Knochen, mit Ausnahme des Daumens, der nur aus zwei Phalangen besteht.

Der Daumen stellt das beweglichste Glied der Hand dar. Dadurch, dass er den übrigen vier Fingern gegenüber gestellt werden kann, können Greifbewegungen ausgeführt werden. Die Greifbewegung wird durch ein *Sattelgelenk* ermöglicht, das vom ersten Mittelhandknochen und dem großen Vieleckbein gebildet wird.

4.1.12 Beckengürtel und Becken

Als Beckengürtel fasst man die *beiden Hüftbeine* und das *Kreuzbein* zusammen (➤ Abb. 4.12, ↑ *Atlas* Abb. 4.20). Das Kreuzbein bildet die Rückwand des knöchernen Beckens (Pelvis). Es ist mit den beiden Hüftbeinen durch die *Kreuzbein-Darmbein-Gelenke* (Iliosakralgelenke, Artt. sacroiliacae) verbunden. Diese Gelenke sind von starken Bändern umgeben, um ein Abkippen des Beckens zu verhindern. Obwohl wegen dieser kräftigen Bänder im Kreuzbein-Darmbein-Gelenk kaum Bewegungen möglich sind, spielt es für die Elastizität des Beckens eine wichtige Rolle.

Eine weitere Verbindung des Kreuzbeines ist das Lenden-Kreuzbein-Gelenk (Lumbosakralgelenk, Articulatio lumbosacralis). Es handelt sich um eine Verbindung (Hafte, ➤ Kap. 4.2.1) zwischen dem 5. Lendenwirbel und dem Kreuzbein.

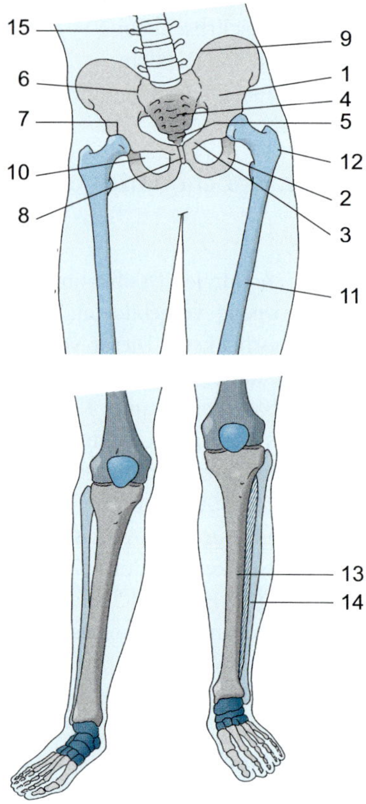

Abb. 4.12 Beckengürtel und untere Extremitäten (Ansicht von vorne). 1: Darmbein (Os ilium), 2: Sitzbein (Os ischii), 3: Schambein (Os pubis), 4: Kreuzbein (Os sacrum), 5: Steißbein (Os coccygis), 6: Kreuzbein-Darmbein-Gelenk (Iliosakralgelenk), 7: Hüftgelenkpfanne (Acetabulum), 8: Schambeinfuge (Symphyse), 9: Darmbeinkamm (Crista iliaca), 10: Hüftloch (verstopftes Loch, Foramen obturatum), 11: Oberschenkelknochen (Femur), 12: großer Rollhügel (Trochanter major), 13: Schienbein (Tibia), 14: Wadenbein (Fibula), 15: Lendenwirbelsäule. [L190/L143]

Hüftbeine (Ossa coxae) Jedes Hüftbein ist aus drei Knochen zusammengesetzt: *Darmbein* (Os ilium), *Sitzbein* (Os ischii) und *Schambein* (Os pubis). Beim jungen Menschen sind diese Knochen durch Knorpelfugen miteinander verbunden. Beim Erwachsenen sind sie fest verknöchert, sodass man keine Begrenzungslinien mehr erkennen kann. Man unterscheidet ein großes (Pelvis major) und ein kleines Becken (Pelvis minor). Die Grenzlinie zwischen diesen beiden heißt Linea terminalis (➤ Abb. 4.12, ➤ Abb. 4.13 und ↑ *Atlas* Abb. 4.21 Nr. 3).

Das *Acetabulum*, die tiefe Gelenkpfanne des Hüftbeines, nimmt den Oberschenkelkopf auf. Das Acetabulum wird gemeinsam von Darm-, Sitz- und Schambein gebildet, ebenso wie das Hüftloch (verstopftes Loch, Foramen obturatum). Diese Aussparung dient der Gewichtsverminderung des Beckens und bietet Gefäßen und Nerven eine Durchtrittsmöglichkeit.

- **Darmbein** (Os ilium). Die Darmbeine bilden die Beckenschaufeln. Ihr oberer Rand heißt *Darmbeinkamm* (Crista iliaca), er endet vorne im vorderen oberen *Darmbeinstachel* (Spina iliaca anterior superior). Darunter befindet sich der vordere untere Darmbeinstachel (Spina iliaca anterior inferior). Die beiden inneren Darmbeingruben bilden das *große Becken.*

- **Schambein** (Os pubis). Die Schambeine sind durch die *Schambeinfuge* (Symphyse) miteinander verbunden. Die Knochenverbindung wird durch Faserknorpel hergestellt. Auf die Schambeinfuge wirken beim Gehen und Stehen abwechselnd Zug- und Schubkräfte ein. Diese unterschiedliche Beanspruchung wird durch den Faserknorpel kompensiert. Damit dient die Schambeinfuge in erster Linie der Federung.
- **Sitzbein** (Os ischii). Am Sitzbein unterscheidet man den *Sitzbeinhöcker* (Tuber ischiadicum), auf dem wir sitzen, und den *Sitzbeinstachel* (Spina ischiadica), der sich am hinteren Rand des Sitzbeines befindet und nach innen gerichtet ist.

Männliches und weibliches Becken Das männliche und weibliche Becken unterscheidet sich erheblich. Die Durchtrittsstelle in das kleine Becken ist beim Mann eher *birnenförmig* und bei der Frau *rundlicher*. Da das Kind während der Geburt diese Durchtrittsstelle passieren muss, ist dieser Durchgang bei der Frau *größer* als beim Mann. Insgesamt ist das kleine Becken bei der Frau tiefer und breiter als beim Mann, auch hat die Frau *breiter ausladende* Darmbeinschaufeln. Am einfachsten gelingt die Geschlechtsbestimmung eines Skeletts jedoch an der Weite des Schambeinwinkels. Beim Mann liegt

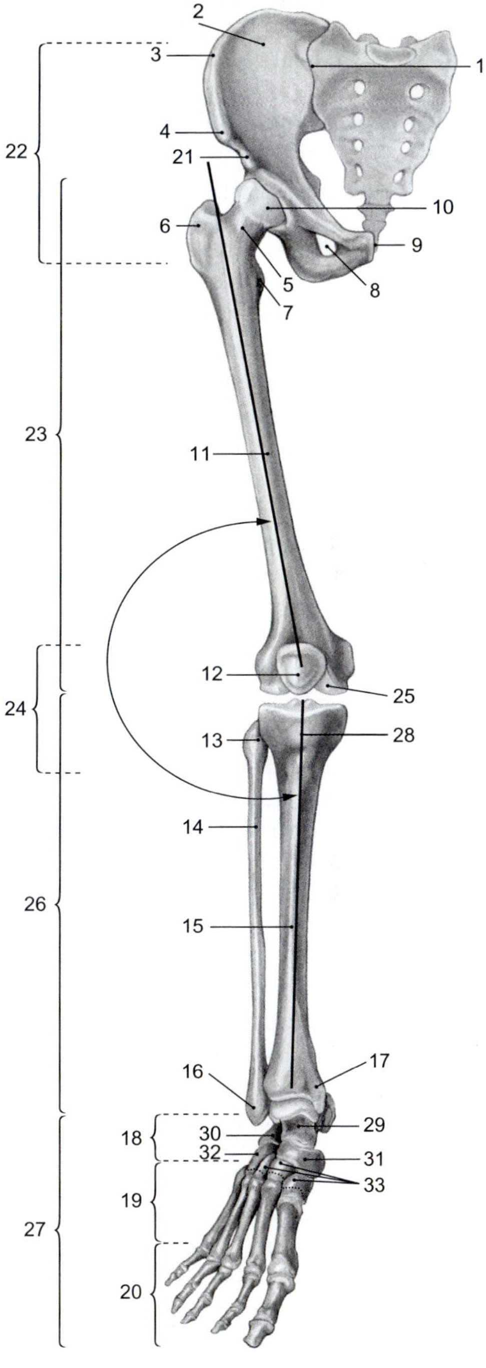

Abb. 4.13 Knochen der rechten unteren Extremitäten. Ansicht von vorne, 1: Kreuzbein-Darmbein-Gelenkfläche (Iliosakralgelenkfläche), 2: Darmbein (Os ilium), 3: Darmbeinkamm (Crista iliaca), 4: vorderer oberer Darmbeinstachel (Spina iliaca anterior superior), 5: Oberschenkelhals (Collum femoris), 6: großer Rollhügel (Trochanter major), 7: kleiner Rollhügel (Trochanter minor), 8: Hüftloch (verstopftes Loch, Foramen obturatum), 9: Schambeinfuge (Symphyse), 10: Oberschenkelkopf (Caput femoris), 11: Oberschenkelknochen (Femur), 12: Kniescheibe (Patella), 13: Köpfchen des Wadenbeins (Caput fibulae), 14: Wadenbein (Fibula), 15: Schienbein (Tibia), 16: Knöchel des Wadenbeins (Malleolus lateralis), 17: Knöchel des Schienbeins (Malleolus medialis), 18: Fußwurzelknochen (Tarsalia), 19: Mittelfußknochen (Metatarsalia), 20: Zehen (Phalanges), 21: vorderer unterer Darmbeinstachel (Spina iliaca anterior inferior), 22: Hüfte (Coxa), 23: Oberschenkel (Femur), 24: Knie (Genu), 25: Laufrinne für die Kniescheibe, 26: Unterschenkel (crus), 27: Fuß (Pes), 28: Rauigkeit des Schienbeins (Tuberositas tibiae), 29: Sprungbein (Talus), 30: Fersenbein (Calcaneus), 31: Kahnbein (Os naviculare), 32: Würfelbein (Os cuboideum), 33: Keilbein I–III (Os cuneiforme). [S700]

hier ein spitzer, bei der Frau ein stumpfer Schambeinwinkel vor (↑ *Atlas* Abb. 4.21).

4.1.13 Oberschenkelknochen

Der Oberschenkelknochen (Femur) ist der *längste Knochen* des Körpers (➤ Abb. 4.12, ➤ Abb. 4.13 und ↑ *Atlas* Abb. 4.23). An seinem oberen Anteil befindet sich der *Oberschenkelkopf* (Caput femoris), der im Acetabulum (s. o.) liegt und an der Bildung des Hüftgelenks beteiligt ist. Der Oberschenkelkopf ist durch den schräg abzweigenden *Schenkelhals* mit dem Knochenschaft verbunden. Am Übergang vom Schenkelhals zum Knochenschaft befinden sich zwei Knochenvorwölbungen, und zwar der *große* und *kleine Rollhügel* (Trochanter major et minor), die wichtige Ansatzpunkte für die Gesäßmuskulatur bilden. Der große Rollhügel kann gut getastet werden und spielt deshalb bei der intramuskulären Injektion eine wichtige Rolle beim Auffinden des richtigen Punktionsortes nach der Methode nach von Hochstetter.

An dem distalen Ende des Oberschenkelknochens befinden sich medial und lateral je ein Gelenkknorren (Condylus medialis et lateralis). Das Femur (beachte: *das* Femur, nicht der Femur) bildet zusammen mit der Kniescheibe und dem Schienbein das Kniegelenk (➤ Kap. 4.2.5)

4.1.14 Unterschenkelknochen

Schienbein (Tibia) und *Wadenbein* (Fibula) sind die beiden Knochen des Unterschenkels, wobei ersterer der größere der beiden ist. Nur das Schienbein ist bei der Bildung des Kniegelenks beteiligt (➤ Abb. 4.13, ↑ *Atlas* Abb. 4.24). Das Wadenbein reicht nicht bis zum Kniegelenk, sondern ist nur mit dem Schienbein über dessen verbreiterten Kopf gelenkig verbunden. Zwischen Schienbein und Wadenbein spannt sich eine bindegewebige Membran aus.

An seinem distalen Teil endet das Wadenbein in einem Höcker (Malleolus lateralis) an der Außenseite des Fußgelenks. Das Schienbein ist an seinem distalen Ende sowohl mit dem Wadenbein als auch mit dem Sprungbein, also einem der Fußwurzelknochen (s. u.), gelenkig verbunden (➤ Abb. 4.13, ↑ *Atlas* Abb. 4.25).

4.1.15 Fußskelett

Aufgrund seines Skeletts kann man beim Fuß die drei Anteile *Fußwurzel, Mittelfuß* und *Zehen* unterscheiden (➤ Abb. 4.14, ↑ *Atlas* Abb. 4.26 bis 4.28). Der gesunde Fuß weist einerseits innen ein Längsgewölbe und im Bereich der Mittelfußknochen ein Quergewölbe auf. Diese Gewölbe entstehen durch die Knochenform und durch den Halt von Bändern und Muskeln. Das Körpergewicht ruht im hinteren Anteil v. a. auf dem Fersenhöcker und im vorderen auf dem ersten Mittelfußknochen, aber auch auf dem fünften Mittelfußknochen. Dies ist der Grund, warum ein gesunder Fußabdruck einen *bogenförmigen* Verlauf zeigt.

Fußwurzelknochen (Ossa tarsi, Tarsalia) Auf die Gesamtlänge des Fußes bezogen, nehmen die *sieben* Fußwurzelknochen etwa die hintere Hälfte ein. Die Fußwurzelknochen heißen:

- Fersenbein (Calcaneus)
- Sprungbein (Talus)

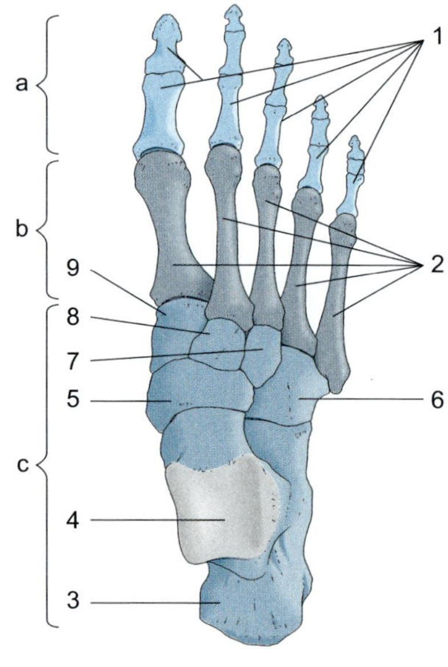

Abb. 4.14 Skelett des rechten Fußes. a) Vorderfuß, b) Mittelfuß, c) Fußwurzel. 1: Vierzehn Zehenknochen (Phalanges), 2: fünf Fußmittelknochen (Metatarsalia), 3–9: sieben Fußwurzelknochen (Tarsalia), 3: Fersenbein (Calaneus), 4: Sprungbein (Talus), 5: Kahnbein (Os naviculare), 6: Würfelbein (Os cuboideum), 7: äußeres Keilbein (Os cuneiforme laterale), 8: mittlere Keilbein (Os cuneiforme intermedium), 9: inneres Keilbein (Os cuneiforme mediale). [L190]

- Kahnbein (Os naviculare)
- Würfelbein (Os cuboideum)
- Inneres Keilbein (Os cuneiforme mediale)
- Mittleres Keilbein (Os cuneiforme intermedium)
- Äußeres Keilbein (Os cuneiforme laterale)

Das *Fersenbein*, der größte Fußwurzelknochen, liegt am weitesten dorsal. An ihm ist die Achillessehne befestigt.

Mittelfußknochen (Ossa metatarsalia, Metatarsalia) Jeder Fuß hat *fünf* Mittelfußknochen, die jeweils aus Basis, Schaft und Kopf bestehen. An ihren körpernahen Enden sind sie mit den Fußwurzelknochen, an ihren körperfernen mit den Grundgliedern der Zehen gelenkig verbunden.

Zehen (Ossa digitorum pedis, Phalanges) Die einzelnen Zehen weisen je *drei* Glieder auf, mit Ausnahme der *Großzehe,* die nur *zwei* Glieder hat. Da die Zehen beim Menschen ihre Funktion als Greiforgane eingebüßt haben, sind sie, verglichen mit den Fingern, nur kurz.

4.2 Knochenverbindungen

4.2.1 Arten von Knochenverbindungen

Bei den Knochenverbindungen (Junkturen) werden Haften und Gelenke unterschieden.

Haften

Haften (Synarthrosen) sind *unbewegliche, kontinuierliche Knochenverbindungen,* bei denen zwei Knochen durch ein dazwischenliegendes Gewebe fest miteinander verbunden sind. Die Art des Gewebes, das die Fuge zwischen den beiden Knochen ausfüllt, bestimmt den Namen der Haften.

Bandhaft (Syndesmose) Die Knochen werden durch straffes kollagenes *Bindegewebe* miteinander verbunden, wie z. B. die Fontanellen am Schädel des Neugeborenen. Wenn das Bindegewebe in den Schädelnähten später verknöchert, spricht man von Knochenhaft (s. u.).

Knorpelhaft (Synchondrose) Hier besteht das verbindende Gewebe zwischen zwei Knochen aus *Knorpel.* Knorpelhaften kommen zwischen den Bandscheiben und den Wirbelkörpern vor, an den Epiphysenfugen (Wachstumsfugen) der jugendlichen Röhrenknochen, der Schambeinfuge (Symphyse) und der Verbindung der 1. (evtl. auch der 6. und 7.) Rippe mit dem Brustbein.

Knochenhaft (Synostose) Es handelt sich um eine *knöcherne Verwachsung* benachbarter Knochen. Knochenhaft kommt beim Erwachsenen an den Verbindungsstellen der Diaphysen zu den Epiphysen vor, am Schädel, an den Verschmelzungsstellen von Darm-, Sitz- und Schambein zum Hüftbein sowie am Kreuzbein, das aus fünf Einzelwirbeln zusammengesetzt ist.

Gelenke

Bei Gelenken (Articulationes synoviales, Diarthrosen) handelt es sich um *bewegliche, diskontinuierliche Knochenverbindungen.* Charakteristisch für das Gelenk ist der *Gelenkspalt* (Gelenkhöhle), der die Verbindung zwischen zwei Knochen unterbricht. Dadurch wird ermöglicht, dass sich die beiden Knochen gegeneinander bewegen können (➤ Abb. 4.15).

Aufbau eines Gelenks Das gewölbte Gelenkende wird als *Kopf*, das ausgehöhlte als *Pfanne* bezeichnet. Die Gelenkflächen sind mit *hyalinem Knorpel* überzogen. Die durch den Gelenkspalt getrennten Knochen werden durch die *Gelenkkapsel* verbunden, die die Gelenkhöhle nach außen hin abschließt. An der Gelenkkapsel können wir zwei Anteile unterscheiden: eine *äußere Faserschicht* und eine *innere Synovialhaut,* die die *Synovia* (Gelenkschmiere) absondert. Aufgabe der Gelenkschmiere ist es, die Gelenkflächen *gleitfähig* zu erhalten und den gefäßfreien *Knorpel* zu *ernähren.* Der Gelenkkapsel sind Gelenkbänder aufgelagert, die bestimmte Bewegungen und somit eine *Überstreckung* des Gelenks *verhindern.* In manchen Gelenken befinden sich noch Zwischenscheiben (Disci, Menisci); das sind verschiebbare Gelenkflächen, die als Puffer wirken und Unebenheiten der Gelenkflächen ausgleichen.

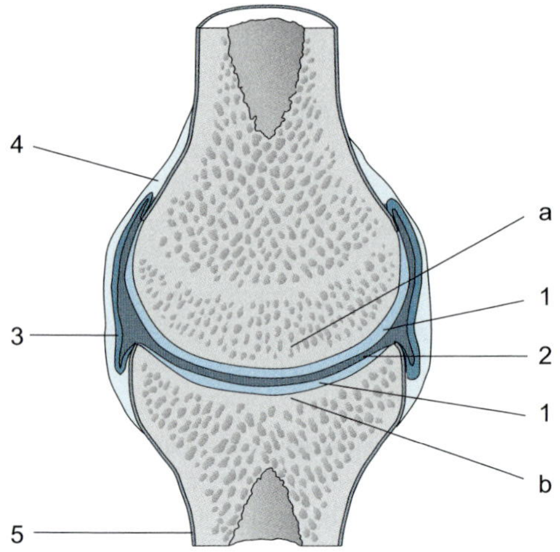

Abb. 4.15 Aufbau eines Gelenks. a) Gelenkkopf, b) Gelenkpfanne. 1: Hyaliner Knorpel, 2: Gelenkspalt mit Gelenkschmiere (Synovia), 3: Synovialhaut, 4: äußere Faserschicht der Gelenkkapsel, 5: Knochenhaut (Periost). [L190]

Gelenkarten Man unterscheidet *einfache* und *zusammengesetzte* Gelenke. In einfachen Gelenken stehen zwei Knochen miteinander in Verbindung. Hierzu gehören z. B. die Finger-, Schulter- und Hüftgelenke. Bei den zusammengesetzten Gelenken stehen mehr als zwei Knochen miteinander in Verbindung, hierzu zählen das Knie- und das Ellenbogengelenk.

Gelenke, die durch straffe Bänder und durch die Form ihrer Gelenkflächen in ihrer Beweglichkeit stark eingeschränkt sind, werden als *straffe Gelenke* (Amphiarthrosen) bezeichnet, z. B. das Kreuzbein-Darmbein-Gelenk.

Nach der Anzahl der möglichen Bewegungsrichtungen, die das Gelenk erlaubt, unterscheidet man ein-, zwei- und dreiachsige Gelenke. Bei einachsigen Gelenken ist nur eine Bewegungsrichtung möglich, vergleichbar mit dem Öffnen und Schließen einer Tür. Einachsige Gelenke sind z. B. die Finger- und Zehengelenke und das Oberarmknochen-Ellen-Gelenk (➤ Kap. 4.2.4). Bei zweiachsigen Gelenken können Bewegungen in zwei Hauptachsen durchgeführt werden. Hierzu gehören das Ei- und das Sattelgelenk. Die dreiachsigen Gelenke sind die Kugelgelenke. Sie können Bewegungen in alle drei Hauptachsen ausführen.

Ausgehend von der *Form* der Gelenkflächen unterscheidet man Scharnier-, Kugel-, Ei-, Sattel- und Radgelenke (➤ Abb. 4.16). Wegen ihrer Wichtigkeit werden sie ausführlicher besprochen.

- **Scharniergelenke** sind uns von Türen und Fenstern bekannt. Hier erfolgt das Öffnen und Schließen um eine einzige Achse. Scharniergelenke im Körper sind die *Oberarmknochen-Ellen-Gelenke,* sowie die *Knie-, Sprung-, Finger-,* und *Zehengelenke.*
- **Kugelgelenke** erlauben eine größtmögliche Anzahl von Bewegungen. Dazu umfasst eine schalenförmige Gelenkpfanne einen kugelförmigen Kopf. Wichtige Kugelgelenke sind die *Schulter-* und die *Hüftgelenke.* Bei den Schultergelenken wird der Oberarmkopf nicht vollständig von der Pfanne umschlossen. Deshalb handelt es sich um ein sehr bewegliches Gelenk, das allerdings anfällig für Verrenkungen ist. Dagegen ist in den Hüftgelenken der Oberschenkelkopf zu einem viel größeren Teil von der Gelenkpfanne umgeben, sodass es hier seltener zu Verrenkungen kommt, was allerdings zu Lasten der Beweglichkeit geht (auch „Nussgelenk", ➤ Kap. 4.2.3 Hüftgelenk).
- **Eigelenk.** Ein eiförmiger Gelenkkopf liegt in einer entsprechend geformten Pfanne. An möglichen Bewegungen können Beugungen, Streckungen und Seitwärtsbewegungen ausgeführt werden. Eigelenke kommen z. B. in den proximalen *Handgelenken* (↑ *Atlas* Abb. 4.33) vor.
- **Sattelgelenk.** Sattelgelenke kommen im Körper nur in den *Daumenwurzelgelenken* vor. Hier gleiten zwei ineinandergepasste Sättel aufeinander. Durch diese besondere Form ist es möglich, dass die Daumen den übrigen Fingern gegenübergestellt werden können, wodurch die Hände zu Greifwerkzeugen werden.
- **Radgelenk.** Beim Radgelenk ist der Gelenkkopf scheibenförmig. Sein mit Knorpel überzogener Anteil dreht sich in einer entsprechend ausgehöhlten Pfanne. Ein Radgelenk ist das *Ellen-Speichen-Gelenk* als Teil des Ellenbogengelenks.
- **Gleitgelenk.** Kennzeichen der Gleitgelenke sind, dass die flachen Gelenkflächen nur ein geringes Maß an Gleitbewegung ermöglichen, Beuge- oder Drehbewegungen können nicht vollzogen werden. Gleitgelenke findet man zwischen den einzelnen *Hand- und Fußwurzelknochen.*

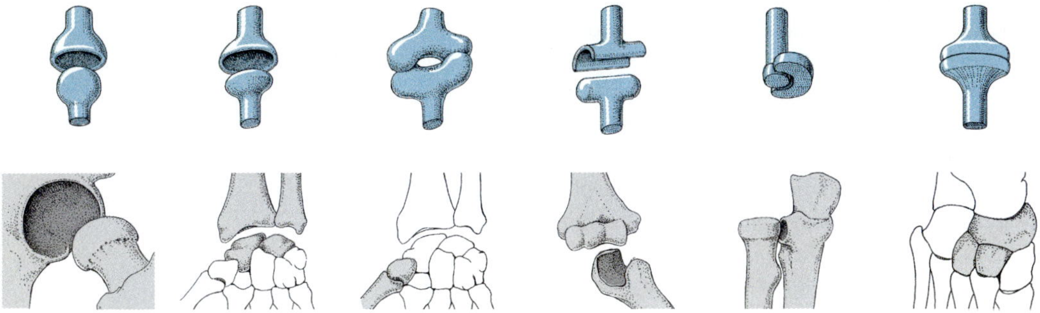

Abb. 4.16 Schematische Darstellung wichtiger Gelenkarten. a) Kugelgelenk (z. B. Schulter- und Hüftgelenk), b) Eigelenk (z. B. Handgelenk), c) Sattelgelenk (Daumenwurzelgelenk), d) Scharniergelenk (z. B. Fingergelenk), e) Radgelenk (z. B. Radioulnargelenk), f) Gleitgelenk (z. B. Mittelfußgelenk). [L190]

4

Wichtige Gelenkformen

- Scharniergelenk
- Kugelgelenk
- Eigelenk
- Sattelgelenk
- Radgelenk
- Gleitgelenk

4.2.2 Schultergelenk

Das Schultergelenk (Articulatio humeri) ist ein wenig stabiles Kugelgelenk, das sich durch große Beweglichkeit auszeichnet. Es besteht aus dem *Kopf* des *Oberarmknochens* und der *Pfanne* des *Schulterblattes* (↑ *Atlas* Abb. 4.29).

4.2.3 Hüftgelenk

Beim Hüftgelenk (Articulatio coxae) handelt es sich ebenfalls um ein Kugelgelenk (↑ *Atlas* Abb. 4.30). Die Pfanne (Acetabulum) wird vom *Hüftbein,* und zwar von *Darm-, Scham- und Sitzbein* gebildet (↑ *Atlas* Abb. 4.22). Während der Kindheit und Jugend sind diese drei Teile durch knorpelige Wachstumsfugen miteinander verbunden. Beim Erwachsenen ist die Hüftgelenkpfanne zu einem einzigen Knochen verschmolzen.

Die Gelenkpfanne umgreift den Gelenkkopf so weit, dass das Gelenk auch als *Nussgelenk* bezeichnet wird, da die Pfanne um den Kopf wie eine Nussschale um die Nuss liegt. Trotzdem kann es bei sehr starken von außen einwirkenden Kräften auch zu einer Verrenkung des Hüftgelenks kommen.

Liegt eine **angeborene Hüftluxation** (Hüftverrenkung) vor, so ist das Pfannendach ungenügend ausgebildet. Dies ist bei 0,5 % der Neugeborenen der Fall. Bei Belastungen gleitet der Gelenkkopf kranial aus der Pfanne, da er nur ein unzureichendes Widerlager findet. Bei einseitigen, unbehandelten Luxationen kommt es bei den Betroffenen zu Beckenschiefstand, Skoliose und Hinken. Eine beidseitige Luxation führt zum Watschelgang. Die Folge einer Luxation sind verfrühte Verschleißerscheinungen (Coxarthrose).

Eine angeborene Luxation muss schon im Säuglingsalter erkannt werden, damit durch das Anlegen eines *Spreizverbandes* die Pfannenbildung gefördert wird. Hinweis auf angeborene Luxation sind Asymmetrien der Hautfalten am Oberschenkel und Beinlängenunterschiede. In diesen Verdachtsfällen können Ultraschall- und Röntgenuntersuchungen weiteren Aufschluss bieten.

4.2.4 Ellenbogengelenk

Beim Ellenbogengelenk (Articulatio cubiti) handelt es sich um ein aus drei Knochen bestehendes, zusammengesetztes Gelenk, an dem man drei Teilgelenke unterscheiden kann, das *Oberarmknochen-Speichen-Gelenk*, das *Oberarmknochen-Ellen-Gelenk* und das *Ellen-Speichen-Gelenk* (↑ *Atlas* Abb. 4.31, 4.32).

Zur Bildung des Oberarm-Ellen-Gelenks (Articulatio humeroulnaris) umgreift die Elle mit dem Ellenbogen (Olecranon) die Rolle des Oberarmknochens und führt um diese Rolle eine Scharnierbewegung aus, die zur Beugung bzw. Streckung des Unterarmes führt. Die Speiche dreht sich radartig um die Elle (Ellen-Speichen-Gelenk, Art. radioulnaris proximalis), wodurch die Handflächen nach oben und unten gedreht werden können.

Das Gelenk zwischen Oberarmknochen und Speiche (Oberarm-Speichen-Gelenk, Articulatio humeroradialis) ist einem *Kugelgelenk* vergleichbar. Das Ellenbogengelenk ist von einer verhältnismäßig großen Kapsel umgeben.

Beim *Kleinkind* kann es leicht zu einer Verrenkung des Speichenkopfes kommen, denn hier ist der Speichenkopf noch aus Knorpel vorgebildet, wodurch er etwas verformbar ist. Wird nun beim Kind kräftig an der Hand gezogen, z. B. weil es droht hinzufallen oder bei dem Spiel „Engelchen, Engelchen flieg", so kann der *Speichenkopf aus dem Ringband* gleiten, das ihn normalerweise hält.

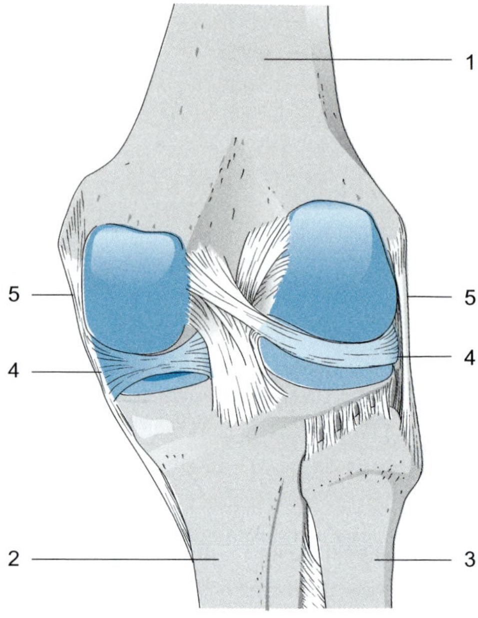

Abb. 4.17 Kniegelenk in Streckstellung von innen.
1: Oberschenkelknochen (Femur), 2: Schienbein (Tibia), 3: Wadenbein (Fibula), 4: Meniskus, 5: Seitenband (Ligamentum collaterale tibiale). [L190/L143]

4.2.5 Kniegelenk

Das Kniegelenk (Articulatio genus) wird vom *Oberschenkelknochen* (Femur), der *Kniescheibe* (Patella), den *Menisken* und dem *Schienbein* (Tibia) gebildet (➤ Abb. 4.17, ↑ *Atlas* Abb. 4.34 bis 4.36). Das Wadenbein (Fibula) ist an der Bildung dieses Gelenks nicht beteiligt, da es zwar mit dem Schienbein gelenkig verbunden ist, jedoch nicht mit dem Oberschenkelknochen.

Man kann am Kniegelenk zwei Teilgelenke unterscheiden: das Oberschenkelknochen-Schienbein-Gelenk und das Oberschenkelknochen-Kniescheiben-Gelenk. Die beiden Teilgelenke sind jedoch von einer *gemeinsamen Gelenkkapsel* umschlossen. Der Oberschenkelknochen besitzt an seinem unteren Ende zwei große Gelenkknorren, die die Gelenkköpfe bilden. Damit hat der Oberschenkelknochen drei Gelenkflächen: zwei für das Schienbein auf den beiden Gelenkknorren und eine für die Kniescheibe.

Meniskus Der verhältnismäßig ebenen Fläche des Schienbeins liegt jeweils ein innerer und ein äußerer Meniskus auf (↑ *Atlas* Abb. 4.35). Es handelt sich um *hufeisenförmige Faserknorpelscheiben*, die in der Mitte durch die Kreuzbänder verankert werden; an der Seite sind sie mit der Gelenkkapsel verwachsen. Die hohen Kanten der Menisken liegen außen, die niedrigeren innen. Wird das Kniegelenk bewegt, so schieben die Gelenkknorren die Menisken vor sich her. Bei der entsprechenden Gegenbewegung gleiten die Menisken wieder in ihre ursprüngliche Lage zurück. Hat der Meniskus nicht mehr genug Zeit zurückzugleiten, z. B. bei einem *„Drehsturz"*, kann es zum *Meniskusriss* kommen. Von einem solchen Meniskusriss ist meistens der innere Meniskus betroffen, der schlechter beweglich ist als der äußere.

Kniescheibe Die Kniescheibe (Patella), das größte Sesambein, liegt an der *Knievorderseite,* eingebettet in die *Sehne* des *vierköpfigen Schenkelstreckers* (M. quadriceps femoris). Diese Sehne wird in ihrem Abschnitt zwischen Kniescheibe und Schienbein auch als Kniescheibenband bezeichnet.

Am distalen Ende des Oberschenkelknochens, zwischen den Condylen, befindet sich eine Führungsrinne für die Patella. Auf ihrer Rückseite ist die Kniescheibe mit hyalinem Knorpel überzogen, um Reibung zu vermindern. Die Patella hat außerdem die Aufgabe, die Sehne zu führen und damit deren seitliches Abrutschen zu verhindern. Ist das Knie *gestreckt,* wird die Patella nach vorne gebracht, ist *deutlich sichtbar* und kann etwas hin und her bewegt werden. Bei gebeugtem Knie sinkt sie in die Gelenkhöhle ein und ist nur schwer erkennbar.

Bei größeren Kniegelenkergüssen wird die Kniescheibe durch einen ausgeprägten Gelenkerguss aus ihrer Führungsrinne gehoben. Drückt man von ventral beim gestreckten Bein auf die Patella, so federt sie zurück. Dies bezeichnet man als „tanzende Patella". Übrigens sind bei einem Erguss im Kniegelenk die Schleimbeutel von der Entzündung fast immer mit betroffen.

Seiten- und Kreuzbänder An der rechten und linken Knieseite befinden sich die *Seitenbänder* (↑ *Atlas* Abb. 4.35). In Streckstellung sind sie gestrafft und verhindern eine Drehbewegung des Kniegelenks. Bei gebeugtem Knie erschlaffen sie und ermöglichen nun eine Drehbewegung.

Die *Kreuzbänder* fixieren die Menisken und verhindern eine Überstreckung des Kniegelenks.

Schubladenphänomen Zum Schubladenphänomen kommt es infolge eines Kreuzbandrisses. Reißt das *vordere* Kreuzband, lässt sich das Schienbein gegenüber dem Oberschenkelknochen abnorm weit nach *vorne* ziehen. Reißt dagegen das *hintere* Kreuzband, lässt sich das Schienbein auffallend weit nach *hinten* schieben.

4.2.6 Besondere Hilfsvorrichtungen

Schleimbeutel (Bursa) Schleimbeutel erleichtern das Gleiten von Sehnen oder Muskeln über Knochen und Bänder. Es handelt sich um kleine, flache, geschlossene Säckchen, die innen mit *Synovialflüssigkeit* gefüllt sind (↑ *Atlas* Abb. 4.36 Nr. 4 und 8). Sie wirken als Druckverteiler. Durch Dauerreize wie Druck, Überbeanspruchung oder durch wiederholte Verletzungen kann es zur *Schleimbeutelentzündung* (➤ Kap. 4.4.10) kommen.

Sehne (Tendo) Eine Sehne ist das weißliche, glänzende *Endstück* eines *Muskels.* Es besteht aus unelastischem kollagenem Bindegewebe. Die Sehne dient dem *Muskel* als *Ursprung* und *Ansatz* am *Knochen* und überträgt die Zugwirkung des Muskels auf die Knochen (↑ *Atlas* Abb. 4.37 Nr. 11 und 12).

Sehnenscheide (Vagina tendinis) In Gelenknähe und anderen funktionell erforderlichen Stellen verlaufen lange Sehnen in einem *Führungskanal* (Sehnenscheide). Die *äußere Schicht* dieses Führungskanals besteht aus einer *derben, bindegewebigen Hülle, innen* ist der Führungskanal mit einer *Synovialhaut,* die auch die Sehne überzieht, ausgestattet (↑ *Atlas* Abb. 4.38, 4.39). Solche Sehnenscheiden kommen an Unterarmen und Unterschenkeln vor.

Aponeurose Aponeurosen sind *flächenhafte Sehnen,* z. B. die Hohlhandsehne (Aponeurosis parlmaris).

Band (Ligamentum) Ein Band besteht aus kollagenem Bindegewebe und dient der Verbindung und Befestigung von gegeneinander beweglichen Knochen. So sichern die *Verstärkungsbänder* der Gelenkkapseln den Zusammenhalt der beteiligten Knochen (*Haftbänder*). *Führungsbänder* sorgen dafür, dass das Gelenk die ihm zukommende Bewegung ausführen kann und *Hemmbänder* verhindern eine Überstreckung des Gelenks. Bänder befinden sich nicht nur außerhalb von Gelenken, sondern auch innerhalb (*Binnenbänder*), z. B. die Kreuzbänder des Kniegelenks.

4.3 Skelettmuskulatur

Die Skelettmuskulatur besteht aus *277 paarigen* und *drei unpaaren* Muskeln. Die Muskulatur ermöglicht nicht nur die aufrechte Körperhaltung, Bewegungen und Fortbewegungen des Körpers, sondern spielt auch eine wichtige Rolle bei der Aufrechterhaltung der Körpertemperatur. Von der Energie, die zur Muskelarbeit eingesetzt wird, können nur 45 % für die Kontraktion verwendet werden, die restlichen 55 % helfen mit, die *Körpertemperatur* aufrechtzuerhalten. Die Muskelarbeit kann jedoch auch ausschließlich zur Wärmeerhaltung eingesetzt werden, denken Sie an das Muskelzittern bei Kälte!

Da das Hormon Testosteron stark muskelaufbauend (anabol) wirkt, haben Männer durchschnittlich 30 kg Muskelgewebe und Frauen nur ca. 24 kg.

Bezeichnungen am Muskel Beim Muskel bezeichnet man die Befestigung, die der *Körpermitte* am *nächsten* liegt, als *Ursprung* des Muskels. Die entgegengesetzte Stelle, also die Stelle, die von der *Körpermitte weiter entfernt* liegt, als *Ansatz.* Weiterhin unterscheidet man den Muskelbauch, der den Hauptanteil des Muskels darstellt, von seinen Endstücken, den Sehnen (s. o.). Es gibt auch Muskeln mit mehreren Muskelbäuchen, das heißt, dass der Muskel durch eine oder mehrere Sehnen unterteilt wird.

Einteilung nach dem Bau des Muskels Je nach Anzahl der Ursprungsstellen gibt es ein-, zwei-, drei- und vierköpfige Muskeln. Ein bekannter zweiköpfiger Muskel ist der Beuger des Oberarms (Bizeps, M. biceps brachii), ein bekannter dreiköpfiger der Strecker des Oberarms (Trizeps, M. triceps brachii).

Einteilung nach der Aufgabe

- **Agonisten** (Spieler) sind Muskeln, die eine *Primärbewegung* verursachen, z. B. eine Beugung im Ellenbogengelenk oder im Kniegelenk. Ein Muskel kann je nach beabsichtigter Bewegungsrichtung zum Agonisten oder Antagonisten werden.
- **Antagonisten** (Gegenspieler) sind *Gegenspieler* des Agonisten. Führt der Antagonist eine Bewegung aus, muss der Agonist entspannen.
- **Synergisten** (Mitspieler) *unterstützen* den Agonisten oder Antagonisten in seiner Arbeit.
- **Neutralisierende Muskeln** wirken *unerwünschten Nebenwirkungen* des Agonisten entgegen.

Es werden nun wichtige Skelettmuskeln vorgestellt.

4.3.1 Muskeln des Kopfes

Am Kopf können wir die *Kaumuskulatur* und die *mimische Muskulatur* unterscheiden.

Kaumuskulatur Vier Kaumuskeln bewegen das Kiefergelenk. Der *Schläfenmuskel* (M. temporalis) entspringt am Unterkiefer und setzt in der Schläfengrube an. Der eigentliche *Kaumuskel* (M. masseter) zieht vom Unterkiefer zum Jochbein (➤ Abb. 4.18, ↑ *Atlas* Abb. 4.40). Der *innere* und *äußere Flügelmuskel* (M. pterygoideus medialis et lateralis) liegen hinter und unterhalb des Jochbeins. Sie entspringen beide an der Flügelgrube des Keilbeins. Der äußere Flügelmuskel dient der Mahlbewegung, der innere dem Kaudruck (↑ *Atlas* Abb. 4.41).

Mimische Ringmuskulatur Die mimische *Ringmuskulatur* unterscheidet sich in einigen wichtigen Punkten von den übrigen Skelettmuskeln: Sie entspringt nicht am Knochen und dient nicht der Bewegung von Gelenken, sondern sie liegt im *Unterhautfettgewebe* und *bewegt* die *Haut.* Sie ist *ringförmig* (zirkulär) um die *Körperöffnungen* im

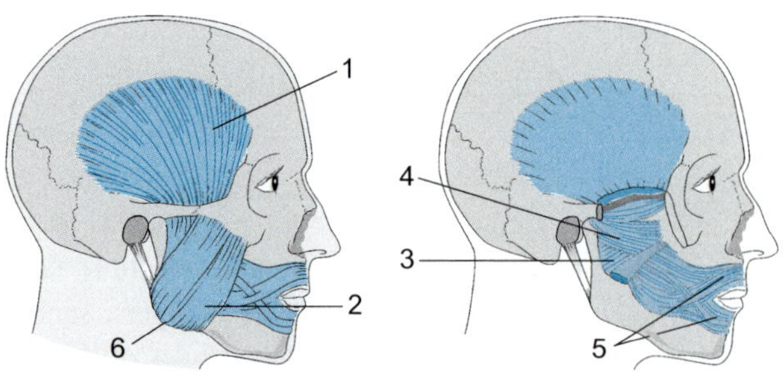

Abb. 4.18 Kaumuskulatur. 1: Schläfenmuskel (M. temporalis), 2: Kaumuskel (M. masseter), 3: innerer Flügelmuskel (M. pterygoideus medialis), 4: äußerer Flügelmuskel (M. pterygoideus lateralis), 5: Ringmuskel des Mundes (M. orbicularis oris), 6: Unterkieferwinkel. [L190/L143]

Gesichtsbereich (Augen, Nase, Mund) angeordnet (➤ Abb. 4.19, ↑ *Atlas* Abb. 4.41 Nr. 5). Sie dient dazu, unseren Stimmungen Ausdruck zu verleihen. Da die mimische Ringmuskulatur in der Gesichtshaut liegt, kommt es bei nachlassender Muskelelastizität und Bindegewebsschwäche leicht zur Faltenbildung.

Mimische Ringmuskulatur

- Liegt ringförmig um Augen, Mund und Nasenlöcher.
- Ist nicht am Knochen festgewachsen, sondern liegt im Unterhautfettgewebe.
- Bewegt die Haut (nicht die Knochen).

Zur mimischen Muskulatur gehört aber nicht nur die vorstehend geschilderte *Ring*muskulatur, sondern weitere Muskeln, z. B. der Wangenmuskel (M. buccinator), der die Aufgabe hat, die Bissen zwischen die Zähne zu schieben, der Augenbrauenrunzler, der Augenbrauenherabzieher, der Mundwinkelheber, der Lachmuskel, der Kinnmuskel u. a. m.

4.3.2 Muskeln des Halses

Am Hals befindet sich eine Vielzahl von Muskeln. Die vorderen Halsmuskeln stehen fast alle mit dem *Zungenbein* in Verbindung. Kennen sollten Sie das Platysma, den Kopfwender und den Trapezmuskel.

Platysma Es handelt sich um einen *platten Hautmuskel* des Halses. Das Platysma hat die Aufgabe, die Haut zu spannen und wird deshalb noch der mimischen Muskulatur zugerechnet. Es verbindet die Haut des Gesichtes vom Bereich des Kinns bis Mundwinkel mit der oberen Brusthaut in der Region des Schlüsselbeins (↑ *Atlas* Abb. 4.43 Nr. 11).

Kopfwender (M. sternocleidomastoideus) Der Kopfwender verbindet den Schädel mit dem Schlüssel- und Brustbein. Dazu entspringt er an Brust- und Schlüsselbein und setzt am *Warzenfortsatz* des Schläfenbeins (Processus mastoideus) und der queren Knochenleiste des Hinterhauptbeines (Linea nuchae) an (➤ Abb. 4.21 Nr. 1, ↑ *Atlas* Abb. 4.43 Nr. 1).

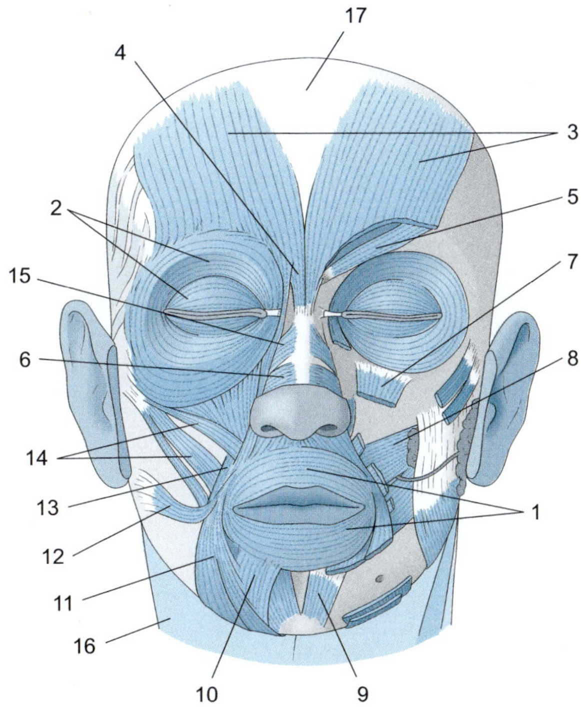

Abb. 4.19 Mimische Muskulatur 1: Ringmuskel des Mundes (M. orbicularis oris), 2: Ringmuskel des Auges (M. orbicularis oculi), 3: Stirnmuskel (M. occipitofrontalis), 4: Herabzieher der Stirnhaut (M. procerus), 5: Augenbrauenrunzler (M. corrugator supercilii), 6: Nasenmuskel (M. nasalis), 7: Oberlippenheber (M. levator labii superioris), 8: Wangenmuskel (Trompetermuskel, M. buccinator), 9: Kinnmuskel (M. mentalis), 10: Herabzieher der Unterlippe (M. depressor labii inferioris), 11: Herabzieher des Mundwinkels (M. depressor anguli oris), 12: Lachmuskel (M. risorius), 13: Mundwinkelheber (M. levator anguli oris), 14: Jochbeinmuskel (M. zygomaticus minor et major), 15: Nasenflügelheber (M. levator labii superioris alaeque nasi), 16: Hautmuskel des Halses (Platysma), 17: Sehnenhaube (Aponeurosis epicranialis). [L190]

4

Ist nur *ein* Kopfwender tätig, so findet eine *Drehung* des Kopfes nach der entgegengesetzten Seite, bzw. eine Neigung zur gleichen Seite statt. Sind *beide* Kopfwender aktiv, wird das Hinterhaupt unter leichtem Drehen des *Kinns nach vorne* gezogen.

Muskulärer Schiefhals (Torticollis) Beim Schiefhals handelt es sich um eine fixierte Fehlstellung des Kopfes in Seitenneigung zur kranken Seite hin mit einer leichten Drehung zur Gegenseite. Die Ursache kann eine angeborene einseitige Verkürzung des Kopfwenders sein. Ein Schiefhals kann auch anfallartig durch *Krämpfe der Halsmuskulatur* auftreten (Torticollis spasmodicus bzw. spasticus). In diesem Fall bestehen die Beschwerden meist nur einige Tage und sprechen gut auf eine Wärmebehandlung an.

Trapezius (M. trapezius) Der Trapezius heißt auch Kapuzenmuskel. Er entspringt mittels einer dünnen Sehne am Hinterhauptbein und an den Dornfortsätzen der Hals- und Brustwirbel. Mit absteigenden, queren und aufsteigenden Bündeln läuft er zum Schultergürtel. Er setzt an Schlüsselbein, Schulterhöhe und der Schulterblattgräte an. Damit verläuft er im Nacken und in der oberen Hälfte des Rückens. Er bewegt in Zusammenarbeit *mit anderen* Muskeln das *Schulterblatt* und das Schlüsselbein (➤ Abb. 4.20 Nr. 2).

Treppenmuskeln (Mm. scaleni) Man unterscheidet den vorderen, mittleren und hinteren Treppenmuskel (M. scalenus anterior, medius et posterior, ↑ *Atlas* Abb. 8.7, 17.9). Diese drei Treppenmuskeln verlaufen im hinteren, tieferen und seitlichen Bereich des Halses. Da sie die beiden oberen Rippen anheben, sind sie nach dem Zwerchfell die *wichtigsten Einatemmuskeln* bei der Ruheatmung. Außerdem haben sie die Aufgabe bei der Beugung und Seitwärtsneigung der Halswirbelsäule mitzuarbeiten.

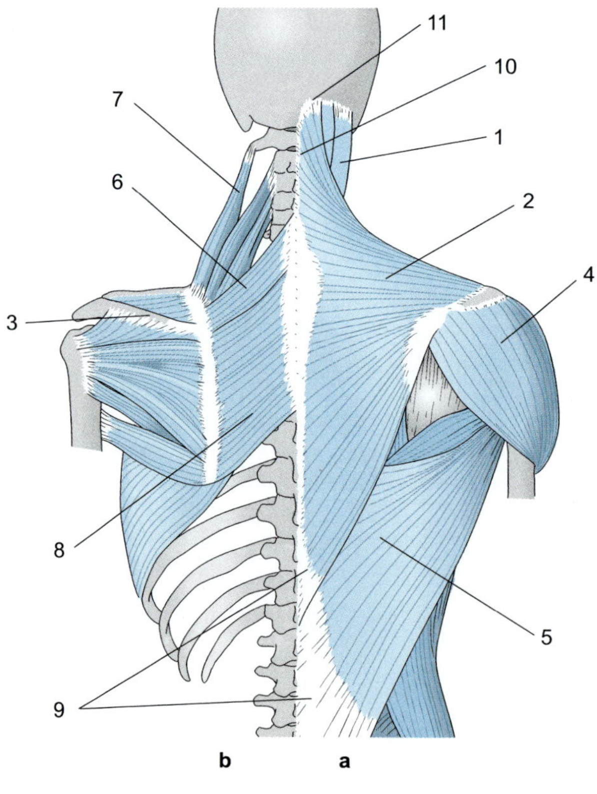

Abb. 4.20 Muskeln von Hals und Rücken a) Oberflächliche Rückenmuskulatur, b) oberflächliche Rückenmuskulatur abgetragen, zu sehen ist die darunterliegende zweite Schicht. 1: Kopfwender (M. sternocleidomastoideus), 2: Trapezius (Kapuzenmuskel, M. trapezius), 3: Schulterblattgräte (Spina scapulae), 4: Deltamuskel (M. deltoideus), 5: breiter Rückenmuskel (M. latissimus dorsi), 6: kleiner Rautenmuskel (M. rhomboideus minor), 7: Schulterblattheber (M. levator scapulae), 8: großer Rautenmuskel (M. rhomboideus major), 9: Rücken-Lenden-Faszie (Ursprungsplatte für den breiten Rückenmuskel), 10: Nackenband (Ligamentum nuchae), 11: obere Nackenlinie (Linea nuchae superior). [L190]

Skalenuslücke Zwischen den Ursprüngen des vorderen und mittleren Treppenmuskels befindet sich eine Lücke, durch die die *Schlüsselbeinarterie* (A. subclavia) und das *Armnervengeflecht* (Plexus brachialis) durchtreten. Aus dem Plexus brachialis entspringen der Speichennerv (N. radialis), der Ellennerv (N. ulnaris) und der Mittelnerv (N. medianus). Die Schlüsselbeinvene (V. subclavia) begleitet nicht die gleichnamige Arterie, sondern verläuft zwischen dem vorderen Treppenmuskel und dem Schlüsselbein, also der „vorderen Skalenuslücke" – im Unterschied zur hinteren Skalenuslücke, durch die die A. subclavia und der Plexus brachialis durchtreten.

Bei Verspannungen der Halsmuskulatur oder Verschiebungen der Halswirbel werden durch Verengung dieser Durchtrittsstelle für Nerven und Gefäße *Schmerzen*, *Parästhesien*, Muskelatrophie und sekundäre Morbus-Raynaud-Anfälle (➤ Kap. 6.5.1) hervorgerufen.

4.3.3 Muskeln des Rumpfes

Die Muskulatur des Rumpfes besteht aus einer tiefen und einer oberflächlichen Schicht mit folgenden Muskeln.

Breiter Rückenmuskel (M. latissimus dorsi) Der breite Rückenmuskel ist ein dünner, oberflächlich liegender Muskel, der den *unteren Teil des Rückens* bedeckt. Er entspringt an den unteren Brustwirbeln, den Lendenwirbeln, den Kreuzbeinwirbeln und am Darmbeinkamm (➤ Abb. 4.20 Nr. 5, ↑ *Atlas* Abb. 4.42 Nr. 5). Sein Ansatz liegt auf einem kleinen Muskelhöcker des Oberarmknochens. Er ist wichtig für die Bewegung des Armes im Schultergelenk.

Vorderer Sägemuskel (M. serratus anterior) Der vordere Sägemuskel, ein kräftiger Muskel, entspringt an den oberen neun Rippen und setzt an der Wirbelseite des Schulterblattes an (➤ Abb. 4.21 Nr. 10, ↑ *Atlas* Abb. 4.43 Nr. 7, 4.44 Nr. 2). Er kann das Schulterblatt nach vorne und nach oben ziehen. Er gehört zur Atemhilfsmuskulatur (➤ Kap. 17.2.3).

Großer Brustmuskel (M. pectoralis major) Der große Brustmuskel entspringt an Brustbein, Schlüsselbein und der 2.–6. Rippe. Er bedeckt den größten Teil der *Vorderfläche des Brustkorbes* (➤ Abb. 4.21 Nr. 8, ↑ *Atlas* Abb. 4.43 Nr. 5). Er ist zuständig für das Anziehen und Einwärtsrollen des Armes. Auch er gehört zur Atemhilfsmuskulatur.

Kleiner Brustmuskel (M. pectoralis minor) Der kleine Brustmuskel liegt *unterhalb* des großen Brustmuskels. Er entspringt an der 3.–5. Rippe und setzt am Rabenschnabelfortsatz des Schulterblattes an, welches er nach vorne und unten bewegt (↑ *Atlas* Abb. 4.45 Nr. 10).

Zwischenrippenmuskeln (Mm. intercostales) Bei den Zwischenrippenmuskeln unterscheidet man *äußere* und *innere* Zwischenrippenmuskeln (Mm. intercostales externi et interni). Sie dienen der Abdichtung und der Atembewegung des Brustkorbes (↑ *Atlas* Abb. 4.44 Nr. 11 und 12 und Abb. 4.45 Nr. 7).

4

4.3.4 Zwerchfell

Das Zwerchfell (Diaphragma) trennt die Brust- von den Bauchorganen. Das Wort Diaphragma stammt aus dem Griechischen und bedeutet Scheidewand.

Das Diaphragma hat kuppelförmige Gestalt und ist der *wichtigste Atemmuskel* (↑ *Atlas* Abb. 17.22, 9.26). Es entspringt an der unteren Brustkorböffnung und seine Muskelfasern ziehen bogenförmig aufwärts, um in eine zentrale Sehnenplatte einzustrahlen. Öffnungen in dieser Sehnenplatte lassen die untere Hohlvene, die Aorta und die Speiseröhre durchtreten (↑ *Atlas* Abb. 9.15). Bei der Einatmung wird die Sehnenplatte nach unten gezogen, bei der Ausatmung kommt es zur Muskelerschlaffung, wodurch die Sehnenplatte von den Baucheingeweiden *nach oben* geschoben wird. Jede Atembewegung hat damit ein Verschieben der Bauchorgane zur Folge. So wird z. B. die Leber bei der Einatmung nach unten bewegt und tritt bei der Ausatmung wieder nach oben. Bei maximaler Einatmung bewegt sich das Sehnenzentrum ca. *3–6 cm* bis hin zu *10 cm* nach unten.

4.3.5 Muskeln von Schulter, Arm und Hand

Deltamuskel (M. deltoideus) Der Deltamuskel (➤ Abb. 4.21, ↑ *Atlas* Abb. 4.46 Nr. 1) hat die Form

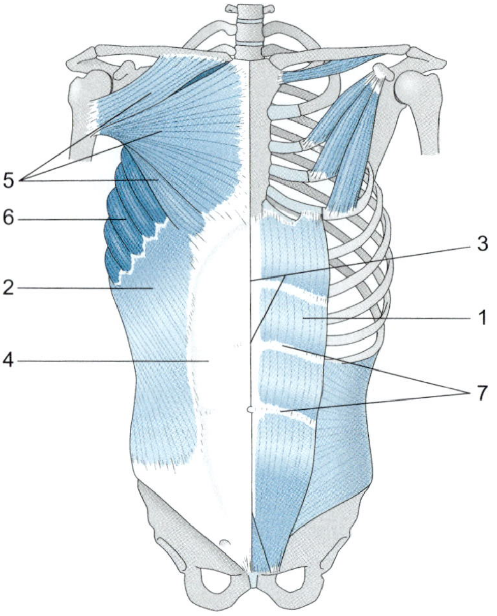

Abb. 4.21 Muskeln der vorderen Brust- und Bauchwand. 1: gerader Bauchmuskel (Rektus, M. rectus abdominis), 2: äußerer schräger Bauchmuskel (M. obliquus externus abdominis), 3: „Weiße Linie" (Linea alba), 4: Rektusscheide, den geraden Bauchmuskel einhüllende Sehnenplatte (Vagina musculi recti abdominis), 5: großer Brustmuskel (M. pectoralis major), 6: vorderer Sägemuskel (M. serratus anterior), 7: Zwischensehnen im geraden Bauchmuskel (Intersectio tendinea). [L190/L143]

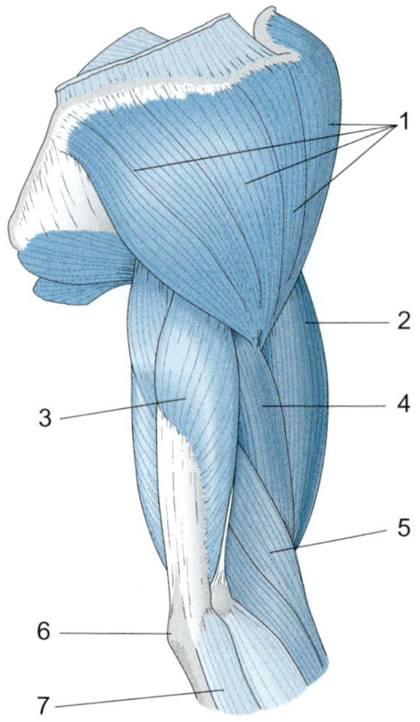

Abb. 4.22 Schulter- und Oberarmmuskulatur. 1: Deltamuskel (M. deltoideus), 2: zweiköpfiger Oberarmmuskel (M. biceps brachii), 3: Armstrecker (M. triceps brachii), 4: innerer Oberarmmuskel (M. brachialis), 5: Oberarmspeichenmuskel (M. brachioradialis), 6: Ellenbogen (Olecranon), 7: gemeinsamer Fingerstrecker (M. extensor digitorum communis), [S700]

einer kurzen, dreieckigen Kappe, die die *Schulter bedeckt.* Er entspringt am Schlüsselbein, an der Schulterhöhe und an der Schulterblattgräte. Sein Ansatzpunkt ist der Oberarmknochen. Der Deltamuskel hat die folgenden Aufgaben bei der Bewegung des Armes: Innen- und Außenrotation, Anheben nach vorne (Anteversion) und nach hinten (Retroversion), Bewegung von der Körpermittellinie nach außen (Abduktion) und Heranziehen in Richtung Mittellinie des Körpers (Adduktion).

Rotatorenmanschette Die innere Muskelschicht der Schulter, die Rotatorenmanschette bildet die muskuläre Umhüllung des Schultergelenks. Sie setzt sich aus vier Muskeln und deren Sehnen zusammen:

- Obergrätenmuskel (M. supraspinatus)
- Untergrätenmuskel (M. infraspinatus)
- Unterschulterblattmuskel (M. subscapularis)
- Kleiner Rundmuskel (M. teres minor)

Von einer Rotatorenmanschette spricht man deshalb, weil diese Muskeln wie eine Manschette den Schulterkopf umgreifen. Diese Manschette hat die Aufgabe, die Gelenkkapsel zu verstärken, außerdem ist sie für die Innen- und Außenrotation, sowie für das seitliche Abspreizen des Armes verantwortlich (↑ *Atlas* Abb. 4.42). Mit zunehmendem Alter werden Störungen in diesen Muskeln, z. B. durch *Muskelrisse* häufiger. Dies führt zu *Schmerzen* und *Bewegungsbehinderungen.*

Zweiköpfiger Oberarmmuskel (M. biceps brachii) Der zweiköpfige Oberarmmuskel (➤ Abb. 4.22, ↑ *Atlas* Abb. 4.46 Nr. 10) wird auch kurz *„Bizeps"* genannt. Er entspringt mit seinem langen Kopf (Caput longum) oberhalb der Schulterblattpfanne. Die Sehne verläuft ein Stück in der Gelenkhöhle des Schultergelenks. Der kurze Kopf (Caput breve) entspringt am Rabenschnabelfortsatz des Schulterblattes. Die Hauptsehne setzt an der Speiche an. Eine Nebensehne ist über eine flächige Sehne (Aponeurose) mit der Unterarmfaszie verwachsen.

Der Bizeps *beugt den Unterarm* im Ellenbogengelenk und führt eine Auswärtsdrehung (Supination) der Hand, bzw. des Unterarmes durch. Ermöglicht wird diese Supinationsbewegung dadurch, dass die Bizepssehne den Speichenkopf teilweise umschlingt. Des Weiteren wirken der kurze und der lange Kopf bei der Bewegung des Schultergelenks nach vorne mit.

Dreiköpfiger Oberarmmuskel (M. triceps brachii) Der dreiköpfige Armstrecker (➤ Abb. 4.22, ↑ *Atlas* Abb. 4.46 Nr. 9) *(„Trizeps")* ist der Antagonist des Bizeps. Er entspringt in drei Köpfen an Schulterblatt und Oberarmknochen, verläuft an der Hinterseite des Humerus und setzt an der Elle an. Seine Aufgabe liegt in *der Streckung des Unterarmes* im Ellenbogengelenk und er ist beteiligt an der Adduktion (Heranziehen) des Armes.

Unterarmmuskeln Im Unterarm finden wir zahlreiche verschiedene Muskeln, von denen die meisten das Handgelenk und die Finger bewegen. Sie sind in oberflächlichen und tiefen Schichten angelegt. Je nach der im Handgelenk durchgeführten Bewegung unterscheidet man Strecker (Extensoren) und Beuger (Flexoren). *Strecker* führen eine Dorsalflexion (Beugung der Hand nach dem Handrücken zu), *Beuger* eine Palmarflexion (Beugung der Finger zur Handfläche hin) durch. Die Strecker liegen dorsal und radial, die Beuger ulnar und palmar (➤ Abb. 4.22, ↑ *Atlas* Abb. 4.37, 4.46). Die Strecker werden von N. radialis, die Beuger von N. medianus und N. ulnaris innerviert.

Wie wir gerade gesehen haben, werden die Bewegungen der Hand zumeist von Muskeln bewirkt, die vom Unterarm kommen. Dies hat den Vorteil, dass die Hand dadurch schlank bleibt.

Handmuskeln Die Handmuskeln bilden die Fortsetzung der Beugergruppe des Unterarms. Bei den Handmuskeln kann man die Muskeln der Hohlhand, des Daumenballens und des Kleinfingerballens unterscheiden, die alle vom N. medianus oder N. ulnaris innerviert werden (➤ Abb. 4.22, ↑ *Atlas* Abb. 4.37).

4.3.6 Muskeln des Bauchbereichs

Die Bauchmuskulatur arbeitet bei der Rumpfbeugung und der Rumpfdrehung mit, außerdem wirkt sie als Bauchpresse, um die Darm- oder Harnblasenentleerung zu unterstützen.

Gerader Bauchmuskel (M. rectus abdominis) Der gerade Bauchmuskel (➤ Abb. 4.21 Nr. 2, ↑ *Atlas* Abb. 4.43 Nr. 3, 4.44), kurz *„Rektus"* genannt, ist ein langer Muskel, der vom Fortsatz des Brustbeins und der 5.–8. Rippe zum Schambein zieht. Er ist durch Zwischensehnen gegliedert. Der gerade Bauchmuskel ist paarig angelegt und verläuft in einem bindegewebigen Köcher, der *„Rektusscheide"*.

Äußerer schräger Bauchmuskel (M. obliquus externus abdominis) (➤ Abb. 4.21 Nr. 3, ↑ *Atlas* Abb. 4.43 Nr. 2). Der äußere schräge Bauchmuskel entspringt an der Außenfläche der 5.–12. Rippe. Seine Sehnenplatte geht in die Rektusscheide über.

Innerer schräger Bauchmuskel (M. obliquus internus abdominis) Er entspringt fächerförmig an Darmbeinkamm und Darmbeinstachel. Seine Sehnenzüge gehen ebenfalls in die Rektusscheide über (↑ *Atlas* Abb. 4.44 Nr. 10).

Querer Bauchmuskel (M. transversus abdominis) Er entspringt an der Innenseite der 7.–12. Rippe und am Darmbeinkamm. Er verläuft gürtelförmig und strahlt in die Sehnenplatte der Rektusscheide ein. Er ist der am tiefsten verlaufende Bauchmuskel.

Weiße Linie (Linea alba) Die Linea alba entsteht durch eine *Verflechtung* der *Aponeurosen* der seitlichen Bauchmuskulatur in der Medianlinie der Bauchwand. Sie erstreckt sich vom *Schwertfortsatz* des Brustbeines bis etwa drei Finger breit unterhalb des Nabels. Am Unterbauch fehlt die Linea alba, weil hier alle Sehnenzüge der Bauchmuskeln in den vorderen Anteil der Rektusscheide einstrahlen. Bei sehr schlanken Menschen mit gut ausgebildeter Bauchmuskulatur kann man die Linea alba als Rinne sehen.

Wichtige Bauchmuskeln

- Gerade Bauchmuskel
- Äußerer schräger Bauchmuskel
- Innerer schräger Bauchmuskel
- Querer Bauchmuskel

4.3.7 Muskeln des Gesäßes

Das Gesäß wird aus drei übereinanderliegenden Muskeln gebildet: Dem *großen* (M. gluteus maximus), dem *mittleren* (M. gluteus medius) und dem *kleinen* (M. gluteus minimus) *Gesäßmuskel* (> Abb. 4.23, ↑*Atlas* Abb. 4.47, 4.48).

Die Gesäßmuskulatur richtet den Rumpf aus der Beugestellung auf und zieht den Oberschenkel nach hinten.

4.3.8 Muskeln des Oberschenkels

Der wichtigste Muskel des Oberschenkels ist der *vierköpfige Schenkelstrecker* (M. quadriceps femoris). Er entspringt vom Oberschenkelknochen und der Innenseite des Darmbeins mit vier Köpfen, deren Muskelbäuche (gerader, äußerer, mittlerer und innerer Oberschenkelmuskel) sich dann vereinigen und zu einer einzigen Sehne zusammenlaufen. In diese Sehne ist die Kniescheibe als Sesambein

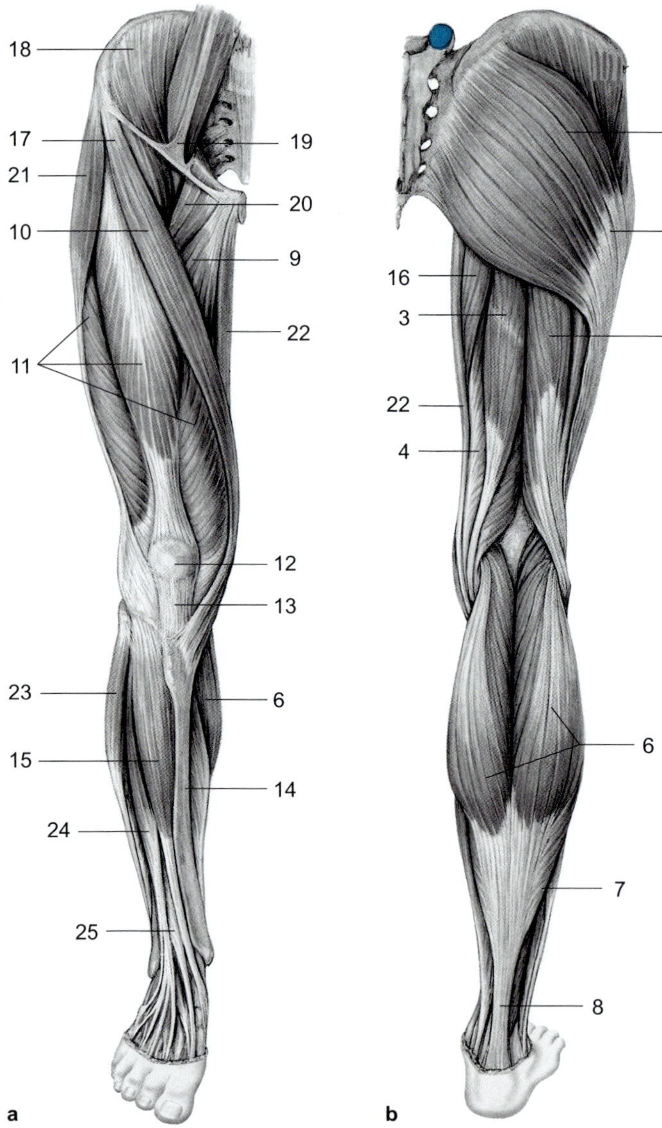

Abb. 4.23 Muskel von Gesäß und Bein. a) Ansicht der rechten Hüft- und Beinmuskulatur von vorne, b) Ansicht der rechten Hüft- und Beinmuskulatur von hinten. 1: Großer Gesäßmuskel (M. gluteus maximus), 2: großer Rollhügel (Trochanter major), 3: halbsehniger Muskel (M. semitendinosus), 4: Halbmembranöser Muskel (M. semimembranosus), 5: zweiköpfiger Schenkelbeuger (M. biceps femoris), 6: Zwillingswadenmuskel (M. gastrocnemius), 7: Schollenmuskel (M. soleus), 8: Achillessehne (Tendo calcaneus), 9: langer Anzieher (M. adductor longus), 10: Schneidermuskel (M. sartorius), 11: vierköpfige Schenkelstrecker (M. quadriceps femoris), 12: Kniescheibe (Patella), 13: Kniescheibenband (Lig. patellae), 14: Schienbein (Tibia), 15: vorderer Schienbeinmuskel (M. tibialis anterior), 16: Schenkelanzieher (M. adductor magnus), 17: vorderer oberer Darmbeinstachel (Spina iliaca anterior superior), 18: Darmbeinmuskel (M. iliacus), 19: Leistenband (Lig. inguinale), 20: Kammmuskel (M. pectineus), 21: Zug der Oberschenkelfaszie (Tractus iliotibialis), 22: schlanker Muskel (M. gracilis), 23: langer Wadenbeinmuskel (M. peronaeus longus), 24: langer Zehenstrecker (M. extensor digitorum longus), 25: langer Großzehenstrecker (M. extensor hallucis longus). [S700]

eingebettet. Die Sehne wird unterhalb der Kniescheibe, bis zu ihrem Ansatz am Schienbein, als Kniescheibenband (Lig. patellae) bezeichnet (➤ Abb. 4.23, ↑ *Atlas* Abb. 4.49).

An der Innenseite des Oberschenkels liegt der Oberschenkelanzieher (M. adductor magnus), an der Rückseite befinden sich der zweiköpfige, der halbsehnige und der halbmembranöse Oberschenkelmuskel (M. biceps femoris, M. semitendinosus, M. semimembranosus). Diese entspringen am Sitzbeinhöcker und sind am Unterschenkelknochen festgewachsen. Sie bewirken im Hüftgelenk eine Streckung und im Kniegelenk eine Beugung.

4.3.9 Muskeln von Unterschenkel und Fuß

Am Unterschenkel findet man zahlreiche verschiedene Muskeln. Wichtig ist der *dreiköpfige Wadenmuskel* (M. triceps surae) an der Unterschenkelrückseite. Dieser dreiköpfige Wadenmuskel setzt sich aus dem Zwillingswadenmuskel (M. gastrocnemius) und dem Schollenmuskel (M. soleus) zusammen. Der Zwillingswadenmuskel hat am Oberschenkelknochen einen seitlichen und einen mittleren Ursprung. Diese beiden Köpfe vereinigen sich in der Mitte des Unterschenkels mit dem Schollenmuskel und gehen in die Achillessehne über, die am Fersenbein festgewachsen ist (➤ Abb. 4.23, ↑ *Atlas* Abb. 4.49).

Vorne, zwischen Schien- und Wadenbein, finden wir am Unterschenkel noch die Strecker von Fuß und Zehen. Seitlich über dem Wadenbein liegen der lange und der kurze Wadenbeinmuskel (Mm. peroneus longus et brevis).

Es gibt viele Fußmuskeln, die für die Beweglichkeit der Zehen sorgen und die Fußknochen zu einer kräftigen, elastischen Tragfläche für das Körpergewicht verbinden (↑ *Atlas* Abb. 4.50).

4.4 Erkrankungen der Muskeln, Knochen und Sehnen

Manche Erkrankungen des Bewegungsapparates stehen im Zusammenhang mit Stoffwechselerkrankungen oder mit Störungen des Hormonhaushalts. So finden Sie den Riesen- und Kleinwuchs im ➤ Kap. 14 Endokrinologie, ➤ Kap. 14.3.4, Gicht, Osteoporose, Osteomalazie im ➤ Kap. 10 Stoffwechsel, ➤ Kap. 10.10.3, 10.11.1 und 10.11.2. Das Ischiassyndrom wird im ➤ Kap. 18 Nervensystem, ➤ Kap. 18.9.3 abgehandelt.

Verletzungen von Knochen, Gelenken, Sehnen, Bändern und Muskeln sind v. a. im Sport häufig. Eine wichtige Ursache ist oft das ungenügende Warmlaufen („Aufwärmen"), denn ein schlecht durchblutetes Gewebe ist anfälliger für Verletzungen.

4.4.1 Muskelzerrung

Zur Muskelzerrung kommt es durch eine *Überdehnung* des Muskels, bei der meist auch einige Muskel- und Sehnenfasern reißen. Zeichen einer Muskelzerrung sind ein *plötzlich eintretender, starker Schmerz*, bei dem die Funktionsfähigkeit des Muskels *eingeschränkt* ist. Bei einem Bluterguss (Hämatom) kann es zur Schwellung kommen.

Die Ausheilung erfolgt durch Ruhigstellung, Kühlung und Hochlagerung mittels Bandage. Es gibt pflanzliche und homöopathische Fertigpräparate, die den Heilungsverlauf beschleunigen.

4.4.2 Muskelriss

Zum Muskelriss kommt es durch eine plötzliche, extreme Muskelanspannung. Es treten schlagartige, heftige, stechende Schmerzen auf und der *Muskel* kann *nicht mehr bewegt* werden. Eventuell sieht man äußerlich eine Anschwellung durch ein Hämatom. Ein wichtiger Hinweis auf ein Muskelriss ist eine Vorwölbung der Haut durch Auswölbung von Teilen des Muskels, darunter kommt es oft zur Einsenkung (sog. „Berg und Tal").

Eventuell muss der Muskel chirurgisch genäht und anschließend ein Gipsverband angelegt werden.

4.4.3 Sehnenriss

Zum Sehnenriss kann es durch ein Trauma (z. B. Schnittverletzung) kommen oder durch plötzliche, übermäßige Belastung. Einem Sehnenriss geht meist eine *degenerative Vorschädigung* der Sehnen voraus. Hiervon sind in erster Linie die Achillessehne, die lange Bizepssehne und die Quadrizepssehne betroffen.

Die Symptome entsprechen denen des Muskelrisses. Beim Riss der Achillessehne lässt sich oberhalb der Ferse eine deutliche Delle feststellen, im Wadenbereich sieht man den zusammengerollten Muskel als Vorwölbung. Oft wird angegeben, dass ein *„Zwing"* oder *„Tschwing"* vernommen wurde, da das Reißen der Sehne ein lautes Geräusch verursachen kann.

Die Behandlung erfolgt chirurgisch durch Sehnennaht oder Sehnentransplantation, für die von einem weniger wichtigen Muskel eine Sehne entnommen wird, um die geschädigte Sehne zu ersetzen.

4.4.4 Zerrung (Distorsion)

Kommt es zu einer Gewalteinwirkung auf die Gelenkkapsel, so führt dies an der Stelle, an der die Gewalt einwirkt, zu einer *Stauchung* des Gelenks und auf der gegenüberliegenden Gelenkseite zur *Zerrung*. Deshalb bezeichnet Verstauchung und Zerrung den gleichen Sachverhalt an einem Gelenk.

Bei einer Zerrung werden die Bänder so stark gedehnt, dass es zum Ein- bzw. Abriss der Haltebänder des Gelenks kommt. Es treten *starke Schmerzen* auf und die betroffene Region schwillt an und verfärbt sich. Eine typische Ursache für eine Zerrung ist das Umknicken des Fußes, das mit einer Distorsion des oberen Sprunggelenks einhergeht. Meist ist der *Außenknöchel* betroffen.

Haben Sie den Verdacht auf Distorsion, so wird der Patient zum Röntgen an den Arzt verwiesen, um einen Bänderriss oder eine Fraktur auszuschließen. Die Erstversorgung erfordert eine *Hochlagerung* der betroffenen Extremität, lokale, *kalte Umschläge* und Anlegen eines *Kompressionsverbandes.* Bei einer schweren Zerrung *muss* immer eine sorgfältige *ärztliche Abklärung* erfolgen.

4.4.5 Verrenkung (Luxation)

Bei einer Verrenkung ist der *Gelenkkopf* aus der *Pfanne gesprungen,* wobei die Bänder der Gelenkkapsel völlig oder teilweise zerrissen sind. Auch benachbarte Gefäße, Nerven, Sehnen und Muskeln können beschädigt oder gerissen sein. Eine Verrenkung kann man durch *Deformierung* im Bereich des verletzten Gelenks, durch *heftigste Schmerzen* und durch *Schwellung* erkennen. Die Einrenkung darf nur von einem *Arzt* bzw. von hierzu *besonders ausgebildeten* Personen vorgenommen werden, damit es durch ein unsachgemäßes Vorgehen nicht noch zu weiteren Schädigungen von Nerven und Gefäßen kommen kann. Als Erste-Hilfe-Maßnahme wird die Extremität möglichst bequem gelagert. Um Schäden am Gelenk zu vermeiden, *muss* die *Einrenkung baldmöglichst* vorgenommen werden.

4.4.6 Fraktur

Bei einer Fraktur ist es zu einer Kontinuitätsunterbrechung eines Knochens gekommen, bei der mindestens zwei Bruchstücke entstanden sind, die durch einen Bruchspalt voneinander getrennt sind.

Man unterscheidet zwischen Fraktur und Hernie. Eine Hernie ist ein „Weichteilbruch" bzw. ein Eingeweidebruch. Dabei ist es zu einem Bruch der Muskulatur der Bauchwand gekommen und es hat sich eine „Lücke" gebildet. Häufig davon betroffene Stellen sind die Leiste (Leistenbruch), die Nabelregion (Nabelbruch) und Narben (Narbenhernie). Durch diese Lücke treten typischerweise zuerst Anteile des Bauchfells, später können Darmteile nachfolgen und so eventuell zu einem Darmverschluss führen.
Bei Frakturen unterscheidet man:

- **Geschlossene Fraktur.** Der Knochen ist gebrochen, ohne dass eine Verbindung der Bruchstelle durch die Haut nach außen besteht.
- **Offene Fraktur.** Es besteht eine Hautwunde, die entweder durch das spitze Knochenende entstanden ist, das von innen durch die Haut stößt oder durch einen Gegenstand, der von außen geschossartig eingewirkt hat und zur Verletzung von Haut und Knochen gewirkt hat.

Einteilung nach der Ursache

- **Traumatische Fraktur.** Eine äußere Gewalteinwirkung hat zum Bruch geführt.
- **Direkte Fraktur.** Es ist an der Frakturstelle durch eine Gewalteinwirkung, wie z. B. durch einen Schlag oder Stoß zum Knochenbruch gekommen.

- **Indirekte Fraktur.** Dabei ist der Ort der Gewalteinwirkung nicht identisch mit dem Ort des Bruches. Ein typisches Beispiel ist der Schlüsselbeinbruch, der bei einem Sturz nach vorne erfolgt, bei dem sich mit den Armen abgestützt wurde. Dabei entstehen im Schlüsselbein die höchsten Spannungen, weshalb es hier zur Fraktur kommt.
- **Spontanfraktur** (pathologische Fraktur). Es kommt ohne Einwirkung eines Traumas zu einem Knochenbruch infolge einer Vorschädigung des Knochengewebes, z. B. durch Osteoporose, Knochenzysten oder Knochentumoren.
- **Ermüdungsfraktur.** Am bekanntesten ist hier die Marschfraktur (Deutschländer-Fraktur), bei der es durch ungewohnte, starke mechanische Beanspruchung zur Fraktur des 2. und 3. Mittelfußknochens kommt.
- **Grünholzfraktur.** Es handelt sich um einen Knochenbruch im Kindesalter, der bei biegsamen, noch nicht vollständig mineralisierten Knochen auftritt. Die auf den Knochen einwirkende Kraft hat eine elastische Verformung (Biegung) des Knochens zur Folge und führt an der konvexen Seite zu kleinen Brüchen der Kompakta. Das beim Kind noch kräftige und elastische Periost (Knochenhaut) bleibt intakt. Solche Brüche heilen meistens schnell und komplikationslos aus.

Symptome Bei den Symptomen unterscheidet man zwischen sicheren und unsicheren Frakturzeichen:

- **Sichere Frakturzeichen:**
  - Sichtbare Knochenteile (offener Bruch)
  - Fehlstellung
  - Abnorme Beweglichkeit
  - Crepitatio. Damit meint man ein fühl- und/oder hörbar knisterndes bzw. knarrendes Reibegeräusch, das durch das Aneinanderreiben der Knochenenden verursacht wird.
  - Der Betroffene berichtet, dass es „geknackt" hat.
- **Unsichere Frakturzeichen:**
  - Schwellung
  - Hämatom
  - Schmerz
  - Beeinträchtigte oder aufgehobene Funktion

Die sichere Diagnosestellung erfolgt über das Röntgenbild.

Komplikationen Ist es bei Kindern und Jugendlichen zur Verletzung der Wachstumsfuge (Epiphysenfuge) gekommen, so kann dies Wachstumsstörungen zur Folge haben.

Gefürchtet ist beim offenen Bruch die Infektion der Bruchstelle, die auch zur Entzündung des Knochens und Knochenmarks (Osteomyelitis) führen kann. Eine weitere gefürchtete Komplikation, CRPS (früher: Sudeck-Syndrom), wird in ➤ Kap. 4.4.13 besprochen.

Erste-Hilfe-Maßnahmen Der Bruch wird geschient, um zu verhindern, dass ein geschlossener Bruch in einen offenen übergeht. Ist man sich nicht sicher, ob ein Bruch vorliegt, verhält man sich so, als ob einer vorläge.

4.4.7 Knochentumoren

Primäre Knochentumoren sind selten. Sie können gut- oder bösartig sein, wobei der Tumor von folgenden anatomischen Strukturen ausgehen kann:

- Knochen (z. B. Osteom, Osteosarkom)
- Knorpel (z. B. Chondrom, Chondrosarkom)
- Knochenmark (z. B. Plasmozytom)

Häufiger sind *Knochenmetastasen*, wovon in erster Linie die *Wirbelsäule* betroffen ist. Grundsätzlich kann jeder bösartige Tumor in das Skelett metastasieren, besonders häufig kommt dies jedoch bei Brustdrüsen-, Prostata-, Bronchial-, Nieren- und Schilddrüsenkrebs vor.

Es treten *ziehende Schmerzen* im betroffenen Knochen auf, die häufig als „rheumatische Schmerzen" fehlgedeutet werden! Im weiteren Erkrankungsverlauf kann es zu Frakturen und Spontanfrakturen kommen, die im Bereich der Wirbelsäule mit Kompressionen des Rückenmarks mit neurologischen Ausfällen bis hin zur Querschnittslähmung einhergehen. Außerdem können „knochenbildende" Metastasen *Druck* auf *austretende Nerven* ausüben, was ebenfalls Ausfälle zur Folge haben kann.

! Bei Schmerzen im Bewegungsapparat auch immer an mögliche *Tumorerkrankungen* denken!

4.4.8 Sehnenscheidenentzündung

Zur Sehnenscheidenentzündung (Tendovaginitis) kann es infolge einer *Überanstrengung* kommen: z. B. durch Wandern, Ballett tanzen, Tischlern, bei manchen Computerspielen mit der „Maus", Klavierspielen, Stricken. Je nach Aktivität sind die Sehnenscheiden des Unterarms oder Unterschenkels betroffen. Vor allem beim Ausführen der verursachenden Bewegung kommt es zu heftigen Schmerzen. Im fortgeschrittenen Stadium stellt sich ein Dauerschmerz ein. Bei Bewegung der Sehne wird manchmal ein *„Knirschen"* gefühlt (Tendovaginitis crepitans).

Die Therapie besteht in Ruhigstellung und einer antientzündlichen Behandlung.

4.4.9 Ganglion

Überbeine (Ganglien, Synovialzysten) bilden sich bevorzugt an der Streckseite des *Handgelenks*, in der *Kniekehle* und am *Fußrücken*. Sie können von Gelenkkapseln oder Sehnenscheiden ausgehen. Dabei bilden sich Kapselgeschwülste (*Degenerationszysten*) von Erbsen- bis Kartoffelgröße, die mit einer gelblichen Flüssigkeit gefüllt und zunächst von weicher, später von harter Konsistenz sind. Typisch sind das plötzliche Hervortreten des Ganglions bei einer bestimmten Gelenkstellung und sein anschließendes langsames Wachstum.

Bei einem Ganglion kann Beschwerdefreiheit bestehen, es können aber auch heftige, belastungsabhängige Schmerzen auftreten und – falls durch das Ganglion Nerven komprimiert werden – Sensibilitätsstörungen.

Ein Ganglion kann *spontan* verschwinden. Wenn dies nicht der Fall ist und die Zyste schmerzt oder entstellt, kann die Flüssigkeit mit Nadel und Spritze *abgesaugt* werden. Häufig erfolgt jedoch bei dieser Therapie eine Neubildung. Bei alten Überbeinen kann eine *operative* Entfernung in Betracht gezogen werden, wobei es auch hier häufig zu Rezidiven kommt. Ein altes, hartes Überbein *muss* differenzialdiagnostisch von einem *bösartigen Knochentumor* abgegrenzt werden.

4.4.10 Bursitis

Durch *Dauerreize* und *Überbeanspruchung* einer bestimmten Körperstelle kann es zur Schleimbeutelentzündung (Bursitis) kommen. Beim „Fliesenleger-Knie" ist der Schleimbeutel vor der Kniescheibe (Bursa praepatellaris, ↑ *Atlas* Abb. 4.36) entzündet, beim „Studenten-Ellenbogen" der Schleimbeutel zwischen Spitze des Ellenbogens und der Haut (Bursa olecrani). Ein weiterer Schleimbeutel, der sich oft entzündet, sitzt zwischen Deltamuskel und der Schultergelenkkapsel (Bursa subacromialis).

Bei akuter Bursitis findet man über dem entzündeten Schleimbeutel die typischen Entzündungszeichen Rötung, Schwellung und Überwärmung. Es bestehen starke Schmerzen. Manchmal kann man eine prallelastische, evtl. schwappende (fluktuierende) Schwellung tasten. Bei chronischer Bursitis findet man dagegen lediglich Druckschmerzhaftigkeit.

Die Behandlung erfolgt wie bei der Sehnenscheidenentzündung beschrieben.

4.4.11 Tennis- bzw. Golferellenbogen (Epicondylitis)

Ein Condylus ist ein Gelenkknorren, ein Epicondylus ein Knochenvorsprung auf einem Gelenkknorren. Bei einer Epicondylitits kommt es durch eine *übermäßige Beanspruchung* infolge des ständigen Zuges der Sehne an ihrer Ansatzstelle zur Entzündung.

Vom *Tennisellenbogen* oder *Tennisarm* spricht man, wenn die Entzündung des Knochenvorsprunges an der Außenseite des Ellenbogens lokalisiert ist. In diesem Fall liegt die Ursache in der Überanstrengung der Streckmuskulatur von Fingern und Handgelenk. Die Schmerzen treten mehr an der Daumenseite (radial) auf. Ist jedoch die Innenseite des Ellenbogens durch eine Überbeanspruchung der Beugemuskulatur betroffen, spricht man vom *Golfspielerellenbogen*. In diesem Fall treten die Schmerzen mehr an der Kleinfingerseite (ulnar) auf.

In beiden Fällen entwickeln sich Druck- und Spontanschmerzen, die v. a. in Richtung Unterarm und Hand ausstrahlen, evtl. auch in den gesamten Arm. Die Behandlung erfolgt wie bei der Sehnenscheidenentzündung beschrieben. Zusätzlich müssen falsche Bewegungsmuster korrigiert werden.

4.4.12 Karpaltunnelsyndrom

Das Karpaltunnelsyndrom (Medianuskompressionssyndrom) tritt bevorzugt bei *Frauen* zwischen dem *40.* und *50.* Lebensjahr auf, kommt jedoch auch bei älteren Menschen vor, ebenso während der Schwangerschaft (durch Änderungen in der Wasserbilanz), nach Speichenbrüchen mit Deformitätsheilung und durch Vermehrung des Tunnelinhalts (z. B. durch Sehnenscheidenentzündung), durch Ödeme oder Stoffwechselablagerungen. Durch die entzündlichen Veränderungen im Karpaltunnel (➢ Kap. 4.1.10) werden die Blutgefäße und der Mittelarmnerv (N. medianus) gequetscht.

Symptome Da der N. medianus den ersten bis dritten, und die radiale Seite des vierten Fingers versorgt, beginnt die Erkrankung typischerweise mit *„Einschlafen"*, *Kribbeln*, Kältegefühl, vermehrtem Schwitzen, *Schmerzen* (v. a. bei Dorsalflexion) und Taubheitsgefühl in dieser Region. Die Beschwerden treten zuerst nachts und gegen morgen beim Aufwachen auf, aber auch beim Halten, z. B. von Büchern oder Schreibstiften. Zunächst verschwinden diese Beschwerden noch, wenn die Hand *geschüttelt*, bewegt oder unter Wasser gehalten wird. Die Schmerzen nehmen dann allmählich zu und können bis in den Ellenbogen und die Schulter ausstrahlen. Letztendlich kann es zum *Muskelschwund* des Daumenballenmuskels und zu *Empfindungsstörungen* der vom N. medianus versorgten Finger kommen.

Diagnostik Es werden eine Elektromyografie (Registrierung der Aktionsströme im Muskelgewebe) und eine Elektroneurografie (➢ Kap. 18.8) durchgeführt.

Therapie Es soll möglichst die Ursache erkannt und behandelt werden. Zu Beginn der Krankheit genügt es oft, wenn die Hand mittels einer Schiene nachts ruhiggestellt wird. Bewährt haben sich naturheilkundliche Behandlungen mit Neuraltherapie, Homöopathie, Akupunktur u. a. m.

In der Schulmedizin wird bei fortgeschrittenen Fällen der Karpaltunnel operativ freigeräumt. Die Erfolgsquote liegt bei fast 100 %. Allerdings können Rückfälle auftreten. Mögliche Operationskomplikationen: Nachblutungen und das Sudeck-Syndrom (s. u.), das immerhin in 2–3 % der Fälle auftritt.

4.4.13 Komplexes regionales Schmerzsyndrom (CRPS)

Das komplexe regionale Schmerzsyndrom wird auch als CRPS (engl.: complex regional pain syndrome) bezeichnet, früher auch als Sudeck-Syndrom, Morbus Sudeck, Sudeck-Dystrophie, sympathische Reflexdystrophie).

Es handelt sich um eine Sammelbezeichnung für chronisch-neurologische Erkrankungen, die sich an den Extremitäten abspielen und denen ein schädigendes Ereignis, z. B. eine Fraktur mit Weichteil- und (evtl. relativ geringfügigen) Nervenverletzungen vorangegangen ist. Es kommt zu anhaltenden Schmerzen, Störungen der Sensibilität, der Motorik und des vegetativen Nervensystems.

Ursachen Die genaue Ursache ist unbekannt. Man geht davon aus, dass das Auftreten von einem CRPS nicht von der Schwere der vorausgegangenen Weichteil- oder Nervenverletzung abhängt. Es kann sogar zu CRPS kommen, wenn die vorausgegangene Verletzung so gering war, dass Betroffene sich nicht mehr daran erinnern können.

Pathophysiologie Man vermutet, dass sich ein Circulus vitiosus (Teufelskreis) zwischen Schmerzen und darauffolgender sympathischen Fehlregulation entwickelt, die wiederum zu Schmerzen führt. Man nimmt auch an, dass das Gehirn, ähnlich wie beim Phantomschmerz, die ankommenden sensiblen Informationen anders verarbeitet. Mit diesem Erklärungsmodell könnte man auch die Ausbreitung der Schmerzen über ein bestimmtes Versorgungsgebiet von Nerven erklären. Auch sollen Entzündungsmediatoren eine Rolle spielen.

Lange Zeit ging man davon aus, dass bestimmte Persönlichkeitsmerkmale die Entstehung von CRPS begünstigen. Das gilt heute als veraltet. Allerdings nimmt man an, dass eine depressive Veranlagung und eine vorausgegangene posttraumatische Belastungsstörung die Entstehung des Krankheitsbildes begünstigen.

Betroffene Betroffen sind in erster Linie Frauen zwischen dem 40. bis 70. Lebensjahr nach Speichenbrüchen (distale Radiusfrakturen). Die Inzidenz beträgt hier 7–37%! In diesen Fällen zeigt sich das CRPS an der Hand und dem Unterarm. Bei anderen Frakturen liegt die Inzidenz bei 1–2 %.

Auslösende Faktoren können sein:
- Distale Radiusfraktur mit mehrfachem Wiedereinrichten des Knochenbruches bzw. traumatisierende Operationstechnik, bei der viel Gewebe verletzt wurde
- Einengender Gipsverband
- Distorsionen (Verstauchungen)
- Idiopathisch (ohne erkennbare Ursache entstanden)

Einteilung nach der Ursache
- **CRPS Typ 1** (ältere Bezeichnungen sind Morbus Sudeck, Sudeck-Krankheit, Sudeck-Dystrophie): CRPS entwickelt sich infolge eines Traumas oder einer Immobilisation einer Extremität. Jedoch kam es *nicht* zur Nervenschädigung.
- **CRPS Typ 2** (Kausalgie): CRPS entwickelt sich nach einer Nervenverletzung, die Symptome müssen sich aber nicht unbedingt am Ort der Nervenschädigung zeigen.

Einteilung nach dem Schweregrad Nach dem Schweregrad der Erkrankung unterscheidet man drei Stadien, die sich allerdings teilweise überschneiden können. Auch ist der Krankheitsverlauf individuell sehr unterschiedlich, sodass diese Stadieneinteilung teilweise umstritten ist.
- **Stadium I (Entzündungsstadium):** 1–3 Wochen nach Verletzung (typischerweise ein Speichenbruch). An der betroffenen Extremität sieht man die Entzündungszeichen Rötung, Schwellung und Überwärmung. Die Schmerzen treten vor allem nachts und bei Bewegungen auf. Es kann an der betroffenen Extremität zu vermehrtem Schwitzen kommen.
  In diesem Stadium zeigt das Röntgenbild noch keine Veränderung des Gewebes und des Knochens.
- **Stadium II (Dystrophiestadium):** 2–8 Wochen nach Verletzung. Die akuten Entzündungszeichen verschwinden allmählich, auch die Schmerzen lassen nach, allerdings besteht noch ein deutlicher Bewegungsschmerz, vor allem bei einer passiven Dorsalflexion der Hand (d. h., die Hand wird in Richtung Handrücken gebeugt).
  Durch eine Ernährungsstörung (trophische Störung) kann es zu einer Muskelatrophie, zu einer Verminderung des subkutanen Bindegewebes, zur Hautatrophie (Glanzhaut) und zu Wachstumsstörungen von Haaren und Nägeln kommen.
  Infolge einer Kapsel- und Bänderschrumpfung kommt es zur Bewegungseinschränkung.
  Im Röntgenbild kann man eine feinfleckige Entkalkung der Knochen feststellen.
- **Stadium III (Atrophie-Stadium):** 3–6 Monate nach Verletzung. Es kommt zur Gelenkversteifung, Sehnenschrumpfung und zur schmerzlosen Muskel- und Hautatrophie.
  Im Röntgenbild ist eine gleichmäßige, diffuse Entkalkung des Knochens festzustellen.

In der Literatur kann man bei manchen Autoren noch ein Stadium IV finden. Es ist durch eine Störung des Immunsystems, dem Wechsel von Hypo- und Hypertonie und generalisierten Ödem gekennzeichnet.

Diagnostik Die Diagnose wird aus dem vorstehend beschriebenen klinischen Erscheinungsbild gestellt. Es gibt kein bestimmtes Testverfahren, um die Diagnose CRPS abzusichern und es gibt keine bestimmten Laborwerte, mit denen sich die Krankheit nachweisen ließe. Laboruntersuchungen dienen vor allem dazu, andere Erkrankungen, z. B. Entzündungen auszuschließen.

Therapie In Stadium I und II wird ein vorsichtiges Bewegungstraining durchgeführt, da eine völlige Ruhigstellung eine Gelenkversteifung eher begünstigt. Außerdem können antientzündliche Enzyme eingesetzt und eine manuelle Lymphdrainage durchgeführt werden.

Wärme- oder Kälteanwendungen gelten heute als kontraindiziert, ebenso Beübungen in den Schmerz und passive Bewegungen.

In allen drei Stadien ist eine krankengymnastische Betreuung notwendig.

4.4.14 Dupuytren-Kontraktur

Die Erkrankung wurde nach dem französischen Chirurgen Baron Guillaume Dupuytren (1777–1835) benannt, der sie erstmals beschrieb. Es handelt sich um eine *Beugestellung* (Kontraktur) der Finger, von dem v. a. der Ring- und der kleine Finger betroffen sind. Meist spielt sich die Erkrankung an beiden Händen ab. Es kommt zur *Verdickung* und *Schrumpfung* der *Palmaraponeurose* (dreieckige Bindegewebsplatte) unter der Haut der Hohlhand (↑ *Atlas* Abb. 4.37). Zwischen den Beugesehnen wuchern Faszien und es entstehen feste, derbe Knoten und Stränge. Die Finger *versteifen* in *Beugestellung* der Grund- und Mittelgelenke. Die Erkrankung kann sich über Monate bis Jahre hinziehen.

Ursachen Die eigentliche Ursache der Erkrankung ist ungeklärt. Man nimmt an, dass eine erbliche Disposition vorhanden sein muss, äußere Faktoren sollen allerdings auch eine Rolle spielen. Die Erkrankung tritt gehäuft bei Berufsgruppen auf, die mit *Greifwerkzeugen* arbeiten, besonders bei vibrierenden. Außerdem kann sie als Begleiterscheinung einer Leberzirrhose, eines Diabetes mellitus und bei Epilepsie auftreten.

Therapie Ist die Hand stark beeinträchtigt, so kann operiert werden. Je nach Operationstechnik besteht eine unterschiedlich hohe Rezidivneigung.

4.4.15 Arthrosen

Arthrosen stellen die *häufigste* Form der Gelenkerkrankungen dar. Sie können asymptomatisch bereits bei 20- bis 30-Jährigen auftreten; um das 40. Lebensjahr herum findet man fast bei jedem Menschen kleinere degenerative Veränderungen an den gewichtstragenden Gelenken, allerdings auch noch asymptomatisch; um das 70. Lebensjahr herum sind arthrotische Veränderungen generell bei jedem Menschen nachweisbar. Übrigens treten Arthrosen auch bei allen Wirbeltieren auf.

Pathogenese Bei einer Arthrose wird der *Gelenkknorpel dünner* bis hin zum *völligen Abrieb*. Im darunterliegenden Knochengewebe kommt es zur Verhärtung (Sklerosierung) und zur Zystenbildung. An den *Gelenkrändern* treten kompensatorisch *Knochenwucherungen* auf, außerdem sind oft degenerative Kapselveränderungen nachweisbar.

Ursachen Die eigentliche Ursache ist unbekannt. Begünstigende Faktoren sind Gelenkfehlbelastungen, Gelenkentzündungen, Verletzungen (Traumata), Übergewicht, angeborene Fehlbildungen, Stoffwechsel- und Hormonstörungen.

Symptome Anfangs besteht in dem betroffenen Gelenk ein Steifheits- und Spannungsgefühl. Typisch ist der morgendliche *Anlaufschmerz*. Nach einer Einlaufzeit verschwinden die Beschwerden und das Gelenk kann normal bewegt werden. Im weiteren Krankheitsverlauf kommt es dann zum *Belastungsschmerz*, das heißt, dass schon bei einfachen Bewegungen Schmerzen auftreten, die sich später zum *Dauerschmerz* steigern können. Der Schmerz kann ausstrahlen und reflektorische Muskelverspannungen auslösen.

Ein weiteres wichtiges Kennzeichen bei Arthrose ist die *Bewegungseinschränkung*. Anfangs besteht sie schmerzbedingt, später wird die Bewegungsfähigkeit auch durch Umbauvorgänge am Gelenk eingeengt. Letztendlich kann es zur völligen Gelenkversteifung (Ankylose) kommen.

Die Beschwerden am arthrotischen Gelenk werden durch Kälte, Nässe, Wetterwechsel und Überbeanspruchung verschlimmert.

Therapie Obwohl die Wiederherstellung eines einmal zerstörten Gelenks nicht gelingt, gibt es eine Vielzahl von Möglichkeiten, den Patienten *Linderung* zu verschaffen.

Bestehendes *Übergewicht* sollte *abgebaut* werden. Daneben können *durchblutungsfördernde Salben*, Enzym-, Kieselsäure- und Gelatinepräparate und *physikalische Therapien* angewandt werden (Bewegungsbäder, Fango, Moorpackungen, Massagen). Um den Stoffwechsel am geschädigten Gelenk zu verbessern, sollte das Gelenk bewegt werden, ohne es zu belasten. Dabei haben sich v. a. Schwimmen, Radfahren und Gehen in der Ebene bewährt. Treppensteigen und Bergaufgehen sollten vermieden werden. Gute Erfolge kann man auch durch spezielle naturheilkundliche Therapieverfahren, wie z. B. *Baunscheidtieren, Schröpfen*, Akupunktur, Homöopathie und Neuraltherapie, erzielen. Von den pflanzlichen Mitteln kommen v. a. Heublumen und Arnika in Betracht.

Hüftarthrose

Die Hüftarthrose (Coxarthrose) tritt meist nach dem *50. Lebensjahr* auf, als Folge einer angeborenen Fehlbildung, einer Entwicklungsstörung des Hüftgelenks oder einer Beschädigung des Gelenks. Verschlimmernd wirken sich Übergewicht, Stoffwechselstörungen, Klimakterium (hormonelle Umstellungsphase) und Durchblutungsstörungen arterieller und venöser Art aus.

Symptome *Schmerz* und *Steifigkeit* des Gelenks entwickeln sich langsam. Der Schmerz strahlt in die Leiste aus, gelegentlich ins Knie. Manchmal beginnt der Patient schon früh, ein Bein nachzuziehen, was dann zu einem starken Hinken werden kann. Es kann zur *Gelenkversteifung* kommen.

Therapie Für die Behandlung ist die Krankengymnastik von großer Bedeutung. Sie hat die Dehnung der verspannten Muskulatur, die Kräftigung bestimmter Muskeln und die Erweiterung des möglichen Bewegungsumfangs zum Ziel. Das Gelenk kann durch Verwendung eines Gehstockes geschont werden. Empfehlenswert sind Radfahren und Schwimmen, des Weiteren kommen Elektrotherapie, Massagen und Bewegungsbäder in Betracht. Für ein arthrotisch verändertes Gelenk gilt: Bewegen ohne zu belasten.

Kniearthrose

Frauen sind von Kniearthrosen (Gonarthrose) wesentlich häufiger betroffen als Männer. Zu der Erkrankung kann es durch Überlastung, Anomalien, Verletzungen oder Infektionen kommen. Nicht vergessen werden darf die Gonorrhö, bei der es als mögliche Komplikation zur Entzündung des Kniegelenks kommen kann (Monarthritis gonorrhoica).

Symptome Die Schmerzen treten v. a. als *Anlauf-* und *Belastungsschmerz* auf.

Therapie Es sollen möglichst Schnürschuhe mit niedrigem Absatz getragen werden. Zu vermeiden sind harte Absätze, Sandalen und Schuhe ohne festen Halt. Das arthrotische Gelenk soll nicht belastet werden, weshalb v. a. *Radfahren* und *Schwimmen* zu empfehlen ist. Zu vermeiden sind: Bergauf und Bergab gehen, Treppen steigen und das Tragen von schweren Gegenständen.

Wirbelsäulenarthrose

Bei Überlastung kommt es v. a. im *Lendenteil* zu arthrotischen Veränderungen, bei *älteren Frauen* allerdings auch in der *Halswirbelsäule.*

Symptome Es entwickeln sich dumpfe *Schmerzen* im *Hinterkopf* und im *Hals*, da es zur reflektorischen Muskelverspannung kommt. Der Schmerz kann bis weit in den Arm ausstrahlen (Brachialgie).

Therapie Krankengymnastik spielt eine außerordentlich wichtige Rolle. Des Weiteren kommen Elektrotherapie, Massagen und Schwimmen in Betracht. Es ist auf eine gute Sitzhaltung zu achten, bei der die Wirbelgelenke entlastet werden.

Fingerpolyarthrosen

Von der Fingerpolyarthrose sind vorwiegend Frauen im Klimakterium befallen. Spielt sie sich an den Fingerendgelenken ab, so kommt es durch Knorpelknochenwucherungen zu den typischen *Heberden-Knötchen* (↑ *Atlas* Abb. 4.55). Sind die Fingermittelgelenke betroffen, spricht man von *Bouchard-Knoten,* ist das Daumenwurzelgelenk befallen, so handelt es sich um eine *Rhizarthrose.* Gelegentlich sind zwei oder alle drei Gelenkgruppen betroffen.

Symptome Auch hier ist der Beginn schleichend mit *Kraftlosigkeit*, *Steifigkeitsgefühl* und *Anlaufschmerz.* Durch den Gelenkumbau kommt es zu einer seitlichen Abknickung der Endglieder in Beugestellung.

Therapie Die Hände sollen möglichst wenig belastet werden, weshalb keine schweren Gewichte getragen werden sollen. Die Hände dürfen weder großer Kälte noch Hitze ausgesetzt werden, z. B. bei Arbeiten im Haushalt.

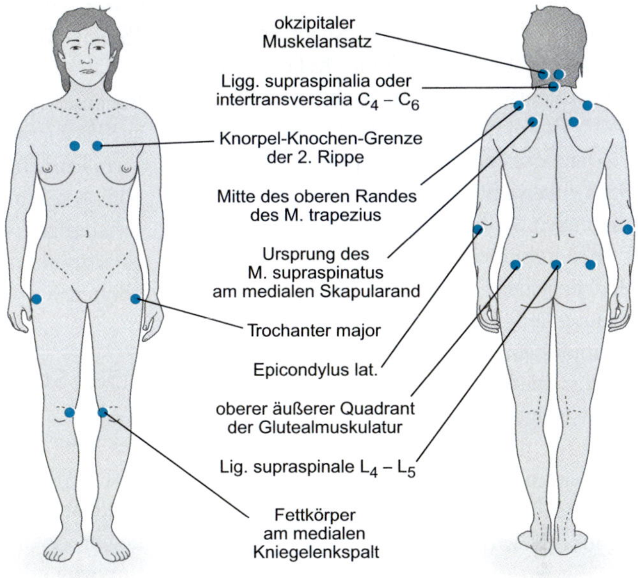

Abb. 4.24 Wichtige Tenderpoints (sensible Druckpunkte) bei Fibromyalgie [L106]

4.4.16 Fibromyalgiesyndrom (FMS)

Bei der Fibromyalgie handelt es sich um eine generalisierte, chronische, nicht-entzündliche *Schmerzsymptomatik*, von der v. a. der Übergang vom Muskel zur Sehne betroffen ist. Frei übersetzt könnte man Fibromyalgie als „Muskelfaserschmerzzustand" bezeichnen. Knochen und Gelenke sind nicht in den Krankheitsprozess einbezogen. Typisch sind die Druckpunkte an bestimmten Muskel- und Sehnenübergängen (➤ Abb. 4.24), die besonders schmerzhaft sind. Diese Sehnenschmerzen an den auch als *Triggerpunkte* oder Triggerpoints (engl. to trigger = auslösen, point = Punkt) oder Tenderpoints (= sensible Druckpunkte) bezeichneten Stellen werden von psychosomatischen und vegetativen Störungen begleitet. Betroffen sind insbesondere Frauen zwischen dem 30. und 60. Lebensjahr.

Verlauf Die Beschwerden können in unterschiedlicher Intensität über viele Jahre bestehen. Gelegentlich ist ab dem 60. Lebensjahr eine Tendenz zur Besserung zu beobachten. Allerdings gibt es auch chronische Krankheitsverläufe bis hin zur Invalidisierung.

Ursachen Die eigentliche Ursache ist *unbekannt*. Da die Fibromyalgie oft mit ausgeprägten Stimmungsschwankungen einhergeht, vermutet man, dass es sich evtl. um eine larvierte (somatisierte) Depression handeln könnte.

Symptome Die Erkrankung beginnt meist schleichend mit *unspezifischen* Beschwerden wie Abgeschlagenheit, Schlafstörungen oder Magen-Darm-Symptomen. Später kommen Schmerzen im Bereich der Lenden- oder seltener der Halswirbelsäule hinzu. Die typischen Schmerzen in Armen und Beinen entwickeln sich im weiteren Krankheitsverlauf, wie auch evtl. weitere Begleitsymptome (vegetative Symptome). Dabei lösen Zeiten heftiger Schmerzattacken schmerzfreie Intervalle ab. Kälte, Nässe, Infektionskrankheiten, äußere psychische Belastungen, aber auch ein zu niedriges Aktivitätsniveau können zur weiteren Verschlimmerung führen.

Vegetative Beschwerden, die mit der Krankheit einhergehen können sind: Neigung zu vermehrter Schweißbildung, Atembeschwerden mit unklaren Schmerzen und Atemnot, Kloßgefühl im Hals (Globus hystericus), Schluckbeschwerden, Reizblase, Herzrhythmusstörungen, Taubheitsgefühl in den Extremitäten, Periodenschmerzen, Nachlassen des sexuellen Interesses, Störungen des Hörvermögens und Ohrgeräusche, Reizbarkeit und Stimmungsschwankungen.

4

Diagnostik Es gibt beim Fibromyalgiesyndrom keine typischen Laborbefunde, deshalb spielt die Ausschlussdiagnostik eine wichtige Rolle. Es müssen rheumatologische, internistische und neuromuskuläre Erkrankungen ausgeschlossen werden. Bei der Diagnosestellung spielen standardisierte Fragebögen eine wichtige Rolle.

Von manchen Stellen, z. B. in den Leitlinien der AWMF (Arbeitsgemeinschaft der Wissenschaftlichen Medizinischen Fachgesellschaften) wird die Untersuchung auf Tenderpoints (sensible Druckpunkte) empfohlen. Allerdings werden in der Literatur unterschiedliche Tenderpoints beschrieben. ➤ Abb. 4.24 zeigt die wichtigen.

Meist wird die Diagnose Fibromyalgie gestellt, wenn mindestens 11 von 18 Druckpunkten schmerzhaft sind, wenn der Daumen mit einer Kraft von etwa 40 N (Newton) auf den Punkt drückt.

Therapie Eine Schonung der Muskulatur wird nicht empfohlen, da bei den bevorzugt Erkrankten (Frauen im mittleren Lebensalter) keine Überbelastung der Muskulatur vorliegt. Empfohlen wird eine ausreichende, aber mäßige Bewegung, Entspannungstraining, Haltungsschulung, Wärmetherapie, Muskel- und Kreislauftraining. Die Behandlung kann unterstützt werden durch eine gesunde Ernährung, Bachblütentherapie, Homöopathie und Psychotherapie.

4.5 Erkrankungen der Wirbelsäule

4.5.1 Osteochondrosis intervertebralis

Bei einer Osteochondrosis intervertebralis (gr. osteo = Knochen, chondro = Knorpel, inter = zwischen, vertebra = Wirbel) liegt eine *Degeneration* der *Zwischenwirbelscheiben* vor. Im Anfangsstadium der Erkrankung sind die Zwischenwirbelscheiben aufgequollen, später kommt es durch eine Zerstörung der Fasern zur Verschmälerung. Die angrenzenden Wirbel können in den Krankheitsprozess mit einbezogen werden, sodass es zur Spondylose (s. u.) kommen kann.

4.5.2 Spondylose (Spondylosis deformans)

Bei einer Spondylose (gr. spondylus = Wirbel) ist es zur *degenerativen* Erkrankung der *Wirbelkörper* und *Zwischenwirbelscheiben* gekommen. Im Röntgenbild erkennt man am Wirbelkörper Randwülste, Erhebungen und Zacken. Es kommt zu Bewegungseinschränkungen und zu Schmerzen, die ausstrahlen können.

4.5.3 Spondylolyse

Bei der Spondylolyse (gr. spondylus = Wirbel, lyse = Auflösung, Lösung) ist es meist in Folge einer angeborenen Spaltbildung im Bereich der Wirbelbögen (evtl. aber auch degenerativ, entzündlich, tumorös oder traumatisch bedingt) zur Auflösung gekommen. Die Folge ist die Lockerung und Lösung des Zusammenhalts zweier Wirbel und ein Wirbelgleiten *(Spondylolisthesis)*.

4.5.4 Wirbelgleiten

Bei einer Spondylolisthesis (gr. spondylus = Wirbel, olisthesis = Ausgleiten) liegt ein bewegungsunabhängiges *Abgleiten* des *Wirbelkörpers* (meistens eines Lendenwirbels) nach vorne vor. Diesem Vorgang ging eine Spondylolyse (s. o.) voraus.

Bei einer Spondylolyse besteht meist *Beschwerdefreiheit*, da durch die Spaltbildung kein Druck auf die austretenden Nerven ausgeübt wird. Voraussetzung ist allerdings, dass der Bandapparat und die Muskulatur so kräftig ausgebildet sind, dass sie die Wirbel in ihrer Lage halten können. Manchmal wird beim Wirbelgleiten ein Druck auf austretende Nervenfasern ausgeübt, sodass es zu Schmerzen in der Wirbelsäule kommt, außerdem treten gelegentlich Schmerzen durch eine Überlastung der benachbarten kleinen Wirbelgelenke auf.

Die Betroffenen sollen nicht schwer heben und ungünstige Bewegungen vermeiden. Die Rückenmuskulatur muss durch krankengymnastische Übungen gestärkt werden, operiert wird nur selten.

4.5.5 Bandscheibenprotrusion

Bei einer Protrusion (lat. protrusio = Hervortreten, Verlagerung nach außen, z. B. eines Organs aus seiner normalen Lage) wölbt sich eine degenerierte Bandscheibe, die in ihrer äußeren Faserschicht aber noch *intakt* ist, über den Wirbelkörperrand hinaus. Es handelt sich um einen *unvollständigen Bandscheibenvorfall* (s. u.). Die Folgen sind Schmerzen im Lendenbereich.

4.5.6 Bandscheibenvorfall

Bei einem Bandscheibenvorfall (Bandscheibenprolaps, Discusprolaps, Discushernie) kommt es zum *Heraustreten* des *Gallertkerns* durch den beschädigten, degenerierten Faserknorpelrand der Zwischenwirbelscheibe *über* die *Wirbelkörperränder* hinaus (↑ *Atlas* Abb. 4.52 und 4.53). Ausgelöst wird ein Bandscheibenvorfall oft durch eine bestimmte Drehbewegung oder durch schweres Heben bei gebeugtem Rumpf. Der Vorfall kann in die Zwischenwirbellöcher, gelegentlich sogar in den Rückenmarkkanal gelangen.

Symptome Durch die Komprimierung der Nervenwurzel kann es zu (heftigsten) *Schmerzen,* zu *Sensibilitätsstörungen* in dem betroffenen Dermatom, zur Abschwächung der Reflexe, zu *Bewegungseinschränkungen* der Wirbelsäule, zu schmerzbedingter *Schonhaltung,* evtl. auch zu *Lähmungen* kommen.

Betroffen sind bevorzugt L_4/L_5 und L_5/S_1 (Ischiassyndrom, ➤ Kap. 18.9.3), aber es können auch Wirbelsäulenanteile der Halswirbelsäule, v. a. bei C_6/C_7, aber auch andere Wirbelsäulenabschnitte betroffen sein. Je nach Ort der Beschädigung treten unterschiedliche Beschwerden auf. So führt z. B. eine Schädigung der Nervenwurzeln von S_3 bis S_5 zur Blasenlähmung.

Diagnostik Der Betroffene nimmt eine Schonhaltung ein. Es kommt zur Abschwächung bzw. zum Fehlen des Achilles- und Patellarsehnenreflexes. Die Wirbelsäule ist nur eingeschränkt beweglich und weist Klopfschmerz auf.

- **Lasègue-Zeichen.** Es kommt zum positiven Lasègue-Zeichen. Zur Prüfung des Lasègue-Zeichens wird beim liegenden Patienten das gestreckte Bein angehoben. Durch die dadurch herbeigeführte starke Dehnung des N. ischiadicus kommt es im Verlauf des Nervs zu Schmerzen. Ein positives Lasègue-Zeichen findet man nicht nur beim Bandscheibenvorfall, sondern auch bei Ischiasreizung und Meningitis (➤ Kap. 27.39).
- **Bragard-Zeichen.** Weiterhin kann das Bragard-Zeichen geprüft werden: Der Patient liegt mit dem Rücken auf der Liege. Das im Kniegelenk gestreckte Bein wird angehoben und dann der Fuß passiv nach dorsal gebeugt. Treten dabei Schmerzen auf, so spricht das für eine Nervenläsion im Bereich L4 bis S1.
- **Zehenspitzenstand.** Der Patient wird aufgefordert, sich auf die Zehenballen zu stellen und diese Position eine kurze Zeit zu halten. Ist das nicht oder nur eingeschränkt möglich, so weist das auf das Rückenmarksegment L4 bis S 3 hin und eine Schädigung des N. ischiadicus bzw. des N. tibialis oder auf eine Achillessehnenruptur.
- **Fersen- bzw. Hackenstand.** Der Patient verlagert sein Gewicht so auf seine Ferse, dass dabei die vorderen Fußballen und die Zehen abgehoben werden. Kann dies nicht oder nur eingeschränkt durchgeführt werden, so weist das auf eine Schwäche des Fußhebermuskels, die bei einem Bandscheibenvorfall durch eine Schädigung des N. ischiadicus bedingt ist.

Therapie Bei leichteren Fällen mit keinen oder nur geringfügigen neurologischen Ausfällen, kann der Heilpraktiker behandeln. Bewährte naturheilkundliche Verfahren sind Schröpfen, Baunscheidtieren, Dorntherapie, Neuraltherapie, Akupunktur, Homöopathie und Wärmeanwendungen, z. B. mittels Kartoffelsäckchen.

Handelt es sich um einen dorsalen (häufig) Vorfall, also um einen Vorfall nach hinten, so wird eine Stufenbettlagerung vorgenommen (↑ *Atlas* Abb. 4.54). Dabei werden die Unterschenkel im 90°-Winkel zu den Oberschenkeln hochgelagert. Am einfachsten wird dazu der Patient auf dem Boden gelagert und die Unterschenkel auf einen Stuhl gelegt. Dadurch kommt es zu einer Entlastung der Lendenwirbelsäule. Gibt der Betroffene an, dass ihm die Stufenbettlagerung unangenehm ist, oder dass diese sogar seine Beschwerden noch verstärkt, so ist davon auszugehen, dass es sich um einen ventralen Vorfall handelt. In diesem Fall wird eine Bauchlagerung vorgenommen.

Besteht ein Verdacht auf Bandscheibenvorfall, so muss der Patient an den Arzt verwiesen werden, der vermutlich ein CT (Computertomogramm) anfertigen wird.

4.5.7 Lumbago

Beim Lumbago („Hexenschuss") kommt es im Lendenbereich und den angrenzenden Körperteilen zu *plötzlichen, akuten Schmerzen*, allerdings zu keiner Irritation des Ischiasnervs. Ausgelöst wird die Lumbago typischerweise durch schweres Heben oder durch eine Drehung des Rumpfes.

Symptome Symptome sind plötzliche schmerzbedingte Bewegungseinschränkung, muskulärer Hartspann der Rückenmuskulatur, Druckschmerzhaftigkeit der Dornfortsätze, Sensibilitätsstörungen und Parästhesien. Der Patient nimmt eine *Schonhaltung* ein, bei der der Rumpf leicht nach vorne gebeugt wird, aber nicht zur Seite. Beim Bandscheibenvorfall hingegen stellt sich der Betroffene auf das gesunde Bein, um die erkrankte Seite zu entlasten.

Diagnostik Man prüft das *Lasègue-Zeichen*. Dazu legt sich der Patient flach auf die Liege. Dann wird das gestreckte Bein im Hüftgelenk langsam passiv um 90 Grad gebeugt. Das Lasègue-Zeichen ist positiv, wenn eine Beugung um ungefähr 70–80 Grad aufgrund von auftretenden Schmerzen in Bein, Gesäß oder Rücken nicht durchgeführt werden kann.

Beugt sich der Patient im Stehen nach vorne, so sieht man, dass die Lendenwirbelsäule fixiert ist, denn die Vorwärtsbeugung erfolgt aus dem Hüftgelenk heraus. Die Ursache liegt meist in einer Protrusion (s. o.) der Bandscheibe, evtl. auch in einer momentanen Subluxation (unvollständige Verrenkung) eines Zwischenwirbelgelenks mit einer Überlastung der Bänder oder in einer Einklemmung von Teilen der Gelenkinnenhaut, die die Gelenkkapseln der kleinen Zwischenwirbelgelenke auskleiden.

Therapie An therapeutischen Maßnahmen kommen Ruhigstellung und v. a. Wärmeanwendungen, aber auch Neuraltherapie, Akupunktur und Homöopathie in Betracht.

4.5.8 Morbus Scheuermann

Die Scheuermann-Krankheit (Osteochondrosis deformans juvenilis, Adoleszentenkyphose) ist die häufigste Schädigung der *jugendlichen* Wirbelsäule. Die Erkrankung spielt sich überwiegend im *unteren* Anteil der *Brustwirbelsäule* und der *oberen Lendenwirbelregion* ab. Jungen sind doppelt so häufig betroffen wie Mädchen. Der Krankheitsausbruch liegt meist zwischen dem 10. und 15. Lebensjahr.

Ursachen Die eigentliche Ursache ist unbekannt. Als Krankheitsauslöser vermutet man eine zu schwache Muskulatur infolge mangelnder körperlicher Bewegung. Aber auch Leistungssport, der mit sehr großem Kraftaufwand verbunden ist, kann den Krankheitsausbruch fördern. Zudem wird die Krankheit durch die Körperhaltung begünstigt.

Symptome Anfangs sieht man meist nur einen leichten, keinesfalls entstellenden Rundrücken. Rückenschmerzen können fehlen, aber es besteht eine rasche Ermüdbarkeit von Rücken und Wirbelsäule. Später kommt es dann zu der typischen „Rundrückenstellung". Häufig erfolgt im *18. Lebensjahr* ein *Stillstand* der Erkrankung. Die eingetretenen Verformungen der Wirbelsäule bestehen jedoch weiter, ebenso die degenerativen Veränderungen der Zwischenwirbelscheiben. Im späteren Leben neigen die Betroffenen zu *Bandscheibenvorfällen.* Häufig leiden sie an immer wiederkehrenden *Rückenschmerzen* und können nur *leichtere körperliche Arbeit* verrichten.

Diagnostik Der Nachweis erfolgt im *Röntgenbild.* Im Anfangsstadium sind hier unregelmäßige Konturen der Grund- und Deckplatten einzelner Wirbelkörper zu sehen, dann auch Deckplatteneinbrüche (Schmorl-Knorpel-Knötchen). Später kommt es zu der typischen Keilwirbelbildung.

Therapie Sinnvolle therapeutische Maßnahmen sind Krankengymnastik, Rückenschwimmen und Vermeiden des Tragens schwerer Lasten. Nur bei starken progressiven Verläufen sind die operative Stabilisation oder operative Korrekturen der fehlgestellten Wirbelsäule erforderlich.

Morbus Scheuermann

Der sichere Nachweis erfolgt über das *Röntgenbild!*

4.6 Rheumatische Erkrankungen

Der Begriff Rheuma gilt in der medizinischen Terminologie als veraltet und ungenau. Spricht man trotzdem von rheumatischen Erkrankungen, sind Störungen mit den folgenden typischen Kennzeichen gemeint:

- **Autoimmunerkrankung**, da man oft Antikörper gegen körpereigenes Gewebe findet
- **Beißende oder ziehende Schmerzen** im Bewegungsapparat, die zur Bewegungseinschränkung führen
- **Erkrankung spielt sich im Bindegewebe ab** (s. auch Kollagenosen). Oft ist das Bindegewebe innerer Organe und das der Gefäße mit betroffen, sodass es auch zu Krankheitserscheinungen an Herz, Niere und Blutgefäßen kommen kann.
- **Wetterwechsel, Kälte und Nässe verschlimmern** die Beschwerden.
- **Unterschiedliche Krankheitsphasen** mit aktiveren Schüben, denen latente Phasen folgen.
- **Gelenkschwellung, Gelenksteifigkeit**, Gelenkdeformitäten, Gelenkversteifungen
- **Gelenkschmerzen** (Ausnahme: Weichteilrheumatismus)
  - Degenerative Gelenkerkrankungen (Arthrose mit Anlauf- und Belastungsschmerz)
  - Entzündliche Gelenkerkrankungen (Arthritis mit Ruhe- und Dauerschmerz)
- Bei Weichteilrheumatismus: Sehnen- und Schleimbeutelentzündungen, Muskelrheumatismus
- Evtl. Entzündungen an anderen Organen: z. B. Augen, Haut (Rheumaknoten), Psoriasis, Herz (Endokarditis bei rheumatischem Fieber, ➤ Kap. 4.6.2)
- Allgemeinsymptome wie Müdigkeit, Abgeschlagenheit, Appetitlosigkeit, Gewichtsabnahme

Unterteilung nach Rheumaliga Da es sich bei dem Begriff „Rheuma“ um so ein vielgestaltiges Krankheitsbild handelt, hat die Rheumaliga folgende Unterteilung getroffen:

- **Entzündlicher Rheumatismus:** z. B. Arthritis, Morbus Bechterew
- **Degenerativer Rheumatismus:** z. B. Arthrosen
- **Weichteilrheumatismus:** z. B. Muskelrheumatismus, Epicondylitis (Tennisellenbogen), Bursitis (Schleimbeutelentzündung). Bei Muskelrheumatismus findet man oft umschriebene Schmerzpunkte und Myogelosen. Damit meint man umschriebene Knoten oder wulstförmige Verhärtungen der Muskulatur, die Druck- oder dumpfe Dauerschmerzen verursachen können.

Kollagenosen Mit dem Begriff Kollagenosen fasst man die Erkrankungen zusammen, die sich im kollagenen Bindegewebe abspielen, wie z. B. Sklerodermie (➤ Kap. 4.6.6) und Lupus erythematodes (➤ Kap. 4.6.5).

4.6.1 Weichteilrheumatismus

Beim Weichteilrheumatismus kommt es zu Schmerzen in *Muskeln, Sehnen, Bändern, Schleimbeuteln* oder *Unterhautgewebe.* Der Schmerz tritt entweder nach Ruhepausen verstärkt auf, oder er wird in wechselnder Intensität dauernd gespürt. Häufig können umschriebene Schmerzpunkte und Gewebsverdickungen getastet werden. Oft sind auch benachbarte Gelenke betroffen sei es durch die Schonhaltung, die der Patient wegen seiner Schmerzen einnimmt, oder durch den Funktionsausfall von Muskeln und Sehnen.

Zum Weichteilrheumatismus werden folgende Erkrankungen gezählt:

- Tendovaginitis (Sehnenscheidenentzündung)
- Bursitis (Schleimbeutelentzündung)
- Epicondylitis („Tennisellenbogen“)
- Fibromyalgie
- bestimmte Erkrankungen der Schulterregion, z. B. durch Schädigung der Untergrätensehnen (M. supraspinatus)

Typische naturheilkundliche Therapien bei Muskelrheumatismus sind giftausleitende Therapien, der Einsatz von antientzündlichen Enzymen, Ernährungsumstellung auf eine vegetarische Vollwerternährung, außerdem durchblutungsfördernde und entspannende Maßnahmen um den aufgetretenen Muskelverkrampfungen entgegenzuwirken.

4.6.2 Rheumatisches Fieber

Das rheumatische Fieber tritt als *Zweiterkrankung* nach einem *Streptokokkeninfekt* auf, der sich meist im Kopf- oder Halsbereich abspielte, z. B. in Form einer eitrigen Angina, einer Zahnwurzelvereiterung, einer Nasennebenhöhlenentzündung. Ist diese primäre Erkrankung abgeklungen, kommt es nach einem beschwerdefreien Intervall von ca. 1–3 Wochen bei einem Teil der Erkrankten zum rheumatischen Fieber. Betroffen sind v. a. *Kinder* im *schulpflichtigen Alter.* Erwachsene und Säuglinge erkranken dagegen nur äußerst selten. Durch die frühzeitige antibiotische Behandlung eitriger Infekte tritt das rheumatische Fieber bei uns fast nicht mehr auf.

Ursachen Ursache ist ein *Autoimmungeschehen*, und zwar kommt es zu einer Antigen-Antikörper-Reaktion auf das Streptokokkentoxin. Es handelt sich um eine Allergie vom Typ III, dem sog. Immunkomplextyp.

Symptome Bei den Symptomen werden Haupt- und Nebenkriterien unterschieden (Jones-Kriterien).

Symptome – Hauptkriterien Die Krankheitserscheinungen können einige Wochen bis mehrere Monate lang anhalten und neigen dazu, immer wieder aufzuflammen. Zu den Hauptkriterien gehören:

- **Karditis,** v. a. Endokarditis, oft mit bleibenden Klappendefekten, aber auch Myo- oder Perikarditis mit Herzgeräuschen, Tachykardie, EKG-Veränderungen bis hin zu AV-Blockierungen und Vorhofflimmern.
- **Polyarthritis.** Typisch sind die starken Beschwerden, die von Gelenk zu Gelenk wandern. Dabei kommt es zu heftigen Gelenkschmerzen mit Anschwellungen, Rötungen und Überwärmung, die durch Berühren und Bewegen verstärkt werden. Meistens sind die großen Gelenke am Knie oder Ellenbogen betroffen, manchmal jedoch auch die kleinen Hand-, Fuß- oder Wirbelsäulengelenke. Die Gelenkbeschwerden verschwinden wieder. Deshalb bezeichnet man dies auch als „Gelenkschnupfen".
- **Chorea minor** (kleiner Veitstanz). Es handelt sich um eine zentral bedingte Bewegungsstörung. Es kommt zur Hyperkinese bei ausgeprägter Muskelhypotonie und psychischen Veränderungen wie Reizbarkeit und Antriebsminderung. Es besteht ein Übermaß an Bewegungsimpulsen, die bei völliger körperlicher Ruhe auftreten, der Kopf wird hin und her geworfen, es kommt zu grimassierenden Bewegungen und mit den Gliedmaßen werden ausfahrende Bewegungen durchgeführt. Die Sprache ist durch die Beteiligung der Zungenmuskulatur oft schwer verständlich. Die Krankheitserscheinungen können mehrere Wochen bis Monate andauern. Am Ende kommt es in der Regel zur völligen Ausheilung.
- **Hauterscheinungen.** Es kann zu rosaroten, ringförmigen Flecken oder zu subkutanen Knötchen kommen.

Symptome – Nebenkriterien Nebenkriterien sind Fieber, Gelenkschmerzen, Beschleunigung der BKS, allgemeine CRP-Erhöhung, EKG-Veränderung (verlängerte PQ-Zeit.)

Diagnostik Anstieg des Antistreptolysintiters, Nachweis von Streptokokken im Abstrich und bestimmte EKG-Veränderungen (Verlängerung der PQ-Zeit, Senkung der ST-Strecke).

Therapie Die Behandlung erfolgt durch den *Arzt,* da verschreibungspflichtige Medikamente eingesetzt werden müssen, und zwar v. a. Antibiotika, um den Streptokokkeninfekt wirkungsvoll zu bekämpfen. Des Weiteren kommen Acetylsalicylsäure (Behandlung des Fiebers und der Gelenkentzündung) und evtl. Kortison (bei Herzbeteiligung) zum Einsatz. Während des Schubs muss strikte Bettruhe eingehalten werden, was mehrere Wochen dauern kann. Der Heilpraktiker darf begleitend zum Arzt behandeln

Um neuerlichen Schüben eines rheumatischen Fiebers vorzubeugen, wird in der Schulmedizin eine Rezidivprophylaxe mit Penizillin durchgeführt.

Prognose Die Prognose ergibt sich v. a. aus der *Schwere* der ablaufenden *Herzentzündung.* Die Erkrankung hat heute eine Letalität von 2–5 %. Die übrigen Symptome wie Gelenkentzündungen, Hauterscheinungen und Veitstanz heilen folgenlos ab.

Rheumatisches Fieber

Überwiegend sind *Kinder* im schulpflichtigen Alter betroffen. Es handelt sich um eine *Zweiterkrankung* nach einem *Streptokokkeninfekt.* Die Erkrankung ist bei uns in Mitteleuropa äußerst selten geworden.

4.6.3 Rheumatoide Arthritis

Die rheumatische Arthritis (RA) wird auch als primär chronische Polyarthritis (PCP) bezeichnet.

Bei RA handelt es sich um eine *chronische Gelenkentzündung*, von der in 80 % der Fälle *Frauen* betroffen sind. Meist bricht die Krankheit zwischen dem 35. und 45. Lebensjahr aus. Es kommt zu Schmerzen, Schwellungen, Steifheit, in schweren Fällen auch zu Deformationen der Finger-, Handwurzel-, Zehen- und anderer Gelenke. Typisch sind die wiederkehrenden Krankheitsschübe (↑ *Atlas* Abb. 4.56).

Ursachen Es handelt sich um ein *Autoimmungeschehen* (s. auch Diagnostik, Rheumafaktor).

Symptome Die Erkrankung beginnt schleichend mit Müdigkeit, Abgeschlagenheit, Parästhesien und subfebrilen Temperaturen. Leitsymptom der Erkrankung ist die *Morgensteifigkeit* in Händen und Füßen, sowie die *spindelförmige Schwellung* der Finger. Grund der spindelförmigen Anschwellung ist, dass sich die Entzündung v.a. in den Fingergrund- und Mittelgelenken abspielt. Die *Endgelenke* bleiben *frei.* Des Weiteren können auch die Zehengrundgelenke betroffen sein und später größere Gelenke wie Hand-, Ellenbogen-, Schulter-, Sprung- und Kniegelenke, manchmal auch die Zwischenwirbelgelenke, v.a. die der Halswirbelsäule. Charakteristisch ist der *symmetrische* Befall der Gelenke beider Körperhälften. Außer den Gelenken können auch Schleimbeutel und Sehnen in das Krankheitsgeschehen mit eingeschlossen sein. Im Endstadium kann es zur Muskel- und Hautatrophie und zur Gelenkversteifung kommen. Typische auftretende Gelenkdeformitäten sind:

- Ulnardeviation (Abknicken der Finger in Richtung Ulna)
- Schwanenhalsdeformität (Überstreckung im Fingermittelgelenk bei gleichzeitiger Beugung im Endgelenk)
- Knopflochdeformität (Mittelgelenk ist gebeugt, das Endgelenk überstreckt)
- Krallenbildung an den Füßen, die Zehen verschieben sich in Richtung Fußaußenkante und das Fußgewölbe flacht ab.

Krankheitsverlauf Typisch ist der *schubweise* Krankheitsverlauf. Bei einem Schub kommt es an den betroffenen Gelenken zu heftigen Entzündungsreaktionen mit Schwellung, Rötung, Überwärmung und Schmerzen, außerdem können Rheumaknoten (s. u.) auftreten. Nach Abklingen der heftigen Entzündung schließt sich eine Phase mit geringeren Beschwerden an. Nach völligem Abheilen der Entzündung bleiben jedoch oft Veränderungen am Gelenk zurück, sodass der ursprüngliche Zustand nicht wieder hergestellt werden kann.

Rheumaknoten (↑ *Atlas* Abb. 4.57). Diese entstehen bevorzugt an *Druckstellen*, wie z.B. an der Streckseite der Unterarme, am Hinterkopf, über Knochenvorsprüngen und gelenknahen Strecksehnen. Es handelt sich um subkutane Knoten aus Granulationsgewebe, die sich derb anfühlen und meist nicht schmerzhaft sind. Man findet sie bei ungefähr 30 % der Patienten mit chronischer Polyarthritis. Rheumaknoten können an Größe zunehmen, wenn es zu einem Krankheitsschub kommt. Danach können sie sich verkleinern.

Diagnostik Im Blut kann in 70–80 % der Fälle ein *Antikörper* („Rheumafaktor, RF") nachgewiesen werden. Außerdem kann es zu einer Erhöhung der BKS und zu einem CRP-Anstieg kommen.

Die Diagnostik stützt sich aber in erster Linie auf die Kriterien, die von der ACR (American Society of Rheumatology) festgelegt wurden. Dabei gilt die Diagnose als gesichert, wenn von den folgenden sieben aufgestellten Symptomen mindestens vier auftreten:

1. Morgensteifigkeit der Gelenke von mindestens einer Stunde Dauer
2. Arthritis in drei oder mehr Gelenkbereichen
3. Arthritis der Fingergrund- und -mittelgelenke oder der Handwurzelgelenke
4. Symmetrischer Befall des gleichen Gelenkbereichs beider Körperhälften
5. Auftreten von Rheumaknoten: subkutane Knoten über Knochenvorsprüngen oder gelenknahen Strecksehnen

4

6. Rheumafaktornachweis im Serum
7. Typische Röntgenveränderungen der Hände: gelenknaher Knochenabbau und / oder Erosionen der betroffenen Gelenke

Prognose Gerade die ersten Jahre der Erkrankung sind entscheidend für den weiteren Verlauf. Wird die RA rechtzeitig diagnostiziert und konsequent behandelt, so können sich Spätschäden vermeiden bzw. zumindest verzögern lassen.

In 20–30 % der Fälle kommt es zu Gelenkveränderungen bis hin zur Invalidität. Es kann sein, dass die Betroffenen rollstuhlpflichtig werden bzw. auf die dauernde Hilfe anderer Personen angewiesen sind.

Sind weitere Organsysteme, z. B. Lungen oder Herz in das Krankheitsgeschehen mit eingezogen, so ist die Lebenserwartung eingeschränkt.

Therapie Während eines *akuten* Schubes muss der Betroffene an den *Arzt* verwiesen werden, da verschreibungspflichtige Medikamente eingesetzt werden müssen (z. B. Antirheumatika wie Chloroquin, Sulfasalazin, Goldsalze, Penicillamin, Kortison, Immunsuppressiva). Wird ein akuter Schub nicht *sofort* wirkungsvoll behandelt, kann es an den betroffenen Gelenken zu einer u. U. erheblichen Schädigung kommen.

Während eines akuten Schubes müssen die betroffenen Gelenke ruhiggestellt werden. Schädliche Reize wie Kälte, Nässe, Infekte und Überanstrengung müssen weitgehend ausgeschaltet werden. Große Bedeutung haben in der anfallsfreien Zeit Gymnastik, Massagen und Bäder, um die Beweglichkeit der Gelenke zu erhalten oder wiederherzustellen. Als ganzheitliche Maßnahmen werden Ernährungsumstellungen, längere Heilfastenbehandlungen, Psychotherapie, Schroth- und Rohkostkuren durchgeführt.

Schulmedizinisch steht eine Vielzahl von operativen Behandlungsmöglichkeiten zur Verfügung. Beispielsweise soll durch eine Entfernung der Gelenkinnenhaut (Synovektomie) einer Gelenkzerstörung vorgebeugt werden.

> **Rheumatoide Arthritis**
>
> Es sind in erster Linie *Frauen* betroffen. Die Erkrankung spielt sich häufig zunächst an den *Fingergrund-* und *-mittelgelenken* ab.

4.6.4 Morbus Bechterew

Morbus Bechterew (Spondylarthritis ankylopoetica, Spondylitis ankylosans, Bechterew-Strümpell-Marie-Krankheit) (↑ *Atlas* Abb. 4.58) ist eine rheumatische Erkrankung, bei der es durch die ablaufenden chronischen Gelenkentzündungen letztendlich zur *Versteifung* (Ankylosierung) des *Achsenskeletts* und der *wirbelsäulennahen Gelenke* (z. B. Rippen-Wirbel-Gelenke, Kreuzbein-Darmbein-Gelenke) kommt. Die Bänder und die äußeren Bandscheibenanteile neigen zur Verkalkung. Die Krankheit beginnt meist zwischen dem 15. und 20. *Lebensjahr.* Früher dachte man, dass Männer häufiger betroffen seien als Frauen. Die Erkrankung tritt aber bei beiden Geschlechtern gleich häufig auf. Frauen zeigen aber oft eine abgeschwächte Verlaufsform, sodass bei ihnen die Krankheit manchmal nicht richtig diagnostiziert wird.

Morbus Bechterew tritt familiär gehäuft auf, manchmal in Kombination mit entzündlichen Darmerkrankungen (Morbus Crohn, Colitis ulcerosa), psoriasis-ähnlichen Hauterscheinungen oder der Reiter-Krankheit (Trias: Arthritis, Urethritis, Konjunktivitis).

Ursachen Die Ursache ist *unbekannt.* Erreger konnten nicht nachgewiesen werden. Vererbung spielt eine Rolle. Bei 90 % der Erkrankten kann ein Zellantigen *(HLA-B27)* nachgewiesen werden, das nur bei 6 % der Normalbevölkerung vorkommt.

Symptome Die Krankheit beginnt mit *tiefsitzenden nächtlichen Rückenschmerzen,* die oft in die Leiste, das Gesäß und die Oberschenkel ausstrahlen. Es besteht Morgensteifigkeit im Bereich des *Stammskeletts,* v. a. im *Kreuzbeinbereich,* die typischerweise durch Bewegung gebessert wird. Charakteristisch sind die quälenden *Fersenschmerzen,* die durch entzündliche Verkalkungen an den Achillessehnenansätzen verursacht werden. Bei einem Drittel der Betroffenen kommt es immer wiederkehrend zu *Augenentzündungen.* Weitere *mögliche* Symptome sind: Fieber, Müdigkeit, Appetitlosigkeit, Gewichtsverlust und Anämie. Die Patienten lindern ihre Rückenschmerzen und die Verspannung der Rückenmuskulatur durch Einnahme einer gebeugten, bzw. überhängenden Haltung.

Verlauf und Komplikationen Im Endstadium der Erkrankung *versteifen* die gesamte *Wirbelsäule* und der Brustkorb. Es kommt zu der typischen *Bechterew-Haltung* (↑ *Atlas* Abb. 4.58) mit der ausgeprägten Kyphose der Brustwirbelsäule und der Lordose der Halswirbelsäule. Der Kopf kann kaum bewegt werden, das Blickfeld ist stark eingeschränkt. Die Versteifung des Brustkorbes hat ein Erliegen der Brustatmung zur Folge, was wiederum zur Ausbildung eines Lungenemphysems mit darauffolgender Rechtsherzbelastung führen kann. Kommt es durch die Veränderungen des untersten Teils der Wirbelsäule zur Kompression der hier austretenden Nerven (Cauda-equina-Syndrom), so kann es zu Impotenz und zu Urin- und Stuhlinkontinenz kommen. Weitere mögliche Komplikationen sind Herz- und (selten) Aorteninsuffizienz.

Diagnostik Die Diagnose wird hauptsächlich aufgrund der Beschwerden gestellt, aber durch das Röntgenbild ergänzt, das je nach Krankheitsstadium unterschiedliche Veränderungen aufzeigt. Im Spätstadium kann sich die klassische *„Bambusstab-Wirbelsäule"* entwickeln, die allerdings heute selten geworden ist und nur nach einem Krankheitsverlauf von durchschnittlich mindestens 10 Jahren auftritt. Dabei kommt es zur Kantenausziehung an den Wirbelkörpern und zu Verknöcherungen der Bandscheiben.

Im Blut kann eine Beschleunigung der BKS im akuten Schub nachgewiesen werden. Des Weiteren gelingt der Nachweis des Zellantigens HLA-B27 in 90 % der Fälle (s. o.). Um ein Maß für die zunehmende Versteifung der Wirbelsäule zu haben, kann das Schober-Zeichen geprüft werden (↑ *Atlas* Abb. 4.59).

> **Morbus Bechterew**
>
> Im fortgeschrittenen Stadium kommt es zu einer ausgeprägten *Kyphose* der *Brustwirbelsäule* und zu einer starken *Lordose* der *Halswirbelsäule.*

4.6.5 Lupus erythematodes (LE)

Lupus kommt aus dem Lateinischen und heißt Wolf. Damit bezeichnet man Krankheiten, die mit schweren und fortschreitenden Gewebezerstörungen („fressende Flechte") einhergehen. So wurden früher mit dem Begriff „Lupus" Krankheiten völlig unterschiedlicher Ursache bezeichnet, wie Lupus vulgaris (Hauttuberkulose), Lupus perneo (Form der Hautsarkoidose) und Lupus erythematodes.

Erythem kommt aus dem Griechischen und bedeutet entzündliche Rötung der Haut, die durch eine Hyperämie (vermehrte Durchblutung) bedingt ist; *todes* (gr.) = gestaltet, ähnlich.

Ursachen Lupus erythematodes ist eine *Autoimmunkrankheit*, bei der es zur Bildung von Autoantikörpern gegen Bestandteile der Zellkerne (antinukleäre Antikörper) kommen kann. Die hierbei entstehenden Immunkomplexe zirkulieren im Blutkreislauf und lagern sich in Gefäßwände ein, wodurch es zu einer Gefäßentzündung kommt. Diese Gefäßentzündung kann zu einer Reihe charakteristischer Veränderungen an Haut, Gelenken und inneren Organen führen.

Betroffen sind v. a. *Frauen* im gebärfähigen Alter.

Auslösende Faktoren Als auslösende Faktoren kommen Virusinfektionen, Sonnenbestrahlung und Medikamente (Antihypertonika, Antiarrhythmika, Antiepileptika, Thyreostatika, Tuberkulostatika) in Betracht.

Verlaufsformen Die häufigste – und zugleich auch mildeste – Verlaufsform ist der *chronische Haut-LE.* Grundsätzlich gilt aber, dass LE ein äußerst vielschichtiges Krankheitsbild zeigt. Es kommt sowohl zu akuten, therapieresistenten Verläufen mit tödlichem Ausgang als auch zu gutartigen Verlaufsformen, die kaum therapiebedürftig sind und die auf die Überlebenszeit des Betroffenen keinen Einfluss haben. Ein weiteres Kennzeichen der Erkrankung ist, dass es lange Latenzphasen geben kann, und dass es dann wieder – oft ohne äußerlich ersichtlichen Grund – zu einem schweren Schub kommen kann. Bei einem solchen Schub treten entweder die gleichen Symptome wie bei der Erstmanifestation auf, oder es entwickelt sich ein ganz andersartiges Krankheitsbild, z. B. indem ein bis dahin gesundes Organ befallen wird.

Beispielhaft werden nun die beiden häufigsten Verlaufsformen besprochen, nämlich chronischer Haut-LE und systemischer LE (SLE).

- **LE der Haut (Lupus erythematodes discoides).** An den lichtexponierten Hautarealen (v. a. Gesicht, behaarter Kopf, aber auch an den Händen) kommt es zu *Hauterscheinungen,* die erhaben und

4

scharf begrenzt sind, eine vermehrte Schuppung und entzündliche Randveränderungen zeigen. Die Hautveränderungen weisen im Gesicht manchmal die typische Schmetterlingsform auf (↑ *Atlas* Abb. 4.60, 4.61). Charakteristisch im veränderten Bereich ist die bestehende Hyperästhesie (Überempfindlichkeit gegen Berührung). Nach Jahren bis Jahrzehnten bilden sich die Hauterscheinungen vom Zentrum aus zurück, wobei es zu einer straffen Atrophie mit Ausbildung von hypopigmentiertem Narbengewebe kommt.
- **Systemischer Lupus erythematodes (SLE).** Das Krankheitsbild zeigt eine außerordentlich *große Variabilität*. Häufige Symptome sind Arthritiden (oft als Polyarthritis), Hauterscheinungen und uncharakteristische Erscheinungen wie Fieber, Müdigkeit und Abgeschlagenheit. Des Weiteren kann es zu Pleuritis, Nephritis, Hypertonie, Peri- und Endokarditis kommen.

4

Diagnostik Bei der Diagnostik spielt der Antikörpernachweis eine wichtige Rolle. Bei 80 % der SLE-Patienten können im Blutbild LE-Zellen nachgewiesen werden. Dabei handelt es sich um reife, polymorphkernige Granulozyten mit randständigem Kern und großer Vakuole, die phagozytiertes Kernmaterial in Rosettenform enthält.

Therapie Die Therapie erfolgt durch den Arzt (Kortison, Antiphlogistika, Immunsuppressiva). Der Heilpraktiker darf begleitend behandeln.

4.6.6 Sklerodermie

Bei der Sklerodermie (Darrsucht) handelt es sich um eine *Autoimmunerkrankung* des Gefäßbindegewebes, bei der man eine *lokalisierte* (Sclerodermia circumscripta) und eine *systemische* (progressive, systemische) Sklerodermie unterscheidet:
- **Lokalisierte Sklerodermie (Sclerodermia circumscripta).** Es kommt zu umschriebenen Hauterscheinungen. Dabei sind gut begrenzte Herde zu sehen, die anfangs gerötet sind, später verhärten (sklerodisieren) und schließlich atrophieren. Sie zeigen eine verstärkte oder eine verminderte Pigmentierung (↑ *Atlas* Abb. 4.62). Gelegentlich geht eine zirkumskripte Sklerodermie in eine progressive, systemische Verlaufsform über.
- **Systemische Sklerodermie (Scleroderma diffusa).** Meist sind Frauen zwischen dem 40. und 50. Lebensjahr betroffen. Die Erkrankung beginnt mit teigigen Ödemen an den Fingerspitzen und sekundären Morbus-Raynaud-Anfällen (➤ Kap. 6.5.1). Monate später erfolgt im betroffenen Areal eine fleckig-livide Verfärbung bei glänzender, atrophischer, unverschieblicher Haut. Es kommt an den Fingern und Zehen zu „rattenbissartigen Nekrosen", also zu schmerzhaften, gangränösen Veränderungen. Die Finger werden in Beugestellung fixiert (↑ *Atlas* Abb. 4.64), die Knochen der Endglieder lösen sich auf. Die Sklerodermie kann sich von den Händen auf Unterarme, Gesicht, Hals und Brust ausdehnen. Durch die Verhärtung werden die Gesichtszüge starr, die Nase springt spitz hervor, der Mund, ein sog. Tabaksbeutelmund, ist klein mit straffer Faltenbildung an der Oberlippe (↑ *Atlas* Abb. 4.63). Es kann zur Zungenbandverkürzung kommen, was Sprach- und Schluckstörungen zur Folge hat (↑ *Atlas* Abb. 4.65).

Die Krankheit verläuft in Schüben, zwischen denen längere Latenzphasen liegen können. Milde Verläufe kommen vor.

Prognose Es gibt große Unterschiede im Krankheitsverlauf, und zwar hinsichtlich der betroffenen Organe und bezüglich der Geschwindigkeit, mit der die Erkrankung fortschreitet. Oft verschlimmert sich die Sklerodermie in den ersten Jahren rapide, wird dann langsamer und kann sogar zum Stillstand kommen. Gelegentlich treten akute Verläufe auf, und es werden in schneller Folge Herz, Nieren oder Lungen befallen, sodass es zum tödlichen Ausgang durch Organversagen kommen kann.

Diagnostik Die Diagnose wird im Wesentlichen über Hautbiopsie und Antikörpernachweis gestellt.

Therapie Die Therapie erfolgt durch den Arzt, da verschreibungspflichtige Medikamente (z. B. Kortison, Zytostatika u. a.) eingesetzt werden müssen. Der Heilpraktiker kann begleitend behandeln.

4.6.7 Sjögren-Syndrom (SS)

Das Sjögren-Syndrom ist eine Autoimmunerkrankung, bei der bestimmte Abwehrzellen v. a. die

Tränen- und Speicheldrüsen angreifen, sodass es zu chronisch-entzündlichen Prozessen kommt. Möglicherweise ist der gesamte Körper betroffen.

Es ist die häufigste Kollagenose und betrifft besonders Frauen nach den Wechseljahren (Frauen : Männer = 9 : 1).

Man unterscheidet primäre und sekundäre Formen:

- **Primäres SS.** Das primäre SS ist eine eigene rheumatische Erkrankung mit nachweisbaren Antikörpern (ANA, RF) und die Auto-Antikörper Anti-SS-A, Anti-SS-B. Als Auslöser wird das Epstein-Barr-Virus diskutiert.
- **Sekundäres SS.** Das sekundäre SS tritt bei 30 % der an rheumatoider Arthritis und bei 10 % der an SLE (Systemischer Lupus erythematodes) Erkrankten auf – selten auch bei Patienten mit Sklerodermie.

Reines Sicca-Syndrom Bei 30 % der älteren Menschen kommt es alterungsbedingt zur Drüsenatrophie. Man findet hier keine Autoantikörper, da keine Autoimmunprozesse im Körper vorliegen. Das reine Sicca-Syndrom kann auch durch Medikamente ausgelöst werden.

Symptome Die Betroffenen leiden an einem „Sicca-Syndrom". Dies bedeutet v. a. Trockenheit an den Schleimhäuten durch entzündliche Veränderungen an den exokrinen Drüsen.

Diese Trockenheit zeigt sich besonders als:

- **Augentrockenheit** (Xerophthalmie). Durch die Atrophie der Drüsen im Auge kommt es zur chronischen Augentrockenheit. Das Auge entzündet sich daraufhin und reagiert mit chronischer Konjunktivitis (Bindehautentzündung). Es ist rot, tränt, brennt und es bestehen Juckreiz und Fremdkörpergefühl. Die andauernde Trockenheit begünstigt außerdem Ulzerationen der Skleren und der Hornhaut.
- **Mundtrockenheit** (Xerostomie). Auch im Mund kommt es zur chronischen Trockenheit. Dies begünstigt Schleimhauterosionen (aphthenähnliches Erscheinungsbild), Mundwinkelentzündungen, Lippenentzündungen, trockene, rissige Lippen und Karies.

Allerdings können *alle* Schleimhäute betroffen sein und es kommt an den entsprechenden Stellen zu Trockenheitsgefühl und evtl. zu Ulzerationen, z. B. im Pharynx, Larynx oder der Vagina.

Häufig sind die Ohrspeicheldrüsen stark geschwollen und entzündet. Die Patienten leiden außerdem unter Müdigkeit, Gelenk- und Muskelschmerzen, evtl. auch sekundären Raynaud-Anfällen. Auch innere Organe können betroffen sein: Niere, Nerven, Lunge, Gefäße, Lymphsystem.

Als Komplikation kann es zum „Pseudolymphom" kommen. Die Lymphknoten sind gutartig geschwollen, nur 5 % entwickeln daraus ein Non-Hodgkin-Lymphom.

Diagnostik Zur Diagnosestellung müssen von den folgenden **sechs Hauptkriterien vier** erfüllt sein:

- Xerophthalmie besteht länger als 3 Monate
- Schirmer-Test pathologisch (Messung der Menge der Tränensekretion mittels Lackmuspapier)
- Xerostomie, Parotisdrüsen entzündet
- Nachweis der entzündlichen Vorgänge (lymphozytäre Infiltration) an den Speicheldrüsen durch Biopsie der Unterlippe
- Speicheldrüsenszintigrafie pathologisch
- Nachweis von Autoantikörper s. o.

Therapie Die Therapie richtet sich nach der Schwere der Erkrankung. Der Speichelfluss wird angeregt, die trockenen Augenbindehäute können mit Augentropfen (künstliche Tränenflüssigkeit) symptomatisch behandelt werden.

In schweren Fällen führt der Arzt eine immunsuppressive Therapie mit Glukokortikoiden durch.

Mit der Durcharbeitung dieses Kapitels haben Sie sich eine ganz solide Basis über den Aufbau des Körpers erworben. Sie kennen nun die wichtigsten Muskeln und Knochen und die Krankheiten des Bewegungsapparats. Gerade bei so einem umfassenden Thema ist es wichtig, innezuhalten und zu schauen, ob man das Wissen tatsächlich so gründlich erworben hat, dass man es selbst aktiv wiedergeben kann. Nehmen Sie sich nun deshalb das „Prüfungstraining für Heilpraktiker" (➤ Kap. 4) vor und testen Sie Ihr Wissen.

KAPITEL

5 Herz

5.1	**Anatomie**	171
5.1.1	Lage des Herzens	171
5.1.2	Schichten des Herzens	171
5.1.3	Aufbau des Herzens	172
5.1.4	Herzklappen	173
5.1.5	Herzkranzgefäße	174
5.2	**Physiologie**	174
5.2.1	Herzschlag	174
5.2.2	Weg des Blutes durch das Herz	175
5.2.3	Herztöne des gesunden Herzens	175
5.2.4	Steuerung der Herztätigkeit	175
5.2.5	Erregungsleitungssystem des Herzens	176
5.3	**Untersuchungsmethoden**	176
5.3.1	Inspektion	177
5.3.2	Palpation	177
5.3.3	Perkussion	177
5.3.4	Auskultation	177
5.3.5	Blutdruckmessung	180
5.3.6	Pulsmessung	182
5.3.7	Apparative Verfahren	183
5.4	**Herzinsuffizienz (Myokardinsuffizienz)**	184
5.4.1	Symptome der Linksherzinsuffizienz	184
5.4.2	Symptome der Rechtsherzinsuffizienz	185
5.4.3	Diagnostik	186
5.4.4	Therapie	187
5.5	**Entzündungen des Herzens**	187
5.5.1	Endokarditis	187
5.5.2	Myokarditis	188
5.5.3	Perikarditis	189
5.6	**Herzklappenfehler**	190
5.6.1	Mitralklappenstenose	191
5.6.2	Mitralklappeninsuffizienz	192

5.6.3 Mitralklappenprolaps . . . 192
5.6.4 Aortenklappenstenose . . . 193
5.6.5 Aortenklappeninsuffizienz . . . 193

5.7 Angeborene Herzfehler . . . 194
5.7.1 Einteilung der angeborenen Herzfehler . . . 195
5.7.2 Vorhofseptumdefekt . . . 195
5.7.3 Kammerseptumdefekt . . . 196
5.7.4 Offener Ductus Botalli . . . 196
5.7.5 Fallot-Tetralogie . . . 196
5.7.6 Transposition der großen Gefäße (TGA) . . . 197
5.7.7 Pulmonalklappenstenose . . . 197
5.7.8 Aortenisthmusstenose . . . 197
5.7.9 Aortenbogenanomalien . . . 198

5.8 Herzrhythmusstörungen (Arrhythmien) . . . 198
5.8.1 Extrasystolen . . . 199
5.8.2 Tachykardie . . . 199
5.8.3 Bradykardie . . . 200
5.8.4 Funktionelle Herzbeschwerden . . . 201
5.8.5 Reizleitungsstörungen . . . 201

5.9 Koronare Herzkrankheiten und Koronarinsuffizienz . . . 203
5.9.1 Angina pectoris . . . 203
5.9.2 Herzinfarkt . . . 204

5.10 Medikamentöse Herztherapie . . . 206
5.10.1 Herzglykoside . . . 207
5.10.2 Betarezeptorenblocker . . . 208
5.10.3 Nitroglyzerin . . . 208
5.10.4 Kalziumantagonisten . . . 209
5.10.5 ACE-Hemmer . . . 209
5.10.6 AT1-Antagonisten (AT1-Rezeptorantagonisten, Angiotensin-Rezeptorblocker, Sartane) . . . 210
5.10.7 Diuretika . . . 210
5.10.8 Antikoagulanzien . . . 210
5.10.9 Direkte orale Antikoagulanzien (DOAK) . . . 211

Das Herz ist ein Hohlmuskel, der in der Brusthöhle liegt. Es hat die Aufgabe, das Blut in den gesamten Körper zu pumpen. Dabei fließt das Blut vom Herzen in die Aorta und weiter in die Schlagadern (Arterien), in die kleineren Arteriolen (kleine Arterien), dann in die feinsten Haargefäße (Kapillaren), in denen der eigentliche Stoffaustausch erfolgt. Zurück fließt das Blut durch die kleinen Venolen (kleine Venen), weiter durch die Venen, um zuletzt in den beiden großen Venen, nämlich der oberen und unteren Hohlvene, zum Herzen zurücktransportiert zu werden.

Das Herz wird gerne mit einer *Pumpstation* verglichen, die die Aufgabe hat, das Blut im Körper in einem ständigen Fluss zu halten. Das Blut hat sowohl die Aufgabe, jede Körperzelle mit Nährstoffen und mit Sauerstoff zu versorgen als auch die beim Zellstoffwechsel anfallenden Abbaustoffe, nebst dem bei der Verbrennung der Nährstoffe entstehenden Kohlendioxid, abzutransportieren.

5.1 Anatomie

5.1.1 Lage des Herzens

Das Herz eines Menschen ist etwas größer als seine geballte Faust. Es liegt im *Mediastinum,* also im mittleren Brustkorbraum (↑ *Atlas* Abb. 5.12), zwischen den beiden Lungenflügeln. Nachbarorgane des Herzens sind seitlich die *Lungen,* nach vorne das Brustbein und der *Thymus,* nach hinten die *Speiseröhre,* die absteigende *Aorta* und die *obere und untere Hohlvene* und nach unten das *Zwerchfell,* dem die Herzspitze aufliegt (↑ *Atlas* Abb. 5.1).

Zwei Drittel des Herzens liegen *links,* ein Drittel liegt rechts der Körpermittellinie. Das Herz hat in etwa Kegelform und steht nicht senkrecht im Brustkorb, sondern seine Achse ist sowohl von rechts nach links als auch von hinten nach vorne geneigt. Dadurch liegt die Herzspitze der linken unteren Brustwand an und die Herzbasis (mit dem linken Vorhof) der Speiseröhre. (Achtung: die Herzspitze ist nach unten gerichtet, die Herzbasis nach oben!)

5.1.2 Schichten des Herzens

Wie schon erwähnt, ist das Herz ein Hohlmuskel. Von innen nach außen kann man die Herzinnenhaut, den Herzmuskel und den Herzbeutel unterscheiden (↑ *Atlas* Abb. 5.2).

Herzinnenhaut (Endokard) Die Herzinnenhaut kleidet die inneren Herzhöhlen aus. Sie hat einen Überzug aus *Endothel,* also aus einschichtigem Plattenepithelgewebe, darunter befindet sich etwas Bindegewebe, welches als Verschiebeschicht wirkt. Endothel bildet auch die *Herzklappen,* die frei von Blutgefäßen sind. Das Endothel wird direkt vom vorbeiströmenden Blut ernährt. Kommt es zu einer Entzündung der Herzinnenhaut, so führt dies oft zu Schäden an den Herzklappen.

Herzmuskel (Myokard) Der Herzmuskel leistet die eigentliche Pumparbeit des Herzens. Er besteht aus *Herzmuskelgewebe.* Herzmuskelgewebe nimmt eine Sonderstellung zwischen der glatten und der quergestreiften Muskulatur ein („Herzmuskelgewebe" ➤ Kap. 3.3.3). Die Kammer der rechten Herzhälfte hat normalerweise eine Wanddicke von ungefähr 0,5 cm, da sie das Blut lediglich in die nahe gelegenen Lungen transportiert. Die Kammer der linken Herzhälfte hat hingegen eine Wanddicke von 1,0 cm, da das Blut von hier aus in den gesamten Körper gepumpt werden muss (↑ *Atlas* Abb. 5.3).

Der Herzmuskel ist in der Lage, sich unterschiedlichen Anforderungen anzupassen. Wird z. B. im Alter das Herz nur wenig beansprucht, so bildet sich die Herzmasse zurück; sie atrophiert, indem sich die einzelnen Herzmuskelzellen verkleinern. Besteht dagegen eine erhöhte Arbeitsanforderung an das Herz, z. B. bei Hypertonie (Bluthochdruck), so nimmt die Muskelmasse zu, sie hypertrophiert, indem sich die einzelnen Herzmuskelzellen vergrößern. Das normale Herzgewicht eines Erwachsenen beträgt ungefähr 300 g. Überschreitet die Größenzunahme des Herzens das kritische Herzgewicht von 500 g, so sind die Herzkranzgefäße nicht mehr ausreichend in der Lage, das vergrößerte Herz zu ernähren. Es kommt zur Herzdilatation (Erweiterung der Herzinnenräume) mit Herzinsuffizienz (ungenügende Leistung des Herzens).

Herzbeutel (Perikard) Beim Herzbeutel handelt es sich um einen *„doppelten Sack".* Seine innere Schicht heißt Epikard *(viszerales Blatt).* Es liegt dem Myokard auf und ist mit diesem fest verwachsen. Die äußere Schicht des Herzbeutels ist das Perikard (Perikard im engeren Sinn) oder auch *parietales Blatt* genannt (↑ *Atlas* Abb. 5.6). Im Bereich der Eintrittsstellen der großen Gefäße in das Herz bilden die beiden Blätter eine Umschlagfalte und gehen ineinander über. Die beiden Blätter bestehen aus elastischem und kollagenem *Bindegewebe,* das einen Überzug aus Epithelgewebe besitzt (↑ *Atlas* Abb. 5.2).

Zwischen dem *viszeralen* und dem *parietalen* Blatt befindet sich ein *Gleitspalt,* der etwas Flüssigkeit enthält und somit die Verschiebbarkeit der beiden Blätter ermöglicht. Dadurch wird die *Beweglichkeit* des Herzens bei seiner *Pumparbeit erleichtert.* Des Weiteren *schützt* der Herzbeutel das Herz vor *übergreifenden Entzündungen* von den Nachbarorganen und bewahrt es vor *Überdehnung.*

Das parietale Blatt ist mit dem Sehnenzentrum des Zwerchfells und teilweise mit dem Brustfell verwachsen. Dadurch wird die Lage des Herzens im Mediastinum stabilisiert.

Stellen Sie sich zum besseren Verständnis des Herzbeutels einen zugeschweißten, dehnbaren Plastikbeutel vor, in dem sich etwas Flüssigkeit befindet. Sie drücken nun mit ihrer Faust in den Plastikbeutel, sodass er sich um Ihre Faust herumlegt. Ihre Faust entspricht nun der Lage des Herzens. An Ihrem Handgelenk befindet sich die Umschlagstelle des viszeralen und parietalen Blattes. Die Flüssigkeit im Beutel entspricht der Gleitflüssigkeit im Gleitspalt.

Herzschichten

- **Endokard** (Herzinnenhaut)
- **Myokard** (Herzmuskel)
- **Perikard** (Herzbeutel)

5.1.3 Aufbau des Herzens

Rechte und linke Herzhälfte Das Herz wird durch eine Trenn- bzw. Scheidewand *(Septum)* in eine rechte und eine linke Herzhälfte unterteilt. Die rechte Herzhälfte nimmt das sauerstoffarme Blut aus dem Körperkreislauf auf und pumpt es in die Lungen, damit es dort Sauerstoff aufnimmt. Von hier fließt das nun sauerstoffreiche Blut in die linke Herzhälfte, die es in den großen Körperkreislauf pumpt (➤ Abb. 5.1 und ↑ *Atlas* Abb. 5.3).

Herzhöhlen Sowohl an der rechten als auch an der linken Herzhälfte kann man jeweils einen *Vorhof* (Atrium) und eine *Kammer* (Ventrikel)

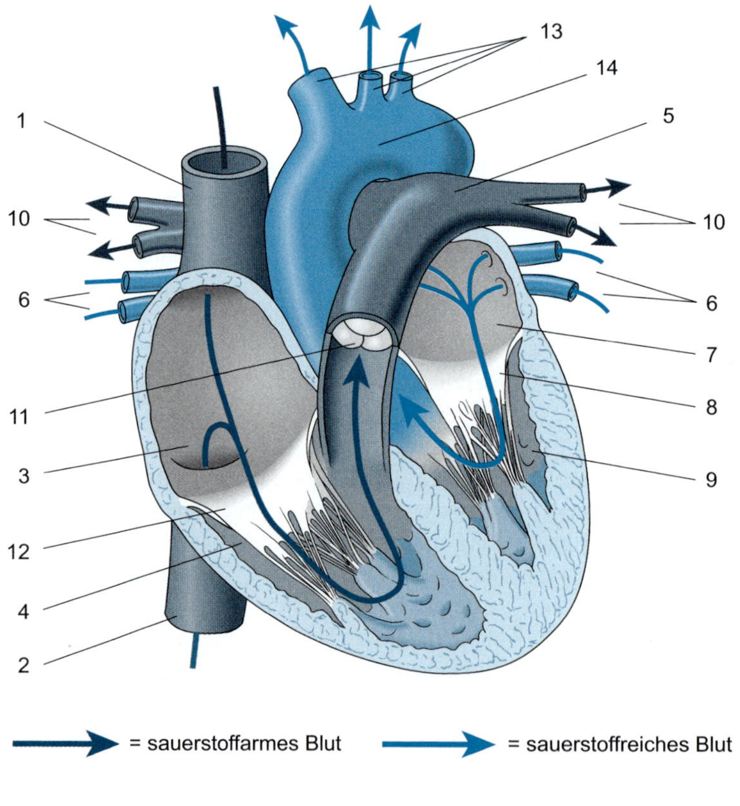

Abb. 5.1 Längsschnitt durch das Herz. Die Pfeile zeigen die Fließrichtung des Blutes an. 1: Obere Hohlvene (V. cava superior), 2: untere Hohlvene (V. cava inferior), 3: rechter Vorhof (Atrium dextrum), 4: rechte Herzkammer (Ventriculus dexter), 5: Lungenschlagader (Truncus pulmonalis), 6: Lungenvenen (Vv. pulmonales), 7: linker Vorhof (Atrium sinistrum), 8: Mitralklappe (Valva mitralis), 9: linke Herzkammer (Ventriculus sinister), 10: Lungenarterien (Aa. pulmonales), 11: Pulmonalklappe, 12: Trikuspidalklappe, 13: Kopf- und Halsarterien, 14: Hauptschlagader (Aorta). [L190]

unterscheiden (↑ *Atlas* Abb. 5.3). Der rechte Vorhof nimmt das sauerstoffarme Blut aus dem Körperkreislauf auf. In den linken Vorhof fließt das sauerstoffreiche Blut ein, das von den Lungen kommt. Die rechte Kammer pumpt sauerstoffarmes Blut in die Lungen. Die linke Kammer pumpt sauerstoffreiches Blut in den Körper (➤ Kap. 5.2.2).

Herzohren (Auriculae atrii, Auriculae cordis). Die Muskulatur des rechten und linken Vorhofes bilden Ausstülpungen, die man als Herzohren (auch Vorhofohren) bezeichnet (↑ *Atlas* Abb. 5.4 Nr. 17). Das linke Herzohr (Auricula cordis sinistra) befindet sich neben dem Stamm der Lungenarterie (Truncus pulmonalis), das rechte Herzohr (Auricula cordis dextra) liegt neben der aufsteigenden Aorta (Aorta ascendens). Vor allem im linken Herzohr bilden sich bei Patienten mit Vorhofflimmern (➤ Kap. 5.8.2) Thromben (Blutgerinnsel), die zum Hirnschlag (Apoplexie) führen können. Nur gelegentlich bilden sich im rechten Herzohr Thromben, die eine Lungenembolie (s. Atmungssystem, ➤ Kap. 17.5.15) verursachen.

Atriales natriuretisches Peptid (ANP) bzw. atrialer natriuretischer Faktor (ANF). Die Herzohren spielen bei der Aufrechterhaltung des Wasserhaushaltes und des Blutdruckes eine Rolle, da die dortigen Herzmuskelzellen infolge von Dehnungsreizen ein Gewebshormon bilden, und zwar das ANP. Lastet ein erhöhter Druck auf der Vorhofwand und / oder wird diese überdehnt, so schüttet sie vermehrt ANP aus. ANP veranlasst die Nieren, vermehrt Natrium und Wasser auszuscheiden und es stellt die Arteriolen weit. Durch diese Maßnahme sinkt der Blutdruck und damit die Druckbelastung des Herzens. Damit ist ANP ein Gegenspieler des Aldosterons.

5.1.4 Herzklappen

Die Herzklappen garantieren die fortlaufende Strömungsrichtung des Blutes durch das Herz, indem sie, wie *Ventile*, das Blut am Zurückströmen hindern. Es sind vier Klappen am Herzen vorhanden, nämlich zwei Segelklappen und zwei Taschenklappen.

Segelklappen (Atrioventrikularklappen)

Die Segelklappen haben ihren Namen von ihrer segelförmigen Gestalt. Sie sind durch *Sehnenfäden* an *Papillarmuskeln*, das sind kegelförmige Muskelvorsprünge an der Kammerwand, befestigt. Die Sehnenfäden verhindern ein Zurückschlagen der Klappen (↑ *Atlas* Abb. 5.7, 5.8).

Mitralklappe (zweizipfelige Klappe, Valva mitralis, Valva atrioventricularis sinistra). Sie liegt zwischen dem linken Vorhof und der linken Kammer.

Trikuspidalklappe (dreizipfelige Klappe, Valva tricuspidalis, Valva atrioventricularis dextra). Sie liegt zwischen dem rechten Vorhof und der rechten Kammer.

Taschenklappen (Semilunarklappen)

Jede Taschenklappe besteht aus drei *taschenartigen* Gebilden, die an der Gefäßwand festgewachsen sind und in der Aufsicht halbmondförmig (semilunar) wirken. Strömt Blut durch die Taschenklappen, so werden die Taschen an die Wand gepresst, sodass das Blut vorbeifließen kann. Kommt es jedoch zur Strömungsumkehr, so fließt Blut in die Taschen ein, die sich dadurch aufblähen, ihre Öffnungen aneinanderlegen und so ein Zurückströmen des Blutes verhindern (↑ *Atlas* Abb. 5.8).

Aortenklappe (Valva aortae). Sie liegt zwischen der linken Kammer und dem Abgang der Aorta (Körperschlagader).

Pulmonalklappe (Valva trunci pulmonalis). Sie liegt zwischen der rechten Kammer und dem Abgang der Lungenschlagader (Truncus pulmonalis) (➤ Abb. 5.1).

Herzklappen

- **Segelklappen** (Atrioventrikularklappen):
  - Mitralklappe
  - Trikuspidalklappe
- **Taschenklappen** (Semilunarklappen):
  - Aortenklappe
  - Pulmonalklappe

5.1.5 Herzkranzgefäße

Die Ernährung des Herzmuskels (genauer: des Myo- und Epikards) erfolgt über die *Herzkranzgefäße* (➤ Abb. 5.2, ↑ *Atlas* Abb. 5.9). Diese entspringen direkt aus der Aorta, und zwar im Bereich der *Aortenklappe*. Man unterscheidet eine linke und eine rechte Herzkranzschlagader. Die linke versorgt den größten Teil der linken Herzhälfte, die rechte den größten Teil der rechten Herzhälfte mit Sauerstoff und Nährstoffen. Das verbrauchte Blut wird von den Herzkranzvenen gesammelt, die in etwa parallel zu den Arterien verlaufen. Sie vereinigen sich zu immer größeren Venen, um an der Hinterfläche des Herzens, an der Vorhof-Kammer-Grenze, von der Sammelvene (Kranzbucht, Sinus coronarius) direkt in den rechten Vorhof abgegeben zu werden (↑ *Atlas* Abb. 5.5 Nr. 8).

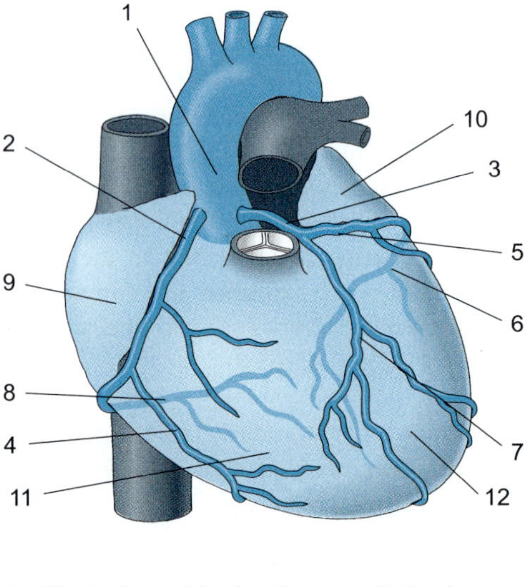

Abb. 5.2 Vorderansicht des Herzens mit Herzkranzgefäßen. 1: Aufsteigende Aorta (Pars ascendens aortae), 2: rechte Herzkranzschlagader (A. coronaria dextra), 3: linke Herzkranzschlagader (A. coronaria sinistra), 4: rechter Randast (R. marginalis dexter), 5: umbiegender Ast (R. circumflexus), 6: linker Randast (R. marginalis sinister), 7: vorderer Zwischenkammerast (R. interventricularis anterior), 8: hinterer Zwischenkammerast (R. interventricularis posterior), 9: rechter Vorhof (Atrium dextrum), 10: linker Vorhof (Atrium sinistrum), 11: rechte Kammer (Ventriculus dexter), 12: linke Kammer (Ventriculus sinister). [L190]

5.2 Physiologie

Das Herz kann man mit einer Doppelpumpe und die Klappen mit Ventilen vergleichen. Letztere sorgen dafür, dass das Blut immer nur in eine Richtung fließen kann. Man unterscheidet den *großen Körperkreislauf* und den *kleineren Lungenkreislauf.* Der Körperkreislauf beginnt mit dem Abgang der Aorta aus der linken Kammer und endet mit der Einmündung der oberen und unteren Hohlvene in den rechten Vorhof. Der Lungenkreislauf beginnt mit dem Abgang des Stammes der Lungenschlagader (Truncus pulmonalis) aus der rechten Kammer und endet mit der Einmündung der Lungenvenen in den linken Vorhof (➤ Kap. 6.1.1).

Im Herz werden im Myokard der Vorhöfe ANP (atriales natriuretisches Peptid) und in den Kammern BNP (B-Typ natriuretisches Hormon) hergestellt, die eine blutdrucksenkende Wirkung haben.

5.2.1 Herzschlag

Das Zusammenziehen des Herzmuskels wird als *Systole* bezeichnet, die Erschlaffung (Erweiterung) als *Diastole.* Bei jedem Herzschlag kommt es zuerst zur Systole der Vorhöfe, bei gleichzeitiger Diastole der Kammern. Darauf erfolgt die Diastole der beiden Vorhöfe bei gleichzeitiger Systole der Kammern. Die beiden Vorhöfe und die beiden Kammern arbeiten also jeweils als eine Einheit (↑ *Atlas* Abb. 5.10).

Unter dem *Schlagvolumen* des Herzens versteht man die Blutmenge, die durch einen Herzschlag (Systole) von der linken Kammer in die Aorta befördert wird. Sie beträgt normalerweise *70–100 ml Blut.* Damit ergibt sich ein Herzminutenvolumen bzw. Herzzeitvolumen (HZV), d. h. Schlagvolumen mal Anzahl der Schläge pro Minute von 5–7 Litern. Das bedeutet, dass bei einer normalen Förderleistung pro Minute 5–7 Liter Blut von der linken Herzkammer in den Körperkreislauf gepumpt werden. Bei Aufregung oder bei körperlicher Anstrengung kann diese Förderleistung jedoch erheblich gesteigert werden.

5.2.2 Weg des Blutes durch das Herz

Die obere und untere Hohlvene bringen das sauerstoffarme Blut aus dem Körper in den rechten Vorhof (➤ Abb. 5.1). Nach Füllung kommt es zur Systole des Vorhofes bei gleichzeitiger Diastole der Kammern. Dabei öffnet sich die Trikuspidalklappe, und das Blut strömt vom rechten Vorhof in die rechte Kammer, wobei die Pulmonalklappe geschlossen ist. Fließt vom Vorhof kein weiteres Blut mehr in die Kammer, schlägt die Trikuspidalklappe zu. Danach erfolgt die Systole der Kammer, mit Öffnung der Pulmonalklappe, wodurch das Blut in die Lungenschlagader ausgetrieben wird. Damit gelangt das Blut in den Lungenkreislauf, der es zu den Lungenbläschen (Alveolen) der Lunge bringt, wo der Gasaustausch stattfindet. Das sauerstoffangereicherte Blut wird nun von den Lungenvenen zum linken Vorhof transportiert. Während der Diastole des linken Vorhofes strömt das Blut bei geschlossener Mitralklappe ein. Dann erfolgt die Systole des Vorhofes mit Öffnung der Mitralklappe. Das Blut strömt in die linke Kammer, die sich in der Diastole befindet. Die Aortenklappe ist hierbei geschlossen. Die linke Kammer füllt sich. Die Mitralklappe schlägt zu, danach erfolgt die Systole der linken Kammer, die Aortenklappe öffnet sich und das Blut fließt in die Aorta (Körperschlagader).

5.2.3 Herztöne des gesunden Herzens

Bei jedem Herzschlag kann man einen ersten und einen zweiten Herzton unterscheiden: Der *erste* Herzton ist der sog. *Anspannungston* der *Kammermuskulatur.* Er kommt durch die ruckartige Anspannung der Ventrikelmuskulatur zustande, die die blutgefüllte Kammer in Schwingung versetzt. In ihm sind die Klappenschlusstöne der *Mitral-* und der *Trikuspidalklappe enthalten.* Er hört sich dumpf an. Der *zweite* Herzton ist der *Klappenschlusston* der *Taschenklappen* (Aorten- und Pulmonalklappe). Er ist der hellere und kürzere Herzton. Bitte beachten Sie zu den pathologischen Herzgeräuschen auch ➤ Kap. 5.3.4 Auskultation, Herzgeräusche.

5.2.4 Steuerung der Herztätigkeit

Grundsätzlich erfolgt die Herzarbeit *autonom*, das heißt, das Herz bildet die für seine Muskelarbeit notwendigen elektrischen Erregungen selbst. Deshalb spricht man auch von der Autonomie (Eigengesetzlichkeit) des Herzens. Daneben wird das Herz jedoch noch über das *vegetative Nervensystem* (Sympathikus und Parasympathikus) und über das Hormonsystem (Adrenalin) beeinflusst. Aufgrund seiner Autonomie könnte das Herz zwar auch ohne weitere Nervenversorgung schlagen, aber dann wäre keine Anpassung der Herztätigkeit an den wechselnden Bedarf des Körpers möglich.

Autonome Steuerung Die autonome Steuerung geht vom *Sinusknoten* aus. Er ist der Schrittmacher des Herzens und nimmt damit die führende Rolle bei der Erregung des Herzens ein.

Bei den Zellen des Sinusknotens und denen des übrigen Erregungsleitungssystems, handelt es sich nicht um Nervenzellen, sondern um *spezialisierte Herzmuskelzellen.* Daraus ergibt sich, dass grundsätzlich jede Herzmuskelzelle in der Lage ist, eine elektrische Erregung zu bilden. Da der Sinusknoten aber die höchste Eigenspannung erreicht, löscht er alle darunterliegenden Spannungen aus.

Fällt jedoch krankheitsbedingt die Erregungsbildung des Sinusknoten aus, so übernehmen untergeordnete Teile des Erregungsleitungssystems, z. B. der AV-Knoten (➤ Kap. 5.2.5) die Erregungsbildung. In diesem Fall schlägt das Herz allerdings mit einer langsameren Frequenz.

Fällt der AV-Knoten ebenfalls aus, so kommt es zu einem AV-Block III (3. Grades) und einem Kammerersatzrhythmus, der Frequenzen zwischen 20 und 40 Schlägen pro Minute aufweist. Liegt die Schlagfolge bei 40 Schlägen pro Minute, kann es sein, dass der Betroffene lediglich über Schwindel und Müdigkeit klagt. Nimmt die Schlagfolge weiter ab, kann es zu Bewusstlosigkeit kommen. Geht die Schlagfolge unter 30 Schläge pro Minute, droht der Tod des Patienten, da kaum bis kein Blut mehr durch das Kreislaufsystem gepumpt wird. Patienten mit einem Kammerersatzrhythmus benötigen einen Schrittmacher.

Nervale Steuerung Der Sympathikus wirkt *beschleunigend* auf den Herzschlag ein, erhöht die

Geschwindigkeit der Erregungsleitung, und steigert die Herzkraft. Der Parasympathikus, sein Gegenspieler, wirkt *frequenzverlangsamend,* setzt die Geschwindigkeit der Erregungsleitung herab und senkt die Herzkraft (letztere Wirkung auf die Herzkammern erfolgt allerdings nur indirekt). Durch die nervale Steuerung ist eine Anpassung der Herztätigkeit an den unterschiedlichen Bedarf möglich: Das Herz kann bei Anstrengungen schneller und in der Erholungszeit und im Schlaf langsamer schlagen.

Hormonelle Steuerung Der Sympathikus wird in seiner Wirkung von dem Hormon *Adrenalin,* das aus dem Nebennierenmark stammt, unterstützt.

5.2.5 Erregungsleitungssystem des Herzens

Die autonome Erregungsbildung geht vom *Sinusknoten* (Keith-Flack-Knoten, ➤ Abb. 5.3 und ↑ *Atlas* Abb. 5.11) aus. Er sitzt hinten am rechten Vorhof, in der Nähe der Einmündungsstelle der oberen Hohlvene. Die elektrische Erregung läuft von hier aus über die Vorhofmuskulatur, die dadurch zur Kontraktion angeregt wird.

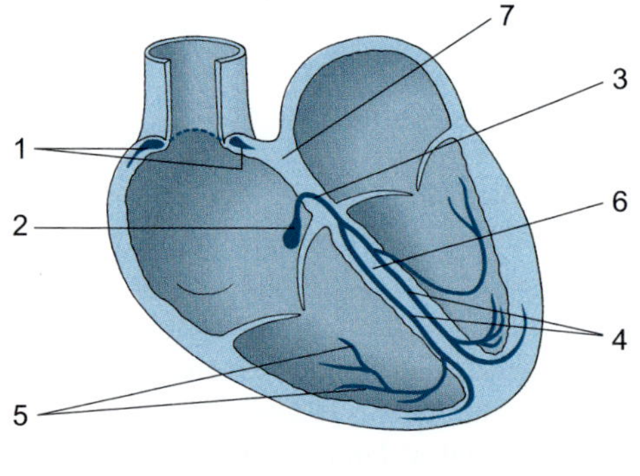

Abb. 5.3 Erregungsleitungssystem des Herzens.
1: Sinusknoten (Keith-Flack-Knoten, Schrittmacher), 2: Atrioventrikularknoten (AV-Knoten), 3: His-Bündel, 4: Tawara-Schenkel (Kammerschenkel), 5: Purkinje-Fasern, 6: Herzscheidewand (Septum) 7: Vorhofscheidewand (Septum). [L190/L143]

Die Erregung sammelt sich nun im *Atrioventrikularknoten* (AV-Knoten) und geht von hier aus über das *His-Bündel,* das sich dann in die beiden *Tawara-Schenkel* (Kammerschenkel) teilt, zu den *Purkinje-Fasern.* Diese Purkinje-Fasern bringen die Erregung zu den Herzmuskelzellen, wodurch die Kammersystole ausgelöst wird (➤ Abb. 5.3).

Die Überleitungszeit von den Vorhöfen auf die Kammern beträgt 0,1–0,2 Sekunden. Ist der Herzmuskel erfolgreich erregt worden, so ist er für die Dauer von 0,3 Sekunden für einen erneuten Reiz unempfindlich. Dies ist die *Refraktärzeit* des Herzens. Man unterscheidet weiterhin die absolute und die relative Refraktärzeit. Während der absoluten Refraktärzeit ist das Herz vollständig unerregbar. Während der relativen Refraktärzeit kann ein sehr starker Reiz eine schwache Herzaktion auslösen.

Um das Herz vor unkontrollierter Erregung zu schützen, gibt es das *Alles-oder-Nichts-Gesetz.* Es besagt, dass es auf einen Reiz hin entweder zu einer vollständigen Herzkontraktion kommt, oder dass überhaupt keine Kontraktion erfolgt, da die Erregung entweder zu schwach war, oder weil sie zu schnell nach einem vorausgegangenen Reiz auftrat.

5.3 Untersuchungsmethoden

Für das Herz gibt es eine Vielzahl einfacher Untersuchungsmethoden, die jeder Heilpraktiker ohne großen apparativen Aufwand durchführen kann. Er benötigt dazu nur seine offenen Sinne, ein Stethoskop und ein Blutdruckmessgerät. Zusätzlich gibt es apparative Untersuchungsmethoden, mit denen besonders differenzierte Diagnosen gestellt werden können.

Im Einzelfall gilt es genau zu überlegen, welche Untersuchungen nötig sind. Hierzu ist es auch für den Heilpraktiker wichtig, die apparativen Untersuchungsmöglichkeiten zu kennen.

5.3.1 Inspektion

Die genaue Inspektion (Betrachtung) eines Patienten liefert oft wertvolle erste Hinweise. So ist bei Herz-Kreislauf-Krankheiten auf eine *zyanotische Verfärbung* (violette bis bläuliche Verfärbung) v. a. der Lippen, der Zehen und der Finger zu achten, oder liegt eine auffallende Blässe oder Rötung der Haut vor? Besteht *Atemnot?* Liegen *Ödeme* (Gewebswassersucht) vor? (Typisch für Rechtsherzinsuffizienz sind abendliche Knöchelödeme, die über Nacht wieder verschwinden.) Kann man *gestaute Hautvenen* sehen?

5.3.2 Palpation

Bei der Palpation (Abtasten) kann der *Herzspitzenstoß* getastet werden, und zwar im 5. Zwischenrippenraum (5. Interkostalraum, 5. ICR), etwas innerhalb der linken mittleren Schlüsselbeinlinie (Medioklavikularlinie, MCL). Um dieses Gebiet aufzufinden, kann man die flache Hand im vermuteten Areal auflegen. Spürt man den Herzspitzenstoß, so kann man ihn nun gezielt palpieren. Der Herzspitzenstoß ist in einem Gebiet von ungefähr 2 cm^2 tastbar (↑ *Atlas* Abb. 5.12).

Ist der Herzspitzenstoß nach links außen verlagert, so weist das auf eine Vergrößerung des rechten Herzens. Ist er dagegen nach links außen und nach unten verlagert, so spricht dies für eine Vergrößerung des linken Herzens.

5.3.3 Perkussion

Durch die Perkussion (Abklopfen) kann die ungefähre Herzgröße und die Herzform ermittelt werden. Über dem *Lungengewebe* entsteht ein *sonorer* Klopfschall, über dem Herzen kommt es dagegen zur *Dämpfung,* denn hier ist der Klopfschall leiser und höher als über dem Lungengewebe.

In der Region, in der das Herz *direkt* der Brustwand anliegt, kommt es zur *absoluten* Herzdämpfung. In dem Gebiet, in dem das Herz vom *Lungengewebe überlagert* wird, besteht eine *relative Dämpfung.* Die relative Dämpfung muss durch laute Perkussion ermittelt werden, damit das Lungengewebe „durchschlagen" werden kann.

5.3.4 Auskultation

Zur Auskultation (Abhören) benötigen Sie ein Stethoskop (↑ *Atlas* Abb. 5.14). Es ist grundsätzlich schwierig, mittels Auskultation festzustellen, *welche* Herzveränderung vorliegt. Führt ein Heilpraktiker eine Auskultation durch, so kommt es in erster Linie darauf an, dass er feststellt, ob „mit dem Herzen alles in Ordnung ist" oder ob pathologische Veränderungen bestehen, die die von einem Kardiologen weiter abgeklärt werden müssen.

Die folgenden Ausführungen zielen also darauf ab, dass Sie zwischen *normalen Herztönen* und -geräuschen und *pathologischen Veränderungen,* die vom Kardiologen untersucht werden müssen, unterscheiden lernen. Die Auskultation ist besonders geeignet Septumdefekte, Klappenstenosen und -insuffizienzen festzustellen.

Wenn man die Herzklappen abhören will, muss man beachten, dass die einzelnen Abhörstellen der Klappen nicht immer dort liegen, wo man sie aufgrund ihrer anatomischen Lage vermuten würde, sondern sie liegen dort, wo Blut und Gewebe die Klappentöne am deutlichsten zur Oberfläche leitet (↑ *Atlas* Abb. 5.13).

Abhörstellen des Herzens

- **A**ortenklappe: 2. ICR parasternal rechts
- **P**ulmonalklappe: 2. ICR parasternal links
- **T**rikuspidalklappe: 4. ICR parasternal rechts
- **M**itralklappe: 5. ICR links der MCL

Merkhilfe: **A**nton **P**ulmann **t**rinkt **M**ilch um 22:45 Uhr.

Der Erb-Punkt ist der *zentrale Abhörpunkt,* an dem fast alle Geräuschphänomene wahrgenommen werden können. Er befindet sich im 3. ICR parasternal links.

Herztöne

Erster und zweiter Herzton Am gesunden Herzen ist der in ➤ Abschnitt 5.2.3 erwähnte erste und zweite Herzton zu hören. Gelegentlich kann jedoch noch ein dritter oder vierter Herzton auftreten, der physiologisch oder pathologisch sein kann (s. u.).

Tab. 5.1 Erster und zweiter Herzton

	1. Herzton	2. Herzton
Klangcharakter	Dumpfer	Heller
Verursacht im Wesentlichen durch das Schließen von	Mitral- und Trikuspidalklappe	Aorten- und Pulmonalklappe
Gut zu hören	Über der Herzspitze	Über der Herzbasis

- **Erster Herzton** (Anspannungston der Kammermuskulatur). Er ist der dumpfere Herzton. In ihm sind der Klappenschluss der Mitral- und Trikuspidalklappe („venöse Klappen") enthalten. Er ist besonders gut über der Herzspitze zu hören. (Achtung: Die Herzspitze liegt dem Zwerchfell auf!)
- **Zweiter Herzton** (Klappenschlusston der Taschenklappen). Er ist der hellere Herzton. Er kommt durch den Klappenschlusston der Aorten- und Pulmonalklappe zustande („arterielle Klappen"). Über der Herzbasis ist er besonders gut auszukultieren (➤ Tab. 5.1).

Als Orientierungshilfe sei noch erwähnt, dass der erste Herzton in etwa gleichzeitig mit dem Beginn des Herzspitzenstoßes auftritt. Während der Auskultation sollte der Patient durch die Nase atmen, da bei der Mundatmung vermehrt Atemgeräusche entstehen, die das Hören der Herztöne erschweren können. Die Herztöne sollten bei einer gründlichen Untersuchung möglichst im Sitzen *und* im Liegen abgehört werden, da manche Herzgeräusche nur im Sitzen oder nur im Liegen auftreten. Durch ein *Lungenemphysem* oder durch *Muskel-* oder *Fettmassen* des Brustkorbes können die Herztöne *abgeschwächt* erscheinen.

Auch beim Gesunden kommt es während der Einatmung zu einer Spaltung des zweiten Herztones.

Allerdings ist diese Spaltung meist nur im Areal der Pulmonalklappe (2. ICR parasternal links) zu hören.

Zu einer hörbaren **Spaltung** eines Herztones kommt es, wenn die Segel- oder die Taschenklappen nicht gleichzeitig schließen.

- Gespaltener erster Herzton. Eine Spaltung des 1. Herztones ist nur selten zu hören, da sich die Segelklappen meist gleichzeitig schließen.
- Gespaltener zweiter Herzton. Dagegen schließen sich die Taschenklappen nur während der Ausatmung gleichzeitig. Während der Einatmung wird der venöse Rückfluss zum Herzen gefördert. Dadurch dauert die Systole in der rechten Kammer etwas länger, und der Pulmonalklappenschlusston erfolgt etwas verspätet. Dies ist der Grund, warum es auch beim Gesunden während der Einatmung zu einem gespaltenen zweiten Herzton kommt. Diese Spaltung ist allerdings nur im Abhörgebiet der Pulmonalklappe (2. ICR parasternal links) zu hören. Beim Abhören im Liegen verschwindet im Allgemeinen beim Gesunden die Spaltung des zweiten Herztones.
  Das Spaltungsintervall beträgt zwar nur 0,03–0,08 Sekunden, ist aber trotzdem in dem bezeichneten Areal gut zu hören.
  Da in der linken Herzhälfte ein höherer Druck herrscht als in der rechten, ist der Klappenschlusston der Aortenklappe etwas lauter als der der Pulmonalklappe.

Wichtige Veränderungen der Herztöne (➤ Abb. 5.4). Der erste Herzton erscheint über der Herzspitze grundsätzlich etwas lauter als über der Herzbasis. Dies hat keinen Krankheitswert.

- **Erster Herzton laut** (paukend): bei *Mitralklappenstenose,* auch bei Fieber und Anstrengung
- **Zweiter Herzton (erster Anteil) laut:** bei *Hypertonie,* Aortenaneurysma und Aortenisthmusstenose, da hier die Aortenklappe durch den höheren Druck heftiger zufällt. Allerdings ist im

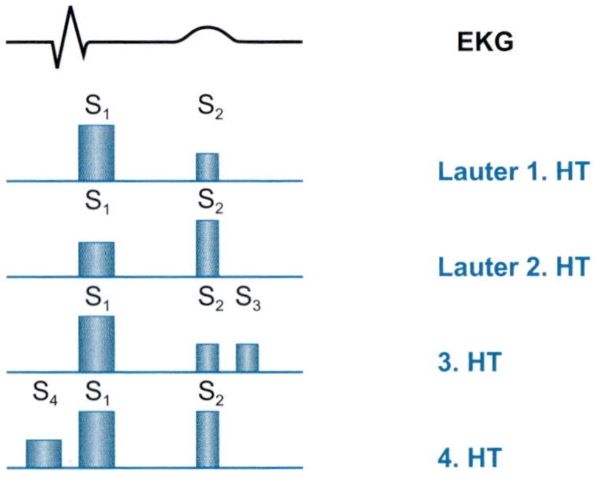

Abb. 5.4 Übersicht über die Herztöne [L157]

Spätstadium der Aortenisthmusstenose aufgrund einer möglichen Herzinsuffizienz der zweite Herzton eher leiser.

- **Zweiter Herzton leise** (Spaltung des zweiten Herztones in der Einatmung fehlt): bei *Aortenklappenstenose.* Hierbei kommt es außerdem noch zu einem rauen, systolischen Geräusch, das bis in die Halsschlagadern (Karotiden) fortgeleitet wird.
- **Dritter Herzton:** Er wird durch einen frühdiastolischen Bluteinstrom hervorgerufen. Bei *Kindern* und *Jugendlichen* kann er *physiologisch* auftreten, ebenso im letzten Drittel der Schwangerschaft. Beim *Erwachsenen* tritt er meist in Folge einer *Herzinsuffizienz* auf, kann aber auch durch eine Volumenüberlastung der Kammer bei Mitralinsuffizienz und nach einem akuten Herzinfarkt auftreten. Dieser dritte Herzton hört sich dumpf an, ist meist leise und kann am besten über der Herzspitze in Linksseitenlage auskultiert werden. Er kann besser mit dem Trichter als mit der Membran des Stethoskops gehört werden, wobei der Trichter nur mit leichtem Druck aufgesetzt werden soll. Wegen des schnellen Taktes dieser drei Herztöne, v. a. bei hoher Pulsfrequenz, wird er auch als Galopprhythmus bezeichnet.
- **Vierter Herzton:** Er wird auch *Vorhofton* oder *Vorhofgalopp* genannt, weil er durch das Zusammenziehen der Vorhöfe entsteht. Er wird durch einen erhöhten Füllungswiderstand in der Kammer während der Vorhofsystole verursacht. Ein vierter Herzton kommt manchmal bei *Jugendlichen* und bei *älteren Menschen* physiologisch vor. Er kann aber auch bei einer Aortenklappenstenose, bei Hypertonie, bei Koronarerkrankungen und bei Herzmuskelschäden auftreten. Der vierte Herzton wird, wie der dritte, am besten über der Herzspitze in Linksseitenlage (gelegentlich in Rechtsseitenlage) auskultiert.

Herzgeräusche

Herzgeräusche kommen durch *Turbulenzen* des *Blutstromes* zustande. Sie sind zwischen den Herztönen zu hören und weisen auf einen gestörten Blutfluss hin. Mit Ausnahme der akzidentellen und funktionellen Herzgeräusche (s. u.) sind sie nur am kranken Herzen zu hören. Sie können nach der Lokalisation, nach der zeitlichen Beziehung zur Herzaktion, nach der Lautstärke, nach ihrem Klangcharakter und nach ihrer Qualität wie folgt eingeteilt werden:

Einteilung der Herzgeräusche

- **Zeitliche Beziehung zur Herzaktion:**
  - Kontinuierlich, systolisch, diastolisch
  - Früh-, mittel-, spätsystolisch
  - Früh-, mittel-, spätdiastolisch
- **Lautstärke (nach Levine):**
  - Grad 1: Mit dem Stethoskop sind sehr leise Geräusche zu hören, allerdings nur während des Atemanhaltens in geräuschloser Umgebung.
  - Grad 2: Im Stethoskop sind leise Geräusche zu hören, auch während der Atmung.
  - Grad 3: Es sind mittellaute Geräusche im Stethoskop wahrnehmbar, aber immer ohne Schwirren.
  - Grad 4: Man hört mit dem Stethoskop laute Geräusche, häufig mit Schwirren.
  - Grad 5: Im Stethoskop sind sehr laute Geräusche mit Schwirren zu hören.
  - Grad 6: Es liegt ein Distanzgeräusch mit Schwirren vor, das sehr laut zu hören ist, bis 1 Zentimeter von der Brustwand entfernt.
- **Klangcharakter (Frequenz):** hoch-, (weich), mittel-, niederfrequent (rau)
- **Qualität:** an- oder abschwellend, blasend, schabend, bandförmig, rau, weich u. a.

Krankhafte Herzgeräusche Sie kommen durch Veränderungen im Herzen oder der herznahen Gefäße zustande. Sehr oft sind angeborene oder erworbene *Verengungen* (Stenosen) oder *Schlussunfähigkeiten* (Insuffizienzen) von *Klappen* die Ursachen. Es kommen aber auch *Kurzschlussverbindungen* (Shunts) zwischen den Vorhöfen oder den Kammern oder der herznahen Gefäße als Ursache in Betracht. Auch die *Reibegeräusche* der *Herzbeutelentzündung* (s. u.) gehören zu den krankhaften Herzgeräuschen.

Funktionelle Herzgeräusche Unter funktionellen Herzgeräuschen versteht man Auskultationsgeräusche, die zu hören sind, *ohne* dass am Herzen organische Veränderungen bestehen. Sie sind durch eine erhöhte Blutströmungsgeschwindigkeit (Hyperzirkulation) bedingt und treten deshalb bei *Tachykardie* (z. B. Fieber, Anämie, Schilddrüsen-

5

überfunktion) auf. Diese funktionellen Herzgeräusche können sich wie krankhaft bedingte Geräusche aufgrund einer Klappenstenose anhören. Allerdings klingen sie meist *„weicher"* als die raueren, krankhaften Herzgeräusche. Es handelt sich um ein leises, kurzes, systolisches Austreibungsgeräusch, das auf jeden Fall *vor* dem zweiten Herzton endet und am besten *links* über dem *2.* und *3. ICR* zu hören ist.

Akzidentelle Herzgeräusche Akzidentelle (normale, zufällige) Geräusche treten bei Herzgesunden auf, *ohne* dass es zu Veränderungen am Herzen oder zu Veränderungen des Blutflusses gekommen ist. Man nimmt als Ursache eine individuelle Beschaffenheit der Aorta und der Lungenschlagader an.

Solche akzidentelle Herzgeräusche treten bei 80–90 % der *Kinder* im *Vorschulalter* auf. Sie sind aber auch bei sehr schlanken Personen, bei bestehendem Flachthorax und bei aufgeregten Menschen zu hören. Sie hören sich wie die vorstehend beschriebenen funktionellen Herzgeräusche an.

Perikardreiben tritt bei *trockener Herzbeutelentzündung* (Perikarditis ➤ Kap. 5.5.3) auf. Es handelt sich um ein ohrnahes, hochfrequentes Reiben, das besser mit der Membran als mit dem Trichter gehört werden kann. Es ist meist im 3. ICR links neben dem Brustbein zu hören; gelegentlich tritt es aber an anderen Stellen auf.

Perikardreiben kann grundsätzlich aus drei Anteilen zusammengesetzt sein, die mit bestimmten Herzaktionen in Zusammenhang stehen: Vorhofsystole, Kammersystole und Kammerdiastole. Tritt Perikardreiben bei allen drei Aktionen auf, ist die Diagnosestellung leicht. Ist nur eine Aktion nachweisbar, meist die Kammersystole, so ist eine Verwechslung mit einem anderen systolischen Herzgeräusch möglich.

5.3.5 Blutdruckmessung

Bei der Blutdruckmessung (↑ *Atlas* Abb. 5.15) wird der arterielle Druck einer peripheren Arterie gemessen, und zwar meistens der Oberarmarterie. Damit erhalten Sie Aufschluss über die Druckverhältnisse in der gemessenen *Arterie* und nicht etwa über die Druckverhältnisse im Herzen!

Der arterielle Blutdruck hängt von der *Herzleistung* (d. h. dem von der linken Kammer ausgeworfenen Blutvolumen), der *Gefäßelastizität* und dem *Gefäßwiderstand* (d. h. von der Eng- bzw. Weitstellung der Gefäße) ab.

Blutdruck (BD) wird in der Medizin häufig mit RR abgekürzt. Das geht auf den italienischen Internisten Scipione Riva-Rocci (1863–1937) zurück, der mit seiner Methode den systolischen Wert darstellbar gemacht hat. Die Messung des diastolischen Wertes haben wir aber dem russischen Arzt Nikolai Sergejewitsch Korotkow (1874–1920) zu verdanken. Genau genommen dürfte deshalb die Abkürzung RR nur für die Angabe des systolischen Wertes stehen. In der Medizin wird RR aber in der Regel für Blutdruck benutzt.

Technik der Blutdruckmessung

- **Anlegen der Blutdruckmanschette.** Achten Sie vor dem Anlegen der Blutdruckmanschette darauf, dass der Oberarm keine Bekleidung besitzt. Die Blutdruckmanschette muss um den Oberarm in Höhe des Herzens liegen. Wird die Manschette unterhalb der Herzhöhe angelegt, so werden falsch hohe Werte gemessen. Wird sie oberhalb der Herzhöhe angelegt, werden falsch niedrige Werte gemessen.
  Am besten legt der Patient den Arm etwas gebeugt auf den Tisch, denn der Oberarmmuskel muss entspannt sein, da ein erhöhter Muskeltonus den diastolischen Wert um bis zu 10 % anheben kann. Ein herabhängender Arm kann zu falsch hohen Blutdruckwerten führen. Achten Sie darauf, dass die Blutdruckmanschette weder zu fest noch zu locker um den Oberarm angebracht wird. Richtig liegt sie, wenn Sie Ihren Zeige- und Mittelfinger gerade zwischen Manschette und Patientenoberarm schieben können. Achten Sie darauf, dass die Blutdruckmanschette die richtige Größe für den zu untersuchenden Oberarm besitzt. Sie sollte ungefähr zwei Drittel des Oberarms bedecken. Eine normale Blutdruckmanschette besitzt eine Breite von 14 cm. Liegt jedoch der Armumfang über 40 cm, wird eine Blutdruckmanschette mit 18 cm Breite benötigt. Bei Kindern benötigt man eine Blutdruckmanschette mit 11 cm und bei Kleinkindern eine mit 7 cm Breite.
- **Aufpumpen des Blasebalgs.** Schließen Sie nun das Ventil und pumpen Sie den Blasebalg so

lange auf, bis der Druck in der Oberarmmanschette so erhöht ist, dass die Oberarmarterie gerade abgeklemmt wird. Pumpen Sie dann noch 30 mmHg über diesen Wert auf. Dass Sie den Druck richtig gewählt haben, können Sie daran erkennen, dass kein Puls mehr zu spüren ist.

- **Auflegen des Stethoskops.** Legen Sie nun das Membranteil des Stethoskops auf die Ellenbeuge auf. Achten Sie darauf, dass die Oliven des Stethoskops in Richtung Ihres Gehörganges liegen.
- **Ablassen des Druckes.** Senken Sie nun durch Öffnen des Ventils den Druck in der Manschette langsam (2–3 mm Hg pro Sekunde), bis Sie im Stethoskop arterielle Pulsationen hören können. Diese pulssynchronen Strömungsgeräusche werden als Korotkow-Töne (Korotkov-Töne, Korotkoff-Töne) bezeichnet. Den Beginn dieser Korotkow-Töne lesen Sie auf der Skala des Manometers ab. Er gibt Ihnen den systolischen Blutdruckwert an. Senken Sie nun den Druck in der Manschette weiterhin langsam und kontinuierlich bis *keine* Pulsationen mehr zu hören sind. Dies gibt Ihnen den diastolischen Blutdruckwert an. Lassen Sie nun die Restluft aus der Manschette ab und entfernen diese vom Arm.

Haben Sie bei der Messung einen Fehler begangen und möchten Sie am gleichen Arm nochmals messen, entfernen Sie die Manschette vom Oberarm, streichen Sie die gesamte Luft aus ihr und legen Sie diese erneut an. Zwischen diesen beiden Messungen muss mindestens 1 Minute liegen, um kein falsches Ergebnis zu erzielen. Bei einer Erstuntersuchung oder unklaren Werten, sollten Sie immer an beiden Armen messen.

Beachten Sie, dass zwischen dem rechten und dem linken Arm Unterschiede von 15–20 mmHg normal sind. Darüberliegende Differenzen sind Verdachtshinweise auf einseitige Verengungen der Schlüsselbeinarterien (A. subclavia) bzw. Oberarmarterie (A. brachialis).

Blutdruckmessung am Bein Möchten Sie den Blutdruck des Beines messen, zum Beispiel weil Sie Verdacht auf Aortenisthmusstenose (➤ Kap. 5.7.8) haben, benötigen Sie eine spezielle Beinmanschette, die länger und breiter ist als die Armmanschette. Sie legen diese Manschette wie vorstehend beschrieben am Oberschenkel an und legen das Stethoskop in der Kniekehle auf, um die Kniekehlenschlagader (A. poplitea) auszukultieren.

Bitte beachten Sie, dass der Blutdruck des Beines aufgrund des hydrostatischen Druckes mindestens 20 mmHg höher liegt als der in den Armen

Fehlerquellen

- **Falsch hohe Werte**
  - Manschettenbreite ist zu schmal bei einem dicken Oberarm.
  - Manschette zu locker angelegt
  - Die Stauung wurde zu lange durchgeführt.
  - Die Luft wurde zu langsam aus der Manschette abgelassen.
  - Die Manschette liegt unterhalb der Herzhöhe.
- **Falsch niedrige Werte**
  - Beengende Kleidung am Oberarm
  - Manschette ist zu breit bei einem dünnen Oberarm.
  - Manschette liegt über der Herzhöhe.
- **Ungenaue Messung**
  - Ungenügende Entfernung der Restluft aus der Manschette
  - Oliven des Stethoskops liegen nicht richtig im Gehörgang.
  - Stethoskop liegt nicht richtig in der Ellenbeuge auf.
  - Ungenügendes Aufblasen der Manschette führt zu einem falsch niedrigen systolischen Wert.
  - Zu schnelles Ablassen der Luft aus der Manschette

Blutdruckmessung und Körperhaltung Auch die Körperhaltung des Patienten sollte beim Blutdruckmessen berücksichtigt werden. So ist darauf zu achten, dass der Rücken des Patienten bei der Messung abgestützt ist und dass die Beine nicht überschlagen werden.

Im Liegen ist es notwendig, unter den Oberarm ein Kissen zu legen, da der systolische Druck sonst 3–10 mmHg höher ist als beim Sitzen.

Ohne Abstützung des Rückens im Sitzen kann der systolische Blutdruck um 5–15 mmHg und der diastolische Wert um 6 mmHg höher sein.

Gekreuzte Beine erhöhen den systolischen Wert um 5–8 mmHg und den diastolischen Wert um 3–5 mmHg.

Kontraindikationen der Blutdruckmessung

- Lymphödem am Arm
- Spastische Lähmung des Armes
- Puls kann bei über 230 mmHg immer noch getastet werden, es liegt eine hypertensive Krise vor (➤ Kap. 6.3.2).

Höhe der Blutdruckwerte

Darüber, wie hoch der Blutdruck sein darf, herrscht keine Einigkeit. Als Grundregel gilt jedoch, dass der Blutdruck altersabhängig ist, das heißt, dass er mit zunehmendem Lebensalter ansteigt.

Die WHO (World Health Organisation = Weltgesundheitsorganisation) hat die folgenden Blutdruckwerte als flexible Richtwerte vorgegeben: ➤ Tab. 5.2.

5.3.6 Pulsmessung

Die Pulsmessung dient einer allgemeinen Beurteilung des Herz-Kreislauf-Geschehens. Im Einzelnen werden die folgenden *Pulsqualitäten* beurteilt: Frequenz, Regelmäßigkeit, Unterdrückbarkeit (Härte) und Größe (Blutdruckamplitude).

Zur Pulsmessung werden Zeigefinger und Mittelfinger in Längsrichtung der Speichenschlagader (A. radialis) proximal des Handgelenks aufgelegt. Die Finger sollten nicht zu flach aufgesetzt werden, da mit den Fingerkuppen besser getastet werden kann. Der Daumen ist abzuspreizen, das heißt, er darf nicht auf der Rückseite des Armes des Patienten aufgesetzt werden, damit nicht versehentlich der eigene Fingerbeerenpuls gemessen wird.

Frequenz Bei der Frequenz wird die Anzahl der Herzschläge pro Minute angegeben. Die normale Herzfrequenz des Erwachsenen beträgt *60–80* Schläge pro Minute. Kinder haben eine höhere Pulsfrequenz als Erwachsene, Frauen eine schnellere als Männer, Untrainierte eine höhere als Trainierte (➤ Tab. 5.3).

Regelmäßigkeit (Rhythmus) Hier wird untersucht, ob Unregelmäßigkeiten des Herzschlages auftreten, z. B. fehlende oder zusätzliche Herzaktionen (Extrasystolen).

Tab. 5.3 Durchschnittliche Pulsfrequenzwerte

Alter / Geschlecht	Herzfrequenz
2 Jahre	120 Schläge pro Minute
4 Jahre	100 Schläge pro Minute
10 Jahre	90 Schläge pro Minute
14 Jahre	85 Schläge pro Minute
Frauen	75 Schläge pro Minute
Männer	65 Schläge pro Minute

Tab. 5.2 Bewertung der Blutdruckwerte nach WHO

Bewertung	Systolisch (mmHg)	Diastolisch (mmHg)
Optimaler Blutdruck	< 120	< 80
Normaler Blutdruck	120–130	80–85
Hoch-normaler Blutdruck	130–140	85–90
Milde Hypertonie (Stufe 1)	140–160	90–100
Mittlere Hypertonie (Stufe 2)	160–180	100–110
Schwere Hypertonie (Stufe 3)	> 180	> 110
Isolierte systolische Hypertonie	> 140	< 90
Sondereinteilungen		
Systolische Grenzwerthypertonie	140–150	< 90
Grenzwerthypertonie	140–150	90–95

Unterdrückbarkeit und Härte Die Unterdrückbarkeit und Härte eines Pulses gibt ein ungefähres Maß für den *systolischen Blutdruckwert* an. Ein hoher systolischer Blutdruck ruft einen harten Puls (Pulsus durus) hervor, ein niedriger systolischer Wert dagegen einen weichen (Pulsus molle).

Größe (Höhe) Die Größe des Pulses gibt die *Höhe* der *Blutdruckamplitude* an, also die Differenz zwischen dem systolischen und dem diastolischen Blutdruckwert. Eine kleine Blutdruckamplitude wird als Pulsus parvus bezeichnet, eine große (hohe) als Pulsus altus.

Bitte beachten Sie zu den Techniken der Pulstastung auch ➤ Kap. 6.2.1 und zur Befunderhebung ➤ Kap. 32.2.6.

5.3.7 Apparative Verfahren

Die nun aufgeführten Untersuchungsmethoden braucht ein Heilpraktiker natürlich nicht selbst durchführen zu können. Er sollte aber die wichtigsten apparativen Untersuchungen kennen, damit er Ergebnisse, die ihm vorgelegt werden, bei seiner eigenen Diagnosestellung mit verwerten kann. Auch sollte er seine Patienten informieren können, wenn sie ihn in dieser Hinsicht um Rat fragen, z. B. was bei einer bestimmten Untersuchung nun eigentlich genau gemacht wird.

Elektrokardiogramm (EKG) Beim EKG werden die Herzströme registriert, die bei der Herztätigkeit entstehen. Elektroden nehmen diese Herzströme (genauer: Herzaktionspotentiale) auf, die durch einen Verstärker so aufbereitet werden, dass sie registriert werden können. Den Schwankungen der Kurven entsprechen einzelne Phasen der Herzperiode.

Beim EKG unterscheidet man das Ruhe-, Belastungs- und Langzeit-EKG. Das *Ruhe-EKG* wird abgeleitet während der Patient auf einer Liege liegt. Bei einem Belastungs-EKG wird mittels eines Fahrradergometers untersucht, ob es unter dosierbaren Belastungen zu EKG-Veränderungen kommt. Das *Belastungs-EKG* ist eine sehr aufschlussreiche, nichtinvasive Untersuchung zum Nachweis bzw. Ausschluss einer koronaren Herzkrankheit. Sie ist verhältnismäßig einfach durchzuführen und trotzdem aussagekräftig. Bei einem *Langzeit-EKG* werden die Herzströme über einen längeren Zeitraum, meist über 24 Stunden, mittels eines tragbaren Langzeit-EKG-Rekorders aufgezeichnet. Das Langzeit-EKG wird v. a. eingesetzt, um Herzrhythmusstörungen abzuklären.

Röntgen Das Röntgenbild gibt Auskunft über Größe und Form des Herzens.

Ultraschall (Echokardiografie). Es handelt sich um eine nicht-invasive Methode der Herzfunktionsprüfung. Auf der Basis von Schallwellen und ihren Reflexionen an Gewebsgrenzen mit Dichtesprüngen wird durch eine elektrische Auswertung ein Bild des Herzens erzeugt.

Die Ultraschalluntersuchung wird zur *Dickemessung* der *Herzwände*, zur Funktionsprüfung der *Herzklappen* und zur Feststellung eines *Herzbeutelergusses* (Perikarderguss) eingesetzt.

Herzkatheter Mit dem Begriff „Herzkatheteruntersuchung" fasst man eine größere Anzahl diagnostischer Verfahren zur Untersuchung des Herzens zusammen. Bei diesen Methoden gibt es erhebliche Unterschiede bezüglich des zeitlichen und technischen Aufwandes und der Aussagekraft der einzelnen Untersuchungen. Grundsätzlich sind mittels eines Herzkatheters Beurteilungen der anatomischen und funktionellen Verhältnisse des Herzens möglich.

Gemeinsam ist allen diesen Verfahren, dass sie unter Verwendung bestimmter Sonden durchgeführt werden, die von einem peripheren Gefäß aus, also von einem herzfernen Punkt, durch eine Vene oder Arterie zum Herzen vorgeschoben werden. Die Sonden erreichen unterschiedliche Bereiche des Herzens. Hier können dann Messungen der Sauerstoffsättigung des Blutes und der Drücke erfolgen. Gegebenenfalls kann eine Injektion von Röntgenkontrastmitteln für eine Koronarangiografie (s. u.) vorgenommen werden.

Koronarangiografie Die Koronarangiografie erlaubt Aussagen über den anatomischen und funktionellen *Zustand* der *Herzkranzgefäße*. Dazu wird ein *Kontrastmittel* in die *Herzkranzgefäße* eingebracht, wodurch diese im Röntgenbild gut sichtbar werden. Diese Darstellung der Kranzgefäße leistet v. a. für die Beurteilung von *Herzinfarktpatienten* eine wertvolle Hilfe. Stenosen können so festgestellt und auf ihre Operationsfähigkeit hin geprüft werden.

Phonokardiogramm Es dient der Aufzeichnung von Herztönen und Herzgeräuschen

5.4 Herzinsuffizienz (Myokardinsuffizienz)

Unter **Herzinsuffizienz** versteht man eine *unzureichende Leistungsfähigkeit* des *Herzens,* die verschiedene Ursachen haben kann. Bei der **Myokardinsuffizienz** ist die unzureichende Leistungsfähigkeit durch eine Schwäche des Herzmuskels selbst bedingt.

Eine Insuffizienz kann als Vorwärts- oder Rückwärtsversagen des Herzens auftreten. Beim *Vorwärtsversagen* liegt eine ungenügende Förderleistung des Herzens vor, d.h., das Herz ist nicht mehr in der Lage, die benötigte Blutmenge auszuwerfen. Beim *Rückwärtsversagen* kann die beim Herzen ankommende Blutmenge nicht mehr ausreichend aufgenommen werden. Meist treten Vorwärts- und Rückwärtsversagen gemeinsam auf. Gelegentlich können sie jedoch (vorübergehend) isoliert vorkommen.

5

Verlaufsformen Eine Herzinsuffizienz kann akut auftreten, z.B. nach einem Herzinfarkt. Sie kann sich aber auch allmählich entwickeln, möglicherweise aufgrund eines Klappenfehlers durch eine abgelaufene rheumatisch bedingte Herzinnenhautentzündung.

Die meisten Patienten mit Herzinsuffizienz zeigen zunächst nur unter Belastung Beschwerden, später kann es jedoch schon unter Ruhebedingungen zu Symptomen kommen.

Stufeneinteilung der Herzinsuffizienz nach NYHA (New York Heart Association) Je nach Schweregrad der Insuffizienz werden verschiedene Stadien unterschieden:

- **Stadium I:** Der Patient ist bei Belastung und in Ruhe beschwerdefrei. Die körperliche Leistungsfähigkeit ist nicht eingeschränkt. Der Füllungsdruck und/oder das Blutvolumen sind im Herzen bei erheblicher Belastung erhöht.
- **Stadium II:** Die körperliche Leistungsfähigkeit ist leicht eingeschränkt. Beschwerden treten erst bei stärkeren Anstrengungen auf.
- **Stadium III:** Die Leistungsfähigkeit ist schon bei geringen Belastungen deutlich eingeschränkt. In Ruhe sind noch keine Beschwerden vorhanden.
- **Stadium IV:** Der Patient hat schon unter Ruhebedingungen Beschwerden.

Obwohl Links- und Rechtsherzinsuffizienz oft gleichzeitig auftreten, soll hier aus didaktischen Gründen zunächst die Links- und dann die Rechtsherzinsuffizienz besprochen werden.

5.4.1 Symptome der Linksherzinsuffizienz

Wie man aus der vorstehenden Aufstellung ersieht, können die Ursachen für eine Herzinsuffizienz vielfältig sein. Die Auswirkungen bleiben jedoch die gleichen. Bei jeder Linksherzinsuffizienz kommt es zu einem *Blutstau vor* dem *linken Herzen.* Dies führt zu einer Blutüberfüllung und Drucksteigerung im Lungenkreislauf (pulmonale Hypertonie). Außerdem kommt es durch eine unzureichende Auswurfleistung in der Peripherie zu einem Sauerstoffmangel.

Die Symptome der Linksherzinsuffizienz sind:

- **Atemnot.** Charakteristischerweise klagen die Betroffenen zuerst über Atemnot bei Belastung. Schreitet die Erkrankung fort, kann es schon unter Ruhebedingungen zu Atemnot kommen.
- **Zyanose.** Die pulmonale Hypertonie (Drucksteigerung im Lungenkreislauf) führt zu einer verminderten Sauerstoffsättigung des Blutes in den Lungen und damit zu einer zentralen Zyanose. Das bedeutet, dass sowohl die zentral gelegenen Organe als auch die Peripherie unter einem Sauerstoffmangel leiden. Weiterhin führt die herabgesetzte Leistung der linken Herzhälfte zu einer verlangsamten Blutzirkulation, wodurch es in der Peripherie zu einer vermehrten Sauerstoffausschöpfung kommt, die die Zyanose in der Peripherie verstärkt.
- **Tachypnoe.** Die Atmung ist beschleunigt (Tachypnoe), um den im Gewebe entstandenen Sauerstoffmangel auszugleichen.
- **Stauungsbronchitis.** Durch die Druckzunahme im Lungenkreislauf kann sich eine chronische Bronchitis mit hartnäckigem Husten entwickeln.

- **Orthopnoe.** Dabei handelt es sich um Atembeschwerden, die sich im Liegen verstärken. Das Aufrichten des Oberkörpers führt zur Besserung dieses Symptoms, weil dadurch die Blutüberfüllung der Lungen vermindert wird und der Patient darüber hinaus seine Atemhilfsmuskulatur einsetzen kann.
- **Asthma cardiale** (Herzasthma). Typisch bei Linksherzinsuffizienz sind nächtliche Asthma-cardiale-Anfälle. Dabei erwacht der Betroffene plötzlich mit Atemnot, Herzklopfen, Husten und starkem Lufthunger. Er richtet sich auf, öffnet das Fenster und nimmt mehrere tiefe Atemzüge, wodurch sich die Beschwerden meist bessern. Die Anfälle können sich in einer Nacht mehrmals wiederholen. Ursache der Asthma-cardiale-Anfälle ist ein verstärkter venöser Rückstrom im Liegen, v. a. durch eine vermehrte nächtliche Resorption peripherer Ödeme (Rechtsherzinsuffizienz s. u.) in den Blutkreislauf. Dadurch wird auch die Blutmenge im Lungenkreislauf erhöht, wodurch sich die Stauung hier noch verstärkt. Durch diesen zunehmenden Druck im kleinen Kreislauf tritt vermehrt Flüssigkeit ins Lungeninterstitium (Lungenzwischengewebe) über.
- **Lungenödem.** Das Lungenödem unterscheidet sich vom Asthma-cardiale-Anfall durch seinen Schweregrad. Es tritt bei schwersten Fällen von Linksherzinsuffizienz auf. Hier befindet sich nicht nur vermehrt Flüssigkeit im Lungenzwischengewebe (Interstitium), sondern der zunehmende Druck im Lungenkreislauf führt zum Anfüllen der Lungenbläschen (Alveolen) mit Ödemflüssigkeit. Dadurch kommt es zur schwersten Behinderung des Gasaustausches und damit zu einem lebensbedrohlichen Zustand. Bei *akutem Linksherzversagen* (oft durch Herzinfarkt verursacht) kann sich ein akutes Lungenödem entwickeln mit Todesangst, hochgradiger Atemnot mit brodelndem Atemgeräusch, Orthopnoe, hellrotem, schaumigem Sputum, Herzrasen (Tachykardie) und Schweißausbruch. Beim chronischen Linksherzversagen kommt es zum chronischen Lungenödem. Hierbei treten grundsätzlich die gleichen Beschwerden wie beim akuten Lungenödem auf, jedoch nicht mit dieser Dramatik. Bitte beachten Sie zum Lungenödem auch ➤ Kap. 17.5.14.

Ursachen der Herzinsuffizienz

- **Kardiale Ursachen,** d. h., die Ursache liegt im oder am Herzen:
  - **Endokard:** Klappenstenose und / oder Klappeninsuffizienz
  - **Myokard:** nichtentzündliche (Kardiomyopathie) und entzündliche Herzmuskelerkrankung (Myokarditis), Einnahme von bestimmten Medikamenten, die den Herzmuskel schwächen (z. B. Betablocker)
  - **Perikard:** Panzerherz (Pericarditis calcarea)
  - **Rhythmusstörungen:** extreme Tachykardie (beschleunigter Herzschlag), extreme Bradykardie (verlangsamter Herzschlag)
  - **Herzkranzgefäße:** koronare Durchblutungsstörung, Herzinfarkt
  - **Angeborene Herzfehler:** offener Ductus Botalli, Klappenfehler, Shunt (abnorme Kurzschlussverbindung)
- **Extrakardiale Ursachen,** d. h., die Ursache liegt außerhalb des Herzens:
  - **Bluthochdruck**
  - **Anämie**
  - **Hypoxie** (Sauerstoffmangel im Blut oder Gewebe)
  - **Schilddrüsenüberfunktion**

Leitsymptome der Linksherzinsuffizienz

- Atemnot
- Zyanose
- Tachypnoe
- Stauungsbronchitis
- Orthopnoe
- Asthma cardiale
- Lungenödem

5.4.2 Symptome der Rechtsherzinsuffizienz

In den meisten Fällen besteht zuerst eine Insuffizienz der linken Herzhälfte, die zu Stauungserscheinungen im kleinen Kreislauf und schließlich zur Rechtsherzinsuffizienz führt. Man spricht in diesen Fällen von einer *„durchgestauten"* Rechtsherzinsuffizienz. Gelegentlich liegt die Ursache einer Rechtsherzinsuffizienz aber in der rechten Herzhälfte, z. B. bei einem Schaden an der Trikuspidalklappe.

Cor pulmonale Als Ausgangspunkt einer Rechtsherzinsuffizienz kommt jedoch auch eine Lungenerkrankung in Betracht, z. B. ein Lungenemphysem oder eine Lungenfibrose. Aufgrund dieser *Lungenerkrankung* kommt es zu einer Drucksteigerung im kleinen Kreislauf, die zu einer *erhöhten Druckbelastung* des *rechten Herzens* (Cor pulmonale) und schließlich zu einer Rechtsherzhypertrophie und -dilatation führt. Typischerweise führt dies zur Rechtsherzinsuffizienz (↑ *Atlas* Abb. 5.18).

Die bei Rechtsherzinsuffizienz entstehenden Beschwerden ergeben sich aus den Stauungen im venösen Körperkreislauf, da die rechte Herzhälfte nicht mehr in der Lage ist, das Blut ausreichend aufzunehmen (Rückwärtsversagen).

- **Venöse Stauungszeichen.** Durch den Rückstau in den Körperkreislauf treten die *Halsvenen* deutlich hervor. Darüber hinaus können Stauungszeichen auch an anderen Körperregionen, v. a. an der *Unterzunge* (↑ *Atlas* Abb. 5.17) und am *Handrücken* auftreten. Die Höhe des Venendrucks kann durch Beobachtung der Handrückenvenen abgeschätzt werden. Normalerweise entleeren sich die Handrückenvenen beim Anheben der Hand, weil der Schweredruck des Blutes dem Blutdruck des Herzens entgegenwirkt und der Gesamtdruck in der erhobenen Hand deutlich reduziert wird. Bleiben die Venen bei angehobener Hand sichtbar, ist das ein Hinweis auf Blutrückstau vor dem rechten Herzen, da jetzt sogar der zusätzliche Schweredruck nicht verhindern kann, dass der Staudruck bis in die erhobene Hand reicht.
- **Stauungsleber.** Da die Leber viel Blut aufnehmen kann, vergrößert sie sich. Diese Lebervergrößerung bewirkt einen zunehmenden Druck auf die sie umgebende Kapsel, wodurch *Druckschmerzen* im rechten Oberbauch entstehen. Gelegentlich kommt es zum Ikterus (Gelbsucht). Bei schwerer (meist akuter) Rechtsherzinsuffizienz kann sich ein Aszites (Bauchwassersucht) einstellen.
- **Gastrointestinale Beschwerden.** Die Stauung setzt sich über die Pfortader bis in den Magen-Darm-Bereich und die Milz fort und kann zur Stauungsgastritis mit Appetitlosigkeit und Völlegefühl führen. Des Weiteren kann es zu Verstopfung und Blähungen kommen.
- **Stauungsniere.** Die Drucksteigerung in der unteren Hohlvene kann sich über die Nierenvenen in die Niere fortsetzen und hier zu einer Blutüberfüllung führen, die zu einer Beeinträchtigung der Nierenarbeit führt.
- **Ödeme und Gewichtszunahme.** Der Blutrückstau führt dazu, dass die Zwischenzellflüssigkeit nicht richtig abtransportiert werden kann. Die dadurch entstehenden Ödeme entwickeln sich zuerst in den abhängigen Körperpartien und treten typischerweise als abendlich geschwollene Knöchelödeme auf (↑ *Atlas* Abb. 5.16). Bei bettlägerigen Patienten erscheinen sie allerdings im Bereich des Rückens. Anfangs bilden sich diese Ödeme noch über Nacht zurück. Im Verlauf der Erkrankung können sie sich zu generalisierten Ödemen ausweiten.

! Auch schon eine geringe **Gewichtszunahme** kann evtl. ein Frühsymptom einer **Rechtsherzinsuffizienz** sein, da Ödeme äußerlich erst festgestellt werden können, wenn die Wassereinlagerung mindestens 5 kg beträgt.

- **Nykturie** (nächtliches Wasserlassen). Nachts kommt es durch das Liegen zu einer Mobilisierung dieser Ödemflüssigkeit. Dies wird durch eine verbesserte Nierendurchblutung noch unterstützt. Dies wiederum bewirkt eine vermehrte Urinbildung mit nächtlichem Harndrang. Der Patient gibt an, dass er nachts mehrmals aufstehen muss, um Wasser zu lassen.

Leitsymptome der Rechtsherzinsuffizienz

- Venöse Stauungszeichen
- Stauungsleber, -niere, -milz
- Gastrointestinale Beschwerden
- Gewichtszunahme
- Ödeme (v. a. abendliche Knöchelödeme)
- Nykturie

5.4.3 Diagnostik

Bei einer gründlich durchgeführten Anamnese werden die oben beschriebenen Symptome der Links- und Rechtsherzinsuffizienz erfragt. Die Inspektion ergibt Zyanose, Halsvenenstauung, Tachypnoe, eventuell Ikterus, im Endstadium der Erkrankung auch einen allgemeinen Kräfteverfall (Kachexie). Die Leber muss auf eine mögliche Vergrößerung hin palpiert werden.

Auskultatorisch findet man bei einer Lungenstauung mit Austritt von Flüssigkeit in die Alveolen diskontinuierliche Nebengeräusche (feuchte Rasselgeräusche). Durch die Druckzunahme kann es zu einer Betonung des zweiten Herztones kommen. Manchmal kann auch ein dritter und / oder vierter Herzton wahrgenommen werden.

Im EKG gibt es zwar keine typischen Veränderungen für Herzinsuffizienz, jedoch kann man unspezifische Hinweise wie Vorhofbelastung, Rechts- oder Linksherzhypertrophie, koronare Herzerkrankungen, Tachykardie und Bradykardie erhalten. Das Röntgen wird v. a. zum Nachweis einer Herzvergrößerung eingesetzt. Weitere mögliche klinische Untersuchungstechniken sind unter anderem die Echokardiografie und die Herzkatheteruntersuchungen.

Um abschätzen zu können ob schon Schäden an anderen Organen aufgetreten sind, können labormäßig die Leberwerte (Anstieg der Transaminasen und Bilirubin), die harnpflichtigen Substanzen (Kreatinin, Harnstoff) und die Serumelektrolyte (Natriummangel) bestimmt werden.

5.4.4 Therapie

Die Therapie richtet sich nach der Ursache und der Schwere der Erkrankung.

Schwere Formen der Herzinsuffizienz müssen vom *Arzt* behandelt werden. Hier kann der Heilpraktiker begleitend therapieren. Wichtige symptomatische Therapien der Schulmedizin sind Gaben von *Entwässerungsmitteln* (Diuretika, ➤ Kap. 5.10.6) und *Fingerhut* (Digitalis, ➤ Kap. 5.10.1), letzteres als herzkraftstärkendes Mittel.

Liegt nur eine *leichte* Herzschwäche vor, so gibt es in der Pflanzenheilkunde eine Vielzahl therapeutischer Möglichkeiten. Die bekannteste ist sicher der *Weißdorn* (Crataegus oxyacantha und Crataegus monogyna). Außerdem eignen sich noch die Meerzwiebel (Scilla maritima), das Maiglöckchen (Convallaria majalis) und das Adonisröschen (Adonis vernalis). Diese Mittel sind in einer Vielzahl von pflanzlichen und homöopathischen Komplexmitteln enthalten.

Weiterhin kommen diätetische und vorsichtig angewandte hydrotherapeutische Maßnahmen in Betracht. Einen wichtigen Stellenwert nehmen auch Atemtherapien ein.

5.5 Entzündungen des Herzens

Am Herzen können sich alle *drei* Schichten entzünden. Ist die Herzinnenhaut betroffen, spricht man von Endokarditis; ist die Muskelschicht befallen, so liegt eine Myokarditis vor; wenn der Herzbeutel betroffen ist, handelt es sich um eine Perikarditis. Es kommen sehr oft Mischformen vor, bei der zwei oder sogar alle drei Herzschichten entzündet sind.

Herzentzündungen

Unterschieden werden folgende Entzündungen am Herzen:

- Endokarditis
- Myokarditis
- Perikarditis

Oft kommen Mischformen vor.

5.5.1 Endokarditis

Bei einer Endokarditis (Herzinnenhautentzündung) kann die Entzündung der Herzinnenhaut auf die *Herzklappen* übergreifen, was dann möglicherweise zu einer Klappenstenose und / oder Klappeninsuffizienz führen kann (➤ Kap. 5.6). Je nach der Ursache unterscheidet man verschiedene Formen.

Rheumatische Endokarditis (Endocarditis rheumatica) Die rheumatische Endokarditis kann sich im Zuge eines *rheumatischen Fiebers* entwickeln. Bitte beachten Sie hierzu auch ➤ Kap. 4.6.2. Zum rheumatischen Fieber kommt es v. a. bei Kindern im schulpflichtigen Alter. Ungefähr 2 Wochen nach einer Streptokokkeninfektion, die sich meist im Kopf- oder Halsbereich (Angina lacunaris!) abgespielt hat, kommt es zu warzenähnlichen Wucherungen aus Fibrin, Thrombozyten und Erythrozyten an der Herzinnenwand und hier insbesondere an den Herzklappen. Dies ist Folge einer Autoimmunreaktion bei der Antikörper gegen Endokardstrukturen gebildet werden, da diese das Immunsystem als körperfremd ansieht. Man vermutet, dass entweder die Herzinnenhaut durch das Streptokokkentoxin so verändert wird, dass sie dem Abwehrsystem körperfremd erscheint oder dass die Endokardstrukturen bestimmten Streptokokkeneiweißen „zum Verwechseln ähnlich" sind. Die Thromben haften ziemlich fest an der Wand, und deshalb kommt es nicht so leicht zu ihrer Ablösung mit nachfolgenden Embolien, wie dies bei der bakteriellen Endokarditis (s. u.) der Fall ist.

Um eine richtige Diagnose stellen zu können, muss der Patient nach dem Auftreten einer eitrigen Angina oder einer anderen eitrigen Entzündung befragt werden. Die BKS ist erhöht. Es kommt zu Leukozytose, Anstieg des C-reaktiven Proteins (in der Leber gebildetes Eiweiß, das Abwehraufgaben hat) und zum Anstieg des Antistreptolysintiters (Antikörperbildung gegen das Streptokokkentoxin).

Eine abakterielle Endokarditis kann sich nicht nur im Zuge eines rheumatischen Fiebers, sondern auch bei den Kollagenosen (LE, PCP, Morbus Bechterew, Periarteritis nodosa) einstellen.

Bakterielle (infektiöse) Endokarditis Es gibt zwei unterschiedliche Verlaufsformen der bakteriellen Endokarditis:

- **Akute Endokarditis.** Diese Erkrankungsform tritt bei schwerer *Abwehrschwäche* oder nach *Operationen* an den Herzklappen auf. Erreger sind v. a. *Streptoko-* (Beta-hämolysierende Streptokokken) und Staphylokokken. Es kommen jedoch noch viele andere Erreger in Betracht, gelegentlich sogar Pilze. Der Krankheitsverlauf zeigt sich dramatisch mit Schüttelfrost, hohem Fieber, schwerer Herzinsuffizienz und erhöhter Emboliegefahr. Die Embolien können zum Hirnschlag oder zur Bildung von Petechien (punktförmigen Hautblutungen) oder Purpura (punkt- bis fleckförmigen Hautblutungen) v. a. an der Mundschleimhaut und den Augenbindehäuten führen. Selten tritt eine Verbrauchskoagulopathie auf. Darunter versteht man eine Blutgerinnungsstörung, die durch den gesteigerten Verbrauch von gerinnungshemmenden Stoffen (z. B. Fibrinogen) hervorgerufen wurde. Sind die Trikuspidal- und die Pulmonalklappe von der Thrombenbildung betroffen, was nur selten der Fall ist, kann es zur Lungenembolie kommen. Der Krankheitsverlauf wird wesentlich von der bestehenden Vorschädigung des Herzens (meist bestehen Klappenfehler), vom Erregertyp und der momentanen Abwehrlage bestimmt. Die Diagnosestellung ergibt sich durch die ausgeprägte Leukozytose mit Linksverschiebung, der Thrombozytopenie (Abnahme der Thrombozyten im Blut), der Anämie und dem Erregernachweis im Blut. Die Therapie erfolgt in der Klinik.
- **Subakute Endokarditis** (Endocarditis lenta). Hier sind die wichtigsten Erreger Alpha-hämolysierende *Streptokokken* (Streptococcus viridans, Keime der normalen Mundflora). Der Krankheitsverlauf ist weniger dramatisch als bei der akuten Endokarditis. Es kommt zu Fieber um 38 °C, Herz- und Gelenkbeschwerden, Appetitmangel, Gewichtsabnahme, Petechien an Rumpf, Extremitäten und Augenhintergrund. Es kann zum Auftreten arterieller Embolien mit ungefähr linsengroßen, roten, druckschmerzhaften Knötchen kommen. Es können sich Zeichen der Herzinsuffizienz mit Zyanose, Ikterus (Gelbsucht) und Milzschwellung einstellen. Die Diagnose ergibt sich aus der beschleunigten BKS, dem CRP-Anstieg, der Anämie, einer geringgradigen Leukozytose, der Erhöhung anfangs von Alpha-2-, später von Gamma-Globulin und dem Erregernachweis durch wiederholte Blutkultur. Die Erkrankung tritt bevorzugt bei bereits *vorgeschädigten Herzklappen* auf. Des Weiteren spielen „Streuherde" eine wichtige Rolle. Solche Streuherde können z. B. chronisch vereiterte Mandeln, Zähne und Nebenhöhlen sein. Die Therapie erfolgt durch den Arzt, da verschreibungspflichtige Medikamente (Antibiotika) eingesetzt werden müssen. Der Heilpraktiker kann begleitend behandeln. Gerade in der Naturheilkunde spielt das Auffinden und Behandeln von Streuherden eine zentrale Rolle!

5.5.2 Myokarditis

Eine Myokarditis (Herzmuskelentzündung) kann als *umschriebene* (deutlich abgegrenzte) oder *diffuse* (ausgebreitet, ohne feste Umgrenzung) Entzündung des Herzmuskels ablaufen. Sie kann akut oder chronisch auftreten. Eine akute Verlaufsform kann in eine chronische übergehen.

Ursachen Nach der Ursache unterscheidet man die rheumatische, die infektiöse und die allergische Myokarditis:

- **Rheumatische Myokarditis.** Die wichtigste Ursache ist auch hier das *rheumatische Fieber.* In diesem Fall sind meist das Endo- und das Perikard betroffen. Andere rheumatische Erkrankungen, die zur Myokarditis führen können, sind Lupus erythematodes (LE), Sklerodermie, Morbus Bechterew, Periarteriitis nodosa und Dermatomyositis (Autoimmunerkrankung, mit meist weinrot bis lila gefärbten ödematösen Erythemen mit Hautatrophie, Schwächegefühl und Schmerzen der Muskulatur).
- **Infektiöse Myokarditis** (para- oder postinfektiöse Myokarditis). Als auslösende Erreger kommen Viren, Bakterien, Pilze und Protozoen in Betracht.
  - *Viren:* Enterovirus (Coxsackievirus, Echovirus, Poliovirus), Rhinovirus, Gelbfiebervirus, Hepatitisvirus A und B, Influenzavirus, Parainfluenzavirus, Masernvirus, Mumpsvirus, Rötelnvirus, Viren der Herpesfamilie (Herpes-simplex-Virus, Varicella-zoster Virus, Epstein-Barr-Virus, Zytomegalievirus)
  - *Bakterien* bei Erkrankungen wie Diphtherie, Typhus, Tuberkulose, Brucellose, Syphilis, Leptospirose, Strepto- und Meningokokkenerkrankungen
  - *Pilze* bei Erkrankungen wie Aspergillosis, Kandidose
  - *Protozoen* bei Erkrankungen wie Toxoplasmose, Malaria, Amöbiasis
- **Allergische Myokarditis.** Sie wird durch *Medikamente* (Penizillin, Zytostatika, Sulfonamide, Tetrazykline u. a.) hervorgerufen.

Symptome Die Beschwerden der Grunderkrankung können mehr im Vordergrund stehen als die Mitbeteiligung des Myokards!

Ein wichtiger Hinweis auf eine Myokardbeteiligung bei einer anderen Grunderkrankung ist eine *relative Tachykardie,* also eine im Verhältnis zur Körpertemperatur überhöhte Pulsfrequenz, v. a., wenn gleichzeitig noch *Extrasystolen* auftreten. Außerdem kann es zu retrosternalen Schmerzen, zur Herzinsuffizienz mit Kurzatmigkeit und Abgeschlagenheit kommen. Gelegentlich führt die Myokarditis zum kardiogenen Schock.

Diagnostik Auskultatorisch sind die Herztöne oft auffallend *leise,* es kann zu Galopprhythmus, Herzgeräuschen und Perikardreiben kommen. Klinische Untersuchungsmöglichkeiten sind EKG, Echokardiografie und Röntgen.

Therapie Die Therapie hängt von der Schwere und der Ursache der Erkrankung ab.

5.5.3 Perikarditis

Bei der Perikarditis (Herzbeutelentzündung) können sich das *viszerale* und / oder das *parietale* Blatt entzünden. Diese Entzündung kann *mit* (Pericarditis exsudativa) oder *ohne* (Pericarditis sicca) Ergussbildung ablaufen. Vom Verlauf her unterscheidet man eine akute, eine chronische und eine chronisch-konstriktive Form.

Ursachen Eine Perikarditis kann als eigenständige Erkrankung auftreten oder als Begleiterkrankung einer anderen Primärkrankheit. Als Ursache kommen hier in Betracht:

- Infektionen mit Bakterien, Viren, Pilzen oder Protozoen. Die Besiedelung erfolgt über den Blut- und Lymphweg
- Rheumatisches Fieber
- Kollagenosen: PCP, LE, selten auch bei Sklerodermie, Periarteritis nodosa, Morbus Bechterew und Dermatomyositis
- Herzinfarkt
- Stoffwechselerkrankungen: Diabetisches Koma, Myxödem, Urämie
- Allergische Reaktionen: Medikamente
- Thoraxtraumen: Verletzungen des Brustraums, auch nach herzchirurgischen Eingriffen
- Entzündungen der Nachbarorgane: Pneumonie, Tuberkulose, Pleuritis
- Tumoren: Perikard-, Bronchial-, Brustdrüsen- und Speiseröhrenkrebs, Morbus Hodgkin

Verlaufsformen Nach dem Verlauf unterscheidet man eine akute und eine chronische Perikarditis.

- **Akute Perikarditis.** Die akute Perikarditis geht fast immer *mit* einem Perikarderguss einher. Es kommt zu *Schmerzen* hinter dem Brustbein, Fieber und beschleunigter Atmung. Entwickelt sich der Erguss sehr schnell und wird viel Ergussflüssigkeit gebildet, so besteht die Gefahr der Herzbeuteltamponade (Anfüllen des Herzbeutels mit Blut). Durch den zunehmenden Druck und durch ein Abdrücken der unteren Hohlvene kann es zum Herzstillstand kommen.

- **Chronische Perikarditis.** Eine chronische Perikarditis kann sich aus einer akuten heraus entwickeln. Sie wird dann als chronisch eingestuft, wenn die Entzündungszeichen länger als 3 Monate bestehen. Symptome einer chronischen Perikarditis sind Atemstörungen, Herzinsuffizienz mit venösen Einflussstauungen und Hypotonie mit auffallend kleiner Blutdruckamplitude durch ein erniedrigtes Schlagvolumen. Schmerzen hinter dem Brustbein können bei kleineren Ergüssen *fehlen.* Eine Sonderform der chronischen Perikarditis ist die **chronisch-konstriktive Perikarditis** (Pericarditis constrictiva). Eine chronisch-konstriktive (lat. constringere = zusammenziehen) Perikarditis entwickelt sich, wenn es bei der Ausheilung der Perikarditis zur narbigen Schrumpfung des Herzbeutels oder zu Verwachsungen des inneren mit dem äußeren Blatt kommt. Dadurch wird die *Herzbewegung behindert.* Kommt es zusätzlich zu Kalkeinlagerungen, so spricht man vom Panzerherz (Pericarditis calcarea). Symptome sind Atemstörungen, Zeichen von Einflussstauungen (Lebervergrößerung, Aszites, Halsvenenstauung, Ödeme, Stauungsniere), Hypotonie mit kleiner Blutdruckamplitude, Tachykardie und Herzinsuffizienz.

Je nachdem, ob die Herzbeutelentzündung mit oder ohne Ergussbildung einhergeht, unterscheidet man die trockene und die feuchte Perikarditis:

- **Pericarditis sicca** (trockene Herzbeutelentzündung). Sie kommt seltener vor, und wenn sie auftritt, dann oft am Anfang und am Ende einer akuten Perikarditis. Es bildet sich an der entzündeten Stelle eine fibrinöse Auflagerung. Da die beiden Blätter nun aneinander reiben, kommt es zu *starken* Schmerzen. Mit dem Stethoskop sind *Reibegeräusche* („Lederknarren“) zu hören.
- **Pericarditis exsudativa** (feuchte Herzbeutelentzündung). Es hat sich ein entzündliches Exsudat im Herzbeutel angesammelt. Typischerweise verschwinden mit der Bildung des Ergusses die Schmerzen und die Reibegeräusche. Mit zunehmender Ergussmenge kommt es dann allerdings zu *Atemnot, leisen Herztönen, Einflussstauungen, Tachykardie, Hypotonie, Zyanose* und eventuell zum Schock. Die Krankheitsentwicklung hängt v. a. von der Geschwindigkeit ab, mit der sich der Erguss bildet. Außerdem spielt die Dehnbarkeit des Perikards eine Rolle. Entwickelt sich der Erguss sehr schnell, besteht die Gefahr der Herzbeuteltamponade (s. o. akute Perikarditis).

5.6 Herzklappenfehler

Herzklappenfehler können *angeboren* oder *erworben* sein. Ist letzteres der Fall, so sind sie meist aufgrund einer rheumatischen oder bakteriellen Endokarditis entstanden. Dabei kommt es zu einer Entzündung der Herzinnenhaut, die später narbig ausheilt. Als Folge kommt es an den Klappen zu Schrumpfungen, Verziehungen und Verwachsungen, die zwei Arten von Klappenfehlern verursachen können, nämlich Stenosen und Insuffizienzen. Häufig treten die beiden Fehler kombiniert auf (kombiniertes Vitium).

- **Klappeninsuffizienz.** Bei der Klappeninsuffizienz *schließen* die Klappen *nicht* mehr richtig, sodass ein Teil des Blutes durch die undichte (insuffiziente) Klappe zurückfließt. Es kommt zum *Pendelblut!*
- **Klappenstenose.** Die Klappen öffnen sich nicht richtig, da die *Durchlassöffnung* verengt ist. Dadurch kann nicht mehr die gesamte vorhandene Blutmenge während der Systole durch die Öffnung gepumpt werden. Deshalb staut sich das Blut vor der Klappe (*Blutstau* vor der Klappe!).

- **Klappeninsuffizienz:** geht einher mit *Pendelblut*
- **Klappenstenose:** führt zum *Blutstau* vor der Klappe

Obwohl Klappenfehler häufig kombiniert auftreten, werden die wichtigsten Erkrankungen im Folgenden getrennt besprochen, um ein besseres Verständnis zu erzielen.

5.6.1 Mitralklappenstenose

Ursache der Mitralklappenstenose (Mitralstenose) ist meist ein vorausgegangenes *rheumatisches Fieber,* wobei im Allgemeinen 20–30 Jahre verstreichen, bis sich Beschwerden durch die Mitralstenose einstellen. Allerdings können sich die meisten Patienten nicht mehr daran erinnern, dass sie als Kind einmal an rheumatischem Fieber erkrankt waren.

Pathogenese Bei der Mitralstenose ist die Durchlassöffnung für den Blutdurchtritt vom linken Vorhof in die linke Kammer *verengt*. Beim gesunden Erwachsenen beträgt die Öffnungsfläche 4–6 cm^2. Bei einer leichteren Stenose ist die Öffnung auf 2 cm^2 zurückgegangen, in schweren Erkrankungsfällen auf 1,5 cm^2. Ist die Öffnung auf unter 0,3–0,4 cm^2 verengt, so führt dies zum Tode.

Durch die Verengung der Durchlassöffnung kommt es zu einem Druckanstieg im linken Vorhof. Die Vorhofmuskulatur hypertrophiert, um die Stenose auszugleichen. Gelingt dies, so ist der Patient beschwerdefrei. Kann kein völliger Ausgleich erreicht werden, kommt es zum Blutrückstau in den Lungenkreislauf (pulmonaler Hochdruck!), da die Lungenvenen das Blut nicht mehr ausreichend in den linken Vorhof abgeben können. Der Blutstau setzt sich von den Lungenvenen → Lungenkapillaren → Lungenarterien → rechte Herzhälfte fort. Es kommt damit zur „durchgestauten Rechtsherzinsuffizienz".

Symptome Die Druckerhöhung im Lungenkreislauf führt zur *Dyspnoe* (Atemstörung). Sie ist die erste und häufigste Beschwerde. Zunächst treten die Atemstörungen nur bei schweren körperlichen Belastungen auf, mit Fortschreiten der Erkrankung auch schon bei leichteren. In schwersten Fällen ist überhaupt keine körperliche Aktivität mehr möglich.

Gelegentlich kommt es durch die pulmonale Hypertonie zu Hustenreiz. Bei 10 % der Betroffenen entwickelt sich ein Lungenödem. Dies wird durch einen plötzlich gesteigerten Blutdurchfluss ausgelöst, z. B. durch ungewohnte körperliche Anstrengung oder durch Aufregung. Es kann sich ein Bluthusten (Hämoptyse) einstellen, der durch das Zerreißen dünnwandiger, erweiterter Bronchialvenen ausgelöst wird.

Manche Patienten klagen über Brustschmerzen (pektanginöse Beschwerden). Diese können durch die Drucksteigerung im Lungenkreislauf, durch die Hypertrophie des linken Vorhofs oder durch eine gleichzeitig bestehende Erkrankung der Herzkranzgefäße ausgelöst werden.

Ist es zur durchgestauten Rechtsherzinsuffizienz gekommen, so treten venöse Stauungszeichen wie Ödeme, Nykturie, Stauungsleber, Stauungsmilz, Stauungsnieren und gastrointestinale Symptome auf.

Diagnostik Bei der Inspektion fällt in fortgeschrittenen Fällen eine Zyanose von Gesicht und Akren (endende Körperteile wie Finger, Zehen, Nase, Kinn) auf. Es kann zum *„Mitralgesicht"* kommen. Hierbei erscheinen die Wangen, meist auch die Lippen, zyanotisch verfärbt. Man sieht erweiterte Hautgefäße (Teleangiektasien), die schmetterlingsförmig über die Wangen (v. a. Jochbeingegend) und über dem Nasenrücken verbreitet sind. Frei bleiben das Nasen-Mund-Dreieck, die Stirn und das Gebiet vor den Ohren.

Auskultatorisch ist ein lauter, *paukender erster Herzton* zu hören, der bei ausgeprägter Mitralstenose verspätet auftreten kann, weil der Mitralklappenschluss erst erfolgt, wenn der Druck in der Kammer den (erhöhten!) Druck im linken Vorhof übersteigt.

Charakteristisch ist bei Mitralstenose auch der Mitralöffnungston mit nachfolgendem Strömungsgeräusch. Beim Mitralöffnungston handelt es sich um ein diastolisches Geräusch, das durch das Zurückschnellen der stenosierten Mitralklappe entsteht. Mit zunehmender Öffnungsbehinderung rückt dieser Mitralöffnungston immer näher an den zweiten Herzton heran.

Das dritte Kennzeichen bei Mitralstenose ist ein leises bis mittellautes diastolisches Geräusch, das man am besten an der Herzspitze und in Linksseitenlage hört. Die Länge dieses diastolischen Herzgeräusches hängt vom Schweregrad der Stenose ab.

Im weiteren Krankheitsverlauf kommt es zum Auftreten eines präsystolischen Geräusches, das in den zweiten Herzton übergeht. Der zweite Herzton ist meist eng gespalten, wobei der Pulmonalklappenschlusston lauter als normal ist.

Wichtige klinische Untersuchungstechniken sind Echokardiografie, Röntgen, EKG und zur Messung der pulmonalen Hypertonie die Herzkatheteruntersuchung.

Komplikationen Oft bilden sich im linken Vorhof *Thromben*. Allerdings hängt ihr Auftreten nicht von der Schwere der Erkrankung ab. Die Thromben können sich loslösen und zu *arteriellen Embolien* (v.a. zum Hirnschlag) führen.

Therapie Die Therapie hängt vom Ausmaß der Erkrankung ab. Jüngere, beschwerdefreie Patienten sollen schwere körperliche Arbeiten und Streptokokkeninfektionen vermeiden. Schulmedizinische medikamentöse Therapien sind evtl. Antibiotikaprophylaxe, Herzglykoside (beim Auftreten von Vorhofflimmern), Betablocker, Diuretika und Antikoagulanzien. Bei schweren Fällen kommen chirurgische Maßnahmen in Betracht.

5.6.2 Mitralklappeninsuffizienz

Bei der Mitralklappeninsuffizienz (Mitralinsuffizienz) schließt die Klappe durch eine narbige Schrumpfung der Klappenränder nicht mehr dicht, sodass es während der Kammersystole zum Rückstrom von Blut in den Vorhof (*Pendelblut*) kommt. Die Erkrankung ist oft mit anderen Herzfehlern wie Mitralstenose oder Mitralklappenprolaps (s.u.) kombiniert.

Ursachen können ein abgelaufenes *rheumatisches Fieber,* eine angeborene Spaltung des Mitralsegels, eine Fibrosierung des Papillarmuskels durch einen ausgeheilten Herzinfarkt, eine Endokarditis oder ein Mitralklappenprolaps sein.

Pathogenese Während der Kammersystole fließt das Blut in zwei Richtungen, zum einen normal gerichtet in die Aorta und zum anderen zurück in den linken Vorhof (Pendelblut). Das Ausmaß des Pendelblutes hängt vom Ausprägungsgrad der Schlussunfähigkeit der Klappe ab. Durch den erhöhten Druck kommt es zur Dilatation des linken Vorhofs und zur Hypertrophie der linken Kammer. Durch die Kammerhypertrophie kann der Defekt meist jahrelang kompensiert werden und der Patient so beschwerdefrei leben. Im fortgeschrittenen Stadium kommt es zur pulmonalen Hypertonie und nachfolgender Rechtsherzbelastung.

Mitralklappeninsuffizienz

Die linke Kammer hypertrophiert, um den Defekt auszugleichen. Der linke Vorhof dilatiert durch den zunehmenden Druck.

Symptome Bei Überlastung der linken Kammer treten Zeichen der Linksherzinsuffizienz und pulmonaler Hypertonie mit *Dyspnoe, Orthopnoe, Asthma cardiale* und *Lungenödem* (selten) auf. Ist es zur durchgestauten Rechtsherzinsuffizienz gekommen, stellen sich die entsprechenden Beschwerden der Rechtsherzinsuffizienz ein.

Diagnostik Der Herzspitzenstoß ist nach *links* und *nach unten* verlagert. Die Auskultation ergibt ein *holosystolisches Herzgeräusch.*

Mit dem ersten Herzton setzt ein hochfrequentes Herzgeräusch ein, das während der gesamten Systole auskultierbar ist (holosystolisch). Es ist am besten über der Herzspitze zu hören, wird aber bis in die Achselhöhle fortgeleitet. Da sich die Aortenklappe vorzeitig schließt, ist der zweite Herzton gespalten. Meist kann ein dritter Herzton gehört werden.

Klinische Diagnosemöglichkeiten sind EKG, Röntgen, Echokardiografie und Herzkatheteruntersuchungen.

Differenzialdiagnose Ventrikelseptumdefekt, Trikuspidalinsuffizienz, Aortenstenose.

Therapie Die Therapie hängt vom Ausmaß der Klappenschädigung ab. In leichten Fällen genügt körperliche Schonung. In schweren Fällen muss operiert werden.

5.6.3 Mitralklappenprolaps

Es handelt sich beim Mitralklappenprolaps (Mitralprolaps) um eine *ballonartige Vorwölbung* des Mitralklappensegels oder von Teilen des Segels in den linken Vorhof während der Kammersystole. Das veränderte Bewegungsmuster reicht von einer noch als normal zu bezeichnenden Bewegungsvariante (stummer Mitralklappenprolaps) bis hin zu einer hochgradigen Bewegungsstörung mit Klappeninsuffizienz. Ein Mitralklappenprolaps besteht bei 6–20 % der Erwachsenen. Frauen sind doppelt so häufig betroffen wie Männer. Typischerweise wird die Erkrankung bei jungen, schlanken Mädchen bzw. Frauen diagnostiziert. Meist besteht Beschwerdefreiheit.

Mitralklappenprolaps

Beim Mitralklappenprolaps kommt es zum ballonartigen Vorwölben des Mitralklappensegels (oder zumindest von Teilen davon) in den linken Vorhof während der Kammersystole.

Ursachen Die auslösende Ursache der Klappenveränderung ist *unbekannt.* Es wird allerdings eine *familiäre Häufung* beobachtet. Außerdem wird vermutet, dass *Autoimmunvorgänge* zu einer Klappenschädigung führen können.

Symptome Treten Beschwerden auf, so werden *Schmerzen hinter* dem *Brustbein* angegeben, die jenen bei Angina pectoris entsprechen. Jedoch sind sie nicht belastungsabhängig und sprechen nicht auf Nitroglyzeringabe an. Außerdem kommt es zu unangenehmem *Herzklopfen, Arrhythmien, Schwächegefühl,* leichter Ermüdbarkeit, Atemnot, Lufthunger, selten auch zu Schwindel- und Angstgefühl mit Kollapsneigung.

Diagnostik Typischerweise ist bei der Auskultation ein mittel- oder spätsystolisches Klicken zu hören. Meist tritt noch ein spätsystolisches Herzgeräusch auf.

Klinische Untersuchungstechniken sind das EKG und die Echokardiografie.

Therapie Es muss nur bei auftretenden Beschwerden therapiert werden. Hier spielen v. a. die Rhythmusstörungen die wichtigste Rolle. Eventuell muss eine gleichzeitig auftretende Mitralinsuffizienz behandelt werden. Ein Mitralprolaps kann sich auch „auswachsen", das heißt, er verschwindet gerade bei den jungen Mädchen mit zunehmendem Alter.

5.6.4 Aortenklappenstenose

In den letzten Jahren wurde ein starker Anstieg der Aortenklappenstenose (Aortenstenosen) beobachtet, wobei in ungefähr 80 % der Fälle Männer betroffen sind.

Ursachen Die *angeborene* Aortenstenose beruht vermutlich auf einer vorgeburtlich durchlaufenen *Endokarditis.* Bei der *erworbenen* Form spielt das *rheumatische Fieber* die wichtigste Rolle.

Pathogenese Es kommt zur *Linksherzhypertrophie,* wodurch meist das notwendige Schlagvolumen aufrechterhalten werden kann. Entwickelt sich später (oft erst nach Jahrzehnten) eine Koronarinsuffizienz, so kann das vergrößerte Herz nicht mehr ausreichend versorgt werden.

Symptome Meist besteht lange Zeit *Beschwerdefreiheit.* Das Auftreten von Symptomen kündigt oft ein *rasches Fortschreiten* des *Krankheitsprozesses* an. Es kann zu plötzlich einsetzendem *Schwindel* mit *Ohnmachtsanfällen,* zu Atemstörungen, zu Angina pectoris, zu Herzrhythmusstörungen (evtl. plötzliches Kammerflimmern bei körperlicher Belastung), zu Herzinsuffizienz und zum Lungenödem kommen.

Diagnostik Typisch sind ein *niedriger Blutdruck* und eine *kleine Blutdruckamplitude.* Allerdings können bei älteren Patienten auch sehr hohe Blutdruckwerte auftreten.

Der zweite Herzton ist leise. Im 2. ICR parasternal rechts ist ein raues systolisches Geräusch zu hören, das bis in die Halsschlagadern (Karotiden) fortgeleitet wird.

Ist es zur Dilatation der linken Kammer gekommen, kann der Herzspitzenstoß links unten außerhalb der MCL getastet werden.

Klinische Untersuchungsmöglichkeiten sind EKG, Röntgen, Echokardiografie und Linksherzkatheter.

Therapie Plötzliche und größere Anstrengungen sind zu vermeiden. In schweren Fällen muss eine Klappensprengung oder -dehnung oder eine Herzoperation (Klappenersatz) erwogen werden.

5.6.5 Aortenklappeninsuffizienz

Schließt die Aortenklappe nicht dicht, so fließt während der Kammerdiastole Blut aus der Aorta in die linke Kammer zurück (Pendelblut). *Männer* sind wesentlich häufiger von der Aortenklappeninsuffizienz (Aorteninsuffizienz) betroffen als Frauen.

Ursachen Ursächlich ist meist eine vorausgegangene Endokarditis, z. B. durch ein rheumatisches Fieber.

Lues (Syphilis) und Morbus Bechterew verursachen Zellinfiltrationen und Vernarbung der

Muskelschicht der aufsteigenden Aorta. Dies führt zur Aortendilatation mit nachfolgender Insuffizienz bei intakten Klappen. Sehr selten besteht die Aorteninsuffizienz, die angeboren ist oder sich aufgrund von LE oder PCP entwickelt hat.

Pathogenese Das während der Kammerdiastole aus der Aorta in die linke Kammer zurückfließende Blut führt zu einem Druckanstieg in der linken Kammer. Dieser Druckanstieg hat eine Erweiterung (Dilatation) und eine Hypertrophie der linken Kammer zur Folge. Dies ermöglicht eine Zunahme des Schlagvolumens und somit die Aufrechterhaltung eines ausreichenden Blutauswurfs aus dem Herzen. Deshalb treten bei den meisten Patienten *erst* ab dem *40. – 50. Lebensjahr* Beschwerden auf, und zwar dann, wenn es aufgrund des ständig erhöhten Drucks auf die Kammer zur Fibrosierung des Myokards und damit zu einer eingeschränkten Dehnbarkeit und Kontraktionsfähigkeit kommt. Dies führt dann zur pulmonalen Hypertonie und schließlich zur durchgestauten Rechtsherzinsuffizienz.

Symptome Viele der Betroffenen sind jahrelang *beschwerdefrei*. Später wird oft ein *unangenehmer Herzschlag* bemerkt, der v. a. beim Hinlegen als pulsierendes Klopfen im Kopf angegeben wird. Jahre danach kommt es zu verstärktem Schwitzen, zur Belastungsdyspnoe, dann zur Orthopnoe, nächtlichen Asthma-cardiale-Anfällen und zu Angina pectoris.

Diagnostik Auffallend ist die *große* Blutdruckamplitude, die durch die große Differenz zwischen dem systolischen und diastolischen Blutdruck entsteht. Schon bei der Inspektion kann man bei ausgeprägter Aorteninsuffizienz eine verstärkte Pulsation v. a. der Halsschlagadern (Karotiden) feststellen. Dies kann zum *pulssynchronen Kopfnicken* führen (*Musset-Zeichen*, nach dem französischen Dichter Alfred de Musset, der an einer ausgeprägten Aorteninsuffizienz litt).

Die Palpation ergibt einen *verstärkten Herzspitzenstoß*, der nach links außen unten verlagert sein kann. Bei einem leichten Druck auf die Fingernägel kommt es zu einem pulssynchronen Erröten und Erblassen (Kapillarpuls) des Nagelbettes.

Die Auskultation ergibt ein diastolisches Geräusch im 3. ICR parasternal links (Erb-Punkt) oder im 2. ICR parasternal rechts.

Aortenklappeninsuffizienz:
auffallend große Blutdruckamplitude
Aortenklappenstenose:
auffallend kleine Blutdruckamplitude

Komplikationen Gelegentlich kommt es zu arteriellen Embolien. Ist eine Schädigung der Aorta durch Syphilis die Ursache der Aortenklappeninsuffizienz, so kann sich ein Aneurysma bilden, das später eventuell rupturiert (zerreißt).

Therapie Der Arzt muss prüfen, ob eine Endokarditisprophylaxe notwendig ist, evtl. künstlicher Klappenersatz.

5.7 Angeborene Herzfehler

Unter dem Begriff angeborene Herzfehler fasst man die durch vorgeburtliche Störungen in der Entwicklung entstandenen Anomalien des Herzens und der herznahen großen Gefäße zusammen.

Von solchen Fehlern ist knapp 1 % der lebend geborenen Kinder betroffen. Häufig sind in diesen Fällen noch weitere Fehlbildungen an anderen Organen zu finden (➤ Tab. 5.4).

Angeborene Herzfehler wird der Heilpraktiker wohl kaum behandeln, aber es werden Patienten mit Herzfehlern zu ihm in die Praxis kommen und ihm davon berichten. Deshalb muss er wissen, worum es sich dabei handelt. Die Behandlung der anderen Krankheiten, weshalb der Patient ihn aufsucht, muss sinnvoll darauf abgestimmt werden. So muss

Tab. 5.4 Häufigkeit angeborener Herzfehler bei Erwachsenen

Herzfehler	Häufigkeit
1. Vorhofseptumdefekt	Ungefähr 50 %
2. Kammerseptumdefekt	Ungefähr 25 %
3. Pulmonalstenose	Ungefähr 15 %
4. Offener Ductus Botalli	Ungefähr 6 %
5. Aortenisthmusstenose	Ungefähr 3 %
6. Fallot-Tetralogie	Ungefähr 1 %

Je nach Untersuchung findet man in der Fachliteratur auch hiervon abweichende Werte, sodass die genannten Zahlen nur eine grobe Abschätzung darstellen sollen.

v. a. klar sein, dass sich sowohl auf angeborene als auch auf erworbene Klappenfehler eine Endokarditis aufpfropfen kann. Daher muss bei diesen Patienten bei allen Infekten (auch bei banalen!) und bei allen Eingriffen (Zahnarzt!) evtl. eine antibiotische Endokarditisprophylaxe durch den Arzt erfolgen.

Ursachen Bei den Ursachen unterscheidet man zwischen exogenen und endogenen genetischen Faktoren, wobei das Geschehen meist multifaktoriell ist. Das bedeutet, dass exogene und endogene Faktoren eine Rolle spielen.

- **Exogene Faktoren.** Die Rötelnembryopathie verursacht 1 % aller Herzfehlbildungen. Bei den Medikamenten gilt die mögliche Herzfehlbildung durch Thalidomid als gesichert. Weitere Faktoren, die vermutlich Herzfehlbildungen verursachen können, sind Zytostatika, Immunsuppressiva, Strahlungen, Erkrankungen der Mutter an Diabetes mellitus oder Lupus erythematodes (LE).
  Thalidomid, ein Schlafmittel (Handelsname Contergan), hat in den Jahren von 1958–1963, wenn es von der Mutter in der Frühschwangerschaft eingenommen wurde, beim Kind schwerste Schäden hervorgerufen. Dabei kam es im Bereich der oberen Extremitäten, manchmal auch der unteren, zu schwersten Fehlbildungen, die bis zum völligen Fehlen von Gliedmaßen reichten. Neben anderen schweren Schäden an inneren Organen sind auch Fehlbildungen des Herzens aufgetreten.
- **Endogene Faktoren.** Angeborene Herzfehler treten häufig im Zusammenhang mit Chromosomenabweichungen auf, z. B. beim Down-Syndrom und beim Turner-Syndrom. Es sind jedoch auch Herzfehler durch Einzelgen-Defekte möglich. In diesen Fällen tritt der Herzfehler als einzige Fehlbildung auf.

5.7.1 Einteilung der angeborenen Herzfehler

Unter einem **Shunt** versteht man eine Kurzschlussverbindung zwischen arteriellen und venösen Blutgefäßen bzw. Gefäßsystemen.

Bei angeborenen Herzfehlern meint man mit „Shunt", dass das Blut einen verkürzten, falschen Weg nimmt, z. B. durch ein offenes Vorhof- oder Kammerseptum. Hierbei fließt das Blut direkt vom linken ins rechte Herz oder umgekehrt. Je nach Fließrichtung des Blutes spricht man von einem Rechts-links-Shunt oder einem Links-rechts-Shunt. Dabei richtet sich die Fließrichtung jeweils vom Ort des höheren Drucks zum Ort des niedrigeren Drucks (im linken Herz ist der Druck höher als im rechten).

- **Herzfehler mit Links-rechts-Shunt** (ca. 50 %): Vorhofseptumdefekt, Kammerseptumdefekt, offener Ductus Botalli
- **Herzfehler mit Rechts-links-Shunt** (20–30 %): Fallot-Tetralogie, Transposition der großen Gefäße (Ursprung der Aorta aus der rechten und der Pulmonalarterie aus der linken Kammer)
- **Herzfehler ohne Shunt** (20–30 %): Pulmonalstenose, Aortenstenose, Aortenisthmusstenose, Aortenbogenanomalien

In dieser Reihenfolge werden nun die angeborenen Herzfehler vorgestellt.

5

5.7.2 Vorhofseptumdefekt

Beim Fetus besteht in der Vorhofscheidewand eine ovale Öffnung *(Foramen ovale)*. Da das Kind den Sauerstoff über das mütterliche Blut erhält, muss das fetale Blut noch nicht in den Lungenkreislauf eintreten. Deshalb fließt es über das Foramen ovale und den *Ductus Botalli* (s. u.) vom rechten Herz direkt in die Aorta. Beim Vorhofseptumdefekt bleibt diese Öffnung in der Vorhoftrennwand bestehen. Da im linken Vorhof ein höherer Druck als im rechten herrscht, tritt bereits sauerstoffgesättigtes Blut vom linken Vorhof in den rechten über (Links-rechts-Shunt). Die Beschwerden werden von der Größe des Septumdefektes bestimmt.

Sekundäre Gefäßveränderungen können bei großen Shuntvolumina im Erwachsenenalter zu einer Shuntumkehr führen (Eisenmenger-Reaktion).

Symptome Meistens bleiben die Betroffenen bis zum 20. oder 30. Lebensjahr *beschwerdefrei*. Manchmal treten in der Kindheit vermehrt Bronchitiden oder Pneumonien auf. Es kann zur pulmonalen Hypertonie und zu unangenehmem Herzklopfen kommen.

Bei vielen Patienten wird dieser Defekt erst bei einer routinemäßigen Untersuchung durch ein auftretendes Herzgeräusch oder bei einer Röntgenaufnahme des Thorax entdeckt.

Auskultation Durch das erhöhte Schlagvolumen der rechten Kammer wird deren Entleerung verzögert. Deshalb tritt der pulmonale Anteil des zweiten Herztones verspätet auf. Es kommt zu einer atmungsunabhängigen Spaltung des zweiten Herztones. Das vergrößerte Durchflussvolumen führt an der Pulmonalklappe zu Wirbelbildungen und damit zu einem meist diskreten (spindelförmigen) systolischen Geräusch. Dieses Geräusch ist am besten im 2.–3. ICR parasternal links zu hören. Es wird oft als akzidentelles Geräusch fehlgedeutet. Bei einem großen Defekt verursacht eine relative Trikuspidalstenose ein zusätzliches diastolisches Strömungsgeräusch über dem 4. ICR parasternal links.

5

Therapie Je nach Größe des Defektes kommt ein operativer Verschluss in Betracht. Bei Patienten mit nur einem geringen Shuntvolumen bestehen keine Beeinträchtigung der körperlichen Leistungsfähigkeit und auch keine Herabsetzung der Lebenserwartung.

5.7.3 Kammerseptumdefekt

Beim Kammerseptumdefekt (Ventrikelseptumdefekt) ist die Trennwand zwischen rechter und linker Kammer nicht vollständig geschlossen. Auch hier kommt es, durch den höheren Druck in der linken Kammer, zu einem Links-rechts-Shunt. Die Beschwerden hängen von der Größe des Defektes ab.

Symptome Häufig bestehen nur geringe Defekte, weshalb die Betroffenen meist *beschwerdefrei* sind. Bei einer routinemäßigen Untersuchung fällt oft lediglich ein raues systolisches Geräusch (s. u.) auf. Es können *Blässe* (evtl. Zyanose), *Abgeschlagenheit* und *Atemnot* auftreten, in schweren Fällen auch pulmonale Hypertonie und Rechtsherzinsuffizienz.

Auskultation Es kommt zu einem lauten systolischen spindelförmigen Geräusch, das am besten im 3. und 4. ICR parasternal links zu hören ist. Typisch ist die Betonung des Pulmonalklappenschlusstons. Gelegentlich ist ein Schwirren über dem Brustbein zu palpieren.

Therapie Je nach Ausmaß des Defekts evtl. Operation bzw. evtl. Endokarditisprophylaxe.

5.7.4 Offener Ductus Botalli

Im Fetalstadium besteht eine direkte Verbindung zwischen der *Pulmonalarterie* und der *Aorta*, da der Fetus noch nicht selbst atmet (Vorhofseptumdefekt ➢ Kap. 5.7.2). Diese Verbindung schließt sich normalerweise wenige Stunden nach der Geburt und bildet sich 2–3 Wochen nach der Geburt zum Lig. arteriosum um.

Geschieht das nicht, spricht man vom offenen Ductus Botalli (Ductus arteriosus persistens, Ductus arteriosus apertus). Dabei fließt nun Blut *von* der *Aorta zurück* in die *Pulmonalarterie* und von hier aus erneut in die Lunge. Dies führt in ausgeprägten Fällen zu einer Volumenüberlastung und damit zur Dilatation des linken Herzens. Das kann eine pulmonale Hypertonie mit nachfolgender Rechtsherzbelastung zur Folge haben.

Symptome Die meisten Betroffenen sind *beschwerdefrei*. Bei einem großen Shunt kann es zu Herzinsuffizienz, zu unangenehmem Herzklopfen, zu verstärktem Hustenreiz oder zum Bluthusten kommen.

Auskultation Es tritt ein kontinuierliches systolisch-diastolisches „Maschinengeräusch" auf, das am besten im 2. ICR parasternal links zu hören ist. Das Geräusch wird in Richtung Schlüsselbein hin lauter.

Therapie In der Regel wird der Ductus operativ durchtrennt, evtl. muss eine Endokarditisprophylaxe durchgeführt werden.

Bei Frühgeborenen gelingt es manchmal durch die Verabreichung von Prostaglandin-Inhibitoren, den offenen Ductus (medikamentös) zu verschließen.

5.7.5 Fallot-Tetralogie

Hier liegen gleich *vier* Herzfehler kombiniert vor: ein großer Kammerseptumdefekt, eine Pulmonalstenose, eine Rechtsherzhypertrophie und eine nach rechts verlagerte Aorta, die über einem hohen Septumdefekt „reitet" und aus beiden Herzkammern Blut erhält (sog. „reitende Aorta").

Fallot-Tetralogie

- Kammerseptumdefekt
- Pulmonalklappenstenose
- Rechtsherzhypertrophie
- „Reitende Aorta"

Symptome Das Beschwerdebild wird v. a. vom Ausmaß der Pulmonalstenose bestimmt. Im Vordergrund steht die *Zyanose*, die sich durch eine Sauerstoffminderversorgung einstellt. Als Folge des Sauerstoffmangels stellt sich eine Erythrozytose (Polyglobulie, Vermehrung der roten Blutkörperchen, ➤ Kap. 7.10.2) mit Pseudokonjunktivitis (durch die Zunahme der roten Blutkörperchen sehen die Augenbindehäute wie entzündet aus) ein. Es kommt zur Ausbildung von Trommelschlägelfingern und Uhrglasnägeln (↑ *Atlas* Abb. 5.20). Durch die Minderversorgung des Gehirns mit Sauerstoff können Ohnmachtsanfälle und Krämpfe auftreten. Häufig wiederkehrende Pneumonien und eine Herzinsuffizienz kommen hinzu. Die Kinder nehmen zur Kreislaufentlastung eine charakteristische Hockstellung ein.

Komplikationen Bedingt durch die *Erythrozytose* (Polyglobulie) kann es zum Auftreten von *Thrombosen* und *Embolien* kommen. Hiervon ist v. a. das Gehirn betroffen. Außerdem kann sich eine bakterielle Endokarditis einstellen.

Auskultation Durch die Pulmonalstenose kommt es zu einem rauen systolischen Austreibungsgeräusch im 2. ICR parasternal links.

Therapie Herzoperation.

5.7.6 Transposition der großen Gefäße (TGA)

Besteht eine Transposition (Vertauschung, Verlagerung) der großen Gefäße, so entspringt die Aorta aus der rechten und die Lungenarterie (Truncus pulmonalis) aus der linken Kammer. Da in diesem Fall nur venöses Blut in den Körperkreislauf gepumpt wird, sind die Betroffenen nicht lebensfähig, es sei denn, es bestehen am Herzen noch weitere Fehlbildungen wie Vorhof- oder Kammerseptumdefekt oder offener Ductus Botalli. In diesen Fällen kommt es zur Mischblutbildung und dadurch gelangt doch noch sauerstoffangereichertes Blut in den Körperkreislauf.

Symptome Das Neugeborene zeigt eine Zyanose und Atemnot.

Therapie Bei rechtzeitiger Operation erhöht sich die Überlebensrate entscheidend.

5.7.7 Pulmonalklappenstenose

Eine Pulmonalklappenstenose (Pulmonalstenose) besteht zwar meist angeboren, kann aber auch erworben werden. Durch die erhöhte Volumenbelastung kommt es zur Hypertrophie der rechten Kammer, wodurch sich später eine Dilatation mit nachfolgender Rechtsherzinsuffizienz entwickelt.

Symptome Meist besteht *anfangs Beschwerdefreiheit*. Mit Fortschreiten des Krankheitsbildes stellen sich die Zeichen einer Rechtsherzinsuffizienz ein.

Auskultation Ein systolisches Herzgeräusch ist v. a. im 2. und 3. ICR parasternal links zu hören. Der zweite Herzton ist atmungsunabhängig gespalten. Mit dem Schweregrad der Erkrankung nimmt die Weite der Spaltung zu und die Lautstärke des Pulmonalklappenschlusstons ab.

Palpation Im 2. und 3. ICR ist ein Schwirren zu tasten.

5.7.8 Aortenisthmusstenose

Bei der Aortenisthmusstenose kommt es – meist am Übergang vom Aortenbogen zur absteigenden Aorta – zu einer *Verengung*. Die Arterien, die den Kopf- und Armbereich versorgen, zweigen vor der Verengung ab. Dagegen treten die den Bauch-, Becken- und Beinbereich versorgenden Arterien nach dem verengten Aortenbereich ab.

Symptome Das Ausmaß der Beschwerden hängt vom Ausprägungsgrad der Stenose ab. In den *oberen* Extremitäten besteht ein *erhöhter,* in den unteren ein *erniedrigter* Blutdruck. Die Fußpulse fehlen oder sind abgeschwächt. Die Hände fühlen sich warm an, die Beine kalt. Oft treten bis ins Erwachsenenalter keinerlei Beschwerden auf.

Komplikationen Aneurysmabildung der Aorta, Linksherzinsuffizienz, Hypertonie, Arteriosklerose, bakterielle Endokarditis.

Auskultation Es kommt zu systolischen Geräuschen über der Ausflussbahn der Aorta, die im 2. ICR parasternal links und am Rücken, neben der Wirbelsäule, zu hören sind.

Therapie Sie hängt vom Ausprägungsgrad der Stenose und von den Begleitsymptomen ab. Bei früh auftretendem schwerwiegendem Befund wird meist zwischen dem 2.–6. Lebensjahr operiert.

5.7.9 Aortenbogenanomalien

Es handelt sich um Fehlbildungen des Aortenbogens. Hierzu gehören:

- **Doppelter Aortenbogen.** Die beiden Bögen besitzen meist eine unterschiedliche Gefäßweite.
- **A. lusoria.** Hierbei verläuft zwar der Aortenbogen normal, aber der Abgang der rechten Schlüsselbeinschlagader (A. subclavia dextra) verläuft atypisch.
- **Verlagerungen des Aortenbogens**

Symptome Je nach Art und Ausprägungsgrad der Fehlbildung sind die Symptome sehr unterschiedlich. Oft besteht Beschwerdefreiheit. Eventuell kommt es durch Verlagerungen oder Einengungen der Luft- oder Speiseröhre zu Husten, Heiserkeit, Stridor (pfeifendes Geräusch bei der Ein- oder Ausatmung), Dyspnoe und Schlingstörungen.

Therapie Die Therapie muss sich an der Schwere der Erkrankung ausrichten, evtl. kommt eine Operation in Betracht.

5.8 Herzrhythmusstörungen (Arrhythmien)

Bei den Herzrhythmusstörungen besteht eine krankhaft veränderte Herzschlagfolge. Dies kann durch eine Störung in der Erregungsbildung oder in der Erregungsleitung bedingt sein. Die Ursachen hierzu können im oder außerhalb des Herzens liegen, letzteres könnte z. B. in einer Schilddrüsenüberfunktion begründet sein.

Die Herzrhythmusstörungen werden nach der Herzfrequenz unterschieden in:

- **Tachykardien** (Herzschlagfrequenz über 100 Schläge pro Minute)
- **Bradykardien** (Herzschlagfrequenz unter 60 Schläge pro Minute)
- **Extrasystolen** (s. u.)

Grundsätzlich kommen bestimmte Herzrhythmusstörungen auch beim herzgesunden Menschen vor. Eine Arrhythmie ist dann als gefährlich zu betrachten, wenn der *Blutauswurf* aus dem Herzen ernsthaft *beeinträchtigt* ist. Zu einer merklichen Einschränkung der Förderleistung des Herzens kommt es bei Frequenzen über 160 und unter 40 Schlägen pro Minute. Das Organ, das am empfindlichsten und schnellsten auf eine ungenügende Sauerstoffversorgung reagiert, ist das Gehirn. Deshalb treten zuerst Symptome auf, die durch zerebrale Störungen bedingt sind wie: Schwindel, Leeregefühl im Kopf, Sehstörungen, Absencen und Bewusstseinsstörungen. An zweiter Stelle der akuten Gefährdung steht der Herzmuskel.

Roemheld-Syndrom (gastrokardialer Symptomkomplex). Vom Roemheld-Syndrom sind in erster Linie Männer betroffen. Aufgrund eines geblähten Darmes oder Magens kommt es zum Zwerchfellhochstand, der wiederum zur Herzverlagerung führt. Durch einen Magen-Herzkranz-Reflex (gastrokoronarer Reflex) kommt es zu einer verminderten Koronardurchblutung mit nachfolgenden funktionellen Herz-Kreislauf-Beschwerden, z. B. zur *Tachykardie.* Außerdem kann es zum Druckgefühl im Brustkorb kommen, bis hin zu Angina-pectoris-Anfällen, zu Extrasystolen, Schweißausbrüchen und Blutdruckabfall.

5.8.1 Extrasystolen

Bei Extrasystolen handelt es sich um *spontan* auftretende *Herzerregungen,* die in den *normalen Grundrhythmus eingestreut* sind. Wenn sie nur vereinzelt vorkommen, gelten sie als harmlos. Sie können aber auch salvenförmig auftreten und dann zum Auslöser einer Tachykardie werden.

Extrasystolen können in regelmäßiger oder unregelmäßiger Folge auftreten, in langen Intervallen, anfallsartig in unregelmäßigen Abständen oder in Salven. Bei den regelmäßigen Extrasystolen unterscheidet man Bigeminie und Trigeminie. Bei der Bigeminie erfolgt auf einen Normalschlag eine Extrasystole. Bei der Trigeminie folgen auf einen Normalschlag zwei Extrasystolen.

Ursachen

- Bei leicht erregbaren Menschen können sie psychisch bedingt sein. Die Extrasystolen werden dann über das neurovegetative Nervensystem ausgelöst
- Hyperthyreose (Schilddrüsenüberfunktion)
- Genussmittel (Kaffee)
- Myokarditis (Herzmuskelentzündung)
- Herzinfarkt
- Herzinsuffizienz
- Koronarinsuffizienz (Mangelversorgung des Herzmuskels)
- Pericarditis constrictiva (Panzerherz)
- Cor pulmonale (➤ Kap. 5.4.2)
- Roemheld-Syndrom (s. o.)
- Medikamente (Digitalis)
- Elektrolytstörungen wie Hypo- und Hyperkaliämie

Diagnostik Extrasystolen kann man beim Pulsmessen feststellen. Manche Patienten bemerken ihre Extrasystolen nicht, andere verspüren ein „*Herzstolpern*", das als unangenehm oder beängstigend empfunden werden kann.

5.8.2 Tachykardie

Wie oben erwähnt, versteht man unter Tachykardie („Herzjagen") eine abnorm beschleunigte Herztätigkeit. Dazu rechnet man Herzschlagfolgen von über 100 Schlägen pro Minute (normal 60–80 Schläge pro Minute).

Ursachen Tachykardien können verursacht werden durch:

- Psychische Faktoren
- Körperliche Belastung
- Hyperthyreose (Schilddrüsenüberfunktion)
- Fieber. Eine Temperaturerhöhung um je 1 °C beschleunigt den Herzschlag um etwa 10 Schläge pro Minute.
- Kreislaufschock und Volumenmangel
- Anämie
- Entzündungen am Herzen (Myo- und Perikarditis)
- Herzinfarkt
- Herzinsuffizienz
- Koronarinsuffizienz (Mangelversorgung des Herzmuskels)

Dagegen kann eine *primäre* Tachykardie nicht mit anderen Erkrankungen in Verbindung gebracht werden.

Paroxysmale Tachykardie

Paroxysmal bedeutet „anfallsweise", also kommt es bei einer paroxysmalen Tachykardie zu einem anfallsweisen Herzjagen. Es handelt sich um eine *weit verbreitete Störung,* wobei die Pulsbeschleunigung plötzlich einsetzt, meist auf 130–220 Schlägen / Minute. Das Herzjagen wird oft von Schwindelgefühl, Angina pectoris, Atemstörungen und Ohnmachtsanfällen begleitet. Diese Beschwerden können Minuten bis Tage anhalten.

Ursachen Als Ursachen kommen v. a. psychische Faktoren in Betracht. Allerdings ist zu beachten, dass die paroxysmale Tachykardie nicht in Stresssituationen auftritt, sondern bevorzugt während einer *Erholungsphase,* z. B. am Wochenende, im Urlaub oder nachts. Begünstigend wirken Nikotin- und Kaffeeabusus, Schilddrüsenüberfunktion, starke körperliche Belastungen, Streuherde und Bluthochdruck.

Gelegentlich liegt die Ursache in einer Herzerkrankung (➤ Kap. 5.9.2)

Erste-Hilfe-Maßnahmen Da die meisten paroxysmalen Tachykardien psychisch bedingt sind, genügt es oft schon, den Patienten zu beruhigen, ihn Atemübungen durchführen zu lassen oder ein Glas kaltes Wasser trinken zu lassen. Meist verschwinden die Beschwerden daraufhin.

Handelt es sich um eine gefährliche Tachykardie, so kann man eine reflektorische Vagusreizung durchführen. Dazu übt man beidseitig einen Druck auf die Augäpfel aus (Bulbus-Druckversuch, oculokardialer Reflex, Augen-Herz-Reflex).

Nach Verschwinden der Tachykardie muss eine kausale Therapie einsetzen.

Supraventrikuläre Tachykardie

Supraventrikuläre Tachykardien sind Herzrhythmusstörungen, die ihren Ursprung in der Erregungsbildung im Vorhof oder im AV-Knoten haben. Es kommt zu anfallsweisen Tachykardien, die Minuten bis Tage anhalten können. Der Puls liegt meist zwischen 130–220 Schlägen pro Minute. Begleitet werden können die Tachykardien von Angina-pectoris-Anfällen, Dyspnoe, Schwindel und Ohnmachtsanfällen.

Bei einer supraventrikulären Tachykardie handelt sich um *eine* mögliche Ursache der paroxysmalen Tachykardie (s. o.).

Vorhofflattern

Beim Vorhofflattern kommt es zu Vorhofkontraktionen mit einer Frequenz von 220–350 Schlägen pro Minute. Die Ursache liegt meist in einer bereits bestehenden Herzerkrankung.

Das Vorhofflattern stellt oft das Vorstadium für Vorhofflimmern (s. u.) dar.

Vorhofflimmern

Beim Vorhofflimmern liegt die Vorhofschlagfolge zwischen 350–600 Schlägen / Minute. Diese Vorhofaktionen werden nur unregelmäßig auf die Kammern übergeleitet, wodurch es zu einer absoluten Kammerarrhythmie kommt.

Verursacht wird das Vorhofflimmern z. B. durch Herzinfarkt, Mitralklappenfehler, Koronarinsuffizienz, Kardiomyopathien.

Symptome Meistens bestehen keine oder nur wenig Beschwerden wie unangenehmes Herzklopfen und Atemnot bei körperlicher Anstrengung. Besteht das Vorhofflimmern über längere Zeit, so kann durch den Wegfall der Vorhofkontraktionen die Auswurfleistung der Kammer bis zu 20 % vermindert werden, wodurch es zur *Herzinsuffizienz* kommen kann. Eine weitere gefürchtete Folge sind *Thromben* (Blutgerinnsel), die sich durch die unregelmäßigen Herzaktionen bilden können. Lösen sich diese ab, kann es zum Hirnschlag oder zu arteriellen Embolien kommen.

Diagnostik Wichtiger Untersuchungsbefund ist das *periphere Pulsdefizit,* das heißt, dass nicht alle vom Herzen ausgehenden Pulswellen bis in die Peripherie gelangen. Ursache dafür ist, dass die Kammer nicht vollständig gefüllt war und die Pulswelle gewissermaßen verebbte, bevor sie in der Peripherie ankam. Ein peripheres Pulsdefizit lässt sich feststellen, indem Sie bei dem Patienten mit der einen Hand den Herzspitzenstoß palpieren und mit der anderen den peripheren Puls z. B. am Handgelenk oder am Fußrücken tasten: Nicht alle Herzaktionen werden als peripherer Puls zu tasten sein.

5.8.3 Bradykardie

Von einer Bradykardie (verlangsamte Herzschlagfolge) spricht man, wenn die Herzschlagfolge unter 60 Schläge pro Minute absinkt. Eine Bradykardie kann durch verschiedene Faktoren bedingt sein:

- **Physiologisch:** bei *Sportlern, Schwerarbeitern* und *konstitutioneller Vagotonie* (Überwiegen des Vagotonus über den Sympathikus)
- **Medikamente:** Digitalis, Morphium, Betablocker, Kalziumantagonisten
- **Pathologisch:** Stoffwechselverlangsamung (z. B. *Schilddrüsenunterfunktion,* Unterkühlung), *Hirndrucksteigerung* (z. B. durch Hirntumor, Hirnblutung), *Herzerkrankungen* (z. B. Myokarditis, Perikarditis, Koronarinsuffizienz), Krankheiten, die mit einer *Vagotonie* einhergehen: Hepatitis, Magen- und Zwölffingerdarmgeschwür. Für Influenza, Typhus und Paratyphus sind eine relative Bradykardie typisch, das heißt, bei Berücksichtigung der Fieberhöhe und des Lebensalters ergibt sich ein zu langsamer Herzschlag.

5.8.4 Funktionelle Herzbeschwerden

Bei funktionellen Herzbeschwerden (Herzneurose, Herzphobie, Herzangstsyndrom) kann es zu verschiedenen Symptomen kommen, z. B. Rhythmusstörungen oder Herzstiche, für die sich keine organische Ursache feststellen lassen. Betroffen sind in erste Linie unter 40-Jährige. Es handelt sich um eine weit verbreitete Erkrankung. Ungefähr 15 % der Patienten, die unter Herzbeschwerden leiden, haben eine Herzneurose.

Ursachen Die Beschwerden sind meist psychogen bedingt. Oft sind Menschen davon betroffen, die an einer vegetativen Dystonie leiden und auf diese Weise ihre unbewussten Ängste bearbeiten.

Symptome Typisch ist die häufige oder dauernde Beschäftigung mit der Möglichkeit, dass sie unter einer Herzerkrankung leiden. Sie haben das Gefühl, dass sie sich und ihr Herz „schonen" müssen. Obwohl sie ihr Herz häufig untersuchen lassen, haben sie ständig die Befürchtung, dass eine organische Erkrankung übersehen worden sein könnte. Typisch ist auch, dass sie die Therapieempfehlungen und Vorschriften genau einhalten.

Die auftretenden Herzbeschwerden können vielfältig sein: Beklemmungsgefühl, Herzstiche, Atemnot, Angina-pectoris-Anfälle, die belastungsunabhängig auftreten und die in den linken Arm ausstrahlen können, Herzrhythmusstörungen, v. a. Extrasystolen und Tachykardien. Es können auch heftige anfallsweise auftretende Beschwerden vorkommen mit Tachykardie, heftiger Angst, Schwindelgefühl, Schweißausbruch, Ohnmachtsgefühl, Zittern, evtl. sogar mit Todesangst. Der Übergang zwischen der Herzneurose und der Panikattacke (➤ Kap. 25.2.2) ist fließend.

Diagnostik Die Diagnose „funktionelle Herzbeschwerden" darf nur gestellt werden, wenn organische Erkrankungen durch geeignete Untersuchungen, wie z. B. EKG, ausgeschlossen wurden.

Therapie Bewährt haben sich v. a. sanft wirkende Verfahren, wie Gesprächstherapie, Bach-Blüten und Homöopathie. Starke (schulmedizinische) medikamentöse Reize, wie z. B. Betablocker und Beruhigungsmittel, werden meist schlecht vertragen und verschlimmern langfristig das Beschwerdebild, weil die nicht behandelte Angstsymptomatik auf andere Bereiche verlagert werden muss.

5.8.5 Reizleitungsstörungen

Von einer Reizleitungsstörung oder Erregungsleitungsstörung spricht man, wenn die Erregung im Reizleitungssystem nicht auf normalen Weg und nicht mit normaler Geschwindigkeit weitergeleitet wird. Je nach Ort der Erregungsleitungsstörung unterscheidet man den sinuatrialen Block (SA-Block), den atrioventrikulären Block (AV-Block) und den Schenkelblock (intraventrikuläre Blockierung).

Sinuatrialer Block (SA-Block) Hier ist die Erregungsbildung im Sinusknoten gestört oder die Erregungsleitung vom Sinusknoten zu den Vorhofmuskelzellen verzögert oder unterbrochen. Man unterscheidet drei Schweregrade:

- **Grad 1:** verzögerte Weiterleitung der Erregung vom Sinusknoten zur Vorhofmuskulatur, die im EKG nicht erkennbar ist. Der Betroffene ist in der Regel symptomfrei.
- **Grad 2:** intermittierende Leitungsunterbrechung, die im EKG als Herzpausen erkennbar ist.
- **Grad 3:** totale Leitungsunterbrechung mit fehlender Impulsübertragung zur Vorhofmuskulatur. Es kommt zum AV- oder Kammerersatzrhythmus mit einer Frequenz von 40–60 Schlägen pro Minute. Es besteht die Gefahr von Asystolien (Aussetzen von Herzschlägen), Schwindelanfällen bis hin zu kurzzeitiger Bewusstlosigkeit (Synkopen) und Adams-Stokes-Anfällen (s. u.).

Die Ursache kann in einer *Überdosierung mit Digitalis* oder Antiarrhythmika, einer Myokarditis, koronaren Herzkrankheiten, in einem Herzinfarkt oder einem Sick-Sinus-Syndrom (Herzrhythmusstörung, die die Ursache im Sinusknoten hat) liegen.

Grad 1 und 2 werden in der Regel nicht behandelt. Bei Grad 3 muss vom Arzt das Medikament abgesetzt werden. In der Notfallmedizin wird Atropin verabreicht. Bei Synkopen und Schwindel wird mit einem Herzschrittmacher (s. u.) behandelt.

Atrioventrikulärer Block (AV-Block) Beim AV-Block ist die Erregungsleitung von den *Vorhöfen* zu

5

den *Kammern* verzögert oder unterbrochen. Man unterscheidet ebenfalls drei Schweregrade:

- **Grad 1:** Jede Erregung wird weitergeleitet, ist aber verzögert. Es bestehen keine Symptome. Es wird in der Regel nicht behandelt. Die Ursache kann in einem erhöhten Vagotonus liegen, z. B. bei Sportlern. Bei diesen normalisiert sich unter Belastung das EKG.
- **Grad 2:** Vorhofaktionen werden zeitweise nicht an die Kammern weitergeleitet. In der Regel sind keine therapeutischen Maßnahmen erforderlich. Es werden aber regelmäßige EKG-Kontrollen durchgeführt, da die Gefahr besteht, dass die Störung zu Grad 3 weiterschreitet. Die Ursache liegt in einer organischen Herzerkrankung.
- **Grad 3:** Die Überleitung des Impulses vom Vorhof auf die Kammern ist komplett unterbrochen. Vorhöfe und Kammern arbeiten unabhängig voneinander (AV-Dissoziation). Da die Kammerfrequenz mit weniger als 40 Schlägen pro Minute sehr niedrig ist, können sich Bradykardien mit einer Herzinsuffizienz entwickeln. Des Weiteren drohen Bewusstseinsverlust, Krampfanfall (Gefahr der Verwechslung mit Epilepsie), Atemstillstand, Adams-Stokes-Anfälle und bei Asystoliedauer von über 3 Minuten irreversible Hirnschäden und Exitus.

Die Ursache kann bei älteren Menschen in degenerativen Veränderungen des Reizleitungssystems liegen. Außerdem kommen Herzerkrankungen in Betracht, wie KHK, Herzinfarkt, Kardiomyopathien, angeborene Herzfehler, Myokarditis (z. B. durch Borrelien) und Aortenklappenersatz oder andere Herz-OPs. Auch Medikamente können einen AV-Block auslösen, wie z. B. Digitalis, Antiarrhythmika oder Betablocker und auch eine Hyperkaliämie.

Die Therapie muss sich an der zugrunde liegenden Ursache ausrichten, z. B. durch Absetzen der Medikamente durch den Arzt, Behandlung der Myokarditis oder eines Herzinfarktes. Bei nicht reversiblen Block 3 wird ein Schrittmacher eingesetzt.

Schenkelblock (intraventrikuläre Blockierung) Bei einem Schenkelblock ist die Erregungsweiterleitung unterhalb des His-Bündels gestört. Man unterscheidet einen Links- (LSB) und einen Rechtsschenkelblock (RSB). Ist nur ein Schenkel betroffen, so besteht meist Beschwerdefreiheit, da die Auswirkung auf den Blutdurchfluss nur gering ist. Sind beide Schenkel betroffen, kommt es zur Kammereigenfrequenz mit Schlägen von unter 40 Schlägen pro Minute.

Schweregrade beim SA-Block, AV-Block und Schenkelblock

- **Grad 1: inkompletter Block:** Nachweis nur im EKG, meist keine Symptome und keine Behandlung erforderlich
- **Grad 2: intermittierender Block:** Symptome und Therapie je nach Schweregrad
- **Grad 3: permanenter Block:** Gefahr von Schwindelanfällen, Synkopen, Adams-Stokes-Anfällen, Exitus

!

Alle Synkopen, die nicht eindeutig auf psychische Ursachen zurückzuführen sind, müssen sorgfältig vom Arzt abgeklärt werden.

Herzschrittmacher Bei einem Herzschrittmacher handelt es sich um ein elektronisches Gerät, das meist in einer subkutanen Tasche unterhalb des Schlüsselbeins implantiert und mit intrakardialen Sonden verbunden wird. Es gibt Stromstöße mit einer voreingestellten Frequenz von 70 Schlägen pro Minute an das Myokard und ermöglicht so eine stabile Herzfrequenz. Neue Modelle können die Frequenz der Körperaktivität anpassen.

Adams-Stokes-Anfälle Mit Adams-Stokes-Anfällen bezeichnet man eine durch Herzrhythmusstörungen verursachte Synkope. Grund des Bewusstseinsverlusts ist eine gestörte Hirndurchblutung, z. B. durch einen SA-, AV- oder Schenkelblock.

Ein typischer Adams-Stokes-Anfall beginnt mit Blässe und Schwindel und einem plötzlichen, kurzzeitigen (ca. 20–40 Sekunden) Bewusstseinsverlust. Es setzen wie bei einem epileptischen Anfall Krämpfe ein, die wie der Atemstillstand ½ – 1 Minute andauern. Erlangt der Betroffene das Bewusstsein wieder, so kann er sich an den Vorgang nicht erinnern (retrograde Amnesie). Beginnt das Herz wieder zu schlagen, so kann es zum Flush kommen.

In schweren Fällen kann ein solcher Anfall allerdings über 3 Minuten dauern. In diesen Fällen muss mit Hirnschäden oder sogar dem Exitus gerechnet werden.

5.9 Koronare Herzkrankheiten und Koronarinsuffizienz

Unter dem Begriff koronare Herzkrankheiten (KHK) fasst man Erkrankungen unterschiedlicher Ursache und Erscheinungsformen (Kasten) zusammen, die mit einer Koronarinsuffizienz (koronare Herzerkrankung, KHE, stenosierende Koronarsklerose, degenerative Koronarerkrankung, ischämische Herzerkrankungen) einhergehen.

Die KHK verursachen bei uns 20 % der Todesfälle und stellen somit die häufigste Todesursache dar.

Manifestationen der KHK

Koronare Herzerkrankungen können sich als unterschiedliche Krankheitsbilder zeigen und in ganz unterschiedlichen Schweregraden (➤ Tab. 5.5) auftreten:
- **Akute Koronarinsuffizienz** bzw. akutes Koronarsyndrom (ACS)
  - Stabile und instabile Angina pectoris (➤ Kap. 5.9.1)
  - Herzinfarkt (➤ Kap. 5.9.2)
- **Stummer Herzinfarkt** (➤ Kap. 5.9.2)
- **Plötzliches Herzversagen,** meist durch Kammerflimmern (➤ Kap. 5.8.2)
- **Herzrhythmusstörungen** (➤ Kap. 5.8)
- **Herzinsuffizienz** (➤ Kap. 5.4)

Ursachen und Risikofaktoren Ursachen der KHK sind Arteriosklerose der großen Herzkranzgefäße (Koronarsklerose), Mikroangiopathien der kleinen Koronararterienäste, z. B. durch Koronarangiitis und Koronarspasmen (sog. Prinzmetal-Angina). Die Entwicklung einer KHK wird durch verschiedene Risikofaktoren begünstigt (Kasten).

Risikofaktoren

- Zigarettenrauchen
- Hyperlipidämie (v. a. Erhöhung des LDL-Wertes)
- Hypertonie
- Diabetes mellitus
- Adipositas
- Bewegungsmangel
- Homocysteinämie
- Zunehmendes Lebensalter (Frauen > 55, Männer > 45 Jahre)
- (Junge) Frauen, die rauchen und zusätzlich orale Kontrazeptiva („Pille") einnehmen
- CRP-Erhöhung auf > 2 mg/dl
- Chronische Koronarangiitis durch Chlamydia pneumoniae

Klinische Schweregradeinteilung der Koronarinsuffizienz:
- Asymptomatisch
- Stabile Angina pectoris (Belastungs-Angina-pectoris)
- Instabile Angina pectoris (Angina pectoris gravis, Ruhe-Angina-pectoris)
- Herzinfarkt

Wegen ihrer Wichtigkeit, werden nun die stabile und die instabile Angina pectoris und der Herzinfarkt ausführlich besprochen.

5.9.1 Angina pectoris

Definition Bei einem Angina-pectoris-Anfall (Angina pectoris = Brustenge) kommt es zu einer meist 3–20 Minuten andauernden Unterversorgung des Herzmuskels mit Sauerstoff. Die Folgen sind mehr

Tab. 5.5 Differenzialdiagnose „koronare Herzkrankheiten (KHK)"

	Funktionelle Herzbeschwerden	Angina pectoris	Herzinfarkt
Typische Auslöser	Vor allem durch psychisch-seelische Belastungen	Körperliche Anstrengung, Kälte, überreichliches Essen, seelische Belastungen	Körperliche Anstrengung, Kälte, überreichliches Essen, seelische Belastungen
Schmerzlokalisation	Oft punktförmig über Herz	Meist retrosternal, strahlt häufig aus, z. B. in Kleinfingerseite	Meist retrosternal
Schmerzqualität	Meist helle, stechende Schmerzen	Leichter Druckschmerz bis hin zu heftigsten Schmerzen mit Todesangst	Heftigste Schmerzen mit Engegefühl und Todesangst
Ansprechbarkeit auf Nitro-Spray	Keine Verbesserung	Prompte Verbesserung	Evtl. geringgradige Verbesserung

5

oder weniger stark ausgeprägte *Schmerzen*, manchmal auch nur ein *Enge-* oder *Druckgefühl* im Brustbereich.

Die Unterversorgung des Herzmuskels führt *nicht* zum Absterben von Herzmuskelzellen – im Unterschied zum Herzinfarkt (➤ Kap. 5.9.2 und ➤ Tab. 5.5).

Symptome (➤ Tab. 5.5)

- **Leichte Angina-pectoris-Anfälle.** Es kommt zu Enge- oder Druckgefühl im Brustbereich.
- **Schwere Angina-pectoris-Anfälle.** Es entwickeln sich mehr oder weniger heftige Schmerzen an unterschiedlichen Lokalisationen, die Sekunden bis 20 Minuten anhalten können. So können die Schmerzen hinter dem Brustbein auftreten, im Arm, in der linken Kleinfingerseite, im linken Unterkiefer, im Oberbauch oder im Rücken. Manchmal betreffen die Schmerzen die rechte Schulter, selten den Brustbereich und gleichzeitig den linken und rechten Arm (↑ *Atlas* Abb. 5.19).

Es gibt vier typische Auslöser für Angina-pectoris-Anfälle:

- **Körperliche Anstrengung**
- **Psychische Aufregung**
- **Kälte**
- **Überreichliche Mahlzeit**

Verlaufsformen Unterschieden werden die stabile und instabile Angina pectoris.

- **Stabile Angina pectoris.** Bei einer stabilen Angina pectoris treten die Anfälle stets nach dem Patienten gut bekannten Auslösern auf, z. B. nach dem Treppensteigen. Durch Einhaltung von Ruhe bestehen nach 5–15 Minuten keine Beschwerden mehr, nach Einnahme von Nitro-Spray klingen die Beschwerden innerhalb von 1–2 Minuten ab.
- **Instabile Angina pectoris** (Präinfarkt-Syndrom). Die Anfälle nehmen hinsichtlich Häufigkeit, Schwere und Zeitdauer zu. Bei einer instabilen Angina pectoris treten die Beschwerden unerwartet, schon bei geringen Belastungen oder sogar im Ruhezustand bzw. nachts auf. Es kommt zu einem zunehmenden Bedarf an Medikamenten.

Schwerste Angina-pectoris-Anfälle können von der Symptomatik her nicht vom Herzinfarkt unterschieden werden, da in beiden Fällen heftigste Schmerzen mit Erstickungsanfällen, Vernichtungsgefühl und Todesangst auftreten.

!

Angina-pectoris-Anfälle gelten grundsätzlich als Vorboten eines drohenden Herzinfarkts.

Diagnostik Die Diagnose wird aufgrund des typischen Beschwerdebildes gestellt, außerdem vom Arzt durch EKG und evtl. eine Koronarangiografie abgeklärt.

Schulmedizinische Therapie Wichtigste Therapie ist das Nitroglyzerinspray (➤ Kap. 5.10.3), das vom Arzt verordnet wird. Reicht eine medikamentöse Behandlung nicht aus, kann eine Katheterdilatation durchgeführt werden. Dabei wird mit einem Ballonkatheter die verengte Stelle in den Herzkranzgefäßen aufgedehnt. Als weitere Behandlung steht die Bypass-Operation zur Verfügung: Der Gefäßverschluss wird umgangen, indem ein Venentransplantat, z. B. aus der Unterschenkelvene, entnommen und damit eine Verbindung von der Aorta zu den Koronarien geschaffen wird.

Naturheilkundliche Therapie Phytotherapeutisch werden das Bischofskraut gegen leichtere Angina-pectoris-Anfälle, Knoblauch gegen Arteriosklerose und Bluthochdruck und Ginkgo biloba gegen periphere und zentrale Durchblutungsstörungen eingesetzt. Im akuten Anfall können als unterstützende Notfallmaßnahme Rescue-Notfalltropfen verabreicht werden. In der Orthomolekulartherapie (Ersatz von Nährstoffen, Vitaminen, Mineralstoffen bei Mangelzuständen) wird v. a. Magnesium eingesetzt. Außerdem werden in der Naturheilkunde gegen Angina pectoris Homöopathie, Neuraltherapie, Akupunktur und Kneipp-Anwendungen durchgeführt.

5.9.2 Herzinfarkt

Beim Herzinfarkt (Myokardinfarkt) kommt es durch eine Unterversorgung des Herzmuskels mit Sauerstoff zum *Absterben* von Herzmuskelgewebe (Herzmuskelnekrose).

Ursachen Die Ursachen des Herzinfarkts liegen in einer *Arteriosklerose der Herzkranzgefäße*, die wiederum das Auftreten von Thromben und Embolien begünstigt hat. Außerdem können *Koronarspasmen* eine zusätzliche Rolle spielen. Ein Herzinfarkt kann aus voller Gesundheit auftreten, es können jedoch auch Vorboten vorausgehen, wobei in diesen Fällen typischerweise eine stabile Angina pectoris vorlag, die in eine instabile Angina pectoris überging, die letztendlich in den Herzinfarkt mündete. Neuere Untersuchungen haben außerdem gezeigt, dass beim Herzinfarkt eine Unterversorgung des Herzmuskels mit Vitamin C, evtl. auch Vitamin D sowie mit bestimmten Mineralstoffen, Aminosäuren und Spurenelementen vorliegen können. Ferner können Bakterien (Chlamydien) eine Rolle spielen.

Pathophysiologie Bei den meisten Patienten kann in den arteriosklerotisch veränderten Herzkranzgefäßen ein Thrombus (Blutgerinnsel) nachgewiesen werden. Wächst dieser Thrombus allmählich, entwickeln sich zunächst eine stabile, dann instabile Angina pectoris (➤ Kap. 5.9.1). Löst sich ein Thrombus und wird zum Embolus, so verstopft er ein Herzkranzgefäß und kann so einen Herzinfarkt *ohne* Vorboten auslösen.

In seltenen Fällen (v. a. bei Sportlern) entwickelt sich ein Herzinfarkt, ohne dass sich Gefäßveränderungen der Herzkranzgefäße nachweisen lassen. Man vermutet, dass es postmortal zu einer schnellen Auflösung des Thrombus gekommen sein könnte, sodass dieser nicht mehr festgestellt werden konnte. Ob ausschließlich Gefäßspasmen einen Infarkt auslösen können, ist eine Frage, die bislang nicht eindeutig beantwortet werden kann.

Symptome Die Symptome eines Herzinfarkts entsprechen denen eines schweren Angina-pectoris-Anfalls (➤ Kap. 5.9.1 und ➤ Tab. 5.5). Typisch für einen Herzinfarkt ist, dass die Schmerzen meist *stärker* sind als bei einem Angina-pectoris-Anfall und in der Regel *länger* als 20–30 Minuten andauern. Die *Schmerzlokalisationen* sind die gleichen *wie bei Angina pectoris.* Insbesondere bei *Frauen* werden Herzinfarkte allerdings häufig nicht rechtzeitig diagnostiziert, da hier die Beschwerden bevorzugt als heftige *Oberbauchschmerzen* auftreten und weniger im (linken) Brustraum lokalisiert sind.

Es kommt zu *Atemnot, (Todes-)Angst, Vernichtungsgefühl, Schwächegefühl, Übelkeit, Erbrechen, vermehrtem Schwitzen* und evtl. Herzrhythmusstörungen. Das Gesicht kann aschfahl, zyanotisch oder blass sein. Blutdruck und Puls sind bei Herzinfarkt meistens normal. Allerdings können beim Vorderwandinfarkt, d. h. der Infarkt spielt sich v. a. im Bereich der rechten Kammer ab, eine Tachykardie und eine Hypertonie auftreten. Beim Hinterwandinfarkt (Infarkt v. a. im Bereich der linken Kammer) kommt es dagegen zu Hypotonie und Bradykardie. Bitte beachten Sie, dass die Begriffe Vorder- und Hinterwandinfarkt zwar üblich sind, aber manchmal irreführend, da es eine große Variabilität der Herzkranzarterien gibt.

Ein bis zwei Tage nach einem Herzinfarkt kann es für ungefähr 1 Woche zum Resorptionsfieber kommen. Dabei steigt die Körpertemperatur meist auf ca. 38 °C.

Stummer Herzinfarkt und Mikroinfarkt Bei 15–20 % der Herzinfarktpatienten treten *keine Beschwerden* auf, insbesondere nicht bei *Diabetikern* und bei *älteren Menschen.* Die Ursache hierfür liegt in einer Nervenschädigung, in diesen Fällen können die Schmerzen nicht empfunden werden. Im Unterschied dazu ist bei einem Mikroinfarkt die vom Infarkt betroffene Stelle so klein, dass er symptomlos bleibt.

Komplikationen

- Herzrhythmusstörungen (Bradykardie, Tachykardie, Kammerflimmern)
- Kardiogener Schock, wenn mehr als 40 % der Muskelmasse der linken Kammer betroffen sind
- Herzinsuffizienz
- Perikarditis
- Lungenödem
- Selten: kardiogene Embolien, Papillarmuskelabriss, Herzwandaneurysma, Septum- oder Herzwandruptur mit Herzbeuteltamponade

Diagnostik Im Unterschied zum Patienten mit Angina pectoris, der sich weitgehend regungslos verhält, da er befürchtet, dass jede Bewegung die Schmerzen verschlimmern könnte, versucht der Herzinfarkt-Patient durch Bewegung seine Schmerzen zu lindern.

Im Blut kommt es für 3–7 Tage zu Leukozytose mit Linksverschiebung durch die Gewebsnekrose und den entzündlichen Wiederherstellungsprozess. Die BKS bleibt für 2–3 Wochen beschleunigt. Nach größeren Herzinfarkten kommt es zu einem deutli-

Tab. 5.6 Enzymdiagnostik bei Herzinfarkt. größeren Herzinfarkten kommt es zu einem deutlichen, bei kleineren dagegen nur zu einem kurzfristigen und leichten Enzymanstieg im Blut.

Enzym	Anstieg (nach Stunden)	Maximum (nach Stunden)	Normalisierung (nach Tagen)
Troponin	3–8	12–96	7–14
CK-MB (Aktivität)	3–12	12–24	2–3
CK-MBC (Masse)	2–6	12–24	3
Gesamt-CK	4–8	16–36	3–6
AST (GOT)	4–8	16–48	3–6
LDH	6–12	24–60	7–15
Alpha-HBDH	6–12	30–72	10–20

chen Enzymanstieg im Blut (➤ Tab. 5.6) und zum Anstieg von D-Dimeren, einem Spaltprodukt des Fibrins.

5

Akutes Koronarsyndrom (ACS) Wenn man einem Patienten aufgrund seiner Symptome nicht ansehen kann, ob er an einem schweren Angina-pectoris-Anfall oder an einem Herzinfarkt leidet, spricht man von einem akuten Koronarsyndrom. Mit dem Begriff akutes Koronarsyndrom werden folgende Erkrankungen zusammengefasst:

- **Schwerer Angina-pectoris-Anfall**
- **Instabile Angina pectoris**
- **Akuter Herzinfarkt**

!

Die Sterblichkeit durch ein akutes Koronarsyndrom ist sehr hoch. Deshalb wird schon im Verdachtsfall auf Herzinfarkt immer der Notarzt gerufen!

Erste-Hilfe-Maßnahmen bei Herzinfarktverdacht

- Notarzt verständigen
- Patienten mit erhöhtem Oberkörper lagern, beengende Kleidung öffnen und ihn beruhigen.
- Legen eines venösen Zugangs, da die Gefahr eines kardiogenen Schocks besteht.
- Verabreichung von 1–2 Stößen Nitrospray sublingual, wenn man sich nicht sicher ist, ob es sich um einen schweren Angina-pectoris-Anfall oder um einen Herzinfarkt handelt. Bitte beachten Sie unbedingt, dass *vor* der Nitrogabe der Blutdruck kontrolliert werden muss, da das Medikament nur verabreicht werden darf, wenn der systolische Blutdruckwert mindestens 120 mmHg beträgt. Bitte beachten Sie hierzu auch ➤ Kap. 5.10.3!
- Bei Kreislauf- und Atemstillstand muss mit sofortiger Herz-Lungen-Wiederbelebung begonnen werden.

Beachten Sie bitte, dass Sie bei Verdacht auf Herzinfarkt keine i. m.-Injektion verabreichen dürfen! Jede muskuläre Injektion führt zum Zugrundegehen von Muskelgewebe und stört damit erheblich die spätere klinische Enzymdiagnostik des Herzinfarkts. Außerdem kann es wegen der notwendigen Behandlung mit blutgerinnungshemmenden Mitteln in der Klinik zu großen Blutergüssen (Hämatomen) im Muskel kommen.

!

Bei Frauen jenseits der Menopause zeigt sich ein Herzinfarkt häufig mit Oberbauchbeschwerden und nicht mit Schmerzen im Brustbereich bzw. in der linken Kleinfingerseite des Armes!

5.10 Medikamentöse Herztherapie

Die wichtigsten schulmedizinischen Herztherapien muss der Heilpraktiker nicht nur für die Überprüfung durch den Amtsarzt kennen, sondern er wird diese Kenntnisse später täglich in seiner Praxis brauchen. Grundsätzlich gilt, dass der Heilpraktiker nichts an der vom Arzt vorgenommenen Medikation verändern darf. Stellt er Symptome der Überdosierung fest, muss er den Patienten an den Arzt verweisen, damit dieser die Dosierung überprüfen kann.

5.10.1 Herzglykoside

Die Begriffe Herzglykoside und Digitalisglykoside werden synonym verwendet. Die Glykoside haben ihren Namen von ihrem chemischen Aufbau. Sie setzen sich aus einem Zuckeranteil (Glykosid) und einem Sterinanteil zusammen. Schon 1775 entdeckte der englische Arzt Withering, dass im Fingerhut (Digitalis) Substanzen enthalten sind, die die Kontraktionskraft des Herzens stärken. Wegen der geringen therapeutischen Breite wird Digitalis heute allerdings deutlich weniger eingesetzt als noch vor einigen Jahren.

Wirkungen Die Herzglykoside besitzen vier klassische Wirkmechanismen, wie in ➤ Tab. 5.7 dargestellt.

Hinsichtlich dieser vier Wirkungen auf das Herz gleichen sich alle Herzglykoside. Unterschiedlich wirken sie jedoch im Hinblick auf die Resorption (Aufnahme ins Blut), auf ihre Elimination (Ausscheidung) und auf ihre Serumeiweißbindung.

Herzglykoside wirken herzkraftstärkend.

Bei der Dosierung kommt es darauf an, dass ein bestimmter *Wirkspiegel* im Blut und im Gewebe erreicht wird, da sonst keine Verbesserung der Kontraktionskraft des Herzens zu erwarten ist. Deshalb wird am Anfang der Behandlung eine höhere Dosierung gewählt. Wenn ein bestimmter Wirkspiegel erreicht ist, wird entsprechend der individuellen Gegebenheiten die Erhaltungsdosis ermittelt, die dann künftig vom Patienten eingenommen werden muss. Damit kann der Wirkspiegel in Zukunft aufrechterhalten werden. Andererseits darf eine bestimmte Wirkstoffkonzentration nicht überschritten werden, da dies sonst zu Vergiftungserscheinungen führt.

Tab. 5.7 Die vier klassischen Wirkmechanismen der Herzglykoside

Herzglykoside	Wirkung
Positiv inotrop	Steigerung der Kontraktionskraft des Herzmuskels
Negativ chronotrop	Abnahme der Herzfrequenz
Negativ dromotrop	Abnahme der Erregungsleitungsgeschwindigkeit
Positiv bathmotrop	Zunahme der Erregbarkeit durch Herabsetzung der Reizschwelle

Die wichtigsten Glykoside, die sich heute auf dem Markt befinden, sind Digitoxin, Digoxin, Metildigoxin, Acetyldigoxin und Strophanthin.

Bei Digitoxin (z. B. in Digimerck®) enthalten) tritt die Wirkung langsam ein. Es wird im Darm fast vollständig resorbiert, weshalb Kumulationsgefahr besteht. Digoxin (z. B. in Lanicor®) hat einen schnelleren Wirkungsbeginn, aber die Wirkungszeit ist kürzer. Metildigoxin ist z. B. in Lanitop® und Acetyldigoxin in Novodigal® enthalten. Strophanthin hat den Nachteil, dass es i. v. verabreicht werden muss, und dass es wegen seiner kurzen Wirkungsdauer häufiger gegeben werden muss. Sein Vorteil ist, dass es die Herzkraft steigert ohne wesentliche Beeinflussung der Frequenz.

Symptome bei Überdosierung Bei einem großen Teil der Patienten kommt es durch Dosierungsfehler und individuelle Empfindlichkeit zu Vergiftungserscheinungen. Die wichtigsten Symptome, die dabei auftreten können, sind:

- **Herzsymptome:** Herzrhythmusstörungen: Extrasystolen, Bigeminie (auf jeden Normalschlag folgt eine Extrasystole), bei leichter Überdosierung Bradykardie, bei schwerer Überdosierung Tachykardie bis Herzflattern und Herzflimmern, Herzblock (Unterbrechung der Erregungsleitung)
- **Magen-Darm-Beschwerden:** Appetitlosigkeit, Übelkeit, Erbrechen, Durchfälle
- **Nerven- und Gehirnsymptome:** erhöhte Reizbarkeit, Verwirrtheit, Kopfschmerzen, Nervenschmerzen und Sehstörungen wie Rot-Gelb-Grün-Sehen, Wolkensehen und Flimmerskotom (Flimmerempfindung mit Beeinträchtigung v. a. der zentralen Sehschärfe)

Wechselwirkungen mit anderen Medikamenten Kalzium verstärkt die Digitaliswirkung. Deshalb darf einem „digitalisierten Patienten“ kein Kalzium verabreicht werden. Es könnten dadurch schwere Herzrhythmusstörungen ausgelöst werden. Kalium (Antidot) vermindert die Digitaliswirkung.

! Die **Digitaliswirkung** wird durch Kalzium verstärkt, durch Kalium vermindert.

5.10.2 Betarezeptorenblocker

Betarezeptorenblocker (Betablocker) *verhindern* die erregende *Wirkung* von *Adrenalin* und *Noradrenalin* an den Betarezeptoren, indem sie die *Rezeptoren* für diese Substanzen *blockieren.*

Wirkungen Betablocker setzen die *Pulsfrequenz* (negativ chronotrop) und die *Herzkraft herab* (negativ inotrop). Wegen dieser negativ chronotropen Wirkung werden die Betablocker bei tachykarden Herzrhythmusstörungen verordnet. Die negativ inotrope Wirkung führt zu einer Herabsetzung des Sauerstoffverbrauchs des Herzens, weshalb die Betablocker auch bei Angina pectoris gegeben werden. Außerdem setzen Betablocker die Erregungsleitungsgeschwindigkeit herab (negativ dromotrop).

An den Nieren vermindern die Betablocker die Freisetzung von Renin, weshalb sie auch als blutdrucksenkendes Mittel eingesetzt werden. Zudem senken die Betablocker den Glykogenabbau in der Leber und in der Skelettmuskulatur (➤ Tab. 5.8).

Betablocker setzen die Herzfrequenz herab.

Einsatzgebiete *Tachykarde Herzrhythmusstörungen, Angina pectoris, Hypertonie, Herzinfarktprophylaxe,* Schilddrüsenüberfunktion, zur Vorbeugung von Migräneanfällen, Glaukom.

Tab. 5.8 Wirkungen von Betablockern

Organ	Wirkungen von Betablockern
Herz	• Herabsetzung der Herzfrequenz • Herabsetzung der Herzkraft • Herabsetzung der Erregungsleitungsgeschwindigkeit • Herabsetzung der Erregbarkeit der Herzmuskulatur
Niere	Herabsetzung der Freisetzung von Renin
Bronchien	Bronchienverengung
Periphere Gefäße	Zusammenziehung der peripheren Gefäße
Leber und Skelettmuskulatur	Herabsetzung des Glykogenabbaus

Nebenwirkungen Betablocker blockieren die Wirkung von Adrenalin, dem „Stresshormon", das den Sympathikus in seiner Arbeit unterstützt. Dadurch können Nebenwirkungen durch ein Überwiegen des Parasympathikus auftreten.

Es kommt zur Verengung der Bronchien, was zu Atemnot, zur Verschlechterung einer chronisch-obstruktiven Bronchitis und zur Auslösung eines Asthmaanfalles führen kann. Die Verengung der peripheren Gefäße kann Durchblutungsstörungen auslösen, was wiederum kalte Hände und Füße verursacht. Bei Patienten mit Morbus-Raynaud-Anfällen oder mit arteriellen Durchblutungsstörungen kann es zur Verschlechterung des Krankheitsbildes kommen.

Die Herabsetzung der Herzkraft kann eine latente Herzinsuffizienz verschlimmern. Die Reduktion des Glykogenabbaus und damit der Freisetzung von Glukose kann zu einer Hypoglykämie führen. Dies ist v. a. bei Diabetikern der Fall und bei Patienten, die gerade fasten.

Eine andere mögliche Nebenwirkung ist ein Ansteigen des Cholesterinspiegels und damit eine Erhöhung des Arterioskleroserisikos. Außerdem kann es zu Hautausschlägen, Schwindel, Kopfschmerzen, Verwirrtheit, Erbrechen und Durchfällen kommen.

Kontraindikationen Schwere Ruhebradykardie, Asthma bronchiale, Diabetes mellitus.

!

Ein plötzliches Absetzen von Betablockern ist gefährlich! Es kann zu lebensbedrohlichen, tachykarden Arrhythmien, zum Herzinfarkt, zum Angina-pectoris-Anfall oder zum Blutdruckanstieg kommen.

5.10.3 Nitroglyzerin

Nitroglyzerin (Sprengöl, Glyceryltrinitrat, Glyzeroltrinitrat) wird beim *Angina-pectoris-Anfall* eingesetzt. Hier wirkt es bei sublingualer (unter der Zunge) Anwendung mittels Dosierspray innerhalb von 1–2 Minuten und führt prompt zur Beendigung des Anfalls. Die Wirkung hält 10–30 Minuten an.

Lässt der Schmerz nicht innerhalb von 1–2 Minuten nach, so kann die Gabe im Abstand von 5–10 Minuten noch zweimal wiederholt werden. Allerdings ist hier jedes Mal eine Blutdruckkontrolle notwendig. Der systolische Blutdruck muss mindestens 120 mmHg betragen!

Wirkungen Nitroglyzerin führt zu einer Erschlaffung der glatten Muskelfasern und wirkt somit gefäßerweiternd. Diese Gefäßerweiterung verbessert die Durchblutung des Herzmuskels und senkt die Vor- und die Nachlast des Herzens.

Nitroglyzerin wirkt gefäßerweiternd.

Einsatzgebiet Nitroglyzerin wird bei *Angina pectoris,* kardialem Lungenödem und Herzinfarkt (aber Vorsicht wegen Schockgefahr!) eingesetzt.

Nebenwirkungen Zu den Nebenwirkungen gehören Kopfschmerzen (können meist durch einschleichende Dosierung vermieden werden), Gesichtsrötung und Blutdruckabfall im Stehen.

Symptome bei Überdosierung Bei einer Überdosierung können Tachykardie sowie Herzstillstand auftreten.

Kontraindikationen Bitte vergewissern Sie sich nachdrücklich beim Patienten bevor Sie Nitroglyzerin als Notfallmedikament einsetzen, dass er kein Viagra, keine Viagra-Alternative und kein Theophyllin-Präparat (wird in der Schulmedizin gegen Asthma verordnet) eingenommen hat, da die Kombination mit einem dieser Präparate zu einem dramatischen Blutdruckabfall mit Herz-Kreislauf-Versagen führen könnte!

5.10.4 Kalziumantagonisten

Kalziumantagonisten (Kalzium-Kanalblocker, Kalziumblocker) sind Substanzen, die den Einstrom von Kalzium in die Zelle hemmen oder vermindern. Die Folge ist eine *Erschlaffung* der Muskulatur der Gefäßwand, was zur Gefäßerweiterung und damit zur Blutdrucksenkung führt. Außerdem setzen Kalziumblocker die Herzkraft herab. Eine oft verordnete Substanz ist Nifedipin (Adalat®).

Kalziumblocker wirken blutdrucksenkend.

Wirkungen Durch die negativ inotrope Wirkung der Kalziumantagonisten wird der Sauerstoffbedarf des Herzmuskels verringert. Gleichzeitig wird die Koronardurchblutung durch die Gefäßerweiterung verbessert. Deshalb werden Kalziumblocker nicht nur beim Bluthochdruck, sondern auch bei Angina pectoris eingesetzt.

Einsatzgebiete Bluthochdruck und Angina pectoris.

Nebenwirkungen sind Blutdruckabfall, Beinödeme, Kopfschmerzen, Flush, Hautreaktionen, gastrointestinale Störungen, Schwindel und bradykarde Herzrhythmusstörungen.

5.10.5 ACE-Hemmer

ACE-Hemmer (Angiotensin converting enzyme) greifen in das *Renin-Angiotensin-Aldosteron-System* ein (➤ Kap. 15.2.5). Sie verhindern die Bereitstellung von Angiotensin, indem sie die Umwandlung von Angiotensin I in Angiotensin II blockieren. Steht aber kein Angiotensin II zur Verfügung, kann es auch keine blutdrucksteigernde Wirkung entfalten.

ACE-Hemmer wirken blutdrucksenkend.

Einsatzgebiete sind *Bluthochdruck* und *Herzinsuffizienz.*

Nebenwirkungen sind zu starker Blutdruckabfall, Einschränkung der Nierenfunktion, lebensbedrohlicher Kaliumüberschuss, trockener Reizhusten, Geschmacksstörungen, Hautausschläge und Blutbildungsstörungen (Abnahme der Granulozyten).

Kontraindikationen Schwangerschaft und Stillzeit, Verengungen der Nierengefäße (Nierenarterienstenose), Niereninsuffizienz, gleichzeitige Therapie mit kaliumsparenden Diuretika.

5

5.10.6 AT1-Antagonisten (AT1-Rezeptorantagonisten, Angiotensin-Rezeptorblocker, Sartane)

AT1-Antagonisten sind eine Weiterentwicklung der ACE-Hemmer. Sartane wirken als spezifische Hemmstoffe (Antagonisten) am Subtyp 1 des Angiotensin-II-Rezeptors. Die Angiotensin-II-Wirkung wird über zwei unterschiedliche Rezeptor-Subtypen ausgelöst (AT1 und AT2). Die vorrangig blutdrucksteigernde Wirkung entsteht unter Bindung des Angiotensin II an die AT1-Rezeptoren. Sartane besetzen die AT1-Rezeptoren und verhindern somit die blutdrucksteigernde Wirkung.

Einsatzgebiete sind *Bluthochdruck* und *Herzinsuffizienz.* Sartane sind teurer als ACE-Hemmer und zeigen deutlich weniger Nebenwirkungen als ACE-Hemmer. Sie werden darum als Alternative eingesetzt.

Nebenwirkungen Zu den auftretenden Nebenwirkungen zählen Kopfschmerzen, Schwindel, Müdigkeit und gelegentlich eine Hyperkaliämie. Der Verdacht auf ein erhöhtes Krebsrisiko wurde widerlegt, allerdings bei Patienten, die gleichzeitig Sartane und ACE-Hemmer eingenommen haben, kann dieses Risiko nicht ausgeschlossen werden. ACE-Hemmer und AT1-Antagonisten sind in der Schwangerschaft kontraindiziert. Sie führen u. a. zu Wachstums- und Knochenbildungsstörungen beim Kind und sind mit einer erhöhten Sterblichkeit verbunden.

5.10.7 Diuretika

Diuretika sind Medikamente, die die *Harnausscheidung steigern.*

Diuretika schwemmen Ödeme aus.

Wirkungen Die Wirkung beruht in erster Linie auf einer Beeinflussung der Ausscheidung von körpereigenen Ionen (Natrium, Chlorid, Kalium, Kalzium, Magnesium). Die Diuretika werden in verschiedene Gruppen eingeteilt, die sich hinsichtlich ihrer Wirkung etwas unterscheiden.

Einsatzgebiete Den Haupteinsatz finden Diuretika bei der *Ausschwemmung* von *Ödemen* und der Behandlung von *Bluthochdruck.* Diuretika werden bei Ödemen unterschiedlichster Ursachen eingesetzt, und zwar bei herz-, nieren- und leberbedingten Ödemen und bei Ödemen, die durch Eiweißmangel entstehen.

Nebenwirkungen Die wichtigsten und häufigsten Nebenwirkungen sind *Kaliummangel* und eine *Bluteindickung,* was eine erhöhte *Thromboseneigung* zur Folge hat. Um der erhöhten Thromboseneigung vorzubeugen, müssen oft gleichzeitig Antikoagulanzien (s. u.) gegeben werden.

Es kann zu Verschiebungen im Salz- und Elektrolythaushalt kommen und damit v. a. zum Mangel an Kalium, Magnesium, Kalzium (Thiazide) und Natrium, eventuell aber auch zum Überschuss.

Weitere Nebenwirkungen sind unter anderem Erhöhung der Blutfette, Beeinträchtigung des Hörvermögens (v. a. bei den Schleifendiuretika), Impotenz, Libidoverlust, Menstruationsstörungen und Entwicklung von weiblichem Brustdrüsengewebe beim Mann (Gynäkomastie).

5.10.8 Antikoagulanzien

Bei den Antikoagulanzien handelt es sich um *gerinnungshemmende Mittel* (anti = gegen, coagulare = gerinnen machen, verklumpen).

Antikoagulanzien verbessern die Fließeigenschaft des Blutes.

Arzneigruppen Wichtige Antikoagulanzien sind: Acetylsalicylsäure, Heparin und Cumarin.

- **Acetylsalicylsäure** (ASS) hat eine thrombozytenaggregationshemmende Wirkung, weshalb es zur Herzinfarktprophylaxe bei instabiler Angina pectoris und nach Herzinfarkt gegeben wird, außerdem zur Hirninfarktprophylaxe nach Auftreten von Vorläuferstadien, nach gefäßchirurgischen Eingriffen und nach Einsatz von Herzklappenprothesen. Da ASS außerdem noch schmerzlindernd, fiebersenkend und entzündungshemmend wirkt, wird es auch bei

Schmerzen, Fieber und rheumatischen Erkrankungen eingesetzt.

- **Heparin** kommt in den basophilen Granulozyten (Mastzellen), in der Leber, der Lunge, der Milz und dem Thymus vor. Heparin hemmt die Blutgerinnung. Es hat den Vorteil, dass die Wirkung rasch eintritt, der Nachteil ist aber, dass die Wirkung nur einige Stunden anhält. Da Heparin nicht über die Schleimhaut aufgenommen werden kann, muss es subkutan (unter die Haut) gespritzt werden.
- **Cumarinverbindungen.** Es handelt sich um Substanzen, die von Cumarin (Riechstoff, der in vielen Pflanzen, z. B. in Steinklee und Waldmeister, enthalten ist) abgeleitet wurden. Ihre gerinnungshemmende Eigenschaft beruht darauf, dass sie in der Leber das Vitamin K verdrängen. Vitamin K wird aber von der Leber zur Herstellung von Prothrombin und anderer Gerinnungsfaktoren benötigt, ohne die die Blutgerinnung nicht ablaufen kann. Cumarine wirken erst 24–36 Stunden nach Einnahme, dafür hält die Wirkung aber länger an als bei Heparin.

Das bekannteste Firmenpräparat ist Marcumar®, das zur Thromboseprophylaxe nach Hirnschlag und Herzinfarkt gegeben wurde. Heute wird Marcumar im Allgemeinen nach einem Hirnschlag wegen der Gefahr der Hirnblutung nicht mehr verabreicht und nach einem Herzinfarkt wird es nur noch kurze Zeit gegeben. In diesen Fällen wird ASS eingesetzt. Haupteinsatzgebiet von Marcumar® ist heute die Endokarditis.

> **!**
> Da es sich bei den **Cumarinen** um Vitamin-K-Gegenspieler handelt, ist Vitamin K das Gegenmittel (Antidot) und darf deshalb nur als solches eingesetzt werden, z. B. bei Blutungen.

Nebenwirkungen der *Heparine* sind Abnahme der Thrombozyten, Haarausfall und Osteoporose; Nebenwirkungen der *Cumarine* Magen-Darm-Störungen, Haarausfall, Urtikaria, Hautblutungen mit Hautnekrosen.

Wegen der *Gefahr* einer *verstärkten Blutungsneigung* oder der *unzureichenden Wirkung*, muss die Dosierung der Antikoagulanzien regelmäßig vom Arzt kontrolliert werden. Dazu wird in bestimmten Abständen eine *INR-Bestimmung* (international normalized ratio) bzw. ein Quick-Test durchgeführt. Bitte beachten Sie hierzu auch ➤ Kap. 7.7.4.

5.10.9 Direkte orale Antikoagulanzien (DOAK)

Da diese Substanzen erst seit einigen Jahren auf dem Markt sind, werden Sie manchmal auch als „neue orale Antikoagulanzien" bezeichnet. Es handelt sich um einen Oberbegriff für Substanzen, die oral eingenommen werden können und direkt gegen bestimmte Gerinnungsstoffe des Blutes wirken.

Sie werden bei erhöhter Thrombosegefahr (z. B. Gehirninfarkt, Herzinfarkt) eingesetzt.

Worterklärung

- **„Direkt".** Sie wirken „direkt" auf den Gerinnungsfaktoren im Blut, im Gegensatz zu den Vitamin-K-Antagonisten, die Vorstufen der Gerinnungsfaktoren hemmen.
- **„Oral".** Sie können oral eingenommen werden, im Unterschied zu Heparin, das injiziert werden muss.
- **„Antikoagulanzien".** Es handelt sich um Gerinnungshemmer, die die Blutfließeigenschaft verbessern, da sie die Gerinnungsfähigkeit des Blutes herabsetzen (➤ Kap. 5.10.8).

Vorteile der DOAK sind ihr schneller Wirkungseintritt, die relativ kurze Wirkungsdauer, und dass keine regelmäßigen Gerinnungskontrollen (Quick-Test bzw. eine INR-Bestimmung) durchgeführt werden müssen.

> Mit diesem Kapitel haben Sie nun das erste wichtige Organ ganz gründlich kennengelernt, und zwar sowohl anatomisch als auch hinsichtlich der Untersuchungstechniken. Zudem haben Sie sich die Herzkrankheiten umfangreich erarbeitet. Gerade die Erkrankungen des Herzens muss man gut und tief verstanden haben, um zu wissen, welche Symptome typischerweise bzw. möglicherweise auftreten können. Testen Sie Ihren Kenntnisstand, indem Sie mit dem „Prüfungstraining für Heilpraktiker" (➤ Kap. 5) gründlich alle Fragen durchgehen und so feststellen können, ob Sie bei diesem Thema in der Prüfung bestehen können.

KAPITEL

6 Kreislaufsystem und Gefäßapparat

6.1 **Anatomie und Physiologie** ... 214
6.1.1 Kreislaufsysteme ... 214
6.1.2 Aufbau und Aufgabe der Gefäße ... 216
6.1.3 Verlauf der wichtigsten Gefäße ... 217

6.2 **Untersuchungsmethoden** ... 220
6.2.1 Anamnese und körperliche Untersuchungsmethoden ... 220
6.2.2 Kreislauffunktionsprüfungen ... 223
6.2.3 Apparative Verfahren ... 225

6.3 **Regulationsstörungen des Kreislaufs** ... 225
6.3.1 Hypotonie ... 225
6.3.2 Hypertonie ... 226

6.4 **Erkrankungen der Arterien** ... 228
6.4.1 Arteriosklerose ... 228
6.4.2 Arterielle Embolie ... 231
6.4.3 Endangiitis obliterans ... 231
6.4.4 Vaskulitiden ... 232

6.5 **Funktionelle Durchblutungsstörungen** ... 233
6.5.1 Morbus Raynaud ... 233
6.5.2 Migräne ... 234

6.6 **Angeborene Gefäßfehlbildung** ... 235
6.6.1 Morbus Osler ... 235

6.7 **Erkrankungen der Venen** ... 235
6.7.1 Varikosis ... 235
6.7.2 Thrombophlebitis ... 238
6.7.3 Phlebothrombose ... 238
6.7.4 Chronisch-venöse Insuffizienz (CVI) ... 240

6.1 Anatomie und Physiologie

Das Kreislaufsystem setzt sich aus Herz, Arterien, Kapillaren und Venen zusammen. Darin zirkuliert das Blut *ohne Anfang* und *ohne Ende* (➤ Abb. 6.1). So wird zum einen jede Körperzelle mit Sauerstoff und Nährstoffen versorgt und zum anderen werden die Abbaustoffe der Zellen auf diesem Weg abtransportiert. Hat eine Zelle keinen Anschluss an das Kreislaufsystem, z. B. weil ein Gefäß durch einen Thrombus verschlossen ist, stirbt sie ab.

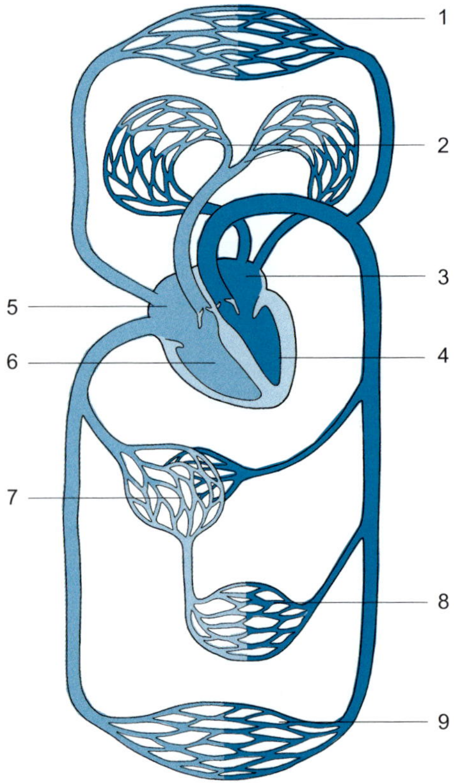

Abb. 6.1 Schema des Kreislaufs. Die Pfeile zeigen den Weg des Blutes durch den kleinen und den großen Kreislauf. Die Leber nimmt dabei eine Sonderstellung ein. Dunkelblau: sauerstoffreiches Blut, hellblau: sauerstoffarmes Blut, 1: Kopf und Hals, 2: Lunge, 3: linker Vorhof des Herzens, 4: linke Herzkammer, 5: rechter Vorhof des Herzens, 6: rechte Herzkammer, 7: Leber, 8: Verdauungsorgane, 9: untere Gliedmaßen. [L157]

Das Blut nimmt in den Lungen Sauerstoff auf und gibt Kohlendioxid ab. Im Darm nimmt es Nährstoffe auf und bringt sie zur Leber, die die Stoffe entsprechend den Erfordernissen umbaut und sie nach Fertigstellung wieder ans Kreislaufsystem abgibt. Diese Stoffe zirkulieren nun so lange im Blut, bis sie die Stelle erreichen, an der sie benötigt werden.

6.1.1 Kreislaufsysteme

Im menschlichen Organismus gibt es verschiedene Kreislaufsysteme. Anatomisch unterscheidet man den *Körperkreislauf* (großer Kreislauf), den *Lungenkreislauf* (kleiner Kreislauf) sowie das *Pfortadersystem*.

Nach den herrschenden Druckverhältnissen unterteilt man in Hoch- und Niederdrucksystem. Zum Hochdrucksystem gehören die Aorta, große und kleinere Arterien, Arteriolen und die linke Herzkammer in der Systole. Kennzeichen des Hochdrucksystems ist es, dass es ein Druckreservoir bildet und in diesem gesamten arteriellen System im Mittel ein Innendruck von ca. 100 mmHg herrscht. Um diesen Druck standhalten zu können, besitzen die Gefäße relativ dicke und elastische Wände. Aufgabe dieses Systems ist es, das aus der Lunge kommende sauerstoffreiche Blut bis in die Peripherie zu leiten. Das Hochdrucksystem enthält ca. 15 % des Blutvolumens. Zum Niederdrucksystem gehören die Kapillaren, die Venen, der Lungenkreislauf, die beiden Vorhöfe, der rechte Ventrikel, die linke Kammer in der Diastole. Der Druck beträgt im Mittel nicht mehr als 20 mmHg. Hier befinden sich ca. 85 % des gesamten zirkulierenden Blutvolumens. Daran kann man erkennen, dass dieses System ein Volumenreservoir bildet.

Körperkreislauf (großer Kreislauf) Der große Körperkreislauf hat zwei wichtige Aufgaben: den *Hintransport* von Nährstoffen und Sauerstoff zu den einzelnen Körperzellen und den *Abtransport* von Abbaustoffen, die die Zellen an die Zwischenzellflüssigkeit abgegeben haben und die aus dem Körper ausgeschieden werden sollen.

Der Körperkreislauf beginnt mit dem Abgang der Körperschlagader (Aorta) aus der linken Herzkammer. Von hier aus fließt das Blut in andere große Schlagadern (Arterien), die sich in immer kleinere Äste verzweigen, die Arteriolen genannt werden. Diese Arteriolen gehen schließlich in die feinsten Haargefäße (Kapillaren) über, in denen der *Stoffaustausch* stattfindet (➤ Kap. 6.1.2). Diese Kapillaren fließen zu größeren Gefäßen zusammen, den Venolen, die sich zu Venen vereinigen und letztendlich zur oberen und unteren Hohlvene werden, die das Blut zum rechten Vorhof des Herzens zurücktransportieren.

Im Körperkreislauf transportieren die *Arterien sauerstoffreiches Blut* und die *Venen sauerstoffarmes* (➤ Abb. 6.1).

Lungenkreislauf (kleiner Kreislauf) Der Lungenkreislauf hat die Aufgabe das sauerstoffarme Blut von der rechten Herzhälfte in die Lunge zu bringen, damit es dort wieder mit Sauerstoff angereichert werden kann. Dieses sauerstoffreiche Blut fließt dann über Lungenvenen zur linken Herzhälfte. Hier beginnt dann wieder der Körperkreislauf.

Der Lungenkreislauf beginnt im Anschluss an die rechte Herzkammer mit dem Truncus pulmonalis (Stamm der Lungenschlagader), dieser spaltet sich in eine rechte und linke Lungenschlagader, die sich ihrerseits weiter verästeln zu Arterien und Arteriolen bis zu den Kapillaren, die den Lungenbläschen (Alveolen) anliegen. Zwischen Kapillaren und Alveolen findet der Gasaustausch statt. Das sauerstoffangereicherte Blut wird dann über Lungenvenolen zu den Lungenvenen (Vv. pulmonales) zum linken Vorhof des Herzens zurücktransportiert.

Im Lungenkreislauf transportieren die *Arterien sauerstoffarmes* und die *Venen sauerstoffreiches Blut* (➤ Abb. 6.1).

Das Pfortadersystem Das Pfortadersystem ist im Bereich der Verdauungsorgane in den großen Kreislauf eingeschaltet. Es bringt von den *unpaaren Baucheingeweiden* (Darm, Magen, Milz, Bauchspeicheldrüse) *nährstoffreiches,* aber *sauerstoffarmes* Blut in die Leber (↑ *Atlas* Abb. 6.8).

Der Sinn des Pfortadersystems ist folgender: Das Blut wird in den Darmzotten mit den aus der Nahrung aufgenommenen Stoffen (Aminosäuren, Glukose, kurzkettigen Fettsäuren, Vitaminen, Mineralstoffen) angereichert. Dabei gelangen allerdings auch unverwertbare und sogar schädliche Stoffe in den Blutkreislauf. Damit das Blut von den Schadstoffen gereinigt und Nährstoffe in verwertbare Formen überführt oder auch gespeichert werden, wird das Blut zunächst der Leber zugeführt. Nach Durchfließen der Leber wird das Blut über die Lebervenen der unteren Hohlvene zugeleitet und befindet sich so wieder im Körperkreislauf.

Bitte verwechseln Sie nicht die Begriffe „Pfortadersystem" und „Pfortader". Pfortadersystem bezeichnet das gesamte „Wundernetz" vom Beginn des Kapillargebiets in den unpaaren Baucheingeweiden bis zur Aufspaltung in den Lebersinusoiden. Damit ist es ein „Nebenzweig des großen Körperkreislaufs. Die Pfortader (Vena portae) dagegen ist ein ca. 5 cm langes Gefäß, das durch den Zusammenfluss der V. lienalis (Milzvene) und der V. mesenterica (obere Gekrösevene) entsteht. Nach dem Eintritt in die Leber endet die Pfortader bei ihrer Aufspaltung in zwei Äste, die in den linken und rechten Leberlappen ziehen. Der Entstehungsort der Pfortader kann auch durch den Zusammenfluss von drei Stammvenen beschrieben werden, und zwar von der obere und untere Gekrösevene und der Milzvene, da sich die untere Gekrösevene mit der Milzvene vereinigt, kurz bevor sie mit der oberen Gekrösevene zusammenfließt.

Pfortadersystem

Das Pfortadersystem bringt das Blut von den unpaaren Baucheingeweiden (Darm, Magen, Milz, Bauchspeicheldrüse) zur Leber.

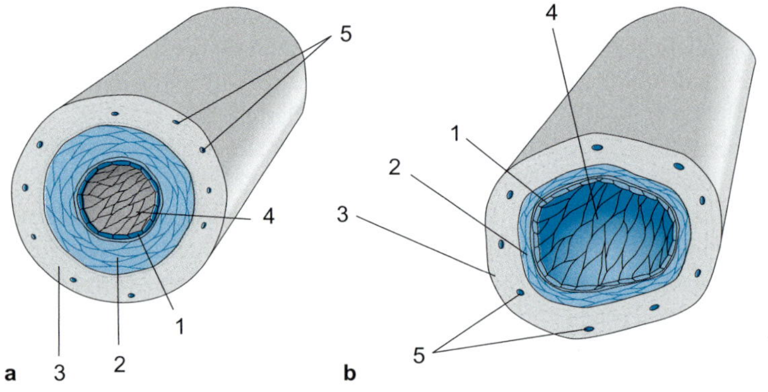

Abb. 6.2 Aufbau der Arterien und Venen. a) Querschnitt einer Arterie, b) Querschnitt einer Vene. 1: Intima (innere Schicht), 2: Media (mittlere Schicht), 3: Adventitia (äußere Schicht), 4: Lumen, 5: Vasa vasorum (Blutgefäße der Blutgefäße). [L190/L143]

6.1.2 Aufbau und Aufgabe der Gefäße

Aufbau der Arterienwand Arterien (Schlagadern) sind Gefäße, die das *Blut vom Herzen weg*transportieren. Wie wir gesehen haben, führen sie im Körperkreislauf sauerstoffreiches, im Lungenkreislauf sauerstoffarmes Blut.

Die Arterienwand besteht aus drei Schichten. Von innen nach außen heißen sie Intima, Media und Adventitia (➤ Abb. 6.2 und ↑ *Atlas* Abb. 6.1).

- **Intima** (innere Schicht, Tunica interna, Tunica intima). Sie bildet die innere Auskleidung der Arterie. Es handelt sich um flache Epithelzellen *(Gefäßendothel)*, unter denen sich eine Basalmembran und etwas Bindegewebe befinden. Damit entspricht der Aufbau der Intima dem Aufbau des Endokards des Herzens.
- **Media** (mittlere Schicht, Tunica media). Sie besteht aus glatten *Muskelzellen* und elastischen Fasern, die vorwiegend ringförmig angelegt sind. Dadurch kann der Gefäßdurchmesser gut den unterschiedlichen Füllungszuständen angepasst werden. Die Steuerung der Gefäßweite erfolgt über das vegetative Nervensystem und über Hormone (Adrenalin). Große, herznahe Arterien haben einen hohen Anteil elastischer Fasern (↑ *Atlas* Abb. 6.1). Bei den herzfernen Arterien, die in der Peripherie verlaufen, überwiegt der Anteil der glatten Muskelzellen (Arterien vom muskulären Typ). Die Dicke der Media variiert stark: Bei den herznahen Gefäßen macht sie nahezu die ganze Wandstärke aus, nimmt dann bei den kleinen Gefäßen ab und fehlt bei den Kapillaren völlig (↑ *Atlas* Abb. 6.3).
- **Adventitia** (äußere Schicht, Tunica adventitia, Tunica externa). Die Adventitia besteht aus *Bindegewebe*. Durch sie ist die Verschieblichkeit des Gefäßes gegen die Umgebung gewährleistet. Gleichzeitig erfolgt von hier aus die Ernährung der Gefäßwände. Dazu enthalten die großen Arterien in dieser Schicht wiederum kleine Gefäße zur Ernährung (Vasa vasorum), ↑ *Atlas* Abb. 6.2).

Aufbau der Arterienwand
- Intima
- Media
- Adventitia

Aufbau der Venenwand Der Aufbau der Venenwand entspricht grundsätzlich dem der Arterien vom muskulären Typ. Allerdings besitzen die kleineren Venolen eine *geringere Wanddicke* als die Arteriolen, da in den Venolen ein niedrigerer Blutdruck vorliegt. Außerdem haben *herzferne Venen Klappen* (➤ Abb. 6.2 und ↑ *Atlas* Abb. 6.6).

- **Intima** (innere Schicht, Tunica interna, Tunica intima). Sie besteht aus einschichtigem Plattenepithel (Endothel), das einer Basalmembran und etwas Bindegewebe aufsitzt. Die Intima bildet die Venenklappen, die wie ein Ventil arbeiten und so ein Zurückströmen des Blutes verhindern.
- **Media** (mittlere Schicht, Tunica media). Sie ist wegen des hier herrschenden geringeren Blutdrucks bei den kleinen Venen und Venolen dünner als die Media der Arterien.

- **Adventitia** (äußere Schicht, Tunica adventitia, Tunica externa). Sie besteht aus Bindegewebe.

Venen werden auch *Kapazitätsgefäße* genannt, da sie durch ihr veränderbares Fassungsvermögen in der Lage sind, *größere Mengen Blut* zu *speichern*. Voraussetzung für ihre Speicherfunktion sind der niedrige Druck, der hier herrscht und die Dehnbarkeit der Wände (↑ *Atlas* Abb. 6.4).

Venenpumpe Durch den Strömungswiderstand in den Millionen Arteriolen, Kapillaren und Venolen fällt der Blutdruck in den Venen stark ab. Damit das Blut trotzdem in ausreichender Menge dem Herzen zur Verfügung steht, wird der venöse Bluttransport im großen Kreislauf durch verschiedene Faktoren unterstützt, die als Venenpumpe bezeichnet werden.

Im Einzelnen gehört zur Venenpumpe:

- **Muskelpumpe.** Beim Zusammenziehen des Muskels werden die dort verlaufenden Venen eingedrückt und somit das Blut vorwärts gepresst (↑ *Atlas* Abb. 6.6).
- **Druckdifferenzen bei der Atmung.** Bei der Atembewegung füllt und entleert der wechselnde Druck in der Brusthöhle die Venen in Herznähe.
- **Magen-Darm-Peristaltik**
- **Kompressionen durch die Arterien.** Meist lagern sich den mittleren und kleinen Arterien zwei Begleitvenen an. Die Pulswellen der Arterien führen zur Kompression der Venen und helfen somit das Blut vorwärts zu transportieren.

Kapillaren (Haargefäße). Kapillaren sind feinste Gefäße, die die Arteriolen mit den Venolen verbinden. Sie dienen dem *Stoffaustausch* zwischen der Blutbahn und dem umliegenden Gewebe. Kapillaren sind ungefähr 1 mm lang und ihre lichte Weite ist ca. „blutkörperchengroß“. In Leber, Milz und Knochenmark kommen besonders weite Kapillaren vor, die als *Sinusoide* bezeichnet werden. Die Wand der Kapillaren besteht aus einschichtigem Endothel, das einer Basalmembran aufsitzt (↑ *Atlas* Abb. 6.5). Die Endothelzellen liegen aneinandergereiht und bilden so ein „Endothelrohr“. Der Stofftransport findet in zwei Richtungen statt: einerseits aus den Kapillaren ins umliegende Gewebe und andererseits vom umliegenden Gewebe in die Kapillaren hinein. Der Stoffaustausch kann sowohl durch die Zelle hindurch (transzellulär) als auch zwischen den Zellen (interzellulär) erfolgen.

Nach dem Aufbau des Endothels unterscheidet man drei Arten von Kapillaren (↑ *Atlas* Abb. 6.5).

- **Endothel ohne Fensterung.** Mit Fensterung bezeichnet man eine fensterartige Öffnung. Wenn man also von einem Endothel *ohne* Fensterung spricht, meint man, dass hier die Endothelzellen die Kapillarwand *lückenlos* auskleiden. Diese Endothelart ist die häufigste. Sie kommt z. B. in Muskeln, Gehirn und Lungen vor. Der Stofftransport erfolgt durch Diffusion durch die Zelle hindurch (transzellulär).
- **Endothel mit Fensterung.** Diese Endothelzellen kommen in Organen mit starkem Stoffaustausch vor, z. B. in den Darmzotten, der Bauchspeicheldrüse, in Hormondrüsen und in den Nierenkanälchen. Zwar kleiden auch hier die Endothelzellen die Kapillaren lückenlos aus, die einzelne Endothelzelle enthält jedoch interzelluläre Poren. Diese Poren sind lediglich durch eine dünne Wand verschlossen. Diese verdünnte Wand wird auch als „Diaphragma“ (Scheidewand) bezeichnet. Den Zellen liegt außen noch eine Basalmembran an. Der Stoffaustausch erfolgt durch Diffusion durch die verdünnte Wand hindurch.
- **Diskontinuierliches Endothel.** Diese Endothelart kommt in den Sinusoiden der Leber, der Milz, des Knochenmarks und in den Glomeruli der Nieren vor. Hier klaffen Lücken zwischen den einzelnen Endothelzellen. Außerdem fehlt stellenweise die Basalmembran. Infolgedessen kann die Kapillarflüssigkeit direkt durch diese Öffnungen treten (interzellulär). Die Kapillarwand arbeitet also wie ein Filter: kleine Stoffe wie Wassermoleküle, Nährstoffe, Aminosäuren können den Filter passieren. Größere Teilchen wie rote Blutkörperchen und Bluteiweiße können nicht durchtreten.

6.1.3 Verlauf der wichtigsten Gefäße

Verlauf wichtiger Arterien Alle Arterien des Körperkreislaufs (↑ *Atlas* Abb. 6.7a) entspringen

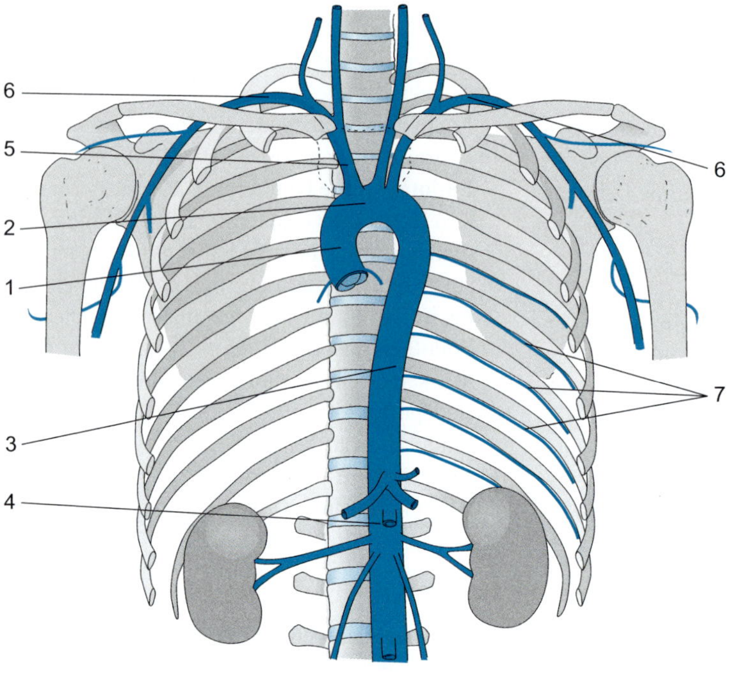

Abb. 6.3 Aorta (Körperschlagader) 1: Aufsteigende Aorta (Pars ascendens aortae), 2: Aortenbogen (Arcus aortae), 3: Brustaorta (Pars thoracica aortae), 4: Bauchaorta (Pars abdominalis aortae), 5: Arm-Kopf-Schlagaderstamm (Truncus brachiocephalicus), 6: Schlüsselbeinarterie (A. subclavia), 7: Vordere Zwischenrippenschlagadern (Aa. intercostales anteriores). [L190/LL143]

6

aus der *Körperschlagader*, der *Aorta* (➤ Abb. 6.3). Diese geht von der linken Herzkammer ab und endet in Höhe des 4. Lendenwirbels, da sie sich hier in die rechte und linke gemeinsame Beckenschlagader (Aa. iliaca communis dextra et sinistra) aufspaltet Die Aorta wird in drei Abschnitte unterteilt (↑ *Atlas* Abb. 6.12):

1. Aufsteigende Aorta (Pars ascendens aortae)
2. Aortenbogen (Arcus aortae)
3. Absteigende Aorta (Pars descendens aortae)
   a. Brustaorta (Pars thoracica aortae)
   b. Bauchaorta (Pars abdominalis aortae)

Die Trennungslinie zwischen Brust- und Bauchaorta bildet das Zwerchfell.

Die ersten Arterien, die aus der Aorta entspringen, sind die beiden *Herzkranzgefäße* (Aa. coronariae), die für die Versorgung des Herzens zuständig sind. Als nächstes geht aus dem Aortenbogen der gemeinsame *Stamm* von *Schlüsselbeinarterie* und *rechter gemeinsamer Halsschlagader* ab (Truncus brachiocephalicus). Kurz danach entspringt ebenfalls aus dem Aortenbogen die linke *gemeinsame Halsschlagader,* die sich dann in eine innere und äußere Halsschlagader (Aa. carotis interna et externa) teilt (➤ Abb. 6.4). Die dritte große Abzweigung aus dem Aortenbogen bildet die *linke Schlüsselbeinarterie* (A. subclavia sinistra). Die Schlüsselbeinarterie geht in die Achselschlagader (A. axillaris), dann in die Oberarmarterie (A. brachialis) über, die zur Ellenbeuge zieht, wo sie sich in die Speichen- und Ellenarterie (Aa. radialis et ulnaris) teilt, die Unterarm und Hand versorgen.

Aus der Brustaorta entspringen die paarig angelegten Zwischenrippenschlagadern (*Interkostalarterien,* Aa. intercostales). Aus der Bauchaorta gehen der *Leber-Milz-Magen-Schlagaderstamm* (Truncus coeliacus), die *Nierenarterien* (Aa. renales), die *obere* und *untere Gekröseschlagader* (Aa. mesenterica superior et inferior) und beim Mann die Hodenschlagadern (Aa. testiculares), bei der Frau Eierstockschlagadern (Aa. ovaricae) ab.

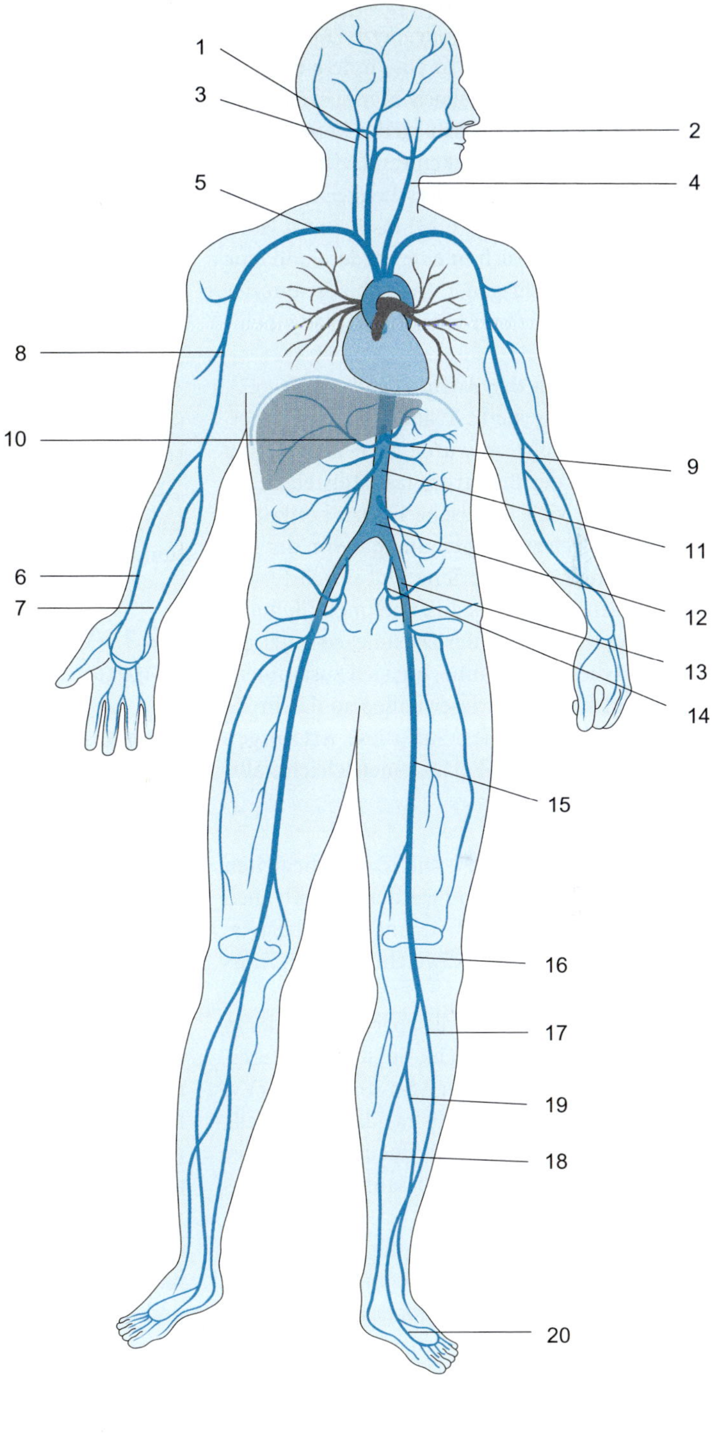

Abb. 6.4 Große Schlagadern (Arterien) des menschlichen Körpers. 1: Innere Halsschlagader (A. carotis interna), 2: äußere Halsschlagader (A. carotis externa), 3: Wirbelschlagader (A. vertebralis), 4: gemeinsame linke Halsschlagader (A. carotis communis sinistra), 5: Schlüsselbeinschlagader (A. subclavia), 6: Speichenschlagader (A. radialis), 7: Ellenschlagader (A. ulnaris), 8: Oberarmschlagader (A. brachialis), 9: Milzschlagader (A. lienalis), 10: Leberschlagader (A. hepatica), 11: Körperschlagader (Aorta), 12: gemeinsame linke Beckenschlagader (A. iliaca communis sinistra), 13: äußere Beckenschlagader (A. iliaca externa), 14: innere Beckenschlagader (A. iliaca interna), 15: tiefe Oberschenkelschlagader (A. femoralis), 16: Kniekehlenschlagader (A. poplitea), 17: vordere Schienbeinschlagader (A. tibialis anterior), 18: hintere Schienbeinschlagader (A. tibialis posterior), 19: Wadenbeinschlagader (A. peronaea, A. fibularis), 20: Fußrückenschlagader (A. dorsalis pedis). [L190/L143]

Die Aorta *teilt sich,* wie schon gesagt, in die beiden *gemeinsamen Beckenschlagadern* (Aa. iliacae communes), die sich weiter in eine innere und äußere Beckenschlagader (Aa. iliaca interna et externa) spalten. Die innere Beckenschlagader versorgt die Beckenorgane und die Beckenwand. Die äußere Beckenschlagader zieht als Oberschenkelschlagader (A. femoralis) (↑ *Atlas* Abb. 6.13) ins Bein. In Höhe der Kniekehle teilt sie sich in eine vordere und eine hintere Schienbeinschlagader (Aa. tibialis anterior et posterior). Aus letzterer zweigt die Wadenbeinarterie ab.

Windkesselfunktion der Aorta (↑ *Atlas* Abb. 6.2). Hätte die Aorta eine starre Wand, vergleichbar einem stählernem Rohr, so würde nach Beendigung jeder Herzaktion der Blutstrom fast stillstehen. Da die Aortenwand viele elastische Fasern besitzt, ist sie in der Lage sich zu dehnen und das von der linken Herzkammer ausgeworfene Blut durch Erweiterung des Gefäßvolumens aufzunehmen. Befindet sich die linke Kammer in der Diastole, so nutzt die Aortenwand diese Zeitspanne, um sich zusammenzuziehen und schiebt gewissermaßen so das in ihr gespeicherte Blut vorwärts. Auf diese Art sorgen herznahe elastische Gefäße für einen gleichmäßigen Blutstrom.

6

Verlauf wichtiger Venen Die Venen begleiten in der Regel die Arterien und werden deshalb auch entsprechend benannt: z. B. A. und V. subclavia. Davon gibt es allerdings Abweichungen (↑ *Atlas* Abb. 6.7b).

Die *obere Hohlvene* (V. cava superior) mündet in den rechten Vorhof des Herzens. Sie stellt die Vereinigung der rechten und linken Arm-Kopf-Vene (Vv. brachiocephalica dextra et sinistra) dar, die jeweils das *Blut aus der Drosselvene* (V. jugularis) und der *Schlüsselbeinvene* (V. subclavia) sammeln (↑ *Atlas* Abb. 6.9 bis 6.11).

Die *untere Hohlvene* (V. cava inferior) bringt *das Blut aus den unteren Extremitäten* und dem *Bauch-Becken-Raum* zum rechten Vorhof des Herzens.

Eine Sonderstellung unter den Venen nimmt die *Pfortader* ein, die ihr Blut von den unpaaren Baucheingeweiden erhält. Sie entspringt aus der Vereinigung der Milzvene mit der oberen Gekrösevene (↑ *Atlas* Abb. 6.8) und hat eine Länge von ca. 5 cm. Die Pfortader tritt durch die Leberpforte in die Leber ein, wo sie sich in ein zweites Kapillarnetz aufspaltet (auch ➤ Kap. 6.1.1). Wichtig für ihre Speicherfunktion ist die Dehnbarkeit der Wände (↑ *Atlas* Abb. 6.4).

6.2 Untersuchungsmethoden

Um die Kreislauffunktion zu überprüfen, wurde eine Vielzahl von Untersuchungstechniken geschaffen. Sie haben eine große Bandbreite, die von der einfachen Inspektion des Patienten bis zu hochkomplizierten Apparaten reichen. Ein Teil der Untersuchungsmöglichkeiten wurde im Kapitel 5 „Das Herz" bereits abgehandelt, denn auf weiten Gebieten lassen sich Herztätigkeit und Kreislauffunktion nicht trennen.

6.2.1 Anamnese und körperliche Untersuchungsmethoden

Anamnese In der Anamnese kann man nach körperlicher und geistiger Ermüdbarkeit, Schwindelgefühl, Neigung zu Ohnmacht, v. a. nach längerem Stehen, Bewegungsdrang, Schlafstörungen, Schweißausbrüchen, Kopfschmerzen und Ohrensausen fragen, wenn man an eine zugrunde liegende Kreislaufstörung denkt.

Inspektion Schon die äußerliche Untersuchung der Hautfärbung auf *Blässe*, *Rötung* oder *Zyanose* des Patienten kann wertvolle Hinweise auf eine zugrunde liegende Herz-Lungen-Kreislauf-Erkrankung liefern. Liegt z. B. eine allgemeine Blässe bei ausreichendem Lippenrot vor und sind von der Blässe auch Nasenspitze und Stirn betroffen, wird man an niedrigen Blutdruck denken. Handelt es sich allerdings um eine Blässe, von der auch die Augenbindehaut, die Innenseite der Unterlippe, die Schleimhaut und die Zunge betroffen sind, wird man eher eine Anämie vermuten. Die Ursache einer Hautblässe kann auch in einer schlechten Hautdurchblutung begründet sein oder von einer Niereninsuffizienz herrühren. Eine rote Gesichtsfarbe kann ein erster Verdachtshinweis auf einen „roten Bluthochdruck" sein. Es könnte jedoch auch eine Bluterkrankung

(z. B. Erythrozytose oder Polyzythämie) vorliegen. Bei zyanotischer Gesichtsfärbung wird man in erster Linie an Herz-Lungen-Erkrankungen denken.

Dieser ersten Inspektion folgen weitere Untersuchungen.

Pulstastung Die Pulstastung gibt wertvollen Aufschluss über das Herz-Kreislauf-Geschehen, und zwar über die Herzfrequenz, über die Kraft, mit der das Herz den Kreislauf unterhält und über die Durchgängigkeit der Arterien. Der Puls wird mit Zeige- und Mittelfinger oder mit Zeige- bis Ringfinger, am besten an der *A. radialis* gemessen. Die Messzeit sollte mindestens eine halbe Minute dauern, da sich sonst die Fehlermöglichkeiten erhöhen und eventuell bestehende Arrhythmien, wie z. B. Extrasystolen, nicht erfasst werden.

Grundsätzlich können auch andere Arterien für die Pulszählung gewählt werden. Allerdings erhöht sich bei abnehmendem Gefäßdurchmesser das Risiko, den eigenen Fingerbeerenpuls mit dem Patientenpuls zu verwechseln.

Zu den Pulsqualitäten ➤ Kap. 5.3.6.

Wichtige Palpationsstellen für arterielle Pulse Am gebräuchlichsten ist die Pulstastung an der Speichenschlagader (*A. radialis*). Aber auch die Halsschlagader (*A. carotis*) und die Oberschenkelschlagader (*A. femoralis*) können selbst bei bestehender Fettleibigkeit gut getastet werden (➤ Abb. 6.5).

- **A. radialis** (Speichenschlagader). Zum Auffinden ertastet man die kleine distale Vorwölbung an der Speiche (Proc. styloideus radii), dann gleiten die Finger in die Radialisrinne, in der die Speichenschlagader verläuft (↑ *Atlas* Abb. 6.14).
- **A. carotis** (Halsschlagader). Man steht vor und etwas seitlich des Patienten, tastet seinen „Adamsapfel" und gleitet mit den palpierenden Fingern sanft an den seitlichen Rand des Kehlkopfes. Die A. carotis wird nun seitlich des Kopfwendermuskels gefunden (↑ *Atlas* Abb. 6.15). Vermeiden Sie bei der Palpation der Halsschlagader einen größeren Druck, denn sonst könnten Sie beim Patienten Arrhythmien und Bradykardien bis hin zum Herzstillstand auslösen. Palpieren Sie nicht beide Karotiden gleichzeitig, sondern jeweils nur nacheinander.
- **Aorta abdominalis** (Bauchaorta, Pars abdominalis aortae). Man drückt etwas links der Mitte in das Abdomen. Die Pulsationen der Bauchaorta kann man am besten bei tiefer abdominaler Palpation am entspannt liegenden (Knierolle unterlegen!) Patienten tasten. Bei schlanken Patienten kann die Bauchaorta schon bei leichtem Druck auf das Abdomen getastet werden (↑ *Atlas* Abb. 6.17).
- **A. femoralis** (Oberschenkelschlagader). Die Femoralispulse werden unterhalb des mittleren Drittels des Leistenbandes palpiert (↑ *Atlas* Abb. 6.16).
- **A. tibialis posterior** (hintere Schienbeinschlagader). Die A. tibialis posterior wird zwischen dem inneren Fußknöchel (Malleolus medialis) und der Achillessehne getastet (↑ *Atlas* Abb. 6.18).
- **A. dorsalis pedis** (Fußrückenschlagader). Die A. dorsalis pedis wird auf dem Fußrücken, meist seitlich vom 1. Strahl palpiert, das heißt zwischen den Sehnen der Großzehe und der zweiten Zehe (↑ *Atlas* Abb. 6.19).

Diese Pulspalpationsstellen haben ihre Bedeutung v. a. zum Auffinden von arteriellen Durchblutungsstörungen. Allerdings muss man sich vergegenwärtigen, dass sich erst bei einer über 70 % verengten Arterie eine tastbare Pulsveränderung ergibt. Genauere Aussagen können deshalb durch eine Arterienauskultation oder, noch genauer, durch eine Oszillografie gemacht werden (s. u.).

!

Seitendifferenzen

Bei der vergleichenden Pulstastung weisen Seitendifferenzen auf Einengungen (evtl. sogar Verschluss) des Gefäßlumens hin.

Pulsbesonderheiten

- **Klopfende Karotiden** bei Aortenklappeninsuffizienz, Aortenisthmusstenose, Schilddrüsenüberfunktion, durch die hohe Blutdruckamplitude
- **Seitendifferenz der Karotispulse.** Verdacht auf Karotisstenose, die zur Minderversorgung des Gehirns (zerebrale Ischämie) und zum Hirnschlag führen kann
- **Seitendifferenz der Radialispulse.** Arteriosklerotische Plaques oder Thromben in der Speichenschlagader

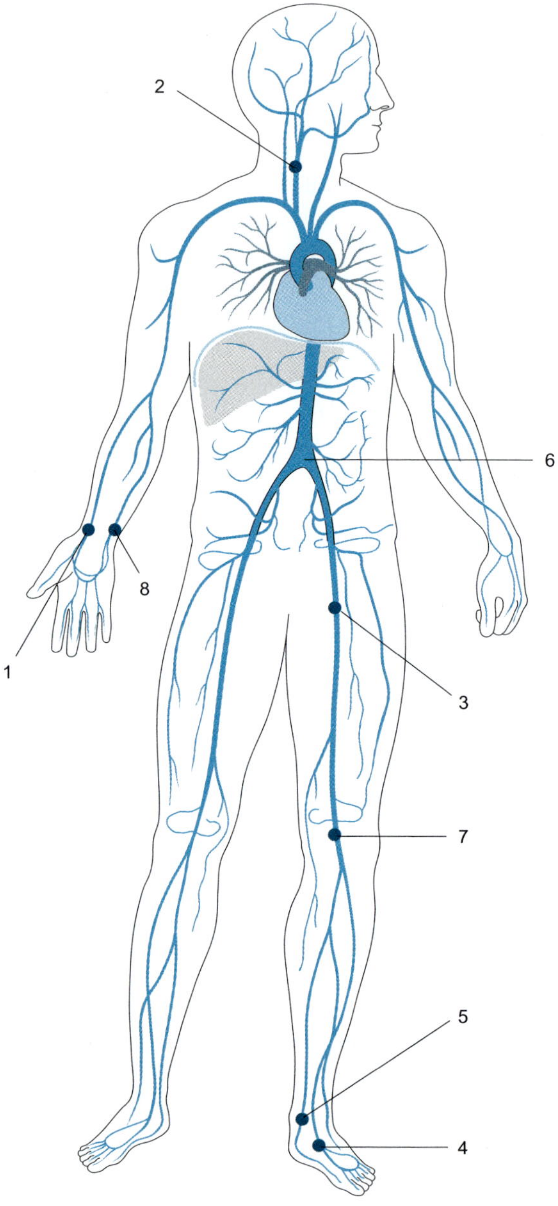

Abb. 6.5 Wichtige Pulspalpationsstellen. 1: A. radialis, 2: A. carotis, 3: A. femoralis, 4: A. dorsalis pedis, 5: A. tibialis posterior, 6: Aorta, 7: A. poplitea, 8: A. ulnaris. [L190/L143]

- **Fehlen der Radialispulse** im Schock
- **Seitendifferenzen der Femoralispulse** bei arteriosklerotischem Verschluss eines Beingefäßes
- **Schwache Femoralispulse.** Arteriosklerose der Beingefäße oder Zeichen einer eingeschränkten Auswurfleistung des Herzens (z. B. Aortenklappenstenose, Aortenisthmusstenose).

Bitte beachten Sie zur Pulsbewertung auch ➢ Kap. 32.2.6.

Blutdruckmessung ➢ Kap. 5.3.5.

Arterienauskultation In einer frei durchgängigen Arterie erzeugt der Blutstrom *keine* Strömungsgeräusche. Kommt es innerhalb einer Arterie allerdings zu Wandveränderungen (oder liegt eine besonders rasche Blutströmung vor), so können bei der Auskultation Strömungsgeräusche festgestellt werden. Die Ursache hierfür sind Verwirbelungen (Turbulenzen), die bei hohen Strömungsgeschwindigkeiten in Blutgefäßen entstehen. Strömungsgeräusche gelten als Frühsymptom einer arteriellen Gefäßerkrankung. Werden diese Geräusche im Laufe der Zeit leiser, so ist das meist nicht etwa ein Zeichen der Besserung, sondern die Erkrankung führt allmählich zu einem vollständigen Gefäßverschluss. Liegt ein völliger Gefäßverschluss vor, so können überhaupt keine Geräusche mehr wahrgenommen werden.

Wichtige Stellen der Arterienauskultation, die zur Erstuntersuchung des Patienten – v.a. des älteren Patienten – gehören, sind die Bauchaorta und jeweils beidseitig, A. carotis, A. axillaris, A. brachialis, A. ulnaris, A. radialis, A. femoralis, A. poplitea (dorsal!), A. tibialis posterior und A. dorsalis pedis (↑ *Atlas* Abb. 6.20). Achten Sie bei der Auskultation darauf, dass Sie mit dem Stethoskop keinen zu starken Druck ausüben, denn Sie könnten dadurch sonst ein Stenosegeräusch verursachen.

Bitte beachten Sie zur Blutdruckmessung ➢ Kap. 5.3.5.

6.2.2 Kreislauffunktionsprüfungen

Die Funktionen des Kreislaufs und der Durchblutung können durch folgende Tests untersucht werden.

- Kreislauffunktionsprüfung nach Schellong
- Ratschow-Test
- Gehtest
- Faustschlussprobe

Kreislauffunktionsprüfung nach Schellong Der Schellong-Test liefert eine einfache Möglichkeit, sich eine Übersicht über das Kreislaufgeschehen im Liegen und Stehen zu verschaffen. Er ist geeignet, *orthostatische Kreislaufregulationsstörungen* zu erfassen. Dazu werden *Puls* und *Blutdruck* mehrfach im *Liegen*, im *Stehen* und nach *Belastung* (Treppensteigen) gemessen. Man unterscheidet Schellong 1: Stehbelastung und Schellong 2: Treppensteigen.

- **Schellong I: Stehbelastung.** Um vergleichbare Ausgangswerte zu haben, legt sich der Patient zunächst einige Minuten auf die Liege. Danach werden über 5–10 Minuten in meist minütlichem Abstand Blutdruck und Puls gemessen. Dann steht der Patient auf und es schließt sich sofort eine erneute Blutdruck- und Pulsmessung an (sog. Sofortwert).
  Der Patient bleibt nun 5–10 Minuten lang in entspannter Haltung stehen. In meist minütlichem Abstand werden Blutdruck und Puls gemessen.
  Beim Kreislaufgesunden nimmt der Puls während der Stehbelastung nur wenig zu. Der systolische Blutdruckwert bleibt stabil oder sinkt zeitweise leicht bis maximal 20 mmHg. Der diastolische Wert steigt leicht an bis maximal 15 mmHg oder fällt um maximal 10 mmHg.
  Liegt eine Kreislaufregulationsstörung vor, so steigt der Puls stärker an. Der systolische Wert fällt mehr als 20 mmHg ab, der diastolische Wert bleibt meistens unverändert, gelegentlich kann er jedoch sogar etwas ansteigen. Infolge eines systolischen Absinkens bei gleichzeitigem diastolischem Anstieg nimmt die Blutdruckamplitude ab, was einen Hinweis darauf gibt, dass das Herz vermindert Blut auswirft. Dies kann dazu führen, dass das Gehirn nicht mehr ausreichend mit Sauerstoff versorgt wird.
- **Schellong II: Treppensteigen.** Auch hier beginnt man mit der Ruhephase und den minütlichen Messungen wie bei Schellong 1 beschrieben. Dann wird der Patient aufgefordert, zügig 25 Stufen zweimal auf und ab zu laufen. Danach werden 10 Minuten lang minütlich Blutdruck und Puls gemessen.

Bei einem Kreislaufgesunden kommt es zum prompten Anstieg des systolischen Blutdruckwertes um 30–80 mmHg. Der diastolische Wert bleibt weitgehend konstant, evtl. steigt er leicht an. Der Puls kann 20–30 Schläge zunehmen, steigt aber nicht über 100 Schläge / Minute. Besonders wichtig ist, dass längstens nach 2 Minuten Blutdruck und Puls wieder ihre Ausgangswerte erreicht haben!
Treten Abweichungen von den vorgenannten Werten auf, so weist dies auf Kreislaufregulationsstörungen hin. So könnte es beispielsweise sein, dass der Puls auf über 100 Schläge / Minute steigt, oder dass der Patient nach über 2 Minuten seine Ausgangswerte noch nicht wieder erreicht hat.

> Der **Schellong-Test** dient dem Auffinden von Kreislaufregulationsstörungen.

Kreislauffunktionsprüfung nach Ratschow Der Ratschow-Test dient der Erkennung *arterieller Durchblutungsstörungen der Beine*, indem deren reaktive Mehrdurchblutung geprüft wird (↑ *Atlas* Abb. 6.21 und 6.22). Hierzu liegt der Patient auf dem Rücken und hebt beide Beine senkrecht an, wobei seine Hände oder die des Untersuchenden seine Beine stützen. In dieser Stellung rollt nun der Patient die Füße 2 bis 5 Minuten lang, wobei er sie ungefähr einmal pro Sekunde kreist. Ein Gesunder kann dies 10 Minuten lang ohne Beschwerden durchführen. Liegen arterielle Durchblutungsstörungen vor, so kommt es zum Abblassen der Hautfarbe und zum Auftreten von Schmerzen. Der Zeitpunkt der Farbänderung und des Schmerzeintritts wird festgestellt. Danach setzt sich der Patient auf und lässt die Beine von der Liege herabhängen. Beim Gesunden kommt es nach wenigen Sekunden zu einer deutlichen Rötung. Nach 5–10 Sekunden sind auch die Venen wieder gefüllt. Liegt eine arterielle Durchblutungsstörung vor, so tritt die vermehrte Rötung nur verzögert auf, die Venenfüllung erfolgt erst nach über 15 Sekunden. Die Rötung setzt umso später ein, je peripherer der Verschluss sitzt:

- Bei Beckenarterienverschluss innerhalb 15–20 Sekunden
- Bei Femoralarterienverschluss innerhalb 20–30 Sekunden
- Bei Unterschenkelarterienverschluss innerhalb 30–60 Sekunden

Kommt es zu einer dunkelroten Verfärbung, so haben sich die Venen vor der reaktiven Rötung durch die Arterien gefüllt. Ursache kann eine venöse Klappeninsuffizienz sein.

Faustschlussprobe Sollen nicht die Beine, sondern die *Arme und Hände* auf eine arterielle Durchblutungsstörung hin untersucht werden, so wird die Faustschlussprobe durchgeführt.

Der Patient hebt dazu die Arme senkrecht über den Kopf. Innerhalb von 2 Minuten ist die Faust 60-mal zu schließen und zu öffnen. Liegt eine arterielle Durchblutungsstörung vor, so kommt es zu einer allgemeinen oder zu einer fleckförmigen Abblassung der Haut der Hände oder Arme. Danach wird am herabhängenden Arm die Zeit bis zum Eintritt der reaktiven Rötung und der Venenauffüllung ermittelt, und zwar wie vorstehend beim Ratschow-Test beschrieben.

Gehtest Eine andere Möglichkeit arterielle *Durchblutungsstörungen der Beine* festzustellen, ist der Gehtest. Der Patient wird aufgefordert, eine Strecke mit rascher Schrittfolge (60–80 Schritte / Minute) zu gehen. Es wird gemessen, wie lange er beschwerdefrei laufen kann, und ab welchem Zeitpunkt ihn Schmerzen am Weitergehen hindern. Mit diesem Test kann sowohl der Schweregrad der Schaufensterkrankheit (Claudicatio intermittens, intermittierendes Hinken, ➤ Kap. 6.4.1) erkannt als auch ihr weiterer Verlauf überwacht werden.

Man unterscheidet **vier Stadien (nach Fontaine):**

1. **Stadium:** Es treten keine Beschwerden auf, obwohl bereits Gefäßveränderungen nachweisbar sind.
2. **Stadium:** Claudicatio intermittens (➤ Kap. 6.4.1). Der Patient geht eine bestimmte Strecke, dann zwingen ihn Schmerzen zum Stehen bleiben.
   - **Gehstrecke über 200 m:** Die Arteriosklerose der Beine ist gut kompensiert.
   - **Gehstrecke unter 200 m:** Es besteht eine steigende Amputationsbedrohung.
3. **Stadium:** Ruheschmerz
4. **Stadium:** Ruheschmerz und Nekrosen

Befindet sich der Patient bereits im Stadium 3 und 4 ist der Gehtest kontraindiziert und darüber hinaus sinnlos, da die Diagnose in diesem Fall schon festliegt.

Durchblutungsstörungen

Folgende Tests dienen dem Auffinden arterieller Durchblutungsstörungen:
- **Ratschow-Test**
- **Gehtest**
- **Faustschlussprobe**

6.2.3 Apparative Verfahren

Ultraschall-Doppler-Untersuchung Ultraschallwellen dringen in das zu untersuchende Gewebe ein und werden an Gewebs- und Organstrukturen reflektiert. Die Reflexionen werden über eine komplizierte Elektronik zu einem Bild verarbeitet. Damit können arterielle und venöse Gefäßveränderungen erkannt werden.

Die Untersuchung kann auch intravaskulär geführt werden. Dazu wird der Schallsender in das Gefäß eingeführt. Die Methode eignet sich besonders gut, um tiefe Venenverschlüsse aufzufinden.

Angiografie Mit einer einfachen Röntgen-Leer-Aufnahme kann nach Kalkablagerungen in den Gefäßen gefahndet werden. Diese Untersuchung ist von sehr begrenzter Aussagekraft. Aufschlussreicher ist eine Angiografie. Bei einer Angiografie wird zunächst ein Kontrastmittel in ein Gefäß (z. B. in die A. femoralis) injiziert, anschließend wird das entsprechende Gefäßsystem geröntgt (Arterie → Arteriografie, Vene → Phlebografie, Lymphgefäß → Lymphangiografie). Mit diesem Verfahren können Stenosen, Aneurysmen und Umgehungskreisläufe (Kollateralen) gut dargestellt werden. Wegen der Gefahr der Kontrastmittelallergie darf dieses Verfahren allerdings *nur* bei strenger Indikationsstellung durchgeführt werden.

Oszillografie Bei der Oszillografie werden Druck- und Volumenschwankungen innerhalb eines Gefäßabschnitts grafisch oder elektronisch aufgezeichnet. So gelingt es, arterielle Durchblutungsstörungen nachzuweisen. Ein Oszillograf kann z. B. schon geringgradige Stenosen der Beine anzeigen, lange bevor es zum intermittierenden Hinken (Claudicatio intermittens) kommt. Wichtig ist auch hier der Seitenvergleich.

6.3 Regulationsstörungen des Kreislaufs

Bei den Kreislauferkrankungen betrachten wir zunächst diejenigen, die den gesamten Kreislauf betreffen. Danach werden Arterien- und Venenerkrankungen vorgestellt.

6.3.1 Hypotonie

Unter Hypotonie (niedriger Blutdruck) versteht man einen chronisch *erniedrigten* Blutdruckwert. Beim Mann rechnet man dazu systolische Werte unter 110 mmHg, bei der Frau unter 100 mmHg und für beide diastolische Werte unter 60 mmHg.

Hypotonie

- **Männer:** systolischer Wert < 110 mmHg
- **Frauen:** systolischer Wert < 100 mmHg

Ursachen Über die Ursache der *primären* Hypotonie ist wenig bekannt. Man vermutet psychische, erbliche und konstitutionelle Faktoren. Die Störung tritt allerdings vermehrt in Lebenskrisen und nach psychischen Belastungen auf. *Frauen*, v. a. im jüngeren Lebensalter, sind wesentlich häufiger betroffen als Männer.

Niedriger Blutdruck kann auch *sekundär* auftreten, z. B. bei Insuffizienz des Hypophysenvorderlappens (Simmonds-Syndrom), bei Morbus Addison, Herzinsuffizienz, Aortenklappenstenose und Myxödem (schwere Schilddrüsenunterfunktion).

Symptome Geklagt werden *Müdigkeit*, v. a. nach dem Aufstehen, Schwindelgefühl, Neigung zu Ohnmacht, besonders nach längerem Stehen, unangenehmes Herzklopfen, Kopfschmerzen, Ohrensausen, kalte Extremitäten und Schweißausbrüche.

Therapie Bei der sekundären Hypotonie muss die zugrunde liegende Ursache behandelt werden, bei der primären Form muss nur therapiert werden, wenn Beschwerden bestehen. Wichtigstes Ziel der Behandlung ist ein langsam aufbauendes körperliches Training. Gute Ergebnisse zeigen sportliche Betätigung, Kneipp-Güsse, Wechselduschen und Bürstenmassagen. Bis diese Maßnahmen wirken, kann als Übergangslösung ein pflanzliches oder homöopathisches Mittel zur Unterstützung der Kreislauffunktion gegeben werden (z. B. Rosmarin).

Prognose Bei einer primären Hypotonie erreichen die Betroffenen oft ein hohes Lebensalter, da bei ihnen die Komplikationen ausbleiben, die durch zu hohen Blutdruck auftreten können!

6.3.2 Hypertonie

Unter *arterieller* Hypertonie versteht man eine langandauernde, krankhafte Steigerung *des Gefäßinnendruckes*, bezogen auf die großen Arterien des Körperkreislaufes. Wird umgangssprachlich und in medizinischen Bereichen einfach von Hypertonie gesprochen, so ist diese arterielle Hypertonie gemeint.

Bitte beachten Sie zur Höhe der Blutdruckwerte ➤ Kap. 5.3.5.

Grundsätzlich gibt es aber unterschiedliche Erscheinungsformen von Hypertonie:

- **Arterielle Hypertonie.** Krankhafte Steigerung des Gefäßinnendrucks in Schlagadern des großen Kreislaufs, wie der Oberarmschlagader (A. brachialis)
- **Pulmonale Hypertonie.** Bei einer pulmonalen Hypertonie ist es zu einer Druckerhöhung im Lungenkreislauf gekommen (➤ Kap. 5.4.2). Dies kann entweder den gesamten Lungenkreislauf betreffen, d. h., dass es im Anschluss an das rechte Herz bis zur Lunge und weiter bis zum linken Herzen zur Druckerhöhung gekommen ist oder nur im Abschnitt zwischen rechtem Herzen und Lunge oder in dem Abschnitt zwischen Lunge und linkem Herzen.
- **Portale Hypertonie** (Pfortaderhochdruck). Zu einer portalen Hypertonie kommt es durch Abflussbehinderung des Pfortaderblutes z. B. aufgrund einer Leberzirrhose oder einer Pfortaderthrombose (➤ Kap. 11.4.3).

Einteilung der Hypertonie nach Ursachen

- **Primäre (essenzielle, idiopathische) Hypertonie.** Bei 80–90% der Hypertonien handelt es sich um eine essenzielle Form. Damit meint man, dass es sich bei der Hypertonie um die primäre Erkrankung handelt, dass sie also *nicht* das Symptom einer anderen zugrunde liegenden Erkrankung ist. Als Krankheitsursache vermutet man genetische, psychische und konstitutionelle Faktoren. Die Diagnose „primäre Hypertonie" darf erst gestellt werden, wenn sekundäre Formen ausgeschlossen werden konnten.
- **Sekundäre Hypertonie.** Hier ist der Bluthochdruck Folge einer anderen zugrundeliegenden Erkrankung.
  - **Renale Hypertonie.** Sie ist die häufigste Ursache der sekundären Hypertonie. Hier liegt eine Nierenerkrankung vor, die den Hochdruck auslöst. Dabei kann entweder das Nierenparenchym erkrankt sein, wie das bei der Glomerulonephritis und evtl. bei der fortgeschrittenen Pyelonephritis (➤ Kap. 15.4.3 und 15.4.5) der Fall ist, oder es handelt sich um einen sog. renovaskulären Hochdruck, bei dem eine oder beide Nierenarterien arteriosklerotisch verengt sind.
  - **Endokrine Hypertonie.** Dieser Bluthochdruckform liegt meist eine vermehrte Ausschüttung von Hormonen des Nebennierenmarks (Adrenalin, Noradrenalin) oder der Nebennierenrinde (Aldosteron) zugrunde. In diese Rubrik gehören auch die Frauen, die nach Einnahme von hormonellen Antikonzeptiva („Pille") einen Bluthochdruck entwickeln. Weitere hormonelle Erkrankungen, die eine Hypertonie auslösen können, werden im Kapitel Endokrinologie besprochen. Hierzu gehören das Phäochromozytom, das Cushing-Syndrom, die Akromegalie, das Conn-Syndrom und die Schilddrüsenüberfunktion.
  - **Kardiovaskuläre Hypertonie** (griech. kardia = Herz, lat. vas = Gefas). Hierunter werden die Ursachen der Hypertonie zusammengefasst, die im Herz-Kreislauf-Geschehen liegen. Die wichtigste Ursache ist die Arteriosklerose (➤ Kap. 6.4.1). Bei Arteriosklerose kommt es zu einem Nachlassen der Elastizität der Gefäße. Eine wichtige Ursache dafür ist eine erhöhte Druckbelastung, die zum Zu-

grundegehen von Muskelzellen der Media geführt hat und die durch Bindegewebe ersetzt wurden. Außerdem kann noch Kalk in die Gefäße eingelagert werden. Infolge der arteriosklerotisch starren Gefäßwand kommt es zu einer Drucksteigerung, damit durch die verengten Gefäße noch ausreichend Blut gepumpt werden kann. Diese vermehrte Druckbelastung erhöht jedoch ihrerseits die Arteriosklerose. Es hat sich ein „Teufelskreis" (Circulus vitiosus) gebildet. Weitere mögliche Ursachen bei kardiovaskulärer Hypertonie sind Aortenklappeninsuffizienz und Aortenisthmusstenose (➤ Kap. 5.7.8).

Einteilung nach dem Verlauf Man unterscheidet eine bösartige (maligne) und eine gutartige (benigne) Verlaufsart.

- **Maligne Verlaufsart.** Bei etwa 1 % der Hochdruckpatienten geht die Hypertonie in eine maligne Verlaufsart über. Es kommt zu hohen, besonders zu hohen diastolischen Werten von über 120 mmHg. Es setzt dann eine rasch fortschreitende *Niereninsuffizienz* ein. Diese Hypertonieform spricht auf Medikamente nicht oder kaum an.
- **Benigne Verlaufsart.** Der Bluthochdruck verläuft langsamer und spricht gut auf blutdrucksenkende Medikamente an. Allerdings muss man auch hier mit Spätschäden innerer Organe rechnen, wenn es nicht gelingt, den Blutdruck anhaltend und ausreichend zu senken.

Sonderverlaufsarten Als Notfallgeschehen kann sich eine hypertensive Krise oder ein hypertensiver Notfall entwickeln.

- **Hypertensive Krise** (hypertone Krise, Blutdruckkrise). Es handelt sich um einen plötzlichen, starken Anstieg des systolischen und meist auch des diastolischen Blutdruckwertes. Dieser Anstieg kann bei vormals normalen oder erhöhten Ausgangswerten erfolgt sein. Der systolische Wert steigt auf über 200 mmHg. Die Behandlung erfolgt umgehend durch den *Arzt*. Bis zu seinem Eintreffen wird der Patient beruhigt und es werden ständig die Vitalzeichen (Bewusstsein, Atmung, Puls, Blutdruck) kontrolliert. Der Arzt wird den Blutdruck nur langsam senken, um schwere Komplikationen zu vermeiden.
- **Hypertensiver Notfall.** Der systolische Wert steigt auf über 220–230 mmHg, der diastolische auf über 120–130 mmHg. Dieser kritische Blutdruckanstieg führt zu einer *Gefährdung von inneren* Organen. Es kann zu Hirnschlag, Netzhauteinblutungen, akuter Linksherzinsuffizienz, Lungenödem, instabile Angina pectoris, Herzinfarkt, Bewusstseinsstörung, -trübung, Koma und Krampfanfall kommen. Es muss sofort der *Notarzt* verständigt werden, damit eine unverzügliche Klinikeinweisung erfolgt.

Der Übergang zwischen hypertensiver Krise und Notfall ist fließend. Die beiden Begriffe werden manchmal auch synonym verwendet

Symptome Hypertoniker können lange *beschwerdefrei* sein. Symptome treten oft erst auf, wenn es zu Schäden innerer Organe, wie Herz, Niere Gefäße, Augen und / oder Gehirn gekommen ist. Erste Symptome sind meist Kopfschmerzen (v. a. morgens), Sehstörungen, Schwindel, Ohrensausen, Nervosität, unangenehmes Herzklopfen, Atemnot bei Belastung. Die später auftretenden Symptome hängen von den eingetretenen Organveränderungen ab.

Komplikationen Die erhöhte Druckbelastung kann zu folgenden Organveränderungen führen.

- **Herz.** Die erhöhte Druckbelastung führt zur *Linksherzhypertrophie*, die bei weiter anhaltender Druckbelastung zur Linksherzdilatation und damit zur Linksherzinsuffizienz fortschreiten kann. Außerdem kommt es am Herzen gehäuft zu Rhythmusstörungen und Vorhofflimmern. Weiterhin kann es durch die erhöhte Druckbelastung zur *Arteriosklerose* der *Herzkranzgefäße* kommen und damit zu Angina-pectoris-Anfällen und später zum Herzinfarkt.
- **Nieren.** Auch bei den Nieren kommt es durch eine anhaltende Druckbelastung gleich an zwei Stellen zu Schwierigkeiten: Zum einen führt die erhöhte Druckbelastung zur Schädigung der Glomeruli (Nierenkörperchen, ➤ Kap. 15.2.2), also zu einer Schädigung des Nierenparenchyms. Dies kann zum völligen Zerstören der Glomeruli und damit zum Nierenversagen führen. Außerdem kann es durch die Hypertonie zu einer Nierenarterienstenose kommen, also zu einer Verengung der Gefäße, die das Blut zur Niere

bringen. Die Nierenarterienstenose hat ihrerseits auf den Blutdruck wieder eine fatale Folge: Durch die Verengung der Gefäße gelangt nicht mehr genug Blut in die Niere, deshalb aktiviert die Niere das Renin-Angiotensin-Aldosteron-System (➤ Kap. 15.2.5), das seinerseits zur Blutdruckerhöhung im ganzen Körper führt. Dadurch hat zwar die Niere mehr Druck für ihre Arbeit, aber im gesamten übrigen Körper kommt es zu einer erhöhten Druckbelastung und damit zu einer Verstärkung der Arteriosklerose.

- **Gehirn.** Am Gehirn führt der Bluthochdruck zu einer Arteriosklerose der Hirngefäße. Dies hat eine Minderversorgung der Hirnzellen zur Folge, deshalb kann es zum geistigen Abbau bis hin zur Demenz kommen. Außerdem kann der Bluthochdruck die Gefäße so weit schädigen, dass es zur Ruptur (Zerreißen) einer Arterie kommt. Eine weitere gefürchtete Folge ist, dass die arteriosklerotischen Veränderungen zur Thrombenbildung führen und damit zum Hirnschlag durch Thrombose oder Embolie.
- **Augen.** Am Auge sind vor allem die Gefäße der Netzhaut (➤ Kap. 19.1.2) von der Arteriosklerose betroffen. Durch die erhöhte Druckbelastung kommt es hier zu Aneurysmen (Aussackungen), die reißen können und so zu Einblutungen in die Netzhaut führen. Betrachtet man bei Hypertonie den Augenhintergrund, so sieht man charakteristische Veränderungen, wie geschlängelte Gefäße; die Sehnervenpapille (➤ Kap. 19.1.2, blinder Fleck) zeigt einen unscharfen Rand und man sieht sogenannte Cotton-Wool-Herde (Baumwollherde), d. h. weiße, unscharf begrenzte Flecken, die durch Kapillarverschlüsse der Retina entstanden sind. Diese durch die Arteriosklerose bedingten Netzhautveränderungen können Seheinschränkungen bis hin zur Blindheit verursachen. Er erhöhter Druck in den Gefäßen kann dazu führen, dass kleine Gefäße in der Augenbindehaut reißen. Dies führt zu Einblutungen in die Augenbindehäute. Es handelt sich dabei um einen weitgehend harmlosen Vorgang, da das Blut wie bei anderen Hämatomen auch innerhalb von einigen Tagen resorbiert wird.
- **Arterielle Beingefäße.** Die Schäden am arteriellen Gefäßsystem zeigen sich oft besonders deutlich an den Beinen. Hier kann es zu Claudicatio intermittens (Schaufensterkrankheit, ➤ Kap. 6.4.1) bis hin zur Gangränbildung (Ulcus cruris arteriosum) kommen.

Folgen der Hypertonie

Bei lang bestehender (auch unbehandelter Hypertonie) können sich entwickeln:

- Linksherzhypertrophie bis -dilatation
- Niereninsuffizienz bis Nierenversagen
- Geistiger Abbau und / oder Hirnschlag
- Gangränbildung (v. a. der Beine)
- Sehstörungen bis hin zum Erblinden

Therapie Selbstverständlich gilt es in erster Linie, soweit möglich, die Ursache herauszufinden und zu behandeln. Sind die Blutdruckwerte *wesentlich erhöht,* muss der Patient an den *Arzt* verwiesen werden, damit ihn dieser durch entsprechende verschreibungspflichtige Medikamente, wie z. B. ACE-Hemmer, Kalziumantagonisten, Betarezeptorenblocker, auf einen angemessenen Blutdruckwert einstellt und somit die oben genannten gefürchteten Komplikationen vermieden werden können.

Allgemeine Behandlungsgrundsätze. Obwohl Nikotin keinen direkten Einfluss auf den Blutdruck ausübt, sollte darauf strikt verzichtet werden, da es sich um ein wesentliches Gefäßgift handelt, weiterhin sollte das Körpergewicht normalisiert und ein besserer Umgang mit Stress gelernt werden, eventuell durch Atem- oder Entspannungsübungen wie autogenes Training und Yoga. Eine angemessene körperliche Betätigung (Wandern, Schwimmen, Radfahren) und Regelung der Lebensweise (ausreichender Schlaf, angemessene Arbeitspausen) sind unverzichtbar. An pflanzlichen Mitteln kommen v. a. Mistel und Knoblauch in Betracht. Bewährte naturheilkundliche Verfahren sind Homöopathie, Akupunktur, Schröpfen und Aderlass.

6.4 Erkrankungen der Arterien

6.4.1 Arteriosklerose

Unter dem Begriff „Arteriosklerose" (Atherosklerose, Arterienverkalkung) werden *degenerative* Arterienveränderungen zusammengefasst, die zur Verhärtung und Verdickung der Arterienwand führen und mit Elastizitätsverlust und Lumeneinengung (Einengung der Lichtung) einhergehen. Die Arteriosklerose hat unterschiedliche Erscheinungsformen und Ursachen. Es handelt sich bei uns um die häufigste Gefäßerkrankung überhaupt.

Pathogenese Meist werden zuerst fettartige Substanzen, später auch Kalzium, in die Gefäßwand eingelagert. Handelt es sich in erster Linie um Fetteinlagerungen an die Gefäßwand, so wird der Vorgang als *Atheromatose* bezeichnet. Er ist, zumindest anfänglich, durch eine Senkung des Blutfettspiegels noch reversibel (↑ *Atlas* Abb. 6.23).

Über die eigentliche **Arterioskleroseentstehung** gibt es unterschiedliche Theorien. Im Wesentlichen wird aber davon ausgegangen, dass durch Bluthochdruck, Turbulenzen im Blutstrom, lokalem Sauerstoffmangel und fehlerhafter Blutzusammensetzung die Intima geschädigt wird. Es wird versucht, diese kleinen Endothelschäden zu beheben, indem sich Blutplättchen an den geschädigten Bereich anheften. Diese verschließen die geschädigte Stelle jedoch nur unzureichend, sodass Blut hinter die Intima fließen kann, diese aufquillt (Intimaödem) und sich hier Fett- und Kalk ablagern können (sog. arteriosklerotische Plaques). Durch die daraus folgende Gefäßeinengung und durch weiter anhaltende Gefäßverletzungen (z. B. durch ständigen Bluthochdruck oder durch Rauchen) wird die Gefäßwand weiter nachhaltig geschädigt, sodass es zusätzlich zu örtlichen Defekten kommt, die durch Thromben (Blutgerinnsel) abgedeckt werden. Diese engen ihrerseits den Durchmesser der Gefäße jedoch noch weiter ein bzw. verschließen die Arterie sogar völlig. Lösen sich solche Thromben von der Gefäßwand ab, können sie zum Ausgangspunkt arterieller Embolien werden (➤ Kap. 6.4.2).

Ursachen bzw. Risikofaktoren

- **Erhöhung der Blutfettwerte** (Hyperlipidämie). Die wichtigste Ursache scheint dabei der Blutcholesterinspiegel zu sein, hier v. a. eine Erhöhung der LDL-Werte (➤ Kap. 10.10.1).
- **Bluthochdruck** (Hypertonie) verstärkt das Arterioskleroserisiko. Gleichzeitig verursacht Arteriosklerose eine Blutdruckerhöhung. Dadurch kommt es zu einem „Teufelskreis" (Circulus vitiosus): Bluthochdruck → Arteriosklerose verstärkt sich → weitere Blutdruckerhöhung → Arteriosklerose verstärkt sich weiter usw.
- **Zigarettenrauch.** Zigarettenrauch erhöht zum einen den Blutcholesterinspiegel, zum anderen ruft sein CO-Gehalt eine Gewebsschädigung hervor. Zigarettenrauchende Frauen, die gleichzeitig hormonelle Antikonzeptiva („Pille") einnehmen, haben ein erhöhtes Arterioskleroserisiko.
- **Diabetes mellitus** führt zur Sklerose der großen und mittleren Arterien, aber auch zur Beteiligung der Arteriolen und Kapillaren (diabetische Makro- und Mikroangiopathien).
- **Männliches Geschlecht.** Frauen sind bis zur Menopause seltener von Arteriosklerose betroffen, da Östrogen eine Schutzfunktion auf die Gefäßwände ausübt. Nach dem Klimakterium fällt dieser Arteriosklerose-Schutz weg.
- **Schilddrüsenunterfunktion** verursacht eine vermehrte Cholesterinablagerung an den Gefäßwänden. In diesen Fällen kann es schon bei Jugendlichen zu schweren Verkalkungen (v. a. der Herzkranzgefäße und der Aorta) kommen.
- **Alter, genetische Disposition**
- **Zunehmendes Lebensalter**
- **Bewegungsmangel**
- **Homocysteinämie** (Hyperhomocysteinämie). Bei einer Homocysteinämie handelt sich um das vermehrte Auftreten von Homocystein im Blut. Homocystein, ein körpereigenes Stoffwechselzwischenprodukt, wird aus der Aminosäure Methionin gebildet. Es entsteht immer dann, wenn besonders viel Fisch, Fleisch und Ei, aber auch Broccoli, grüne Erbsen und Spinat zugeführt wird. Während bei einem stoffwechselgesunden Menschen Homocystein mithilfe von Vitamin B_6, B_{12} und Folsäure schnell in Methionin zurückverwandelt oder zu L-Cystein umgebaut wird, kann sich bei einem Mangel dieser Vitamine, ein Anstieg des Homocystein im Blut entwickeln. Eine Homocysteinämie erhöht das Arteriosklerose- und das Thromboserisiko durch verschiedene Mechanismen: Homocystein schädigt das Endothel, erhöht die Blutgerinnung und erhöht den LDL-Cholesterinwert.

Folgen der Arteriosklerose Durch die Gefäßverengung bzw. durch den Gefäßverschluss kommt es zu *Durchblutungsstörungen* bis hin zum Absterben von

Gewebe (Gangränbildung, Infarkt) in dem betroffenen Bereich. Je nach Lokalisation der Gefäßeinengung entwickeln sich unterschiedliche Krankheitsbilder.

- **Periphere arterielle Verschlusskrankheit (pAVK).** Darunter versteht man arteriosklerotische Verengungen bzw. Verschlüsse der Gefäße der Extremitäten. In über 90 % der Fälle sind Beinarterien betroffen.
- **Arterielle Verschlüsse.** Davon können praktisch alle Arterien betroffen sein, besonders häufig spielt sich der arterielle Verschluss jedoch in den Herzkranzgefäßen ab (Angina pectoris bis Herzinfarkt), in den Gehirngefäßen (Hirnleistungsstörungen bis hin zu Demenz und Hirnschlag) und den Beinen (Gangränbildung).

Kennzeichen eines plötzlichen Verschlusses sind die sechs englischen „Ps"

- **Pain:** Schmerz, der plötzlich beginnt und äußerst stark ist
- **Paleness:** Blässe des betroffenen Abschnitts
- **Paraesthesia:** Kribbeln, Ameisenlaufen
- **Pulselessness:** Pulslosigkeit distal des Verschlusses
- **Paralysis:** Lähmung bzw. Bewegungseinschränkung
- **Prostration:** Erschöpfung der Körperkräfte, evtl. Schock

Es handelt sich um einen Notfall, der sofortige Krankenhauseinweisung erfordert!

- **Arteriosklerotische Aneurysmen.** Durch die arteriosklerotischen Wandveränderungen kann es zur Bildung von Aneurysmen (umschriebene Aussackung eines Blutgefäßes) kommen. Aneurysmen können platzen und so zu tödlichen Blutungen führen.

Leidet ein Patient an *einer* der vorstehend genannten Erkrankungen, so liegt meistens eine generalisierte Arteriosklerose vor und früher oder später treten noch *andere* der genannten Störungen auf.

Symptome Die auftretenden Symptome hängen von dem Ausmaß der Gefäßschädigung, der Schnelligkeit des Verschlusses und der Bildung von Kollateralkreisläufen ab.

Unter einem **Kollateralkreislauf** (↑ *Atlas* Abb. 6.24) versteht man einen Umgehungskreislauf, der neben dem Hauptgefäß die gleichen Versorgungsgebiete erreicht, sodass auch bei einer Unterbrechung des Hauptgefäßes die Blutversorgung des Erfolgsgewebes noch gewährleistet ist. Bei dauernder Beanspruchung des Kollateralkreislaufs passt sich dieser der steigenden Anforderung an und bildet sich kräftiger aus.

Unter Ruhebedingungen bleibt die Versorgung bis zu einer Querschnittsabnahme von 95 % nahezu ausreichend. Wird dieser kritische Wert unterschritten, so hängt es von der Funktionstüchtigkeit der Kollateralkreisläufe ab, wie weit eine Versorgung der nachgeschalteten Bezirke noch erfolgen kann. Deshalb bereitet die Arteriosklerose anfangs lange Zeit überhaupt keine Beschwerden. Noch bei einer bereits fortgeschrittenen Erkrankung kann die Leistungsfähigkeit weitgehend erhalten sein. Erste auftretende Beschwerden sind *Parästhesien* (Kribbeln, Ameisenlaufen), *Kältegefühl* oder rasche Ermüdbarkeit der minderdurchbluteten Extremität. Mit Fortschreiten der Erkrankung kommt es zu *Schmerzen* im betroffenen Bereich, wobei Art und Lokalisation des Schmerzes Rückschlüsse über den Sitz des Strömungshindernisses zulassen.

Zur **Claudicatio intermittens** (intermittierendes Hinken, Schaufensterkrankheit) kommt es durch einen zunehmenden Verschluss der Beinarterien. Hier reicht die Durchblutung der Muskeln im Ruhezustand noch aus. Beim Laufen jedoch kommt es zur Minderversorgung der Muskulatur mit heftigen Wadenschmerzen, die den Patienten zum Stehenbleiben zwingen. Durch das Stehenbleiben sinkt der Sauerstoffbedarf in den Muskeln, sodass nach kurzer Zeit die Schmerzen verschwinden und der Kranke weiterlaufen kann, und zwar so lange, bis ihn ein erneuter Schmerz wiederum zum Anhalten zwingt. Deshalb heißt diese Erkrankung auch „Schaufensterkrankheit", da der Betroffene von Schaufenster zu Schaufenster wandert und dort das Verschwinden des Schmerzes abwartet.

Komplikationen Häufige Komplikationen der Arteriosklerose sind Herzinfarkt, Hirnschlag (Apoplexie), Gangränbildung an den Beinen, Niereninfarkt, Netzhauteinblutung und arterielle Embolien.

Diagnostik Wichtige diagnostische Hinweise auf eine Arteriosklerose der Beingefäße geben eine kalte und blasse Haut, schlecht heilende Wunden und häufige Pilzerkrankungen zwischen den Zehen.

Folgende Befunde können den Untersucher auf eine vorliegende Arteriosklerose hinweisen:

- Verhärteter Radialispuls

- Strömungsgeräusche bei der Auskultation im betroffenen Gebiet
- Seitendifferenzen der Pulsqualitäten
- Augenhintergrundveränderungen

Therapie Die therapeutischen Maßnahmen müssen sich an den Ursachen, den Gefäßveränderungen und der Lokalisation der Erkrankung orientieren. Im Vordergrund der Behandlung steht die Beseitigung der Risikofaktoren: Regulierung des Blutfettspiegels und des Blutdrucks, ausreichende Bewegung, Abbau von Übergewicht, Rauchverbot und Behandlung des Diabetes mellitus.

Empfehlenswert sind Kneipp-Anwendungen. Die wichtigsten pflanzlichen Mittel, die eingesetzt werden können, sind Knoblauch (Allium sativum), Weißdorn (Crataegus oxyacantha), Ginseng (Panax Ginseng) und Ginkgo (Ginkgo biloba). Es gibt viele Arzneimittel, die diese Pflanzen in Auszügen oder in homöopathischen Aufbereitungen enthalten. Bei Claudicatio intermittens soll der Patient intensives Gehtraining auf ebenen Wegen absolvieren, zudem barfuß gehen und morgens Tau treten. Es ist darauf zu achten, dass es zu keiner Überanstrengung kommt.

6.4.2 Arterielle Embolie

Unter einer arteriellen Embolie versteht man einen *akuten Verschluss* eines *Gefäßlumens* durch einen Embolus (Blutgerinnsel, Blutpfropf).

Mit **Embolus** bezeichnet man grundsätzlich jedes Gebilde, das durch die Blutbahn verschleppt wird und zum Verschluss eines Gefäßes führt. Meist handelt es sich um Thrombusteile und nur selten um Fett oder Luft.

Ein **Thrombus** ist ein an der Gefäßwand festsitzendes Blutgerinnsel. Die Bildung dieser Thromben wird durch Atheromatose, Arteriosklerose und andere Gefäßerkrankungen gefördert. Bei der Entstehung können aber auch Gerinnungsstörungen des Blutes eine Rolle spielen. Reißt sich ein Teil oder der gesamte Thrombus los und wird im Blut mitgespült, so spricht man vom Embolus. Der Embolus schwimmt nun so lange im Blutstrom mit, bis er aufgrund seiner Größe in einer Arterie stecken bleibt.

Anmerkung: Dagegen stammt der Embolus einer Lungenembolie aus den Bein-, Bauch- oder Beckenvenen. In diesem Fall gelangt der Embolus ins rechte Herz und von dort in die Lungenarterie, die er verlegt.

Ursachen Die Ursache einer Embolie ist ein Embolus. Bei einer arteriellen Embolie stammt der Embolus häufig aus dem *linken Herzen*. Dort können sich Thromben aufgrund eines abgelaufenen Myokardinfarkts, bei Mitralklappenfehlern oder nach einer bakteriellen Endokarditis gebildet haben. Selbstverständlich können sich aber auch in Arterien Thromben bilden.

Symptome Je nach Größe und Lokalisation der arteriellen Embolie kommt es zu ganz unterschiedlichen Symptomen.

So verursacht eine *Hirnembolie* oft eine Halbseitenlähmung. Eine *Mesenterialembolie* (Verschluss eines den Darm versorgenden Gefäßes) führt zu kolikartigen Bauchschmerzen und evtl. zum paralytischen Ileus (Darmlähmung). Bei einer Embolie der Extremitätenarterien (↑ *Atlas* Abb. 6.26) tritt ein plötzlicher, *peitschenhiebähnlicher Schmerz* auf, dem später ein bohrender Schmerz folgt. Die betroffene Extremität ist wachsbleich, kalt, gefühllos und nicht funktionstüchtig. Ein Puls kann an der betroffenen Seite nicht mehr getastet werden. Wird die Embolie nicht rechtzeitig behandelt, so kommt es zur Nekrosebildung.

Therapie Es handelt sich um einen Notfall, der sofortige Krankenhauseinweisung erfordert. Dort stehen verschiedene Möglichkeiten der Behandlung zur Verfügung: Auflösung des Embolus durch Medikamente, die operative Entfernung aus den Arterien (selten), Bypass-Operation oder das Herausziehen mittels Ballonkatheter (↑ *Atlas* Abb. 6.25). Ist es bereits zur Gangränbildung gekommen, muss rechtzeitig amputiert werden.

6.4.3 Endangiitis obliterans

Bei der Endangiitis obliterans (Thrombangiitis obliterans, Winiwarter-Buerger-Krankheit) handelt es sich um eine segmentale Entzündung kleiner und mittelgroßer Extremitätenarterien, v. a. von Unterschenkel und Fuß, aber auch von Unterarm und Hand. Von der Erkrankung sind in erster Linie *junge Männer* zwischen dem 20. und 40. Lebensjahr betroffen, und zwar in 98 % der Fälle *starke Raucher.* Bei den Frauen sind v. a. die Raucherinnen betroffen, die gleichzeitig orale Kontrazeptiva einnehmen. In ca. 40 % der Fälle sind gleichzeitig – manchmal sogar vorauseilend – die Venen an den Entzündungsvorgängen mit beteiligt.

Ursachen Die Ursache ist unbekannt. Man vermutet hier *Autoimmunvorgänge* auf den Tabakrauch.

Pathophysiologie Die Entzündung nimmt von der Intima ihren Ausgang. Es kommt zur Anlagerung von Thromben, die zum Gefäßverschluss führen können. Rauchen und Kälteeinwirkung verschlechtern den Krankheitsverlauf. Ein strikter Rauchverzicht führt oft einen Krankheitsstillstand herbei, wohingegen eine Wiederaufnahme meist prompt ein Rezidiv auslöst.

Die Abgrenzung gegenüber der Arteriosklerose verläuft fließend, zudem sich später auf die Gefäßentzündung häufig eine Arteriosklerose aufpfropft.

6

Symptome Je nachdem, wie ausgeprägt das Krankheitsbild ist und wie weit die Erkrankung fortgeschritten ist, treten unterschiedliche Symptome auf. Es kann zu Kälte-, Taubheits- und Schweregefühl, zu Parästhesien, sekundären Morbus-Raynaud-artigen Anfällen (➤ Kap. 6.5.1), rascher Ermüdbarkeit und zu brennenden Schmerzen im betroffenen Areal kommen, gelegentlich auch zu Claudicatio intermittens, wenn sich die Erkrankung in den Beingefäßen abspielt. Treten Schmerzen im Fußgewölbe auf, so werden diese häufig orthopädisch fehlgedeutet. Es besteht eine ausgeprägte Neigung zur *Nekrosebildung* (↑ *Atlas* Abb. 6.27), wobei diese Gewebsdefekte durch entzündliche Prozesse des umliegenden Gewebes mit erheblichen Schmerzen verbunden sind. Nächtliche gesteigerte Schmerzattacken weisen auf eine ischämische Neuropathie hin. Begleitende Phlebitiden (Venenentzündungen) führen zu peripheren Ödemen.

Diagnostik Die Diagnose wird aufgrund der Krankheitssymptome gestellt. Die Fuß- bzw. Radialispulse sind häufig abgeschwächt oder fehlen. Lageabhängig kommt es zu Farbveränderungen der betroffenen Extremität, und zwar zu Blässe beim Hochheben und zur Rötung beim Herunterhängen. Eine Arteriografie zeigt segmentale Stenosen (örtliche Verengungen) der betroffenen Arterien. Nicht betroffene Arterien sind hingegen unauffällig. Um die Verschlüsse bilden sich – sofern möglich – Kollateralen aus.

Differenzialdiagnose Die Abgrenzung zwischen einer primär degenerativen zu einer primär entzündlichen Gefäßerkrankung bereitet oft große Schwierigkeiten, zumal der Übergang tatsächlich fließend ist.

Therapie Die Behandlung *schwerer Verlaufsformen* erfolgt in der *Klinik,* und zwar medikamentös oder operativ. Es besteht *absolutes Rauchverbot,* eventuell ist bei Frauen die weitere Einnahme der hormonellen Antikonzeptiva („Pille“) einzustellen. Die schlecht versorgten Extremitäten müssen vor Druck, Kälte und Verletzungen geschützt werden. Ein vorsichtiges Bewegungstraining sollte durchgeführt werden, damit sich funktionstüchtige Kollateralkreisläufe ausbilden können.

Prognose Die mittlere Lebenserwartung wird durch die Endangiitis obliterans nicht eingeschränkt, da die Erkrankung auf die Extremitätengefäße begrenzt ist. Bei Fortbestand des Nikotinkonsums verläuft die Erkrankung in der Regel langsam progredient, sodass nach 10 Jahren Krankheitsdauer mit einer Amputationsrate von mindestens 20 % zu rechnen ist. Mehrfachamputationen sind keine Seltenheit.

6.4.4 Vaskulitiden

Bei den Vaskulitiden (lat. vas = Gefäß) handelt es sich um *Gefäßentzündungen* (Angitiden), die in der Regel durch *Autoimmunvorgänge* bedingt sind. Je nachdem, welche Gefäße betroffen sind, kommt es zu unterschiedlichen Krankheitsbildern. Im Folgenden werden stichpunktartig die wichtigsten vorgestellt.

Panarteriitis nodosa (Periarteriitis nodosa, Polyarteriitis nodosa, PAN, Kussmaul-Mayer-Syndrom). Es handelt sich um eine seltene *Gefäßwandentzündung* der kleinen und mittleren Arterien, die zur Zerstörung der Zellwand, zu Gefäßverschlüssen und zu Aneurysmenbildung führen kann. Die Erkrankung gehört zu den Kollagenosen. Sie tritt meist bei Männern im mittleren Lebensalter auf. Betroffen sind v. a. die Gefäße der Nieren (Niereninsuffizienz, renale Hypertonie), des Herzens (Angina pectoris, Herzinfarkt, Herzrhythmusstörungen), der Leber (Leberinfarkt), des Magen-Darm-Trakts (Bauchschmerzen, Darmblutungen), der Haut (Urtikaria, Hautausschläge, Hautblutungen, Nekrosen) und der Gelenke (Arthritis). Neben organbedingten Symptomen kommt es zu Fieber, Abgeschlagenheit und Gewichtsverlust bis hin zur Kachexie.

Wegener Granulomatose (Granulomatose mit Polyangiitis, Wegener-Klinger-Granulomatose). Die Wegener Granulomatose ist eine seltene granulomatöse Gefäßentzündung, von der v. a. Menschen zwischen dem 30. und 50. Lebensjahr betroffen sind. Anfangs kommt es zu Beschwerden des oberen Atemtrakts (Rhinitis, Sinusitis, Otitis). Nach Wochen bis Monaten generalisiert die Erkrankung, wodurch es zur Lungen-, oft auch zur Nierenbeteiligung kommt.

Riesenzellarteriitis (RZA) Wenn die Temporalarterie betroffen ist, bezeichnet man das auch als Horton-Syndrom.

Betroffen sind v.a. Frauen über 50 Jahren. Es beginnt oft mit einer Entzündung der Schläfenarterie, meist auch der Augen- und Netzhautarterie. Bei Morbus Horton ist äußerlich die verdickte Schläfenarterie zu sehen (↑ *Atlas* Abb. 6.28). Bei deren Palpation stellt man eine Verhärtung und Druckschmerzhaftigkeit fest. Es kommt zu einseitigen, starken, oft anfallsartigen Kopfschmerzen in der Schläfenregion, evtl. begleitet von Fieber, Muskel- und Gelenkschmerzen, die sich v.a. im Schultergürtel zeigen. Sind die Augengefäße betroffen, besteht die Gefahr der Erblindung. Sind Gehirngefäße betroffen, kann es zum Hirnschlag kommen. Der Betroffene ist schon im Verdachtsfall in die Klinik einzuweisen.

Purpura Schoenlein-Henoch (IgA-Vaskulitis) Von dieser, durch Autoimmunvorgänge ausgelösten Entzündung, sind überwiegend *Jungen* im *Vorschulalter* betroffen. Dabei kommt es 2–3 Wochen nach einem Infekt (aber auch durch Nahrungsmittel oder Medikamente) zu Hautblutungen (Purpura), und zwar v. a. an der Streckseite der Extremitäten, außerdem zu Fieber, Gelenk- und Bauchschmerzen (evtl. auch zu Darmblutungen). Oft sind die Nieren in Form einer Glomerulonephritis mitbeteiligt.

6.5 Funktionelle Durchblutungsstörungen

Man spricht von *funktionellen* Durchblutungsstörungen, wenn die Arterien nicht von organischen Hindernissen verlegt sind, sondern die Durchblutungsstörung durch einen *Spasmus* der großen bzw. mittleren Arterien ausgelöst wird. Als wichtige funktionelle Durchblutungsstörungen werden hier der Morbus Raynaud und die Migräne vorgestellt.

6.5.1 Raynaud-Syndrom

Beim Raynaud-Syndrom handelt es sich um eine *anfallsweise* auftretende *Minderdurchblutung* der *Finger*. In ca. 80 % der Fälle sind *Frauen* betroffen (↑ *Atlas* Abb. 6.29). Die Erkrankung spielt sich am 2.–5. Finger ab (die Finger mit Ausnahme des Daumens). Tritt die Mangeldurchblutung nur an einem Fingern auf, so spricht man vom abgestorbenen Finger bzw. *Leichenfinger* (Digitus mortuus).

Verlaufsformen

- **Primäres Raynaud-Syndrom (Morbus Raynaud).** Es liegt keine erkennbare Grunderkrankung vor, die die Anfälle verursacht, sondern die typischen auslösenden Ursachen sind *Kälte, Vibrationen* (Motorrad fahren, Presslufthammerarbeiten, Spielen von Zupfinstrumenten) und (selten) emotionaler Stress. Das primäre Morbus-Raynaud-Syndrom gilt als harmlos, da der Gefäßkrampf nach spätestens 10–20 Minuten nachlässt und das Gewebe wieder ausreichend durchblutet wird, sodass es zu keiner Ernährungsstörung des Gewebes kommt.
- **Sekundäres Raynaud-Syndrom.** Die Anfälle treten im Rahmen einer Grunderkrankung auf wie Sklerodermie, Lupus erythematodes (➤ Kap. 4.6.6), Endangiitis obliterans, Arteriosklerose, Halsrippen- und Scalenus-anterior-Syndrom (s. u.). Das sekundäre Raynaud-Syndrom kann zu Ernährungsstörungen des Gewebes bis hin zur Nekrosebildung führen (↑ *Atlas* Abb. 6.30).

6

Beim **Scalenus-anterior-Syndrom** werden die A. subclavia und das Nervengeflecht (Plexus brachialis) in der Skalenuslücke komprimiert, was zu Schmerzen im Bereich von Halswirbelsäule, Schulter, Arm und Hand führen kann, außerdem zu Parästhesien und Durchblutungsstörungen am Arm. Bei der vorderen Skalenuslücke handelt es sich um die Durchtrittsstelle („Lücke") zwischen dem M. scalenus anterior (vorderer Rippenheber bzw. vorderer Treppenmuskel) und der Rückfläche des Schlüsselbeins (↑ *Atlas* Abb. 17.9).

Symptome Beim klassischen Morbus-Raynaud-Anfall kommt es am 2.–5. Finger zunächst zur Blässe, dann zur Zyanose, darauffolgend zur schmerzhaften Rötung. Häufig treten allerdings abgekürzte Verlaufsformen auf, die sich auf eine isolierte Blässe oder Zyanose beschränken. Besonders die Phase der Rötung kann mit starken Schmerzen einhergehen. Die Dauer des Anfalls schwankt zwischen *10–20 Minuten. Nur* bei *sekundären* Morbus-Raynaud-Anfällen gehen die anfangs isoliert auftretenden schmerzhaften Attacken in anhaltende Beschwerden wie Parästhesien, Kältegefühl, Schmerzen und Gewebsnekrosen über.

Pathophysiologie Die Blässe der betroffenen Finger ist ein Zeichen für die ausgebliebene Blutversorgung. Die Zyanose zeigt an, dass dem Blut vermehrt Sauerstoff entzogen wurde. Lässt der Gefäßkrampf nach, so kommt es zu einer relativen Mehrdurchblutung und es fließt vermehrt Blut in das betroffene Gebiet ein, wodurch es zur Rötung (Hyperämie) kommt.

Diagnostik Während des akuten Anfalles sind die *Pulse* in der betroffenen Region deutlich *abgeschwächt bis fehlend.*

Differenzialdiagnose Es muss sorgfältig zwischen einem primären und sekundären Morbus Raynaud unterschieden werden. Abzugrenzen ist die Akrozyanose (bläuliche Verfärbung der Akren, das heißt der endenden Körperteile wie Finger, Zehen, Kinn, Nase), der der Anfallscharakter fehlt.

Therapie Beim sekundären Morbus Raynaud muss, soweit möglich, die Grunderkrankung behandelt werden. Schulmedizinisch wird medikamentös therapiert, gelegentlich auch durch Sympathektomie (Durchtrennung des Sympathikus im Thorakal- oder Lendenbereich).

Beim primären Morbus Raynaud hat sich als naturheilkundliche Maßnahme die Behandlung mit Mutterkorn (Secale cornutum) in der homöopathischen Aufbereitung ab D4 bewährt. Hydrotherapeutische Maßnahmen können mit vorsichtiger schrittweiser Anpassung an den Patienten durchgeführt werden. Es wird an der gesunden Seite begonnen und die Belastung in Dauer und Temperatur langsam gesteigert. Geeignet sind auch Bürstungen, Trockenabreibungen, Güsse, Bäder- und wechselwarme Anwendungen. Als Badezusatz eignen sich Kampfer- und Rosmarinöl.

Prognose Besteht die Erkrankung aufgrund einer *rein funktionellen* Durchblutungsstörung, ist sie meist *harmlos,* da der Anfall vorüber ist, bevor es zu versorgungsbedingten Schäden kommt. Anders verhält es sich beim *sekundären* Morbus Raynaud, bei dem es zu *Ernährungsstörungen* des Gewebes mit Nekrosebildung kommen kann.

6.5.2 Migräne

Bei Migräne kommt es zu *anfallsweisen, meist halbseitigen starken Kopfschmerzen* mit gastrointestinalen und visuellen, evtl. auch neurologischen *Begleitsymptomen.*

Ursachen Die eigentliche Ursache ist *unbekannt,* jedoch findet man in 50 % der Fälle eine familiäre Häufung. Auslösende Faktoren können sein: Wetterumschwung, psychische Belastungen (auch freudige Ereignisse) oder Entlastung („Wochenendmigräne"), Alkoholgenuss (v.a. Rotwein), Veränderungen im Halswirbelsäulenbereich, Störungen der inneren Sekretion (Leber, Galle), das Essen von Schokolade oder Käse oder die Anwendung oraler Antikonzeptiva („Pille") sein. Für hormonelle Ursachen spricht, dass überwiegend Frauen betroffen sind und die Erkrankung mit der Menopause aufhören kann, oft eine Abhängigkeit zum Menstruationszyklus besteht und die Anfälle während der Schwangerschaft ganz verschwinden können.

Symptome Der Kopfschmerz tritt typischerweise einseitig auf und ist von pulsierendem oder klopfendem Charakter. Er dauert Stunden bis Tage an. Die Patienten sind während des Anfalles gereizt und suchen die Abgeschiedenheit auf. Man unterscheidet:

- **Einfache Migräne** (Migräne ohne Aura). Hier kommt es *nicht* zu begleitenden neurologischen Funktionsstörungen (s. u.), allerdings treten vegetative Begleitsymptome wie *Übelkeit und Erbrechen* auf, außerdem besteht Licht- und Geräuschüberempfindlichkeit.
- **Klassische Migräne** (Migräne mit Aura). Bevor es zu den Kopfschmerzen kommt, treten kurzzeitige neurologische Funktionsstörungen auf wie Seh-, bzw. Sensibilitätsstörungen, Lähmungen dagegen entwickeln sich selten.

Die Beschwerden zeigen bei den einzelnen Patienten einen bestimmten Ablauf, mit der Ausnahme, dass die einseitigen Kopfschmerzen nicht immer auf der gleichen Seite auftreten müssen. Die *Anfallshäufigkeit* reicht von täglichen Anfällen bis zu Abständen von mehreren Monaten.

Therapie Die Therapie muss sich nach den *auslösenden Faktoren* richten. Bei Veränderungen im Halswirbelbereich kommen chiropraktische Maßnahmen in Betracht. Außerdem sollte das Sehvermögen überprüft werden, um angestrengtes Sehen als Ursache auszuschließen. Verschiedene homöopathische Medikamente sowie Akupunktur, Neuraltherapie, Schröpfen und Baunscheidtieren haben sich als Therapien bewährt. Bei Störungen der inneren Sekretion muss das betreffende Organ mitbehandelt werden (z. B. Leber und Galle).

Analgetikakopfschmerz

Migräne-Patienten entwickeln oft durch eine regelmäßige Einnahme von Schmerzmitteln einen sog. „Analgetikakopfschmerz". Schon 8 g Paracetamol oder 50 g Acetylsalicylsäure monatlich können dafür ausreichen (Einzeldosis liegt bei 0,5–1 g). Auch die in der Schulmedizin eingesetzten Ergotamin-Abkömmlinge können selbst zu einem Dauerkopfschmerz führen. Die Diagnose „Ergotaminkopfschmerz" setzt voraus, dass über mindestens 3 Monate täglich 2 mg Ergotamin oral oder 1 mg rektal eingenommen wurde. Zu beachten ist, dass nach Absetzen des Schmerzmittels zwar der substanzinduzierte Kopfschmerz verschwindet, zurück bleibt jedoch üblicherweise das primäre Kopfschmerzleiden.

Dem Patienten ist nachdrücklich anzuraten, dass er auf den Griff zur Tablette weitgehend verzichtet und durch eine geeignete Therapie, eine geregelte Lebensweise, durch Vermeidung der bekannten Auslöser und durch Ruhe- und Entspannungsübungen zu Beschwerdefreiheit gelangt.

6.6 Angeborene Gefäßfehlbildung

6.6.1 Morbus Osler

Beim Morbus Osler (Osler-Rendu-Weber-Krankheit, hereditäre, hämorrhagische Teleangiektasien, HHT), einer Erbkrankheit, kommt es an Haut, Schleimhaut und inneren Organen zu Teleangiektasien und Angiomen (↑ *Atlas* Abb. 6.31). Diese findet man v.a. im Lippenbereich und um den Mund herum, und an der Mund- und Nasenschleimhaut. Leitsymptom ist Nasenbluten (Epistaxis). Erste Symptome zeigen sich meist erst ab dem 50. Lebensjahr. Dabei kommt es aus scheinbar voller Gesundheit zu stärkeren Blutungen, v.a. zum Nasenbluten, aber auch zu Blut im Stuhl und im Urin, zu Bluthusten und zu Hauteinblutungen. Liegen ausgeprägte Fehlbildungen der Gefäße in inneren Organen vor, so kann es zu lebensbedrohlichen Blutungen, z. B. aus dem Magentrakt kommen. Grundsätzlich nimmt die Schwere der Blutungen mit dem zunehmenden Lebensalter zu. Trotzdem ist die Lebenserwartung weitgehend normal.

6.7 Erkrankungen der Venen

6.7.1 Varikosis

Krampfadern (Varizen) sind *örtliche Venenerweiterungen*, wobei v. a. die Venen der Unterschenkel knotig aufgeweitet und geschlängelt sind (↑ *Atlas* Abb. 6.34). Die Varikosis (Krampfaderleiden) ist ein *außerordentlich verbreitetes Leiden*, das bei ca. einem Drittel der Bevölkerung auftritt. *Frauen* sind 4-mal häufiger betroffen als Männer.

Ursachen Die Ursache kann in einer *Venenklappeninsuffizienz* liegen und / oder in einer *angeborenen Bindegewebsschwäche*. Das Leiden wird durch langes Stehen, Übergewicht und Schwangerschaft verstärkt.

Die *sekundäre* Varikosis entwickelt sich als Folge einer anderen Venenerkrankung, z. B. einer tiefen Beinvenenthrombose, die zu einer Zerstörung der Venenklappen geführt hat (↑ *Atlas* Abb. 6.33).

Einteilung Nach den betroffenen Venen unterteilt man in:

- **Besenreiservarizen.** Hier sind kleine, in der Haut gelegene Venen erweitert. Typisch ist ihre parallele oder netzartige Anordnung.
- **Retikuläre Varikosis.** Die Varizen liegen im subkutanen Gewebe. Die Verbindungsvenen (Perforansvenen) zwischen den tiefen und oberflächlichen Venen sind intakt. Die Perforansvenen haben die Aufgabe, das Blut aus den oberflächlich verlaufenden Venen den tiefen Beinvenen zuzuführen.
- **Stammvarikosis.** Hier sind die großen, tief liegenden Venen, die Hauptstämme (V. saphena magna und die V. saphena parva), betroffen, die an der Innenseite von Ober- und Unterschenkel bzw. an Rück- und Außenseite des Unterschenkels verlaufen. In diesen Fällen sind oft auch die Verbindungsvenen (Perforansvenen) funktionsunfähig.

6

Funktionstests

- **Perthes-Test.** Geprüft wird die *Durchgängigkeit* der *tiefen Beinvenen* und der *Perforansvenen.* Dazu legt man dem stehenden Patienten eine Staubinde oberhalb des Krampfaderbefalls an. Nun geht der Patient umher, um die Muskelpumpe zu aktivieren. Entleeren sich daraufhin seine Varizen, sind die tiefen Beinvenen und die Perforansvenen durchgängig und funktionsfähig.
- **Trendelenburg-Test.** Es wird die Funktionsfähigkeit der *V. saphena magna* (große Hautvenen) geprüft. Der Patient legt sich auf die Liege, hebt sein Bein im 90°-Winkel an. Die Krampfadern werden ausgestrichen, danach wird eine Staubinde am Oberschenkel in der Leistenregion (an der Mündungsstelle der V. saphena magna in die V. femoralis) angelegt. Nun steht der Patient auf. Sind die Venenklappen intakt, füllt sich die V. saphena magna nicht oder nur langsam und von unten. In diesem Fall ist der Trendelenburg-Test negativ. Bei funktionsunfähigen Perforansvenen füllen sich die Krampfadern innerhalb von 20–30 Sekunden. In diesem Fall ist der Trendelenburg-Test positiv. Nun wird die Staubinde geöffnet. Stellt man danach eine Schlängelung der V. saphena magna fest, so liegt eine Insuffizienz der Mündungsklappe der V. saphena magna in die V. femoralis vor. In diesem Fall liegt ein doppelt positiver Trendelenburg-Test vor.

Diagnostik Der Patient muss im Stehen untersucht werden, da die Krampfadern im Liegen „leerlaufen" können. Die Untersuchung erfolgt durch Inspektion und Palpation. An der Stelle insuffizienter Verbindungsvenen finden sich häufig lokale Venenausweitungen („Blow outs", ↑ *Atlas* 6.33). Apparative Untersuchungsmöglichkeiten sind die Ultraschalluntersuchung und die Phlebografie (➤ Kap. 6.2.3).

Symptome In *leichten* Fällen *fehlen* Beschwerden; die Krampfadern werden dann nur als Schönheitsfehler empfunden. In ausgeprägten Fällen kommt es zu *Schwere-* und *Spannungsgefühl, Ödemen* und *nächtlichen Wadenkrämpfen* (↑ *Atlas* Abb. 6.34).

Komplikationen Schon bei geringen Verletzungen können die erweiterten *Venen platzen.* Durch die schlechte Hautdurchblutung kann es zu *ekzematösen Hautveränderungen* kommen. Darüber hinaus kann sich eine *Entzündung* der *Venen* einstellen (Phlebitis bzw. Thrombophlebitis), in weit fortgeschrittenen Fällen sogar ein *Unterschenkelgeschwür* (Ulcus cruris).

Therapie Die Therapie zielt auf eine *Verbesserung der venösen Strömungsverhältnisse:* Gehen, Schwimmen und Hochlagern der Beine. Mit gutem Erfolg wird auch die *Hydrotherapie* eingesetzt, um die Hautdurchblutung anzuregen: Wassertreten, Wechselbäder und kühle Packungen der Beine. Verfahren wie z. B. Unterwasserdruckstrahlmassagen dürfen wegen der bestehenden Emboliegefahr nicht eingesetzt werden. Es müssen *Kompressionsstrümpfe* getragen werden, um die örtlichen Strömungsverhältnisse zu verbessern. Von den pflanzlichen Mitteln steht die *Rosskastanie* (Aesculus hippocastanum) an erster Stelle. Aber auch Ginkgo biloba, die virginische Zaubernuss (Hamamelis virginiana), Steinklee und Weinlaub können zur Behandlung eingesetzt werden. Besondere Bedeutung hat auch die Diätetik bei der Behandlung. Besteht Übergewicht, so muss eine Gewichtsnormalisierung angestrebt werden. Die Verdauung muss geregelt, insbesondere eine eventuell bestehende Obstipation bekämpft werden. Die Kost soll ballaststoffreich sein,

Nikotin muss gemieden werden, damit die Gefäße nicht noch weiter geschädigt werden.

In der **Schulmedizin** werden kleinere Venen, v.a. kosmetisch störende Krampfadern an Seitenästen oder Verbindungsvenen, meist ambulant *verödet.* Dazu wird ein Mittel in die Vene gespritzt, das eine begrenzte lokale Entzündung auslöst. Werden Besenreiser auf diese Art behandelt, so kehren sie häufig an anderer Stelle wieder. Manchmal wird bei Besenreisern auch mit dem *Laser* behandelt. Dies erfordert besondere Erfahrung, damit es durch den Laserstrahl nicht zu Verbrennungen und damit zu narbigen Defekten kommt. Das *chirurgische Stripping* (➤ Abb. 6.6) wird unter örtlicher Betäubung oder unter Vollnarkose durchgeführt. Dabei wird die Krampfader mit Hilfe von mindestens zwei Schnitten entfernt, die im günstigsten Fall nur je ungefähr ein Zentimeter groß sind. Die Schnitte werden in der Leistenbeuge, der Kniekehle bzw. dem Unterschenkel oder der Knöchelregion durchgeführt. Dann wird die Krampfader mit einer speziellen Sonde aus dem Bein herausgezogen. Diese Methode darf nur eingesetzt werden, wenn die tiefen Beinvenen eindeutig durchgängig sind. Sind Stammvenen, Verbindungsvenen oder dicke Seitenastvenen betroffen, so wird *chirurgisch* behandelt. Diese Venen dürfen ebenfalls nur operativ entfernt werden, wenn die tieferliegenden Venen einwandfrei funktionieren, was vorher durch geeignete Untersuchungen sorgfältig abgeklärt werden muss. Die *Häkchenmethode* eignet sich nur für kleine Krampfadern. Dabei werden

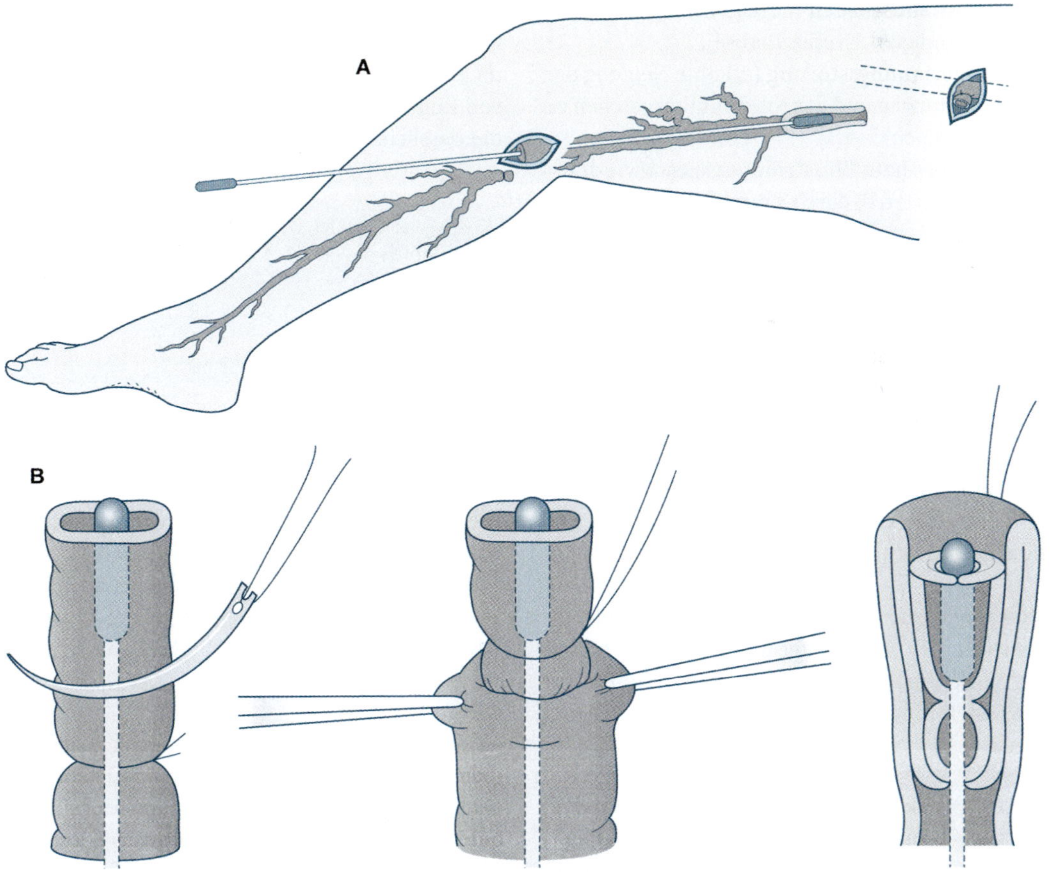

Abb. 6.6 Venenstripping der großen Hautvene des Beines (große Saphena, V. saphena magna). Beim chirurgischen Stripping werden Schnitte in der Leistenbeuge oder der Kniekehle und dem Unterschenkel oder der Knöchelregion durchgeführt (a). Danach wird die Krampfader auf eine flexiblen Sonde (sog. Venenstripper) aufgefädelt (b) und herausgezogen. [E710]

durch kleine Schnitte Krampfadern von Seitenästen entfernt. Die kosmetischen Ergebnisse sind hier im Allgemeinen gut. Eine endoskopische Chirurgie kann vorgenommen werden, um z. B. Verbindungsvenen zum tiefen Venensystem zu entfernen. Dabei wird die Krampfader unter Zuhilfenahme eines Sichtgeräts und einer speziellen Sonde entfernt.

6.7.2 Thrombophlebitis

Das Wort Thrombophlebitis setzt sich aus Thrombose und Phlebitis zusammen:

- **Thrombose.** Bei einer Thrombose hat sich ein *Blutgerinnsel* an der Gefäß- oder Herzwand abgesetzt. Dabei spielen v. a. drei Faktoren eine Rolle (Virchow-Trias, thrombogene Funktionstrias):
  - **Gefäßwandschaden** (durch Entzündungen, Verletzungen, Arteriosklerose),
  - **Blutgerinnungsstörung** (erhöhte Neigung der Blutplättchen und der roten Blutkörperchen zu verklumpen),
  - **Herabgesetzte Blutströmungsgeschwindigkeit** (Stase, z. B. durch Krampfadern, Operationen, langen Flug- bzw. Autoreisen oder Herzinsuffizienz).
- **Phlebitis** (Phleb, griech. = Vene). Unter Phlebitis versteht man eine *Venenentzündung.*

Tritt eine *Venenentzündung* zusammen mit einer *Thrombose* auf, spricht man von Thrombophlebitis. Dabei ist es wichtig festzustellen, ob eine oberflächlich verlaufende oder eine tiefe Vene (Phlebothrombose, ➤ Kap. 6.7.3) betroffen ist, da diese Erkrankungen unterschiedlich gefährlich sind und eine unterschiedliche Therapie erfordern.

Ursachen Eine oberflächliche Thrombophlebitis entwickelt sich meist aufgrund von *Krampfadern,* aber auch durch Venenverletzungen, paravenöse Injektionen und langdauernde Infusionsbehandlungen.

Begünstigende Faktoren Die Entwicklung einer Thrombophlebitis wird zusätzlich zu den bereits genannten Gründen (Gefäßwandschaden, Blutgerinnungsstörung und Stase) noch durch folgende Faktoren begünstigt: Übergewicht, Gefäßentzündungen (z. B. durch Rauchen), hormonelle Veränderungen (Schwangerschaft, orale Kontrazeptiva), Immobilität, (z. B. durch Bettlägerigkeit, Interkontinentalflüge), bestehende Varikosis, Operationen und bestimmte Krebserkrankungen, v. a. Bronchial- und Pankreaskrebs, die die Blutzusammensetzung verändern können.

Symptome Es kommt zu *örtlichen Entzündungszeichen*: Rötung, Schmerz, Überwärmung. Die geschwollene, thrombotisch verhärtete Vene kann getastet werden. Da das venöse Blut über die großen tiefliegenden Venen abfließt, bildet sich *kein Beinödem* aus.

Therapie Beine nachts hochlagern, damit sich der Rückfluss des Blutes in den Venen verbessert. Tagsüber soll sich der Patient in frischer Luft bewegen – im Gegensatz zur Phlebothrombose (s. u.), die strenge Bettruhe erfordert. Außerdem können feucht-kühle Umschläge mit Quark, Kamille, Arnika oder Echinacea aufgelegt werden. Das Tragen von Kompressionsstrümpfen der Klasse 2 bzw. 3 ist unerlässlich.

> Wegen bestehender Emboliegefahr dürfen bei **Thrombophlebitis** folgende Therapien **nicht** durchgeführt werden:
> - Unterwasserdruckstrahlmassage
> - Mechanische Vibrationen
> - Manuelle Schüttelung der Beine

6.7.3 Phlebothrombose

Die Phlebothrombose (tiefe Venenthrombose) ist eine Thrombose des tiefen Venensystems mit der akuten Gefahr einer *Lungenembolie* und häufigen Spätkomplikationen in Form einer *chronisch-venösen-Insuffizienz* (CVI, postthrombotisches Syndrom, ➤ Kap. 6.7.4).

Ursachen Vor allem ältere *bettlägerige* und *übergewichtige* Patienten sind erhöht thrombosegefährdet. Wie bereits zuvor geschildert, wird die Thromboseentstehung durch drei Faktoren begünstigt: Blutstase, Gefäßwandschädigung und Veränderung der Blutgerinnung (➤ Kap. 6.7.2).

Bildet sich eine Phlebothrombose im Arm, spricht man vom *Paget-von-Schroetter-Syndrom.* Betroffen sind meist junge, sportliche, muskulöse Männer. Nach körperlicher Belastung der Arme wie Heben schwerer Lasten über den Kopf oder Anstreichen einer Wohnung, kommt es zu einer Thrombose, v. a. in der Achselvene (V. axillaris) oder in der Schlüsselbeinvene (V. subclavia).

Diagnostik Die Diagnosestellung ist erschwert, da das *Anfangsstadium* oft *symptomarm* ist (bei *großer* Emboliegefahr!) Die Zyanose am betroffenen Bein ist nur beim Stehen sichtbar. Man untersucht auf lokalen Schmerz und ob eine Schwellung und Überwärmung des betroffenen Hautareals feststellbar ist. Dabei können das Payr- und das Homans-Zeichen einen wichtigen Frühhinweis auf eine bestehende Phlebothrombose geben.

- **Payr-Zeichen.** (Fußsohlendruckschmerz). Hier wird beim Druck auf die Innenseite der Fußsohlen Schmerz angegeben.
- **Homans-Zeichen.** Bei Dorsalflexion (Bewegung des Fußes in Richtung Fußrücken) des Fußes kommt es zum Wadenschmerz.
- **Meyer-Zeichen.** Drücken Sie mit Ihrer Hand die Wade des Patienten gegen sein Schienbein und fragen Sie ihn, ob es dabei zu einem Wadenschmerz kommt.
- **Lowenberg-Meyer-Zeichen.** Legen Sie die Blutdruckmanschette um die Wade und pumpen Sie sie langsam und vorsichtig auf. Achten Sie auf Wadenschmerz.

Symptome Anfangs stellt der Betroffene meist ein *Schwere- und Spannungsgefühl* am erkrankten Bein fest, außerdem einen belastungsabhängigen *Fußsohlen- bzw. Wadenschmerz*, evtl. auch einen ziehenden Schmerz entlang der Vene. Oft besteht ein allgemeines Unwohlsein, manchmal auch mäßiges Fieber und anhaltende Wadenkrämpfe.

Im Frühstadium der Erkrankung sind oft die Leitsymptome, *Schwellung, zyanotische Verfärbung* und *Überwärmung* **nicht** voll ausgebildet (↑ *Atlas* Abb. 6.37). So bleibt auch im akuten Stadium fast die Hälfte aller Phlebothrombosen unerkannt, sie werden unter Umständen erst nach der Entwicklung einer Lungenembolie festgestellt. Deshalb muss allen Symptomen, die in diese Richtung weisen, größte Aufmerksamkeit geschenkt werden. Schon im Verdachtsfall muss eine sorgfältige klinische Abklärung erfolgen!

Leitsymptome der Phlebothrombose (tiefe Venenthrombose)

- **Schwellung,** wobei das Ausmaß des Ödems vom Sitz und dem Ausprägungsgrad der Phlebothrombose abhängt.
- **Zyanotische Verfärbung**
- **Überwärmung**

Komplikationen Die gefürchtetste und lebensgefährlichste Komplikation liegt in der *Lungenembolie.* Die größte Emboliegefahr besteht während der ersten *1–3* Tage (bis hin zum 5. Tag). In dieser Zeit ist der Thrombus mit der Gefäßwand noch nicht fest verbunden, sodass er sich leicht lösen kann. Vom 3. – 14. Tag, wenn also die ersten Beschwerden auftreten, nimmt die Emboliegefahr ab. Grundsätzlich besteht eine Emboliegefahr jedoch ca. 3 Wochen lang.

Durch die Thrombose ist der venöse Abstrom nicht mehr ausreichend gewährleistet, sodass es bei der Mehrheit der Betroffenen als Spätkomplikation zur *chronisch-venösen Insuffizienz* (CVI, postthrombotisches Syndrom, ➤ Kap. 6.7.4) kommt, sofern keine Kompressionsstrümpfe getragen werden. Werden Kompressionsstrümpfe getragen, so reduziert sich das Risiko an CVI zu erkranken erheblich. Zur CVI kommt es, wenn die Venenklappen infolge des abgelaufenen Entzündungsprozesses geschädigt wurden.

Die vorgeschädigten Venenwände begünstigen die Bildung neuer Thromben, sodass es verhältnismäßig häufig zu Thrombose-Rezidiven kommt.

! Die **Phlebothrombose** verläuft in den ersten Tagen symptomarm, trotzdem besteht *große Emboliegefahr!* Schon im Verdachtsfall ist eine Klinikeinweisung unabdingbar.

Therapie In der Klinik werden Antikoagulanzien (➤ Kap. 5.10.7) und Medikamente zur Fibrinolyse (Auflösung von Gerinnseln) verabreicht, selten werden gefäßchirurgische Maßnahmen durchgeführt. Es wird ein Kompressionsverband angelegt.

6

6.7.4 Chronisch-venöse Insuffizienz (CVI)

Mit dem Begriff „chronisch-venöse Insuffizienz" (CVI, postthrombotisches Syndrom) werden *venöse Abflussstörungen unterschiedlichster Ursache* zusammengefasst. Dabei unterscheidet man eine Tiefeninsuffizienz (betroffen sind die tiefen Venen) von einer Oberflächeninsuffizienz (Hautvenen betroffen). Oft bestehen allerdings Mischformen und es ist keine genaue Differenzierung möglich.

Einteilung Man kann bei der chronisch-venösen Insuffizienz drei Stadien unterscheiden:

- **Stadium I:** Stauungszeichen im Fußknöchelbereich ohne Ernährungsstörungen des Gewebes
- **Stadium II:** Stauungszeichen mit Ernährungsstörungen, Pigmentverschiebungen, Hautveränderungen und Induration (Verhärtung des Gewebes), allerdings besteht kein Unterschenkelgeschwür
- **Stadium III:** akutes oder abgeheiltes Unterschenkelgeschwür (Ulcus cruris).

Pathogenese Durch Klappenschädigungen, Abstromhindernisse oder durch eine ungenügende Leistung der Beinvenenpumpe kommt es zur Stauung des Blutes und damit zu einem erhöhten Druck in den Venolen und Kapillaren, was schließlich zu Störungen der Mikrozirkulation und zu einem verstärktem Austritt von Flüssigkeit und Eiweiß aus den Gefäßen führt. Ist das Lymphsystem nicht mehr in der Lage, die vermehrt anfallende Flüssigkeit abzutransportieren, so kommt es zu einer erhöhten Ödemneigung und zu einer Induration (Verhärtung) von Haut und Unterhaut, wodurch die Haut und die Hautanhangsgebilde geschädigt werden. Letztendlich werden die Zellen nur noch so schlecht versorgt, dass es zur Geschwürsbildung (Ulcus cruris) und zu Nekrosen kommt.

Symptome Die Patienten geben anfangs im Waden- und Knöchelbereich ein *Schwere- bzw. Spannungsgefühl* an, manchmal bis hin zu einem *„Berstungsgefühl"*. Die Beschwerden verschlechtern sich durch längeres Stehen und Sitzen und nehmen gegen Abend zu.

Mit Fortschreiten der Erkrankung kommt es zu Beinödemen, Pigmentstörungen der Haut, Ekzemen, Krampfadern (↑ *Atlas* Abb. 6.38) und an der Innenseite des Unterschenkels meist ungefähr handbreit über dem Innenknöchel zum *Unterschenkelgeschwür* (Ulcus cruris, ↑ *Atlas* Abb. 6.35 und 6.36). Die Ödeme sind anfangs weich und verschwinden über Nacht. Später kommt es zu Umbauten im Gewebe und damit zur Induration.

Krampfadern (Varizen) kommen bei CVI aus zwei Gründen fast immer vor: zu einem besteht schon grundsätzlich eine anlagebedingte Venenwandschwäche, zum anderen bilden sich Varizen oft in Folge einer abgelaufenen Thrombophlebitis, die zur Schädigung der Venenklappen und damit zur Krampfaderbildung führt. In diesem Fall spricht man von sekundären Varizen.

Therapie Die Therapie ist abhängig vom Schweregrad der Erkrankung. Im Wesentlichen gilt, was auch für die Behandlung der Krampfadern gesagt wurde: Langes Sitzen und Stehen muss vermieden werden. Die Beine sollen möglichst häufig hochgelagert werden. Die Beindurchblutung ist anzuregen (Kneipp, Massagen). Übermäßige Wärme in jeder Form (Fango, Thermalbad) ist zu vermeiden. Das Anlegen von Kompressionsverbänden bzw. das Tragen von Kompressionsstrümpfen ist unerlässlich.

Ist es zum Unterschenkelgeschwür gekommen, so muss dieses vorschriftsmäßig gereinigt werden. Bewährt haben sich hier v. a. Hydrokolloidverbände zur feuchten Wundbehandlung, Quarkauflagen, feucht-kühle Umschläge mit Heilpflanzen und die Einnahme homöopathischer und pflanzlicher Heilmittel, wie im ➤ Kap. 6.7.1 unter „Therapie der Varizen" beschrieben.

> Sie haben sich nun ein tiefes Wissen über das Kreislaufgeschehen erworben und kennen wichtige Zivilisationskrankheiten, wie Arteriosklerose und Bluthochdruck. Diese spielen für Ihre spätere Praxistätigkeit eine immens wichtige Rolle. Überprüfen Sie nun, ob Ihr Wissen auf diesem Gebiet auch vor dem Amtsarzt Bestand hat, indem Sie die Fragen dazu im „Prüfungstraining für Heilpraktiker" (➤ Kap. 6) beantworten.

KAPITEL

7 Blut

7.1 **Zusammensetzung des Blutes** 242
7.1.1 Blutplasma mit Bluteiweißen 242
7.1.2 Hämatokrit und Blutzellen 244

7.2 **Erythrozyten** 245

7.3 **Leukozyten** 246
7.3.1 Monozyten 246
7.3.2 Granulozyten 247
7.3.3 Lymphozyten 248

7.4 **Thrombozyten** 250

7.5 **Blutgruppen** 250
7.5.1 Das AB0-System 250
7.5.2 Rhesusfaktor 251
7.5.3 Bluttransfusionen 252

7.6 **Aufgaben des Blutes** 252
7.6.1 Allgemeine Aufgaben 252
7.6.2 Blutstillung mit Blutgerinnung und Gerinnselauflösung 253
7.6.3 Entzündung 257

7.7 **Untersuchungsmethoden** 258
7.7.1 Blutbild 258
7.7.2 Blutkörperchensenkungsgeschwindigkeit 260
7.7.3 Blutungszeit (BZ) 261
7.7.4 Quick-Werte und INR-Bestimmung 261
7.7.5 Wichtige klinische Untersuchungsmöglichkeiten 262

7.8 **Anämie (Blutarmut)** 262
7.8.1 Eisenmangelanämie 264
7.8.2 Vitamin-B_{12}-Mangelanämie 266
7.8.3 Folsäuremangelanämie 267
7.8.4 Hämolytische Anämie 267
7.8.5 Aplastische Anämie 267

7.9 **Leukämie** ... 268
7.9.1 Akute Leukämie ... 269
7.9.2 Chronische lymphatische Leukämie (CLL) ... 269
7.9.3 Chronische myeloische Leukämie (CML) ... 270

7.10 **Weitere wichtige Blutkrankheiten** ... 270
7.10.1 Agranulozytose ... 270
7.10.2 Erythrozytose ... 271
7.10.3 Polyzythämie ... 271
7.10.4 Hämophilie ... 272

Obwohl das Blut mit dem bloßen Auge betrachtet als homogene Flüssigkeit erscheint, ist es aus unterschiedlichen Anteilen zusammengesetzt. Blut ist ein wichtiges *Transportmittel*, da es über das Kreislaufsystem praktisch alle Zellen erreicht und diese einerseits mit Nährstoffen und Sauerstoff versorgt und andererseits Abbaustoffe abtransportiert. Blut spielt auch in der Krankheitserkennung eine wichtige Rolle, da sich bei vielen Krankheiten typische Abweichungen in seiner Zusammensetzung ergeben und es außerdem leicht zu gewinnen ist. Der Heilpraktiker muss allerdings beachten, dass im Patientenblut Erreger (z. B. Bakterien, Viren) enthalten sein können und er sich so beim unsachgemäßen Umgang infizieren könnte. Denken Sie auch daran, dass dem Heilpraktiker ein Erregernachweis im Blut aufgrund der §§ 24, 44 IfSG *nicht* gestattet ist.

Blutvolumen Die Gesamtblutmenge beträgt ca. *8 %* des *Körpergewichts* bzw. 1 / 12 bis 1 / 14 des Körpergewichts. Dies ergibt beim Erwachsenen eine Gesamtblutmenge von ca. 5 bis 6 (4 bis 7) Litern. Ist die Gesamtblutmenge erhöht, spricht man von *Hypervolämie,* ist sie herabgesetzt von *Hypovolämie.*

Der wichtigste Blutspeicher sind die Venen, die deshalb auch als Kapazitätsgefäße bezeichnet werden (➤ Kap. 6.1.2 und ↑ *Atlas* Abb. 6.4).

Blutverlust Kleinere Blutverluste werden vom Körper innerhalb von ca. 2 Tagen ausgeglichen, und zwar v. a. indem Zwischenzellflüssigkeit in das Kreislaufsystem aufgenommen wird. Die Erneuerung der Blutzellen dauert länger, und zwar bei größeren Blutverlusten über 1 Monat.

Grundsätzlich werden Blutverluste von bis zu 10 % (500–800 ml) im Allgemeinen vom Gesunden problemlos verkraftet; Blutverluste von über 30 % rufen die Symptome eines Volumenmangelschocks hervor; ein plötzlicher Verlust von über *50 %* verläuft – ohne geeignete therapeutische Maßnahmen – *tödlich.*

7.1 Zusammensetzung des Blutes

Blut besteht aus zwei Hauptbestandteilen:

1. **Blutplasma:** die Blutflüssigkeit („Blutwasser"), in der Stoffe gelöst sind
2. **Blutzellen:** rote und weiße Blutkörperchen und Blutplättchen, die im *roten Knochenmark* gebildet werden.

Diese zwei Anteile kann man im *ungerinnbar* gemachten Blut gut unterscheiden: Die schweren Blutzellen sinken nach unten, und die flüssigen Anteile stehen als leicht gelbliche Flüssigkeit darüber (Hämatokrit, HK ➤ Kap. 7.1.2 und Blutkörperchensenkungsgeschwindigkeit, BKS ➤ Kap. 7.7.2).

7.1.1 Blutplasma mit Bluteiweißen

Das *Plasma* ist das „Blutwasser", also der flüssige Anteil des Blutes, das heißt *Blut ohne Blutzellen.* Im Plasma ist noch Fibrinogen enthalten, somit ist Plasma *gerinnbar. Serum* ist Plasma *ohne* Fibrinogen, weshalb Serum *ungerinnbar* ist.

7

Blutplasma besteht zu 90 % aus Wasser, zu 7–8 % aus Bluteiweißen und zu ca. 2 % aus anderen Stoffen:

- **Bluteiweiße,** z. B. Albumine, Globuline (s. u.)
- **Elektrolyte** (Natrium, Kalium, Magnesium, Kalzium)
- **Nährstoffe** (Glukose, Aminosäuren, Fettsäuren)
- **Abbaustoffe** (Harnstoff, Harnsäure, Kreatinin, Kohlendioxid)
- **Spurenelemente, Vitamine, Sauerstoff, Hormone, Enzyme**

Bluteiweiße (Plasmaproteine)

Bei den Bluteiweißen handelt es sich um ein *Gemisch* aus nahezu 100 verschiedenen Eiweißen, die zum größten Teil in der Leber hergestellt werden.

Die Bluteiweiße lassen sich durch verschiedene Techniken in Gruppen aufspalten (fraktionieren). Ein bekanntes Verfahren ist die **Elektrophorese** (➤ Kap. 33.3.4). Hierbei erfolgt die Trennung der Bluteiweiße aufgrund der unterschiedlichen Wanderungsgeschwindigkeit im elektrischen Gleichspannungsfeld. Die Wanderungsgeschwindigkeit der Eiweiße wird von ihrer elektrischen Ladung und ihrer Molekülgröße beeinflusst. Mit dieser Untersuchungsmethode lassen sich fünf Hauptfraktionen trennen: Albumin, Alpha-1-, Alpha-2-, Beta- und Gammaglobuline (s. u.). Eine noch weitergehende Auftrennung der Bluteiweiße gelingt mit der Immunelektrophorese.

Die Bluteiweiße haben ganz unterschiedliche Aufgaben:

- **Trägerfunktion.** Viele Stoffe (z. B. Eisen, Hormone, Bilirubin, Medikamente) werden im Blut durch bestimmte Trägereiweiße befördert.
- **Mitwirkung bei der Homöostase.** Die großen Bluteiweiße können die Kapillarwände nur unter bestimmten Voraussetzungen verlassen (z. B. bei Entzündungsvorgängen), sodass sie normalerweise in den Kapillaren verbleiben, und so das Wasser durch Osmose aus dem Zwischenzellraum ins Kreislaufsystem zurückholen. Fehlen Bluteiweiße, z. B. durch Nierenerkrankungen (Albumine!), Hungerzustände oder Leberschäden, so kommt es zu Ödemen, und zwar zu „Eiweißmangelödemen".
- **Blutgerinnung.** Damit die Blutgerinnung ablaufen kann, müssen im Blut bestimmte Gerinnungsfaktoren wie Prothrombin und Fibrinogen (s. u.) vorkommen.
- **Abwehr.** Die von den Plasmazellen (➤ Kap. 7.3.3, B-Lymphozyten) produzierten Antikörper werden zu den Bluteiweißen gerechnet (Gamma-Globuline). Darüber hinaus spielt das Komplement (➤ Kap. 26.3.1) eine wichtige Rolle.
- **Pufferfunktion.** Der Blut-pH-Wert muss innerhalb der engen Grenzen von 7,37–7,43 (arteriell) konstant gehalten werden. Dabei spielen Eiweiße eine wichtige Rolle, da sie freie H^+-Ionen binden können.

Wichtige Vertreter der Bluteiweiße sollen nun kurz vorgestellt werden:

Albumine Die Albumine gehören zu den *kleinsten* Bluteiweißen. Ihr Anteil an den Gesamteiweißen im Blutplasma beträgt ca. 60 %. Aufgrund ihrer großen Konzentration spielen sie einerseits eine wichtige Rolle bei der Aufrechterhaltung der Homöostase, andererseits stellen sie eine beachtliche *Eiweißreserve* des Organismus dar. Des Weiteren haben sie wichtige Transportfunktionen, z. B. für Bilirubin, freie Fettsäuren und bestimmte Medikamente.

7

Globuline Die Globuline sind ein *Gemisch* verschieden großer Eiweißkörper, die (mit Ausnahme der Gamma-Globuline) annähernd kugelförmige Gestalt haben. Globuline werden folgendermaßen unterteilt:

- **Alpha-1-Globuline.** Hierzu gehört das Alpha-1-Lipoprotein, das in erster Linie dem Lipidtransport dient. Außerdem das Transcobalamin, das für den Transport des Vitamin B_{12} zuständig ist, Transkortin, das Kortisol befördert, der Gerinnungsfaktor Prothrombin u. a.
- **Alpha-2-Globuline.** Alpha-2-Makroglobulin mit Proteasenhemmfunktion, Alpha-2-Haptoglobin mit der Fähigkeit, freies Hämoglobin zu binden u. a.
- **Beta-Globuline** sind v. a. wichtige *Trägereiweiße*, z. B. dient das Beta-Lipoprotein dem Transport von Lipiden; Transferrin transportiert Eisen zu den Blutbildungsstätten und zu den Speicherorganen (Leber, Milz, rotes Knochenmark). Zu den Beta-

Globulinen gehören aber auch bestimmte Anteile des Komplements (➤ Kap. 26.3.1)
- **Gamma-Globuline.** Bei Gamma-Globulinen handelt es sich v. a. um *Immunglobuline* (Antikörper), die meist Y-förmig sind und Abwehrfunktion haben. Die Antikörper werden in weitere fünf Gruppen unterteilt: IgG, IgA, IgM, IgD, IgE (➤ Kap. 26.3.4). Gebildet werden sie v. a. in den Plasmazellen (➤ Kap. 7.3.3).
- **Fibrinogen und Prothrombin.** Die Hauptaufgabe von Fibrinogen und Prothrombin liegt in der *Blutgerinnung*. Dabei wird das in inaktiver, gelöster Form vorliegende Fibrinogen in das aktive Fibrin umgewandelt (➤ Schema 7.5).

Plasminogen (Profibrinolysin) wird in der Leber hergestellt. Es handelt sich um die inaktive Vorstufe des Plasmins (Fibrinolysin), das in der Lage ist, das Fibrin in *Blutgerinnseln aufzulösen*. Da Plasmin außerdem Fibrinogen, Prothrombin und bestimmte Gerinnungsfaktoren spalten kann, spielt es nicht nur bei der Auflösung von Blutgerinnseln eine wichtige Rolle, sondern auch bei der Verminderung der Blutgerinnungsfähigkeit. Darüber hinaus bewirkt Plasmin eine Freisetzung von Bradykinin und reguliert so den Gefäßtonus mit.

Transferrin wird ebenfalls in der Leber gebildet. Es ist in der Lage, freies *Eisen* im Plasma zu *binden* und in die Eisendepots Milz, Leber und rotes Knochenmark zu transportieren bzw. von dort abzutransportieren zum Blutbildungsort. Normalerweise werden nur 30 u der Bindungskapazität des Gesamt-Transferrins genutzt. Der Rest wird als freie Eisenbindungskapazität bezeichnet. Transferrin ist bei Eisenmangel erhöht. Bei infektiösen bzw. neoplastischen Erkrankungen und bei Leberschädigung ist es erniedrigt.

7.1.2 Hämatokrit und Blutzellen

Wie vorstehend erwähnt, besteht Blut einerseits aus Flüssigkeit, in der bestimmte Stoffe gelöst sind, andererseits aus den Blutzellen (korpuskulären Bestandteilen).

Hämatokrit (Hkt, Hk)

Mit Hämatokrit bezeichnet man den *Anteil* der *Erythrozyten* (bzw. der zellulären Bestandteile) am Volumen des Blutes.

Zur Bestimmung wird das Blut in ein graduiertes Röhrchen eingefüllt und anschließend in einer Hk-Zentrifuge zentrifugiert. Ausgewertet wird nur der Volumenanteil der roten Blutkörperchen; der weitaus geringere Anteil der restlichen Blutzellen (ca. 4 Vol.-%) ist über der Erythrozytensäule als schmaler weißer Ring („Buffy-Coat") zu sehen. Er ist bei stärkerer Leukozytose erhöht und darf bei Angabe des Hk-Wertes nicht berücksichtigt werden.

Bei elektronischen Zählgeräten wird der Hk rechnerisch ermittelt. Hierbei gehen die Leukozyten in die Berechnung mit ein und es kann bei *Leukozytose zu falsch hohen Hk-Werten* kommen.

Normalwerte des Hämatokrits
- **Männer:** 40–54 Vol.-%
- **Frauen:** 37–47 Vol.-%

Blutzellen

Bei den Blutzellen unterscheidet man rote und weiße Blutkörperchen und Blutplättchen (➤ Schema 7.1).

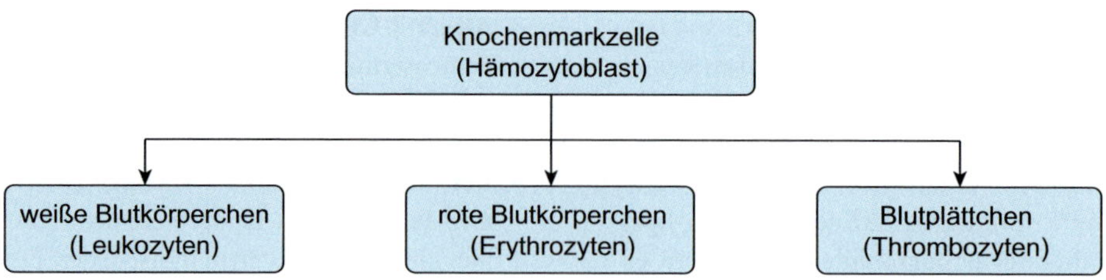

Schema 7.1 [L143]

Bildungsstätten Die Hauptbildungsstätte der Blutzellen ist das *rote Knochenmark.* Hier werden aus den indifferenten Knochenmarkzellen bzw. Blutstammzellen (Hämozytoblasten), kurz auch Stammzellen genannt, die roten und weißen Blutkörperchen und die Blutplättchen gebildet (↑ *Atlas* Abb. 7.1). Eine Ausnahme bilden die Lymphozyten, eine Untergruppe der weißen Blutkörperchen, die, außer im Knochenmark, auch noch in den lymphatischen Organen Thymus, Mandeln, Milz und Lymphknoten gebildet werden. Während der Fetalzeit findet die Blutbildung nicht nur im roten Knochenmark statt, sondern auch im Dottersack, in der Leber, der Milz und im Thymus.

Zur Erinnerung: Rotes Knochenmark ist in den platten (z. B. Schädel, Brustbein, Rippen), kurzen Knochen (Hand- und Fußwurzelknochen, Wirbel) und in den Epiphysen der Röhrenknochen enthalten. Bis zur Pubertät enthält auch der Schaft der Röhrenknochen rotes Knochenmark, welches sich beim Erwachsenen zu gelbem Fettmark umwandelt.

7.2 Erythrozyten

Im Blut schwimmen die Erythrozyten (oft kurz Erys genannt), die roten Blutkörperchen, als *runde, kernlose Scheiben,* die eine zentrale Eindellung (durch den abgestoßenen Kern) besitzen. Erythrozyten bestehen im Wesentlichen aus *Hämoglobin,* dem roten Blutfarbstoff, der dem Blut seine charakteristische rote Färbung verleiht. Das Hämoglobin ist am *Sauerstoff-* und *Kohlendioxidtransport* beteiligt, ebenso an der Pufferfunktion des Blutes.

Erythrozytenbildung (Erythropoese)

Die roten Blutkörperchen entstehen, wie oben dargelegt, im roten Knochenmark aus einer Stammzelle, dem *Hämozytoblasten.* Der Hämozytoblast entwickelt sich zum Pro-Erythroblast, weiter zum Erythroblasten und schließlich zum Normoblasten (↑ *Atlas* Abb. 7.1). Letzterer stößt seinen Kern ab und tritt ins Blut über. Diese unmittelbare Vorstufe der reifen Erythrozyten wird *Retikulozyt* genannt. Jede Steigerung der Erythropoese führt auch zu einer Steigerung der Retikulozytenanzahl im Blut.

Kommt es zu einem Sauerstoffmangel im Gewebe, so regt dies die Ausschüttung des in der *Niere* gebildeten Wirkstoffes *Erythropoetin* an, der das Knochenmark stimuliert, vermehrt Erythrozyten zu bilden. Diese Tatsache machen sich manche Hochleistungssportler zunutze. Sie trainieren in großen Höhen, wodurch es zum Sauerstoffmangel im Gewebe kommt. Dadurch wird die Erythropoetinausschüttung der Niere angeregt, was zur vermehrten Bildung der roten Blutkörperchen führt. Beim Wettkampf in der Ebene stehen nun vermehrt rote Blutkörperchen zur Verfügung, allerdings nur so lange, bis der Erythrozytenabbau einsetzt (s. u.).

Auch durch schwere Lungenerkrankungen kann es im Gewebe zum Sauerstoffmangel kommen, weshalb auch in diesen Fällen vermehrt Erythrozyten gebildet werden und es so zur Erythrozytose (Polyglobulie) kommt (➤ Kap. 7.10.2).

Erythrozytenabbau

Die Erythrozyten zirkulieren ca. *120 Tage* im Blut und werden danach vom Monozyten-Makrophagen-System (MMS) in Milz, Leber und Knochenmark abgebaut. Den ständigen Wechsel zwischen Untergang und Neubildung der roten Blutkörperchen bezeichnet man auch als „Blutmauserung".

Das beim Abbau anfallende *Hämoglobin* wird in *Häm* (Farbstoffanteil plus Eisen) und *Globin* (Eiweißanteil) aufgespalten. Der Farbstoffanteil wird in der Leber zu Gallenfarbstoff (Biliverdin Bilirubin) umgebaut, über die Gallenflüssigkeit in den Darm abgegeben und ausgeschieden. Globin wird zum Aufbau neuer Bluteiweiße verwendet. Das anfallende Eisen kann in Leber, Milz und Knochenmark gespeichert werden und steht so bei Bedarf zur Bildung von neuen roten Blutkörperchen zur Verfügung. Bitte beachten Sie hierzu die ausführliche Darstellung in ➤ Kap. 12.1.3.

Normalerweise werden in 24 Stunden 0,8 % aller Erythrozyten abgebaut und durch neue ersetzt. Daraus ergibt sich, dass beim Erwachsenen in jeder Minute 150 Mio. Erythrozyten neu gebildet werden.

Normalwerte der Erythrozyten im Blut

- **Männer:** 4,6–6,2 Mio/mm³
- **Frauen:** 4,2–5,4 Mio/mm³

Bitte beachten Sie zum Erythrozytenabbau auch ➤ Kap. 8.1.5 Milz (Aufbau, rote Pulpa).

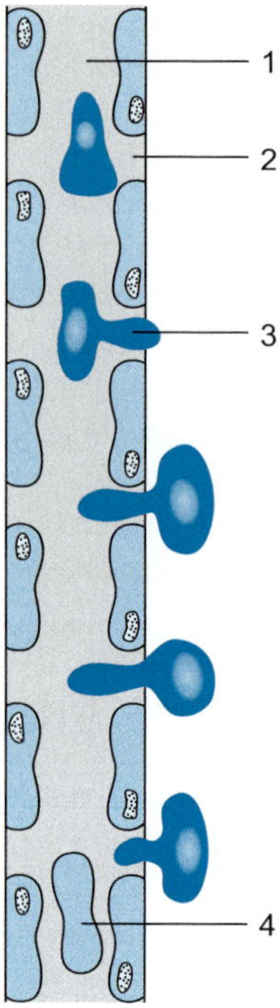

Abb. 7.1 Diapedese der Leukozyten. Unter Diapedese versteht man die Fähigkeit der Leukozyten, sich durch kleinste Lücken zwischen den Gefäßwandzellen zu zwängen, wobei sie sich erheblich verformen müssen. 1: Blutkapillare, 2: Wandpore, 3: Leukozyt, 4: Erythrozyt. [L143]

7.3 Leukozyten

Leukozyten (auch kurz Leukos genannt), die weißen Blutkörperchen, spielen eine wichtige Rolle bei der *Abwehr.* Dazu haben sie die Aufgabe, Fremdkörper (Bakterien, Viren, Staub) und Zelltrümmer aufzunehmen und zu phagozytieren (zu „fressen"). Des Weiteren stellen sie Antikörper her und können Zellen auflösen.

Normalwerte der Leukozyten im Blut

4.000–10.000/mm³

Normalerweise findet man ca. 4.000–10.000 Leukozyten pro µl Blut. Ungefähr 90 % der insgesamt im Körper vorhandenen Leukozyten halten sich jedoch *außerhalb* des Blutgefäßsystems auf, und zwar im Knochenmark und in den Geweben. Das Blut ist für die Leukozyten in erster Linie ein Transportweg, um von hier aus zu *den* Stellen zu gelangen, an denen sie benötigt werden. Dazu besitzen die Leukozyten die Fähigkeit, aus der Blutbahn auszuwandern (*Emigration*). Dabei treten sie durch kleine Lücken zwischen den Gefäßwandzellen aus, wobei sie sich erheblich verformen müssen (*Diapedese,* ➤ Abb. 7.1). Nach ihrem Austritt ins Körpergewebe können sie sich hier durch amöboide Bewegungen vorwärtsbewegen. Dazu stülpen sie einen Teil ihres Zellleibs füßchenförmig aus und ziehen dann den restlichen Leukozytenkörper nach. Mittels dieser Fortbewegungsart können sie innerhalb 1 Minute das Dreifache ihrer eigenen Körperlänge zurücklegen, das sind einige Tausendstel Millimeter.

Damit nun die Leukozyten wissen, in welche Richtung sie sich bewegen müssen, um zum Entzündungsherd zu gelangen, besitzen sie auf ihrer Oberfläche Rezeptoren für bestimmte Substanzen, die bei Entzündungsvorgängen freigesetzt werden. Die Leukozyten registrieren, auf welchen Teil ihrer Zelloberfläche diese *„Lockstoffe"* am konzentriertesten ankommen. Wie von geheimen Fäden gezogen, bewegen sie sich auf dem kürzesten Weg zum Entzündungsherd. Diesen Vorgang bezeichnet man als *Chemotaxis* (taxis = gezielte Bewegung).

Bei den Leukozyten unterscheidet man Monozyten, Granulozyten und Lymphozyten (➤ Schema 7.2), oft werden auch die Mastzellen und dendritischen Zellen mit dazugerechnet.

7.3.1 Monozyten

Die Monozyten sind die größten Leukozyten. Sie zirkulieren ca. 1–2 Tage im Blut, und wandern dann in verschiedene Gewebe ein und werden so zu *Histiozyten bzw. Gewebsmakrophagen.* Sowohl die sich im Blut als auch die sich im Gewebe aufhaltenden Makrophagen haben die Aufgabe, *Fremdkörper*

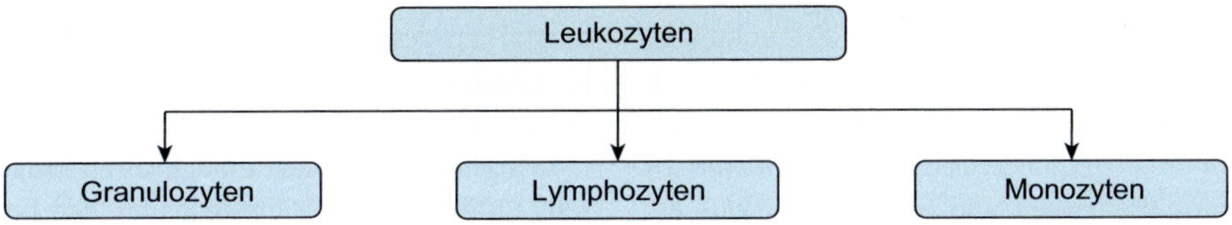

Schema 7.2 [L143]

zu *phagozytieren.* Monozyten können einen Teil des phagozytierten Materials auf ihrer Zelloberfläche lokalisieren. Dort bieten sie es den Lymphozyten zur „Erkennung" an (Antigenpräsentation). Diese Antigenpräsentation regt die Lymphozyten zur Antikörperbildung an. Bitte beachten Sie zu den Monozyten auch ➤ Kap. 26.3.5.

7.3.2 Granulozyten

Die Granulozyten sind im Wesentlichen *Mikrophagen,* also kleine Fresszellen. Ihre wichtigste Aufgabe liegt ebenfalls in der *Phagozytose.* Je nach Phagozytoseleistung haben sie eine Lebensdauer von wenigen Stunden bis zu mehreren Tagen. Der Zellleib der Granulozyten enthält eine feine Körnung, die Granula, die unter dem Mikroskop sichtbar ist. Es handelt sich dabei um lysosomenartige Zellorganellen, die eiweißauflösende Enzyme enthalten (➤ Kap. 2.2.2).

Bei den Granulozyten werden drei Untergruppen unterschieden, nämlich Neutrophile, Eosinophile und Basophile (➤ Schema 7.3):

Neutrophile stellen die *mengenmäßig größte* Gruppe der Granulozyten dar, da sie 60–70 % aller Leukozyten ausmachen. Gebildet werden sie im roten Knochenmark. Sie haben die Aufgabe, Erreger zu phagozytieren, indem sie sie mithilfe ihrer Lysosomen abbauen („verdauen"). Junge Neutrophile haben einen *stabförmigen* Kern, je älter sie werden, desto mehr wird er in kleinere Abschnitte unterteilt (segmentiert). Deshalb werden letztere als *segmentkernige* Neutrophile bezeichnet.

- **Segmentkernige Neutrophile** sind *reife,* neutrophile Granulozyten. Ihr Kern ist voll ausgebildet. Unter den Leukozyten sind die segmentkernigen Neutrophilen im Blut am stärksten vertreten.
- **Stabkernige Neutrophile** sind neutrophile Granulozyten mit einem stabförmigen Kern, einem Kern also, der noch *nicht* so vollständig ausgebildet ist wie bei den segmentkernigen Neutrophilen. Kommen sie vermehrt im Blut vor, so spricht man von einer *„Linksverschiebung"* (↑ *Atlas* Abb. 7.4). Eine Linksverschiebung weist auf einen akuten Infekt, der es notwendig macht, dass im Knochenmark vermehrt neue Granulozyten gebildet werden, um die körpereigene Abwehr zu verstärken. Zur Linksverschiebung kommt es v. a. auf dem Höhepunkt einer ablaufenden Infektion. Geht die Linksverschiebung zurück und tritt eine (evtl. lymphozytäre) Eosinophilie auf, so spricht das für eine günstige Prognose der Erkrankung. Dies wird als Eosinophilie bzw. lymphozytär-eosinophile Heilphase bezeichnet.

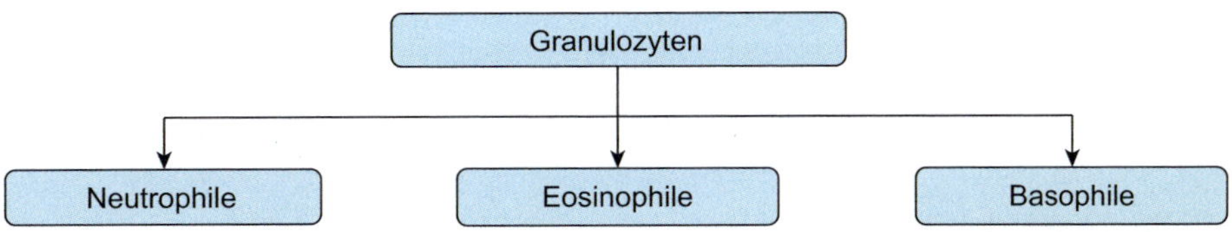

Schema 7.3 [L143]

Eosinophile Die Eosinophilen machen 3 % der Leukozyten aus. Sie wirken bei allergischen Erkrankungen mit, da sie zur Phagozytose von Immunkomplexen (v. a. der Allergen-IgE-Komplexe) befähigt sind. Deshalb findet man ihre Anzahl bei *allergischen Erkrankungen* (z. B. Asthma bronchiale) und bei *Parasitenbefall* erhöht. Zum Anstieg der Eosinophilen im Blut kommt es auch bei *beginnender Heilung* von Infekten (s. o.).

Basophile (Blutmastzellen). Basophile stellen nur einen geringen Anteil der Leukozyten dar, nämlich bis 1 a. Sie enthalten *Heparin,* einen gerinnungshemmenden Stoff und *Histamin,* das bei allergischen Reaktionen vom Sofort-Typ (Allergie-Typ-I) freigesetzt wird. Die Basophilen sind keine Fresszellen.

7.3.3 Lymphozyten

Nur ungefähr 4 % der Lymphozyten (↑ *Atlas* Abb. 7.2, 7.3) halten sich im Blut auf. Der größte Teil, nämlich ca. 70 %, befindet sich in den *lymphatischen Organen,* der Rest hält sich im Knochenmark und in anderen Geweben auf. Lymphozyten *rezirkulieren,* das heißt, dass sie durch Diapedese aus der Blutbahn austreten, ins Gewebe wandern, in die Lymphbahn eintreten und über die Lymphflüssigkeit wieder ins Blut zurückgelangen.

Lymphozyten haben, je nach ihrer Aufgabe, eine sehr unterschiedliche Lebensdauer. Sie beträgt bei kurzlebigen Formen ungefähr 7 Tage, bei langlebigen dagegen bis zu mehreren Jahren. Letzteres ist v. a. bei den Gedächtniszellen (s. u.) der Fall.

Bildungsstätte und Prägungsort Im *Knochenmark* wird aus der gemeinsamen Stammzelle eine Vorform des Lymphozyten gebildet. Einige dieser Vorformen differenzieren sich zu einer Natürlichen Killerzelle aus, andere wandern über den Blutweg zu den *primären lymphatischen Organen,* in denen die Prägung zum *T-* oder *B-Lymphozyten* erfolgt. Die T-Lymphozyten werden im *Thymus* geprägt und die B-Lymphozyten im Knochenmark (bone marrow derived lymphocytes) (➤ Schema 7.4 und ➤ Tab. 7.1)

Sind die B- und T-Lymphozyten geprägt worden, wandern sie von hier aus in bestimmte Regionen der *sekundären* lymphatischen Organe Milz, Lymph-

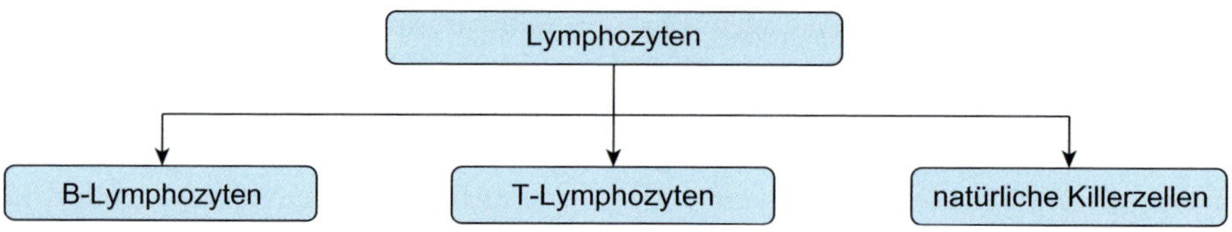

Schema 7.4 [L143]

Tab. 7.1 B- und T-Lymphozyten

	B-Lymphozyt	T-Lymphozyt
Bildungsstätte	Knochenmark (aus pluripotenten Stammzelle)	Knochenmark (aus der pluripotenten Stammzelle)
Prägungsort	Knochenmark, fetale Leber	Thymus
Hauptaufgabe	Antikörperproduktion (humorale Immunität)	Zellvermittelte Immunität
Differenzierungsformen	• Plasmazellen • Gedächtniszellen (Memory-Zellen)	• Helferzellen • Regulatorische Zellen (Unterdrückerzellen, Suppressorzellen) • Gedächtniszellen (Memory-Zellen) • Zytotoxische Zellen
Lösliche Stoffe, die von aktivierten Lymphozyten in die Körperflüssigkeiten abgegeben werden	Antikörper	Lymphokine

knoten, Mandeln und Lymphfollikel ein, um sich hier durch Zellteilung weiter zu vermehren.

B-Lymphozyten (B-Zellen) Auf der Zelloberfläche der B-Lymphozyten befinden sich bestimmte Antikörper (Zellmarker). Trifft ein B-Lymphozyt mit seinem Antikörper auf ein passendes Antigen (z. B. Bakterium, Virus), so wandelt er sich zur *Plasmazelle* um und beginnt sich zu klonen, das heißt, er stellt identische Abbilder von sich her. Plasmazellen sind *antikörperbildende Zellen.* Ihre Antikörper richten sich immer nur gegen ein ganz *bestimmtes* Antigen. Antigen und Antikörper müssen zusammenpassen wie *Schlüssel* und *Schloss* (allgemeine Infektionslehre ➤ Kap. 26.3.4).

Nachdem sich die Lymphozyten mit einem Antigen auseinandergesetzt haben, speichern einige Zellen die Information über den Erreger und werden so zu *Gedächtniszellen* (Memory-Zellen). Dringt nun der gleiche Erreger zu einem späteren Zeitpunkt erneut in den Körper ein, so kann dank dieser Gedächtniszellen sofort eine wirkungsvolle Antikörperproduktion beginnen, sodass die Krankheit nicht zum Ausbruch kommt. Ein bekanntes Beispiel hierfür ist das Masernvirus. Hat man die Krankheit einmal durchlaufen, so speichern die Gedächtniszellen die Information über das Virus, sodass man bei einem späteren Kontakt mit diesem Erreger nicht mehr erkrankt. Bei den meisten Infektionskrankheiten kann die Information jedoch nur für kürzere Zeit gespeichert werden, meist einige Jahre. Deshalb hängt es entscheidend davon ab, ob rechtzeitig ein erneuter Kontakt mit dem Erreger zustande kommt und somit das Immungedächtnis aufgefrischt wird. Ist die Zeitspanne, bis der Erreger wieder in den Körper eindringt zu groß, kann die Erkrankung erneut ausbrechen.

An manchen Infektionskrankheiten (z. B. Scharlach, Influenza) kann man jedoch auch kurzfristig mehrfach erkranken. Dies liegt daran, dass es sog. *Antigendifferenzen* zwischen den einzelnen Spezies der Erreger gibt. Das bedeutet, dass sich die Oberflächenmerkmale der einzelnen Erregerspezies unterscheiden, sodass sie von den Gedächtniszellen nicht identifiziert werden können.

T-Lymphozyten (T-Zellen) Schon vorgeburtlich, aber auch noch während der Kindheit, findet im *Thymus* die Prägung zum T-Lymphozyten statt. Dabei lernen die Lymphozyten körpereigenes vom körperfremden Gewebe zu unterscheiden. Tragen T-Lymphozyten Rezeptoren an ihrer Zellmembran mit der sie an körpereigene Zellen binden könnten, werden sie eliminiert und von Phagozyten abgebaut, damit es zu keiner Schädigung von körpereigenen gesunden Zellen kommt.

Die anderen T-Lymphozyten bilden auf ihrer Oberfläche MCH-Rezeptoren aus, mit denen sie körperfremde Antigene erkennen können. Sie können jedoch nur solche Antigene feststellen, die sich an der Oberfläche anderer Zellen befinden, z. B. wenn sie von antigenpräsentierenden Zellen wie den Monozyten gezeigt werden. Das ist ein wichtiger Unterschied zu Antikörpern, die freie Antigene ohne eine Bindung an eine Zelle erkennen können, z. B. in Körperflüssigkeiten befindliche Bakterien.

Bei den T-Lymphozyten unterscheidet man:

- **Helferzellen** (T-Helferzellen). Sie tragen an ihrer Oberfläche Erkennungsmoleküle, sog. CD4-Moleküle. Damit können sie bestimmte Antigene erkennen und daraufhin Zytokine ausschütten, wodurch andere Abwehrzellen aktiviert werden, z. B. Makrophagen und zytotoxische T-Zellen. Die CD4-Moleküle dienen jedoch dem HI-Virus als Rezeptor. Das Virus lagert sich an sie an und kann dann in die Zellen eindringen. An diesem Beispiel kann man die große Bedeutung der Helferzellen erkennen, da es bei ihrem Fehlen zu einer massiven Abwehrschwäche kommt.
- **Regulatorische T-Zellen** (Unterdrückerzellen, T-Suppressorzellen). Sie unterdrücken unnötige und zu heftige Reaktionen des Immunsystems. Dadurch senken sie das Risiko für die Entstehung von Autoimmunerkrankungen und Allergien.
- **Zytotoxische T-Zellen** (T-Zellen, früher: T-Killerzellen). Sie können virus- und krebsbefallene Zellen durch bestimmte zytotoxische Eiweiße zur Apoptose (programmierter Zelltod) veranlassen. An ihrer Oberfläche befinden sich MCH-Rezeptoren mit denen sie an Antigene binden können. Bindet sie mit diesem Rezeptor an ein Antigen, gibt sie Substanzen ab, die bei der infizierten Zelle die Apoptose (programmierter Zelltod) herbeiführen.
- **Gedächtniszellen** (T-Memoryzellen). Sie können Informationen über eingedrungene Erreger

speichern. Bei einem erneuten Kontakt mit dem bekannten Erreger, werden sie sofort aktiviert und können eine Immunreaktion auslösen, die das Ausbrechen einer Infektionskrankheit verhindert.

Natürliche Killerzellen (NK) Sie arbeiten im Unterschied zu den zytotoxischen Zellen *nicht antigenspezifisch* und können virus- und krebsbefallene Zellen durch zytotoxische Granula, die sie an der Zelloberfläche freisetzen, zerstören. So führen sie den Zelltod durch Apoptose (vorprogrammierter Zelltod) herbei.

7.4 Thrombozyten

Thrombozyten (kurz Thrombos genannt), die Blutplättchen, werden im Knochenmark aus den zerfallenden Megakaryozyten gebildet. Damit handelt es sich bei den Blutplättchen nicht mehr um Zellen, sondern lediglich um *Zellfragmente* (Zellteile). Deshalb haben Thrombozyten nur eine kurze Lebensdauer von ca. 10 Tagen. Danach werden sie in der Milz abgebaut. Ihre wichtigsten Aufgaben liegen in der *Blutstillung* (mittels Thrombozytenaggregation) und in der *Blutgerinnung* (durch Freisetzung ihrer Plättchenfaktoren).

7

Normalwerte der Thrombozyten im Blut

150.000–380.000 / mm^3

Kommt es zu einem Ansteigen der Thrombozytenzahl im Blut (Thrombozytose), so besteht eine erhöhte *Thromboseneigung*. Nimmt dagegen die Thrombozytenzahl ab (Thrombozytopenie bzw. Thrombopenie), so können die Blutstillung und Blutgerinnung nicht mehr ordnungsgemäß ablaufen, weshalb die ständig entstehenden Gefäßschäden nicht mehr abgedichtet werden können, was zu *spontanen Blutungen* (hämorrhagische Diathese) führt. Je nach Ausmaß des vorliegenden Mangels kann es zu Petechien (punktförmigen Hautblutungen), Purpura (punktförmigen Hautblutungen mit Fleckenbildung), Hämatomen (Blutergüssen) oder sogar zu flächenhaften Hautblutungen (Sugillationen, Suffusionen) kommen.

7.5 Blutgruppen

Die Erythrozyten sind Träger der *„Blutgruppenindividualität“* jedes Menschen. Darunter versteht man ein erbliches Merkmal, das von Alter, Geschlecht und Umwelt unabhängig ist. Dazu sitzen auf der Zelloberfläche der roten Blutkörperchen bestimmte Merkmale aus Kohlenhydrat-Eiweiß-Gemischen (Glykoproteine).

Die Blutgruppen erhalten ihre Bezeichnung aufgrund des Vorhandenseins oder Nicht-Vorhandenseins dieser Oberflächenmerkmale, die in diesem Zusammenhang auch als Antigene bezeichnet werden, da sie bei bestehender Blutgruppenunverträglichkeit beim Empfänger diese Blutes Antikörperbildung verursachen können.

7.5.1 Das AB0-System

Das AB0-Blutgruppensystem umfasst vier Gruppen, nämlich *A, B, AB* und *0* mit den Untergruppen A_1, A_1B und A_2B und bestimmten Varianten, z. B. A_3.

Bei Blutgruppenunverträglichkeiten spielen einerseits die Oberflächenmerkmale der Erythrozyten eine wichtige Rolle, andererseits auch das Vorhandensein der Antikörper.

So ist bei Blutgruppe A im Plasma der Antikörper Anti-B vorhanden, bei Blutgruppe B der Antikörper Anti-A, bei Blutgruppe 0 die Antikörper Anti-A und Anti-B; Blutgruppe AB besitzt keine Antikörper. Nun kann man sich fragen, warum besitzt die Blutgruppe A immer den Antikörper gegen B und umgekehrt? Im 3. – 6. Lebensmonat entwickelt der Säugling Antikörper gegen bestimmte Bakterien, deren Oberflächenmerkmale denen der Blutgruppenmerkmale ähneln. Das Kind bildet diese Antikörper nur aus, wenn es nicht selbst Träger dieser Oberflächenmerkmale ist, denn sonst würde es sein Blut verklumpen. Die Antikörper passen also nicht nur gegen Erythrozyten, sondern auch gegen bestimmte Bakterien.

Die Antikörper des AB0-Systems gehören in der Regel der Immunglobulinklasse IgM an und können aufgrund ihrer Struktur und Größe bei Fremdblutübertragung ein Agglutinieren (Verklumpen) des Blutes bewirken. So wird z. B. bei Übertragung von

Vollblut der Gruppe A auch der Antikörper Anti-B übertragen, der beim Empfänger der Blutgruppe B ein Verklumpen seiner roten Blutkörperchen verursacht. Außerdem besitzt Blutgruppe B bereits den Antikörper Anti-A in seinem Plasma, was in diesem Fall zum Agglutinieren des empfangenen Blutes führt.

Blutgruppe A

Besitzt das Antigen A und den Antikörper Anti-B

Blutgruppe B

Besitzt das Antigen B und den Antikörper Anti-A

Blutgruppe AB

Besitzt die Antigene A und B, aber keine Antikörper

Blutgruppe 0

Besitzt keine Antigene, aber die Antikörper A und B

Deshalb verträgt sich Blut der Gruppe A nicht mit Blut der Gruppe B und umgekehrt. Ein AB-Träger verträgt Erythrozyten der Gruppe A und B, da er selbst keine Antikörper gegen A und B besitzt. Blutgruppe 0 dagegen verträgt kein Blut der Gruppen A, B und AB, da sie Antikörper gegen A und B besitzen.

Ein Mensch mit Blutgruppe AB wird als *Universalempfänger* bezeichnet, da er Erythrozytenkonzentrate der Gruppen A, B und 0 empfangen kann. Ein Mensch mit Blutgruppe 0 ist *Universalspender:* Da er keine Antigene besitzt und somit seine Erythrozyten den anderen Gruppen spenden kann. Er selbst kann aber nur Blut der Gruppe 0 empfangen, da er gegen die Blutgruppen A und B Antikörper besitzt. Als Spenderblut kommt in diesem Fall plasmaarmes Erythrozytensediment (Erythrozytenkonzentrat) bzw. gewaschene Erythrozyten in Betracht.

Erythrozytenkonzentrate

Für gewaschene Erythrozytenkonzentrate gilt:
- **Blutgruppe AB** ist *Universalempfänger.*
- **Blutgruppe 0** ist *Universalspender.*

Wird unverträgliches Blut übertragen, so wirkt es beim Empfänger als Antigen und setzt hier eine *Antigen-Antikörper-Reaktion* in Gang. Die Folge ist ein *Agglutinieren* (Verklumpen) des Blutes. Dadurch kommt es beim Betroffenen zu Reaktionen, die von einem bloßen Temperaturanstieg bis hin zum schweren Schock reichen können.

7.5.2 Rhesusfaktor

Beim Rhesusfaktor (auch als Antigen-D bekannt) handelt es sich um eine weitere erbliche *Blutgruppeneigenschaft*, die ebenfalls auf der Oberfläche der roten Blutkörperchen lokalisiert ist. Sie spielt nicht nur bei Fremdblutübertragungen eine wichtige Rolle, sondern auch bei Immunisierungsvorgängen während einer Schwangerschaft.

15 % der Mütter sind Rhesus-negativ, das heißt, dass die roten Blutkörperchen der Frau dieses Merkmal (Rhesusfaktor) *nicht* besitzen. Ist die Mutter Rhesus-negativ, aber der Vater Rhesus-positiv, so besteht eine Wahrscheinlichkeit von 50 %, dass das Kind den Rhesusfaktor des Vaters erbt und auch Rhesus-positiv wird.

Normalerweise sind während der Schwangerschaft der mütterliche und der kindliche Kreislauf voneinander getrennt. Die Plazenta ist für Blutzellen nicht durchlässig, und deshalb wird die Mutter während der ersten Schwangerschaft keine Antikörper gegen das kindliche Blut ausbilden.

Die Plazenta ist aber Teil der Nachgeburt und bei diesem Vorgang können Rhesus-positive Blutkörperchen des Kindes durch die aufgerissenen mütterlichen Blutgefäße in deren Kreislauf eindringen. Dem Kind entstehen dadurch keine Nachteile, da es bereits geboren ist. Die kindlichen Blutzellen, die in den mütterlichen Kreislauf eingedrungen sind, verursachen hier jedoch eine Antikörperbildung.

Kommt es nun zu einer zweiten Schwangerschaft, so kreisen bereits Antikörper im Blut der Mutter. Diese Rhesus-Antikörper gehören der Immunglobulinklasse IgG an, sind kleiner als die Antikörper des AB0-Systems und kleiner als Blutzellen und können deshalb die Plazentaschranke durchdringen und so in den kindlichen Blutkreislauf gelangen. Die Rhesus-Antikörper zerstören die kindlichen Blutzellen (Hämolyse), da sie diese als Fremdstoffe erkennen. Die Folgen für das Kind hängen vom Ausmaß der eintretenden Hämolyse ab: Sie reichen von einer leichten Gelbfärbung (Ikterus) bis zum Auftreten eines Hirnschadens (unzureichende Sauerstoffversorgung des Gehirns) sogar bis hin zum Absterben des Kindes.

Um der Schädigung des Kindes entgegenzuwirken, erhalten Rhesus-negative Frauen routinemäßig eine Rhesusprophylaxe. Dazu injiziert man zwischen der 29.–31. Schwangerschaftswoche *Anti-D-Immunglobuline* (Anti-Rhesus-D-Gammaglobulin) intramuskulär. Diese injizierten Antikörper besetzen das Rhesusmerkmal auf den kindlichen Erythrozyten. Da dieses Rhesusmerkmal nun blockiert ist, braucht das mütterliche Abwehrsystem keine Antikörper mehr bei Kontakt mit diesem Merkmal zu produzieren. Eine solche Rhesusprophylaxe wird auch durchgeführt, wenn es zum Übertritt von kindlichem Blut in den mütterlichen Kreislauf gekommen sein könnte, z. B. bei Blutungen während der Schwangerschaft.

7.5.3 Bluttransfusionen

Unter einer Bluttransfusion versteht man die Übertragung von Vollblut oder Blutbestandteilen auf einen Empfänger, die aus dem Vollblut eines meist menschlichen Blutspenders hergestellt wurde. Voraussetzung hierzu ist, dass die Blutgruppen zwischen dem Spender und dem Empfänger *kompatibel* sind.

Eine Bluttransfusion erfolgt v. a. bei akuten Blutungen, um einen Blutersatz vorzunehmen oder als therapeutische Maßnahme bei Bluterkrankungen, um einen Mangel zu beheben. So können z. B. Transfusionen von Erythrozyten, Leukozyten, Thrombozyten, Humanalbumin (nach Verbrennungen) oder von Eigenblut vorgenommen werden. *Bei Eigenbluttransfusionen* spendet ein Patient vor seiner Operation Blut, das ihm dann während seiner Operation zur Verfügung steht. Dieses Verfahren eignet sich selbstverständlich nur für planbare Eingriffe.

Da jede Bluttransfusion das Risiko einer Unverträglichkeitsreaktion in sich birgt, sind bestimmte Untersuchungen (z. B. Coombs-Test, Kreuzprobe mit Minor- und Majortest) gesetzlich vorgeschrieben, die in der Blutbank (zentralem Krankenhausdepot für Blutprodukte) durchgeführt werden müssen. Bei Bluttransfusionen unterscheidet man:

- **ACD-Frischblutkonserve.** Sie haben eine Lagerungsdauer von 49–72 Stunden und werden bei akutem Blutverlust mit gleichzeitiger Gerinnungsstörung verabreicht. Sie werden heute nur noch selten eingesetzt, da die Gefahr der Übertragung von Krankheitserregern besteht. Außerdem kommt es relativ häufig zu Unverträglichkeitsreaktionen. Nach 72 Stunden wird die Frischblutkonserve als Vollblutkonserve bezeichnet.
- **Vollblutkonserve.** Sie hat je nach Antikoagulanz und Nährlösung eine Lagerungsdauer von normalerweise 33 Tagen (max. 45 Tage). Früher wurde sie nach akuten Blutverlusten gegeben, was heute allerdings nur noch sehr selten der Fall ist.
- **Erythrozytenkonzentrat.** Durch Zentrifugieren gewonnene plasmafreie Erythrozyten werden v. a. bei akuten Blutverlusten, z. B. während oder nach größeren Operationen verabreicht.
- **Gewaschene Erythrozyten.** Durch fünf- bis sechsmaliges Waschen sind die Erythrozyten praktisch eiweißfrei. Sie können nach vorausgegangenen Unverträglichkeitsreaktionen und bei chronischer Niereninsuffizienz zur Vermeidung von Kaliumübertragung gegeben werden. Gewaschene Erythrozyten werden heute nur noch sehr selten eingesetzt.
- **Thrombozytenkonzentrate** bei schwerem Thrombozytenmangel.
- **Leukozytenkonzentrate.** Bei leukopenischen Krankheitsbildern (Leukozytenmangel).
- **Humanalbumin** wird bei Eiweißverlusten (z. B. nach Verbrennungen) eingesetzt.
- **Gerinnungswirksames Plasma** bei Blutgerinnungsstörungen aufgrund eines Mangels an Gerinnungsfaktoren.
- **Eigenbluttransfusionen.** Soweit möglich, spendet ein Patient 30, 20 und 10 Tage vor einer geplanten Operation je etwa 300 ml Blut, das dann während seiner Operation zur Verfügung steht.

7.6 Aufgaben des Blutes

7.6.1 Allgemeine Aufgaben

Zur besseren Übersicht werden hier die wichtigsten Aufgaben des Blutes zusammengestellt:

Transportfunktion Auf dem Blutweg werden Sauerstoff, Nährstoffe (Glukose, Aminosäuren, Fettsäuren), Vitamine, Mineralstoffe und Medikamente zu den Zellen gebracht. Abbaustoffe (Kreatinin,

Harnstoff, Harnsäure) und Kohlendioxid werden von den Zellen zu den Ausscheidungsorganen (Lungen, Leber, Darm, Nieren, Haut) abtransportiert.

Vermittlerfunktion Über das Blut wird die Tätigkeit einzelner Organe aufeinander abgestimmt. So kann z. B. die Arbeit bestimmter Zellen durch Hormone oder Vermittlerstoffe (Mediatoren) stimuliert werden, bzw. ein Anstieg von Kohlendioxid im Blut regt das Atemzentrum im Gehirn an.

Chemische Pufferfunktion Im Blut wird der pH-Wert innerhalb der engen Grenzen von 7,36–7,43 (arteriell) aufrechterhalten. Hauptpuffer des Blutes und der Zwischenzellflüssigkeit ist der Bikarbonatpuffer. Dabei stehen Kohlendioxid (CO_2) und Wasser (H_2O) über das Zwischenprodukt H_2CO_3 mit Hydrogenkarbonat (Bikarbonat, HCO_3^-) und Wasserstoffionen (H^+) im Gleichgewicht:

$$CO_2 + H_2O \rightleftharpoons H_2CO_3 \rightleftharpoons HCO_3 + H^+$$

Des Weiteren gibt es noch den Phosphat-, den Hämoglobin- und den Proteinpuffer.

Anmerkungen zum pH-Wert. Er ist ein Ausdruck für die Azidität einer Flüssigkeit. Ein pH = 7 kennzeichnet eine neutrale Flüssigkeit, pH < 7 eine saure und ein pH > 7 eine alkalische (basische). In vielen Organen des Körpers ist für eine optimale Funktionsfähigkeit ein bestimmtes saures oder basisches Milieu einzuhalten, so wie beim Blut vorstehend auch angegeben. Starke Säuren besitzen einen niedrigen pH-Wert, starke Basen einen großen pH-Wert.

Die Magensäure besitzt einen pH-Wert zwischen 1,0 und 1,5 (➤ Kap. 9.1.5) und ist dadurch auch keimabtötend. In den Dünndarmabschnitten ist in der Regel ein basisches Milieu zu finden, dem sich die Bakterien angepasst haben.

Aufrechterhaltung der Körpertemperatur Durch die ständige Zirkulation des Blutes kann die Wärme, die in sehr stoffwechselaktiven Organen (z. B. Leber) entsteht, in die Peripherie transportiert werden. Darüber hinaus können sich die peripheren Blutgefäße bei Kälte zusammenziehen und so dafür sorgen, dass möglichst viel Wärme im Körper zurückgehalten wird. Bei hohen Außentemperaturen dagegen stellen sie sich weit und geben so überschüssige Wärme nach außen ab.

Infektabwehr und Mitwirkung bei Entzündungen Durch den Transport der Leukozyten leistet das Blut einen wichtigen Beitrag zur Bekämpfung von Krankheitserregern. Die Aufgaben des Blutes bei Entzündungen werden wegen ihrer Wichtigkeit in ➤ Kap. 7.6.3 gesondert besprochen.

Aufrechterhaltung der Homöostase (Salz- und Flüssigkeitshaushalt) Das Blut transportiert Bluteiweiße, Salze und Wasser zu den Zellen und spielt damit eine entscheidende Rolle bei der Aufrechterhaltung der Homöostase (dynamisches Gleichgewicht).

Blutstillung Es handelt sich um einen lebenswichtigen Vorgang, ohne den es zum Verbluten käme. Beachten Sie hierzu den folgenden ➤ Kap. 7.6.2.

7.6.2 Blutstillung mit Blutgerinnung und Gerinnselauflösung

Unter dem Begriff Blutstillung (Hämostase) fasst man verschiedene Faktoren zusammen, die zur Beendigung einer Blutung führen. Gefäße können nicht nur bei äußerlich sichtbaren Verletzungen undicht werden, sondern auch aufgrund von innerlichen Entzündungsvorgängen, durch einen Stoß von außen oder aufgrund von Wachstumsvorgängen, bei denen es ständig zu kleinen Gefäßschädigungen kommt. Da das Gefäßsystem unter Druck steht, käme es in diesen Fällen zu Blutungen, die bis zum Verbluten führen könnten. Um dies zu verhindern, gibt es das System der Blutstillung mit der Blutgerinnung. Bei der Blutstillung unterscheidet man drei Schritte: *Gefäßreaktionen*, *Thrombozytenaggregation*, (Pfropfbildung aus Blutplättchen) und den eigentlichen Vorgang der *Blutgerinnung*.

Blutstillung

- Gefäßreaktionen
- Thrombozytenaggregation
- Blutgerinnung

Gefäßreaktionen

Sobald es zur Verletzung eines Blutgefäßes kommt, zieht sich dieses reflektorisch zusammen

(*Vasokonstriktion*). Dieser Vorgang wird teilweise nerval und teilweise durch die Thrombozytenaggregation (s. u.) ausgelöst. Letztere führt zur Freisetzung von Adrenalin, das gefäßverengend wirkt. Darüber hinaus kann sich das *geschädigte Endothel zusammenrollen* und verkleben. Dadurch fließt nun weniger Blut durch das betroffene Gebiet, wodurch der Blutverlust herabgesetzt wird.

Thrombozytenaggregation (Blutplättchenpfropf)

Die Thrombozyten lagern sich an die geschädigten Bindegewebsfasern der Wundränder an und bilden einen *Thrombozytenpfropf.* Blutplättchen enthalten eine Vielzahl von Gerinnungsfaktoren und Enzymen. Ballen sie sich zusammen, so setzen sie diese Substanzen frei. Diese freiwerdenden Stoffe spielen bei den Gefäßreaktionen (s. vorstehend) und bei der eigentlichen Blutgerinnung (s. nächster Punkt) eine wichtige Rolle.

Die Gefäßreaktionen und der Thrombozytenpfropf führen normalerweise zu einer vorläufigen Blutstillung. Die dazu benötigte Zeitspanne beträgt 1–3 Minuten und wird als primäre Blutungszeit bezeichnet. Ein wirklich dauerhafter Wundverschluss wird jedoch erst durch die eigentliche Blutgerinnung erzielt.

Blutgerinnung

Schon um die Jahrhundertwende war bekannt, dass sich zur eigentlichen Blutgerinnung das im Blut in inaktiver Form vorliegende Prothrombin in Thrombin umwandeln muss. Thrombin seinerseits veranlasst das inaktive Fibrinogen, sich in Fibrin umzuwandeln. Heute hat man darüber hinausgehende Erkenntnisse erlangt. Man weiß, dass verschiedene Blutgerinnungsfaktoren, die man mit römischen Ziffern bezeichnet, eine wichtige Rolle spielen. Diese Gerinnungsfaktoren müssen – einer nach dem anderen – aktiviert werden. Man spricht deshalb auch von *„Gerinnungskaskade"*. Vorsorglich sei aber darauf hingewiesen, dass die Blutgerinnungsfaktoren *nicht* in der Reihenfolge ihrer Nummerierung aktiviert werden.

Blutgerinnungsfaktoren

Faktor I	Fibrinogen
Faktor II	Prothrombin
Faktor III	Gewebethromboplastin (Prothrombinase)
Leitet als sog. Gewebefaktor das Extrinsic-System ein.	
Faktor IV	Kalziumionen
Faktor V	Proakzelerin
Faktor VI	Akzelerin
Faktor VII	Prothrombinogen (Prokonvertin)
Faktor VIII	Antihämophiler Faktor A
(Bei Mangel besteht Hämophilie A)	
Faktor IX	Antihämophiler Faktor B
(Bei Mangel besteht Hämophilie B)	
Faktor X	Stuart-Prower-Faktor
Faktor XI	Rosenthal-Faktor
Faktor XII	Hageman-Faktor
Leitet das Intrinsic-System ein.	
Faktor XIII	Fibrinstabilisierender Faktor

Ablauf der Blutgerinnung Die Blutgerinnung verläuft in folgenden Phasen:

- **Aktivierungsphase** (Vorphase). Damit sich Prothrombin in Thrombin umwandeln kann, müssen eine Vielzahl von Gerinnungsfaktoren aktiviert werden, die im Blut, in den Thrombozyten, in der Gefäßwand und in der Zwischenzellflüssigkeit vorliegen. Diese Aktivierung geht als Kettenreaktion vor sich (Gerinnungskaskade). Sie kann *exogen* (Extrinsic-System) oder *endogen* (Intrinsic-System) ausgelöst werden.
  - **Das Extrinsic-System** (exogenes System, extravaskuläres System) aktiviert die Blutgerinnung bei Gefäßverletzungen, bei denen es zu *Einblutungen in das Gewebe* kommt. Dieser Vorgang dauert nur einige Sekunden. Es wird zuerst Gewebethromboplastin (Faktor III) aktiviert. Faktor III kommt innerhalb von Zellen vor und wird bei deren Verletzung freigesetzt. Er aktiviert nun Faktor VII zu Faktor VIIa, der

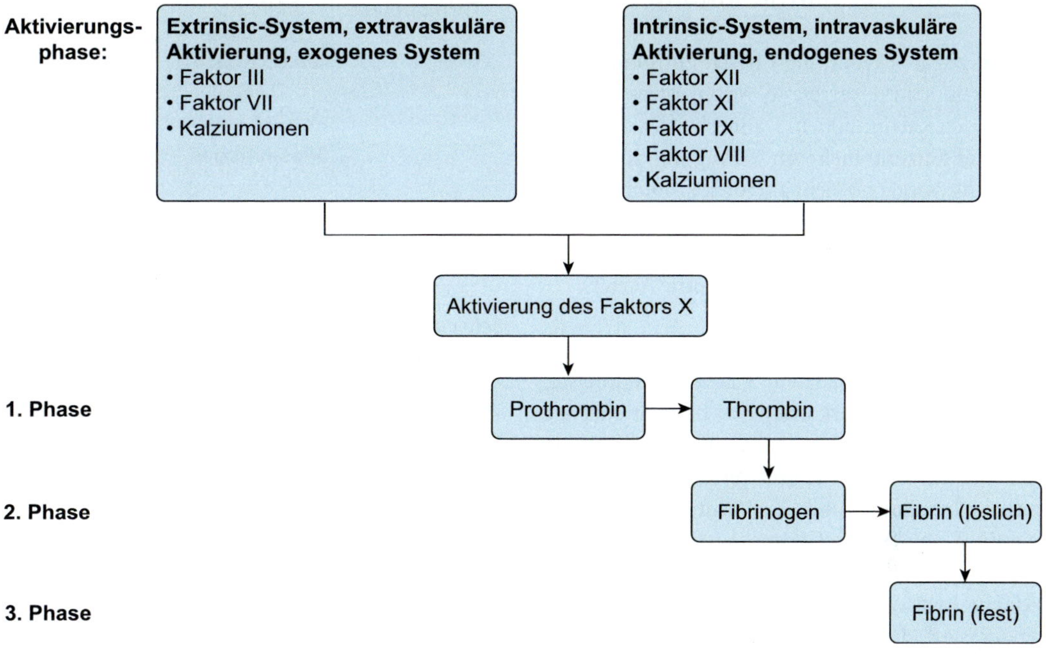

Schema 7.5 [L143]

seinerseits unter Mitwirkung von Kalziumionen den Faktor X aktiviert (➤ Schema 7.5).

– **Das Intrinsic-System** (endogenes System, intravaskuläres System) läuft bei einer *Verletzung des Endothels* ab, z. B. bei Gefäßentzündungen oder bei Kalkablagerungen in die Gefäßwand. Bestehen Defekte im Endothel, so kommt das Blut mit kollagenen Fasern des darunterliegenden Bindegewebes in Berührung. Die Thrombozyten lagern sich in diesem Fall an die geschädigten Fasern an, ballen sich zusammen und setzen dadurch bestimmte Gerinnungsstoffe frei. Da hier eine größere Anzahl von Gerinnungsfaktoren aktiviert werden muss, dauert der Vorgang länger als beim Extrinsic-System, nämlich einige Minuten. Der Grund hierfür ist, dass bei innerlichen Gefäßverletzungen der Blutverlust meist nicht groß ist, deshalb setzt der Körper hier mehr auf Sicherheit, damit es nicht zu Embolien kommt. Das Intrinsic-System setzt mit der Aktivierung des Faktors XII ein. Hierdurch wiederum werden nacheinander die Faktoren XI, IX und VIII aktiviert. Auch bei diesem System wird am Ende der Faktor X aktiviert (➤ Schema 7.5).

– **1. Phase.** Der aktivierte Faktor X veranlasst zusammen mit Faktor V und Kalziumionen, dass Prothrombin in Thrombin überführt wird.

– **2. Phase.** Thrombin seinerseits aktiviert Fibrinogen zu Fibrin, das nun ein fasriges Netz um den Thrombozytenpropf bildet.

– **3. Phase** (Nachphase). Das Fibrinnetz wird durch den Faktor XIII unlöslich und zieht sich zusammen (Retraktion). Durch Annäherung der Wundränder verkleinert sich die Wunde. Es kann nun die eigentliche Wundheilung einsetzen (➤ Kap. 21.1.5).

Blutgerinnungszeit: 3–11 Minuten.

Bedeutung von Kalzium Kalzium spielt bei der Blutgerinnung eine wichtige Rolle. Entzieht man dem Blut das Kalzium, so kann man die *Gerinnung verhindern*. Das macht man sich zunutze, wenn man für bestimmte diagnostische Untersuchungen ungerinnbar gemachtes Blut benötigt, z. B. zur Durchführung einer BKS (➤ Kap. 7.7.2), oder wenn man Blutkonserven herstellen möchte.

7

Hemmstoffe der Blutgerinnung

Natriumzitrat Wenn man frisch entnommenem Blut Natriumzitrat zugibt, so verbindet es sich sofort mit den Kalziumionen. Dadurch steht dem Blut kein freies Kalzium mehr zur Verfügung, sodass die Gerinnungsvorgänge nicht ablaufen können. Weitere gerinnungshemmende Stoffe, die nach dem gleichen Prinzip wirksam sind, sind Natriumoxalat und Natrium-EDTA (Ethylen-Diamin-Tetra-Acetat).

Cumarin (z. B. Dicumarol) dagegen ist ein Wirkstoff, der in vielen Pflanzen, z. B. im Waldmeister oder im Steinklee, vorkommt. Es handelt sich um einen Vitamin-K-Antagonisten. Er verdrängt in der Leber das Vitamin K und verhindert damit die Prothrombinbildung und die Bildung von weiteren Vitamin-K-abhängigen Gerinnungsfaktoren.

Heparin ist ein körpereigener gerinnungshemmender Stoff, der in den basophilen Granulozyten, der Leber und in anderen Organen vorkommt. Er verhindert die Bildung von Fibrin, indem er bestimmte Schritte des endogenen Gerinnungssystems blockiert. Darüber hinaus verhindert er die Zusammenballung der Thrombozyten. Heparin wird v. a. im Krankenhaus bei bettlägerigen Patienten zur Thromboseprophylaxe eingesetzt.

7

Acetylsalicylsäure (ASS) verhindert gleich zu Beginn des Gerinnungsvorgangs die Zusammenballung der Thrombozyten. Sie wird heute zur Rezidivprophylaxe nach abgelaufenem Herzinfarkt und nach Hirnschlag eingesetzt.

Fibrinolyse (Gerinnselauflösung)

Die Fibrinolyse (lyse = Auflösung) dient einerseits der Neutralisation der ständig ablaufenden endogenen Gerinnung, andererseits dient sie aber auch dem Auflösen von Blutpfröpfen (Thromben). Letzteres wird auch als Thrombolyse (s. u.) bezeichnet.

Neutralisation der ablaufenden endogenen Gerinnung Im Körper darf die Blutgerinnung *nur* an Verletzungsstellen erfolgen. Deshalb zirkulieren im Blut Hemmstoffe, um eine unerwünschte Thrombosebildung zu verhindern. Diese Hemmstoffe (z. B.

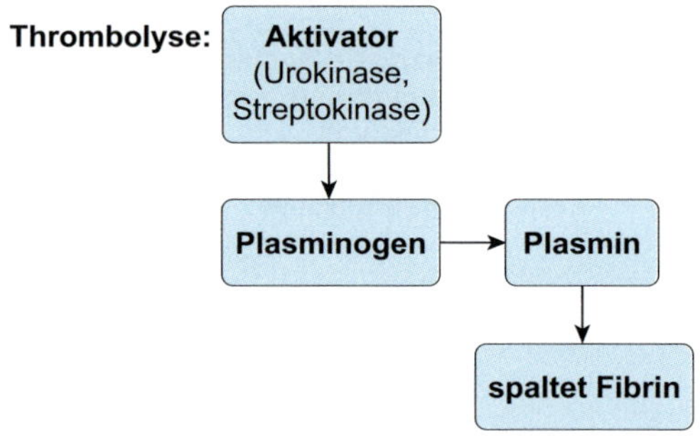

Schema 7.6 [L143]

Antithrombin III) inaktivieren Thrombin, das von einer Verletzungsstelle aus in den Blutstrom gelangt ist.

Thrombolyse (➤ Schema 7.6) Im Zuge der Wundheilung wachsen Fibroblasten in das geschädigte Gebiet ein, dadurch wird der Blutpfropf überflüssig und muss abgebaut werden. Damit dies gelingt, zirkuliert im Blut das in der Leber gebildete *Plasminogen*. Wie man an der Endung -ogen sieht, liegt es im Blut zunächst in seiner inaktiven Form vor. Durch bestimmte Aktivatoren (z. B. Urokinase) wird Plasminogen bei Bedarf in das aktive *Plasmin* (Fibrolysin) umgewandelt. Plasmin ist in der Lage, das im Pfropf enthaltene Fibrin zu spalten.

Allerdings darf eine Gerinnselauflösung nicht *zu* schnell erfolgen, damit die eigentliche Wundheilung ungestört verlaufen kann. Um sich vor einer zu frühen Gerinnselauflösung zu schützen, gibt es nun wieder sog. Antiplasmine, also Hemmstoffe der Fibrinolyse.

Medikamente zur Fibrinolyse Therapeutisch wird zur Auflösung eines Blutgerinnsels nicht nur *Urokinase*, das im Urin ausgeschieden und hier gewonnen werden kann, eingesetzt, sondern auch *Streptokinase*. Die Streptokinase wird aus Streptokokkenkulturen hergestellt.

Gerinnungsstörungen

Mangel an Gerinnungsfaktoren Ein Mangel oder sogar ein völliges Fehlen von Gerinnungsfaktoren führt zu einer *erhöhten Blutungsneigung*. Beim Bluterkranken (Hämophilie) fehlen meist die Faktoren VIII oder IX (➤ Kap. 7.10.4).

Mangel an Hemmstoffen Bei einem Mangel an Hemmstoffen, z. B. an Antithrombin III, besteht eine *erhöhte Thromboseneigung* mit all ihren möglichen Folgen (➤ Kap. 6.7.2).

7.6.3 Entzündung

Die typischen lokalen Entzündungszeichen wurden bereits im 1. Jahrhundert v. Chr. von Celsus aufgestellt:

- **Rubor** (Rötung)
- **Calor** (Wärme)
- **Dolor** (Schmerz)
- **Tumor** (Schwellung)

Diesen Zeichen wurde später nur noch die **Functio laesa** (Beeinträchtigung der Funktion) hinzugefügt.

Bei einer Entzündung handelt es sich immer um eine *Abwehrreaktion* des Organismus auf einen schädigenden Einfluss *(Noxe)*. Die Entzündung soll den schädigenden Reiz ausschalten oder zumindest dessen zerstörerische Auswirkungen begrenzen und möglichst die Noxe aus dem Körper entfernen.

Ursachen

- **Mechanische Einflüsse:** Druck, Reibung, Fremdkörper
- **Physikalische Faktoren:** Hitze, Kälte, Strahlen
- **Chemische Substanzen:** Säuren, Basen
- **Mikroorganismen:** Bakterien, Viren, Pilze, Parasiten
- **Autogene Reize** (Autoaggressoren) gehen vom Körperinneren aus, z. B. durch Zellzerfall bei bösartigen Tumoren oder bei Urämie (Harnvergiftung) oder durch Autoantikörper bei Autoimmunerkrankungen.
- **Allergene:** Blütenpollen, Hausstaub, Katzenhaare u. v. m.

Pathogenese Eine Entzündungsreaktion läuft im *Bindegewebe* und im *Gefäßapparat* ab. Parenchym entzündet sich nicht. Allerdings kann es hier durch das umgebende entzündete Bindegewebe und die versorgenden Gefäße zu einer sekundären Parenchymschädigung kommen. Eine Ausnahme bilden Autoimmunerkrankungen (z. B. autoimmunbedingte Glomerulonephritis, ➤ Kap. 15.4.4). Hier wird das Parenchym sofort geschädigt, z. B. durch Einlagerung von Immunkomplexen in Gefäßwände.

Bei einer Entzündung bestimmt der Einwirkungsort der Noxe den Sitz des Entzündungsherdes. Je nach Stärke des schädigenden Reizes und je nach Immunlage des Betroffenen, kommt es entweder lediglich zu einer lokalen Entzündungsreaktion, zum Übergreifen auf umliegendes Gewebe oder sogar zur generalisierten Entzündungsreaktion mit allgemeinen Entzündungszeichen (s. u.).

Ablauf einer lokalen Entzündungsreaktion Kurz nach Einwirkung des schädigenden Reizes kommt es in dem Gebiet zu einer starken Gefäßerweiterung (*aktive Hyperämie*), die mit einer erhöhten Durchlässigkeit der Gefäße einhergeht. Für die gesteigerte Gefäßdurchlässigkeit sind verschiedene Mittlersubstanzen (Mediatoren) verantwortlich wie Histamin (➤ Kap. 22, Einleitung), Prostaglandine, Kinine, Serotonin, Anaphylatoxine und „slow reacting substance" (langsam reagierende Substanzen der Anaphylaxie).

Durch die gesteigerte Gefäßdurchlässigkeit können einerseits vermehrt *Abwehrzellen* vom Blut ins Gewebe übertreten, andererseits können nun auch die Bluteiweiße das Kreislaufsystem verlassen. Die sich nun im Gewebe befindenden Bluteiweiße binden dort Flüssigkeit und es bildet sich ein Ödem. Durch das Ödem dickt das Blut ein, da sich nun weniger Flüssigkeit im Kreislaufsystem befindet. Es kommt zu einem Blutstau (Stase).

Die aus dem umliegenden Gewebe eingewanderten Histiozyten (große Fresszellen) und die aus dem Blutsystem stammenden Neutrophile, Eosinophile, Monozyten und Lymphozyten begeben sich alle zum Entzündungsherd, um ihn zu bekämpfen.

Der weitere Ablauf der Entzündung hängt entscheidend von der Leistung dieser Abwehrzellen ab. Im Zentrum des Entzündungsherdes bildet sich aus abgestorbenem Gewebe eine Nekrosezone. Aus den hierin enthaltenen Zelltrümmern bilden die Leukozyten mithilfe ihrer Enzyme den flüssigen *Eiter*, der mithilft die Noxe aus dem Körper zu entfernen.

Kann der Eiter nicht nach außen abgeleitet werden, so kann er sich ansammeln und zum Abszess (Eiteransammlung in einer nicht vorgebildeten Höhle, die später von einer Abszessmembran umgeben wird, ➤ Kap. 21.2.10) werden.

Oft wird um einen eitrig-nekrotischen Entzündungsherd eine deutlich sichtbare Demarkationslinie (Grenzlinie) ausgebildet. Damit wird der geschädigte Bereich gegen gesundes Gewebe abgegrenzt. Die Demarkation besteht aus erweiterten Blutgefäßen und einem Saum von Abwehrzellen.

Ablauf einer allgemeinen Entzündungsreaktion
Reicht eine örtliche Entzündungsreaktion nicht aus, kann der Körper auch mit allgemeinen Reaktionen antworten:

- **Leukozytose.** Es kommt zu einer Vermehrung der Leukozyten auf über 10.000 (Frauen) und über 11.500 (Männer) pro µl Blut. Bitte beachten Sie, dass der genaue Referenzbereich von der Analysemethode abhängt. Eine Leukozytose wird durch eine Aktivierung des Immunsystems durch Mediatoren ausgelöst.
- **Erhöhung der Blutkörperchensenkungsgeschwindigkeit** (BSG, BKS): Im ungerinnbar gemachten Blut sinken die Blutkörperchen ab. Die Geschwindigkeit dieser BSG kann in einem markierten Röhrchen gemessen werden (➤ Kap. 7.7.2).
- **Fieber** entwickelt sich durch pyrogene Stoffe (➤ Kap. 26.1.5), die den Hypothalamus veranlassen, die Körpertemperatur heraufzusetzen. Fieber dient der Steigerung der Stoffwechseltätigkeit und damit der verbesserten Abwehr der eingedrungenen Mikroorganismen.
- **Subjektive Erscheinungen** wie Krankheitsgefühl, Müdigkeit, Abgeschlagenheit, Kopf- und Gliederschmerzen
- **Immunreaktionen.** Im Sinne einer Infektabwehr kommt es zu Antigen-Antikörper-Reaktionen, vermittelt über die Lymphozyten, außerdem zur vermehrten Phagozytoseleistung der Fresszellen.
- **Anstieg von CRP (C-reaktives-Protein).** CRP gehört zu den Akute-Phase-Proteinen, das heißt zu Bluteiweißen, die Abwehrfunktion haben. Sie lagern sich Erregern an und aktivieren so Fresszellen und das Komplement (➤ Kap. 26.3.1). Da das CRP bei entzündlichen Prozessen innerhalb von Stunden stark ansteigen kann, eignet es sich zur Frühdiagnose v. a. von bakteriellen Entzündungen. Es wird aber auch zur Beurteilung des Krankheitsverlaufs und zur Kontrolle des Behandlungserfolges eingesetzt. Ist eine Entzündung abgeklungen, normalisiert sich CRP früher als die BKS. Wegen dieser Vorteile hat die CRP-Bestimmung die BKS weitgehend abgelöst.

Wichtiges zum CRP

- Normalwerte schließen Entzündungen aus (Ausnahme Rheuma s. u.)!
- Bei Entzündungen spätestens nach 24 Stunden Anstieg des CRP-Wertes.
- Je heftiger die Entzündung umso stärker der CRP-Anstieg.
- Bei CRP-Anstieg und keinen Symptomen kann eine Krebserkrankung die Ursache sein. Bei Krebserkrankungen gibt es oft einen starken CRP-Anstieg, v. a. bei Metastasen, allerdings schließen normale CRP-Werte eine mögliche Krebserkrankung nicht aus.
- Bakterielle Infekte verursachen einen stärkeren CRP-Anstieg als virale.
- Bei chronischen Entzündungen kein der Entzündungsaktivität entsprechender Anstieg. Das bedeutet, wenn bei einem Patienten eine chronische Entzündung aufflackert und subakut bzw. akut wird, kann es sein, dass trotz der Heftigkeit der Symptome kein entsprechender CRP-Anstieg zu verzeichnen ist.
- Bei rheumatischen Erkrankungen kommt es bei starken Entzündungen meistens auch zu einem starken CRP-Anstieg. Allerdings erfolgt gelegentlich trotz heftiger Symptomatik kein CRP-Anstieg.
- CRP wird auch genutzt zur Differenzialdiagnose von Morbus Crohn und Colitis ulcerosa. Bei Morbus Crohn kommt es bei Entzündungen zu einem starken CRP-Anstieg, bei Colitis ulcerosa jedoch nur zu einem leichteren. Werte über 50 mg/l sprechen bei entsprechenden Symptomen für Morbus Crohn.

Die folgende Tabelle zeigt, bei welchen Erkrankungen erhöhte CRP-Werte gefunden werden. CRP-Werte unter < 5 mg/l gelten als normal.

5–50 mg/l	• Leichtere bakterielle Entzündungen • Schwere virale Entzündungen • Rheuma • Tuberkulose • Colitis ulcerosa
> **50 mg/l**	• Heftigere bakterielle Entzündungen, z. B. Pneumonie • Krebs mit Metastasen • Morbus Crohn • Akuter Rheumaschub

7.7 Untersuchungsmethoden

7.7.1 Blutbild

Zur Erstellung eines Blutbildes (Hämogramm) untersucht man die *qualitative* und die *quantitative* Zusammensetzung des Blutes. Dazu werden meist die Erythrozyten, Leukozyten, Thrombozyten und die Retikulozyten (junge rote Blutkörperchen) ausgezählt. Die Angabe für die Erythrozyten, Leukozyten und Thrombozyten erfolgt üblicherweise pro 1 mm³ (= 1 µl). Die Retikulozyten werden in Promille, bezogen auf die Erythrozyten pro 1 mm³, angegeben.

Hämogramm (Blutbild)

Es wird die qualitative und quantitative Zusammensetzung des Blutes ermittelt.

Man unterscheidet zwischen einem kleinen und einem großen Blutbild:

- Bei einem **kleinen Blutbild** werden meist die folgenden Parameter bestimmt: *Leukozytenanzahl* (insgesamt), *Erythrozytenanzahl, Thrombozytenanzahl, Hämoglobin, Hämatokrit, MCV, MCH,* evtl. aber noch weitere Parameter wie die Retikulozyten oder MCHC. Darüber welche Parameter zu einem kleinen Blutbild gehören, herrscht keine absolute Einigkeit.
- Bei einem **großen Blutbild** werden wie vorstehend die Parameter des kleinen Blutbildes ermittelt, zusätzlich wird aber noch ein *weißes Differenzialblutbild* erstellt, bei der die einzelnen Untergruppen der Leukozyten genau ermittelt werden (s. u.).

Eine wichtige Veränderung des Blutbildes stellt die Erhöhung der Leukozyten dar, die auf das Vorliegen einer *(meist bakteriell bedingten)* Infektionskrankheit schließen lässt **(Leukozytose).** Die verschiedenen Zellarten der Leukozyten haben im komplexen Geschehen der Infektabwehr unterschiedliche Aufgaben. So kommt es, dass in Abhängigkeit vom Erreger, der Dauer und der Schwere der Erkrankung im Blutbild charakteristische Verschiebungen auftreten. Das macht die Erstellung eines Differenzialblutbildes notwendig.

Differenzialblutbild

Beim Differenzialblutbild ermittelt man krankhafte Zellformen und die prozentuale Verteilung der Leukozyten (weißes Differenzialblutbild) bzw. der Erythrozyten (rotes Differenzialblutbild).

Tab. 7.2 Weißes Differenzialblutbild

Weiße Blutkörperchen	Anteil
Stabkernige neutrophile Granulozyten	3–5 %
Segmentkernige neutrophile Granulozyten	60–70 %
Eosinophile Granulozyten	1–5 %
Basophile Granulozyten	Unter 1 %
Lymphozyten	20–30 %
Monozyten	2–6 %

Weißes Differenzialblutbild Es wird die *qualitative Beschaffenheit* und die *prozentuale Verteilung* der weißen Blutkörperchen festgestellt. Ihre normale Konzentration ist ➤ Tab. 7.2 dargestellt.

Bei den meisten bakteriellen Infektionen kommt es zuerst zu einer Erhöhung der neutrophilen Granulozyten (Granulozytose). Diese erscheinen zunächst als reife segmentkernige neutrophilen *Granulozyten* im Differenzialblutbild. Bei anhaltendem Bedarf an segmentkernigen Granulozyten werden aus dem Knochenmark *zunehmend* die *unreifen stabkernigen neutrophilen Granulozyten* abgegeben (sog. **„Linksverschiebung“**, ↑ *Atlas* Abb. 7.4). Ist die Kapazität des Knochenmarks aufgrund einer schweren Infektion schließlich erschöpft, so kommt es zur *Verminderung* der *stab-* und *segmentkernigen neutrophilen Granulozyten* (Leukopenie bzw. Granulozytopenie).

Bei einer bakteriell bedingten Infektionskrankheit verändert sich das Differenzialblutbild oft in der folgenden charakteristischen Weise: In der „akuten Kampfphase“ kommt es zur Erhöhung der Neutrophilen, dann folgt die „Überwindungsphase“, in der die Monozyten ansteigen. Schließlich kommt es zur „Heilphase“ mit dem Aufstieg der Lymphozyten, der noch die postinfektiöse Erhöhung der Eosinophilen folgt. Meist werden die beiden letzten als lymphozytäre-eosinophile Heilphase zusammengefasst.

Allerdings weichen bestimmte Infektionskrankheiten von diesem Schema in einer für sie charakteristischen Weise ab. Bei Leptospirose und Typhus abdominalis kommt es z. B. zu einer Abnahme der Leukozyten als ein typischer Befund, obwohl es sich um einen bakteriell bedingten Infekt handelt.

Bei einer *viral* bedingten Infektion kommt es meist von vornherein zur *Leukopenie!*

7

Typischer Ablauf einer bakteriellen Infektion

↓

Erhöhung der neutrophilen Granulozyten (Granulozytose) (akute Kampfphase)

↓

Erhöhung der Monozyten (Monozytose) (Überwindungsphase)

↓

Erhöhung der Lymphozyten und Eosinophilen (lymphozytäre-eosinophile Heilphase)

Rotes Differenzialblutbild Hier werden die Erythrozyten nach *Anzahl, Qualität, Form* und *Größe* beurteilt, wodurch wichtige Kriterien für die Beurteilung einer Anämie oder anderer Blutkrankheiten geliefert werden (➤ Tab. 7.3).

Die wichtigen Laborparameter werden hier kurz vorgestellt. Die Normwerte sind im ➤ Kap. 35 „Wichtige Laborparameter" zu finden.

- **Anzahl der Erythrozyten im Blut** Männer: 4,6–6,2 Mio. / mm^3 Frauen: 4,2–5,4 Mio. / mm^3
- **Höhe des Hämatokrits.** Der Hämatokrit gibt den prozentualen Anteil der zellulären Anteile (bzw. der Erythrozyten) am Gesamtblut an.
- **Hämoglobingehalt.** Beim Hämoglobin handelt es sich um einen roten Farbstoff, der dem Blut seine charakteristische rote Farbe verleiht. Hämoglobin setzt sich aus einem Eiweißanteil (Globin) und einem eisenhaltigen Farbstoffanteil (Häm) zusammen (➤ Kap. 12.1.3 Gallenflüssigkeit, Bilirubin).
- **Retikulozytenzahl.** Die Bestimmung der Retikulozytenanzahl (➤ Kap. 7.2) gibt Aufschluss über die Aktivität des Knochenmarks. Erhöhte Retikulozytenzahlen findet man nach akutem Blutverlust und bei hämolytischer Anämie. Vermindert ist die Anzahl bei einer Schädigung des Knochenmarks.
- **Mittleres korpuskuläres Volumen (MCV** = mean cell volume). MCV gibt das *mittlere Volumen* eines *durchschnittlichen Erythrozyten* an. Ist es erhöht, liegt eine makrozytäre Anämie vor, ist es erniedrigt eine mikrozytäre. Handelt es sich um eine Anämie mit normal großen Erythrozyten, spricht man von normozytärer Anämie.
- **Mittleres korpuskuläres Hämoglobin (MCH** = mean corpuscular hemoglobin). MCH gibt den *Hämoglobingehalt* eines *durchschnittlichen Erythrozyten* an (alte Bezeichnung: HB_E). Er kann bei verschiedenen Krankheiten erniedrigt bzw. erhöht sein. Ist MCH erniedrigt, spricht man von hypochromer Anämie, ist er erhöht von hyperchromer Anämie. Liegt MCH im Normbereich, handelt es sich um eine normochrome Anämie. Bitte beachten Sie hierzu auch ➤ Kap. 7.8, Einteilung nach dem Hämoglobingehalt der Erythrozyten MCH: 28–32 pg (1,7–2,0 fmol).

Bitte beachten Sie zum Eisenstoffwechsel auch ➤ Kap. 7.8.1 und 33.3.9.

7.7.2 Blutkörperchensenkungsgeschwindigkeit

Die **B**lut**k**örperchen**s**enkungsgeschwindigkeit wird auch als **B**lut**s**enkungs**g**eschwindigkeit bezeichnet und infolgedessen mit BKS oder BSG abgekürzt.

Wird Blut durch entsprechende Zusätze ungerinnbar gemacht, so sinken die geformten, korpuskulären Bestandteile des Blutes ab, und das Blutplasma steht

Tab. 7.3 Veränderung der einzelnen Blut-Parameter in Abhängigkeit von verschiedenen Erkrankungen. MCV und MCHC sind vom Eisenvorrat bzw. der Eisenverwertung abhängig, weshalb die Werte meist erst mit Abnahme des Eisens bzw. bei Verwertungsstörungen oder im fortgeschrittenen Stadium der Krankheit sinken.

	Erythrozytenanzahl	Hämoglobin Hb	Hämatokrit Hk	Retikulozyten	MCH	MCV	MCHC
Eisenmangelanämie	↓ oder normal	↓	↓	↓	↓	↓	↓
Perniziöse Anämie (Vit.-B-12-Mangelanämie)	↓	↓	↓	↓	↑	↑	Normal
Hämolytische Anämie	↓	↓	↓	↑	Normal	Normal	Normal
Polyglobulie	↑	↑	↑	Normal oder ↑	Normal	Normal	Normal oder ↓

Tab. 7.4 Normalwerte der Blutsenkungsgeschwindigkeit nach Westergren

Ablesezeit	Männer	Frauen
Nach 1 Stunde	3–8 mm	6–11 mm

als klare Flüssigkeit über dem roten Sediment der Blutzellen. Die Geschwindigkeit dieser Blutsenkung kann in einem markierten Röhrchen gemessen werden. Die Auswertung kann nach der *Westergren-Methode* vorgenommen werden (s. Kasten). Allerdings gibt es auch andere Interpretationen, die zum Teil erheblich von der Bewertung nach Westergren abweichen.

Durchführung einer BKS In eine 2-ml-Spritze 0,4 ml Natriumzitrat-Lösung aufziehen, danach mit 1,6 ml Venenblut auffüllen. Beides wird durch vorsichtiges Hin-und-her-kippen vermischt. Danach ein graduiertes Röhrchen mit diesem Blut füllen und die entsprechenden Werte nach 1 Stunde ablesen (➤ Tab. 7.4).

Beurteilung Ursache der veränderten BKS ist eine veränderte Blutzusammensetzung.

- **Beschleunigte BKS.** Die BKS ist bei *Infektionskrankheiten, Entzündungen, Tumoren* und bei Störungen in der Zusammensetzung der Bluteiweiße beschleunigt. Grund der Beschleunigung kann eine Zunahme der Akute-Phase-Proteine und eine relative Abnahme der Albumine im Plasma sein bzw. eine qualitative und quantitative Veränderung der Erythrozyten.
- **Verlangsamte BKS.** Die BKS ist bei *Polyzythämie* (Vermehrung der Blutzellen), *Erythrozytose (Polyglobulie)* Lebererkrankung, Herzinsuffizienz und bei Sichelzellanämie verlangsamt. Medikamente, die als sog. *Senkungsblocker* wirken, sind Acetylsalicylsäure, Kortison und Phenylbutazon.

7.7.3 Blutungszeit (BZ)

Zur Bestimmung der Blutungszeit wird eine *Stichinzision* mittels Lanzette am Ohrläppchen oder der Fingerbeere durchgeführt. Es wird die Zeit gemessen, bis die *Blutung zum Stillstand* kommt (normalerweise 2–5 Minuten). Das Verfahren wird zur Aufdeckung einer vermehrten Blutungsneigung (hämorrhagischen Diathese) verwendet.

Die Blutungszeit hängt von der Thrombozytenaggregation, den Gefäßreaktionen und der Aktivität des Intrinsic- und Extrinsic-Systems ab (➤ Kap. 7.6.2). Da das Ergebnis von einer Vielzahl von Faktoren abhängig ist, ist der Test nur begrenzt aussagekräftig, denn er lässt *keine* exakten Rückschlüsse auf die Ursachen zu. Durchblutung, Beschaffenheit der Blutgefäße und Medikamente können außerdem das Ergebnis beeinflussen.

7.7.4 Quick-Werte und INR-Bestimmung

Quick-Wert

Der Quick-Wert ist ein Blutgerinnungswert, der die *Gerinnungsaktivität* des Blutes in Prozent angibt. Seine Bestimmung ist von großer Bedeutung bei der Behandlung mit Gerinnungshemmern (Antikoagulanzien), aber auch bei Verdacht auf Blutgerinnungsstörungen.

Normalwerte Die Norm für den Quick-Wert liegt bei 100 %. Der Normbereich umfasst Quick-Werte von 80–120 %.

Bei einem Quick-Wert von 100 %, ist die Aktivität der Blutgerinnungsfaktoren nicht herabgesetzt und die Blutgerinnungszeit ist nicht verlängert.

Bei einem Quick-Wert bei 50 %, sind nur 50 % der Blutgerinnungsfaktoren an der Blutgerinnung beteiligt. Das bedeutet, dass sein Blut doppelt so lange braucht, um zu gerinnen.

Der Quick-Wert ist für die Dosierung von Gerinnungshemmern wichtig, um eine Thrombose zu vermeiden. Der therapeutische Bereich ist je nach Präparat unterschiedlich.

Laborspezifische Abweichungen Wird der Quick-Test in verschiedenen Labors an ein und derselben Blutprobe durchgeführt, so erhält man unterschiedliche Quick-Werte in Prozent. Diese Werte sind untereinander nicht vergleichbar, denn die Labors arbeiten mit verschiedenen Thromboplastinen und unterschiedlichen Gerinnungsmessungsmethoden (koagulometrischen Methoden). Derzeit werden verschiedene Thromboplastine unterschiedlicher biologischer Herkunft und Herstellungsweise für den

Tab. 7.5 Zielbereiche unterschiedlicher Quick-Tests

Thrombo-plastinreagenz	Firma	Therapeutischer Zielbereich
Hepato-Quick®	Roche	10–20 %
Neoplastin®	Roche	20–35 %
Thromboplastin C Plus®	Dade Behring	18–30 %

Quick-Test verwendet, für die es jeweils einen anderen therapeutischen Zielbereich gibt (➤ Tab. 7.5).

Bestimmung des INR (international normalized ratio)

Die international normalized ratio (= INR) ist ein Blutgerinnungswert, der 1983 von der World Health Organisation (= WHO) als international anerkannter Referenzwert geschaffen wurde, um die Quick-Werte in Prozent miteinander *vergleichen* zu können.

Einsatzgebiete Der Gebrauch der INR ist nur dann sinnvoll, wenn der Patient langfristig oder lebenslang Cumarinderivate als orale Blutgerinnungshemmer einnehmen muss und bereits gut auf das entsprechende Medikament eingestellt ist.

Therapeutischer Zielbereich Ein INR-Wert von 1 entspricht einer normalen Blutgerinnung. Bei einem INR von 2 ist die Blutgerinnungszeit verdoppelt und bei einer INR von 3 dauert es drei Mal solange als normal, bis das Blut gerinnt. Der therapeutische Zielbereich, in INR wiedergegeben, liegt zwischen 1,5–4,5.

- Bei INR-Werten, die kleiner als 1 sind, besteht die *Gefahr der Blutgerinnungsbildung.*
- Liegen die INR-Werte über 5, besteht ein deutliches *Blutungsrisiko.*

Der Arzt legt für jeden Patienten entsprechend der Heilanzeige den individuellen therapeutischen Bereich in INR fest.

7.7.5 Wichtige klinische Untersuchungsmöglichkeiten

Blutgasanalyse Bei der Blutgasanalyse werden die Blutgase, also hauptsächlich Sauerstoff und Kohlendioxid, bestimmt. Sie spielt in der Klinik eine wichtige Rolle bei der Narkoseüberwachung, im Rahmen der Lungenfunktionsprüfung und des Herzkatheterismus, z. B. bei Intensivpatienten, die künstlich beatmet werden müssen.

Knochenmarkpunktion (Knochenmarkbiopsie) Bei der Knochenmarkpunktion wird mittels einer Spezialkanüle aus dem Markraum platter Knochen (z. B. Brustbein, Beckenkamm) Gewebe entnommen, um es zu untersuchen. Damit kann z. B. eine ungenügende oder veränderte Blutzellbildung (z. B. bei Leukämie) festgestellt werden.

7.8 Anämie (Blutarmut)

Beim gesunden Erwachsenen werden in 1 Sekunde ungefähr 2,5 Millionen Erythrozyten neu gebildet! Bei einer Anämie (Blutarmut) besteht ein *Mangel an Erythrozyten* oder an *Hämoglobin* (roter Blutfarbstoff), eventuell auch an *beiden.* Daneben können die Erythrozyten in Größe, Form und Färbung verändert sein.

Es gibt verschiedene Möglichkeiten, Anämien einzuteilen: nach der Ursache, nach der Form der Erythrozyten, nach deren Hämoglobingehalt sowie nach dem Verlauf der Erkrankung.

Einteilung nach Ursache

Ursachen einer Anämie können grundsätzlich eine *verminderte Produktion*, ein *erhöhter Abbau* oder ein *Verlust von Erythrozyten* (durch Blutungen) sein. Es können auch Kombinationen von Ursachen vorliegen. Eisen, Vitamin B_{12} und Folsäure spielen beim Aufbau der roten Blutkörperchen eine ganz zentrale Rolle.

Blutungsanämie Durch akuten oder chronischen Blutverlust, der aufgrund einer inneren oder äußeren Blutung verursacht sein kann.

Mangelanämie Sie entsteht durch einen Mangel an lebenswichtigen Aufbaustoffen:

- Eisenmangelanämie
- Perniziöse Anämie (Mangel an Vitamin B_{12})
- Folsäuremangelanämie
- Eiweißmangelanämie

Hämolytische Anämie Durch gesteigerten Erythrozytenabbau.

Aplastische Anämie Durch Störung der Bildung der roten Blutkörperchen bei Knochenmarkschädigung.

Renale Anämie Der zu 90 % in der Niere hergestellte Wirkstoff Erythropoetin stimuliert die Bildung der roten Blutkörperchen. Bei Niereninsuffizienz kommt es zu einem Mangel an Erythropoetin, was zur ungenügenden Produktion der Erythrozyten führt und eine renale Anämie zur Folge hat.

Symptomatische Anämie Die Anämie ist ein Symptom eines anderen zugrunde liegenden Krankheitsprozesses, z. B. Krebs, Tuberkulose, Bleivergiftung. Weitere mögliche Ursachen sind chronische Infekte, Blutungen und regelmäßige Blutwäsche (Hämodialyse).

Einteilung nach Form der Erythrozyten

Normozytäre Anämie Die Erythrozyten sind *normal groß.*

Makrozytäre Anämie Es liegen junge, *große*, früh entkernte Erythrozyten vor (z. B. bei Vitamin-B_{12}-Mangel).

Es kann noch genauer differenziert werden: Makrozyten haben eine normale Form, aber einen erhöhten Durchmesser. Megalozyten sind auch vergrößert, haben aber eine leicht ovale Form. Sowohl Makro- als auch Megalozyten können bei Vitamin-B_{12}-Mangel und bei Folsäuremangel vorkommen.

Mikrozytäre Anämie Es liegen abnorm *kleine* Erythrozyten vor (z. B. bei Eisenmangel). Ihre Form ist normal.

Kugelzellanämie Die Erythrozyten haben *kugelförmige* Gestalt, sind klein und können sich nicht mehr durch Formveränderungen in den Kapillaren anpassen (↑ *Atlas* Abb. 7.7). Sie bleiben in der Milz hängen und werden dort vermehrt und vorzeitig abgebaut (v. a. bei der erblichen hämolytischen Anämie).

Sichelzellanämie Eine fast nur bei Schwarzen und im Mittelmeerraum vorkommende erbliche Störung in der Zusammensetzung des Globinanteils des Hämoglobins (Hämoglobinopathie). Die Erythrozyten nehmen nach Sauerstoffabgabe *Sichelform* an und sind nicht mehr verformbar (↑ *Atlas* Abb. 7.8). Sie können die kleinen Gefäße verstopfen, wodurch es zu einer erhöhten Thromboseneigung kommt. Die Erythrozyten gehen vorzeitig zugrunde. Die Erkrankung verläuft in Schüben. Sie hat eine ungünstige Prognose, da sie schon im Kindes- und Jugendalter zum Tode führen kann.

Einteilung nach Hämoglobingehalt der Erythrozyten

Im Blut ist eine bestimmte Menge Hämoglobin (Hb) enthalten. MCH gibt den Hämoglobingehalt eines durchschnittlichen Erythrozyten an. MCH kann bei verschiedenen Krankheiten erniedrigt oder erhöht sein. Danach unterteilt man:

Hypochrome Anämie Es besteht ein *Mangel an Hämoglobin*, das heißt, der Farbstoffgehalt der einzelnen Erythrozyten ist vermindert (z. B. bei Eisenmangelanämie).

Hyperchrome Anämie Hier liegt ein *Mangel an Erythrozyten* vor. Um diesen Mangel auszugleichen, ist der Hämoglobingehalt der einzelnen Erythrozyten erhöht (z. B. bei Vitamin-B_{12}-Mangelanämie).

Normochrome Anämie Hier besteht ein etwa *gleichmäßiger* Mangel an Erythrozyten und Hämoglobin. Der Farbstoffgehalt der einzelnen Erythrozyten ist normal (z. B. aufgrund einer akuten Blutung).

Einteilung nach Verlauf

Akute Anämie Durch eine einmalige oder wiederkehrende innere oder äußere *Blutung* kann sich eine akute Anämie entwickeln. Das Ausmaß der Anämie und der auftretenden Beschwerden hängt vom Ausmaß des Blutverlustes ab: Sie reichen von Blässe, Herzklopfen, Schwäche, Schwindelgefühl zu Atemnot, kaltem Schweiß, Unruhe, Durst, Herzrasen, Schwarzwerden vor den Augen bis zum Schock.

Chronische Anämie Eine chronische Anämie kann die *verschiedensten* Ursachen haben, z. B. Sickerblutungen oder Mangel an lebenswichtigen Aufbaustoffen (Eisen, Vitamin B_{12}, Folsäure). Es kann sich um eine hämolytische, aplastische, renale oder symptomatische Anämie handeln. Die typischen Beschwerden sind Blässe, Leistungsminderung, Tachykardie, Atemnot bei Belastung, Neigung zu Schwindel, Kälteempfindlichkeit und Konzentrationsstörungen. Die Diagnose „chronische Anämie" reicht für eine wirkungsvolle Therapie keinesfalls aus, sondern es muss immer sorgfältig nach der Ursache geforscht werden.

Chronische Anämie

Blässe, Leistungsminderung, Tachykardie, Atemnot bei Belastung, Neigung zu Schwindel, Kälteempfindlichkeit, Konzentrationsstörungen.

Im Folgenden sollen nun die wichtigsten Anämieformen ausführlich beschrieben werden.

7.8.1 Eisenmangelanämie

Bei einer Eisenmangelanämie steht nach Ausschöpfen der Eisenspeicher nicht mehr genügend Eisen zur Hämoglobinbildung zur Verfügung. Es handelt sich um eine *hypochrome, mikrozytäre* Anämieform (↑ *Atlas* Abb. 7.5). Sie macht 80 % aller Anämien aus, betroffen sind in erster Linie Frauen im gebärfähigen Alter (80 % der Fälle).

Eisenmangelanämie

Es handelt sich um eine hypochrome, mikrozytäre Anämie.

Ursachen

- **Blutungen.** Es kann sich um einen akuten oder chronischen Blutverlust handeln, z. B. aufgrund von Magen- oder Darmgeschwüren, Hämorrhoiden, Zwerchfellhernie, Krebserkrankungen, verstärkten Regelblutungen. Eisenverlust durch Blutungen ist die *Hauptursache* der Eisenmangelanämie!
- **Mangelhafte Zufuhr.** Vor allem bei Säuglingen und Kleinkindern, aber auch durch einseitige Ernährung.
- **Verminderte Eisenaufnahme.** Obwohl das Eisenangebot der Nahrung genügt, kann aufgrund einer Malabsorption (ungenügenden Stoffaufnahme) das Eisen nicht ausreichend aufgenommen werden, z. B. aufgrund einer Magenentfernung, durch Mangel an Magensäure (gestörte Herauslösung des Nahrungseisens) oder durch Magenkrebs.
- **Erhöhter Eisenbedarf.** Ein erhöhter Eisenbedarf besteht während der Schwangerschaft, der Stillzeit, in der Wachstumsperiode, bei Sportlern, bei Infekten und Tumoren, aber auch unter der Behandlung einer perniziösen Anämie mit Vitamin B_{12} (➤ Kap. 7.8.2).
- **Eisenverteilungsstörung.** Bei chronischen Infekten, Entzündungen, Tumoren und rheumatoider Arthritis (PCP).

!

Eisenmangelanämie

Um eine Eisenmangelanämie zu diagnostizieren, sind folgende Überlegungen sinnvoll:
- Bestehen (versteckte) Blutungen?
- Liegt ein chronischer Infekt vor?
- Besteht eine Krebserkrankung?
- Besteht ein erhöhter Bedarf durch Schwangerschaft, Stillzeit oder Wachstum?
- Ist die Eisenaufnahme gestört (Magenkrebs, Magenentfernung, Mangel an Magensäure)?

Symptome Der Eisenmangel wirkt sich nicht nur auf die Blutbildung aus, sondern auch auf *Haut, Schleimhaut* und *Hautanhangsgebilde.* Deshalb kommt es zusätzlich zu den allgemeinen Anämiesymptomen noch zu spröder, trockener Haut, brüchigen Haaren und Nägeln (selten zu Hohlnägeln), Mundwinkelrhagaden (-schrunden), zu Zungenbrennen und zur Atrophie von Mundhöhlen-, Rachen-, Speiseröhren- und Darmschleimhaut (↑ *Atlas* Abb. 7.9).

Bei der Herzauskultation ist oft ein funktionelles Strömungsgeräusch zu hören (➤ Kap. 5.3.4, Herzgeräusche).

Die Anämiesymptome Blässe, Müdigkeit und Konzentrationsschwäche, *können* bereits auftreten, wenn die Eisendepots verarmen (= latenter Eisenmangel, s. u.).

Hautblässe kann nicht nur durch Anämie verursacht werden, sondern auch durch schlechte Hautdurchblutung infolge tiefliegender Hautgefäße, durch Gefäßkonstriktion, Aortenklappenstenose, niedrigen Blutdruck und Nierenerkrankungen.

Hautblässe ist ein *unsicheres* Anämiezeichen; **Schleimhautblässe** dagegen ein sichereres.

Eisenstoffwechsel und Diagnostik

- **Eisentransport.** Eisen wird im Blut durch *Transferrin* (gehört zu den Bluteiweißen, und zwar zu den Globulinen) transportiert. Normalerweise ist die Eisenbindungskapazität des Transferrins nur zu 30 % ausgenutzt. Bei Eisenmangel *steigt* der Transferrinspiegel *an*, da vermehrt Eisen aus den Speichern freigesetzt wird. Bei Tumor-, chronischer Entzündungs- und Infektanämie dagegen sinkt er ab, weil hier die Eisenabgabe aus den Depots gestört ist.
- **Speichereisen.** *Ferritin* befindet sich innerhalb der Zellen der Leber, des Knochenmarks, der Milz und der Muskeln. Es handelt sich um ein Eiweiß, das der Speicherung des Eisens dient und gleichzeitig die Zellen vor den giftigen Effekten ionisierten Eisens schützt. Ferritin korreliert mit den Eisenvorräten des Körpers, sodass ein *erniedrigter Ferritinspiegel* auf *Eisenmangel* schließen lässt. Allerdings ist bei Tumor-, chronischer Entzündung- und Infektanämie der Ferritinspiegel normal bis erhöht. Auch bei Leberparenchymschäden werden stets erhöhte Ferritinwerte gemessen. In diesen Fällen besteht also *keine* Korrelation zwischen Ferritin und Eisenvorräten.

Man kann sich Ferritin als Hohlkugel vorstellen, in der bis zu 4.000 Eisenatome gespeichert werden können. Allerdings enthält das im Blut zirkulierende Ferritin nur eine vergleichsweise kleine Menge an Eisen.

Eisenmangelstadien

- **Prälatenter Eisenmangel.** Es handelt sich um einen Mangel an Speichereisen, weshalb es zu erniedrigten Ferritinwerten und / oder zu erniedrigten Eisenwerten kommt. Es bestehen *keine* Symptome.
- **Latenter Eisenmangel.** Es handelt sich um einen Eisenmangel *ohne* Anämie. Ferritin und Eisen sind erniedrigt, Transferrin erhöht. Es *kann* zu Anämiesymptomen kommen.
- **Manifester Eisenmangel.** Es kommt zu ausgeprägten Anämiesymptomen. Eisen und Ferritin sind erniedrigt. Transferrin ist erhöht. Zusätzlich sind Hämoglobin, Erythrozyten und Hämatokrit erniedrigt.

Die Zusammenhänge zwischen den Eisenmangelstadien und den wichtigsten Laborwerten sind in ➤ Tab. 7.6 wiedergegeben.

Frühstadium eines Eisenmangels (prälatenter oder latenter Eisenmangel)

- Transferrin normal bis erhöht
- Ferritin erniedrigt

Manifester Eisenmangel

- Transferrin erhöht
- Ferritin erniedrigt

Tumor- und chronische Infekt- oder Entzündungsanämie (Eisenverteilungsstörung)

- Transferrin erniedrigt
- Ferritin erhöht

Therapie In jedem Fall ist die Ursache des Eisenmangels festzustellen und zu behandeln!

Grundsätzlich muss das fehlende Eisen *substituiert* (ersetzt) werden. Dazu wird zweiwertiges Eisen *oral* gegeben. Die Eisenaufnahme wird durch gleichzeitige Verabreichung von Vitamin C begünstigt. Es ist zu beachten, dass eine fehlende oder herabgesetzte -Magensäureproduktion zu einer verminderten Eisenaufnahme führt.

Tab. 7.6 Eisenmangelstadien und Laborwerte

	Beginnender (prälatenter) und latenter Eisenmangel	Eisenmangelanämie	Tumoranämie, chron. Infekt- und Entzündungsanämie (Eisenverteilungsstörung)
Transferrin	Normal bis ↑	↑	↓
Ferritin	↓	↓	Normal bis ↑
Eisen	Normal bis ↓	↓	↓
Hämoglobin	Normal	↓	↓
Erythrozyten	Normal	↓	↓
Hämatokrit	Normal	↓	↓

Eine *parenterale* Gabe (dreiwertiges Eisen) ist wegen schwerer möglicher *Nebenwirkungen* nur ausnahmsweise angezeigt, und zwar bei entzündlichen Magen-Darm-Erkrankungen, bei Malabsorption und bei schweren Nebenwirkungen der oralen Therapie (Geschwürbildung).

Haben sich die Hämoglobinwerte normalisiert, muss das Eisen noch *6 Wochen* lang weiter eingenommen werden, damit sich die *Eisendepots auffüllen* können.

7.8.2 Vitamin-B_{12}-Mangelanämie

Bei der Vitamin-B_{12}-Mangelanämie (perniziöse Anämie) liegt meist eine *Resorptionsstörung* von *Vitamin* B_{12} (Cobalamin) vor. Dies ist die Folge einer verminderten oder erloschenen Produktion des *Intrinsic-Faktors* in der Magenschleimhaut, wie sie als Folge einer schweren Gastritis, eines Magenkarzinoms oder nach einer Magenentfernung auftreten kann. Ohne Intrinsic-Faktor kann im Dünndarm kein Vitamin B_{12} aufgenommen werden, da dieses sich mit dem Intrinsic-Faktor zu einem Komplex verbinden muss, damit es die Darmwand passieren kann.

Die perniziöse Anämie tritt vorwiegend im höheren Lebensalter auf (ab 45. Lebensjahr), nur vereinzelt kommt sie bei jüngeren Menschen vor.

Ursachen Der Mangel an Intrinsic-Faktor kann sich aufgrund einer *Magenschleimhautatrophie* entwickeln. Meist können auch Autoantikörper gegen den Intrinsic-Faktor oder gegen die Belegzellen des Magens, die den Intrinsic-Faktor produzieren, gefunden werden. Weitere mögliche Ursachen sind narbige, entzündliche oder tumoröse Veränderungen im unteren Ileum, in dem die Resorption des Vitamin B_{12} normalerweise erfolgt. Auch könnte ein erhöhter Bedarf an Vitamin B_{12} vorliegen, z. B. während einer Schwangerschaft. Bei Veganern, also bei Personen, die sich ohne tierische Produkte wie Fleisch, Butter, Käse und Milch ernähren, kann sich ein Vitamin-B_{12}-Mangel einstellen, wenn nicht auf anderweitige ausreichende Zufuhr geachtet wird.

Pathogenese Das Fehlen von Vitamin B_{12} führt (ebenso wie ein Folsäuremangel, ➤ Kap. 7.8.3) zu einer Verzögerung der Zellteilung, bei sonst normalem Zellwachstum. Deshalb entstehen bei dieser Anämieform besonders große, nicht ausgereifte Zellen *(makrozytäre Anämie)*. Von dieser Zellteilungsverzögerung sind nicht nur die Erythrozyten betroffen, sondern auch die Zellen der Schleimhäute und des Nervengewebes.

Da ein Mangel an Erythrozyten besteht, werden die noch vorhandenen vermehrt mit Hämoglobin beladen, weshalb es zu einer *hyperchromen* Anämie kommt (↑ *Atlas* Abb. 7.6).

!

Perniziöse Anämie (Vitamin-B_{12}-Mangelanämie)

Es handelt sich um eine makrozytäre, hyperchrome Anämie.

Symptome Der Krankheitsbeginn ist *schleichend*, häufig stehen *Magen-Darm-Störungen* im Vordergrund, wie Völlegefühl und Appetitlosigkeit. Es kommt zu *Leistungsminderung*, Mattigkeit, Schwindelgefühl und meist auch zu Symptomen seitens des *Nervensystems*, die durch den Vitaminmangel bedingt sind: Kribbeln (Parästhesien), Verlust der Tiefensensibilität bzw. des Vibrationsempfindens, Gangunsicherheit bis hin zu Lähmungen. Die Zungenschleimhaut atrophiert, was zu Zungenbrennen und einer hochroten, glatten Zunge (= Lackzunge) führt. Es entwickelt sich ein leichter Ikterus (Gelbsucht), der die typische fahle Hautblässe mit gelblichem Unterton verursacht.

Symptome bei Vitamin-B_{12}-Mangel

- **Anämiesymptome:** Müdigkeit, Leistungsminderung, Schwindelgefühl, Blässe (evtl. leicht gelbliche Blässe), Zungenbrennen, Lackzunge
- **Gastrointestinale Symptome:** Völlegefühl, Appetitlosigkeit
- **Neurologische Symptome:** Kribbeln (Parästhesien) der Hände und Füße, Störung der Tiefensensibilität bzw. des Vibrationsempfindens, Gangunsicherheit bis Lähmungen

Therapie Nach Feststellung – und wenn möglich Beseitigung – der Ursache, wird Vitamin B_{12} *parenteral* gegeben. Außerdem müssen meist noch Eisen (➤ Kap. 7.8.1 Eisenmangel, Ursache: erhöhter Eisenbedarf) und Folsäure (➤ Kap. 7.8.3) verordnet werden. Häufig muss eine zugrunde liegende Magenerkrankung behandelt werden. Das Zusammengehen von perniziöser Anämie und Magenkrebs ist so häufig, dass ein karzinogenes Geschehen ausdrücklich ausgeschlossen werden muss!

Die Behandlung der perniziösen Anämie *nur* mit Folsäure (s. u.) ist kontraindiziert, weil es dadurch zwar zu einer erfolgreichen Beendigung der Anämiesymptome kommt, aber eventuell zu einer drastischen Verschlechterung der neurologischen Symptome.

Bei **perniziöser Anämie** muss ein Magenkarzinom ausdrücklich ausgeschlossen werden!

7.8.3 Folsäuremangelanämie

Folsäuremangel führt zu *ähnlichen* Beschwerden wie Vitamin-B_{12}-Mangel, allerdings *fehlen* die neurologischen Symptome. Es handelt sich um eine *makrozytäre, hyperchrome* Anämie. Ursachen der Erkrankung sind v. a. *Alkoholismus,* aber auch unausgewogene Ernährung, erhöhter Bedarf und gestörte Aufnahme (z. B. Magenentfernung, Zöliakie). Die Therapie besteht in der Beseitigung der Ursachen und der oralen Gabe von Folsäure.

7.8.4 Hämolytische Anämie

Bei einer hämolytischen Anämie kommt es zu einem *vermehrten* und *verfrühten Untergang* der *Erythrozyten,* dabei ist die normale Lebensdauer der roten Blutkörperchen von 120 Tage auf Wochen bis Tage verkürzt. Ab dem Zeitpunkt, an dem der Zellzerfall größer ist als die Neubildung, kommt es zur Anämie.

Bleibt der Hämoglobingehalt des Blutes durch eine vermehrte Neubildung normal, spricht man von einer *kompensierten Hämolyse* (also nicht von Anämie).

Ursachen Eine hämolytische Anämie kann genetisch bedingt sein oder erworben werden Die *Kugel-* und *Sichelzellanämie* sind *genetisch* bedingt. Die *erworbene* hämolytische Anämie kann durch eine Schädigung der Erythrozyten durch Autoantikörper entstehen. Diese können sich im Verlauf von Infektionskrankheiten, bei karzinogenen Prozessen, bei Blutgruppenunverträglichkeiten, durch Medikamentengabe, durch Kälte (Kälteantikörper) oder durch Wärme (Wärmeantikörper) gebildet haben. Zudem können chemische Noxen (z. B. Blei, Sulfonamide, Schlangengifte), Infektionskrankheiten (Malaria) und mechanische Faktoren (z. B. Herzklappenersatz, der beim Zuschlagen der Klappen zum Zertrümmern der Erythrozyten führt), eine hämolytische Anämie zur Folge haben.

Symptome Durch den vermehrten Erythrozytenabbau fällt eine größere Menge *Bilirubin* (Abbauprodukt des Hämoglobins) an, wodurch es zum *hämolytischen Ikterus* (Gelbsucht) kommt. Leber und Milz können wieder, wie während der Embryonalzeit, zu Blutbildungsstätten werden. Die Milz (evtl. auch die Leber) schwillt an und kann getastet werden. Kommt es zu einer plötzlichen Verschlimmerung, so handelt es sich um eine hämolytische Krise mit allgemeinem Krankheitsgefühl, Fieber, Bauchschmerzen, Ikterus und Milzvergrößerung.

Diagnostik Es handelt sich um eine *normochrome und normozytäre* Anämie. Im Blut sind die Retikulozyten und das unkonjugierte Bilirubin erhöht; im Urin wird vermehrt Urobilinogen ausgeschieden.

Therapie Die Therapie richtet sich nach der Ursache. Beim Auftreten von Autoantikörpern wird der Arzt eine Kortisongabe erwägen. In manchen Fällen wird die Milz entfernt.

7.8.5 Aplastische Anämie

Durch eine *Schädigung des Knochenmarks* kommt es zum Umbau von rotem Knochenmark in gelbes Fettmark. Die Folge ist eine *Blutbildungsstörung,* von der meist nicht nur die Erythrozyten, sondern häufig auch die Thrombozyten und Leukozyten betroffen sind. Es handelt sich in der Regel um eine normochrome Anämie.

Aplastische Anämie

Es liegt eine Blutbildungsstörung vor.

Ursachen Die Schädigung des Knochenmarks kann durch Medikamente (z. B. Antibiotika, Analgetika, Antirheumatika, Antimalariamittel, Thyreostatika, Antidiabetika), energiereiche Strahlen, Schwermetalle (z. B. Quecksilber), toxische Stoffe (z. B. Lindan, DDT), maligne Tumoren oder aufgrund eines angeborenen Defektes bestehen. Auch kann sich eine aplastische Anämie nach Infektionskrankheiten (Hepatitis A, B, Epstein-Barr-Virus, Zytomegalievirus) oder bei Autoimmunerkrankungen (LE, ➤ Kap. 4.6.5) einstellen. Bei ungefähr der Hälfte der Fälle bleibt jedoch die Ursache unbekannt.

Symptome Meist sind zuerst nur die Erythrozyten betroffen, sodass sich eine *schleichend einsetzende Anämie* mit den typischen Symptomen entwickelt. Allerdings nehmen oft schon relativ früh auch die Thrombozyten ab, was zur vermehrten Blutungsneigung (oft tödliche Hirnblutung) führt. Später kommt es noch zu einem Mangel an Leukozyten (Granulozytopenie), was eine erhöhte Infektanfälligkeit zur Folge hat.

Therapie Die Therapie muss sich nach der zugrunde liegenden Ursache richten. Heute gehört bei schweren Erkrankungsbildern die frühzeitige *Knochenmarkstransplantation* zu den erfolgreichsten therapeutischen Maßnahmen.

7

7.9 Leukämie

Bei den Leukämieerkrankungen handelt es sich um eine bösartige (maligne) Erkrankung der weißen Blutkörperchen, bei denen es zu einer *qualitativen* und meist auch zu einer *quantitativen Veränderung* der *Leukozyten* kommt. Die Folge ist eine *Abwehrschwäche* gegen Infektionen, da die entarteten Leukozyten ihrer Aufgabe nicht mehr nachkommen können.

Durch die unkontrollierte Wucherung der Leukozyten wird meist auch die *Bildung der Erythrozyten* und *Thrombozyten* (Thrombozytopenie = Verminderung der Blutplättchen) in Mitleidenschaft gezogen. Die Folge der unzureichenden Bildung der Erythrozyten ist eine Anämie. Durch die Verminderung der Blutplättchen kann es zu bedrohlichen Blutungen kommen, z. B. aus dem Nasen-Rachen-Raum, den Atemwegen, dem Magen-Darm-Trakt, dem Uterus oder den Harnwegen.

Bei der Erkrankung kommt es häufig zu *Remissionen,* d. h., die Krankheitserscheinungen gehen zurück, und der Patient fühlt sich ganz gesund, aber mit großer Wahrscheinlichkeit kehrt die Leukämie zurück. Behandlungsziel ist die *völlige* Gesundung. Gelingt dies nicht, versucht man zumindest Remissionen herbeizuführen und über möglichst lange Zeit zu erhalten.

Ursachen Die Ursache der Leukämie ist noch nicht eindeutig bekannt. Folgende Faktoren sollen eine Rolle spielen: *chemische Substanzen* (z. B. Benzol, Zytostatika), *radioaktive Strahlung, genetische Faktoren* (z. B. gehäuftes Auftreten beim Down-Syndrom) und *Viren.*

(HTLV 1-Viren verursachen eine T-Zell-Leukämie, die endemisch in der Karibik, in Südjapan und im Südosten der Vereinigten Staaten auftritt).

Häufigkeiten
- **Akute Leukämien:**
  4 Fälle pro 100.000 Einwohner und Jahr
- **Chronische lymphatische Leukämie:**
  3–6 Fälle pro 100.000 Einwohner und Jahr
- **Chronische myeloische Leukämie:**
  1 Fall pro 100.000 Einwohner und Jahr

Einteilungen Bei den Leukämien werden folgende Einteilungen vorgenommen:
- **Einteilung nach klinischem Verlauf:**
  - Akute Leukämie
  - Chronische Leukämie
- **Einteilung nach Abstammung:**
  - **Myeloische Leukämie:** myeloische Stammzellenreihe betroffen
  - **Lymphatische Leukämie:** lymphatische Stammreihe betroffen
  - **Undifferenzierte Leukämie:** kann keiner Zellreihe zugeordnet werden

Die lymphatischen Stammzellen sind die Vorläuferzellen aller Lymphozyten und aus der myeloischen Stammzellenreihe entwickeln sich alle anderen Blutzellen, wie Monozyten, Granulozyten, Erythrozyten und Thrombozyten.

Die folgende Besprechung der einzelnen Leukämieformen beschränkt sich auf das Wesentliche, denn eine Behandlung dieser schweren Erkrankung kann vom Heilpraktiker nicht durchgeführt werden, da er die zur Therapie notwendigen Medikamente nicht verschreiben darf. Jeder Heilpraktiker muss aber eine vorliegende Leukämie erkennen können, damit er einen solchen Fall rechtzeitig an eine entsprechende Stelle zur Therapie überweisen kann.

7.9.1 Akute Leukämie

Etwa die Hälfte aller Leukämien tritt akut auf. Unbehandelt führen sie innerhalb weniger Wochen bis Monate zum Tode. Bei den akuten Leukämien unterscheidet man zwischen der *akuten lymphatischen* (ALL), der *akuten myeloischen* (AML) und der undifferenzierten Leukämie (AUL). Letztere wird im Allgemeinen wie eine akute lymphatische Leukämie behandelt.

Von der *akuten lymphatischen* Leukämie sind v. a. *Kinder* zwischen *2* und *5* Jahren betroffen. Durch neue, moderne Behandlungsmethoden konnten hier von der Schulmedizin beträchtliche therapeutische Erfolge erzielt werden. Die *akute myeloische* Leukämie betrifft überwiegend *Erwachsene;* sie kommt allerdings auch im Kindesalter vor. Die Behandlungserfolge sind geringer als bei der akuten lymphatischen Leukämie.

Symptome Akute Leukämien können entweder wie eine *schwere Infektionskrankheit* mit Schüttelfrost, Fieber und Ulzerationen im Mundbereich beginnen oder *schleichend* mit *unklarer Symptomatik.* Bei Kindern findet man in 30 % der Fälle eine generalisierte Lymphknotenschwellung und eine Milzvergrößerung (evtl. auch Lebervergrößerung), was bei Erwachsenen seltener der Fall ist. Oft bestehen Knochenschmerzen und Hautinfiltrationen (↑ *Atlas* Abb. 7.10). Aufgrund der Anämie kommt es zu Blässe, Müdigkeit, Belastungsdyspnoe und Tachykardie. Die Granulozytopenie führt zu einer *Abwehrschwäche,* weshalb es zu Fieber, eitrigen Hautinfektionen, Soor, Mundschleimhautentzündungen und zu Infektionskrankheiten kommen kann. Als Folge der Thrombozytopenie können sich Hämatome nach Bagatellverletzungen, Petechien (↑ *Atlas* Abb. 7.11), Nasen- und Zahnfleischbluten einstellen.

Diagnostik Die Diagnosestellung der akuten Leukämie erfolgt über das *veränderte Blutbild.* Hier kann man oft eine Anämie, eine Thrombozytopenie, eine Granulozytopenie und immer eine Differenzierungsstörung der betroffenen Leukozyten feststellen. Eine Spiegelung des Augenhintergrundes zeigt petechiale oder flächenhafte Blutungen bzw. leukämische Infiltrate. Dem schließt sich in der Klinik eine Knochenmarkpunktion an.

Während bei Patienten mit chronischer Leukämie fast immer eine Vermehrung der Leukozyten festzustellen ist, muss das bei der akuten Leukämie nicht der Fall sein. Hier ist in 50 % der Fälle die Leukozytenzahl erhöht, in 25 % ist sie erniedrigt, und bei den restlichen 25 % ist sie normal. Aber alle Leukozyten zeigen eine Differenzierungsstörung!

7.9.2 Chronische lymphatische Leukämie (CLL)

Von der chronischen lymphatischen Leukämie (CLL, auch chronische Lymphadenose) sind vorwiegend *Männer* im *fortgeschrittenen Alter* betroffen; 90 % der Betroffenen sind über 50 Jahre alt.

Es kommt zu einer *Zunahme der Lymphozyten* (Lymphozytose) auf meist über 10.000 pro µl (normal: bis 4.000 pro µl). Betroffen sind in erster Linie die B-Lymphozyten, die einen Defekt aufweisen und keine funktionstüchtigen Antikörper mehr produzieren können. Die Folge ist eine Abwehrschwäche. Später kommt es zusätzlich zur Anämie und zur Thrombo- und Granulozytopenie.

Symptome Erste Beschwerden sind *leichte Ermüdbarkeit* und *Leistungsminderung.* Es treten *gehäuft Infektionen* auf, wie Lungenentzündungen, Herpes zoster, entzündliche Hauterkrankungen, Juckreiz, knotige Hautinfiltrate und Pilzinfektionen. Fast immer bestehen im fortgeschrittenen Krankheitsverlauf (anfangs nur bei 50 %) *symmetrische Lymphknotenschwellungen* und *Leber-* und *Milzvergrößerungen.* Die geschwollenen Lymphknoten fühlen sich derb an, sind nicht druckschmerzhaft und gut verschieblich.

Diagnostik Wegen des symptomenarmen Krankheitsbeginns, spielen bei der Krankheitsaufdeckung die *Lymphknotenvergrößerungen* und die *Lymphozytose* eine wichtige Rolle.

7

In 98 % der Fälle findet man eine Erhöhung der Leukozyten. Bei der Zunahme handelt es sich überwiegend um B-Lymphozyten mit einem funktionellen Defekt, weshalb es zu einem Mangel intakter Antikörper und zu Abwehrschwäche kommt. Im weiteren Krankheitsverlauf stellen sich meist auch eine Anämie und eine Thrombo- und Granulozytopenie ein.

Stadieneinteilung der CLL (nach Rai und Mitarbeiter)

0 Lymphozytose im Blut und Knochenmark
I Lymphozytose + Lymphknotenvergrößerung
II Lymphozytose + Vergrößerung von Leber und / oder Milz
III Lymphozytose + Anämie
IV Lymphozytose + Thrombozytopenie

Prognose Es handelt sich um die Leukämieart mit der *besten* Prognose. Die Überlebenszeit ist abhängig vom Stadium der Erkrankung. Im Gegensatz zur akuten Leukämie bei der die Therapie „rasch und aggressiv“ erfolgt, wird hier „schonend und spät“ behandelt.

7.9.3 Chronische myeloische Leukämie (CML)

7

Bei der chronischen myeloischen Leukämie kann es zur *Vermehrung der Granulozyten* auf über 500.000 Zellen pro µl kommen. Der Erkrankungsausbruch liegt meist zwischen dem 50. und 60. Lebensjahr.

Symptome Die Krankheit beginnt *schleichend* mit Müdigkeit, Leistungsminderung, Gewichtsverlust und Druck im Oberbauch durch eine erhebliche Milz-, später auch Leberschwellung. Im weiteren Verlauf kommt es, da die Abwehrfähigkeit immer mehr abnimmt, zu Nachtschweiß und Fieber mit erhöhter Infektneigung. Oft bestehen Knochenschmerzen, v. a. im Schien- und Brustbein. Durch die hohe Leukozytenanzahl besteht eine erhöhte Thromboseneigung (leukämische Thromben), die noch durch eine Plättchenthrombose gefördert werden kann, falls es im Anfangsstadium der Krankheit zur Thrombozytose kommt.

Später entwickelt sich allerdings durch Verdrängung im Knochenmark eine Thrombozytopenie mit vermehrter Blutungsneigung, außerdem eine Anämie.

Diagnostik Die Leitsymptome sind anfangs *Leukozytose* mit *pathologischer Linksverschiebung* und *Milzvergrößerung.*

Prognose Die mittlere Überlebenszeit beträgt ungefähr 3 Jahre mit einer breiten Streuung.

7.10 Weitere wichtige Blutkrankheiten

7.10.1 Agranulozytose

Bei der Agranulozytose kommt es nach *Medikamenteneinnahme* oder (selten) im Rahmen von Entzündungen zu einem starken *Rückgang* oder sogar zum völligen *Verschwinden* der *Granulozyten.* Unterschieden werden hinsichtlich der Schnelligkeit der auftretenden Symptome zwei Verlaufsformen:

- **Typ I:** Schnell auftretend *(innerhalb von Stunden)* kommt es durch eine Immunreaktion (Allergie) auf ein Medikament zum Rückgang bzw. zum völligen Verschwinden der zirkulierenden Granulozyten.
- **Typ II:** Dosisabhängig führt ein Medikament *langsam* zu einer medikamentös-toxischen Schädigung des Knochenmarks und damit zu einer schweren Bildungsstörung der Vorläuferzellen der Granulozyten.

Allerdings können nicht alle Agranulozytosen eindeutig einem dieser beiden Typen zugeordnet werden, da Mischformen auftreten können.

Ursachen Als auslösende Medikamente kommen v. a. in Betracht: Schmerzmittel, Beruhigungsmittel, Antidiabetika, Diuretika, Antibiotika und Sulfonamide.

Symptome Bei Typ I setzt der *Granulozytenrückgang* meist innerhalb von *Stunden* ein. Häufig kommt es zu Schüttelfrost mit hohem Fieber (Kontinua) und schwerem Krankheitsgefühl. Charakteristisch sind die bald auftretenden *Schleimhautnekrosen* an Rachen, Tonsillen und im Anal- und Genitalbereich. Es kommt zu lokaler Lymphknotenschwellung (keine generalisierte Reaktion der Lymphknoten). Eine Sepsis kann schnell zum Tod führen.

Diagnostik Beim Auftreten der obigen Symptome muss immer ein *Differenzialblutbild* angefertigt werden. Die endgültige Diagnose erfolgt in der Klinik durch eine *Knochenmarkuntersuchung.*

Therapie Sofortige *Krankenhauseinweisung* ist notwendig. Bei der dort erfolgenden Therapie steht das Absetzen des unverträglichen Medikaments an erster Stelle. Der Erkrankte darf keinen Kontakt mit krankheitsauslösenden Keimen haben.

7.10.2 Erythrozytose

Bei der Erythrozytose (früher Polyglobulie) treten im Blut *vermehrt Erythrozyten* auf, meist um einen *Sauerstoffmangel* auszugleichen. Hämatokrit und Hämoglobin sind im Blut erhöht.

> **Erythrozytose**
>
> Es kommt zu einer Vermehrung der roten Blutkörperchen.

Ursachen

- **Sauerstoffmangel.** Hier spielen v. a. schwere *Lungen-* und *Herzerkrankungen* eine wichtige Rolle, wie Lungenemphysem, Lungenfibrose und schwere Herzfehler mit Shunt. Beim Aufenthalt in großen Höhen bildet sich eine *Höhenglobulie* aus, da der Körper den Sauerstoffmangel durch eine Vermehrung der Erythrozyten ausgleicht.
- **Toxine** (Kohlenmonoxid und Blausäure)
- **Medikamente** (Kortison, Androgene)
- **Starkes Rauchen** (Kohlenmonoxidhämoglobin, CO-Hb, ist erhöht)
- **Erythropoetinsteigerung** durch Nierentumor (Nierenkrebs, Zystenniere), paraneoplastisches Syndrom (z. B. bei Leber- oder Eierstockkrebs)

Von einer *Pseudoerythrozytose* spricht man, wenn es durch großen Flüssigkeitsverlust (Erbrechen, Durchfälle, Schwitzen, Durst) zu einer starken Bluteindickung gekommen ist.

Symptome Die auftretenden Symptome hängen von der Ursache der Erkrankung ab. Haut und Schleimhäute können zyanotisch (bei Herz / Lungen / Erkrankungen!) verfärbt sein.

Diagnostik Die *Erythrozytenzahl* ist auf 6–8 Mio. pro µl *erhöht.* Dadurch sind der *Hämatokrit-* und *Hämoglobinwert* ebenfalls heraufgesetzt. Die *BKS* ist *verlangsamt.*

Therapie Es muss versucht werden, soweit möglich, die Ursache zu beseitigen. Aderlässe können nur eine vorübergehende Hilfe sein, v. a., weil sie meist eine reaktive Neubildung von Erythrozyten zur Folge haben. Besteht die Erythrozytose, um einen Sauerstoffmangel auszugleichen, ist ein Aderlass in der Regel nicht sinnvoll!

7.10.3 Polyzythämie

Bei der Polyzythämie (Polycythaemia vera) kommt es zu einer *Vermehrung* aller *drei Blutzellarten* (Erythrozyten, Leukozyten, Thrombozyten). Die Ursache ist unbekannt. Der Häufigkeitsgipfel liegt um das 60. Lebensjahr. Männer sind häufiger betroffen als Frauen.

Die Zunahme der Blutzellen führt zu einer *schlechten Fließeigenschaft* des Blutes und damit zu einer erhöhten *Thromboseneigung.*

> **Polyzythämie**
>
> Es kommt zur Vermehrung der roten und weißen Blutkörperchen und der Blutplättchen.

Symptome (➢ Abb. 7.2) Haut und Schleimhaut des Patienten haben ein tiefrotes Aussehen mit rotblauer Zyanose (*Plethora*). Es können *Schwindel, Kopfschmerz, Hautjucken* (v. a. nach heißem Bad), Sehstörungen (Schleiersehen), Parästhesien, Hypertonie und Ohrensausen bestehen. Die Augenbindehaut ist deutlich gestaut, sodass man von *Pseudokonjunktivitis* spricht. Es besteht eine Bluteindickung, die zu einer *erhöhten Thromboseneigung* führt. Leber und Milz sind häufig vergrößert. Durch eine Funktionsstörung der Blutplättchen besteht eine vermehrte Blutungsneigung (v. a. Nasen- und Hautblutungen und blutende Magengeschwüre).

Komplikationen Thrombosen, vermehrte Blutungsneigung (hämorrhagische Diathese), akute Leukämie, Knochenmarkinsuffizienz.

7

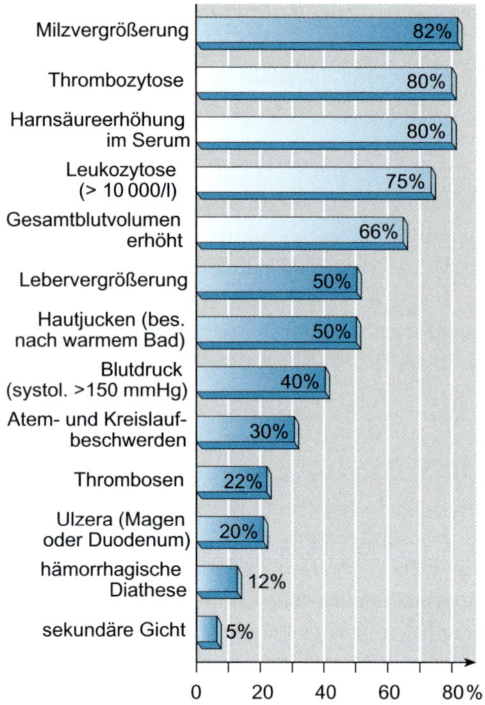

Abb. 7.2 Polyzythämie. Dargestellt sind wichtige Symptome und Befunde, geordnet nach der Häufigkeit ihres Auftretens bei insgesamt 612 Fällen. [L106]

7

Diagnostik Zunahme der Erythrozyten, Leukozyten, Thrombozyten, des Hämoglobin- und Hämatokritwertes. Die BKS ist *verlangsamt.* Oft ist der Harnsäurewert erhöht, da aus den wuchernden Zellen beim Abbau Harnsäure freigesetzt wird (was zum Gichtanfall führen kann).

Therapie Rein symptomatisch können *Aderlässe* gemacht werden. Ein Nachteil dabei ist, dass es zum Eisenmangel kommen kann, der nicht behandelt werden sollte, um die Blutbildung nicht wieder anzuregen. In der Schulmedizin werden Versuche mit Zytostatika gemacht, evtl. wird gegen den Juckreiz ein Antihistaminikum, gegen die erhöhten Harnsäurewerte Allopurinol und gegen die schlechte Blutfließeigenschaft ein Thrombozytenaggregationshemmer (z. B. ASS) verordnet.

Nur noch selten wird in Kliniken eine Röntgenbestrahlung des Knochenmarks (Radiophosphortherapie) versucht, da es dadurch zur akuten Leukämie kommen kann.

7.10.4 Hämophilie

Bei der Hämophilie (Bluterkrankheit) liegt eine *erblich bedingte Blutgerinnungsstörung* vor, die meist auf einer ungenügenden Bildung des Gerinnungsfaktors VIII (Hämophilie A) oder IX (Hämophilie B) beruht, kombinierte Fälle kommen gelegentlich vor. Es besteht eine *erhöhte Blutungsneigung* (hämorrhagische Diathese).

Ursachen Es handelt sich um eine *Erbkrankheit*, die über das X-Chromosom übertragen wird. Frauen spielen als Überträgerin (Konduktorin) eine Rolle. Es können nur Männer erkranken, da sie nur ein X-Chromosom besitzen. Hat eine Frau ein defektes X-Chromosom, erkrankt sie nicht (allerdings können Blutgerinnungsstörungen unterschiedlichen Ausprägungsgrades auftreten), da das andere, intakte X-Chromosom das für die Bildung des Gerinnungsfaktors erforderliche Erbgut besitzt.

(Äußerst seltene Ausnahme: Es kann auch eine Frau Bluter sein, wenn ihre *beiden* Chromosomen defekt sind. In diesem Fall war ihre Mutter Überträgerin und der Vater Bluter.)

Pathogenese Der Faktor VIII und IX spielen beim *Intrinsic-System* der Blutgerinnung (➤ Kap. 7.6.2) eine Rolle, weshalb es hier zu Störungen kommt. Die Folge können spontane Blutungen sein, aber auch Bagatellverletzungen können zu unstillbaren Blutungen führen.

Symptome Es kann zu unstillbaren, lebensbedrohlichen Blutungen kommen. Dazu müssen keine äußerlichen Verletzungen vorliegen, sondern es können *spontane* Blutungen auftreten, z. B. infolge von kleinen Schleimhautentzündungen im Magen oder Darm, da die fehlenden Faktoren VIII und IX beim Intrinsic-System (➤ Kap. 7.6.2) der Blutgerinnung eine Rolle spielen. So kann es z. B. zu Einblutungen in das Gewebe kommen. Gefürchtet sind v. a. spontane *Gelenkeinblutungen*, die durch Fehlstellungen oder Fehlbelastungen von Gelenken bedingt sind. Diese Einblutungen können zu Gelenkzerstörungen und

Gelenkversteifungen führen, den sog. Blutergelenken (↑ *Atlas* Abb. 7.12). Die vermehrten Blutungen entwickeln sich meist schon nach dem Säuglingsalter. Meist ist die vermehrte Blutungsneigung stärker im Kindes- als im Erwachsenenalter ausgeprägt.

!

Vorsicht!

Es ist zu beachten, dass Bluterkranke keine i. m. Injektion erhalten dürfen, da es zu schwersten Einblutungen in den Muskel kommen kann. Außerdem dürfen keine Medikamente verordnet werden, die die Blutungsneigung erhöhen (z. B. ASS bei Schmerzen).

Therapie Bluter müssen seitens der Klinik langfristig betreut werden und sie müssen sich vor Verletzungen hüten. Bei auftretenden Blutungen muss eine Notversorgung erfolgen, bis ein Arzt eine Behandlung mit einem Fibrin- bzw. Thrombinpräparat einleiten kann.

In diesem Kapitel mussten Sie sich viel Faktenwissen über die Aufgaben der Blutzellen erarbeiten und auch die Anämien hatten es teilweise ganz schön in sich. Sie können stolz auf sich sein, dass Sie bis zum Schluss durchgehalten haben. Nun sollten Sie dieses Thema abschließen, indem Sie Ihr Wissen mithilfe des „Prüfungstraining für Heilpraktiker“ (➤ Kap. 7) testen, ob Sie wirklich „sattelfest“ sind.

KAPITEL

8 Lymphatisches System

8.1 Anatomie und Physiologie . . . 276
8.1.1 Lymphe . . . 276
8.1.2 Lymphgefäße . . . 276
8.1.3 Lymphstämme . . . 277
8.1.4 Lymphknoten . . . 278
8.1.5 Milz . . . 280
8.1.6 Thymus . . . 282
8.1.7 Lymphatischer Rachenring . . . 282
8.1.8 Mukosaassoziiertes lymphatisches Gewebe (MALT) . . . 284

8.2 Erkrankungen des lymphatischen Systems . . . 285
8.2.1 Angina und Tonsillitis . . . 285
8.2.2 Milzerkrankungen . . . 286
8.2.3 Lymphangiitis . . . 287
8.2.4 Erysipel . . . 287
8.2.5 Lymphödem . . . 288
8.2.6 Malignes Lymphom . . . 289
8.2.7 Plasmozytom (Multiples Myelom, Plasmazellmyelom, Morbus Kahler) . . . 291

Unter dem lymphatischen System versteht man die *Gesamtheit des lymphatischen Gewebes* wie Lymphgefäße, Lymphknoten, Milz, Thymus, lymphatischer Rachenring (mit Gaumen-, Rachen-, Ohr- und Zungenmandel), Wurmfortsatz (Appendix vermiformis) (↑ *Atlas* Abb. 8.8) und das lymphatische Gewebe des Darmes (z. B. Peyer-Plaques), s. ↑ *Atlas* Abb. 9.30.

Das lymphatische System hat die folgenden Aufgaben:

- Mithilfe bei der *Abwehr* von *Erregern*
- *Transport* (Drainage des Zwischenzellraums durch die Lymphflüssigkeit). In diesem Transportsystem werden Stoffe befördert, wie Wasser, Eiweiße, Fette, Zellen (z. B. Lymphozyten), Krebszellen, aber auch unbelebte Teile wie Staubteilchen und Farbstoffe nach Tätowierung.

Die lymphatischen Gefäße stellen zwar ein für den Körper wichtiges Transportsystem dar, allerdings handelt es sich nicht um einen tatsächlichen „Kreislauf", vergleichbar dem Blutkreislauf, denn die Lymphgefäße beginnen blind endend im Zwischenzellraum und geben später die Lymphe an das venöse System ab.

8.1 Anatomie und Physiologie

8.1.1 Lymphe

Die in den Lymphgefäßen fließende Lymphe ist eine wasserklare Flüssigkeit. Eine Ausnahme bildet die Lymphe aus dem Abstromgebiet des Darms. Nach einer fettreichen Mahlzeit hat diese ein *milchig-trübes* Aussehen. Diese fettreiche Lymphe wird *Chylus* genannt.

Die Lymphe bildet sich aus der *Zwischenzellflüssigkeit,* die wiederum durch Austritt von Blutplasma aus den Blutkapillaren entstanden ist. Deshalb entspricht die Zusammensetzung der Lymphe weitgehend dem *Blutplasma.* Der wichtigste Unterschied zwischen Blut und Lymphe besteht in dem sehr unterschiedlichen Gehalt an Erythrozyten, Lymphozyten sowie an Eiweißen (➤ Tab. 8.1).

Tab. 8.1 Inhaltsstoffe von Blut und Lymphe

	Blut	Lymphe
Nährstoffe	Ja	Ja
Abbaustoffe	Ja	Ja
Eiweißstoffe	Ja	Ja (schwankend)
Erythrozyten	Ja	Nein
Lymphozyten	Wenige (4 %)	Reichlich (70 %)

Es werden über die Lymphe ungefähr 10 % der Flüssigkeit aus dem Zwischenzellraum gesammelt und später dem Blut zugeführt (➤ Abb. 8.1). Das sind täglich ca. 2 Liter. Wichtig ist in diesem Zusammenhang, dass über das Lymphsystem Eiweißpartikel aus dem Zwischenzellbereich aufgenommen werden können, die aufgrund ihrer Größe *nicht* durch die Wand der Blutkapillaren treten können. Die Aufnahme der Eiweißpartikel, aber auch die der anderen Stoffe, erfolgt meist durch Diffusion. Ein Teil der Stoffe wird aber auch aktiv in die Lymphkapillaren aufgenommen.

Die Lymphe fließt in den Lymphgefäßen langsamer als das Blut im Kreislaufsystem. Das hat den Vorteil, dass genug Zeit zur Verfügung steht, um die Lymphe von Erregern, Zelltrümmern und Fremdstoffen zu reinigen.

Bestandteile der Lymphe

Die Lymphe transportiert folgende Substanzen ab:

- Wasser
- Eiweiß
- Fette
- Zellen

8.1.2 Lymphgefäße

Die Lymphgefäße (Vasa lymphatica) beginnen als *blind endende, kleinste Kapillaren* im Interstitium (Zwischenzellraum). Sie ähneln in ihrem Aufbau den Blutkapillaren. Die Lymphkapillaren vereinigen sich zu größeren Zweigen, die wiederum zu Lymphgefäßen zusammenfließen. Die größeren Lymphgefäße bilden schließlich die großen Lymphstämme des Körpers, die die Lymphe in das venöse Blut fließen lassen (↑ *Atlas* Abb. 8.1).

Große Lymphgefäße bestehen, wie die Blutgefäße auch, aus Intima (Endothel), Media (glatte Muskulatur) und Adventitia (Bindegewebe).

Da das Lymphsystem *keine* eigene *Pumpe* besitzt, wie es das Herz für den Kreislauf ist, muss sich die Lymphe von verschiedenen Faktoren vorwärts „pumpen"

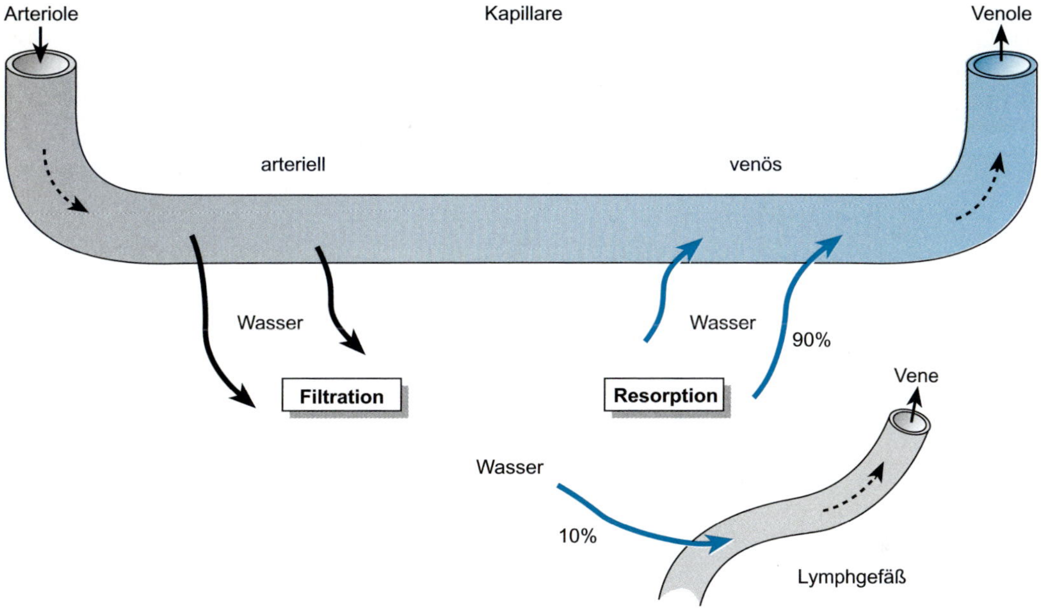

Abb. 8.1 Lymphflüssigkeit. Aus den Blutkapillaren tritt Blutplasma in den Zwischenzellbereich, von dem aus die Ernährung der Zellen erfolgt. Aus der Zwischenzellflüssigkeit (Interzellularflüssigkeit) wird die Lymphe gebildet. Allerdings transportiert das Lymphsystem lediglich 10 % dieser Flüssigkeit ab, 90 % werden vom Blutkreislaufsystem aufgenommen. [L106]

lassen. Damit sich diese Faktoren nicht gegenseitig aufheben können, sind die Lymphgefäße, mit Ausnahme der Lymphkapillaren, reichlich mit *Klappen* versehen, die einen Rückfluss der Lymphe verhindern.

In ihrem Aufbau ähneln die Lymphgefäße den Venen. Sie sind jedoch dünnwandiger und weisen mehr Klappen auf.

Faktoren der „Lymphpumpe"

- **Lymphangiomotorik:** eine gewisse Fähigkeit der Lymphgefäße sich zusammenzuziehen.
- **Flüssigkeitsdruck im Interstitium**. Dieser kommt dadurch zustande, dass das Herz mit jedem Herzschlag erneut Blut in das Kreislaufsystem auswirft.
- **Arterielle Pulsationen:** Die Lymphgefäße liegen, wie die Venen auch, direkt den Arterien an und nutzen deren Pulsationen aus.
- **Bewegungen des Körpers:**
  - Gelenkbewegungen (sog. Gelenkpumpe)
  - Muskelbewegungen (sog. Muskelpumpe). Durch Muskelarbeit kann der Lymphstrom auf das 10- bis 15-Fache gesteigert werden!
  - Alle Bewegungen der Eingeweide, z. B. von Magen und Darm
  - Bewegungen durch die Ein- und Ausatmung

8.1.3 Lymphstämme

Das Hauptlymphgefäß ist der *Milchbrustgang* (Ductus thoracicus). Er entspringt in dem Bereich zwischen dem 2. Lenden- und dem 10. Brustwirbelkörper aus der *Cisterna chyli* (➤ Abb. 8.2).

Die Cisterna chyli ist eine sackartige Ausweitung des Milchbrustgangs, die durch den Zusammenfluss der beiden Lendenhauptlymphgefäße (auch: Beckenhauptlymphgefäße, Trunci lumbales) und des Darmlymphgangs (auch: Eingeweidelymphgang, Truncus intestinalis) gebildet wird. In den Beckenhauptlymphgefäßen (Trunci lumbales) wird die Lymphe aus den unteren Extremitäten, dem Becken, dem Urogenitalsystem und den paarigen Baucheingeweiden aufgenommen. Der Darmlymphgang (Truncus intestinalis) nimmt die Lymphe der unpaaren Bauchorgane auf.

Das **Hauptlymphgefäß** ist der **Milchbrustgang** (Ductus thoracicus).
Er entspringt aus der *Cisterna chyli.*

Der Milchbrustgang (Ductus thoracicus) nimmt die gesamte Lymphe des menschlichen Körpers auf,

8

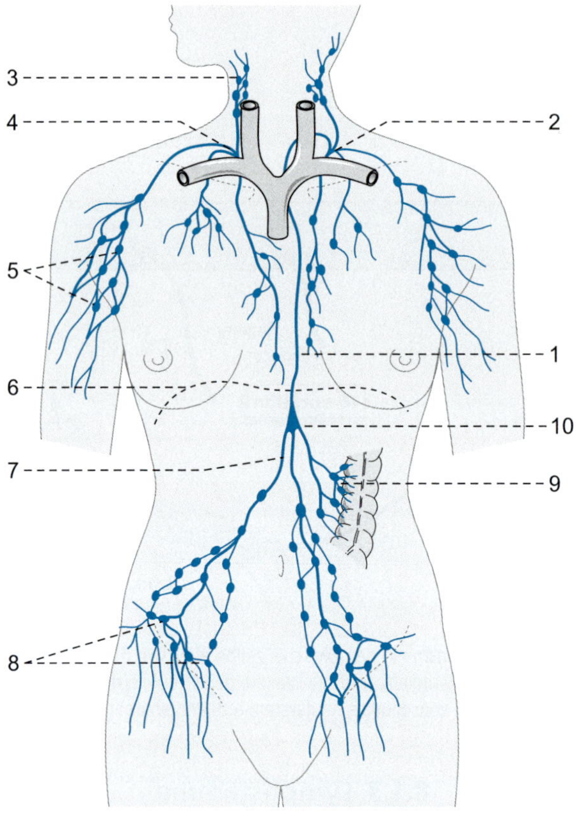

Abb. 8.2 Schematische Darstellung des Lymphgefäßes. Das Lymphgefäßsystem beginnt mit den blind endenden Lymphkapillaren im Interstitium. Die Lymphkapillaren fließen zu größeren Zweigen und diese zu Lymphgefäßen zusammen. Letztere bilden schließlich die großen Lymphstämme, die die Lymphe dem venösen Blut zuführen. 1: Milchbrustgang (Ductus thoracicus), 2: Einmündungsstelle des Milchbrustgangs in den Venenwinkel der V. subclavia und V. jugularis sinistra, 3: Halslymphknoten (Nodi lymphatici cervicales), 4: Einmündungsstelle des rechten Hauptlymphstammes (Ductus lymphaticus dexter) in den Venenwinkel der V. subclavia und V. jugularis dextra, 5: Achsellymphknoten (Nodi lymphatici axillares), 6: Zwerchfell (Diaphragma), 7: rechtes Lendenhauptlymphgefäß (Truncus lumbalis dexter), 8: Leistenlymphknoten (Nodi lymphatici inguinales), 9: absteigender Dickdarm (Colon descendens), 10: Cisterna chyli. [L106]

mit *Ausnahme* der *rechten oberen Körperhälfte* (s. u. und ➤ Abb. 8.2 und ↑ *Atlas* Abb. 8.1. Der Milchbrustgang begleitet auf seinem Weg nach oben die Aorta und tritt durch den Hiatus aorticus durch das Zwerchfell in das hintere Mediastinum (mittlerer Brustkorbraum). Er mündet in die *linke V. subclavia* (Schlüsselbeinvene), genauer: in den linken Venenwinkel, der durch den Zusammenfluss der linken V. subclavia und der V. jugularis (Drosselvene) gebildet wird.

Der **rechte Hauptlymphstamm** (Ductus lymphaticus dexter) sammelt die Lymphe aus der *rechten oberen Körperhälfte,* und zwar aus dem rechten Arm, aus der rechten Hälfte des Brustkorbes und der rechten Hals- und Kopfhälfte. Er mündet in die *rechte V. subclavia,* genauer: in den rechten Venenwinkel, der durch den Zusammenfluss der rechten V. subclavia und der V. jugularis gebildet wird.

8.1.4 Lymphknoten

Die Lymphknoten (Nodus lymphoideus, Nodus lymphaticus) sind etwa linsen- bis bohnengroß und liegen in den Strombahnen der Lymphgefäße. Im *Kopf,* in der *Leiste,* in der *Achselbeuge* und teilweise im *Hals* (↑ *Atlas* Abb. 8.4) sitzen die meisten Lymphknoten oberflächlich und können deshalb bei Schwellung gut getastet werden. Dagegen liegen die Lymphknoten des Bauch- und Brustraums tief und sind deshalb der Palpation nicht zugänglich.

Fast die Hälfte der Lymphknoten ist in der *Rachen-Hals-Region* konzentriert (↑ *Atlas* Abb. 8.3). Sie bilden einen ersten Abwehrring gegenüber Krankheitserregern, die mit der Nahrung oder über die Atemluft aufgenommen werden. Die restlichen Lymphknoten sind nicht gleichmäßig über den Körper verteilt, sondern gewissermaßen als Verteidigungsanlagen an den Grenzen des Rumpfes zusammengezogen. So filtern die Leistenlymphknoten die Lymphe der Beine, der Bauchwand und der Gesäßgegend. Die Achsellymphknoten nehmen die Lymphe der Arme und der vorderen und hinteren Brustwand einschließlich der Brustdrüsen auf, die Halslymphknoten filtern die Lymphe aus dem Kopfbereich (↑ *Atlas* Abb. 8.1 und 8.4).

Als *regionäre* oder *regionale Lymphknoten* bezeichnet man die Lymphknoten, die einem *bestimmten Organ* zugehören, und die die erste Filterstation der abströmenden Lymphe dieses Organs bilden. Regionäre Lymphknoten sind von besonderer Bedeutung, da Erreger und bösartige Geschwulstzellen auf dem Lymphweg abtransportiert werden. Metastasen (Tochtergeschwülste) von Krebszellen findet man deshalb gewöhnlich zuerst in den regionären Lymphknoten, und zwar dann, wenn die Lymphknoten mit ihrer Abwehraufgabe überfordert sind. In diesem Fall können die ankommenden Krebszellen nicht mehr alle phagozytiert werden, und der Lymphknoten wird nun selbst zu einer Stelle, an der sich Metastasen ansiedeln können.

Als *Sammellymphknoten* bezeichnet man dagegen die Lymphknoten, die die Lymphe aus verschiedenen regionären Lymphknoten aufnehmen. Sammellymphknoten kommen besonders zahlreich entlang der Bauchaorta und im Hals vor.

So durchfließt die Lymphe, bevor sie ins venöse Blut gelangt, typischerweise zunächst den regionären Lymphknoten und danach noch mehrere Sammellymphknoten.

Beim Gesunden sind die Lymphknoten *nicht* zu tasten, da sie von weicher Beschaffenheit sind. Bei bestimmten Erkrankungen können sie jedoch anschwellen und so palpabel werden. Nach Abheilung nehmen sie wieder ihre ursprüngliche Größe und Konsistenz an und sind dann wiederum nicht mehr zu tasten. Manchmal kommt es jedoch infolge einer Erkrankung zur Vernarbung des Lymphknotens. Dabei lagert er vermehrt Bindegewebe ein. In diesem Fall bleibt der Lymphknoten auch später verhärtet und somit palpabel.

Grundsätzlich gilt, dass bei einer entzündlichen Erkrankung die regionalen Lymphknoten anschwellen, druckschmerzhaft sind und gut verschiebbar bleiben. Mit Krebszellen infiltrierte Lymphknoten sind dagegen charakteristischerweise schmerzlos, und sie verbacken mit dem umgebenden Gewebe, weshalb sie unverschiebbar sind.

Aufgaben Lymphknoten sind *Filterstationen*, die die Lymphe von Mikroorganismen wie Bakterien und Viren, aber auch von Toxinen, Ruß- und Staubpartikeln, die aus der Lunge kommen, reinigen. Außerdem bauen sie Zelltrümmer und überalterte Lymphozyten ab. Darüber hinaus gehört zu ihren Aufgaben die Vermehrung und Speicherung von B- und T-Lymphozyten.

Die Strömungsgeschwindigkeit der Lymphe innerhalb des Lymphknotens ist niedrig. Deshalb steht den Abwehrzellen genügend Zeit zur Verfügung, die Lymphe gründlich zu reinigen.

Aufgaben der Lymphknoten

- Reinigung der Lymphe
- Vermehrung und Speicherung von B- und T-Lymphozyten

Aufbau

An einem durchgeschnittenen Lymphknoten kann man zwei Hauptanteile unterscheiden: ein *Bälkchenwerk* mit retikulären Fasern, in dem die Lymphe in erweiterten Lymphkapillaren (Sinus) fließt und ein dazwischenliegendes *lymphatisches Gewebe*, in dem sich Lymphozyten vermehren.

Ein Lymphknoten ist von einer bindegewebigen Kapsel umgeben, von der aus die Balken (Trabekel) ins Innere ziehen (➤ Abb. 8.3). An diesen Trabekeln ist ein feines Gerüst aus retikulären Fasern befestigt. Man kann die Trabekel mit Mauern (Wänden) vergleichen, zwischen denen sich die retikulären Fasern aufspannen.

Es münden mehrere Lymphgefäße in einen Lymphknoten ein, und ein (manchmal auch zwei oder mehrere) Lymphgefäße gehen ab. Die Lymphe strömt zunächst in einen sog. Randsinus, der direkt unter der Kapsel liegt. Von diesem Randsinus aus ziehen radiäre Sinus (Intermediärsinus) zu zentralen Marksinus.

Sinus bedeutet in diesem Zusammenhang „Erweiterung von Lymphgefäßen". Die Einzahl lautet Sinus, die Mehrzahl Sin**u**s.

Damit nimmt die Lymphe den folgenden Weg: vom zuführenden Lymphgefäß (Vas lymphaticum

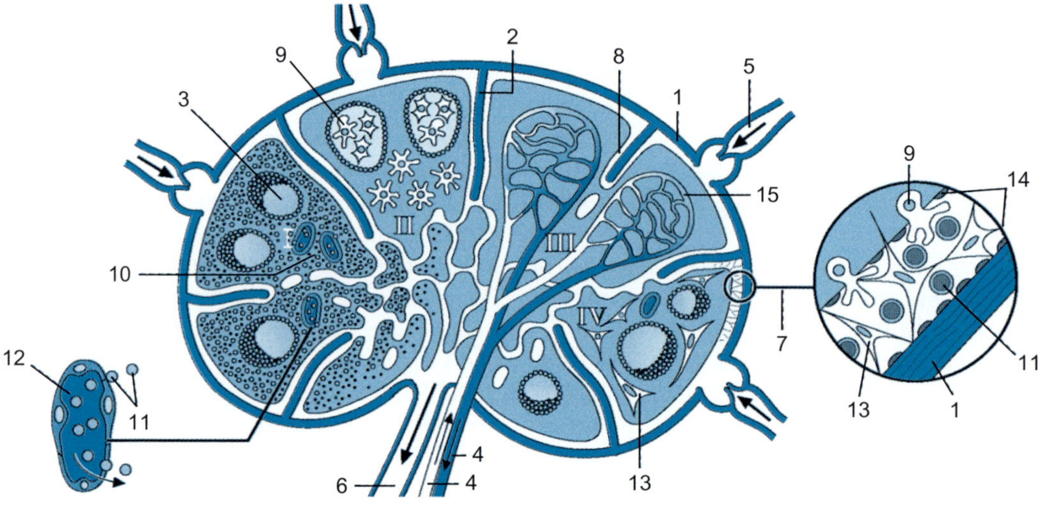

Abb. 8.3 Schematische Darstellung eines Lymphknotens. 1: Kapsel (Capsula), 2: Balken (Trabekel, Zwischenwand), 3: Lymphfollikel (Nodulus lymphaticus, B-Region), 4: Blutgefäße (Arterie und Vene), 5: zuführendes Lymphgefäß (Vas lymphaticum afferens), 6: Abführendes Lymphgefäß (Vas lymphaticum efferens), 7: Randsinus (Sinus subcapsularis), 8: Radiärsinus, 9: Marksinus, 10: Parakortex (T-Region), 11: Lymphozyt, 12: hochendotheliale Venole, 13: fibroplastische Retikulumzelle, 14: Sinusendothel, 15: Kapillarnetz. [L107]

afferens) in den Randsinus, weiter in die radiären Sinus (Intermediärsinus) zum Marksinus. Der Abfluss erfolgt am Hilum des Lymphknotens durch das abführende Lymphgefäß (Vas lymphaticum efferens).

Innerhalb der Sinus befinden sich Abwehrzellen, um die Lymphe zu reinigen. Bei diesen Abwehrzellen handelt es sich um Lymphozyten und Makrophagen. Bei den letzteren spielen Uferzellen und Retikulumzellen die wichtigste Rolle.

In dem Raum *zwischen* den Sinus befinden sich Bereiche mit lymphatischem Gewebe, in denen Lymphozyten heranreifen und sich vermehren.

Mark- und Rindenregion des Lymphknotens Man kann den Lymphknoten in eine Rinden- und eine Markregion unterteilen. Der Übergang ist allerdings fließend.

In der **Rindenregion** sitzen zahlreiche *Lymphfollikel* (Lymphknötchen). Hier *vermehren* sich v. a. *B-Lymphozyten.* Dieses Gebiet wird deshalb auch als B-Region bezeichnet. Unterhalb dieser Lymphfollikel im sog. Parakortex liegen die Vermehrungsstätten der T-Lymphozyten (T-Region), die sich allerdings nicht in Form von Lymphknötchen anordnen.

Die **Markregion** besteht aus den vorstehend beschriebenen netzförmig miteinander verbundenen *Marksinus,* in denen die *Reinigung* der Lymphe stattfindet. Zwischen diesen Marksinus befinden sich Stränge von lymphatischem Gewebe, das hauptsächlich B-Lymphozyten enthält.

Vermehrungsstätten der Lymphozyten innerhalb eines Lymphknotens

- B-Lymphozyten:
  - Rindenregion in Lymphfollikeln
  - Markregion
- **T-Lymphozyten:** Parakortex (tiefere Rindenregion)

8.1.5 Milz

Lage Die Milz (Lien, Splen), ein weiches, schwammiges Organ, das im *hinteren linken Oberbauch* liegt, ist ca. 11 cm lang und 7 cm breit. Sie schmiegt sich der linken Zwerchfellkuppel an und berührt Magen, Pankreas, Dickdarm und Niere (↑ *Atlas* Abb. 1.4 , 1.5, 1.6b, 6.8, 9.44, 13.4). Sie ist vom Bauchfell umgeben (intraperitoneale Lage) und wiegt ca. 150–200 g.

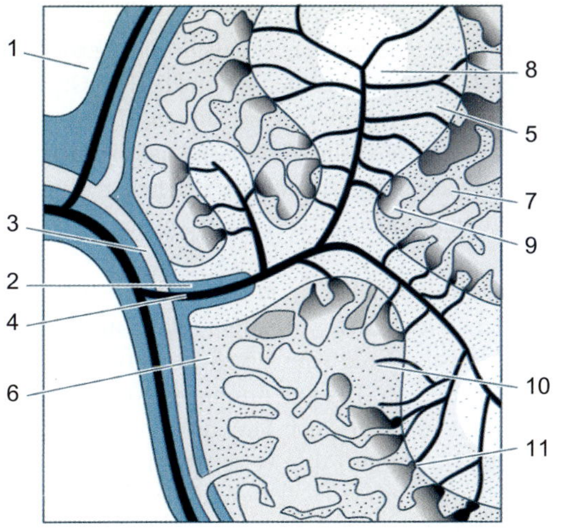

Abb. 8.4 Schnitt durch die Milz. 1: Kapsel (Tunica fibrosa), 2: Milzbälkchen (Trabecula splenica), 3: Vene, 4: Arterie, 5: weiße Pulpa, die wie eine Scheide um die kleine Arterie liegt (Pulpa alba), 6: rote Pulpa, 7: Milzsinusoid, 8: Milzfollikel (Malpighi-Körperchen), 9: Marginalsinus, 10: offener Blutkreislauf, 11: geschlossener Blutkreislauf. [E547]

Aufbau Die Milz ist von einer bindegewebigen Kapsel umgeben, von der aus Bälkchen (Trabekel) ins Innere ziehen. Schneidet man eine Milz auf, kann man eine weiße und eine rote Pulpa unterscheiden (➤ Abb. 8.4, ↑ *Atlas* Abb. 8.6). Die rote Pulpa ist ein ausgedehntes, dunkelrotes Gewebe, in das viele stecknadelkopfgroße, weißliche Stippchen eingelagert sind (= weiße Pulpa).

- **Weiße Pulpa.** Die weiße Pulpa stellt den *lymphatischen Anteil* der Milz dar. Sie ist stets wie eine Scheide um eine Arterie herum angeordnet. Diese Scheide zeigt stellenweise kugelförmige Verdickungen (Follikel oder Malpighi-Körperchen). Ihr Bau entspricht den Lymphfollikeln der Lymphknoten. Auch sie haben die Aufgabe, *Lymphozyten zu vermehren.* Allerdings filtert ein Lymphknoten nur die Lymphe einer bestimmten Körperregion. Die Milz dagegen ist für das gesamte Blut zuständig. So entzünden sich bei einer lokalen Infektion die zugehörigen Lymphknoten, bei einer Sepsis dagegen schwillt die Milz an.
- **Rote Pulpa.** In der roten Pulpa fließt das Blut in einem weichen Gewebe, das im Wesentlichen aus kleinen, zartwandigen Blutgefäßen und den Milzsinusoiden besteht. Die Milzsinusoide sind erweiterte Kapillaren, an deren Wänden viele Retikulumzellen liegen, die zur *Phagozytose* fähig sind. Hier werden v. a. *überalterte Erythrozyten abgebaut,* aber auch Blutplättchen, Mikroorganismen und körpereigene Zellfragmente. Der Abbau der Erythrozyten geht folgendermaßen vor sich: Die roten Blutkörperchen müssen sich durch ein enges Netzwerk von Milzsträngen zwängen. Da junge Erythrozyten gut verformbar sind, gelingt ihnen dies. Ältere rote Blutkörperchen sind dagegen nicht mehr gut verformbar, weshalb sie sich in dem Netz verfangen und dann von Makrophagen abgebaut werden. Es gibt aber auch Fälle, in denen die Milz in einem solchen Übermaß Erythrozyten und / oder Thrombozyten abbaut, dass sie entfernt werden muss. Die Aufgaben der Milz werden in diesem Fall von anderen Organen mit übernommen. Allerdings werden in der ersten Zeit nach einer Milzentfernung relativ häufig Komplikationen wie Abwehrschwäche mit Neigung zu bakteriellen Infekten, Müdigkeit, Abgeschlagenheit und eine erhöhte Blutgerinnungsneigung beobachtet.

Aufbau der Milz

- **Weiße Pulpa** aus lymphatischem Gewebe
- **Rote Pulpa** aus Milzsinusoiden und kleinen, zartwandigen Blutgefäßen

8

Gefäßversorgung Die Milz wird von der *Milzarterie* (A. lienalis) versorgt, die aus dem Magen-Leber-Milz-Schlagaderstamm (T. coeliacus) entspringt. Die Milzarterie tritt durch das Milzhilum (↑ *Atlas* Abb. 8.5), das sich an der hohlen, den Eingeweiden zugewandten Seite der Milz befindet, in das Organ ein. Kleinere Milzschlagaderzweige werden dann innerhalb der Milz von der weißen Pulpa umgeben (s. o.). Dann fließt das Blut außerhalb dieser Scheiden durch die rote Pulpa, und zwar durch kleine, zartwandige Blutgefäße und auffolgend durch die Milzsinusoide. Danach sammelt sich das Blut über Zwischenwandvenen zur *Milzvene,* die durch das Milzhilum austritt. Die Milzvene gibt ihr Blut über die *Pfortader* an die Leber ab.

Aufgaben Die Milz ist zwar kein lebensnotwendiges Organ, trotzdem hat sie viele Aufgaben:

- **Blutreinigung.** An den Wänden der Milzsinusoide sitzen viele Retikulumzellen, die die Aufgabe haben, das Blut zu reinigen. Dazu bauen sie Erreger, überalterte Erythrozyten, Thrombozyten und Zellfragmente ab.
- **Vermehrung von B- und T-Lymphozyten** findet in der weißen Pulpa statt.
- **Thrombozytenspeicher.** Die gespeicherten Thrombozyten können bei Blutungen sehr schnell ans Blut abgegeben werden, damit dadurch die Gerinnungsfähigkeit des Blutes verbessert wird.
- **Abfangen kleiner Thromben** (Blutgerinnsel)
- **Eisenspeicherung.** Das beim Abbau der Erythrozyten anfallende Eisen kann von der Milz gespeichert werden. Bei Bedarf kann es von der Milz wieder freigesetzt werden, damit es im roten Knochenmark zur Bildung neuer roter Blutkörperchen zur Verfügung steht.
- **Blutbildung bis ungefähr zum 5. Fetalmonat.** Vorgeburtlich bildet das Kind im Mutterleib sowohl in der Milz auch in der Leber Blut. Danach wird diese Aufgabe auch beim Feten vom roten Knochenmark übernommen.

Die Milz spielt beim Menschen als Blutspeicher so gut wie keine Rolle, da sie zu klein ist.

Blutmauserung Unter Mauserung versteht man den jahreszeitlichen Wechsel des Federkleides bei Vögeln. Mit Blutmauserung meint man, dass ständig überalterte rote Blutkörperchen abgebaut und neue Erythrozyten im roten Knochenmark nachgebildet werden.

Bitte beachten Sie zur Palpation der Milz ➤ Kap. 8.2.2 und ➤ Kap. 32.2.7 und im ↑ *Atlas* Abb. 26.8

8.1.6 Thymus

Der Thymus (Bries) ist ein zweilappiges Organ, das im *oberen Mediastinum* liegt. Die Lappen sind weiter in Läppchen unterteilt, an denen man bei Betrachtung unter dem Mikroskop jeweils eine dunklere Rinde und ein helleres Mark unterscheiden kann. Die dunklere Färbung der Rinde kommt durch eine dichte Lage von Lymphozyten zustande. Im Mark befinden sich die Thymuskörperchen (Hassall-Körperchen), deren Aufgabe noch nicht völlig geklärt ist.

Der Thymus wird zu den lymphatischen Organen gerechnet. Es ist gelungen, im Thymus hormonähnliche Substanzen, sog. *Thymusfaktoren* (Thymosine) nachzuweisen, die auf die Differenzierung der T-Lymphozyten einwirken.

Lage Der Thymus liegt *hinter* dem *Brustbein* und *vor* dem *Herzbeutel.* In seiner Längsausdehnung reicht er beim Kind vom Herzbeutel bis hinauf zur Schilddrüse. Der Thymus nimmt im Kleinkindalter an Größe zu, bildet sich langsam zurück (physiologische Involution) und verfettet. Man bezeichnet ihn dann als *retrosternalenFettkörper* (➤ Abb. 8.5, Atlas Abb. 8.7).

Aufgabe Durch die oben geschilderte Produktion der Thymusfaktoren erfüllt der Thymus in der Abwehr eine übergeordnete Aufgabe. Er selbst hat *keine unmittelbare* Abwehrfunktion. Seine wichtigste Aufgabe liegt in der *Differenzierung* der *T-Lymphozyten* (thymusabhängige Lymphozyten). Die Lymphozyten werden im Knochenmark aus der pluripotenten Stammzelle (Hämozytoblasten) gebildet, reifen dann im Thymus zu T-Lymphozyten heran und besiedeln danach die sekundären lymphatischen Organe (z. B. Lymphknoten oder Milz), wo sie sich durch Zellteilung vermehren.

Bis zur Pubertät werden besonders viele Lymphozyten gebildet, da das spezifische Abwehrsystem noch weiter ausgebildet werden muss. Im Erwachsenenalter nimmt ihre Anzahl dann allmählich ab.

8.1.7 Lymphatischer Rachenring

Der lymphatische Rachenring bzw. Waldeyer-Abwehrring besteht aus einer Ansammlung von *lymphatischem Gewebe im Rachenbereich.* Er bildet ein erstes Schutzsystem am Eingang des Verdauungs- und Atmungssystems. Er hat die Aufgabe, Fremdkörper und Erreger zu phagozytieren. Weiterhin vermehren sich in ihm die Lymphozyten, und aus den ansässigen B-Lymphozyten gehen die antikörperproduzierenden Plasmazellen hervor.

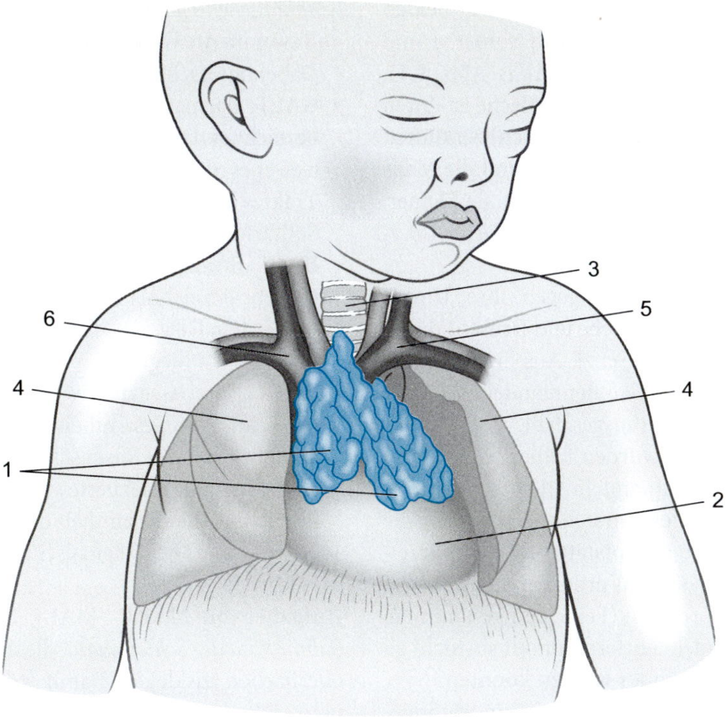

Abb. 8.5 Thymus beim Neugeborenen. 1: Thymus (Bries), 2: Herzbeutel (Perikard), 3: Luftröhre (Trachea), 4: Lunge (Pulmo), 5: linke Arm-Kopf-Vene (V. brachiocephalica sinistra), 6: rechte Arm-Kopf-Vene (V. brachiocephalica dextra). [L126]

Anteile des lymphatischen Abwehrrings (↑ *Atlas* Abb. 8.9) sind:

- **Eine Rachenmandel** (Tonsilla pharyngea)
- **Zwei Gaumenmandeln** (Tonsillae palatinae)
- **Eine Zungenmandel** (Tonsilla lingualis)
- **Zwei lymphatische Seitenstränge** bzw. Ohrtrompetenmandeln (Tonsillae tubariae)

Aufbau der Mandeln Die Mandeln (Tonsillen) liegen unter dem Epithel der Mundschleimhaut. Ihr Grundgerüst besteht aus retikulärem Bindegewebe, in das Lymphfollikel eingelagert sind. Beides zusammen wird als lymphoretikuläres Gewebe bezeichnet. An manchen Stellen dringt das Epithel tief zwischen das lymphatische Gewebe, wodurch sich die Mandeloberfläche vergrößert. Aus der Tiefe des lymphatischen Gewebes wandern massenhaft Lymphozyten in das Epithelgewebe ein, sodass die Abgrenzung zwischen Epithel und lymphatischen Gewebe fließend sein kann.

Dringen Erreger ein, kommt es zur Mandelentzündung (Tonsillitis). Dabei vergrößert sich das lymphatische Gewebe, wodurch es zu Spannungen in der bindegewebigen Kapsel und damit zu Schmerzen kommt. Die regionären Lymphknoten der Gaumenmandeln unter dem Kieferwinkel sind in diesem Fall ebenfalls angeschwollen und leicht zu tasten.

Rachenmandel (Tonsilla pharyngea) Die Rachenmandel sitzt am *Dach* des *Nasenrachens* (Epipharynx, ↑ *Atlas* Abb. 9.11 und 17.5). Sie kann sich beim Kind so weit vergrößern, dass die hinteren Nasenöffnungen eingeengt werden und so die Nasenatmung erschwert ist. Durch die Mundatmung trocknen die Schleimhäute aus, und es entwickelt sich eine Neigung zu Katarrhen (Angina, Bronchitis).

Die Vergrößerung der Rachenmandel wird als *adenoide Vegetation* bezeichnet (fälschlich: Rachenpolypen, denn Polypen sind Schleimhautwucherungen).

Gaumenmandel (Tonsilla palatina) Die beiden Gaumenmandeln, die *zwischen* dem *vorderen* und *hinteren Gaumenbogen* sitzen (↑ *Atlas* Abb. 9.1), sind die größten Tonsillen. Ihre Oberfläche ist durch ungefähr 10–20 Einstülpungen (Krypten) zerklüftet.

Bis zum Alter von 5 oder 6 Jahren sind die Mandeln noch relativ groß, danach werden sie kleiner. Beim Erwachsenen sind meist nur noch *kleine Überreste* vorhanden.

Die Gaumenmandeln sind gegen ihre Umgebung (Muskulatur, Bindegewebe und Drüsen) durch straffes Bindegewebe abgegrenzt. Aus dieser Bindegewebskapsel werden die Gaumenmandeln bei einer operativen Entfernung herausgeschält.

In der Schulmedizin wurden früher vergrößerte oder vereiterte Gaumenmandeln oft vorschnell entfernt. Man ging von der Vorstellung aus, dass die Mandeln eine direkte Kampfstätte der Abwehrzellen mit den Erregern sind. Wurde diese Abwehrfestung nun von den Erregern (Feind) eingenommen, so wurden die Mandeln entfernt, damit sie nicht zu einem Bollwerk des Feindes werden konnten.

Heute weiß man, dass die Mandeln ein wichtiges Abwehrorgan sind. Hier können eindringende Erreger identifiziert und danach der benötigte Antikörper produziert werden. Aus diesen Erkenntnissen heraus werden heute die Mandeln nur noch entfernt, wenn es unumgänglich ist.

Zungenmandel (Tonsilla lingualis) Es handelt sich um lymphatisches Gewebe, das an der *Zungenwurzel* liegt (↑ *Atlas* Abb. 8.9, 17.5 Nr. 27).

Lymphatische Seitenstränge und Ohrtrompetenmandeln (Tonsillae tubariae) Die Schleimhaut um die Öffnung der Ohrtrompete enthält lymphoretikuläres Bindegewebe, das auch als Ohrtrompetenmandeln bezeichnet wird. Nach unten setzt sich dieses Gewebe als „Seitenstränge" fort. Entzünden sie sich, kommt es zur *Seitenstrang-Angina,* was v. a. nach Mandelentfernung der Fall sein kann.

8.1.8 Mukosaassoziiertes lymphatisches Gewebe (MALT)

Mit mukosaassoziiertem lymphatischem Gewebe (MALT) bezeichnet man die *Gesamtheit* des *lymphatischen Gewebes,* das der Schleimhaut anliegt, und zwar im Atem-, Verdauungs- und Urogenitaltrakt.

Dabei unterscheidet man noch weiter:

- **GALT.** Darmassoziiertes lymphatisches Gewebe bezeichnet die Gesamtheit des lymphatischen Gewebes, das der Schleimhaut des Magen-Darm-Traktes anliegt. Im Dünndarm kommt es als Solitärfollikel und Peyer-Plaques (s. unten) vor.
- **BALT.** Bronchusassoziiertes lymphatisches Gewebe bezeichnet die Gesamtheit des lymphatischen Gewebes, das der Schleimhaut der Bronchien anliegt.
- **NALT.** Nasenassoziiertes lymphatisches Gewebe bezeichnet die Gesamtheit des lymphatischen Gewebes, das der Nasenschleimhaut anliegt.
- **VALT.** Vaginaassoziiertes lymphatisches Gewebe bezeichnet die Gesamtheit des lymphatischen Gewebes, das der Vaginalschleimhaut anliegt.

Aufgabe von MALT MALT liegt direkt in der *Submukosa der Schleimhaut,* die die inneren Körperoberflächen auskleidet. Damit ermöglicht MALT die notwendigen Abwehrmaßnahmen, wenn Erreger versuchen, in den Körper einzudringen.

Zwischen den einzelnen Epithelzellen liegen sog. M-Zellen, die Antigene, wie z. B. Viren und Bakterien aufnehmen können. Die M-Zellen geben diese an die darunterliegenden Lymphozyten weiter, die sie entweder gleich bekämpfen oder sie zunächst identifizieren und den passenden Antikörper (IgA) produzieren. Haben die Lymphozyten den passenden Antikörper produziert, können sie diesen im gesamten Körper verteilen bzw. freisetzen. Dabei wird er auch auf die Schleimhäute abgegeben. Versucht der Erreger erneut, in den Körper einzudringen, so kann er von diesen Antikörpern (IgA) direkt auf der Schleimhaut abgefangen werden, sodass es den Erregern gar nicht erst gelingt, in den Körper zu gelangen.

Verteilung von GALT GALT ist im Dünndarm nicht gleichmäßig verteilt: Im ersten Abschnitt des Dünndarmes (Duodenum) fehlt es komplett. Im zweiten Abschnitt, dem Leerdarm (Jejunum) findet man meist nur *Solitärfollikel.* Damit meint man kleinere, vereinzelt stehende Ansammlungen von lymphatischen Gewebe. Im letzten Abschnitt des Dünndarmes, dem Krummdarm (Ileum), lagern sich die Solitärfollikel zu größeren Ansammlungen

(Plaques) zusammen, die man nach ihrem Entdecker als *Peyer-Plaques* bezeichnet (Johann Peyer, 1653–1712, dt. Anatom).

8.2 Erkrankungen des lymphatischen Systems

8.2.1 Angina und Tonsillitis

Unter einer Tonsillitis (Tonsilla = Mandel) versteht man eine *Entzündung der Mandeln*. Es handelt sich um eine bestimmte Erscheinungsform der Angina.

Angina ist eine *Sammelbezeichnung* für eine akut oder chronisch verlaufende Erkrankung des lymphatischen Rachenrings, bei der es zu einer entzündlichen Schwellung kommt, die eine *Enge* (= Angina) hervorruft. Anginen können als eigenständige Erkrankungen auftreten, als Begleiterkrankung bei verschiedenen Infektionskrankheiten und bei schweren Allgemeinerkrankungen, hier v. a. bei Erkrankungen des blutbildenden Apparates, wie akute Leukämie und Agranulozytose.

Eigenständige Anginen treten besonders in den *Wintermonaten* auf, v. a. bei *Kindern* und *Jugendlichen.*

Erkrankungsstellen Gaumen-, Rachen- und Zungenmandel, Seitenstränge der Rachenrückwand, Lymphfollikel im Rachen und weichen Gaumen. Da also der *gesamte lymphatische Rachenring* betroffen sein kann, können auch Personen, denen die Mandeln entfernt wurden, an einer Angina erkranken. Gerade eine „Seitenstrang-Angina" (Angina lateralis) ist oft besonders schmerzhaft!

Erreger Sind meist *Streptokokken* der Gruppe A (➤ Kap. 27.53 Scharlach); gelegentlich aber auch andere Bakterien (z. B. Staphylokokken), Viren und selten sogar Pilze. Die Ansteckung erfolgt durch *Tröpfcheninfektion.*

Symptome Wichtigstes Symptom sind die *Halsschmerzen,* die v. a. beim Schlucken auftreten und bis in die Ohren ausstrahlen können. Es kommt zu kloßiger Sprache, Fieber und zu Schwellung und Druckschmerzhaftigkeit der Lymphknoten am Kieferwinkel.

Abgrenzung unterschiedlicher Anginaformen Morphologisch teilt man die Anginen nach dem Tonsillenbefund ein in Angina catarrhalis, follicularis, lacunaris, membranacea und ulcerosa.

- **Angina catarrhalis.** Schwellung und Rötung, manchmal auch nur Rötung.
- **Angina follicularis.** Über Lymphfollikeln kommt es zur Bildung von Eiterstippchen.
- **Angina lacunaris.** Es kommt zu Belägen an den Kryptenmündungen.
- **Angina membranacea.** Es bilden sich zusammenhängende Beläge.
- **Angina ulcerosa.** Es kommt zu geschwürigen Veränderungen.

Des Weiteren kann man noch gegeneinander abgrenzen:

- **Plaut-Vincent-Angina** (↑ *Atlas* Abb. 8.10). Meist aufgrund einer Mischinfektion von Spirochäten und Fusobakterien kommt es zum *einseitigen Belag* mit *geschwürigem* Zerfall der Tonsille. Es können jedoch auch Schluckbeschwerden bestehen und typisch ist ein grau-grüner, schmieriger Belag, der mit Mundgeruch einhergeht. Auch kann eine leichtere Temperaturerhöhung und/oder Krankheitsgefühl vorliegen. Die Ausheilung erfolgt nach ca. 1–2 Wochen. Die Erkrankung tritt meist bei Jugendlichen und zwischen dem 20. und 40. Lebensjahr auf. Die Behandlung erfolgt durch den Arzt mittels Penicillingabe.
- **Streptokokken-Angina.** Erreger sind Streptokokken der Gruppe A. Die Krankheit beginnt meist als Angina catarrhalis mit einem schnellen Fieberanstieg bis 39,5 °C und ausgeprägten Allgemeinerscheinungen. Es entwickelt sich dann schnell eine Angina lacunaris. Für den *Heilpraktiker* besteht für Streptokokken-Angina *Behandlungsverbot* (§§ 24, IfSG). Die Therapie erfolgt durch den *Arzt,* der zur Behandlung *Antibiotika* einsetzt, da es sonst zu gefürchteten *Komplikationen* am Ohr (Otitis media), am Herz (Endo-, Myo- und Perikarditis) und an der Niere (Glomerulonephritis) kommen kann. Weitere gefürchtete Folgekrankheiten sind rheumatisches Fieber, Sepsis, Scharlach (➤ Kap. 27.53) und Tonsillarabszess.

- **Tonsillarabszess.** Ein Tonsillarabszess bildet sich meist einseitig aus. Dabei steigt das *Fieber* nach einer Angina erneut an, es kann *Schüttelfrost* auftreten. Eine *Kieferklemme* (erschwerte Mundöffnung) kann sich einstellen. Eine Inspektion des Rachens ergibt eine meist *einseitige* Vorwölbung der Tonsillen mit *Abdrängung* des *Zäpfchens* zur *gesunden Seite.* Der Patient muss unverzüglich an den Arzt bzw. an die Klinik verwiesen werden, da verschreibungspflichtige Medikamente eingesetzt werden müssen.
- **Diphtherie.** Sie kann als follikuläre oder lakunäre Angina beginnen, dann bilden sich die charakteristischen grauweißen Membranen, die sog. *Pseudomembranen.* (➤ Kap. 27.8).

Komplikationen einer Streptokokken-Angina

- Glomerulonephritis
- Rheumatisches Fieber
- Endo-, Myo-, Perikarditis
- Otitis media
- Scharlach
- Tonsillarabszess
- Sepsis

Therapie Die Behandlung einer Angina, bei der es zu Eiterbildung, Abszessen oder diphtherischen Belägen gekommen ist, gehört in die Hand des *Arztes.* Bitte beachten Sie hierzu ➤ Kap. 27.53, Meldepflicht und Behandlungsverbot.

Eine Angina catarrhalis dagegen kann vom Heilpraktiker mit geeigneten naturheilkundlichen Maßnahmen therapiert werden (z. B. Halswickel, ansteigende Fußbäder), soweit es sich bei dem Erreger nicht um Streptococcus pyogenes handelt. Bewährte pflanzliche Mittel sind Salbei (Salvia officinalis) und Sonnenhut (Echinacea purpurea). Daneben gibt es noch eine Vielzahl pflanzlicher und homöopathischer Komplexpräparate.

8.2.2 Milzerkrankungen

Kommt es zu einer Erkrankung, bei der sich Erreger im Blut befinden, so ist die Milz mitbeteiligt, da es ihre Aufgabe ist, Erreger im Blut zu bekämpfen. In diesen Fällen kommt es zu einer erhöhten Tätigkeit (Hypersplenismus) und die Milz kann anschwellen (Splenomegalie). Meist liegt eine Kombination von beidem vor. Es werden nun kurz wichtige Milzerkrankungen vorgestellt:

Pathologischer Hypersplenismus Es kann jedoch auch zu einer krankhaften Steigerung der Milztätigkeit kommen, bei der die Milz vermehrt Erythrozyten, Leukozyten und/oder Thrombozyten abbaut. Kommt es zu einem vermehrten Abbau der Erythrozyten, so findet man im Blut eine Retikulozytose, also eine Zunahme der Retikulozyten, der jungen Erythrozyten. Handelt es sich um ein ausgeprägtes Krankheitsbild, so muss eine Splenektomie (Milzentfernung s. unten) erwogen werden.

Milzinfarkt Aufgrund eines Verschlusses der A. lienalis oder ihrer Äste kommt es zum Untergang von Milzgewebe. Dies kann in seltenen Fällen zu einem akuten Abdomen führen (s. Verdauung ➤ Kap. 9.5.4).

Milzruptur Bei einer Milzruptur (Milzriss) kommt es zur Verletzung der Milz. Man unterscheidet eine einzeitige und eine zweizeitige Milzruptur.

- **Einzeitige Milzruptur.** Direkt nach einer traumatischen Einwirkung auf die Milz, z. B. durch einen Messerstich oder einer Rippendurchspießung, kommt es durch die Blutung zu einem Blutmangel (Hypovolämie) im Kreislaufsystem.
- **Zweizeitige Milzruptur.** Erst nach mehreren Stunden oder Tagen entwickelt sich eine Hypovolämie. Erst wenn durch die Einblutung in die Milz der Druck auf die Kapsel zu groß wird, reißt diese. Die zweizeitige Milzruptur als Notfall zu beachten (➤ Kap. 23.3.1).

Milzvenenthrombose Bei einer Milzvenenthrombose kommt es zu einer Behinderung des Abflusses in der V. lienalis. Dies ist eine typische Komplikation bei chronischer Pankreatitis, gelegentlich entwickelt sie sich jedoch bei einem Pankreaskarzinom durch den Druck des Tumors auf das Gefäß. Bei den Betroffenen kommt zu linksseitigen Oberbauchschmerzen und zur Milzvergrößerung, evtl. auch zum Hypersplenismus und zum Absterben von Bereichen der Milz (Infarzierung).

Splenektomie Im Falle einer Splenektomie wird von der STIKO eine Impfung gegen Pneumokokken und HIB (Haemophilus influenzae Typ B) empfohlen. Der Grund ist, dass nach einer Milzentfernung eine erhöhte Abwehrschwäche vorliegt, die sich vor allem bei der Bekämpfung von bekapselten Bakterien, wie HIB und Pneumokokken auswirkt.

Splenomegalie Bei einer Splenomegalie unterscheidet man eine geringe Ausdehnung der Milz um ca. 1–2 cm. Die Milz kann jedoch auch stark oder sogar massiv anschwellen. Bei schweren Bluterkrankungen, wie der hämolytischen Anämie (➤ Kap. 7.8.4), kann es sein, dass die Milz, die beim Gesunden 150–200 g wiegt, sich so vergrößert, dass sie auf mehrere Kilogramm zunimmt und sich bis über die Körpermittellinie in den linken Unterbauch ausdehnt.

Grundsätzlich gilt, dass eine Milz nur dann gut palpiert werden kann, wenn sie sich auf über 300 g vergrößert hat (s. u.).

Eine Splenomegalie kann unterschiedlichste Ursachen haben:

- **Leukämie** (➤ Kap. 7.9)
- **Malignes Lymphom** (➤ Kap. 8.2.6)
- **Hämolytische Anämie** (➤ Kap. 7.8.4)
- **Stauungsmilz** bei Rechtsherzinsuffizienz (➤ Kap. 5.4.2)
- **Milzvenenthrombose**
- **Milztumor**
- **Kollagenosen** (➤ Kap. 4.6)
- **Speicherkrankheiten:**
  - Hämochromatose (Eisenspeicherkrankheit)
  - Wilson-Krankheit (Kupferspeicherkrankheit)
- **Akute Infektionen,** z. B.
  - Malaria
  - Miliartuberkulose
  - Syphilis
  - Typhus und Paratyphus
  - Leptospirosen
  - Virushepatitis
  - Röteln

Palpation der Milz Nur eine *deutliche* Anschwellung der Milz (über 300 g) kann gut palpiert werden, da die gesunde Milz ein weiches Organ ist und unterhalb des linken Rippenbogens liegt! Bei der Palpation geht man folgendermaßen vor: Der Patient wird aufgefordert, sich in halbrechter Seitenlage mit etwas angewinkelten Beinen auf die Untersuchungsliege zu legen. Die Arme liegen rechts und links neben dem Körper (nicht unter dem Kopf!). Die linke Hand des Untersuchers stützt von hinten den Patienten am Rippenrand, während er mit der rechten vorsichtig die Palpation vornimmt.

Bei einer Milzvergrößerung unterscheidet man eine geringe Splenomegalie (Ausdehnung der Milz um ca. 1–2 cm), eine starke und eine massive. Bei letzterer dehnt sich die Milz vom linken Oberbauch bis über die Körpermittellinie in den Unterbauch aus (z. B. bei schweren Bluterkrankungen).

8.2.3 Lymphangiitis

Die Lymphangiitis (Lymphangitis) ist eine *Entzündung* der *Lymphbahn,* die von einem *lokalen Infektionsherd* ausgeht (z. B. Furunkel, Fußmykosen, Panaritien) und sich entlang der Lymphbahn ausbreitet, die den Infektionsort drainiert.

> Bei einer **Lymphangiitis** ist ein *roter Streifen* auf der *Haut* sichtbar. Umgangssprachlich wird in diesem Zusammenhang oft fälschlich von einer „Blutvergiftung" (das heißt aber Sepsis) gesprochen.

Erreger Staphylokokken und Streptokokken der Gruppe A, Mischinfektionen kommen vor.

Symptome Vom Infektionsherd ausgehend erkennt man einen *roten Streifen,* der sich entlang der Lymphbahn ausbreitet. Die regionären Lymphknoten sind vergrößert und können schmerzhaft sein. Es kann zur Temperaturerhöhung kommen.

Therapie Der Patient wird zum *Arzt* überwiesen, da (je nach Schweregrad der Erkrankung) evtl. ein Antibiotikum verschrieben werden muss. Die betroffene Extremität wird ruhiggestellt; es können feuchte Umschläge gemacht werden. In schweren Fällen wird der Entzündungsherd chirurgisch saniert.

> **!** Eine **Lymphangiitis** kann zur *Sepsis* führen!

8.2.4 Erysipel

Bei einem Erysipel (Wundrose) handelt es sich um eine *Entzündung der Lederhaut* (Corium), die meist durch Streptokokken, manchmal durch Staphylokokken, verursacht wird. Die Erreger dringen über kleine Hautverletzungen (Wunden, Rhagaden, Ulcus cruris, Fußpilz) ein und breiten sich über den Zwischenzellbereich aus.

Prädilektionsstellen sind das *Gesicht* („Gesichtsrose") und die *Unterschenkel.*

Symptome Die Erkrankung beginnt meist akut mit Schüttelfrost und hohem Fieber, Übelkeit, Erbrechen und Kopfschmerzen. Typisch ist die *scharf begrenzte, flammenförmige Rötung* der Haut (↑ *Atlas* Abb. 8.14), die mit Schmerzen, Überwärmung und Schwellung einhergeht. Es kommt zur Vergrößerung der regionalen Lymphknoten.

Komplikationen Rezidivneigung, Verlegung der Lymphbahn mit der Gefahr, ein Lymphödem (s. u.) auszubilden und Hautverdickung. Nur selten kommt es zu Phlegmonen, Glomerulonephritis, Sepsis, Meningitis, Thrombosen u. a.

Differenzialdiagnose Hautentzündungen durch andere Erreger, Allergien (v. a. Arzneimittelexantheme), Erysipeloid (Schweinerotlauf), bei einseitigem Auftreten im Gesicht auch Zoster ophthalmicus.

Immunität Keine.

Therapie Desinfektion, Ruhigstellung, Antibiotikagabe durch den Arzt.

8

8.2.5 Lymphödem

Ein Lymphödem entsteht durch eine *Behinderung* des *Lymphabflusses,* wodurch es zu einer sicht- und tastbaren Flüssigkeitsansammlung im Zwischenzellgewebe kommt. *Frische* Ödeme sind *eindrückbar* und hinterlassen charakteristische Dellen, dagegen können *chronische* Ödeme *derb* verhärtet sein (Induration), sodass sie *nicht* mehr eindrückbar sind. Im Laufe der Jahre kann sich das Ödem vergrößern, bis es zu unförmigen Verdickungen kommt. Man spricht dann von *Elephantiasis.*

Ursachen Je nach Ursache unterscheidet man primäre und sekundäre Lymphödeme (↑ *Atlas* Abb. 8.11, 8.12, 8.13):

- **Primäre Lymphödeme.** Es liegt eine Entwicklungsstörung der Lymphgefäße vor, aufgrund derer die *Anzahl* der Lymphgefäße oder deren *Durchmesser* zu *gering* ist. Auch können Lymphkapillaren teilweise fehlen, oder es kann eine Erweiterung der Lymphgefäße bestehen und somit eine relative *Klappeninsuffizienz.* Ein primäres Lymphödem kann ein- oder beidseitig auftreten. Primäre Lymphödeme können infolge einer Lymphabflussstörung bereits bei Geburt vorliegen, meist entwickeln sie sich später, häufig bei Frauen unter 35 Jahren. Ausgelöst werden können sie durch Bagatellverletzungen, z. B. einen Insektenstich.
- **Sekundäre Lymphödeme** können infolge einer verminderten Anzahl an Lymphgefäßen durch *Operationen* entstehen. So kam es früher relativ häufig nach radikaler *Mastektomie* (Entfernung der weiblichen Brustdrüsen und der zugehörigen Lymphknoten) zu einem sekundären Lymphödem des Armes. Andere mögliche Ursachen sind Verlegungen der Lymphbahn durch *Metastasen* oder *Vernarbungen.* Aber auch nach *Bestrahlungen* oder durch eine vorausgegangene Lymphangiitis oder ein Erysipel kann es zur bindegewebigen Schrumpfung der Lymphbahn mit darauffolgender Ödembildung kommen.
  Anmerkung. Es gibt einen sog. Wächterlymphknoten (Sentinel-Lymphknoten). Dabei handelt es sich um den Achsellymphknoten, in den die Lymphe aus dem Abstromgebiet des Brustgewebes als erstes einfließt. Ist dieser Wächterlymphknoten frei von Metastasen, so sind mit einer 95 %-igen Wahrscheinlichkeit auch die anderen Achsellymphknoten frei. Deshalb wird heute zuerst dieser Wächterlymphknoten untersucht. Ist dieser frei, so werden die anderen Lymphknoten belassen, um ein Lymphödem zu verhindern.

Krankheitsverlauf

1. **Stadium.** Das Lymphödem fühlt sich *weich* an, und es ist *eindrückbar*, das heißt, bei leichtem Druck auf das Lymphödem bleibt eine *Delle* zurück. Das Ödem wird durch eine eiweißreiche Flüssigkeit verursacht, die im Zwischenzellbereich Wasser bindet.
2. **Stadium.** Es entwickelt sich zusätzlich eine Bindegewebsvermehrung *(Fibrose).* Später führt diese Bindegewebsvermehrung zur Bindegewebs-

verhärtung *(Induration)*. Beim Druck auf das Ödem, bleibt keine Delle zurück.
3. **Stadium.** Die Extremität schwillt infolge der chronischen Lymphstauung äußerst stark und unförmig an *(Elephantiasis)*.

Abgrenzung zur Lipohypertrophie und zum Lipödem

- **Lipohypertrophie.** Es kommt zu einer Größenzunahme und zu einer Vermehrung des Fettgewebes von der v. a. die Extremitäten (v. a. Beine) betroffen sind. Sie tritt fast ausschließlich bei Frauen auf, wobei es schon früh mit sog. „dicken Beinen" losgehen kann. Oft besteht zusätzlich noch Adipositas. Deshalb ist eine Gewichtsreduzierung für den Therapieerfolg unverzichtbar. Eine Lipohypertrophie ist schmerzlos.
- **Lipödem** (auch Lipohypertrophia dolorosa). Ein Lipödem entwickelt sich fast immer aus einer Lipohypertrophie heraus. Durch das vermehrte Fettgewebe kommt es durch die mechanische Kompression zu einer gesteigerten Gefäßdurchlässigkeit und außerdem entwickelt sich durch den Druck auf die kleinen Venen noch ein venös bedingtes Ödem. Es können sich erhebliche Spannungs- und Druckschmerzen einstellen. Oft besteht Berührungsempfindlichkeit. Die Therapie besteht in manueller Lymphdrainage, Bewegungstherapie und Kompressionsbehandlung. Die bestehenden Beschwerden verbessern sich dadurch, eine Volumenabnahme der Lipohypertrophie tritt in der Regel nicht ein.

Bitte beachten Sie: Bei Beinödemen spielen häufig mehrere Faktoren eine Rolle.

Differenzialdiagnose Gutartige Lymphödeme müssen v. a. gegen bösartige Erkrankungen des lymphatischen Systems abgegrenzt werden. Kennzeichen von letzteren sind schnelles Wachstum, Schmerzen, schlechte Verschieblichkeit eines Knotens und Hautveränderungen (z. B. Ulzerationen). Ödeme können auch infolge von Herz-, Nieren- und Venenerkrankungen auftreten.

Therapie Es muss versucht werden, die Ursache herauszufinden und – wenn möglich – zu beseitigen. Gute Erfolge bei Lymphödemen zeigt die *Lymphdrainage*. Dabei wird mittels einer bestimmten Streichmassage in Abflussrichtung der Lymphbahnen massiert. Weiterhin müssen Kompressionsverbände angelegt werden und es ist eine Bewegungstherapie durchzuführen.

8.2.6 Malignes Lymphom

Bei einem malignen Lymphom handelt es sich um eine Krebserkrankung des lymphatischen Gewebes. Sie kann ihren Ursprung entweder von lymphatischen Zellen (z. B. in Lymphknoten, Tonsillen, Milz) nehmen oder von Stammzellen des Knochenmarks.

Das Krankheitsbild malignes Lymphom kann nach verschiedenen Gesichtspunkten unterteilt werden.

Häufigkeit Die Häufigkeit der Neuerkrankungen (Inzidenz) liegt bei 15 Erkrankten auf 100.000 Personen. Im 6. Lebensjahrzehnt gibt es einen Erkrankungsgipfel, allerdings kann die Erkrankung auch im Kindesalter auftreten.

Einteilungen

1. Einteilung nach WHO:

Die WHO unterscheidet bei malignen Lymphomen nach Ursprungszellen und Aggressivität:

- **Hodgkin-Lymphom** (s.u.)
- **Non-Hodgkin-Lymphom** (s.u.)
  - **B-Zell-Lymphome,** wie z. B. Plasmozytom, Burkitt-Lymphom, Morbus Waldenström, chronisch-lymphatische Leukämie (➤ Kap. 7.9.2)
  - **T-Zell-Lymphome,** wie z. B. anaplastisch-großzelliges Lymphom

2. Einteilung nach dem Ausbreitungsgrad:

Zur Klassifizierung der malignen Lymphome nutzt man die Ann-Arbor-Klassifikation, die den Ausbreitungsgrad beschreibt.

1. Befall von nur einer Lymphknotenregion
2. Befall von zwei benachbarten Lymphknotenregionen auf nur einer Seite des Zwerchfells, also entweder oberhalb oder unterhalb des Zwerchfells
3. Befall von zwei nicht benachbarten oder mehr als zwei benachbarten Lymphknotenregionen, entweder oberhalb oder unterhalb des Zwerchfells

8

4. Befall von Lymphknotenregionen oberhalb und unterhalb des Zwerchfells
5. Diffuser oder disseminierter (d. h. über den Körper oder bestimmte Körperregionen verteilter) Befall von Lymphknoten und extralymphatischen Geweben

Ursachen Die Ursache ist unbekannt. Es kann jedoch eine Immunsuppression, z. B. bei Autoimmunerkrankungen, eine Rolle spielen oder eine Abwehrschwäche durch AIDS, Chemotherapie oder Alter.

Symptome Das Leitsymptom sind schmerzlose Lymphknotenschwellungen, evtl. kommt es zu Tonsillen- und Milzvergrößerung. Es können sich Fieber, Nachtschweiß und Gewichtsverlust einstellen.

Diagnostik Feststellung einer Lymphknotenvergrößerung bei der körperlichen Untersuchung, außerdem kann es zu Blutbildveränderungen mit Leukopenie oder Leukozytose, Thrombozytopenie und Anämie kommen. Wichtig ist vor allem die Knochenmarkbiopsie.

Differenzialdiagnose Infektionen mit Lymphknotenvergrößerungen, wie z. B. Mononucleosis infectiosa.

Therapie Die Therapie erfolgt durch den Arzt, z. B. mit Chemotherapie, Radiotherapie und Stammzelltransplantation. Der Heilpraktiker darf begleitend behandeln.

Nachfolgend werden nun die beiden Sonderformen des malignen Lymphoms, das Hodgkin-Lymphom und das Non-Hodgkin-Lymphom vorgestellt.

Morbus Hodgkin (Lymphogranulomatosis maligna)

Bei Lymphogranulomatosis maligna oder Morbus Hodgkin handelt es sich um ein bösartig, chronisch fortschreitende Erkrankung des lymphatischen Gewebes. In dem betroffenen Gewebe bilden sich Granulome (entzündliches Knötchen, v. a. aus Bindegewebszellen), in denen typische Zellen nachweisbar sind, Hodgkin-Zellen. Des Weiteren finden sich bei einer histologischen Untersuchung Sternberg-Reed-Zellen (neoplastische Riesenzellen, welche vom B-Lymphozyt abstammen), die als diagnostisches Kriterium für die Diagnose Hodgkin-Lymphom gelten.

„Morbus“ stammt aus dem Lateinischen und bedeutet Krankheit. Hodgkin war ein engl. Pathologe und Internist (Thomas Hodgkin 1798 – 1866) und der Entdecker der Krankheit. Nach ihm wurden die bei Lymphkrebs auftretenden Zellen benannt.

Betroffene Es sind vor allem jüngere Erwachsene betroffen. Allerdings gibt es noch einen zweiten Altersgipfel bei über 60-Jährigen.

Symptome Leitsymptom ist die schmerzlose Lymphknotenschwellung, die sich zunächst meist einseitig im Halsbereich zeigt. Es können jedoch auch die Achsel-, Bauch- oder Leistenlymphknoten betroffen sein. Typisch ist bei der Palpation (Abtasten) der Halsregion die „Kartoffelsack-Schwellung“. Damit meint man, dass sich die betroffenen Lymphknoten wie Kartoffeln in einem Sack anfühlen, also derb und nur teilweise von der Unterlage abgrenzbar. Beginnt die Erkrankung an Lymphknoten des Bauch- oder Beckenraumes, so bleibt sie in diesem Stadium meist unerkannt. Bei manchen der Betroffenen kommt es nach Alkoholgenuss in der betroffenen Lymphregion zum sog. Alkoholschmerz.

Weitere mögliche Symptome sind hartnäckiger Juckreiz, Milz- und Leberschwellung, Müdigkeit, Leistungsabfall und Fieber mit Nachtschweiß. Kommt es beim Fieber zu wellenförmigen Temperaturschwankungen, so wird dies als Pel-Ebstein-Fieber bezeichnet. Grund für die auftretenden Fieberschübe sind ständig aufflammende Infekte durch eine sich einstellende Infektabwehrschwäche durch den Ausfall der betroffenen Lymphknoten. Es besteht eine große Gefahr an Infekten nicht nur zu erkranken, sondern auch zu versterben.

Die Ausbreitung der Erkrankung auf weitere Lymphknotengruppen erfolgt schubweise. Es kann zur Absiedelung von Metastasen in die Milz, in die Leber, ins Knochenmark und in die Lungen kommen.

Folge des Morbus Hodgkin

- Infektabwehrschwäche

! Bei unklaren schmerzlosen Lymphknotenvergrößerungen muss der Patient umgehend an den Arzt verwiesen werden, damit dieser eine Gewebeuntersuchung des betroffenen Lymphknotens vornehmen kann.

Schulmedizinische Therapie Die Therapie erfolgt – wie bei den anderen Krebserkrankungen auch – im Krankenhaus durch Operation, Bestrahlung und Zytostatika.

Non-Hodgkin-Lymphom

Unter dem Begriff Non-Hodgkin-Lymphom fasst man alle malignen Lymphome (Lymphkrebserkrankungen) zusammen, bei denen sich im Gewebe keine Morbus-Hodgkin-Zellen nachweisen lassen. Aufgrund der auftretenden Symptome und durch die körperliche Untersuchung des Patienten kann man ein Non-Hodgkin-Lymphom nicht von einem Morbus Hodgkin unterscheiden (↑ *Atlas* Abb. 8.15).

Ein drastisches Erkrankungsrisiko besteht bei AIDS-Erkrankten. Männer sind häufiger als Frauen betroffen. Im höheren Lebensalter kommt es zu einer Erkrankungshäufung.

Einteilung Non-Hodgkin-Lymphome können nach der Aggressivität eingeteilt werden:

- **Niedrigmaligne Lymphome,** z. B. chronisch-lymphatische Leukämie, Morbus Waldenström
- **Aggressive Lymphome,** z. B. Plasmozytom, Burkitt-ähnliches Lymphom
- **Sehr aggressive Lymphome,** z. B. Burkitt-Lymphom: einer der am schnellsten wachsenden Tumoren. Betroffen sind vor allem Kinder und Jugendliche, Jungen mit 3 : 1 häufiger als Mädchen. Die Lymphome zeigen sich vor allem am Kiefer und am Hals und können sich massiv vergrößern.

Ursachen Die Ursachen können genetische Veränderungen durch physikalische oder chemische Einwirkungen wie Zytostatikatherapie und ionisierende Strahlungen sein, außerdem kommen bestimmte Infektionskrankheiten mit onkogenen Viren in Betracht und Immunschwäche, z. B. durch Alter oder Immunsuppressiva.

Symptome Die Symptome entsprechen denen, wie beim malignen Symptom vorgestellt: schmerzlose Lymphknotenschwellungen, evtl. kommt es zu Tonsillen- und Milzvergrößerung. Es können sich Fieber, Nachtschweiß und Gewichtsverlust einstellen.

Diagnostik Wie beim malignen Lymphom besprochen, kommt es auch hier zu Blutbildveränderungen wie Leukopenie oder Leukozytose, Thrombopenie und Anämie. Außerdem spielen die Knochenmark- und Lymphknotenbiopsie eine wichtige Rolle.

Therapie Die Behandlung erfolgt durch den Arzt mit Chemo- und Radiotherapie und Stammzellentransplantation. Der Heilpraktiker kann begleitend behandeln.

8.2.7 Plasmozytom (Multiples Myelom, Plasmazellmyelom, Morbus Kahler)

Das Plasmozytom wird mit zu den Non-Hodgkin-Lymphomen (bzw. genauer: zu den B-Zell-Lymphomen) gerechnet. Es handelt sich um eine bösartige Erkrankung des Knochenmarks, bei der es zur Entartung einzelner Plasmazellen kommt, die massenhaft fehlgebildete Antikörper (Paraproteine) produziert, die meist ihrer Aufgabe nicht mehr nachkommen können.

Es gibt sehr unterschiedlich schwere Krankheitsverläufe: von sich nur langsam entwickelnden Formen, bis hin zu sehr aggressiven Krankheitsbildern, die schnell zum Tode führen.

Die Erkrankung läuft meist als Systemerkrankung (Multiples Myelom) ab, d. h., dass das Knochenmark insgesamt betroffen ist. Selten entwickelt sich die Erkrankung nur solitär, also an einer bestimmten Stelle, und wird dann als Plasmozytom bezeichnet. Durch Verdrängung im Knochenmark kommt es auch zu Leukopenie, Anämie und evtl. Thrombopenie.

Die Inzidenz (jährliche Neuerkrankungen) pro 100.000 Einwohnern liegt bei 4–5 Fällen. Männer sind etwas häufiger betroffen als Frauen. Der Häufigkeitsgipfel für den Ausbruch der Erkrankung liegt zwischen dem 60. und 70. Lebensjahr. Das durchschnittliche Lebensalter bei Diagnosestellung beträgt ca. 66 Jahre.

Ursachen Die Ursache der Erkrankung ist unbekannt, wie bei den anderen bösartigen Erkrankungen auch. Jedoch spielt vermutlich radioaktive Strahlung eine Rolle und evtl. gibt es eine genetische Prädisposition.

Einteilungen Die Erkrankung kann nach verschiedenen Gesichtspunkten eingeteilt werden:

1. Nach der Lokalisation
- **Solitäres Plasmozytom.** Mit einer günstigeren Prognose. Herde befinden sich dabei oft in der Lunge, dem Gastrointestinaltrakt oder dem Nasenrachenraum (Nasopharynx).
- **Multiples (disseminiertes) Plasmozytom**

2. Nach dem Verlauf
- **Progredienter Verlauf**
- **Langsamer Verlauf** mit wenig Komplikationen

3. Nach den gebildeten Immunglobulinen
- **IgG**-bildende Myelome (mit ca. 50% die häufigste Form)
- **IgA**-bildende Myelome (ca. 25%)
- **Leichtkettenmyelome** (sog. Bence-Jones-Proteine, s. unten, ca. 20–25%)
- **IgD**-bildendes Myelom (selten, ca. 1%)

Symptome bzw. Komplikationen
- **Allgemeinbeschwerden,** wie Müdigkeit, Abgeschlagenheit, Fieber, Nachschweiß, Gewichtsabnahme
- **Skelettschmerzen,** vor allem **Rückenschmerzen,** die bei Belastung und Bewegung zunehmen. Grund ist ein Knochenabbau, der oft als Osteoporose fehlgedeutet wird. Auflösungen im Schädelknochen zeigen sich im Röntgenbild als „Schrotschussschädel" (dunkle Herde im Schädelknochen durch Auflösung der Knochensubstanz). Es besteht die Gefahr von Spontanfrakturen.
- **Infektanfälligkeit** durch Antikörpermangel und Leukopenie (Verdrängung im Knochenmark)
- **Mikrozirkulationsstörungen** des Kreislaufsystems durch massenhaft fehlgebildete Antikörper. Es besteht eine erhöhte Thromboseneigung.
- **Anämie** durch Verdrängungen im Knochenmark
- **Hämorrhagische Diathese** durch Thrombopenie
- **Niereninsuffizienz** (bei 50%) durch Tubulusnekrose aufgrund der Filtration der fehlgebildeten AK. Außerdem kann es durch eine Hyperkalziämie (durch Osteolyse) zu Nierensteinen oder Nierenverkalkungen kommen.

Diagnostik Es kommt häufig zur Beschleunigung der Blutsenkung (Sturzsenkung), außerdem zur Anämie und Leukopenie, selten auch zur Thrombozytopenie. Wichtig ist der Nachweis der fehlgebildeten Antikörper (Paraproteine). Bei ca. einem Drittel der Betroffenen kommt es zu einer Hyperkalzämie, die sich mit zunehmender Nierenschädigung verstärkt. Es kann eine Knochenmarkbiopsie durchgeführt werden.

Ist es zu einer deutlichen Erhöhung von freien Leichtketten gekommen, so kann man diese teilweise als sog. Bence-Jones-Proteinurie nachweisen. Zu beachten ist, dass sich diese Paraproteine nicht mit den üblichen Urinteststreifen nachweisen lassen.

Eine Osteolyse, z. B. am Schädel, den Rippen, der Wirbelsäule, Femur und Humerus kann durch Röntgen nachgewiesen werden.

Therapie Wie bei den anderen Krebserkrankungen auch, erfolgt die Therapie durch den Arzt. Sie richtet sich nach dem Stadium und der Art der Erkrankung und erfolgt auf verschiedene Art und Weisen und interdisziplinär. Eventuell wird eine Knochenmarktransplantation durchgeführt. Der Heilpraktiker darf begleitend behandeln.

> Nach den vorausgegangenen umfangreichen Themen war dieses überschaubare Thema vielleicht erholsam für Sie. Trotzdem spielt das Thema Lymphe in der Naturheilkunde eine zentrale Rolle! Nehmen Sie sich deshalb das Buch „Prüfungstraining für Heilpraktiker" (➤ Kap. 8) vor und gehen Sie alle Fragen gründlich durch, ob Sie dieses wichtige Gebiet wirklich beherrschen.

KAPITEL

9 Verdauungstrakt

9.1 Anatomie und Physiologie . . . 294
9.1.1 Mundhöhle und Gaumen . . . 295
9.1.2 Speicheldrüsen . . . 298
9.1.3 Rachen . . . 299
9.1.4 Speiseröhre . . . 300
9.1.5 Magen . . . 301
9.1.6 Dünndarm . . . 305
9.1.7 Dickdarm . . . 309
9.1.8 Bauchfell . . . 312

9.2 Untersuchungsmethoden . . . 313
9.2.1 Körperliche Untersuchung . . . 313
9.2.2 Apparative Verfahren . . . 314

9.3 Erkrankungen der Mundhöhle . . . 315
9.3.1 Stomatitis catarrhalis . . . 315
9.3.2 Stomatitis aphthosa . . . 315
9.3.3 Stomatitis herpetica (aphthosa) . . . 316
9.3.4 Stomatitis mycotica . . . 316
9.3.5 Stomatitis angularis . . . 316
9.3.6 Leukoplakie . . . 317
9.3.7 Landkartenzunge . . . 317
9.3.8 Schwarze Haarzunge . . . 317

9.4 Erkrankungen der Speiseröhre . . . 318
9.4.1 Sodbrennen . . . 318
9.4.2 Singultus . . . 318
9.4.3 Ösophagitis . . . 318
9.4.4 Achalasie und Pylorusstenose . . . 319
9.4.5 Ösophagusdivertikel . . . 321
9.4.6 Ösophagusvarizen . . . 321
9.4.7 Ösophaguskarzinom . . . 321
9.4.8 Hiatushernie . . . 322

9.5 Erkrankungen des Magens . . . 322
9.5.1 Reizmagen . . . 322
9.5.2 Akute Gastritis . . . 323

9.5.3 Chronische Gastritis . . . 323
9.5.4 Ulcus ventriculi et duodeni . . . 324
9.5.5 Magenkarzinom . . . 326

9.6 Erkrankungen des Dünndarms . . . 327
9.6.1 Maldigestion und Malabsorption . . . 327
9.6.2 Morbus Crohn . . . 328
9.6.3 Zöliakie . . . 329

9.7 Erkrankungen des Dickdarms . . . 330
9.7.1 Reizdarmsyndrom . . . 330
9.7.2 Diarrhö . . . 330
9.7.3 Obstipation . . . 331
9.7.4 Ileus . . . 332
9.7.5 Appendizitis . . . 333
9.7.6 Kolondivertikulitis . . . 335
9.7.7 Colitis ulcerosa . . . 336
9.7.8 Dickdarmtumoren und Dickdarmkrebs . . . 337
9.7.9 Hämorrhoidalleiden . . . 337
9.7.10 „Blut im Stuhl" . . . 339

9.8 Erkrankungen des Bauchfells . . . 339
9.8.1 Peritonitis . . . 339

9.9 Wurmerkrankungen . . . 340
9.9.1 Spulwurmbefall . . . 340
9.9.2 Madenwurmbefall . . . 341
9.9.3 Bandwurmbefall . . . 342

Damit der Körper die ihm zugeführte Nahrung durch die Zellen verwerten kann, muss sie mechanisch zerkleinert, chemisch abgebaut und resorbiert werden.

Unter **Resorption** (Absorption) versteht man in diesem Zusammenhang die *Aufnahme von Stoffen* über die Schleimhaut des Verdauungstrakts.

Nachdem die Nahrungsstoffe abgebaut und resorbiert wurden, werden sie über das Kreislaufsystem zu den einzelnen Körperzellen transportiert, die sie z. B. zum Aufbau von körpereigener Substanz, zur Hormon- oder Enzymherstellung oder zur Energiegewinnung verwenden.

9.1 Anatomie und Physiologie

Den Verdauungstrakt kann man als langen „Schlauch" betrachten, der an den Lippen beginnt, im Magen eine Ausweitung erfährt und am After (Anus) endet. Ihm sind verschiedene exokrine Drüsen zugeordnet, die ihre Verdauungssekrete in diesen „Schlauch" einleiten. Innerhalb von 24 Stunden werden von den einzelnen Organen folgende Mengen von Verdauungssäften abgegeben: Mundspeichel ca. 1 Liter, Magensaft ca. 2 Liter,

Gallenflüssigkeit ca. 0,5–1 Liter, Pankreassaft ca. 1,5 Liter und Dünndarmsaft ca. 2,5 Liter. (➤ Abb. 9.1).

Organe des Verdauungstrakts

- **Mundhöhle** (Cavum oris)
- **Rachen** (Pharynx)
- **Speiseröhre** (Ösophagus)
- **Magen** (Gaster, Ventriculus)
- **Dünndarm** (Intestinum tenue)
- **Dickdarm** (Intestinum crassum) mit
  - Blinddarm (Caecum)
  - Grimmdarm (Colon)
  - Mastdarm (Rectum)

Zugehörige Verdauungsdrüsen

- **Speicheldrüsen** (Glandulae salivariae)
- **Leber** mit Gallenblase (Hepar mit Vesica fellea)
- **Bauchspeicheldrüse** (Pancreas)

Aufgaben des Verdauungstrakts

- Kontrolle der Nahrungsmittel durch Geschmack und Geruch
- Mechanische Zerkleinerung
- Speicherung der aufgenommenen Nahrung im Magen
- Vermischung der Nahrung mit Enzymen (durch segmentale Bewegungen)
- Weitertransport der Nahrung (durch peristaltische Bewegungen)
- Aufspaltung der Nahrungsmittel in einfachere Bestandteile (Katabolismus)
- Resorption (Aufnahme) der verdauten Stoffe in die Blut- bzw. Lymphbahn
- Ausscheidung der unverdaulichen Nahrungsreste

Aufgabe der zugehörigen Verdauungsdrüsen Die Verdauungsdrüsen bilden *Enzyme* (veraltet: Fermente), also Eiweißverbindungen, die im Körper als Katalysatoren wirken, das heißt, sie beschleunigen chemische Reaktionen, die ohne sie überhaupt nicht oder nur langsamer ablaufen würden. Das Enzym geht aus dieser Reaktion unverändert hervor. Ohne Enzyme wäre ein geordneter Stoffwechsel nicht möglich.

Im Folgenden werden nun die einzelnen Organe des Verdauungstrakts besprochen.

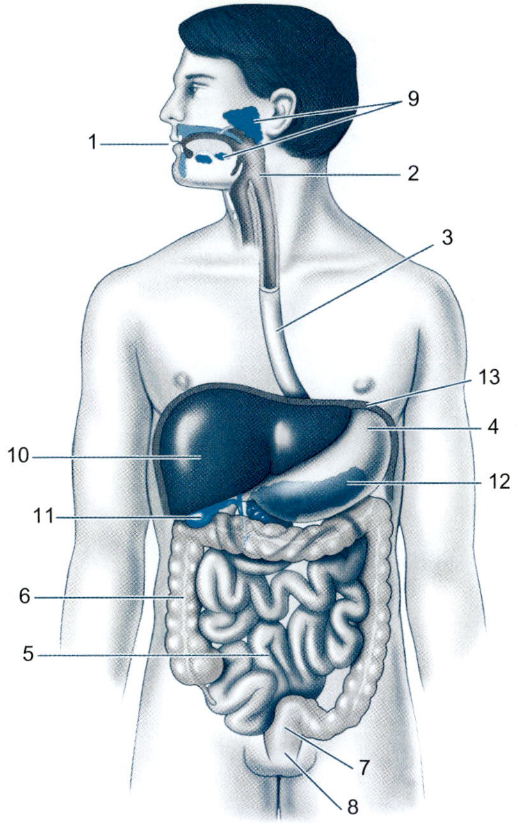

Abb. 9.1 Vereinfachte Darstellung des Verdauungsschlauches mit den zugehörigen Verdauungsdrüsen. 1: Mundhöhle (Cavum oris), 2: Rachen (Pharynx), 3: Speiseröhre (Ösophagus), 4: Magen (Ventriculus), 5: Dünndarm (Intestinum tenue), 6: Aufsteigender Dickdarm (Colon ascendens), 7: Mastdarm (Rectum), 8: Analkanal (Canalis analis), 9: Speicheldrüsen (Glandulae salivariae), 10: Leber (Hepar), 11: Gallenblase (Vesica fellea), 12: Bauchspeicheldrüse (Pancreas), 13: Zwerchfell (Diaphragma). [E711]

9.1.1 Mundhöhle und Gaumen

Die Mundhöhle (Cavum oris) im weiteren Sinn gliedert sich in:

- **Vorhof der Mundhöhle,** der außerhalb der Zahnbögen liegt (Raum zwischen Wangen, Lippen und Zähnen) und die
- **eigentliche Mundhöhle,** die innerhalb der Zahnbögen liegt (➤ Abb. 9.2, ↑ *Atlas* Abb. 9.1)

Im engeren Sinn gehört lediglich der Bereich, der von den Zahnbögen umschlossen wird, zur Mund-

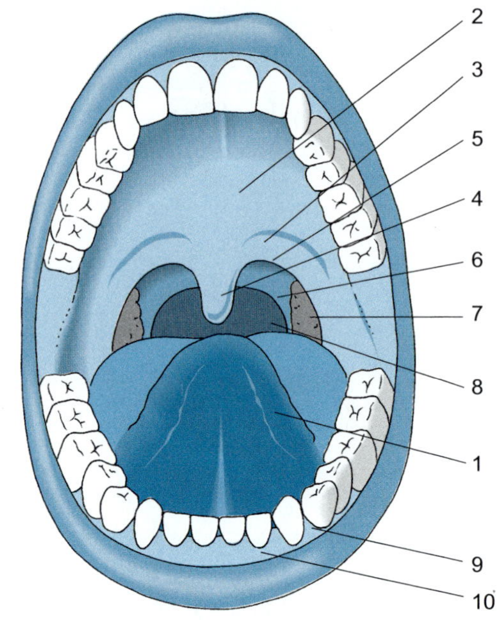

Abb. 9.2 Mundhöhle. 1: Zunge (Lingua), 2: harter Gaumen (Palatum durum), 3: weicher Gaumen (Palatum molle), 4: Zäpfchen (Uvula), 5: vorderer Gaumenbogen (Arcus palatoglossus), 6: hinterer Gaumenbogen (Arcus palatopharyngeus), 7: Gaumenmandel (Tonsilla palatina), 8: Rachenenge (Isthmus faucium), 9: Zahnfleisch (Gingiva), 10: Vorhof der Mundhöhle (Vestibulum oris). [L190]

höhle. Nach hinten schließt sich der Gaumen (Palatum) an.

Die Mundhöhle im weiteren Sinne wird vorne von den Lippen, seitlich von den Wangen, unten vom Mundboden und von oben durch den harten und weichen Gaumen begrenzt. Zwischen Mundhöhle und dem mittleren Rachenteil liegen der Gaumen und die Rachenenge (Isthmus faucium). Wichtige Organe der Mundhöhle sind die Zunge (Lingua) und die Zähne (Dentes).

Diese Definitionen spielen für den Heilpraktiker eine wichtige Rolle, da es ihm aufgrund des Gesetzes zur Ausübung der Zahnheilkunde *verboten* ist, *„Erkrankungen des Mundes“* zu behandeln. Leider wird der Begriff „Mund“ in diesem Gesetz nicht näher definiert! So bleibt es letztlich in rechtlicher Hinsicht Interpretationssache, ob der Heilpraktiker z. B. Erkrankungen der Wangenschleimhaut – also im Vorhof des Mundes – behandeln darf, wie z. B. Aphthen (➤ Kap. 9.3.2).

Lippen

An den Lippen (Labia oris) geht die Mundschleimhaut in die äußere Haut über. Hier ist die Epithelschicht so dünn, dass das darunterliegende gefäßreiche Bindegewebe deutlich durchschimmert. Deshalb eignen sich die Lippen gut zu einer vorläufigen *Beurteilung der Sauerstoffsättigung* des Blutes (z. B. Lippenzyanose bei Cor pulmonale).

Die Lippen gehören, zusammen mit der Zunge und den Augenlidern, zu den berührungsempfindlichsten Teilen des Körpers.

Zunge

Die Zunge (Lingua ↑ *Atlas* Abb. 9.2) besteht im Wesentlichen aus *quergestreifter Muskulatur,* deren Muskelfasern in alle drei Richtungen des Raums laufen, wodurch sie eine große Beweglichkeit bekommt. Außen ist die Zunge von Schleimhaut überzogen, deren äußerer Überzug aus mehrschichtigem Plattenepithel besteht.

Die Zunge ist mit dem Mundboden verwachsen. Man unterscheidet die frei bewegliche Zungenspitze, den Zungenkörper und die Zungenwurzel (Zungengrund). Die Zungenwurzel ist der Rachenrückwand zugewendet und kann nur mit einem Kehlkopfspiegel vollständig betrachtet werden. In die Zungenwurzel ist reichlich *lymphatisches Gewebe* eingelagert (↑ *Atlas* Abb. 9.11). Die Gesamtheit dieses lymphatischen Gewebes bezeichnet man als Zungenmandel. Sie ist Bestandteil des lymphatischen Abwehrrings (Waldeyer-Abwehrring, ➤ Kap. 8.1.7). Unterhalb der Zunge in der Mittellinie liegt eine Schleimhautfalte, das Zungenbändchen (Frenulum linguae), das die Zunge am Mundboden befestigt.

Die Zunge wird vom *XII. Hirnnerv* (N. hypoglossus) innerviert. Bei beidseitiger Lähmung dieses Nervs kann die Zunge nicht mehr bewegt werden. Bei einseitiger Lähmung weicht die herausgestreckte Zunge zur gelähmten Seite ab, da die geschädigte Seite sich nicht mehr aktiv verlängern kann und deshalb gegenüber der gesunden Seite zurückbleibt. Auch bei nur einseitiger Lähmung sind Sprechen, Kauen und Schlucken erheblich behindert.

Zungenpapillen Die Zunge erhält ihr raues Aussehen von kleinen Papillen (warzenförmigen Erhebungen), die der *Oberflächenvergrößerung* dienen. Nach der Form dieser Papillen unterscheidet man Faden-, Pilz-, Blatt- und Wallpapillen (↑ *Atlas* Abb. 9.2, 9.3).

- **Fadenpapillen** (Papillae filiformes) sind die häufigste Papillenart. Sie kommen über den ganzen Zungenrücken verteilt vor. An ihnen sitzen viele Rezeptoren, die der Tastempfindung dienen. Das Epithel der Fadenpapillen verhornt. Werden diese Hornschuppen durch die Nahrungsaufnahme nicht ausreichend abgeschilfert, weil z. B. nicht gut genug gekaut oder hauptsächlich flüssige Nahrung aufgenommen wird, entwickelt sich eine „belegte" Zunge.
- **Pilzpapillen** (Papillae fungiformes) sind spärlicher als die Fadenpapillen. Auf ihrer Oberfläche liegen zahlreiche Rezeptoren, die für Geschmacksempfindungen zuständig sind. Da sie nur sehr schwach verhornen, stellen sie sich als rötliche Erhebungen dar.
- **Blattpapillen** (Papillae foliatae) findet man am Zungenrand. Die einzelnen „Blätter" sind durch tiefe Einschnitte getrennt. In diese Einschnitte münden Ausführungsausgänge von kleinen serösen Speicheldrüsen.
- **Wallpapillen** (Papillae vallatae) befinden sich im hinteren Teil der Zunge, in einer V-förmigen Linie. Sie sind jeweils von einem Ringwall umgeben. Hier liegen besonders viele Rezeptoren, die der Geschmacksempfindung „bitter" dienen.

Rezeptoren der Zunge Auf der Zunge liegen Tast- und Geschmacksrezeptoren:

- **Tastrezeptoren.** Tastrezeptoren befinden sich über den gesamten Zungenrücken verteilt bis vor die Wallpapillen, außerdem an der Zungenunterseite und der Zungenwurzel. Diese Aufgabe übernehmen die Fadenpapillen.
- **Geschmacksrezeptoren.** Geschmacksrezeptoren findet man bei den Wall-, Pilz- und Blattpapillen. Weitere Geschmacksrezeptoren liegen noch am weichen Gaumen und an der Rachenrückwand bis hinunter zum Kehlkopf. Dieser Tatsache verdankt man es, dass man die Nahrung „vollmundig" genießen kann.

  Die Geschmacksrezeptoren liegen in Geschmacksknospen. Eine Geschmacksknospe besteht aus etwa 20–30 Geschmackszellen, die zusammengelagert sind. In ihrer Mitte befindet sich eine Öffnung, die an der Schleimhautoberfläche liegt. In diese Öffnung ragen Mikrovilli der Geschmackszellen. Jede der Geschmackszellen ist mit einer Nervenfaser verbunden.
  Wird der Bissen gekaut, so werden die Geschmacksstoffe aus der Nahrung herausgelöst. Diese lagern sich an die Rezeptoren und veranlassen sie, einen elektrischen Impuls zu produzieren, der ans Zentralnervensystem (ZNS) weitergeleitet wird. Hier kommt es dadurch zu dem „bewussten Geschmackserlebnis".

Lokalisation der Geschmacksempfindungen Es gibt unterschiedliche Geschmacksrezeptoren für die Geschmacksqualitäten süß, sauer, salzig und bitter. Außerdem wird von manchen noch als neue (umstrittene!) Geschmacksempfindung umami (s. u.) dazu gezählt.

Die einzelnen Geschmacksempfindungen sind nicht gleichmäßig über die Zunge verteilt, sondern kommen gehäuft an den folgenden Stellen vor:

- **Sauer:** v. a. Zungenrand
- **Salzig:** Zungenrand und Zungenspitze
- **Bitter:** bei den Wallpapillen
- **Süß:** Zungenspitze

Umami Der Japaner Ikeda fand heraus, dass es neben den bekannten Geschmackskomponenten, noch die Fähigkeit gibt, herzhafte, eiweißreiche Nahrungsmittel herauszuschmecken. Diese Geschmackskomponente wird als umani (japanisch: Köstlichkeit) bezeichnet. Sie wird durch Glutamat (Glutaminsäure, eine Aminosäure) vermittelt, wobei Glutamat eine Verstärkung des Eigengeschmacks der Nahrungsmittel (v. a. von Fleisch) bewirkt. Glutamat ist in vielen Nahrungsmitteln und Fertigprodukten enthalten. Besonders hohe Glutamatkonzentrationen findet man in reifen Tomaten, Käse und Fleisch. Manche Menschen besitzen jedoch eine Glutamatintoleranz („China-Restaurant-Syndrom"), ➤ Kap. 22.2.3.

Die Geschmackskomponente umami wird jedoch nicht von allen anerkannt und deshalb hier nicht weiter besprochen.

Zähne

Aufgrund des „Gesetz über die Ausübung der Zahnheilkunde" in Verbindung mit dem Heilpraktikergesetz § 6 ist die Ausübung der Zahnheilkunde den bestallten Zahnärzten vorbehalten. Da der Heilpraktiker also *keine Zahnerkrankungen behandeln* darf, soll hier nur der Aufbau eines Zahnes in groben Umrissen aufgezeichnet werden.

Zähne (Dentes) sind knochenartige Gebilde, die einen noch höheren Anteil anorganischer Substanzen besitzen als Knochen (↑ *Atlas* Abb. 9.4 bis 9.6). Das Milchgebiss (↑ *Atlas* Abb. 9.7) ist aus 20 Zähnen aufgebaut; der Erwachsene besitzt 32 Zähne. Der einzelne Zahn besteht aus dem Zahnbein (Dentinum), das die Zahnpulpa im Zentrum des Zahnes umschließt. Die Pulpa besteht aus retikulärem Bindegewebe, das reich an Blutgefäßen und Nervenfasern ist. Das Zahnbein wird in seinem Kronenanteil vom Zahnschmelz umgeben. Dieser Zahnschmelz ist die härteste und widerstandsfähigste Substanz im menschlichen Körper; er besteht im Wesentlichen aus phosphorsaurem Kalk. Allerdings kann der Zahnschmelz durch säurebildende Bakterien aufgelöst werden. In diesem Fall spricht man von Karies (lat. caries = Fäulnis). Im Zahnschmelz kommen keine Zellen mehr vor. Deshalb kann sich der Zahnschmelz nicht mehr regenerieren.

Der Anteil des Zahnes, der im Kieferknochen eingebettet liegt, trägt keinen Schmelzüberzug, stattdessen ist hier „Zement" aufgelagert. Dabei handelt es sich um ein grobfaseriges Knochenmaterial mit nur wenigen Zellen. Vom Zement aus ziehen kräftige Bandzüge zum Kieferknochen und verankern hier den Zahn. (↑ *Atlas* Abb. 9.4).

Gaumen

Der Gaumen (Palatum ➤ Abb. 9.2, ↑ *Atlas* Abb. 9.1) stellt zum einen den Boden der Nasenhöhle und zum anderen das Dach der Mundhöhle dar. Man unterscheidet:

Harter Gaumen (Palatum durum). Er wird vom Oberkieferknochen gebildet (↑ *Atlas* Abb. 9.6).

Weicher Gaumen (Palatum molle). Er besteht aus quergestreifter Muskulatur, Bindegewebe und einem Schleimhautüberzug. Er hängt wie ein „herabhängendes Zelttuch" am hinteren Rand des Gaumens. In der Mitte bildet er das Zäpfchen (Uvula). Während des Schluckaktes schließt es den oberen Rachenteil (Pars nasalis) gegenüber dem mittleren ab (s. u.).

Gaumenbögen Inspiziert man den weit geöffneten Mund und drückt mit einem Spatel die Zunge herab, so sieht man von der Basis des Gaumenzäpfchens ausgehend je zwei Schleimhautfalten bogenartig nach seitlich unten verlaufen, zwischen denen sich eine Nische befindet. Somit kann man einen vorderen und einen hinteren Gaumenbogen unterscheiden. Zwischen diesen beiden Gaumenbögen liegen die *Gaumenmandeln* (➤ Kap. 8.1.7).

9.1.2 Speicheldrüsen

Die großen, paarig vorkommenden Speicheldrüsen des Kopfes (Glandulae salivariae) sind Ohr-, Unterkiefer- und Unterzungenspeicheldrüsen (↑ *Atlas* Abb. 9.8). Die speichelbereitenden Drüsenzellen laufen in den Drüsenendstücken (Acini) zusammen. Über ein Röhrchensystem von zunehmendem Innendurchmesser wird der Speichel vom Drüsenendstück über Sekretröhrchen bis zum Ausführungsgang geleitet. Da die Drüsen über einen Ausführungsgang verfügen, handelt es sich um *exokrine* Drüsen.

Lage der großen Speicheldrüsen

- **Ohrspeicheldrüse** (Glandula parotis). Die Ohrspeicheldrüse liegt im subkutanen Wangengewebe. Ihr Ausführungsgang verläuft über den Kaumuskel (M. masseter), durchbricht den Trompetermuskel (M. buccinator) und mündet gegenüber dem zweiten Mahlzahn (Molar) in den Vorhof des Mundes (Vestibulum oris). Sie produziert ein überwiegend *dünnflüssiges* (seröses) Sekret.
- **Unterkieferspeicheldrüse** (Glandula submandibularis). Die Unterkieferspeicheldrüse liegt unter dem Mundboden, nahe dem Kieferwinkel. Der Ausführungsgang mündet unterhalb der Zungenspitze auf einer kleinen Warze in die Mundhöhle (↑ *Atlas* Abb. 9.10 Nr. 7). Sie produziert

ein *gemischtes* Sekret mit serösen und mukösen (dickflüssigen) Anteilen.
- **Unterzungenspeicheldrüse** (Glandula sublingualis). Die Unterzungenspeicheldrüse befindet sich seitlich unterhalb der Zunge. Die Ausführungsgänge liegen am seitlichen Zungengrund auf einer Schleimhautfalte (↑ *Atlas* Abb. 9.9). Ein großer Ausführungsgang mündet meist gemeinsam mit dem Ausführungsgang der Unterkieferspeicheldrüse auf der kleinen Warze unterhalb der Zungenspitze. Das produzierte Sekret ist überwiegend *mukös*.

Neben diesen großen Speicheldrüsen gibt es noch kleine, die in die Schleimhaut der Lippen, Wangen, Zunge und Gaumen eingebettet liegen. Sie besitzen nur kurze Ausführungsgänge.

Speicheldrüsen

Am Kopf werden folgende großen Speicheldrüsen unterschieden:
- **Ohrspeicheldrüsen**
- **Unterkieferspeicheldrüsen**
- **Unterzungenspeicheldrüsen**

Aufgabe des Speichels Die Speichelabsonderung wird vom *Parasympathikus gefördert* und vom Sympathikus gehemmt. Die Speichelsekretion kann allerdings schon durch die Vorstellung oder das Ansehen einer angenehmen Speise gefördert werden! Darüber hinaus wirken der mechanische Reiz der Nahrung in der Mundhöhle und positive Geschmacks- und Geruchsempfindungen auf die Speichelbildung ein. Im Einzelnen hat der Speichel folgende Aufgaben:
- **Befeuchten der Nahrung,** damit sie gleitfähig wird
- **Lösen von Geschmacksstoffen,** die man trocken nicht schmecken könnte
- **Antibakterielle und mundreinigende Wirkung**
- **Beginn der Kohlenhydratverdauung.** Im Speichel ist *Alphaamylase* enthalten, die Kohlenhydrate zu Maltose oder Maltotriose (einfachere Zuckerformen) spaltet. Im sauren Milieu des Magens verliert diese Alphaamylase ihre Wirkung, sodass die weitere Kohlenhydratverdauung erst im Dünndarm stattfinden kann.

9.1.3 Rachen

Der Rachenraum (Pharynx) zählt sowohl zum *Verdauungs-* als auch zum *Atemtrakt* (➤ Abb. 9.3 und ↑ *Atlas* Abb. 9.13 und 9.14). Sein oberer Anteil steht mit den Nasenhöhlen, sein mittlerer mit dem Mund in Verbindung.

Die Wand des Rachens besitzt einen Überzug aus Schleimhaut unter der sich Bindegewebe und die Muskelwand befinden. An letzterer kann man zwei quergestreifte Muskelsysteme unterscheiden (↑ *Atlas* Abb. 9.12): Schlundschnürer (zirkulär angeordnete Muskelfasern), die den Rachen bei der Kontraktion verengen und Schlundheber (längsverlaufende Muskelfasern), die den Rachen anheben können.

Die **Rachenmuskeln** werden vom IX. (N. glossopharyngeus) und X. Hirnnerv (N. vagus) motorisch innerviert. Die sensible Innervation der Rachenschleimhaut erfolgt durch den V. (2. Ast des N. trigeminus = N. maxillaris), IX. (N. glossopharyngeus) und X. Hirnnerv (N. vagus).

Abschnitte des Rachenraums (↑ *Atlas* Abb. 9.14, 17.5).
- **Nasenrachenraum** (Pars nasalis pharyngis, Epipharynx). Der Nasenrachenraum ist der oberste Teil des Rachenraums. Er liegt hinter den Nasenhöhlen. Am Rachendach sitzt die *Rachenmandel* (↑ *Atlas* Abb. 9.11 Nr. 3, 17.5 Nr. 7). An den Seitenwänden des Nasenrachenraums, ca. 1 cm hinter dem Hinterende der unteren Nasenmuschel (➤ Kap. 17.1.1) liegen die *Mündungsstellen der Ohrtrompete* (Eustachi-Röhre, Tuba auditiva). Um diese Mündungsstellen herum liegt reichlich lymphatisches Gewebe, das zum lymphatischen Rachenring gehört und als *Ohrtrompetenmandel* (Tonsilla tubaria) bezeichnet wird (➤ Kap. 8.1.7). Der Epipharynx gehört zum *Atemweg*.
- **Mundrachenraum** (Pars oralis pharyngis, Mesopharynx). Dieser mittlere Teil des Rachens liegt zwischen dem weichen Gaumen und dem Kehldeckel (Epiglottis). In diesem Abschnitt *kreuzen* sich *Atem-* und *Speiseweg* (↑ *Atlas* Abb. 9.13).
- **Kehlkopfrachenraum** (Pars laryngea pharyngis, Hypopharynx). Dieser untere Anteil des Rachens reicht von der Höhe des Kehldeckels bis zum Beginn der Speiseröhre. Er verläuft *hinter* dem

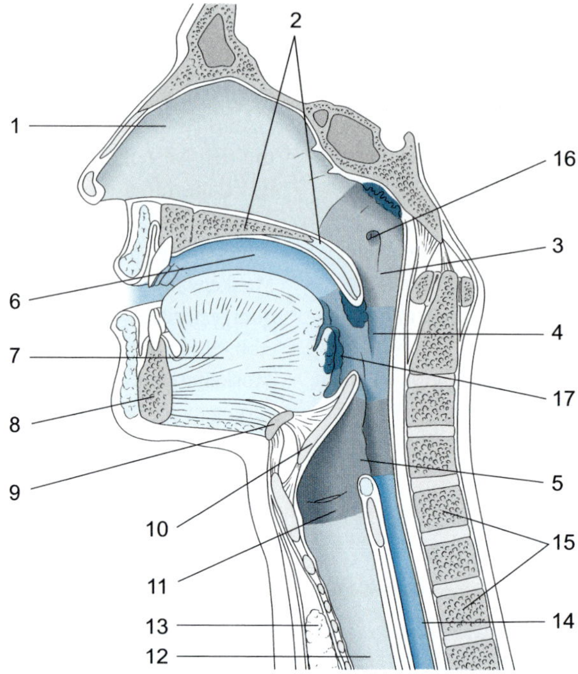

Abb. 9.3 Mittelschnitt durch Kopf und Hals. 1: Nasenhöhle (Cavum nasi), 2: harter und weicher Gaumen (Palatae durum et molle), 3: Nasenrachenraum (Epipharynx, Pars nasalis), 4: Mundrachenraum (Mesopharynx, Pars oralis), 5: Kehlkopfrachenraum (Hypopharynx, Pars laryngea) 6: Mundhöhle (Cavum oris), 7: Zunge (Lingua), 8: Unterkiefer (Mandibula), 9: Zungenbein (Os hyoideum), 10: Kehldeckel (Epiglottis), 11: Kehlkopf (Larynx), 12: Luftröhre (Trachea), 13: Schilddrüse (Glandula thyreoidea), 14: Speiseröhre (Oesophagus), 15: Wirbelkörper (Corpus vertebrae), 16: Mündung der Ohrtrompete, 17: Zungenmandel (Tonsilla lingualis). [L190]

Kehlkopf (Larynx). Der Hypopharynx gehört ausschließlich zum *Speiseweg.*

9

Abschnitte des Rachenraums

- **Nasenrachenraum.** Pars nasalis pharyngis (Epipharynx)
- **Mundrachenraum.** Pars oralis pharyngis (Mesopharynx)
- **Kehlkopfrachenraum.** Pars laryngea pharyngis (Hypopharynx)

Schluckakt Beim Schluckakt drückt zuerst die Zunge willkürlich die Nahrung in den Mundrachenraum. Durch die Berührung mit der Rachenschleimhaut wird der unwillkürliche Schluckreflex ausgelöst. Der weiche Gaumen mit dem Zäpfchen schließt den Mundrachenraum gegenüber dem Nasenrachenraum ab. Es tritt Atemstillstand ein. Der Kehldeckel (Epiglottis) verschließt den Kehlkopf, damit keine Speise in den Luft-weg gerät (Schutz vor „Verschlucken"). Da der Schluckakt als Reflex abläuft, ist er nicht mehr aufzuhalten, sobald der Bolus (geschluckter Bissen) die Rachenrückwand berührt hat.

Gelangt die Nahrung in die Speiseröhre, wird sie von dort durch peristaltische Bewegungen in den Magen befördert.

9.1.4 Speiseröhre

Die Speiseröhre (Ösophagus) stellt die Verbindung des Rachens mit dem Magen her. Sie ist ein etwa daumendicker, 25 cm langer muskulärer Schlauch. Sie liegt hinter der Luftröhre und vor der Wirbelsäule (↑ *Atlas* Abb. 9.15, 9.16). Beim *Hiatus oesophageus* durchtritt sie das Zwerchfell und dringt in den Bauchraum vor. Dieser Durchtritt hat die Wirkung eines Ringmuskels (Sphinkter) und verhindert das Zurückströmen von Nahrung. Die Übergangszone der zweischichtigen Ösophagusmuskulatur in die dreischichtige Magenmuskulatur wird als *Cardia* (Magenmund) bezeichnet. Dieser Verschlussmechanismus ist besonders wichtig, weil die aggressiven Magensäfte sonst in die Speiseröhre gelangen und diese reizen oder sogar andauen könnten, was Sodbrennen, Geschwürsbildung oder eine Krebserkrankung zur Folge haben könnte.

Engstellen Die Speiseröhre besitzt drei natürliche Engstellen, an der verschluckte Fremdkörper und übergroße Bissen bevorzugt steckenbleiben (↑ *Atlas* Abb. 9.17):

- Direkt am Übergang vom Rachen in die Speiseröhre, ca. auf Höhe des Unterrandes des Ringknorpels des Kehlkopfes
- Im mittleren Abschnitt durch die Anlagerung des Aortenbogens
- Beim Durchtritt durch das Zwerchfell (Hiatus oesophageus), also ca. 1–2 cm vor der Mündung in den Mageneingang

Aufbau der Speiseröhrenwand Der Aufbau der Speiseröhre entspricht grundsätzlich dem des übrigen Verdauungstrakts (↑ *Atlas* Abb. 9.18).

- **Schleimhaut** (Mukosa, Tunica mucosa). Die innerste Schleimhautschicht schafft für den geschluckten Bissen eine glatte Gleitfläche. Sie hat einen Überzug aus unverhorntem mehrschichtigem Plattenepithel. Unter der Epithelschicht befinden sich noch eine Bindegewebeschicht und eine kleine Muskelschicht. Letztere hat die Aufgabe, die Schleimhaut an die Form des zu schluckenden Bissens anzupassen und sie stellt einen gewissen Schutz der Schleimhaut vor Verletzungen durch spitze Gegenstände (Gräten, kleinen Knochen) dar. Diese kleine Muskelschicht der Schleimhaut darf nicht mit der eigentlichen Muskelwand (s. u.) verwechselt werden, die für die Bewegungen der Speiseröhrenwand zuständig ist.
- **Verschiebeschicht** (Submukosa, Tela submucosa). Unter der Schleimhaut sitzt eine Verschiebeschicht aus Bindegewebe, in der Blutgefäße, Nerven, lymphatisches Gewebe und Schleim produzierende Drüsen (Glandulae oesophageae) eingelagert sind.
- **Muskelwand** (Muskularis, Tunica muscularis). An der Muskelwand unterscheidet man eine innere, zirkulärverlaufende Muskelfaserschicht und eine sich daran anschließende Schicht aus längsverlaufenden Muskelfasern. Das obere Drittel der Speiseröhrenwand besteht aus *quergestreifter*, das untere Drittel aus *glatter* Muskulatur. Das mittlere Drittel weist *beide* Muskelarten auf.
- **Hüllschicht** (Adventitia, Tunica adventitia). Die bindegewebige Hülle dient dem Einbau und der *Verschieblichkeit* der Speiseröhre gegenüber ihren Nachbarorganen.

Aufbau der Speiseröhrenwand (↑ *Atlas* Abb. 9.18)

- **Mukosa** (Schleimhaut)
- **Submukosa** (Verschiebeschicht)
- **Muskularis** (Muskelwand)
- **Adventitia** (Hüllschicht)

9.1.5 Magen

Der Magen (Ventriculus, Gaster) erfüllt bei der Verdauung gleich mehrere Funktionen:

- **Speicherfunktion.** Der Magen gibt die enthaltene Nahrung nur in kleinen Portionen an den Dünndarm zur weiteren Verdauung ab, und zwar so, wie dieser sie verarbeiten kann. Das hat den Vorteil, dass Nahrung nicht ständig in kleinen Mengen aufgenommen werden muss, sondern dass größere Mengen auf einmal gegessen werden können.
- **Keimabtötende Wirkung.** Durch die im Magensaft enthaltene Salzsäure beträgt der pH-Wert des Magens 1,0–1,5. Durch dieses saure Milieu werden die meisten Erreger abgetötet. Allerdings gibt es Bakterien (v. a. Helicobacter), die von der Magensäure nicht geschädigt werden.
- **Eiweißverdauung.** Durch das im Magensaft enthaltene Pepsin wird die Eiweißverdauung eingeleitet.

- **Intrinsic-Faktor.** Im Magensaft ist der Intrinsic-Faktor enthalten, der die Aufnahme von Vitamin B_{12} im letzten Dünndarmabschnitt (Ileum) ermöglicht.
- **Magenbewegungen.** Der Magen kann Bewegungen zur Durchmischung der Nahrung mit dem Magensaft und peristaltische Bewegungen zum Weitertransport des Mageninhaltes vornehmen.

Lage Form und Lage des Magens können sehr unterschiedlich sein, denn dabei spielen folgende Faktoren eine Rolle: der Füllungszustand, die Festigkeit der Aufhängung, die Körperhaltung, der Zwerchfellstand bei der Atmung und der Konstitutionstyp, z. B. Stierhornform des Pyknikers (breitwüchsiger, gedrungener Körperbau) und der Langmagen des Asthenikers (↑ *Atlas* Abb. 9.20).

Der Magen liegt *intraperitoneal* (vom Bauchfell überzogen, ➤ Kap. 9.1.8) im Oberbauch, *überwiegend links der Medianlinie* (Mittellinie) in der Regio epigastrica, zwischen Leber und Milz. Weitere Nachbarorgane sind nach oben das Zwerchfell, nach unten und hinten der Dickdarm und nach hinten die Bauchspeicheldrüse, die linke Niere und Nebenniere. An den Magenausgang (Pförtner) schließt sich direkt der Zwölffingerdarm an (↑ *Atlas* Abb. 1.6b, 9.25, 9.36, 11.1).

Anatomischer Aufbau des Magens Man unterscheidet (➤ Abb. 9.4, ↑ *Atlas* Abb. 9.19):

- **Mageneingang** (Cardia). Kurz unterhalb des Zwerchfells geht die Speiseröhre in den Mageneingang über. Dabei sind die Speiseröhrenschleimhaut mit mehrschichtigem Plattenepithel und die Magenschleimhaut mit Zylinderepithel scharf gegeneinander abgegrenzt.
- **Magenkuppel** (Fundus). Der Fundus liegt oberhalb des Mageneingangs. Er ist meist mit Gas gefüllt, was auf dem Röntgenbild gut zu sehen ist (Magenblase der Röntgenologen).
- **Magenkörper** (Corpus ventriculi). Der Magenkörper ist der größte Abschnitt des Magens. Er steht beim Gesunden nahezu aufrecht.
- **Magenausgangsteil** (Antrum pyloricum). Hier handelt es sich um das verengte Endstück direkt vor dem Pförtner.

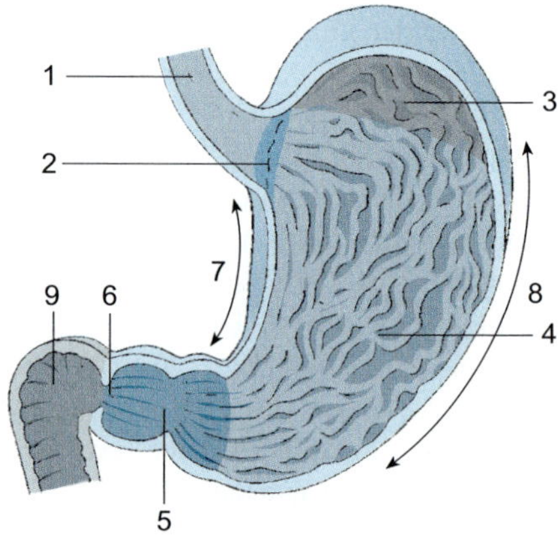

Abb. 9.4 Anatomischer Aufbau des Magens.
1: Speiseröhre (Ösophagus), 2: Mageneingang (Cardia), 3: Magenkuppel (Fundus), 4: Magenkörper (Corpus ventriculi), 5: Magenausgangsteil (Antrum pyloricum), 6: Magenausgang (Pförtner, Pylorus), 7: kleine Innenkrümmung (Curvatura minor), 8: große Außenkrümmung (Curvatura major), 9: Zwölffingerdarm (Duodenum). [L143]

- **Magenausgang** (Pförtner, Pylorus). Der Magenausgang ist ein ringförmiger Muskel (Sphinkter) an der Ausgangsöffnung des Magens in den Zwölffingerdarm.

Darüber hinaus gibt es zwei bogenförmige Seitenbegrenzungen, die

- **kleine Innenkrümmung** (Curvatura minor) und die
- **große Außenkrümmung** (Curvatura major).

Von der kleinen Magenkrümmung aus erstreckt sich das kleine Netz (Omentum minus) zur Leberpforte. Von der großen Krümmung und vom querliegenden Dickdarm aus zieht das große Netz (Omentum majus) schürzenförmig über den Darm herab.

Anteile des Magens

- **Mageneingang** (Cardia)
- **Magenkuppel** (Fundus)
- **Magenkörper** (Corpus)
- **Magenausgangsteil** (Antrum)
- **Magenausgang** (Pförtner, Pylorus)

Aufbau der Magenwand Betrachtet man die innere Magenoberfläche, sieht man Schleimhautfalten (Plicae gastricae), die der besseren Dehnbarkeit der

9

Magenwand dienen, bei gut gefülltem Magen verstreichen sie (↑ *Atlas* Abb. 9.21). Bei der kleinen Krümmung findet man diese Schleimhautfalten parallel angeordnet. Sie werden als *Magenstraßen* bezeichnet und dienen dem schnellen Durchlauf von Flüssigkeiten. Bei mikroskopischer Betrachtung der inneren Magenschleimhautoberfläche kann man die Magenfelder (Areae gastricae), warzenartige Vorwölbungen von 1–6 mm Durchmesser, und die auf ihnen mündenden Magengrübchen (Foveolae gastricae) sehen (↑ *Atlas* Abb. 9.24).

An der Magenwand unterscheidet man von innen nach außen die folgenden Schichten:

- **Schleimhaut** (Mukosa, Tunica mucosa). Sie hat einen Überzug aus einschichtigem Zylinderepithel (hochprismatisches Epithel), mit einer darunterliegenden Bindegewebeschicht. In diese sind zahlreiche schlauchförmige Drüsen eingebettet (↑ *Atlas* Abb. 9.22). Daran schließt sich wie bei der Speiseröhre (➤ Kap. 9.1.4) eine dünne Muskelschicht an.
- **Verschiebeschicht** (Submukosa, Tela submucosa). Es handelt sich um eine Verschiebeschicht aus lockerem Bindegewebe, in der viele Blutgefäße verlaufen.
- **Muskelwand** (Muskularis, Tunica muscularis). Bei der Muskelschicht unterscheidet man drei Anteile:
  - **Innere schrägverlaufende Muskelschicht.** Sie kommt allerdings nicht an der gesamten Magenwand vor. Ihre Aufgabe ist es, Festigkeit zu geben. Sie reicht teilweise bis in die zirkuläre Schicht.
  - **Mittlere zirkuläre Muskelschicht.** Sie umgibt den ganzen Magen und wird zum Mageneingang (Cardia) hin kräftiger.
  - **Äußere Längsmuskelschicht.** Sie kommt verstärkt im Bereich der beiden Krümmungen (Kurvaturen) vor.
- **Bauchfell** (Peritoneum, Tunica serosa). Der Magen ist vom Bauchfell überzogen, deshalb spricht man von einer intraperitonealen Lage (↑ *Atlas* Abb. 9.23).

Magenbewegungen Die Nahrung verbleibt zwischen 1 und 5 (evtl. bis 6) Stunden im Magen. Die Verweildauer hängt von der Zusammensetzung der aufgenommenen Nahrung und der Verdauungsleistung ab. Fette haben die längste Verweildauer, Eiweiße eine mittlere, Kohlenhydrate verlassen den Magen am schnellsten. Ist der Magen leer, so zieht er sich zusammen, sodass seine Innenwände dicht aneinanderliegen; nur im Fundus befindet sich die schon erwähnte „Gasblase". Füllt sich der Magen, so erschlafft die Magenmuskulatur und die Muskelfasern verlängern sich. So dehnen sich die Magenwände, ohne dass es zu einer Drucksteigerung kommt.

Die Nahrung wird nun durch *peristaltische Kontraktionswellen* durchmischt, die im Abstand von ungefähr 20 Sekunden über den Magen laufen. Diese Bewegungen beginnen im Korpusbereich (Schrittmacherzone) und ziehen Richtung Pförtner. Bei leerem Magen kommt es manchmal zu sog. Hungerkontraktionen, die sich durch „Magenknurren" bemerkbar machen können. Die eigentliche Magenentleerung erfolgt *portionsweise* in den Zwölffingerdarm. Diese Magenentleerung wird, wie die übrigen Magenbewegungen auch, von in der Magenwand gelegenen Nervengeflechten (= mechanische Steuerung), vom *N. vagus* (= nervale Steuerung) und durch *gastrointestinale Hormone* (= humorale Steuerung) gesteuert. Bei letzterem spielen Gastrin ↑, Motilin ↑ und CCK ↓ eine wichtige Rolle (Magensaftproduktion). GIP und CCK werden von der Duodenalwand bei Kontakt mit Nahrungsbestandteilen abgegeben und ermöglichen so eine Anpassung der Magenentleerung an die Verdauungsleistung des Zwölffingerdarms. Wird die Nahrung vom Duodenum weitertransportiert, wird die Herstellung dieser Gewebshormone eingestellt und der Magen kann wieder eine Nahrungsportion an den Zwölffingerdarm abgeben.

- **Auerbach-Plexus** (Plexus myentericus). Zwischen der ringförmigen und längsgerichteten Muskelschicht der Magen-Darm-Wand liegen Ansammlungen von Nervenzellen (Ganglien) des vegetativen Nervensystems. Von hier aus erfolgt die autonome Steuerung der Magen-Darm-Bewegungen. Seine Aktivität wird durch den Parasympathikus gefördert, durch den Sympathikus gehemmt, wobei diese beiden lediglich einen modulierenden Einfluss haben. Von den Nervenzellen des Auerbach-Plexus ziehen Nervenfasern direkt zu den glatten Muskelzellen der Längs- und Ringmuskulatur.

- **Meißner-Plexus** (Plexus submucosus). Er liegt in der Submukosa und steuert die Drüsentätigkeit und die Bewegungen der Schleimhautmuskulatur (Nervensystem, ➤ Kap. 18.6.3)

Magensaft Pro Tag werden durchschnittlich *2 Liter Magensaft* gebildet. Die tatsächliche Menge hängt von der aufgenommenen Nahrung und der persönlichen Verdauungsleistung ab. Magensaft wird nur gebildet, wenn sich Nahrung im Magen befindet oder wenn der Magen Nahrung „erwartet".

Der Magensaft setzt sich aus den folgenden Anteilen zusammen:

- **Salzsäure** (HCl). Der pH-Wert des Magens liegt bei 1–1,5. Wie schon erwähnt, können die meisten der mit der Nahrung eingedrungenen *Bakterien* durch die Salzsäure *abgetötet* werden. Die Salzsäure hat des Weiteren die Aufgabe, *Pepsinogen* (s. u.) zu Pepsin zu *aktivieren*, was allerdings auch durch Autokatalyse erfolgen kann. Außerdem *denaturiert* sie Eiweiße, das heißt, sie verändert die Struktur von Eiweißkörpern.
- **Pepsin.** Um die Magenwand vor Selbstandauung zu schützen, bilden die Drüsenzellen zunächst eine inaktive Vorstufe des Pepsins, nämlich Pepsinogen. Die Aktivierung erfolgt nur, wenn Nahrung im Magen ist.
- **Schleim.** Der Schleim, der von allen Oberflächenzellen und den Nebenzellen der Magendrüsen (s. u.) gebildet werden kann, legt sich als geschlossener Film schützend über die Magenzellen, damit sie durch die aggressiven Magensäfte nicht geschädigt werden.
- **Intrinsic-Faktor.** Der Intrinsic-Faktor wird zur *Aufnahme des Vitamin B_{12}* benötigt. Fehlt er, kommt es zur perniziösen Anämie (Vitamin-B_{12}-Mangelanämie, ➤ Kap. 7.8.2)

Zellarten der Magendrüsen In der Magenschleimhaut kommt eine große Anzahl magensaftsezernierender Drüsen vor, an denen drei Zellarten unterschieden werden (↑ *Atlas* Abb. 9.22):

- **Nebenzellen** produzieren Schleim (Muzin).
- **Hauptzellen** stellen Pepsinogen her.
- **Beleg- bzw. Parietalzellen** sondern Salzsäure und den Intrinsic-Faktor ab.
- **G-Zellen** gibt es im Antrum und v. a. in der Schleimhaut des Pförtners. Sie produzieren das Gewebshormon Gastrin (s. u.).

Magensaftproduktion Die Magensaftproduktion wird auf unterschiedliche Arten gesteuert:

- **Nerval.** Der *Parasympathikus* fördert über den *N. vagus* die Magensaftproduktion; der Sympathikus hemmt sie. Die Auslösung der Magensaftproduktion kann über viszerale Reflexe, bereits *vor* der eigentlichen Nahrungsaufnahme über Vorstellung, Geruchs- und Geschmacksempfindungen erfolgen. Allerdings können auch Stress, Aggressionen und Ärger die Magensaftbildung auslösen, ohne dass sich Nahrung im Magen befindet, was über längere Zeit gesehen zur Schädigung der Magenschleimhaut führt. Trauer und Angst hemmen die Produktion. Bei einer Durchtrennung des N. vagus (= Vagotomie) werden diese Einflüsse unterbunden. Der N. vagus bewirkt außerdem eine Freisetzung von Gastrin (s. u.).
- **Mechanisch.** Bei Füllung wird die Magenwand *gedehnt*, wodurch über lokale intramurale Reflexe (s. o., Auerbach- und Meißner-Plexus) die Magensaftproduktion und die Gastrinfreisetzung gefördert werden. Eine Dehnung der Zwölffingerdarmwand hemmt dagegen die Magenmotorik.
- **Humoral** über Gewebshormone
  - **Gastrin** wird aus den G-Zellen (s. o.) der Schleimhaut des Antrums freigesetzt, gelangt über den Blutweg zu den Belegzellen des Korpus und Fundus und regt dort die *Salzsäure- und Pepsinogenproduktion* an. Außerdem fördert es die *Magenmotorik.*
    Gastrin wird aber nicht nur durch Vagusreizung freigesetzt, sondern auch durch Dehnungs- (s. u., mechanische Steuerung) und Chemorezeptoren (durch Proteinabbauprodukte). Gastrin regt nicht nur die Magensäureproduktion (in hohen Dosen hemmt es sie allerdings), sondern auch die Produktion von *Pepsin* und *Pankreassaft* an.
  - **Sekretin** ist für Neutralisation des sauren Chymus zuständig, der vom Magen in den Zwölffingerdarm abgegeben wird. Dazu hemmt es die Salzsäureproduktion im Magen und fördert die Abgabe von Bikarbonat aus dem Pankreas und der Gallenblase.

9

- **Cholezystokinin** (CCK, Pankreozymin) stammt aus dem Zwölffingerdarm. Es *hemmt* die *Salzsäureproduktion* und setzt die *Magenbewegung* herab, *stimuliert* aber *Darm- und Gallenwegsbewegungen*. Außerdem regt es die *Bauchspeicheldrüse* an, ihre Enzyme vermehrt zu produzieren und abzugeben.

9.1.6 Dünndarm

Der Dünndarm (Intestinum tenue) sorgt für die weitere *Verdauung* der Nahrung und *resorbiert* schließlich die einzelnen Nahrungsbestandteile (Glukose, Aminosäuren, Fettsäuren), Wasser und die Verdauungssekrete. Von diesen insgesamt ca. 9 Litern, die pro Tag mit der Trinkmenge und den Verdauungssekreten in den Dünndarm gelangen, resorbiert der Dünndarm ca. 8 Liter und der Dickdarm 1 Liter.

Lage Der Dünndarm ist ein langer Schlauch. Er schließt sich an den Pförtner (Pylorus) des Magens (↑ *Atlas* Abb. 9.19) an und erstreckt sich bis zum Beginn des Dickdarms. Seine Länge beträgt 3–5 m, der Durchmesser ca. 2,5–4,0 cm (↑ *Atlas* Abb. 9.25).

Dünndarmabschnitte Der Dünndarm besteht aus drei Abschnitten: dem Duodenum (Zwölffingerdarm), dem Jejunum (Leerdarm) und dem Ileum (Krummdarm).

- **Zwölffingerdarm** (Duodenum). Der Zwölffingerdarm schließt sich direkt an den Magenpförtner an und umfasst mit seinem Anfangsteil den Kopf der Bauchspeicheldrüse (↑ *Atlas* Abb. 6.8 Nr. 5 und Abb. 9.26 Nr. 8). Er hat eine etwa C-förmige Gestalt und ist an der Hinterwand der Bauchhöhle festgewachsen, liegt also hinter dem Bauchfell (retroperitoneal, ➤ Kap. 9.1.8). Der Name Zwölffingerdarm leitet sich von seiner Länge ab: Er hat die Länge von 12 Fingerbreiten. In das Duodenum *mündet der Gallengang* (Ductus choledochus) zusammen mit dem Ausführungsgang der Bauchspeicheldrüse (Ductus pancreaticus). Diese beiden Gänge haben meist ein gemeinsames Endstück (↑ *Atlas* Abb. 12.3). Die Mündungsstelle ist die *Vater-Papille*. Gelegentlich münden die Gänge aber auch auf getrennten Papillen ins Duodenum. Da die Gallenflüssigkeit ins Duodenum abgegeben wird, werden hier die Fette in Mizellen (kleine Fetttröpfchen) aufgespalten und somit die Fettverdauung eingeleitet. Zudem werden hier, wie im übrigen Dünndarm auch, Kohlenhydrate und Eiweiße weiter abgebaut – Polypeptide zu Oligopeptide und Kohlenhydrate zu Disacchariden oder Glukose.
- **Leerdarm** (Jejunum). Das Jejunum liegt intraperitoneal. Es befindet sich v. a. links und oben im Bauchraum. Der Übergang zum nächsten Dünndarmabschnitt verläuft fließend.
- **Krummdarm** (Ileum). Das Ileum liegt ebenfalls intraperitoneal, befindet sich aber mehr rechts und unten im Bauchraum. Das Ileum ist etwas länger als das Jejunum.

Jejunum und Ileum sind durch ein bindegewebiges, fettreiches Aufhängeband mit der rückwärtigen Bauchwand verwachsen. Es handelt sich dabei um das Gekröse (Mesenterium ➤ Kap. 9.1.8), das auch der Blut-, Lymph- und Nervenversorgung dieses Dünndarmteils dient.

Dünndarmabschnitte

- **Duodenum** (Zwölffingerdarm)
- **Jejunum** (Leerdarm)
- **Ileum** (Krummdarm)

Dünndarmwand Sie besteht, wie der übrige Verdauungstrakt auch, aus vier Schichten (↑ *Atlas* Abb. 9.29):

- **Schleimhaut** (Mukosa, Tunica mucosa). Allerdings besitzt die Schleimhaut des Dünndarms, in Abweichung zum übrigen Verdauungstrakt, **Zotten** (↑ *Atlas* Abb. 9.27 und 9.29). Dabei handelt es sich um fingerförmige Ausstülpungen, die dem Darm, von innen gesehen, ein samtartiges Aussehen verleihen. Die Zotten vergrößern die resorptionsfähige Fläche des Dünndarms erheblich (➤ Abb. 9.5). Jede Zotte besitzt Arteriolen, Venolen, ein Netzwerk von Blut- und Lymphkapillaren und ein zentrales Lymphgefäß. In den Blutkapillaren werden Glukose und Aminosäuren resorbiert und über das Pfortadersystem zur Leber gebracht. Die Fettsäuren werden wegen ihrer Größe von Lymphkapillaren aufgenommen und gelangen somit in das Lymphgefäßsystem. Zwischen den

9

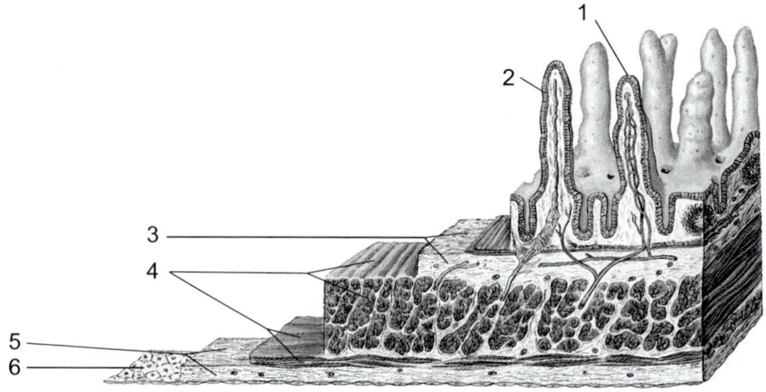

Abb. 9.5 Zotten des Dünndarms. 1: Darmzotte (Villus intestinalis), 2: einschichtiges Zottenepithel, 3: Verschiebeschicht (Submucosa), 4: Muskelschicht (Tunica muscularis), 5: Bindegewebeschicht des Bauchfells (Tela subserosa), 6: Plattenepithel des Bauchfells (Tunica serosa). [S700]

Zotten befinden sich Einstülpungen (Krypten); hier liegen die *Lieberkühn-Drüsen* (s. u.). Unter dem Epithelüberzug befindet sich Bindegewebe, dem sich eine dünne Muskelschicht anschließt, wie in Speiseröhre und Magen (➤ Kap. 9.1.4, Speiseröhre).

- **Verschiebeschicht** (Submukosa, Tunica submucosa). Die Submukosa, die bindegewebige Verschiebeschicht, gewährleistet die Anpassung des Dünndarms an die unterschiedlichen Füllungszustände. Außerdem befinden sich hier autonome Nervengeflechte (z. B. Meißner-Plexus, ➤ Kap. 9.1.5), die die Schleimhaut innervieren.
- **Muskelwand** (Muskularis, Tunica muscularis). Die Muskularis besteht aus einer inneren zirkulär und einer äußeren längs verlaufenden glatten Muskelfaserschicht. Diese beiden Schichten werden von einem dazwischenliegenden Nervengeflecht, dem *Auerbach-Plexus* (Plexus myentericus, ➤ Kap. 9.1.5) innerviert.
- **Bauchfell** (Peritoneum, Tunica serosa). Das Bauchfell überzieht die äußere Oberfläche des Dünndarms. Auch hier unterscheidet man das eigentliche Bauchfell, das aus einschichtigem, sehr flachem Plattenepithel besteht und eine darunterliegende Bindegewebeschicht (Tela subserosa).

Oberflächenvergrößerung Die Dünndarmwand erhöht ihre Resorptionsfläche durch:

- **Ringfalten** (Kerckring-Falten, Plicae circulares). Die Schleimhaut und die Verschiebeschicht bilden Ringfalten, die bis knapp 1 cm hoch sind. Diese Falten verstreichen auch bei maximaler Darmfüllung nicht (↑ *Atlas* Abb. 9.28 , 9.31). Sie vergrößern die resorbierende Fläche auf das 1,5-Fache.
- **Zotten** (Villi intestinales). Die einzelnen Zotten haben eine Länge von ungefähr 1 mm.
- **Einstülpungen** (Krypten). Sie liegen als Lieberkühn-Drüsen zwischen den Zotten (s. u.).
- **Bürstensaum** (Kleinzotten, Mikrovilli). Die Epithelzellen der Dünndarmschleimhaut, die der Stoffaufnahme dienen, tragen einen Bürstensaum, wodurch sich die resorptionsfähige Oberfläche nochmals erheblich vergrößert. Bei dem Bürstensaum handelt es sich um kleinste Ausstülpungen der Zelloberfläche. Man hat bis zu 3.000 Mikrovilli an einer einzigen Zelle gezählt.

Damit erreicht die Darmwand insgesamt eine resorbierende Oberfläche von ca. 120–200 m^2! Die Oberflächenvergrößerung nimmt zum Ende des Dünndarms hin kontinuierlich ab. Im Ileum sind die Kerckring-Falten weitgehend verstrichen, und die Zottenhöhe nimmt ab. Ursache ist, dass in diesem Darmteil die Resorption von Nährstoffen geringer wird und zunehmend nur noch Wasser aufgenommen wird.

Oberflächenvergrößerung

Die Vergrößerung der Resorptionsfläche des Dünndarms erfolgt durch:
- **Ringfalten** (Kerckring-Falten)
- **Einstülpungen** (Krypten)
- **Villi** (Zotten)
- **Mikrovilli** (Bürstensaum)

Dünndarmdrüsen Hier unterscheidet man:
- **Lieberkühn-Drüsen** (Glandulae intestinales). Sie bilden ein alkalisches *Verdauungssekret* und wirken mit bei der *Erneuerung* der Darmschleimhaut. Die Lieberkühn-Drüsen senken sich schlauchförmig in das darunter liegende Gewebe ein und dienen so der *Oberflächenvergrößerung*. Sie kommen sowohl im Dünn- als auch im Dickdarm vor (↑ *Atlas* Abb. 9.29). An den Lieberkühn-Drüsen unterscheidet man folgende Zellarten:
  - **Schleimbildende** Becherzellen liegen mehr oberflächenwärts.
  - **Paneth-Körnerzellen** liegen in der Tiefe der schlauchförmigen Drüse, produzieren vermutlich Darmsaft und haben antibakterielle Wirkung (Aufgabe noch nicht ganz geklärt).
  - **Regenerationszellen** haben eine sehr hohe Zellteilungsrate. Von hier aus erneuert sich das Darmepithel. Dies ist notwendig, da es innerhalb von 3 Tagen abschilfert und deshalb von den Lieberkühn-Drüsen ständig erneuert werden muss. Die überalterten Zellen werden mit dem Stuhl ausgeschieden.
  - **Gewebshormone** produzierende Zellen
- **Brunner-Drüsen** (Glandulae duodenales). Sie kommen nur im Duodenum vor, reichen bis tief in die Submukosa und geben ein schleimiges Sekret ab, das einen Schutzfilm für die Darmwand bildet.

Darmassoziiertes lymphatisches Gewebe In die Schleimhaut des Dünndarms eingelagert, kommen vereinzelt *(Solitärfolikel)* oder in Gruppen stehend zahlreiche Lymphfollikel vor, die in ihrer Gesamtheit als darmassoziiertes lymphatisches Gewebe (➤ Kap. 8.1.8) bezeichnet werden. Zum Ileum hin nimmt dieses lymphatische Gewebe zu. Es liegt dann als zusammenhängende „Platten“ vor und wird als *Peyer-Plaques* bezeichnet (↑ *Atlas* Abb. 9.30). Das darmassoziierte lymphatische Gewebe erhält seine Antigene (➤ Kap. 26.3.4) von der Darmoberfläche. Das Schleimhautepithel über den Peyer-Plaques enthält zahlreiche M-Zellen, die die Antigene aus dem Darmlumen aufnehmen und an die darunterliegenden Lymphozyten weiterreichen. Diese wandeln sich nach Antigenkontakt in antikörperproduzierende Plasmazellen um und können die benötigten Antikörper in großen Mengen herstellen. Diese Antikörper gelangen in alle Körperteile, um dort Abwehraufgaben zu übernehmen.

Dünndarmbewegungen Bei der Dünndarmwand unterscheidet man folgende Bewegungen:
- **Zottenbewegungen** werden durch Kontraktionen der Schleimhautmuskelschicht verursacht, die vom Meißner-Plexus (➤ Kap. 9.1.5 und 18.6.3) gesteuert werden. Sie haben die Aufgabe den Zotteninhalt aus dem zentralen Lymphgefäß und den Zottenvenen auszupressen und den Kontakt zwischen dem Speisebrei (Chymus) und den resorbierenden Epithelzellen zu verbessern (↑ *Atlas* Abb. 9.29, 9.31).
- **Mischbewegungen** mischen den Speisebrei kräftig mit den Verdauungsenzymen durch. Sie setzen sich aus Pendelbewegungen der Längsmuskelschicht und Segmentierungsbewegungen der Ringmuskelschicht zusammen. Sie werden durch den Dehnungsreiz der Darmwand ausgelöst.
- **Peristaltische Wellen** haben die Aufgabe den Chymus in Richtung Dickdarm weiter zu transportieren. Es handelt sich um „wandernde Kontraktionsringe“, die durch eine entsprechende Darmwanddehnung ausgelöst werden. Diese peristaltischen Wellen befördern den Darminhalt in ca. 6–10 Stunden durch den Dünndarm zum Dickdarm.

Gesteuert werden diese Bewegungen mechanisch über die Darmwanddehnung. Es handelt sich hierbei um eine autonome Steuerung, die vom Auerbach-Plexus (➤ Kap. 9.1.5 und 18.6.3) ausgeht. Parasympathikus, Sympathikus und Gewebshormone (z. B. CCK) wirken lediglich modifizierend ein.

Darmmikrobiom (Darmflora) Als Mikrobiom wird die Gesamtheit der Mikroorganismen bezeichnet, die den Darm des Menschen besiedeln. Die inkorrekte Bezeichnung Flora beruht auf der früher vertretenen Auffassung, Bakterien gehörten zum Pflanzenreich. Deshalb spricht man heute lieber vom Mikrobiom. Damit bezeichnet man die Gesamtheit aller Mikroorganismen, die ein Lebewesen besiedeln, ohne dass es zu Krankheitserscheinungen kommt. Man benutzt den Begriff auch für die mikrobielle Besiedlung von Teilen eines Lebewesens, wie z. B. den Darm, die Vagina und die Mundhöhle. Genauer ist es allerdings, wenn man dann vom Darmmikrobiom, dem Vaginalmikrobiom und dem Mikrobiom der Mundhöhle spricht. Heute geht man davon aus, dass der Darm des Mensch von 400 bis 500 (evtl. 600) verschiedenen Bakterienarten besiedelt wird, die wiederum mindestens 15 Typen zuzuordnen sind. Man schätzt, dass sich im Darm 100 Billionen Bakterien befinden, damit besitzt man 10-mal mehr Bakterien als Körperzellen. Die höchste Bakteriendichte wird im Dickdarm erreicht. Die Darmbakterien wiegen bei einem erwachsenen Menschen ca. 700 g und pro Tag werden mit dem Stuhlgang ca. 30 Milliarden Mikroorganismen ausgeschieden.

- **Aerobier und Anaerobier.** Im Darm leben 99 % der Darmbakterien unter vollständigem Sauerstoffausschluss. Es handelt sich also um Anaerobier. Die bekanntesten Darmbakterien (Enterobakterien, Enterokokken) sind allerdings fakultative Anaerobier, das heißt, diese Bakterien leben zwar anaerob, werden aber durch Sauerstoff nicht geschädigt. Dazu gehören z. B. Escherichia coli, Clostridien und Staphylococcus aureus. Außerdem gibt es eine äußerst kleine Anzahl obligatorisch aerob lebender Bakterien, also Bakterien, die für ihr Überleben auf Sauerstoff angewiesen sind. Dieser Sauerstoff stammt von kleinen Luftbläschen, die mit der Nahrung aufgenommen werden oder aus Gasen, die sich im Darm entwickelt haben.
- **Escherichia coli.** Das bekannteste Bakterium der Darmflora ist Escherichia coli. Davon gibt es verschiedene Arten. Einige Arten sind für den Menschen völlig harmlos, andere können bestimmte Erkrankungen hervorrufen wie Blasen- oder Gallenentzündungen. Wieder andere können bei dem einen Menschen im Darm leben, ohne Beschwerden zu verursachen und bei anderen Menschen Darmentzündungen mit heftigen Durchfällen und Übelkeit auslösen. Einige Escherichia coli-Arten sind immer krankheitserregend und verursachen Durchfall. Escherichia coli sondert bestimmte Substanzen (Colizine) ab, die Shigellen abtöten, den Erreger der Shigellenruhr.

Neugeborene und Darmflora Der Darm des ungeborenen Kindes ist im Mutterleib noch *nicht* mit Mikroorganismen besiedelt. Erst nach der Geburt werden über den Mund die ersten Bakterien aufgenommen, v. a. Escherichia coli, Enterobakterien und Streptokokken. Wird das Kind gestillt, folgen Laktobazillen und Bifidobakterien, die Milchsäure produzieren und den Darm des Kleinkindes vor pathogenen Keimen schützen. Durch Kontakt mit der Umwelt, v. a. über die Nahrung kommen neue Bakterienarten hinzu und die Zusammensetzung der Darmflora ändert sich bis hin zum „Erwachsenenstatus". Von bestimmten Erkrankungen abgesehen, bleibt die Darmflora im Laufe des Lebens erstaunlich stabil. Allerdings zeigt sie im Verlauf des Darms eine veränderte Zusammensetzung. Übertriebene Hygiene kann bei einem Kind die Aufnahme von Bakterien verhindern und so die Infektanfälligkeit erhöhen.

Aufgaben der Darmflora Die Darmflora hat sehr verschiedene Aufgaben:

- **Mithilfe bei der Verdauung.** Bestimmte Darmbakterien können Fette und Fasermaterial abbauen und so die Aufnahme von Nährstoffen durch die Darmwand erleichtern.
- **Produktion von Vitaminen.** Darmbakterien können die Vitamine K, E und bestimmte B-Vitamine herstellen.
- **Anregung der Darmperistaltik.** Die Stimulierung der Bewegung der Darmwand erfolgt auch durch die Masse der Darmbakterien.
- **Schutz vor pathogenen Keimen.** Befinden sich physiologische Keime in der Darmflora, so helfen diese mit zu verhindern, dass pathologische Keime über die Darmwand ins Blut übertreten.

Darmsanierung Die Darmflora kann durch Medikamente (v. a. Antibiotika, Sulfonamide), Alkohol und Ernährungsfehler geschädigt werden. Deshalb spielt die Darmsanierung in der Naturheilkunde eine wichtige Rolle. Dabei werden Präparate aus lebensfähigen Mikroorganismen, sog. Probiotika verordnet, die einen gesundheitsfördernden Einfluss auf den Wirt haben. Es gibt auch probiotische Lebensmittel, die Mikroorganismen enthalten wie z. B. Joghurt. Solche oral zugeführte Mikroorganismen können sich im Dünn- bzw. Dickdarm ansiedeln, sofern sie die Magen passieren, ohne abgetötet zu werden. Auf diese Weise wird einer Fehlbesiedelung des Darmes mit nicht physiologischen Darmbakterien bzw. Hefepilzen entgegengewirkt. Obwohl die zugeführten Bakterien am komplexen Stoffwechsel der Darmflora teilnehmen, können sie sich nicht dauerhaft im Darm ansiedeln, da die Darmflora bei einem Menschen im Laufe seines Lebens oft erstaunlich stabil bleibt.

Darmflora und probiotische Arzneimittel Probiotische Arzneimittel werden auch zur Behandlung bestimmter Erkrankungen eingesetzt. Hier haben sich besonders Escherichia coli zur Rezidivprophylaxe der Colitis ulcerosa oder zur Behandlung der Diarrhö bei Säuglingen, Kleinkindern und Kinder bewährt. Weiterhin ist bekannt, dass durch probiotische Arzneimittel das GALT stimuliert werden kann. Dadurch können vermehrt Antikörper IgA auf die Schleimhautoberfläche abgegeben werden. Darmbakterien können zudem bestimmte Antibiotika herstellen. Bei den Colibakterien sind es die Colizine, bei den Milchsäurebakterien ist es das Nisin. Mittels dieser Stoffe wehren sich die Darmbakterien gegen andere eingedrungene Bakterien.

9.1.7 Dickdarm

Der Dickdarm (Intestinum crassum) hat die Aufgabe, Wasser und Elektrolyte zu resorbieren und somit den *Darminhalt* zur Stuhlbildung weiter *einzudicken*. Darüber hinaus mischt er den verbliebenen unverdaulichen Nahrungsresten reichlich Schleim bei, um ihn für die Ausscheidung als Stuhl gut gleitfähig zu machen. Diese große Menge Schleim führt dazu, dass, auch wenn keine Nahrung aufgenommen wird (aufgrund von Erkrankungen, Hunger, Fasten), trotzdem Stuhl aus Schleim und abgeschilferten Epithelzellen abgesetzt wird. Auch kann es aufgrund von Entzündungen der Dickdarmschleimhaut zu einer vermehrten Schleimproduktion und damit zum Absetzen von „Schleimstühlen" kommen. Wie bereits vorstehend erwähnt, befindet sich auch im Dickdarm eine Bakterienbesiedelung.

Lage Der Dickdarm hat eine Länge von 1,5–2,0 m. Meist hat er einen etwas größeren Durchmesser als der Dünndarm (↑ *Atlas* Abb. 9.34).

Der Dünndarm mündet in den aufsteigenden Teil des Dickdarms. An der Stelle des Übertritts des Dünn- in den Dickdarm sitzt die Krummdarm-Blinddarm-Klappe (Ileozäkalklappe, Bauhin-Klappe, Valva ileocaecalis), die von zwei Schleimhautfalten gebildet wird, und die den Darminhalt nur in Richtung Dickdarm passieren lässt (↑ *Atlas* Abb. 9.33).

Dickdarmabschnitte Der Dickdarm wird in drei Hauptabschnitte unterteilt, nämlich in den *Blinddarm* (Caecum) mit dem Wurmfortsatz (Appendix vermiformis), den *Grimmdarm* (Colon) und den *Mastdarm* (Rectum). Bitte beachten Sie ➤ Abb. 9.6 und ↑ *Atlas* Abb. 9.32

- **Blinddarm** (Caecum) mit **Wurmfortsatz** (Appendix vermiformis). Der Blinddarm ist ein blind endender Sack, an dessen Ende der Wurmfortsatz (Appendix) hängt. Bei letzterem handelt es sich um ein lymphatisches Organ, da sich in seiner Wand zahlreiche Lymphfollikel befinden. Man bezeichnet ihn auch als „Mandel des Darmes". Der Wurmfortsatz kann sich entzünden (= Appendizitis). *Fälschlicherweise* wird dies umgangssprachlich als Blinddarmentzündung bezeichnet. Aber bei einer Appendizitis ist nicht der Blinddarm (Caecum) entzündet, sondern der dranhängende Wurmfortsatz! Die Länge des Wurmfortsatzes beträgt meist ca. 10 cm. Sie variiert jedoch erheblich zwischen 0 (angeborenes Fehlen) bis hin zu 25 cm. Er kann sehr unterschiedliche Lagen einnehmen (↑ *Atlas* Abb. 9.33, 9.34)
- **Grimmdarm** (Colon). Der Grimmdarm umgibt den Dünndarm wie ein Rahmen (➤ Abb. 9.6).
  - **Aufsteigender Dickdarm** (Colon ascendens). Er reicht von der Bauhin-Klappe bis zur Biegung des Dickdarms unterhalb der Leber.
  - **Rechte Dickdarmkrümmung** (Flexura coli dextra). Der Bogen liegt unterhalb der Leber und heißt deshalb auch Flexura hepatica.
  - **Querliegender Dickdarm** (Colon transversum). Er zieht von der rechten zur linken Dickdarmkrümmung.

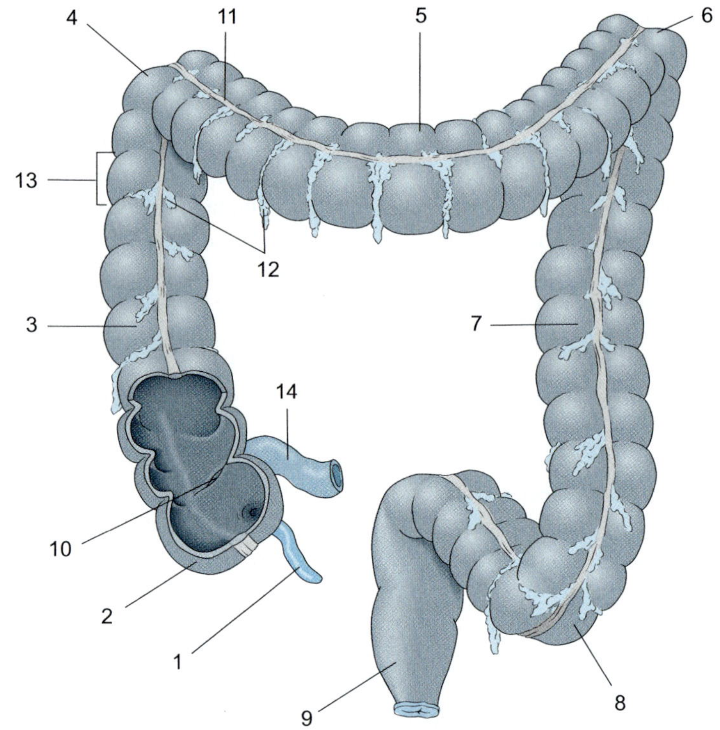

Abb. 9.6 Übersicht über die verschiedenen Abschnitte des Dickdarms. 1: Wurmfortsatz (Appendix), 2: Blinddarm (Caecum), 3: aufsteigender Dickdarm (Colon ascendens), 4: rechte Dickdarmkrümmung (Flexura coli dextra), 5: querliegender Dickdarm (Colon transversum), 6: linke Dickdarmkrümmung (Flexura coli sinistra), 7: absteigender Dickdarm (Colon descendens), 8: S-förmiger Abschnitt (Sigmoid), 9: Mastdarm (Rectum), 10: Bauhin-Klappe (Ileozäkalklappe), 11: Taenia coli (Streifen aus Längsmuskulatur), 12: Fettanhängsel, 13: Ausbuckelungen (Haustren), 14: Endstück des Krummdarms (Ileum). [L143]

 - **Linke Dickdarmkrümmung** (Flexura coli sinistra). Der linke Knick liegt meist etwas höher als der rechte. Da sich die Krümmung bei der Milz befindet, nennt man sie auch Flexura lienalis.
 - **Absteigender Dickdarm** (Colon descendens). Er ist, wie der aufsteigende Teil auch, mit der rückwärtigen Bauchwand verwachsen. Er reicht von der linken Krümmung bis zur Lendengrube.
 - **S-förmiger Abschnitt** (Sigmoid, Colon sigmoideum). Der S-förmige Abschnitt befindet sich links im kleinen Becken.
- **Mastdarm** (Rectum). Der Mastdarm ist ein 15–20 cm langer Abschnitt des Enddarms, der die Ampulle enthält, den eigentlichen Kotbehälter. Die Ampulle geht in den Analkanal über.

Aufbau der Dickdarmwand Die Dickdarmwand zeigt einen ähnlichen Aufbau wie die Dünndarmwand, mit Mukosa, Submukosa, Muskularis und (teilweise) Bauchfellüberzug (s. u.). Allerdings kommen im Dickdarm *keine Zotten vor.* Jedoch findet man auch hier tiefe Krypten. In diesen sitzen die Becherzellen noch zahlreicher als im Dünndarm (↑ *Atlas* Abb. 9.35). Die Muskelschicht des Dickdarms weist eine Besonderheit auf: Die Längsmuskelschicht umgibt den Darmschlauch nicht gleichmäßig, sondern ist zu folgenden drei Bändern verdickt:

- **Tänien** (Bandstreifen), die in 3 Streifen am Dickdarm entlangziehen. Sie haben eine Breite von ca. 1 cm. Zwischen diesen Tänien ist die Längsmuskelschicht der Muskelwand nur schwach ausgebildet (↑ *Atlas* Abb. 9.33, 9.34). Durch den

9

Spannungszustand (Tonus) dieser Tänien und durch lokale Kontraktionen der Ringmuskulatur werden tiefe Falten in den Dickdarm eingeschnürt, zwischen denen sich die Darmwand zu Haustren ausbuchtet.

- **Haustren** sind also keine starren Gebilde, sondern kommen durch die Kontraktion der Ringmuskulatur zustande. Diese quergestellten Kontraktionsfalten können verstreichen, weshalb die Haustren mit der ablaufenden Peristaltik ständig ihre Form verändern. Langsame peristaltische Wellen (s. u.) vermitteln im Röntgenbild deshalb ein Bild von einem „Fließen der Haustren".
- Außerdem sind für den Dickdarm kleine **Fettanhängsel** typisch, deren Ausmaß von der Ernährungslage abhängig ist.

Bauchfellüberzug des Dickdarms Folgende Anteile des Dickdarms sind vollständig vom Bauchfell überzogen (intraperitoneale Lage): Caecum, Colon transversum und Sigmoid. Der auf- und absteigende Dickdarm sind mit der Bauchrückwand verwachsen und deshalb nur an ihrer Vorderseite vom Bauchfell überzogen, sie liegen also retroperitoneal (auch ➤ Kap. 9.1.8).

Bewegungen der Dickdarmwand An der Dickdarmwand unterscheidet man zwei Arten von Bewegungen, die durch intramurale Nervengeflechte ausgelöst werden (Auerbach-Plexus, Plexus myentericus, ➤ Kap. 9.1.5 und 18.6.3). Die Bewegungen werden vom Parasympathikus (Fasern stammen vom N. vagus und aus dem Plexus sacralis) gefördert und vom Sympathikus gehemmt.

- **Langsame Wellen** (slow waves), die über kürzere Darmabschnitte laufen, bewirken im Wesentlichen eine *Durchmischung*. Dabei handelt es sich um rhythmische Segmentierungen und Pendelbewegungen, bei denen Chymus hin- und hergeschoben wird. Dadurch wird der Darminhalt längere Zeit zurückgehalten (Reservoirfunktion), wodurch die Voraussetzung für einen gründlichen Flüssigkeits- und Elektrolytentzug gegeben ist. Diese langsamen wellenförmigen Bewegungen sind bei einer Röntgenuntersuchung des Dickdarms durch eine sich ständig ändernde Haustrierung gut zu sehen.
- **Große Wellen** (Massenbewegungen) überlagern zwei- bis viermal am Tag die langsamen. Diese *Massenbewegungen* verschieben größere Mengen Darminhalt in Richtung Rektum. Solche großen propulsiven (vorwärtstreibende) Bewegungen treten v. a. morgens nach dem Aufstehen und nach der Nahrungsaufnahme auf (z. B. nach dem Frühstück). Sie können Stuhldrang und auffolgend evtl. eine Stuhlentleerung auslösen.

Mastdarm (Rektum) Das Rektum verläuft nicht, wie sein Name sagt, gerade, sondern hat *S-Form*. Sein oberer Anteil bildet die Ampulle, den *Sammelbehälter des Kotes* (↑ *Atlas* Abb. 9.37, 9.38). Nach unten schließt sich der Analkanal an.

Analkanal Der After wird durch folgende Muskeln verschlossen (↑ *Atlas* Abb. 9.37, 9.39):

- **Innerer Afterschließmuskel** (M. sphincter ani internus). Er wird aus der inneren Ringmuskelschicht des Darmes gebildet und arbeitet *unwillkürlich*. Sein hoher Ruhetonus wird vom Sympathikus aufrechterhalten.
- **Äußerer Afterschließmuskel** (M. sphincter ani externus). Er gehört zur quergestreiften Beckenbodenmuskulatur und ist deshalb *willkürlich* beeinflussbar. Der äußere Afterschließmuskel umgibt den inneren wie eine Scheide.
- **Afterheber** (M. levator ani). Er entspringt am Schambein und umfasst den Mastdarm schlingenförmig. Seine Verletzung führt in höherem Maße zu einer Stuhlinkontinenz (Unfähigkeit den Stuhl zurückzuhalten) als die der beiden anderen.
- **Schwellkörper** (Corpus cavernosum ani). In seinem oberen Anteil hat der Afterkanal 8–10 Längsfalten (Aftersäulen, Columnae analis), in denen Schwellkörper aus arteriellen Gefäßknäuel liegen. Sie haben die Aufgabe, den After gasdicht zu verschließen. Vergrößern sie sich, kommt es zur Bildung von inneren Hämorrhoiden (↑ *Atlas* Abb. 9.37)

Defäkation (Stuhlentleerung) Aus dem vorstehend Gesagten wird deutlich, dass die Defäkation *unwillkürliche und willkürliche* Anteile hat. Durch Reizung von Dehnungsrezeptoren der Rektumwand werden Nervenimpulse ausgelöst, die zum Sakralabschnitt des Rückenmarks laufen. Von hier aus erfolgt die Aktivierung parasympathischer Fasern, die eine Erschlaffung des inneren Afterschließmuskels bewirken. Die Darmentleerung erfolgt allerdings nur, wenn der äußere Afterschließmuskel willentlich entspannt und der Druck im Bauchraum durch die Bauchpresse (Kontraktion der Bauchmuskulatur und Senkung des Zwerchfells) erhöht wird. Somit kann eine Stuhlentleerung hinausgeschoben werden, indem der äußere Afterschließmuskel willentlich angespannt wird. Bei sehr starkem Stuhldrang kann darüber hinaus als weitere Sicherung des Verschlusses die Gesäßmuskulatur eingesetzt werden, indem die Gesäßbacken kräftig zusammengepresst werden.

Bei der Empfindung des Stuhldrangs spielt auch die *Mastdarmschleimhaut* eine wichtige Rolle. Tritt eine kleine Menge Stuhl in den Afterkanal ein, so wird das hier registriert und verursacht Stuhldrang. Der Stuhl kann aber zunächst noch durch willkürliche Bewegungen wieder in die Ampulle zurückbefördert werden. Ist die Sensibilität der Mastdarmschleimhaut gestört, hat dies Defäkationsstörungen zur Folge.

Die Entleerungshäufigkeit ist *individuell starken Schwankungen* unterworfen. Bei der Ansicht, was als „normal" zu betrachtet ist, gehen die Meinungen stark auseinander. Meist findet man Angaben, dass Entleerungen von 3-mal täglich bis alle 3 Tage normal ist. Sicher spielt aber das Empfinden des Betroffenen eine entscheidende Rolle, nämlich ob er sich „verstopft" fühlt oder nicht!

9.1.8 Bauchfell

Das Bauchfell (Peritoneum) ist eine seröse (d. h. ein serumähnliches Sekret absondernde) Haut, an der man zwei Anteile unterscheiden kann (↑ *Atlas* Abb. 9.40):

- **Peritoneum parietale** (parietales Blatt), das die Wand der Bauch- und Beckenhöhle auskleidet und
- **Peritoneum viszerale** (viszerales Blatt), das dem größten Teil der Bauch- und Beckenorgane direkt aufliegt.

Diese beiden Blätter hängen kontinuierlich zusammen und bilden einen geschlossenen *„Peritonealsack"*. Das Bauchfell gibt ständig einen Flüssigkeitsfilm in den Peritonealsack ab, der als Transsudat aus den Blutgefäßen gebildet wurde. Durch den Flüssigkeitsfilm, der sich lediglich in einem schmalen Spalt befindet, sind reibungslose Verschiebungen der Baucheingeweide mühelos gegeneinander möglich.

Den Übergang zwischen den beiden Blättern bildet das Gekröse (v. a. Mesenterium und Mesocolon). Des Weiteren gehören noch das große (Omentum majus) und das kleine Netz (Omentum minus) zum Bauchfell (↑ *Atlas* Abb. 9.40 bis 9.44).

Das Bauchfell kann man mit einem schwach aufgeblasenen Luftballon vergleichen. Schiebt man eine Faust so weit in den Luftballon vor, bis die beiden Hälften des Luftballons fast aneinander liegen, ist die Faust nun vom Luftballon umgeben wie die Bauchorgane vom Bauchfell. Der Anteil des Luftballons, der der Faust direkt anliegt, entspricht dem viszeralen Blatt. Die außen liegende Schicht des Luftballons entspricht dem parietalen Blatt. Die Stelle am Handgelenk stellt die Umschlagfalte dar, in der die beiden Blätter ineinander übergehen. Das Handgelenk mit der Faust repräsentiert das Gekröse, in dem Nerven, Blut und Lymphgefäße zu den Bauchorganen ziehen und diese versorgen.

Während der Embryonalzeit entwickeln sich die Bauchorgane zunächst im Retroperitonealraum (Raum hinter der Bauchhöhle) und schieben sich dann in die Bauchhöhle vor – gewissermaßen wie die Faust in den Luftballon.

Aufgaben

- **Luftdichter Abschluss.** Das Bauchfell schließt die Bauchhöhle luftdicht ab.
- **Sezernieren** einer serösen Flüssigkeit, die die Verschieblichkeit der Organe gegeneinander ermöglicht, die innerhalb des Bauchfellsacks liegen.
- **Resorbieren.** Das produzierte Transsudat muss wieder resorbiert und dem Kreislaufsystem zugeführt werden.
- **Abwehr.** Im großen Netz (Omentum majus) befinden sich Ansammlungen von lymphatischem Gewebe (sog. Milchflecken, Maculae lacteae) mit Abwehrzellen.
- **Befestigung.** Bei der Befestigung der Bauchorgane an der Bauchrückwand spielt das Gekröse eine Rolle. Allerdings sind die Bauchorgane selbst im Wesentlichen ihre eigenen Träger. Sie füllen den unter Unterdruck stehenden Bauchraum vollständig aus und halten sich dadurch gegenseitig in ihrer Lage.

Aufbau Das Bauchfell besteht aus einschichtigem Plattenepithel (Mesothel, Serosa, Tunica serosa), unter dem sich etwas Bindegewebe (Tela subserosa) befindet (↑ *Atlas* Abb. 9.23 Nr. 11 und 12, 9.35, Nr. 12 und 13).

Lage von Organen Hinsichtlich ihres Bezuges zum Bauchfell unterscheidet man bei den Organen eine intra-, retro- und extraperitoneale Lage (↑ *Atlas* Abb. 9.40).

- **Intraperitoneale Lage.** Das Organ wird *vollständig bzw. zum größeren Teil* vom Bauchfell umgeben. Intraperitoneal liegen Magen, Leber, Milz, Dünndarm (ohne Duodenum), Blinddarm mit Wurmfortsatz, querliegender Dickdarm, Sigmoid, Mastdarm (nur oberer und seitlicher Teil), Eierstöcke, Eileiter und Gebärmutterkörper. Über das Gekröse, das durch Bindegewebe verstärkt ist, sind auch die intraperitoneal gelegenen Organe, gewissermaßen über einen „Stiel", an der Bauchrückwand befestigt.
- **Retroperitoneale Lage.** Das Organ ist nur auf der *Vorderseite* vom Bauchfell überzogen. Retroperitoneal liegen die Nieren, die Harnblase, der Zwölffingerdarm, die Bauchspeicheldrüse und der auf- und absteigende Teil des Dickdarms. Mit Ausnahme der Nieren und der Harnblase sind die retroperitonealen Organe mit der Bauchrückwand verwachsen. Retroperitoneal gelegene Organe besitzen kein Gekröse.
- **Extraperitoneale Lage.** Das Organ ist an *keiner* Stelle vom Bauchfell überzogen. Das ist bei der Vorsteherdrüse (Prostata) des Mannes der Fall.

Gekröse Das Gekröse (↑ *Atlas* Abb. 9.41, 9.42) ist Teil des Bauchfells und hat zwei Aufgaben:

- **Versorgungsstraße.** Hier verlaufen Nerven, Blut- und Lymphgefäße.
- **Halteband** der Organe. Zusammen mit dem eingelagerten Bindegewebe befestigt es die intraperitoneal gelegenen Organe an der Bauchrückwand.

Großes Netz (Omentum majus) Es handelt sich um eine *Bauchfellduplikatur*, in der viele Blut- und Lymphgefäße verlaufen. Es ist am querliegenden Dickdarm und teilweise an der großen Krümmung des Magens festgewachsen und hängt „wie eine Schürze" vor dem Darm (↑ *Atlas* Abb. 9.42, 9.43). Es hat drei wichtige Aufgaben:

- **Abwehr.** Im großen Netz befinden sich viele Fresszellen und Lymphozyten. Kommt es im Bauchraum zu einer Entzündung, so kann sich das große Netz auf die entzündete Stelle legen, um sie abzudichten und so einen Eiterdurchbruch in die freie Bauchhöhle zu verhindern (gedeckte Perforation). Das große Netz verklebt dann irreversibel mit dieser Stelle.
- **Resorption.** Das große Netz kann nicht nur Flüssigkeit resorbieren und damit mithelfen, dass das Flüssigkeitsgleichgewicht im Bauchfellspalt aufrechterhalten wird, sondern es kann auch Teilchen aufnehmen. Diese Fähigkeit hat allerdings den Nachteil, dass die Toxine von Bakterien, die z. B. aufgrund einer offenen Perforation bei Appendizitis (➤ Kap. 9.7.5) in die Bauchhöhle gelangt sind, sehr schnell aufgenommen werden und so zur Sepsis führen können.
- **Fettdepot.** Bei Adipositas (Fettsucht) kann das große Netz enorme Mengen Fett einlagern und mehrere Zentimeter dick werden. Es kann sich eine „Fettschürze" ausbilden.

9.2 Untersuchungsmethoden

9.2.1 Körperliche Untersuchung

Quadrantenaufteilung des Bauches Um sich bei Bauch- und Beckenbeschwerden zu orientieren, teilt man den Bereich in *vier* Quadranten ein: rechts oben, links oben, rechts unten, links unten (➤ Abb. 9.7). Zentraler Ausgangspunkt ist der Nabel. Als weitere Orientierungshilfen dienen die beiden Beckenkämme und Rippenbögen.

Inspektion Schon beim Betrachten des Bauches können krankhafte Veränderungen auffallen, z. B. an Haut (Operationsnarben?) und Behaarung (Bauchglatze beim Mann, maskuline Behaarung bei der Frau) oder am Bauchniveau (Vorwölbung, „Trommelbauch", eingefallener Bauch).

Palpation Der Patient liegt bei angenehmer Raumtemperatur entspannt auf der Liege. Es ist unbedingt darauf zu achten, dass die Bauchmuskulatur *entspannt* ist. Dies kann am besten dadurch erreicht

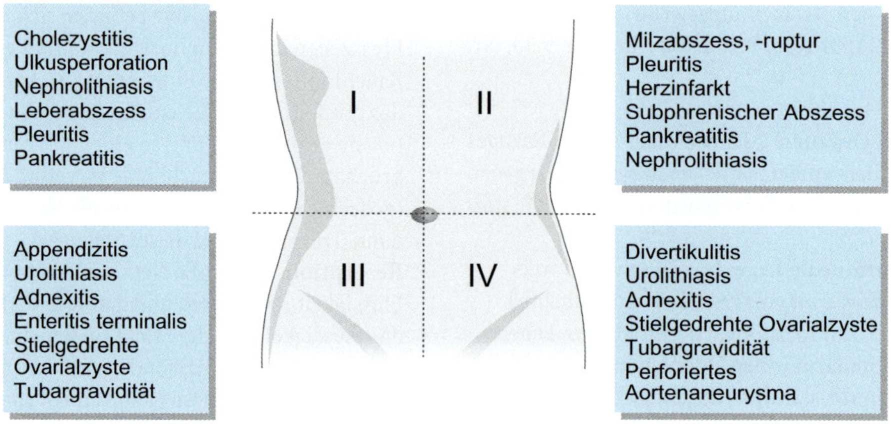

Abb. 9.7 Quadrantenaufteilung des Bauches. I: Rechter oberer Quadrant, II: linker oberer Quadrant, III: rechter unterer Quadrant, IV: linker unterer Quadrant. [L157]

werden, dass eine Knierolle unterlegt wird. Die Hände liegen *neben* dem Körper und nicht verschränkt unter dem Kopf!

Die Untersuchung beginnt vorsichtig an der Stelle, an der *kein* Schmerz angegeben wird. Es wird auf Druckempfindlichkeit, auf Druckschmerz, auf Abwehrspannung und Loslassschmerz palpiert. Dabei wird mit den Fingerspitzen getastet, und zwar entweder mit einer Hand, oder besser mit beiden (bimanuelle Technik). Bei letzterer übt die obenliegende Hand einen Druck auf die untere tastende aus. Die Palpation wird in zwei Ebenen durchgeführt:

- **Leichte Palpation.** Die Finger werden für einige Sekunden leicht eingedrückt. Während so der gesamte Bauchraum abgetastet wird, wird das Gesicht des Patienten beobachtet, da sich hier auftretende Schmerzen am besten feststellen lassen. Diese leichte Palpation erlaubt es, eine Entzündung des Bauchfells (Peritonitis) festzustellen. In diesem Fall zuckt der Patient schon bei der leichtesten Berührung zusammen und spannt die Bauchmuskulatur reflektorisch an, da das parietale Blatt des Bauchfells gut mit Schmerzfasern innerviert ist.
- **Tiefe Palpation.** Nun wird mit den Fingerspitzen ein tiefer, fester Druck ausgeübt. Ist der Patient ausreichend entspannt, so kann tief in das Abdomen eingedrückt werden. Durch Anspannung tritt der gerade Bauchmuskel (M. rectus abdominis) deutlicher hervor, wodurch die intraabdominellen Strukturen schlechter tastbar werden. Es wird v. a. auf pathologische Resistenzen und raumfordernde Prozesse geachtet.

Bitte beachten Sie wichtige Untersuchungspunkte des Bauchraums im ➤ Kap. 9.7.5, Appendizitiszeichen.

Auskultation Bei der Auskultation des Bauches achtet man auf die Darmgeräusche, die durch die Peristaltik entstehen. Krankhaft sind laute, metallisch klingende, spritzende Darmgeräusche. Sie weisen auf einen mechanischen Darmverschluss (Ileus) hin (➤ Kap. 9.7.4). Dagegen spricht das Fehlen von Darmgeräuschen („Grabesstille") für eine Darmlähmung (paralytischer Ileus).

9.2.2 Apparative Verfahren

Sonografie (Ultraschalldiagnostik) Die Ultraschalluntersuchung macht sich die Reflexion von Schallwellen an Grenzflächen unterschiedlich dichter Gewebestrukturen zunutze. In der Klinik wird sie in der Vorfelddiagnostik von Oberbaucherkrankungen eingesetzt.

Röntgenuntersuchung

- **Abdomenübersichtsaufnahme** (Leeraufnahme). Bei der Abdomenleeraufnahme handelt es sich um eine röntgenologische Darstellung des Bauchraums ohne Kontrastmittel. Diese Methode wird zur Ileusdiagnostik, bei Verdacht auf Perforation von Magen- oder Darmwand, zur Fremdkörpersuche und bei Verdacht auf Tumoren eingesetzt.

- **Kontrastmittelaufnahme.** Der Patient muss oral oder rektal (Kolonkontrasteinlauf) einen Kontrastbrei zu sich nehmen. Auf dem Röntgenbild können Lage, Größe, Form, Bewegungsablauf und Wandrelief des betreffenden Abschnitts erkannt werden. Mit dieser Methode sind besonders Geschwüre und Karzinome gut festzustellen.

Gastroskopie (Magenspiegelung) Ein flexibles Gastroskop, ein dünner, mit Lichtquelle und optischem System ausgestatteter Schlauch, wird in den Magen eingeführt. Wegen der Beweglichkeit des von außen steuerbaren Instrumentes können alle Bereiche des Magens betrachtet und evtl. fotografiert werden. Aus verdächtigen Bezirken kann Material zur histologischen Untersuchung entnommen werden, und es können kleinere operative Eingriffe (Polypenentfernung, Elektro- oder Laserkoagulation blutender Gefäße) durchgeführt werden.

Diese Untersuchungsmethode hat große Bedeutung bei Verdacht auf maligne Tumoren. Sie kann auch als Ösophagogastroduodenoskopie durchgeführt werden.

Rektoskopie (Darmspiegelung) Die Rektoskopie ist eine Untersuchung des Mastdarms und evtl. des Sigmoids (Rekto-Sigmoido-Skopie) durch ein eingeführtes Rektoskop. Mittels eines Gummischlauchs wird das zu untersuchende Darmstück dazu aufgeblasen. Die Rektoskopie stellt die wichtigste klinische Untersuchungsmethode zur Früherkennung eines Mastdarmkarzinoms dar.

9.3 Erkrankungen der Mundhöhle

Entsprechend dem Gesetz über die Ausübung der Zahnheilkunde darf der Heilpraktiker Erkrankungen der Mundhöhle *nicht* behandeln. Trotzdem sollte er natürlich die wichtigsten Erkrankungen kennen. Einige besonders häufige bzw. wichtige Mundschleimhautentzündungen werden nun im Einzelnen vorgestellt.

9.3.1 Stomatitis catarrhalis

Es handelt sich um eine Entzündung der Mundschleimhaut, die oft als Symptom einer anderen zugrunde liegenden Erkrankung auftritt.

Ursachen Die Ursachen können außerordentlich verschieden sein. Eine Stomatitis kann als *Begleiterscheinung* einer *Infektionskrankheit* auftreten, als *Nebenwirkung* einer *Zytostatika-*, *Kortison-*, oder *Antibiotikabehandlung*, als Folge einer *Zahnfleischentzündung* (Gingivitis), durch *Abwehrschwäche* (Diabetes, AIDS, Leukämie), *Anämie, Traumen* (schlecht sitzende Prothesen, Zahnspangen) oder *schlechte Mundhygiene.*

Dabei kann die Entzündung durch Bakterien (z. B. Streptokokken, Gonokokken, Spirochäten), Viren (v. a. Herpes-simplex-Virus!), Pilze (v. a. Candida albicans), Allergien und Autoimmunvorgänge ausgelöst werden.

Symptome Es kommt zu *schmerzhafter* Schleimhautschwellung, Rötung, Mundgeruch, vermehrter oder verminderte Speichelbildung, evtl. auch zu Blutungen und Belägen. Die Schmerzen können so stark sein, dass sie die Nahrungsaufnahme und das Sprechen und Schlucken erschweren. Bei schweren Verlaufsformen kann es zu Geschwürsbildungen kommen (Stomatitis ulcerosa).

9.3.2 Stomatitis aphthosa

Bei der Stomatitis aphthosa (Aphthen) handelt es sich um eine Mundschleimhautentzündung, bei der sich einzeln oder in Gruppen vorkommende, graugelbe, flach erhabene Herde mit einem äußeren, roten Ring bilden (↑ *Atlas* Abb. 9.48).

Ursachen Die genaue Ursache ist *unbekannt.* Bei Kindern und Abwehrgeschwächten können allerdings oft *Viren* nachgewiesen werden. In diesem Fall spricht man von Stomatitis herpetica aphthosa (➤ Kap. 9.3.3).

Des Weiteren spielen *Allergien* auf bestimmte Nahrungsmittel (v. a. Nüsse, Tomaten, Gewürze), *Traumen* (durch falsche Zahnputztechnik oder Zahnarztbesuch), *Stress, elektrogalvanische Ströme* (durch unterschiedliche Füllungsmaterialien) und

Mangelernährung (Folsäure-, Eisen-, Vitamin-B_{12}-Mangel, v. a. bei Morbus Crohn, Zöliakie und perniziöser Anämie) eine Rolle. Manchmal treten Aphthen familiär gehäuft auf.

Vorkommen Zirka 20 % der Gesamtbevölkerung erleiden irgendwann im Laufe ihres Lebens Aphthen. *Frauen* sind häufiger betroffen als Männer, wobei bei Frauen die Aphthen manchmal kurz vor der Periode auftreten. Das bevorzugte Lebensalter liegt zwischen 10 und 40 Jahren.

Symptome Die anfänglich gebildeten Herde können in sehr *schmerzhafte* Erosionen oder Geschwüre übergehen. Kleinere Aphthen bestehen meist über 10–14 Tage und heilen dann spontan ohne Narbenbildung ab; größere können sich über Wochen bis Monate halten und nach Abheilung Narben hinterlassen.

Manchmal sind im Mund gleichzeitig 2–3 Stellen betroffen (selten noch mehr). Solche Schübe können in ununterbrochener Reihenfolge auftreten oder als einzelne Schübe, z. B. zwei- bis dreimal im Jahr.

9.3.3 Stomatitis herpetica (aphthosa)

Bei der Stomatitis herpetica (Stomatitis aphthosa, Gingivostomatitis herpetica, umgangssprachlich auch Mundfäule) handelt es sich um eine akute Entzündung der Mundschleimhaut mit dem *Herpes-simplex-Virus* (HSV Typ I, ➤ Kap. 27.22). Von der primären Form sind meist *Kleinkinder* betroffen, manchmal jedoch auch Jugendliche oder junge Erwachsene, die sich bei einer andern an Herpes simplex erkrankten Person infizierten.

Da das HSV im Körper eines einmal Infizierten verbleiben kann, kann es zu *Rezidiven* kommen.

Symptome An der Mundschleimhaut bilden sich viele Bläschen mit einem roten Hof (↑ *Atlas* Abb. 9.49), die aufplatzen, ein wässriges, hochinfektiöses Sekret entleeren und zu Erosionen werden. Sie beginnen mit Kribbeln und Brennen, werden dann schmerzhaft und heilen meist innerhalb von 2–3 Wochen spontan ohne Narbenbildung ab.

Bei schweren Erkrankungen (v. a. aufgrund von Abwehrschwäche) kann die gesamte Mundschleimhaut betroffen sein, es bestehen dann sehr starke Schmerzen und evtl. Fieber. Es kann zu Erscheinungen an anderen Körperstellen kommen (➤ Kap. 27.22).

9.3.4 Stomatitis mycotica

Im engeren Sinn versteht man unter einer Stomatitis mycotica eine Pilzinfektion der Mund- und Zungenschleimhaut, die durch den Hefepilz *Candida albicans* (Soor) verursacht wurde, im weiteren Sinn jede Mundschleimhautentzündung, die durch einen Pilz verursacht wird.

Vorkommen und Ursachen Vor allem bei *Abwehrschwäche* (AIDS, Leukämie, Krebs, Diabetes), schwachen Säuglingen, Gebissträgern, Zahnlosigkeit, alten Menschen und nach Radiatio (Strahlentherapie). Soor kann sich jedoch auch unter Kortison-, Zytostatika- oder Antibiotikagabe entwickeln. Kortison wirkt immunsuppressiv und Antibiotika können nicht nur die physiologische Darm-, sondern auch die Mundflora zerstören.

Symptome Anfangs kommt es zu den charakteristischen weißen *Stippchen*, die sich später zu einem weißen oder gelbbraunen, leicht *abwischbaren Belag* vereinigen.

In schweren Fällen kann die Pilzinfektion absteigen und den Rachen, die Speiseröhre und den Darm befallen.

9.3.5 Stomatitis angularis

Bei der Stomatitis angularis (Mundwinkelrhagaden, Faulecken, Perlèche, Cheilitis angularis) handelt es sich um einen ein- oder beidseitig auftretenden schmerzhaften, *schlecht heilenden Einriss* im *Mundwinkel*. Er kann geschwürig werden und mit Krusten bedeckt sein (↑ *Atlas* Abb. 9.50).

Ursachen Mundwinkelrhagaden treten häufig bei *Mangelernährung* und bei hochgradigen *Resorptionsstörungen* auf. Eine wichtige Rolle spielen *Vitamin-B_{12}-Mangel* und *Eisenmangel*. Des Weiteren kommen als Ursache in Betracht: vermehrter Speichelfluss, Staphylokokken-, Streptokokken- und Candida-albicans-Infektionen (s. o.) oder Infektionen mit dem

Herpesvirus (s. o.), Diabetes mellitus, schlecht sitzender Zahnersatz und Austrocknung der Haut.

9.3.6 Leukoplakie

Bei der Leukoplakie (Weißschwielenkrankheit) handelt es sich um eine *Verhornungsstörung* (Hyperkeratose) der Mundschleimhaut. Grundsätzlich kann eine Leukoplakie wieder verschwinden, sie kann sich jedoch zu einer echten *Präkanzerose* (Krebsvorstadium) entwickeln und später in ein *Plattenepithelkarzinom* (Stachelzellkrebs, Spinaliom) übergehen.

Ursachen Die genaue Ursache ist *unbekannt*. Allerdings findet man Leukoplakien besonders häufig bei *Rauchern*, v. a. bei Zigaretten- und Pfeiferauchern, die die Zigarette bzw. Pfeife immer an der gleichen Stelle auflegen. Man vermutet, dass in diesen Fällen eine chronische Reizeinwirkung zu einer gesteigerten Zellteilung geführt hat. Leukoplakien können aber nicht nur im Bereich der Mund- und Wangenschleimhaut auftreten, sondern auch an der Zunge, den Lippen und an den Geschlechtsorganen.

Symptome Es bilden sich zunächst Herde, in Form von *schmerzlosen, schleierartigen weißlichen, nicht abwischbaren Auflagerungen* oder Verdickungen (↑ *Atlas* Abb. 9.51). Die Verdickungen nehmen zu und können pflastersteinartig aussehen mit rissigen oder gefurchten Hornauflagerungen. In der Regel bestehen keine Beschwerden, nur gelegentlich wird an der betroffenen Stelle ein Prickeln oder Brennen angegeben.

Komplikation Meist heilen Leukoplakien innerhalb von 2–4 Wochen ab, wenn der schädigende Reiz gemieden wird. Selbst Rezidive können von allein wieder verschwinden. Erst wenn Leukoplakien länger als 4 Wochen bestehen und / oder sie sich erosiv oder sogar geschwürig verändern, müssen sie unbedingt von einem Hautarzt behandelt werden, weil sie zu einer Präkanzerose geworden sind.

9.3.7 Landkartenzunge

Bei der Landkartenzunge (Lingua geographica) handelt es sich um eine häufig auftretende, *harmlose* Veränderung der Zunge. Es sind rote Herde zu sehen, die von einem weißlichen Rand umgeben sind (↑ *Atlas* Abb. 9.52). Da sich diese Herde an verschiedenen Stellen der Zunge bilden und wieder verschwinden, sieht es so aus, als ob sie über die Zunge wandern würden.

Ursachen Bei der Landkartenzunge wird lediglich die oberste *Hornschicht* der fadenförmigen Papillen (Papillae filiformes) *abgestoßen*. Die Ursache dafür ist *unbekannt*.

Symptome Eine Landkartenzunge verursacht *keine* Schmerzen. Kommt es allerdings zu entzündlichen Reaktionen, können zeitweise Schmerzen auftreten. Eine Landkartenzunge kann über Monate bis Jahre bestehen, sie kann spontan abheilen, jedoch auch später wiederkehren.

9.3.8 Schwarze Haarzunge

Als schwarze Haarzunge (Lingua villosa nigra) wird eine *harmlose* Veränderung der Zunge bezeichnet, die ihre Ursache in einer *übermäßigen Verlängerung* der fadenförmigen Papillen (Papillae filiformes) hat. Diese Veränderung kann durch eine vermehrte Horneinlagerung oder durch eine verminderte Abschuppung bedingt sein.

Ursachen Betroffen sind v. a. Raucher und ältere Männer mit schlechter Mundhygiene, außerdem können mangelndes Kauen oder die Einnahme von Antibiotika eine Rolle spielen.

Symptome Vor allem in der Mitte des Zungenrückens bilden sich dunkelgrüne bis schwärzliche Verfärbungen (↑ *Atlas* Abb. 9.53). Beschwerden bestehen keine, in ausgeprägten Fällen kann es jedoch zu Juckreiz kommen.

Therapie Da es sich um keine Erkrankung, sondern um ein „kosmetisches" Problem handelt, kann der Heilpraktiker behandeln. Man empfiehlt eine bessere Mundhygiene und ein kräftiges Bürsten der Zunge mit einer speziellen Zungenbürste.

9.4 Erkrankungen der Speiseröhre

Da der Transport der Speise die einzige Aufgabe der Speiseröhre ist, sind *Transportstörungen* das Leitsymptom der meisten Ösophaguserkrankungen, weitere wichtige Beschwerden sind *Druckgefühl* und *Schmerzen* hinter dem *Brustbein.*

Die häufigste Erkrankung ist die Refluxösophagitis, die gefährlichste der Speiseröhrenkrebs. Da letzterer oft zu spät erkannt wird, muss der Heilpraktiker allen Symptomen, die in diese Richtung weisen, größte Aufmerksamkeit widmen.

9.4.1 Sodbrennen

Sodbrennen (Pyrosis) ist keine Krankheit, sondern das *Symptom,* einer anderen zugrunde liegenden Erkrankung. Dabei kommt es zu einem *brennenden Schmerz* in der *Magengegend,* der in die Speiseröhre *aufsteigt.*

Ursachen Die Ursache liegt in einem *Rückfluss* von *Mageninhalt* in die *Speiseröhre* (gastroösophagealer Reflux). Zu solch einem Rückfluss kann es kommen bei:
- Über- oder Untersäuerung des Magens
- Reizmagen, Magengeschwür und Magenkrebs
- Entzündung der Speiseröhre (Refluxösophagitis)
- Zwerchfellbruch (Hiatushernie)
- Pylorusstenose
- Verlagerung des Magens (Schwangerschaft, Adipositas)
- Gallenblasenerkrankung

Therapie Die Therapie richtet sich nach der zugrunde liegenden Ursache.

9.4.2 Singultus

Auch beim Schluckauf (Singultus) handelt es sich um keine eigenständige Erkrankung, sondern nur um das *Symptom* einer anderen zugrunde liegenden Krankheit.

Symptom Es kommt zu einer plötzlichen, oft rhythmischen Kontraktion des Zwerchfells mit nachfolgendem plötzlichem Verschluss der Stimmritze, wodurch das Einströmen der Luft unterbrochen wird und der charakteristische Laut („Hicksen") entsteht.

Meist handelt es sich um ein vorübergehendes und harmloses Symptom, es kann jedoch auch anhaltend und regelmäßig, evtl. Tag und Nacht über Wochen, Monate bis Jahre anhalten. Singultus kommt bei Männern häufiger vor als bei Frauen.

Ursachen
- **Entzündung abdominaler Organe** (Galle-, Leber-, Magen-, Darm-, Speiseröhren- oder Bauchspeicheldrüsenentzündung)
- **Entzündung im Brustraum** (Mediastinitis, Perikarditis, Pleuritis, Pneumonie)
- **Reizung des Atemzentrums** (Enzephalitis, Schädel-Hirn-Trauma)
- **Tumoren** im Mediastinum oder Gehirn

Manchmal kann jedoch überhaupt keine Ursache festgestellt werden.

Therapie Grundkrankheit behandeln. Eventuell muss der Patient durch eine allgemeine Lebensumstellung ruhiger werden. Dabei kann der Heilpraktiker unterstützend mithelfen: durch die Verordnung von beruhigenden Tees, autogenem Training, Meditation u. Ä.

Versagen einfache Methoden kann in der Schulmedizin der Zwerchfellnerv (N. phrenicus) mit einer kleinen Menge Procain blockiert werden, wobei allerdings die Gefahr einer Atemdepression und eines Pneumothorax gegeben ist. Weiterhin ist zu bedenken, dass selbst eine beidseitige Durchtrennung des N. phrenicus nicht in allen Fällen hilft.

9.4.3 Ösophagitis

Bei der Ösophagitis, der Entzündung der Speiseröhre, unterscheidet man verschiedene Verlaufsformen.

Akute Ösophagitis

Bei der akuten Ösophagitis (Ösophagusverätzung, ↑ *Atlas* Abb. 9.54 und Laugenverätzung des Magens Abb. 9.61) handelt es sich um einen *Notfall,* meist hervorgerufen durch das Verschlucken von Säuren oder Laugen. Zum Verschlucken von Laugen kommt es

v. a. bei Kleinkindern, wenn sie irrtümlich Putzmittel trinken. Das Verschlucken von Säuren bei Erwachsenen erfolgt beispielsweise bei Selbsttötungsabsicht.

Beim Verschlucken von Spülmitteln empfiehlt man heute nur noch, den Mund auszuspülen und sofort den Notarzt zu verständigen, da es durch das Verabreichen von Wasser sonst zu einem Aufschäumen kommen könnte und dadurch zur wiederholten Schädigung der Speiseröhre.

Alle Empfehlungen, die man früher gegeben hat, wie Neutralisation oder reichlich Wasser trinken lassen, gelten heute nicht mehr.

!

Ösophagusverätzung

Patient *nicht* zum *Erbrechen* bringen, da es dadurch zur erneuten Schädigung von Speiseröhre und Mundhöhle kommt!

Chronische Ösophagitis

Bei der chronischen Ösophagitis ist es zu einer *Dauerschädigung* der Speiseröhre, z. B. durch Alkohol- oder Nikotinmissbrauch, zu scharfe Gewürze, zu schnelles und zu heißes Essen oder durch einen Reflux (s. u., Refluxösophagitis) gekommen. Hier muss die Therapie in erster Linie auf die Ausschaltung des schädigenden Reizes zielen.

Soorösophagitis Bei der Soorösophagitis ist es zur *Pilzbesiedelung* (meist durch den Hefepilz Candida albicans) gekommen. In diesen Fällen findet man Candida albicans aber nicht nur in der Speiseröhre, sondern auch im Darm und eventuell in der Mundhöhle. Sie tritt bei *Abwehrschwäche* auf, z. B. durch AIDS, immunsuppressive Therapie, schwerem Alkoholismus, langdauernder Antibiotika- oder Kortisongabe.

Das Leitsymptom ist der zunehmende *Schluckschmerz*, der dazu führen kann, dass die Nahrungsaufnahme verweigert wird. Es kann zu Blutungen und Stenosierungen kommen. Die Verdachtsdiagnose kann meist aufgrund der typischen Soorbeläge, die oft schon in der Mundhöhle (➤ Kap. 9.3.4) beginnen, gestellt werden. Die Diagnose wird durch die Endoskopie und den Erregernachweis gesichert.

Refluxösophagitis Sie ist die *häufigste* Erkrankung der Speiseröhre. Durch eine Insuffizienz des Ringmuskels am Mageneingang *(Kardiainsuffizienz)*, oft verbunden mit einer Hiatushernie (➤ Kap. 9.5.8), kommt es zu einem Ruckfluss (Reflux) von Mageninhalt in die Speiseröhre und dadurch dort zu entzündlichen Schleimhautveränderungen (↑ *Atlas* Abb. 9.55). Eine *sekundäre* Refluxösophagitis kann sich nach einer Operation an Magen oder Speiseröhre, bei Sklerodermie oder Pylorusstenose einstellen.

- **Diagnostik.** *Endoskopie*, evtl. mit Biopsie; Ösophagusmanometrie (Messung des intraluminalen Drucks zur Beurteilung der Speiseröhrenmotilität und der Spinkterfunktion).
- **Symptome.** *Sodbrennen, saures Aufstoßen, brennender retrosternaler Schmerz, Schmerzen* beim *Schlucken* (Dysphagie) und *Reflux.* Meist *verstärken* sich die Beschwerden durch *Bücken, Bauchpressen* (z. B. Husten oder Niesen), *fettreiche Speisen* und *Nikotin.*
- **Komplikationen.** Blutungen, Geschwürsbildung, Eisenmangelanämie, Ösophagusstenose, maligne Entartung.
- **Therapie.** Die Ursache muss herausgefunden und behandelt werden. Zu empfehlen sind diätetische Maßnahmen, evtl. die Gabe von Antazida (= Medikamente zur Neutralisation der Magensäure). Der Patient soll mehrmals täglich kleinere Mahlzeiten einnehmen. Säurelockende Speisen (Kaffee, Alkohol, Süßigkeiten) sind zu meiden. Da Nikotin den Ringmuskel schwächt, soll nicht geraucht werden. Um den intraabdominellen Druck zu senken, muss die Verdauung geregelt, eine bestehende Obstipation und Meteorismus behandelt und bestehendes Übergewicht reduziert werden. Bücken möglichst vermeiden. Beim Schlafen das Kopfende des Bettes höher stellen. Gelegentlich muss eine operative Behandlung in Betracht gezogen werden. In diesem Fall bildet der Chirurg einen neuen Muskelring an der Einmündungsstelle der Speiseröhre in den Magen (Angelchik-Prothese = Umschlingung der Kardia mit einem silikongefüllten Schlauch).

9.4.4 Achalasie und Pylorusstenose

Achalasie

Bei einer Achalasie (Ösophagusachalasie, Kardiaachalasie, veraltet: Kardiospasmus) kommt es durch eine Innervationsstörung zur *fehlenden Erschlaffung* des unteren *Ösophagussphinkters.* Dadurch ist der Übergang des geschluckten Bissens aus der Speiseröhre in den Magen erschwert oder sogar unmöglich. Oberhalb des betreffenden Abschnitts erweitert sich durch das Anstauen der geschluckten Nahrung die Speiseröhre sackartig. Es kommt zum Bild der „zugebundenen Wurst“.

Ursachen Der Achalasie liegt eine *Innervationsstörung* zugrunde, die ihre Ursache in einer Degeneration oder in einem Fehlen des zugehörenden Nervenplexus (Auerbach-Plexus, Plexus myentericus ➤ Kap. 9.1.5 und 18.6.3, Magenbewegungen) haben kann.

Symptome Vor allem zu Beginn der Erkrankung kommt es zu *starken retrosternalen Schmerzen,* da die Speiseröhre durch verstärkte Bewegungen versucht, die Engstelle zu überwinden. Später nehmen die Speiseröhrenmotilität und damit der Schmerz ab. Leitsymptome sind *Schluckstörungen* (Dysphagie), *Regurgitationen* (s. o.) und *Gewichtsverlust.* Der Betroffene nimmt beim Essen eine Zwangshaltung ein, spült mit Flüssigkeit nach und meidet die Gesellschaft anderer. Vor allem nachts und beim liegenden Patienten kann es durch Regurgitation zur Aspirationspneumonie („Schluckpneumonie“) kommen.

Differenzialdiagnose Bei einem funktionell bedingten Krampf der Speiseröhre klagt der Patient über Transportstörungen der Speise und (evtl. starke) retrosternale Schmerzen. Die Sphinkterfunktion ist hier im Unterschied zur Achalasie nicht gestört. Bei einer funktionellen Störung kommt es nicht zur Gewichtsabnahme.

Therapie Die Schulmedizin behandelt in leichteren Fällen medikamentös mit Kalziumantagonisten oder Nitraten, in ausgeprägteren Fällen kann der Spasmus mit einem Ballonkatheder gedehnt werden oder es wird endoskopisch das Botulinumtoxin in den Ösophagussphinkter injiziert, sodass der Muskel teilweise gelähmt ist und sich so die Öffnung zum Magen erweitert. Diese Behandlung muss im Mittel alle 6 Monate wiederholt werden. Operiert wird nur selten (Kardiomyotomie nach Heller: Durchtrennung der distalen Ösophagusmuskulatur).

Eine ganzheitliche Therapie wird auf jeden Fall die Frage zu lösen versuchen, warum es zu einem solchen Fehlen von Entspannung kommt und warum der Mensch nichts mehr in sich aufnehmen kann oder will.

Pylorusstenose

Bei der **Pylorusstenose** ist es zu einer *Verengung des Magenpförtners* gekommen. Letzteres kann unterschiedliche Ursachen haben, z. B. ein pylorusnahes Magen- oder Zwölffingerdarmgeschwür (➤ Kap. 9.5.4), eine Tumorerkrankung oder ein funktionelles Geschehen.

Bei der **angeborenen Pylorusstenose** (Pylorushypertrophie, Magenpförtnerverengung) handelt es sich um eine Verengung des Magenausgangs, von der zu *80 % Jungen* betroffen sind. Die Erkrankung zeigt sich meistens zwischen der *2. und 4. Lebenswoche.* Die Ursache ist noch nicht vollständig geklärt. Man findet aber die Muskulatur des Magenausgangs bei den Betroffenen verdickt und zunehmend verkrampft, sodass sogar flüssige Nahrung nicht mehr vom Magen ins Duodenum gelangen kann.

Typisch ist, dass der Säugling nach jeder Mahlzeit das Fläschchen *schwallartig erbricht.* Das Kind zeigt trotz des Erbrechens gleich wieder Hunger und entleert das nächste Fläschchen gierig, das es dann gleich wieder erbricht. Betrachtet man während des schwallartigen Erbrechens den Rumpf des Säuglings, so sieht man durch die Rumpfwand die *peristaltischen Bewegungen* des Magens. Die fehlende Flüssigkeits- und Nahrungsaufnahme führt zu einem raschen Kräfteverfall der betroffenen Kinder. Es besteht die Gefahr der Exsikkose.

In leichten Fällen kann damit behandelt werden, dass dem Kind zahlreiche kleine Mahlzeiten über den Tag verteilt gegeben werden. Oft muss aber operativ behandelt werden.

! Kommt es bei Säuglingen zu einer gestörten Flüssigkeitsaufnahme, so ist er unverzüglich zur Behandlung an den Kinderarzt oder an das Krankenhaus zu verweisen, da es innerhalb von Stunden zur Austrocknung kommen kann und damit zum Schock bzw. zum Hirnödem (infolge von Elektrolytverschiebungen).

9

9.4.5 Ösophagusdivertikel

Divertikel sind sackartige Ausstülpungen der Wand. Man unterscheidet echte und unechte Divertikel. Bei den *echten* Divertikeln liegt eine Ausstülpung *aller* Wandschichten vor; beim *unechten* (Pseudodivertikel) ist es durch *Lücken* der *Muskularis* (v.a. an Gefäßdurchtrittsstellen) lediglich zur Ausstülpung von *Mukosa* bzw. Submukosa gekommen (↑ *Atlas* Abb. 9.57, 9.58, 9.75).

Am häufigsten kommen in der Speiseröhre Divertikel am Übergang von der Muskelschicht des Rachens in die Muskelschicht der Speiseröhre vor, da hier aufgrund der unterschiedlichen Verlaufsrichtungen der Muskelfasern ein muskelschwaches Dreieck entsteht. An dieser Stelle kann sich ein unechtes Divertikel *(Zenker-Divertikel)* bilden. Betroffen sind davon meist Männer nach dem 60. Lebensjahr. Divertikel können jedoch auch im weiteren Verlauf der Speiseröhre entstehen. Bitte beachten Sie zu Divertikeln im Verdauungstrakt auch ➤ Kap. 9.7.6, Kolondivertikulitis.

Symptome Typisch ist im Krankheitsverlauf die Zunahme der *Schluckbeschwerden* beim Essen. Das Divertikel füllt sich beim Schlucken mit Speise, vergrößert sich deshalb im Laufe der Zeit und ruft beim Betroffenen das Gefühl hervor, dass ihm der Bissen im Hals stecken bleibt. Bei Divertikeln im Halsbereich kann es zeitweise zur Halsschwellung kommen (links stärker als rechts), manchmal sind diese Divertikel palpierbar.

Leitsymptome sind *Schluckstörungen* (Dysphagie) und *Fremdkörpergefühl,* später kommt es zu *Regurgitation* mit der Gefahr der *Aspirationspneumonie.*

Komplikationen Aspirationspneumonie, Druckgeschwüre, Fistelbildung, maligne Entartung. Liegen gebliebene Speisereste können zur Entzündung der Schleimhaut führen (Divertikulitis) und damit zu Blutungen.

Therapie Die schulmedizinische Therapie besteht bei stärkeren Beschwerden in einer chirurgischen Entfernung des Divertikels.

9.4.6 Ösophagusvarizen

Es handelt sich um *Erweiterungen* der *Speiseröhrenvenen.* Sie treten infolge von *Pfortaderhochdruck* auf, wie er z. B. bei Leberzirrhose vorkommt. Da das Blut von der Leber nicht ausreichend aufgenommen werden kann, fließt es vermehrt in die Speiseröhrenvenen ein. Diese sind aber auf Dauer der erhöhten Druckbelastung nicht gewachsen und werden immer dünnwandiger. Es besteht die Gefahr der Blutung aus den Varizen und später Perforationsgefahr (lebensgefährlich!). Geplatzte Ösophagusvarizen sind die häufigste Todesursache bei Leberzirrhose!

Symptome Leitsymptom sind auftretende *Blutungen* mit Bluterbrechen (Hämatemesis), Teer- und Blutstuhl. Beim Bluterbrechen kann entweder hellrotes Blut erbrochen werden oder durch vorheriges Verschlucken des Blutes kann es zum kaffeesatzartigen Bluterbrechen kommen, da in diesem Fall das Hämoglobin durch Einwirkung der Magensäure in das dunkle Hämatin umgebaut wurde.

Gefürchtet sind die möglicherweise akut auftretenden, lebensbedrohlichen Blutungen.

Diagnostik Röntgen (Breipassage), Ösophagoskopie.

Therapie Die Therapie der Ösophagusblutung erfolgt in der Klinik durch Kompression mit Ballonsonde. Weiter therapeutische Maßnahmen sind endoskopische Verödung und medikamentöse Drucksenkung (z. B. mit Vasopressin, Somatostatin).

9.4.7 Ösophaguskarzinom

Tumoren an der Speiseröhre sind zu über 90 % bösartig. *Männer* sind wesentlich häufiger befallen als Frauen; die Erkrankungshäufung liegt im *6. Lebensjahrzehnt.* Der Krebs entwickelt sich meist an den physiologischen Ösophagusengen im mittleren und distalen Abschnitt (↑ *Atlas* Abb. 9.59, 9.60).

Ursachen Die genaue Ursache ist unbekannt. Als chronische Schädigung der Speiseröhre spielen

Alkoholismus (hochprozentiger!), *Nikotin, scharf gewürzte* und ständig *zu heiß* genossene *Speisen* eine Rolle, mit der Nahrung aufgenommene *Nitrosamine, Refluxösophagitis, Achalasie,* Sklerodermie und Speiseröhrenverätzungen.

Symptome Treten erste Beschwerden auf, so ist das Speiseröhrenlumen meist schon zu ⅔ verlegt. Es kommt zu *Schluckstörungen, Gewichtsverlust, Regurgitation, Mundgeruch, Druckgefühl* und *Schmerzen hinter* dem *Brustbein.* Das Passagehindernis wird meist zuerst bei festen Speisen, später auch bei breiiger und flüssiger Nahrung bemerkt. Schon in einem frühen Stadium kann es zur Unfähigkeit kommen, den eigenen Speichel zu schlucken.

Bei weiter fortgeschrittener Erkrankung kommt es zu Heiserkeit (Rekurrensparese), Husten (angestauter Speisebrei läuft in den Kehlkopf, oder die Geschwulst hat auf Bronchien übergegriffen), Bluterbrechen (Tumor hat Blutgefäße eröffnet) und Pleuraerguss (Befall des Brustfells).

Metastasierung Der Krebs infiltriert frühzeitig in Nachbarorgane, streut zunächst lymphogen, später auch hämatogen (v. a. in Leber und Lunge).

Diagnostik Röntgen, Endoskopie mit Biopsie.

Prognose Die mittlere Überlebenszeit beträgt nach Diagnosestellung 4–5 Monate. Nur 1 % der Patienten hat eine Überlebenschance von über 5 Jahren.

Therapie Operation, Strahlentherapie, Zytostatika. Der Heilpraktiker kann, wie bei anderen Krebserkrankungen auch, begleitend behandeln.

9

!

Jede **Schluckstörung** (Dysphagie) muss endoskopisch abgeklärt werden, da sich dahinter ein *Speiseröhrenkrebs* verbergen kann.

9.4.8 Hiatushernie

Bei der Hiatushernie handelt es sich um einen Zwerchfellbruch, in dessen Folge *Magenanteile* durch den Hiatus oesophageus *in* den *Brustkorb* treten. Ältere Menschen sind häufiger betroffen als junge. Meist liegt eine axiale Gleithernie vor (zu 90 %). Bitte beachten Sie hierzu ↑ *Atlas* Abb. 9.56.

Hiatushernie

Magenanteile treten durch den Hiatus oesophageus in den Brustkorb.

Symptome Die meisten Patienten sind *beschwerdefrei.* Bei den übrigen treten, je nach Art und Ausmaß der Schädigung, unterschiedliche Beschwerden auf. Dabei kann es zu Druckgefühl und Schmerz hinter dem Brustbein kommen, Refluxösophagitis, Aufstoßen, Dysphagie, Sodbrennen, evtl. durch Herzverlagerung auch Tachykardie. Innerhalb der Hernie können durch *Druckgeschwüre* Sickerblutungen auftreten, die zur sekundären *Eisenmangelanämie* führen.

Diagnostik Röntgen, Endoskopie

Therapie Bei großen Hernien mit *Einklemmungsgefahr* muss *operiert* werden. Meist genügt aber schon eine *allgemeine Behandlung* durch häufige kleine Mahlzeiten, Gewichtsreduzierung, Beseitigung von Obstipation und Meteorismus (wichtig, um den intraabdominellen Druck zu senken). Falls aufgrund einer Sickerblutung Blutarmut besteht, ist eine Eisengabe notwendig.

9.5 Erkrankungen des Magens

9.5.1 Reizmagen

Beim Reizmagen besteht eine *funktionelle Störung* des *Magens,* ohne dass ein organischer Befund nachweisbar ist. Oft besteht gleichzeitig ein Reizkolon (➤ Kap. 9.7.1).

Ursachen Die Ursache der Erkrankung liegt im psychisch-seelischen Bereich. Es kommt zu einer Störung im Bewegungsablauf der Magenmotorik, die *Magenkrämpfe* hervorruft. Außerdem wird *zu viel Magensaft* produziert, der seinerseits zum Reflux in die Speiseröhre führen kann.

Symptome Folge der Krämpfe im Magen sind mehr oder weniger heftige, helle, stechende Schmerzen, manchmal besteht auch nur ein Druck- oder Völlegefühl. Außerdem können sich Appetitlosigkeit und eine Unverträglichkeit von bestimmten Nahrungsmitteln entwickeln, v.a. von Alkohol, Kaffee, erhitzten Fetten und Süßspeisen. Durch die vermehrte Magensaftproduktion kann Sodbrennen auftreten.

Therapie Um die zugrunde liegende Ursache zu finden, ist eine psychische Betreuung sinnvoll. Zudem sollte eine Ernährungsumstellung erfolgen, bei der säurelockende Speisen gemieden werden sollen. Über den Tag verteilt sind mehrere kleine Mahlzeiten einzunehmen. Lokale Wärmeanwendung wird bei Magenkrämpfen meist als wohltuend empfunden.

Pflanzliche Heilmittel bei Reizmagen

- **Kamille:** entzündungshemmend und krampfstillend, kann allerdings evtl. die Schleimhaut austrocknen
- **Pfefferminze:** gärungswidrig und gegen Übelkeit
- **Melisse:** beruhigend und krampflösend
- **Kalmus:** appetitsteigernd

9.5.2 Akute Gastritis

Bei einer akuten Gastritis (akute Magenschleimhautentzündung) kommt es zur *entzündlichen Veränderung der Magenschleimhaut*, bei der sich Erosionen bilden können. Oft besteht gleichzeitig eine Sekretionssteigerung (Hypersekretion) von Magensaft.

Ursachen Die Ursache ist meist in schädlichen Stoffen zu suchen, die dem Körper zugeführt wurden, wie z.B. *Alkohol, Nikotin* oder *Medikamente* (Salicylate, Zytostatika). Sie kann jedoch auch *infektiös* bedingt sein. In diesen Fällen kommt es allerdings oft zur Gastroenteritis, sodass auch Fieber, Durchfälle und Bauchschmerzen auftreten. Hier spielt das Bakterium Helicobacter pylori meist eine wichtige Rolle (s.u., chronische Gastritis).

Symptome Es kommt zu *Übelkeit, Brechreiz, Erbrechen, Appetitlosigkeit, Völlegefühl* und dumpfen evtl. brennenden *Schmerzen* in der Magengegend, die sich nach Nahrungsaufnahme eher verstärken, eventuell tritt Fieber (v.a. bei infektiöser Gastritis) auf. Die Erosionen der Magenschleimhaut können bei schweren Krankheitsbildern zu Blut im Erbrochenen oder zu Blut im Stuhl führen.

Therapie Nach Absetzen des schädigenden Reizes besteht eine große Spontanheilungstendenz. Die Therapie beginnt man mit einer ein- bis zweitägigen Nahrungskarenz, bei der aber reichlich dünn gebrühter Tee verabreicht wird. Dann erfolgt ein allmählicher Kostaufbau, angefangen mit Haferschleim und Zwieback.

Die Behandlung kann durch feucht-warme Auflagen auf den Oberbauch, z.B. einen Heublumensack und durch die Einnahme von Heilerde, in Wasser gelöst, unterstützt werden. Gegen den Brechreiz hat sich v.a. das homöopathische Mittel Ipecacuanha (Brechwurzel) D_6 bewährt. Weitere homöopathische Mittel, die häufig bei Magenschmerzen eingesetzt werden sind z.B. Nux vomica, Ignatia, Bryonia und Argentum nitricum.

! Bitte beachten Sie, dass für infektiös bedingte Gastroenteritiden für den Heilpraktiker Behandlungsverbot besteht. Dies ist festgelegt im IfSG §§ 24, 7, 6.

9.5.3 Chronische Gastritis

Die chronische Gastritis (chronische Magenschleimhautentzündung) kommt außerordentlich häufig vor, v.a. im höheren Lebensalter (bei der Mehrzahl der über 50-Jährigen ist sie nachweisbar).

Nach dem Ausmaß der aufgetretenen Magenschleimhautschädigung unterscheidet man zwischen der *Oberflächengastritis* und der *chronisch-atrophischen Gastritis.* Bei der Oberflächengastritis ist die Magenschleimhaut oberflächlich entzündet. Kommt es dann zu einem tieferen Eindringen von entzündlichen Infiltraten, die die Drüsen schädigen, so spricht man von chronisch-atrophischer Gastritis. Hierbei handelt es sich um eine tiefgreifende Schädigung der Magenschleimhaut und der Drüsenzellen. Dies führt zu einem Magensaftmangel, da die Drüsenzellen nicht mehr in der Lage sind, ausreichend Sekrete zu produzieren.

Verlaufsformen der chronischen Gastritis

Nach dem Ausmaß der aufgetretenen Schädigung

- Oberflächengastritis
- Chronisch-atrophische Gastritis

Nach der Ursache

- Typ A: **a**utoimmunbedingt
- Typ B: **b**akteriell bedingt
- Typ C: **c**hemisch bedingt (Medikamente u.a.)

9

Ursachen Nach der Ursache unterscheidet man Typ A, B und C.

- **Typ A: Autoimmunbedingt.** Bei den Betroffenen werden *Autoantikörper* gegen die Belegzellen bzw. den Intrinsic-Faktor gebildet. Infolge der Zerstörung der Belegzellen entwickelt sich ein Magensaftmangel. Man findet meist noch weitere Autoimmunerkrankungen wie Diabetes mellitus und Hashimoto-Thyreoiditis. Durch den Mangel an Intrinsic-Faktor kann es zur perniziösen Anämie (Vitamin B_{12}-Mangel-Anämie) kommen. Es besteht eine erhöhte Neigung, ein Magenkarzinom auszubilden.
- **Typ B: Bakterien.** Es handelt sich um die häufigste Ursache der chronischen Gastritis. Verursacht wird diese Typ-B-Schleimhautentzündung durch das Bakterium Helicobacter pylori (s. u). Die Schleimhautschädigung nimmt in diesen Fällen typischerweise vom Antrum in Richtung Korpus ihren Ausgang und schiebt sich weiter nach oben. Dabei nimmt die Zahl der Belegzellen ab, wodurch es zu einem Magensaftmangel, jedoch nicht zum völligen Versiegen der Magensaftproduktion kommt.
  Es besteht eine erhöhte Neigung ein Magen- oder Zwölffingerdarmgeschwür oder ein Magenkarzinom auszubilden.
- **Typ C: Chemische Reize.** Die Magenschleimhaut hat sich durch chemische Reize wie z. B. *Medikamente, hochprozentiger Alkohol* oder Gallenrückfluss entwickelt.

Helicobacter pylori gilt heute als Grundvoraussetzung für die Entwicklung einer Gastritis. Der Keim lebt in den Grübchen der Magenschleimhaut, kann durch spezielle Enzyme um sich herum ein neutrales Milieu herstellen und so im sauren Magen überleben. Man nimmt an, dass die Ansteckung über gemeinsam benutzte Gebrauchsgegenstände erfolgt, und zwar auf fäkal-oralem Weg. Die Durchseuchung ist altersabhängig. Bei uns findet man die Keime bei ca. 30 % der 30-Jährigen, bei 50 % der 50-Jährigen und bei fast 70 % der 70-Jährigen, unabhängig davon, ob Magenbeschwerden vorliegen oder nicht. So wird das Bakterium häufig gefunden, *ohne* dass Schleimhautveränderungen im Magen vorliegen. In Afrika sind nahezu alle Menschen bereits in der Kindheit Träger des Keims. Man vermutet einen Zusammenhang mit mangelhaften hygienischen Verhältnissen. Damit bleibt aber die genaue Rolle des Keims unklar. Er darf sicher *nicht* als alleinige Ursache von Gastritiden und Geschwüren angesehen werden, spielt aber vermutlich als Ko-Faktor eine Rolle.

Symptome Das Beschwerdebild ist uneinheitlich, oft besteht völlige *Symptomfreiheit.* Es kann aber auch nach Nahrungsaufnahme zu Druck- und Völlegefühl in der Magengegend kommen. Der Appetit ist nur selten beeinträchtigt, auch Übelkeit und Brechreiz fehlen meist. Erbrechen gehört nicht zum typischen Erscheinungsbild der chronischen Gastritis. Häufig wird jedoch eine *Unverträglichkeit* von schwerverdaulichen Speisen (erhitzten Fetten) angegeben.

Wird der Intrinsic-Faktor nicht mehr ausreichend gebildet, kann es zur *perniziösen Anämie* (Vitamin-B_{12}-Mangel-Anämie) kommen.

Diagnostik Endoskopisch und histologisch.

Therapie Die Mahlzeiten sollen in mehreren kleinen Portionen über den Tag verteilt eingenommen werden. In Ruhe essen! Gründliches Kauen ist wichtig, da Speichel ein gutes Antazidum (magensäurebindendes Mittel) ist. An Tees können Fenchel, Kalmus, Melisse und Pfefferminze verabreicht werden. Hochprozentigen Alkohol, unbekömmliche, schwerverdauliche und scharf gewürzte Speisen sind zu meiden.

9.5.4 Ulcus ventriculi et duodeni

Bei einem Geschwür kommt es zu einem *tiefen Gewebedefekt,* der über die Schleimhaut hinaus, bis in die Verschiebeschicht (Submukosa) bzw. die Muskelwand (Muskularis), hineinreicht (↑ *Atlas* Abb. 9.62 und 9.64). Das typische Geschwür entwickelt sich innerhalb weniger Tage zu seiner vollen Größe. Man unterscheidet:

- **Ulcus pepticum.** Durch Einwirkung von Pepsin und Magensäure hat sich ein Geschwür in einem Abschnitt des Verdauungstrakts entwickelt, der mit Magensaft in Berührung gekommen ist, v. a. als pylorusnahes Zwölffingerdarmgeschwür, als Magengeschwür oder als Speiseröhrengeschwür bei Refluxösophagitis.

Tab. 9.1 Unterscheidungsmerkmale von Ulcus ventriculi und duodeni

	Lokalisation des Geschwürs	Lokalisation des Schmerzes	Schmerztyp
Ulcus ventriculi	Meist Antrum und kleine Kurvatur	Meist links der Körpermittellinie	Oft Sofortschmerz (auch Spätschmerz)
Ulcus duodeni	Pylorusnah	Meist rechts der Körpermittellinie	Meist Nüchternschmerz

- **Magengeschwür** (Ulcus ventriculi). Es sitzt fast immer an der kleinen Krümmung, und zwar an der Grenze zwischen Magenkörper und Magenausgangsteil (↑ *Atlas* Abb. 9.58). Kommt es häufiger zu Rezidiven, so kann das Ulkus in Richtung Mageneingang hochwandern. Der Patient gibt *punktuelle Schmerzen* eher *links* der *Mittellinie* in der Magengegend an.
- **Zwölffingerdarmgeschwür** (Ulcus duodeni). Das Zwölffingerdarmgeschwür kommt häufiger als das Magengeschwür vor. Es hat seinen Sitz meist nahe beim Pförtner (↑ *Atlas* Abb. 9.63). Der Patient gibt Schmerzen deshalb eher *rechts* der Mittellinie an.

Vom Magengeschwür (Ulcus ventriculi) sind Männer und Frauen gleichhäufig betroffen, vom Zwölffingerdarmgeschwür (Ulcus duodeni) dagegen Männer dreimal so häufig wie Frauen.

Ursachen und Pathogenese Krankheitsauslösend können *Stress, Überforderung* und *anhaltende Angst-* und *Spannungssituationen* wirken. Der Magen schützt sich vor Selbstandauung durch das eiweißabbauende Pepsin durch einen Schleimüberzug. Besteht an einer Stelle ein Missverhältnis von Schleim und Magensaft (zu wenig Schleim bzw. zu viel Magensaft) so wird die Magenwand geschädigt. Es bildet sich ein cent- bis zweieurostück-großer Schleimhautdefekt, der weiter ins Gewebe vordringen (penetrieren) und sogar zum Durchbruch (Perforation) in die Bauchhöhle führen kann. Beim Zwölffingerdarmgeschwür liegt überwiegend eine Übersäuerung vor, beim Magengeschwür dagegen eher eine Untersäuerung. Bei 80 % der Magengeschwüre und fast 100 % der Zwölffingerdarmgeschwüre kann das Bakterium Helicobacter pylori (s. o.) nachgewiesen werden. Außerdem können Rauchen (steigert nächtliche Säureproduktion) und Medikamente (v. a. nicht-steroidale Antirheumatika, Kortison, Acetylsalicylsäure) die Entstehung eines Geschwürs begünstigen.

Symptome Leitsymptom des Geschwürs ist der *lokalisierte Schmerz.* Bei der Beschreibung des Schmerzes zeigt der Patient gewissermaßen von außen auf das Geschwür. Zu beachten ist allerdings, dass bei Einnahme von Acetylsalicylsäure Schmerzen fehlen können!

Man unterscheidet Sofort-, Spät- und Nüchternschmerz (➤ Tab. 9.1). Beim

- **Sofortschmerz** setzen die Schmerzen bald nach der Nahrungsaufnahme ein. Das ist typisch für ein hochsitzendes Korpusgeschwür.
- **Spät-** und **Nüchternschmerz** (Hungerschmerz) tritt mehrere Stunden nach der letzten Mahlzeit, oft auch nachts durch eine krankhafte Übersäuerung des Magens auf und weist auf Ulcus duodeni hin. Nüchternschmerz *bessert* sich durch Essen und durch Einnahme von Antazida (magensäurebindende Mittel).

Die Schmerzen werden oft begleitet von Übelkeit, Aufstoßen, Druck- und Völlegefühl. Säurelockende Speisen (Alkohol, Kaffee, Süßigkeiten, Röstprodukte) werden schlecht vertragen.

Komplikationen

- **Stenosierung** des Pylorus. Das abgeheilte Geschwür hinterlässt eine Narbe, die schrumpft. Dadurch wird die Lichtung eingeengt. Tritt dies im Magen auf, so spielt das meist weiter keine Rolle, im Röntgenbild kann dann ein „Sanduhrmagen" nachweisbar sein. Im Bereich des Pförtners kann es aber durch die Narbenzüge mehrerer Geschwüre so eng werden, dass der Transport des Speisebreies behindert wird. Der Magen kann sich nur noch verzögert entleeren. Übelkeit, anhaltendes Erbrechen, Appetitlosigkeit und Gewichtsabnahme sind die Folge.
- **Blutungen.** Wird die Wand eines Blutgefäßes im Geschwür durch den Magensaft aufgelöst, so kommt es zu Bluterbrechen und / oder *Teerstüh-*

len. Bei großem Blutverlust besteht Schockgefahr (↑ *Atlas* Abb. 9.64).

- **Penetration.** Das Ulkus dringt von der Schleimhaut bzw. von der Verschiebeschicht aus weiter vor bis in die Muskelschicht. In diesem Stadium ändern sich die Beschwerden des Patienten: Der *Schmerz strahlt* nun in den *Rücken* aus. Es besteht die Gefahr der Perforation.
- **Perforation.** Bei der Perforation sind alle Wandschichten, einschließlich des Bauchfells, aufgelöst. Der Mageninhalt gelangt in die freie Bauchhöhle und verteilt sich auf die umliegenden Organe. Die Magensäfte und die im Speisebrei enthaltenen Bakterien greifen nun die Organe an. Eine Perforation ist am *plötzlich* einsetzenden, *heftigen* (messerstichartigen) *Schmerz* im Oberbauch und der sich ausbildenden *Abwehrspannung* erkennbar. Es entwickelt sich eine Peritonitis mit Schockgefahr. Da es sich immer um einen lebensbedrohlichen Zustand handelt, ist sofortige Klinikeinweisung erforderlich. Der Patient darf sich nicht mehr bewegen und muss liegend im Krankenwagen transportiert werden.
- **Maligne Entartung.** Ein Magengeschwür kann maligne entarten, was beim Duodenalgeschwür nur äußerst selten vorkommt.

Diagnostik Gastroskopie mit Biopsie, evtl. Röntgen.

! Jedes Magengeschwür muss endoskopisch abgeklärt werden, um nicht einen Magenkrebs zu übersehen.

Therapie Ist das Bakterium Helicobacter pylori nachweisbar, werden in der Schulmedizin *Antibiotika* verabreicht. Dies führt in der Regel zur Ausheilung der Erkrankung. Zudem werden Protonenpumpenhemmer, H_2-Blocker, Antazida, und Schutzfilmbildner eingesetzt. Der Arzt überprüft allerdings 6–8 Wochen nach der Behandlung durch eine Gastroskopie, ob noch Helicobacter pylori nachweisbar sind.

Wichtig ist es, die verursachenden Faktoren auszuschalten, um die Magensaftproduktion zu normalisieren. Des Weiteren kann eine psychische Betreuung notwendig sein: Der Patient muss lernen, Stress abzubauen und an sich selbst keine überhöhten Forderungen zu stellen. Hilfreich sind Ernährungsempfehlungen: Meist spürt der Patient selbst genau, was ihm gut tut. Unbekömmliches soll er meiden, und damit auch zu schnelles, zu heißes, zu reichliches Essen, heiße Fette, scharfe Gewürze, scharf Angebratenes, hochprozentigen Alkohol, Kaffee und Rauchen. Wichtig sind gutes Kauen, in Ruhe essen und nur kleinere Portionen pro Mahlzeit einnehmen. Pflanzliche Heilmittel, die sich bewährt haben sind Kalmus, Kamille, Süßholzwurzel, Melisse u. a.

9.5.5 Magenkarzinom

Weltweit ist eine *kontinuierliche Abnahme* des Magenkrebses (Carcinoma ventriculi) zu verzeichnen. Die Schulmedizin führt dies v. a. durch die konsequente Behandlung des Helicobacter pylori bei Magenerkrankungen aller Art zurück.

Risikofaktoren Als wichtige Risikofaktoren gelten Ulcus ventriculi, chronisch-atrophische Gastritis, perniziöse Anämie, Zigarettenrauchen, Helicobacter-Besiedelung, familiäre Häufung, Magenpolypen (↑ *Atlas* Abb. 9.65, 9.66), lange Zeit (15 und mehr Jahre) zurückliegende (teilweise) Magenentfernung, Nitrosamine und reichlicher Genuss von geräuchertem Fleisch und Fisch.

Der Altersgipfel der Erkrankung liegt zwischen dem 50. und 70. Lebensjahr. Vor dem 30. Lebensjahr ist die Erkrankung selten.

Tumorarten Man unterscheidet (↑ *Atlas* Abb. 9.68) folgende Magenkarzinome:

- **Magenfrühkarzinom** (Oberflächenkarzinom). Der Krebs bleibt auf Mukosa und Submukosa beschränkt (↑ *Atlas* Abb. 9.67 und 9.68). Der Betroffene hat nach Operation eine Fünf-Jahres-Überlebensrate von 90 %!
- **Fortgeschrittenes Karzinom.** Dabei wird unterschieden, ob Submukosa, Subserosa, Serosa oder bereits Nachbarorgane infiltriert sind.
- **Magenstumpfkarzinom.** 15–20 Jahre nach einer Magenentfernung entwickelt sich bei ungefähr 10 % der Patienten Krebs, weshalb regelmäßige Magenspiegelungen zur Kontrolle notwendig sind.

Symptome Im Anfangsstadium verläuft die Erkrankung oft *unbemerkt*, manchmal besteht ein „*empfindlicher Magen*“. Es können *uncharakteristische Beschwerden* bestehen, wie Druck- und

Völlegefühl, Schmerzen im Oberbauch, Appetitlosigkeit und Abneigung gegen bestimmte Speisen, hier v. a. ein Widerwille gegen Fleisch. Im weiteren Krankheitsverlauf können sich Symptome verstärken, aber auch Schluckstörungen (bei Kardiakrebs) und blutiges Erbrechen auftreten.

Im fortgeschrittenen Stadium können folgende Symptome auftreten: akute Magenblutungen, Magenausgangsstenose, Kräfteverfall, Anschwellen des Virchow-Lymphknotens (Lymphknoten, kurz vor der Einmündungsstelle der Lymphe ins venöse Kreislaufsystem in der linken Schlüsselbeingrube), Fieber, Druckgefühl und bohrende Oberbauchschmerzen. Ist das Karzinom am Mageneingang lokalisiert, können sich Schluckstörungen entwickeln.

Bevorzugte Metastasierungswege sind durch die regionale Ausbreitung in die Speiseröhre, Leber, Milz, in das Pankreas, Zwerchfell und das Colon transversus, durch lymphogene Streuung in den Virchow-Lymphknoten und das kleine und große Netz sowie durch hämatogene Aussaat in Lunge, Skelett und Gehirn.

Symptome bei Metastasierung

Bei Krebserkrankungen mit Metastasierung treten folgende Symptome auf:
- Gewichtsabnahme bis Kachexie
- Anämie
- Müdigkeit
- Allgemeine Lymphknotenschwellung
- Beschleunigung der BKS und CRP-Anstieg

Diagnostik Gastroskopie mit Biopsie, evtl. Röntgen.

Therapie Wird die Erkrankung im Frühstadium erkannt, so hat eine Operation gute Erfolgsaussichten.

9.6 Erkrankungen des Dünndarms

9.6.1 Maldigestion und Malabsorption

Unter **Maldigestion** versteht man eine *Störung* der *Nahrungsaufspaltung;* unter **Malabsorption** eine schlechte (lat.: mal) *Stoffaufnahme* (Absorption, Resorption). Maldigestion und Malabsorption führen, über längere Zeit gesehen, zwangsläufig zu Mangelernährungssymptomen (Malassimilationssyndrom).

Maldigestion und **Malabsorption** führen, über längere Zeit gesehen, zur *Mangelernährung.*

Ursachen der Maldigestion
- **Pankreasinsuffizienz**
- **Fehlen von Gallensaft**, z. B. bei Gallengangsverschluss
- **Magensaftmangel**
- **Allergien** gegenüber Nahrungsmittel, z. B. Milchprodukte oder Fisch
- **Nahrungsmittelunverträglichkeit** durch Fehlen bestimmter Enzyme, z. B. Zöliakie oder Kohlenhydrat-Malabsorption

Ursachen der Malabsorption
- **Darminfektionen** (durch Bakterien, Viren, Pilze, Parasiten)
- **Schädigung der Dünndarmschleimhaut** (Morbus Crohn, Zöliakie, Narben, Fisteln, Divertikel, Tumoren)
- **Verkürzung des Dünndarms** (durch Operation)

Symptome Es kommt zu *Gewichtsabnahme, Massenstühlen* und *Durchfällen.* Je nachdem, welche Stoffe nicht aufgenommen werden können, entwickeln sich entsprechende Mangelsymptome, z. B. bei Eiweißmangel Muskelschwäche und Eiweißmangelödeme; beim Fehlen der fettlöslichen Vitamine Haut- und Schleimhautveränderungen; können Eisen, bzw. Vitamin B_{12} nicht aufgenommen werden, tritt eine Anämie auf.

Diagnostik Die Verdachtsdiagnose wird v. a. aufgrund der beim Patienten sichtbaren *Mangelerscheinungen* gestellt. Mit verschiedenen Tests lässt sich nachweisen, ob bestimmte oral zugeführte Stoffe vom Körper richtig aufgenommen werden und wieder ausgeschieden werden.

Therapie Die Therapie muss sich nach der zugrunde liegenden Ursache richten. Die fehlenden Stoffe müssen ersetzt *(substituiert)* werden und es muss eine Ernährungsberatung durchgeführt werden.

9.6.2 Morbus Crohn

Beim Morbus Crohn (Enteritis regionalis Crohn) handelt es sich um eine *chronische Darmentzündung* unklarer Ursache. Die Erkrankung kann *alle* Abschnitte des Verdauungstrakts von der Mundhöhle bis zum After befallen. Meist sind jedoch der *letzte Abschnitt* des *Ileums* (Ileitis terminalis Crohn) oder das *Kolon* (Colitis Crohn) betroffen (↑ *Atlas* Abb. 9.69).

Betroffene Betroffen sind vor allem jüngere Erwachsene beiderlei Geschlechts. Die Erkrankung tritt meistens erstmals zwischen dem 15. und 35. Lebensjahr auf. Sie kann jedoch auch erst in späteren Jahren in Erscheinung treten.

Die Häufigkeit (Prävalenz) der Erkrankung liegt in Deutschland bei ca. 300–400 Erkrankungen auf 100.000 Einwohner. In den letzten Jahren hat die Zahl der Erkrankungen zugenommen.

Pathophysiologie Die entzündeten Wandabschnitte sind durch Ödeme und/oder Fibrosen sulzig verdickt. Typisch ist das diskontinuierliche Auftreten der Entzündung, das heißt, entzündete Bereiche wechseln mit nicht entzündeten ab. Es bilden sich Granulome und Geschwüre, letztere können penetrieren und so zur Fistelbildung zu benachbarten Hohlorganen oder zur Haut führen. Durch narbige Schrumpfungsprozesse und durch zunehmende Wandverdickung können sich Stenosen entwickeln, die ein Passagehindernis für den Darminhalt darstellen (↑ *Atlas* Abb. 9.70).

Ursachen Die eigentliche Ursache ist *unbekannt*. Man nimmt an, dass es sich um ein multifaktorielles Geschehen mit genetischer Disposition handelt, bei dem Autoimmunvorgänge, Bakterien (v. a. Chlamydien) und Viren, Ernährungsgewohnheiten und psychische Faktoren eine Rolle spielen können.

Symptome Die Symptome beginnen *meist schleichend* mit *Durchfällen* und *krampfartigen Bauchschmerzen,* die im Mittelbauch oder rechtsseitig lokalisiert sein können. Die Beschwerden können aber auch akut einsetzen mit heftigsten abdominalen Schmerzen, Durchfällen (nur selten blutig) und Fieber. Es kommt zur Gewichtsabnahme. Spielt sich die Erkrankung im *Ileum* ab, so ist eine *Verwechslung* mit *Appendizitis* gegeben. Zumal in diesen Fällen der entzündete Bereich rechtsseitig als schmerzhafter, walzenförmiger Tumor tastbar sein kann.

Meist sind die Durchfälle morgens und nach Genuss von Obst und kalten Getränken am schlimmsten. Häufig ist die Analregion miterkrankt und es kommt dort zu Fisteln, Fissuren und ödematösen Schwellungen.

Komplikationen *Malabsorption* (z. B. perniziöse Anämie durch Störung der Vitamin-B_{12}-Aufnahmen), es kann auch an *anderen Organen* zu *Entzündungen* kommen: z. B. an der Haut (Erythema nodosum = Knotenrose), der Leber, der Galle, an den Augen und/oder Gelenken. Am Darm kann es zur *Perforation, Stenosierung, Ileus* (Darmverschluss) und zur *malignen Entartung* (Risiko ist allerdings nicht besonders hoch) kommen.

Diagnostik Inspektion der Analgegend, Rektoskopie, Ultraschall, Röntgen (Dünndarm-Doppelkontrastuntersuchung). In Abhängigkeit von der ablaufenden Entzündung auch Beschleunigung der BKS, CRP-Anstieg, gelegentlich kann man Autoantikörper (z. B. BPI-ANCA) nachweisen.

Differenzialdiagnose Infektiöse Darmentzündungen, Reizkolon, Appendizitis, Divertikulitis, Colitis ulcerosa, Darmtuberkulose (bei uns Rarität), Darmkarzinom.

Prognose Meist schreitet die Erkrankung mit Phasen wechselnder Aktivität fort. Bei optimaler Therapie hat jedoch die Mehrzahl der Betroffenen eine normale Lebenserwartung.

Therapie Der Patient muss v. a. im akuten Schub ärztlich betreut werden, da verschreibungspflichtige Mittel eingesetzt werden müssen (z. B. Kortison). Beim Auftreten von Komplikationen muss oft operiert werden. Mehr als 50 % der an Morbus Crohn Erkrankten werden mehrmals operiert!

Der Heilpraktiker kann begleitend behandeln. Als unterstützende Maßnahmen kommen Massagen, Bewegungstherapien, Bäder, Packungen (Heublumen, Schlamm, Fango, Moor) in Betracht. Bekannte homöopathische Mittel sind Aloe D_3 bis D_6 bei dünnbreiigen Stühlen mit Flatulenz und Sphinkterschwäche, Arsenicum album D_4 bis D_{12} bei ruhrartigem, übel riechendem Stuhlgang, der von Bauchkrämpfen, brennenden Schmerzen und Erschöpfung begleitet ist, Bryonia D_4 bis D_6 bei vorwiegend nächtlichen Entleerungen, gussartig mit Schleimbeimengung.

Bei Malabsorption muss *substituiert* werden, z. B. Vitamin B_{12}, fettlösliche Vitamine, Elektrolyte, Eisen, auch andere Bedarfsstoffe wie Eiweiße und Kalorien. Es sollte eine Ernährungsberatung erfolgen, wobei Speisen, die nicht vertragen werden, gemieden werden müssen.

9.6.3 Zöliakie

Früher wurde die Erkrankung auch als Sprue bezeichnet, wenn sie beim Erwachsenen auftrat.

Bei Zöliakie handelt es sich um eine Überempfindlichkeit der Dünndarmschleimhaut gegen Gluten. Gluten ist in der Klebereiweißschicht des Getreides (Roggen, Gerste, Weizen) enthalten. Leitsymptom sind die massiven Fettstühle und die folgende Malabsorption. Im Verlauf der Erkrankung kommt es zur Atrophie der Zotten (↑ *Atlas* Abb. 9.72b). In zwei Dritteln der Fälle manifestiert sich die Erkrankung bereits im *Säuglingsalter*, und zwar wenn erstmals Getreideprodukte gefüttert werden. Ein zweiter Erkrankungsgipfel liegt um das *40. Lebensjahr*. Frauen sind häufiger betroffen als Männer.

Zöliakie

Ursache: Überempfindlichkeit gegen Gluten.

Ursachen und Pathogenese Werden glutenhaltige Nahrungsmittel verzehrt, kommt es im Darm zu einer immunologischen Reaktion mit Bildung von Antikörpern gegen die Darmschleimhautzellen. Diese Antikörperbildung führt zu einer starken Veränderung der Dünndarmschleimhaut, die bis zur *Zottenatrophie* fortschreiten kann. Die Folge der Zottenatrophie ist, dass die Verdauungsenzyme nicht mehr ausreichend produziert werden können. Dies führt zur Maldigestion, die sich meist zuerst in einer Störung der Fettverdauung zeigt, die wiederum zu Mangelzuständen an fettlöslichen Vitaminen führt.

Symptome Nach dem Verzehr von glutenhaltigen Nahrungsmitteln, kommt es zu voluminösen, breiigen, übelriechenden, grau-weißlich-glänzenden *Durchfällen*. Da die fettlöslichen Vitamine in den Fetten eingeschlossen vorkommen, zeigen sich *Vitaminmangelzustände* der fettlöslichen Vitamine A, D, E und K. Außerdem kann es zu Gewichtsabnahme und allgemeiner Schwäche kommen, zudem je nach Mangelzuständen auch zu Anämie (durch Eisenmangel), Ödemen (durch Eiweißmangel), Osteomalazie bzw. Rachitis (durch Kalzium- und Vitamin-D-Mangel) und zu einer vermehrten Blutungsneigung (durch Vitamin-K-Mangel).

Sonderverlaufsformen Es ist zu beachten, dass es auch atypische Verläufe gibt, bei denen gastrointestinale Beschwerden fehlen.

- **Atypische Zöliakie.** Bei diesen Patienten treten Hauterscheinungen auf, wie Erytheme oder herpesähnliche Bläschen, außerdem Eisenmangelanämie, Osteomalazie und andere Mangelerscheinungen. Entsprechende Antikörper (IgG, IgA) gegen Gluten und Strukturen der Dünndarmschleimhaut können im Blut nachgewiesen werden.
- **Asymptomatische Zöliakie** („silent Zöliakie"). Bei diesen Patienten lassen sich entsprechende Antikörper und Dünndarmschleimhautveränderungen nachweisen, ohne dass Krankheitssymptome auftreten.
- **Potenzielle Zöliakie.** Von einer potenziellen **Zöliakie** spricht man, wenn man entsprechende Antikörper findet, bei sonst normaler Dünndarmschleimhaut.

Komplikationen Bei unbehandelter Zöliakie oder infolge von Diätfehlern kann es zur Zöliakiekrise mit massiven wässrigen Durchfällen und nachfolgender Exsikkose kommen. Nach langjährigem Verlauf besteht ein erhöhtes Entartungsrisiko der Darmschleimhaut.

Diagnostik Die Darmspiegelung zeigt eine Zottenatrophie, Kryptenhyperplasie bzw. eine Vermehrung der Lymphozyten im lymphatischen Gewebe des Darmes. Es sollte gleich eine Biopsie mit auffolgender histologischer Untersuchung der Dünndarmschleimhautzellen erfolgen. Im Blut können bestimmte Antikörper nachgewiesen werden. Der wichtigste Antikörper ist der IgA-Anti-Transglutaminase (Anti-TG). Bei einigen Betroffenen kommt allerdings ein genereller IgA-Mangel vor. Bei diesen wird beim IgA-Nachweis ein falsch negativer Befund erhoben. Bei diesen Patienten können ersatzweise die IgG-Antikörper gegen Transglutaminase (IgG-tTG) bestimmt werden.

Therapie Die Betroffenen müssen eine streng glutenfreie Kost einhalten, d. h. glutenhaltige Getreideprodukte müssen gemieden werden. Dies stellt im Alltag oft eine erhebliche Einschränkung dar, da Gluten auch versteckt in Soßen, Suppen, Würsten, Gewürzen u. a. enthalten ist. In fast allen Fertigsuppen befindet sich Glutamat, ein Geschmacksverstärker, der aus Gluten hergestellt wird. In den ersten Monaten der Behandlung müssen auch Milchprodukte gemieden werden. Grund ist ein sekundärer Laktasemangel, der sich durch die Schädigung der Dünndarmschleimhaut eingestellt hat. Dies führt dazu, dass Milchprodukte nicht mehr aufgeschlüsselt werden können. Fehlende Stoffe, z. B. die fettlöslichen Vitamine, Aminosäuren, Vitamin B_{12} und Eisen müssen substituiert werden.

9.7 Erkrankungen des Dickdarms

Die wichtigsten Symptome, die auf eine Erkrankung des Dickdarms hinweisen, sind *Durchfälle* (Diarrhö), *Verstopfung* (Obstipation), *Bauchschmerzen, Darmverschluss* (Ileus) und *blutiger Stuhl.*

9.7.1 Reizdarmsyndrom

Beim Reizdarmsyndrom (Reizkolon, Colon irritabile) handelt es sich um eine *funktionelle Störung* des Dickdarms, die außerordentlich häufig vorkommt. *Frauen* sind häufiger betroffen als Männer. Der Altersgipfel liegt zwischen dem 20. und 40. Lebensjahr.

Die Diagnose darf erst gestellt werden, wenn organische Leiden des Dickdarms durch entsprechende Untersuchungen *ausgeschlossen* werden konnten.

Ursachen Meist handelt es sich um Patientinnen mit einer Somatisierungsstörung (➤ Kap. 25.2.6).

Symptome Es kommt zu unterschiedlich starken Schmerzen im Kolonbereich, die „wandern". Betroffen sind v. a. die rechte und linke Dickdarmbiegung, der Blinddarm und das Sigmoid. Meist können die verkrampften Darmabschnitte bei der Palpation des Abdomens getastet werden. Es kann zu Verstopfung oder breiig bis wässrigen Durchfällen kommen oder Verstopfung und Durchfälle wechseln sich ab. Häufig leiden die Betroffenen auch unter Meteorismus (Blähungen) und Flatulenz (abgehende Winde).

Kennzeichen des Reizkolons

- Kein CRP-Anstieg
- Keine Leukozytose
- Kein Fieber
- Kein Blut im Stuhl
- Keine Gewichtsabnahme
- Keine nächtlichen Schmerzen

Je kürzer die Krankheitsgeschichte und je älter der Betroffene, desto unwahrscheinlicher ist es, dass es sich um ein Reizdarmsyndrom handelt!

Therapie Zur Behandlung sind *sanfte naturheilkundliche Therapien* wie Bach-Blüten, Homöopathie, Akupunktur und Phytotherapie bestens geeignet. Eine psychische Betreuung ist unerlässlich. Meist müssen Lebensgewohnheiten verändert werden und es ist für ausreichende Bewegung zu sorgen. Es dürfen keine stark wirkenden, reizenden Abführmittel verordnet werden. Es muss ein individueller Diätplan erstellt werden, der sich v. a. daran orientiert, dass unverträgliche Lebensmittel gemieden werden.

9.7.2 Diarrhö

Bitte beachten Sie, dass die meldepflichtigen infektiösen Erkrankungen des Verdauungskanals (Cholera, Shigellenruhr, Enteritis infectiosa, Typhus abdominalis, Paratyphus, Botulismus, Trichinose) gesondert besprochen werden (➤ Kap. 27), da in diesen Fällen für den Heilpraktiker Behandlungsverbot besteht.

Bei der Diarrhö (Durchfall) kommt es täglich zu mehr als drei Entleerungen von dünnen, breiigen bis wässrigen Stühlen. Aufgrund der beschleunigten Darmpassage konnte dem Stuhl nicht genügend Wasser entzogen werden.

Akute Durchfälle sind oft *infektiös* bedingt (manchmal auch Angstsymptomatik), *chronische* sind meist *nicht-infektiös* bedingt. Bitte beachten Sie zu „blutigen Durchfällen" ➤ Kap. 9.7.10.

!

Bei **infektiös bedingten** Durchfällen (z.B. Salmonellosen) besteht für den Heilpraktiker **Behandlungsverbot!**

Ursachen Diarrhö ist *keine* eigenständige *Erkrankung,* sondern das *Symptom* einer zugrunde liegenden Störung des Dünn- oder Dickdarms oder des Pankreas. In folgenden Richtungen kann nach der Ursache gefahndet werden:

- Infektionen: Bakterien (z.B. Salmonellose, Typhus abdominalis, Cholera), Viren (z.B. Rota-Viren bei Kleinkindern, Parvo-Viren), Pilze, Protozoen (z.B. Amöbenruhr)
- Reizdarmsyndrom
- Colitis ulcerosa und Morbus Crohn
- Divertikulitis
- Zöliakie
- Medikamente (Abführmittel, Digitalis, Antibiotika)
- Allergien und Nahrungsmittelunverträglichkeiten (Milch, Fischeiweiß), oft bestehen dann gleichzeitig Hauterscheinungen
- Parasiten (Madenwürmer, Bandwürmer)
- Schilddrüsenüberfunktion
- AIDS
- Vergiftungen durch Schwermetalle (Blei, Zink, Kadmium, Quecksilber) oder Pilze
- Psychische Faktoren, z.B. durch Angstsymptomatik
- Darmkrebs (Durchfälle meist im Wechsel mit Verstopfung)
- Diabetes mellitus (durch Neuropathie)
- Laxanzienabusus
- Pankreatitis

Symptome Es kommt zur *häufigen Entleerung* von *dünnen Stühlen,* die in den meisten Fällen von *Tenesmen* (krampfartigen Bauchschmerzen) begleitet sind.

Therapie Die Therapie richtet sich nach der zugrunde liegenden Ursache. Eine wichtige symptomatische Maßnahme ist: Der Patient muss viel trinken und es müssen die Elektrolyte ersetzt werden.

!

Bei **Säuglingen** und **Kleinkindern** kommt es bei Durchfall sehr schnell zur **Austrocknung,** evtl. schon innerhalb von Stunden!

9.7.3 Obstipation

Bei Obstipation (Verstopfung) kommt es zur *verzögerten Entleerung* eines *harten,* oft knolligen *Stuhles.* Meist wird eine Stuhlfrequenz, die zwischen dreimal täglich bis dreimal wöchentlich liegt, als normal angesehen. Ein wichtiges Kriterium sollte aber sein, ob der Patient angibt, dass er sich „verstopft fühlt"!

Frauen sind häufiger betroffen als Männer. Die Störung nimmt mit zunehmendem Lebensalter zu (ca. 25 % der über 60-Jährigen).

Ursachen Die Ursache kann in einem verzögerten Transport des Speisebreis durch den Darm liegen oder in einer Störung der Defäkation (Absetzen des Stuhls).

- **Verzögerter Transport des Speisebreis**
  - **Spastische Obstipation:** durch Verkrampfung der Darmmuskulatur
  - **Atonische Obstipation:** durch Erschlaffung der Darmmuskulatur. Beide Veränderungen können in verschiedenen Darmabschnitten zur gleichen Zeit vorkommen. Verstärkend auf die Erkrankung wirken sich fehlende Bewegung, ballaststoffarme Ernährung und eine Schädigung der Darmwand (z.B. durch Tumor) aus.
- **Gestörte Defäkation** (Absetzen des Stuhls). Hier können psychische Einflüsse eine wichtige Rolle spielen. Man muss aber auch eine schwache Bauchmuskulatur und eventuell Erkrankungen im Analbereich wie Hämorrhoiden, Tumoren, Entzündungen und Verwachsungen in Erwägung ziehen. In diesen Fällen kann sich aus Angst vor den Schmerzen bei der Defäkation eine Obstipation entwickeln.

Grundsätzlich kommt bei Verstopfung eine Vielzahl von Ursachen in Betracht: Ernährungsfehler, Ernährungsumstellung (z.B. auf Reisen), Bewegungsmangel, zu geringe Trinkmenge, Unterdrückung des Defäkationsreizes (keine Zeit für den Stuhlgang!), Kaliummangel, Schilddrüsenunterfunktion, Schwangerschaft, Reizdarm, Medikamente (z. B. Eisenpräparate, Antidepressiva, Neuroleptika, Diuretika), Fieber, Bettlägerigkeit, entzündliche Darmerkrankungen (z. B. Divertikulitis), Diabetes mellitus (durch Neuropathie), stenosierende Prozesse im Darm (z. B. Darmtumoren, Hernien).

Es kommen auch Elektrolytstörungen in Betracht. Hier spielt v. a. Kalium eine wichtige Rolle. Durch *Abführmittelmissbrauch* kommt es durch die dadurch ausgelösten Durchfälle zum Elektrolytverlust, v. a. zum Kaliumverlust. Kaliumverlust führt zu Muskelschwäche und damit auch zur Darmträgheit. Deshalb werden wiederum Abführmittel (evtl. in höherer Dosis) genommen, wodurch es wiederum zu Durchfällen und weiterem Kaliumverlust kommt. Es handelt sich also um einen Circulus vitiosus (Teufelskreis).

Komplikationen Hämorrhoiden, Divertikulose, Kotsteine (Kotknollen), Darmkrebs.

Laxanzienkolon Diese chronische Diarrhö geht einher mit *sekundärer Hypokaliämie*, Weitstellung und fehlende Haustrierung im aufsteigenden Dickdarmteil und Dickdarmmelanose, das heißt mit einer Schwarzfärbung der Schleimhaut.

Therapie Die Therapie richtet sich nach der zugrunde liegenden Ursache. Symptomatische Maßnahmen: Die Ernährung sollte ballaststoffreich sein. Es muss langsam gegessen und gut gekaut werden; genügend Zeit für den Stuhlgang einräumen! Es ist auf eine ausreichende Trinkmenge (1–2 Glas Wasser vor den Mahlzeiten) und auf ausreichende Bewegung zu achten.

Es können Darmmassagen, Yoga-, Entspannungs- und Atemübungen empfohlen werden.

Es gibt eine Vielzahl von Tees, die einer Obstipation entgegenwirken: *Sennesblätter*, *Faulbaumrinde* und *Aloe*. Allerdings dürfen diese keinesfalls unbedenklich und über längere Zeit eingenommen werden, da sie die Obstipation verstärken (s. o.) und zum Laxanzienkolon führen. Bekannte salinische Abführmittel sind Bittersalz, Glaubersalz und Karlsbader Salz. Ein wirksames Mittel stellen Einläufe dar, v. a., wenn sich harter Stuhl im Rektum angesammelt hat.

> **!**
> Auch pflanzliche Mittel dürfen bei Obstipation nicht unbedenklich über längere Zeit eingesetzt werden, da sonst die Gefahr eines **Laxanzienkolons** besteht!
> Quellmittel wie Leinsamen und Flohsamen dürfen nur verordnet werden, wenn dazu ausreichend getrunken wird, da sonst die Gefahr eines **Subileus** oder eines **Ileus** gegeben ist.

9.7.4 Ileus

Beim Ileus (Darmverschluss) kommt es zu einer *lebensgefährlichen Unterbrechung* des *Speisebreiflusses* im Dünn- oder Dickdarm. Man unterscheidet zwischen mechanischem und funktionellem Ileus.

Ursache: mechanischer Ileus Es besteht eine *Verlegung* des *Darmlumens*. Es wird dabei noch weiter in Obstruktions- und Strangulationsileus unterteilt.

- **Obstruktionsileus.** Beim Obstruktionsileus kommt es zu einer Verlegung des Darmes *ohne* Durchblutungsstörung. Das kann z. B. durch verschluckte Fremdkörper, Kotmassen, Wurmknäuel, Darmtumoren oder durch Strikturen infolge abgelaufener Entzündungen der Fall sein. Die häufigste Ursache sind allerdings Verwachsungen des Bauchfells nach früheren Operationen. Wird das Bauchfell durchtrennt, so verliert es oft seine Glätte, und zufällig aufeinandergelagerte Stellen verkleben und verwachsen miteinander. Hierbei bilden sich Nischen und Taschen, in denen sich Darmschlingen verfangen können, sodass die Stelle unpassierbar wird. Kommt es dabei zusätzlich zur Abklemmung der zuführenden Blutgefäße, so liegt ein Strangulationsileus vor.
- **Strangulationsileus.** Beim Strangulationsileus ist es zur Abschnürung eines Darmabschnitts bei *gleichzeitiger* Durchblutungsstörung der Darmwand gekommen, z. B. infolge einer Brucheinklemmung (Inkarzerationsileus) oder einer Invagination. Bei einer Invagination hat sich eine Darmschlinge in eine andere eingestülpt. Dies kommt v. a. bei Säuglingen und Kleinkindern bis zum 3. Lebensjahr vor, bei denen der Darm abnorm beweglich ist, in wenigen Fällen bei älteren Kindern und bei Erwachsenen. Da bei einem Strangulationsileus ein bestimmter Darmabschnitt

nicht mehr mit Blut versorgt wird, kommt es zum Absterben des unterversorgten Bereichs.

Ursache: funktioneller Ileus Hier liegt eine Störung der Darm*bewegung* vor.

- **Paralytischer Ileus.** Es ist zur Darm*lähmung* gekommen. Die Ursache ist meist eine Bauchfellentzündung, die sich nach einem Magen-, Gallen- oder Blinddarmdurchbruch eingestellt hat. Aber auch stoffwechselbedingte Vorgänge (Hypokaliämie) oder Verschlüsse der Gekrösegefäße (Mesenterialembolien) können zum paralytischen Ileus führen.
- **Spastischer Ileus.** Es handelt sich um eine akute, reflektorische *Dauerkontraktion* einzelner Darmabschnitte, z. B. durch Bleivergiftung.

Es kommen auch Mischformen des paralytischen und spastischen Ileus vor.

Symptome Beim **mechanischen** Ileus versucht der Darm das Hindernis durch besonders kräftige Darmbewegungen zu überwinden, weshalb es zu so *heftigen, anfallsweisen, stechenden Schmerzen* kommt, dass sich der Betroffene zusammenkrümmt. Zwischen den einzelnen Attacken liegen *schmerzfreie Intervalle.*

Gelingt es dem Darm auch durch die heftigen, stundenlangen Anstrengungen nicht, die Blockade zu durchbrechen, so gibt er seine Bemühungen auf. Der mechanische Darmverschluss geht nun in einen **paralytischen** über. Eine Untersuchung mit dem Stethoskop ergibt dann eine „Grabesstille" im Bauchraum, da keinerlei Darmgeräusche mehr zu hören sind. Beim paralytischen Ileus bestehen nur *mäßige, dumpfe Dauerschmerzen.*

Weitere Symptome des Ileus sind *Meteorismus* (im gestauten Darminhalt vermehren sich die Bakterien rasch) und sobald sich der Abschnitt zwischen Anus und Passagehindernis entleert hat, *Stuhl-* und *Windverhalten.* Die Bauchdecke ist anfangs weich, später wird sie durch die zunehmende *Abwehrspannung* der Bauchmuskulatur hart. Da der Darminhalt nicht mehr auf natürlichem Weg entleert werden kann, wird nun der umgekehrte Weg genommen. Deshalb stellt sich zuerst ein saures *Erbrechen* ein, da der Mageninhalt entleert wird; danach kommt es zum bitteren Erbrechen, wenn der Inhalt des Zwölffingerdarms erbrochen wird; letztendlich kann es sogar zum Koterbrechen (Miserere) kommen, wenn tiefere Darmabschnitte entleert werden.

Komplikationen Je nachdem, welche Ursache dem Darmverschluss zugrunde liegt, kommt es bereits nach Stunden oder erst nach einigen Tagen zum *Absterben* von Darmteilen. Die Folgen davon können ein *Darmdurchbruch*, eine *Bauchfellentzündung*, eine *Sepsis* oder ein *Schock* sein. Wird ein Darmverschluss nicht rechtzeitig behandelt, führt er zum Tode.

Therapie Bei Verdacht auf Ileus ist sofortige *Krankenhauseinweisung* notwendig. In jedem Fall, wenn wir bei einem Patienten einen „brettharten Bauch" feststellen, handelt es sich um einen lebensbedrohlichen Zustand, der eine sofortige Krankenhauseinweisung erfordert. Der Patient wird in diesem Fall nicht weiter untersucht, um herauszufinden, was nun die Ursache ist, denn jedes Abtasten oder gar Drücken auf der Bauchdecke könnte, z. B. bei einer vereiterten Appendizitis, zum Durchbruch führen.

!

Bei **„brettharten Bauch"** den Patienten auf der Liege belassen, sofort *Krankenwagen* rufen und Patienten nicht weiter bewegen.
Die Lagerung erfolgt nach Wunsch des Patienten, z. B. durch Unterlegen eines Kissens oder einer Knierolle.

9.7.5 Appendizitis

Umgangssprachlich wird die Appendizitis fälschlicherweise als „Blinddarmentzündung" bezeichnet. Es hat sich aber nicht der Blinddarm (Caecum) entzündet, sondern der Wurmfortsatz (Appendix vermiformis).

Von der *akuten* Verlaufsform sind in erster Linie *Schulkinder* und *Jugendliche* betroffen.

Ursachen Die Entzündung wird meist durch örtliche Darmkeime ausgelöst. Begünstigt wird sie durch Fremdkörper, die in den Appendix gelangt sind.

Symptome Bei der **akuten Appendizitis** beginnen die Beschwerden aus „heiterem Himmel", unvermittelt mit *Übelkeit, Erbrechen* und *heftigen Schmerzen* im Mittelbauch (manchmal auch im Oberbauch), die erst nach Stunden in den rechten Unterbauch ziehen. Die *Zunge* ist *belegt* und es besteht *Appetitlosigkeit,* evtl. auch leichtes Fieber. Es kommt zu einer rektal-axillar gemessenen *Temperaturdifferenz* von über 0,6 °C. Es entwickelt sich *zunächst* eine *lokale Abwehrspannung.*

Eine **chronische Appendizitis** entwickelt sich meist aus einer akuten heraus. Hierbei kommt es lediglich zu uncharakteristischen, wiederkehrenden Beschwerden im rechten Unterbauch. Eine chronische Appendizitis kann ausheilen oder in eine akute Verlaufsform übergehen, die ihrerseits wieder chronisch werden kann. Bei einer chronischen Appendizitis treten meist nur einige Appendizitissymptome auf.

Komplikationen Mögliche Komplikationen sind Perforation (s. u.), Peritonitis, Sepsis, Abszessbildung und Ileus (Darmverschluss). Zur **Perforation** kommt es meist am 2. Krankheitstag. Dabei unterscheidet man zwischen offener und gedeckter Perforation:

- Bei einer **offenen Perforation** fließt das eitrige Sekret in die freie Bauchhöhle. Die Darmbakterien verteilen sich in der gesamten Bauchhöhle und werden vom Peritoneum sehr schnell ins Blut aufgenommen. Dies führt zu einer lebensbedrohlichen Sepsis.
- Bei einer **gedeckten Perforation** hat sich das große Netz (Omentum majus) auf den entzündeten Appendix gelegt und durch Adhäsion (Verklebung) die Ausbreitung des Eiters in die freie Bauchhöhle verhindert. Es entwickelt sich eine lokal begrenzte Peritonitis mit Eiteransammlung im rechten Unterbauch. Die Schmerzen sind weniger heftig als bei offener Perforation, und sie sind deutlicher lokalisierbar.

Bei einer Perforation treten sehr heftigen Schmerzen auf, die allerdings kurz danach zurückgehen, um einige Zeit später erneut aufzutreten und an Heftigkeit wieder zuzunehmen.

Diagnostik Die Verdachtsdiagnose wird aufgrund der *Beschwerden* gestellt. Bei der Untersuchung muss beachtet werden, dass es zahlreiche *Lagevarianten* des Appendix (↑ *Atlas* Abb. 9.45) gibt, wodurch verschiedene Schmerzlokalisationen bestehen können. Außerdem variiert die Schmerzsymptomatik je nach Lebensalter. So haben ältere Menschen nur geringe Beschwerden, weil ihre körperlichen Abwehrreaktionen auf Entzündungen herabgesetzt sind („Altersappendizitis"). Oft gestaltet sich das Aufdecken einer Schwangerschaftsappendizitis als schwierig, weil es hier durch die anatomischen Veränderungen auch zu einer Veränderung des klinischen Erscheinungsbildes kommt.

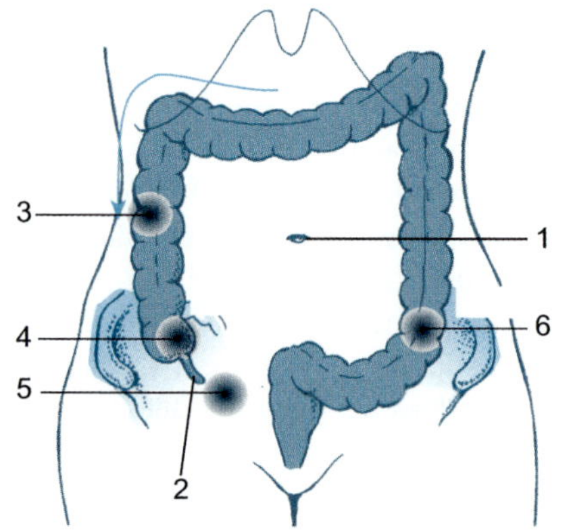

Abb. 9.8 Wichtige Punkte des Bauchraums. 1: Nabel, 2: Wurmfortsatz (Appendix vermiformis), 3: Rovsing-Zeichen, 4: McBurney-Punkt, 5: Lanz-Punkt, 6: Blumberg-Punkt. [L157]

Wichtige Stellen, die auf Druckschmerzhaftigkeit geprüft werden sind (➤ Abb. 9.8, ↑ *Atlas* Abb. 9.46):

- **McBurney-Punkt,** der am Übergang vom lateralen zum mittleren Drittel auf der gedachten Verbindungslinie vom vorderen rechten oberen Darmbeinstachel (Spina iliaca anterior superior) zum Nabel liegt.
- **Lanz-Punkt.** Zum Auffinden verbindet man die beiden vorderen oberen Darmbeinstachel miteinander und drückt beim rechtsseitigen Drittelpunkt vorsichtig ein.
- **Rovsing-Zeichen.** (spr.: rousing): Beim Ausstreichen des Dickdarmes entgegen seiner natürlichen Transportrichtung kommt es zu Schmerzen (➤ Abb. 9.8, ↑ *Atlas* Abb. 9.47).
- **Blumberg-Zeichen.** Es wird eine Stelle im linken Unterbauch eingedrückt und schnell losgelassen. Kommt es daraufhin im Appendixbereich zum Loslassschmerz als Erschütterungsschmerz, so spricht dies für eine Beteiligung des Bauchfells im Appendixbereich.
- **Psoas-Zeichen.** Beim Heben des gestreckten rechten Beines gegen Widerstand kommt es im rechten Unterbauch zu Schmerzen.
- **Douglas-Schmerz (rektale Austastung).** Dabei wird der Douglas-Raum (tiefster Punkt der Bauchhöhle – bei der Frau zwischen Uterus und Rektum; beim Mann: zwischen Harnblase und Rektum) auf Schmerzhaftigkeit untersucht. Zur Prüfung wird eine rektale Austastung vorgenom-

men. Diese Untersuchung dient dem Erkennen einer Appendizitis bei einer atypischen Lage des Appendix in der Bauchhöhle.

Blutuntersuchung. Leukozytose mit relativer Lymphopenie, CRP-Anstieg, BKS-Beschleunigung nach 12–24 Stunden.

> **!**
> **Appendizitis-Diagnostik**
>
> Fragen Sie das Kind, ob es Lust hätte, seine Lieblingsspeise zu essen!
> Appetit darauf schließt eine Appendizitis mit großer Wahrscheinlichkeit aus!

Differenzialdiagnose Akutes Abdomen anderer Ursache, Adnexitis (Eileiter- bzw. Eierstockentzündung), Eileiterschwangerschaft, Stieldrehung einer Ovarialzyste, Pyelonephritis, Gastroenteritis, Cholezystitis, Magen-Darm-Geschwür evtl. mit Perforation, Morbus Crohn, Peritonitis

Therapie Schon im Verdachtsfall muss der Betroffene in ein Krankhaus eingewiesen werden.

9.7.6 Kolondivertikulitis

Divertikel sind *sackförmige Ausstülpungen* von *Wandteilen.* Sie können im Verdauungskanal vom Beginn der Speiseröhre bis einschließlich Kolon vorkommen. Man unterscheidet zwischen echten und unechten Divertikeln (↑ *Atlas* Abb. 9.76).

- **Echte Divertikel.** Es handelt sich um eine Ausstülpung *aller* Wandschichten. Ein bekanntes echtes Divertikel ist das Meckel-Divertikel (↑ *Atlas* Abb. 9.77), das bei ca. 2 % der Bevölkerung besteht. Es handelt sich dabei um eine 2–20 cm lange Ausstülpung des Ileums als angeborene Fehlbildung.
- **Unechtes Divertikel** (Pseudodivertikel). Durch Lücken der Muskelwand (meist an Gefäßdurchtrittsstellen) kommt es lediglich zum Ausstülpen von Mukosa bzw. Submukosa. So kann sich z. B. am Übergang des Rachens in die Speiseröhre ein Divertikel (Zenker-Divertikel) bilden, da hier ein muskelschwaches Dreieck durch die unterschiedlichen Verlaufsrichtungen der Muskelschichten von Rachen und Speiseröhre besteht (➤ Kap. 9.4.5).

Divertikulose. Unter Divertikulose versteht man das *zahlreiche Auftreten* von *Divertikeln.* Dabei handelt es sich meist um eine **Kolondivertikulose,** das heißt um Divertikel, die sich v. a. im absteigenden Dickdarm und im Sigmoid, und zwar an der Durchtrittsstelle von Gefäßen vom Gekröse in die Dickdarmwand ausbilden. Ihr Auftreten wird durch eine anlagebedingte Schwäche der Darmwandmuskulatur, durch ballaststoffarme Ernährung und chronische Obstipation gefördert. Sie tritt bevorzugt im höheren Lebensalter auf (60 % der 80-Jährigen sind betroffen). Eine Divertikulose bleibt im Allgemeinen symptomlos und damit unbemerkt (↑ *Atlas* Abb. 9.76).

Divertikulitis. Kommt es zur *Entzündung* der Divertikel, spricht man von Divertikulitis. Dabei bestehen (erhebliche) Beschwerden.

Ursachen Ist die Entleerung von Darminhalt aus den Kolondivertikeln nicht möglich, verweilen hier Stuhlbestandteile, sodass Darmbakterien eine Entzündung verursachen können.

Symptome Die Beschwerden ähneln denen einer Appendizitis, spielen sich aber bevorzugt im linken Unterbauch ab, weshalb man von „*Linksappendizitis*" spricht. Es kommt zu *Schmerzen* (oft kolikartig!) im linken Unterbauch und zur *Änderung* der *Stuhlgewohnheiten,* das heißt, wenn vorher eher Obstipation bestand, kommt es nun zur Diarrhö – und umgekehrt. Es können sich jedoch auch Verstopfung und Durchfall abwechseln. Es kann zu *Völlegefühl, Meteorismus, Übelkeit, Erbrechen* und – je nach Krankheitsschwere – zu (hohem) *Fieber* kommen. Dem Stuhl kann *Blut* und vermehrt *Schleim* beigemischt sein. Des Weiteren kann es zu Blasenentleerungsstörungen (Dysurie) kommen.

Komplikationen Subileus, Ileus, Abszessbildung, Fistelbildung, Perforation.

Diagnostik Eine Divertikulose kann mithilfe einer *Koloskopie* (Dickdarmspiegelung) diagnostiziert werden. Manchmal wird sie als Zufallsbefund bei anderen Erkrankungen erhoben. Bei Verdacht auf akute Divertikulitis ist die Koloskopie jedoch kontraindiziert! Im Blut findet man eine BKS-Beschleunigung, einen CRP-Anstieg und eine Leukozytose.

9

Differenzialdiagnose Kolonkrebs, Appendizitis, Colitis ulcerosa, Morbus Crohn, Ileus.

Therapie Symptomlose Divertikel müssen nicht behandelt werden. Allerdings sollte der Betroffene prophylaktisch eine *ballaststoffreiche* Ernährung zu sich nehmen.

Bei einer leichteren Divertikulitis wird eine leicht verdauliche Nahrung empfohlen. Bei schweren Verläufen muss der Patient ins Krankenhaus eingeliefert werden, damit eine parenterale Ernährung erfolgen kann. Bei rezidivierender Divertikulitis wird schulmedizinisch manchmal der betroffene Darmabschnitt, meist das Sigmoid, operativ entfernt. Einläufe sind wegen bestehender Perforationsgefahr zu vermeiden. Keine Abführmittel verordnen!

9.7.7 Colitis ulcerosa

Colitis ulcerosa ist eine *chronisch-rezidivierende Entzündung* des *Dickdarms,* bei der es zu *geschwürigen Darmwandschädigungen* kommt (↑ *Atlas* Abb. 9.74). In den meisten Fällen (> 95 %) ist der Mastdarm in das Entzündungsgeschehen mit einbezogen. Die Schleimhautentzündung breitet sich meist innerhalb des Kolons von distal nach proximal aus (↑ *Atlas* Abb. 9.73). Die Erkrankung beginnt meist zwischen dem 20. und 40. Lebensjahr. Frauen sind häufiger betroffen als Männer.

Ursachen Die Ursache ist *ungeklärt,* man vermutet jedoch, dass ein Autoimmungeschehen, Infektionen mit Bakterien (v. a. Chlamydien) und Viren und eine familiäre Häufung eine Rolle spielen.

Verlaufsformen

- **Chronisch-rezidivierender Verlauf** (85 %). Nach Zeiten *kompletter* Remissionen (Zurückgehen von Krankheitserscheinungen) können durch psychische und / oder körperliche Belastungen Krankheitsschübe ausgelöst werden. 5–10 % der Betroffenen bleiben nach einem einzigen Krankheitsschub viele Jahre symptomfrei.
- **Chronisch-kontinuierlicher Verlauf** (10 %). Die Erkrankung läuft in unterschiedlicher Intensität ab, aber es kommt *nicht* zu vollständigen Remissionen.
- **Akuter fulminanter Verlauf** (5 %). Plötzlicher Krankheitsbeginn mit heftigen Tenesmen, Durchfällen und hohem Fieber. Es besteht große Schockgefahr!

Symptome Aufgrund einer verletzlichen, hochroten, leicht blutenden Schleimhaut kommt es zu *blutig-schleimigen Durchfällen.* Es kann zu Geschwürsbildungen mit darauf folgenden narbigen Schrumpfungen und Stenosierungen kommen.

Die Ausprägung der Symptome hängt von der Ausdehnung und Schwere des entzündlichen Geschehens ab. Meist ist der Beginn schleichend mit wässrigen Stühlen, denen Schleim und Blut beigemengt sind. Anfänglich unklare Bauchbeschwerden steigern sich zu *schmerzhaften Tenesmen.*

Nur selten beginnt die Krankheit akut mit Fieber, heftigen Tenesmen und schweren Durchfällen (s. o.).

Komplikationen Wie bei Morbus Crohn, kann es auch bei Colitis ulcerosa zu Entzündungen an anderen Körperstellen kommen, das ist allerdings seltener der Fall:

- **Haut** (Erythema nodosum, ↑ *Atlas* Abb. 9.71, Pyoderma gangraenosum)
- **Gelenke** (Arthritis, Spondylitis)
- **Augen** (Iritis)
- **Venen** (Thrombophlebitis)
- **Leber- und Pankreasentzündungen**

Weitere Komplikationen sind Analabszesse, Analfisteln, Gewichtsabnahme, massive Darmblutungen und toxische Kolondilatation („toxisches Megakolon", eine massive, akute Dilatation des Kolons durch eine Schädigung der Darmwandnerven mit hohem Fieber, Tachykardie, Erbrechen, Subileus, akutem Abdomen und evtl. Schock). Eine weitere seltene Spätkomplikation ist die Amyloidose (Ablagerung fibrillärer Eiweiße führt zur Behinderung des Stoffaustausches in Organen).

Das Entartungsrisiko korreliert mit der Dauer der Erkrankung und dem Ausmaß der Kolonbeteiligung. Nach 8- bis 12-jähriger Erkrankungsdauer werden jährliche Koloskopien empfohlen, da nach 15 Jahren das Krebsrisiko um ca. das Dreifache erhöht ist.

Kommt es zu Darmperforation und Peritonitis, handelt es sich um einen lebensbedrohlichen Zustand, der eine sofortige Krankenhauseinweisung erfordert.

Diagnostik Koloskopie mit Biopsie, Anusinspektion, digitale Austastung des Rektums, Ultraschalluntersuchung, Röntgen, bakteriologische Stuhluntersuchung (zum Ausschluss einer infektiösen Kolitis).

Differenzialdiagnose Morbus Crohn, Divertikulitis, infektiöse Kolitis, Durchfälle bei AIDS, medikamenteninduzierte Durchfälle, Nahrungsmittelallergien (einschließlich Glutenunverträglichkeit), Kolonkarzinom.

Therapie Da verschreibungspflichtige Medikamente eingesetzt werden müssen, kann der Heilpraktiker nur *begleitend* zum Arzt behandeln.

Die Therapie muss dem Schweregrad der Erkrankung angepasst sein. In leichten Fällen genügt oft eine Ernährungsumstellung auf ballaststoffarme Kost und psychische Betreuung. In schweren Fällen ist eine Einweisung ins Krankenhaus notwendig, da die Ernährung nur noch intravenös erfolgen kann.

Bei Versagen der konservierenden (bewahrenden) Maßnahmen kann es notwendig sein, Teile des Rektums bzw. des Dickdarms oder auch den gesamten Dickdarm (Proktokolektomie) operativ zu entfernen. Colitis ulcerosa gilt durch operative Maßnahmen als heilbar, im Unterschied zum Morbus Crohn, der auch nach der operativen Entfernung des entzündeten Darmabschnitts meist fortschreitet.

9.7.8 Dickdarmtumoren und Dickdarmkrebs

Im Dickdarm kommen gut- und bösartige Tumoren vor.

Gutartige Tumoren Es handelt sich (meist) um *Schleimhautpolypen,* die mit steigendem Lebensalter gehäuft vorkommen. Sie verursachen anfangs keine Beschwerden, erst bei Verletzungen machen sie sich durch Blutungen bemerkbar. Ihr Entartungsrisiko hängt von der *Polypengröße* (unter 1 cm unter 1 %, über 2 cm bis 50 %), dem Dysplasiegrad und der Histologie ab. Wegen ihres Entartungsrisikos werden Polypen in der Schulmedizin entfernt (↑ *Atlas* Abb. 9.66).

Polypen kommen im Dickdarm nur selten allein vor. Liegen mehr als 100 Polypen vor, spricht man von Polyposis.

Bösartige Tumoren Dickdarmkrebs entwickelt sich häufig im Rektum (↑ *Atlas* Abb. 9.78), meist zwischen dem 60. und 70. Lebensjahr. Bei rechtzeitiger Diagnosestellung ist die Prognose günstig. Allerdings bestehen zum Zeitpunkt der Diagnose bereits bei jedem 4. der Betroffenen Lebermetastasen.

Symptome bei Dickdarmkrebs Darmkrebs entwickelt sich *anfangs schleichend,* ohne besondere Beschwerden. Im weiteren Verlauf kommt es zur *Änderung* der *Stuhlgewohnheit* (➤ Kap. 9.7.6 Kolondivertikulose) bzw. Obstipationen und Diarrhöen wechseln sich ab. *Schmerzen* und *Blutbeimengung* im Stuhl sind immer wichtige Verdachtsmomente auf Darmkrebs. In diesem Fall muss eine Krebserkrankung immer durch geeignete Untersuchungsmethoden ausdrücklich ausgeschlossen werden. Zu beachten ist ferner, dass ungefähr in der Hälfte der Fälle von Darmkrebs gleichzeitig Hämorrhoiden bestehen. Deshalb muss bei einem Hämorrhoidalleiden immer eine sorgfältige Abklärung erfolgen.

Später kommt es zu Abgeschlagenheit, unwillkürlichem Stuhlabgang, Meteorismus, Flatulenz, Müdigkeit, Gewichtsverlust, Anämie, Schmerzen und evtl. tastbarem Tumor; im Spätstadium dann Ileus, Darmperforation und Fistelbildungen.

!

Leitsymptome bei Dickdarmkrebs

- Blutbeimischung im Stuhl
- Änderung der Stuhlgewohnheit
- Unwillkürlicher Stuhlabgang
- Meteorismus, Flatulenz

9.7.9 Hämorrhoidalleiden

Hämorrhoiden (auch: Hämorriden) sind knotenförmige Erweiterungen bzw. Hyperplasien (Größenzunahme durch Vermehrung der Zellzahl) der Schwellkörper, die in den Aftersäulen des Analkanals (↑ *Atlas* Abb. 9.37) liegen. Bei diesen Schwellkörpern handelt es sich um *Gefäßgeflechte,* die die Aufgabe haben, den After gasdicht zu verschließen. Vergrößern sich einzelne Abschnitte des Schwellkörpers, so bilden sich innere Hämorrhoiden (↑ *Atlas* Abb. 9.79).

Äußere Hämorrhoiden (↑ *Atlas* Abb. 9.80) dagegen spielen sich in den oberflächlichen Hautvenen in der Analregion ab. Bei diesen handelt es sich meistens um perianale Hämatome nach einer Venenruptur. Hämorrhoiden sind ein ausgesprochen weitverbreitetes Leiden.

Ursachen *Bewegungsmangel, ballaststoffarme Ernährung, Bindegewebsschwäche,* häufige *Verstopfung* und starkes Pressen beim Stuhlgang (v.a. das sog. *Nachpressen*), Abführmittel und dadurch verursachte *Diarrhöen.*

Verschlechternd auf die Beschwerden wirken sich scharfe Gewürze, Kaffee, Nikotin sowie Alkohol aus.

Diagnostik Rektale Austastung, Rektumspiegelung, evtl. Röntgenkontrastdarstellung.

!

Ungefähr die Hälfte aller Patienten mit **Dickdarmkrebs** leidet *gleichzeitig* unter *Hämorrhoiden.* Deshalb bei auftretenden Blutungen nie einfach nur auf Hämorrhoiden behandeln, ohne einen Darmkrebs ausgeschlossen zu haben.

Krankheitsstadien

1. **Stadium.** In den Aftersäulen haben sich kleine Knoten gebildet, die von außen nicht erkennbar sind. Es kann beim Stuhlgang zu hellroten Blutungen kommen (Bitte denken Sie daran, dass bei solchen Blutungen ein Rektumkarzinom ausgeschlossen werden muss!). In diesem Stadium bestehen keine Schmerzen, da die Darmschleimhaut schmerzunempfindlich ist.
2. **Stadium.** Die Knoten haben sich vergrößert und werden beim Stuhlgang unter Schmerzen vor die Afteröffnung gepresst. Nach dem Stuhlgang wandern die Knoten von allein wieder in den Afterkanal zurück. Da die Afterschleimhaut im Unterschied zur Darmschleimhaut schmerzempfindlich ist, kommt es in diesem Stadium zu starken Schmerzen. Die Blutungen gehen in diesem Stadium meist zurück.
3. **Stadium.** Die Hämorrhoidalknoten sinken weiter nach außen und bleiben nun auch nach dem Stuhlgang dauerhaft vor dem After liegen. Sie können jedoch mit dem Finger wieder reponiert (zurückgeschoben) werden. In diesem Stadium kommt es zu Juckreiz, Schmerzen und Blutungen. Es kann sich eine beginnende Inkontinenz einstellen, d.h. eine Unfähigkeit Winde und Stuhl willentlich zurückzuhalten.
4. **Stadium.** Die Hämorrhoidalknoten sind nicht mehr reponierbar, sondern liegen ständig vor dem After. Liegen die Hämorrhoidalknoten längere Zeit vor dem After, bilden sie sich zu Marisken um. Bei Marisken handelt es sich um derbe, schlaffe Hautfalten, die sich beim Pressen nicht mehr mit Blut füllen und sich auch nicht reponieren lassen.

Symptome *Jucken, Brennen,* evtl. dumpfen *Schmerzen* in der Afterregion. Typischerweise findet man auf dem Stuhl *blutige Auflagerungen.* Außerdem kann es zu Analschleimhautvorfall, Analekzemen, Fissuren (↑ *Atlas* Abb. 9.83) und Analgeschwüren kommen.

Komplikationen Mögliche Komplikationen sind starke Blutungen, Anämie, Stuhlinkontinenz, Analprolaps (↑ *Atlas* Abb. 9.81), Einklemmen (Inkarzerieren) von Hämorrhoidalknoten, die nicht mehr in den Analkanal zurückgeschoben werden können. Solche eingeklemmten Knoten verursachen heftigste Schmerzen. Zudem kann es zu einer Hämorrhoidalthrombose (↑ *Atlas* Abb. 9.82) kommen, d.h. zur lokalen Bildung eines Blutgerinnsels mit Entzündung, wodurch ebenfalls starke Schmerzen verursacht werden.

Allgemeine Therapiemaßnahmen Es muss mit geeigneten Mitteln für eine geregelte Verdauung gesorgt werden. Nachpressen beim Stuhlgang soll möglichst vermieden werden. An pflanzlichen Mitteln haben sich v.a. Eichenrinde (Quercus cortex), Zauberstrauch (Hamamelis virginiana) und Mäusedorn (Ruscus aculeatus) bewährt. Bei akuten Entzündungen sind Quarkauflagen wohltuend, da diese kühlend wirken und Entzündungen abbauen.

Zu meiden sind Abführmittel, scharfe Gewürze, Nikotin, Kaffee und Alkohol.

Schulmedizinische Therapien

- **Verödung** (Sklerotherapie). Dazu wird ein Verödungsmittel in Höhe der Knoten unter die Rektumschleimhaut gespritzt. Das Mittel führ zu einer Zerstörung der Endothelzellen und damit zur Ausbildung einer Thrombose. Dies löst einen bindegewebigen Umbau aus. Das so entstandene

Bindegewebe bildet sich dann innerhalb weniger Wochen zurück.
- **Gummibandligatur** (Abschnürung). Dazu wird ein Gummiring um den Knoten gelegt, sodass dieser von der Blutzufuhr abgeschnitten ist und nach ungefähr 1 Woche abfällt. Komplikationen sind bei dieser Methode nur selten. Gelegentlich kommt es zu stärkeren Blutungen.
- **Hämorrhoidektomie.** Dabei werden die Hämorrhoidalknoten operativ abgetragen.

9.7.10 „Blut im Stuhl"

Beim blutigen Stuhl liegt eine Beimengung von rotem oder schwarzem Blut im Stuhl vor.

Wichtigste Differenzialdiagnosen Blut im Stuhl wird meist durch folgende Faktoren hervorgerufen:
- **Rotes Blut.** Das Blut stammt aus den *unteren Darmabschnitten* (Ausnahmen s. u.). Ist hellrotes Blut dem Stuhl aufgelagert, so stammt es aus dem Rektum oder dem Analkanal. Mögliche Blutungsquellen sind Hämorrhoiden, Rektumkarzinom, Polypen, Rektumgeschwüre und Fissuren.
- **Schwarzes Blut** (Teerstuhl). Kommt das Hämoglobin des Blutes mit der *Salzsäure,* die im Magen gebildet wird, in Berührung, so bildet sich das schwarze Hämatin, das dann zum sog. Teerstuhl führt. Blutungsquellen, deren Blut mit der Salzsäure des Magens in Berührung kommen können, sind der Nasen-Rachen-Raum, Speiseröhre, Magen und der obere Duodenumabschnitt, Blutungsquellen, die darunter liegen, bilden, bis auf die nachstehend genannten Ausnahmen, keine Teerstühle mehr.
- **Okkultes Blut** (lat. occultus = verborgen). Mit okkultem Blut meint man, dass das Blut im Stuhl mit *bloßem Auge nicht* feststellbar ist. Okkult bezieht sich aber auch auf die Blutungsquelle, die in diesem Fall unbekannt ist, da sie im gesamten Verdauungskanal liegen kann. Bei okkultem Blut ist das beigemengte Blut nur so gering, dass man es nur mittels eines speziellen Verfahrens nachweisen kann. Dieser Nachweis kann z. B. mit dem gFOBT-Test (Guajak-basierter fäkaler okkulter Bluttest, Fecal Occult Blood Test, kurz Guajak-Test) erfolgen. Diesen Nachweis können Sie in Ihrer Praxis selbst durchführen, indem Sie den Patienten Testbriefe (z. B. Hämoccult®) mitgeben. Ein zuverlässigeres Verfahren ist allerdings der iFOBT (immunochemischer fäkaler okkulter Bluttest). Es handelt sich um einen immunologisch basierten Test, da er Blut im Stuhl mithilfe von Antikörpern nachweist. Der iFOBT hat in der Darmkrebsfrüherkennung in Arztpraxen den gFOBT abgelöst. Allerdings muss er zur Auswertung ins Labor geschickt werden. Außerdem kann noch der Tumormarker (M2-PK) zum Nachweis von okkultem Blut im Stuhl verwendet werden. Dabei handelt es sich um einen Nachweis von tumorspezifischen Enzymen.

Weitere Differenzialdiagnosen Bei den differenzialdiagnostischen Überlegungen sollte auch noch Folgendes bedacht werden:
- Blut, das länger als 8 Stunden im Darm bleibt, zersetzt sich und es kommt zur Schwarzfärbung.
- Massive Blutungen aus dem Magen können den Magen-Darm-Kanal so schnell passieren, dass sie nicht mit Salzsäure in Verbindung kommen und deshalb keine Schwarzfärbung einsetzt. Es wird dann flüssiges, rotes Blut entleert (selten).
- Wenn der Magen keine Salzsäure enthält, so kommt es auch bei Blutungen aus dem oberen Magen-Darm-Trakt nicht zu Teerstühlen (selten)

!

Krebsverdachtszeichen!

Blut im Stuhl kann ein Hinweis auf eine Krebserkrankung sein. Deshalb muss in jedem Fall die Blutungsquelle festgestellt werden. Dazu müssen geeignete klinische Untersuchungsmöglichkeiten in die Wege geleitet werden!

9.8 Erkrankungen des Bauchfells

9.8.1 Peritonitis

Eine Peritonitis ist eine *lebensgefährliche Entzündung* des Bauchfells, die akut oder chronisch verlaufen kann. Sie hat eine Letalität von 50 %.

Ursachen Die Entzündung des Bauchfells erfolgt fast immer *sekundär,* das heißt, es liegt an einer anderen Stelle der primäre Erkrankungsherd vor, von dem aus die Entzündung auf das Bauchfell übergreift: z. B. *Appendizitis, Magen-* oder *Darmperforation,* Entzündung oder Perforation der *Gallenblase,* des *Pankreas* oder der *weiblichen Genitalorgane.*

Es handelt sich in 95 % der Fälle um eine infektiös bedingte Entzündung mit *Darmkeimen* als „Durchwanderungsperitonitis". Nur selten erfolgt die Infektion durch exogene Kontamination (z. B. Messerstich oder bei Peritonealdialyse) oder durch hämatogene Streuung.

Einteilung nach Ausdehnung

- **Lokale Peritonitis** (Peritonitis circumscripta). In der näheren Umgebung der Infektionsquelle, z. B. bei Appendizitis.
- **Diffuse Peritonitis** (Peritonitis diffusa). Ausbreitung der Entzündung in die gesamte Bauchhöhle.

Symptome Eine *beginnende* Peritonitis ist nicht leicht zu erkennen.

Die wichtigsten Symptome der *fortgeschrittenen* Peritonitis sind:

- Plötzliche bzw. zunehmend heftiger werdende Bauchschmerzen
- Abwehrspannung beim Betasten des Bauches, später kommt es zum „brettharten Bauch", das heißt, die Abwehrspannung besteht ständig
- Loslassschmerz
- Einnahme einer Schonhaltung
- Darmlähmung, im Stethoskop sind keine Darmgeräusche mehr zu hören („Grabesstille im Stethoskop")
- Obstipation, Meteorismus sowie Übelkeit und Erbrechen
- Evtl. Fieber bzw. Differenz zwischen axillarer und rektaler Messung über 1 °C
- Evtl. Schock: Tachykardie, Blutdruckabfall, kalter Schweiß

!

Notfallmaßnahmen bei akuter Peritonitis

- Unverzügliche Verständigung des Notarztes
- Patient darf sich nicht mehr bewegen, sondern muss liegend den Krankenwagen abwarten.

9.9 Wurmerkrankungen

Man unterscheidet Fadenwürmer und Bandwürmer. Zu den Fadenwürmern (Nematoden) zählen Spulwürmer, Madenwürmer und Trichinen.

Bitte beachten Sie zu den Wurmerkrankungen auch die Echinokokkose (➤ Kap. 27.10) und die Trichinose (➤ Kap. 27.60) Bei diesen beiden Erkrankungen ist der Mensch allerdings Zwischenwirt. Bei den Spul-, Maden- und Bandwürmern, die nachstehend besprochen werden, ist er dagegen Wirt.

9.9.1 Spulwurmbefall

Durch *unsachgemäße Kopfdüngung* („Fäkaliendüngung") können Gemüse, Salat und Obst mit Wurmeiern verunreinigt werden (↑ *Atlas* Abb. 9.85). Die so befallenen Menschen *scheiden* sehr widerstandsfähige *Eier aus* und sind damit infektiös.

Spulwürmer kommen weltweit vor; die Weibchen werden 20–25 cm, die Männchen etwa 15–17 cm lang.

Pathogenese Nachdem die Wurmeier mit der Nahrung in den Dünndarm gelangt sind, schlüpfen dort die Larven aus. Sie dringen durch die Darmwand in die Darmvenen ein und lassen sich in die Leber transportieren. Von hier aus gelangen sie nach 5–10 Tagen über das rechte Herz in die Lunge. Sie durchwandern die Alveolenwand und werden durch Hustenstöße in den Kehlkopf befördert. Von hier aus gelangen sie durch Verschlucken wieder in den Dünndarm, wo sie Geschlechtsreife erlangen. Die Eiablage beginnt ungefähr 70 Tage nach dem Wurmbefall (↑ *Atlas* Abb. 9.86).

Symptome Hält man sich diese Wanderung der Larven im Körper vor Augen, so werden die Symptome unmittelbar einsichtig:

- **Wanderung der Larven im Blut.** Evtl. kommt es zu *Fieber* und *allergischen Reaktionen* auf die Stoffwechselprodukte der Würmer. Im Blut ist eine Eosinophilie nachweisbar.
- **Wanderung der Larven im Atmungstrakt.** Es treten *Reizhusten* und *Bronchitis* auf. In der Lunge findet man im Röntgenbild eosinophile Lungeninfiltrate.

- **Festsetzung der Würmer im Darm.** Es kommt zu *Oberbauchbeschwerden* mit *Durchfällen* und *Verstopfung,* die sich abwechseln können, außerdem zu *Appetitlosigkeit, Nervosität* und *Schlafstörungen.*

Bitte beachten Sie, dass in 85 % der Fälle *keine Beschwerden* auftreten! In neuerer Zeit wurde festgestellt, dass Kinder, die von Spulwürmern befallen waren, ein niedrigeres Allergierisiko haben als Kinder, die keine Spulwürmer hatten.

Komplikationen Gelangen Würmer in den Magen, so werden sie eventuell *erbrochen,* dringen sie in den Gallengang, kann es zum *Verschlussikterus* kommen. Bei Befall des Wurmfortsatzes (Appendix) treten *appendizitische Erscheinungen* auf, bei Knäuelbildung der Spulwürmer im Dünndarm droht ein *Darmverschluss* (Ileus), beim plötzlichen Absterben der Würmer (z. B. durch eine Wurmkur) kann es zu *Krämpfen* bzw. zum *Schock* kommen.

Diagnostik Im Stuhl können mikroskopisch *Wurmeier* nachgewiesen werden, im Blut eine Eosinophilie. Bitte beachten Sie, dass der Heilpraktiker nach § 44 IfSG keinen mikroskopischen Nachweis von Wurmeiern führen darf. Es kann zum Abgang von Spulwürmern im Stuhl kommen, evtl. zum Erbrechen von Würmern oder (selten) zum Austritt aus der Nase oder dem Mund.

Therapie Die Abtreibung der Spulwürmer gelingt nur schwer. Deshalb müssen hier stärker wirkende und nicht ungefährliche Mittel zum Einsatz kommen (Mebendazol, Pyrantel), weshalb die Therapie dem Arzt überlassen bleibt.

9.9.2 Madenwurmbefall

Der Madenwurmbefall wird als Enterobiasis und Oxyuriasis bezeichnet.

Madenwürmer sind Darmparasiten von ungefähr 0,5–1 cm Länge, von denen in erster Linie *Kinder* befallen werden. Die Würmer halten sich im untersten Dünndarmabschnitt, im Blinddarm und im übrigen Dickdarm auf. Allerdings müssen die Weibchen zur Eiablage den Darm verlassen, da sich die Eier nur in Anwesenheit von Sauerstoff entwickeln können. Deshalb wandern die Weibchen nachts zum After, um in den Analfalten ihre Eier abzulegen. Innerhalb weniger Stunden liegen infektiöse Larven vor.

Ansteckung Die Ansteckung erfolgt zum einen durch *Retroinfektion,* das heißt, die am After ausgeschlüpften Larven wandern in den Darm zurück. Zum anderen erfolgt aber auch eine Selbstinfektion, und zwar über den *After-Finger-Mund-Weg.* Die Kinder kratzen sich am juckenden After, die Eier (↑ *Atlas* Abb. 9.87) gelangen dabei unter die Fingernägel. Später wird der Finger in den Mund gesteckt und die Eier verschluckt. Außerdem ist eine Ansteckung über *verunreinigte Lebensmittel,* durch *Schmierinfektion* über Gegenstände und durch *erregerhaltigen Staub* möglich.

Symptome Beschwerden treten nur bei ungefähr 20 % der Betroffenen auf. Im Vordergrund steht der *nächtliche Juckreiz* in der *Analgegend,* der zu Schlafstörungen führen kann. Als Folge der Schlafstörungen kommt es tagsüber zu *Unruhe, Nervosität, Konzentrationsstörungen* und *Leistungsschwäche.* Durch das Kratzen kann es zu *Analekzemen* kommen.

> **!** Bei einem **Analekzem** bei einem Kind immer einen *Madenwurmbefall* in Betracht ziehen!

Diagnostik Manchmal kann die Diagnose schon durch die Beobachtung der Würmer im Stuhl erfolgen. Der Nachweis der Wurmeier kann durch *Analabstriche* oder durch die *Zellophan-Klebestreifen-Methode* geführt werden. Dazu wird ein Klebestreifen auf die Analpartie aufgebracht, anschließend wird der Klebestreifen mikroskopiert. Eventuell können die Eier auch im Fingernagelschmutz oder im Nasenschleim gefunden werden. Bitte beachten Sie, dass der Heilpraktiker nach § 44 IfSG keinen mikroskopischen Nachweis von Wurmeiern führen darf.

Stuhluntersuchungen erbringen nur in 5 % der Fälle einen positiven Befund.

Therapie Beim Durchführen einer Wurmkur muss peinliche *Sauberkeit* herrschen. Dabei Fingernägel kurz halten, häufig Hände waschen, Bett- und Leibwäsche muss oft gewechselt werden (Wäsche kochen!). Bei Kindern muss darauf geachtet werden, dass sie sich nicht in der Analregion kratzen (z. B. dichte Höschen tragen lassen), Finger eventuell mit einer ihnen unangenehmen Lösung bestreichen, um das Fingerlutschen zu verhüten. Oft muss die ganze Familie behandelt werden. Wirksame naturheilkundliche Mittel zur Behandlung von Madenwürmern sind Knoblauch, Kürbiskerne, strahlenlose Kamille und rohe Mohrrüben. Schulmedizinisch werden Pyrvinium, Pyrantel oder Mebendazol eingesetzt.

9.9.3 Bandwurmbefall

Beim Bandwurmbefall (Taeniasis) unterscheidet man je nach Zwischenwirt:

- **Rinderbandwurm** (Länge ca. 5–10 m), bei uns häufigster Bandwurm (↑ *Atlas* Abb. 9.89)
- **Schweinebandwurm** (Länge ca. 3–5 m)
- **Fischbandwurm** (Länge ca. 10 m), bei uns sehr selten

Im Gegensatz zur Echinokokkose (➤ Kap. 27.10) ist bei der hier geschilderten Bandwurmerkrankung der Mensch *Wirt*, das heißt, er beherbergt in seinem Darm den Wurm. Bei der Echinokokkose dagegen ist der Mensch Zwischenwirt, denn hier leben in ihm die Finnen (Larvenstadium der Würmer). Der Wirt kann bei der Echinokokkose ein Hund, ein Fuchs oder eine Katze sein.

Pathogenese Der voll entwickelte Bandwurm besteht aus einem Kopf mit vier Saugnäpfen. Mit letzteren heftet er sich an die Darmwand und beginnt zu wachsen. In seinen hintersten Gliedern entwickeln sich Eier, die dann einzeln oder in Kettenform ausgeschieden werden. Gelangen diese Eier in einen Zwischenwirt (z. B. Rind, Schwein), so entwickeln sie sich hier zu Finnen (Larvenstadium). Diese Finnen durchdringen die Darmwand und lassen sich mit dem Blut oder der Lymphe zur quergestreiften Muskulatur transportieren, in der sie sich einkapseln. Wenn das infizierte Fleisch dieses Zwischenwirts gegessen wird, lösen sich die Kapseln mit den Larven durch die Verdauungssäfte auf, und der Bandwurmkopf hakt sich beim Wirt in der Darmwand fest.

Symptome Meist machen Bandwürmer *keine* großen *Beschwerden*. Der Patient bemerkt den Wurmbefall oft selbst aufgrund der sich bewegenden Glieder im Stuhl. Es können aber auch wechselnde Oberbauchbeschwerden, blasses Aussehen und Gewichtsabnahme bestehen. Kinder haben oft *halonierte Augen* (von dunklen Ringen und Furchen umgeben).

Bei **Bandwurmbefall** besteht oft Beschwerdefreiheit oder es treten folgende Symptome auf:
- Oberbauchbeschwerden
- Blässe
- Gewichtsabnahme
- Halonierte Augen (v. a. bei Kindern)

Therapie Bekannte pflanzliche Mittel gegen Bandwürmer sind *Wurmfarn (Rainfarn, Tanacetum)* (verschreibungspflichtig!) und *Kürbiskerne*. Kürbiskerne wirken schwächer als Wurmfarn, haben aber den Vorteil der Unschädlichkeit. Da Kürbiskerne den Bandwurm nicht abtöten, sondern ihn nur so lähmt, dass er sich nicht mehr an die Wand anheften kann, muss 2–3 Stunden nach der Einnahme ein wirksames Abführmittel genommen werden, damit der Wurm ausgetrieben wird.

Der Stuhl muss immer sorgfältig daraufhin untersucht werden, ob tatsächlich auch der Bandwurmkopf abgegangen ist oder ob nur Endglieder abgestoßen wurden. Schulmedizinisch werden Praziquantel, Niclosamid und Mebendazol eingesetzt.

Jetzt haben Sie sich eines der umfangreichsten Themen erarbeitet und damit ist ein „ganz dicker Brocken" geschafft. Bei diesem Kapitel kommt es entscheidend darauf an zu verstehen, wodurch sich Speiseröhren-, Magen-, Dünndarm- und Dickdarmerkrankungen unterscheiden. Dies kann man nur, wenn man sich ein solides anatomisches Grundwissen erworben hat. Prüfen Sie sich selbst, indem Sie die Fragen des „Prüfungstraining für Heilpraktiker" (➤ Kap. 9) gründlich und sorgfältig beantworten.

9

KAPITEL

10 Stoffwechsel

10.1	**Klärung wichtiger Begriffe**	344
10.2	**Kohlenhydrate**	345
10.3	**Fette**	346
10.4	**Proteine**	348
10.5	**Mineralstoffe**	349
10.5.1	Natrium	349
10.5.2	Kalium	349
10.5.3	Kalzium	350
10.5.4	Magnesium	350
10.5.5	Weitere Mineralstoffe	351
10.6	**Vitamine**	352
10.6.1	Vitamin A	352
10.6.2	Vitamin-B-Komplex	353
10.6.3	Vitamin C	354
10.6.4	Vitamin D	355
10.6.5	Vitamin E	355
10.6.6	Vitamin K	356
10.7	**Wasser**	356
10.8	**Abbau und Resorption der Nahrungsstoffe**	357
10.8.1	Kohlenhydratabbau	357
10.8.2	Fettabbau	357
10.8.3	Eiweißabbau	357
10.8.4	Aktiver und passiver Transport bei der Nahrungsresorption	358
10.9	**Störungen des Gesamtstoffwechsels**	358
10.9.1	Adipositas	360

10.10 Störungen des Fett- und Purinstoffwechsels ... 361
10.10.1 Hyperlipidämie ... 361
10.10.2 Hypolipidämie ... 361
10.10.3 Gicht ... 362

10.11 Störungen des Knochenstoffwechsels ... 363
10.11.1 Osteoporose ... 363
10.11.2 Osteomalazie ... 364

Der Körper benötigt Nahrung, damit er wachsen und seine Substanz erneuern (Zellerneuerung) kann. Außerdem braucht er die Nahrung zur Energiegewinnung, damit er chemische und mechanische Arbeit leisten kann.

Der Körper benötigt folgende Stoffe zur Zellerneuerung und Energiegewinnung:
- Kohlenhydrate
- Fette
- Eiweiße
- Mineralstoffe (Mengen- und Spurenelemente)
- Vitamine
- Ballaststoffe
- Wasser

10.1 Klärung wichtiger Begriffe

Verdauung (Digestion) Unter Verdauung versteht man den *Abbau* der *aufgenommenen Nahrungsmittel* (Kohlenhydrate, Fette, Eiweiße) in einfachere Bestandteile, die vom Blut- bzw. Lymphsystem aufgenommen (resorbiert) werden können.

Stoffwechsel (Metabolismus) Mit Stoffwechsel bezeichnet man in einem *weiteren Sinn alle chemischen Reaktionen des Körpers,* die beim Abbau und der Umwandlung der aufgenommenen Stoffe (Nahrungsmittel, Sauerstoff) ablaufen. Damit dient der Metabolismus dem Auf-, Um- und Abbau körpereigener Substanz.

10

In einem *engeren Sinn* meint man mit Stoffwechsel aber lediglich die *Nahrungsmittelverwertung* durch die *Zelle,* das heißt, die Veränderungen, die die Nahrungsmittel innerhalb der Zellen erfahren.

Anabolismus (Aufbaustoffwechsel) Aus *einfacheren* Stoffen werden *komplexere* aufgebaut. Dabei werden die aufgenommenen Nahrungsmittel durch Stoffwechselvorgänge in körpereigene Substanz umgewandelt (z. B. in Zellprotoplasma).

Katabolismus (Abbaustoffwechsel) *Komplexere* Stoffe werden unter Energiefreisetzung in *einfachere* abgebaut. Dabei werden die durch Anabolismus gebildeten Fette, Eiweiße und Kohlenhydrate über verschiedene Zwischenstufen und unter Freisetzung von Energie abgebaut, was zur Bildung von Wasser, Kohlendioxid und Harnstoff als End- bzw. Ausscheidungsprodukt führt.

Brennwert Der Brennwert bezeichnet den Energiegehalt von Nahrungsmitteln. Er wird in den Einheiten Kilojoule (kJ) bzw. Kilokalorien (kcal) pro Gramm Nährstoff ausgedrückt. Eine Kalorie (cal) ist der tausendste Teil einer Kilokalorie, d. h. die Wärmemenge, die man braucht, um 1 g Wasser von 14,5 °C auf 15,5 °C zu erwärmen (bei normalem Druck).

Die pro Gramm Nährstoff freiwerdende Energie heißt physiologischer Brennwert.
Es gilt folgende Umrechnung: 1 cal = 4,18 J.
Fett hat den höchsten Brennwert. Er ist mehr als doppelt so hoch wie der von Eiweiß oder Kohlenhydraten.

Energiebedarf Der Energiebedarf eines Menschen hängt von verschiedenen Faktoren ab wie Geschlecht, körperlicher bzw. geistiger Arbeit, Umgebungstemperatur, Grundumsatz, Alter, Körpergröße und Gewicht. Bei leichteren Tätigkeiten und einem Körpergewicht von 70 kg gilt beim Mann im Allgemeinen eine Zufuhr von 2.500 kcal pro Tag (10.400 kJ pro Tag) als angemessen; bei einer Frau von 60 kg, 2.100 kcal pro Tag (8.800 kJ). Schwerarbeit bzw. Leistungssport erfordert jedoch eine wesentlich höhere Kalorienaufnahme, und zwar meist um ca. 4.000 kcal (15.000 kJ). Sie kann jedoch auch wesentlich höher liegen. So benötigen die Radsportfahrer der „Tour de France“ sogar 8.000–10.000 kcal!

10.2 Kohlenhydrate

Kohlenhydrate (Saccharide) machen etwa *50 %* der normalen Ernährung aus. Sie bestehen aus relativ kleinen Molekülen, in denen Kohlenstoff (C) mit Wasser (H_2O) verbunden ist. Die Grundstruktur der Kohlenhydrate ist überwiegend die *Hexose*: $C_6H_{12}O_6$, das heißt, sechs Kohlenstoffatome sind mit sechs Wassermolekülen verbunden.

Kohlenhydrate werden fast ausschließlich zur *Energiegewinnung* genutzt. Sie verhindern, dass die wertvollen Eiweiße als Energielieferanten verbrannt werden. Werden zu viele Kohlenhydrate zugeführt, so können sie in Fett umgewandelt und gespeichert werden.

Kohlenhydrate dienen der *Energiegewinnung.*

Photosynthese. Kohlenhydrate können nur von den grünen Pflanzen – also nicht von Menschen oder Tieren – im Zuge der Photosynthese gebildet werden. Die Pflanzen benötigen dazu lediglich Kohlendioxid, Wasser und Sonnenlicht. Die dabei aufgenommene Sonnenenergie wird von der Pflanze als chemische Energie in den Kohlenhydraten gespeichert und kann in dieser Form von Pflanzen, Tieren und Menschen genutzt werden.

Je nach ihrem Aufbau werden die Kohlenhydrate eingeteilt in:

- **Monosaccharide** (setzen sich aus einer Hexose zusammen)
  - Glukose (Traubenzucker)
  - Fruktose (Fruchtzucker)
  - Galaktose
- **Disaccharide** (bestehen aus zwei Hexosen)
  - Maltose (Malzzucker)
  - Saccharose (Rohrzucker)
  - Laktose (Milchzucker)
- **Polysaccharide** (bestehen aus vielen Hexosen). Es handelt sich um die Speicherform der Glukose.
  - Glykogen (Speicherform bei Mensch und Tier)
  - Stärke (Speicherform bei Pflanzen)

Das wichtigste Kohlenhydrat der *tierischen Nahrung* ist das **Glykogen.** Es wird v. a. in der Leber und in den Muskeln gespeichert.
Das wichtigste Kohlenhydrat der *pflanzlichen Nahrung* ist **Stärke.**

Der wichtigste Zucker im menschlichen Organismus ist die Glukose (Traubenzucker), denn sie dient der Energiegewinnung. Soll Glukose in der Zelle gespeichert werden, muss sie in Glykogen umgewandelt werden. Wichtige Glykogenspeicher sind die Zellen der Leber und der Skelettmuskulatur, da diese für ihre Arbeit viel Energie benötigen.

Der Aufbau von Glukose zu Glykogen wird als Glykogenese bezeichnet. Der Abbau von Glykogen zu Glukose heißt Glykogenolyse.

Glukosestoffwechsel Würde man sich ausschließlich von Kohlenhydraten ernähren, kann die Leber aus Glukose Fett- und Aminosäuren herstellen, allerdings mit Ausnahme der essenziellen Fett- und Aminosäuren. Diese müssen mit der Nahrung zugeführt werden, weil sie im Körper nicht hergestellt werden können. Dagegen können Fette und Eiweiße in Glukose umgebaut werden.

Energiegewinnung Wie schon gesagt, dient die Glukose innerhalb der Zelle der Energiegewinnung. Dazu wird die Glukose oxidiert, d. h. mit Sauerstoff verbunden (verbrannt). Dieser Vorgang wird auch als Zellatmung oder innere Atmung bezeichnet. Dazu läuft eine komplizierte Reaktionskette in den Mitochondrien ab, wobei ATP (Adenosintriphosphat) aufgebaut wird. Dabei wird Adenosin mit Tri (3)-Phosphaten verbunden. ATP ist eine energiereiche Verbindung, die Energie speichert und bei Bedarf abgibt. Dazu wird ATP in ADP (Adenosindiphosphat) und P (Phosphat) gespalten. Dabei wird Energie freigesetzt.

Regulierung des Blutzuckerspiegels Glukose gelangt ins Blut und tritt von hier aus in die Zellen ein, wo sie zur Energiegewinnung zur Verfügung zu steht. Die Regulierung der Höhe des Blutzuckerspiegels erfolgt über Hormone. Der Blutzuckerspiegel muss sich in einem bestimmten Normbereich bewegen. Ist er zu niedrig, kann nicht genügend Glukose in die Zellen eintreten. Ist er zu hoch, wird die überschüssige Glukose an bestimmten Strukturen angelagert, z. B. an die roten Blutkörperchen. Dabei wirkt Insulin blutzuckersenkend, Glukagon, Kortison und Adrenalin dagegen heben den Blutzuckerspiegel an.

Übersicht über die Wirkung von Hormonen auf den Blutzuckerspiegel

- Die **blutzuckersenkende Wirkung des Insulins** führt zur:
  - Steigerung der Durchlässigkeit der Zellmembran für Glukose. Insulin „schließt" gewissermaßen die Zelle auf, damit Glukose in die Zelle einströmen kann, wo sie zur Energiegewinnung verwendet wird.
  - Speicherung der Glukose als Glykogen
  - Einwirkung auf den Fettstoffwechsel, da Insulin die Zellmembranen auch für freie Fettsäuren durchlässiger macht. Vor allem in den Leber- und Fettzellen können diese Fettsäuren gespeichert werden.
- Die **blutzuckersteigernde Wirkung von Glukagon, Kortison, Adrenalin** führt zur:
  - Steigerung der Glykogenolyse (Abbau von Glykogen zu Glukose)
  - Hemmung der Glykogenese (Aufbau von Glykogen aus Glukose)
  - Steigerung der Glukoneogenese (Neubildung von Glukose aus Nicht-Kohlenhydraten)

10.3 Fette

Fette (Lipide) werden dem Körper durch tierische und pflanzliche Produkte zugeführt oder sie können in der Leber selbst hergestellt werden. Es handelt sich um keine einheitliche Stoffklasse, sondern Fette unterscheiden sich in ihrem chemischen Aufbau. Sie haben jedoch folgende Gemeinsamkeiten: die Unlöslichkeit in Wasser, die Löslichkeit in organischen Lösungsmitteln (Alkohol) und sie enthalten als wesentliche Bestandteile Fettsäuren und Glyzerin.

Fettsäuren können, mit Ausnahme der essenziellen Fettsäuren, im Körper hergestellt werden. Essenzielle Fettsäure dagegen müssen mit der Nahrung zugeführt werden, da es sonst zu Mangelerscheinungen kommt.

Aufgaben der Fette Fette dienen als Reservestoffe und werden dazu in den Fettdepots, z. B. in den sog. „Problemzonen" gespeichert. Außerdem fungieren sie noch als Aufbaustoffe. Dazu findet man sie z. B. in der Nierenkapsel und den Fettpolstern um die Augäpfel herum. Eine weitere wichtige Funktion haben sie als Energielieferanten. Dazu müssen sie in der Leber zu Glukose umgewandelt werden.

Aufbau von Fettsäuren Fette und Öle sind chemisch fast identische Verbindungen. Fette sind bei Raumtemperatur fest, Öle flüssig. Öle enthalten einen höheren Anteil an ungesättigten Fettsäuren als Fette. Dies ist der Grund für ihren niedrigeren Schmelzbereich, denn je höher der Anteil an ungesättigten Fettsäuren ist, desto niedriger liegt der Schmelzpunkt.

Fettsäuren sind lange Kohlenwasserstoff-Ketten mit mindestens vier, meist aber 16 oder 18 Kohlenstoffatomen. Sind an alle Kohlenstoffatome beidseitig Wasserstoffatome gebunden, so spricht man von gesättigten Fettsäuren. Ist ein Kohlenstoffatom frei, spricht man von einfach ungesättigten Fettsäuren. Sind mehrere Kohlenstoffatome frei, handelt es sich um mehrfach ungesättigte Fettsäuren. Hinsichtlich der Nahrungsaufnahme spielen die Fettsäuren eine wichtige Rolle. Man unterscheidet gesättigte, einfach ungesättigte und mehrfach ungesättigte Fettsäuren (➤ Tab. 10.1):

- **Gesättigte Fettsäuren.** Sie enthalten nur Einfachbindungen und stammen überwiegend aus tierischen Fetten. Fette, die vor allem aus gesättigten Fettsäuren bestehen, sind bei Zimmertemperatur fest. Sie können eventuell einen Anstieg des Blutfettspiegels bewirken. Im Unterschied zu den mehrfach ungesättigten Fettsäuren (s. u.) haben sie keine freien Bindungsstellen.
- **Einfach ungesättigte Fettsäuren.** Sie enthalten eine Doppelbindung. Man findet sie vor allem in flüssigen Pflanzenfetten, die zu einer festen Konsistenz verarbeitet wurde und dadurch den größten Anteil der ungesättigten Fettsäuren verliert. Ein solches bearbeitetes Fett ist beispielsweise Kokosfett, das zum Braten verwendet wird. Diese ungesättigten Fettsäuren haben nur einen geringen Einfluss auf den Blutfettspiegel.
- **Mehrfach ungesättigte Fettsäuren.** Sie besitzen zwei oder mehr Doppelbindungen. Sie sind überwiegend in Pflanzenölen enthalten, die bei Zimmertemperatur flüssig sind. Da mehrere

Tab. 10.1 Übersicht zu Fettsäuren

	Bindung	Enthalten in	Zustand bei Zimmertemperatur	Auswirkung auf Blutfettspiegel
Gesättigte Fettsäuren	Einfachbindung	Tierischen Fetten	Fest	Evtl. Anstieg möglich
Einfach ungesättigte Fettsäuren	1 Doppelbindung	Pflanzenfetten (Kokosfett)	Flüssig, aber zu fester Konsistenz verarbeitet	Gering
Mehrfach ungesättigte Fettsäuren	2 oder mehr Doppelbindungen	Pflanzenölen	Flüssig	Evtl. Senkung möglich

Kohlenstoffatome noch frei sind, können diese noch Fettsäuren an sich binden und so eventuell eine Senkung des Blutfettspiegels bewirken.

Grundsätzlich können Fettsäuren aber nicht nur mit der Nahrung aufgenommen, sondern von den Zellen selbst hergestellt werden. Allerdings gilt dies nicht für die mehrfach ungesättigten Fettsäuren. Diese können im Körper nicht hergestellt werden und müssen deshalb über die Nahrung zugeführt werden, da sie für den Menschen lebenswichtig (essenziell) sind. Essenzielle Fettsäuren werden zum Aufbau der Zellmembran, als Regulator des Cholesterinstoffwechsels und bei der Herstellung hormonähnlicher Substanzen benötigt.

Wichtige Blutfette Wie die Glukose müssen auch die Fette auf dem Blutweg zu den Körperzellen transportiert werden. Sie kommen im Blut als Neutralfette (Triglyzeride), Cholesterin und Phospholipide vor:

- **Neutralfette (Triglyzeride)** werden mit der Nahrung über den Darm ins Blut aufgenommen. Heute wird ihrer Konzentration im Blut wieder eine größere Bedeutung zugeschrieben, um das Arterioskleroserisiko abzuschätzen. Erhöhte Werte findet man vor allem bei Adipositas, Diabetes mellitus, Nierenerkrankungen, Morbus Cushing, selten infolge von angeborenen Stoffwechselstörungen. Spontan und stark erhöhte Werte treten vor allem bei akuter Pankreatitis auf.
- **Phospholipide** bestehen ebenfalls aus einem Molekül Glyzerin aber nur zwei Molekülen Fettsäuren, die dritte Fettsäure wird durch ein Molekül Phosphorsäureester ersetzt. Phospholipide spielen beim Aufbau der Zellmembran eine wichtige Rolle.
- **Cholesterin** wird einerseits dem Körper über tierische Nahrungsmittel zugeführt (in pflanzlicher Nahrung fehlt es), andererseits kann Cholesterin aber auch im Körper selber hergestellt werden. Hauptproduktionsort ist die Leber, außerdem kann es noch in der Darmschleimhaut, der Nebenniere und den Keimdrüsen gebildet werden.

Fettstoffwechsel Befinden sich mehr Fettsäuren im Blut als von den Zellen benötigt werden, so können in der Leber Fettsäuren und Glyzerin wieder zu Neutralfetten zusammengesetzt werden und in den Leber- bzw. den Fettzellen gespeichert werden. Befindet sich zu viel Glukose im Blut, kann diese ebenfalls in Fettsäuren umgebaut und gespeichert werden. Dies erklärt, warum man bei fettarmer und kohlenhydratreicher Ernährung zunehmen kann.

Liegt im Blut zu wenig Glukose vor, kann Energie aus Amino- und Fettsäuren gewonnen werden. Bei letzterem Stoffwechselweg fallen Ketonkörper (Sammelbezeichnung: Acetessigsäure, Aceton, Betahydroxybuttersäure) an.

Für den chemisch besonders Interessierten

Gehirn, Niere und Skelettmuskulatur können ihren Energiebedarf notfalls durch Ketonkörper decken, vorausgesetzt, die Blutkonzentration ist ausreichend hoch. Da die Umstellung der Energiegewinnung auf Ketonkörper Zeit benötigt, kann es bei einem zu hohen Glukosespiegel durch Insulinmangel zu Funktionsstörungen des Gehirns kommen, dies ist beim hyperglykämischen Schock des Diabetikers der Fall.

Ein erhöhter Anfall von Ketonkörpern (Säuren) führt zur Abnahme des Blut-pH-Werts und somit zur Azidose. Diese Azidose wird als „metabolische Azidose" bezeichnet, weil sie stoffwechselbedingt ist. Das überschüssige Azeton kann nicht nur über die Niere ausgeschieden werden (Ketonurie), sondern auch über die Ausatemluft abgegeben werden. Dies verleiht der ausgeatmeten Luft den typischen Geruch nach Obstessig. Dieser Geruch ist ein wichtiger diagnostischer Hinweis auf einen dramatischen Anstieg des Blutzuckerwerts (Hyperglykämie) bei Diabetikern.

Transport des Cholesterins Da Fette wasserunlöslich sind, müssen sie in Blut und Lymphe an Eiweiße gebunden werden. Letztere bezeichnet man als Trägereiweiße (Lipoproteine).

Die beiden wichtigsten Trägereiweiße für Cholesterin sind:

- **LDL** (low density lipoprotein). LDL besitzt eine niedrige Dichte an Trägereiweißen und ist dicht bepackt mit Cholesterin. Steigen die LDL-Werte im Blut an, so steigt das Arterioskleroserisiko. Als Eselsbrücke: LDL wird deshalb auch als „liederliches" Cholesterin bezeichnet.
- **HDL** (high density lipoprotein). Es handelt sich um ein Trägereiweiß mit einer hohen Dichte von Eiweiß, sodass es nur aus ungefähr 50 % Fett besteht. Deshalb kann HDL noch Cholesterin, das an Gefäßwänden lagert, aufnehmen und abtransportieren. Daher bieten hohe HDL-Werte einen Schutzeffekt vor Arteriosklerose.

Arterioskleroserisiko Möchten Sie bei einem Patienten das Arterioskleroserisiko abschätzen, so bestimmen Sie zunächst das Gesamtcholesterin (➤ Tab. 10.2). Liegt dieses im Normbereich, brauchen Sie bezüglich der Blutfette keine weiteren Untersuchungen mehr vornehmen. Ist das Gesamtcholesterin jedoch erhöht, bestimmen Sie zusätzlich LDL, um das Arterioskleroserisiko besser abzuschätzen zu können. Bis vor Kurzen bestimmte man auch den HDL-Wert. Neuere Untersuchungen haben gezeigt, dass ein hoher LDL-Wert das Arterioskleroserisiko erhöht und ein hoher HDL-Wert nicht in der Lage ist, den hohen LDL-Wert auszugleichen. Von dieser Überlegung her kann man auf die Bestimmung des HDL-Werts verzichten und es macht auch keinen Sinn, den Quotienten aus LDL und HDL zur Arterioskleroserisikoabschätzung zu bestimmen.

Tab. 10.2 Referenzbereiche des Gesamtcholesterins

Blutfett	Alter bzw. Geschlecht	Referenzbereiche
Cholesterin	20. bis 30. Lebensjahr	Unter 200 mg/dl
	30. bis 40. Lebensjahr	Unter 220 mg/dl
	Über 40. Lebensjahr	Unter 240 mg/dl
LDL		Unter 150 mg/dl
HDL	Männer	Über 35 mg/dl
	Frauen	Über 45 mg/dl

Referenzbereiche

- **LDL:** < 150 mg/dl (3,87 mmol/l)
- **HDL:** > 50 mg/dl (1,3 mmol/l)
- **Triglyzeride:** < 200 mg/dl (2,3 mmol/l)

10.4 Proteine

Proteine (Eiweiße) sind aus Aminosäuren zusammengesetzt. Sie sind die *Grundbausteine allen Lebens*. Im Körper gibt es 20 verschiedene Aminosäuren. Davon sind **acht essenzielle Aminosäuren,** das heißt, dass sie im Körper nicht selbst hergestellt werden können, sondern über die Nahrung zugeführt werden müssen. **Nicht-essenzielle Aminosäuren** können im Körper selbst hergestellt werden bzw. im Zuge der Transaminierung in der Leber von einer Aminosäureart in eine andere umgewandelt werden.

Eiweiße unterscheiden sich hinsichtlich ihrer elementaren Zusammensetzung von Kohlenhydraten und Fetten dadurch, dass sie außer Kohlenstoff (C), Wasserstoff (H) und Sauerstoff (O) noch *Stickstoff* (N) enthalten. Weiterhin können auch noch Schwefel (S), Phosphor (P), Eisen (Fe) und andere chemische Elemente vertreten sein.

Proteine sind aus mindestens 100 Aminosäuren (kleinste Bausteine der Eiweiße) zusammengesetzt. Je nach der Anzahl der beteiligten Aminosäuren unterscheidet man noch weiter:

- **Makropeptide** (Proteine), die aus mehr als 100 Aminosäuren bestehen,
- **Polypeptide,** die aus 10–100 Aminosäuren aufgebaut sind und
- **Oligopeptide,** die aus weniger als 10 Aminosäuren bestehen.

Eiweiße spielen im Körper als Aufbaustoffe eine wichtige Rolle, da die Körperzellen im Wesentlichen aus Eiweißen bestehen. Außerdem haben sie eine Bedeutung bei der Herstellung von Enzymen, Hormonen (Peptidhormone, ➤ Kap. 14.1), Bluteiweißen (➤ Kap. 7.1.1), Gerüsteiweißen (z. B. kollagene Fasern), Muskeleiweißen (Aktin- und Myosinfilamente) und bei vielem mehr.

Eiweiße dienen in erster Linie als *Aufbaustoffe.*

10.5 Mineralstoffe

Mineralstoffe sind Substanzen aus dem unbelebten (mineralischen) Teil unserer Erde. In der Natur kommen sie überwiegend als Salze vor. Werden Salze im Wasser gelöst, so zerfallen sie in kleine elektrisch geladene Teilchen, die Ionen. Haben Ionen eine positive Ladung, haben sie ein Elektron abgegeben. Besitzen sie eine negative Ladung, haben sie ein Elektron aufgenommen.

Mineralstoffe werden im Körper in ganz unterschiedlichen Mengen benötigt. Sie können im Blut bestimmt und daraufhin untersucht werden, ob sie in der richtigen Konzentration vorliegen.

Mengenelemente liegen mit Gewichtsanteilen von 25–1000 Gramm beim Erwachsenen vor. Hierzu gehören Natrium, Kalium, Kalzium, Phosphor, Chlor, Magnesium und Schwefel. Diese Mengenelemente werden manchmal in einem engeren Sinn als Mineralstoffe bezeichnet (im Gegensatz zu den Spurenelementen).

Spurenelemente dagegen werden vom Körper nur in kleinsten „Spuren“ benötigt, und zwar liegen sie beim Erwachsenen zwischen 1 Milligramm bis 5 Gramm. Aber auch in diesen kleinsten Mengen erfüllen sie wichtige biologische Funktionen. Zu den Spurenelementen gehören Eisen, Kupfer, Selen, Zink, Iod, Kobalt, Molybdän, Chrom u. a.

Nachstehend werden die wichtigsten Mengen- und Spurenelemente vorgestellt.

10.5.1 Natrium

Das wichtigste Natriumsalz ist das Kochsalz (NaCl, Natriumchlorid). Natrium befindet sich zu 98 % in den *Körperflüssigkeiten.* Seine wichtigsten Aufgaben sind die Aufrechterhaltung des Flüssigkeitsgleichgewichts und die Mitwirkung bei der Muskel- und Nervenerregbarkeit. Da der Natriumhaushalt eng mit dem Wasserhaushalt verknüpft ist, wirken sich Abweichungen des Natriumbestandes unmittelbar auf den Wasserhaushalt aus.

Hyponatriämie (verminderter Natriumgehalt des Blutes). Ernährungsbedingte Natriummangelzustände (weniger als 135 mmol/l) sind wegen der natriumreichen Essgewohnheiten bei uns selten. Trotzdem kann sich auch bei uns ein Natriummangel einstellen. Wichtige Ursachen hierfür sind starkes Schwitzen (v. a. bei Sportlern!), Nierenerkrankungen, starkes Erbrechen, Durchfälle und intensiver Einsatz von Diuretika. Eine Hyponatriämie verursacht *Hypotonie, Tachykardie* bis hin zum *Kollaps,* Muskelschwäche, Apathie, eventuell Krämpfe und Verwirrtheit.

Hypernatriämie (erhöhter Natriumgehalt des Blutes). Zur Hypernatriämie kann es durch übermäßige *Kochsalzzufuhr* und durch *Niereninsuffizienz* kommen. Dabei erhöht sich der Natriumspiegel im Blut auf mehr als 150 mmol/l. Es muss aber nicht immer ein tatsächlicher Natriumüberschuss vorliegen, sondern ein Wasserverlust bei normalem Natriumbestand kann auch zur Hypernatriämie führen.

10.5.2 Kalium

Kalium kommt zu 98 % *innerhalb* der Zellen vor und ist hier ein unentbehrlicher Bestandteil. Erythrozyten sind besonders kaliumreich.

Im Einzelnen hat Kalium die folgenden Aufgaben: Mitwirkung bei der *Aufrechterhaltung* des *Membranpotenzials* (➤ Kap. 3.4.5 Physiologie der Nervenzelle, Membranpotenzial) und damit bei der *Muskel-* und *Nervenerregbarkeit* (Aktionspotenzial), Beeinflussung der *Herztätigkeit,* Aufrechterhaltung des *Zellwassergehalts* (d. h. Aufrechterhaltung des osmotischen Drucks in der Zelle), Mitwirkung beim Eiweißaufbau und bei der Kohlenhydratverwertung (Glykogenstoffwechsel).

Hypokaliämie (verminderter Kaliumgehalt des Blutes). Bei einer Hypokaliämie sinkt der Serumwert unter 3,5 mmol/l. Kaliummangel kommt häufiger vor als Kaliumüberschuss. Als Ursachen kommen in Betracht: *Abführmittelmissbrauch* (häufig!), gastrointestinale Verluste durch *Erbrechen* oder *Durchfälle,* ungenügende Zufuhr, renaler Verlust durch Diuretika und Niereninsuffizienz in der polyurischen Phase (Kaliumverlustniere) und selten bei Cushing-Syndrom (➤ Kap. 14.7.2) und Conn-Syndrom (➤ Kap. 14.7.2).

Symptome des Kaliummangels sind Muskelschwäche, Reflexminderung, Obstipation, Apathie und kardiale Symptome wie Herzinsuffizienz, Extrasystolen und Tachykardie. In fortgeschrittenen Fällen kommt es zu Lähmungen, paralytischem Darmverschluss, Bewusstlosigkeit und Koma.

Zu beachten ist, dass bei *Kaliummangel* eine *gesteigerte Empfindlichkeit* gegenüber *Digitalis* besteht und somit die Gefahr von Vergiftungserscheinungen auch bei Einnahme einer normalen Digitalisdosis besteht.

Hyperkaliämie (erhöhter Kaliumgehalt des Blutes). Von Hyperkaliämie spricht man bei Serumwerten, die über 5,5 mmol / l liegen. Ursache eines Kaliumanstieges im Blut kann eine *vermehrte Zufuhr* sein, ein gehäuftes Zugrundegehen von *Erythrozyten*, *Niereninsuffizienz*, Nebennierenrindeninsuffizienz (Morbus Addison) und kaliumsparende Diuretika.

Als Folge der Hyperkaliämie kommt es zu *allgemeiner Schwäche*, Verwirrtheit, Parästhesien, schlaffen Lähmungen, Herzrhythmusstörungen, Bradykardie, eventuell sogar zum Herzstillstand.

10.5.3 Kalzium

Im Körper befindet sich ca. 1 kg Kalzium, womit es sich um die größte Menge eines bestimmten Mineralstoffs handelt. Ungefähr 99 % dieses Kalziums sind in Knochen und Zähnen deponiert, wo es eine wichtige *Aufbaufunktion* erfüllt. Die Knochen werden dadurch aber auch zu Kalziumspeichern. Außerdem spielt Kalzium eine bedeutende Rolle bei der Aufrechterhaltung der normalen *Nerven-* und *Muskelerregbarkeit.* Indem es nämlich die Zellmembrandurchlässigkeit herabsetzt, dämpft es die Erregbarkeit von Nerven- und Muskelzellen. Des Weiteren ermöglicht Kalzium das Gleiten der Aktin- und Myosinfilamente innerhalb der Muskelzelle und leistet deshalb einen wichtigen Beitrag bei der *Muskelkontraktion.* Darüber hinaus ist Kalzium wesentlich an der *Blutgerinnung* (Faktor IV) mitbeteiligt (➤ Kap. 7.6.2) und wirkt antiallergisch und antientzündlich.

Der Kalziumspiegel des Blutes wird durch das Parathormon der Nebenschilddrüse, das Kalzitonin der Schilddrüse und Vitamin D in sehr engen Bereichen konstant gehalten.

Hypokalz(i)ämie (verminderter Kalziumgehalt des Blutes). Zu einem verminderten Blutkalziumspiegel (weniger als 2,2 mmol / l Serum) kann es durch eine Unterfunktion der Nebenschilddrüse (Parathormonmangel), durch Vitamin-D-Mangel, durch Malabsorption, durch Nieren- und Pankreaserkrankungen und beim Cushing-Syndrom (➤ Kap. 14.7.2) kommen. Eine Hypokalziämie führt zu einer *gesteigerten Muskelerregbarkeit,* bis hin zu Krämpfen und manifester Tetanie mit meist symmetrischen Muskelkrämpfen, bevorzugt im Bereich der Gliedmaßen, eventuell mit „Pfötchenstellung" der Hand. Bei langandauernden Mangelzuständen kann es bei Kindern zu *Rachitis* (➤ Kap. 10.6.4) und bei Erwachsenen zu *Osteomalazie* (➤ Kap. 10.11.2) kommen.

Hyperkalz(i)ämie (erhöhter Kalziumgehalt des Blutes). Zur Erhöhung des Blutkalziumspiegels (über 2,7 mmol / l) kann es durch eine gesteigerte Kalziumaufnahme im Darm oder durch Medikamente (z. B. Vitamin D), durch eine verminderte Ausscheidung durch die Nieren, durch Nebenschilddrüsenüberfunktion oder durch eine gesteigerte Kalziumfreisetzung aus den Knochen kommen. Letzteres kann z. B. bei Knochentumoren und Knochenmetastasen der Fall sein. Ein ständig erhöhter Kalziumspiegel des Blutes kann zur Bildung von *Nierensteinen,* zur *Nephrokalzinose* (Ablagerung von Kalzium im Nierengewebe), zu *Gelenkverkalkungen* und zu *Arteriosklerose* führen. Bei *schwerer* Hyperkalzämie kommt es zu Appetitverlust, vermehrtem Durst, erhöhter Harnausscheidung, psychischen Störungen, Übelkeit und Erbrechen. Die Muskelerregbarkeit ist herabgesetzt, sodass es zu Muskelschwäche und Obstipation bis hin zu schlaffen Lähmungen kommen kann.

10.5.4 Magnesium

Magnesium ist ein Kalziumantagonist und kommt in unterschiedlicher Konzentration in fast allen Körperzellen vor. Insgesamt befinden sich ca. 25–30 g im Körper.

Magnesium wird für zahlreiche *Enzymreaktionen* benötigt. Besondere Bedeutung besitzt es als *Aktivator* von allen *Reaktionen* an denen *ATP* beteiligt ist. Außerdem *dämpft* Magnesium die *Nerven-* und

Muskelerregbarkeit und *hemmt* die *Blutgerinnung,* weshalb es zur Thromboseprophylaxe eingesetzt wird. Ähnlich wie Kalzium ist auch Magnesium am *Aufbau* von *Knochen, Sehnen* und *Zähnen* beteiligt.

Hypomagnesiämie (verminderter Magnesiumgehalt des Blutes). Da die Magnesiumzufuhr meist den Bedarf überschreitet, sind ernährungsbedingte Mangelzustände selten. Sie können aber bei Niereninsuffizienz, chronischen Darmerkrankungen, Hungerzustand, chronischem Alkoholismus, Schilddrüsen- und Nebenschilddrüsenüberfunktion und im diabetischen Koma gefunden werden. Magnesiummangelzustände (weniger als 0,7 mmol / l) führen zu *Muskelzuckungen,* Zittern, Tetanie, mitunter zu *Krämpfen,* epileptischen Anfällen und deliranten Zuständen. Die Magnesiummangeltetanie unterscheidet sich äußerlich nicht von der Kalziummangeltetanie. Außerdem kann Magnesiummangel zu *Herzrhythmus-* und *Durchblutungsstörungen* (z. B. der Koronarien) führen.

Hypermagnesiämie (erhöhter Magnesiumgehalt des Blutes). Eine Hypermagnesiämie (mehr als 2,5 mmol / l) kommt bei Nierenversagen, Urämie, erhöhter Magnesiumzufuhr (Medikamente, Infusionstherapie) und Schilddrüsenunterfunktion vor. Sie führt zur Herabsetzung bis zur Blockade der Erregbarkeit der quergestreiften Muskulatur und damit zur *Erschlaffung* der *Muskulatur* bis hin zu *Lähmungen,* auch zu Atemlähmungen und Herzstillstand.

10.5.5 Weitere Mineralstoffe

Phosphor befindet sich zum größten Teil in *Knochen* und *Zähnen.* Es wird aber auch innerhalb der Zelle beim *Energiestoffwechsel* (ATP) benötigt. Im Blut wirkt es bei der Aufrechterhaltung des Säure-Basen-Gleichgewichts mit.

Phosphat spielt in der Lebensmittelindustrie als *Konservierungsmittel* eine wichtige Rolle. Es wird vermutet, dass eine übermäßige Zufuhr bei Kindern eine Hyperaktivität zur Folge haben kann.

Eisen Im Körper befinden sich etwa 4–5 g Eisen. Der größte Teil hiervon sitzt im *Hämoglobin* der Erythrozyten und im Myoglobin der Muskelzellen. Eisen kann in der *Leber,* der *Milz* und im *Knochenmark* als Ferritin und Hämosiderin gespeichert werden. Wird Eisen im Serum transportiert, wird es an Transferrin gebunden.

Vitamin C verbessert die Eisenaufnahme im Körper. Wird mehr Eisen zugeführt als benötigt, sinkt normalerweise die Resorptionsquote im Darm. Bei der seltenen Eisenspeicherkrankheit (Hämochromatose, Hämosiderose) und bei Alkoholmissbrauch (Alkoholabusus) kann es zur erhöhten Eisenresorption kommen. Wird nicht ausreichend Eisen zugeführt, entsteht eine Eisenmangelanämie, Außerdem fehlt es als Baustoff für die Haut, die Schleimhaut und die Hautanhangsgebilde. Dadurch kommt es zu trockener, spröder, rissiger Haut (Juckreiz), zu Schleimhautatrophie, Haarausfall, brüchigen Haaren und Nägeln (evtl. Hohlnägel), zu Rhagaden an Mundwinkeln, Füßen, Fingern und zum Zungenbrennen.

Iod Fast das gesamte aufgenommene Iod gelangt in die Schilddrüse, wo es zur Produktion der *Schilddrüsenhormone* benötigt wird. Iodmangel bewirkt eine Schilddrüsenunterfunktion und Ausbildung einer Struma (Kropf).

Zink ist in vielen Enzymen enthalten. Es beeinflusst das *Immunsystem* und den Eiweiß-, Fett-, Kohlenhydrat- und Hormonstoffwechsel (im Insulin enthalten).

Zinkmangel bewirkt Wachstumsverzögerungen, Unterfunktion der Keimdrüsen, gesteigerte Hautverhornung, Hautentzündungen, Leber- und Milzvergrößerung.

Man findet eine Erhöhung des Zinkgehalts im Blut bei Schilddrüsenüberfunktion, essenzieller Hypertonie, Polyzythämie und perniziöser Anämie. Dagegen kann er bei Infekten, Diabetes mellitus, Leberzirrhose und nach Myokardinfarkt erniedrigt sein.

Selen ist Bestandteil von vielen Enzymen und kann die Wirkung giftiger Schwermetalle wie Cadmium, Quecksilber und evtl. auch Blei herabsetzen. Da man in Gegenden mit selenreicher Ernährung beobachtete, dass es weniger Fälle von *Brustkrebs* und Herzinfarkt gab, wird Selen diesbezüglich eine Schutzwirkung zugeschrieben. Des Weiteren wird vermutet, dass Selen den *Alterungsprozess* verzögern kann.

Chrom, Mangan, Kobalt, Kupfer Neben anderen Aufgaben aktivieren diese Spurenelemente Enzyme oder sind ein unentbehrlicher Bestandteil von Enzymen.

10.6 Vitamine

Bei den Vitaminen unterscheiden wir die *wasserlöslichen* Vitamine B und C von den *fettlöslichen* Vitaminen A, D, E und K. Fettlösliche Vitamine können im Körper gespeichert werden, während die wasserlöslichen bei überhöhter Zufuhr ausgeschieden werden. Dieser Sachverhalt führt dazu, dass es nur selten zu einem Mangel an fettlöslichen Vitaminen kommt, dass aber andererseits die Gefahr von Symptomen der Überdosierung (Vergiftungen, Toxizitätssymptome) besteht. Ob wasserlösliche Vitamine zu Vergiftungserscheinungen führen können, ist noch nicht eindeutig geklärt.

In *naturbelassenen* Nahrungsmitteln kamen Vitamine so ausreichend und häufig vor, dass sich beim Menschen im Laufe der Entwicklung kein besonderer Steuerungsmechanismus für die Bedarfsdeckung herausgebildet hat, der in etwa mit Hunger und Durst vergleichbar wäre. Die meisten Vitamine des B-Komplexes und Vitamin K können in gewissen Mengen durch die Darmflora synthetisiert werden. Außerdem werden Vitamin A und D bei ausreichender Sonnenbestrahlung im Körper selbst aus Provitaminen hergestellt.

Von Rachitis abgesehen, sind deshalb typische Vitamin*mangelkrankheiten* selten. Das darf aber nicht darüber hinwegtäuschen, dass Vitamin*mangelzustände* heute *häufig* sind und schwere Funktionsstörungen verursachen können. Sie werden allerdings oft wegen ihrer unspezifischen Symptome nicht erkannt.

Als **Ursachen** für Vitaminmangel sind denkbar:

- **Falsche oder ungenügende Ernährung**, auch vor dem Hintergrund, dass manches Obst und Gemüse nicht mehr die Menge an Vitalstoffen besitzt wie früher
- **Malabsorption** (z. B. Mangel an Intrinsic-Faktor, Morbus Crohn)
- **Zerstörung der Darmflora** (z. B. durch Antibiotika)
- **Leberschaden**, v. a. durch Alkoholabusus und dadurch Stoffwechselstörungen und Störungen der Fähigkeit, Vitamine zu speichern
- **Schwangerschaft, Stillzeit und Wachstum** durch erhöhten Bedarf

Mit *Hypovitaminosen* bezeichnet man Vitaminmangelkrankheiten, mit *Hypervitaminosen* krankhafte Zustände, die sich durch ein Überangebot an Vitaminen entwickelt haben. Letztere sind fast immer medikamenteninduziert.

10.6.1 Vitamin A

Der Hauptvertreter der Vitamin-A-Gruppe ist das *Retinol.* Es kommt in tierischen Organismen und damit in Milch, Eigelb und v. a. in der Leber (Lebertran!) vor. Pflanzen besitzen eine Vorstufe des Retinols (Karotinoide, Hauptvertreter Betacarotin), das vom Menschen durch pflanzliche Nahrung (z. B. Möhren, Spinat, Grünkohl) aufgenommen und im Körper in Vitamin A umgewandelt werden kann.

Vitamin A sichert den Aufbau und das normale Funktionieren von *Haut und Schleimhaut.* Es ist an der Rhodopsinbildung in der Retina (Netzhaut) mitbeteiligt und wirkt so auf das *Hell-Dunkel-Sehen* ein. Außerdem wird Vitamin A für das Wachstum des gesamten Körpers benötigt, für die Reproduktion (Spermienbildung, Entwicklung der Plazenta) und zur Fetalentwicklung.

Vitamin A

- Haut
- Auge

Da Vitamin A vom Körper nur gemeinsam mit Fett aufgenommen werden kann, sollten Möhren immer mit etwas Öl oder Butter gegessen werden.

Vitamin-A-Hypovitaminose Ursachen für Vitamin-A-Mangelzustände können *Maldigestion*, *Malabsorption*, verminderte Gallensaftproduktion, Pankreaserkrankungen, Zöliakie, Morbus Crohn und Alkoholismus sein. Zunächst treten Lichtscheu, herabgesetzte Sehschärfe bei Dämmerlicht bis hin zu *Nachtblindheit* auf, später kommt es zu trockener, schuppiger Haut und zur Atrophie von Schleimhäuten und Schleimdrüsen. Bei Kindern führt Vitamin-

A-Mangel zu Wachstumsverzögerungen und zu Störungen bei der Knochenbildung. Während der Schwangerschaft kann Vitamin-A-Mangel zu *Fehlbildungen des Feten* führen.

Vitamin-A-Hypervitaminose Bei akuter Überdosierung sind Kopfschmerzen, Schwindel, Übelkeit und Erbrechen möglich; bei chronischer Überdosierung schmerzhafte Periostschwellung, Haarausfall, erhöhte Reizbarkeit, Blutbildungsstörungen mit vermehrter Blutungsneigung und Hautschäden. Während der Schwangerschaft kann sie zur Fruchtschädigung führen.

10.6.2 Vitamin-B-Komplex

Der Vitamin-B-Komplex besteht aus Thiamin (B_1), Riboflavin (B_2), Nikotinamid, Folsäure, Pyridoxin (B_6), Cobalamin (B_{12}), Biotin (Vitamin H), Pantothensäure und Niacin. Diese Vitamine kommen oft gemeinsam vor. Sie sind v. a. in *tierischen Lebensmitteln* enthalten, und zwar in Butter, Milch, Fleisch, Eiern, aber auch in Getreide, Kartoffeln und Grüngemüse. Nachstehend werden die wichtigsten Vertreter des Vitamin-B-Komplexes vorgestellt.

Vitamin B_1 (Thiamin, Aneurin, *„antineuritisches Vitamin"*) ist in pflanzlichen und tierischen Nahrungsmitteln weit verbreitet. Trotzdem können Mangelerscheinungen in allen Altersgruppen auftreten, sind aber v. a. bei *Alkoholikern* häufig. Thiamin spielt im Kohlenhydratstoffwechsel eine wichtige Rolle, hier besonders bei der Energiegewinnung. Da Nervenzellen sehr viel Energie benötigen, zeigen sich hier die ersten Mangelsymptome.

- **Vitamin-B_1-Hypovitaminose.** Leichtere Vitamin-B_1-Hypovitaminosen gehen mit Verdauungsstörungen, Appetitlosigkeit, Müdigkeit und neurologischen Symptomen (Muskelschwäche) einher, schwere Mangelzustände führen zu psychischen Veränderungen (Reizbarkeit, Angstzustände, Depressionen), neurologischen Symptomen (Muskellähmungen an Händen, Füßen, Augenmuskeln) und Herz-Kreislauf-Versagen. Schwere Mangelzustände werden auch als **Beriberi** bezeichnet. Diese Erkrankung ist in Asien in den Bevölkerungsgruppen weit verbreitet, in denen geschälter Reis Hauptnahrungsmittel ist. Beriberi hat als Leitsymptome Polyneuritis mit Parästhesien und Lähmungen, psychische Veränderungen und evtl. Ödeme durch Herzmuskelschwäche.
- **Vitamin-B_1-Hypervitaminosen,** die durch Injektionen verursacht wurden, können zu Kopfschmerzen, Tachykardie, Schweißausbruch bis hin zum anaphylaktischen Schock führen.

! Bei **parenteraler Vitamin-B_1-Gabe** kann es zu Unverträglichkeitsreaktionen bis hin zum anaphylaktischen Schock kommen.

Vitamin B_6 (Pyridoxin) spielt als Coenzym beim Aminosäurestoffwechsel (Transaminierungsprozess, das heißt Übertragung einer Aminogruppe von einer Substanz auf eine andere, ➤ Kap. 11.2) eine Rolle, außerdem in den Leberzellen beim Abbau von Glykogen zu Glukose. Des Weiteren wird es zur Bildung von Gallensäure und Hämoglobin benötigt.

- **Vitamin-B_6-Hypovitaminosen** führen zu Hautentzündungen (v. a. Mund, Lippen, auch als Dermatitis), Schlaflosigkeit, Müdigkeit, erhöhter Infektanfälligkeit; bei ausgeprägtem Mangel auch zu Anämie und Krämpfen (bei Neugeborenen auch generalisierte Krämpfe).
- **Vitamin-B_6-Hypervitaminosen** kommen nur durch therapeutische Anwendung hoher Dosen vor. Sie führen zu Sensibilitäts-, Gang- und Reflexstörungen, außerdem zu einer Beeinträchtigung des Tast- und Temperaturempfindens.

Vitamin B_{12} (Cobalamin, Antiperniziosa-Faktor, Extrinsic-Faktor) kann weder von Mensch, Tier noch Pflanze gebildet werden, sondern nur von bestimmten Mikroorganismen. Es kommt in der Leber, im Darminhalt und in vielen anderen Organen von Mensch und Tier vor. In Pflanzen konnte das Vitamin bisher nicht gefunden werden (Ausnahme vergorene Produkte wie Sauerkraut). Damit Vitamin B_{12} im Darm aufgenommen werden kann, benötigt es den im Magen gebildeten *Intrinsic-Faktor,* der es im Ileum durch die Darmwand transportiert.

- **Vitamin-B_{12}-Hypovitaminosen.** Vitamin B_{12} wird zur Ausreifung der roten Blutkörperchen

und zum Aufbau der Myelinscheiden um die Nervenzellen benötigt. Infolgedessen führen Vitamin-B_{12}-Mangelzustände zur *perniziösen Anämie* (➤ Kap. 7.8.2) und zu *neurologischen Ausfallserscheinungen.* Das Knochenmark produziert in diesen Fällen vergrößerte rote Blutkörperchen, die nur ca. halb so lang leben wie normale Erythrozyten. Bei streng veganer Ernährung (Verzicht auf alle tierischen Produkte wie Fleisch, Eier, Milch, Käse, Butter) stellen sich wegen der großen Körperreserven meist erst nach 5–10 Jahren Mangelerscheinungen ein. Anders bei kleinen Kindern, bei denen ein solcher Mangel schnell sehr gefährlich ist. Allerdings muss eine vegane Ernährung nicht in jedem Fall zu Mangelzuständen führen, da Vitamin B_{12} z. B. auch in vergorenen Sojaprodukten (Miso, Tempeh), in Sauerkraut und in Algen enthalten ist.
Vitamin B_{12} muss bei Mangelzuständen substituiert werden, bei Intrinsic-Faktor-Mangel *parenteral.*
- **Vitamin-B_{12}-Hypervitaminosen** sind auch bei Anwendung hoher Dosen unbekannt, da ein Zuviel vom Körper ausgeschieden wird.

Vitamin H (Biotin) kann von der Darmflora produziert werden. In Nahrungsmitteln (Hefe, Leber, Niere) ist es oft nur in geringer Konzentration vorhanden. Beim häufigen Verzehr von rohen Eiern kam es zu Biotinmangel, da im Eiklar das Antivitamin Avidin enthalten ist, das sich im Darm mit Biotin verbindet und so seine Aufnahme unmöglich macht.
- **Vitamin-H-Hypovitaminosen** führen zu *Hautveränderungen*, brüchigen Fingernägeln, Haarausfall, Müdigkeit, Appetitlosigkeit, Übelkeit, Dermatitis und Depressionen.
- **Vitamin-H-Hypervitaminosen** sind nicht bekannt.

Folsäure spielt im Zellstoffwechsel bei der Herstellung der DNS und RNS eine wichtige Rolle, außerdem ist es – zusammen mit Vitamin B_{12} – an der Ausreifung der roten Blutkörperchen im Knochenmark beteiligt.
- **Folsäure-Hypovitaminosen** können in allen Bevölkerungsgruppen auftreten, besonders häufig sind Schwangere, Stillende, Säuglinge, Pubertierende und Alkoholkranke betroffen, aber auch die Einnahme bestimmter Medikamente („Pille“, Zytostatika, Chemotherapeutika u. a.) kann zu Folsäuremangel führen. Eine Folsäure-Hypovitaminose führt zur Störung der Zellteilung, wovon in erster Linie die blutbildenden Zellen betroffen sind. Die Folge sind *Anämie* und eine Abnahme der Leuko- und Thrombozyten. Des Weiteren kommt es zur Schleimhautatrophie im Verdauungstrakt, was zu Resorptionsstörungen und Durchfällen führt. Folsäuremangel in der Frühschwangerschaft kann beim Feten zu schweren Missbildungen führen, z. B. Spaltbildung in der Wirbelsäule (Spina bifida).
- **Folsäure-Hypervitaminosen** können durch eine zu große Zufuhr an Folsäure auftreten. Sie führen zu Magen-Darm-Beschwerden, Schlaflosigkeit, psychische Störungen, selten auch zu Allergien.

!
Folsäuregabe

Bei Folsäuregabe ist zu beachten:
- Folsäure kann die Wirkung von Antiepileptika abschwächen!
- Folsäure kann einen Vitamin-B_{12}-Mangel verschleiern. In diesen Fällen kann es zu schweren neurologischen Ausfallserscheinungen kommen!

10.6.3 Vitamin C

Vitamin C (Ascorbinsäure) steigert die *Abwehrbereitschaft* des Körpers, verbessert die *Wundheilung,* fördert die *Aufnahme* von *Eisen* und stimuliert *Bildung* und *Funktion* von *Bindegewebe, Knochen* und *Zähnen.* Außerdem ist es ein Gefäßschutzstoff, da es gefäßabdichtend wirkt und Thrombin aktiviert (*Blutgerinnungsbeschleunigung*). Vitamin C gilt als *Radikalenfänger* (Radikale = verbindungsfreudige Stoffe) und es besitzt eine *Schutzwirkung* vor *Krebs* (Hemmung der Nitrosaminbildung).

Vitamin-C-Hypovitaminosen führen zu Müdigkeit, Infektanfälligkeit und Anämie. Bei schwerem Mangel kommt es zum **Skorbut** und damit zu abnormer Müdigkeit, Anämie, vermehrter Blutungsneigung, verzögerter Wundheilung, Infektanfälligkeit, Zahnfleischentzündung und Ausfallen der Zähne.

Die entsprechende Erkrankung beim Kleinkind wird als **Möller-Barlow-Krankheit** (infantiler

Skorbut, Säuglingsskorbut) bezeichnet, bei der es zusätzlich zu den vorstehenden Symptomen noch zu Störungen des Knochenwachstums kommt.

Vitamin-C-Hypervitaminosen können zu kurz andauernden Durchfällen führen. Bei prädisponierten Personen kann es, durch die vermehrte Ausscheidung des Metaboliten (Zwischenprodukt des Stoffwechsels) Oxalsäure, zur Bildung von Nierensteinen kommen.

10.6.4 Vitamin D

Die beiden wichtigsten Vitamine der D-Gruppe sind Vitamin D_2 und D_3. Sie können sowohl mit der Nahrung aufgenommen als auch aus einem Provitamin in der *Haut* unter Einwirkung von UV-Strahlen des Sonnenlichts *gebildet* werden. Da das Provitamin (7-Dehydrocholesterin) in der Leber aus Cholesterin gebildet wird, ist Vitamin D genau genommen gar kein Vitamin und sollte deshalb eher zu den hormonähnlichen Wirkstoffen gerechnet werden.

Die in der Haut produzierte Menge von Vitamin D reicht normalerweise aus, um den Organismus ausreichend zu versorgen, ohne dass das Vitamin noch über die Nahrung zugeführt werden müsste. In Zeiten erhöhten Bedarfs, z. B. während der ersten beiden Lebensjahre oder während Schwangerschaft und Stillzeit, kann es allerdings sein, dass sich doch ein Mangel einstellt. Wichtige Ursachen hierfür sind die hohe UV-Absorption der Lichtstrahlen durch die gestiegene Luftverschmutzung und ein zu kurzer Aufenthalt im Freien.

Vitamin D spielt beim *Knochenaufbau* eine wichtige Rolle. Außerdem hat es die Aufgabe, die *Kalziumaufnahme im Darm* zu verbessern.

Vitamin D ist in tierischen Produkten enthalten, wie Leber (v. a. in der Leber von Fischen, „Fischlebertran") und tierischem Fettgewebe, in geringen Mengen kommt es auch in Butter, Milch und Eigelb vor.

Vitamin-D-Hypovitaminose Kommt es zu einem Vitamin-D-Mangel, so sinkt der Blutkalziumspiegel ab. Da Kalzium aber im Körper wichtige Aufgaben hat, hält nun das Parathormon der Nebenschilddrüse, den Blutkalziumspiegel konstant. Dies geschieht dadurch, dass Kalzium aus den Knochen herausgelöst wird. So kann es zur Demineralisierung der Knochen kommen und damit beim Kind zur *Rachitis* und beim Erwachsenen zur *Osteomalazie.* Das „Sonnenvitamin D" hat so durch die **Rachitis** der Kinder eine traurige Berühmtheit erhalten. Hierbei entstehen Wirbelsäulen- und Brustkorbverkrümmungen, außerdem Bein- und Schädelfehlbildungen. An der Knochen-Knorpel-Grenze der Rippen kommt es zu Auftreibungen, zum sog. rachitischen Rosenkranz. Die Erkrankung zeigt sich meist bereits im 2. – 3. Lebensmonat mit vermehrtem Schwitzen (v. a. am Kopf), Unruhe und Schreckhaftigkeit. Später treten eine schlaffe Bauchdecke („Froschbauch"), Verstopfung, Muskelhypotonie und ein „Quadratschädel" (Caput quadratum) auf, letzteres ist durch eine abnorme Weichheit des Schädelknochens bedingt. Kommt es bei Erwachsenen zum Vitamin-D-Mangel, entwickelt sich eine Osteomalazie (➤ Kap. 10.11.2).

Vitamin-D-Hypervitaminose Schon bei geringen Überdosierungen kann es zu toxischen Erscheinungen mit erhöhter Reizbarkeit, Appetitlosigkeit, Verstopfung, Erbrechen und Muskelschwäche kommen. Bei längerer Dauer der Überdosierung erfolgen Kalkeinlagerungen in Nieren (Nierensteine, irreversible Nierengewebeschäden) und Gefäßen (Verkalkung der Blutgefäße).

10.6.5 Vitamin E

Vitamin E (Tokopherole) kann *freie Radikale* (verbindungsfreudige Stoffe) *unschädlich* machen und *schützt* so die *Zellmembranen* und *hemmt* den *Alterungsprozess.* Es wirkt *Arteriosklerose* und *Krebs* (Hemmung der Nitrosaminbildung) entgegen, beschleunigt die Wundheilung und verringert die Narbenbildung. Es wird für die normale Funktion der Keimdrüsen („*Fruchtbarkeitsvitamin*") und der Nerven- und Muskelzellen benötigt.

Das hitzebeständige Vitamin E wird nur in Pflanzen synthetisiert. Zu den ergiebigsten Vitamin-E-Quellen gehören Getreidekeime, Pflanzenöle (v. a. Weizenkeimöl), Sojabohnen, Vollkornprodukte und

Blattgemüse. Gespeichert werden Tokopherole in der Nebenniere, in der Milz und im Pankreas.

Vitamin-E-Hypovitaminosen sind selten, können allerdings z. B. infolge einer ungenügenden Galleproduktion auftreten. Bei Vitamin-E-Mangelzuständen besteht eine erhöhte Neigung, an Arteriosklerose, koronaren Herzkrankheiten und Krebs zu erkranken. Es kann zum Abbau von Nerven- und Muskelzellen kommen, bei Frauen zu Unfruchtbarkeit und spontanen Aborten, beim Mann zu Libidoschwäche und Bewegungsstörungen der Spermien.

Vitamin-E-Hypervitaminosen wurden nur bei extrem hohen Gaben beobachtet. In diesen seltenen Fällen kam es zu Leberparenchymschäden, erhöhter Blutungsneigung, verringerter Immunabwehr und Blockierung von Vitamin K.

10.6.6 Vitamin K

Vitamin K (Phyllochinone) wird für die *Blutgerinnung* benötigt, denn es ist Voraussetzung für die Bildung von Prothrombin und anderer Vitamin-K-abhängiger Gerinnungsfaktoren in der Leber („antihämorrhagisches Vitamin"). Diese Eigenschaft macht sich der Arzt bei Antikoagulanziengabe vom Typ der Cumarine zunutze (➤ Kap. 5.10.7), die bei erhöhter Thrombosegefahr verordnet werden. Durch die Cumarine wird in der Leber das Vitamin K verdrängt und somit die Bildung von Prothrombin herabgesetzt. Die Folge ist eine Verzögerung der Blutgerinnung.

Vitamin K kommt in allen grünen Pflanzen vor, außerdem in Leber und Blumenkohl. Da es darüber hinaus von der Darmflora synthetisiert werden kann, kommt ein Mangel praktisch nicht vor, es sei denn, es liegt ein Gallestau (Störung der Fettverdauung und der fettlöslichen Vitamine) oder eine Schädigung der Vitamin-K-produzierenden Darmflora vor. Letzteres kann z. B. eine Folge von Antibiotikagabe sein.

Vitamin-K-Hypovitaminose führt zu einer verlängerten Blutgerinnungszeit; ein typisches Frühsymptom hierfür ist Zahnfleischbluten. Gefährlich kann ein Vitamin-K-Mangel beim Neugeborenen (*Morbus haemorrhagicus neonatorum*) und beim Säugling sein. In diesem Fällen kommt es zur vermehrten Blutungsneigung, wobei besonders Hirnblutungen gefürchtet sind.

Vitamin-K-Hypervitaminosen sind sehr selten. Jedoch kann es nach Injektion sehr hoher Dosen zu Thrombosen, Hämolyse und anaphylaktoiden Reaktionen kommen.

10.7 Wasser

Ein Säugling besteht zu ca. 75 %, erwachsene Männer zu ca. 60 % und erwachsene Frauen zu ca. 50 % aus Wasser. Frauen haben im Unterschied zu Männern einen niedrigeren Wasser-, aber dafür höheren Fettanteil. Mit zunehmendem Lebensalter nimmt der Wassergehalt bei beiden ab.

Flüssigkeitssysteme Das Körperwasser ist auf zwei Flüssigkeitssysteme verteilt, auf den:

- **Intrazellulärraum,** das heißt, das Wasser befindet sich *innerhalb* der Zellen. Das macht ca. 40 % des Körpergewichts aus.
- **Extrazellulärraum,** das heißt, das Wasser befindet sich *außerhalb* der Zellen (ca. 15 % des Körpergewichts). Bei der extrazellulären Flüssigkeit unterscheidet man noch die interzelluläre Flüssigkeit des Zwischenzellraums (Interstitium: 10 %) und die intravasale Flüssigkeit, die sich im Blutkreislaufsystem befindet. Letztere macht lediglich ca. 5 % des Körpergewichts aus.

Beim älteren Menschen sinkt der Wasseranteil durch Zellschrumpfung und Verkalkung ab. Adipöse Menschen haben einen deutlich reduzierten Anteil an freiem Körperwasser, da Fett der wasserärmste Bestandteil des Organismus ist.

Beim gesunden Menschen besteht ein ausgeglichenes Verhältnis zwischen Wasserzufuhr und Wasserausscheidung. Die Flüssigkeitszufuhr erfolgt durch Getränke und Nahrung. Die Wasserabgabe erfolgt über Nieren, Haut (Schweiß), Atmung und Darm. Die wichtigste Rolle bei der Wasserausscheidung spielen die *Nieren*, die nicht nur durch Wasserabgabe und -retention das Flüssigkeitsgleichgewicht aufrechterhalten, sondern darüber hinaus durch Elektrolytausscheidung bzw. -retention noch indirekt auf den Wasserhaushalt einwirken.

Hormonelle Steuerung des Wasserhaushalts Bei der Aufrechterhaltung des Wasser- und Elektrolythaushalts spielen hormonelle Einflüsse eine wichtige Rolle:

- **ADH** (antidiuretisches Hormon, Adiuretin, Vasopressin) stammt aus dem Hypophysenhinterlappen und bewirkt in den Nieren eine *Wasserretention.*
- **Renin-Angiotensin-Aldosteron-System.** Das Renin-Angiotensin-Aldosteron-System regelt den Wasser- und Elektrolythaushalt und den Blutdruck (➤ Kap. 15.2.5).

10.8 Abbau und Resorption der Nahrungsstoffe

10.8.1 Kohlenhydratabbau

Kohlenhydrate werden zum größten Teil in Form von Stärke aufgenommen, die restlichen Kohlenhydrate bestehen aus tierischem Glykogen und aus Di- (Rohr- und Milchzucker) und Monosacchariden (Trauben- und Fruchtzucker).

Mundhöhle Die Kohlenhydratverdauung wird bereits in der Mundhöhle durch die im Speichel enthaltene *Alphaamylase* (alte Bezeichnungen: Ptyalin, Speicheldiastase) eingeleitet. Dadurch werden die Kohlenhydrate in Dextrine („Polysaccharidbruchstücke") und Maltose (Disaccharide) abgebaut.

Magen Im Magen ist die weitere Kohlenhydratverdauung *unterbrochen*, da die Alphaamylase im sauren Magenmilieu nicht wirken kann.

Dünndarm Im Duodenum wird die Kohlenhydratverdauung weitergeführt. Durch die *Alphaamylase* des *Pankreas* erfolgt der Abbau zu Maltose, soweit dies noch nicht in der Mundhöhle geschehen ist. Die *Disaccharidase,* die aus dem Bürstensaum der *Dünndarmschleimhaut* stammt, bewerkstelligt den endgültigen Abbau zu Glukose.

Die Glukose wird von den Dünndarmzotten aufgenommen und ins Blut abgegeben. Über das Pfortadersystem gelangt sie zur Leber, wo sie als Glykogen gespeichert werden kann, sofern sie momentan im Körper nicht benötigt wird.

> Der **Kohlenhydratabbau** erfolgt:
> - in der Mundhöhle
> - im Dünndarm

10.8.2 Fettabbau

Fette werden zu über 90 % als Neutralfette (Triglyzeride) aufgenommen, der Rest besteht aus Cholesterin, Phospholipiden und fettlöslichen Vitaminen.

Mundhöhle und Magen Aus der Mundhöhle stammt die *Zungengrundlipase*, die bereits im Magen bei einem kleineren Teil der Nahrungsfette den Abbau einleitet. Der größte und abschließende Teil der Fettverdauung findet jedoch im Dünndarm statt.

Dünndarm Die Gallensäure emulgiert (zerteilt) die Fette im Duodenum in feinste Tröpfchen. Die *Lipase* des Pankreassaftes baut auffolgend die Triglyzeride zu Fettsäuren und Glyzerin ab. Dieser Prozess wird teilweise noch durch die Darmlipase in tieferen Dünndarmabschnitten zu Ende geführt.

Die im Darm vorliegenden Spaltprodukte (Fettsäuren, Monoglyzeride, Cholesterin, Phospholipide) und die fettlöslichen Vitamine bilden winzig kleine Fettkügelchen, „*Mizellen*", die durch Diffusion von der Dünndarmschleimhaut aufgenommen werden. Hier werden sie umgebaut, erhalten eine Proteinhülle und werden als nunmehr wasserlösliche Tröpfchen v. a. in das zentrale Lymphgefäß der Dünndarmzotte aufgenommen. Diese Fett-Eiweiß-Tröpfchen werden als *Chylomikronen* bezeichnet.

> Der **Fettabbau** erfolgt im Wesentlichen im Dünndarm.

10.8.3 Eiweißabbau

Mundhöhle In der Mundhöhle findet *keine* Eiweißverdauung statt.

Magen Die Salzsäure des Magens leistet einen wichtigen Beitrag zur Einleitung der Eiweißverdauung. Zum einen quellen die Eiweißfasern unter ihrer Einwirkung auf und werden so für die Enzyme angreifbar. Zum anderen hilft sie mit, dass sich das in inaktiver Form vorliegende eiweißverdauende Enzym *Pepsinogen* in die wirksame Form *Pepsin* umwandelt. Durch Pepsin werden die Eiweiße (Makropeptide) zu Polypeptiden gespalten (Albumosen, Peptonen).

Dünndarm Im Duodenum erfolgt die weitere Aufspaltung der Polypeptide zu Oligopeptiden. Dazu entleert das Pankreas *Trypsinogen* und *Chymotrypsinogen* über den Ductus pancreaticus in den Zwölffingerdarm. Hier werden sie durch die Enterokinase (Enteropeptidase) in die wirksamen Formen Trypsin und Chymotrypsin gespalten. In dieser Form wirken sie beim weiteren Eiweißabbau zu Tri- bzw. Dipeptiden mit. Neben Trypsin und Chymotrypsin spielen beim Eiweißabbau im Dünndarm noch die Carboxypeptidase des Pankreas und die Aminopeptidase des Dünndarms eine Rolle.

Die Dünndarmschleimhaut kann Dipeptide und Aminosäuren in die Blutkapillaren aufnehmen, von wo aus sie über das Pfortadersystem zur Leber transportiert werden.

Die Leber benutzt die ankommenden Aminosäuren zum einen zum Aufbau der *Bluteiweiße*, zum anderen kann sie den Prozess der *Transaminierung* vornehmen, das heißt, sie kann eine Aminosäurenart, die vermehrt im Körper vorkommt, in eine andere umwandeln die im Körper benötigt wird. Eine Ausnahme bilden allerdings die essenziellen Aminosäuren, die im Körper nicht hergestellt werden können.

Ungefähr10 % der Nahrungseiweiße gelangen in den Dickdarm, wo sie unter Einwirkung von Fäulnisbakterien teilweise zersetzt werden.

Der **Eiweißabbau** erfolgt in Magen und Dünndarm.

10

10.8.4 Aktiver und passiver Transport bei der Nahrungsresorption

Die Resorption von Nahrungsstoffen kann durch aktiven und passiven Transport erfolgen:

Aktiver Transport bedeutet Stofftransport durch die Zellmembran *unter Energieverbrauch.* Es handelt sich im Wesentlichen um Trägermoleküle der Zellmembran (Carrier), die Substanzen mit oder entgegen einem Konzentrationsgefälle durch die Membran transportieren können.

Passiver Transport erfolgt *ohne Energieverbrauch* aufgrund eines Konzentrationsgefälles, und zwar durch Diffusion, Filtration und Osmose.

10.9 Störungen des Gesamtstoffwechsels

Die Regulierung des Energiebedarfs erfolgt durch die Nahrungsaufnahme, die ihrerseits durch das Hunger- und Sättigungsgefühl gesteuert wird. Jedoch üben auch psychische Faktoren, die Situation, in der man sich befindet, Geschmacks- und Geruchsreize, Stimmung, Gewohnheit und Erziehung einen großen Einfluss auf die Nahrungsaufnahme aus.

Broca-Index Mittels der Broca-Formel kann man das Körpergewicht im Verhältnis zur Körpergröße beurteilen. Dazu nimmt man die Körpergröße in Zentimeter und zieht davon 100 ab. Der Broca-Index hat den Vorteil, dass man ihn schnell im Kopf errechnen kann.

Broca-Index

Normalgewicht in kg:Körpergröße in cm – 100

Beispiel: Eine Frau von 160 cm (160 – 100 = 60) hat mit 60 kg ihr Normalgewicht.

Zur Errechnung des Idealgewichts zieht man bei Frauen 15 % und bei Männern 10 % ab.
Beispiel:

- Idealgewicht einer 160 cm großen Frau: 60 – 9 (= 15 % von 60) = 51 kg.
- Idealgewicht eines 160 cm großen Mannes: 60 – 6 = 54 kg

Beim Broca-Index bleibt das Verhältnis von Muskelmasse und Fettanteil unberücksichtigt.

Body-Mass-Index (Körpermasseindex). Der BMI wurde auf Betreiben von US-amerikanischen Lebensversicherern entwickelt. Bei der Beurteilung des BMI ergibt sich eine Abhängigkeit des Körpergewichts von der Körpergröße und dem Lebensalter (➤ Tab. 10.3, ➤ Tab. 10.4).

Bei der Bestimmung des BMI wird zunächst das Körpergewicht in Kilogramm zur Körpergröße im Quadrat in Beziehung gesetzt:

BMI

Körpergewicht in kg ÷ (Körpergröße in m)^2

Den BMI können Sie so aus Körpergewicht und Größe berechnen oder aus einem Nomogramm ablesen (➤ Abb. 10.1). Zur Interpretation ist das Lebensalter zu berücksichtigen; dazu finden Sie eine kleine Tabelle ebenfalls in ➤ Abb. 10.1.

Es ist zu beachten, dass bei bestimmten Personengruppen keine zuverlässigen BMI-Werte geliefert werden: Bei kleinen Personen sind die Werte zu klein, bei großen Personen zu groß. Dies ist ein

Tab. 10.3 Wünschenswerte BMI-Werte nach der Deutschen Gesellschaft für Ernährung (DGE)

Lebensalter	BMI
19–24 Jahre	19–24
25–34 Jahre	20–25
35–44 Jahre	21–26
45–54 Jahre	22–27
55–64 Jahre	23–28
> 64 Jahre	24–29

Tab. 10.4 BMI-Klassifikation nach der Deutschen Gesellschaft für Ernährung (DGE)

Klassifikation	Männlich	Weiblich
Untergewicht	< 20	< 19
Normalgewicht	20–25	19–24
Leichte Adipositas	25–30	24–30
Schwere Adipositas	30–40	30–40
Massive Adipositas	> 40	> 40

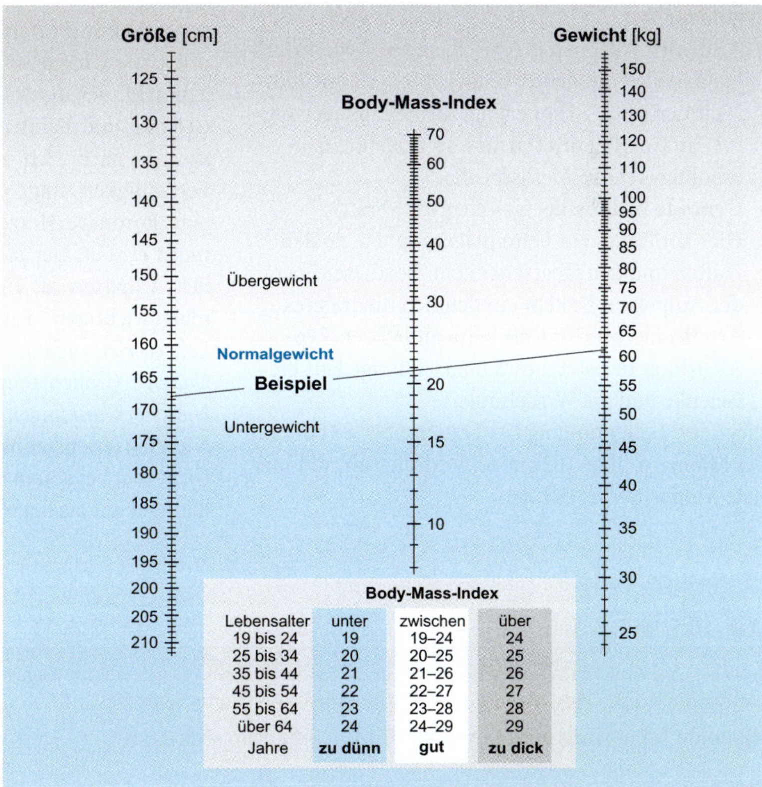

Abb. 10.1 Nomogramm zum BMI-Index. Beispiel: Frau, Alter: 44 Jahre, Größe: 167 cm, Gewicht: 61 kg. BMI nach Tabelle (und nach Rechenformel): 22 [L106]

Grund, weshalb die Validität dieser Größe zunehmend diskutiert wird. Zudem erlaubt der BMI keine Aussage über die Körperfettverteilung. So können Fehlinterpretationen bei sehr muskulösen Personen auftreten, z. B. bei Bodybuildern, da ihr Körpergewicht aufgrund des hohen Muskelanteils vergleichsweise hoch ist, ohne dass diese Personen als übergewichtig eingestuft werden können. Außerdem kann ein hoher BMI durch Ödeme oder Aszites zustande kommen.

Taille-Hüft-Quotient (Waist-Hip-Ratio = WHR)
Heute findet zur Beurteilung des Arterioskleroserisikos aufgrund von Adipositas der Taille-Hüft-Quotient (WHR = Waist-Hip-Ratio ➤ Tab. 10.5) zunehmend an Beachtung. Zur Bestimmung werden mittels eines flexiblen Maßbandes der Hüftumfang und der Taillenumfang bei leichter Ausatmung gemessen. Auffolgend wird der Taillen- durch den Hüftumfang dividiert (geteilt).
Beispiel: Frau mit einer Taillenweite von 72 cm und einem Hüftumfang von 86 cm; 72 : 86 = 0,83. Ergebnis: 0,83 = niedriges Arterioskleroserisiko bei gynoidem Typ.

- **Androide Adipositas** (griech. andro = Mann). Es handelt sich um den „wohlbeleibten Mann" mit „Schmerbauch". Hier erfolgt die Fetteinlagerung v. a. im Gekröse des Darmes. Es besteht ein erhöhtes Arterioskleroserisiko.
- **Gynoide Adipositas** (griech. gyn = Frau). Hier kommt es zur Fetteinlagerung v. a. an den Hüften und den Oberschenkeln. Bei dieser Form der Adipositas besteht ein deutlich niedrigeres Arterioskleroserisiko als beim androiden Typ. Allerdings belastet dieses überschüssige Fett die Gelenke und die Wirbelsäule.

Liegt der Taillenumfang bei Frauen über 88 cm und bei Männern über 102 cm so wird dies als abdominale Adipositas bezeichnet.

10.9.1 Adipositas

Zur Adipositas (Fettleibigkeit, Fettsucht) kommt es durch eine Vermehrung des Körperfettes, da die Kalorienzufuhr im Verhältnis zum Bedarf zu groß ist. Die nicht verbrauchte Kalorienmenge wird als Depotfett abgelagert. Bevorzugte Fettdepots sind das *Unterhautfettgewebe,* das *Bauchfell,* das Gebiet *zwischen* den *Muskeln* und um die Organe Niere und Herz herum. Darüber hinaus kann in den Leberzellen Fett (➤ Kap. 11.4.1) eingelagert werden (↑ *Atlas* Abb. 10.2).

Ursachen Meist handelt es sich um eine *alimentär* bedingte Adipositas. In einigen Fällen sind jedoch organische Störungen krankheitsverursachend (Schilddrüsenunterfunktion, Morbus Cushing, angeborene Stoffwechselstörungen).

Symptome Durch die vermehrte Arbeit, die das Herz zu leisten hat, kommt es zu Herzvergrößerung und *Herzinsuffizienz.* Die Folge sind Atemnot, Pulsbeschleunigung und Ödeme v. a. in der Knöchelgegend. Der *Blutdruck* ist fast immer erhöht, da pro 10 kg Übergewicht der systolische Wert um ca. 3 mmHg, der diastolische um ca. 2 mmHg ansteigt. Gelenke und Bänder sind extrem belastet, was *Arthrosen* nach sich zieht. Der länger bestehenden Fettleibigkeit folgt oft ein *Diabetes mellitus* und eine koronare Herzerkrankung. Die Blutfette sind meist erhöht. Der *plötzliche Herztod* tritt bei erheblich Adipösen ca. 15-mal häufiger auf als bei Normalgewichtigen. Fast immer besteht eine leichte *Leberverfettung* oder sogar eine *Fettleber,* außerdem *Gallen-* (Gallensteine, Gallenentzündungen) und *Nierenerkrankungen* (nephrotisches Syndrom, Nierenarterienstenosen, Gichtniere, Nierensteine). *Gicht* tritt bei einem Übergewicht von 50 % ca. 7-mal häufiger auf als bei Normalgewichtigen.

Tab. 10.5 WHR-Werte

Adipositasform	Männer	Frauen
Androide Adipositas, abdominelle Adipositas („Apfelform-Adipositas")	> 1,0	> 0,85
Gynoide Adipositas, periphere Adipositas („Birnenform-Adipositas")	< 1,0	< 0,85

!

Metabolisches Syndrom

Das metabolische Syndrom (auch als „tödliches Quartett" bezeichnet) umfasst folgende Symptomkomplexe:
- Adipositas (v. a. androider Typ)
- Diabetes mellitus bzw. gestörte Glukosetoleranz
- Hypertonie
- Hypercholesterinämie (v. a. hoher LDL-Wert)

Therapie Es hat sich die Erkenntnis durchgesetzt, dass eine psychische Betreuung beim Abnehmen fast immer notwendig ist. Es muss darauf geachtet werden, dass die Energiebilanz negativ wird. Das kann durch zwei Möglichkeiten erreicht werden. Zum einen können weniger Kalorien zugeführt werden als momentan verbraucht werden. Zum anderen muss der Kalorienbedarf erhöht werden (Bewegung, Sport). Daneben muss meist auch eine bestehende Obstipation mit geeigneten Mitteln behandelt werden (➤ Kap. 9.7.3).

10.10 Störungen des Fett- und Purinstoffwechsels

10.10.1 Hyperlipidämie

Bei der Hyperlipidämie (Hyperlipoproteinämie) liegt im Blut ein erhöhter Gehalt an Fetten vor. Da die Lipide im Blut an bestimmte Eiweißträger (LDL, HDL, ➤ Kap. 10.3) gebunden transportiert werden, spricht man auch von Hyperlipo*protein*ämie. Die in diesem Zusammenhang wichtigsten Blutfette sind Triglyzeride und Cholesterin. Eine Erhöhung dieser Blutfette bedeutet eine erhöhte *Arterioskleroseerfahr,* wodurch das Risiko v. a. für die folgenden Erkrankungen steigt:
- Koronare Herzerkrankung
- Nierenerkrankung
- Hirnarteriosklerose
- Periphere Durchblutungsschäden
- Netzhauterkrankungen des Auges

Ursachen Bei der *primären* Hyperlipidämie vermutet man eine ererbte Störung des Fettstoffwechsels. Die *sekundäre* Hyperlipidämie tritt v. a. im Zusammenhang mit Adipositas, Alkoholmissbrauch, Diabetes mellitus, Gicht, Schilddrüsenunterfunktion, Eiweißverlustniere (nephrotisches Syndrom) und Gallenstauungen (Cholestase) auf.

Symptome Die Fettstoffwechselstörung ist dem Patienten oft schon äußerlich an folgenden Veränderungen anzusehen:
- **Xanthome** (↑ *Atlas* Abb. 10.3, 10.5, 10.6): lipidhaltige, stecknadelkopf- bis bohnengroße Knötchen, die mehr oder weniger erhaben sind und die sich v. a. an schlecht durchblutetem Gewebe entwickeln. Normalisieren sich die Blutfettwerte, können sie sich spontan zurückbilden.
- **Xanthelasmen** (↑ *Atlas* Abb. 10.4): plattenartige, lipidhaltige Gebilde im Bereich der Augenlider. Bei jüngeren Menschen sind sie fast immer die Folge von Hyperlipidämien, bei älteren dagegen können sie auch unabhängig von Blutfetterhöhungen auftreten.
- **Kornealring** (Arcus lipoides, ↑ *Atlas* Abb. 10.7): eine ringförmige weißlich-gräuliche Trübung der Hornhaut des Auges, die beim alten Menschen auch als Greisenring bezeichnet wird.

Oft bestehen gleichzeitig noch eine Fettleber, Adipositas, Diabetes mellitus und Gicht.

Therapie Es gilt, möglichst die Ursache der Blutfetterhöhung aufzudecken und entsprechend zu behandeln, so z. B. Adipositas, Lebererkrankungen z. B. durch Alkoholabusus, Diabetes mellitus und Schilddrüsenunterfunktion. Darüber hinaus muss in den meisten Fällen eine Ernährungsumstellung empfohlen werden. Gesättigte Fettsäuren sollen möglichst gemieden und die Cholesterinzufuhr gedrosselt werden. Der Betroffene muss auf ausreichende Bewegung achten. Eine symptomatische Maßnahme, um die Blutfettwerte prompt zu senken, ist die Gabe von Haferkleie. Dabei wird vom Patienten ein Esslöffel Haferkleie pro Tag verzehrt, z. B. im Müsli, im Joghurt oder in Soßen.

10.10.2 Hypolipidämie

Hier besteht ein zu geringer Gehalt an Blutfetten. Bei der primären Hypolipidämie (Hypolipoproteinämie) handelt sich um einen sehr seltenen genetischen Defekt, der mit verzögertem Wachstum, Muskelschwäche und Nervenstörungen einhergeht. Bei der sekundären Hypolipidämie kommen als Ursachen Schilddrüsenüberfunktion, Malabsorption, Lebererkrankungen und Hunger in Betracht.

10.10.3 Gicht

Es handelt sich um eine *Störung* des *Purinstoffwechsels,* die mit einer *Erhöhung* der *Harnsäure* im Blut (Hyperurikämie) einhergeht, was zur Ablagerung der überschüssigen Harnsäure in *Gelenken* (Arthritis urica), *Geweben* (z. B. Ohrtophi, Gichtknoten) und *Organen* (z. B. Gichtniere) führt. Betroffen sind in erster Linie *Männer.*

Ursachen Harnsäure ist das Endprodukt des Purinstoffwechsels. Purinstoffe fallen in der Leber beim Abbau der Zellkerne an, da Purine wichtige Bausteine der DNS und RNS sind. Bei einer **Erhöhung der Harnsäure** im Blut können folgende Faktoren eine Rolle spielen:

- **Ausscheidungsstörung der Harnsäure** durch *Niereninsuffizienz.* Dies spielt bei etwa 98 % der Gichtpatienten die wichtigste Rolle.
- **Gestörte Enzymtätigkeit** der Leber führt beim Abbau der Purinstoffe zu einem vermehrten Anfall von Harnsäure (ist bei ca. 1–2 % der Fälle der wichtigste Faktor).
- **Vermehrte Zufuhr von purinhaltigen Nahrungsmitteln** (Gicht gilt als Wohlstandskrankheit!).
- **Vermehrter Untergang von körpereigenen Zellen** (z. B. durch Medikamente wie Zytostatika, die zum vermehrten Untergang von Körperzellen führen).

Gicht tritt selten allein auf, meist geht sie mit Adipositas, Diabetes mellitus, Erhöhung der Blutfettwerte und / oder Bluthochdruck einher.

Man unterscheidet eine primäre und sekundäre Gicht:

- **Primäre Gicht** tritt *familiär gehäuft* auf. Ernährungsfehler spielen eine wichtige Rolle. Da in erster Linie Männer betroffen sind, vermutet man, dass bei Frauen das Östrogen eine Schutzwirkung vor Gicht bietet.
- **Sekundäre Gicht** kann Folge einer *Niereninsuffizienz* (häufig) oder von Medikamenteneinnahme (selten) sein.

Stadien der Gicht

- Latentes Stadium
- Akuter Gichtanfall
- Chronische Gicht

Verlauf und Symptome

- **Latentes Stadium.** Im Blut findet man erhöhte Harnsäurewerte (Hyperurikämie), aber es bestehen *keine Beschwerden.* Das latente Stadium kann sich über Jahre erstrecken.
- **Akuter Gichtanfall.** Auslösend für einen Gichtanfall können überreichliches Essen, Alkoholmissbrauch, körperliche Überbeanspruchung, Medikamenteneinnahme (v. a. Zytostatika) oder Fastenkuren sein. Der Gichtanfall beginnt meist nachts mit dem Befall eines Gelenks, und zwar fast immer des *Großzehengrundgelenks* (Podagra = „Zipperlein", ↑ *Atlas* Abb. 10.10). Seltener sind das Daumengrundgelenk, ein anderes kleines Gelenk (↑ *Atlas* Abb. 10.8)oder ein großes Gelenk (Knie) betroffen. Es bestehen über mehrere Stunden hinweg heftige Schmerzen mit Rötung und Schwellung des betroffenen Gelenks. Die Schmerzen sind so schlimm, dass weder die Bettdecke noch eine leichteste Berührung oder Erschütterung des erkrankten Gelenks vertragen wird. Außerdem kommt es zu Fieber, Leukozytose, beschleunigter BKS, CRP-Anstieg und Störung des Allgemeinbefindens. Unbehandelt kann der Anfall Stunden bis Tage, evtl. bis Wochen anhalten. Das darauf folgende beschwerdefreie Intervall dauert nach dem ersten Gichtanfall Monate bis Jahre, wird aber mit zunehmender Anfallshäufigkeit kürzer, wobei die Schwere der akuten Anfälle nachlässt, d. h. der Vorgang chronifiziert.
- **Chronische Gicht.** Das chronische Stadium ist durch *anhaltende Gelenkschmerzen* und fortschreitende *Gelenkdeformationen* gekennzeichnet (↑ *Atlas* Abb. 10.9). Die Ablagerung von Harnsäure im Gewebe führt zu Gichtknoten (Tophi) (↑ *Atlas* Abb. 10.11). Diese bilden sich an schlecht durchbluteten Körperstellen wie Sehnen, Schleimbeuteln und in gelenknahen Knochenbezirken; sitzen sie an der Ohrmuschel, werden sie als Ohrtophi bezeichnet. Bei älteren Menschen mit sekundärer Gicht kann die Erkrankung chro-

nisch verlaufen, ohne dass ein akuter Gichtanfall vorausgeht.

Komplikation „Gichtniere." Durch die *Ablagerung* von *Harnsäure* im *Nierengewebe* kommt es zur Schädigung des Nierengewebes mit entzündlichen Reaktionen, die oft durch sekundäre Bakterienbesiedelungen erschwert werden. Des Weiteren kann es zum Ausfällen von *Harnsäuresteinen* kommen. Diese Faktoren führen zur Einschränkung der Nierenfunktion bis hin zum Nierenversagen.

Therapie Bei der Behandlung eines *akuten* Gichtanfalles haben sich v. a. Akupunktur und Homöopathie bewährt. Die Therapie der *chronischen* Gicht und des *latenten Stadiums* der Hyperurikämie muss in erster Linie eine Ernährungsumstellung beinhalten. Der Verzehr von purinhaltigen Nahrungsmitteln soll reduziert, Alkohol (v. a. Bier) möglichst gemieden werden. Bei bestehendem Übergewicht ist eine Gewichtsabnahme anzustreben, die aber *nicht* durch totales Fasten erreicht werden sollte, da es dabei zu einem Gichtanfall kommen kann, denn durch den erhöhten Zellabbau fallen vermehrt Purinstoffe an! *Unverzichtbar* ist eine Behandlung der *Nieren,* z. B. durch die Goldrute (Solidago virgaurea).

Schulmedizinisch wird im akuten Gichtanfall mit nichtsteroidalen Antiphlogistika behandelt, Kortison bleibt schweren Fällen vorbehalten. Colchicin wird wegen unerwünschter Nebenwirkungen v. a. zur Differenzialdiagnose eingesetzt. In der beschwerdefreien Phase wird mit Allopurinol behandelt, einer chemischen Substanz, die die Harnsäureproduktion in der Leber herabsetzt oder mit Medikamenten, die die Harnsäureausscheidung in den Nieren fördern (Urikosurika).

!

- Bei **Gichtpatienten** in regelmäßigen Zeitabständen die Harnsäurewerte im Blut messen, um zu kontrollieren, ob die gewählte Therapie den gewünschten Erfolg zeigt! Normalwerte Harnsäure: 2,6–6,4 mg / dl
- Durch eine harnsäuresenkende Therapie kann ein **Gichtanfall** provoziert werden. Grund ist, dass es unter der medikamentösen Senkung zu einer Verkleinerung des Harnsäuredepots in den Geweben kommen kann. Die Harnsäure sitzt dann nicht mehr so fest in dem sie umgebenden Gewebe und kann leichter in die freie Gelenkhöhle eintreten. Dort löst sie einen akuten Gichtanfall aus.

10.11 Störungen des Knochenstoffwechsels

Der Knochenstoffwechsel wird durch Hormone (Parathormon, Östrogen, Kalzitonin) und durch Vitamin D reguliert. Auch nach Abschluss des Längenwachstums findet ein reger Knochenstoffwechsel (Umbaustoffwechsel) statt. Dabei regulieren die Osteozyten (Knochenzellen) den Knochenstoffwechsel. Die Osteoblasten, spezielle Bindegewebszellen, bilden neues Knochengewebe und die Osteoklasten, vielkernige Riesenzellen, sind für den Knochenabbau verantwortlich.

Neben ihrer Hauptaufgabe als Stützfunktion des Körpers haben die Knochen noch eine wichtige Aufgabe in der Regulation des Mineralhaushalts. Sie speichern Kalzium, Phosphor, Magnesium und Natrium und geben diese bei Bedarf an das Blut ab.

Man unterscheidet Störungen, die die Herstellung von Knochengewebe betreffen (Osteoporose) von Krankheiten, bei denen in erster Linie die Mineralisation gestört ist (Osteomalazie). Handelt es sich um ein ungeordnetes Knochenwachstum, bei dem Zellen und Bindegewebe vom Markraum in die Spongiosabälkchen einwachsen, spricht man von Osteodystrophie.

10.11.1 Osteoporose

Bei der Osteoporose kommt es zu einer *mengenmäßigen Verminderung* des *Knochengewebes* bei *erhaltener Knochenstruktur.* Die Verminderung des Knochengewebes beruht auf einem vermehrten Knochenabbau und / oder auf einem verminderten Knochenanbau. Es besteht eine erhöhte Neigung zu Knochenbrüchen.

Oft bestehen Mischformen von Osteoporose und Osteomalazie (➤ Kap. 10.11.2).

Ursachen Man unterscheidet eine primäre und eine sekundäre Osteoporose.

- **Primäre Osteoporose.** Hiervon sind v. a. *Frauen* nach den *Wechseljahren* betroffen (25 % aller Frauen über 60). Als Ursachen werden Östrogenmangel, Disposition, Bewegungsmangel (Inaktivitätsosteoporose) und zunehmendes Lebensalter (Alters-Osteoporose) angenommen.

- **Sekundäre Osteoporose.** Sie macht nur 5 % der Osteoporoseformen aus. Von ihr sind mehr Männer als Frauen betroffen. Ursachen für die sekundäre Form sind Morbus Cushing, Diabetes mellitus, Alkoholismus, Langzeit-Heparin-Behandlung, Schilddrüsenüberfunktion, Mangelernährung, Malabsorption, Maldigestion, Nierenerkrankungen (Störung in der körpereigenen Vitamin-D-Produktion und sekundäre Nebenschilddrüsenüberfunktion), Hypogonadismus (fehlende oder verminderte Hormonproduktion von Hoden bzw. Eierstöcken, was v. a. bei frühzeitiger Menopause eine wichtige Rolle spielt), Nebenschilddrüsenüberfunktion und Knochentumoren.

Symptome Das häufigste Symptom sind auftretende *Rückenschmerzen,* v. a. im Brust- und Lendenwirbelsäulenbereich, die durch Wirbelsäulenveränderungen, reaktive Muskelverspannungen und Fehlhaltungen bedingt sind. An den Wirbelkörpern kommt es zunächst zu kleinen Deckplatteneinbrüchen, später zu Deformierungen (Keil- und Fischwirbelbildung), zuletzt zu (Spontan)-Frakturen. Wie obenstehend erwähnt, kommt es durch die Verminderung der Knochensubstanz leicht zu *Knochenbrüchen.* Typisch ist dabei der Oberschenkelhalsbruch bei Altersosteoporose, bei dem der Oberschenkelhals schon bei einem geringfügigen Sturz brechen kann. Bei fortgeschrittenen Krankheitsbildern können *Spontanfrakturen* auftreten.

Diagnostik Schon bei der Inspektion sind oft der typische Rundrücken („*Witwenbuckel*"), der „Tannenbaum" (schlaffe, quere Hautfalten am Rücken ↑ *Atlas* Abb. 10.12) und die durch Rumpfverkürzung scheinbar zu langen Arme zu erkennen.

Im Röntgenbild ist eine Osteoporose erst bei einem Mineralverlust von mindestens 30 % feststellbar, weshalb diese Methode zur Früherkennung ungeeignet ist. Besser geeignet ist deshalb eine Knochendichtemessung (Knochendensitometrie).

Therapie Sofern eine andere Grundkrankheit vorliegt, muss diese, soweit möglich, behandelt werden. Ausreichende Kalzium- und Vitamin-D-Zufuhr ist wichtig. Ein angemessenes Bewegungstraining ist anzuraten, da sich bei einer erhöhten Beanspruchung Knochensubstanz wieder aufbauen kann. Die Schulmedizin therapiert mit Östrogenen, Kalzitonin, Fluoriden und Biphosphonaten, neuerdings auch mit einer gentechnisch veränderten Variante des Parathormons, von der man feststellte, dass sie paradoxerweise knochenaufbauend wirkt.

10.11.2 Osteomalazie

Bei der Osteoporose haben wir gesehen, dass zu wenig Knochensubstanz vorhanden ist. Bei der Osteomalazie dagegen besteht eine *Störung* in der *Mineralisation* des Knochengewebes, das heißt, es wird zu wenig Kalzium und Phosphor in die Knochensubstanz eingelagert. Dadurch kommt es leicht zu *Verbiegungen* der Knochen (im Gegensatz zur Osteoporose, bei der eher eine Neigung zu Knochenbrüchen besteht). Allerdings treten Osteoporose und Osteomalazie oft zusammen auf.

Der Knochen bei Osteoporose kann mit dürrem, trockenem Holz, das leicht bricht, verglichen werden; der Knochen bei Osteomalazie mit dem frischen, biegsamen Holz der Weide.

Osteomalazie beim Kind wird als *Rachitis* bezeichnet (➤ Kap. 10.6.4)

Ursachen sind *Vitamin-D-Mangel*, Vitamin-D-Stoffwechselstörung, Mangel an UV-Strahlen durch fehlende Sonnenbestrahlung, Überfunktion der Nebenschilddrüse (Hyperparathyreoidismus), Malabsorption, Maldigestion (z. B. Zöliakie, Morbus Crohn) und Niereninsuffizienz.

Symptome Typisch für den Krankheitsbeginn sind eine *Empfindlichkeit* des *Brustkorbes* bei Husten, Niesen und leichter Kompression und diffuse, belastungsabhängige *Skelettschmerzen,* v. a. im Bereich des *Beckengürtels.*

Bei Fortschreiten der Erkrankung kommt es zu einem Größenverlust und – bedingt durch die Schmerzen und Skelettveränderungen – zur *Gangstörung* („Watschelgang"). Es treten *Deformierungen* von Brustkorb und Becken auf, außerdem stellt sich eine *Muskelschwäche* ein.

Diagnostik Röntgen, Knochendichtemessung, evtl. Knochenbiopsie. Im Blut ist die alkalische Phosphatase (AP) meist erhöht; Kalzium und Phosphat sind normal oder erniedrigt; Parathormon kann normal oder erhöht sein.

Therapie Hohe Gaben von Vitamin D. Bitte beachten Sie zu Vitamin-D-Überdosierungserscheinungen ➤ Kap. 10.6.4.

In diesem Kapitel ging es darum, sich Wirkungen von Mineralstoffen und Vitaminen auswendig zu merken. Kein leichtes Unterfangen! Für die spätere Praxistätigkeit benötigen Sie dieses Wissen aber tagtäglich, denn viele Mangelzustände und Krankheiten kann man nur aus diesen Kenntnissen heraus verstehen. Testen Sie, ob das hier erworbene Wissen wirklich „sitzt", indem Sie alle Fragen des Buches „Prüfungstraining für Heilpraktiker" (➤ Kap. 10) der Reihe nach beantworten. So bekommen Sie eine individuelle Rückmeldung über Ihren Wissensstand.

KAPITEL

11 Leber

11.1	**Anatomie**	368
11.2	**Physiologie**	369
11.3	**Untersuchungsmethoden**	371
11.3.1	Körperliche Untersuchung	371
11.3.2	Blutuntersuchung	372
11.3.3	Apparative Verfahren	373
11.4	**Erkrankungen der Leber**	373
11.4.1	Fettleber und Leberverfettung	374
11.4.2	Chronische Hepatitis	374
11.4.3	Leberzirrhose (Schrumpfleber)	375
11.4.4	Leberschädigung durch Alkoholmissbrauch	377
11.4.5	Arzneimittelbedingte Leberschäden	379
11.4.6	Lebertumoren	379

11.1 Anatomie

Die Leber ist mit ihrem Gewicht von ca. 1,5 kg die größte *exokrine Drüse* des Körpers. Sie ist das zentrale Stoffwechselorgan, da sie wichtige Aufgaben im Eiweiß-, Kohlenhydrat- und Fettstoffwechsel hat. Weiterhin hat sie wichtige *„Entgiftungsfunktionen"* und produziert die *Gallenflüssigkeit* (➤ Kap. 12.1.3). Lebergewebe besitzt ein hohes Regenerationsvermögen.

Lage Die Leber liegt mit ihrer Hauptmasse im *rechten Oberbauch*, reicht aber mit ihrem linken Lappen bis vor den Magen und damit in den linken Oberbauchbereich. Ihre hintere und untere Fläche ist den Baucheingeweiden zugewandt. Nach oben schmiegt sie sich dem Zwerchfell an, mit dem sie teilweise verwachsen ist (↑ *Atlas* Abb. 11.1). Beim Gesunden schneidet der untere Leberrand den Rippenbogen in der Medioklavikularlinie; die Obergrenze der Leber befindet sich (beim Mann) auf einer Linie kurz unterhalb der Brustwarzen (also im Bereich der 5. Rippe). Die Lage ist jedoch vom Konstitutionstyp, der Atemtätigkeit und der Körperhaltung mit abhängig.

Nachbarorgane der Leber

Zwerchfell, Magen, Zwölffingerdarm, Gallenblase, rechte Niere, rechte Nebenniere, rechte Dickdarmbiegung, querliegender Dickdarm, Speiseröhre, untere Hohlvene

Aufbau An der Leber gibt es vier Lappen: den großen *rechten* (Lobus hepatis dexter) und den *kleineren* linken Lappen (Lobus hepatis sinister). An der Rückseite befinden sich noch zwei deutlich kleinere Lappen, und zwar der *quadratische* (Lobus quadratus) und der *geschwänzte* Leberlappen (Lobus caudatus) (➤ Abb. 11.1, ↑ *Atlas* Abb. 11.2).

Leber und Gallenblase liegen *intraperitoneal,* da sie mit Ausnahme der Stelle an der die Leber mit dem Zwerchfell verwachsen ist, vom Bauchfell überzogen sind.

Leberpforte (Porta hepatis). An der Rückseite der Leber befindet sich etwa in der Mitte eine Austrittsstelle für den gemeinsamen *Lebergallengang* (Ductus hepaticus communis) sowie eine Eintrittsstelle für die *Pfortader* (V. portae) und die *Leberarterie* (A. hepatica, ↑ *Atlas* Abb. 11.2). Außerdem treten zum

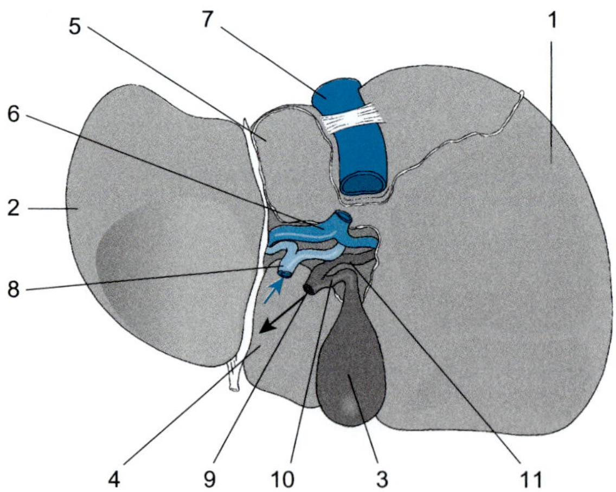

Abb. 11.1 Leber. Blick von hinten auf die Leber, 1: Rechter Leberlappen (Lobus hepatis dexter), 2: linker Leberlappen (Lobus hepatis sinister), 3: Gallenblase (Vesica fellea), 4: quadratischer Leberlappen (Lobus quadratus), 5: geschwänzter Leberlappen (Lobus caudatus), 6: Pfortader (V. portae), 7: untere Hohlvene (V. cava inferior), 8: Leberarterie (A. hepatica), 9: Hauptgallengang (Ductus choledochus), 10: Gallenblasengang (Ductus cysticus), 11: Lebergallengang (Ductus hepaticus). [L190]

autonomen Nervensystem gehörende Nervenfasern durch die Leberpforte. Zwar befinden sich innerhalb des Lebergewebes keine Schmerzfasern, aber die Bindegewebskapsel der Leber und die Bauchfellschicht sind sensibel innerviert und somit schmerzempfindlich. Weiterhin treten Lymphgefäße durch die Leberpforte, weshalb sich hier auch regionäre Lymphknoten (Nodi lymphatici hepatici) befinden, die die Lymphe der Leber und der Gallenblase aufnehmen. Allerdings kann Lymphe aus der Leber auch zu Lymphknoten oberhalb des Zwerchfells gelangen.

Blutversorgung der Leber Pro Minute fließt über 1 Liter Blut in die Leber ein. 75 % dieses Blutes stammt aus der Pfortader und 25 % aus der Leberarterie.

- **Leberarterie** (A. hepatica) bringt von der Aorta *sauerstoffreiches* Blut in die Leber.
- **Pfortader** (V. portae) transportiert von den unpaaren Baucheingeweiden (Darm, Magen, Milz, Bauchspeicheldrüse) *sauerstoffarmes* aber *nährstoffreiches* Blut in die Leber. Bitte beachten Sie zum Pfortadersystem auch ➤ Kap. 6.1.1 (↑ *Atlas* Abb. 6.8).

Das Blut der Leberarterie und der Pfortader mischt sich in den Lebersinusoiden (s. u.), sammelt sich danach in Zentralvenen, die ihr Blut über Sammelvenen in drei Lebervenen abgeben, die ihrerseits in die untere Hohlvene münden (s. u.).

Portokavale Anastomose Unter einer **portokavalen Anastomose** (↑ *Atlas* Abb. 11.5) versteht man eine Verbindung zwischen der Pfortader und der unteren oder oberen Hohlvene. Sie dient der Drosselung oder Freigabe des Blutstromes, der die Leber durchfließen soll. Es spielen v. a. portokavale Anastomosen im Bereich des Mastdarms, der Speiseröhre und der Bauchdecke eine Rolle.

Bestehen aufgrund eines zirrhotischen Umbaus in der Leber Einflussstörungen (➤ Kap. 11.4.3, Leberzirrhose), so kommt es in den portokavalen Anastomosen zu Rückstauungen, wodurch sich Rektumvarizen, Speiseröhrenkrampfadern und / oder Erweiterungen der Hautvenen der Bauchdecke (Medusenhaupt) ausbilden können.

11.2 Physiologie

Leberläppchen Das Lebergewebe besteht aus einer großen Anzahl von Leberläppchen (Lobuli hepatis, ➤ Abb. 11.2, ↑ *Atlas* Abb. 11.4), die einen Durchmesser von 1–2 mm haben, sechseckig sind und von wabenförmiger Gestalt. In der Mitte dieses Läppchens befindet sich die Zentralvene (V. centralis) und an den Eckpunkten sog. periportale Felder, in denen jeweils ein kleiner Ast der Pfortader, der Leberarterie und der Gallengänge verlaufen. Diese Versorgungskanäle werden auch als Glisson-Trias oder Trias hepatica bezeichnet.

In den Leberläppchen befinden sich Leberzellbalken, die aus radiär aneinandergereihten Leberzellen (Hepatozyten) bestehen. Zwischen den Leberzellbalken liegen die Lebersinusoide (↑ *Atlas* Abb. 11.3 Nr. 2), erweiterte Leberkapillaren, in denen sich das Blut der Leberarterie und der Pfortader mischt. Von den Sinusoiden fließt das Blut über die Zentralvene des Leberläppchens ab. Die Zentralvenen geben das

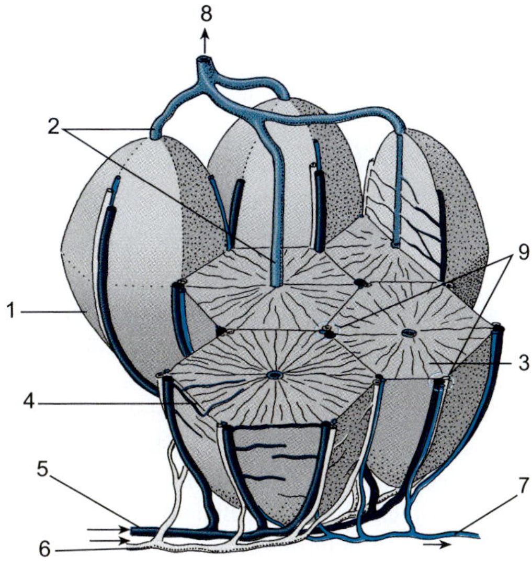

Abb. 11.2 Feinbau der Leber mit Leberläppchen. 1: Leberläppchen (Lobulus hepatis), 2: Zentralvene (V. centralis), 3: Leberzellbalken, 4: Lebersinusoid, 5: Pfortader, 6: Leberarterie (A. hepatica propria), 7: Gallengang, 8: Untere Hohlvene (V. cava inferior), 9: Periportalfeld mit Glisson-Trias. [L190]

Blut über Sammelvenen an die drei großen Lebervenen ab, die das Blut dicht unterhalb des Zwerchfells in die untere Hohlvene einleiten, die sich zu diesem Zweck eng an das Lebergewebe anschmiegt (↑ *Atlas* Abb. 11.2). Beachten Sie bitte, dass aus diesem Grund keine Lebervene aus der Leberpforte austritt!

An der Wand der Sinusoide sitzen die *Kupffer-Sternzellen.* Es handelt sich um wichtige *Fresszellen,* die die Aufgabe haben, das durchfließende Blut zu reinigen und *überalterte rote Blutkörperchen abzubauen.* Die Kupffer-Sternzellen gehören zum Monozyten-Makrophagen-System (➤ Kap. 26.3.5).

Räumlich von den Lebersinusoiden getrennt gibt es in der Leber noch Gallenkapillaren. Hierbei handelt es sich ebenfalls um Aussparungen zwischen den Leberzellbalken, in denen allerdings kein Blut fließt, sondern die von den Leberzellen gebildete Gallenflüssigkeit. Die Fließrichtung in den Gallengängchen ist selbstverständlich der Blutfließrichtung entgegengesetzt, da das Blut in die Leber hineinfließt, die produzierte Gallenflüssigkeit jedoch heraus. Die Gallenkapillaren vereinigen sich zu größeren Sammelgefäßen, schließlich zum rechten und linken Lebergallengang (Ductus hepaticus dexter et sinister) der zum gemeinsamen Lebergallengang (Ductus hepaticus communis) wird.

Bitte beachten Sie zu den Gallengängen auch ➤ Kap. 12.1.2 und ↑ *Atlas* Abb. 12.1.

Zellarten in der Leber

- **Leberzellen** (Hepatozyten)
- **Kupffer-Sternzellen** (Phagozyten)

Aufgaben Mit dem Pfortaderblut kommen die im Verdauungskanal aufgenommenen Nährstoffe, Vitamine u. a. zur Leber, die nun die Stoffe, die überschüssig im Blut vorhanden sind einlagern kann, wobei sie manche zuerst in eine speicherbare Form umwandeln muss. Werden die Stoffe wieder im Körper benötigt, gibt sie sie ans Blut ab. Wichtige Aufgaben der Leber im Einzelnen:

- **Eiweißstoffwechsel.** Die Leber produziert über 95 % der *Bluteiweiße* (z. B. Albumin, Globulin, Prothrombin, Fibrinogen, Transferrin, Plasminogen). Damit stellt sie auch die Stoffe her, die bei der *Blutgerinnung* eine wichtige Rolle spielen (z. B. Prothrombin und Fibrinogen). Das zur Prothrombinherstellung und anderer Vitamin-K-abhängiger Gerinnungsstoffe benötigte Vitamin K speichert sie in ihren Zellen. Einen Teil der Aminosäuren, deren Zufuhr größer ist als der Bedarf, wandelt die Leber im sog. *Transaminierungsprozess* in andere Aminosäuren um, und zwar in solche, die im Augenblick mehr benötigt werden. Dazu benötigt sie bestimmte Leberenzyme, die Aminotransferasen (Transaminasen) ALT (ALAT, Alanin-Aminotransferase, auch bezeichnet als SGPT (Serum-Glutamat-Pyruvat-Transaminase) und AST (ASAT, Aspartat-Aminotransferase), auch bezeichnet als SGOT (Serum-Glutamat-Oxalacetat-Transaminase). Die Leber kann allerdings nicht alle im Körper benötigten Aminosäuren herstellen, sondern manche müssen mit der Nahrung zugeführt werden. Sie werden als „essenzielle" Aminosäuren bezeichnet. Durch den ständigen Ab- und Umbau von Eiweißen und Aminosäuren fallen größere Mengen Stickstoff und Ammoniak an, die die Leber in *Harnstoff* überführt und ans Blut abgibt, sodass er von der Niere über den Harn ausgeschieden werden kann.
- **Kohlenhydratspeicher.** Befindet sich überschüssige Glukose im Blut, so kann die Leber diese in *Glykogen* umwandeln und speichern. Dieser Vorgang wird als Glykogenese bezeichnet. Bei Bedarf baut die Leber das gespeicherte Glykogen wieder zu Glukose ab und entlässt sie ins Blut (Glykogenolyse). Diese Vorgänge werden durch eine Vielzahl von Hormonen gesteuert. So fördern Adrenalin, Glukagon und Kortison die Glykogenolyse; dagegen unterstützt Insulin die Glykogenese. Da schon nach einer kurzen Fastenperiode von 24 Stunden die Glykogenvorräte der Leber erschöpft sind, ist sie in der Lage, auch aus anderen Stoffen (z. B. Aminosäuren, Glyzerin, Laktat) Glukose herzustellen (Glukoneogenese).

- **Glykogenese:** Aufbau von Glukose zu Glykogen
- **Glykogenolyse:** Abbau von Glykogen zu Glukose
- **Glukoneogenese:** Aufbau von Glukose aus Nicht-Kohlenhydraten

- **Fettstoffwechsel.** Ein großer Teil der Fette wird in der Leber umgebaut. Sie kann *Fettsäuren* aufbauen und in Form von Phosphatiden ans Blut abgeben. Außerdem kann sie *Cholesterin herstellen*, das sie für die Gallensaftproduktion nutzt oder ans Blut abgibt. Werden Fettsäuren aus dem Fettgewebe an die Leberzellen abgegeben, so kann sie diese zur Energiegewinnung nutzen. Bei diesem Vorgang bildet die Leber allerdings Ketonkörper, die von der Niere ausgeschieden bzw. abgeatmet werden müssen. Wird sehr viel Fett abgebaut, z. B. durch Fastenkuren oder im Verlauf eines Diabetes mellitus, fallen massiv Ketonkörper an. Dies kann beim Diabetiker zum starken Abfall des pH-Wertes und damit zu einem lebensbedrohlichen Zustand führen (Coma diabeticum).

- **Produktion von Gallensaft.** Durch die Herstellung von Gallensaft und dessen Abgabe in den Zwölffingerdarm dient die Leber auch dem Fettabbau. Im Duodenum werden die Fette durch die Galle in feinste Fetttröpfchen aufgeteilt, sodass sie von der Lipase des Pankreas und des Duodenums besser zerlegt werden können. Nur so können die Fette und damit auch die fettlöslichen Vitamine A, D, E, K verdaut und resorbiert werden.
- **Entgiftungsfunktion.** Die Leber entgiftet körpereigene und körperfremde Stoffe und macht sie so für die Niere ausscheidungsfähig.
  - **Entgiftung körpereigener Giftstoffe,** z. B. wandelt sie das beim Eiweißabbau im Darm anfallende giftige Ammoniak in Harnstoff um. Auch baut die Leber bestimmte Hormone ab, z. B. Östrogene.
  - **Entgiftung körperfremder Giftstoffe,** z. B. Medikamente, Farb- und Konservierungsstoffe, aber auch andere für den Körper schädliche Stoffe. Viele dieser Stoffe werden in eine nierengängige Form gebracht, das heißt sie werden so aufbereitet, dass sie durch die Nieren ausgeschieden werden können.
- **Regelung des Blutzuckergehalts.** Durch den *Auf- und Abbau von Glykogen* wirkt die Leber bei der Aufrechterhaltung des Blutzuckerspiegels mit.
- **Erythrozytenabbau und Eisenspeicherung, Blutspeicherung, Ort der Blutbildung.**
  - **Erythrozytenabbau und Eisenspeicherung.** Der Körper enthält ca. 5 g Eisen. In den Kupffer-Sternzellen werden überalterte Erythrozyten abgebaut. Dabei fällt Eisen an, das in der Leber gespeichert werden kann. Bei Bedarf wird es wieder ins Blut abgegeben, damit es im Knochenmark zur Bildung neuer Erythrozyten zur Verfügung steht.
  - **Blutspeicherung.** Durch Verengung und Erweiterung der Lebergefäße kann die Leber die Menge des durchströmenden Blutes beeinflussen und so mithelfen, den Blutkreislauf den wechselnden Anforderungen des Körpers anzupassen.
  - **Ort der Blutbildung während der Fetalzeit.** Diese Funktion der Blutbildung erlischt nach dem 5. Fetalmonat. Kommt es allerdings später zu schweren Bluterkrankungen wie z. B. einer hämolytischen Anämie, so können Leber (und Milz) wieder zu Blutbildungsstätten werden.
- **Körpertemperatur.** Durch ihren regen Stoffwechsel erzeugt die Leber so *viel Wärme*, dass ihre Temperatur ca. 1,5 °C höher liegt als die der anderen inneren Organe. Damit leistet sie einen wichtigen Beitrag zur Aufrechterhaltung der Körpertemperatur.
- **First-Pass-Effekt.** Da die Leber über das Pfortadersystem (➤ Kap. 6.1.1) das Blut aufnimmt, wirkt sie als *„Filter"* bevor diese Stoffe in den Körperkreislauf gelangen. Dies hat aber nicht nur den Vorteil, dass Schadstoffe entgiftet werden können, sondern auch den Nachteil, dass manche Medikamente, die oral zugeführt wurden, in der Leber inaktiviert werden und deshalb ihren Bestimmungsort nicht erreichen können. Diesem Verlust versucht man durch eine parenterale Verabreichung des Wirkstoffes (intravenös, intramuskulär, subkutan) oder durch rektale Gabe als Zäpfchen entgegenzuwirken.

11.3 Untersuchungsmethoden

11.3.1 Körperliche Untersuchung

Inspektion Hinweise auf eine Leberstörung sind eine gelbliche Verfärbung der Skleren bzw. der Haut und die Leberhautzeichen, wie sie im ➤ Kap. 11.4.3, Leberzirrhose, aufgeführt werden.

Palpation Mittels der Palpation können Vergrößerungen, Verkleinerungen, Verhärtungen und eine höckerige Oberfläche der Leber festgestellt werden und somit einen wichtigen Hinweis auf einen bestehenden Leberschaden geben. Zur Durchführung stellt man sich zweckmäßigerweise auf die rechte Seite des Patienten. Die Fingerspitzen von Zeige-, Mittel- und Ringfinger werden in Richtung des Leberrandes aufgelegt und drücken den Bauch während einer tiefen Einatmung des Patienten ein (↑ *Atlas* Abb. 26.1). Dabei schiebt man die Finger dem dabei nach unten gleitenden Leberrand entgegen, sodass gefühlt werden kann, wie sich der Leberrand unter die Finger schiebt. Bei diesem Vorgang nähert man sich schrittweise dem Rippenbogen, bis der Leberrand getastet wird. Bedenken Sie, falls Sie den Leberrand nach unten verlagert finden, dass die Ursache nicht in jedem Fall eine Lebervergrößerung sein muss, sondern es könnte z. B. auch ein Zwerchfelltiefstand aufgrund eines Lungenemphysems der Grund sein! Um solche Fehldiagnosen zu vermeiden, muss in jedem Fall der untere *und* der obere Leberrand bestimmt werden (s. u.).

Hinsichtlich der Konsistenz der Leber ist Folgendes zu beachten:

- **Gesunde Leber.** Beim Gesunden ist das Lebergewebe weicher als die Haut und im Allgemeinen nicht bzw. schwer zu tasten.
- **Fettleber.** Die Leber fühlt sich weich an und ist vergrößert.
- **Hepatitis.** Das Lebergewebe fühlt sich fest an.
- **Leberzirrhose.** Die Leber ist hart, höckerig und meistens verkleinert. Gelegentlich ist eine zirrhotisch veränderte Leber normal groß, sehr selten sogar größer. Sollte eine Leberzirrhose nicht zu einer veränderten Größe der Leber geführt haben, können Sie diese trotzdem daran erkennen, dass sich die Leber hart und höckerig anfühlt.

Kratz-Auskultation der Leber Die Kratz-Auskultation dient der Ermittlung des *unteren Leberrandes.* Dazu wird das Stethoskop im epigastrischen Winkel aufgesetzt. Der Untersucher streicht nun mit einem Spatel mehrfach Linien, beginnend ca. 3 cm oberhalb des rechten Rippenbogens, nach kaudal. Diese „Kratz-Auskultation“ führt er in Abständen von ca. 1 cm aus, bis er die Lebergrenze durch das veränderte Auskultationsgeräusch genau ausmachen kann (↑ *Atlas* Abb. 26.2). Da es sehr schwierig bzw. unmöglich ist, einen gesunden unteren Leberrand zu palpieren, empfiehlt sich dieses einfache Verfahren der Kratz-Auskultation.

11

Perkussion Da der obere Leberrand nicht durch Palpieren bestimmt werden kann, wird hier die Perkussion durchgeführt. Dazu beginnt man mit der Perkussion im 3. ICR und fährt nach unten fort. Man achtet auf das sonore Perkussionsgeräusch über der Lunge und auf die absolute und relative Leberdämpfung. Zur relativen Leberdämpfung kommt es in dem Bereich, in dem Lebergewebe vom Lungengewebe überlagert wird; zur absoluten Leberdämpfung in dem Bereich, in dem die Leber direkt der Rumpfwand anliegt.

Es ist zweckmäßig, die *obere* Lebergrenze durch *starke* Perkussion zu ermitteln, da dabei das Lungengewebe „durchschlagen“ wird. Die *untere* Lebergrenze wird dagegen durch eine *leise* Perkussion festgestellt, damit nicht der darunterliegende (oft gasgefüllte!) Dickdarm „durchschlägt“.

Perkussion der Leber

- **Oberen Leberrand** durch starke Perkussion ermitteln
- **Unteren Leberrand** durch leise Perkussion feststellen

11.3.2 Blutuntersuchung

Enzymbestimmung Bei manchen Lebererkrankungen treten vermehrt Enzyme, die sich sonst innerhalb der Leberzellen befinden, ins Blut über. Wichtige Enzyme, die bestimmt werden können, sind die Aminotransferasen (Transaminasen) ALT (ALAT, Alanin-Aminotransferase, auch bezeichnet als SGPT (Serum-Glutamat-Pyruvat-Transaminase) und AST (ASAT, Aspartat-Aminotransferase), auch bezeichnet als SGOT (Serum-Glutamat-Oxalacetat-Transaminase). Außerdem werden Gamma-GT (Gamma-Glutamyltranserase), AP (alkalische Phosphatase) und evtl. GLDH (Glutamatdehydrogenase) bestimmt.

- **ALT** (SGPT) kommt nicht nur in der Leber, sondern auch der Niere, dem Herzen und der Skelettmuskulatur vor.
- **AST** (SGOT) kommt in der Leber, dem Herzen, der Bauchspeicheldrüse und der Muskulatur vor.

- **Gamma-GT** kommt in der Leber, der Bauchspeicheldrüse und der Niere vor.
- **AP** kommt in der Leber, den Knochen, Dünndarm und im Gallengangepithel vor.
- **GLDH** kommt in der Leber, im Pankreas und in den Nieren vor.

Interpretation wichtiger Labordaten

- **Leichter Anstieg von ALT** (SGPT). Dies weist auf einen leichteren Leberschaden, wie er schon infolge von Medikamenteneinnahme auftreten kann, wie ASS-Einnahme in Konzentration von mehr als 25 mg pro 100 ml.
- **Anstieg von AST** (SGOT). Dies weist auf eine länger bestehende Leberkrankheit wie chronische Hepatitis hin, kommt aber auch bei Myokardschaden, vor allem nach Herzinfarkt vor.
- **Anstieg von Gamma-GT.** Dies ist typisch für einen alkoholbedingten Leberschaden. In diesem Fall findet man auch ALT(SGPT) leicht und AST (SGOT) stärker erhöht.
  Außerdem kann Gamma-GT bei Hepatitis A und akutem (evtl. auch bei chronischem) Verschlussikterus auftreten. Weiterhin kann ein Anstieg durch degenerativen Nierenerkrankungen und akuten (evtl. auch chronischen) Bauchspeicheldrüsenentzündungen und -krebs verursacht werden sowie durch Herzinfarkt.
- **Anstieg von AP.** Dies weist in erster Linie auf Knochenerkrankungen mit einer gesteigerten Osteoblastentätigkeit wie nach Knochenbrüchen, bei Osteomalazie, aber auch bei Knochenmetastasen und Nebenschilddrüsenüberfunktion. Außerdem können Leber-Galle-Krankheiten wie Hepatitis und Verschlussikterus einen Anstieg von AP verursachen.

Bestimmung der Bluteiweiße Besteht ein länger dauernder Leberschaden, können die Bluteiweiße nicht mehr ausreichend hergestellt werden. Deshalb findet man eine Abnahme der Albumine im Blut, evtl. auch eine Abnahme von Prothrombin. Spielt bei der Lebererkrankung zusätzlich ein Autoimmungeschehen eine Rolle, kommt es zu einem Anstieg der Gammaglobuline (Immunglobuline, IgG, Antikörper, AK). Grund für die Antikörperbildung ist, dass durch die Leberentzündung die Zellen so verändert sind, dass sie von dem Abwehrsystem als „körperfremd" eingestuft und deshalb bekämpft werden.

Bestimmung des Eisenspiegels Infolge einer Hepatitis ist der Eisenspiegel erhöht, da die Leberzellen das beim Abbau der roten Blutkörperchen angefallene Eisen nicht mehr ausreichend speichern können. Außerdem kommt es bei Leberentzündungen typischerweise zu einem Anstieg des Speichereisens Ferritin, obwohl die Eisenvorräte nicht erschöpft sind. Leider ist die Ursache hierfür nicht bekannt. Ein ganz besonders typischer Befund bei Alkohol bedingter Leberschädigung ist ein Anstieg von MCV durch einen Vitamin-B_{12}- und Folsäuremangel.

Bitte beachten Sie zur **Urinuntersuchung** mittels Teststreifen (Anstieg von Bilirubin und Urobilinogen) ➤ Kap. 15.3.4.

11.3.3 Apparative Verfahren

Lebersonografie (Ultraschalldiagnostik) Die Lebersonografie ergibt Hinweise auf Fettleber, Zysten, Leberzirrhose, Pfortaderhochdruck, Aszites, Verkalkungen und Lebertumoren.

Leberbiopsie Es wird ein Stückchen Lebergewebe entnommen, um es histologisch zu untersuchen.

Laparoskopie („Bauchspiegelung") Ein Spezialendoskop (Laparoskop) wird durch einen kleinen Schnitt in der Bauchwand in die Bauchhöhle eingeführt. Damit können Oberfläche, Farbe und Form der Leber und anderer Organe untersucht werden.

11.4 Erkrankungen der Leber

Bei Erkrankungen der Leber muss man berücksichtigen, dass sie oft in andere Krankheitsprozesse mit einbezogen wird, z. B. bei Infektionskrankheiten, Herzerkrankungen, Stoffwechselstörungen, Schwangerschaftsstörungen und Vergiftungen. Die Leberstörung kann dabei so sehr in den Vordergrund treten, dass man leicht übersehen kann, dass sie nur *Folge* einer anderen zugrunde liegenden Erkrankung ist.

Leberleiden führen oft zu Veränderungen der Beschaffenheit, Größe und Form des Organs. Durch einen erhöhten Druck des veränderten Lebergewebes auf die umgebende bindegewebige Kapsel, kommt es zum „Kapseldruck“, der beim Betroffenen zu Druckgefühl im rechten Oberbauch führt.

Oft wird eine Leberkrankheit äußerlich an einer Gelbfärbung der Skleren (↑ *Atlas* Abb. 11.6) und der Haut bemerkt. Weitere mögliche Symptome, die bei einer Leberstörung auftreten können, sind Braunfärbung des Urins und Entfärbung des Stuhls. Ansonsten sind die Symptome, meist uncharakteristisch und vieldeutig: Leistungsminderung, Appetitlosigkeit, Unverträglichkeit bestimmter Nahrungsmittel (v. a. Fett), Übelkeit, Völlegefühl, Druck im rechten Oberbauch.

Bitte beachten Sie zu den Lebererkrankungen auch die akute Virushepatitis, ➤ Kap. 27.67.

11.4.1 Fettleber und Leberverfettung

Die Fettleber ist die häufigste Lebererkrankung. Liegt der Anteil der verfetteten Leberzellen unter 50 %, so spricht man von Leberverfettung, liegt sie über 50 % von Fettleber.

Ursachen Die häufigsten Ursachen sind *chronischer Alkoholismus, Diabetes mellitus* und *Ernährungsfehler.* Gelegentlich kommen Medikamenteneinnahme und Hepatitis (Fettleberhepatitis) in Betracht.

Symptome Meist besteht lediglich ein *Druckgefühl* im *rechten Oberbauch,* nur gelegentlich kommt es zu geringen Schmerzen (Fettleberhepatitis). Bei der Untersuchung findet man eine vergrößerte Leber, die sich weich anfühlt. Oft liegt im Blut eine Erhöhung der Blutfette vor.

Prognose Eine alkoholbedingte Fettleber kann bei Fortsetzung des Alkoholmissbrauchs in eine Zirrhose übergehen. Eine Fettleber, die sich aufgrund eines Diabetes mellitus oder durch Überernährung gebildet hat, geht im Allgemeinen *nicht* in eine Zirrhose über.

Therapie Je nach der zugrunde liegenden Erkrankung: Behandlung des Diabetes, Meiden von Alkohol, Ernährungsumstellung, wobei v. a. der Verzehr von Kohlenhydraten eingeschränkt werden sollte. Zu beachten ist, dass auch der Alkoholiker durch den Alkoholkonsum zu viel Kohlenhydrate zu sich nimmt!

11.4.2 Chronische Hepatitis

Die Zeichen einer Hepatitis (Leberentzündung) müssen mindestens *6 Monate* lang ohne wesentliche Besserung bestehen, um als chronische Hepatitis bezeichnet zu werden.

Ursachen Akute Virushepatitis B oder C, Alkoholabusus, Autoimmunvorgänge, Medikamente, Gefahrenstoffe (z. B. Arbeitsplatzgifte).

Verlaufsformen

- **Chronisch-persistierende Form.** Bei dieser Verlaufsform bestehen oft *jahrelang* Hepatitissymptome, ohne dass es zu Verschlimmerungen kommt. Es besteht eine *gute Ausheilungstendenz,* jedoch ist es auch möglich, dass sie in die progrediente Form übergeht.
- **Chronisch-progrediente (aggressive) Form.** Es kommt zu fortschreitender, oft *schubweiser* Verschlimmerung und *Zirrhosebildung* (s. u.). Damit kann die progrediente Form in eine Leberzirrhose übergehen.

Symptome Oft besteht *Beschwerdefreiheit.* Es können jedoch auch *uncharakteristische Beschwerden* auftreten: nachlassende Leistungsfähigkeit, Müdigkeit, Abgeschlagenheit, manchmal Druck im rechten Oberbauch, Übelkeit und Unverträglichkeit bestimmter Speisen (v. a. Fett).

Komplikationen Leberzirrhose, Leberversagen, primäres Leberzellkarzinom.

Diagnostik Palpatorisch findet man meist eine vergrößerte und verfestigte Leber, manchmal ist die Milz vergrößert. AST (SGOT) und ALT (SGPT) sind im Blut meist nur gering erhöht, außerdem kann es zum Anstieg von MCV, Gamma-GT und AP kommen. Je nach Ursache der Erkrankung können Antikörper gegen das verursachende Virus bzw. Autoantikörper nachgewiesen werden.

Weitere wichtige Untersuchungen sind Leberbiopsie, Ultraschall, CT, Kernspintomografie, evtl. Laparoskopie.

Differenzialdiagnose Leberzirrhose, Fettleber, Speicherkrankheiten (z. B. Hämochromatose).

Therapie Die Therapie richtet sich nach der Ursache, der Schwere und dem Aktivitätsgrad der Erkrankung. Schulmedizinisch wird mit Interferon (chronische Virushepatitis), Immunsuppressiva (bei Autoimmunvorgängen) und Lebertransplantation behandelt. Ernährung und Vitaminzufuhr entsprechen der Therapie bei Leberzirrhose (➤ Kap. 11.4.3). Eine zentrale Rolle spielt die Ausschaltung der Ursache (z. B. bei Alkoholabusus!).

Das wichtigste Mittel der Pflanzenheilkunde ist die *Mariendistel* (Carduus marianus, Silybum marianum) mit ihrem Wirkstoff Silymarin. Sie eignet sich zur Behandlung von Leberparenchymstörung. Wegen seiner spasmolytischen Wirkung auf die Gallenwege (und die Bronchien), kommt noch Schöllkraut (Chelidonium majus) in Betracht.

> **Mariendistel** ist das wichtigste pflanzliche Mittel bei Leberparenchymschäden.

11.4.3 Leberzirrhose (Schrumpfleber)

Man bezeichnet mit *Zirrhose* eine Umwandlung von Gewebe, die mit einer Verhärtung und Aufhebung der normalen Struktur des Organs einhergeht. Dabei kommt es durch chronische Entzündungsvorgänge in einem Organ zur Bindegewebswucherung mit narbigen Schrumpfungen und Untergang von Parenchym (↑ *Atlas* Abb. 11.7), das heißt, es kommt zur *Nekrose* (Zelltod) von Leberparenchym. Das entstandene Bindegewebe kann nicht die Aufgaben des zugrunde gegangenen Lebergewebes übernehmen.

Da sich auch der Gefäßapparat umgestaltet hat, kann das Blut im betroffenen Gebiet nicht mehr in den Lebersinusoiden fließen, sondern strömt in Gefäßen des Bindegewebes. Da diese aber enger sind, kommt es zur *Einflussstauung* des Blutes in die Leber und es entwickelt sich ein *Pfortaderhochdruck.*

Pfortaderhochdruck Kann das Blut nicht ausreichend in die Leber einfließen, so werden die flüssigen Bestandteile des Blutes in den Bauchraum abgepresst. Dies führt zur *Bauchwassersucht (Aszites).* Dabei werden anfänglich kleinere Mengen Flüssigkeit abgepresst, in fortgeschrittenen Fällen kann sich Bauchwasser bis zu 20 Litern ansammeln! Grundsätzlich kann der zirrhotische Umbau langsam erfolgen, manchmal geht jedoch auch ein größerer Bereich Lebergewebe kaputt und ein Aszites kann sich so innerhalb von Tagen bis Wochen oder Monaten ausbilden.

Da das Pfortaderblut nicht mehr ausreichend in die Leber einfließen kann, nutzt es nun verstärkt die Anastomosen (Umgehungskreisläufe) zwischen Pfortader und der oberen und unteren Hohlvene. Durch das vermehrte Einströmen von Blut in die Speiseröhrenvenen können diese dem erhöhten Druck nicht ausreichend standhalten und erweitern sich zu Varizen. Diese Varizen können platzen und zu lebensbedrohlichen Blutungen führen. Es sterben 30–50 % der Leberzirrhotiker an Blutungen der Speiseröhrenvarizen.

Geplatzte *Ösophagusvarizen* führen meist dazu, dass der Betroffene schwallartig hellrotes Blut erbricht. Es kann jedoch zum kaffeesatzartigen Erbrechen oder (selten) zum Teerstuhl kommen.

Eine weitere Folge des Pfortaderhochdrucks sind die Erweiterung der Hautvenen der Bauchdecke, die zum *Medusenhaupt (Caput medusae)* (↑ *Atlas* Abb. 11.8) führen können, sowie *Rektumvarizen* und *Milzvergrößerung.*

> **Pfortaderhochdruck**
> - **Aszites** (Bauchwassersucht)
> - **Ösophagusvarizen** (Speiseröhrenkrampfadern)
> - **Medusenhaupt** (Erweiterung der Bauchdeckenvenen)

Ursachen Die bekannteste und häufigste Ursache der Leberzirrhose ist der *Alkohol.* Die Zirrhose entwickelt sich hier aus einer Alkoholhepatitis heraus. Weitere wichtige Ursachen sind noch die *Virushepatitis* (➤ Kap. 27.67) und die *chronische Autoimmunhepatitis.*

Seltener spielen *medikamentös-toxische* Ursachen und *Speicherkrankheiten* eine Rolle, z. B. die Eisenspeicherkrankheit (Hämochromatose), Kupferspeicherkrankheit (Morbus Wilson) und die Glykogenspeicherkrankheit. Daneben muss man als Ursache auch eine Herzkrankheit in Betracht ziehen (Endzustand einer chronischen *Stauungsleber*).

Verlauf

- **Kompensierte inaktive Form.** Es bestehen nur wenige Krankheitszeichen. Palpatorisch findet man die Leber verändert (s. u., Diagnostik). Die kompensierte inaktive Form kann in eine dekompensierte aktive übergehen.
- **Dekompensierte aktive Form.** Sie kann durch körperliche Belastung, Alkoholmissbrauch oder Infekte ausgelöst worden sein. Im Befinden des Patienten kommt es zu Verschlechterungen. Schläfrigkeit und Müdigkeit nehmen zu. Es können sich Gelbsucht, Aszites und Bewusstseinstrübung, bis hin zu Präkoma und Koma (Leberkoma, Coma hepaticum), einstellen. Beim Leberkoma kommt es zum Zusammenbruch aller Leberfunktionen, wodurch sich hirntoxische Substanzen anhäufen.

Symptome Die Frühsymptome bei der kompensierten inaktiven Verlaufsform entsprechen den Beschwerden der *chronischen Hepatitis*: Übelkeit, Appetitlosigkeit, Müdigkeit, Leistungsverlust, Unverträglichkeit bestimmter Speisen, Druck im rechten Oberbauch, Meteorismus, später entwickeln sich Menstruations- und Potenzstörungen, Gynäkomastie (weibliche Brustentwicklung beim Mann), Hodenatrophie, Ikterus (nur bei entzündlichen Schüben und im Spätstadium), hepatische und metabolische Enzephalopathie (Wernicke-Enzephalopathie), Dupuytren-Kontraktur (➤ Kap. 4.4.14), Ödeme und vermehrte Blutungsneigung.

Bei der dekompensierten aktiven Verlaufsform kommt es aufgrund des Pfortaderhochdrucks zu Aszites, Ösophagusvarizen und Medusenhaupt. Bitte beachten Sie zur Feststellung eines Aszites ➤ Kap. 32.10, Perkussion.

Leberhautzeichen

- **Spider naevi** (Gefäßsternchen, Spinnennävi, ↑ *Atlas* Abb. 11.9). Es handelt sich um eine zentrale Arteriole mit spinnenbeinartig abgehenden Gefäßen. Sie treten meist im Gesicht, an Hals und Brust auf.
- **Lackzunge und Lacklippen.** Lippen und Zunge sind lackartig und glänzend durch eine ausgeprägte makrozytäre Anämie (↑ *Atlas* Abb. 11.10). Man vermutet als Ursache einen Vitamin-B_{12}- und Folsäuremangel, evtl. könnte auch ein direkter schädigender Einfluss des Alkohols auf das Knochenmark vorliegen.
- **Palmarerythem.** Es handelt sich um eine symmetrische Hautrötung an den Handflächen und Fußsohlen, manchmal auch an der Innenseite der Fingerkuppen. Der Grund liegt vermutlich in einer peripheren Hyperzirkulation durch gefäßerweiternde Substanzen, die aufgrund der Pfortaderstauung vermehrt in den Kreislauf gelangt sind.
- **Behaarungsanomalie.** Durch einen gestörten Sexualhormonstoffwechsel kann es zum Verlust der Achsel- und Bauchhaare („Bauchglatze") kommen.
- **Teleangiektasien.** In den dem Licht ausgesetzten Körperteilen (Gesicht, Hände) kommt es zur Erweiterung zahlreicher kleiner Hautgefäße.
- **Nagelanomalie.** Es kommen gelegentlich Uhrglasnägel und Weißfärbung vor.
- **Ödeme** durch Mangel an Bluteiweißen. Ödeme treten meist erst in einem späten Stadium auf, und zwar nachdem sich ein Aszites entwickelt hat.
- **Hämatome und Petechien.** Die Leber kann die Blutgerinnungsfaktoren (z. B. Prothrombin und Fibrinogen) nicht mehr ausreichend herstellen.
- **Rosazea** (Kupferfinnenkrankheit, Rotfinnen), ➤ Kap. 21.2.17 und ↑ *Atlas* Abb. 11.11 und 21.49).
- **Rhinophym** (Knollennase, ➤ Kap. 21.2.17 und ↑ *Atlas* Abb. 11.11)

Komplikationen Ösophagusvarizenblutungen, Coma hepaticum, primäres Leberzellkarzinom.

Diagnostik Bei der körperlichen Untersuchung findet man die Leber *verhärtet*; von der Größe her ist sie *meist verkleinert*, sie kann jedoch auch vergrößert oder normal groß sein. Ist es zu einem grobknotigen Umbau gekommen, so sind die Regeneratknoten meist palpabel. Eine Milzvergrößerung findet man in ca. 10–30 % der Fälle.

Das Blutbild ergibt typischerweise eine Leuko- und Thrombopenie, makrozytäre Anämie (MCH und MCV erhöht), Beschleunigung der BKS, Verminderung der Albumine, Vermehrung der Gammaglobuline, Bilirubinanstieg, Erhöhung des Serumeisens, evtl. leichte Erhöhung von AST (SGOT), ALT (SGPT), AP und eine Verlängerung der Blutgerinnungszeit. Es ist allerdings nicht möglich aufgrund der Blutwerte die Diagnose „Leberzirrhose" zu stellen, sondern die Diagnose muss durch Leberbiopsie und evtl. Ultraschall und Laparoskopie abgesichert werden.

Diagnostik Aszites Einen Aszites mit klinischen Untersuchungstechniken zu diagnostizieren gibt es mehrere Möglichkeiten:

- **Undulationsphänomen.** Mit Undulationsphänomen meint man das Flüssigkeitswellenphänomen. Dazu befindet sich der Patient in Rückenlage auf der Liege. Der Untersucher legt seine Hände auf die rechte und linke Flanke des Patienten. Er gibt nun mit der rechten Hand einen kleinen Stoß auf die laterale Bauchwand und fühlt mit der linken Hand die ankommende Fluktuationswelle. Diese Untersuchung ist zwar leicht durchzuführen, die ankommende Flüssigkeitswelle ist aber meist nur in den Fällen deutlich zu fühlen, in denen der Aszites so ausgeprägt ist, dass die Diagnose ohnehin schon feststeht.
- **Verschiebliche Dämpfung.** Der Patient legt sich zunächst auf den Rücken. Aufgrund der Schwerkraft sinkt die Flüssigkeit nach unten. Dabei kommt es zum sog. „Leerlaufen des Nabels". Damit meint man, dass die Nabelregion nunmehr frei von Flüssigkeit ist, da diese in die Rücken- und Flankenregion abgesunken ist. Mittels der Perkussion ermittelt man nun in der Region um den Nabel herum den tympanitischen Klopfschall der gasgeblähten Gasschlingen. Lateral findet man über der Flüssigkeit in der Flankenregion eine Dämpfung. Nun legt sich der Patient auf die Seite. Nun stellt man fest, dass auf der Seite, die der Liege aufliegt, sich die Dämpfung befindet und auf der entgegengesetzten der tympanitische Schall.
- **Knie-Ellenbogen-Lage.** Der Patient begibt sich in die Knie-Ellenbogen-Lage. Nun verbleibt er für ca. 5 Minuten in dieser Haltung, damit die Flüssigkeit genug Zeit hat, sich am tiefsten Punkt zu sammeln. Bei der Perkussion findet man nun hier eine Dämpfung. Diese Technik eignet sich am besten zum Nachweis schon von kleineren Flüssigkeitsmengen ab 200 ml.

Bitte beachten Ein Aszites kann sich nicht nur infolge einer Leberzirrhose entwickeln, sondern folgende Ursachen kommen für eine Flüssigkeitsansammlung in der Peritonealhöhle in Betracht:

- **Transsudat.** Leberzirrhose, Herzinsuffizienz, Hypalbuminämie (z. B. beim nephrotischen Syndrom), Karzinom (z. B. Magen- oder Kolonkarzinom).
- **Exsudat.** Peritonitis.
- **Chylöser Aszites.** Durch Abflussstörung im Ductus thoracicus, z. B. durch Tumor.
- **Biliärer Aszites.** Durch Abflussstörung der Gallenflüssigkeit, z. B. bei Peritonitis.
- **Hämorrhagischer Aszites.** Nach Ruptur eines Gefäßes, z. B. bei Karzinom (durch Blutung in die Bauchhöhle).

Therapie Die Therapie muss sich nach der zugrunde liegenden Ursache richten. Wegen der Schwere der Erkrankung und da verschreibungspflichtige Medikamente eingesetzt werden müssen, behandelt der Heilpraktiker nur *begleitend* zum *Arzt.* Es besteht absolutes Alkoholverbot, leberschädigende Medikamente sind zu vermeiden, auf ausreichende Kalorienzufuhr muss geachtet werden, die Ernährung soll eiweiß- und vitaminreich sein, ansonsten richtet sie sich weitgehend nach dem Appetit des Kranken. Bei schlechten Ernährungsverhältnissen sollten zusätzlich Vitamin-B-Komplex-Präparate, evtl. auch noch andere benötigte Vitamine, gegeben werden.

Im entzündlichen Schub der dekompensierten Verlaufsform ist Bettruhe einzuhalten. Je nach Ursache und Stadium der Krankheit wird der Arzt evtl. mit Interferon (Virushepatitis), Kortison, Antibiotika und Azathioprin (Immunsuppressiva) verordnen. Bei geeigneten Patienten kommt eine Lebertransplantation in Betracht.

11.4.4 Leberschädigung durch Alkoholmissbrauch

Grundsätzlich gilt, dass die toxische Alkoholgrenze individuell unterschiedlich ist. Allerdings kommt es bei Frauen schneller zu Alkoholschädigungen als bei Männern. Die toxische Menge liegt bei Männern bei 60 g Alkohol täglich, bei Frauen 20 g täglich. 30 % der Frauen entwickeln bei dieser Menge eine Fettleber. ➤ Tab. 11.1 zeigt, welche Höhe des Alkoholkonsums der toxischen Menge entspricht.

Durch Alkohol entwickelt sich zunächst eine Leberzellverfettung, dann eine Fettleber, auffolgend eine Fettleberhepatitis und letztendlich eine Leberzirrhose, die ihrerseits die Entstehung eines Leberzellkarzinoms (➤ Kap. 11.4.7) begünstigt. Grund ist, dass die Leber in erster Linie den zugeführten Alkohol abbaut, um Organschädigungen zu vermeiden. Dadurch vernachlässigt sie aber den Fettstoffwechsel. Das Fett, das sie eigentlich verarbeiten sollte, lagert sie erst einmal ein, um nach erfolgtem Alkoholabbau diese „liegen gebliebene Arbeit" zu erledigen. Wird Alkohol im Übermaß zugeführt, lagern die Zellen auch im Übermaß Fett ein.

Symptome Die auftretenden Symptome hängen vom Ausmaß der eingetretenen Leberschädigung ab und entsprechen denen bei Fettleber, Hepatitis und Leberzirrhose besprochenen.

Tab. 11.1 Toxische Menge unterschiedlicher Alkoholgetränke

	Männer	Frauen
Bier (5 %)	» 1,5 Liter	» 0,5 Liter
Wein (10 %)	» 0,7 Liter	» 0,25 Liter
Sherry (20 %)	» 0,4 Liter	» 0,15 Liter
„Drink" (40 %)	» 0,2 Liter	» 0,07 Liter

Einteilung der Alkoholabhängigkeit nach Jellinek Je nach Trinkgewohnheit und Abhängigkeitsgrad unterscheidet man folgende Typen von Alkoholabhängigen (➤ Tab. 11.2):

- **Alpha-Typ** (Konflikt- bzw. Erleichterungstrinker). Es wird Alkohol konsumiert, um innere Spannungen, Hemmungen und Konflikte abzubauen. Dabei kommt es zu keinem Kontrollverlust. Grundsätzlich besteht die Fähigkeit zur Abstinenz, aber die Gefahr einer psychischen Abhängigkeit ist gegeben, auch wenn noch keine körperliche Abhängigkeit eingetreten ist. Der Alpha-Trinker gilt noch nicht als alkoholkrank, aber als gefährdet.
- **Beta-Typ** (Gelegenheitstrinker). Zu bestimmten sozialen Anlässen werden große Alkoholmengen konsumiert, allerdings sind die Betroffenen psychosozial unauffällig. Gesundheitliche Schäden entwickeln sich durch häufigen Alkoholkonsum. Trotzdem gilt der Gelegenheitstrinker noch nicht als alkoholkrank, da er weder physisch noch psychisch abhängig ist, jedoch ist er gefährdet alkoholabhängig zu werden.
- **Gamma-Typ** (Rauschtrinker, süchtiger Trinker, Alkoholiker). Es kommt zu einem Rauschtrinken mit Kontrollverlust. Dabei kann die Trinkmenge nicht mehr bewusst begrenzt werden. Es besteht eine grundsätzliche Fähigkeit zur Abstinenz, aber auch wenn der Gamma-Typ sich durch die Fähigkeit zu längerer Abstinenz auf der „sicheren Seite" fühlt, gilt er als alkoholkrank.
- **Delta-Typ** (Spiegeltrinker, Gewohnheitstrinker, Alkoholiker). Er trinkt um einen bestimmte „Alkoholspiegel" im Blut zu halten. Er bleibt lange Zeit sozial unauffällig, weil er selten für andere erkennbar betrunken ist. Der Delta-Typ betreibt

Tab. 11.2 Übersicht über die Einteilung der Alkoholabhängigkeit nach Jellinek

	Alpha-Trinker	Beta-Trinker	Gamma-Trinker	Delta-Trinker	Epsilon-Trinker
Typ	Erleichterungs- bzw. Konflikttrinker	Gelegenheits-trinker	Rauschtrinker	Spiegeltrinker, Gewohnheitstrinker	Quartalsäufer, episodischer Trinker
Abhängigkeit	Psychische Abhängigkeit	Keine Abhängigkeit aber Gefährdung	Zunächst psychische, dann auch körperliche Abhängigkeit	Körperliche und psychische Abhängigkeit	Psychische Abhängigkeit
Fähig zur Abstinenz	Ja	Ja	Ja	Nein	Ja
Kontrollverlust	Nein	Nein	Ja	Nein	Ja
Häufigkeit	Ca. 5 %	Ca. 5 %	Ca. 65 %	Ca. 20 %	Ca. 5 %

11

einen rauscharmen aber kontinuierlichen Konsum. Er ist unfähig zur Abstinenz, da es sonst zu Entzugssymptomen kommen würde. Durch den ständigen Konsum kommt es zu körperlichen Schäden. Der Delta-Typ ist alkoholkrank.

- **Epsilon-Typ** (Quartal-Säufer). Im Abstand von Tagen bis Wochen kommt es zu episodischen Alkoholexzessen mit Kontrollverlust. Grundsätzlich können zwischen den einzelnen Episoden mehrere Monate dauernder Abstinenz liegen. Epsilon-Trinker sind alkoholkrank und psychisch abhängig. Der exzessive Alkoholkonsum kann evtl. Wochen bis Monate andauern.

Therapie Wichtigste Maßnahme ist es, einen Alkoholverzicht zu erreichen. Ansonsten muss sich die Therapie nach dem Stadium und der Schwere der Erkrankung richten.

11.4.5 Arzneimittelbedingte Leberschäden

Hier unterscheidet man zwischen obligaten (zwingenden) und fakultativen (möglichen) Schäden:

Obligate Schäden sind oft vorhersehbar und von der verabreichten Dosis abhängig. Das Zeitintervall zwischen Einnahme und Auftreten einer Leberzellschädigung ist kurz.

Fakultative Schäden sind nur bedingt voraussehbar und oftmals *nicht* von der eingenommenen Dosis abhängig. Sie können nach unterschiedlichen Intervallen auftreten, meist beträgt der Zeitraum jedoch 10–14 Tage nach Einnahme.

Durch arzneimittelbedingte Leberschäden werden in 20–30 % fulminante akute Hepatitiden ausgelöst. Es besteht die Gefahr einer Gallenstauung, einer Leberzirrhose, des akuten Leberversagens und des Leberkarzinoms.

11.4.6 Lebertumoren

In der Leber kommen gut- und bösartige Tumoren vor! Bei den bösartigen unterscheidet man:

Primäres Leberzellkarzinom Ein primäres Leberzellkarzinom entwickelt sich fast immer auf dem Boden einer *Leberzirrhose,* besonders häufig jedoch bei Zirrhosen, die aus einer akuten Virushepatitis hervorgegangen sind. Es kommt zur Lebervergrößerung, bei der meist derbe Knoten zu tasten sind. Zusätzlich zu den „Hepatitissymptomen" entwickeln sich Pfortaderhochdruck, Gewichtsverlust, Schmerzen, die in den Rücken und die Schulter ausstrahlen und Fieber.

Lebermetastasen Häufiger als das primäre Leberzellkarzinom sind Lebermetastasen, da ungefähr ein Drittel der bösartigen Tumoren Lebermetastasen setzt. Sitzt der Primärtumor im Magen-Darm-Trakt, erfolgt die Besiedelung über das *Pfortadersystem.* Beim Bronchial-, Brustdrüsen-, Speiseröhren- und Schilddrüsenkrebs kommt es über die *Leberarterie* (A. hepatica) zur Absiedelung von Metastasen. Krebs der Gallenblase und der Gallenwege setzt durch *regionale Ausbreitung* sehr früh Metastasen in der Leber.

> Das Thema „Leber" spielt heute aufgrund der zunehmenden Umweltgifte und wegen des großen Zuspruchs an die Genussgifte der Menschen im Praxisalltag eine überragend wichtige Rolle. Deshalb kommt an den Themen „Ausleitung und Entgiftung" kein Heilpraktiker vorbei. Überprüfen Sie anhand des Buches „Prüfungstraining für Heilpraktiker" (➤ Kap. 11), ob Ihr Wissen über die Leber für Ihre Praxistätigkeit und für die amtsärztliche Überprüfung genügt.

11

KAPITEL

12 Gallenblase und Gallenwege

12.1 Anatomie und Physiologie 382
12.1.1 Gallenblase 382
12.1.2 Gallenwege 382
12.1.3 Gallenflüssigkeit 383

12.2 Untersuchungsmethoden 384

12.3 Krankheiten der Gallenblase und Gallenwege 384
12.3.1 Dyskinesie des Gallensystems 384
12.3.2 Gallensteinleiden 384
12.3.3 Gallenblasenentzündung 386
12.3.4 Gallenwegsentzündung 386
12.3.5 Gelbsucht 387
12.3.6 Verschlussikterus 388
12.3.7 Tumoren der Gallenblase und -wege 388

12.1 Anatomie und Physiologie

Wie im vorhergehenden Kapitel schon erwähnt wurde, ist die Herstellung der Gallenflüssigkeit eine wichtige Aufgabe der Leber. Man unterscheidet die gelbe Lebergalle und die grüne bis braungrüne Blasengalle. Die Leber produziert pro Tag ungefähr 0,5–1 l Galle, die sie außerhalb der Verdauungszeit über die Gallenwege in die Gallenblase abgibt, wo sie durch Wasserentzug eingedickt wird. Während der Verdauungszeit kann die Galle sowohl direkt aus der Leber als auch aus der Gallenblase in den Zwölffingerdarm gelangen.

12.1.1 Gallenblase

Die birnenförmige Gallenblase (Vesica fellea, Vesica biliaris) liegt an der Unterseite der Leber, seitlich der Leberpforte (➤ Abb. 11.1, ↑ *Atlas* Abb. 12.1 und 12.4). Sie hat eine Länge von ca. 8–10 cm und einen Durchmesser von ca. 4 cm. Ihr Fassungsvermögen beträgt 50 ml.

Anatomisch unterscheidet man Gallenblasenkörper (Corpus), Gallenblasenhals (Collum) und den nach unten gerichteten Gallenblasengrund (Fundus). Die Innenauskleidung der Gallenblase besteht aus Schleimhaut, die Falten bildet, wodurch sich die Oberfläche vergrößert. Der Überzug der Schleimhaut besteht aus Zylinderepithel, das kleine Ausstülpungen (Mikrovilli) bildet. Diese Mikrovilli haben die Aufgabe, Wasser aus der Gallenblase zu resorbieren und die Gallenflüssigkeit auf ein Zehntel ihres ursprünglichen Volumens *einzudicken*. Dies hat den Vorteil, dass dem Körper bei Bedarf sofort eine größere Menge Gallenflüssigkeit zur Verfügung steht. Unter der Schleimhaut befindet sich eine Muskelwand aus glatten Muskelzellen. Diese können sich kontrahieren und so die Gallenflüssigkeit über die Gallengänge an den Zwölffingerdarm abgeben. Die dem Darm zugewandte Seite der Gallenblase ist mit Bauchfell (Peritoneum) überzogen.

Wurde die Gallenblase chirurgisch entfernt, so wird die Gallenflüssigkeit *direkt* über die Gallenwege (s. u.) ins Duodenum abgegeben. Damit steht bei Bedarf keine größere Menge Galle mehr zur Verfügung, weshalb möglichst fettarm gegessen und die Nahrungsaufnahme auf mehrere kleine Mahlzeiten pro Tag verteilt werden sollte.

12.1.2 Gallenwege

Nachdem die Galle in den Leberzellen gebildet wurde, wird sie in die *Gallenkapillaren* (Aussparungen zwischen den Leberzellbalken) abgegeben. Danach wird sie in kleinen Gefäßen gesammelt, die zu größeren zusammenfließen. Die *Sammelkanäle* aller dieser Gallengänge sind der *rechte und linke Lebergallengang* (Ductus hepaticus dexter et sinister), die sich dann zum *gemeinsamen Lebergallengang* (Ductus hepaticus communis) vereinigen (➤ Abb. 12.1). Von diesem führt der *Gallenblasengang* (Ductus cysticus) zur Gallenblase. Unterhalb dieser Abzweigung führt der gemeinsame Lebergallengang die Bezeichnung Gallengang *(Ductus choledochus)*. Dieser durchläuft den Kopf der Bauchspeicheldrüse und mündet bei den meisten Menschen zusammen mit dem Ausführungsgang der Bauchspeicheldrüse auf der *Vater-Papille* (Papilla duodeni major) in den Zwölffingerdarm (↑ *Atlas* Abb. 12.2 und 12.3).

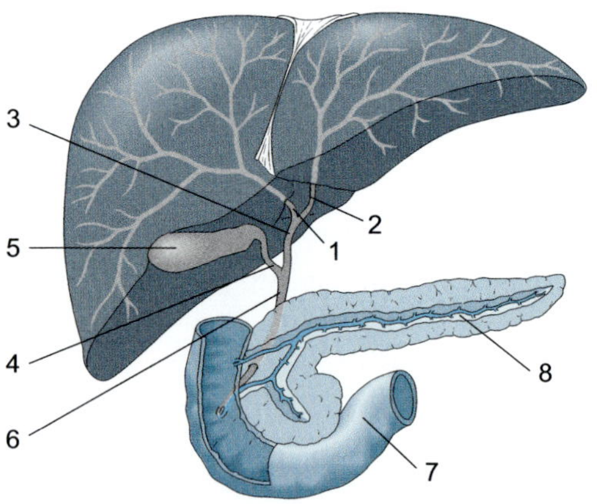

Abb. 12.1 Schematische Darstellung der Gallengänge. 1: Rechter Lebergallengang (Ductus hepaticus dexter), 2: linker Lebergallengang (Ductus hepaticus sinister), 3: gemeinsamer Lebergallengang (Ductus hepaticus communis), 4: Gallenblasengang (Ductus cysticus), 5: Gallenblase (Vesica fellea), 6: Gallengang (Ductus choledochus), 7: Zwölffingerdarm (Duodenum), 8: Bauchspeicheldrüsengang (Ductus pancreaticus). [L190]

In dieser Vater-Papille befindet sich ein Schließmuskel, der Oddi-Sphinkter, der erschlaffen muss, wenn die Gallenflüssigkeit an den Zwölffingerdarm abgegeben werden soll. Ist er geschlossen, staut die Gallenflüssigkeit über den Ductus choledochus in die Gallenblase zurück.

12.1.3 Gallenflüssigkeit

Gallenflüssigkeit besteht im Wesentlichen aus, *Wasser, Gallensäuren, Bilirubin, Cholesterin, Phospholipiden* (v. a. Lezithin), *Elektrolyten* (Na, Cl, K, Ca), *Schleim* und Stoffen, die ausgeschieden werden sollen, wie z. B. Hormone und ggf. Medikamente. Die Gallenflüssigkeit hat die Aufgabe, die *Fette* im Duodenum zu *emulgieren* und die Lipasen zu aktivieren, was durch die enthaltenen Gallensäuren erreicht wird. Ohne Gallenflüssigkeit ist somit keine ausreichende Fettaufnahme möglich und damit auch keine ausreichende Aufnahme der fettlöslichen Vitamine A, D, E und K.

Außerdem wird die Gallenflüssigkeit aber auch benutzt, Stoffe, die im Körper nicht mehr benötigt werden, über den *Darm auszuscheiden* (Bilirubin, Hormone, Medikamente, Schadstoffe, jodhaltige Röntgenkontrastmittel u. a.). Darüber hinaus wirken Gallensäuren *antibakteriell.*

Aktivierung der Galle In der Duodenalschleimhaut wird bei Kontakt mit Fetten das Gewebshormon *Cholezystokinin* (syn. Pankreozymin) freigesetzt. Es erreicht über den Blutweg die Gallenblase und veranlasst sie zur Kontraktion, damit sie ihren Inhalt in das Duodenum entleert. *Sekretin* hat die Aufgabe, die Gallen- und Bauchspeichelproduktion anzuregen und die Salzsäureproduktion im Magen zu stoppen (➤ Kap. 9.1.5, Magen).

Gallensäure Die Gallensäure wird in der Leber aus *Cholesterin* hergestellt. Das dazu benötigte Cholesterin wird mit der Nahrung aufgenommen. Reicht die Zufuhr nicht aus, kann die Leber Cholesterin aus anderen Fetten selbst herstellen. Die Gallensalze ermöglichen das Emulgieren der Fette, sodass die Pankreaslipase über die vergrößerte Oberfläche besser angreifen kann. Im Ileum, dem letzten Abschnitt des Dünndarms, wird die Gallensäure zu etwa 90 % über den enterohepatischen Kreislauf (s. u.) zur Leber zurückgeholt, damit diese sie erneut in die Gallenflüssigkeit abgeben kann.

Enterohepatischer Kreislauf Mit enterohepatischem Kreislauf bezeichnet man den Sachverhalt, dass bestimmte Stoffe mit der Gallenflüssigkeit in den Darm abgegeben, in tieferen Abschnitten wieder *rückresorbiert* werden, um mit dem Pfortaderblut erneut in die Leber zu gelangen. Dies betrifft z. B. Bilirubin (s. nachstehend), Gallensäuren und bestimmte Medikamente.

Bilirubin (wichtigster Gallenfarbstoff) Beim Abbau des Häms der roten Blutkörperchen in der Milz, dem Knochenmark und der Leber entsteht das grünliche Zwischenprodukt Biliverdin, das dann in das gelbliche Bilirubin umgewandelt wird. Bilirubin ist wasserunlöslich und wird deshalb zum Transport an das Bluteiweiß Albumin gebunden und so als *primäres (indirektes, unkonjugiertes)* Bilirubin in die Leber transportiert. Hier wird es vor Aufnahme in die Leberzelle wieder vom Albumin gelöst. In der Leberzelle wird Bilirubin an Glukuronsäure gekoppelt und dann als *sekundäres (direktes, konjugiertes)* Bilirubin bezeichnet. Durch diese Bindung an Glukuronsäure wird Bilirubin besser wasserlöslich. Dieses konjugierte Bilirubin wird an die Gallenflüssigkeit abgegeben und gelangt so in den Darm. Hier, und zwar v. a. im Dickdarm, wird das Bilirubin im Wesentlichen durch Darmbakterien zu Urobilinogen und Sterkobilinogen, dann zu Urobilin und Sterkobilin umgewandelt. Diese Produkte werden zum größeren Teil mit dem Stuhl ausgeschieden. So ist *Sterkobilin* der Hauptfarbstoff des Stuhls und in erster Linie für die Dunkelfärbung des Stuhls verantwortlich.

Bilirubin und seine Stoffwechselzwischenprodukte (v. a. Urobilinogen!) werden jedoch im Kolon teilweise wieder rückresorbiert, über das Pfortadersystem in die Leber transportiert, um danach erneut in die Galle abgegeben zu werden (enterohepatischer Kreislauf!). Der andere Teil wird über das Kreislaufsystem zur Niere transportiert und hier mit dem Harn ausgeschieden.

12.2 Untersuchungsmethoden

Inspektion Es erfolgt eine Untersuchung auf *Gelbfärbung* der Skleren, der Haut und der Schleimhaut, außerdem achtet man auf Kratzspuren.

Palpation der Gallenblase Die Gallenblase liegt normalerweise verdeckt hinter der Leber, und zwar an der Stelle, an der die MCL (Medioklavikularlinie) den Rippenbogen schneidet. Beim Gesunden kann sie wegen ihrer weichen Konsistenz *nicht* palpiert werden. Nur wenn sie sich vergrößert und verfestigt, wird sie unterhalb des Leberrandes tastbar (Murphy-Zeichen ➤ Kap. 12.3.3, Diagnostik der akuten Cholezystitis).

Sonografie (Ultraschall) Diese Untersuchungsmethode erlaubt Rückschlüsse auf Größe und Lage der Gallenblase, Weite der Gallengänge und auf Gallensteine. Da kein Kontrastmittel eingegeben werden muss, handelt es sich um ein für den Patienten schonendes Verfahren.

ERC (Endoskopisch-retrograde Cholangiografie) Mit einem Endoskop wird die Vater-Papille aufgesucht und ein Kontrastmittel eingespritzt, sodass die Gallenwege „retrograd", das heißt von hinten, dargestellt werden können. Bei diesem Verfahren kann auch mittels eines kleinen Schnittes in die Papille ein Stein, der hier steckenblieb zum Abgehen gebracht werden (auch ERCP = Endoskopisch-retrograde Cholangio-Pankreatikografie).

12.3 Krankheiten der Gallenblase und Gallenwege

Bei den Krankheiten der Gallenwege kann man vier große Gruppen unterscheiden:
- **Funktionelle Störungen** (Dyskinesien)
- **Steinbildungen** (Gallensteinleiden)
- **Entzündungen** (Gallenblasenentzündungen, Gallenwegsentzündungen)
- **Tumoren**

12.3.1 Dyskinesie des Gallensystems

Es liegt eine *Störung* im *Bewegungsablauf* zwischen Gallenblase, Gallenwegen und dem Oddi-Sphinkter (Schließmuskel in der Vater-Papille) vor. Frauen sind wesentlich häufiger betroffen als Männer. Die Diagnose „Dyskinesie" darf nur gestellt werden, wenn organische Veränderungen sicher ausgeschlossen wurden. Die Störung kann im Rahmen einer vegetativen Dystonie zusammen mit weiteren funktionellen Störungen wie z. B. Reizmagen oder Reizdarmsyndrom auftreten. Eine Dyskinesie kann das Vorstadium einer Gallenblasenerkrankung mit Organveränderungen, v. a. einer Steinbildung sein.

Symptome Es können *leichte bis kolikartige Schmerzen* auftreten, die denen bei Gallensteinkoliken gleichen. Zudem kann es zu Gallenentleerungsstörungen kommen.

Therapie Bei Patienten mit vegetativer Dystonie dürfen keine stark wirkenden Mittel eingesetzt werden. Bewährt haben sich hier sanfte Heilverfahren wie Homöopathie, Bachblüten und Wärmeanwendungen. Phytotherapeutisch können Pfefferminzöl sowie Zubereitungen aus Erdrauch und Artischocke eingesetzt werden.

12.3.2 Gallensteinleiden

Gallensteinleiden (Cholelithiasis) werden nach der Lokalisation der Steine wie folgt unterschieden (↑ *Atlas* Abb. 12.5):
- **Cholezystolithiasis** (Steine in der Gallenblase)
- **Choledocholithiasis** (Steine in den Gallenwegen)

Gallensteine kommen sehr häufig vor. Sie treten bei 25 % der über 60-Jährigen auf. *Frauen* erkranken häufiger als Männer. Allerdings können Steine auch schon bei Kindern vorkommen (hämolytische Anämie, Anomalien der Gallenwege, s. u.).

Pathophysiologie Zur Steinbildung kommt es, wenn die normale *Zusammensetzung* der *Gallenflüssigkeit* gestört ist. In der Folge werden wasserunlösliche Substanzen wie Cholesterin, Bilirubin und / oder Kalzium ausgefällt, die dann unterschiedlich große Steine bilden, vom Gallengrieß bis zu einzelnen großen Solitärsteinen. Meist handelt es sich um cholesterinhaltige Mischsteine, die Anteile von Bilirubin und Kalzium besitzen (↑ *Atlas* Abb. 12.6, 12.7).

Ursachen Erhöhung des *Blutcholesterinspiegels*, Schilddrüsenunterfunktion, Adipositas, Schwangerschaft, Diabetes mellitus, rasche Gewichtsabnahme, Einnahme oraler Kontrazeptiva („Pille") bzw. Östrogenpräparate und Anomalien der Gallenwege. Bei Bilirubinsteinen spielt ein vermehrter Abbau von Erythrozyten die wichtigste Rolle, bei Kalziumsteinen eine Erhöhung des Blutkalziumspiegels.

!

„6-F-Regel"

Unterschieden werden folgende Risikofaktoren, die die Ausbildung von Gallensteinen begünstigen:

- **Female** (weiblich)
- **Fat** (übergewichtig)
- **Fair** (hellhäutig)
- **Forty** (über 40 Jahre)
- **Fertile** (fruchtbar)
- **Family** (familiär gehäuft)

Symptome Etwa 50–80 % der Gallensteinträger haben *„stumme Steine"*, das heißt, die Steine verursachen *keine* Beschwerden. Bei den restlichen kann es zu *uncharakteristischen Beschwerden* kommen wie Übelkeit (v. a. morgens), Druckgefühl im rechten Oberbauch, auch (leicht bis stark) ziehende, in den rechten Rücken oder die rechte Schulter ausstrahlende Schmerzen, Unverträglichkeit bestimmter Speisen (Fettgebackenes, Hülsenfrüchte, Kaffee). Letzteres führt oft zur Fehldiagnose „Magenerkrankung".

Oft werden die Steine erst mit dem Auftreten einer **Gallenkolik** erkannt. Eine solche Kolik kann sich durch *Diätfehler* (v. a. durch sehr fettreiches Essen) oder psychische Belastungen einstellen bzw. wenn sich ein Stein im Gallengang eingeklemmt hat. Die Kolik tritt v. a. abends und nachts mit heftigsten krampfartigen Oberbauchschmerzen auf. Diese Schmerzen strahlen bis in den rechten Rücken, die rechte Schulter und manchmal bis in den rechten Arm aus. Während des Anfalls bestehen Übelkeit und Erbrechen. Im rechten Oberbauch bildet sich in schweren Fällen eine Abwehrspannung; in leichten Fällen fehlt allerdings nur der rechte Bauchhautreflex.

Verschließt der Stein den Ductus choledochus oder Ductus hepaticus, so kommt es 4–6 Stunden später zum Ikterus, entfärbten Stuhl, dunklem Urin, evtl. auch zum Juckreiz.

Gallensteinkolik

- Kolikartige Schmerzen im rechten Oberbauch, die in den rechten Rücken (Schulter) ausstrahlen
- Übelkeit und Erbrechen

Diagnostik Sie wird v. a. über die auftretenden Symptome gestellt. Ultraschall (Trefferquote 95 %), Röntgen (bei Kalziumsteinen möglich), Cholangiografie (ERC).

Therapie Grundsätzlich müssen bei einer Kolik schnell wirkende Verfahren und Medikamente eingesetzt werden, die krampflösend und schmerzstillend wirken. Bewährt haben sich in der Naturheilkunde dabei v. a. die Neuraltherapie und die Akupunktur. Vorsichtige physikalische Maßnahmen erweisen sich als günstig: Wärmeanwendung, Fangopackungen und Kurzwellen. Je nach Ursache ist bei der Behandlung des Gallensteinleidens evtl. eine Ernährungsumstellung anzuraten. Speisen, die zu ihrer Verdauung eine größere Gallenmenge brauchen (z. B. Fettgebackenes), sind zu vermeiden, ebenso schwerverdauliche Nahrungsmittel wie Hülsenfrüchte. Außerdem muss für eine geregelte Verdauung gesorgt werden. Das ist auch ein wichtiger Aspekt der Trinkkuren mit Mineralwässern, die sowohl galletreibend als auch etwas abführend wirken. Weiterhin kann mit entsprechenden naturheilkundlichen Mitteln, wie sie auch als Komplexpräparate von verschiedenen Firmen angeboten werden, eine Auflösung der Steine versucht werden.

In der Schulmedizin werden Gallensteine, die Beschwerden verursachen, mitsamt der Gallenblase operativ entfernt (meist durch laparoskopische Cholezystektomie). Nur in Ausnahmefällen kommt eine Cholelithotripsie in Betracht. Dabei handelt sich um eine Zertrümmerung der Gallensteine mittels Druckwellen (extrakorporale Stoßwellenlithotripsie). Sie wird häufig in Kombination mit einer medikamentösen oralen Steinauflösung durchgeführt.

Die Komplikationsrate gegenüber operativen Verfahren ist geringer, allerdings kann es zur Bildung von Rezidivsteinen kommen. Wurden Gallensteine operativ entfernt, so stellt sich in ca. 5 % der Fälle ein Postcholezystektomiesyndrom ein.

Postcholezystektomiesyndrom. Damit fasst man alle *Folgeerscheinungen* zusammen, die sich Wochen bis Monate nach der *Gallensteinentfernung* einstellen können. Dabei kommt es zu Schmerzen im rechten Oberbauch, Meteorismus, Sodbrennen und Unverträglichkeit von Nahrungsmitteln (v. a. Fett). Als Ursachen sind in Betracht zu ziehen: übersehene Steine, Strikturen (Vernarbungen und Verziehungen) der Gallenwege, Papillenstenosen, Tumoren, Adhäsionen (Verwachsungen, Verklebungen des Bauchfells), vegetative Dystonie, Dyskinesie der Gallenwege, aber auch schon vor der OP bestehende Erkrankungen wie Magen-Darm-Geschwüre, Pankreatitis u. a.

12.3.3 Gallenblasenentzündung

Die häufigste Ursache einer Gallenblasenentzündung (Cholezystitis) ist ein *Gallenstein,* der den *Ductus cysticus* verlegt. Nur sehr selten kommt sie in steinfreien Gallenblasen vor. Die bakterielle Besiedelung kann vom Duodenum aus oder über den Blutweg erfolgen.

Eine scharfe Trennung zwischen akuter und chronischer Cholezystitis ist nicht möglich, da alle Schweregrade einer Entzündung auftreten können. Darüber hinaus kann eine nicht ausgeheilte akute Form in eine chronische übergehen und eine chronische kann in ihrem Verlauf akute Schübe zeigen.

Symptome

- **Akute Cholezystitis.** Koliken im rechten Oberbauch, die in Rücken und Schulter ausstrahlen können, Fieber, Übelkeit, Erbrechen.
- **Chronische Cholezystitis.** Meist symptomlos oder dumpfes Druckgefühl im rechten Oberbauch und Nahrungsmittelunverträglichkeiten (Fett und Schwerverdauliches).

Diagnostik

- **Akute Cholezystitis.** Positives *Murphy-Zeichen:* Bei Druck auf die Gallenblasenregion kommt es bei tiefer Einatmung zum schmerzbedingten Anhalten des Atems. Weiterhin treten auf: Leukozytose mit Linksverschiebung, BKS-Beschleunigung, CRP-Anstieg. Außerdem können Ultraschall, evtl. CT und eine Cholangiografie (ERC) weitere Hinweise bringen. Kommt es zum Anstieg von Bilirubin, ALT (SGPT), AST (SGOT) und AP weist das auf eine begleitende Cholangiitis hin; ein Anstieg der Amylase auf Pankreatitis.
- **Chronische Cholezystitis.** Evtl. leichte BKS-Beschleunigung und CRP-Anstieg. Manchmal ist eine Ultraschalluntersuchung aufschlussreich. Grundsätzlich ist die Diagnose schwierig zu stellen.

Differenzialdiagnose Akutes Abdomen, Pankreatitis, Hepatitis, Appendizitis, Ulkus, Nierenkolik.

Komplikationen

- **Akute Cholezystitis.** Gallenblasenperforation, Gallenblasenempyem (Eiteransammlung in der Gallenblase), Cholangitis, Begleitpankreatitis, akutes Abdomen, Sepsis
- **Chronische Cholezystitis:** akute Cholezystitis, Cholangitis, Begleitpankreatitis

Therapie Die Therapie hängt vom *Ausmaß* der *Entzündung* ab. In *schweren* Fällen erfolgt die Behandlung durch den *Arzt* bzw. die *Klinik* (operative Steinentfernung). Leichte Entzündungen können vom Heilpraktiker mit antientzündlichen (z. B. Enzympräparaten) und steinauflösenden Mitteln behandelt werden. Mit pflanzlichen Bittermitteln kann der Gallefluss verbessert werden.

12.3.4 Gallenwegsentzündung

Bei der Entzündung der Gallenwege (Cholangitis, Cholangiitis) handelt es sich meist um eine *bakterielle Infektion,* die sich fast immer aufgrund einer *Behinderung* des *Gallenabflusses,* und zwar durch *Steine* (häufig!), Gallengangstrikturen, Papillenstenose, Tumoren oder Parasiten entwickelt. In die gestauten Gallengänge dringen Keime v. a. aus der Darmflora ein (z. B. E. coli, Pseudomonas, Enterokokken). Die Erkrankung kann akut oder chronisch verlaufen.

Bei der seltenen **chronisch-sklerosierenden Cholangitis** handelt es sich um eine chronische Entzündung, die mit einer Fibrosierung und Verengung der Gallenwege einhergeht. Die Ursache ist unbekannt. Die Krankheit tritt jedoch oft in Kombination mit Colitis ulcerosa oder (seltener) Morbus Crohn auf. Betroffen sind meist Männer zwischen dem 25. und 50. Lebensjahr.

Die **primäre biliäre Zirrhose** ist eine nicht-eitrige, chronische Cholangitis, bei der es zur fortschreitenden Zerstörung der kleinen Gallengänge und zur Leberzirrhose kommt. Es handelt sich um eine *Autoimmunerkrankung*, die v. a. bei Frauen im 40. – 60. Lebensjahr auftritt. Typische Beschwerden sind hartnäckiger Juckreiz, Pigmentierungszunahme der lichtexponierten Stellen, Gelenkschmerzen, Müdigkeit, Abgeschlagenheit, Oberbauchbeschwerden. Oft liegen noch weitere Autoimmunerkrankungen vor wie chronische Hepatitis, Arthritis, Kollagenosen, Hashimoto-Thyreoiditis.

Symptome
- **Akute Cholangitis.** Fieber, bei schweren Verläufen auch Schüttelfrost, (kolikartige) Schmerzen im rechten Oberbauch, Ikterus, Juckreiz, dunkler Urin, heller Stuhl
- **Chronische Cholangitis.** Oft symptomenarme Verläufe mit subfebrilen Temperaturen, Druck im rechten Oberbauch, chronisch-rezidivierendem Ikterus und Juckreiz

Charcot-Trias (Leitbefunde der akuten Cholangitis)
- **Rechtsseitige Oberbauchschmerzen**
- **Schüttelfrost und Fieber**
- **Ikterus**

Komplikationen Sepsis, Abszesse, sekundäre biliäre Zirrhose (von den Gallengängen ausgehende Leberzirrhose), akutes Abdomen.

Diagnostik Leukozytose, BKS-Beschleunigung, CRP-Anstieg; im Blut Erhöhung von ALT (SGPT), AST (SGOT), Gamma-GT und AP. Ultraschall.

Therapie Die Therapie hängt vom *Schweregrad* und der *Ursache* ab. Grundsätzlich entspricht sie der bei Gallensteinleiden und Gallenblasenentzündung (s. o.).

12.3.5 Gelbsucht

Gelbsucht (Ikterus) bezeichnet eine Gelbfärbung der Skleren, der Haut und der Schleimhäute, aufgrund einer Einlagerung von Bilirubin ins Gewebe, v. a. an die elastischen Fasern des Bindegewebes. Gelbsucht ist also keine Krankheit (auch wenn im Volksmund damit oftmals eine Leberentzündung gemeint ist), sondern nur ein Symptom, nach dessen Ursache geforscht werden muss.

Ikterusformen Man unterscheidet nach der Ursachen der Gelbsucht drei Formen: den prähepatischen, den intrahepatischen und den posthepatischen Ikterus.
- **Prähepatischer Ikterus** (nicht-hepatischer Ikterus, Überproduktionsikterus). Durch einen vermehrten Abbau von Erythrozyten (Hämolyse, hämolytische Anämie) fällt vermehrt Bilirubin an. Im Blut ist das unkonjugierte Bilirubin erhöht.
- **Intrahepatischer Ikterus** (Parenchymikterus). Die Ursache der intrahepatischen Gelbsucht liegt innerhalb der Leber (v. a. Hepatitis). In diesen Fällen kommt es v. a. zur Erhöhung des konjugierten Bilirubins, evtl. aber auch zum Anstieg des unkonjugierten Bilrubins.
- **Posthepatischer Ikterus** (Verschlussikterus ➤ Kap. 12.3.6). Infolge einer Störung des Gallenabflusses durch eine Verlegung der Gallenwege durch Steine, Tumoren oder Entzündungen, erfolgt eine Rückstauung des Bilirubins ins Blut. In diesem Fall ist v. a. das konjugierte Bilirubin erhöht.

Physiologischer Neugeborenenikterus Beim Neugeborenenikterus liegt ein Anstieg des freien Bilirubins im Blut vor, der zu einer gelblichen Verfärbung der Skleren und der Haut führt. Der Bilirubinanstieg kann entweder durch den nach der Geburt vermehrten Hämoglobinabbau bedingt sein oder er kann sich infolge der noch unreifen Leber entwickeln: Durch einen Enzymmangel wird Bilirubin nur verzögert an die Glukuronsäure angekoppelt oder es wird vermehrt Bilirubin im enterohepatischen Kreislauf zurückgeholt.

Ein physiologischer Neugeborenenikterus erreicht am 4.–5. Lebenstag sein Maximum und besteht nach 2–3 Wochen nicht mehr.

Das Kind ist nur bei einer sehr hohen Bilirubinkonzentration gefährdet. In diesem Fall kann Bilirubin in die sich entwickelnden Kerngebiete des Gehirns (Kernikterus) eingelagert werden, dadurch könnte es zu einer irreversiblen Hirnschädigung kommen. Neben diesem physiologischen Neugeborenenikterus gibt es aber auch eine Gelbfärbung des Neugeborenen mit Krankheitswert. Das ist v. a. bei Blutgruppenunverträglichkeiten zwischen Mutter und Kind der Fall.

12.3.6 Verschlussikterus

Beim Verschlussikterus ist der Gallenabfluss aufgrund eines Abflusshindernisses in den Gallenwegen gestört. Dies führt zu einem *posthepatischen* Ikterus (➤ Kap. 12.3.5).

Ursachen können Steine, Entzündungen und Tumoren (v. a. Pankreaskopfkarzinom) im Bereich der abführenden Gallenwege sein.

Symptome Sitzt der Verschluss im Ductus hepaticus, im Ductus choledochus oder bei der Vater-Papille, kommt es zum Rückstau der Gallenflüssigkeit und damit zur Gelbsucht. Befindet sich das Abflusshindernis jedoch im Ductus cysticus, fehlt ein Ikterus. Ansonsten entsprechen die Symptome denen bei Gallensteinleiden.

Therapie Verschlussikterus ist keine Krankheit, sondern ein Symptom. Es muss immer sorgfältig nach der Ursache geforscht werden, da sich dahinter schwerste Krankheiten verbergen können, z. B. ein Pankreaskopfkarzinom.

12.3.7 Tumoren der Gallenblase und -wege

Tumoren, die sich an der Gallenblase, den Gallenwegen oder der Vater-Papille bilden, sind fast immer bösartig.

Im Anfangsstadium sind die Beschwerden *uncharakteristisch,* sodass die Erkrankung meist zu spät erkannt wird. Darüber hinaus entwickelt sich das Karzinom oft bei Gallensteinleiden durch den chronisch ausgeübten Reiz. Die auftretenden Symptome werden dann auf die Steine zurückgeführt und das sich entwickelnde Karzinom bleibt unerkannt. Erst wenn weitere tumorverdächtige Zeichen wie *Anämie, Lymphknotenschwellungen, Appetitmangel* und *Gewichtsverlust* hinzukommen und sich eine *Gelbsucht* entwickelt, wird die Erkrankung richtig diagnostiziert.

Da Gallenkarzinome frühzeitig in die Leber metastasieren, ist die Leber bei der Palpation dann meist schon als vergrößert zu tasten (➤ Kap. 13.3.3, Courvoisier-Zeichen).

! Merke

Bei allen Beschwerden seitens der Gallenblase und -wege auch ein bösartiges Geschehen in die differenzialdiagnostischen Überlegungen mit einbeziehen!

Das Thema „Galle“ war angenehm überschaubar, hatte jedoch auch seine Härten, wie z. B. den enterohepatischen Kreislauf. Testen Sie mithilfe des Buches „Prüfungstraining für Heilpraktiker“ (➤ Kap. 12), ob Ihr Wissen ausreichend ist.

KAPITEL

13 Bauchspeicheldrüse

13.1 Anatomie und Physiologie 390

13.2 Untersuchungsmethoden 391

13.3 Erkrankungen der Bauchspeicheldrüse 392
13.3.1 Akute Pankreatitis 392
13.3.2 Chronische Pankreatitis 393
13.3.3 Pankreaskarzinom 393
13.3.4 Endokrine Funktionsstörungen 394

Die Bauchspeicheldrüse (*das* Pankreas) ist ein längliches, gelapptes Organ, das einerseits wichtige Verdauungsenzyme für die Kohlenhydrat-, Eiweiß- und Fettverdauung produziert und andererseits in speziellen Zellgruppen (Langerhans-Inseln) wichtige Hormone herstellt.

13.1 Anatomie und Physiologie

Lage Das Pankreas liegt in Höhe des ersten und zweiten Lendenwirbelkörpers, *hinter* dem *Magen.* Nur die Vorderfläche ist mit Bauchfell überzogen, die Hinterfläche ist mit der hinteren Bauchwand verwachsen, sodass es sich um eine *retroperitoneale* Lage handelt (↑ *Atlas* Abb. 13.2 bis 13.4).

Aufbau Anatomisch werden drei Anteile unterschieden (➤ Abb. 13.1,↑ *Atlas* Abb. 13.1):

- **Kopf** (Caput). Er liegt in der C-förmigen Schlinge des Duodenums.
- **Körper** (Corpus). Er befindet sich vor der Wirbelsäule und verschmälert sich zum Schwanz.
- **Schwanz** (Cauda). Er reicht bis zum Milzhilum.

Der Kopf erhält seine Blutversorgung von einem Ast der A. hepatica communis, Körper und Schwanz von der A. splenica, die aus dem Truncus coeliacus entspringt.

Der Hauptausführungsgang der Bauchspeicheldrüse (Ductus pancreaticus) mündet meist *gemeinsam* mit dem *Gallenausführungsgang* (Ductus choledochus) auf der *Vater-Papille* (Papilla duodeni major) in den Zwölffingerdarm; manchmal münden die beiden Gänge jedoch auch auf getrennten Papillen. Einige Menschen besitzen neben dem Hauptausführungsgang noch einen zusätzlichen Nebengang, den Ductus pancreaticus accessorius (↑ *Atlas* Abb. 13.5).

Nachbarorgane Vereinfacht gesagt liegt die Bauchspeicheldrüse überwiegend links im Oberbauch, zwischen Zwölffingerdarm und Milz sowie hinter dem Magen.

Nachbarorgane im Einzelnen sind:

- **Magen.** Er liegt direkt vor der Bauchspeicheldrüse.
- **Zwölffingerdarm.** Er umgreift den Kopf der Bauchspeicheldrüse.
- **Milz** (Lien, Splen). Hier endet die Pankreasschwanzspitze.
- **Gallengang.** Der Gallengang durchzieht entweder den Pankreaskopf direkt oder läuft hinter dem Kopf vorbei, um dann in die Vater-Papille einzumünden.
- **Linke Niere** (Ren sinister). Der Schwanz des Pankreas zieht über das Nierenhilum und die Mitte der Niere hinweg.
- **Nebenniere** (Glandulae suprarenalis). Das Pankreas berührt gerade noch das untere Ende der Nebenniere.
- **Linke Dickdarmbiegung** (Flexura coli sinistra). Meist berührt noch die linke Dickdarmbiegung das Pankreas.

Anteile Das Pankreas besteht aus einem exokrinen (98 %) und einem endokrinen Anteil (2 %), die weitgehend unabhängig voneinander arbeiten.

- **Exokriner Anteil.** Er stellt die *Hauptmasse* des Pankreas dar und besteht aus Drüsengewebe. Die Steuerung erfolgt nerval durch das vegetative Nervensystem (Parasympathikus und Sympathikus) und hormonell durch Sekretin und Pankreozymin (syn. Cholezystokinin, s. u.). Im Drüsengewebe werden wichtige *Verdauungsenzyme* hergestellt, und zwar innerhalb von 24 Stunden ungefähr 1,5 Liter. Im Einzelnen werden produziert:
  - **Proteasen,** und zwar Trypsinogen, Chymotrypsinogen (s. u.) und Elastase für die Eiweißverdauung
  - **Alphaamylase** für die Kohlenhydratverdauung. Sie spaltet die Kohlenhydrate meist bis zum Zweifachzucker Maltose.
  - **Lipase** für die Fettverdauung, die von den Triglyzeriden (Neutralfetten) Fettsäuren abspaltet
- **Endokriner Anteil.** Vor allem im Pankreaskörper und -schwanz befinden sich zwischen den exokrinen Zellen, wie kleine Inseln eingestreut, die *Langerhans-Inseln* (syn. Inselapparat). Sie stellen den endokrinen Anteil des Pankreas dar, da hier wichtige Hormone (v. a. Glukagon und Insulin) hergestellt werden (➤ Kap. 14.8.1).
  - **A-Zellen: Glukagon,** mit blutzuckersteigernder Wirkung
  - **B-Zellen: Insulin,** mit blutzuckersenkender Wirkung

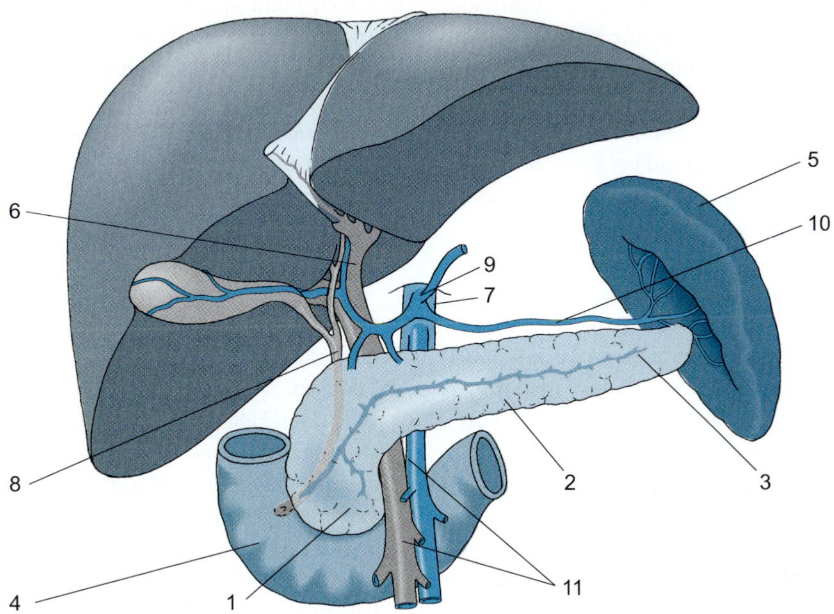

Abb. 13.1 Aufbau des Pankreas. Bitte beachten Sie, dass die Leber angehoben wurde. 1: Kopf des Pankreas (Caput pancreatis), 2: Körper des Pankreas (Corpus pancreatis), 3: Schwanz des Pankreas (Cauda pancreatis), 4: Zwölffingerdarm (Duodenum), 5: Milz (Lien, Splen), 6: Pfortader (V. portae), 7: Bauchaorta (Aorta abdominalis), 8: Gallengang (Ductus choledochus), 9: Stamm der Leber-Milz-Magen-Schlagader (Truncus coeliacus), 10: Milzarterie (A. lienalis), 11: obere Geköseschlagader und -vene (A. und V. mesenterica superior). [L190]

Trypsinogen und Chymotrypsinogen Das Pankreas produziert die eiweißspaltenden Verdauungsenzyme Trypsinogen und Chymotrypsinogen in einer *inaktiven Vorstufe*, um sich vor Selbstverdauung zu schützen. Nachdem das Pankreas diese Enzyme ins Duodenum abgegeben hat, wird hier das Trypsinogen in das wirksame Trypsin verwandelt. Diese Umwandlung geht durch eine in der Dünndarmschleimhaut gebildete Protease, und zwar durch die *Enterokinase* (syn. Enteropeptidase) vor sich. Das so entstandene Trypsin veranlasst nun seinerseits, dass sich das inaktive Chymotrypsinogen in das aktive Chymotrypsin umwandelt.

Damit das Pankreas Trypsinogen und Chymotrypsinogen ausschüttet, produzieren bestimmte Zellen der Duodenalschleimhaut bei Kontakt mit Speisebrei (Chymus) die Gewebshormone **Sekretin** und **Pankreozymin** (Cholezystokinin, CCK). Diese gelangen auf dem Blutweg zum Pankreas und veranlassen dieses, seine Enzyme abzugeben.

Elastase Es handelt sich um ein peptidspaltendes Enzym. Da Elastase mit dem Stuhl unverändert ausgeschieden wird, eignet sie sich gut zur Beurteilung der Pankreasfunktion. Eine verminderte Elastaseausscheidung im Stuhl weist z. B. auf eine Pankreasinsuffizienz, eine chronische Pankreatitis oder eine zystische Fibrose hin. Die Elastase gilt als der sensitivste Test zur Aufdeckung einer Pankreasinsuffizienz. Referenzbereich: 175–2.500 µg / g Stuhl.

13.2 Untersuchungsmethoden

Das Pankreas ist wegen seiner Lage hinter dem Magen der Palpation nur schwer zugänglich. Es stehen jedoch noch andere wichtige Untersuchungsmethoden zur Verfügung.

Stuhluntersuchung Bei Mangel an Pankreassaft enthält der Stuhl vermehrt unverdaute Fette

(Steatorrhö), Eiweiße (Kreatorrhö) und / oder Kohlenhydrate. Diese Bestandteile können deshalb bei einer chemischen Stuhluntersuchung vermehrt nachgewiesen werden.

- **Makroskopische Betrachtung.** Der typische makroskopische Stuhlbefund bei Pankreasinsuffizienz sind *pastenartige* bis *breiig, fettig-glänzende Stühle* von *stechendem Geruch.* Bei großen Anteilen unverdauter Nahrungsbestandteile kommt es zu voluminösen *Massenstühlen.*
- **Chymotrypsintest.** Eine wichtige Rolle spielt bei der Stuhluntersuchung der *Chymotrypsintest,* bei dem der Stuhl auf seinen Gehalt auf Chymotrypsin untersucht wird. Ein erniedrigter Wert weist auf eine exokrine Pankreasinsuffizienz hin.

Bildgebende Verfahren wie Sonografie (Ultraschall), röntgenologische Abdomenübersichtsaufnahme, CT und ERCP (➤ Kap. 12.2, Galle, Untersuchungstechniken).

Enzymbestimmung in Blut und Harn Am gebräuchlichsten ist die Bestimmung der Amylase in Blut und Urin.

Endokrine Funktionsdiagnostik Hierher gehören die Blutzuckerbestimmungen (➤ Kap. 14.8.2).

13.3 Erkrankungen der Bauchspeicheldrüse

13.3.1 Akute Pankreatitis

Bei der akuten Pankreatitis handelt es sich um eine Entzündung der Bauchspeicheldrüse. Es kommen alle *Schweregrade* vor, von leichten Verlaufsformen bis hin zu tödlichen (↑ *Atlas* Abb. 13.6).

Ursachen Der Grund der Pankreatitis liegt meist in *Gallenwegserkrankungen* oder in *Alkoholmissbrauch.* Es sind aber noch weitere Ursachen bekannt: Infektionen (z. B. Hepatitis, Mumps), Stoffwechselstörungen (z. B. Überfunktion der Nebenschilddrüse mit Hyperkalzämie und Kalkeinlagerung in das Pankreas), Pankreasgangsteine, Verletzungen (z. B. durch OP) und Medikamente (Kortison, Östrogene, Antikoagulanzien u. a.). In 10–20 % der Fälle bleibt die Ursache jedoch unbekannt.

Pathophysiologie Das Pankreas ist ödematös geschwollen und von Entzündungsherden durchsetzt. Durch den Rückstau der aktivierten Verdauungsenzyme kommt es zur Selbstverdauung (Autodigestion). In schweren Fällen entsteht eine Pankreasnekrose.

Symptome Bei den Symptomen, die auf eine akute Pankreatitis hinweisen können, muss man an die **drei „S"** denken: *Stoffwechselstörungen, Schmerzen, Schock.*

- In *leichten* Fällen treten lediglich Stoffwechselstörungen auf, da die Pankreasenzyme nicht mehr ausreichend hergestellt werden. Die Folgen sind eine Maldigestion und Fett- oder Massenstühle.
- *Schwere* Fälle werden oft durch überreichliches Essen ausgelöst. Es setzen plötzlich heftige Oberbauchschmerzen ein, die bis in den Rücken ausstrahlen können. Es kann aber auch sein, dass der Schmerz mehr im linken Oberbauch angegeben wird, oder dass er als *„gürtelförmiger"* Schmerzen beschrieben wird. Oft gibt jedoch der Betroffene den gesamten Bauchraum als schmerzhaft an. Es treten Übelkeit, Erbrechen und Meteorismus auf.
- In *schwersten* Fällen entwickelt sich ein akutes Abdomen bzw. ein Schock. Es kommt zur Abwehrspannung der Bauchdecke, und zwar zum „elastischen Gummibauch", in manchen Fällen später auch zum „brettharten Bauch". Es handelt sich um einen lebensbedrohlichen Zustand (ca. 25 % der Fälle enden tödlich), der eine sofortige Krankenhauseinweisung notwendig macht.

Akute Pankreatitis (3-S-Regel)

- **Stoffwechselstörungen**
- **Schmerzen**
- **Schock (akutes Abdomen)**

Diagnostik Der Bauchraum ist druckschmerzhaft, anfangs nur gering gespannt (*„Gummibauch"*), kann aber gelegentlich später *bretthart* werden.

In Blut und Urin findet man die Alphaamylase und im Blut (nicht im Urin) die Lipase erhöht, außerdem kommt es zu Leukozytose, BKS-Beschleunigung, CRP-Anstieg und Hyperglykämie.

Therapie Die Therapie hängt vom Schweregrad und der Ursache der Erkrankung ab. Bei *leichten* Störungen können die Pankreasenzyme durch Medikamente *substituiert* werden, um die Bauchspeicheldrüse ruhigzustellen und zu entlasten. Außerdem können *antientzündliche* Medikamente (z. B. Enzympräparate) gegeben werden.

Schwerere Erkrankungen gehören in die Hand des *Arztes;* bei *schwersten,* wenn sich schon eine (elastische) Abwehrspannung der Bauchdecke ausgebildet hat, ist sofortige *Krankenhauseinweisung* notwendig. Der Patient darf in diesem Fall nicht mehr bewegt werden, sondern bleibt bis zum Eintreffen des Notarztwagens auf der Untersuchungsliege liegen.

13.3.2 Chronische Pankreatitis

Bei der chronischen Pankreatitis wird im Laufe der Zeit zunehmend *Pankreasgewebe zerstört,* sodass die Funktion des Organs immer mehr eingeschränkt wird und sich eine *Pankreasinsuffizienz* einstellt. Die Krankheit kann kontinuierlich oder in Schüben verlaufen. Es kommen unterschiedliche Schweregrade vor.

Ursachen Die häufigste Ursache ist *Alkoholabusus.* Aber es kommen auch Mukoviszidose und alle *die* Ursachen in Betracht, die schon bei der akuten Pankreatitis aufgeführt wurden.

Pathophysiologie Im Dünndarm kommt es zu einem Mangel an Verdauungsenzymen und damit zur Maldigestion. Dadurch wird in erster Linie die Fettaufnahme gestört und damit auch die Aufnahme der fettlöslichen Vitamine. Durch die eingeschränkte Pankreasfunktion kann sich auch ein Diabetes mellitus einstellen.

Symptome Es treten *rezidivierende Schmerzen* im Oberbauch auf (v. a. nach Nahrungsaufnahme), manchmal jedoch auch Dauerschmerzen, evtl. mit Ausstrahlung in die Flanken und/oder den Rücken. Weitere Beschwerden sind Übelkeit, Erbrechen, Völlegefühl, Fettstühle und Überempfindlichkeit gegen bestimmte Speisen (Alkohol, Fett, Milch). Schon im frühen Stadium kommt es zu Gewichtsabnahme, später zur Maldigestion und schließlich bei schweren Mangelzuständen zu Eiweißmangelödemen, Muskelatrophie und Kachexie, evtl. auch zu Diabetes mellitus.

Je nach Ausprägungsgrad sind die Beschwerden unterschiedlich intensiv. Sie reichen von symptomarmen Verläufen bis hin zu heftigsten Beschwerden bei akuten Schüben.

Diagnostik Im akuten Schub können im Blut die Alphaamylase und die Lipase erhöht sein; oft ist der Befund jedoch unauffällig. Weitere mögliche Untersuchungen sind Chymotrypsintest, Stuhluntersuchung auf unverdaute Fette und Eiweiße, ERCP (➤ Kap. 12.2), Ultraschall und röntgenologische Abdomenleeraufnahme zur Aufdeckung von Kalkeinlagerungen im Pankreas. Die Diagnosestellung bereitet oft Schwierigkeiten!

Therapie Es gilt, die *Ursache* zu finden und zu behandeln. Bis diese ursächliche Therapie wirkt, können die Pankreasenzyme mittels geeigneter Präparate ersetzt werden (*Enzymsubstitution*). Ist es durch die gestörte Fettverdauung zum Mangel der fettlöslichen Vitamine gekommen, müssen auch diese ersetzt werden.

Alkohol ist zu meiden, ansonsten sollte die Ernährung fettarm sein und sich nach den Wünschen des Patienten richten.

13.3.3 Pankreaskarzinom

Bei uns ist in den letzten 50 Jahren eine ständige Zunahme des Pankreaskarzinoms zu verzeichnen. Betroffen sind hauptsächlich Männer zwischen 50 und 70 Jahren. Rauchen und eine genetische Disposition erhöhen das Erkrankungsrisiko.

Pathogenese Der Tumor sitzt meist (ca. 70 %) im Pankreaskopf und komprimiert durch sein Wachstum den Gallengang (Ductus choledochus). Dadurch entwickelt sich ein *Verschlussikterus.*

Symptome Die Leitsymptome sind:
- Dumpfe, bohrende *Oberbauchschmerzen,* die in den Rücken ausstrahlen
- Anhaltender oder intermittierender *schmerzloser Ikterus* ohne Fieber
- *Gewichtsabnahme*

Außerdem kommt es zu gastrointestinalen Beschwerden wie sie auch bei chronischer Pankreatitis auftreten, und zwar Völlegefühl, Übelkeit, Meteorismus und Durchfälle. Später entwickeln sich eine Pankreasinsuffizienz und Diabetes mellitus.

Diagnostik Courvoisier-Zeichen positiv (Kasten), v. a. Ultraschall und ERCP, evtl. Angiografie, Biopsie, Laparotomie

!

Courvoisier-Zeichen

Die *Gallenblase* ist *tastbar,* aber *schmerzlos* bei gleichzeitig bestehendem *Ikterus.* Ursache ist ein chronischer Verschluss des Ductus choledochus durch ein Tumorgeschehen.

Differenzialdiagnose Chronische Pankreatitis!

Therapie Je nach Stadium und Lokalisation.

Prognose Nach Diagnosestellung beträgt die mittlere Überlebenszeit nur 6 Monate.

13.3.4 Endokrine Funktionsstörungen

Die wichtigste Erkrankung des endokrinen Anteils des Pankreas, der Diabetes mellitus, wird im Kapitel „Endokrinologie" ➤ Kap. 14.8.3 besprochen.

Das Kapitel „Pankreas" ist eines der kürzesten Kapitel überhaupt. Das sollte aber kein Grund sein, dieses Organ nicht trotzdem ausreichend im Bewusstsein zu haben. Gerade bei Alkoholabusus und bei Gallenerkrankten ist es wichtig, daran zu denken. Ganz besonders müssen Sie in der Lage sein, die Möglichkeit eines Pankreaskarzinoms immer im Auge zu behalten. Überprüfen Sie nun Ihren Kenntnisstand über dieses etwas versteckt liegende Organ mithilfe des Buches „Prüfungstraining für Heilpraktiker" (➤ Kap. 13).

KAPITEL

14 Endokrinologie

14.1	**Grundbegriffe der Endokrinologie**	396
14.1.1	Hormone	396
14.1.2	Hormonelle Regelkreise	398
14.2	**Hypothalamus**	398
14.3	**Hypophyse**	399
14.3.1	Aufbau und Funktion der Hypophyse	399
14.3.2	Erkrankungen der Hypophyse	400
14.4	**Zirbeldrüse**	402
14.5	**Schilddrüse**	402
14.5.1	Aufbau und Funktion	402
14.5.2	Untersuchungsmethoden	403
14.5.3	Erkrankungen der Schilddrüse	405
14.6	**Nebenschilddrüsen**	409
14.6.1	Aufbau und Funktion	409
14.6.2	Untersuchungsmethoden	410
14.6.3	Erkrankungen der Nebenschilddrüse	410
14.7	**Nebennieren**	411
14.7.1	Aufbau und Funktion	411
14.7.2	Erkrankungen der Nebenniere	413
14.8	**Inselapparat des Pankreas**	415
14.8.1	Aufbau und Funktion	415
14.8.2	Untersuchungsmethoden	416
14.8.3	Erkrankungen des Inselapparates	417

Mit Endokrinologie bezeichnet man die Lehre vom *Aufbau* und der *Funktion endokriner Drüsen* und der von ihnen produzierten *Hormone.* Hormone werden in verschwindend kleinen Mengen produziert und doch üben sie auf den Organismus einen entscheidenden Einfluss aus. Ihr Fehlen oder ihr Zuviel kann schwere Störungen bis hin zur völligen Lebensunfähigkeit des Organismus zur Folge haben.

Wichtige Erkrankungen, die in diesem Kapitel besprochen werden, sind Diabetes mellitus (Zuckerkrankheit), Cushing-Syndrom und Schilddrüsenerkrankungen.

Es werden nun in den folgenden Abschnitten die einzelnen Hormondrüsen und die von ihnen produzierten Hormone besprochen. Der besseren Übersichtlichkeit wegen wird hier eine kurze Zusammenstellung der zum Endokrinium gehörenden Drüsen gegeben (➤ Abb. 14.1).

- Hypothalamus
- Hirnanhangdrüse (Hypophyse)
- Zirbeldrüse (Epiphyse, Corpus pineale)
- Schilddrüse (Glandula thyroidea)
- Nebenschilddrüsen (Glandulae parathyroideae)
- Nebennieren (Glandulae suprarenales)
- Inselapparat des Pankreas
- Männliche Keimdrüsen (Testes)
- Weibliche Keimdrüsen (Ovarien) und Plazenta

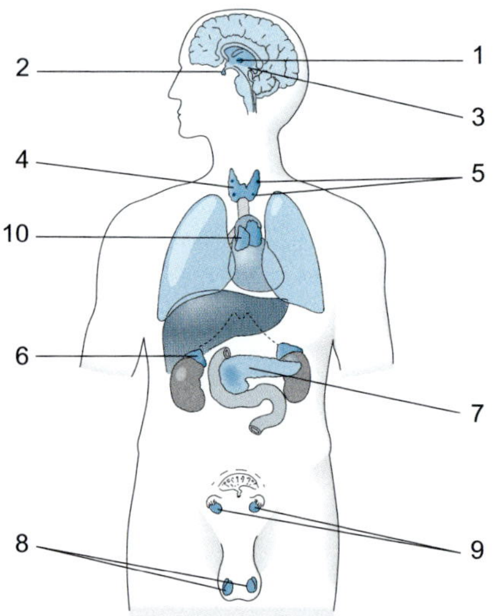

Abb. 14.1 Übersicht über wichtige Hormondrüsen. 1: Hypothalamus, 2: Hirnanhangdrüse (Hypophyse), 3: Zirbeldrüse (Epiphyse, Corpus pineale), 4: Schilddrüse (Glandula thyroidea), 5: Nebenschilddrüsen (Glandulae parathyroideae), die auf der Rückseite der Schilddrüse liegen, 6: Nebennieren (Glandulae suprarenales), 7: Langerhans-Inseln des Pankreas, 8: beim Mann männliche Keimdrüsen: Hoden (Testes), 9: bei der Frau weibliche Keimdrüsen: Eierstöcke (Ovarien), 10: Bries (Thymus). [L143]

14.1 Grundbegriffe der Endokrinologie

Unser Körper verfügt über zwei Steuerungssysteme, und zwar über das Nervensystem und über das Hormonsystem (➤ Tab. 14.1) .

- Das **Nervensystem** arbeitet mittels *elektrischer Impulse* und dient so der *schnellen* und *gezielten* Informationsübertragung. So meldet es z. B. rasch eine exakt lokalisierte Tastempfindung des Fingers an eine bestimmte Stelle im Gehirn und löst dadurch ein Zurückziehen der Hand aus. Da die Leitgeschwindigkeit der Nerven 1–100 m pro Sekunde beträgt, dauert eine solche Meldung nur Millisekunden bis maximal Sekunden.
- Das **Endokrinium** arbeitet *chemisch* mittels *Hormonabgabe* ins Blut und ist in seiner Arbeitsweise *langsamer* und *allgemeiner.* Die schnellstmögliche Informationsübertragung entspricht der Strömungsgeschwindigkeit des Blutes und dauert somit Sekunden bis Bruchteile von Minuten. Das Endokrinium beeinflusst z. B. Reifung, Wachstum, Stoffwechsel, Fortpflanzung und die physische und psychische Entwicklung. Bis erkennbare Reaktionen im Körper erfolgen, können deshalb Minuten, Stunden bis hin zu Monaten (z. B. Wachstumsvorgänge) vergehen. Es sind aber auch schnelle Reaktionen möglich, denken Sie nur an das „Stresshormon" Adrenalin.

Das Nervensystem und das Endokrinium arbeiten eng zusammen und beeinflussen sich. Wichtige Orte gegenseitiger Einflussnahme sind der Hypothalamus und das Nebennierenmark.

14.1.1 Hormone

Hormone sind *Botenstoffe,* die von endokrinen Drüsen *(Hormondrüsen) direkt* an das *Blut* abgegeben

Tab. 14.1 Steuerungssysteme des Köpers

	Hormonsystem	Nervensystem
Arbeitsweise	Chemische Signalübermittlung	Elektrische Signalübermittlung
Zielzellen	Körperzellen mit passendem Rezeptor (Schlüssel-Schloss-Prinzip)	Andere Nervenzellen, Skelettmuskelzellen, Drüsenzellen u. a.
Aufgaben	Reifung, Wachstum, Stoffwechsel, Fortpflanzung	Sensorische Empfindungen, Muskelkontraktionen, Schweißabgabe u. a.
Reaktionseintritt	Sekunden bis Monate	Sekundenbruchteile bis Sekunden

werden und an bestimmten Zielzellen spezifische Reaktionen auslösen (➤ Tab. 14.1). Von endokrinen Drüsen spricht man, wenn die Drüse *keinen* Ausführungsgang besitzt und ihr Sekret direkt ans Blut abgibt (➤ Kap. 3.1.6, Drüsengewebe).

Hormone werden nach ihrem chemischen Aufbau in drei Klassen unterteilt. Bitte beachten Sie auch ➤ Tab. 14.2.

- **Peptidhormone** bestehen aus Eiweißen und sind wasserlöslich. Zu therapeutischen Zwecken müssen sie *parenteral* verabreicht werden, da sie bei oraler Aufnahme im Verdauungskanal abgebaut werden (z. B. Insulin).
- **Steroidhormone** bestehen v. a. aus Cholesterin und sind fettlöslich. Sie werden im Verdauungskanal nicht abgebaut und können deshalb oral eingenommen werden. Dies gilt auch für die in den oralen Ovulationshemmern („Pille") enthaltenen Steroidhormone. Nachdem sie ihre Wirkung entfaltet haben, werden sie in der Leber inaktiviert und v. a. über die Niere ausgeschieden.
- **Amine** bestehen aus dekarboxylierten Aminosäuren (d. h., O_2 ist abgespalten). Als Medikament können sie oral eingenommen werden (z. B. Schilddrüsenhormone).

Erweiterung des Begriffs „Hormon" Die frühere Lehrmeinung, dass Hormone in einer Hormondrüse produziert werden und an einem weiter entfernten Ort wirken, wird heute nicht mehr aufrechterhalten, da der Begriff Hormon eine Erweiterung erfahren hat. So werden auch *die* Wirkstoffe als Hormone bezeichnet, die in speziellen Zellgruppen oder in Einzelzellen hergestellt werden. Beispiele sind die **gastrointestinalen Hormone** des Magen-Darm-Trakts (z. B. Gastrin, Cholezystokinin, Sekretin), die **Botenstoffe** der **Niere** (Erythropoetin) und die **Gewebshormone** (Histamin, Prostaglandine, Bradykinin).

Antihormone besetzen Hormonrezeptoren und verhindern so, dass ein Hormon an der Zielzelle wirken kann. Ein solches Antihormon ist Mifegyne (Mifepriston, „Abtreibungspille"), das die Progesteronrezeptoren besetzt und somit die Wirkung des schwangerschaftserhaltenden Hormons ausschaltet.

Hormon und Rezeptor Damit ein Hormon an einer Zielzelle (Targetzelle) bestimmte Reaktionen auslösen kann, muss diese über bestimmte *Rezeptoren* verfügen. Peptidhormone und Amine binden an Rezeptoren der Zellmembran; Steroidhormone an Rezeptoren im Zellinnern. Dabei müssen Hormon und Rezeptor zusammenpassen wie Schlüssel und Schloss. Ist dies der Fall, so wird die Zelle zu einer

Tab. 14.2 Einteilung der Hormone nach ihrem chemischen Aufbau

Peptidhormone	Steroidhormone	Amine
• **Hypothalamus:** Freisetzungs- und Hemmhormone, ADH, Oxytocin • **Pankreas:** Insulin • **HVL:** STH, TSH, ACTH, FSH, LH, Prolaktin • **Schilddrüse:** Kalzitonin • **Nebenschilddrüse:** Parathormon	• **NNR:** Aldosteron, Kortisol • **Hoden:** Testosteron • **Eierstöcke:** Östrogen, Progesteron	**Schilddrüse:** T_3, T_4 **NNM:** Adrenalin, Noradrenalin (werden auch als Katecholamine bezeichnet)

bestimmten Arbeit veranlasst, z. B. ein bestimmtes Sekret oder ebenfalls ein Hormon herzustellen.

Abbau von Hormonen Hat ein Hormon seine Aufgabe erfüllt, wird es entweder von der *Zielzelle* oder in *Leber* und / oder *Niere abgebaut.*

14.1.2 Hormonelle Regelkreise

Die Hormonausschüttung wird über Regelkreise gesteuert. Wenn der hormonelle *Sollwert vom Istwert abweicht*, werden z. B. Freisetzungs- und Hemmhormone ausgeschüttet, die die entsprechenden Hormondrüsen entweder zur Produktion und Ausschüttung anregen oder deren Drosselung veranlassen. Ist z. B. die Hormonkonzentration zu niedrig, setzt sich ein regelndes Hormon auf den passenden Rezeptor der Zielzelle und veranlasst diese, das bestimmte Hormon zu bilden. Steigt daraufhin die Konzentration dieses neu gebildeten Hormons im Blut, so wird dadurch die Ausschüttung des regelnden Hormons gestoppt (negative Rückkopplung).

14.2 Hypothalamus

Lage Der Hypothalamus gehört zusammen mit dem Thalamus zum *Zwischenhirn* (➤ Kap. 18.2.5). Der Hypothalamus und die Hypophyse stehen über eine Ausstülpung, den Hypophysenstiel, miteinander in Verbindung.

Da der Hypothalamus sowohl wichtige Aufgaben im Zentralnervensystem besitzt als auch wichtige Hormone produziert, stellt er eine Verbindungsstelle zwischen Zentralnervensystem und Hormonsystem dar.

Hormone Der Hypothalamus produziert Freisetzungs- und Hemmhormone (➤ Tab. 14.3), ferner Oxytocin und Adiuretin.

- **Freisetzungshormone** (Releasing-Hormone) regen die Hormonausschüttung im Hypophysenvorderlappen an (➤ Tab. 14.3).
- **Hemmhormone** (Release-Inhibiting-Hormone, Statine) hemmen die Freisetzung der Hormone im Hypophysenvorderlappen (➤ Tab. 14.3).
- Ferner produziert der Hypothalamus die beiden Hormone **Oxytocin** und **Adiuretin.** Diese gibt er an den Hypophysenhinterlappen ab, der sie speichert

Tab. 14.3 Übersicht über die Freisetzungs- und Hemmhormone des Hypothalamus

	Abkürzung	Bezeichnung	Synonym	Setzt in der Hypophyse frei
Releasing-Hormone (RH, Liberine)	TRH	Thyreotropin-Releasing-Hormon	Thyreoliberin	TSH (Thyreoidea stimulierendes Hormon)
	CRH	Corticotropin-Releasing-Hormon	Kortikoliberin	ACTH (Adrenocortikotropes Hormon)
	Gn-RH	Gonadotropin-Releasing-Hormon	Gonadoliberin	FSH (Follikelstimulierendes Hormon) und LH (Luteinisierendes Hormon)
	GH-RH (GRH)	Growth-Hormon-Releasing-Hormon (Somatotropin-Releasing-Hormon)	Somatoliberin	STH (Somatotropes Hormon)
	PRL-RH (Existenz umstritten)	Prolaktin-Releasing-Hormon		(PRL) Prolaktin
	Abkürzung	**Bezeichnung**	**Synonym**	**Hemmt die Freisetzung von**
Release-Inhibiting-Hormone (Statine)	GH-ICH (GIH)	Growth Hormon-Inhibiting; Somatotropin-Inhibiting-Hormon	Somatostatin	STH (Somatotropes Hormon)
	PRL-ICH (PIH)	Prolaktin-Inhibiting-Hormon	Dopamin (Prolaktostatin)	Prolaktin (PRL, LTH)

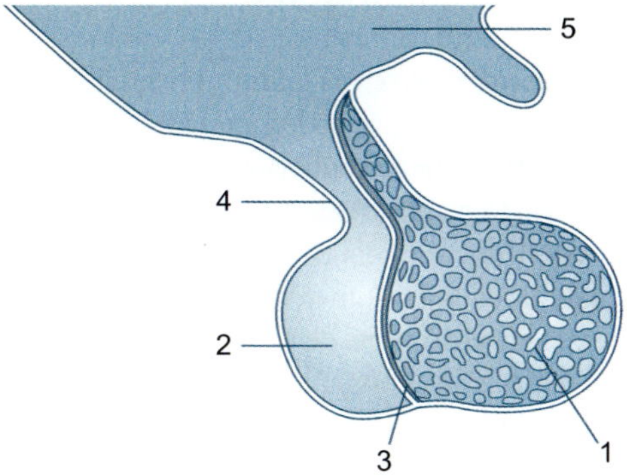

Abb. 14.2 Schematischer Aufbau der Hirnanhangdrüse (Hypophyse). 1: Hypophysenvorderlappen (HVL, Adenohypophyse), 2: Hypophysenhinterlappen (HHL, Neurohypophyse), 3: Zwischenlappen, 4: Hypophysenstiel, 5: Hypothalamus. [E384]

und bei Bedarf ins Blut entlässt. Diese beiden Hormone werden nachstehend, bei den Hormonen des Hypophysenhinterlappens, ausführlich besprochen.

14.3 Hypophyse

14.3.1 Aufbau und Funktion der Hypophyse

Die Hypophyse (Hirnanhangdrüse, Glandula pituitaria) ist kirschkerngroß und wiegt ca. 0,6 g. Sie liegt im *Türkensattel* des *Keilbeinkörpers* und ist über einen Stiel mit dem Hypothalamus verbunden, mit dem sie eng zusammenarbeitet.

Die Hypophyse setzt sich aus zwei Teilen zusammen, die sich sowohl im Aufbau als auch in der Funktion stark voneinander unterscheiden (➤ Abb. 14.2 und ↑ *Atlas* Abb. 14.1). Zum einen besteht sie aus dem *Hypophysenvorderlappen*, der allgemein HVL abgekürzt wird. Wegen seines drüsigen Aufbaus trägt er auch die Bezeichnung Adenohypophyse. Zum anderen besteht die Hypophyse aus dem *Hypophysenhinterlappen*, HHL, auch Neurohypophyse genannt. Diese beiden Anteile werden durch den Zwischenlappen voneinander getrennt, der meist dem HVL zugerechnet wird. Gelegentlich wird die Hypophyse auch in Vorder-, Zwischen- und Hinterlappen unterteilt.

Hypophyse

- **Adenohypophyse**
- (Hypophysenvorderlappen, HVL)
- **Neurohypophyse**
- (Hypophysenhinterlappen, HHL)

Hypophysenvorderlappen (HVL)

Der HVL steht über ein kleines verästeltes Gefäßsystem, das im Hypophysenstiel verläuft und *Portalkreislauf* bezeichnet wird, mit dem Hypothalamus in Verbindung. Der HVL bildet zum einen Hormone, die direkt auf untergeordnete Hormondrüsen (glandotrope Hormone) einwirken, zum anderen solche, die auf Zielzellen Einfluss nehmen (➤ Tab. 14.4).

Auf untergeordnete Hormondrüsen wirken folgende **glandotropen Hormone:**

ACTH (Adrenokortikotropes Hormon, Kortikotropin) beeinflusst die Nebennierenrinde, v. a. die Herstellung der Glukokortikoide.

TSH (Thyreoidea stimulierendes Hormon, thyreotropes Hormon, Thyrotropin) regt die *Schilddrüse* an.

FSH (Follikelstimulierendes Hormon). Bei Frauen bewirkt es im Eierstock die *Reifung der Follikel.* Bei Männern stimuliert es die Spermienentwicklung und die Ausreifung der Hodenkanälchen.

LH (Luteinisierendes Hormon). Bei Frauen wirkt es auf die *Follikelreifung*, den *Eisprung* (Ovulation) und den Umbau des gesprungenen Graaf-Folli-

Tab. 14.4 Hormone der Hypophyse

HVL (stellt selbst her und gibt ab)		**HHL (bekommt vom Hypothalamus, speichert und gibt ab)**
Auf untergeordnete Hormondrüsen wirken ein:	Auf Zielzellen wirken ein:	• Oxytocin • ADH
• ACTH • TSH • FSH • LH	• STH • MSH • Prolaktin	

kels in den *Gelbkörper* ein. Beim Mann regt es das Wachstum der Leydig-Zwischenzellen im Hoden an und die Testosteronproduktion.

Auf **Zielzellen** wirken ein:
STH (Somatotropes Hormon, Somatotropin) regt das *Körperwachstum* an.

Prolaktin (PRL, LTH, laktotropes Hormon) fördert Wachstum und Stoffwechsel der Zielzelle und regt bei Frauen das *Wachstum der Brustdrüsen* an und setzt in Zusammenarbeit mit Östrogen und Progesteron die Milchproduktion (Laktation) in Gang. Beim Mann führen zu hohe Konzentrationen zur Unfruchtbarkeit.

MSH (melanozytenstimulierendes Hormon, Melanotropin) stimuliert die *pigmentbildenden Zellen* (Melanozyten) der Haut, der Haare und der Iris.

Hypophysenhinterlappen (HHL)

Der HHL steht ebenfalls über den Hypophysenstiel mit dem Hypothalamus in direkter Verbindung. Wie schon erwähnt wurde, erzeugt der Hypothalamus Oxytocin und Adiuretin und gibt sie über Nervenfortsätze (Axone), die im Hypophysenstiel verlaufen, in den HHL ab. Dazu werden die Hormone im Golgi-Apparat an ein Trägereiweiß gebunden. Im HHL werden sie gespeichert und bei Bedarf ins Blut abgegeben (➤ Tab. 14.4).

Oxytocin wirkt auf die glatte Muskulatur der Gebärmutter und der Brustdrüsen ein. Es spielt während der Geburt eine wichtige Rolle, da es die *Gebärmutter zur Kontraktion* veranlasst. Aus diesem Grunde wird es von der Schulmedizin medikamentös zur Geburtseinleitung und zur Wehenverstärkung eingesetzt. Darüber hinaus veranlasst es die Brustdrüsen zur *Milchausschüttung*.

Adiuretin (antidiuretisches Hormon, ADH, Vasopressin) fördert die *Wasserrückresorption* in den *Nierenkanälchen*. Wie schon der Name sagt, richtet es sich gegen die Wasserausscheidung (anti = gegen, Diurese = Wasserausscheidung). Darüber hinaus wirkt es vasokonstriktiv (gefäßverengend) auf Arterien, Arteriolen und Kapillaren.

14.3.2 Erkrankungen der Hypophyse

Hypophysenvorderlappeninsuffizienz

Bei der Hypophysenvorderlappeninsuffizienz (Simmonds-Syndrom) liegt eine *verminderte Aktivität* des *HVL* vor. Ursachen können sein: Gehirnnekrose nach Blutung, Thrombose, Tumoren, Autoantikörper, Granulome und Entzündungen. Bei Kindern und Jugendlichen lassen sich allerdings oft gar keine Ursachen feststellen.

Die Entwicklung der Symptome steht im Zusammenhang damit, welche *Hormone betroffen* sind. Bei einer verminderten Ausschüttung der glandotropen Hormone, kommt es zu Fehlfunktion der abhängigen Drüsen: Ein Mangel an ACTH führt zur *Nebennierenrindeninsuffizienz* (➤ Kap. 14.7.2), ein Mangel an TSH zur *Schilddrüsenunterfunktion* (➤ Kap. 14.5.3) und ein Mangel an FSH und LH zur *Keimdrüsenunterfunktion* bei Mann und Frau. Beim erwachsenen Mann kommt es in letzterem Fall zur Hodenatrophie mit Libido- und Potenzverlust, bei der erwachsenen Frau zur Amenorrhö.

Kommt es bei Müttern nach der Geburt durch schweren Blutverlust zu Sauerstoffmangel im Gewebe und dadurch zur HVL-Insuffizienz, spricht man vom **Sheehan-Syndrom.** Es tritt heute nur noch selten auf.

Hypophysärer Kleinwuchs

Bei *Ausfall* des *Wachstumshormons* (STH, somatotropes Hormon) kommt es zum Kleinwuchs (Hyposomie) mit einer Körpergröße von ca. 1,40 m. Ein Wachstumsrückstand ist ungefähr ab dem 2. Lebensjahr feststellbar. Der Körperbau ist, bis auf einen leicht vergrößerten Kopf und etwas verkleinerte Füße und Hände (Akromikrie); wohlproportioniert. Das Gesicht kann puppenhaft wirken und die Intelligenzentwicklung ist normal. Ist allerdings ein Tumor die Krankheitsursache, ist das Krankheitsbild oft nicht so eindeutig, da noch weitere Schäden auftreten können.

Hypophysärer Riesenwuchs

Setzt eine *Überproduktion* von *STH* (Wachstumshormon) *vor* Abschluss des Längenwachstums ein, so kommt es zu wohlproportioniertem Riesenwuchs (Gigantismus; Körpergröße über 2 m), da die Wachstumsfugen der Röhrenknochen noch nicht geschlossen sind. Besteht die Störung auch später weiter, so entwickelt sich oft eine Akromegalie. Ursache ist meist ein Adenom des HVL.

Akromegalie

Erfolgt eine Überproduktion von STH *nach* dem Schluss der Wachstumsfugen der Röhrenknochen, so entwickelt sich eine Akromegalie. Dabei kommt es zu einer *Vergrößerung der distalen Körperteile* wie Hände, Füße, Kopf, Unterkiefer, Jochbeine, Lippen und Nase (↑ *Atlas* Abb. 14.11, 14.12). Aber es können sich auch innere Organe (z. B. Kehlkopf, was zu tiefer, rauer Stimme führt) und die Haut verdicken. Durch die Veränderungen wirken die Betroffenen „grobschlächtig". Weiterhin können sich ein Diabetes mellitus (STH wirkt blutzuckersteigernd) und Hypertonie (Ursache unklar) einstellen, bei zusätzlicher Störung der Abgabe von FSH und LH auch Amenorrhö bzw. Libidoabnahme.

Ursache ist meist ein *HVL-Adenom*, gelegentlich eine Hyperplasie oder ein paraneoplastisches Syndrom. Der Tumor kann Kopfschmerzen und Sehstörungen (Druck auf Sehnervenkreuzung) zur Folge haben. Die Therapie hängt von der zugrunde liegenden Ursache ab.

Morbus Cushing

Beim *Cushing-Syndrom* (zentrales Cushing-Syndrom) handelt es sich allgemein um die Folgen eines Überangebots an Glukokortikoiden (auch Hyperkortisolismus genannt). Unterschieden werden ein *zentrales* (ACTH-abhängiges) und ein *adrenal* bedingtes (ACTH-unabhängiges) Cushing-Syndrom. Nur das zentrale Cushing-Syndrom wird auch als Morbus Cushing bezeichnet. Ursache ist ein ACTH-produzierendes Hypophysenadenom des Hypophysenvorderlappens. Zur Unterscheidung des Morbus Cushing von anderen endogenen und exogenen Formen des Cushing-Syndroms (z. B. Nebennierenadenom, exogene Glukokortikoidgabe) dienen zuerst Blutuntersuchungen wie der Dexamethason-Hemmtest und der CRH-Stimulationstest; als nächster Schritt folgen bildgebende Verfahren. Die Therapie besteht in einer operativen Entfernung des Adenoms.

Zur Symptomatik der Cushing-Syndrome ➤ Kap. 14.7.2.

Diabetes insipidus

Wird zu wenig Adiuretin produziert, so kommt es zum Diabetes insipidus (Wasserharnruhr, nicht mit Diabetes mellitus verwechseln). Die Erkrankung kann als Erbleiden, bei Hirntumoren, nach Enzephalitis, Schädeltrauma oder nach Operationen in der Nähe der Hypophyse auftreten. Darüber hinaus kann sie jedoch auch idiopathisch (ohne erkennbare Ursache) bestehen.

Bei einem Mangel an antidiuretischem Hormon sind die Nieren nicht ausreichend in der Lage, Wasser zurückzuholen. Der Körper muss das verlorene Wasser ersetzen, weshalb es zu *großem Durstgefühl* kommt. Es können Harnmengen von 4–10 Liter (in seltenen Fällen bis 30 l!) pro Tag auftreten. Der wasserhelle Harn hat ein erniedrigtes spezifisches Gewicht.

Dagegen tritt eine Überproduktion von ADH nur sehr selten auf. Deshalb sei hier auch nur erwähnt, dass in diesen Fällen zu viel Wasser rückresorbiert wird, sodass es zu einer *Überwässerung* – v. a. der Lungen – und zur Verdünnung der Körpersäfte kommt („**Wasservergiftung**" = Wasserintoxikation).

Prolaktinom

Ein Prolaktinom ist ein *Adenom des Hypophysenvorderlappens*, das vermehrt Prolaktin produziert. Bei Frauen kommt es zur Amenorrhö und zu einer Steigerung des Milchflusses (Galaktorrhö) und des Brustwachstum. Bei Männern entwickeln sich Libido- und Potenzstörungen. Übt das Adenom einen Druck auf die Sehnervenkreuzung (Chiasma opticum) aus, können Sehstörungen und Kopfschmerzen auftreten.

Die Behandlung erfolgt durch den Arzt. Es werden Prolaktinhemmer eingesetzt, evtl. wird das Adenom operativ entfernt oder mittels Strahlentherapie behandelt.

14

14.4 Zirbeldrüse

Die Epiphyse (Zirbeldrüse, Corpus pineale) liegt etwa in der Schädelmitte (↑ *Atlas* Abb. 18.11, 18.14, 18.21). Wer sich mit Yoga beschäftigt, kennt die Epiphyse als „Kronenchakra". Früher galt sie bei uns als „Sitz der Seele".

Die Zirbeldrüse produziert *Melatonin*. Über die Wirkung dieser Substanz beim Menschen gibt es noch wenig gesicherte Erkenntnisse, da das meiste Wissen auf Tierversuchen beruht. Melatonin gilt als *„Schlafhormon"*, da seine Konzentration im Blut bei Nacht stark zunimmt. Deshalb wird es v.a. bei Zeitverschiebungsproblemen (Jetlag) bei Interkontinentalflügen, und hier besonders bei Flügen von West nach Ost, eingesetzt. Des Weiteren vermutet man, dass Melatonin vor der Pubertät eine Hemmung der Geschlechtsentwicklung bewirkt, da es bei Tumoren der Zirbeldrüse im Kindesalter zu einer vorzeitigen Geschlechtsentwicklung kommen kann (Pubertas praecox). Bei Tierversuchen hat man festgestellt, dass Melatonin eine Aufhellung der Hautfarbe bewirkt. Es wird diskutiert, ob Melatonin das Altern verlangsamt, da es vermutlich freie Radikale abfängt und somit die Zellen widerstandsfähiger gegen Krebs und andere Krankheiten macht.

Genauere Erkenntnisse zum Melatonin können nur durch Langzeitstudien am Menschen erbracht werden. Einzelne Untersuchungen bringen Melatonin mit Augenschäden und einem erhöhten Risiko eines malignen Melanoms in Verbindung.

14.5 Schilddrüse

14.5.1 Aufbau und Funktion

Lage und Aussehen Die Schilddrüse (Glandula thyroidea, auch: Glandula thyreoidea) liegt vorne am Hals, *unterhalb des Kehlkopfes* und umfasst die Luftröhre *halbkreisartig* (➤ Abb. 14.3, ↑ *Atlas* Abb. 14.2). Sie ist *schmetterlingsförmig* und besteht aus einem rechten und einem linken Lappen, die durch eine Brücke (Isthmus) miteinander verbunden sind. An ihrer Rückseite liegen vier Epithelkörperchen (Nebenschilddrüsen), die im ➤ Kap. 14.6 besprochen werden. Die

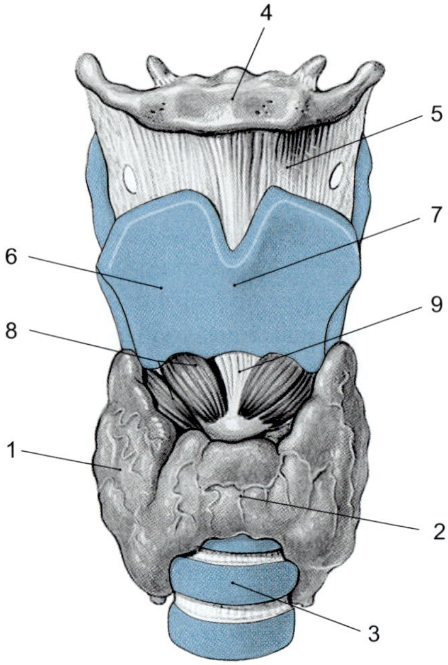

Abb. 14.3 Lage und Aussehen der Schilddrüse.
1: Schilddrüse (Glandula thyroidea), 2: Isthmus der Schilddrüse (Isthmus glandulae thyroideae), 3: Luftröhre (Trachea), 4: Zungenbein (Os hyoideum), 5: Membran zwischen Zungenbein und Schildknorpel (Membrana thyrohyoidea), 6: Schildknorpel (Cartilago thyroidea), 7: „Adamsapfel" (Prominentia laryngea), 8: Ringknorpel-Schildknorpel-Muskel (M. cricothyroideus), 9: Band zwischen Ringknorpel und Schildknorpel (Lig. cricothyroideum). [S700]

Schilddrüse ist das, im Verhältnis zum Gewicht, am stärksten durchblutete Organ des Körpers.

Anmerkung zur Schreibweise: Bei der Schilddrüse ist sowohl die Schreibweise Glandula thyroidea als auch Glandula thyreoidea richtig und möglich. Das gilt übertragen auch für andere Wortzusammensetzungen mit thyro- bzw. thyreo-. Um eine Vereinheitlichung mit wichtigen Standardwerken der Anatomie zu erreichen, wurde bei anatomischen Bezeichnungen durchgängig die Variante thyro- gewählt, bei Krankheitsbezeichnungen, wie z.B. Thyreoiditis, jedoch die Variante mit dem erhaltenen „e".

Hormone In der Schilddrüse werden folgende Hormone gebildet:

- **Triiodthyronin:** T_3 (3 Iodatome im Molekül)
- **Thyroxin:** T_4 (4 Iodatome im Molekül)

- **Kalzitonin** (Calcitonin): (Nebenschilddrüsen, ➤ Kap. 14.6)

Um T_3 und T_4 herstellen zu können, benötigt die Schilddrüse *Iod.* Dieses Iod muss der Mensch mit dem Wasser und der Nahrung aufnehmen. 98 % hiervon werden in der Schilddrüse gespeichert.

Regelkreis der Schilddrüsenhormone Der *Hypothalamus* produziert das zu den *Freisetzungshormonen* gehörende TRH, das die Ausschüttung von *TSH im HVL* anregt. TSH stimuliert die *Schilddrüse* zur vermehrten Bildung und Ausschüttung von T_3 und T_4, die dann über den Blutweg einerseits ihre Zielzellen erreichen, andererseits aber auch Hypothalamus und Hypophyse, die mittels Rezeptoren den Anstieg von T_3 und T_4 registrieren können. Ist der Sollwert der Hormonkonzentration erreicht, stellen diese ihre Produktion von TRH und TSH ein. Bitte beachten Sie auch ➤ Kap. 14.1 zur Wirkung von Regelkreisen.

Aufbau und Wirkungen von T_3 und T_4 T_3 und T_4 werden aus Tyrosin durch Anlagerung von drei (T_3) bzw. vier (T_4) Iodatomen gebildet. Ein Teil der Schilddrüsenhormone wird an Transportproteine gebunden und ist nicht wirksam. Der andere Teil wird als fT_3 und fT_4 frei transportiert und stellt den wirksamen Teil dar.

T_4 wird in 10-facher Menge bezüglich T_3 hergestellt. T_4 gilt als zirkulierende Depotform und wird später innerhalb und außerhalb von Zellen zu T_3 umgebaut. Deshalb wird T_4 auch als Prohormon bezeichnet.

Im Einzelnen haben die Schilddrüsenhormone folgende Aufgaben:

- Steigerung des Grundumsatzes (s. u.)
- Steigerung der Herztätigkeit
- Steigerung der Muskeltätigkeit und des Muskeltonus
- Steigerung der Nervenerregbarkeit
- Förderung des Längenwachstums und der Skelettreifung
- Förderung der Gehirnreifung

14.5.2 Untersuchungsmethoden

Bestimmung des Grundumsatzes Unter dem Grundumsatz versteht man die Kalorienmenge, die der nüchterne, ruhende Körper verbraucht, um seine Grundfunktionen wie Atmung und Herztätigkeit aufrechtzuerhalten. Dieser Energieumsatz ist abhängig von Alter, Geschlecht, Körperoberfläche und Hormonen, v. a. den Schilddrüsenhormonen, weshalb er auch als eine ungefähre Einschätzung der Funktion dieses Organs genutzt werden kann. Da der Grundumsatz auch von anderen Leistungen wie körperlicher Tätigkeit, Verdauung und Wärmeregulation abhängt, muss die Bestimmung am ruhenden, nüchternen (12–14 Stunden nach der letzten Nahrungsaufnahme) Patienten in einem wohltemperierten Raum stattfinden.

Der Grundumsatz kann indirekt aus dem Verhältnis von *aufgenommenem Sauerstoff* und *abgegebenem Kohlendioxid* bestimmt werden. Dieses Verfahren wird mithilfe eines Spirometers und einer Gasanalyse der Atemluft durchgeführt.

Zu beachten ist, dass der Grundumsatz nicht nur bei Schilddrüsenüberfunktion erhöht ist, sondern auch bei Schwangerschaft, Fieber und Tumoren.

Palpation der Schilddrüse Um die Schilddrüse palpieren zu können, stellen Sie sich am besten hinter Ihren sitzenden Patienten und umfassen den Hals von hinten. Tasten Sie nun mit den Fingerspitzen die Schilddrüse ab. Erfühlen Sie dazu zunächst die glatte Oberfläche des Schildknorpels des Kehlkopfes. Gleiten Sie dann mit den Fingern nach unten, bis Sie die drüsige Oberfläche der Schilddrüse spüren können. Fordern Sie nun Ihren Patienten auf zu schlucken, dabei spüren Sie, wie die Schilddrüse unter Ihren Fingern nach oben gleitet.

Betrachten Sie nun im ↑ *Atlas* Abb. 14.5. Wie Sie sehen, liegt die Schilddrüse weit um die Luftröhre (Nr. 3) herum. Die Lappen werden in ihren äußeren Anteilen von dem Kopfwendermuskel (Nr. 6, M. sternocleidomastoideus) überlagert. Dringen Sie deshalb bei der Palpation der Schilddrüse mit Ihren Fingerspitzen ein Stück weit unter den Kopfdrehermuskel vor, um möglichst viel Schilddrüsengewebe palpieren zu können.

Beachten Sie bei der Untersuchung jedoch, dass Sie keinesfalls einen beidseitigen Druck auf die beiden Halsschlagadern (A. carotis) ausüben. Das könnte zu bedrohlichen Rhythmusstörungen führen.

!

Jeder Knoten in der Schilddrüse muss klinisch sorgfältig *abgeklärt* werden (Szintigramm, Ultraschall).

14

- **Schwirren.** Weiterhin prüft man, ob über der Schilddrüse ein „Schwirren" zu tasten oder zu auskultieren ist. Wenn ja, so ist das ein Hinweis auf Schilddrüsenüberfunktion. Es besteht dann nicht nur eine Schilddrüsenvergrößerung, sondern auch eine Vergrößerung der zuführenden Gefäße. Wird hierbei ein kritischer Punkt überschritten, kommt es in den Arterien zu Turbulenzen, die dann als „Schwirren" fühlbar sind.
- **Schilddrüsenveränderungen.** Achten Sie bei der Palpation darauf, ob die Schilddrüse insgesamt oder an einzelnen Stellen vergrößert ist. Wie ist ihre Beschaffenheit? Fühlt sie sich weich, derb oder sogar hart an? Gibt der Patient Druckschmerzen an? Mit Ausnahme einer akuten Schilddrüsenentzündung ist eine Struma (Schilddrüsenvergrößerung) nicht druckempfindlich.
- **Knoten.** Besonders wichtig ist das Aufspüren von Knoten. Falls Sie einen Knoten finden, so prüfen Sie, ob er weich und verschieblich ist oder ob er sich derb, höckerig und unverschieblich anfühlt. Letzteres ist ein Hinweis auf Bösartigkeit. Grundsätzlich gilt jedoch, dass jeder Schilddrüsenknoten klinisch sorgfältig mittels Szintigramm und/oder Ultraschall abgeklärt werden muss.
  Ob sich ein Knoten in der Schilddrüse oder in einer anderen Struktur im Hals gebildet hat, erkennen Sie, wenn der Patient schluckt: Befindet sich die Veränderung (z. B. eine Zyste) in der Schilddrüse, so bewegt sich diese dabei mit nach oben. Zysten, die sich in andern Strukturen des Halses gebildet haben und vergrößerte Lymphknoten verändern Ihre Lage beim Schlucken nicht.

Auskultation (Abhören) Zur Auskultation von Strömungsgeräuschen wird das Stethoskop mit der Membranseite nacheinander über jedem Schilddrüsenlappen aufgelegt. Bitten Sie Ihren Patienten dabei, kurz den Atem anzuhalten. Ein leichtes Strömungsgeräusch ist charakteristisch für die weiche, symmetrische Struma bei Morbus Basedow (Schilddrüsenüberfunktion, ➤ Kap. 14.5.3).

Blutuntersuchung Möchte man sich einen Überblick über die Schilddrüsenhormonproduktion verschaffen, so werden meist T_3, T_4 und das TSH des Hypophysenvorderlappens bestimmt. Liegt TSH grenzwertig im Blut vor, so wird meist zur weiteren Abklärung noch das Freisetzungshormon TRH des Hypothalamus bestimmt.

Bei T_3, T_4 werden heute überwiegend das freie T_3, T_4 (fT_3 und fT_4) ermittelt. Mit „frei" meint man, dass sie in nicht-eiweißgebundener Form vorhanden sind. Man geht davon aus, dass fT_3 und fT_4 stoffwechselaktiver als T_3 und T_4 sind, obwohl sie in wesentlich niedrigerer Konzentration vorliegen.

Antikörperbestimmung Bei der Blutuntersuchung können auch Schilddrüsenantikörper bestimmt werden. Für den medizinisch besonders Interessierten, hier einige Informationen dazu.

- **TR-AK** (TSH-R-AK, **T**SH-**R**ezeptor**a**nti**k**örper). TR-AK ahmt an den Schilddrüsenrezeptoren das TSH des HVL nach und veranlasst so die Schilddrüsenzellen zu einer lang anhaltenden Hormonproduktion. Hat TSH der Schilddrüsenzelle das Signal zur Hormonproduktion vermittelt, so löst es sich von dem Rezeptor und wird abgebaut. TR-AK dagegen verbleibt an diesen Rezeptoren und veranlasst somit die Schilddrüsenzellen zu einer andauernden Überproduktion.
  TR-AK steigt vor allem bei Morbus Basedow (Schilddrüsenüberfunktion, ➤ Kap. 14.5.3) im Anfangsstadium an und verursacht hier die Schilddrüsenüberfunktion und die Struma. Neben diesem stimulierenden Effekt hat TR-AK jedoch auch eine blockierende Wirkung, da es sich um einen polyklonalen Antikörper handelt. Deshalb findet man ihn auch manchmal bei der Hashimoto-Thyreoiditis (Schilddrüsenentzündung durch Autoimmungeschehen, ➤ Kap. 14.5.3) und beim Myxödem (schwere Schilddrüsenunterfunktion, ➤ Kap. 14.5.3) erhöht. Bei diesen beiden Erkrankungen verursacht der Antikörper eine Schilddrüsenatrophie und damit eine Schilddrüsenunterfunktion.
- **TG-AK** (**T**hyreo**g**lobulin**a**nti**k**örper) bzw. **TAK** (**T**hyreoglobulin**a**nti**k**örper). Es handelt sich um einen Antikörper gegen Thyreoglobulin, die Speicherform der Schilddrüsenhormone in den Schilddrüsenfollikeln.
  Bei der Hashimoto-Thyreoiditis findet man es meist stark und bei Morbus Basedow nur mäßig erhöht.
- **TPO-AK** bzw. **MAK** (**m**ikrosomale **A**nti**k**örper). TPO-AK ist ein Antikörper gegen das Enzym **Th**y-reo**per**oxidase, das die Aufgabe hat, bei der Her-

stellung der Schilddrüsenhormone mitzuwirken.

TPO-AK kann bei Hashimoto-Thyreoiditis (starker Anstieg) und beim Morbus-Basedow vorkommen. Die Ursachen der Antikörperproduktion sind noch weitgehend ungeklärt und werden kontrovers diskutiert. Bitte beachten Sie zu den Schilddrüsenantikörpern und zur Differenzialdiagnose von Schilddrüsenerkrankungen auch ➤ Kap. 33.3.7.

Szintigramm Ein Szintigramm liefert Informationen über den *Funktionszustand der Schilddrüse.* Zu diesem Zweck werden dem Patienten *radioaktives Iod* (oder eine andere radioaktive Substanz, die das Iod imitieren kann) zugeführt, welches zu etwa 98 % in die Schilddrüse gelangt. Da das radioaktive Material beim Zerfall Strahlung abgibt, kann die Intensität der Strahlung gemessen und zu einem Bild verarbeitet werden (↑ *Atlas* Abb. 14.4). So ergibt sich ein Maß für die Aktivität des entsprechenden Schilddrüsenbereiches. Dabei unterscheidet man sog. heiße Knoten, das sind Gebiete mit vermehrter Aktivität und sog. kalte Knoten, Gebiete mit verminderter Aktivität.

Häufigste Ursache eines heißen Knotens ist ein dekompensiertes autonomes Adenom. Kalte Knoten können durch Schilddrüsenkrebs, Zysten, Verkalkungen, Fibrosierungen, Entzündungen, Blutungen und hormonell inaktive Adenome verursacht werden.

Sonografie (Ultraschall) Während man beim Szintigramm Auskunft über die Aktivität der einzelnen Bezirke der Schilddrüse bekommt, zeigt die Sonografie Größe, Form und Struktur des Schilddrüsengewebes (Zysten, Knoten) an, ohne einen Hinweis auf die Hormonbildung der einzelnen Bereiche zu geben. Sonografie und Szintigramm ergänzen sich in ihrer Aussage.

Röntgen Mittels eines Röntgenbildes sind retrosternale (hinter dem Brustbein gelegene) Kropfbildungen und Verdrängungen mit Einengung der Luft- und Speiseröhre gut festzustellen.

14.5.3 Erkrankungen der Schilddrüse

Wenn man sich die Wirkungen der Schilddrüsenhormone vergegenwärtigt (➤ Kap. 14.5.1), kann man daraus die Symptome ableiten, die entstehen, wenn die Schilddrüse zu viel oder zu wenig T_3 und T_4 produziert.

Hyperthyreose

Bei einer Hyperthyreose (Schilddrüsenüberfunktion) zirkulieren vermehrt T_3 und T_4 im Blut.

Ursachen Die häufigsten Ursachen sind *autonome Adenome* und *Morbus Basedow.* Gelegentlich liegen jedoch eine Hashimoto-Thyreoiditis (s. nächster Abschn.) oder eine andere Schilddrüsenentzündung vor. Eine Schilddrüsenüberfunktion tritt bevorzugt in *hormonellen Umstellungszeiten* wie Pubertät, Schwangerschaft und Klimakterium auf.

Die Überproduktion der Hormone erfolgt meist *autonom* durch die Schilddrüse, das heißt, ohne Beteiligung der übergeordneten Zentren Hypothalamus und HVL. Es ist aber auch möglich, dass durch die vermehrte *Einnahme* von *Schilddrüsenhormonen* eine Hyperthyreose verursacht wird.

Eine Schilddrüsenüberfunktion kann sich aufgrund einer Überfunktion des gesamten Schilddrüsengewebes oder aufgrund eines Teils („heißer Knoten“) entwickeln. Zwar handelt es sich meist um ein gutartiges Adenom, es kommen aber gelegentlich auch bösartige Formen vor, weshalb grundsätzlich immer ein kanzerogenes Geschehen mit in Erwägung gezogen werden muss.

Symptome Bei einer Hyperthyreose kommt es zu folgenden Symptomen:
- Evtl. Struma (Kropf s. Abschn. „Struma“)
- Tachykardie, große Blutdruckamplitude, Extrasystolen, evtl. Hypertonie
- Exophthalmus (Hervortreten der Augäpfel, weite Lidspalte) (↑ *Atlas* Abb. 14.13)
- Gesteigerte nervöse Erregbarkeit mit feinschlägigem Fingertremor
- Wärmeintoleranz und vermehrtes Schwitzen, v. a. an den Handflächen
- Nervosität, Schlaflosigkeit, innere Unruhe, erhöhte Reizbarkeit, Hyperaktivität, seelische Labilität
- Gewichtsabnahme trotz gesteigerten Appetits
- Diarrhö
- Lebhafte Reflexe

- Weiches, dünnes Haar, Haarausfall

Bei älteren Menschen treten oft symptomarme Verläufe auf, bei denen es lediglich zu Gewichtsverlust und Herzrhythmusstörungen kommt.

Komplikationen Muskelschwäche, Herzinsuffizienz, Osteoporose, Diabetes mellitus, thyreotoxische Krise.

Formen Bei den Schilddrüsenüberfunktionen unterscheidet man immunogene und nicht-immunogene Formen.

- **Nicht-immunogene Form.** Bei der nicht-immunogenen Form liegt meist ein *autonomes Adenom* vor, das gesteigert Schilddrüsenhormone produziert. Im Szintigramm sind ein oder mehrere *heiße Knoten* nachweisbar. Diese Teile unterliegen nicht mehr der Steuerung durch das TSH der Hypophyse. Bei dieser Verlaufsform tritt meist *kein* Exophthalmus auf.
- **Immunogene Form (Morbus Basedow).** Bei den immunogenen Formen kommt es zu einer *diffusen* Vergrößerung der Schilddrüse (diffuse toxische Struma) und zum *Exophthalmus*. Im Blut können *Antikörper* nachgewiesen werden. Es handelt sich hierbei um **TRAK** (ein TSH-Rezeptorantikörper). TRAK verdrängt TSH von seinen Bindungsstellen an der Oberfläche der Schilddrüsenzellen. Die Folge ist eine langanhaltende Stimulation der Schilddrüsenzellen. Oft können im Blut neben TRAK auch noch die Antikörper TAK (TGAK), meist niedriger Titer und TPO-AK (MAK) erhöht sein. Bei Morbus Basedow kommt es zum Auftreten der *Merseburger Trias:* Struma, Tachykardie und Exophthalmus (↑ *Atlas* Abb. 14.13). In ungefähr der Hälfte der Fälle von Morbus Basedow kommt es zu Spontanremissionen, das heißt, zum Rückgang der Krankheitserscheinungen. Allerdings kann es nach Monaten oder auch nach Jahren zu einem Wiederaufleben des Krankheitsbildes kommen.

Morbus Basedow (Merseburger Trias)

Autoimmunerkrankung bei der meist TRAK und evtl. noch weitere AK (TAK, TPO-AK) nachgewiesen werden können.

- **Struma**
- **Tachykardie**
- **Exophthalmus**

Diagnostik Im Blut werden das T_3 und T_4 der Schilddrüse, das TSH des HVL, das TRH des Hypothalamus und die Schilddrüsenantikörper (TR-AK, TAK, TPO-AK) bestimmt.

Allgemeine Therapiemaßnahmen Der Patient soll Stress, Aufregung und Ärger meiden. Vom Aufenthalt in iodhaltiger Meeresluft, im Hochgebirge und in sehr heißen Gegenden ist abzuraten.

Naturheilkundliche Therapie Leichte Formen von Schilddrüsenüberfunktion können vom Heilpraktiker gut behandelt werden. Neben allgemein entspannenden und beruhigenden Maßnahmen wie z. B. autogenem Training und Meditation haben sich besonders die Homöopathie, die Neuraltherapie und die Akupunktur bewährt. An pflanzlichen Mitteln kommt v. a. Wolfstrapp (Lycopus virginicus und Lycopus europaeus) in Betracht. Aber auch weitere beruhigend wirkende Pflanzen wie z. B. Herzgespann, Baldrian, Hopfen und Melisse können eingesetzt werden.

Schulmedizinische Therapien

- **Thyreostatika** (Thiamazol und Carbimazol) bewirken eine zeitweilige Blockierung der Schilddrüsenhormonherstellung.
- **Radioiodtherapie** mit I-131. Die Radioiodtherapie wird frühestens ab dem 35. Lebensjahr in speziellen nuklearmedizinischen Abteilungen durchgeführt. Sie ist eine Strahlenbehandlung mit radioaktivem Iod (I-131), das dem Patienten oral oder parenteral verabreicht wird. Da Iod grundsätzlich in der Schilddrüse gespeichert wird, kommt es hier zu einer intensiven lokalen Bestrahlung, mit der eine Schädigung des überproduzierenden Parenchyms erreicht werden soll. Die Gefahr bei dieser Therapie liegt v. a. in einer darauffolgenden Hypothyreose.
- **Operation.** Operiert werden v. a. krebsverdächtige Knoten und autonome Adenome. Gefahren der Operation sind später auftretende Tetanie (durch irrtümliche Entfernung der Nebenschilddrüsen), Sprachstörungen, Heiserkeit (durch Verletzung des Kehlkopfnervs „Rekurrens") und Hypothyreose.

Hypothyreose

Bei der Hypothyreose (Schilddrüsenunterfunktion) besteht eine ungenügende Bildung bzw. Freisetzung von Schilddrüsenhormonen. Dieses Defizit kann mit oder ohne Strumabildung (Kropf) einhergehen und es kann angeboren sein oder erworben werden.

Angeborene Hypothyreose (Neugeborenen-Hypothyreose)

Die angeborene Hypothyreose fand man früher v. a. in *Iodmangelgebieten* (früher z. B. Alpen, Schwarzwald). Weitere mögliche Ursachen sind eine Hypothyreose der Mutter oder die Einnahme von Thyreostatika der Mutter während der Schwangerschaft, außerdem Iodverwertungsstörungen beim Kind oder eine unzureichende Anlage der Schilddrüsen.

Symptome Heute treten bei einer angeborenen Hypothyreose keine schwerwiegenden Symptome mehr auf, da die Krankheit schon in den ersten Lebenstagen im Rahmen des Neugeborenenscreenings diagnostiziert und rasch therapiert wird. Früher kam es beim Kind zu *schwersten geistigen Behinderungen*, außerdem zu Wachstumsrückstand mit gedrungenem Körperbau und kurzen Extremitäten, zu Innenohrschwerhörigkeit bis Taubheit, trockener Haut, flacher Nase und dicker Zunge.

Therapie Die fehlenden Schilddrüsenhormone müssen unbedingt *substituiert* werden, damit eine fortschreitende Erkrankung des Kindes verhindert wird.

Erworbene Hypothyreose

Bei der erworbenen Hypothyreose sind alle Verlaufsformen von ganz leichten Fällen bis hin zu schwersten Krankheitsbildern vertreten. Mit *zunehmendem Lebensalter* tritt die Hypothyreose *vermehrt* auf, wird aber manchmal übersehen, da oft kaum Beschwerden bestehen. Man unterscheidet primäre und sekundäre Formen:

- **Primäre Hypothyreose.** Die Ursache der Unterfunktion *liegt in der Schilddrüse*, die zu wenige Hormone produziert. Mögliche Gründe hierfür sind anhaltender Iodmangel, Hashimoto-Thyreoiditis oder andere Schilddrüsenentzündungen, Schilddrüsen-OP, Radioiodtherapie, Schilddrüsenkrebs und Einnahme von Medikamenten (Thyreostatika, hochdosiertes Iod, Lithium).
- **Sekundäre Hypothyreose.** Die Ursache der Unterfunktion liegt *außerhalb der Schilddrüse*, z. B. in einer organischen Erkrankung von Hypothalamus bzw. HVL (z. B. HVL-Tumor) oder in einer funktionellen Störung (z. B. nach Schädeltrauma) dieser Organe.

Symptome Bei der erworbenen Hypothyreose können folgende Symptome auftreten:

- **Schleichender Beginn** mit Herabsetzung der körperlichen und geistigen Leistungsfähigkeit
- **Apathie, Depression**
- **Trockene, raue, blasse Haut**, die teigig infiltriert sein kann (s. u. Myxödem)
- **Struppige Haare**, evtl. Haarausfall
- **Raue, heisere Stimme**
- **Bradykardie,** evtl. Herzinsuffizienz
- **Kälteintoleranz,** d. h., der Betroffene friert leicht
- **Mimische Starre**
- **Oft extreme Stuhlverstopfung**
- **Verlangsamter Stoffwechsel** mit erniedrigtem Blutzuckerspiegel, Anämie (durch Resorptionsstörung von Eisen und / oder Vitamin B_{12})
- **Gewichtszunahme**
- **Verlangsamte Reflexe**
- **Ausfall der seitlichen Augenbrauen** (Hertoghe-Zeichen)

> **!** **Hypothyreose**
>
> Im Alter treten bei einer Hypothyreose oft nur wenige Symptome auf, weshalb sie oft als *„Altersdepression"* verkannt wird!

Myxödem Bei schweren Verlaufsformen bildet sich ein Myxödem (↑ *Atlas* Abb. 14.17): Hierbei kommt es zum Bild des *„aufgeschwemmten Patienten"*. Durch Einlagerung einer schleimigen Substanz (Glykosaminoglykanen) kommt es zur teigigen Schwellung von Haut, Unterhaut und Muskelgewebe. Es sind v. a. die Unterlider, die Unterlippe und die Handrücken betroffen.

Es handelt sich *nicht* um ein echtes Ödem, da nicht vermehrt Flüssigkeit ins Gewebe eingelagert wird. Deshalb bleiben auch beim Eindrücken des Gewebes *keine Dellen* zurück.

Myxödem

Es handelt sich um eine *schwere Hypothyreose.* Dabei kommt es zum Bild des „aufgeschwemmten Patienten".

Therapie Der Arzt verabreicht *Schilddrüsenhormone* in synthetischer Form, als L-Thyroxin (T_4) oder als T_3 / T_4Kombinationspräparate. Die Einnahme muss regelmäßig und oft lebenslang erfolgen. *Unterstützend* zu dieser Therapie kann der Heilpraktiker den Stoffwechsel anregen, eine eventuell bestehende Obstipation behandeln und eine psychische Betreuung durchführen.

Struma

Mit Struma (Kropf, Drüsenschwellung) bezeichnet man *jede Vergrößerung* der *Schilddrüse.* Sie kann mit Funktionsstörungen wie Hyper- und Hypothyreose einhergehen, aber es kann auch eine unveränderte Stoffwechsellage bestehen (blande bzw. euthyreote Struma). Strumen können diffus oder knotig, klein oder groß sein (↑ *Atlas* Abb. 14.15).

Ein Kropf kann gut- oder bösartig sein. Obwohl bösartige Formen selten sind, muss in jedem Fall eine sorgfältige Abklärung erfolgen. Hinweise auf Bösartigkeit bei Schilddrüsenknoten sind: schnelles und invasives (eindringendes) Wachstum, derbe Beschaffenheit, schlechte Verschieblichkeit des Knotens, Verwachsungen mit der Haut und schmerzlose Lymphknotenvergrößerungen im Halsbereich (↑ *Atlas* Abb. 14.16).

Größenklassifikation der Struma Nach WHO (Weltgesundheitsorganisation) wird die Struma in folgende Stadien eingeteilt:

1. Keine Struma
2. Soeben sichtbare und tastbare Vergrößerung der Schilddrüse
   a) Einzelner Knoten im sonst normalen Schilddrüsengewebe
   b) Tastbare Struma, die nur bei rekliniertem (rückwärtsgeneigtem) Hals sichtbar ist
3. Gut sichtbare und tastbare Vergrößerung der Schilddrüse
4. Struma bereits aus größerer Entfernung sichtbar oder Ausbreitung hinter dem Brustbein (retrosternale Struma). Es kann zu lokalen Kompressionen mit Behinderung der Luft- und Speiseröhre kommen.

!

Struma

Jeder Knoten in der Schilddrüse muss sorgfältig klinisch *abgeklärt* werden!

Ursachen können *Iodmangel, Morbus Basedow,* Schilddrüsenentzündungen (z. B. Hashimoto-Thyreoiditis) und Medikamenteneinnahme (z. B. Lithium) sein.

Therapie Die Therapie muss sich nach der zugrunde liegenden Ursache richten.

Besteht ein Iodmangelkropf, werden Iod und evtl. Schilddrüsenhormone (vom Arzt) verordnet. Bei Hyperthyreose werden dagegen Thyreostatika verabreicht, also Mittel, die die Arbeit der Schilddrüse hemmen. Operiert wird bei Strumen, bei denen es zu Komplikationen gekommen ist, und bei bösartigen Formen. Die Radioiodtherapie kommt bei nicht operationsfähigen oder nicht operationswilligen Patienten zur Anwendung.

Der Heilpraktiker kann begleitend zur ärztlichen Therapie behandeln oder in den Fällen, in denen noch kein Einsatz von Thyreostatika oder von Schilddrüsenhormonen notwendig ist. Es gibt eine Vielzahl phytotherapeutischer und homöopathischer Präparate, die gute Erfolge bei noch nicht zu lange bestehenden Strumen und bei Strumen bei Kindern haben. Ebenfalls bewährt haben sich Akupunktur und Neuraltherapie.

Entzündungen der Schilddrüse

Bei den Schilddrüsenentzündungen (Thyreoiditis, Thyroiditis) unterscheidet man eine akute, eine subakute und eine chronische Verlaufsform (Hashimoto-Thyreoiditis).

Akute Schilddrüsenentzündung Verursacher dieser seltenen Entzündung sind *Bakterien* oder *Radioiodtherapie.* Es kommt im Bereich der Schilddrüse zu starker Rötung, Schwellung, heftigen Schmerzen,

Druckempfindlichkeit und Schluckbeschwerden, außerdem bei der bakteriell bedingten Entzündung zu Eiterbildung, Fieber, CRP-Anstieg, BKS-Beschleunigung und Leukozytose mit Linksverschiebung.

Subakute Schilddrüsenentzündung (akut-subakute Thyreoiditis de Quervain). Die Beschwerden entwickeln sich *langsam* und sind nicht so heftig wie bei der akuten Form, dafür bestehen sie aber länger, häufig über einen Zeitraum von ungefähr einem *halben Jahr*. Es kommt zu Schmerzen im Halsbereich und Krankheitsgefühl. Typischerweise entwickelt sich zuerst eine Hyper- später eine Hypothyreose. CRP steigt meist nur leicht an und die BKS ist nur geringgradig beschleunigt. Als auslösende Ursache vermutet man Viren. In ca. 70 % der Fälle kommt es auch ohne Therapie zur *Spontanheilung*.

Hashimoto-Thyreoiditis Es handelt sich um eine chronische Schilddrüsenentzündung, der ein *Autoimmungeschehen* zugrunde liegt. Die Erkrankung verläuft anfangs oft unbemerkt; sie wird meist erst festgestellt, wenn sich deutliche Zeichen einer Hypothyreose entwickeln. Zu diesem Zeitpunkt ist aber oft schon ein großer Teil des Schilddrüsengewebes zerstört. Betroffen sind meist Frauen über 40 Jahre. Es kann zum völligen Verschwinden des Schilddrüsenparenchyms kommen. Im Blut können **TPO-AK** (**MAK**) und evtl. TAK (TGAK) und selten auch TRAK (TSH-R AK) nachgewiesen werden (➤ Kap. 14.5.2 und ➤ Kap. 33.3.7).

Die Behandlung erfolgt durch den Arzt, da meist die Schilddrüsenhormone T_3 und T_4 substituiert werden müssen. Der Heilpraktiker kann begleitend behandeln. Dabei können entzündungshemmende und schmerzstillende Medikamente eingesetzt werden, wie antientzündliche Enzyme und ASS als natürlicher Auszug aus der Weidenrinde.

14.6 Nebenschilddrüsen

14.6.1 Aufbau und Funktion

Lage und Aussehen Bei den Nebenschilddrüsen (Glandulae parathyreoideae, Glandulae parathyroideae) handelt es sich um *vier helle, weizenkorngroße Epithelkörperchen*, die der *Schilddrüse* von *hinten*, an den *oberen* und *unteren Polen*, aufliegen. Es ist oft nicht leicht, sie von den Schilddrüsenläppchen zu unterscheiden (↑ *Atlas* Abb. 14.5 Nr. 8 und 14.6 Nr. 5).

Aufgabe der Nebenschilddrüsen Die Nebenschilddrüsen erzeugen *Parathormon*, das auf den Kalziumstoffwechsel einwirkt, und zwar hebt Parathormon den Blutkalziumspiegel an, indem es bei Bedarf Kalzium aus dem Knochen herauslöst.

Die Nebenschilddrüsen produzieren das Parathormon *autonom*, das heißt, sie werden nicht von der Hypophyse gesteuert. Die Regelung erfolgt über den Kalziumgehalt des Blutes. Ein niedriger Kalziumspiegel wirkt anregend auf die Parathormonproduktion, ein erhöhter stoppt die Parathormonproduktion und regt die Kalzitoninbildung (s. u.) an.

Kalziumstoffwechsel Kalzium ist für zahlreiche Lebensvorgänge wichtig, z. B. für die *Blutgerinnung* und für die *normale Erregung* des *Nerven-* und *Muskelgewebes*, außerdem wirkt es *antientzündlich* und *antiallergisch*. Im Körper eines Erwachsenen befinden sich ungefähr 1–2 Kilogramm Kalzium. Als Kalziumspeicher dient das Skelett. Hier wird das zurzeit im Blut nicht benötigte Kalzium deponiert und bei Bedarf abgebaut. Nur 1 % des im Körper vorhandenen Kalziums befindet sich im Blut.

Der Blutkalziumspiegel wird im Körper sorgfältig konstant gehalten, und zwar auf 2,5 mmol / l. Sinkt der Blutkalziumspiegel unter 2 mmol / l, so treten Krämpfe auf. Steigt er über 3 mmol / l, so kann Kalzium in den Gefäßen (Arteriosklerose) oder in Form von Steinen in der Niere deponiert werden. Bei der Aufrechterhaltung des Blutkalziumspiegels spielen aber nicht nur das Parathormon, sondern auch Kalzitonin und Vitamin D eine wichtige Rolle.

- **Parathormon** aus den Nebenschilddrüsen *hebt* im Blut den *Kalziumspiegel* an. Im Einzelnen hat es auf die folgenden Organe die Wirkung:
  - **Skelett:** fördert den Abbau des im Knochen gespeicherten Kalziums
  - **Darm:** erhöht die Resorption des Kalziums aus der Nahrung
  - **Nieren:** steigert die Rückresorption von Kalzium und erhöht die Phosphatausscheidung

- **Kalzitonin** (Calcitonin) wird hauptsächlich in den C-Zellen der Schilddrüse produziert. Es hat *zum Parathormon eine antagonistische Wirkung,* da es den Blutkalziumspiegel senkt. Es hemmt die Freisetzung von Kalzium aus dem Knochen, indem es die Osteoklastentätigkeit hemmt. Außerdem setzt es die Kalziumresorption im Darm herab und veranlasst die Nieren zur vermehrten Kalziumausscheidung. Kalzitonin wird medikamentös bei Osteoporose und beim Hyperkalzämiesyndrom eingesetzt.
- **Vitamin D** (Knochenvitamin) *erhöht den Kalziumspiegel* im Blut durch die Verbesserung der Aufnahme von Kalzium aus dem Darm. Bei Vitamin-D-Mangel kommt es beim Kind zu Rachitis und beim Erwachsenen zu Osteomalazie.

Blutkalziumspiegel

Der Blutkalziumspiegel wird durch folgende Hormone reguliert:
- **Parathormon** (Nebenschilddrüse)
- **Kalzitonin** (Schilddrüse)
- **Vitamin D** (Knochenvitamin)

14.6.2 Untersuchungsmethoden

Die wichtigste Untersuchung ist die Ermittlung des *Blutkalziumspiegels.* Die Untersuchung des Urins auf Kalzium gibt lediglich einen Momentanbefund.

Hat eine Nebenschilddrüsenerkrankung zu Knochenerkrankung geführt, z. B. eine Nebenschilddrüsenüberfunktion zur Osteomalazie, können weitere Untersuchungen, wie Knochendichtemessungen, Computertomografie u. a. in Betracht kommen.

14.6.3 Erkrankungen der Nebenschilddrüse

Bei den Erkrankungen der Nebenschilddrüse unterscheidet man Über- und Unterfunktion (Hyper- und Hypoparathyr[e]oidismus).

Hyperparathyreoidismus

Der Hyperparathyreoidismus (auch: Hyperparathyroidismus, Überfunktion der Nebenschilddrüse) kann verursacht werden durch ein *Adenom,* eine Hyperplasie oder – sehr selten – ein Karzinom der Nebenschilddrüse.

Da bei einer Überfunktion zu viel Parathormon ins Blut gelangt, wird aus den *Knochen zu viel Kalzium* ausgeschwemmt und es kommt zu umschriebenem oder diffusem Knochenabbau, evtl. auch zur Bildung von Knochenzysten. Die Folge ist eine erhöhte Neigung zu *Knochenbrüchen.* Die Nieren versuchen, das überschüssige Kalzium, das sich im Blut befindet, auszuscheiden. Dabei kann es im Laufe der Zeit zu Kalkablagerungen im Nierengewebe und / oder zur Bildung von *Nierensteinen* kommen. Das Kalzium kann aber auch in der Wand der Blutgefäße (*Arteriosklerose!*) oder in andern Organen (Herz, Gelenken) deponiert werden. Der erhöhte Kalziumspiegel des Blutes bewirkt auch, dass die Erregbarkeit der Nerven und Muskeln herabgesetzt wird. Die Folge sind *Antriebsschwäche, Leistungsminderung, Müdigkeit, gastrointestinale Beschwerden, Depression* und *Muskelschwäche.*

Hypoparathyreoidismus

Der Hypoparathyreoidismus (auch Hypoparathyrodismus) Unterfunktion der Nebenschilddrüse) ist häufig eine Folge der *Schilddrüsenoperation,* wenn die Epithelkörperchen irrtümlich verletzt oder entfernt oder deren Blutversorgung geschädigt wurden. Aber es treten auch Fälle von Insuffizienz bei Schwangerschaft, während der Stillzeit und bei Infektionen auf. Selten ist sie angeboren.

Beim Hypoparathyreoidismus wird zu wenig Parathormon gebildet; demzufolge *sinkt* der *Kalziumspiegel* des Blutes ab. Der erniedrigte Kalziumspiegel bewirkt eine *gesteigerte neuromuskuläre Erregbarkeit,* wodurch es zu tetanischen Zuständen kommen kann. In leichten Fällen treten Parästhesien (Prickeln, Ameisenlaufen) auf, besonders um den Mund herum und an Fingern und Zehen. Es kann aber auch zu schmerzhaften Krämpfen kommen, bis hin zum epileptischen Anfall.

Ob eine latente Tetanie besteht, kann durch das *Chvostek-Zeichen* (Fazialiszeichen) geprüft werden. Dazu beklopft man mit dem Reflexhammer den Gesichtsnerv (N. facialis) vor dem Ohr und beobachtet, ob im Bereich des Fazialisgebietes zwischen Mundwinkel und Ohr Zuckungen auftreten.

Um das *Trousseau-Zeichen* zu prüfen, legt man eine Blutdruckmanschette um den Oberarm und pumpt sie für einige Minuten bis zu dem arteriellen Mittelwert auf. Liegt eine verdeckte Tetanie vor, kommt es im positiven Fall zur Pfötchenstellung der Hände.

14.7 Nebennieren

14.7.1 Aufbau und Funktion

Die beiden Nebennieren (Glandulae suprarenales) bedecken die *oberen Pole der Nieren.* Sie liegen *retroperitoneal,* d. h. hinter dem Bauchfell. Die linke Nebenniere ist halbmondförmig, die rechte hat dreieckige Gestalt (➤ Abb. 14.4 und ↑ *Atlas* Abb. 15.1, 14.7).

Sowohl vom Aussehen als auch von der Funktion her unterscheidet man die helle *Nebennierenrinde* (NNR) und das dunkle *Nebennierenmark* (NNM). Diese beiden Anteile sind entwicklungsgeschichtlich von verschiedener Herkunft. Die NNR entwickelte sich aus dem Bauchfell, das NNM aus Nervengewebe (↑ *Atlas* Abb. 14.8).

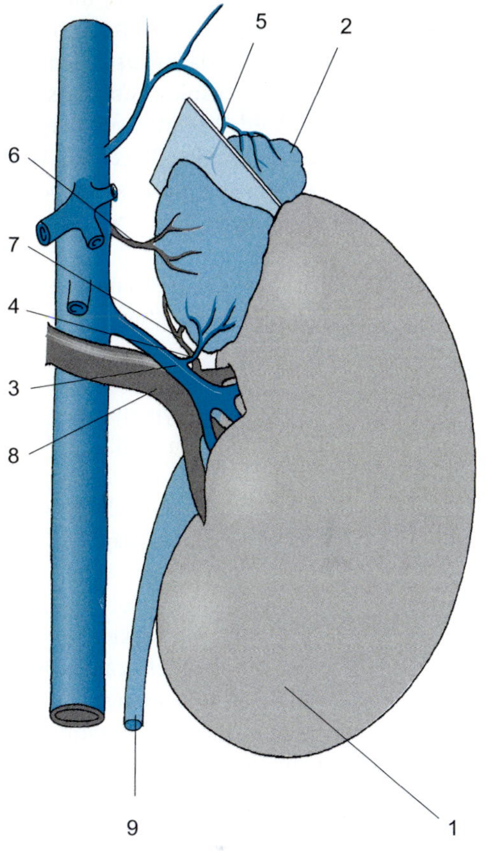

Abb. 14.4 Linke Niere mit aufsitzender Nebennieren. 1: Linke Niere (Ren sinister), 2: linke Nebenniere (Glandula suprarenalis sinistra), 3: Nierenarterie (A. renalis), 4: untere Nebennierenarterie (A. suprarenalis inferior), 5: obere Nebennierenarterien (Aa. suprarenales superiores), 6: mittlere Nebennierenarterien (Aa. suprarenales mediae), 7: Nebennierenvenen (Vv. suprarenales), 8: Nierenvene (V. renalis), 9: Harnleiter (Ureter). [L143]

Nebennierenrinde (NNR)

Das Freisetzungshormon CRH (Corticotropin-Releasing-Hormon) des Hypothalamus fördert die Ausschüttung von ACTH aus dem HVL, das seinerseits die NNR zur Hormonabgabe veranlasst.

Morphologisch und funktionell kann man drei Zonen (↑ *Atlas* Abb. 14.9) unterscheiden, in denen etwa 50 verschiedene Hormone produziert werden:

- **Außenschicht** (Zona glomerulosa): **Mineralokortikoide** (Mineralstoffwechselhormone). Hauptvertreter: **Aldosteron.**
- **Mittelschicht** (Zona fasciculata): **Glukokortikoide** (Zuckerstoffwechselhormone), Hauptvertreter: **Kortisol,** Kortison, Kortikosteron.
- **Innenschicht** (Zona reticularis): **Androgene** (vermännlichende Hormone). Hauptvertreter: **Testosteron.**

Mineralokortikoide (Mineralstoffwechselhormone) Der wichtigste Vertreter der Mineralokortikoide ist das *Aldosteron.* Seine Aufgabe ist es, den *Salz- und Wasserhaushalt* des Körpers im Gleichgewicht zu halten. Dazu bewirkt Aldosteron in der Niere eine Natrium-Retention und eine Kalium-Abgabe. Die Ausschüttung von Aldosteron wird v. a. über das Renin-Angiotensin-Aldosteron-System gesteuert (➤ Kap. 15.2.5).

Glukokortikoide (Zuckerstoffwechselhormone) Der Hauptvertreter ist *Kortisol,* weitere wichtige Glukokortikoide sind Kortison und Kortikosteron. Kortisol bewirkt in Stress- bzw. Notfallsituationen eine schnelle *Bereitstellung von*

Energie (v. a. Glukose und Fettsäuren) an Gehirn und Herz. Damit gehört es, wie z. B. Adrenalin, zu den „Stresshormonen". Da Kortisol den Blutzucker erhöht, hat es eine insulin-antagonistische Wirkung. Glukokortikoide beeinflussen den Kohlenhydrat-, Fett- und Eiweißstoffwechsel. Wichtige Wirkungen und die sich daraus ergebenden möglichen Nebenwirkungen sind (➤ Tab. 14.5 und ➤ Tab. 14.6):

- Anstieg des Blutzuckers → Diabetes mellitus
- Steigerung der Magensaftproduktion → Verschlechterung eines Magen- bzw. Zwölffingerdarmgeschwürs
- Steigerung des Blutdrucks → Hypertonie
- Herabsetzung der Eosinophilen im Blut → Abwehrschwäche

Bitte beachten Sie hierzu auch das wichtige Krankheitsbild des Cushing-Syndroms (➤ Kap. 14.7.3).

Androgene (vermännlichende Hormone) mit dem Hauptvertreter *Testosteron* wirken *vermännlichend* auf die *sekundären Geschlechtsmerkmale* ein (Körperbau, Stimme, Behaarung). Sind sie bei der Frau vermehrt vorhanden, kommt es zur Virilisierung, also zur Vermännlichung mit tiefer Stimme, männlicher Körperbehaarung (Hirsutismus), bei Mädchen kann sich die Klitoris vergrößern. *Hauptproduktionsstätte* von Testosteron beim *Mann* sind allerdings die Leydig-Zwischenzellen in den Hoden.

Tab. 14.6 Die wichtigsten Wirkungen von Kortisol und seine Haupteinsatzgebiete

Wirkung	Therapeutischer Einsatz
Antiallergisch	Allergien
Antientzündlich	Entzündungen
Immunsuppressiv	Gegen Transplantatabstoßungen
Antiproliferativ	Rheuma

Nebennierenmark (NNM)

Das dunkle Nebennierenmark ist von weicher Beschaffenheit und bildet die Hormone (genau genommen sind es allerdings Neurotransmitter) Adrenalin und Noradrenalin, die zu den Katecholaminen gehören. Adrenalin wirkt rascher als Noradrenalin, weshalb es als Notfallmedikament verwendet wird.

Tab. 14.5 Wirkungen und Nebenwirkungen von Kortisol

Wirkungen von Kortisol	Mögliche unerwünschte Nebenwirkungen
Förderung der Glukoneogenese aus Aminosäuren *(katabole Wirkung)*	Substanzabbauende Wirkung und dadurch Muskelschwund, Hautatrophie, Osteoporose, Adynamie, Hyperglykämie, Diabetes mellitus
Retention von Na^+, Ausscheidung von K^+ und Ca^{2+} in den Nieren *(Vitamin-D-antagonistisch)*	Hypertonie, Osteoporose
Zusätzliche Wirkungen von hochdosiertem Kortisol	**Mögliche unerwünschte Nebenwirkungen**
Unterdrückung der Fibroblasten-Bildung und der Kollagenherstellung *(antiproliferative Wirkung)*	Blaurote Streifen (Striae), bei Kindern Wachstumshemmungen
Hemmung entzündlicher Prozesse, z. B. durch Blockade der Bildung von Zytokinen *(antientzündliche Wirkung)*	Abwehrschwäche
Hemmung der Abwehrzellen (v. a. der T-Lymphozyten) *(immunsuppressive Wirkung)*	Abwehrschwäche
Hemmung von Entzündungsreaktionen mit (überschießenden) Antigen-Antikörper-Reaktionen *(antiallergische Wirkung)*	Abwehrschwäche
Zunahme der Thrombozytenzahl	Erhöhtes Thromboserisiko
Verminderung der Ausschüttung von FSH und LH. Abnahme der Gonadenfunktion	Bei Frauen Amenorrhö, bei Männern Potenzschwäche
Euphorisierende, manchmal auch depressive Wirkung	Psychische Veränderungen, Auslösen von Psychosen

Beim NNM handelt es sich im engeren Sinn nicht um eine Hormondrüse, sondern gewissermaßen um einen verlängerten Arm des sympathischen Nervensystems, da Adrenalin über den Blutweg die *Wirkung* des *Sympathikus unterstützt.*

Im Nebennierenmark werden folgende Hormone gebildet:

- **Adrenalin** (syn. Epinephrin) verengt die Gefäße der Haut, Schleimhaut und Baucheingeweide, erweitert aber die Gefäße des Herzens und der Skelettmuskulatur. Es *beschleunigt* den *Puls, erhöht* die *Herzkraft* und setzt den *Blutzuckerspiegel herauf.*
- **Noradrenalin** (syn. Norepinephrin) hat teilweise schwächere und z. T. sogar entgegengesetzte Wirkungen wie Adrenalin. Es verengt mit Ausnahme der Koronarien *alle* Gefäße.

Adrenalin dient der Regulation der Blutverteilung, während Noradrenalin für die Aufrechterhaltung des Gefäßtonus und ggf. für dessen Erhöhung verantwortlich ist.

In hohen – nicht mehr physiologischen – Dosen wirkt allerdings auch **Adrenalin** auf *alle* Gefäße verengend und durch eine Zunahme der Reizbildung am Herz kann es zu Extrasystolen bis hin zum Kammerflimmern kommen. Diese Wirkung ist beim Einsatz des Adrenalins als Notfallmedikament unbedingt zu beachten **(Gefahr Kammerflimmern)!**

Hormone des NNM

- **Adrenalin**
- **Noradrenalin**

14.7.2 Erkrankungen der Nebenniere

Bei den Erkrankungen der Nebenniere kennt man Über- und Unterfunktionen der Rinde und des Marks. Nachstehend werden wichtige Krankheitsbilder beschrieben. Das wichtigste und häufigste davon ist das *Cushing-Syndrom,* das Sie auf jeden Fall gut kennen sollten. Diese Erkrankung tritt aufgrund von Langzeit-Kortisoneinnahme relativ häufig auf. Dagegen sind die Krankheitsbilder Conn-Syndrom, AGS und Phäochromozytom vielleicht nicht gerade prüfungsrelevant, man sollte aber zumindest schon einmal etwas von ihnen gehört haben.

Cushing-Syndrom

Zur Unterscheidung des Morbus Cushing (zentrales Cushing-Syndrom) von anderen Cushing-Syndromen bitte auch ➤ Kap. 14.3.2, Morbus Cushing beachten.

Cushing-Syndrom

= Erhöhung des Blutkortisolspiegels

- **Exogen bedingt** (häufig!) durch längerdauernde medikamentöse Kortison-Einnahme
- **Endogen bedingt**
  - **Zentrales Cushing-Syndrom** (Morbus Cushing). Durch vermehrt ACTH-produzierenden HVL Tumor
  - **Adrenal bedingtes Cushing-Syndrom.** ACTH-unabhängiges Cushing-Syndrom durch NNR-Tumor
  - **Paraneoplastisch bedingtes Cushing-Syndrom.** Durch ACTH-bildenden Tumor, z. B. kleinzelliges Bronchialkarzinom

Ursachen Ein Cushing-Syndrom (spr.: kusching, nicht kasching!) wird meist durch eine *längerdauernde* medikamentöse Kortison-Einnahme ausgelöst (exogenes Cushing-Syndrom). Allerdings ist es individuell sehr unterschiedlich, ab welcher Einnahmedosis es zur Auslösung dieses Krankheitsbildes kommt. Gelegentlich führt eine *körpereigene* Überproduktion von Glukokortikoiden zum endogenen Cushing-Syndrom. Ursachen können Adenome, Tumoren und Hyperplasien der NNR, des Hypothalamus bzw. des HVL und ACTH-bildende Karzinome (z. B. kleinzelliges Bronchialkarzinom, ➤ Kap. 17.5.18) sein.

Symptome Die Betroffenen bemerken anfangs meist eine *rasche Gewichtszunahme*, die sich von der normalen Adipositas (Fettleibigkeit) dadurch unterscheidet, dass eine Fettverteilungsstörung vorliegt. Dabei kommt es zu vermehrtem Fettansatz im Gesicht, am Nacken (sog. Büffelhöcker) und am Körperstamm. Die Extremitäten bleiben meist relativ schlank. Frauen klagen oft über Hirsutismus (männlicher Behaarungstyp, ↑ *Atlas* Abb. 14.23) und Ausbleiben der Regelblutung; Männer über Potenzstörungen. Bei Kindern treten Wachstumshemmungen auf (↑ *Atlas* Abb. 14.18). Weitere mögliche Symptome sind Bluthochdruck, Streifen auf der Haut (blaurote Striae, ↑ *Atlas* Abb. 14.19), Haut- und Muskelatrophien (↑ *Atlas* Abb. 14.20), Osteoporose, Diabetes mellitus, Glaukom, Abwehrschwäche, psychische Veränderungen, Müdigkeit, Leistungsabfall, Infektabwehrschwäche, Verzögerung der Wundheilung, Akne (↑ *Atlas* Abb. 14.21) und Erhöhung des Thromboserisikos (➤ Tab. 14.5).

Symptome des Cushing-Syndroms

- Vollmondgesicht
- Stammfettsucht
- Büffelhöcker
- Blaurote Striae
- Hirsutismus und Amenorrhö
- Potenzstörungen
- Bluthochdruck
- Diabetes mellitus
- Osteoporose
- Muskel- und Hautatrophie
- Bei Kindern Wachstumshemmung
- Glaukom (erhöhter Augeninnendruck)
- Eosinopenie (Abnahme der Eosinophilen im Blut)
- Infektabwehrschwäche
- Akne (Kortisonakne)
- Müdigkeit, Leistungsminderung
- Psychische Veränderungen (psychische Labilität, Depressionen, Psychosen)
- Erhöhte Thromboseneigung

Pharmakologie des Kortisons In der Schuldmedizin wird Kortison in erster Linie zur Behandlung von *Allergien, Autoimmunerkrankungen, rheumatischen Erkrankungen* und *Darmentzündungen* (z. B. Morbus Crohn) eingesetzt (➤ Tab. 14.6). Wegen seiner immunsuppressiven Wirkung wird Kortison auch gegen Transplantatabstoßungen eingesetzt.

Es gilt die Regel: Je länger die Anwendungsdauer und je höher die Dosierung, umso größer ist die Gefahr von Nebenwirkungen. Wird Kortison nur kurzfristig z. B. bei anaphylaktischem Schock eingesetzt, muss auch dann nicht mit Nebenwirkungen gerechnet werden, wenn das Medikament hoch dosiert verabreicht wurde.

Das körpereigene Kortisol wird v. a. morgens zwischen 6:00 und 8:00 Uhr ausgeschüttet. Am geringsten ist der Blutkortisolspiegel um Mitternacht. Um unerwünschte Nebenwirkungen bei Kortisoneinnahme möglichst zu vermeiden oder zumindest gering zuhalten, sollte deshalb die gesamte Tagesdosis auf ein Mal, morgens zwischen 6:00 und 8:00 Uhr eingenommen werden. Noch günstiger ist die alternierende Therapie. Dabei wird die Gesamtdosis nur jeden 2. Tag auf ein Mal, morgens vor 8:00 Uhr gegeben. Allerdings zeigt dieses Anwendungsschema bei schweren Krankheitsbildern nicht immer den gewünschten klinischen Erfolg. Bei einer Langzeiteinnahme von über 6 Monaten sollte von vornherein Kalzium und Vitamin D substituiert werden, um einer Osteoporose vorzubeugen. Der Hauptverlust an Knochensubstanz findet in den ersten Monaten statt.

Morbus Addison

Beim Morbus Addison (Bronzehautkrankheit) handelt es sich um eine *Insuffizienz* der *NNR*, wodurch es zum Mangel an NNR-Hormonen, v. a. an Kortisol und Aldosteron kommt. Bei der primären NNR-Insuffizienz (Morbus Addison) liegt die Ursache meist in einer Zerstörung der NNR durch *Autoimmunvorgänge*, gelegentlich auch durch Krebs oder Tuberkulose (z. B. bei AIDS); es kann aber auch eine angeborene Fehlbildung der NNR bestehen oder eine Hypothalamus / HVL-Insuffizienz (sekundäre NNR-Insuffizienz). Die Folge des Hormonmangels sind Störungen im Wasser-, Elektrolyt- und Säure-Basen-Haushalt.

Symptome Die Krankheit ist beim Morbus Addison am Patienten häufig schon rein äußerlich an einer *Zunahme der Pigmentierung* der Haut (v. a. Handflächen, Fußsohlen) und der Mundschleimhaut oder am Auftreten von Vitiligo („Scheckhaut", weiße, pigmentfreie Flecken, die langsam größer werden) festzustellen. Es kommt zu *Müdigkeit*, Antriebsmangel, Hypotonie, niedrigem Blutzucker mit Neigung zu Hypoglykämien und durch eine verminderte Magensaftproduktion zu Magen-Darm-Störungen mit Übelkeit, Erbrechen, Gewichtsverlust, Verstopfung und Durchfällen. Elektrolytverschiebungen können zu Krämpfen bzw. Lähmungen führen.

Therapie Die Behandlung ist zum einen kausal (abhängig von der Ursache); zum anderen muss eine lebenslange Substitution der fehlenden Hormone erfolgen.

Hyperaldosteronismus und Conn-Syndrom

Beim Hyperaldosteronismus ist der Blutaldosteronspiegel erhöht.

Ursachen Beim primären Hyperaldosteronismus (Conn-Syndrom) liegt die Ursache meist in einem Nebennierenrindenadenom, der sekundäre Hyperaldosteronismus wird durch Natriummangel oder durch eine zu starke Aktivierung des Renin-Angiotensin-Aldosteron-Systems, z. B. infolge einer Nierenarterienstenose, verursacht. Durch den zu hohen Blutaldosteronspiegel wird zu viel Natrium in den Nieren zurückgehalten.

Symptome Dies führt zu vermehrtem Durst und einer erhöhten Trinkmenge, dadurch entwickelt sich eine Hypertonie. Da durch den Aldosteronanstieg zu viel Kalium durch die Niere ausgeschieden wird, kann es zur Hypokaliämie mit Muskelschwäche, Obstipation bis hin zu Lähmungen kommen, manchmal auch infolge von Elektrolytstörungen zu Krämpfen und Parästhesien.

Adrenogenitales Syndrom (AGS)

Das AGS wird durch eine vermehrte Bildung von Androgenen verursacht. Da es sich bei den Androgenen um männliche Sexualhormone handelt, kommt es bei Jungen zu *vorzeitiger Geschlechtsentwicklung*, bei Mädchen zur *unechten Zwitterbildung* und bei Frauen zur *Vermännlichung* (↑ *Atlas* Abb. 14.22).

Phäochromozytom

Beim Phäochromozytom liegt eine Überfunktion des NNM mit einer vermehrten Adrenalin- und Noradrenalinausschüttung vor. Ursache ist meist ein gutartiger Tumor des NNM. Es kommt zu anfallsweise auftretendem oder zu anhaltendem *Bluthochdruck mit Herzklopfen*, Schwindelanfällen, Schweißausbrüchen und Hyperglykämie.

14.8 Inselapparat des Pankreas

14.8.1 Aufbau und Funktion

Die Bauchspeicheldrüse (Pankreas) ist eine ca. 15–20 cm lange Drüse, die aus Kopf, Körper und Schwanz besteht. Sie befindet sich hinter dem Magen. Ihr Kopf liegt rechts in einer C-förmigen Duodenalschlinge, mit ihrem Schwanz reicht sie bis zur Milz (↑ *Atlas* Abb. 13.1 bis 13.5). Die *Hauptmasse* des Pankreas besteht aus Drüsengewebe, das wichtige *Verdauungsenzyme* für die Kohlenhydrat-, Eiweiß- und Fettverdauung herstellt (➤ Kap. 13.1). Zwischen diesen exokrinen Drüsen eingestreut befinden sich die *Langerhans-Inseln* (↑ *Atlas* Abb. 14.10), der Inselapparat des Pankreas. Die Langerhans-Inseln stellen ca. 2 % des Gesamtgewebes dar und gehören zum *Endokrinium*, da hier Hormone erzeugt werden, die im Kohlenhydratstoffwechsel eine wichtige Rolle spielen. Die wichtigsten Zellen der Langerhans-Inseln sind die *A- und die B-Zellen*.

Hormone des Inselapparates Die B-Zellen erzeugen *Insulin;* die A-Zellen *Glukagon*. Insulin und Glukagon sind Antagonisten (Gegenspieler).

In den sog. D-Zellen wird **Somatostatin** hergestellt, das zahlreiche Verdauungsvorgänge und die Freisetzung bestimmter Hormone hemmt.

Inselapparat des Pankreas
- **A-Zellen:** Glukagon → Blutzuckeranstieg
- **B-Zellen:** Insulin → Blutzuckersenkung

Insulin *senkt den Blutzuckerspiegel*, indem es dafür sorgt, dass Glukose zu Glykogen aufgebaut wird, das dann v. a. in Leber und Muskeln gespeichert wird. Weiterhin erhöht Insulin die Fähigkeit aller Gewebe, Blutzucker aufzunehmen, und verhindert in der Leber den Abbau von Glykogen zu Glukose. Der Abbau des Insulins erfolgt in Leber und Niere.

Glukagon (Glukagon) *hebt* als Gegenspieler des Insulins den *Blutzuckerspiegel* an, indem es in der Leber für den Abbau von Glykogen zu Glukose sorgt, den Aufbau von Glukose zu Glykogen verhindert und die Glukoneogenese fördert.

14

14.8.2 Untersuchungsmethoden

Es werden wichtige Harn- und Blutuntersuchungen zur Diabetes-mellitus-Früherkennung und -überwachung beschrieben.

Harnuntersuchung Der Urin wird mittels Teststreifen (↑ *Atlas* Abb. 15.12) auf *Glukose* und *Ketonkörper* untersucht. Die Nieren scheiden Glukose (Glukosurie) aus, wenn sich im Blut ein erhöhter Blutzuckerspiegel befindet und so eine Normalisierung erreicht werden soll. **Glukose** im Urin hat folgende mögliche Ursachen:

- **Diabetes mellitus**
- **Ernährungsbedingte Glukosurie** nach kohlenhydratreicher Mahlzeit
- **Renale Glukosurie** durch Absenkung der Nierenschwelle, denn normalerweise scheiden die Nieren erst Glukose aus, wenn der Blutzucker 160–180 mg / 100 ml beträgt. Gerade während der Schwangerschaft wird häufig eine renal bedingte Glukosurie beobachtet.
- **Nierenerkrankungen.** Sinkt die Nierenfunktion auf unter 30 %, so kommt es zum vermehrten Auftreten von Glukose im Urin. Diese Glukoseausscheidung tritt bei akutem und chronischem Nierenversagen auf.

Ketonkörper sind Substanzen in Blut und Harn, die bei einem gesteigerten Fettabbau auftreten. Kommen sie beim Diabetiker vor, so weisen sie auf einen gestörten oder unzureichenden Kohlenhydratabbau hin.

!

Harnuntersuchungen allein sind bei Diabetes mellitus unzureichend, sie müssen durch *Blutuntersuchungen ergänzt* werden.

Blutuntersuchung

- **Nüchternblutzuckerbestimmung** (mindestens 8 h Nahrungskarenz) im Blutplasma gemessen (↑ *Atlas* Abb. 14.24). Bitte beachten Sie, dass für kapillares oder venöses Vollblut andere Werte gelten:
  - **Normalwert:** 60–100 mg / dl (3,3–5,5 mmol / l)
  - **Gestörte Nüchternglukose:** 100–125 mg / dl (5,6–6,9 mmol / l)
  - **Manifester Diabetes:** über 125 mg / dl (über 6,9 mmol / l)
- **Postprandiale Blutzuckerbestimmung.** Die Messung findet 2 Stunden nach dem Frühstück statt. Der Plasmaglukosewert soll dann unter 140 mg / dl (7,7 mmol / l) liegen.
- **Oraler Glukosetoleranztest** (oGTT). Zuerst wird der Nüchternblutzucker bestimmt. Dann wird der Patient aufgefordert, innerhalb von 5 Minuten 75 g Glukose zu trinken. Auffolgend wird der Blutzucker nach 2 Stunden erneut bestimmt und anhand einer Tabelle geprüft, ob er sich im Normbereich befindet (➤ Tab. 14.7).
- **Blutzuckertagesprofil.** Hier werden über den Tag verteilt Blutzuckermessungen vorgenommen.

HbA_{1C} Hierbei handelt es sich um eine außerordentlich wichtige Untersuchung, die in der letzten Zeit stark an Bedeutung zugenommen hat. Glukose kann sich an das Hämoglobin der roten Blutkörperchen anlagern, wodurch HbA_{1C} entsteht. Je höher der Blutzucker und je länger der erhöhte Blutzucker anhält, desto stärker verzuckern (glykolisieren) die Erythrozyten. Da die roten Blutkörperchen eine Lebensdauer von ca. 120 Tagen haben, spiegeln sie die Blutglukosewerte der letzten 2–3 Monate wieder.

Heute spiegelt die Bestimmung dieses Parameters die wichtigste Rolle, um das Risiko von eventuell zu erwartenden Spätschäden des Diabetikers abzuschätzen. Er wird auch zur Diagnosestellung „Diabetes mellitus“ herangezogen.

Tab. 14.7 Glukosetoleranztest vor und nach oraler Gabe von 75 g Glukose innerhalb von 5 Minuten. Angabe in mg / dl. Heute wird meist nur noch der 2-Stunden-Wert bestimmt.

	Nüchternblutzucker	Nach 1 Stunde	Nach 2 Stunden
Normalwert	Unter 90	Unter 200	Unter 140
Gestörte Glukosetoleranz	90–110	Über 200	140–200
Manifester Diabetes	Über 110	Über 200	Über 200

HbA_{1C}-Bestimmung und Diagnosestellung Diabetes:

Kein Diabetes	< 5,7 % (< 39 mmol / mol)
Erhöhtes Diabetesrisiko	5,7–6,4 % (39–47 mmol / mol)
Manifester Diabetes	> 6,5 % (> 48 mmol / mol)

HbA_{1C}-Bestimmung und Risikoabschätzung Diabetes:

Gute Einstellung	< 6,5 %
Grenzwertige Einstellung	6,5–7,5 %
Schlechte Einstellung	> 7,5 %

Fehlerquellen bei der Bestimmung des HbA_{1C}:
- **Ständig zu tiefe Blutzuckerwerte** mit häufiger Unterzuckerung verursachen einen guten HbA_{1C}-Wert. Trotzdem liegt eine schlechte, ja sogar eine gefährliche Einstellung vor.
- **Stark wechselnde Blutzuckerwerte** mit sehr hohen und sehr niedrigen Werten können ebenfalls ein befriedigendes Ergebnis vortäuschen.
- **Zu lange oder zu kurze Lebensdauer der Erythrozyten** können die Werte verfälschen.

Serumeiweise (Fruktosamine) und Serumalbumine Kann der HbA_{1C} nicht bestimmt werden, weil die Erys durch andere Erkrankungen zerstört sind, wie z. B. Hämolyse, so kann man die Fruktosamine oder die Serumalbumine bestimmen. Diese Bluteiweiße sind jedoch kurzlebiger und lassen deshalb nur einen Rückschluss auf die Blutzuckerwerte der letzten 1–2 Wochen zu.

Befunde zur Diabetes-Diagnose
- **Diabetessymptome**
- **Nüchternblutzuckerwert** von über 100 mg / dl (5,6 mmol / l)
- **Glukosetoleranztest** mit 75 g oraler Glukose und einem 2-Stunden-Wert von über 200 mg / dl (11,1 mmol / l)

14.8.3 Erkrankungen des Inselapparates

Wie bei allen anderen Hormondrüsen kann es auch bei den Langerhans-Inseln zu Über- und Unterfunktionen kommen, die dann Krankheitsbilder nach sich ziehen. Produzieren die B-Zellen des Inselapparates zu viel Insulin, sinkt der Blutzuckerspiegel zu stark ab. Dabei kann es zum hypoglykämischen Schock (s. u.) kommen. Produzieren sie zu wenig, kommt es zum Diabetes mellitus (Zuckerkrankheit).

14

Diabetes mellitus (Zuckerkrankheit)

Diabetes mellitus (kurz: Diabetes) ist eine chronisch verlaufende Stoffwechselkrankheit, bei der ein *absoluter oder relativer Insulinmangel* besteht. Die Folge sind v. a. Störungen im Kohlenhydratstoffwechsel, aber auch im Fett- und Eiweißstoffwechsel.

Man schätzt die Zahl der Erkrankungen heute auf ca. 11 Millionen, die Anzahl der unentdeckten Diabetiker ist dabei noch nicht mit berücksichtigt.

Liegt eine familiäre Belastung vor, ist die Wahrscheinlichkeit an Diabetes (u. a. Typ 2, s. u.) zu erkranken erhöht. Allerdings liegt kein einfacher Erbgang vor, sondern es sind mehrere Gene beteiligt.

Einteilung

Man unterscheidet bei Diabetes mellitus verschiedene Typen; die beiden wichtigsten sind Typ 1 und Typ 2.

Diabetes Typ 1 (absoluter Insulinmangel, früher: insulinabhängiger Diabetes, juveniler Diabetes). Hiervon sind ca. 10 % der Diabetiker betroffen. Es liegt ein absoluter Mangel an Insulin vor, weil es zu einer Zerstörung der insulinproduzierenden Zellen des Pankreas gekommen ist. Man geht davon aus, dass bei dieser Erkrankungsform genetische Faktoren und eine Fehlsteuerung des Immunsystems eine Rolle spielen. Dem Krankheitsausbruch geht häufig eine Virusinfektion voraus, in deren Folge das körpereigene Abwehrsystem die insulinproduzierenden Zellen als fremd erkennt und diese angreift und schädigt. Dies kann bis zur völligen Zerstörung der insulinproduzierenden Zellen und damit zum absoluten Insulinmangel führen. Der Diabetes zeigt sich meist, wenn 80–90 % der insulinproduzierenden Zellen zerstört sind. In der Anfangsphase können deshalb manchmal noch kleine Insulinreste nachgewiesen werden.

Die Erkrankung bricht meist schon bei Kindern im 11.–13. Lebensjahr aus (deshalb früher: juveniler Diabetes) oder bei Jugendlichen oder jungen Erwachsenen. Als Erstmanifestation findet man sie bei über 50-Jährigen eher selten.

Diabetes Typ 2 (relativer Insulinmangel, früher: nicht-insulinabhängiger Diabetes, Altersdiabetes). Von dieser Diabetesform sind knapp 90 % der Diabetiker betroffen. Es kommt zu einem relativen Insulinmangel, denn die Körperzellen sprechen nicht mehr ausreichend auf Insulin an. Man findet ihn vor allem nach dem 40. Lebensalter. Deshalb wurde er früher als „Altersdiabetes“ bezeichnet. Heute verschiebt sich das Ausbruchalter nach vorne und es können durchaus auch (übergewichtige!) Kinder betroffen sein.

Man geht davon aus, dass der Typ-2-Diabetes im Wesentlichen erblich bedingt ist. Allerdings spielen als auslösende Faktoren Übergewicht und Bewegungsmangel eine wichtige Rolle. Die Krankheit entwickelt sich langsam.

Diabetes Typ 3 (andere spezifische Typen, früher: sekundärer Diabetes mellitus). Der Diabetes tritt hier infolge von anderen Krankheiten wie Pankreasinsuffizienz, Pankreasentfernung, Pankreatitis, Schilddrüsenüberfunktion, Akromegalie, Cushing-Syndrom oder Phäochromozytom auf. Die Ursache kann jedoch auch in der Einnahme bestimmter Medikamente liegen wie Kortisol, Ovulationshemmer („Pille“) und Thiazide (Diuretika).

Diabetes Typ 4 (Schwangerschaftsdiabetes) Mit Schwangerschaftsdiabetes bezeichnet man jede während der Schwangerschaft erstmals auftretende Störung des Blutzuckerspiegels. In der Mehrzahl der Fälle regulieren sich nach Beendigung der Schwangerschaft die Blutzuckerwerte wieder. Allerdings besteht ein um 50 % erhöhtes Risiko, dass sich bei einer nachfolgenden Schwangerschaft wieder ein Schwangerschaftsdiabetes entwickelt. Das Risiko, dass es *nach* der Schwangerschaft zu einer Diabetes-mellitus-Erkrankung kommt, beträgt bis zu 45 % im Verlauf von 10 Jahren. Deshalb müssen auch nach der Entbindung in regelmäßigen Zeitabständen die Blutzuckerwerte kontrolliert werden.

Von einem Schwangerschaftsdiabetes sind 1–5 % aller Schwangeren betroffen!

Es besteht für die Mutter ein gesteigertes Risiko Harnwegsinfektionen zu erleiden und evtl. wird es nötig, das Kind operativ zu entbinden. Es kommt zu einem erhöhten Geburtsgewicht von über 4,5 kg und Großwuchs (Makrosomie). Grund dafür ist, dass die Mütter durch die überschüssige Glukose gewissermaßen ihre Kinder vorgeburtlich „mästen“. Bei den Kindern besteht aber auch die Gefahr, einer (Früh-)Totgeburt und das Auftreten eines Atemnotsyndroms und anderer Störungen beim Kind.

Kann ein Schwangerschaftsdiabetes (Gestationsdiabetes) nicht ausreichend durch Ernährungsumstellung und Regelung der Lebensweise reguliert werden, so muss mit Insulin behandelt werden, da die Einnahme oraler Antidiabetika wegen möglicher schwerer Nebenwirkungen kontraindiziert ist.

!

Metabolisches Syndrom

Der folgende Symptomkomplex wird auch als „tödliches Quartett" oder Wohlstandssyndrom bezeichnet:

- **Diabetes mellitus** bzw. gestörte Glukosetoleranz
- **Hypertonie** (Bluthochdruck)
- **Hypercholesterinämie** (v. a. hohe LDL-Werte)
- **Adipositas** (v. a. androider Typ, stammbetonte Fettsucht)

Ursachen

Für die Entwicklung eines Diabetes mellitus wirken folgende Faktoren begünstigend:

Insulinmangel (➤ Tab. 14.8). Der Insulinmangel kann *absolut* oder *relativ* sein. Bei Typ 1 liegt ein absoluter Mangel vor, das heißt, eine Blutuntersuchung zeigt eine zu geringe Menge oder ein völliges Fehlen von Insulin an. Bei Typ 2 ergibt eine Blutuntersuchung oft normale Werte, aber diese Insulinmenge reicht nicht aus, den Blutzuckerspiegel zu normalisieren (relativer Insulinmangel).

Insulinantikörper Es sind *Antikörper* gegen die B-Zellen oder gegen Insulin vorhanden. Bei Typ 1 handelt es sich um eine Autoimmunerkrankung.

Tab. 14.8 Insulinmangel und seine Auswirkungen

Wirkung des Insulinmangels	Folge
Verminderte Glykogenese (Aufbau von Glykogen aus Glukose)	Anstieg des Blutzuckerspiegels (Hyperglykämie)
Steigerung der Glukoneogenese (Umbau von Eiweiß und Fett zu Glukose)	Anstieg des Blutzuckerspiegels (Hyperglykämie)
Steigerung der Lipolyse (Fettabbau)	Bildung von Azeton, Fettleber
Steigerung der Proteolyse (Proteinabbau)	Gewichtsverlust

Gegenregulationsdiabetes Bei Typ 2 sind vermehrt *Insulin-Antagonisten* vorhanden. Die Insulinkonzentration im Blut ist normal, aber es treten vermehrt Antagonisten auf wie Glukagon, Kortisol, Adrenalin bzw. somatotropes Hormon (STH).

Ansprechbarkeit der Zellen Die Zellen, die Glukose als Glykogen speichern (Leber, Muskeln, Fettgewebe), sprechen nicht mehr ausreichend auf Insulin an. Man vermutet eine *Störung* der *Insulin-Rezeptoren.*

Folge des absoluten oder relativen Insulinmangels ist eine Blutzuckererhöhung (Hyperglykämie), die ihrerseits zur Glukosurie (Glukoseausscheidung im Urin) führt, da versucht wird, über die Harnausscheidung, den erhöhten Glukosegehalt des Blutes zu normalisieren. Um die überschüssige Glukose ausscheiden zu können, benötigen die Nieren vermehrt Wasser, sodass es zu gesteigertem Durst (Polydipsie) und zu vermehrter Harnmenge (Polyurie) kommt. Wird nicht ausreichend getrunken, können sich Zeichen der Austrocknung (Exsikkose) einstellen.

Diabetes mellitus

Hyperglykämie
(erhöhter Blutzuckerspiegel)
↓
Glukosurie
(Auftreten von Glukose im Urin)
↓
Polydipsie
(vermehrter Durst) und
Polyurie (vermehrte Harnmenge)
↓
Evtl. **Exsikkose** (Austrocknung)

Symptome

Beim Diabetes mellitus müssen Frühsymptome und Spätfolgen (insbesondere die sog. *Mikro- und Makroangiopathien*) unterschieden werden.

Frühsymptome Hinweise auf einen Diabetes mellitus geben folgende Symptome:

- **Hyperglykämie und Glukosurie**
- **Polyurie und Polydipsie**
- **Müdigkeit und Leistungsminderung** (Glukosemangel in den Zellen)
- **Gewichtsabnahme** (vermehrter Abbau körpereigener Fette, um den Energiemangel in den Zellen zu beheben)
- **Sehstörungen**
- **Juckreiz** (↑ *Atlas* Abb. 14.26), besonders Genital- und Analgegend
- **Rezidivierende Infekte**: z. B. Furunkel, Karbunkel, Soor, Haut- bzw. Harnweginfekte
- **Hypertonie**
- **Potenzstörungen und Amenorrhö**
- **Erhöhte Blutfettwerte** (Hypercholesterinämie). Insulinmangel bewirkt eine Steigerung der Cholesterinproduktion
- **„Heißhunger"**, das heißt, es muss manchmal ein Stück Brot, Schokolade o. Ä. gegessen werden, damit man sich wieder gut fühlt.

! Gibt der Patient **„Heißhunger"** an, besteht der Verdacht auf zeitweise Unterzuckerung des Blutes (Hypoglykämie), was immer Veranlassung sein sollte, auf Diabetes zu untersuchen.

Spätfolgen (↑ *Atlas* Abb. 14.27 bis 14.31) Durch hohe Blutzuckerwerte kommt es zur Schädigung der kleinen und großen Blutgefäße (Mikro- und Makroangiopathien). Heute spielt bei der Beurteilung des Risikos von evtl. auftretenden Spätfolgen HbA_1 und HbA_{1C} die wichtigste Rolle. HbA_1 soll unter 9 % liegen, HbA_{1C} unter 7 % (beim Gesunden um 5 %).

- **Makroangiopathien** sind Erkrankungen der *großen* arteriellen Gefäße, und zwar kommt es hier zu *Arteriosklerose.* Am häufigsten sind betroffen:
  - **Herz:** Angina pectoris, Gefahr eines Herzinfarkts
  - **Gehirn:** Hirnarteriosklerose, Gefahr eines Hirnschlages

  - **Nieren:** rezidivierende Pyelonephritiden, Nierenarterienstenose mit Gefahr des Nierenversagens
  - **Periphere Durchblutungsstörungen:** vor allem im Bereich der Beine mit Gefahr der Gangränbildung
- **Mikroangiopathien** sind Schäden an den *kleinen* arteriellen Gefäßen:
  - **Auge:** Schädigung der Netzhautgefäße (Retino- und Makulopathien) mit der Gefahr des Erblindens. Außerdem kann es durch eine Ernährungsstörung der Linse zur Linsentrübung (Katarakt, grauer Star) kommen (↑ *Atlas* Abb. 29.21 und 19.22).
  - **Nieren:** Schädigung der kleinen Gefäße der Niere mit Gefahr des Nierenversagens
  - **Nerven:** Durch Schädigung der Gefäße, die die Nerven versorgen, kommt es zur diabetischen Polyneuropathie mit Parästhesien, nächtlichen Wadenkrämpfen, Vibrations- und Sensibilitätsstörungen und / oder Nervenschmerzen (z. B. „burning-feet" = das Gefühl von brennenden Füßen), motorischen Störungen bis Lähmungen, Hypo- bzw. Areflexie, Potenzstörungen, Obstipation und / oder Diarrhö und gestörter Magen- und Blasenentleerung.
- **Erhöhte Infektanfälligkeit:** durch eine verminderte Abwehrkraft gegen Erreger. Es kommt zu einer schlechten Wundheilung und häufigen Pilzinfektionen.
- **Diabetischer Fuß:** durch Schädigung der kleinen Gefäße, v. a. im Bereich der Zehen, Ferse oder an Druckstellen kommt es zum Absterben von Gewebe (diabetische Gangrän). Durch Sensibilitätsstörungen bleiben Verletzungen des Fußes oft unbemerkt (Polyneuropathien). Durch eine gestörte Wundheilung heilen Verletzungen nur sehr schwer ab.
- **Leber:** aufgrund eines gestörten Fettstoffwechsels kommt es zur Fettleber. Dies kann als Früh- oder als Spätsymptom auftreten.

Gefährdete Organe bei Diabetes mellitus

- **Auge:** Erblindung
- **Nieren:** Nierenversagen
- **Herz:** (stummer) Herzinfarkt
- **Nerven:** Polyneuropathien
- **Gehirn:** Hirnschlag
- **Diabetischer Fuß:** Gangrän

Therapie

Je nach Stadium und Ausprägungsgrad der Erkrankung sind verschiedene Maßnahmen notwendig.

Diät Ernährungsempfehlungen bei Diabetes zielen auf eine ausgewogene Vollwerternährung, wobei mehrere kleinere Mahlzeiten täglich eingenommen werden sollen. Auf schnell verwertbare Kohlenhydrate soll verzichtet werden, um starke Blutzuckerschwankungen möglichst zu vermeiden.

Regelung der Lebensweise Auf regelmäßige Lebensweise und ausreichende Bewegung muss geachtet werden.

Orale Antidiabetika (Verschreibungspflichtig!) dürfen nur eingesetzt werden, wenn noch ausreichend insulinproduzierende Zellen vorhanden sind, was lediglich beim Typ-2-Diabetes der Fall ist. Nach Mutschler können allerdings 80 % der Typ-2-Diabetiker mit konsequenter Diät und Gewichtsreduktion ausreichend und mit geringerem Risiko behandelt werden. In diesen Fällen muss die Therapie mit oralen Antidiabetika, wegen der z. T. gravierenden Nebenwirkungen, als schwerer Fehler bezeichnet werden.

Insulin Kann mittels der vorstehenden Maßnahmen der Blutzuckerwert nicht zufriedenstellend eingestellt werden, muss Insulin verordnet werden. Die Insulingabe darf nicht zu spät erfolgen, damit Spätschäden möglichst vermieden werden! Der Typ-1-Diabetes wird von Anfang an mit Insulin behandelt!

Zu den verschreibungspflichtigen oralen Antidiabetika gehören:

Resorptionshemmer verzögern die Glukoseaufnahme im Dünndarm und senken dadurch den postprandialen Blutzuckerspiegel; der Nüchternblutzuckerspiegel wird nur wenig beeinflusst. Es kann zu Meteorismus und evtl. zu Diarrhö, sehr selten zu einem Anstieg der Leberenzyme im Blut kommen.

Biguanide senken dosisabhängig den Blutzuckerspiegel. Der genaue Wirkmechanismus ist noch nicht bekannt. Da sie aber nicht die Insulinfreisetzung aus den B-Zellen stimulieren, besteht keine Hypoglykämiegefahr. Unerwünschte Nebenwirkungen sind

Magen-Darm-Störungen, Blutbildveränderungen und Laktatazidose (Azidose durch Vermehrung von Laktat im Blut).

Sulfonylharnstoffe stimulieren die körpereigene Insulinabgabe und senken so Blutzuckerspiegel, bergen aber die Gefahr von schweren Hypoglykämien in sich. Weitere Nebenwirkungen sind Magen-Darm-Störungen, allergische Reaktionen, selten Leukopenie und Thrombopenie. Außerdem wirken sie appetitsteigernd, was eine Gewichtsreduktion erschwert!

Der Heilpraktiker kann leichtere Formen von Diabetes mellitus, die kein Insulin und keine oralen Antidiabetika benötigen, behandeln. Geeignete *stoffwechselanregende* Pflanzen sind z. B. Bohnenschale und Topinambur. Bei letzterer handelt es sich um eine kartoffelähnliche Knolle (knollige Sonnenblume, Helianthus tuberosus), die Inulin (kein Insulin!) enthält. Sie schmeckt süßlich und ist gut sättigend, weshalb man sie gerne bei der Diabetikerkost einsetzt. Eine direkte blutzuckersenkende Wirkung konnte nicht nachgewiesen werden.

Bestehendes Übergewicht muss durch geeignete diätetische Maßnahmen (s. o.) langsam reduziert, eine evtl. bestehende Obstipation behandelt und eine Regelung der Lebensweise erzielt werden.

Komplikationen des Diabetes mellitus

Hypoglykämischer Schock (Insulinschock)

Beim hypoglykämischen Schock (besser: Insulinschock) kommt es zu einem Absinken des Blutzuckerspiegels unter 40 mg / dl. Je nach gewohntem Blutzuckerniveau und je nach Geschwindigkeit des Abfalls kann es jedoch schon bei Werten unter 100 mg / dl oder erst bei Werten unter 30 mg / dl zu Symptomen kommen.

Auslösende Faktoren

- **Medikamentös** durch Insulin- oder Sulfonylharnstoffüberdosierung oder zu langer Abstand zwischen der Insulineinnahme und dem Essen (Insulin gespritzt und sich schlafen gelegt!).
- **Ungenügende Nahrungsaufnahme,** Erbrechen, Durchfälle
- **Vermehrte Muskelarbeit.** Durch die erhöhte Arbeitsleistung wird zu viel Glukose verbraucht, die aufgrund der bestehenden Stoffwechselstörung nicht rasch genug aufgefüllt werden kann.
- **Alkoholmissbrauch** (Hemmung der Glukoneogenese)
- Insulinproduzierende Tumoren
- Schwere Lebererkrankungen mit verminderter Glukoneogenese

Symptome

- **Leichtere Hypoglykämie:**
  - Heißhunger
  - Kalter Schweiß, Blässe
  - Motorische Unruhe, Zittern
  - Schwäche, Müdigkeit
  - Konzentrations- und Sprachstörungen
  - Gleichgewichtsstörungen
  - Verhaltensauffälligkeit (z. B. Euphorie oder Wut, Verwirrtheit)
- **Schwere Hypoglykämie:**
  - Bewusstseinstrübung
  - Neurologische Ausfälle
  - Koma mit Krampfanfällen

Hypoglykämischer Schock

Beim Bewusstlosen weisen folgende Symptome auf einen hypoglykämischen Schock hin:
- Schneller Puls
- Normaler Blutdruck
- Unauffällige Atmung
- Pupillen weit
- Kaltschweißige Haut
- Eventuell kann man Einstichstellen nach Insulininjektionen finden.

!

Erste-Hilfe-Maßnahmen

Beim hypoglykämischen Schock sind folgende Maßnahmen zu ergreifen:
- **Bei erhaltenem Bewusstsein.** Zuckerlösung oder zuckerhaltige Getränke (z. B. Cola oder Apfelsaft) zu trinken geben oder Zuckerstücke essen lassen. Diabetiker sollen deshalb immer etwas Trauben- oder Würfelzucker bei sich tragen.
- **Bei Bewusstlosigkeit.** Sofort den Notarzt verständigen. Patienten in stabile Seitenlage bringen und Kopf überstrecken. Glukose (i. v.) oder Glukagon (s. c., i. m.) verabreichen. Glukagon wirkt nicht bei alkoholbedingten Hypoglykämien.

Beim hypoglykämischen Schock **niemals Insulin spritzen,** da dadurch der Schock verstärkt würde!

Tab. 14.9 Coma diabeticum bei Typ-1- und Typ-2-Diabetes

	Kennzeichen des Coma diabeticum beim Typ-1-Diabetiker (ketoazedotisches Koma)	Kennzeichen des Coma diabeticum beim Typ-2-Diabetiker (hyperosmolares Koma)
Entstehungsdauer	Stunden bis Tage	Tage bis Wochen
Blutzuckerwerte	Meist 300–700 mg / dl	Über 700 mg / dl
Typische Symptome	Heftige Bauchschmerzen mit Übelkeit, Erbrechen, Appetitlosigkeit, vermehrter Durst, Schwäche, Kussmaul-Atmung mit obstartigem Geruch der Atemluft	Anfangs starker Durst mit Polyurie, später Exsikkosezeichen mit Blutdruckabfall bis Schock, Oligurie, Tachykardie und trockener, heißer Haut

Coma diabeticum

Beim Coma diabeticum kommt es zu einem Anstieg des Blutzuckerspiegels auf über 400–600 mg / dl, evtl. sogar auf Werte bis über 1000 mg / dl. Diese Komaform entwickelt sich meist langsam über Stunden bis Tage.

Auslösende Faktoren Es kann sich um die Erstmanifestation eines bisher unbekannten Diabetes handeln. Es kann aber jedoch auch eine fehlende Insulinzufuhr oder ein technischer Fehler bei der Abmessung oder der Injektion die Ursache sein. Eine weitere Möglichkeit ist, dass es infolge eines Infektes (häufigste Ursache!), eines Diätfehlers, durch Schwangerschaft, durch gastrointestinale Störungen oder durch Einnahme von Kortisol zu einem erhöhten Insulinbedarf gekommen ist.

In 25 % der Fälle handelt es sich um unerkannte Diabetiker, die erst im Zustand des Komas diagnostiziert werden.

Symptome Der Beginn ist schleichend mit vermehrtem Durst, gesteigerter Urinmenge, Appetitlosigkeit, Erbrechen, Schwäche, Tachypnoe und starken Bauchschmerzen. Letztere sind durch peritoneale Reizerscheinungen, eine Atonie der Magen- und Darmwand und durch eine Magenüberblähung bedingt. Die Bauchschmerzen können so schlimm sein, dass die Erkrankung mit einem akuten Abdomen verwechselt wird.

Im weiteren Verlauf verstärkt sich die Müdigkeit immer mehr und es kommt zur Bewusstseinstrübung bis hin zu Bewusstlosigkeit und Koma. Typisch ist die sog. Kussmaul-Atmung: gleichmäßige, tiefe Atemzüge. Da die ausgeatmete Luft Azeton enthält, riecht sie obstessigartig.

Es kann zu Exsikkosezeichen mit trockener Haut, Oligurie, Blutdruckabfall bis Schock kommen. Grund dafür ist, dass die Niere vermehrt Flüssigkeit benötigt um Glukose und Azeton ausscheiden zu können (➤ Tab. 14.9).

Therapie Bei Verdacht muss sofortige Klinikeinweisung erfolgen. Hier werden Insulin, Flüssigkeit und Elektrolyte verabreicht.

Erste-Hilfe-Maßnahmen

Es gilt der Grundsatz, dass bei einem bewusstlosen Diabetiker immer Glukose verabreicht wird, da die Hypoglykämie ein akut lebensbedrohlicher Zustand ist. Die Glukose wirkt in diesem Fall lebensrettend.

Hat sich der Ersthelfer geirrt und bei einem Coma diabeticum irrtümlich Glukose verabreicht, so ist dies weit ungefährlicher als eine Insulingabe im hypoglykämischen Schock.

Da es von großer diagnostischer Bedeutung ist, dem hypoglykämischen Schock und das Coma diabeticum genau auseinander zu halten, finden Sie eine Übersicht in ➤ Tab. 14.10.

Tab. 14.10 Kennzeichen von hypoglykämischem Schock und Coma diabeticum

	Hypoglykämischer Schock	Coma diabeticum
Häufige auslösende Faktoren	Falsche Medikamentendosierung, Alkoholabusus, Erbrechen, Durchfälle, vermehrte Muskelarbeit	Unzureichende Insulinzufuhr, infolge eines Infektes, Diätfehler
Beginn	Schnell, innerhalb von Minuten	Langsam, über Tage
Puls	Evtl. Tachykardie	Tachykardie
Blutdruck	Normal	Niedrig
Durst–Hunger	Beginn mit Heißhungerattacken	Vermehrter Durst
Haut	Feucht	Trocken
Atmung	Normal	Kussmaul-Atmung mit obstartigem Geruch
Exsikkosezeichen	Nein	Ja
Reflexe	Hyperreflexie	Hyporeflexie
Leitsymptome	Krämpfe	Heftige Bauchschmerzen
Blutzuckerwerte	Stark vermindert	Stark erhöht
Urinuntersuchung	Keine Glukose, kein Azeton	Glukose und Azeton im Urin
Therapie	**Bei erhaltenem Bewusstsein:** orale Gabe von Traubenzucker **Bei Bewusstlosigkeit:** Glukose i. v. oder Glukagon s. c. oder i. m.	Erfolgt in der Klinik durch Insulin- und Flüssigkeitsgabe

In diesem Abschnitt über die Hormone haben Sie außerordentlich wichtige Erkrankungen kennengelernt, wie Diabetes mellitus, Schilddrüsenerkrankungen und das Cushing-Syndrom. Weil Sie im Praxisalltag so bedeutsam sind, spielen sie auch bei der amtsärztlichen Überprüfung eine wichtige Rolle. Deshalb möchten Sie sicher wissen, ob Sie in dieser Hinsicht fit genug sind. Machen Sie den Test mithilfe des Buches „Prüfungstraining für Heilpraktiker" (➤ Kap. 14).

KAPITEL

15 Harnableitende Organe und Nieren

15.1 Anatomie 426
15.1.1 Die Nieren 426
15.1.2 Harnleiter 428
15.1.3 Harnblase 429
15.1.4 Harnröhre 431

15.2 Physiologie 431
15.2.1 Aufgaben der Nieren 431
15.2.2 Das Nephron 432
15.2.3 Harnbereitung 432
15.2.4 Selbstregulation der Niere 433
15.2.5 Steuerung der Nierentätigkeit 434

15.3 Untersuchungsmethoden 434
15.3.1 Körperliche Untersuchung 434
15.3.2 Laboruntersuchungen 436
15.3.3 Apparative Verfahren 437
15.3.4 Harnanalyse mit Mehrfachteststreifen 438

15.4 Erkrankungen der harnableitenden Organe und Nieren 443
15.4.1 Harnblasenentzündung 444
15.4.2 Akute Pyelonephritis 445
15.4.3 Chronische Pyelonephritis 445
15.4.4 Akute (immunogene) Glomerulonephritis 446
15.4.5 Chronische Glomerulonephritis 447
15.4.6 Nephrotisches Syndrom 447
15.4.7 Gichtnephropathie 448
15.4.8 Analgetikanephropathie 448
15.4.9 Nierensteine 448
15.4.10 Nieren- und Blasenkarzinom 450
15.4.11 Niereninsuffizienz und Nierenversagen 450
15.4.12 Urämie 451
15.4.13 Angeborene Nierenerkrankungen 452
15.4.14 Harninkontinenz 452

Die Nieren haben die Aufgabe, das *Blut* von schädlichen Stoffen zu *reinigen*. Dazu bilden sie den Urin, der dann über die ableitenden Harnwege nach außen transportiert wird. Die Nieren sind lebenswichtige Organe, fallen beide aus, so kommt es zur tödlichen Harnvergiftung.

15

15.1 Anatomie

Abschnitte des Harnapparates (➤ Abb. 15.1, ↑ *Atlas* Abb. 15.1) Der Harnapparat besteht aus folgenden anatomischen Strukturen:

- Zwei Nieren (Renes)
- Zwei Nierenbecken (Pyelon, Pelvis renalis) mit ihren Kelchen (Calices renales)
- Zwei Harnleiter (Ureter)
- Eine Harnblase (Vesica urinaria)
- Eine Harnröhre (Urethra)

15.1.1 Die Nieren

Lage und Form Die Nieren (Renes) liegen *rechts* und *links* der *Wirbelsäule,* unterhalb des Zwerchfells, und zwar in Höhe des 12. Brust- bis zum 2. Lendenwirbel. Nach unten sollen die Nieren *nicht unter* den *Beckenkamm* absinken (↑ *Atlas* Abb. 15.2). Die linke Niere liegt unterhalb der Milz, die rechte hinter der Leber, wodurch letztere etwas tiefer steht. Die Nieren sind 10–12 cm lang, 120–200 g schwer und nicht vom Bauchfell (Peritoneum) umgeben, liegen also *retroperitoneal.*

Die Nieren schwimmen gewissermaßen in einer Fettkapsel (Stützfett), die sie schützt und in ihrer

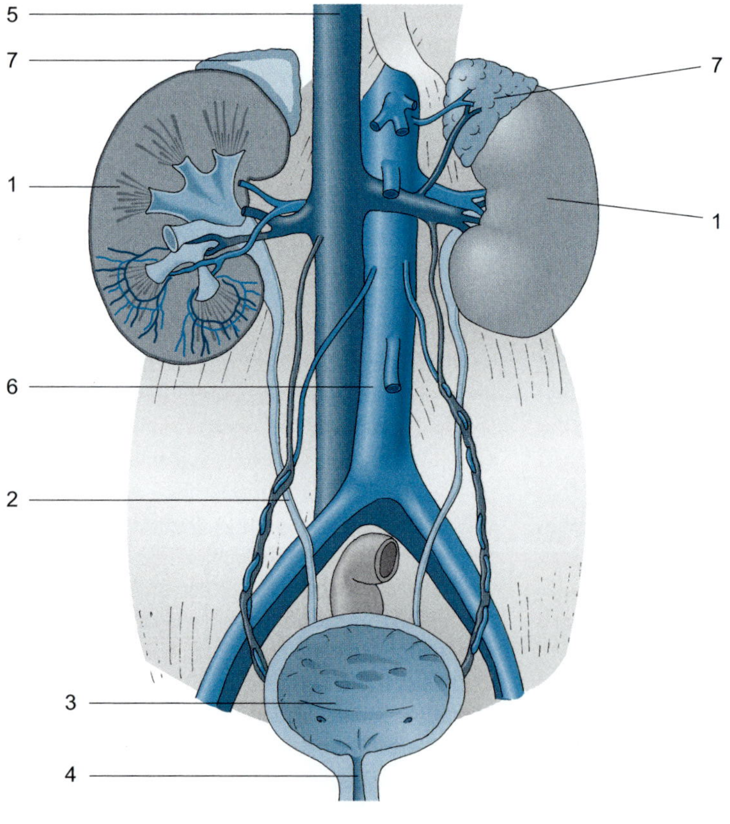

Abb. 15.1 Abschnitte des Harnapparates. 1: Niere (Ren), 2: Harnleiter (Ureter), 3: Harnblase (Vesica urinaria), 4: Harnröhre (Urethra), 5: untere Hohlvene (V. cava inferior), 6: Bauchaorta (Aorta abdominalis), 7: Nebenniere (Glandula suprarenalis). [L190]

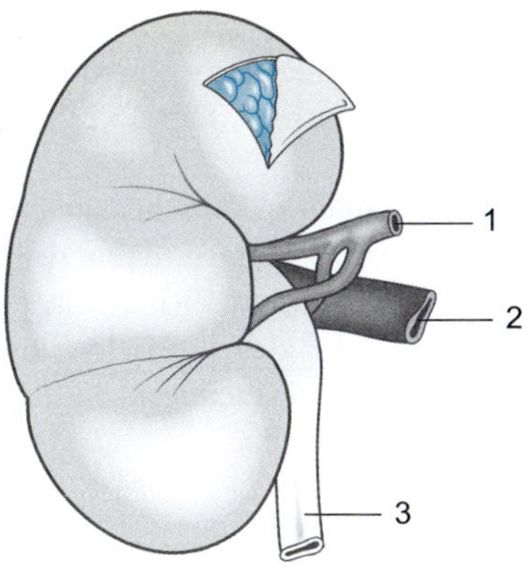

Abb. 15.2 Rechte Niere mit dem Nierenhilum. Das Nierenhilum ist die Durchtrittsstelle für: 1: Nierenarterie (A. renalis), 2: Nierenvene (V. renalis), 3: Harnleiter (Ureter). [E712/L126]

Lage hält. Bei starker Abmagerung (z. B. bei Magersucht) wird dieses Fett eingeschmolzen. Dadurch kann es zum Absinken der Nieren kommen (Senknieren, Wandernieren), und es besteht die Gefahr einer Harnleiterabknickung.

Die Nieren sind *bohnenförmig.* Ihr innerer Rand ist konkav gewölbt, in seiner Mitte befindet sich das Nierenhilum (➤ Abb. 15.2, ↑ *Atlas* Abb. 15.3). Hier treten der *Harnleiter,* die *Nierenarterie* und *-vene,* außerdem *Nerven* und *Lymphgefäße* in das Organ ein bzw. aus.

Längsschnitt durch die Nieren Schneidet man eine Niere auf, so kann man schon mit bloßem Auge drei Anteile unterscheiden (➤ Abb. 15.3, ↑ *Atlas* Abb. 15.4):

- **Nierenrinde** (Cortex renalis). Die feinkörnige, hellere äußere Zone enthält die *Nierenkörperchen* und die *gewundenen Abschnitte der Nierenkanälchen* (➤ Kap. 15.2.2). Diese hellere Schicht senkt sich in Form von Nierensäulen (Columnae renales) zwischen die dunklere Markschicht. Außen ist die Nierenrinde von einer derben, bindegewebigen Kapsel umgeben.
- **Nierenmark** (Medulla renalis). Das dunklere, fein gestreifte Nierenmark enthält die *geraden Anteile der Nierenkanälchen* (Henle-Schleifen) und die *Sammelrohre* (➤ Kap. 15.2.2). Es bildet keine zusammenhängende Schicht, sondern ist in einzelne Abschnitte, die Pyramiden, gegliedert. Jede Niere enthält 8–16 dieser Pyramiden, deren Spitzen (Nierenpapillen) zum Zentrum hin ausgerichtet sind. Die Nierenpapillen reichen in die Kelche hinein und geben über mikroskopisch kleine Öffnungen den von den Nieren produzierten Urin ans Nierenbecken ab.
- **Nierenbecken** (Pyelon, Pelvis renalis). Es handelt sich um eine *Ausweitung des Harnleiters* mit 8–10 Nierenkelchen (Calices renales, ↑ *Atlas* Abb. 15.4 und 15.5).

15

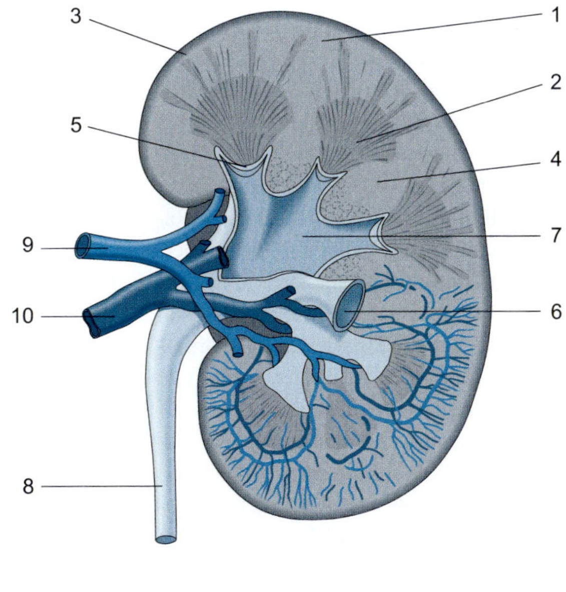

Abb. 15.3 Längsschnitt durch die Niere. 1: Nierenrinde (Cortex renalis), 2: Nierenmark (Medulla renalis), gebildet von den Nierenpyramiden (Pyramides renales), 3: Bindegewebige Kapsel (Capsula fibrosa), 4: Nierensäulen (Columnae renales), 5: Nierenpapille (Papilla renalis), die die Spitze der Nierenpyramide darstellt, 6: Nierenkelche (Calices renales), stellen einen Teil des Nierenbeckens dar, 7: Nierenbecken (Pyelon, Pelvis renalis), 8: Harnleiter (Ureter), 9: Nierenarterie (A. renalis), 10: Nierenvene (V. renalis). [L190]

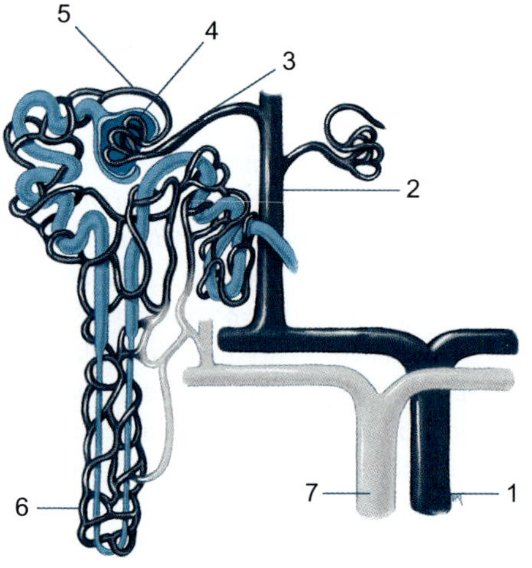

Abb. 15.4 Darstellung der Aufzweigung der Nierenschlagader. 1: Zwischenlappenschlagader, (A. interlobaris), 2: Radiärarterie (Zwischenläppchenschlagader, A. interlobularis), 3: zuführende Arteriole (Vas afferens), 4: Kapillares Gefäßknäuel (Glomerulus), 5: wegführende Arteriole (Vas efferens), 6: Kapillarnetz, 7: Zwischenlappenvene (V. interlobaris). [E713]

Blutversorgung der Nieren Den Nieren wird ungefähr ein Drittel der Gesamtblutmenge des großen Kreislaufs zugeführt. Dazu zweigen direkt von der Aorta die beiden *Nierenarterien* (Aa. renales) ab, die sich innerhalb der Nieren zu immer kleineren Gefäßen bis hin zu den Glomerulusschlingen aufspalten (➤ Abb. 15.4).

Die Nierenarterie teilt sich in zwei Segmentarterien, die sich weiter in Zwischenlappenarterien (Aa. interlobares) aufspalten, die an den Lappengrenzen verlaufen. Aus diesen Zwischenlappenarterien gehen die Bogenarterien (Aa. arcuatae) hervor. Hierbei handelt es sich um bogenförmige, querverlaufende Gefäße zwischen Rinde und Mark. Aus diesen Bogenarterien zweigen die Zwischenläppchenarterien (Radiärarterie, Aa. interlobulares) radiär zur Nierenoberfläche ab. Aus den Zwischenläppchenarterien gehen in regelmäßigen Abständen die zuführenden Arteriolen (Vasa afferentia) hervor, die zum Nierenkörperchen laufen. Die zuführenden Arteriolen werden zu den Glomerulusschlingen des Nierenkörperchens.

Bei den Glomerulusschlingen handelt es sich um *Kapillaren*, in denen der *Primärharn* abgepresst wird. Das zuführende Gefäß wird Vas afferens, das wegführende Vas efferens bezeichnet. Letzteres zweigt sich auffolgend in ein zweites Kapillarnetz auf, das um die Nierenkanälchen herum liegt. Bitte beachten Sie hierzu auch ➤ Kap. 15.2.2, das Nephron.

Die Kapillaren laufen zu Zwischenläppchenvenen (Vv. interlobulares) zusammen, dann zu Bogenvenen (Vv. arcuatae) und zu Zwischenlappenvenen (Vv. interlobares), die sich ihrerseits zur rechten bzw. linken Nierenvenen vereinigen, die das Blut der unteren Hohlvene zuführen.

Das Blut durchfließt in der **Niere** also **zwei Kapillarsysteme:** das erste im *Nierenkörperchen* (im Glomerulus), das zweite *um* die *Kanälchen* (Tubuli) herum.

15.1.2 Harnleiter

Die Harnleiter (Ureter) sind 30–35 cm lange muskulöse Schläuche, die das Nierenbecken mit der Harnblase verbinden. Sie verlaufen retroperitoneal. Es können folgende Wandschichten unterschieden werden (↑ *Atlas* Abb. 15.6):

- **Innere Schleimhautschicht:** Übergangsepithel mit etwas darunterliegendem Bindegewebe
- **Muskelschicht:** mit einer inneren Längsmuskelfaserschicht, einer mittleren Ringmuskelschicht und einer äußeren Längsmuskelfaserschicht
- **Äußere Hüllschicht:** aus Bindegewebe, in dem viele Blutgefäße verlaufen

Die Muskelschicht besteht aus *glatten Muskelfasern*, die vom vegetativen Nervensystem innerviert werden. Sie führt zur Beförderung des Harns *peristaltische* Bewegungen aus, denn der Urintransport kann nicht einfach der Schwerkraft überlassen werden, da sich sonst der Urin im Liegen im Nierenbecken anstauen würde.

Die Harnleiter münden unten seitlich von hinten in die Harnblase ein. Da sie schräg durch die Blasenmuskulatur durchtreten, entsteht eine Art *Druckverschluss*. Dieser öffnet und schließt sich, um den Urin in die Blase einfließen zu lassen, aber er verhindert gleichzeitig ein Zurückströmen des Urins. Pro Minute laufen durchschnittlich 2–3 peristaltische Wellen über den Harnleiter.

Engpässe des Harnleiters Der Harnleiter ist an drei Stellen eingeengt:

- Kurz unterhalb des Nierenbeckens
- An der Überkreuzungsstelle mit den großen Blutgefäßen des Beckens (➤ Abb. 15.1, ↑ *Atlas* Abb. 15.1)
- Am Eintritt in die Blase

An diesen Stellen können sich leicht *Nierensteine einklemmen*. Dabei wird die Harnleiterwand schmerzhaft aufgedehnt, sodass sich die Muskulatur des Harnleiters „krampfartig“ bemüht, den Stein weiterzutransportieren. Dadurch kommt es zu kolikartigen Schmerzen.

15.1.3 Harnblase

Die Harnblase (Vesica urinaria) ist ein *Sammelgefäß* für den Urin, der von den Nieren produziert und über Nierenbecken und Harnleiter zur Blase transportiert wurde. Im gefüllten Zustand hat sie annähernd kugelförmige Gestalt, entleert liegt sie als „schlaffer Sack“ im kleinen Becken (↑ *Atlas* Abb. 15.7).

Lage Die Harnblase liegt unterhalb des Bauchraums im kleinen Becken, hinter der Schambeinfuge und unterhalb des Dünndarms. Bei der **Frau** liegt sie *vor* der *Scheide* und vor und unterhalb der *Gebärmutter* (↑ *Atlas* Abb. 16.15); beim **Mann** vor dem *Mastdarm* und oberhalb der *Prostata* (↑ *Atlas* Abb. 16.1).

Die Harnblase hat meist ein Fassungsvermögen von 300–500 ml. Ab einer Blasenfüllung von 200 ml kommt es zu Harndrang, der ab 400 ml meist sehr heftig wird. Das größtmögliche Fassungsvermögen, ab dem eine Entleerung willkürlich nicht mehr unterdrückt werden kann, hängt entscheidend vom Trainingszustand der Blase ab.

Wandaufbau der Harnblase (↑ *Atlas* Abb. 15.8)

- **Schleimhaut** (Mukosa, Tunica mucosa). Im entleerten Zustand ist die Schleimhaut, mit Ausnahme des Blasendreiecks (s. u.), in Falten gelegt; im gefüllten Zustand erscheint sie glatt. Sie besitzt eine Auskleidung aus Übergangsepithel. Hierbei handelt es sich um ein mehrreihiges Epithel, in dessen oberflächlicher Lage schleimabsondernde Zellen sitzen, die die darunterliegenden Zellen vor dem konzentrierten Harn schützen. Ein weiteres Kennzeichen des Übergangsepithels ist seine Fähigkeit, sich unterschiedlichen Füllungszuständen anzupassen. Dabei geht es von einer mehrreihigen in eine zweireihige Form über (➤ Kap. 3.1.5).
- **Muskelwand** (Muskularis, M. detrusor vesicae). Es handelt sich um glatte Muskulatur, an der man drei Verlaufsrichtungen der Muskelfasern unterscheiden kann, und zwar eine innere Längsschicht, eine mittlere, zirkulär verlaufende Schicht und eine äußere Längsmuskelschicht. Diese Schichten sind allerdings miteinander stark verflochten.
- **Hüllschicht** (Adventitia, Tunica adventitia). Es handelt sich um eine Hüllschicht aus Bindegewebe, die allerdings *nur* an den Anteilen der Blase vorkommt, die *nicht* vom Bauchfell umgeben sind (s. u.).
- **Bauchfell** (Peritoneum). Der obere, der hintere und der seitliche Anteil der Harnblase sind mit Bauchfell überzogen. Füllt sich die Harnblase, so wird das Bauchfell mit nach oben gehoben, sodass die volle Harnblase der vorderen Bauchwand *ohne* Zwischenschaltung von Bauchfell anliegt. Deshalb ist es möglich, die gefüllte Blase durch die Bauchwand oberhalb der Schambeinfuge zu *punktieren, ohne* dabei das Bauchfell zu verletzen. Dies macht man sich bei der Harnblasenpunktion (↑ *Atlas* Abb. 15.13 und 15.14) zunutze.

Blasendreieck (Trigonum vesicae) An ihrem unteren Anteil besitzt die Harnblase drei Öffnungen, die das Blasendreieck bilden: zwei Öffnungen der Mündungsstellen der Harnleiter und eine Öffnung für die Harnröhre. Hier ist die Schleimhaut fest mit der Muskulatur verbunden und weist *keine* Falten auf (↑ *Atlas* Abb. 15.7, Nr. 3). Dies hat den Vorteil, dass sich keine Schleimhautfalte vor die Öffnung der Harnröhre legen kann und so zu einem Verschluss führen könnte. Die Folge wäre, dass der Urin beidseitig in die Harnleiter und weiter in die Niere zurück staut, was unbehandelt ein beidseitiges Nierenversagen zur Folge hätte.

Schließmuskeln der Blase Wie schon erwähnt wurde, durchstoßen die Harnleiter die Blasenwand nicht rechtwinkelig, sondern schräg. Dadurch wird verhindert, dass Urin in die Harnleiter zurückfließen

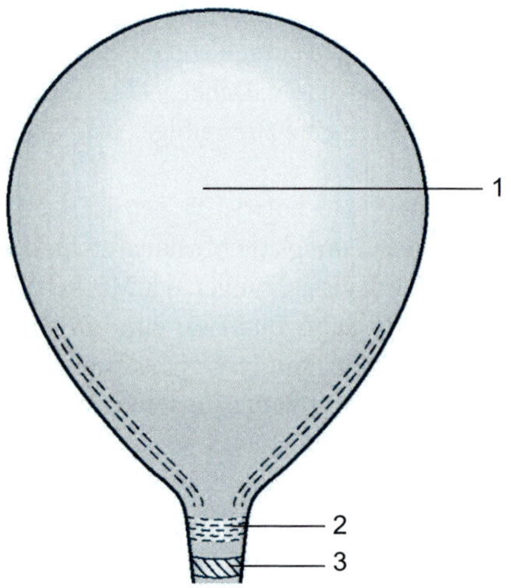

Abb. 15.5 Schließmuskeln der weiblichen Blase.
1: Harnblase (Vesica urinaria), 2: oberer Ringmuskel (Sphincter internus, M. sphincter urethrae superior), 3: unterer Ringmuskel (Sphincter externus, M. sphincter urethrae inferior). [E619]

kann, denn durch den Innendruck der Blase wird der in der Blasenwand gelegene Teil der Harnleiter zusammengepresst (➤ Abb. 15.5).

- **Oberer Ringmuskel** (M. sphincter internus, M. sphincter urethrae superior). Trotz der Namensgebung handelt es sich nicht um einen Ringmuskel, sondern um elastische Netze und Muskelschlingen, die am Schambein entspringen und den inneren Harnröhrenmund umfassen. Dieser obere Ringmuskel besteht aus glatter Muskulatur und ist *nicht dem bewussten Willen* unterworfen.
- **Unterer Ringmuskel** (M. sphincter externus, M. sphincter urethrae inferior). Der untere Ringmuskel wird von der quergestreiften Muskulatur des Beckenbodens gebildet. Er kann *willkürlich* gesteuert werden.

Miktion (Blasenentleerung) Ist die Harnblase stark gefüllt, so wird der elastische Verschlussapparat gedehnt, sodass der Urin in die Harnröhre eintritt. Zunächst kann der untere Ringmuskel noch eine Blasenentleerung verhindern. Je stärker der Harndrang wird, desto stärker wird die willentliche Anstrengung, die Blasenentleerung zu vermeiden. Wird schließlich die Kraft des unteren Schließmuskels überschritten, erfolgt eine *unwillkürliche* Harnentleerung.

Normalerweise wird jedoch die Blasenentleerung *willentlich* ausgelöst, wobei der nachfolgende Vorgang reflektorisch abläuft:

- Die Blasenwand kontrahiert sich.
- Dadurch wird der obere Ringmuskel aufgedehnt.
- Der untere Ringmuskel erschlafft willentlich.
- Das Abfließen des Urins wird durch eine Kontraktion der Bauch- und Beckenmuskulatur unterstützt.

Miktionsreflex. In der Wand der Harnblase befinden sich Dehnungsrezeptoren, die den Füllungszustand über afferente Nervenfasern zum Sakralmark (unterster Teil des Rückenmarks) melden. Von hier aus wird der Impuls zu einem Reflexzentrum in der Brücke (Pons) weitergeleitet. Nimmt die Frequenz der afferenten Impulse zu, so stellt sich das Empfinden „Harndrang" ein. Zentrale Hemmungsmechanismen aus Mittel- und Großhirn können aber eine Entleerung verhindern. Bei Fortfall dieser Hemmung kommt es über einen Reflexbogen, der die vordere Brückenregion durchläuft, zur Aktivierung motorischer Neuronen im Sakralmark. Die efferenten Impulse gelangen hierbei über parasympathische Fasern zur Blasenwand (Kontraktion) und zum äußeren Ringmuskel (Erschlaffung ➤ Abb. 15.6).

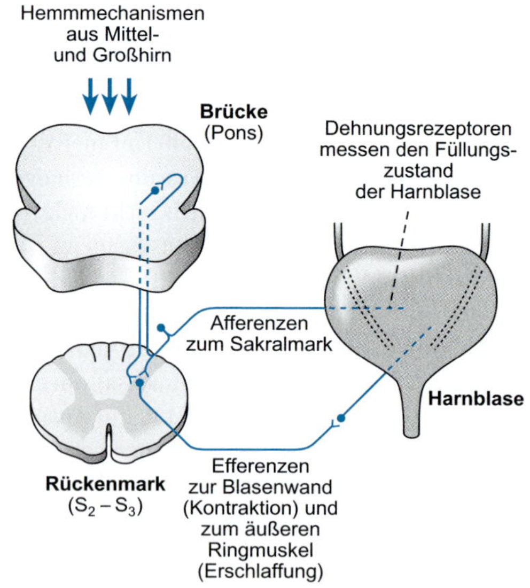

Abb. 15.6 Schematische Darstellung des Miktionsreflexes [L106]

Durch Impulse aus dem Mittel- und Großhirn kann der Miktionsreflex willentlich unterdrückt werden. An dieser Hemmung sind sympathische Fasern aus dem Lumbalmark beteiligt. Ihre Aktivierung führt zu einer Erschlaffung der Blasenmuskulatur und zur Tonussteigerung des oberen Ringmuskels.

15.1.4 Harnröhre

Die Harnröhre (Urethra) ist ein röhrenförmiges Gebilde, das beim Blasenmund (Ostium urethrae internum) beginnt und das die Aufgabe hat, den Urin aus der Harnblase *nach außen transportiert.* Innen ist sie mit Schleimhaut, in die kleine Schleimdrüsen eingelagert sind, ausgestattet.

Wegen ihrer unterschiedlichen anatomischen Lage werden die männliche und weibliche Harnröhre getrennt besprochen.

Harnröhre der Frau Die Harnröhre der Frau ist gerade und etwa 2,5–5 cm lang (↑ *Atlas* Abb. 16.15). Sie mündet *zwischen Klitoris* und *Scheidenöffnung* im *Scheidenvorhof* (↑ *Atlas* Abb. 16.27). Die Auskleidung der weiblichen Harnröhre ist, ebenso wie die Scheidenschleimhaut, hormonellen Einflüssen unterworfen. Die Harnröhrenöffnung ist nur unzureichend gegen Verunreinigungen aus Scheide und Rektum geschützt, weshalb es bei Frauen oft zu mikrobiellen Kontaminationen (Verunreinigungen) mit entzündlichen Reizungen kommt.

Harnröhre des Mannes Die Harnröhre des Mannes ist etwa 20–25 cm lang. Sie zeigt bei schlaff herunterhängendem Glied zwei typische Krümmungen (➤ Abb. 16.1). Sie wird in vier Abschnitte unterteilt (↑ *Atlas* Abb. 16.9):

- **Pars intramuralis:** verläuft durch die Harnblasenmuskulatur.
- **Pars prostatica:** ist ca. 3 cm lang und durchläuft die Prostata.
- **Pars membranacea:** der ca. 1 cm lange Teil, der durch den Beckenboden zieht
- **Pars spongiosa:** ist ca. 15–16 cm lang und verläuft im Harnröhrenschwellkörper des Gliedes.

Da die männliche Harnröhre ab der Einmündungsstelle der beiden Ausspritzgänge *gleichzeitig* als *Samenweg* dient, handelt es sich ab dieser Stelle um die kombinierte Harn-Samen-Röhre (➤ Abb. 16.1 Nr. 8).

15.2 Physiologie

15.2.1 Aufgaben der Nieren

Die Nieren haben wichtige Aufgaben:

Ausscheidung der Stoffwechselendprodukte Kreatinin, Harnstoff und Harnsäure. *Kreatinin* ist ein Abbauprodukt des Muskelstoffwechsels, *Harnstoff* des Eiweißstoffwechsels. Bei der *Harnsäure* handelt es sich um ein Endprodukt des Purinstoffwechsels.

Ausscheidung giftiger Substanzen Medikamente, Farb- und Giftstoffe werden in der Leber in eine ungiftige, *„nierengängige"* Form umgebaut und dann durch die Nieren ausgeschieden.

Aufrechterhaltung der Homöostase Unter der Aufrechterhaltung der Homöostase versteht man die *Regelung* des *Wasser-* und *Salzhaushaltes* (v. a. der Natrium-Kalium-Bilanz), des *Säure-Basen-Gleichgewichts* und des *osmotischen Drucks* durch die Ausscheidung von Salzen.

Endokrine Funktion Die Nieren produzieren die beiden wichtigen Wirkstoffe *Renin* (ein Enzym) und *Erythropoetin.*

- **Renin** für das Renin-Angiotensin-Aldosteron-System, das der Blutdruckregulation dient (➤ Kap. 15.2.5)
- **Erythropoetin** regt die Erythrozytenbildung im roten Knochenmark an. Die Erythropoetinbildung kann bei renaler Insuffizienz erniedrigt sein (renale Anämie!) (↑ *Atlas* Abb. 15.16), bei Zystennieren und Nierenadenomen kann sie vermehrt sein (renale Erythrozytose).

Aktivierung von Vitamin D in seine wirksame Form.

15.2.2 Das Nephron

Die *kleinste Funktionseinheit* der *Niere* ist das Nephron (➤ Abb. 15.7, ↑ *Atlas* Abb. 15.10). Man versteht darunter das Nierenkörperchen (Glomerulus und Bowman-Kapsel) und die Nierenkanälchen (Tubulussystem). In jeder Niere befinden sich ungefähr eine Million Nierenkörperchen mit etwa 10 km Nierenkanälchen.

Aufbau einer Arbeitseinheit Eine Arbeitseinheit setzt sich aus den folgenden Anteilen zusammen:

- **Zuführende Arteriole** (Vas afferens), die das Blut zum
- **Nierenkörperchen** (Malpighi-Körperchen) bringt, das aus *Glomerulus* (Gefäßknäuel des Nierenkörperchens) und *Bowman-Kapsel* besteht (↑ *Atlas* Abb. 15.9).
- **Nierenkanälchen** mit proximalem Tubulusanteil, Henle-Schleife und distalem Tubulusanteil

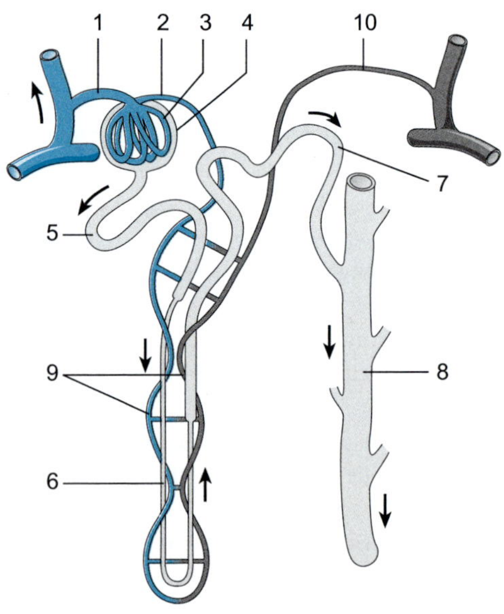

Abb. 15.7 Das Nephron (funktionelle Einheit aus Glomerulus, Bowman-Kapsel und Harnkanälchen). Die Pfeile zeigen die jeweilige Richtung der Flüssigkeitsverschiebung während der Harnfiltration an. 1: Zuführendes Gefäß (Vas afferens), 2: abführendes Gefäß (Vas efferens), 3: Gefäßknäuel des Nierenkörperchens (Glomerulus), 4: Bowman-Kapsel, 5: proximaler Tubulusanteil, 6: Henle-Schleife, 7: distaler Tubulusanteil, 8: Sammelrohr, 9: Kapillarnetz um die Nierenkanälchen, 10: Zwischenläppchenvene. [L106]

- **Wegführendes Gefäß** (Vas efferens)
- **Sammelrohre**

Die Nierenkörperchen liegen, zusammen mit den gewundenen Anteilen des Nierenkanälchens, in der Nierenrinde, wodurch diese ein feines, gekörntes Aussehen erhält. Die geraden, zur Henle-Schleife gehörenden Anteile der Kanälchen, liegen zusammen mit den Sammelrohren im Nierenmark, was zu deren streifigem Aussehen führt. Die Nierenkanälchen (Tubuli) sind von einem Netzwerk von Kapillaren umgeben, mit deren Hilfe die tubuläre Rückresorption und Sekretion stattfinden (s. u.).

Juxtaglomerulärer Apparat (JGA) Der juxtaglomeruläre Apparat (juxta: nahe bei) liegt, wie sein Name sagt, „nahe beim Glomerulus", und zwar liegt er dem Gefäßpol an. Er besteht aus drei unterschiedlichen Anteilen, die eine funktionelle Einheit bilden (Macula densa, juxtaglomeruläre Zellen, extraglomeruläres Mesangium, das sog. Polkissen).

Der JGA misst die Natriumkonzentration und den Blutdruck. Ist eines von beiden zu niedrig, so schüttet er Renin aus und setzt damit das Renin-Angiotensin-Aldosteron-System (➤ Kap. 15.2.5) in Gang, das eine blutdrucksteigernde Wirkung hat.

15.2.3 Harnbereitung

Bei der Harnbereitung werden drei Arbeitsschritte unterteilt:

- **Glomeruläre Filtration**
- **Tubuläre Rückresorption**
- **Tubuläre Sekretion**

Diese Arbeitsvorgänge werden nun im Einzelnen vorgestellt, um die Arbeit der Nieren zu verdeutlichen.

Glomeruläre Filtration Das Blut gelangt über die zuführende Arteriole in den Glomerulus, einem Kapillarknäuel, dessen Wand wie ein *Filter* wirkt, durch den Wasser, Salze und Glukose hindurchtreten können. Dagegen werden Erythrozyten und die Bluteiweiße aufgrund ihrer Größe zurückgehalten und können den Filter nicht passieren. Die abgepresste Flüssigkeit heißt Primärharn (Glomerulumfiltrat). Sie gelangt in die Bowman-Kapsel und von hier aus in den proximalen Tubulusanteil (↑ *Atlas* Abb. 15.11). Aus den 1.500 l

Blut, die die Nieren in 24 Stunden durchfließen, bilden sie ungefähr 180 l Primärharn. Aus diesem Primärharn wird ca. 1,5 l *Urin* gebildet, der über die Harnblase ausgeschieden wird.

Damit die glomeruläre Filtration in unterschiedlichsten physischen Situationen durchgeführt werden kann, gibt es ein kompliziertes Zusammenspiel von Blutdruck, kolloidosmotischem Druck und Widerständen der Gewebe, durch die das Plasma hindurchgedrückt wird. Außerdem spielen die veränderlichen Querschnitte von Vas afferens und Vas efferens (s. ➤ Kap. 15.2.4, Selbstregulation der Niere) eine wichtige Rolle.

Bluteiweiße können aufgrund ihrer Größe nicht durch die Poren der Glomeruluskapillaren treten. Diese zurückgehaltenen Eiweiße wirken *wasserhaltend*. Damit Bluteiweiße zurückgehalten werden, müssen sie ein Molekulargewicht von 70.000 überschreiten. Fibrinogen hat ein Molekulargewicht von 340.000 und Globulin von 165.000. Dagegen hat Albumin nur ein Molekulargewicht von 66.000 Da (Dalton). So kommt es, dass die Albumine bei manchen Nierenerkrankungen die Glomerulusmembran passieren können. Die Folge ist eine „*Albuminurie*“, das heißt, im Harn befinden sich Albumine.

Tubuläre Rückresorption Aufgrund der glomerulären Filtration gelangen pro Minute ungefähr 125 ml Primärharn in die Nierenkanälchen. Der Körper kann sich einen so großen Verlust an Wasser, Elektrolyten und Nährstoffen nicht leisten, weshalb es zur *Rückresorption* der *noch benötigten Nährstoffe* (Glukose, Aminosäuren), *Elektrolyte* und *Wasser* kommt. So bleibt von den pro Minute gebildeten 125 ml Primärharn nur 1 ml in den Nierenkanälchen zurück. Die restlichen 124 ml werden ins Blut zurückgeholt.

Die Rückresorption geschieht durch aktiven und passiven Transport, wobei der Elektrolyt- und Wassertransport miteinander kombiniert wird und sich gegenseitig beeinflusst.

Abbauprodukte wie Harnstoff, Harnsäure und Kreatinin werden *nicht* resorbiert, sie verbleiben in den Nierenkanälchen, da sie ausgeschieden werden sollen.

Schwellenwert. Dieser Rückresorptionsmechanismus kann nur bestimmte Konzentrationen im Blut bewältigen. Wird ein bestimmter Schwellenwert überschritten, so wird dieses „Zuviel“ mit dem Urin ausgeschieden. So scheiden die Nieren über dem Schwellenwert von 160–180 mg/dl Glukose aus (Diabetes mellitus ➤ Kap. 14.8.3).

Tubuläre Sekretion *Medikamente, Farbstoffe, Gifte, Kreatinin* und verschiedene Sulfate werden aktiv in den Primärharn abgegeben (sezerniert). Dies geschieht v.a. im distalen Tubulusanteil. Diese Stoffe können also entweder durch glomeruläre Filtration oder über tubuläre Sekretion in den Harn gelangen.

15

15.2.4 Selbstregulation der Niere

Die Nieren sollen ihre vielfältigen Aufgaben (➤ Kap. 15.2.1) auch bei Blutdruckschwankungen im Körper erfüllen. Dabei spielen die Filtrationsrate und der Blutstrom durch die Glomeruli eine wesentliche Rolle.

Eine Änderung des systolischen Blutdruckwertes zwischen 80 und 190 mmHg hat keinen nennenswerten Einfluss auf die Filtrationsrate und damit auf die Arbeitsfähigkeit der Nieren. Die zuführenden und abführenden Gefäße des Nephrons können bei Bedarf erweitert bzw. verengt werden, sodass der Durchfluss des Blutes durch die Glomeruli und die Filtration gewährleistet sind. Diese besondere Fähigkeit der Nieren wird als *Autoregulation* (Selbstregulation) bezeichnet.

Sinkt allerdings der systolische Blutdruckwert unter 80 mmHg, so muss mit einer eingeschränkten Nierenfunktion gerechnet werden bis hin zum Nierenversagen (Schockniere). Steigen die Werte über 190 mmHg, so kommt es durch den zu hohen Filtrationsdruck zu einem ungenügend konzentriertem Harn; darüber hinaus kann das Nierengewebe durch die hohe *Druckbelastung* geschädigt werden.

Effektiver Filtrationsdruck Um die glomeruläre Filtration durchführen zu können, benötigen die Nieren einen bestimmten Arbeitsdruck. Dieser beträgt, ca. 50 mmHg. Der effektive Filtrationsdruck hingegen setzt sich aus dem Filtrationsdruck abzüglich des Resorptionsdrucks zusammen. Mit Filtrationsdruck bezeichnet man die Kraft, die den wirkenden Filtrationsdruck bringt, mit dem der

Primärharn abgepresst wird. Die wichtigste Druckkomponente ist hierbei der Blutdruck. Der Resorptionsdruck wirkt dem Filtrationsdruck entgegen, da er bestrebt ist, die Flüssigkeit am Verlassen der Glomerulusschlingen zu hindern. Die wichtigste Druckkomponente ist hier der kolloidosmotische Druck: Die Bluteiweiße sind zu groß und können deshalb in den Glomerulusschlingen nicht abfiltriert werden. Diese zurückgehaltenen Eiweiße binden Wasser. Das Bluteiweiß Albumin hat ein Molekulargewicht von 66.000 Da (Dalton) Dies ist in der Hinsicht wichtig, dass die Glomeruli Bluteiweiße ab einem Molekulargewicht von ca. 69.000 Da zurückhalten. Kommt es zu einer Nierenschädigung, so sind es meist die Albumine, die als erstes mit dem Harn ausgeschieden werden. Dies bezeichnet man als „Albuminurie". Dagegen hat das Bluteiweiß Fibrinogen ein Molekulargewicht von 340.000 Da und Globulin von 165.000 Da.

Der effektive Filtrationsdruck in der Niere berechnet sich aus dem Filtrationsdruck abzüglich des Resorptionsdrucks. Dies ist der Druck, der für die Nierenarbeit zur Verfügung steht.

15.2.5 Steuerung der Nierentätigkeit

Der Wasserhaushalt des Körpers wird v. a. durch die beiden Hormone *ADH* und *Aldosteron* (Renin-Angiotensin-Aldosteron-System) geregelt.

ADH (antidiuretisches Hormon, Adiuretin, Vasopressin, ➤ Kap. 14.3.3). Kommt es im Körper zum Wasserverlust, z. B. durch starkes Schwitzen oder aufgrund einer Durchfallerkrankung, schüttet der Hypophysenhinterlappen ADH aus, ist dagegen zu viel Wasser vorhanden, wird die Ausschüttung von ADH eingestellt und die Nieren scheiden vermehrt Wasser aus. Besteht *ADH-Mangel*, kommt es zum *Diabetes insipidus* (Wasserharnruhr), bei ADH-Überschuss zur Wasserintoxikation (➤ Kap. 14.3.4).

Renin-Angiotensin-Aldosteron-System Das Renin-Angiotensin-Aldosteron-System wird von der Niere in Gang gesetzt, wenn ihr der Arbeitsdruck nicht ausreicht.

- **Renin** ist ein Enzym, das v. a. in der *Niere* aus dem juxtaglomerulären Apparat (d. h. aus Zellen, die nahe beim Glomerulus sitzen) freigesetzt wird. Es stammt jedoch zu geringerem Teil auch aus anderen Organen wie Gebärmutter, Leber und Gefäßwänden.
- **Angiotensin** wird von der *Leber* und vom *Fettgewebe* zunächst als inaktives Angiotensinogen gebildet. Trifft Renin im Blut auf Angiotensinogen, spaltet es davon ein Stück ab, sodass dieses zu Angiotensin I aktiviert wird. Danach trennt das im Blut vorhandene Enzym „Angiotensin-Converting-Enzym" (ACE) zwei weitere Aminosäuren ab, sodass sich Angiotensin II bildet. Angiotensin II wirkt blutdrucksteigernd, indem es eine Verengung der Gefäße bewerkstelligt; außerdem regt es die Aldosteronausschüttung aus der NNR an, setzt die Natriumausscheidung herab und steigert das Durstgefühl.
- **Aldosteron** ist ein Hormon, das in der Nebennierenrinde gebildet wird und auf den Mineralstoffwechsel einwirkt. Es bewirkt eine *erhöhte Natrium-* und *Wasserrückresorption* und eine *vermehrte Kalium-Ausscheidung.*

Zwischen Renin, Angiotensin und Aldosteron bestehen enge Wechselbeziehungen: Sinkt der Arbeitsdruck in der Niere unter einen bestimmten Wert, wird Renin freigesetzt, das nun seinerseits die Bildung von Angiotensin aus Angiotensinogen im Blutplasma anregt. Angiotensin bewirkt seinerseits eine Blutdrucksteigerung. Darüber hinaus wirkt es noch auf die Aldosteronausschüttung in der Nebennierenrinde ein. Durch Aldosteron werden Natrium und Wasser zurückgehalten, wodurch der Blutdruck noch weiter ansteigt. Reicht der Arbeitsdruck in der Niere aus, so stellt sie die Reninfreisetzung ein (➤ Schema 15.1).

15.3 Untersuchungsmethoden

15.3.1 Körperliche Untersuchung

Anamnese Typische Beschwerden, die auf Blasen- oder Nierenschädigung hinweisen können, sind:

- Häufiges und schmerzhaftes Wasserlassen mit schmerzhaftem Harndrang (z. B. Zystitis, Prostataerkrankung)

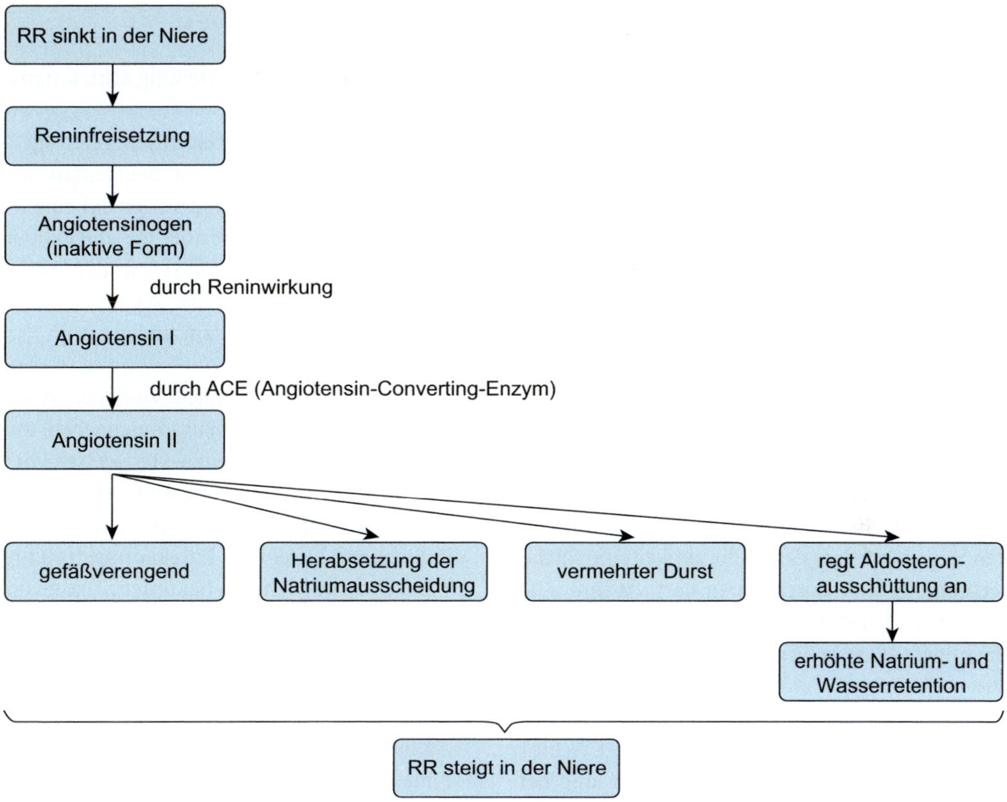

Schema 15.1 Renin-Angiotensin-Aldosteron-System [L143]

- Erhöhte Harnmenge und vermehrter Durst (z. B. chronische Niereninsuffizienz)
- Verminderte oder fehlende Harnausscheidung (z. B. akute oder chronische Niereninsuffizienz im Endstadium)
- Rotfärbung des Urins (durch Erythrozyten, aber auch durch Nahrungsmittel, Medikamente, Farbstoffe)
- Druckgefühl oder Schmerzen in der Nierengegend (z. B. Pyelonephritis, Glomerulonephritis, Harnstau)
- Ödeme (Niereninsuffizienz)
- Kopfschmerz (Blutdruck kontrollieren, evtl. liegt ein renaler, sog. „weißer Hochdruck“ vor)
- Müdigkeit, Abgeschlagenheit (z. B. chronische Niereninsuffizienz)

Inspektion Wichtige diagnostische Hinweise sind *Blässe* (renale Anämie), schmutzig-bräunlich-gräuliche Hautfarbe, *gedunsenes Gesicht, Ober-* bzw. *Unterlidödeme* und *Ödeme* von *Händen* und *Füßen,* die *morgens* am *schlimmsten* sind.

Perkussion Durch das *Abklopfen* der *Nierenlager* erhält man Informationen über die *Empfindlichkeit* der *Nieren.* Der Patient setzt sich mit leicht nach vorne gebeugtem Oberkörper auf die Untersuchungsliege, während der Untersucher die Nierenlager mit lockerer Faust großflächig und seitenvergleichend perkutiert. Dabei wird der Patient aufgefordert, jede Schmerzempfindung sofort zu melden. Sind die Nierenlager klopfempfindlich, muss der Patient an einen Facharzt verwiesen werden.

Auskultation Auskultiert werden können die Nierenarterien, die von der Bauchaorta in Höhe des Bauchnabels abzweigen. Liegt eine Nierenarterienstenose vor, kann in knapp der Hälfte der Fälle ein Strömungsgeräusch gehört werden.

Blutdruckmessung Infolge von Nierenerkrankungen kommt es häufig zur Blutdruckerhöhung. Dabei erhöhen sich, aufgrund der gesteigerten Reninausschüttung durch die Nieren, sowohl der systolische als auch der diastolische Wert. Letzterer zeigt dabei Werte von über 90 mmHg

15.3.2 Laboruntersuchungen

Urinkultur

Vermutet man, dass Erreger im Urin sind, so kann zum Nachweis eine Urinkultur angelegt werden. Bei einer solchen Kultur versucht man, den Erreger anzuzüchten, um ihn sichtbar zu machen. Bitte beachten Sie jedoch, dass der Heilpraktiker eine solche Untersuchung *nicht* durchführen darf, da ihm aufgrund des § 44 IfSG das Hantieren mit infektionsverdächtigem Material verboten ist.

Durchführung Zur Durchführung einer Urinkultur wird Urin auf einen Nährboden (z. B. Uricult®) aufgebracht. Nun wird dieser 24 Stunden lang bei 37 °C bebrütet. Da der Erreger nun ideale Wachstumsbedingungen hat, vermehrt er sich schnell. Die dabei entstehenden Bakterienkolonien kann man auf dem Nährboden gut als runde Herde sehen.

Urinsediment (Harnsediment)

Bei einer Urinsedimentuntersuchung geht es um die mikroskopische Beurteilung von *festen Bestandteilen* im Harn. Grundsätzlich darf ein Heilpraktiker eine solche Untersuchung vornehmen, da es hier nicht primär um den Nachweis von Erregern geht. Selbstverständlich kann die Untersuchung auch von einem Labor vorgenommen werden.

Durchführung 10 ml Urin werden ca. 5 Minuten lang in einer Zentrifuge zentrifugiert. Danach wird der Überstand von 9,5 ml vorsichtig abgekippt und der verbliebene Bodensatz aufgeschüttelt. Ein Tropfen davon kommt auf einen Objektträger, der mit einem Deckglas abgedeckt und dann unter dem Mikroskop untersucht wird. Färbungen können, vor allem bei der Untersuchung auf Tumorzellen, die Diagnose erleichtern.

Beurteilung Bei der Beurteilung achtet man auf:

- **Zellen.**
  - **Erythrozyten.** Beim Gesunden treten sie im Urin nur vereinzelt auf. Bei Hämaturie dagegen massenhaft. Sie weisen auf eine Entzündung der Niere oder der ableitenden Harnwege hin. Stammen sie aus der Niere, so sind sie meist verformt. Weitere Ursachen für Erythrozyten im Urin finden Sie im ➤ Kap. 15.3.4.
  - **Leukozyten.** Im Gegensatz zu Erythrozyten liegen Leukozyten oft zusammengeballt als Konglomerate vor. Leukozyten weisen vor allem auf chronische Entzündungen der Niere und der ableitenden Harnwege hin. Sie sind jedoch auch bei akuten Entzündungen zu finden. Als Ursache kommen Bakterien, Toxine und Autoimmunvorgänge in Betracht.
  - **Plattenepithelzellen und Urothelien.** Es handelt sich um Abschilferungen aus der Niere oder den ableitenden Harnwegen. In geringer Konzentration treten sie beim Gesunden auf. Ihr massives Auftreten weist auf entzündliche Vorgänge in Niere und ableitenden Harnwegen hin.
  - **Tumorzellen.** Sie sind ein entscheidender diagnostischer Hinweis auf eine Krebserkrankung, vor allem auf einen Harnblasentumor.
- **Zylinder.** Es handelt sich um zylinderförmige Zusammenballungen aus Zell(fragmenten), Fetten, Eiweißen, Hämoglobin, die in den Nierenkanälchen entstanden sind. Im Einzelnen unterscheidet man:
  - **Leukozytenzylinder** sind die häufigsten Zylinder. Man findet sie bei Pyelonephritis.
  - **Erythrozytenzylinder** sind rötlich schimmernde Zylinder. Sie bestehen aus einem Glykoprotein (Tamm-Horsfall-Mukoprotein) und miteinander verbackenen Erythrozyten. Sie stammen ausschließlich aus der Niere selbst und nicht aus den ableitenden Harnwegen und deuten auf eine akute Glomerulonephritis oder einen akuten Schub einer chronischen Glomerulonephritis hin.
  - **Hyaline Zylinder** findet man nach Fieber, Dehydratation und körperlicher Anstrengung.

- **Granulierte Zylinder** aus abgestorbenen Zellen können bei allen akuten und chronischen Nierenerkrankungen auftreten. Besonders häufig findet man sie bei Glomerulonephritis.
- **Gemischte Zylinder** entstehen, wenn Eiweiße Zellmaterial umfließen.
- **Fettkörnchenzylinder** findet man vor allem beim nephrotischen Syndrom.
- **Wachszylinder** bestehen überwiegend aus Albuminen. Ihr Auftreten weist auf eine schwere Nierenerkrankung hin.

• **Kristalle.** Es handelt sich um kristalline Ausfällungen. Im sauren Urin findet man vor allem Harnsäure, Kalziumoxalat und Urate, im alkalischen Urin dagegen Phosphate. In geringer Konzentration findet man Kristalle auch bei Gesunden. Treten sie vermehr auf, kann dies eine Hinweis auf Steinbildung sein.
  - **Kalziumoxalat**
  - **Kalziumphosphat**
  - **Harnsäure**
  - **Urate**
  - **Zystin**

• **Erreger.** Sie weisen auf eine entsprechende Keimbesiedlung der Niere und der ableitenden Harnwege hin.
  - **Bakterien**
  - **Pilze**
  - **Trichomonaden**

Blutuntersuchung

Hinter jeder Nierenerkrankung steht die wichtige Frage, ob die Niere ihrer Aufgabe, das Blut von schädlichen Stoffen zu reinigen, noch nachkommt, und ob sie es schafft, die Elektrolyte in den Normbereichen zu halten. Deshalb werden zur Abklärung von Nierenerkrankungen vor allem Kreatinin, Harnstoff und Harnsäure bestimmt und die Elektrolyte, vor allem Kalium, Natrium und Kalzium. Weiterhin sollte untersucht werden, ob eine renale Anämie vorliegt.

Clearance-Untersuchung

Clearance kommt aus dem Englischen und bedeutet Klärung. Damit meint man die Entfernung (Klärung) bestimmter Stoffe aus dem Blut, die über die Niere ausgeschieden werden müssen.

Dabei kann es sich um körpereigene Substanzen wie z. B. Kreatinin handeln oder um künstlich zugeführte Stoffe wie Inulin (Maß für die glomeruläre Filtrationsleistung) oder radioaktiv markierte Substanzen. Durch eine Clearance-Untersuchung können bereits leichte Funktionseinschränkungen der Niere festgestellt werden.

15.3.3 Apparative Verfahren

Ultraschall-Verfahren Das Ultraschall-Verfahren eignet sich, um Lage, Größe und Form der Nieren zu bestimmen. Es kann auch zum Nachweis von Zysten und Steinen dienen.

Röntgenuntersuchung Durch Röntgen ohne Kontrastmittel können die Nierengröße und eventuelle Verkalkungen festgestellt werden, außerdem können Harnsteine erkannt werden.

Zystoskopie (Blasenspiegelung). Ein Blasenspiegel wird durch die Harnröhre in die mit sterilem Wasser gefüllte Harnblase geschoben, um die Blasenwand zu betrachten. Dünne Katheter (Ureterkatheter) können sogar bis in das Nierenbecken hochgeschoben werden, um Nierenbeckenurin aufzufangen oder um Kontrastmittel für die Urografie einzubringen.

Urografie Eine Urografie ist die röntgenologische Darstellung der Nierenkelche, des Nierenbeckens, der Harnleiter und der Blase, nachdem ein Röntgenkonstrastmittel eingebracht wurde. Sie eignet sich v. a. um Anomalien der Harnwege und Harnsteine aufzudecken.

Suprapubische Blasendrainage Es handelt sich um eine Punktion der Harnblase mittels einer Kanüle. Der Einstich erfolgt 1–2 Querfinger oberhalb der Symphyse senkrecht zur Bauchdecke in die gut gefüllte Harnblase. Mittels dieser Methode kann steriler Harn zu Untersuchungszwecken entnommen werden bzw. bei Harnverhalten eine Harnableitung als Dauerdrainage vorgenommen werden.

Katheterisierung Statt einer Blasenpunktion kann auch ein Katheter durch die Harnröhre in die Blase vorgeschoben werden. Dies sollte unter möglichst sterilen Bedingungen geschehen, um eine Infektion der Harnblase zu vermeiden. Bevorzugt wird oft die suprapubische Blasenpunktion, da das Katheterisieren über die Harnröhre meist als sehr unangenehm empfunden wird.

Radioisotopennephrografie (Isotopennephrogramm, Nierensequenzszintigrafie). Der Patient bekommt eine harnpflichtige, radioaktiv markierte Substanz intravenös verabreicht. Auffolgend werden die zeitlichen Radioaktivitätsschwankungen der Niere gemessen und graphisch dargestellt. Damit können Lage, Form und Größe der Niere, renale Durchblutungsstörungen, die Tubulusfunktion und die Entleerungsdynamik untersucht werden.

Nierenbiopsie Bei der Biopsie wird mittels einer Punktion Gewebe entnommen.

15.3.4 Harnanalyse mit Mehrfachteststreifen

Stellenwert der Teststreifen

Teststreifen haben ihren festen, unverzichtbaren Platz in der Labordiagnostik erobert. Sie liefern zuverlässige und schnelle Aussagen bei bestimmten Veränderungen und sind einfach und unproblematisch in der Handhabung (↑ *Atlas* Abb. 15.12).

Einsatzgebiete Teststreifen werden heute vor allen Dingen in der *Vorfelddiagnostik,* zu *Routineuntersuchungen* und zur *Kontrolle* des Krankheitsverlaufes eingesetzt.

Parameter Vom Handel werden Teststreifen mit den folgenden Parametern angeboten: spezifisches Gewicht, pH-Wert, Leukozyten, Nitrit, Eiweiß, Glukose, Ketonkörper, Urobilinogen, Bilirubin, Blut (Erythrozyten, Hämoglobin).

Probengewinnung Es dürfen nur völlig *saubere Sammelgefäße* verwendet werden. Es ist darauf zu achten, dass keine Desinfektions- und Reinigungsmittelrückstände vorhanden sind, da sie zu Verfälschungen bestimmter Testfelder führen können.

In den meisten Fällen hat es sich bewährt, *Morgenurin* zu verwenden, da er, durch eine genügend lange Verweildauer in der Blase, weitgehend unabhängig von tageszeitlichen Schwankungen und von der Nahrungs- und Flüssigkeitsaufnahme ist. Eine Ausnahme bildet eine Untersuchung auf Glukosurie, da hier zweckmäßigerweise ein Urin verwendet wird, der ungefähr 2 Stunden nach einer kohlenhydratreichen Mahlzeit gelassen wurde.

Empfehlenswert ist die Verwendung von *Mittelstrahlurin,* da er weniger Verunreinigungen aufweist als Spontanurin. Zur Gewinnung wird die erste Portion des Urins in die Toilette gelassen. Die mittlere Portion wird in dem Sammelgefäß aufgefangen. Das letzte Drittel geht wieder in die Toilette.

Eine *Kontamination* des Urins tritt vor allen Dingen bei Frauen mit Ausfluss auf.

Bei Frauen sollte während der *Menstruation* und 2–3 Tage davor und danach möglichst *keine* Untersuchung mittels Teststreifen zur Harnanalyse erfolgen, da es hier sehr häufig zu Kontaminationen kommt, z. B. durch Erythrozyten der Monatsblutung oder durch Leukozyten bei Ausfluss.

Probenaufbewahrung Nachdem der Urin gelassen wurde, sollte er so schnell wie möglich untersucht werden, spätestens jedoch 4 Stunden nach der Miktion. Die Verfälschung von Testwerten kann entsprechend verlangsamt werden, wenn der Urin in einem geschlossenen Behälter im *Kühlschrank* aufbewahrt wird. Das Sammelgefäß darf *nicht* dem direkten Sonnenlicht ausgesetzt werden.

Durchführung Den Teststreifen maximal 1 Sekunde in die Harnprobe eintauchen. Es ist darauf zu achten, dass alle Testfelder befeuchtet werden. Danach überschüssigen Harn am Rand des Sammelgefäßes abstreifen.

Das Ergebnis wird nach 30–60 Sekunden mit der Farbskala auf der Verpackung der Harnstreifen verglichen.

Tritt im Urin nur eine *geringe* Menge *Blut* auf, so erfolgt ein Farbumschlag des Teststreifens erst 1–2 Minuten nach dem Eintauchen. Diese Veränderung kann dann ebenfalls zur Beurteilung des Krankheitsbildes verwendet werden. Alle anderen

Farbveränderungen, die nach mehr als 2 Minuten auftreten oder die sich nur an den Rändern der Testbezirke abspielen, können diagnostisch *nicht* verwertet werden.

Es ist darauf zu achten, dass der Sammelbehälter wieder gut verschlossen wird, damit die Teststreifen vor Luftfeuchtigkeit geschützt sind.

Spezifisches Gewicht

Das spezifische Gewicht des Harns wird in erster Linie von der *Flüssigkeitsaufnahme* und von der *Flüssigkeitsabgabe* über die Nieren bestimmt. Es kann beim Gesunden grundsätzlich zwischen 1.000 kg / m^3 nach einer überreichlichen Wasseraufnahme bis hin zu 1.040 kg / m^3 nach Dursten schwanken.

Um vergleichbare Werte zu bekommen, sollte der Patient am Vorabend keine zu großen Flüssigkeitsmengen mehr zu sich genommen haben. Außerdem sollte nur der Morgen- und nicht der Tagesurin untersucht werden. Noch besser ist allerdings die Untersuchung des *24-Stunden-Sammelurins.*

Beurteilung

- **Erniedrigtes spezifisches Gewicht.** Wird ein erniedrigtes spezifisches Gewicht gefunden, so kommen als zugrunde liegende Ursache eine *große Trinkmenge*, Diabetes mellitus, Diabetes insipidus, Hyperaldosteronismus, Diuretika-Einnahme oder Nierenerkrankungen in Betracht.
- **Erhöhtes spezifisches Gewicht.** Hier muss an eine herabgesetzte Flüssigkeitsaufnahme und an Fieber gedacht werden.

pH-Wert

Der pH-Wert beim Gesunden schwankt in den weiten Bereichen von 4,5–8. Meistens werden jedoch pH-Werte von 5–7 gemessen. Der pH-Wert ist in erster Linie von der *Ernährung* abhängig, wird aber auch von der allgemeinen Stoffwechsellage und von der Einnahme bestimmter Medikamente beeinflusst.

Beurteilung Treten über längere Zeit saure Werte auf, liegt also der pH-Wert anhaltend unter 5, so muss man vor allen Dingen an eine *Gichterkrankung* denken. Dabei muss in Betracht gezogen werden, dass sich eventuell *Harnsäuresteine* gebildet haben können. Werden über mehrere Tage anhaltend alkalische Werte über pH 7 gefunden, so kann die Ursache ein *Harnweginfekt* sein.

Fehlerquellen Wird der Urin vor der Untersuchung zu lange stehen gelassen, so können sich falsch-alkalische Werte ergeben. Das Ergebnis kann in diesem Fall nicht verwertet werden.

Leukozyturie

Unter einer Leukozyturie versteht man ein vermehrtes Auftreten von Leukozyten im Urin. Eine solche erhöhte Leukozytenzahl kann sich bei *entzündlichen Erkrankungen* der *Nieren* und / oder der *ableitenden Harnwege* einstellen. Bei chronischen Verläufen dieser Erkrankungen ist die Leukozyturie ein konstanteres Symptom als auftretende Bakterien im Urin!

Ursachen Besonders wichtig ist eine Leukozyturie zum Auffinden einer *chronischen Pyelonephritis,* da sie oft das einzige Symptom ist. Natürlich kann eine Leukozyturie aber auch bei allen anderen entzündlichen Erkrankungen der ableitenden Harnwege wie Glomerulonephritis, Urethritis und Zystitis vorkommen, aber auch bei Harnsteinen oder bei angeborenen Fehlbildungen, die zu Harntransportstörungen geführt haben.

Bei einer *abakteriellen Leukozyturie* kommen abheilende Harnweginfekte, Schädigungen der Niere durch Schmerzmittel und degenerative Erkrankungen der Nierenkörperchen in Betracht. Außerdem Infektionen durch Erreger, die mit dem Nitritfeld nicht nachweisbar sind wie Viren, Pilze, Trichomonaden, Gonokokken und Mykoplasmen. Differenzialdiagnostisch müssen aber auch alle Arten von Harntransportstörungen, Tumoren und Tuberkulose der Nieren und der ableitenden Harnwege in Betracht gezogen werden.

!

Leukozyturie

Die Leukozyturie kann das einzige Zeichen einer *chronischen Pyelonephritis* sein!
Aber nicht jede Leukozyturie ist auf eine chronische Pyelonephritis zurückzuführen!

- **Leukozyturie und Bakteriurie.** Meist treten bei entzündlichen Erkrankungen der Harnwege gleichzeitig eine Leukozyturie und eine Bakteriurie auf. In diesen Fällen ist klar, dass Bakterien zu einer Entzündung geführt haben.
- **Leukozyturie und Glukosurie.** Kommt es sowohl auf dem Leukozyten- als auch auf dem Glukosefeld zu einem Farbumschlag, so ergibt das einen starken Verdachtshinweis auf eine Diabetes-mellitus-Erkrankung, die bereits zu einer diabetisch bedingten Nierenschädigung geführt hat. Evtl. können je nach eingetretener Nierenschädigung auch Albumine und Blut nachweisbar sein.

Fehlerquellen Eine massive Albuminurie oder Antibiotikaeinnahme können zu einem falsch-negativen Befund führen.

Nitrit im Urin

Escherichia coli, der häufigste Erreger von Harnwegsinfektionen, aber auch andere krankmachende Keime, bauen das im Urin vorhandene Nitrat zu Nitrit um. Dadurch ist ein indirekter Nachweis von nitritbildenden Keimen möglich. Ein positiver Nitritbefund weist somit auf einen *Harnwegsinfekt* hin.

Fehlerquellen Die Treffsicherheit des Testfeldes ist sehr hoch, da schon bei einmaliger Untersuchung ungefähr 90 % der Harnweginfekte erfasst werden. Damit die Umwandlung von Nitrat zu Nitrit erfolgen kann, ist eine bestimmte Verweildauer des Harns in der Blase notwendig. Deshalb sollte der Morgenurin verwendet werden, da damit gewährleistet ist, dass die Verweildauer in der Blase mindestens 4–6 Stunden betragen hat.

- Es ist darauf zu achten, dass der Patient am Vortag eine normale gemüsehaltige Nahrung (Spinat, Kohlrabi, Karotten) zu sich genommen hat, damit eine ausreichende Menge Nitrat im Harn gesichert ist.
- Eine Antibiotika- oder eine Chemotherapie könnte zu einem falsch-negativen Befund führen, da die Anzahl der Keime so herabgesetzt ist, dass für den Test nicht genug Nitrit gebildet wurde.

Beurteilung Auch schon eine geringe Rosa-Färbung des Testfeldes ist als positiver Befund zu werten. Es ist zu beachten, dass ein *negatives* Ergebnis einen vorliegenden *Harnwegsinfekt nicht* ausschließt, da auch nicht-nitritbildende Keime Harnwegsinfekte verursachen können!

Proteinurie

Treten im Urin vermehrt Eiweiße (Proteinurie) auf, so kann es sich um eine *pathologische* oder um eine *physiologische* Eiweißausscheidung handeln. An eine pathologische Eiweißausscheidung aufgrund einer Nierenerkrankung ist vor allen Dingen beim Diabetiker und beim Hypertoniker zu denken. Gelingt es in diesen Fällen nicht, eine wirkungsvolle Therapie einzuleiten, so muss man mit einer fortschreitenden Niereninsuffizienz rechnen. Gerade diese Nierenschäden lassen sich aber mit einem neueren Test (Mikroalbuminurie) schon in einem frühen Stadium feststellen (s. u.).

Gutartige Proteinurie Gutartige Proteinurien werden v. a. *bis* zum 30. Lebensjahr gefunden. Als Ursachen kommen körperliche Anstrengungen, Stress, Lordose, längeres Stehen, Unterkühlung, Erhitzung, Schwangerschaft und Einnahme gefäßverengender Medikamente in Betracht. Ein wichtiges Kennzeichen der gutartigen Proteinurie ist es, dass sie *intermittierend* auftritt. Typisch ist, dass im ersten *Morgenurin* eine *normale* Eiweißausscheidung gefunden wird, im Tagesverlauf können dann die Werte ansteigen. Dabei liegt die Eiweißkonzentration im 24-Stunden-Sammelurin unter 30 mg. Das *intermittierende* Auftreten ist das wichtigste Unterscheidungsmerkmal zu einer pathologischen Eiweißausscheidung im Urin.

Pathologische Proteinurie Hier kommt v. a. eine Nierenschädigung durch *Diabetes mellitus* oder *Bluthochdruck* in Betracht. Eine Proteinurie kann jedoch auch auftreten bei Pyelonephritis, Zystenniere, Gichtniere und Schmerzmittelniere (Analgetikaniere). Ist eine Glomerulonephritis die Ursache, so kommt es meist zusätzlich zu einer Mikrohämaturie (➤ Kap. 15.4.4).

Die Ursachen können jedoch auch außerhalb der Nieren liegen, z.B. in Fieber oder in einer Herzinsuffizienz, die zu Stauungsnieren geführt hat. Charakteristisch ist in diesen Fällen, dass die Eiweißausscheidung nach Beseitigung der Ursache wieder verschwindet. Nierenbedingte Proteinurien sind *persistierend*, das heißt, sie werden im Tages- und Nachturin gefunden.

Eine Eiweißausscheidung im Urin eignet sich nicht nur zum Aufdecken einer Nierenerkrankung, sondern auch sehr gut zur Verlaufskontrolle. Es ist allerdings zu beachten, dass nicht alle auftretenden Eiweiße im Urin mittels Teststreifen nachgewiesen werden können und deshalb ggf. weitere Untersuchungen nötig sind.

Mikroalbuminurie Wie bereits oben dargelegt, eignet sich der Nachweis einer Mikroalbuminurie v.a. bei *Diabetes mellitus* und *Bluthochdruck* zum Aufdecken einer Nierenschädigung. Mit diesem Testverfahren ist es möglich, eine Nierenerkrankung in einem so *frühen* Stadium zu erkennen, sodass sie noch gut behandelt werden kann. Dies geschieht beim Diabetiker durch eine optimale Stoffwechseleinstellung und beim Hypertoniker durch blutdrucksenkende Maßnahmen. Zur Harnuntersuchung soll in diesen Fällen der erste Morgen-Mittelstrahlurin verwendet werden, da die Eiweißausscheidung in diesem frühen Stadium noch im Tagesverlauf schwankt. Um ein aussagekräftiges Ergebnis zu bekommen, wird an 3 Tagen – möglichst innerhalb 1 Woche – untersucht. Die Durchführung des Tests weicht etwas von der Darstellung der hier besprochenen Teststreifen ab. Die entsprechenden Herstellerhinweise sind zu beachten.

Glukosurie

Eine erhöhte Glukoseausscheidung im Urin (Glukosurie) kann ein wichtiger Hinweis zum Auffinden einer unentdeckten Diabetes-mellitus-Erkrankung sein. Selbstverständlich genügt der Nachweis von Glukose im Urin allein *nicht*, um die Diagnose „Diabetes" zu stellen, sondern hier sind weitere Blutuntersuchungen nötig. Einer Glukoseausscheidung im Harn könnten aber auch die nachstehend aufgeführten Ursachen zugrunde liegen.

Ursachen

- **Diabetes mellitus**
- **Ernährungsbedingte Glukosurie**. Nach einer kohlenhydratreichen Mahlzeit kommt es auch beim Gesunden zu einer ernährungsbedingten Glukosurie, um die Glukosekonzentration im Blut im Normbereich zu halten.
- **Renale Glukosurie**. Normalerweise scheidet die Niere erst Glukose aus, wenn der Blutzucker 160–180 mg / dl beträgt. Gerade während der Schwangerschaft wird häufig eine renal bedingte Glukosurie beobachtet.
- **Nierenerkrankungen**. Sinkt die Nierenfunktion auf unter 30 %, so kommt es zum vermehrten Auftreten von Glukose im Urin. Diese Glukoseausscheidung tritt bei akutem und chronischem Nierenversagen auf.

Fehlerquellen Zu einem falsch-positive Befund kann es durch Rückstände von Reinigungsmittel kommen, zu einem falsch-negativen durch Einnahme von Rheumamitteln (Gentisinsäure) oder durch einen Urin-pH-Wert < 5.

Azetonurie (Ketonurie)

Ketonkörper sind eine Sammelbezeichnung für Azetessigsäure, Betahydroxybuttersäure und Azeton. Ketonkörper fallen vermehrt an, wenn im Körper *gesteigert Fette abgebaut* werden. Dies kann beim Diabetiker (s.u.), bei erhöhter Glukagonkonzentration im Blut, aber auch bei Hungerzuständen und beim Fasten der Fall sein.

Ursachen

- **Diabetes mellitus.** Eine Ketonurie ist besonders beim Diabetiker wichtig zu erkennen, da präkomatöse und komatöse Zustände fast immer von einer Ketonurie begleitet werden (Ausnahme: hyperosmolares Koma). In diesen Fällen findet man aber nicht nur eine Keton-, sondern auch eine Glukosurie.
- **Hunger-, Fasten- und Schlankheitskuren.** Eine Ketonurie tritt bei Hunger- und Fastenkuren (Null-Diäten und Totalfasten) auf; ebenfalls bei Schlankheitskuren, bei denen keine Kohlenhydrate aufgenommen werden, aber gleichzeitig eine eiweißreiche Ernährung stattfindet.

- **Erbrechen.** Schwangerschaftserbrechen oder lang andauerndes Erbrechen aus anderen Ursachen kann zur Ketonurie führen.

Bewertung Beim Diabetiker sollte regelmäßig eine Überprüfung auf Ketonurie stattfinden, um *Stoffwechselentgleisungen möglichst rechtzeitig* zu erkennen. Kommt es zur Ketonurie aufgrund von Fasten- oder Schlankheitskuren, so ist auch eine langandauernde Ketonurie unbedenklich. Sie kann in diesen Fällen sogar als Kontrolle benutzt werden, ob die geforderte Diät eingehalten wird.

Urobilinogen im Urin

Tritt vermehrt Urobilinogen im Urin auf, so muss man in zwei Richtungen differenzialdiagnostische Überlegungen anstellen: Zum einen kann eine *gestörte Leber-Galle-Funktion* zugrunde liegen oder ein *vermehrter Hämoglobinabbau* die Ursache sein.

Urobilinogen wird im Wesentlichen durch die Darmbakterien aus Bilirubin gewonnen. Zu einem geringen Teil wird es jedoch auch in den ableitenden Gallenwegen hergestellt. Normalerweise wird ein Teil des Urobilinogens über den Pfortaderkreislauf wieder der Leber zugeführt. Scheiden die Nieren vermehrt Urobilinogen aus, so ist das ein Hinweis darauf, dass im Blut der Urobilinogenspiegel erhöht ist. Dies kann der Fall sein, weil die Leber das über die Pfortader zugeführte Urobilinogen nicht weiter abbaut, da sie in ihrer Arbeit beeinträchtigt ist. Eine andere Möglichkeit ist, dass das Pfortaderblut nicht ungehindert in die Leber einfließen kann, weil ein Pfortaderhochdruck vorliegt, z. B. aufgrund einer Leberzirrhose, einer Pfortaderthrombose oder durch einen gut- oder bösartigen Tumor, der von außen auf die Pfortader drückt.

Ursachen

- **Vermehrter Hämoglobin-Abbau.** Grund hierfür kann eine hämolytische Anämie oder eine andere Bluterkrankung sein, die mit einer Erhöhung der roten Blutkörperchen einhergeht, wie z. B. Polyzythämie oder Polyglobulie.
- **Lebererkrankungen.** Es kommen alle Lebererkrankungen in Betracht wie Virushepatitis, chronische Hepatitis, toxische Leberschädigung (z. B. durch Alkohol oder Medikamente), Stauungsleber durch Herzinsuffizienz, Leberzirrhose und Lebertumoren. Jedoch können auch andere Erkrankungen, v. a. Infektionskrankheiten, zu einer sekundären Leberschädigung und damit zum Urobilinogenanstieg führen.
- **Infektionen der Gallenwege.** Hier kommen alle Entzündungen der Gallenwege (Cholangitis) in Betracht.
- **Darmerkrankungen.** Der Urobilinogenanstieg kann auch auf eine erhöhte Tätigkeit von Darmbakterien zurückzuführen sein aufgrund von Verstopfung, vermehrter Gärung, Darmverschluss und Entzündungsvorgängen im Dünn- und Dickdarm.

Fehlerquellen Wird der Urin direkter Sonnenbestrahlung ausgesetzt, kann es zu falsch-negativen Befunden kommen. Außerdem können Medikamente eine Verfälschung des Testfeldes herbeiführen. Es ist zu beachten, dass besonders am Nachmittag nach einer kohlenhydratreichen Mahlzeit höhere Werte auftreten können, die keinen Krankheitswert haben.

Bilirubin im Urin

Bilirubin fällt beim *Abbau der roten Blutkörperchen* in der Milz, der Leber und im Knochenmark an. Dieses (unkonjugierte) Bilirubin wird in die Leberzelle transportiert und hier an Glukuronsäure gekoppelt. Danach wird das Bilirubin als konjugiertes Bilirubin bezeichnet; es ist nunmehr wasserlöslich. Dieses *wasserlösliche, konjugierte Bilirubin* ist ausscheidungsfähig und kann im Urin auftreten.

Ursachen Zu einem vermehrten Auftreten von Bilirubin im Harn kommt es, wenn das Bilirubin von der Leber aufgrund eines intra- oder posthepatischen Verschlusses nicht über die Gallenwege in den Darm abgegeben werden kann. Ursachen für einen solchen *Verschlussikterus* können eine akute oder chronische Hepatitis, eine Leberzirrhose oder ein Verschluss der Gallenwege durch Steine oder Tumoren (Gallenwegstumor, Pankreaskopfkarzinom) sein.

Fehlerquellen Große Mengen Nitrit, aber auch zu langes Stehenlassen des Urins unter Lichteinwirkung kann zu falschen Ergebnissen führen.

Hämaturie

Obwohl sehr viele Erkrankungen zu Blut im Urin (Hämaturie) führen können, gilt eine Hämaturie so lange als Tumorverdachtszeichen, bis dafür eine andere Ursache gefunden werden kann.

Bewertung Man unterscheidet Mikro- und Makrohämaturie. Bei einer Mikrohämaturie kann man die Blutbeimengung nur mittels Testverfahren nachweisen. Eine Makrohämaturie dagegen ist schon mit bloßem Auge zu erkennen.

Ursachen

- **Infektionen** der **Nieren** und der **ableitenden Harnwege,** wobei in diesem Fällen häufig auch Leukozyten und Nitrit im Harn nachweisbar sind. Ursachen können Pyelonephritis, Urethritis oder Zystitis sein.
- **Glomerulonephritis.** Sie tritt v. a. nach eitrigen Streptokokken-Infektionen des Hals-Kopf-Bereichs auf. Oft findet man eine Erhöhung des diastolischen Blutdruckwertes oder eine Eiweißausscheidung im Urin.
- **Steinbildung.** Meistens verursachen Steine Schmerzen in den ableitenden Harnwegen. Im Anfangsstadium kann eine Steinbildung jedoch auch schmerzlos verlaufen.
- **Hämorrhagische Diathese.** Ursache kann eine *Infektionskrankheit* sein, die zur vermehrten Blutungsneigung geführt hat oder eine Therapie mit *Antikoagulanzien.* Des Weiteren können eine *Hämophilie* (Bluterkrankheit) oder eine *Thrombozytopenie* vorliegen.
- **Tumor.** Es kommen v. a. bösartige Tumoren der Nieren, der ableitenden Harnwege und der Blase in Betracht. Gerade in diesen Fällen kann Blut im Urin auftreten, schon lange Zeit bevor über erste Beschwerden geklagt wird.
- **Prostatitis**
- **Stauungsnieren** durch Rechtsherzinsuffizienz
- **Analgetikaniere** (Schmerzmittelniere)
- **Diabetes mellitus**
- **Nierenzysten**
- **Nierentuberkulose**
- **Gichtniere**
- **Regelblutung.** Bei Frauen kann es sich um eine Kontamination durch Menstruationsblut oder durch Schmierblutungen handeln.

Zweigläserprobe Die Zweigläserprobe wird bei Blutbeimengung im Urin durchgeführt. Dabei wird der Patient aufgefordert, seinen Harn nacheinander in zwei Gläser zu entleeren:

- **Initiale Hämaturie.** Die Blutbeimengung befindet sich nur in der ersten Portion, die zweite ist klar. In diesem Fall liegt beim Mann oft eine Urethritis, eine Prostatitis oder ein Prostatakarzinom vor; bei der Frau ist häufig ein Harnröhrenpolyp die Ursache.
- **Absolute Hämaturie.** Die Blutbeimengung befindet sich gleichmäßig in beiden Portionen. In diesem Fall spielt sich ein Prozess in der Blase, dem Harnleiter, dem Nierenbecken oder in der Niere ab.

Blutungsquellen

- **Initiale Hämaturie:** Harnröhre, Prostata
- **Absolute Hämaturie:** Blase, Harnleiter, Nierenbecken, Niere

15.4 Erkrankungen der harnableitenden Organe und Nieren

Die wichtigsten begünstigenden Faktoren einer Harnweginfektion sind

- **Harnabflussstörungen,** z. B. durch anatomische Anomalien der Nieren und der ableitenden Harnwege, Verlegungen (Steine, Prostataadenom, Urethralklappen, Tumoren), Gebärmuttersenkung, Blasenfunktionsstörungen (neurogene Störungen z. B. durch Querschnittslähmung)
- **Schmerzmittelmissbrauch** (Analgetikaabusus)
- **Schwangerschaft**
- **„Flitterwochen-Zystitis“.** Damit meint man, dass es bei Frauen durch häufigen Geschlechts-

15

verkehr zur Zystitis kommt. Die Zystitis kann zum einen durch eine Erregereinschleppung verursacht werden, zum anderen ist es jedoch auch möglich, dass sich die Frau durch die Erkrankung (unbewusst) vor weiteren sexuellen Anforderungen schützen möchte.
- **Katheterisierung** und **urologische Untersuchung** mit unsterilen Instrumenten
- **Unterkühlung,** Durchnässung, „kalte Füße"
- **Diabetes mellitus**
- **Gicht**
- **Abwehrschwäche**
- **Immunsuppressive Therapie**

In weitaus den meisten Fällen (ca. 98 %) erfolgt die Keimbesiedelung des Harntrakts aufsteigend von der Harnröhre aus. Bei einer Vorschädigung der Niere kann die Absiedlung auch auf dem Blut- oder Lymphweg erfolgen (hämatogene bzw. lymphogene Absiedlung).

Jede zweite Frau erkrankt im Laufe ihres Lebens an einer Harnblasenentzündung. Der Grund liegt in der Kürze der Harnröhre und der unmittelbaren Nähe der Analregion, gegen deren Kontamination sie nur unzureichend geschützt ist. Bei Männern treten Harnweginfekte erst im höheren Lebensalter gehäuft auf. Hier ist die Ursache meist in Prostataerkrankungen zu suchen.

15.4.1 Harnblasenentzündung

Bei einer Zystitis kommt es zu einer *schmerzhaften* Entzündung der Harnblase. Betroffen sind v. a. Frauen im geschlechtsreifen Alter und Kinder.

Ursachen Meist handelt es sich um eine Entzündung, die durch *Escherichia coli-Bakterien* verursacht wird, die über die Harnröhre in die Blase aufgestiegen sind. Allerdings kommen auch andere Bakterien, Viren und Pilze in Betracht. Beim Auftreten einer Blasenentzündung muss man nach begünstigenden Faktoren suchen (s. o.).

Urinbefund Der Urin ist durch die Bakterientätigkeit meist alkalisch. Im Urin befinden sich *Bakterien, Leukozyten,* evtl. Erythrozyten und *geringfügig* Albumine.

Sonderformen Von der bakteriell verursachten Harnblasenentzündung müssen die Reizblase und die asymptomatische Bakterienausscheidung im Urin abgegrenzt werden.
- **Reizblase** (neurogene Blase). Die Reizblase tritt bevorzugt bei Frauen auf. Es handelt sich um einen chronischen Reizzustand des unteren Harntrakts, *ohne* dass Erreger nachgewiesen werden können. Man vermutet, dass die oft erheblichen Beschwerden Dysurie (s. u.) und Harndrang auf psychovegetativen Störungen beruhen.
- **Asymptomatische Bakterienausscheidung** im Urin. Im Harn können *Bakterien nachgewiesen* werden, im Harnsediment kommt es *nicht* zu Veränderungen. Es bestehen *keine* Symptome.

Es ist zu beachten, dass der vordere Harnröhrenabschnitt physiologischerweise mit Keimen besiedelt ist, wohingegen die Harnblase keimfrei ist. Dabei kommt dem unteren Ringmuskel eine „Schrankenfunktion" zu.

Symptome Die wichtigsten Symptome der Zystitis sind eine erschwerte und schmerzhafte Blasenentleerung (Dysurie) mit häufiger, evtl. tropfenweise Entleerung kleiner Urinmengen (Pollakisurie), evtl. auch nächtliches Wasserlassen (Nykturie). Meist liegen Blasentenesmen vor, mit andauerndem, schmerzhaftem Harndrang.

Handelt es sich um eine einfache Blasenentzündung ohne Beteiligung des Nierenbeckens, so treten *kein Fieber* und *kein Flankenschmerz* auf. Bei einer komplizierten Zystitis kommt es zusätzlich zu Fieber, aber nie zu Flankenschmerzen! Wenn es zu Flankenschmerzen kommen sollte, kann man nicht mehr von einer reinen Zystitis ausgehen. Denn dann ist der Erreger nach oben in die Harnleiter aufgestiegen und es kann zur weitaus gefährlicheren Nierenbeckenentzündung kommen!

Leitsymptome der Zystitis
- **Dysurie** (erschwerte, schmerzhafte Blasenentleerung)
- **Pollakisurie** (häufige Entleerung kleiner Harnmengen)
- **Nykturie** (nächtliches Wasserlassen)
- **Harninkontinenz**
- **Blasentenesmen**

Therapie Bewährt haben sich vor allem lokale Wärmeanwendungen mit entkrampfenden Maßnahmen und Kneipp-Anwendungen, v.a. heiße Fußbäder. Die tägliche Trinkmenge soll auf über 2 Liter pro Tag gesteigert werden, damit die Erreger aus der Harnblase weggespült werden. Als pflanzliches Mittel spielen die Bärentraubenblätter (Arctostaphylos uva-ursi) die wichtigste Rolle. Bitte beachten Sie, dass sie nicht länger als eine Woche und maximal fünfmal pro Jahr eingenommen werden sollen. Weitere pflanzliche Mittel, die eingesetzt werden können, sind Kürbiskerne gegen Reizblase (➤ Kap. 15.4.1) und als „pflanzliches Antibiotikum" Kapuzinerkresse und Meerrettichwurzeln. Außerdem kommen noch Preiselbeersaft, Petersilienwurzel und Goldrute (Solidago virgaurea) in Betracht. Folgende wassertreibende Pflanzen können verordnet werden: Ackerschachtelhalm (Zinnkraut, Equisetum arvense), Spargel (Asparagus officinalis), Orthosiphon (Orthosiphon aristatos) und Birke (Betula tendula).

In jedem Fall muss sorgfältig geprüft werden, ob eine Antibiotikagabe durch den Arzt erforderlich ist.

15.4.2 Akute Pyelonephritis

Bei der akuten Pyelonephritis handelt es sich um eine bakteriell bedingte *Entzündung* des *Nierenbeckens,* der *Nierenkelche* und des *Nierenzwischengewebes* (Stroma) mit oder ohne Beteiligung des *Nierenmarks.*

Ursachen Die Bakterien (zu 80 % *Escherichia coli,* auch Proteus, Klebsiellen, Staphylokokken) steigen fast immer über Harnröhre und Harnblase auf. Damit es allerdings zur Pyelonephritis kommen kann, spielen begünstigende Faktoren eine wichtige Rolle (➤ Kap. 15.4 Einleitung).

Symptome Häufig besteht zuerst eine Blasenentzündung mit den typischen Beschwerden. Als Zeichen der akuten Pyelonephritis treten nun hinzu: Fieber, Flankenschmerz und Klopfempfindlichkeit der Nierenlager (meist einseitig). Oft kommt es zu Müdigkeit und vermehrtem Durst, manchmal auch zu Übelkeit, Erbrechen und Durchfällen.

!

Symptomentrias der akuten Pyelonephritis

- **Dysurie** (kann allerdings auch fehlen)
- **Fieber** (evtl. Schüttelfrost)
- **Klopfempfindlichkeit** der **Nierenlager**

Diagnostik *Im Urin* können Bakterien, Leukozyten, evtl. Albumin und Erythrozyten nachgewiesen werden. *Im Blut* findet man eine Leukozytose mit Linksverschiebung, eine BKS-Beschleunigung und CRP-Anstieg.

Prognose Meist heilt die Krankheit gut aus, sie kann jedoch in eine chronische Verlaufsform übergehen.

Therapie Die akute Pyelonephritis muss vom *Arzt* mit *Antibiotika* behandelt werden. Sie erfordert strenge Bettruhe. Oft werden örtliche Wärmeanwendungen als wohltuend empfunden. Der Heilpraktiker kann begleitend behandeln, z. B. mittels Homöopathie, Akupunktur u. v. m.

15.4.3 Chronische Pyelonephritis

Die chronische Pyelonephritis kann als Folge einer nicht ausgeheilten akuten oder als Folge von rezidivierenden Pyelonephritiden auftreten. Man geht davon aus, dass bei einer chronischen Pyelonephritis *immer* eine Harnabflussbehinderung vorliegt.

Die chronische Pyelonephritis spielt sich wie auch die akute im Nierenbecken, den Kelchen und im Niereninterstitium ab, kann aber auch auf das Parenchym übergreifen und so zu einer mehr oder weniger starken Schädigung v. a. der Harnkanälchen, evtl. auch der Nierenkörperchen führen.

Symptome Oft ist der Verlauf *symptomenarm* oder sogar *symptomlos.* Es können über lange Zeit *uncharakteristische Beschwerden* bestehen: Kopfschmerzen, *leichte Ermüdbarkeit* und *unklare Fieberanfälle.*

Auch symptomlose oder symptomarme Verläufe können zu schweren Nierenschädigungen bis zum Nierenversagen führen und so eine Dauerdialysebehandlung (künstliche Niere) notwendig machen!

15

> **!** Eine **chronische Pyelonephritis** entwickelt sich nur, wenn *Harnabflussbehinderungen* vorliegen!
> Während der beschwerdefreien Intervalle ist eine *Leukozyturie* oft der einzige Hinweis auf die vorliegende Erkrankung!

Diagnostik Bei *akuten* Schüben kann man im Urin *Leukozyten* und *Bakterien* finden, in den *chronischen* Phasen lediglich *Leukozyten.*

Im Blut kann es zu BKS-Beschleunigung, CRP-Anstieg, Leukozytose (bei eitrigen Nierenkomplikationen) und Anämie kommen. Um sich ein Bild über die Nierenfunktion machen zu können, sollten Kreatinin und Harnstoff bestimmt werden.

Komplikationen Eitrige Nierenentzündungen, renale Hypertonie, Sepsis, Niereninsuffizienz bis Nierenversagen (Schrumpfniere).

Therapie Es müssen die begünstigenden Faktoren ausgeschaltet werden. Eine evtl. bestehende Infektion muss durch den Arzt mittels Antibiotika behandelt werden. Der Heilpraktiker kann begleitend behandeln.

15.4.4 Akute (immunogene) Glomerulonephritis

Glomerulonephritis ist ein Sammelbegriff *für verschiedenartige Nierenerkrankungen*, bei denen es in den Nierenkörperchen, den Glomeruli, zu *entzündlichen* Veränderungen kommt. Eine Glomerulonephritis kann akut mit guter Prognose und chronisch mit schlechter Prognose auftreten. Von diesen beiden Formen müssen die schnell fortschreitende (rapid progressive) Glomerulonephritis, bei der es innerhalb von Wochen bis Monaten zum Nierenversagen kommen kann und die nichtentzündlichen Glomerulopathien, wie sie z. B. bei Diabetes mellitus auftreten (diabetische Glomerulosklerose) unterschieden werden.

Ursachen Der Entzündung der Glomeruli liegt ein *immunologischer Vorgang* zugrunde. Dabei kommt es 1–3 Wochen nach einer Streptokokkeninfektion z. B. der Mandeln, der Nasennebenhöhlen, der oberen Luftwege, der Ohren oder der Zahnwurzeln durch die Toxine der Erreger in den Glomeruli zu einer *Antigen-Antikörper-Reaktion.* Gelegentlich können auch Staphylokokken, Pneumokokken und Viren eine Glomerulonephritis auslösen (sehr selten).

Symptome (Gesichts- bzw. Lid-)*Ödeme, Kopfschmerzen, Hypertonie,* Gliederschmerzen, evtl. Fieber, Schmerzen in der Nierengegend. Allerdings verläuft ca. die Hälfte der Fälle *symptomlos* und sie wird nur zufällig oder zu spät diagnostiziert!

Komplikationen Eventuell entwickelt sich durch die Oligurie und der dadurch bedingten Überwässerung ein Lungenödem. Außerdem kann es durch die Blutdrucksteigerung zu einer hypertonen Krise mit Linksherzversagen, evtl. auch zur Dyspnoe und zum Lungenödem kommen.

Diagnostik Im Urin Mikro- (evtl. Makro)hämaturie und Albuminurie; im Blut Nachweis des Antistreptolysintiters, außerdem können Kreatinin und Harnstoff leicht ansteigen (DD: rapid progressive Glomerulonephritis mit hohem Anstieg).

Bei **Streptokokkeninfekten** muss unterschieden werden zwischen einer

- **Intrainfektiösen Hämaturie,** die relativ harmlos ist und wieder spontan verschwindet und einer
- **Postinfektiösen Hämaturie,** die gefährlich ist, da sie anzeigt, dass sich eine akute Glomerulonephritis entwickelt hat.

> **Symptomen-Trias (Volhard-Trias)**
>
> Bei akuter Glomerulonephritis liegt häufig folgende Symptomentrias vor:
> - **Hämaturie**
> - **Hypertonie**
> - **Ödeme**
>
> Die Hälfte der Fälle verläuft allerdings symptomlos!

Prognose Bei Kindern heilt die Krankheit in über 90 % der Fälle völlig aus, bei Erwachsenen nur bei 50 %. Bei den restlichen Fällen kann es zur Defektheilung kommen oder zu einem Übergang in eine chronische Verlaufsform, evtl. bis zum Nierenversagen. Selten kommt es zu tödlichen Komplikationen wie Linksherzversagen oder Lungenödem.

Therapie In den ersten Wochen strengste Bettruhe, um Herz und Kreislauf zu entlasten. Bei eingeschränkter Nierenfunktion muss die Zufuhr von Kochsalz, Flüssigkeit und Eiweiß eingeschränkt werden. Der Streptokokkeninfekt muss durch den Arzt mit Antibiotika behandelt werden, evtl. werden auch Immunsuppressiva und Kortison eingesetzt. Bluthochdruck, Ödeme und Herzinsuffizienz werden symptomatisch therapiert. Der Heilpraktiker kann begleitend behandeln. Um eventuelle chronische Verlaufsformen zu erfassen, müssen sich die Nachsorgeuntersuchungen auf mehrere Jahre erstrecken.

!
Akute Glomerulonephritis
Ärztliche *Antibiotikagabe* ist unverzichtbar.

15.4.5 Chronische Glomerulonephritis

Man fasst darunter verschiedene Erkrankungen zusammen, die mit einer Schädigung der Nierenkörperchen einhergehen. In der Mehrzahl der Fälle findet man in der Anamnese *keine* vorausgegangene akute Glomerulonephritis. Es wird vermutet, dass allen Fällen einer chronischen Glomerulonephritis ein *Autoimmungeschehen* zugrunde liegt.

Verlaufsform Man unterscheidet zwei Verlaufsformen:
- **Vaskulär-hypertone Verlaufsform:** die Blutgefäßschlingen in den Glomeruli sind verändert und behindern den Blutdurchfluss. Die Folge ist eine *Blutdruckerhöhung*, wobei v. a. der diastolische Wert erhöht ist.
- **Nephrotische Verlaufsform:** die Durchlässigkeit der Glomeruli für Eiweiß steht im Vordergrund. Es kommt zu einer ausgeprägten *Proteinurie*, die evtl. zu einer Verringerung der Bluteiweiße führt. Der Blutdruck muss bei dieser Verlaufsform nicht erhöht sein.

Symptome *Schleichender Krankheitsbeginn*, Hämaturie, Proteinurie, Hypertonie, evtl. entwickeln sich Zeichen einer langsam fortschreitenden Niereninsuffizienz (➤ Kap. 15.4.11).

Prognose Die Erkrankung hat eine schlechte Prognose.

Therapie Da die Ursache der Erkrankung unbekannt ist, steht in den meisten Fällen keine Therapie zur Verfügung. Spielt ein Autoimmungeschehen eine Rolle, können Immunsuppressiva, Kortison und Antiphlogistika eingesetzt werden. Meist beschränkt sich die Behandlung jedoch auf symptomatische Maßnahmen wie die Normalisierung des Bluthochdrucks. Wegen der Schwere der Erkrankung und des Einsatzes verschreibungspflichtiger Medikamente behandelt der Heilpraktiker nur begleitend.

15.4.6 Nephrotisches Syndrom

Unter dem Begriff nephrotisches Syndrom (Eiweißverlustniere) fasst man Nierenerkrankungen zusammen, die die folgenden Symptome vorweisen:
- **Protein- und Lipidurie** (Eiweiß- und Fettausscheidung im Urin)
- **Hypoproteinämie** (Mangel an Bluteiweißen)
- **Hyperlipidämie** bzw. Hypercholesterinämie (erhöhte Fett- bzw. Cholesterinwerte im Blut)
- **Massive Ödeme.** Vor allem im Bereich der Augenlider und der unteren Extremitäten kommt es zu massiven Ödemen. Durch die mangelhafte Wasserausscheidung kann es zu einer Gewichtszunahme von mehr als 20 % des normalen Körpergewichts kommen (↑ *Atlas* Abb. 15.15).

Ursache Ein nephrotisches Syndrom kann bei verschiedenen Erkrankungen mit Nierenbeteiligung auftreten, es kann aber auch idiopathisch (ohne erkennbare Ursache) vorkommen. Die häufigste Ursache ist die membranöse Glomerulonephritis (MGN), eine chronische Entzündung der Nierenkörperchen durch Ablagerung von Immunkomplexen (Antikörper mit Antigen) an die Kapillarwand der Glomeruli. Diese Ablagerung kann idiopathisch erfolgen oder sekundär im Zuge einer anderen Erkrankung, wie z. B. systemische Vaskulitis (entzündliche Erkrankung der Gefäße), SLE (systemischer Lupus erythematodes), Diabetes mellitus, Thyroiditis, Infektionen und Tumorerkrankungen.

Symptome Meist kommt es zuerst zu Lid- und Gesichtsödemen, später sind von den Ödemen auch die Hände und Füße betroffen und schließlich der gesamte Körper, bis hin zur Elefantiasis. Außerdem kann es zu Müdigkeit, Abgeschlagenheit und Unwohlsein kommen.

Diagnostik Stellt man ein nephrotisches Syndrom fest, so versucht man die Ursache aufzudecken. Außerdem werden evtl. eine Sonografie und eine Nierenbiopsie durchgeführt.

Therapie Die Behandlung erfolgt durch den Arzt. Falls möglich, wird die Ursache der Erkrankung aufgedeckt und beseitigt. Falls eine Diabetes-mellitus-Erkrankung vorliegt, muss der Patient von den Blutzuckerwerten her gut eingestellt werden.

Symptomatisch werden die Ödeme durch Diuretika ausgeschwemmt. Oft werden auch blutverdünnende Medikamente verabreicht, da die Betroffenen mit dem Eiweiß im Urin auch gerinnungshemmende Faktoren (Antithrombin 3) verlieren. Eine vorliegende Hypertonie wird meist mit ACE-Hemmern behandelt. Es muss eine kochsalzarme Diät eingehalten werden, evtl. müssen die Albumine kurzfristig substituiert werden.

Der Heilpraktiker kann begleitend zum Arzt behandeln.

Prognose Bei Kindern ist die Prognose der Erkrankung meist gut, bei Erwachsenen allerdings entwickelt die Hälfte der Betroffenen ein chronisches Nierenversagen.

15.4.7 Gichtnephropathie

In einer „Gichtniere" werden *Harnsäurekristalle* im *Nierenparenchym* abgelagert, was entzündliche Reaktionen zur Folge hat, die ihrerseits bis zur Schrumpfniere führen können. Außerdem entwickeln Gichtpatienten oft Nierensteine, weshalb die Gefahr besteht, wiederkehrende Pyelonephritiden und / oder Nierenkoliken zu erleiden.

Bei diesen Patienten müssen gleichzeitig die Stoffwechselerkrankung „Gicht" und die Nierenschädigung behandelt werden. Bitte beachten Sie zur Gicht auch ➤ Kap. 10.10.3.

15.4.8 Analgetikanephropathie

Durch *langjährige Einnahme von Schmerzmitteln* kann sich eine Analgetikaniere („Schmerzmittelniere") entwickeln. Bei den verursachenden Schmerzmitteln handelt es sich um Phenacetin, nicht-steroidale Antiphlogistika und Mischanalgetika (= ASS, Paracetamol und Koffein). Durch das Verbot von Phenacetin ist die Erkrankung bei uns nahezu verschwunden. Allerdings hat sich in neuer Zeit gezeigt, dass bei unkritischer Einnahme von NSAR in hohen Dosen und über einen längeren Zeitraum sogar bei jungen, vorher nierengesunden Menschen eine Nierenschädigung auftrat.

Symptome Im Frühstadium der Erkrankung treten meist *keine* Beschwerden auf. Manchmal kommt es jedoch zu Kopfschmerzen und Müdigkeit. Oft lässt sich eine Anämie nachweisen. Bei der Untersuchung fällt eine blasse (durch Anämie) oder schmutzig-graubräunliche Hautverfärbung (durch Stoffwechselanlagerungen im Gewebe) auf, evtl. findet man auch *halonierte* Augen, d. h. dunkle Ringe um die Augen.

Diagnostik Im Anfangsstadium der Erkrankung findet man typischerweise eine *Leukozyturie* ohne Nitrit, evtl. kommt es zur Hämaturie und zu einer gering ausgeprägten Proteinurie. Später lässt sich typischerweise Blut im Urin nachweisen, wenn komplizierende Harnwegsinfekte auftreten auch Nitrit. Im Labor kann Papillengewebe im Urin nachgewiesen werden.

Prognose Wird das Schmerzmittel rechtzeitig abgesetzt, bevor die Niere höhergradig geschädigt wurde (Kreatinin unter 3 mg / dl), kommt die Nierenschädigung zum Stillstand.

Komplikationen Papillennekrose, Niereninsuffizienz, Karzinome im ableitenden Harnwegssystem und Mammakarzinom.

Therapie Absetzen des Schmerzmittels.

15.4.9 Nierensteine

Nierensteine (Nephrolithiasis) kommen bei 5 % der Bevölkerung vor. *Männer* sind häufiger betroffen als Frauen. Die Steine können in der Niere, im Nierenbecken, im Harnleiter, der Blase oder der Harnröhre vorkommen. Sie können unterschiedliche Ausmaße haben: von reiskorngroß bis zu sog. Ausgusssteinen, die die ganze Lichtung des Nierenbeckens ausfüllen

Tab. 15.1 Zusammensetzung der Steine. Aufgrund ihrer chemischen Zusammensetzung unterscheidet man verschiedene Steinarten.

Steinart	Häufigkeit	Röntgendarstellung
Kalziumsteine (Kalziumoxalatsteine)	Ca. 75 %	Gut sichtbar
Harnsäuresteine	Ca. 15 %	Nicht sichtbar
Phosphatsteine	Ca. 7 %	Sichtbar
Zystinsteine	Ca. 3 %	

können und den Korallensteinen, die das ganze Hohlraumsystem bis in die Kelche einnehmen.

In Zeiten des Wohlstandes steigt durch eine eiweißreiche Ernährung die Harnsäure-, Oxalat- und Kalziumausscheidung im Urin, wodurch die Gefahr der Nierensteinbildung zunimmt. In armen Ländern kommen Nierensteine nur selten vor.

Pathogenese Steine bilden sich, wenn aus übersättigten Lösungen Salze ausgefällt werden. Am häufigsten sind Kalziumsteine, ihnen folgen Harnsäure- und Phosphatsteine.

Begünstigende Faktoren ➤ Tab. 15.1.

- **Kalziumoxalatsteine.** *Erhöhung* des *Blutkalziumspiegels* durch Überfunktion der Nebenschilddrüsen, medikamentöse Kalzium- oder Vitamin-D-Einnahme, kalziumreiche Ernährung, oxalatreiche (selten) Ernährung (Rhabarber, Spinat, Tomaten) oder durch zu geringe Trinkmenge.
- **Phosphatsteine („Infektsteine")** entstehen durch einen *anhaltend alkalischen* Urin, da Phosphate im basischen Milieu schlecht löslich sind. Deshalb werden Kalziumphosphatsteine v. a. durch Harnweginfekte begünstigt, da Bakterien den Urin alkalisieren.
- **Harnsäure-Steine.** Gicht, Zytostatika-Therapie (vermehrter Zellzerfall).

Nierensteine und Harnweginfekte begünstigen sich gegenseitig!

Pathophysiologie und Symptome Nicht jeder Stein macht Beschwerden. Kommt es zu Schmerzen, so handelt es sich um *ziehende oder dumpfe Schmerzen* in der Nieren- bzw. Harnleitergegend. Meist besteht Druck- und Klopfschmerzhaftigkeit des Nierenlagers.

Zur **Nierensteinkolik** kommt es, wenn ein Stein zu wandern beginnt und sich dabei im Kelchhals oder an einer physiologischen Enge im Harnleiter festklemmt. Diese heftigen Schmerzen werden fast immer durch kleine Steine verursacht, da nur sie in den Harnleiter, die Blase oder die Harnröhre gelangen können. Geraten die Steine in die Blase, kann durch Blockierung der Harnröhre das Wasserlassen plötzlich unterbrochen werden. Größere Steine verursachen zwar keine Koliken, reizen aber die Nierenbeckenschleimhaut und begünstigen damit die Entstehung von Pyelonephritiden. Außerdem können sie ab einer bestimmten Größe den Harnabfluss behindern.

Akute Nierensteinkolik Die akute Nierensteinkolik beginnt *ohne Vorboten* mit *heftigsten, wellenförmigen, krampfartigen Schmerzen.* Je nach Sitz des Steins treten die Schmerzen in der *Lendengegend* (evtl. auch auf der gesunden Seite!), dem *Rücken* oder dem *Unterbauch* auf. Bei tiefsitzenden Steinen erfolgt eine Schmerzausstrahlung bis in die *Hoden* bzw. *Vulvalippen (Schamlippen).* Der Betroffene läuft aufgeregt hin und her.

Die Anfälle können Minuten bis Stunden dauern. Sie können einmalig sein oder häufig wiederkehren. Gelegentlich begleiten *Übelkeit* und *Erbrechen* die Kolik, was zur Fehldiagnose „Magen-Darm-Galle-Erkrankung" führen kann. Im Urin findet man Erythrozyten (Hämaturie).

Komplikationen sind wiederkehrende Pyelonephritiden und Niereninsuffizienz bis Nierenversagen.

Diagnostik Ungefähr 85 % der Steine können im Röntgenbild erkannt werden, außerdem können Ultraschall oder eine Urografie durchgeführt werden.

- **Im Urin:** Hämaturie, evtl. anhaltend saurer oder alkalischer Urin, Leukozyten, Bakterien, Kalzium, Oxalat, Harnsäure, Phosphat, Zystin
- **Im Blut:** evtl. Erhöhung von Kalzium, Harnsäure, Phosphat

Differenzialdiagnose Gallenkolik, Appendizitis, Niereninfarkt oder andere Nierenerkrankungen, akutes Abdomen (Pankreatitis, Bauchhöhlenschwangerschaft, Ileus u. a.).

Therapie

- **Akute Nierensteinkolik.** Die Behandlung erfolgt durch den Arzt oder die Klinik. Im Vordergrund der Therapie steht das Bemühen um einen *spontanen Steinabgang.* Der Patient soll sich bewegen und viel trinken. Lokale *Wärmeanwendungen* werden als wohltuend empfunden. Während der akuten Kolik sind *entkrampfende Maßnahmen* allein meist nicht ausreichend, da die Schmerzen nicht durch eine vermehrte Harnleiterperistaltik, sondern durch eine Harnleiterüberdehnung entstehen. Deshalb müssen zusätzlich *schmerzstillende Maßnahmen* zum Einsatz kommen.
- **Beseitigung der Steine.**
  - **Steinauflösung** (Litholyse) bei Harnsäuresteinen durch Medikamente, Ernährungsumstellung, Erhöhung der Harnmenge und Neutralisierung des Urins
  - **Schlingenextraktion** bei „schlingengerechten" bis bohnengroßen Steinen im distalen Harnleiterdrittel
  - **Steinzertrümmerung** (Stoßwellenlithotripsie) ist möglich, wenn der Stein lokalisiert werden kann und wenn kein Abflusshindernis vorliegt

> **!**
> **Akute Nierensteinkolik**
>
> *Entkrampfende* und *schmerzstillende* Maßnahmen sind notwendig!

Prophylaktische Maßnahmen

- Erhöhung der Harnmenge durch reichliche Flüssigkeitszufuhr
- Schaffung eines günstigeren pH-Wertes des Urins
- Senkung der steinbildenden Substanzen im Blut durch entsprechende diätetische oder medikamentöse Maßnahmen
- Behandlung evtl. bestehender Harnwegsinfektionen

15.4.10 Nieren- und Blasenkarzinom

Formen Im Harnapparat können folgende Tumorerkrankungen auftreten:

- **Bösartige Nierentumoren:**
  - **Nierenkarzinom** (beim Erwachsenen)
  - **Nierenmetastasen**
  - **Wilms-Tumor** (häufigster Nierentumor im Kindesalter)
- **Blasenkrebs** (v. a. bei Männern über 60 Jahren)

Beim **Wilms-Tumor** handelt sich um einen meist einseitigen, sicht- und tastbaren Tumor im Bauchbereich, der v. a. Kinder zwischen dem 3. und 5. Lebensjahr betrifft. Er wächst zunächst verdrängend, metastasiert dann aber oft in Lungen, Leber, Gehirn und regionale Lymphknoten. Es kann zu Bauchschmerzen, Blässe und Hämaturie kommen.

Symptome Es gibt *keine* typischen *Früh*symptome bei Nieren- bzw. Blasenkrebs. Allerdings kann es zu Schmerzen in der Nierengegend, Hämaturie, unklares Fieber (Tumorfieber) und Gewichtsabnahme kommen, bei Blasenkrebs evtl. zu Dysurie und Harnstauung.

> **!**
> **Nieren- und Blasenkrebs**
>
> - In 90 % der Fälle kommt es zu Blut im Urin (Hämaturie)!
> - Da jedes Auftreten von Blut im Urin das Zeichen eines Blasen- oder Nierentumors sein kann, muss dieser Befund in jedem Fall sorgfältig abgeklärt werden.

15.4.11 Niereninsuffizienz und Nierenversagen

Akute Niereninsuffizienz (Schockniere)

Bei der akuten Niereninsuffizienz handelt es sich um eine *plötzliche Einschränkung der Nierenfunktion,* die mit einer verminderten Harnausscheidung (Oligurie, unter 500 ml / Tag) oder einer fast erloschenen Harnproduktion (Anurie, unter 100 ml / Tag) einhergeht, manchmal allerdings mit normalem oder sogar gesteigertem Harnfluss. In jedem Fall nehmen im Blut die harnpflichtigen Substanzen zu (Harnstoff, Kreatinin, Harnsäure).

Ursachen

- **Kreislaufschock,** z. B. durch Blutdruckabfall oder durch Flüssigkeits- bzw. Blutverlust. Es handelt sich um die häufigste Ursache (ca. 50 %)
- **Nierenerkrankungen,** z. B. akute Glomerulo- bzw. Pyelonephritis, Infekte (Streptokokkeninfekte, Leptospirose)
- **Harnstauung,** z. B. durch Blasenstein oder Prostatahypertrophie
- **Vergiftungen,** z. B. durch Schwermetalle (wie Blei, Gold, Arsen), Pilze (Knollenblätterpilze!), Medikamente (Antibiotika, Zytostatika, Aciclovir u. a.)

Symptome und Stadien

- **Stadium 1: Schädigung der Niere** (Stunden bis Tage), z. B. durch Schock oder Nierengifte
- **Stadium 2: Oligo- bzw. Anurie** (9–12 Tage) mit den Gefahren der Überwässerung (Lungen- bzw. Hirnödem, Linksherzinsuffizienz) und Hyperkaliämie, metabolische Azidose, Harnvergiftung
- **Stadium 3: Polyurie** (2–3 Wochen) mit der Gefahr der Exsikkose, Hypokaliämie und Hyponatriämie
- **Stadium 4: Wiederherstellung** (Wochen bis Monate). Es kann zur völligen Ausheilung oder zur Defektheilung kommen.

Therapie Bei Verdacht auf akutes Nierenversagen muss sofortige Krankenhauseinweisung erfolgen.

Chronische Niereninsuffizienz

Bei der chronischen Niereninsuffizienz kommt es zu einer *irreversiblen, über Jahre* sich *verschlimmernden* Einschränkung der Nierenfunktion, die schließlich zur Harnvergiftung (Urämie, s. u.) führt.

Ursachen *Chronische Pyelo-* und *Glomerulonephritis* sind die häufigsten Ursachen, außerdem spielen die Zystenniere, diabetischen Nierenerkrankungen, bösartiger Bluthochdruck und die Analgetika- und Gichtniere eine Rolle.

Stadien

1. **Kompensiertes Dauerstadium.** Leichte Einschränkung der Kreatinin-Clearance (➤ Kap. 15.3.2). Die harnpflichtigen Substanzen sind im Blut noch nicht erhöht. Es kann zur renalen Hypertonie und durch einen Vitamin-D-Mangel zur Nebenschilddrüsenüberfunktion kommen.
2. **Kompensierte Retention.** Im Blut steigen die harnpflichtigen Substanzen an, es bestehen jedoch noch keine Urämie-Symptome.
3. **Dekompensierte Retention.** Im Blut sind die harnpflichtigen Substanzen erhöht. Es bestehen Urämie-Symptome (s. u.).
4. **Terminale Niereninsuffizienz.** Irreversibles Nierenversagen. Es muss eine Behandlung mittels Dialyse oder Nierentransplantation erfolgen, da es sonst zu einem tödlichen Verlauf kommt.

Symptome Die harnpflichtigen Substanzen im Blut nehmen immer mehr zu und es kommt zu schweren Störungen im Wasser-, Elektrolyt- und Säure-Basen-Haushalt. Da Vitamin D nicht mehr ausreichend in der Niere aktiviert werden kann, können sich eine Osteoporose und eine Osteomalazie einstellen. Der Erythropoetinmangel führt zur Anämie. Bitte beachten Sie zu den möglicherweise auftretenden Beschwerden auch nachfolgend die Symptome der Urämie.

15.4.12 Urämie

Eine Urämie (Harnvergiftung) ist das *Endstadium* einer akuten oder chronischen *Niereninsuffizienz.*

Symptome Durch die Überwässerung und den Anstieg der harnpflichtigen Substanzen werden nahezu alle Funktionskreise des Organismus betroffen.

- **Allgemein:** Es kommt zu Schwächegefühl, starken Gewichtsschwankungen, Foetor

uraemicus (Betroffene riecht nach Urin), Juckreiz, Kopfschmerzen, „milchkaffeefarbener" Haut (Café-au-Lait-Farbe), Abwehrschwäche, Kachexie.
- **ZNS:** Konzentrationsschwäche, Wesensveränderungen, Psychosen, Polyneuropathie, Krampfneigung, Verwirrtheit, Bewusstseinstrübung, Bewusstlosigkeit, Coma urämicum
- **Herz / Kreislauf:** Hypertonie, Perikarditis, Herzrhythmusstörungen mit der Gefahr des Herzstillstandes durch Hyperkaliämie
- **Magen-Darm-Trakt:** Übelkeit, Erbrechen, Durchfälle
- **Lunge:** Lungenödem, Pneumonie, Pleuritis
- **Blut:** renale Anämie, Thrombozytopenie mit Blutungsneigung, Thrombozytopathie
- **Skelett:** Osteoporose und Osteomalazie (durch Mangel an Vitamin D und sekundärer Nebenschilddrüsenüberfunktion)

15

Therapie Die Therapie erfolgt schulmedizinisch über eine Dialysebehandlung (Blutwäsche) bzw. eine Nierentransplantation. Bei einer Dialyse handelt es sich um ein Nierenersatzverfahren, bei der harnpflichtige Substanzen und Toxine aus dem Blut entfernt werden. Dabei unterscheidet man Hämodialyse und Peritonealdialyse.

Hämodialyse Hier wird das Blut außerhalb des Körpers mehrmals wöchentlich durch eine Maschine („künstliche Niere") gereinigt. Dazu sucht der Betroffene meist ein Dialysezentrum auf. Um eine solche Hämodialyse durchführen zu können, wird dem Patienten zunächst am Unterarm ein Shunt gelegt, das ist ein Gefäßkurzschluss zwischen der Unterarmarterien und der Unterarmvene. Das Blut wird dann aus der Vene in das Gerät geleitet, das es reinigt. Danach wird dieses gereinigte Blut in den Blutkreislauf des Patienten zurückgeleitet.

Peritonealdialyse Bei einer Peritonealdialyse (Bauchfelldialyse) dagegen wird kein Gerät benötigt, sondern hier wird das Bauchfell als Filterstation genutzt, sodass der Betroffene diesen Vorgang zu Hause durchführen kann. Allerdings muss das Dialysat (Flüssigkeit, die das Blut reinigt) ständig mitgetragen und pro Tag vier- bis fünfmal gewechselt werden.

15.4.13 Angeborene Nierenerkrankungen

Folgende angeborene Nierenerkrankungen kommen häufig vor (↑ *Atlas* Abb. 15.17):
- **Agenesie.** Eine Niere, meist die linke, fehlt völlig. Die verbleibende Niere hypertrophiert und übernimmt die Arbeit der fehlenden mit.
- **Hufeisenniere** (Verschmelzungsniere). Beide Nieren sind miteinander verwachsen. Meist bestehen gleichzeitig Fehlbildungen des Harnleiters und des Nierenbeckens.
- **Lageanomalie der Niere.** Die Niere ist ins Becken verlegt, der Harnleiter oft verkürzt: ein Harnstau kann die Folge sein.
- **Wanderniere** (Nephroptose). Je nach Körperlage verändert die Niere im Körper ihre Position. Bei aufrechtem Stehen sinkt sie in das kleine Becken ab. Es besteht die Gefahr der Harnleiterabknickung.
- **Zystenniere.** Bei der Zystenniere handelt es sich um eine angeborene Fehlbildung. Hierbei ist die Niere mit mehreren Zysten durchsetzt, und es besteht eine oft erhebliche Organvergrößerung. Bei diesen Patienten befinden sich Zysten häufig auch in der Leber, im Pankreas und in der Schilddrüse.

15.4.14 Harninkontinenz

Unter Harninkontinenz versteht man das Unvermögen den Urin *willentlich zurückzuhalten*. Betroffen sind überwiegend ältere Menschen. *Frauen* sind häufiger betroffen als Männer. Die Erkrankung wird aus Scham oft verschwiegen.

Man unterscheidet:

Stressinkontinenz (Belastungsinkontinenz). Hier werden meist kleine Mengen Urin unwillkürlich abgegeben, wenn es zu einer *Erhöhung des Bauchinnendruckes* kommt. Dies geschieht typischerweise infolge von Husten, Niesen und Hüpfen bei Menschen mit einer schwachen Beckenbodenmuskulatur. Beim Mann tritt die Schwächung der Beckenbodenmuskulatur häufig infolge einer Prostataoperation auf. Bei Frauen führt die schwache Beckenbodenmuskulatur meist nicht nur zur Stressinkontinenz, sondern auch zu einer Gebärmuttersenkung. Man unterscheidet drei Stadien:

- **Stadium 1:** Urinverlust beim Husten, Niesen, Lachen
- **Stadium 2:** Urinverlust bei mäßiger körperlicher Anstrengung wie Treppensteigen und Anheben von Gegenständen
- **Stadium 3:** Urinverlust auch in Ruhe

Urge-Inkontinenz Urge stammt aus dem Englischen und bedeutet „nötigen, zwingen".

Man versteht unter Urge-Inkontinenz einen *attackenartigen Harnzwang*, sodass die Toilette oft nicht mehr rechtzeitig erreicht werden kann. Hier spielen häufig psychische Faktoren eine auslösende Rolle.

Charakteristisch für die Störung ist, dass der Harnzwang in der Entspannung auftritt. Ein typisches Beispiel: Eine Frau kommt mit ihren beiden Kindern völlig erledigt aus der Stadt nach Hause und je näher sie der Haustür kommt, desto stärker wird der Harndrang. Mit dem Aufschließen der Haustüre wird der Zwang so stark, dass sie die Toilette möglicherweise nicht mehr rechtzeitig erreicht.

Einer Urge-Inkontinenz können allerdings auch organische Ursachen wie Entzündungen und Tumoren der Harnblase, der Harnleiter oder im kleinen Becken zugrunde liegen, beim Mann kommen auch Prostataerkrankungen in Betracht. Häufig treten die Stress- und die Urge-Inkontinenz gemeinsam auf.

Überlaufinkontinenz („Überlaufblase"). Dabei füllt sich die Blase, der Druck steigt und ab einem *gewissen Füllungszustand* entleert sich die Blase *unwillkürlich*. Durch die Entleerung sinkt der Druck und die Blasenentleerung kommt zum Stillstand.

Bei dieser Art der Blasenentleerung bleiben allerdings größere Mengen Resturin in der Blase zurück, wodurch ein erhöhtes Risiko entsteht, eine Blasenentzündung zu erleiden. In diesen Fällen muss evtl. ein Dauerkatheter gelegt werden.

Ursache der Überlaufinkontinenz kann eine Nervenschädigung, z. B. durch eine Polyneuropathie infolge von Diabetes oder Alkoholschädigung sein oder durch ein Abflusshindernis wie eine Prostatahyperplasie.

Neurogene Inkontinenz Es kommt zu einem *unbemerkten Urinabgang*, der mit Restharnbildung und evtl. Harnverhalten kombiniert sein kann.

Ursache ist eine Störung der Nervenversorgung der Blase oder eine Störung der Koordination der Kontraktion der Blasenwand und der auffolgenden Erschlaffung des Sphinkters. Weitere Ursachen können eine Schädigung des Gehirns sein (Enzephalitis, Hirntrauma) oder Medikamenteneinnahme (Beruhigungsmittel, Neuroleptika, Betablocker, Mittel gegen Parkinson).

Extraurethrale Inkontinenz Hier handelt es sich um einen Harnverlust über die Haut, den Anus oder die Scheide, der in den meisten Fällen durch Fisteln verursacht wurde. Grund für die Fisteln können z. B. Entzündungen, Verletzungen oder Operationen sein. Die Fisteln führen dazu, dass die abnormen Gänge zu Harnkanälen werden und so Harn z. B. von der Blase (oder den Harnleitern) in den Darm oder die Scheide führen können. Die Therapie erfolgt durch einen operativen Verschluss der Fistel.

> Sie wissen nun, welche wichtige Rolle die Nieren bei der Reinigung des Blutes spielen und welche Bedeutung dem ableitenden System zukommt. Verglichen mit anderen Organsystemen, wie z. B. dem Verdauungs- oder Atmungssystem, mussten Sie sich hier nicht so viele Krankheiten merken. Schauen Sie nach, ob Ihnen diese „Kleinigkeit" gelungen ist. Beantworten Sie die Fragen im „Prüfungstraining für Heilpraktiker" (➤ Kap. 15) zu diesem Thema.

KAPITEL

16 Männliche und weibliche Geschlechtsorgane

16.1 **Männliche Geschlechtsorgane** ... 456
16.1.1 Hoden ... 456
16.1.2 Nebenhoden ... 459
16.1.3 Samenleiter, Samenstrang und Ausspritzgang ... 459
16.1.4 Harn-Samen-Röhre ... 459
16.1.5 Cowper-Drüse ... 459
16.1.6 Hodensack ... 460
16.1.7 Bläschendrüse ... 460
16.1.8 Prostata ... 460
16.1.9 Penis ... 460
16.1.10 Samenflüssigkeit ... 461

16.2 **Erkrankungen der männlichen Geschlechtsorgane** ... 461
16.2.1 Prostatitis ... 461
16.2.2 Benigne Prostatahyperplasie (BPH) ... 462
16.2.3 Prostatakarzinom ... 462
16.2.4 Phimose ... 462
16.2.5 Epididymitis, Orchitis ... 463
16.2.6 Varikozele ... 463
16.2.7 Hydrozele ... 463
16.2.8 Hodentorsion ... 464
16.2.9 Peniskarzinom ... 464

16.3 **Weibliche Geschlechtsorgane** ... 464
16.3.1 Eierstöcke ... 465
16.3.2 Eileiter ... 466
16.3.3 Gebärmutter ... 467
16.3.4 Vagina ... 468
16.3.5 Äußere Geschlechtsorgane (Vulva) ... 468
16.3.6 Brustdrüsen ... 469
16.3.7 Menstruationszyklus ... 472
16.3.8 Kontrazeption (Empfängnisverhütung) ... 476

16.4 **Erkrankungen der weiblichen Geschlechtsorgane** ... 480
16.4.1 Eierstockentzündung (Oophoritis) ... 480
16.4.2 Ovarialtumoren und Kystadenom ... 480
16.4.3 Eileiterentzündung ... 482

16.4.4 Extrauteringravidität 482
16.4.5 Gebärmuttersenkung 482
16.4.6 Gebärmuttermyom 483
16.4.7 Endometriose 483
16.4.8 Gebärmutterkrebs 484
16.4.9 Mastopathie 485
16.4.10 Mammakarzinom 486
16.4.11 Gestosen und andere schwangerschaftsbedingte Krankheiten 486

16

Dem Heilpraktiker ist aufgrund des § 24 Infektionsschutzgesetz die Behandlung sexuell übertragbarer Krankheiten verboten. Ein *generelles* Verbot, Geschlechtsorgane zu untersuchen und Erkrankungen der Geschlechtsorgane zu behandeln, besteht *nicht* (➤ Kap. 1.2.1).

!

Der Heilpraktiker darf sexuell übertragbare Erkrankungen **nicht** behandeln.

Unter dem Fortpflanzungssystem versteht man die Gesamtheit der Organe, die dazu dienen, ein neues *Lebewesen hervorzubringen* und damit den Fortbestand der Art zu sichern. Im Einzelnen haben sie die folgenden Aufgaben:

- **Produktion der Sexualhormone** (Östrogen, Progesteron, Testosteron)
- **Bereitstellung der Ei- bzw. Samenzellen**
- **Produktion von Sekreten**, die die Gleitfähigkeit der Geschlechtsorgane beim Geschlechtsakt ermöglichen
- **Schaffung eines optimalen Milieus** für den Transport und die Ernährung der Spermien, damit es zur Vereinigung der Ei- und Samenzelle kommen kann
- **Austragen der Frucht**

Man unterscheidet primäre, sekundäre und tertiäre Geschlechtsmerkmale:

Primäre Geschlechtsmerkmale sind die Organe, die direkt der Fortpflanzung dienen und die schon zum Zeitpunkt der Geburt vorhanden sind:

- **Beim Mann:** Hoden, Nebenhoden, Samenwege, Penis, Geschlechtsdrüsen
- **Bei der Frau:** Eierstöcke, Eileiter, Gebärmutter, Scheide, Vulva (➤ Kap. 16.3.5, äußere Geschlechtsorgane)

Sekundäre Geschlechtsmerkmale dienen nicht direkt der Fortpflanzung, sondern prägen das *geschlechtliche äußere Erscheinungsbild.* Sie sind zum Zeitpunkt der Geburt noch *nicht* vorhanden, sondern entwickeln sich erst während der *Pubertät.* Es handelt sich dabei um die Art der Körperbehaarung, des Körperbaues, der Fettverteilung und der Stimmlage. Ebenso zählen die Brustdrüsen der Frau dazu.

Tertiäre Geschlechtsmerkmale sind Skelettmerkmale wie Körpergröße und Körperbau, aber auch die angeborenen und erworbenen geschlechtstypischen Verhaltensweisen.

16.1 Männliche Geschlechtsorgane

Zu den männlichen Geschlechtsorganen gehören (➤ Abb. 16.1 und ↑ *Atlas* Abb. 16.1):

- **Äußere Geschlechtsorgane:** Penis und Hodensack
- **Innere Geschlechtsorgane:**
  - **Geschlechtsdrüsen:** Hoden, Bläschendrüse, Cowper-Drüse, Prostata
  - **Ableitende Ausführungsgänge:** Nebenhoden, Samenleiter mit Samenstrang, Ausspritzgang, Harn-Samen-Röhre

16.1.1 Hoden

Die paarig angelegten, eiförmigen Hoden (Testes) liegen im taschenartigen Hodensack (Scrotum). Es handelt sich um eine *gemischte* Drüse mit endo- und exokrinen Anteilen (s. u. sowie ➤ Abb. 16.2 und ↑ *Atlas* Abb. 16.2).

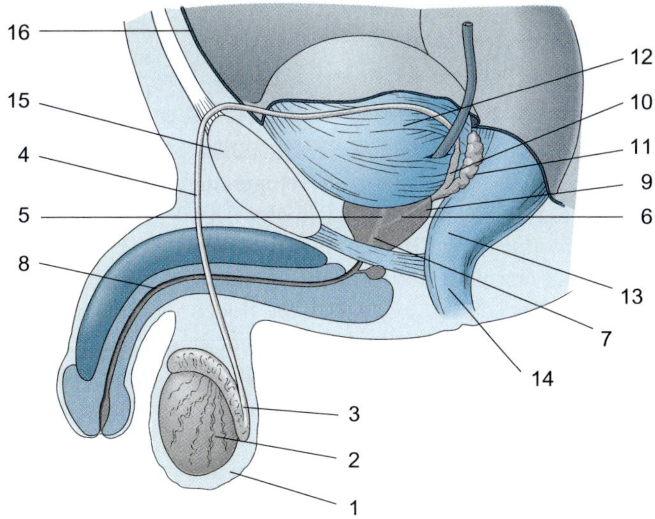

Abb. 16.1 Übersicht über die männlichen Geschlechtsorgane. 1: Hodensack (Scrotum), 2: Hoden (Testis), 3: Nebenhoden (Epididymis), 4: Samenleiter (Ductus deferens), 5: Harnröhre (Urethra – Pars prostatica), 6: Ausspritzgang (Ductus ejaculatorius), 7: kombinierte Harn-Samen-Röhre (Urethra – Pars prostatica), 8: kombinierte Harn-Samen-Röhre (Urethra – Pars spongiosa), 9: Vorsteherdrüse (Prostata), 10: Samenleiter (Ductus deferens), 11: Samenbläschen (Glandula seminalis), 12: Harnblase (Vesicula urinaria), 13: Mastdarm (Rectum), 14: Analkanal (Canalis analis), 15: Schambeinfuge (Symphyse) 16: Bauchfell (Peritoneum). [L190]

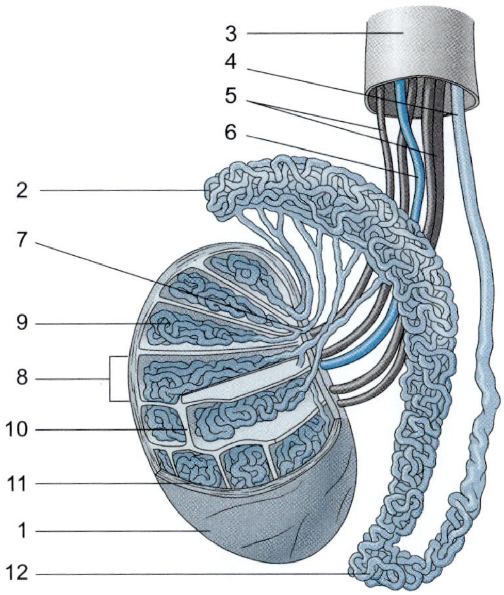

Abb. 16.2 Schematische Darstellung von Hoden und Nebenhoden. 1: Hoden (Testis), 2: Nebenhoden (Epididymis), 3: Samenstrang (Funiculus spermaticus), 4: Samenleiter (Ductus deferens), 5: Hodenvene (V. testicularis), 6: Hodenarterie (A. testicularis), 7: Kanälchennetz zwischen Hodenkanälchen und Ausführungsgängen (Rete testis), 8: Hodenläppchen, 9: Hodenkanälchen, 10: Bindegewebsseptum, 11: Bindegewebskapsel (Tunica albuginea), 12: Nebenhodengang (Ductus epididymidis). [L190]]

Aufbau und Aufgabe Der Hoden ist von einer bindegewebigen Hülle umgeben, von der aus Trennwände (Septen) in die Mitte ziehen und jeden Hoden in ca. 250 Läppchen (Lobuli) unterteilen. In jedem Läppchen befinden sich 2–3 gewundene Hodenkanälchen, in denen die Spermien hergestellt werden. Die *Spermienherstellung* erfolgt in dem *exokrinen* Teil der Hoden. Den *endokrinen* Anteil bilden die *Leydig-Zwischenzellen* (↑ *Atlas* Abb. 16.7), die *Testosteron* produzieren. Sie liegen wie Inseln zwischen den Hodenkanälchen im interstitiellen Bindegewebe. Testosteron ist für die Ausprägung der männlichen sekundären Geschlechtsmerkmale zuständig.

Die Heranreifung der Spermien, die **Spermatogenese** beginnt mit der Pubertät. Am Rand der Hodenkanälchen befinden sich unreife, teilungsaktive Zellen (Spermatogonien), die schon vorgeburtlich eingewandert sind. Diese reifen weiter aus und wandern immer mehr zur Mitte der Hodenkanälchen. Während dieser Entwicklung zum Spermium finden auch die beiden Reifeteilungen statt, bei denen der diploide Chromosomensatz auf den einfachen (haploiden) Satz reduziert wird (➤ Kap. 2.3.2). Die ausgereiften Geschlechtszellen werden dann in Richtung Nebenhoden abtransportiert.

Hoden

- **Exokriner Anteil:** Spermien
- **Endokriner Anteil:** Testosteron

Lage Die Hoden liegen *außerhalb* der Bauchhöhle, da die Spermienreifung nur eine Temperatur verträgt, die ca. 3 °C unter der der Bauchhöhle liegt. Um die Temperatur in den Hoden möglichst konstant zu halten, erschlafft der Hodenhebermuskel (M. cremaster) bei Wärme, sodass sich die Hoden vom Körper entfernen, bei Kälte dagegen zieht er sich zusammen, sodass sie näher an die Bauchhöhle gehoben werden. Hoden und Nebenhoden sind von einer Hülle umgeben, die wie auch das Bauchfell aus einem inneren (viszeralen) und einem äußeren (parietalen) Blatt (↑ *Atlas* Abb. 16.3) besteht. Die Hoden, entwicklungsgeschichtlich entsprechen sie den *Eierstöcken*, werden während der Embryonalzeit an der hinteren Bauchwand angelegt. Meist senken sie sich vorgeburtlich während des 3. – 10. Embryonalmonats zusammen mit ihren Versorgungsgefäßen durch den Leistenkanal in den Hodensack ab.

Eine unvollständige Wanderung des Hodens während der Embryonalzeit wird *Maldescensus testis* genannt.

Als *Kryptorchismus* bezeichnet man den Zustand, dass der Hoden durch Palpation nicht aufzufinden ist, pendelt er zwischen Leiste und Hodensack, spricht man vom „Pendelhoden", bleibt er im Leistenkanal stecken, vom *„Leistenhoden"*. In diesem Fall wird der Abstieg meist innerhalb des 1. Lebensjahres nachgeholt, andernfalls wird eine hormonelle Therapie oder sogar ein operativer Eingriff notwendig, da es sonst zur Unfruchtbarkeit kommen kann.

Ist der Hoden in den Hodensack (Scrotum) abgesunken, schließt sich der Sack bis auf eine Durchtrittsstelle für den Samenstrang. Bleibt der Verschluss aus, so besteht zeitlebens eine offene Verbindung zwischen Bauchhöhle und Hodensack, durch die Baucheingeweide absinken können *(angeborener Leistenbruch)*. Dabei tritt meist zuerst das große Netz durch, bei zunehmender Erweiterung können Darmteile folgen. Es besteht die Gefahr eines Darmverschlusses. Bei *erworbenen Leistenbrüchen* treten Darmschlingen nicht durch eine angeborenermaßen offengebliebene Durchtrittstelle aus, sondern aufgrund einer Bindegewebsschwäche in der Leiste bei hohen Druckbelastungen (Bauchpresse).

Bitte beachten Sie hierzu auch im ↑ *Atlas* Abb. 16.4: Leistengegend beim Mann, ↑ *Atlas* Abb. 16.5: Darstellung von zwei Leistenbrüchen unterschiedlicher Größe.

Spermien (Samenfäden) Die Spermien, die in den Hodenkanälchen gebildet werden, bestehen aus Kopf, Mittelstück und Schwanz (➤ Abb. 16.3). Der *Kopf* enthält den *Zellkern* mit den *Chromosomen*, womit er zum eigentlichen Träger der väterlichen Erbinformation wird. Der vordere Teil des Kopfes ist mit einer dünnen Kopfkappe überzogen, die Enzyme enthält, die das Durchdringen des Schleimpfropfs im Gebärmutterhals ermöglichen und das Eindringen in die Eizelle. Das Mittelstück liefert die Bewegungskraft. Dazu enthält es zahlreiche spiralig angeordnete Mitochondrien zur Energieversorgung. Der Schwanz bewegt das Spermium durch schlagende Bewegungen vorwärts. Die Samenzellen bewegen sich pro Minute um ca. 3 mm vorwärts und bleiben für 72 Stunden befruchtungsfähig. Sie können den Weg aus der Scheide zum Eileiter, den Ort der Befruchtung, in 1–2 Stunden zurücklegen.

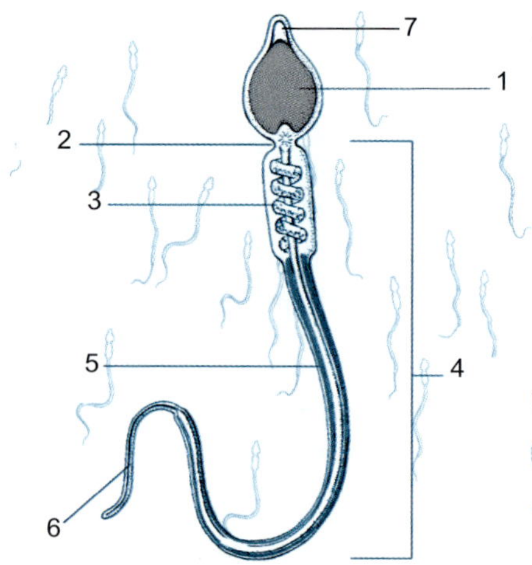

Abb. 16.3 Spermium (Samenfaden). 1: Kopf, 2: Hals, 3: Mittelstück, 4: Schwanz, 5: Hauptstück, 6: Endstück, 7: Kopfkappe mit Enzym. [L190]

16.1.2 Nebenhoden

Die Nebenhoden (Epididymis) liegen dem oberen und hinteren Teil der Hoden an. Man unterscheidet Kopf, Körper und Schwanz (➤ Abb. 16.3 und ↑ *Atlas* 16.2, 16.6). Es handelt sich um eine Ansammlung zahlreicher, gewundener Kanälchen, in denen die *Spermien gespeichert* werden, außerdem wird hier ein Sekret produziert, das die Spermien unbeweglich macht. Die Spermien sind für ca. 3 Wochen lebensfähig. Werden sie in dieser Zeitspanne nicht benutzt, so werden sie abgebaut und durch neue ersetzt.

Von den Nebenhoden aus werden die Spermien beim Samenerguss (Ejakulation) durch peristaltische Bewegungen der glatten Wandmuskulatur des Nebenhodengangs in den Samenleiter ausgetrieben.

16.1.3 Samenleiter, Samenstrang und Ausspritzgang

Die paarigen, 50–60 cm langen **Samenleiter (Ductus deferens)** stellen die *Fortsetzung* der *Nebenhoden* dar. Sie sind in ihrem Anfangsteil stark geschlängelt (↑ *Atlas* Abb. 16.6), steigen vom Hoden durch den Leistenkanal in die Bauchhöhle, laufen seitlich an der Harnblase vorbei und kommen zwischen Harnblase und Harnleiter zu liegen (↑ *Atlas* Abb. 16.8). Bevor sie in die Prostata einmünden, erweitern sie sich zur Ampulle (➤ Abb. 16.4 und ↑ *Atlas* Abb. 16.10). Nach Eintritt in die Prostata vereinigen sie sich mit den Ausführgängen der Bläschendrüse zu den Ausspritzgängen (s. u.). Die Wand der Samenleiter besteht aus glatter Muskulatur, die sich während des Samenergusses kräftig zusammenzieht und die Spermien in die Harn-Samen-Röhre treibt.

Die **Samenstränge (Funiculus spermaticus)** erstrecken sich vom oberen Pol der Hoden bis zum inneren Leistenring. Sie sind ungefähr bleistiftdick und 20 cm lang. Es handelt sich um den ersten Abschnitt der Samenleiter, zusammen *mit* ihren *Hüllen* aus Bindegewebe, Hodenhebermuskel, Nerven, Blut- und Lymphgefäßen (↑ *Atlas* Abb. 16.12).

Bei den **Ausspritzgängen (Ductus ejaculatorius)** handelt es sich um die Fortsetzungen der Samenleiter im Inneren der Prostata, nachdem sie sich mit den Ausführungsgängen der Bläschendrüsen vereinigt haben (↑ *Atlas* Abb. 16.9). Sie enden an der

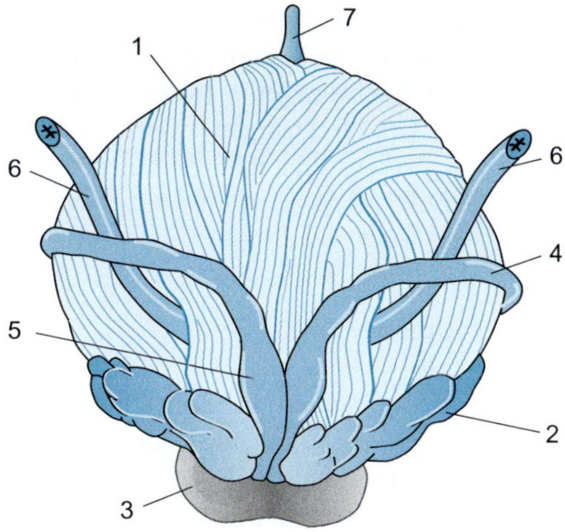

Abb. 16.4 Lage von Samenleiter, Harnleiter, Samenbläschen und Prostata. 1: Harnblase (Vesica urinaria), 2: Samenbläschen (Vesicula seminalis), 3: Vorsteherdrüse (Prostata), 4: Samenleiter (Ductus deferens), 5: Erweiterung des Samenleiters zur Ampulle (Ampulla ductus deferentis), 6: Harnleiter (Ureter), 7: mittleres Nabelband (Ligamentum umbilicale medianum). [O606]

Stelle, an der sich die paarigen Ausspritzgänge mit der Harnröhre vereinigen und zur kombinierten Harn-Samen-Röhre werden. Die Ausspritzgänge geben Spermien und das Sekret der Bläschendrüsen in die kombinierte Harn-Samen-Röhre ab.

16.1.4 Harn-Samen-Röhre

Die beiden Ausspritzgänge vereinigen sich *innerhalb* der Prostata mit der Harnröhre und bilden so die Urethra, die kombinierte Harn-Samen-Röhre (➤ Abb. 16.1 und ↑ *Atlas* 16.1, 16.9), die bis zur Spitze der Eichel eine Länge von etwa 20–25 cm hat. Die Urethra wird in vier Abschnitte unterteilt: *Pars intramuralis, Pars prostatica, Pars membranacea* und *Pars spongiosa* (➤ Kap. 15.1.4, ↑ *Atlas* Abb. 16.9).

16.1.5 Cowper-Drüse

Die paarig angelegten Cowper-Drüsen (sprich: kauper, auch Glandula bulbourethralis) sind erbsgroß und liegen im Beckenboden (↑ *Atlas* Abb. 16.11). Bei sexueller Erregung geben sie bereits vor der eigentlichen Ejakulation ein *visköses Sekret* in die Harn-Samen-Röhre ab. Dadurch bewirken sie während des Geschlechtsverkehrs (Koitus) die *Gleitfähigkeit* der Geschlechtsorgane. Darüber hinaus zerstört das Drüsensekret Urinreste in der Harn-Samen-Röhre.

16.1.6 Hodensack

Beim Hodensack (Scrotum) handelt es sich um eine Ausstülpung der Bauchwand, die Hoden, Nebenhoden und Samenstrang enthält. Er besitzt eine gerunzelte, pigmentierte Haut, in die Talg-, Schweiß- und Duftdrüsen eingelagert sind. Das Unterhautbindegewebe ist nahezu fettfrei und enthält als Besonderheit eine Lage glatter Muskelzellen. Ziehen sie sich zusammen, wird die Hodensackhaut gefaltet und so die Wärmeabgabe an die Umgebung herabgesetzt (↑ *Atlas* Abb. 16.12).

Der Hodensack wird durch eine bindegewebige Scheidewand in zwei Hälften unterteilt. In jeder dieser Hälften befinden sich ein Hoden, ein Nebenhoden und der Samenleiter mit dem Samenstrang.

16.1.7 Bläschendrüse

Zwischen Blasengrund und Rektum liegen zwei gewundene Drüsenschläuche, die Bläschendrüsen (Samenbläschen, Glandula vesiculosa, Vesicula seminalis), die ein *alkalisches, fruktosereiches Sekret* abgeben (↑ *Atlas* Abb. 16.10). Das alkalische Sekret ermöglicht die *Bewegungsfähigkeit* der *Spermien,* die im sauren Milieu unbeweglich sind. Die Fruktose dient der Ernährung der Spermien.

16.1.8 Prostata

Die Prostata (Vorsteherdrüse) liegt als kastanienförmiges, derbes Organ direkt unterhalb der Blase, wobei sie die Harnröhre ringförmig umschließt (➤ Abb. 16.4 und ↑ *Atlas* 16.1, 16.8, 16.9, 16.10). Die Rückfläche der Prostata kann mit dem Finger (digital) vom Mastdarm aus getastet werden (↑ *Atlas* Abb. 16.8).

Die Prostata besteht aus ca. 40 einzelnen Drüsen, die über ca. 20 Ausführungsgänge (↑ *Atlas* Abb. 16.9) direkt in die Harn-Samen-Röhre ein *dünnflüssiges, milchiges Sekret* abgeben, das die *Beweglichkeit* der *Spermien* stimuliert, indem es das saure Scheidenmilieu neutralisiert.

16.1.9 Penis

Der Penis (Glied) ist das *Begattungsorgan,* das die Aufgabe hat, den Samen tief in die Scheide, möglichst bis unmittelbar vor den *Gebärmuttermund* einzubringen. Um diesem Zweck gerecht werden zu können, besitzt er die Fähigkeit zur Erektion, also zur Versteifung, Verlängerung und Verdickung.

Am distalen Ende des Penis kann man die Eichel (Glans penis) als leicht hervorgewölbtes Gebilde ausmachen (↑ *Atlas* Abb. 16.9, 16.12). Sie wird von der Vorhaut (Praeputium), der dehnbaren, kapuzenförmigen Hautfalte, fast vollständig umgeben. Diese ist am proximalen Ende der Eichel angewachsen.

Im Glied befinden sich *drei längliche Schwellkörper* (↑ *Atlas* Abb. 16.13), die von bindegewebigen Hüllen und von einer äußeren, besonders glatten und dünnen Haut umgeben sind. Das Schwellkörpergewebe wird aus unregelmäßig großen, untereinander in Verbindung stehenden Bluträumen gebildet. In ihrer Wand enthalten sie ein Netzwerk von glatter Muskulatur und Bindegewebe. Bei sexueller Erregung stellen sich die kleinen zuführenden Arterien und Arteriolen weit, sodass das Blut in die Bluträume fließt und sie ausdehnt. Die Bindegewebshülle, die die Schwellkörper umgibt, wird angespannt und wirkt so einer weiteren Ausdehnung entgegen. Die abführenden Venen werden komprimiert, sodass der größte Teil des eingeflossenen Blutes in den Bluträumen zurückgehalten wird. Die Erektion des Penis kommt also durch das gestaute Blut zustande. Klingt die sexuelle Erregung ab, ziehen sich die Arterien zusammen, die Venen erweitern sich, sodass wieder mehr Blut abfließen kann. Das Glied kehrt zu seinem normalen, schlaffen Zustand zurück.

Dieser *Erektionsreflex* wird vom *Parasympathikus* gesteuert und hat sein Zentrum im Kreuzbeinteil des Rückenmarks. Jedoch spielen auch Einflüsse aus übergeordneten ZNS-Teilen eine Rolle, was man daran erkennt, dass bei 25 % der Männer, bei denen es zur Zerstörung des Sakralmarks gekommen ist, die Erektionsfähigkeit weiter erhalten bleibt.

Warum wird nun bei der Versteifung des Gliedes die Harn-Samen-Röhre nicht zugedrückt? Die Harn-Samen-Röhre verläuft unterhalb der paarigen Schwellkörper (Corpora cavernosa) im Schwammgewebe des Schwellkörpers der Urethra (Corpus spongiosum). Dieser Schwellkörper ist nur zu einer „weichen" Anschwellung fähig, wodurch ein Zusammenpressen der Harn-Samen-Röhre verhindert wird. Dieser Harnröhrenschwellkörper endet in der Eichel, die ebenfalls nicht zu einer harten, sondern nur zu einer weichen Schwellung fähig ist.

16.1.10 Samenflüssigkeit

Unter der Bezeichnung Samenflüssigkeit (Sperma, Ejakulat) fasst man alle Bestandteile des Samenergusses (Ejakulat) des Mannes zusammen. Es handelt sich um eine *schwach alkalische* (pH 7,0–7,8), weißliche Flüssigkeit von klebriger Konsistenz und charakteristischem Geruch. Der *Samenerguss* wird vom *Sympathikus* gesteuert, im Gegensatz zur Erektion, die, wie gesagt, vom Parasympathikus ausgeht. Das Zentrum dieses Sympathikusanteils liegt im Lendenmark.

Sperma setzt sich aus *Spermien* und dem *Sekret* der Geschlechtsdrüsen zusammen.

Spermien Sie machen etwa 3–5 % des Gesamtvolumens des Spermas aus. In einem Ejakulat befinden sich durchschnittlich *40 Mio. Spermien.* Ihre Zahl kann aber zwischen 20 und 60 Millionen schwanken.

Kommt es zur Ejakulation, so entleert sich der Nebenhoden. Erfolgt ein weiterer Samenerguss, so enthält dieser deutlich weniger Spermien als der erste. Bei einem dritten Erguss fehlen die Spermien in der Regel völlig.

Auch bei gesunden Männern findet man eine große Anzahl *fehlgestalteter* Samenzellen, z. B. zu kleine oder zu große Spermien (Zwerge oder Riesen), Spermien mit mehreren Köpfen oder mehreren Schwänzen. Nimmt die Anzahl dieser fehlgebildeten Spermien überhand, so besteht Zeugungsunfähigkeit (Sterilität).

Sekret Das Sekret macht ca. 95–97 % des Gesamtvolumens des Ejakulats aus. Es setzt sich aus mehreren Sekreten zusammen, die an folgenden Orten sezerniert werden:

- **Bläschendrüsen.** Sie stellen ca. 60–70 % des Gesamtvolumens her. Die darin enthaltene Fruktose dient der Ernährung der Spermien.
- **Prostata.** Das dünnflüssige, milchige Sekret der Prostata macht ca. 15–30 % des Gesamtvolumens des Ejakulats aus. Es enthält Spermin, saure Phosphatase und weitere Wirkstoffe. Das Prostatasekret fördert die Beweglichkeit und Befruchtungsfähigkeit der Spermien. Außerdem hat es die Aufgabe, das saure Scheidenmilieu zu neutralisieren.
- **Nebenhoden.** Sie geben ein (spermienhaltiges) Sekret ab.

Sperma

Das Sperma (Samenflüssigkeit, Ejakulat) enthält:
- **Spermien**
- **Sekret** aus
  - Prostata
  - Bläschendrüse
  - Nebenhoden

16.2 Erkrankungen der männlichen Geschlechtsorgane

16.2.1 Prostatitis

Bei einer Prostatitis ist es zur Entzündung der Vorsteherdrüse gekommen (➤ Kap. 16.2.1). Grundsätzlich sind alle Schweregrade möglich, von einer leichten über schwere bis hin zur schwersten Entzündung. Außerdem kann die Entzündung akut oder chronisch ablaufen.

Bei einer Prostatitis können die Erreger entweder über die kombinierte *Harn-Samen-Röhre* aufsteigen oder sich über den *Blut- oder Lymphweg* in der Prostata absiedeln. Sehr selten entwickelt sich eine Prostatitis durch Übergreifen einer Entzündung eines Nachbarorgans wie Blase oder Dickdarm.

Eine *akute* Prostatitis wird meist durch *Bakterien* verursacht. Eine chronische dagegen entwickelt sich oft aus einer nicht ausgeheilten akuten Prostatitis heraus. Es kommen allerdings auch abakterielle Verläufe vor.

Symptome Bedingt durch die enge Nachbarschaft zu Harnblase, Harnröhre und dem Mastdarm kommt es zur erschwerten (schmerzhaften) Blasenentleerung *(Dysurie)*, zur häufigen Entleerung kleiner Harnmengen *(Pollakisurie)*, abgeschwächtem Harnstrahl mit *Harnträufeln*, *Schmerzen* beim Absetzen des Stuhles *(Defäkation)*, schmerzhaftem Stuhldrang und (hohem) Fieber, evtl. mit Schüttelfrost (nur bei akuter Prostatitis).

Komplikationen sind Unfruchtbarkeit (Infertilität), bei der chronischen Prostatitis evtl. Prostataabszess.

Diagnostik Bei der rektalen Austastung stellt man fest, dass die Prostata stark druckschmerzhaft und vergrößert ist.

Durch den Arzt können ein Harnröhrenabstrich und eine Urinkultur durchgeführt werden.

Therapie Die Therapie muss sich an der Schwere und der Ursache der Erkrankung ausrichten. Die akute Prostatitis muss vom Arzt mittels Antibiotika behandelt werden, bei der chronischen Form muss geprüft werden, ob Antibiotikagabe notwendig ist, ansonsten kann naturheilkundlich behandelt werden.

Spielen psychosomatische Ursachen eine Rolle wie bei der Prostatodynie (nicht entzündliches abakterielles chronisches Schmerzsyndrom des Beckens), so kann der Heilpraktiker behandeln, z. B. mit Bachblüten, Homöopathie u. a.

!

Erkrankungen der **Prostata** sind häufig!

16.2.2 Benigne Prostatahyperplasie (BPH)

Bei einer benignen Prostatahyperplasie (Prostatahypertrophie), die bei 60 % der Männer über 50 Jahre auftritt, ist es zu einer Zunahme der Zellzahl der Vorsteherdrüse gekommen. Die genaue Ursache ist unbekannt. Man vermutet, dass eine Verschiebung des Östrogen-Testosteron-Verhältnisses in Richtung Östrogenzunahme eine Rolle spielen könnte.

An Beschwerden stellen sich *häufiger Harndrang*, *Nykturie* und zu *geringer Druck* beim *Wasserlassen* ein. Typisch ist die, v. a. nachts, erst nach längerem Warten erfolgende Harnentleerung mit einem *abgeschwächten* und *verdünnten Strahl*. Im fortgeschrittenen Stadium ist keine vollständige Blasenentleerung mehr möglich. Es kommt zur Restharnbildung, die die Ansiedlung von Bakterien begünstigt. Im Endstadium wird der Harnblasengang vollständig abgedrückt, wodurch es zum Harnverhalten kommt, was zu schleichender Niereninsuffizienz bis zum Nierenversagen führen kann.

16.2.3 Prostatakarzinom

Das Prostatakarzinom ist eine häufige Krebsart beim Mann. *Frühsymptome* eines Prostatakrebses gibt es *nicht*. Eine Früherkennung ist nur durch eine Vorsorgeuntersuchung möglich. Im fortgeschrittenen Stadium kommt es zu Blasenentleerungsstörungen, die denen der Prostatahyperplasie ähneln. Außerdem können Schmerzen bei der Stuhlentleerung auftreten und evtl. Blutungen. Kreuzschmerzen älterer Männer können ein Hinweis auf Knochenmetastasen sein, da das Prostatakarzinom frühzeitig zu einer Metastasierung ins Skelettsystem neigt.

!

Prostatakrebs und **Prostatahyperplasie** verursachen *ähnliche Beschwerden!*

16.2.4 Phimose

Von einer *vollständigen* Phimose (Vorhautverengung) spricht man, wenn sich die Vorhaut schon im schlaffen Zustand nicht über die Eichel zurückschieben lässt; von einer *unvollständigen*, wenn das Zurückziehen der Vorhaut nur bei erigiertem Glied Schwierigkeiten bereitet (↑ *Atlas* Abb. 16.14). Bei Knaben bis zum 3. Lebensjahr ist es aber völlig normal, dass sich die Vorhaut nicht zurückschieben lässt (physiologische Phimose). Danach beginnt ein Ablöseprozess, bei dem sich die beiden Vorhautblätter allmählich von der Eichel lösen. Es sollte tunlichst vermieden werden, diesen Prozess zu beschleunigen, da dadurch der Bildung einer Vorhautverengung Vorschub geleistet wird.

Eine echte Phimose kann durch Vorhautplastik oder durch Zirkumzision behandelt werden.

Eine **Phimose** (Vorhautverengung) kann die Entstehung eines *Peniskarzinoms* fördern.

Bei einer **Beschneidung** (*Zirkumzision)* kommt es aus medizinischen oder rituellen Gründen zur Kürzung oder völligen Entfernung der Vorhaut. Medizinisch wird sie aus hygienischen Gründen bzw. zur Krebsprophylaxe durchgeführt, dabei wird angeführt, dass die Absonderungen der Eichel- und Vorhautdrüsen (Smegma), krebsbegünstigend sein sollen (Peniskarzinom, Gebärmutterhalskrebs). Diese prophylaktische Maßnahme ist auch innerhalb der Schulmedizin *nicht* unumstritten. Darüber hinaus kann eine Zirkumzision zur Behandlung einer Phimose (s. o.) durchgeführt werden.

16.2.5 Epididymitis, Orchitis

Nebenhodenentzündung (Epididymitis) Die Nebenhoden können sich akut oder chronisch entzünden. Meist liegt die Ursache in *Entzündungen* der *Prostata* oder der *Harnwege*, die auf die Nebenhoden übergegriffen haben. Die häufigste Ursache bei jüngeren Männern sind sexuell übertragbare Erreger, bei älteren Männern hingegen übergreifende Blasenentzündungen, die sich meist aufgrund von Blasenentleerungsstörungen infolge einer Prostatahyperplasie entwickeln.

Symptome

- **Akute Epididymitis (Nebenhodenentzündung).** Innerhalb von wenigen Stunden kann eine erhebliche Anschwellung einer Hodensackhälfte auftreten. Der Hodensack ist äußerst druckempfindlich und schmerzhaft. Die äußere Haut erscheint hochrot, glänzend und warm. Die Schmerzen können entlang des Samenstranges in die Leistenregion und eventuell in den Unterbauch ausstrahlen. Zudem kann (hohes) Fieber auftreten und ein schweres Krankheitsgefühl bestehen.
- **Chronische Epididymitis (Nebenhodenentzündung).** Es handelt sich meist um den Folge- oder Endzustand einer akuten Entzündung. Oft besteht nur eine leichte Druckempfindlichkeit des Nebenhodens.

Therapie Die Therapie erfolgt durch den Arzt und muss sich am Schweregrad der Erkrankung orientieren. Bei *infektiöser* Ursache besteht für den Heilpraktiker *Behandlungsverbot*, da es sich in diesem Fall um eine sexuell übertragbare Erkrankung handelt.

Hodenentzündung (Orchitis, Didymitis) Eine Hodenentzündung tritt meist im Rahmen von Allgemeinerkrankungen auf, v. a. von *Mumps*, evtl. auch von Gonorrhö, Tuberkulose. Nur selten entzündet sich der Hoden primär, z. B. als Virusorchitis. Zudem kann sich eine Orchitis durch das Übergreifen von Entzündungen der Nachbarorgane entwickeln, v. a. einer Epididymitis (Nebenhodenentzündung) oder Folge von Traumen sein.

Es kommt zu plötzlich einsetzenden Schmerzen mit Ausstrahlung in die Leistenregion. Der Hodensack ist rot, heiß und geschwollen. Möglicherweise leidet der Patient an (hohem) Fieber. Es besteht die Gefahr der *Sterilität.*

Die Therapie entspricht der wie bei Epididymitis beschrieben.

16.2.6 Varikozele

Bei einer Varikozele (Krampfaderbruch) handelt es sich um eine abnorme *Erweiterung* und krampfaderartige *Schlängelung* der Hodenvenen (Vv. testiculares). Betroffen ist meist der *linke* Hodensack, da hier ein ungünstigerer Blutabfluss, und zwar rechtwinklig in die Nierenvene besteht. Rechtsseitig mündet die V. testicularis in die untere Hohlvene ein.

Betroffen sind Jungen, v. a. zwischen dem *15. und 25. Lebensjahr.* In der Regel verursacht eine Varikozele keine Symptome. Nur gelegentlich treten ziehende Schmerzen in der Hoden- und Leistengegend auf, insbesondere bei körperlicher Anstrengung. Durch eine Erhöhung der Temperatur im Hodenbereich kann es zur Unfruchtbarkeit kommen.

In der Schulmedizin besteht die Möglichkeit die betroffenen Venen zu veröden (sklerotisieren).

16.2.7 Hydrozele

Bei einer Hydrozele (Wasserbruch) handelt sich um eine umschriebene *Ansammlung seröser Flüssigkei-*

ten zwischen den Hodenhüllen. Sie kann angeboren oder infolge vorausgegangener Hoden- oder Nebenhodenentzündungen erworben sein. Häufig ist die Ursache jedoch unbekannt. Bei Neugeborenen und Säuglingen können sich Hydrozelen spontan zurückbilden.

In der Regel verursacht eine Hydrozele *keine* Symptome. Nur gelegentlich entwickeln sich ziehende Schmerzen in der Hoden- und Leistengegend, v. a. bei körperlicher Anstrengung.

Schulmedizinisch erfolgt meist eine operativ Entfernung der Hydrozelen, da es bei Punktionen häufig zu Rezidiven kommt.

16.2.8 Hodentorsion

Bei der Hodentorsion drehen sich aufgrund einer *abnormen Beweglichkeit* Hoden und Samenstrang um die Längsachse. Die Hodentorsion tritt meist *einseitig* und nur sehr selten beidseitig auf. Betroffen sind v. a. Säuglinge, Kinder und Jugendliche.

Die Beschwerden setzen *plötzlich* ein mit heftigen Schmerzen im Hodenbereich, die bis in den Unterbauch ausstrahlen. Der Hodensack erscheint geschwollen und gerötet, und er ist sehr druckempfindlich. Er kann sich dunkelblau bis schwärzlich verfärben, wenn nicht innerhalb von ca. 4 Stunden operiert und der Hoden zurückgedreht und befestigt wird. Bei Verdacht auf eine Hodentorsion muss eine sofortige Klinikeinweisung erfolgen. Hier wird zunächst manuell versucht den Hoden in seine ursprüngliche Lage zurück zu drehen. Gelingt dies nicht, muss schnellstmöglich operiert werden, da bereits nach 4 Stunden das unterversorgte Gewebe abzusterben beginnt.

Eine Nebenhodenentzündung und eine Hodentorsion können durch das *Prehn-Zeichen* unterschieden werden:

Epididymitis (Nebenhodenentzündung). Beim Anheben des Hodens nimmt der Schmerz (wahrscheinlich) ab, da dadurch die Zugwirkung auf den entzündlichen Bereich nachlässt.

Hodentorsion Beim Anheben des Hodens bleibt der Hodenschmerz unverändert bestehen.

16.2.9 Peniskarzinom

Ein Peniskarzinom beginnt meist in der Furche zwischen Eichel und Penisschaft, der sog. *Kranzfurche*. Betroffen sind v. a. Männer zwischen dem 50. und 60. Lebensjahr.

Ursachen Man nimmt an, dass das *Smegma*, die Absonderung der Drüsen der Eichel und der Vorhaut und chronische Entzündungen, z. B. in Folge einer Phimose eine Rolle spielen. Außerdem kann eine unzureichende Genitalhygiene krankheitsverursachend sein. Bei beschnittenen Männern kommt Peniskrebs in der Regel nicht vor.

Symptome Es kann zu einer schlecht heilenden Wunde, zu einem entzündlichen Knötchen oder zu einem Ulcus kommen. Allerdings können diese Hautveränderungen durch die Phimose verdeckt sein. Evtl. lässt sich die Vorhaut nicht mehr über die Eichel zurückschieben. Zudem kann übelriechendes, evtl. auch blutiges Sekret gebildet werden. Ein Peniskarzinom metastasiert vorwiegend in die lokalen Leistenlymphknoten.

16.3 Weibliche Geschlechtsorgane

Vergleicht man männliche und weibliche Geschlechtsorgane, so lässt sich trotz augenscheinlicher Unterschiede, ein *gemeinsamer Bauplan* erkennen. Klitoris und Eichel des Gliedes sind beide mit einer Vorhaut versehen. Zudem verfügen Penis und Klitoris über Schwellkörper und sind so zu einer Aufrichtung in der Lage.

Die großen Vulvalippen (Schamlippen) entsprechen dem Hodensack, bleiben jedoch „leer". Die großen Scheidenvorhofdrüsen (Bartholin-Drüsen) der Frau sind mit den Cowper-Drüsen des Mannes vergleichbar.

In der Embryonalzeit entstehen die Hoden, wie die Eierstöcke, an der hinteren Bauchwand. Allerdings wandern die Hoden vorgeburtlich durch den Leistenkanal in den Hodensack. Bei der Frau bleiben die Eierstöcke an der hinteren Bauchwand liegen. Es werden jedoch auch Leistenkanäle angelegt. Das runde Mutter-

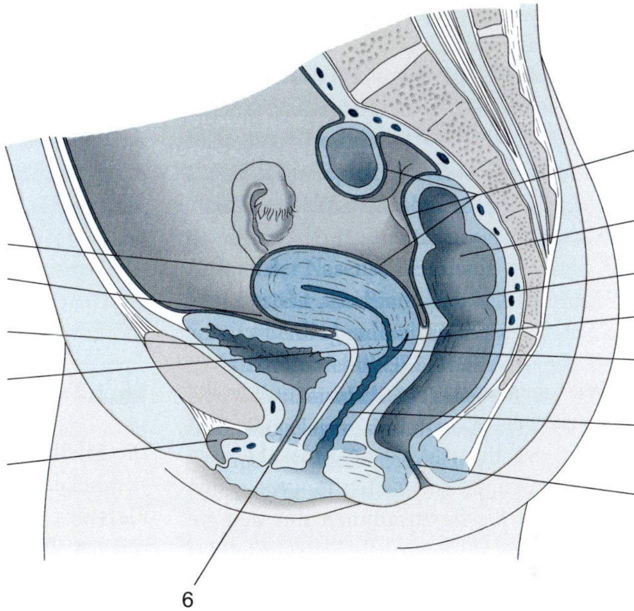

Abb. 16.5 Übersicht über die weiblichen Geschlechtsorgane. 1: Gebärmutter (Uterus), 2: Portio, 3: Muttermund (Ostium uteri), 4: Scheide (Vagina), 5: Blase (Vesica urinaria), 6: Harnröhre (Urethra), 7: Kitzler (Klitoris), 8: Mastdarm (Rectum), 9: Analkanal (Canalis analis), 10: Blasen-Gebärmutter-Zwischenraum (Excavatio vesico-uterina), 11: Bauchfell (Peritoneum), 12: hinteres Scheidengewölbe, 13: Mastdarm-Gebärmutter-Zwischenraum (Excavatio recto-uterina). [L190]

band, das die Gebärmutter umhüllt, zieht von hier aus durch diese Leistenkanäle zu den großen Vulvalippen.

Bei den weiblichen Geschlechtsorganen unterscheidet man innere und äußere Geschlechtsorgane (➤ Abb. 16.5, ↑ *Atlas* Abb. 16.15 und 16.16):

- **Innere Geschlechtsorgane,** liegen geschützt im kleinen Becken:
  - Eierstöcke (Ovarien)
  - Eileiter (Tuben)
  - Gebärmutter (Uterus)
  - Scheide (Vagina)
  - Bartholin-Drüsen (Glandulae vestibulares majores)
- **Äußere Geschlechtsorgane** (Vulva):
  - Venushügel (Mons pubis)
  - Große Vulvalippen (Schamlippen, Labia pudendi majora)
  - Kleine Vulvalippen (Schamlippen, Labia pudendi minora)
  - Schamspalte (Rima pudendi)
  - Scheidenvorhof (Vestibulum vaginae)
  - Kitzler (Klitoris)

16.3.1 Eierstöcke

Die weiblichen Eierstöcke (Ovarien) sind Drüsen, die, wie auch die männlichen Hoden, sowohl einen endokrinen als auch einen exokrinen Anteil besitzen. Der *exokrine* Anteil produziert die *befruchtungsfähige Eizelle,* der *endokrine* die weiblichen Sexualhormone *Östrogen* und *Progesteron.*

Lage Bei den Eierstöcken handelt es sich um paarig aufgehängte Organe, die sich unterhalb und hinter den Eileitern befinden. Sie sind etwa pflaumengroß und mandelförmig. Sie liegen an der Seitenwand des kleinen Beckens und sind mit Bändern zwischen Gebärmutter und Beckenwand aufgehängt (➤ Abb. 16.6, ↑ *Atlas* Abb. 16.16).

Aufbau An den Eierstöcken werden eine Rinden- und eine Markschicht unterschieden. In der inneren Markschicht findet man v. a. Bindegewebe und Gefäße, in der äußeren Rindenschicht *Follikel* (s. u., Eizelle). Zum Zeitpunkt der Geburt liegen in jedem Eierstock ungefähr 200.000 sog. *Primärfollikel* (➤ Abb. 16.6) vor. Nach der Geburt werden keine neuen Eizellen mehr erzeugt, sondern es finden nur noch Reifungs- und Wachstumsvorgänge dieser Primärfollikel zu Sekundär- und Tertiärfollikeln (Bläschenfollikel) statt. Bitte beachten Sie hierzu auch den Menstruationszyklus (➤ Kap. 16.3.7).

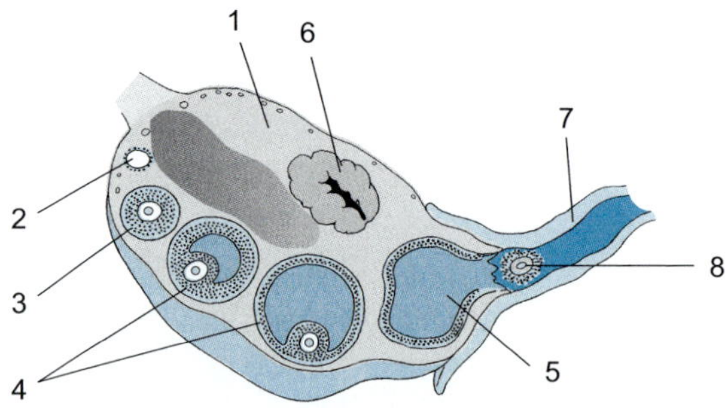

Abb. 16.6 Schematischer Querschnitt durch einen Eierstock. 1: Eierstock (Ovar), 2: Primärfollikel mit Eizelle, 3: Sekundärfollikel, 4: Tertiärfollikel, 5: Graaf-Follikel, 6: Gelbkörper, 7: Eileiter, 8: Eisprung. [L190]

Eizelle Wie oben dargestellt wurde, liegen alle Eizellen schon bei der Geburt in der äußeren Rindenschicht der Eierstöcke vor. Jedes Ei wird dabei von einer Gruppe von Zellen umgeben, den Follikelzellen. Die *Eizelle* zusammen mit den sie umgebenden *Follikelzellen* wird als *Eierstockfollikel* oder kurz als *Follikel* bezeichnet. In den Follikelzellen wird das weibliche Geschlechtshormon Östrogen und etwas Progesteron gebildet. Man vermutet außerdem, dass sie für die Ernährung der Eizelle von Bedeutung sind.

Bis zur Pubertät verändern sich die Primärfollikel nicht, und es werden nur sehr geringe Mengen Östrogen hergestellt. Ab der Pubertät kommt es unter dem Einfluss des Hypophysenhormons FSH (follikelstimulierendes Hormon) zur monatlichen Heranreifung eines Eies in einem Eierstock. Dabei beginnen die umgebenden Follikelzellen sich zu vermehren und Hormone zu produzieren. Dabei entwickelt sich der Primärfollikel zum Sekundär- und schließlich zum Tertiärfollikel (Bläschenfollikel ↑ *Atlas* Abb. 16.19). Während dieser Ausreifungsphase haben sich die Follikel zum Eierstockzentrum bewegt. Danach ziehen sie wieder zur Rinde, sodass der *sprungreife Graaf-Follikel* eine sicht- bzw. tastbare Auswölbung der Eierstockwand hervorruft. Durch die Ausschüttung des Hypophysenhormons LH (luteinisierendes Hormon) kommt es dann zum Eisprung.

Eisprung (Ovulation) Beim Eisprung *platzt* der *Graaf-Follikel* auf und schleudert das Ei heraus, das vom *Fransentrichter* des Eileiters *aufgefangen* wird. Dieses Ei kann nun innerhalb von 12–24 Stunden, während es den Eileiter entlangwandert, befruchtet werden (↑ *Atlas* Abb. 16.20).

16.3.2 Eileiter

Die Eileiter (Tubae uterinae) sind zwei etwa bleistiftdicke, 12–18 cm lange Schläuche, die vom Eierstock bis zum Tubenwinkel der Gebärmutter reichen. Ihre Aufgabe ist es, die Eizelle nach dem Eisprung aufzufangen und vom Eierstock zur Gebärmutter zu transportieren. Außerdem erfolgt hier eine eventuelle Befruchtung des Eies. Ein befruchtetes Ei beginnt bereits im Eileiter, sich zu teilen (↑ *Atlas* Abb. 16.22). Für den Weg durch den Eileiter benötigt es etwa 4–5 Tage.

Um das Ei auffangen zu können, besitzt der Eileiter in Richtung des Eierstocks ein freies Ende mit einem Fransentrichter, der aus 1–2 cm langen Fransen (Fimbrien) besteht (➤ Abb. 16.7 und ↑ *Atlas* Abb. 16.20, 16.15 und 16.16). Dieser Fransentrichter legt sich an die Stelle des Eierstocks, an der der Eisprung erfolgen wird. Wird das Ei einmal nicht aufgefangen und fällt in die freie Bauchhöhle, so wird es vom körpereigenen Abwehrsystem abgebaut. Wird jedoch ein Ei im Eileiter befruchtet und gelangt auffolgend in die freie Bauchhöhle (z. B. bei Eileiterverklebungen), so kommt es zur gefürchteten *Bauchhöhlenschwangerschaft* (➤ Kap. 16.4.4).

Die Eileiterwand ist aus drei Schichten aufgebaut: einer inneren, reich gefalteten Schleimhautschicht mit Flimmerzellen, einer glatten Muskelschicht und einem Bauchfellüberzug (↑ *Atlas* Abb. 16.21). Die Flimmerzellen haben die Aufgabe, das Ei in Richtung Gebärmutter weiterzutransportieren. Die Schleimhautfalten können durch ablaufende Entzündungen verkleben und verwachsen, was *Unfruchtbarkeit* bzw. eine *Eileiterschwangerschaft* (➤ Kap. 16.4.4) zur Folge haben kann.

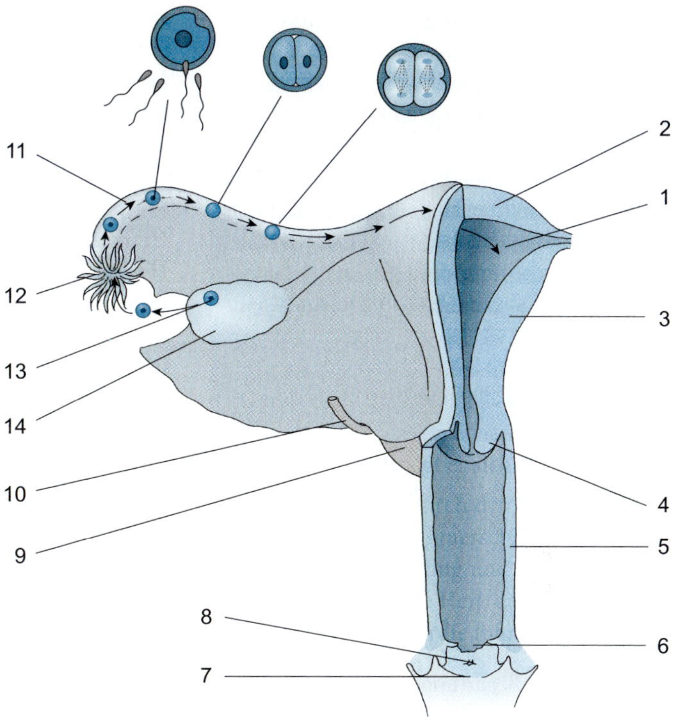

Abb. 16.7 Gebärmutter und weitere innere Geschlechtsorgane der Frau. 1: Gebärmutterhöhle (Cavum uteri), 2: Gebärmuttermuskulatur, 3: Gebärmutterkörper (Corpus uteri), 4: Portio, 5: Scheide (Vagina), 6: Scheidenöffnung (Introitus vaginae), 7: Klitoris, 8: Harnröhrenmündung, 9: Harnblase (Vesica urinaria), 10: Harnleiter (Ureter), 11: Eileiter (Tuba uterina), 12: Fransentrichter des Eileiters, 13: reifendes Follikel, 14: Eierstock (Ovar). [L190]

16.3.3 Gebärmutter

Die birnenförmige, ca. 7–9 cm lange Gebärmutter (Uterus) liegt hinter und z. T. über der Blase, dorsal schließt sich der Mastdarm an. Ihr oberer Teil heißt Kuppel oder Gebärmuttergrund (Fundus uteri, kurz: Fundus), diesem schließt sich der Körper (Corpus uteri, kurz: Korpus) an, gefolgt vom Gebärmutterhals (Cervix uteri, kurz: Zervix). Der Teil des Gebärmutterhalses, der in die Scheide hineinreicht, wird als Portio bezeichnet (↑ *Atlas* Abb. 16.23). Der Muttermund ist die Öffnung der Portio in die Gebärmutterhöhle (➤ Abb. 16.5 und ➤ Abb. 16.7).

Während der Schwangerschaft dient sie als „Fruchthalter“, dabei kann sich die Uterusmuskulatur der Vergrößerung der Frucht anpassen und das Kind am Ende der Schwangerschaft durch Muskelkontraktionen austreiben (s. u.).

Wandaufbau der Gebärmutter Die Gebärmutterwand setzt sich aus drei Schichten zusammen:

- **Innere Schleimhautschicht** (Endometrium), in die sich das befruchtete Ei einnistet. Diese Schleimhaut unterliegt einem hormonell gesteuerten monatlichen Auf- und Abbau. Man unterscheidet zwei Schleimhautschichten (↑ *Atlas* Abb. 16.24): die *Basalschicht* (Lamina basalis), die bei der Menstruation nicht abgestoßen wird und die *Funktionsschicht* (Lamina functionalis), die Zyklusveränderungen unterliegt (➤ Kap. 16.3.7, Menstruationszyklus).
  Die Drüsen der Zervixschleimhaut bilden einen zähen Schleim, der als Pfropf vor dem Gebärmuttermund sitzt und während der unfruchtbaren Tage der Frau für die Spermien undurchdringbar ist. Während der fruchtbaren Tage verdünnt sich der Schleim und den Spermien gelingt es mittels ihrer Enzyme, den Schleim zu durchwandern.
- **Mittlere Muskelschicht** (Myometrium) aus glatter Muskulatur. Sie vergrößert bei einer Schwangerschaft ihr Gewicht von 50–60 g auf 1 kg. Ihre Kontraktionen verursachen am Ende der Schwangerschaft die Geburtswehen.

- **Äußerer Bauchfellüberzug** (Perimetrium).
  Die Gebärmutter wird von den *breiten* und den *runden Mutterbändern* in ihrer Lage gehalten. Das breite Mutterband (Lig. latum uteri) ist eine Bauchfellduplikatur, die von der Seitenkante des Uterus zur seitlichen Beckenwand läuft. Das runde Mutterband (Lig. teres uteri) verläuft vom Gebärmutter-Eileiter-Winkel in der Vorderwand des breiten Mutterbandes durch den Leistenkanal in das Bindegewebe der großen Vulvalippenen.

16.3.4 Vagina (Scheide)

Die Vagina ist ein ungefähr 10 cm langer Muskelkanal, der den Gebärmutterhals mit dem Vorhof der Vagina verbindet (↑ *Atlas* Abb. 16.15 und 16.25 Nr. 8). Die Vorderwand der Scheide ist fest mit der Harnblase und der Harnröhre verwachsen, die Hinterwand durch eine Trennwand (Septum rectovaginale) mit dem Rektum verbunden. Ihre Aufgaben liegen darin, als Begattungsorgan das männliche Glied wie eine Schwertscheide zu umfassen, einen Schutz für die höher gelegenen Geschlechtsorgane zu bieten und als Geburtskanal zu dienen.

Wandaufbau Die Innenauskleidung bildet die Schleimhaut (Mukosa), die aus mehrschichtigem Epithelgewebe mit darunterliegendem Bindegewebe besteht. Daran schließt sich die Muskelwand an. Die Scheidenmuskulatur kann sich nicht nur beim Geschlechtsverkehr problemlos aufdehnen, sondern wird bei der Entbindung sogar extrem aufgeweitet. Nach einer erfolgten Aufdehnung sind die Muskelzellen in der Lage, die Vagina wieder aktiv zu verengen. Die Außenschicht bildet die Hüllschicht (Adventitia). Sie ist mit den bindegewebigen Hüllen des Beckenbodens, der Harnblase und der Harnröhre sowie mit der Trennwand zum Rektum (Septum rectovaginale) verbunden.

Hymen (Jungfernhäutchen) Beim Jungfernhäutchen (veraltet: Scheidenkranz, vaginale Korona, Hymen) handelt es sich um eine oft ringförmige Struktur aus sehr elastischem Bindegewebe, die von Schleimhaut überzogen ist. Das Hymen liegt 1–2 cm hinter dem Eingang der Vagina, den es umrahmt und teilweise überdecken kann. Deshalb bezeichnet man es auch als *vaginale Korona*, das heißt Scheidenkranz. Dieser bleibt lebenslang bestehen. Das Hymen hat die Aufgabe, die Vagina und die inneren Geschlechtsorgane vor Erregern zu schützen, die vor allem aus dem Darm einwandern könnten.

Seine Form kann sehr unterschiedlich sein (↑ *Atlas*, Abb. 16.26). Die häufigste Form ist, dass das Hymen einen Ring um die Vaginalöffnung bildet. Das Hymen kann sich auch über die gesamte Vaginalöffnung erstrecken und viele kleine Löcher aufweisen. Es kann jedoch auch mit einem oder mehreren Gewebebändern über die Vaginalöffnung ziehen. Es muss eine Öffnung zum Abfließen des Menstruationsblutes besitzen. Ist dies nicht der Fall und wird die Vaginalöffnung völlig verschlossen (Hymenalatresie), so füllen sich die Vagina und die Gebärmutter durch die Menstruation allmählich mit Blut. In diesem seltenen Fall ist es notwendig, dass mit einem kleinen chirurgischen Eingriff unter Lokalanästhesie das Hymen eröffnet wird.

Neue Erkenntnisse widerlegen den Mythos, dass es beim ersten Geschlechtsverkehr zu Blutungen kommen muss. Nur bei ca. 50 % der Frauen bekommt das Hymen einen kleinen Riss und es tritt eine kleine Blutung auf. Auch reißt das Hymen nicht beim Sport, durch Radfahren, durch die Verwendung von Tampons und nicht durch klitorale Selbstbefriedigung. Das Hymen ist damit nicht geeignet nachzuweisen, ob eine Frau bereits Sexualverkehr hatte oder nicht. Dass es überhaupt zu diesem Mythos kam, liegt vermutlich daran, dass früher oft sehr junge Mädchen mit älteren Männern verheiratet wurden, und dass es dann beim ersten Geschlechtsverkehr zu vaginalen Verletzungen kam.

16.3.5 Äußere Geschlechtsorgane (Vulva)

Zu den äußeren Geschlechtsorganen gehören der Schamberg, die Vulvalippen (Schamlippen), der Vorhof der Vagina mit Schamspalte und die Klitoris (↑ *Atlas* Abb. 16.27 und 16.28).

Schamberg (Venusberg, Mons pubis, Mons veneris) Der Schamberg ist ein hautbedecktes Fettpolster über der Schambeinfuge (Verbindung zwischen den beiden Schambeinen). Mit Eintritt der Geschlechtsreife bildet sich hier eine Behaarung aus.

Große und kleine Vulvalippen (Labia pudendi majora und Labia pudendi minora) Die großen Vulvalippen sind zwei von Fettgewebe unterpolsterte Hautfalten, die entwicklungsgeschichtlich betrachtet dem *Hodensack* des Mannes entsprechen. Sie enthalten zahlreiche Talg-, Schweiß- und Duftdrüsen. Die kleinen Vulvalippen sind gut mit Talgdrüsen, Nerven und Schwellkörpern versorgt.

Scheidenvorhof und Schamspalte (Vestibulum vaginae, Rima pudendi) Das Vestibulum vaginae ist das Gebiet, das von den *kleinen Vulvalippen umfasst* wird, dagegen bezeichnet man den Raum, der von den großen Vulvalippen umgeben wird, als Schamspalte. Die kleinen Vulvalippen vereinigen sich vorne zur Kitzlervorhaut. Darunter befindet sich die Klitoris (s. u.). Unterhalb der Klitoris mündet die Harnröhre in das Vestibulum vaginae. Darunter wiederum befindet sich die Öffnung der Vagina. An diese schließen sich der Damm und der Anus an.

Klitoris (Kitzler) Die Klitoris liegt vorne in der Mitte zwischen den beiden großen Vulvalippen (↑ *Atlas* Abb. 16.27 Nr. 3 und 16.28 Nr. 1). Entwicklungsgeschichtlich betrachtet, entspricht die Klitoris dem Penis des Mannes. Sie wird von einer Vorhaut überzogen, die von den kleinen Vulvaliippen gebildet wird. Es handelt sich um ein ca. 10 cm großes Organ, das ungefähr die Form eines umgedrehten „V"s mit jeweils zwei Schenkel hat. Von diesem „V" ragt nur die Eichel (die Spitzes des Vs) als sichtbarer „Knopf" nach außen. Das heißt, der größte Teil dieses Organs liegt innerhalb des Körpers.

In der Klitoris befinden sich Schwellkörper, analog zu den Schwellkörpern im Glied des Mannes (➤ Kap. 16.1.9 und ↑ *Atlas* 16.13). Bei sexueller Erregung strömt Blut in die Schwellkörper, wodurch es zum Anschwellen des Organs kommt. Die Klitoris ist reichlich mit Nerven versorgt, wie z. B. Vater-Pacini-Lamellenkörperchen und Meissner-Körperchen (➤ Kap. 21.1.4).

Befindet sich bei einer Frau vermehrt Testosteron im Blut (Medikamenteneinnahme, Hormonstörung), kann es zu einer Größenzunahme der Klitoris kommen.

Bartholin-Drüsen (Glandulae vestibularismajor) Die Bartholin-Drüsen sind zwei kleine muköse Drüsen, die im unteren Drittel der großen *Vulvalippen* eingebettet liegen. Ihre Ausführungsgänge münden im unteren Drittel der kleinen Vulvalippen (↑ *Atlas* Abb. 16.27).

Entwicklungsgeschichtlich entsprechen die Bartholin-Drüsen den männlichen Cowper-Drüsen. Sie sezernieren eine *präkoitale Flüssigkeit*, die die Aufgabe hat, bei sexueller Erregung den Scheidenvorhof *gleitfähig* zu machen.

Der Damm (Perineum) Mit Damm bezeichnet man das Gebiet *zwischen Scheidenöffnung* und *After* (↑ *Atlas* Abb. 16.28). Diese Muskelregion ist während des Geburtsvorgangs stark angespannt und kann deshalb reißen. Im ungünstigsten Fall kann sich der Riss bis zum äußeren Afterschließmuskel erstrecken. Besteht die Gefahr eines solchen Dammrisses, kann unmittelbar vor dem Durchtritt des Fetus durch die Vagina ein entsprechender Dammschnitt durch den Arzt vorgenommen werden.

16.3.6 Brustdrüsen

Die Brustdrüsen (Mammae) sind paarige Organe, die über dem Brustmuskel (M. pectoralis) liegen und durch Faszien mit ihm verbunden sind (➤ Abb. 16.8, ↑ *Atlas* Abb. 16.30). Die Brustdrüsen gehören, wie Talg- oder Schweißdrüsen, zu den *Hautdrüsen*, denn das sezernierende Drüsengewebe liegt im Unterhautgewebe und das Sekret wird mittels Ausführungsgängen an die Außenhaut abgegeben.

Brustdrüsenentwicklung Bis zur Pubertät liegen die Brustdrüsen in einem Ruhezustand vor. Unter dem Einfluss der Hormone Östrogen und Progesteron beginnt sich das Brustdrüsengewebe zunächst unter dem Warzenvorhof zu vermehren, es bildet sich eine Brustknospe aus. Außerdem vergrößert sich der Warzenhof (Areola). Danach wächst auch das übrige Drüsengewebe in individuell unterschiedlichem Ausmaß heran (↑ *Atlas* Abb. 16.32).

Aufbau Das Brustdrüsengewebe besteht aus Milchbläschen (Alveolen) aus Zylinderepithel. Diese bilden kleinere Drüsenläppchen, die sich dann wie-

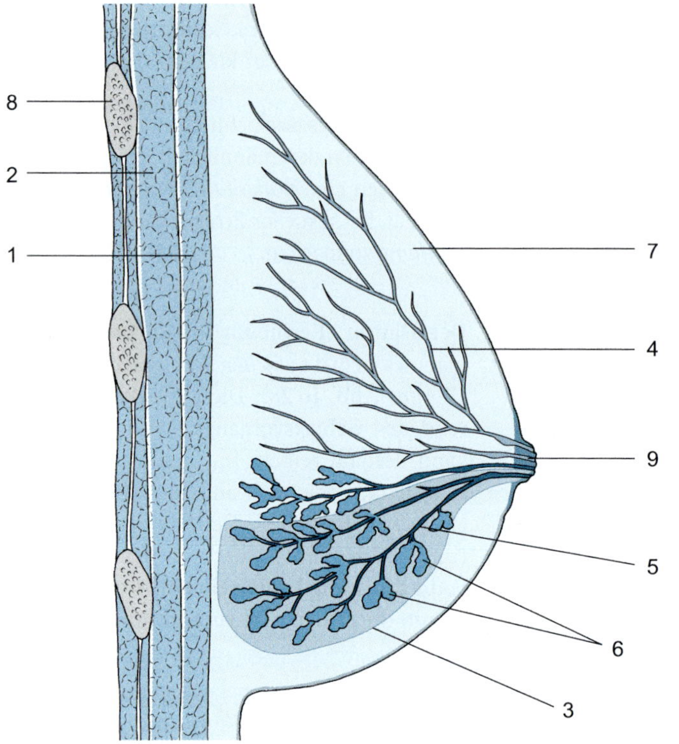

Abb. 16.8 Querschnitt durch die weibliche Brust. 1: Großer Brustmuskel (M. pectoralis major), 2: kleiner Brustmuskel (M. pectoralis minor), 3: Milchdrüsenlappen, 4: Milchgang (Ductus lactifer) in Ruhe, 5: Milchgang während der Laktation, 6: Milchbläschen, 7: Fettgewebe, 8: Rippe, 9: Brustwarze (Mamille). [L190]

derum zu größeren Drüsenlappen zusammensetzen (↑ *Atlas* Abb. 16.30). Diese einzelnen Drüsenlappen sind durch lockeres Bindegewebe voneinander getrennt. Die Drüsenlappen werden von Ausführungsgängen durchzogen, die sich vereinigen und auf die Brustwarze zulaufen, auf der durchschnittlich 4–18 Milchausführungsgänge münden.

Neue Forschungen haben gezeigt, dass die früher beschriebenen Milchsäcken (Ampullen, Sinus lactifer) nicht existieren.

Größe und Form Die Größe der Brust wird in erster Linie durch die Menge des eingelagerten Fettes bestimmt und nicht durch die Menge des Drüsengewebes. Deshalb ist es nicht immer so, dass eine Frau mit großen Brüsten auch gut stillen kann, manchmal ist sogar das Gegenteil der Fall. Bei einer laktierenden (Milch erzeugenden) Brust beträgt das Verhältnis von Drüsen- zu Fettgewebe ca. 2 : 1.

Die Brust wird durch das eingelagerte Bindegewebe in ihrer Form gehalten. Entsteht mit zunehmendem Alter eine Bindegewebserschlaffung, so kommt es zur Hängebrust.

Warzenhof Die Brustwarze (Mamille) ist von einem kreisrunden, pigmentierten Warzenhof umgeben. Die kleinen Höckerchen, die hier auftreten, sind durch Talg- und Schweißdrüsen bedingt, die die Haut vorwölben (↑ *Atlas* Abb. 16.29). Sie dienen dem Einfetten und Anfeuchten des Warzenhofes, um einen besseren Kontakt mit dem Mund des Säuglings zu gewährleisten. Die Brustwarze enthält ein schraubenförmig angeordnetes Netz von Muskelfasern. Dieses schiebt die Brustwarze bei einem Berührungsreiz aus dem Warzenhof heraus, wobei sie länger wird. Der biologische Sinn ist eindeutig: Auf den Berührungsreiz hin schiebt sich die Brustwarze geradezu in den Mund des Säuglings.

Zyklusbedingte Veränderungen Das Brustdrüsengewebe ist zyklischen Schwankungen unterworfen. Gegen Ende des Menstruationszyklus nimmt die Brustdrüsendurchblutung zu. Manche Frauen bemerken dies als Spannungsgefühl der Brust vor der Menstruation (s. auch prämenstruelles Syndrom, ➤ Kap. 16.3.7).

Schwangerschaft Während der Schwangerschaft wächst das Brustdrüsengewebe unter dem Einfluss der Hormone, die vor allem aus der Plazenta stammen, weiter. Dabei treiben die Drüsenschläuche neue Seitenzweige aus, an deren Ende neue Alveolen entstehen.

Stillen Die Milchbildung wird vom Prolaktin des Hypophysenvorderlappens angeregt. Gegen Ende der Schwangerschaft steigt der Prolaktinspiegel im Blut an. Durch das von der Plazenta produzierte Östrogen und Progesteron wird jedoch die Milchausschüttung noch unterdrückt.

In der zweiten Schwangerschaftshälfte haben die Eierstöcke die Hormonproduktion eingestellt, da diese von der Plazenta übernommen wurde. Mit dem Ausstoßen der Plazenta bei der Nachgeburt versiegt damit die Progesteron- und Östrogenabgabe vollständig. Damit kann das Prolaktin voll wirksam werden und die Milch „schießt ein". Die Milchproduktion wird fortgesetzt, solange das Kind gestillt wird.

Das Saugen des Kindes veranlasst bei der Mutter die Aussendung von zwei Hormonen, und zwar von Prolaktin aus dem Hypophysenvorderlappen und von Oxytozin aus dem Hypophysenhinterlappen. Prolaktin wirkt auf die Milch*bildung* ein, Oxytozin wirkt auf die glatte Muskulatur der Milchausführungsgänge und somit auf die Milch*ausschüttung* ein.

Saugt das Kind nicht mehr, so wird dieser Reflex unterbrochen und das Brustdrüsengewebe bildet sich zurück in einen Zustand wie vor der Schwangerschaft.

Brustdrüsengewebe beim Mann Das männliche Brustdrüsengewebe entspricht vom Aufbau her dem weiblichen. Allerdings wächst es während der Pubertät nur geringfügig und tritt dann in einen Ruhezustand über.

Kommt es jedoch zu einer Hormonverschiebung mit einer Zunahme des Östrogens im Verhältnis zum Testosteron, so kann das Wachstum des Brustdrüsengewebes aktiviert werden und sich somit eine echte Gynäkomastie entwickeln. Eine solche Ursache könnte eine Lebererkrankung sein, bei der beim Mann das Östrogen von der Leber nicht ausreichend abgebaut werden kann oder eine Östrogenbehandlung des Mannes bei Prostatakrebs. Eine weitere Ursache ist die (missbräuchliche) Einnahme von Anabolika, z. B. zum Muskelaufbau. Wächst bei einem Mann das Brustdrüsengewebe, steigt sein Risiko, Brustdrüsenkrebs zu erleiden, erheblich!

Varianten Auf der Milchleiste (Linie von der vorderen Achselfalte über die Brust- und Bauchwand zur Leistengegend) kann es auch beim Menschen zu überzähligen Brustdrüsen oder Brustwarzen kommen. Grundsätzlich können bei den Betroffenen eine oder mehrere überzählige Brustwarzen mit oder ohne Warzenhof auftreten.

Liegen überzählige Brustdrüsen vor, so bezeichnet man das als Polymastie. Liegt lediglich eine überzählige Brustwarze vor, so spricht man von der Hyperthelie. Liegen solche Anomalien von Brustwarze oder Brustdrüsengewebe vor, so findet man häufig auch Fehlbildungen im Nierenbereich. Man spricht von einem mammorenalen Syndrom. Als Ursache nimmt man eine gemeinsame Entwicklungsstörung an, deren genaue Ursache allerdings nicht bekannt ist.

Untersuchung der Brustdrüsen Bitte beachten Sie hierzu im ↑ *Atlas* Abb. 16.31.

Inspektion Die Patientin steht mit entkleidetem Oberkörper vor dem Untersucher und lässt die Arme locker herabhängen. Man untersucht, ob die Brustwarzen in etwa auf gleicher Höhe stehen und gleich weit von der Körpermittellinie entfernt sind (↑ *Atlas*, Abb. 16.31). Grundsätzlich sind bei jeder Frau die beiden Brüste etwas unterschiedlich groß, manchmal können sogar erhebliche Größenunterschiede bestehen. Dies ist jedoch nicht von medizinischer, sondern lediglich von kosmetischer Bedeutung, allerdings kann es für die betroffene Frau eine erhebliche psychische Belastung bedeuten. Berichtet jedoch die Frau, dass es in letzter Zeit zu auffälligen Größenunterschieden der Brüste gekommen ist, so ist dies ein Verdachtshinweis auf Brustkrebs.

Untersuchen Sie nun auf Hauteinziehungen, Orangenhautphänomen, Einziehungen der Brustwarze und Austreten eines pathologischen Sekretes aus der Brustwarze.

Bitten Sie danach Ihre Patientin, die Arme anzuheben und beobachten Sie dabei die Brusthaut und die Unterhaut genau, ob die Brustdrüsen die Haut symmetrisch mit nach oben ziehen. Bleibt eine Brustdrüse zurück, so liegt vermutlich eine Verwachsung vor. Diese muss ärztlich abgeklärt werden.

Bitten Sie nun Ihre Patientin, sich auf die Liege zu legen und führen Sie die gleiche Untersuchung nochmals durch, indem sie die Arme zunächst neben dem Rumpf liegen lässt und dann langsam bis über den Kopf abhebt. Knoten und Verhärtungen sind manchmal im Liegen leichter zu entdecken, weil die Brust dadurch gleichmäßiger auf der Brustwand aufliegt.

Palpation Bei der Palpation müssen alle vier Brustquadranten (↑ *Atlas*, Abb. 16.34) sorgfältig untersucht werden. Dabei wird auf Knoten und Unverschieblichkeiten geachtet. Außerdem müssen die Achselhöhlen und die Gruben oberhalb des Schlüsselbeins (Supraklavikulargruben) auf vergrößerte Lymphknoten hin untersucht werden.

Beachten Sie bitte, dass die Krebsentwicklung in 50–60 % der Fälle im *äußeren, oberen Quadranten* auftritt. Tasten Sie das Brustdrüsengewebe zunächst im Stehen ab und bitten Sie die Patientin danach, sich wieder hinzulegen. Palpieren Sie mit den mittleren drei Fingern und untersuchen Sie jeden Quadranten systematisch von außen nach innen. Dann untersuchen Sie das Gebiet um und hinter der Brustwarze. Drücken Sie dann nach Vorankündigung die Brustwarze zwischen Daumen- und Zeigefinger zusammen und achten Sie auf eventuell austretende Absonderungen.

Führen Sie danach den Jackson-Test durch: Umfassen Sie dazu die Brust mit der Hand und schieben Sie diese vorsichtig zusammen. Liegt ein gutartiger Knoten vor, so wölbt dieser normalerweise die Haut vor. Ein Krebsknoten dagegen, der mit der Umgebung verbacken ist und der zur Infiltration der Haut geführt hat, verursacht in diesem umschriebenen Bereich eine Abflachung der Brusthaut. Dies wird als positives Plateau-Phänomen beim Jackson-Test bezeichnet.

Da die meisten Knoten nicht vom Untersucher, sondern von der betroffenen Frau selbst entdeckt werden, motivieren Sie bitte Ihre Patientin ihre Brust monatlich selbst zu untersuchen und zeigen Sie ihr, wie sie dabei vorgehen soll. Empfehlen Sie ihr, die Untersuchung am besten kurz nach der Menstruation vorzunehmen, da dann die Brust die weichste Konsistenz hat und Knoten deshalb am ehesten entdeckt werden können.

> **Merke**
>
> Jeder Knoten ist krebsverdächtig und muss abgeklärt werden.

Dies gilt auch für Knoten, die alle Zeichen von Gutartigkeit zeigen wie Verschieblichkeit, weiche Beschaffenheit und gute Abgrenzung gegen die Nachbarstrukturen.

16.3.7 Menstruationszyklus

Unter Menstruation versteht man die Regelblutung (Monatsblutung, Mens, Menses, Periode) der Frau. Dabei handelt es sich um eine periodisch, d. h. ungefähr alle 28 Tage (21–35 Tage) auftretende Blutung aus der Gebärmutterschleimhaut. Eine solche Blutung dauert meist 4 (evtl. 3–5) Tage.

Bei diesem Zyklus unterscheidet man hinsichtlich der aufgetretenen Veränderungen der Gebärmutterschleimhaut (↑ *Atlas* Abb. 16.37):

- **Menstruation** (Regelblutung): 1. – 4. Tag. Die Funktionsschicht der Gebärmutterschleimhaut baut sich ab und wird mit ca. 100 ml Blut (20 ml bis 150 ml) durch Gebärmutterkontraktionen abgestoßen.
- **Aufbauphase** (Proliferationsphase): 5. – 14. Tag. Die Funktionsschicht der Gebärmutterschleimhaut wird aufgebaut. Vor allem unter der Einwirkung von Östrogen entstehen neue Schleimhautdrüsen und das Gewebe wird aufgelockert.
- **Sekretionsphase:** 15. – 28. Tag. Sie beginnt nach dem Eisprung und dauert bis zur Regelblutung. Der Aufbau der Gebärmutterschleimhaut wird vervollständigt, damit sie optimal auf die Einnistung des befruchteten Eies vorbereitet ist. Die Gebärmutterschleimhaut ist nun wieder stark durchblutet und erreicht eine Höhe von 6–8 mm.

Die Sekretionsphase schließt sich an den Eisprung an. Kommt es bei einer Frau zu einem verlängerten oder verkürzten Zyklus, so ist meist die Aufbauphase verkürzt oder verlängert. Nach erfolgtem Eisprung beträgt die Sekretionsphase meist ziemlich genau 2 Wochen.

Zyklische Veränderungen im Eierstock Im Menstruationszyklus kommt es nicht nur zu bestimmten Veränderungen in der Gebärmutter, sondern auch im Eierstock:

- **Zeit der Regelblutung und Aufbauphase.** Im Eierstock reift eine Gruppe von Primärfollikeln zum Sekundärfollikel heran. Diese lagern Flüssigkeit ein und werden so zum Bläschenfollikel (Tertiärfollikel). Von diesem Bläschenfollikel setzt sich einer durch und wird zum Graaf-Follikel, der die Entwicklung aller anderen Bläschenfollikel zum Graaf-Follikel unterbindet. Er hat zu diesem Zeitpunkt einen Durchmesser von ungefähr 2 cm.
- **Sekretionsphase.** Ungefähr 14 Tage nach Beginn der Regelblutung kommt es zum Eisprung und die im Eierstock verbliebenen Reste des Graaf-Follikels (die Follikelzellen) bilden sich zum Gelbkörper um, der nun das Gelbkörperhormon Progesteron (und etwas Östrogen) herstellt.

Kommt es nicht zur Befruchtung, so bildet sich der Gelbkörper nach 14 Tagen zurück, woraufhin die Hormonproduktion erlischt und durch den fallenden Progesteronspiegel die Gebärmutterschleimhaut nicht mehr gehalten werden kann. Es kommt zur Regelblutung.

Im Falle einer Schwangerschaft wird durch das Hormon HCG (human chorionic gonadotropin, humanes Choriongonadotropin), das in der Plazenta gebildet wird, verhindert, dass die Funktionsschicht der Gebärmutterschleimhaut abgestoßen wird, sodass es nicht zur Regelblutung kommt.

In diesem Fall produziert der Gelbkörper bis zum 4. Schwangerschaftsmonat Progesteron, danach wird diese Aufgabe von der Plazenta übernommen.

Weibliche Sexualhormone Beim weiblichen Hormonzyklus spielen die Eierstockhormone (Östrogen und Progesteron), die Hormone des Hypophysenvorderlappens (FSH und LH) und die Releasinghormone des Hypothalamus (Gonadotropin-Releasing-Hormon) eine Rolle. Wegen ihrer großen Bedeutung werden diese Hormone nun noch ausführlicher vorgestellt.

- **Gonadotropin-Releasing-Hormon** (Gn-RH, Gonadoliberin). Das Gonadotropin-Releasing-Hormon gehört zu den Freisetzungshormonen des Hypothalamus und bewirkt die Ausschüttung von FSH und LH.
- **FSH** (Follikel-stimulierendes Hormon). Es veranlasst das Wachstum der Follikel und die Reifung eines Follikels zum Graaf-Follikel im Eierstock.
- **LH** (Luteinisierendes Hormon). Es wirkt zusammen mit FSH auf die Follikelreifung ein, löst den Eisprung aus und fördert den Umbau der Follikelreste in den Gelbkörper.
- **Östrogen** (Follikelhormon). Östrogen wird in den Follikelzellen, im Graaf-Follikel und im Gelbkörper gebildet, während der Schwangerschaft auch in der Plazenta. Es ist zuständig für die Ausbildung der sekundären weiblichen Geschlechtsmerkmale. Es wird vor allem in der ersten Zyklushälfte produziert und wirkt ebenfalls auf die Ausreifung des Follikels ein. Außerdem veranlasst es das Schleimhautwachstum in der Gebärmutter und den Eitransport, indem es die Bewegung der Eileiterwand erhöht. Daneben fördert Östrogen die Knochenreifung und bewirkt eine Wasserretention, indem es die Resorption von Natrium, Kalzium und Phosphor verbessert.
- **Progesteron** (Gelbkörperhormon). Progesteron stammt in seinem wesentlichen Anteil aus dem Gelbkörper. Kommt es jedoch zur Schwangerschaft, so wird es ab dem 4. Schwangerschaftsmonat in der Plazenta hergestellt.

Aufgaben des Progesterons sind Vorbereiten des Organismus auf die Schwangerschaft, indem es die Gebärmutterschleimhaut für die Einnistung des befruchteten Eies optimiert. Außerdem wirkt Progesteron schwangerschaftserhaltend und steuert, zusammen mit Östrogen und Prolaktin, die Milchbildung. Zudem wirkt es auf die Zusammensetzung des Schleimpfropfs ein. Es erhöht die Körpertemperatur um ungefähr 0,6 °C. Da Progesteron vor allem in der zweiten Zyklushälfte hergestellt wird, kommt es zu einer entsprechenden Erhöhung der sog. Basal- oder Morgentemperatur der Frau. Über die Messung dieser Basaltemperatur kann man Hinweise auf Zyklusstörungen und Sterilität erhalten. Außerdem kann sie bei Kinderwunsch und zur Verhütung eingesetzt werden.

Die Hormonausschüttung wird von psychischen Faktoren beeinflusst. Dabei spielt vor allem das limbische System des Nervensystems eine wichtige Rolle, das seinerseits die Freisetzung von Gonadotropin-Releasing-Hormon regelt. Deshalb kann es in Folge von psychischen Belastungen zu Regelstörungen kommen. Ein typisches Beispiel ist, dass es in Folge von seelischen Belastungen oder in Notzeiten zum Ausbleiben der Regelblutung kommt oder, dass

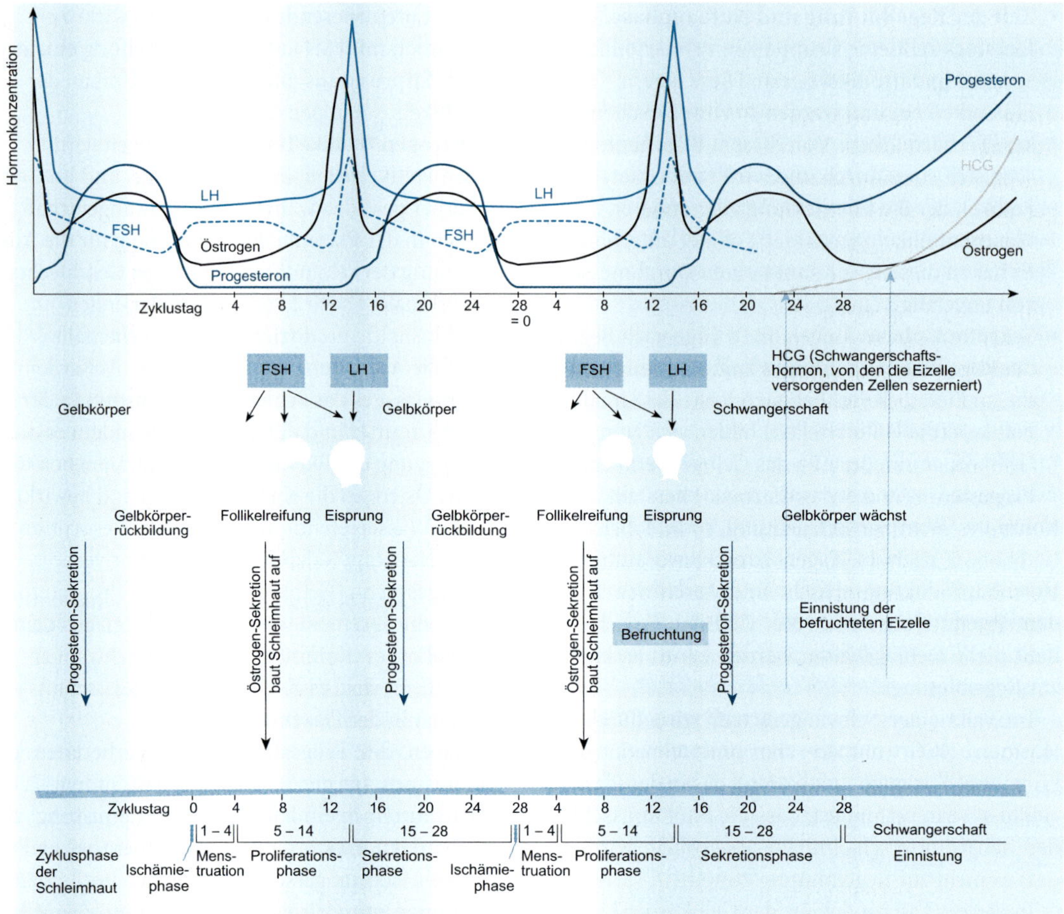

Abb. 16.9 Menstruationszyklus. Hormonprofile, Basaltemperatur sowie Veränderungen am Eierstock und an der Gebärmutterschleimhaut. Östradiaol gehört zu den natürlichen Östrogenen. [L190]

es in Folge von Verlust des Ehepartners bei Frauen zur frühzeitigen Menopause (s. u.) kommen kann.

Hormoneller Regelkreis Nimmt am Zyklusende Progesteron ab, so veranlasst dies eine vermehrte Ausschüttung von FSH. Dadurch kommt es zur Heranreifung von Follikeln. Diese Follikel bilden vermehrt Östrogen, wodurch zunächst die weitere FSH-Bildung unterdrückt wird (negative Rückkopplung).

Hat sich ein Graaf-Follikel gebildet, so setzt dieser große Mengen an Östrogen frei. Beginnt dieser Östrogenspiegel abzusinken, so führt dies zu einer Ausschüttung von LH und FSH. Die höchste Konzentration von LH in der Zyklusmitte löst den Eisprung aus. Durch den Eisprung sinkt der Östrogenspiegel des Blutes ab. Da der Gelbkörper vermehrt Progesteron herstellt, kommt es zu einem Absinken von FSH und LH. Sinkt die Progesteronproduktion am Zyklusende ab, so kann die Gebärmutterschleimhaut nicht aufrechterhalten werden und es kommt zur Regelblutung.

Ist es zur Schwangerschaft gekommen, so produziert der Gelbkörper weiter Progesteron. Dies verhindert im Hypophysenvorderlappen die Ausschüttung von FSH, weshalb während der Schwangerschaft keine weiteren Follikel mehr heranreifen. Bitte beachten Sie hierzu auch die ➤ Abb. 16.9.

Störungen im Menstruationszyklus Der Menstruationszyklus kann in mehrfacher Hinsicht gestört sein (➤ Tab. 16.1). Man unterscheidet:

- **Eumenorrhö** (normale Menstruationsblutung)

Tab. 16.1 Störungen im Menstruationszyklus

	Störung	Anzahl der Zyklustage	Tage der Blutungsdauer	Blutungsstärke in ml	Häufige Ursachen
Keine Störung	**Eumenorrhö** (normale Menstruation)	28 Tage (25–31)	4 Tage (3–6)	100 ml (50–150)	
Störungen der Blutungsdauer	**Menorrhagie** (verlängerte Regelblutung)	Normal	Mehr als 6 Tage	Normal	**Myome, Polypen, Endometriose**
	Brachymenorrhö (verkürzte Regelblutung)	Normal	Stunden bis 3 Tage	Normal	**Hormonschwäche**
Störungen der Blutungsstärke	**Hypermenorrhö** (zu starke Regelblutung)	Normal	Normal	Mehr als 150 ml	**Myome, Entzündungen** von **Uterus** bzw. **Adnexe**
	Hypomenorrhö (zu schwache Regelblutung)	Normal	Normal	Weniger als 50 ml	**Hormonschwäche**
Störungen der Zykluslänge	**Polymenorrhö** (Verkürzung der Zyklen)	Mehr als 24 Tage	Normal	Normal	**Hormonstörung**
	Oligomenorrhö (Verlängerung der Zyklen)	Mehr als 32 Tage	Normal	Normal	Oft während **Pubertät** und **Klimakterium**
Weitere Störungen	**Amenorrhö** (Ausbleiben der Regelblutung)				**Physiologisch** vor **Pubertät und** nach **Menopause, pathologisch** bei **Hormonstörung**
	Metrorrhagie (unregelmäßige, länger als 14 Tage andauernde Blutung, zyklusunabhängig)				**Uterusmyom, -polyp, -karzinom, Endometritis**
	Dysmenorrhö (schmerzhafte Regelblutung)				**Endometriose, Uterusfehlbildungen, psychisch-vegetative Störungen**

- **Störungen der Blutungsdauer.**
  - **Menorrhagie** (verlängerte Regelblutung). Die Blutungsdauer liegt über 6 Tage und die Blutungsstärke ist häufig erhöht.
  - **Brachymenorrhö** (verkürzte Regelblutung). Die Blutungsdauer liegt zwischen Stunden und 3 Tagen. Die Blutungsstärke kann vermindert oder normal sein.
- **Störungen der Blutungsstärke.**
  - **Hypermenorrhö** (zu starke Regelblutung). Die Blutungsmenge liegt über 150 ml. Als Faustregel zur groben Abschätzung dient, wenn eine Frau mehr als 5 Tampons oder Vorlagen pro Tag benötigt.
  - **Hypomenorrhö** (zu schwache Regelblutung)
- **Störungen der Blutungshäufigkeit.**
  - **Polymenorrhö** (zu häufige Regelblutungen). Es kommt zu einer Verkürzung der Zyklusdauer auf unter 24 Tage. Menstruationsstärke und -dauer sind normal.
  - **Oligomenorrhö** (zu seltene Regelblutungen). Das Zyklusintervall beträgt mehr als 35 Tage. Menstruationsstärke und -dauer sind normal.

Prämenstruelles Syndrom (PMS) Das prämenstruelle Syndrom setzt *4–14 Tage vor* der Regelblutung ein und dauert *bis zum Beginn* der Blutung. 30–70 % aller menstruierenden Frauen leiden vor allem an schmerzhaften Spannungen und Schwellungen der Brust. Zudem treten Kreuzschmerzen, Kopfschmerzen, Gereiztheit, depressive Verstimmung und Kreislaufbeschwerden auf. Mit Einsetzen der Regelblutung verschwinden diese Beschwerden. Vermutet werden hormonelle und neurovegetative Dysfunktionen.

Menarche, Menopause und Klimakterium

Menarche Der Begriff Menarche stammt aus dem Griechischen und bedeutet Monat und Anfang. Mit Menarche bezeichnet man das erste Auftreten der Monatsblutung. Dieser Zeitpunkt wird von klimatischen, konstitutionellen und ethnischen Faktoren beeinflusst. Bei uns in Europa liegt der Zeitpunkt der Menarche zwischen dem 9. und 16. Lebensjahr, durchschnittlich mit 12,8 Jahren. Dies sind 4 Jahre früher als vor 100 Jahren. Bei den Inuit dagegen tritt der Zeitpunkt der Menarche etwa im 23. Lebensjahr ein, in Südeuropa liegt er zwischen dem 10. und 12. Lebensjahr.

Klimakterium Mit Klimakterium bezeichnet man die Wechseljahre der Frau. Damit meint man die Übergangsphase von der Geschlechtsreife zum Alter (Senium). Dabei kann man noch Prä- und Postmenopause unterscheiden. Mit Prämenopause bezeichnet man den Abschnitt des Klimakteriums vor der Menopause mit unregelmäßiger Menstruation und leichten klimakterischen Beschwerden. Diese Phase kann ungefähr 2–7 Jahre dauern. Mit Postmenopause bezeichnet man den Abschnitt von der Menopause bis zum Eintritt in das Senium (ca. 70. Lebensjahr).

Ungefähr ein Drittel aller Frauen durchlaufen das Klimakterium symptomfrei, ein Drittel gibt vegetative Beschwerden an und bei dem letzten Drittel erreichen die Beschwerden Krankheitswert (sog. Menopausensyndrom, s. u.).

Menopause Das Wort „Pause" stammt von dem griechischen „pauein" und bedeutet Ende, Beendigung. Das Wort Menopause bezeichnet den Zeitpunkt der letzten spontanen Menstruation. In Westeuropa liegt dieser Zeitpunkt durchschnittlich zwischen dem 50. und 52. Lebensjahr. Das Brustdrüsengewebe und die Geschlechtsorgane bilden sich zurück. Es kann zur Trockenheit der Scheide und der Vulva kommen, in späteren Jahren evtl. zur Osteoporose.

Menopausensyndrom Ob ein Menopausensyndrom auftritt, hängt stark von der Persönlichkeit der betroffenen Frau ab. Allerdings spielen auch gesellschaftliche Faktoren eine wichtige Rolle. Bildet das Aussehen der Frau für sie – evtl. beruflich bedingt – eine wichtige Rolle, kann es sein, dass die altersbedingten Veränderungen an Gesicht und Körper von ihr als besonders belastend erlebt werden. Erschwerend kommt hinzu, dass Frauen, die sich bisher ihrer Familie gewidmet haben, nun den Auszug ihrer Kinder erleben und häufig feststellen müssen, dass sie im Berufsleben keine Chance mehr für einen Wiedereinstieg haben.

Typische auftretende Beschwerden sind Hitzewallungen mit fleckiger Hautrötung und Schweißausbrüchen, unangenehmes Herzklopfen, Schwindelgefühl, erhöhte Reizbarkeit, Nervosität, evtl. auch Depressionen und Schlafstörungen.

16.3.8 Kontrazeption (Empfängnisverhütung)

In einer Zeit, in der Paare immer genauer planen, wann sie Nachwuchs haben möchten, ist es auch für den Heilpraktiker wichtig, über Empfängnisverhütung Bescheid zu wissen und somit auch die fruchtbaren Tage der Frau zu kennen.

Pearl-Index Wie zuverlässig eine Verhütungsmethode ist, können Sie anhand des Pearl-Index erkennen. Er wurde nach dem amerikanischen Biologen Raymond Pearl (1879–1940) bezeichnet.

Der Pearl-Index berechnet sich folgendermaßen:

$$\text{Pearl-Index} = \frac{\text{Gesamtzahl der Schwangerschaften} \times 12\ \text{Monate}}{\text{Anzahl der Frauen} \times \text{Anzahl der Anwendungsmonate}} \times 100$$

Damit ist Folgendes gemeint: 100 Frauen verhüten 1 Jahr lang mit der gleichen Methode. Die Anzahl der Frauen, die in diesem Jahr schwanger wird, entspricht dem Pearl-Index. Angenommen 100 Frauen haben 1 Jahr mit einem Diaphragma (s. u.) verhütet und 5 werden schwanger, so beträgt der Pearl-Index 5.

$$\text{Pearl-Index} = \frac{5 \times 12 \text{ Monate}}{100 \times 12 \text{ Monate}} \times 100 = 5$$

Damit können Sie also aufgrund des Pearl-Index ermitteln, wie viele von 100 Frauen trotz Anwendung einer bestimmten Verhütungsmethode schwanger werden. Dabei muss allerdings noch zwischen der Methodensicherheit und der Gebrauchssicherheit unterschieden werden:

- **Methodensicherheit.** Bei der Methodensicherheit werden nur Schwangerschaften berücksichtigt, die trotz korrekter Anwendung der Verhütungsmethoden eingetreten sind.
- **Gebrauchssicherheit.** Bei der Gebrauchssicherheit werden auch die Fälle mitgezählt, in denen aufgrund von Anwendungsfehlern die Schwangerschaft eingetreten ist.

Logischerweise ist der Pearl-Index für die Gebrauchssicherheit einer Methode in der Regel wesentlich höher als für die Methodensicherheit. Leider wird meist nicht angegeben, ob die Methodensicherheit oder die Gebrauchssicherheit untersucht wurde.

Weitere wichtige Größen, die auf das Ergebnis beim Pearl-Index einwirken, sind Parameter wie Häufigkeit des Geschlechtsverkehrs, Größe der Stichprobe und Unabhängigkeit der Untersuchung. So kann es sein, dass der Pearl-Index, je nachdem von welcher Interessengruppe die Untersuchung gemacht wurde, unterschiedlich ausfällt.

Die ➤ Tab. 16.2 gibt eine Übersicht über den Pearl-Index bei wichtigen Empfängnisverhütungsmethoden.

Nun werden wichtige Verhütungsmethoden vorgestellt. Bei den Verhütungsmitteln (Kontrazeptiva) unterscheidet man hormonelle, natürliche und chemische Verhütungsmittel und die Sterilisation.

Tab. 16.2 Zuverlässigkeit bestimmter Verhütungsmethoden nach dem Pearl-Index

Methode	Pearl-Index
Knaus-Ogino-Methode	9
Vaginalring	0,4–0,65
Sterilisation der Frau	0,2–0,3
Pille	0,1–0,9
Minipille	0,5–3
Hormonpflaster	0,7–0,9
Verhütungsstäbchen (Implanon), Hormonstäbchen	0–0,08
Messung der Basaltemperatur	0,8–3
Diaphragma	1–20
Intrauterinpessar / Spirale	0,5–2,7
Kondom	2 (bei optimaler Anwendung 0,6) bis 12
Coitus interruptus	4–30
Keine Verhütung	30–85

Hormonelle Ovulationshemmer (Pille)

Die heutigen Ovulationshemmer enthalten, in der Regel Östrogen und Gestagene (synthetische und natürliche Hormone, die ähnlich wirken wie das körpereigene Progesteron).

Pille Sind Östrogen und Gestagene im Blut erhöht, erfolgt keine FSH- und LH-Ausschüttung (➤ Abb. 16.9, hormoneller Regelkreis), sodass es zu *keinem Eisprung* kommt. Der hohe Gehalt an Gestagenen verhindert zusätzlich die Einnistung einer befruchteten Eizelle in die Gebärmutterschleimhaut. Außerdem sorgt es dafür, dass die Konsistenz des *Schleimpfropfs* vor dem Muttermund so beschaffen ist, dass es den Spermien kaum gelingt diesen zu durchdringen.

- **Nebenwirkungen.** Vor allem bei Frauen über 35 Jahren und bei Raucherinnen erhöht sich das Thromboserisiko und damit die Gefahr einen Hirninfarkt, Herzinfarkt oder eine Lungenembolie zu erleiden.
- Weitere **östrogenbedingte Nebenwirkungen** sind Hypermenorrhö, Ödemneigung (die Wassereinlagerung kann bis zu 3 kg betragen), Übelkeit, Krampfaderbildung, Ausfluss, **gestagenbedingte Nebenwirkungen** sind Hypermenorrhö, Depressionen, Libidoverlust, fettige Haut, Akne und Blutdrucksteigerung.

Manchmal tritt in der Phase der Abbruchblutung (s. u.) ein Migräneanfall auf, der seine Ursache vermutlich in der plötzlichen Östrogenabnahme hat. Eine weitere mögliche Nebenwirkung ist die Amenorrhö, die beim Absetzen der Pille einsetzen kann.

Einphasenpille Die meisten der heutigen Ovulationshemmer gehören zu den Einphasenpillen. Dabei werden 21 Tage lang (5. – 25. Zyklustag) die Hormone eingenommen, unter deren Einwirkung sich die Gebärmutterschleimhaut wie in einem normalen Monatszyklus aufbaut. Dann erfolgt eine Einnahmepause von 7 Tagen. Aufgrund des plötzlichen Abfalls des Östrogen- und Progesteronspiegels im Blut kann die aufgebaute Gebärmutterschleimhaut nicht mehr aufrechterhalten werden und wird abgestoßen. Es kommt zur sog. Abbruchblutung (Hormonentzugsblutung). Von einer Abbruchblutung spricht man, wenn eine Regelblutung ohne vorausgegangenen Eisprung auftritt.

16

Zwei- und Dreiphasenpille In Zwei- und Dreiphasenpillen sind die Hormondosen abgestuft und sollen die natürlichen Hormonschwankungen des Körpers besser nachahmen. Ob sie tatsächlich Vorteile bieten, ist umstritten.

Mikropille Sie enthält ebenfalls Östrogen und Gestagen, nur liegt hier der Östrogenanteil bei weniger als 0,05 mg / Tablette.

Minipille Sie besteht *nur aus Gestagen*. Bei einem Drittel der Frauen tritt weiter ein Eisprung auf. Eine Schwangerschaft wird aber dadurch verhütet, dass durch die Gestageneinnahme der Schleimpfropf vor dem Muttermund für die Spermien undurchdringbar bleibt.

Damit ist jedoch die Minipille nicht ganz so sicher wie die Pille. Die Notwendigkeit, dass sie täglich zur gleichen Zeit eingenommen werden muss und dass sie häufig den Zyklus verändert, hat dazu geführt, dass sie sich nur wenig durchsetzen konnte.

Vaginalring Entspricht dem Prinzip des Verhütungspflasters. Hier wird durch das Einsetzen eines Vaginalringes über 3 Wochen ein Östrogen-Gestagen-Gemisch verabreicht. In der 4. Woche wird kein Ring eingesetzt, was zur Abbruchblutung führt.

Verhütungsstäbchen (Implanon). Ein ca. 4 cm langes und 2 mm dünnes Stäbchen aus weichem Kunststoff wird durch den Arzt auf der Innenseite des Oberarmes unter die Haut geschoben und verbleibt dort für 3 Jahre. In diesem Stäbchen befindet sich ein Depot mit dem Gestagen Etonogestrel, es ist östrogenfrei. Der Perl-Index liegt bei 0–0,08.

Durch das Gestagen wird vor allem die Ausschüttung von LH verhindert und damit der *Eisprung unterbunden*. Außerdem sorgt es dafür, dass der Schleimpfropf vor dem Muttermund für die Spermien schlecht durchlässig ist und es bewirkt einen Umbau der Gebärmutterschleimhaut, sodass sich ein befruchtetes Ei dort nur schlecht einnisten kann.

Zwar hat diese Methode den Vorteil, dass die Einnahme des Präparates nicht vergessen werden kann, aber es gibt auch eine Reihe von Nebenwirkungen, so kann zu einer Veränderung der Regelblutung kommen, und zwar zur Amenorrhö, Schmier- oder Dauerblutungen. Außerdem können Kopf- und Brustschmerzen, Akne, Gewichtszunahme und depressiven Verstimmungen bis hin zur Depression auftreten. Gefürchtet sind auch Verwachsungen um das Implantat, oder dass es wandert und nicht mehr gefunden werden kann.

Interzeption („Pille danach", postkoitale Kontrazeption) Sie zählt nicht im eigentlichen Sinn zu den Verhütungsmitteln, da sie nicht die Befruchtung verhütet, sondern die *Einnistung* des befruchteten Eies. Danach muss die Frau je nach Präparat 3–72 Stunden nach dem Geschlechtsverkehr ein Hormonpräparat einnehmen. Es kann zu erheblichen Nebenwirkungen kommen, z. B. Zyklusstörungen, Erbrechen und Übelkeit.

„Abtreibungspille" (RU 486, Mifegyne®) Ein medikamentöser Schwangerschaftsabbruch ist bis zur 7. Schwangerschaftswoche (49. Tag der Schwangerschaft) erlaubt. Hierbei wird das befruchtete Ei auch noch nach der Einnistung *abgestoßen*. Dieses Mittel wird oft als Alternative zu den chirurgischen Eingriffen wie Absaugmethode und Kürettage angesehen.

Sterilisation

Die Sterilisation als zuverlässigste Methode der Empfängnisverhütung sollte nur durchgeführt werden, wenn kein Kinderwunsch mehr besteht. Trotz gelegentlicher Erfolge der mikrochirurgischen Operation ist eine Sterilisation als *irreversibel* anzusehen.

Sterilisation beim Mann (Vasorektion). Beim Mann werden zur Sterilisation die *Samenleiter unterbrochen*, indem die Haut des Hodensackes unter örtlicher Betäubung, evtl. unter Narkose, eröffnet und die Samenleiter durchtrennt werden, meist wird dabei auch ein Teilstück von 2–3 cm entfernt. Die Schnittenden werden vernäht. Der gesamte Eingriff dauert etwa eine halbe Stunde.

Sterilisation bei der Frau Frauen wird grundsätzlich empfohlen, sich keinesfalls vor dem 35. Lebensjahr sterilisieren zu lassen, da die Erfahrung gezeigt hat, dass früh sterilisierte Frauen diesen Schritt häufig später bereuen. Die Sterilisation wird unter *Vollnarkose* durchgeführt, entweder stationär oder ambulant. Dabei wird eine *Ligatur* (Unterbindung mittels Naht oder Umschlingung) der *Eileiter* vorgenommen, ein Stück des Eileiters entfernt oder der Fransentrichter entfernt. Um eine Eileiterschwangerschaft zu verhindern, kann außerdem der Tubenansatz an der Gebärmutter elektrisch verödet werden. Nun können reife Eizellen nicht mehr in die Gebärmutter gelangen. Eine solche Sterilisation kann auch im Rahmen einer anderen Bauchoperation durchgeführt werden, z. B. bei einem Kaiserschnitt. Grundsätzlich ist zu bedenken, dass eine solche Sterilisation mit Bauchfelldurchtrennung die Gefahr von Verwachsungen in sich birgt. Außerdem können versehentlich die Bauchfellbänder beschädigt werden, die für die Versorgung von Eileiter und Eierstock zuständig sind. Kommt es zu einer Unterversorgung der Eierstöcke, so nimmt die Hormonproduktion ab und die Wechseljahre können vorzeitig eintreten.

Natürliche Verhütungsmethoden

Zu den natürlichen Verhütungsmethoden zählen die Kalendermethode nach Knaus-Ogino, die Temperaturmethode, Schleimuntersuchung und der Coitus interruptus.

Knaus-Ogino-Methode Bei der Knaus-Ogino-Methode wird die Zykluslänge erfasst und daraus die voraussichtlichen *befruchtungsfähigen Tage* errechnet. Voraussetzung für die erfolgreiche Anwendung sind ein stabiler Zyklus und die Aufzeichnung von mindestens zwölf Menstruationszyklen. Diese Methode wird heute nur noch in Kombination mit anderen Verfahren empfohlen, v. a. mit der Temperatur- und Schleimstrukturuntersuchung.

Temperaturmethode (Basaltemperaturmethode) Dazu muss die Frau jeden Morgen vor dem ersten Aufstehen möglichst zur gleichen Uhrzeit ihre *Körpertemperatur* vaginal, rektal oder evtl. oral messen, und zwar immer an der gleichen Körperstelle. Nach dem Eisprung steigt die Temperatur um 0,3–0,6 °C an. Ein signifikanter Temperaturanstieg liegt laut WHO vor, wenn an drei aufeinander folgenden Tagen die Temperatur um mindestens 0,2 °C höher lag als an den vorausgegangenen 6 Tagen. Mittlerweile gibt es Minicomputer, die die Körpertemperatur messen und aufgrund der eingegebenen Daten von früheren Zyklen die fruchtbaren Tage errechnen.

Fehlerquellen. Jede banale Entzündung und grippaler Infekt kann zu einem Anstieg der Körpertemperatur führen und damit einen Eisprung vortäuschen. Die Methode soll wegen größerer Unsicherheit nicht im Urlaub, bei späterem Aufstehen und bei Stress eingesetzt werden.

Schleimstrukturuntersuchung (Billings-Methode) Zum Zeitpunkt des Eisprungs verändert der Schleimpfropf seine Zusammensetzung und nimmt mengenmäßig zu. Er wird klar und *spinnbar*. Um seine Spinnbarkeit zu prüfen, wird etwas Schleim zwischen zwei Finger genommen und zu einem Faden ausgezogen. Wird von der Frau ein vermehrter und flüssigerer Schleim mit Spinnbarkeit festgestellt, so soll zur Verhütung 4 Tage lang sexuelle Enthaltsamkeit geübt werden. Diese Methode gilt als alleinige Verhütungsmaßnahme nicht als zuverlässig.

Symptothermale Methode (Rötzer-Methode) Hier werden zwei Methoden der natürlichen Verhütung angewendet, und zwar die Temperaturmethode und die Schleimstrukturuntersuchung (Billings-Methode). Unterstützend können noch die Kalendermethode nach Knaus-Ogino und die

Untersuchung der Portio bzw. des Muttermundes auf Öffnung, Lage und Festigkeit eingesetzt werden. Hinsichtlich der Öffnung unterscheidet man beim Muttermund „geschlossen, teilweise geöffnet“ oder „vollständig geöffnet“. Bei der Lage unterscheidet man höher oder tiefer und hinsichtlich der Festigkeit hart oder weich.

Die symptothermale Methode gilt unter den Methoden der natürlichen Familienplanung als die zuverlässigste. Die Verhütungssicherheit liegt bei dieser Methode mit einem Pearl-Index von 0,3–0,4 sehr hoch. Sie setzt jedoch voraus, dass die Frauen ihren Körper konsequent beobachten, und dass während der fruchtbaren Tage entweder mit einer anderen Methode verhütet oder auf sexuelle Aktivität verzichtet wird.

Mechanische und chemische Verhütungsmethoden

Diaphragmapessar Das Diaphragmapessar ist ein von einer Gummikappe überspannter Kunststoffring als Verschlusspessar zur Abdeckung der Portio. Es wird 2 Stunden bis 10 Minuten vor dem Geschlechtsverkehr in die Scheide eingeführt und vor der Portio angebracht. Sechs bis 24 Stunden danach wird es wieder entfernt. Die richtige Diaphragmagröße muss vom Arzt angepasst werden. Das Diaphragma soll das Eindringen der Spermien in die Gebärmutter verhindern. Es wird allerdings empfohlen es mit Spermiziden (spermienabtötenden Mitteln) zu bestreichen, um die Zuverlässigkeit der Methode zu erhöhen.

Spermizide sind *spermienabtötende* Mittel. Es gibt sie als Vaginalzäpfchen oder -schwämmchen. Sie können bei der Frau und bei dem Mann zu einer Haut- bzw. Schleimhautreizung führen.

Spirale (Intrauterinspirale, Intrauterinpessar, IUP) Spiralen werden vom Arzt unter sterilen Bedingungen in die Gebärmutter eingelegt und sie verhindern dort auf noch nicht völlig geklärte Weise die Einnistung eines befruchteten Eies.

Es gibt Spiralen aus Metall und Kunststoff. Sie können Gestagen (sog. Hormonspirale) enthalten oder mit Kupfer überzogen sein. Wegen des Kupferverbrauchs müssen diese Spiralen alle 3–5 Jahre gewechselt werden, die gestagenhaltigen nach 5 Jahren. Allerdings sollen die Frauen den korrekten Sitz der Spirale alle 6 Monate vom Gynäkologen überprüfen lassen.

Unerwünschte Nebenwirkungen sind ein vermehrtes Auftreten von Eileiter- und Eierstockentzündungen und Zyklusunregelmäßigkeiten.

Kondome (Präservativ) Beim Einsatz eines Kondoms ist darauf zu achten, dass der noch erigierte Penis aus der Vagina gezogen werden muss, da sonst das Kondom auf dem erschlafften Glied nicht mehr richtig sitzt und so Spermien in die Scheide gelangen können.

Neben dem verhütenden Effekt liegt ein weiterer Vorteil des Kondoms in einem weitgehenden Schutz vor AIDS und Hepatitis B und C.

16.4 Erkrankungen der weiblichen Geschlechtsorgane

16.4.1 Eierstockentzündung (Oophoritis)

Die Eierstöcke entzünden sich fast nie primär, sondern fast immer infolge einer Eileiterentzündung (➤ Kap. 16.4.3). Grundsätzlich kommen jedoch auch lymphogene bzw. hämatogene Absiedelungen, z. B. bei Sepsis, in Betracht.

Entzünden sich die Eierstöcke und die Eileiter gemeinsam, so wird dies als Adnexitis bezeichnet. Die Symptome und die Therapie entsprechen der im ➤ Kap. 16.4.3 beschriebenen Eileiterentzündung.

16.4.2 Ovarialtumoren und Kystadenom

An den Eierstöcken können sich grundsätzlich *gut- und bösartige Tumoren* entwickeln. Allerdings ist zu beachten, dass jeder dritte Tumor bösartig ist oder entarten wird. Grundsätzlich können Tumoren von unterschiedlichen Gewebearten des Eierstockes ihren Ausgang nehmen. Ein häufiger Tumor ist das Kystadenom:

Kystadenom (Zystadenom, Kystom, Adenokystom)

Es kann nicht nur vom Epithel der Eierstöcke (Ovarialzystom), sondern auch von anderen *drüsigen Organen* seinen Ausgang nehmen, z. B. von Brustdrüsengewebe, der Schilddrüse oder dem Hoden.

Ein Kystadenom ist zwar ein gutartiger Tumor, allerdings hat es ein hohes Entartungsrisiko. Eine weitere Gefahr besteht in einer Stieldrehung: Der Tumor wird über einen *gefäßführenden Stiel* versorgt. Durch Bewegungen des Körpers oder die Darmperistaltik kann dieser Stiel verdreht werden und somit der Blutfluss in den sich darin befindlichen Gefäßen unterbrochen werden. Dadurch wird der Tumor nicht mehr mit Blut versorgt und stirbt ab, sodass es zum Zelltod (Nekrose) kommt und damit zur Entwicklung eines *akuten Abdomens.*

Platzt ein Kystadenom, kann sich dadurch ein Pseudomyxoma peritonei *(Gallertbauch)* entwickeln. Dabei setzen sich Schleim produzierende Tumorzellen auf dem gesamten Bauchfell ab, sodass sich eine gallertartige Masse in der Bauchhöhle ansammelt. Dies kann bei jahrelangem Bestehen zu Störungen der Darmfunktion führen und damit zur fortschreitenden Kachexie. So kann auch ein gutartiges Kystadenom zu einem letalen Verlauf führen – auch wenn die Bauchhöhle wiederholt operativ entleert wurde.

Symptome Sowohl bei den gut- als auch den bösartigen Tumoren gibt es *keine Frühsymptome.* Die Erstsymptome gut- und bösartiger Tumoren unterscheiden sich zunächst nicht. Bei beiden kann es zu Dysmenorrhö, Zyklusstörungen, unklaren Unterleibsbeschwerden, Zunahme des Bauchumfanges, zu Symptomen von Verdrängungserscheinungen und bei Hormon bildenden Tumoren auch zu Blutungen jenseits der Menopause kommen.

Therapie Da auch die Ultraschalluntersuchung keine vollständige Gewissheit hinsichtlich der Gut- oder Bösartigkeit eines Tumors liefern kann und darüber hinaus die Entartungsgefahr gutartiger Tumoren groß ist, muss bei jedem Tumor eine sorgfältige Abklärung über eine Bauchspiegelung (Laparoskopie) oder durch eine Eröffnung der Bauchhöhle (Laparotomie) vorgenommen werden und eine histologische Untersuchung erfolgen.

Wegen des hohen Entartungsrisikos werden grundsätzlich auch gutartige Tumoren entfernt.

Eierstockzysten

Unter Ovarialzysten (Eierstockzysten) fasst man Zysten (sackartige Geschwulst mit dünn- oder dickflüssigem Inhalt) unterschiedlichen Aufbaus und unterschiedlicher Ursache zusammen. Ovarialzysten treten auf als Follikelzyste, Schokoladenzyste oder als Dermoidzyste.

Follikelzyste Bei einer Follikelzyste, der *häufigsten* vorkommenden Eierstockzyste, handelt es sich meist um einen *nicht gesprungenen Graaf-Follikel.* Die Ursache liegt in einer *Hormonschwäche.* Deshalb findet man sie v. a. während der Pubertät und im Klimakterium. Der Durchmesser solcher Follikelzysten kann wenige Millimeter bis hin zu 15 cm betragen. Sie können als einzelne Zyste oder auch zu mehreren im Eierstock vorkommen.

Meist bestehen *keine* Beschwerden, sehr selten kann ein unangenehmes Druckgefühl auftreten. Eine Follikelzyste kann aufgrund der Verdrängungserscheinungen im Eierstock oder der Hormonschwäche mit Störungen des Menstruationszyklus einhergehen.

Die meisten Follikelzysten bilden sich innerhalb von 2–3 Monatszyklen *von selbst zurück* oder perforieren bei gynäkologischen Untersuchungen. Ist dies nicht Fall, kann eine Hormontherapie eingeleitet werden. Bildet sich die Zyste auch hierbei nicht zurück, muss eine weitere Abklärung einen bösartigen Tumor ausschließen.

Schokoladenzyste (Teerzyste). Hier ist es infolge einer *Endometriose* (➤ Kap. 16.4.7) zur Absiedelung von Gebärmutterschleimhaut im Eierstock gekommen. Diese Schleimhautzellen unterliegen ebenfalls dem hormongesteuerten zyklischen Auf- und Abbau. Dies führt zu Einblutungen in den Eierstock. Da das Menstruationsblut im Eierstock nicht resorbiert wird, dickt es ein und nimmt eine teerartige Konsistenz an. Diese Zysten enthalten Blutabbauprodukte und sind häufig mit ihrer Umgebung verwachsen.

Dermoidzysten (Dermoid). Sie weisen eine durchschnittliche Größe von 8 cm auf, haben eine teigige Konsistenz und eine glatte Oberfläche. Im Inneren der Zyste befinden sich häufig *Haare, Knochen, Knorpel, Zähne,* Schleim und/oder Nervengewebe. Bei Dermoidzysten handelt es sich um versprengtes embryonales Gewebe, das in 10–20 % der Fälle beidseitig auftritt. Solche Zysten können sich auch in anderen Körperteilen wie im Gehirn und im Bereich der Haut bilden. Das Entartungsrisiko beträgt 1–5 %. Deshalb wird die Zyste operativ entfernt.

16.4.3 Eileiterentzündung

Zur Eileiterentzündung (Salpingitis) kommt es meist durch aufsteigende Infekte aus der Gebärmutter, nur gelegentlich erfolgt die Absiedelung der Erreger über den Blut- oder Lymphweg.

Akute Eileiterentzündung Bei einer akuten Eileiterentzündung treten Schmerzen im rechten bzw. linken Unterbauch auf, Übelkeit, Erbrechen, Verstopfung (nur selten Durchfälle), gelblich-grünlicher Ausfluss (Fluor) und Fieber. Mögliche Komplikationen sind Dickdarm- und Blasenentzündungen und Perforationen (akutes Abdomen).

Chronische Eileiterentzündung Sie verläuft mit Druck- und Schweregefühl im Unterleib. Es kann zu zeitweiligen Fieberschüben oder subfebrilen Temperaturen kommen.

Eine gefürchtete *Folge* der Eileiterentzündung ist eine dauernde *Sterilität* durch eine Verklebung der Eileiter. Außerdem ist die Gefahr einer Eileiter- bzw. Bauchhöhlenschwangerschaft erhöht.

16.4.4 Extrauteringravidität

Bei einer Extrauteringravidität hat sich ein befruchtetes Ei *außerhalb* der Gebärmutter eingenistet. Häufigste Ursache ist die Eileiterentzündung. Je nach Lokalisation unterscheidet man die Eileiterschwangerschaft (ca. 98 % der Fälle) und die Bauchhöhlenschwangerschaft (ca. 2 % der Fälle).

Eileiterschwangerschaft (Tubargravidität). Ein befruchtetes Ei hat sich im Eileiter eingenistet, da der Eileiter nicht frei durchgängig ist und beginnt hier zu wachsen. Ungefähr *6–7 Wochen* später stirbt der Keim durch Mangelernährung ab. Es kommt zu einer Blutung und zur Ausstoßung der Frucht in die Bauchhöhle (Tubarabort, Abortus tubarius). Manchmal zerreißt auch der Eileiter (Tubarruptur) und es entwickeln sich starke, oft lebensbedrohliche Blutungen in die Bauchhöhle mit der Gefahr eines *akuten Abdomens.*

Bauchhöhlenschwangerschaft (Graviditas abdominalis). Da das befruchtete Ei nicht durch den verklebten Eileiter in die Gebärmutter transportiert werden kann, können die heftigen peristaltischen Bewegungen des Eileiters dazu führen, dass das Ei hinten aus dem offenen Anteil des Eileiters herausfällt. Dabei nistet sich das Ei oft an der *Gebärmutterrückwand* oder am *Bauchfell* ein und beginnt zu wachsen. Meist stirbt das Kind nach 4–6 Wochen ab, da es nicht mehr ausreichend mit Blut versorgt werden kann. Das Gewebe wird vom Körper resorbiert.

16.4.5 Gebärmuttersenkung

Bei einer Gebärmuttersenkung (Descensus uteri) kommt es zum *Tiefertreten* von *Uterus* und *Scheide.* Handelt es sich um eine stärkere Senkung, sodass ein Teil von Uterus und Scheide *vor die Vulva* (äußere Geschlechtsteile) fällt, spricht man vom *Vorfall* (Prolaps uteri et vaginae). Bei einem „Totalprolaps" ist das ganze Scheidenrohr nach außen gestülpt und tritt vor die Vulva. In ihm liegt die Gebärmutter wie in einem Sack.

Ursachen Ursachen für Gebärmuttersenkung sind eine Insuffizienz der Mutterbänder und des Beckenbodens. Außerdem führt Adipositas und schweres Heben zu einer erhöhten Belastung des Beckenbodens.

Symptome Die auftretenden Beschwerden werden vom Ausmaß der Absenkung der Gebärmutter bestimmt. Zunächst klagen die betroffenen Frauen über ein *Druckgefühl* nach unten und ein Gefühl „als ob ihnen etwas aus der Scheide falle". Als besonders unangenehm wird das Hinsetzen empfunden. Häufig treten Kreuzschmerzen hinzu, da die gesenkte Gebärmutter an den Mutterbändern zieht und damit v. a. an der Verbindung zum Kreuzbein. Beim Druck auf die Harnblase und / oder die Harnröhre, tritt eine *Harninkontinenz*, v. a. als Stress- und Urge-Inkontinenz (➤ Kap. 15.4.14) auf. Zudem kann es zur Restharnbildung und infolge davon zu immer wiederkehrenden Blasenentzündungen kommen. Wölbt sich die hintere Scheidenwand vor, entwickelt sich ein Druck auf das Rektum (Rektozele) und der Stuhl kann nur unter erheblichen Anstrengungen ausgepresst werden.

Beim *Totalprolaps* tritt nicht nur ein Druck- sondern noch ein Fremdkörpergefühl auf. Es können Ulzerationen und Infektionen auftreten, die nur schwer abheilen.

Therapie Eine *Beckenbodengymnastik* ist *unerlässlich*, v. a. bei beginnender Gebärmuttersenkung, außerdem zur Prophylaxe nach Entbindungen oder nach einer Senkungsoperation. Schulmedizinisch wird v. a. mit Östrogen behandelt oder eine Pessartherapie durchgeführt. Dazu wird ein Pessar (= ein Ring oder eine Schale aus Hartgummi oder Kunststoff) in die Scheide eingeführt, um die Gebärmutter in ihrer Lage zu halten. Bei ausgeprägter Gebärmuttersenkung wird die Gebärmutter operativ entfernt.

16.4.6 Gebärmuttermyom

Beim Gebärmuttermyom (Myoma uteri) handelt es sich um eine *Muskelgeschwulst* des Uterus; eine häufige, gutartige Neubildung. Man findet sie bei ca. 20 % der Frauen über 30 Jahren.

Meist besteht *Beschwerdefreiheit*. Manchmal tritt eine verlängerte und verstärkte Regelblutung auf, die zur Dauerblutung werden kann mit der Folge einer sekundären Anämie. Weitere Beschwerden können durch den Druck auf die Nachbarorgane verursacht werden: Blase (Inkontinenz), Darm (Obstipation), Kreuzbein (Kreuzbeinschmerzen).

Mit dem Nachlassen der Östrogenproduktion im Klimakterium hört das Wachstum der Myome auf. Sie bilden sich nach und nach zurück.

16.4.7 Endometriose

Bei einer Endometriose *wächst Gebärmutterschleimhaut* (Endometrium) auch *außerhalb* des Uterus, z. B. im Bereich der Eierstöcke, der Eileiter, der Gebärmuttermuskulatur, aber auch auf anderen Organen wie Harnblase, Darm oder Lunge. Diese versprengte Gebärmutterschleimhaut baut sich hormonbedingt im Verlauf des Zyklus genauso auf und ab wie die normale Gebärmutterschleimhaut.

Die Endometriose tritt nur in den Jahren auf, in denen es bei der Frau zur Monatsblutung kommt. Mit der letzten Blutung in den *Wechseljahren verschwinden* die Beschwerden. Auch während einer Schwangerschaft bleiben die Symptome aus, sie können allerdings mit der ersten Monatsblutung nach der Entbindung wieder zurückkehren.

Ursachen Die genaue Ursache ist noch nicht bekannt. Man vermutet, dass folgende Faktoren eine Rolle spielen. Durch eine Hyperperistaltik der Gebärmutterwand während der Regelblutung fließt die abgestoßene Gebärmutterschleimhaut nicht nur in Richtung Scheide ab, sondern auch über die Eileiter in die Bauchhöhle. Dabei werden vermutlich nicht alle Zellen von den Phagozyten abgebaut, sondern einige nisten sich ein und bilden Endometrioseherde. Außerdem vermutet man, dass bei operativen Eingriffen, die mit der Öffnung der Gebärmutterhöhle verbunden sind (z. B. Kaiserschnitt), Schleimhautzellen in das Blutkreislaufsystem verschleppt werden und diese sich an beliebigen Stellen absiedeln können.

Symptome Ein bis zwei Tage vor Beginn der Menstruation kommt es zu *starken, krampfartigen Schmerzen*, die meist entweder einige Stunden vor oder mit *Eintritt der Monatsblutung nachlassen*. Bei manchen Frauen treten allerdings auch noch während der Menstruation starke Schmerzen auf. Die Blutung kann verstärkt sein, manchmal ist sie auch verlängert. Gelegentlich bestehen aufgrund der Endometriose Schmerzen oder Blutungen beim Geschlechtsverkehr. Weitere Symptome stehen im Zusammenhang mit der Lokalisation der Endometrioseherde.

Diagnostik Die Diagnose wird ärztlicherseits meist durch Palpation und Ultraschall, manchmal auch durch eine Zysto- bzw. Rektoskopie gestellt.

Therapie Schulmedizinisch wird eine Hormontherapie durchgeführt, evtl. erfolgt eine operative Entfernung der Endometrioseherde.

16.4.8 Gebärmutterkrebs

Beim Gebärmutterkrebs werden hinsichtlich der Tumorlokalisation folgende Karzinome unterschieden: Gebärmutterhalskrebs (Zervixkarzinom, Cervixcarcinom, Kollumkrebs, Collumkrebs) und Gebärmutterkörperkrebs (Korpuskarzinom, Corpuskarzinom).

Zervixkarzinom

Jedem Zervixkarzinom geht ein *asymptomatisches Stadium* voraus, in dem es zu Dysplasien und einem *Carcinoma in situ* kommt (↑ *Atlas* Abb. 22.2a). Ein solches Carcinoma in situ kann (spontan) ausheilen oder weiter fortschreiten und zur Stromainvasion und damit zur Ausbildung eines Krebses führen.

Ursachen Die Ursachen sind nicht eindeutig bekannt, aber man hat festgestellt, dass Frauen, die sexuell aktiv sind und häufig wechselnde Sexualpartner haben, ein erhöhtes Risiko tragen. Außerdem schreibt man dem *Smegma*, das sich bei mangelnder Hygiene am Penis des Mannes ansammeln kann, eine krebserzeugende Wirkung zu. Des Weiteren wirken Rauchen und Infektionen mit den *Papillomaviren* begünstigend. Gegen Papillomaviren wird heute eine Impfung angeboten.

Symptome Im frühen Stadium treten *keine* Symptome auf. Kommt es in einem fortgeschrittenen Stadium zu Erstsymptomen, so stehen *Blutungen* im Vordergrund. Diese können sich zeigen als *fleischwasserfarben-blutiger* Ausfluss, Metrorrhagien, Schmierblutungen, Blutungen in der Postmenopause und als Blutung nach dem Geschlechtsverkehr. Schmerzen treten meist erst sehr spät auf. Das Zervixkarzinom kann in die Beckenlymphknoten einwachsen, wodurch es zum Lymphödem kommt. Außerdem kann es den Harnleiter verengen und somit zum Harnstau und zur Urämie führen, die die häufigste Todesursache bei Zervixkarzinom ist. Eine hämatogene Streuung erfolgt v.a. in die Leber, die Lunge, die Wirbelsäule und das Becken.

Korpuskarzinom

Das Korpuskarzinom nimmt von der Gebärmutterschleimhaut des Gebärmutterkörpers seinen Ausgang. Es kommt v.a. in der *Postmenopause* bei über 50-jährigen Frauen vor. Der Altersgipfel liegt zwischen dem 65. und 70. Lebensjahr.

Ursachen Die eigentliche Ursache ist unbekannt, allerdings sollen Übergewicht, Bluthochdruck und Diabetes mellitus begünstigend wirken.

Symptome Leitsymptome sind ein *fleischwasserfarben-blutiger Ausfluss* und *Blutungen* nach der Menopause in jeder Form und Ausprägung. Gelegentlich kommt es zu Schmerzen im Unterbauch. Der Krebs wird oft auch bei gynäkologischen Untersuchungen nicht entdeckt, sondern erst im Spätstadium, wenn es zu einer Vergrößerung der Gebärmutter gekommen ist oder wenn er in der Gebärmutteröffnung (Ostium uteri) sichtbar wird.

!

Blutungen, v.a. bei Frauen über 40 Jahren, die außerhalb der Regel auftreten, aber auch Blutungen nach dem Geschlechtsverkehr und Blutungen nach dem Klimakterium sind in jedem Fall als *krebsverdächtig* anzusehen, auch wenn es sich nur um Spuren oder Tropfen handelt!

Operationsmethoden an der Gebärmutter

- **Ausschabung** (Kürettage). Bei einer Ausschabung wird eine Kürette, ein löffelartiges Instrument, in die Gebärmutter eingeführt und die Gebärmutterschleimhaut herausgeschabt. Das entfernte Gewebe wird im Labor untersucht. Diese Methode wird bei verdächtigen oder zweifelhaften Abstrichen bei der Krebsfrüherkennung eingesetzt, aber auch bei Ent-

zündungen der Gebärmutterschleimhaut, nach Fehlgeburten oder nach Schwangerschaftsabbruch.
- **Konisation.** Bei einer Konisation wird aus der Portio ein kegelförmiges Gewebestück (Konus) entfernt, um krebsverdächtige Befunde abzuklären. Es handelt sich somit sowohl um eine *diagnostische Methode* als auch um eine operative *Therapie*, da der krebsverdächtige Bereich gleich entfernt wird.
- **Gebärmutterentfernung** (Hysterektomie). Eine Gebärmutterentfernung wird bei Gebärmutterkrebs, bei besonders großen Myomen, die Beschwerden verursachen, bei starker Gebärmuttersenkung und bei anders nicht stillbaren, schweren Blutungen durchgeführt. Die Gebärmutterentfernung wird entweder durch die Scheide (danach oft Beckenbodeninsuffizienz) oder mithilfe eines Bauchdeckenschnittes oder laparoskopisch (Bauchspiegelung) durchgeführt. Normalerweise werden die Eierstöcke nicht mit entfernt, da diese eine wichtige Aufgabe bei der Hormonproduktion haben.

16.4.9 Mastopathie

Unter dem Begriff Mastopathie fasst man alle nichttumorösen, hormonabhängigen Veränderungen des Brustdrüsenparenchyms zusammen. Betroffen ist jede 2. Frau zwischen dem 35. und 50. Lebensjahr in unterschiedlich starker Ausprägung und Dauer.

Unterschieden werden drei Schweregrade nach Prechtel:
- **Grad 1:** einfache Mastopathie ohne Epithelzellwucherungen und ohne atypische Zellen
- **Grad 2:** Mastopathie mit Epithelzellwucherungen aber ohne atypische Zellen
- **Grad 3:** Mastopathie mit atypischer Epithelzellvermehrung. Die Mastopathie Grad 3 kann in einen Krebs übergehen.

Pathogenese Bei der Mastopathie liegt ein *hormonelles Ungleichgewicht* unbekannter Ursache vor. Es beginnt mit einer ödematösen Schwellung der Brüste, dann führt der erhöhte Östrogenspiegel zu einer Vermehrung des Brustdrüsengewebes und zu umschriebenen Veränderungen innerhalb der Drüsenausführungsgänge. Da die Drüsen vermehrt Sekrete abgeben, erweitern sich die Drüsenausführungsgänge und es bilden sich kleine oder große Zysten. Außerdem kann es zu einer Zunahme und Verhärtung des Bindegewebes und damit zu einer Fibrosklerose kommen.

Symptome Es kommt zu einem schmerzhaften *Spannungsgefühl bis hin zu Schmerzen* in den Brüsten (Mastodynie). Bei der Palpation findet man zahlreiche *Knoten* und *Zysten* unterschiedlicher Größe. Selten tritt ein wässriges, evtl. auch milchiges Sekret aus der Brustwarze.

Typisch ist, dass die Beschwerden v. a. in der *2. Zyklushälfte* auftreten und vor der Regelblutung an Intensität zunehmen. Mit Einsetzen der Regelblutung mindern sich die Symptome oder verschwinden ganz. Mit Einsetzen der Menopause bilden sich die Beschwerden zurück.

Diagnostik Bei der Palpation findet man v. a. im *oberen äußeren Quadranten* Verhärtungen unterschiedlicher Größe. Die Knoten sind gut verschieblich und oft druckschmerzhaft.

Diese Knoten müssen schulmedizinisch mittels Sono- und Mammografie (↑ *Atlas* Abb. 16.35 und 16.36), evtl. auch durch Biopsie abgeklärt werden.

Krebsvorsorge bei Mastopathien Bei Mastopathie ist die Palpation auf ein karzinogenes Geschehen durch die zahlreichen Knoten im Brustdrüsengewebe *erschwert* bzw. nur eingeschränkt aussagefähig. Ebenfalls ist die Aussagekraft der Mammografie herabgesetzt, da man hier häufig nicht zwischen gut- und bösartigen Veränderungen unterscheiden kann. Deshalb kommt der Ultraschalluntersuchung eine große Bedeutung zu. Die Patientinnen sollen angehalten werden ihre Brust regelmäßig selbst abzutasten und zusätzlich vom Gynäkologen untersuchen zu lassen. Dies bietet die höchste Gewähr Krebsknoten frühzeitig zu erkennen.

Therapie Oft hilft schon der Patientin die Information, dass es sich im Stadium 1 und 2 um eine relativ harmlose Erkrankung handelt. Es soll ein gut sitzender Büstenhalter getragen werden. In ausgeprägteren Fällen wird in der Schulmedizin mit Hormonen behandelt. Operiert wird evtl. im Stadium 3.

16

16.4.10 Mammakarzinom

Das Mammakarzinom (Brustkrebs) ist bei Frauen die *häufigste bösartige Erkrankung*. Heute erleidet ca. jede 8. Frau im Laufe ihres Lebens ein Mammakarzinom. Die Erkrankung tritt v. a. zwischen dem 45. und 70. Lebensjahr auf. Allerdings lässt sich in den letzten Jahren ein Anstieg der Erkrankungswahrscheinlichkeit zwischen dem 20. und 40. Lebensjahr verzeichnen.

Lokalisation Die häufigste Lokalisation ist mit ca. 50 % der *obere, äußere Quadrant* (↑ *Atlas* Abb. 16.34). In 20 % der Fälle bildet sich der Krebs um das Gebiet der Brustwarze bzw. um dem Warzenhof aus.

16

Ursachen Die eigentliche Ursache ist, wie auch bei anderen Krebserkrankungen, unbekannt. Bestimmte Risikofaktoren sollen das Auftreten eines Mammakarzinoms begünstigen: familiäre Belastung, keine Geburten, Mastopathie, Krebserkrankung der anderen Brust und vorausgegangenes Zervixkarzinom, langer Östrogenbestand im Blut, d. h. frühe Menarche und späte Menopause. Auch allgemeine Risikofaktoren wie Rauchen, Alkoholabusus (mehr als 20 g pro Tag), fleisch- und fettreiche Ernährung sollen das Risiko eines Mammakarzinoms begünstigen.

Symptome Wichtigster Hinweis ist der Knoten in der Brust! Als Erstsymptome treten auf:

- **Knoten,** vor allem derb, höckerig und schlecht verschieblich. Er ist meistens nicht druckschmerzhaft.
- **Größendifferenzen der Brust,** die sich in neuerer Zeit eingestellt haben.
- **Orangenhautphänomen** mit großporiger Haut
- **Plateauphänomen.** Die Haut über dem Tumor ist so wenig verschieblich, dass sich beim Anspannen der Haut ein „Plateau" bildet (sog. Jackson-Test).
- **Veränderungen der Brustwarze,** z. B. ekzemartige Veränderungen der Brust, der Brustwarze oder des Warzenhofs (sog. Paget-Krankheit) oder aber Einziehungen der Brustwarze (erworbene Hohlwarze).
- **Absonderungen aus der Brustwarze,** die klar, trüb, milchig oder blutig sein können.
- **Schmerzen** können gelegentlich auftreten.

Beachten Sie, dass keines der aufgeführten Symptome ein Früh-, sondern ein Erstsymptom ist!

Metastasierung Die Metastasierung erfolgt in der Regel zunächst in die *Achsellymphknoten*. Ist der sog. *Wächterlymphknoten* (Sentinel-Lymphknoten), der Lymphknoten, der von der abfließenden Lymphe des Brustdrüsengewebes als erster durchflossen wird, frei von Metastasen, so sind mit einer Wahrscheinlichkeit von 98 % auch die anderen Lymphknoten metastasenfrei. Aus diesem Grund wird heutzutage nur noch dieser Wächterlymphknoten entfernt und untersucht. Ist er frei von Krebszellen, belässt man die anderen Lymphknoten, damit sich kein Lymphödem am Arm ausbildet. Fernmetastasen setzen sich bevorzugt in der Wirbelsäule, dem Becken, der Leber, der Lunge, der Pleura und den Ovarien ab.

Therapie Wie bei den anderen Krebserkrankungen auch erfolgt die Behandlung durch den Arzt mittels Operation, Bestrahlung und Chemotherapie. Der Heilpraktiker kann begleitend behandeln.

!

Jeder Knoten in der Brust muss klinisch *sorgfältig abgeklärt* werden, z. B. durch eine Mammografie, Ultraschall oder eine Biopsie.

16.4.11 Gestosen und andere schwangerschaftsbedingte Krankheiten

Bitte beachten Sie zu diesem Thema auch die folgenden Kapitel: Extrauteringravidität ➤ Kap. 16.4.4); idiopathischer Schwangerschaftsikterus ➤ Kap. 11.4.6; akute Schwangerschaftsfettleber ➤ Kap. 11.4.6; Blutgruppenunverträglichkeit ➤ Kap. 7.5.2; Trisomie 21 ➤ Kap. 2.4.1; Turner-Syndrom ➤ Kap. 2.4.3; Klinefelter-Syndrom ➤ Kap. 2.4.2.

Gestose ist ein Überbegriff für eine Gruppe *schwangerschaftsbedingter* Krankheiten, deren Ursachen *weitgehend unklar* sind. Man unterscheidet:

- **Frühgestosen** treten bis zur 20. SSW auf, meist allerdings im 1. Schwangerschaftsdrittel (Trimenon) mit Hyperemesis gravidarum oder vermehrtem Speichelfluss (Ptyalismus).

- **Spätgestosen** treten nach 20. SSW auf, meist allerdings im letzten Trimenon als EPH-Syndrom mit Präeklampsie bzw. Eklampsie oder HELLP-Syndrom.

Das zweite Drittel der Schwangerschaft ist meist nicht betroffen (sog. Toleranzstadium).

Von einer **Pfropfgestose** spricht man, wenn eine Frau schon vor einer Schwangerschaft an einer Krankheit, wie z. B. Hypertonie oder Nierenerkrankung leidet und sich während einer Schwangerschaft weitere Symptome einer Gestose zeigen oder sich die Symptome verstärken. In diesem Fall setzen die Symptome schon vor der 20. SSW ein.

Nun werden wichtige Gestosen vorgestellt.

Hyperemesis gravidarum (übermäßiges Schwangerschaftserbrechen)

Schwangerschaftserbrechen (Emesis gravidarum) tritt bei ungefähr 20–60 % der Schwangeren auf. Es beginnt meist in der 2. – 4. Woche und endet in der 12. – 16. Woche. Dieses „normale" Erbrechen rechnet man nicht zu den Gestosen, sondern nur das *übermäßige* Erbrechen (Hyperemesis gravidarum), welches bei ungefähr 1–2 % der Schwangeren vorkommt und meist in der 6. – 8. SSW beginnt.

Ursachen Die genaue Ursache ist *nicht geklärt.* Man diskutiert psychische Faktoren und hormonelle Ursachen, wie z. B. einem erhöhten HCG-Spiegel im Blut. Wie man festgestellt hat, kommt es bei einem erhöhten Hormonspiegel, z. B. infolge von Mehrlingsschwangerschaft oder Blasenmole (s. unten) häufiger zur Hyperemesis gravidarum. Bei den psychischen Ursachen diskutiert man Ängste vor der bevorstehenden Lebensumstellung oder Überforderung, ungeplante Schwangerschaft, private und berufliche Probleme.

Symptome Tritt das Erbrechen als Emesis gravidarum auf, so kommt es vor allem zur morgendlichen Übelkeit mit Brechreiz und Erbrechen. Bedingt durch das Erbrechen kann es zu Sodbrennen und leichter Gewichtsabnahme kommen.

Bei der Hyperemesis gravidarum dagegen kommt es 5- bis 20-mal täglich zum Erbrechen, *unabhängig* von Art und Zeitpunkt des Essens. Es tritt eine *deutliche Gewichtsabnahme* auf. Außerdem stellen sich Zeichen der Dehydratation ein: Durstgefühl, trockene Zunge und trockene Schleimhäute, verminderte Harnmenge, Hypoglykämie und evtl. Temperaturanstieg (Durstfieber). Dazu kann es zu Mundgeruch, Elektrolytstörungen und Ketonkörpern im Blut und im Urin kommen.

In sehr schweren Fällen muss die Betroffene sofort an den Arzt oder das Krankenhaus verwiesen werden. Ausgeprägte Fälle zeigen sich in schweren Austrocknungszeichen wie z. B. Anurie oder durch Leberschädigung mit Ikterus, Benommenheit und / oder Verwirrtheit.

Diagnostik Die Diagnosestellung ergibt sich aus dem Beschwerdebild. Es werden Blut- und Urinuntersuchen durchgeführt, um das Ausmaß der Erkrankung festzustellen. Eine Ultraschalluntersuchung hilft die Hyperemesis gravidarum von einer Blasenmole abzugrenzen.

Therapie Die Behandlung hängt von der Schwere der Erkrankung ab. In manchen Fällen reicht eine Ernährungsumstellung auf mehrere kleine, fett- und eiweißarme Mahlzeiten aus. Unterstützend können z. B. TCM und Homöopathie eingesetzt werden.

Schwere Fälle werden im Krankenhaus behandelt. Es werden Infusionen gelegt, um den Flüssigkeitshaushalt auszugleichen und eine parenterale Versorgung mit den lebenswichtigen Nährstoffen zu ermöglichen. Eventuell werden auch Antiemetika (Medikamente gegen Erbrechen) verordnet, wie z. B. Vomex®.

Ptyalismus gravidarum

Es handelt sich um eine schwangerschaftsbedingte Hypersalivation, also um eine *Sekretion zu großer Speichelmengen*, die von der Unfähigkeit begleitet sein kann, den eigenen Speichel zu schlucken. Wird er dennoch geschluckt, kommt es zur Übelkeit oder zum Erbrechen. In Extremfällen können pro Tag bis zu 1 Liter Speichel produziert werden. Die Störung tritt typischerweise im 1. Trimenon der Schwangerschaft auf und gehört somit zu den Frühgestosen. Die Ursache dieser Störung ist unbekannt.

An naturheilkundlichen Therapien kommt z.B. die Homöopathie zum Einsatz (z.B. Pulsatilla oder Ipecacuanha D_{12}) oder Mundspülungen mit Salbeitee. Auch das Lutschen von (Pfefferminz)Bonbons wird oft als hilfreich empfunden. Auf ausreichende Flüssigkeitszufuhr ist zu achten, um den Verlust über den ausgespuckten Speichel auszugleichen.

Schwangerschaftsinduzierte Hypertonie (SIH)

Als schwangerschaftsinduzierte Hypertonie (Gestationshypertonie, Schwangerschaftshypertonie) bezeichnet man das Auftreten einer Hypertonie von Werten ab 140/90 mmHg während der Schwangerschaft. Da sie nach der 20. SSW auftritt, gehört sie zu den Spätgestosen.

Die Schwangerschaftshypertonie ist eine der *häufigsten Gestosen*. Man findet sie bei ca. 6–8 % aller Schwangerschaften. Sie tritt fast ausschließlich bei Erstgebärenden auf. Je nach Schweregrad ist sie für einen großen Teil der Säuglings- und Müttersterblichkeit verantwortlich.

Tritt zusätzlich zur Hypertonie eine Proteinurie auf, spricht man von Präeklampsie (s. u.).

Ursachen Die genaue Ursache ist nicht bekannt. Man vermutet, dass die Umstellung des mütterlichen Stoffwechsels und vor allem der Blutzuwachs im mütterlichen Kreislauf von ca. 40 % die ausschlaggebenden Rollen spielen.

Als Risikogruppe gelten Frauen mit Mehrlingsschwangerschaften, Erstgebärende, Diabetes-mellitus-Kranke und Frauen mit Nierenerkrankungen.

Symptome Die Hypertonie manifestiert sich meist ab der 20. SSW und bildet sich meist spätestens innerhalb von 6–12 Wochen nach der Entbindung zurück.

Infolge des Bluthochdruckes kommt es zu den typischen Beschwerden wie Kopfschmerzen, Ohrensausen, Schwindelgefühl, unangenehmes Herzklopfen, Sehstörungen, Unruhe und Nervosität.

Von der Blutdrucksteigerung mit Vasokonstriktion sind praktisch alle inneren Organe betroffen. Da auch die Plazenta nur noch mangelhaft durchblutet wird, kann es zur Schädigung bis zum Absterben des Kindes kommen.

Da gerade im Frühstadium die Blutdruckerhöhung von der Schwangeren nicht bemerkt wird, sind regelmäßige Blutdruckkontrollen notwendig.

Komplikation Es kann sich eine Präeklampsie entwickeln (s. u.).

Prognose Bei rechtzeitiger und wirkungsvoller Senkung des Blutdruckes wird die Schädigung von Kind und Mutter in der Regel verhindert.

Therapie Die schulmedizinische Therapie erfolgt *symptomatisch* durch die Gabe von Antihypertonika. Wichtiges Therapieziel ist es, die Entwicklung der Eklampsie zu vermeiden.

> **Merke**
>
> Bei erhöhten Blutdruckwerten und/oder Proteinurie muss die Schwangere umgehend an den Gynäkologen zur weiteren Abklärung verwiesen werden.
> Bei Werten ab systolisch 150 mmHg bzw. ab diastolisch 100 mmHg sollte eine Klinikeinweisung erfolgen.

Präeklampsie

Sie tritt nach der 20. SSW auf und gehört somit zu den Spätgestosen. Man unterteilt in leichte und schwere Präeklampsie.

Früher wurde die Präeklampsie als EPH-Gestose bezeichnet. Damit hat man gleich die Hauptsymptome:

- **E = Ödeme** (Edema). Sie treten generalisiert auf und betragen pro Woche mehr als 500 g. Sie dürfen nicht mit den peripheren Beinödemen (manchmal auch generalisierten Ödemen) verwechselt werden, die auch bei gesunden Schwangeren zu finden sind.
- **P = Proteinurie** (ab 300 mg/24 Stunden)
- **H = Hypertonie.** Von leichter Präeklampsie spricht man bei RR-Werten von ab 140/90 mmHg, von schwerer ab RR-Werten von ab 160/110 mmHg

Risikofaktoren sind Diabetes mellitus, Gestationsdiabetes, familiäre Belastung, vorbestehende Nierenerkrankung, Erstgebärende, Mehrlingsschwangerschaft, Alter über 40 Jahre, chronische Hypertonie, Vorliegen einer Autoimmunerkrankung.

Tab. 16.3 Übersicht über Gestationshypertonie, Präeklampsie, Eklampsie

	Gestationshypertonie	Schwere Präeklampsie	Eklampsie
Hypertonie	Ab 140/90 mmHg	Ab 160/110 mmHg	
Transaminasenanstieg	Nein	Ja	Ja
Kreatininanstieg	Nein	Ja	Ja
Thrombozytopenie	Nein	Ja	Ja
Wachstumsrückstand beim Kind	Nein	Ja	Ja
Krämpfe	Nein	Nein	Ja

Diagnostik Es gibt einen Labortest, der eine Präeklampsie schon Wochen vor dem Auftreten erster Symptome aufzeigen kann. Er misst zwei Eiweiße im Blut, die das Gefäßwachstum regulieren. Diesen Test sollten Schwangere durchführen, die schon früher an Eklampsie litten oder an einer Nierenerkrankung oder einer gestörten Durchblutung der Gebärmutter.

In der Klinik können zur Diagnostik und zur Verlaufskontrolle außer den Laboruntersuchungen, CTG, Doppler-Sonografie und abdominale Sonografie durchgeführt werden.

Ursachen Die Ursache ist unbekannt. Man vermutet, dass Autoimmunvorgänge eine wichtige Rolle spielen.

Symptome Blutdrucksteigerung (s.o.), Nierenfunktionseinschränkungen, Leberbeteiligung (Anstieg der Transaminasen, persistierende Oberbauchschmerzen), Lungenödem, Thrombozytopenie, neurologische Symptome (starke Kopfschmerzen, Sehstörungen) und Entwicklungsstörungen des Kindes. Es kann zu generalisierten Ödemen und zu einer ausgeprägten Proteinurie kommen, die eine schwere Nierenschädigung anzeigen.

Komplikationen sind Eklampsie und HELLP-Syndrom (s.u.). Bei Blutdruckwerten ab 165/105 mmHg kann es zusätzlich zu den üblichen Organschäden durch Bluthochdruck zur Plazentaablösung, kindlichen Wachstumsverzögerungen und zur Totgeburt kommen.

Therapie Die Therapie erfolgt durch den Arzt und richtet sich an der Schwere der Erkrankung aus. Es wird symptomatisch mit blutdrucksenkenden Mitteln und mit Magnesiumgabe als Krampfprophylaxe behandelt.

Eklampsie

Von Eklampsie spricht man, wenn zusätzlich zu den Symptomen der Präeklampsie *tonisch-klonische Krämpfe* auftreten, die keiner anderen Ursache zugeordnet werden können (➤ Tab. 16.3). Die Krämpfe führen zu starken Durchblutungsstörungen der Plazenta und gefährden das Leben des Kindes.

Allerdings gehen nur 50 % der Eklampsie-Betroffenen mit einer schweren Hypertonie einher. Eklampsie kann auch auftreten, ohne Hypertonie und ohne Proteinurie. Bei den Betroffenen weisen ca. 20 % keine klinischen Symptome auf.

Merke

Bei Zeichen einer manifesten Eklampsie ist eine Klinikeinweisung notwendig:
Bringen Sie die Patientin in die stabile Linksseitenlage, um ein Vena-cava-Kompressionssyndrom zu verhindern. Bei bestehender Hypertonie wird in Linksseitenlage bei erhöhtem Oberkörper gelagert.
Patientin beruhigen (wichtig, damit keine Krämpfe ausgelöst werden!).
Venösen Zugang legen.
Rettungswagen erforderlich: bei drohender Eklampsie.
Notarztwagen erforderlich: im eklamptischen Anfall.

Therapie Bei drohender oder manifester Eklampsie wird das Kind durch *Kaiserschnitt* entbunden, unabhängig von der Reife des Kindes. In leichteren Fällen muss zwischen dem Reifezustand des Kindes, der drohenden Gefahr der Minderdurchblutung und der Höhe des mütterlichen Risikos abgeschätzt werden.

Da die Übergänge zwischen den Erkrankungen fließend sind, findet man in der Literatur leicht unterschiedliche Einteilungen.

HELLP-Syndrom

Es handelt sich um die *Sonderform einer (Prä) Eklampsie.*

HELLP ist eine Abkürzung der bei dieser Erkrankung auftretenden wichtigsten Symptome in Englisch, und zwar: **H**ämolysis, **E**levated **L**iver Enzyme (Erhöhung der Leberparameter im Blut: AST (SGOT), ALT (SGPT), AP, Gamma-GT, Bilirubin, GLDH, LDH), **L**ow **P**latelet count, d. h., es kommt zur Thrombozytopenie.

Damit die Diagnose HELLP-Syndrom gestellt werden kann, müssen diese drei Symptome auftreten:

- **Leberfunktionsstörung** mit Erhöhung der Leberwerte
- **Pathologische Hämolyse**
- **Thrombozytopenie**

Symptome Zusätzlich zur genannten Hämolyse, der Leberfunktionsstörung und der Thrombozytopenie sind typische Beschwerden rechtsseitige und epigastrische Oberbauchschmerzen sowie eine *Hypertonie* (bei 80 % der Fall), dazu evtl. eine Proteinurie (nur 15 %) und evtl. neurologische Symptome.

Diagnostik Haptoglobin (transportiert und bindet Hämoglobin) ist bei Hämolyse erniedrigt, Gesamtbilirubin erhöht, Anstieg von CRP (ist hier nicht Folge einer Infektion).

Komplikationen Vorzeitige Plazentaablösung, Nierenversagen, massive Blutungen, Leberruptur, neurologische Spätschäden nach einem Status eclampticus (längere Zeit bestehende tonisch-klonisch Krämpfe).

Therapie Die Behandlung erfolgt im Krankenhaus. In der Regel wird die Schwangerschaft mittels Kaiserschnitt beendet. Jüngst wurde ein Verfahren für Eklampsie und HELLP-Syndrom entwickelt, bei dem mithilfe der Elektrophorese ein krankheitsauslösendes Eiweiß (sFlt1) aus dem Blut gewaschen wird, wodurch eine Verlängerung der Schwangerschaft ermöglicht wird.

Vena-cava-Kompressionssyndrom (hypotensives Syndrom, Cava-Syndrom)

Beim Vena-cava-Kompressionssyndrom (hypotensives Syndrom, Cava-Syndrom) handelt es sich um eine Schwangerschaftskomplikation, die vor allem gegen Ende der Schwangerschaft auftreten kann. Dabei kommt es in *Rückenlage* der Mutter durch den Druck des Kindes auf die untere Hohlvene (V. cava inferior) zu einer Behinderung des Blutrückflusses zum Herzen.

Liegt beim Vena-cava-Syndrom die Schwangere längere Zeit auf dem Rücken, so kann es zu massiven *Kreislaufproblemen* mit Blutdruckabfall, Schwindelgefühl, kaltem Schweißausbruch, Übelkeit, Herzrasen bis hin zum Schock und zur Bewusstlosigkeit kommen. Dies kann im extremen Fall für Mutter und Kind lebensbedrohlich sein bzw. aufgrund der Mangelversorgung des Kindes eine Frühgeburt auslösen.

Wird die Schwangere in Linksseitenlage gelagert, so verschwinden die Beschwerden in der Regel innerhalb von Minuten. Die prompte Besserung bestätigt die Diagnose „Vena-cava-Kompressionssyndrom".

Der Schwangeren wird empfohlen, nicht auf dem Rücken, sondern auf der leichten Linksseitenlage zu liegen. Zur Unterstützung des Rückens und zum Verhindern des Zurückrollens soll sie sich eine Kissenrolle dicht an den Rücken legen.

Anmerkung: Gelegentlich kann ein Vena-cava-Kompressionssyndrom auch durch einen raumfordernden Prozess (z. B. bei Lungenkrebs) ausgelöst werden.

Gestationsdiabetes

Beim Gestationsdiabetes (Schwangerschaftsdiabetes, Typ-4-Diabetes) handelt es sich um eine erstmalig in der Schwangerschaft diagnostizierte *Glukose-Toleranzstörung* (s. auch ➤ Kap. 14.8.3). Er gehört zu den häufigsten schwangerschaftsbedingten Störungen. Bei den meisten Frauen treten nach der Geburt wieder normale Glukosewerte auf. Allerdings besteht ein erhöhtes Risiko, im späteren Leben an Diabetes zu erkranken.

Wegen der Häufigkeit des Auftretens des Gestationsdiabetes wird heute empfohlen, bei jeder Schwangeren zwischen der 24. und 28. SSW einen oralen Glukosetoleranztest durchzuführen.

Ursachen Grund für die Störung ist die Produktion der Schwangerschaftshormone Östrogen, Progesteron, HCG, Kortisol und Prolaktin, die als Gegenspieler des Insulins fungieren. Das Pankreas ist aber nicht in der Lage, diese notwendige Mehrproduktion von

Insulin zu leisten. Eine falsche Ernährung kann die Entstehung eines Gestationsdiabetes fördern. Eine ausgewogene Ernährung wirkt präventiv.

Risikofaktoren

- Übergewicht (Body-Maß-Index vor der Schwangerschaft von über 27,0)
- Alter der Schwangeren über 30 Jahre
- Erbliche Vorbelastung
- Gestationsdiabetes in einer früheren Schwangerschaft
- Gestörte Glukosetoleranz vor der Schwangerschaft
- Bereits ein Kind mit einem Geburtsgewicht von über 4.500 g geboren
- Mehr als drei Fehlgeburten unbekannter Ursache in der Vorgeschichte
- Extreme Gewichtszunahme während der Schwangerschaft

Symptome In der Regel haben die Betroffenen *keine* Beschwerden. Allerdings können, wie bei den anderen Diabetesformen auch, ein gesteigertes Durstgefühl (Polydipsie), vermehrte Harnmenge (Polyurie), Juckreiz, Müdigkeit, Leistungsmangel und Abwehrschwäche auftreten. Typisch ist eine erhöhte Neigung zu Harnwegsinfektionen.

Komplikationen Veränderungen der Fruchtwassermenge, Wachstumsstörungen des Feten (Kinder sind überdurchschnittlich groß), Blutdruckerhöhung und Präeklampsie.

- **Kindliche Komplikationen**. Es kann zur Fetopathia diabetica kommen. Damit meint man die Erkrankungen des Feten, ab der 9. SSW, die in Folge eines Gestationsdiabetes der Mutter auftreten können. Das kindliche Blut wird stark mit Glukose belastet, wodurch eine vermehrte Insulinausschüttung angeregt wird, welche zu einer Hyperplasie der B-Zellen des Pankreas führt. Der erhöhte Insulinspiegel regt die Fett-, Eiweiß- und Glykogensynthese an, wodurch der Fetus eine Makrosomie (Riesenwuchs; übermäßige Größe von Körperteilen oder Organen) entwickelt. Die Neugeborenen sind übergewichtig und ihre Leber ist vergrößert. Für das Kind besteht eine erhöhte Gefahr, eine neonatale Hypoglykämie, eine Hypokalzämie oder ein Atemnotsyndrom zu erleiden.
  Weitere Gefahren eines bei der Mutter schlecht eingestellten Gestationsdiabetes für das Kind sind Fehlbildungen, vor allem des Gehirns, des Herzens, der Extremitäten oder des Urogenitaltraktes.
  Wie vorstehend schon ausgeführt, droht dem Kind nach der Geburt eine Hypoglykämie. Grund ist, dass plötzlich die mütterliche Glukosezufuhr fehlt, aber noch der Insulinspiegel erhöht ist.
  Weiterhin kann es nach der Geburt zu einem verlängerten Ikterus kommen, der eine Gehirnschädigung (Kernikterus, Bilirubinenzephalopathie) verursachen kann.
- **Mütterliche Komplikationen.** Präeklampsie, Polyhydramnion (Hydramnion), das ist eine Vermehrung der Fruchtwassermenge auf über 2 Liter. Grund ist eine Polyurie des Feten, der versucht, die überschüssige Glukose auszuscheiden.

Diagnostik Die Diagnostik erfolgt durch einen oralen Glukosetoleranztest (oGTT), Blut- und Urinuntersuchung auf Glukose.

Therapie Bei den meisten Frauen erreicht man mit einer Ernährungsumstellung in Form von kleineren, häufigeren Mahlzeiten mit Vollkornprodukten und dem Verzicht auf schnell resorbierbare Kohlenhydrate (wie z. B. Zucker, Limonade), eine Normalisierung der Blutzuckerwerte. Positiv zeigt sich eine ausreichende Bewegung als Unterstützung.

Erreicht man durch eine Ernährungs- und Lebensumstellung keine ausreichende Veränderung, muss die Erkrankung durch den Arzt mithilfe von Insulin behandelt werden. Eine Einnahme von oralen Antidiabetika ist wegen möglicher schwerer Nebenwirkungen kontraindiziert.

Abort

Unter Abort (Fehlgeburt) versteht man die vorzeitige Beendigung einer Schwangerschaft *vor der 24. SSW*. Bei einem Abort liegt das Geburtsgewicht unter 500 g und es *fehlen alle Lebenszeichen*.

Definitionen

- **Abort (Fehlgeburt).** Abgang vor der 24. SSW. Geburtsgewicht unter 500 g und Fehlen aller Lebenszeichen.

16

- **Frühgeburt.** Geburt zwischen der 24. bis einschließlich 37. SSW
- **Totgeburt.** Das Kind verstirbt in der Gebärmutter und das Gewicht beträgt mindestens 500 g. Eine Totgeburt ist meldepflichtig und unterliegt der Bestattungspflicht. Die Eltern erhalten für das Kind eine Geburtsurkunde und einen Totenschein.
- **Schwangerschaft und Geburt.** Eine normale Schwangerschaft dauert 38–42 Wochen. Zu beachten ist, dass der rechnerische Beginn der Schwangerschaft nicht mit dem Zeitpunkt der Konzeption (Befruchtung) beginnt, da dieser oft nicht genau bekannt ist, sondern mit der letzten Regelblutung.

Häufigkeit (Epidemiologie) Auf 100 ausgetragene Schwangerschaften kommen ca. 10–15 Fehlgeburten, die als solche auch erkannt werden. Man geht aber davon aus, dass die tatsächliche Anzahl wesentlich höher liegt, da Fehlgeburten in den ersten Schwangerschaftswochen oft symptomlos verlaufen und / oder als Unregelmäßigkeit des Menstruationszyklus fehlgedeutet werden. So vermutet man, dass in der Gruppe der 20- bis 29-Jährigen etwa die Hälfte der befruchteten Eizellen spontan zugrunde gehen. Erst nach der 4. SSW zeigt sich das klinische Bild eines Abortes.

Ungefähr 30 % der Frauen erleiden im Laufe ihres Lebens eine oder mehrere Fehlgeburten.

Abortformen

- **Frühabort.** Abort erfolgt bis zur 12. SSW.
- **Spätabort.** Abort erfolgt in der 12. – 24. SSW.
- **Abortus imminens (drohender Abort).** Ein drohender Abort bei einer noch intakten Schwangerschaft. Es kommt zu leichteren Blutungen, jedoch ist der Muttermund noch geschlossen und es treten keine Wehen auf.
- **Abortus incipiens (beginnender Abort).** Die vaginale Blutung ist stärker ausgeprägt und der Muttermund ist bereits geöffnet. Es kommt zu mäßigen bis starken Schmerzen. Fetale Lebenszeichen können fehlen oder noch vorhanden sein.
- **Abortus incompletus (unvollständiger Abort).** Es treten starke vaginale Blutungen mit ziehenden, wehenartigen Schmerzen auf. Häufig wird der Fetus abgestoßen. Es befinden sich jedoch noch Teile der Plazenta im Uterus, die zu persistierenden vaginalen Blutungen, zu aufsteigenden Infektionen oder sogar zur malignen Entartung führen können.
- **Febriler Abort.** Der Abort ist von Fieber bzw. einer Entzündungsreaktion begleitet. In leichteren Formen liegt lediglich eine Endometritis (Gebärmutterschleimhautentzündung), in komplizierteren zusätzlich eine Adnexitis vor. Man spricht vom septischen Abort, wenn die Sepsiszeichen Schüttelfrost, Tachykardie und evtl. Schockzeichen zusätzlich auftreten. Ein febriler bzw. septischer Abort ist oft die Folge eines unsachgemäß durchgeführten Schwangerschaftsabbruches, wenn bei der Manipulation Keime eingebracht und / oder die Frucht nur unvollständig abgestoßen wurde.
- **Habitueller Abort (wiederholte Aborte).** Von einem habituellen Abort spricht man, wenn drei oder mehr spontane Fehlgeburten vor der 12. SSW erfolgen. Dafür gibt es viele Gründe, wie z. B. genetische Ursachen (Chromosomenaberrationen), erhöhte Thromboseneigung, Hormonstörungen (Hypo- und Hyperthyreose, Diabetes mellitus), Uterusanomalien und Autoimmunerkrankungen.
- **Missed abortion (verhaltener Abort).** Es handelt sich um eine Fehlgeburt, bei der die Frucht bereits abgestorben ist, jedoch nicht spontan aus der Gebärmutter ausgestoßen wird. Meist treten keine vaginalen Blutungen auf, es verschwinden lediglich die subjektiven Schwangerschaftszeichen wie Übelkeit und das Spannen der Brüste. Die Diagnostik erfolgt sonografisch und durch den Nachweis des Fehlens der Vitalzeichen, wie kindliche Herztöne und Kindsbewegungen und durch den Nachweis des Abfalls des HCG-Spiegels im Blut.

Ursachen Aborte können unterschiedlichste Ursachen haben. Mütterlicherseits kommen z. B. in Betracht: Blasenmole (s. nächster Abschn.), Gebärmutterverwachsungen, -myome, Zervixinsuffizienz, Infektionen (z. B. Sepsis, Endometritis, Zervizitis), Diabetes mellitus, Anämie, Trauma, sportliche Überanstrengung, Alkohol- und Drogenabusus. Von kindlicher Seite aus: Chromosomenaberrationen, Störungen bei der Einnistung, Plazentainsuffizienz, Morbus haemolyticus neonatorum (Blutgruppenunverträglichkeit zwischen Mutter und Kind). Weitere Ursachen sind Strahlungen, Stresssituationen, Lebendimpfungen und Komplikationen der Pränataldiagnostik (z. B. infolge einer Fruchtwasseruntersuchung).

Blasenmole (Windei)

Bei einer Blasenmole (Windei, Abortivei, Traubenmole, Mola hydatidosa) handelt es sich um eine Störung der Embryonalentwicklung im Mutterleib. Durch eine Erweiterung der kleinen Plazentagefäße kommt es zu *blasenartigen Erweiterungen* der Plazentazotten und zur *Einschmelzung* des umgebenden Bindegewebes. Die Bildung einer Blasenmole geht mit einer erhöhten Hormonausschüttung einher. Diese kann dazu führen, dass sich im Eierstock *bis kindskopfgroße Luteinzysten* bilden.

Ursachen Die Ursache der Bildung einer Blasenmole liegt meist darin, dass der mütterliche Chromosomensatz der Eizelle verloren ging und deshalb der väterliche Chromosomensatz verdoppelt wurde. In der befruchteten Eizelle befindet sich also ein doppelter Chromosomensatz des Vaters ohne mütterliches Erbgut.

Symptome Zunächst bestehen normale Schwangerschaftszeichen. Im weiteren Verlauf kommt es zu Krämpfen und Schmierblutungen.

Zu den Leitsymptomen gehören ein *sehr schnell wachsender Bauch, stark positiver Schwangerschaftstest, starke Übelkeit* und ab der 11. SSW Blutungen mit dem Abgang von blasig-schaumiger Flüssigkeit.

Komplikationen Die Blasenmole bzw. Reste, die im Uterus verblieben sind, können *maligne* entarten. Besonders gefürchtet ist das Chorionkarzinom (Chorionepitheliom), das sehr frühzeitig hämatogen metastasiert.

Diagnostik Die Diagnose wird über den Nachweis einer Hormonerhöhung (Beta-hCG) und ab der 6. SSW sonografisch über die verdickte Plazenta bei fehlendem Embryo gestellt.

Therapie Wegen der hohen Entartungsgefahr muss eine Ausschabung oder Absaugung der Mole erfolgen.

> Nun haben Sie sich erfolgreich das Wissen über die männlichen und weiblichen Geschlechtsorgane angeeignet. Sie werden später in Ihrer Praxistätigkeit sehen, dass sich viele Frauen mit dem Wunsch nach Beratung um natürliche Verhütungsmethoden, aber auch mit Kinderwunsch an Sie wenden. Oft wird von den Schwangeren neben der ärztlichen Betreuung auch eine naturheilkundliche gewünscht. Das alles sind viele gute Gründe, diesen Patientinnen mit fundierter Sachkenntnis zur Seite zu stehen. Überprüfen Sie deshalb sorgsam Ihr Wissen mit dem Buch „Prüfungstraining für Heilpraktiker" (➤ Kap. 16), damit Sie wissen, ob Ihre Kenntnisse ausreichen.

KAPITEL

17 Atemwege und Lungen

17.1	**Anatomie**	496
17.1.1	Nase	496
17.1.2	Rachen	498
17.1.3	Kehlkopf	499
17.1.4	Luftröhre	500
17.1.5	Bronchien	501
17.1.6	Lungen	502
17.1.7	Pleura	504
17.2	**Physiologie der Atmung**	504
17.2.1	Gasaustausch	504
17.2.2	Gastransport	504
17.2.3	Atembewegung	505
17.2.4	Steuerung der Atembewegung	506
17.2.5	Wichtige Atemgrößen	506
17.2.6	Schwere Atemstörungen	507
17.3	**Körperliche Untersuchung**	508
17.3.1	Anamnese	508
17.3.2	Inspektion	508
17.3.3	Perkussion	509
17.3.4	Auskultation	510
17.3.5	Prüfung des Stimmfremitus	513
17.4	**Ergänzende Untersuchungen**	514
17.5	**Erkrankungen der Atemwege und Lungen**	514
17.5.1	Rhinitis	515
17.5.2	Sinusitis	516
17.5.3	Pharyngitis	517
17.5.4	Laryngitis	517
17.5.5	Akute Bronchitis	519
17.5.6	Chronische Bronchitis und COPD	519
17.5.7	Asthma bronchiale	521
17.5.8	Lungenemphysem	523
17.5.9	Bronchiektasen	524
17.5.10	Pneumonie	525

17.5.11 Lungenabszess . . . 528
17.5.12 Lungenfibrosen . . . 529
17.5.13 Sarkoidose . . . 529
17.5.14 Lungenödem . . . 530
17.5.15 Lungenembolie . . . 531
17.5.16 Atelektase . . . 532
17.5.17 Mukoviszidose . . . 533
17.5.18 Bronchial- und Lungenkarzinom . . . 535
17.5.19 Pleuraerguss . . . 536
17.5.20 Pleuritis . . . 537
17.5.21 Pneumothorax . . . 538

Das Atemsystem befähigt einen Organismus zum *Gasaustausch,* das heißt Sauerstoff aus der Luft aufzunehmen und Kohlendioxid abzugeben.

- Den *Gasaustausch* zwischen *Luft* und *Blut* bezeichnet man als *„äußere Atmung"* (Lungenatmung), obwohl er innerhalb der Brusthöhle, in den Lungenbläschen (Alveolen) stattfindet.
- Der in den Lungen aufgenommene Sauerstoff wird über das Blutkreislaufsystem zu den einzelnen Körperzellen transportiert, die mit seiner Hilfe die Nährstoffe verbrennen (oxidieren) und so die notwendige Energie (ATP) für die Zellarbeit liefern, die die Aufrechterhaltung des Lebens ermöglicht. Dieser Vorgang wird als *„innere Atmung"* bezeichnet.

Bei diesen Stoffwechselvorgängen innerhalb der Zelle fällt Kohlendioxid (CO_2) an, das von den Zellen ans Blut abgegeben wird, um in der Lunge abgeatmet zu werden. Die Aufgaben der Atemwege sind:

- **Aufnahme von Sauerstoff** zur Energiegewinnung in den Körperzellen
- **Abgabe des Kohlendioxids**, das bei Verbrennungsvorgängen in den Körperzellen angefallen ist
- **Regulierung des Säure-Basen-Gleichgewichts** (zusammen mit den Nieren)
- **Erwärmen, Anfeuchten, Reinigen** und Geruchskontrolle der eingeatmeten Luft
- **Mitwirkung bei der Stimmbildung** (Kehlkopf)

17.1 Anatomie

Man unterscheidet *obere Atemwege* (Nase, Nebenhöhlen, Rachen) und *untere Atemwege* (Kehlkopf, Luftröhre, Bronchien, Lunge). Der eigentliche Gasaustausch erfolgt *nicht* in den Atemwegen, sondern in der Lunge, genauer in den *Lungenbläschen* (Alveolen).

17.1.1 Nase

Lage und Bau An der Nase (Nasus) unterscheiden wir einen äußeren und einen inneren Anteil. Der äußere Teil, der als Vorsprung im Gesicht liegt (↑ *Atlas* Abb. 17.1), ist wesentlich kleiner als der innere. Letzterer liegt über dem harten Gaumen des Mundhöhlendaches (↑ *Atlas* Abb. 17.5). Die rechte und linke Nasenhöhle werden durch die *Nasenscheidewand* voneinander getrennt. Dabei handelt es sich um eine teils knöcherne, teils knorpelige Scheidewand, die von Siebbein und Pflugscharbein gebildet wird. Die Nasenscheidewand ist meist nach einer Seite gekrümmt. Stärkere Krümmungen (Septumdeviation) können die Nasenatmung behindern und müssen manchmal operativ korrigiert werden. Der vordere Anteil der Nasenscheidewand ist – auf Höhe des Vorhofes der mittleren Nasenmuschel – *besonders* gefäßreich. Es handelt sich um die Stelle, an der die äußere Haut in die Atemschleimhaut übergeht. Sie wird der *Kiesselbach-Ort* (Locus Kiesselbachi) genannt, nach dem Erlanger HNO-Arzt Wilhelm Kiesselbach. Die meisten Fälle von Nasenbluten gehen von dieser Stelle aus, an der es aufgrund kleiner Verletzungen, z. B. beim Nasenbohren oder durch infektiöse Entzündungen zum Platzen von Blutgefäßen kommen kann.

Das Dach der Nasenhöhle besteht aus der Siebplatte des Siebbeins (↑ *Atlas* Abb. 17.2). Hier liegt die Riechschleimhaut, von der aus die Riechfäden (Nn. olfactorii) zum Riechhirn ziehen. Die Seitenwände der Nasenhöhle werden durch *drei Nasenmuscheln* (Conchae) erheblich vergrößert, die jede Nasenhöhle in *drei Gänge* unterteilen, und zwar in einen oberen, einen mittleren und einen unteren Nasengang. Nach außen gehen die Nasenhöhlen in die beiden Nasenlöcher (Nares anteriores) über; den Übergang zum Rachen bilden die hinteren Nasenöffnungen (Choanen, ↑ *Atlas* Abb. 8.9 und 9.11).

Die Nasenhöhlen stehen in Verbindung mit der Stirnbeinhöhle (Sinus frontalis), der Kieferhöhle (Sinus maxillaris), der Keilbeinhöhle (Sinus sphenoidalis), den Siebbeinzellen (Cellulae ethmoidales), dem Tränennasengang (Ductus nasolacrimalis), dem Nasen-Rachen-Raum (Epipharynx) und über die hier endigende Ohrtrompete mit dem Mittelohr (Cavum tympani). Durch diese vielfachen Verbindungswege können Erreger, die sich in den Nasenhöhlen befinden, leicht in andere Körperhöhlen eindringen.

Die **Nasenhöhlen** stehen in Verbindung mit:
- **Stirnbeinhöhlen**
- **Kieferhöhlen**
- **Keilbeinhöhlen**
- **Siebbeinzellen**
- **Tränennasengängen**
- **Ohrtrompeten**
- **Rachen**

Aufgaben Am Beginn der äußeren Nasenöffnungen befinden sich mehr oder weniger lange, starre Härchen, die die Aufgabe haben, kleine Insekten und Schmutzteile zurückzuhalten. In den Nasenhöhlen wird die Atemluft durch den Kontakt mit den Schleimhäuten *angefeuchtet, gereinigt* und *angewärmt.* Von der Riechregion (Regio olfactoria) ausgehend findet in gewissen Ausmaßen eine *Prüfung* der *Atemluft* statt. Einige schädliche Gase können wir an ihrem unangenehmen Geruch erkennen. Werden die Riechrezeptoren durch den Geruch von leckerer Speise gereizt, so führt dies reflektorisch im Magen zur Produktion von Verdauungssäften.

Außerdem spielt die Nase mit den Nebenhöhlen auch eine Rolle als Resonanzraum für die Stimme.

Aufbau der Nasenschleimhaut Die Nasenschleimhaut besteht aus Bindegewebe, das mit mehrreihigem, zilientragendem Epithelgewebe (respiratorisches Flimmerepithel, ↑ *Atlas* Abb. 3.1d) überzogen ist, in das reichlich schleimproduzierende Becherzellen eingelagert sind. In dem von ihnen hergestellten Schleim verfangen sich Staubpartikelchen und Erreger, die dann durch die schlagenden, rhythmischen Bewegungen der Flimmerhärchen nach außen transportiert werden können. Gelangen, z. B. durch Tröpfcheninfektion, vermehrt Erreger in die Nasenhöhlen, wird gesteigert ein zähflüssiger Schleim produziert und es kommt zum Schnupfen.

Der bindegewebige Anteil der Schleimhaut ist gut mit Blutgefäßen versorgt, v. a. mit Venen, die die Schleimhaut schnell zum *Anschwellen* bringen können.

Nasennebenhöhlen Zu den Nasennebenhöhlen (➤ Abb. 17.1 und ↑ *Atlas* Abb. 17.3) zählt man die
- **Stirnhöhlen** (Sinus frontales)
- **Kieferhöhlen** (Sinus maxillares)
- **Keilbeinhöhlen** (Sinus sphenoidales)
- **Siebbeinzellen** (Cellulae ethmoidales). Hierbei handelt es sich um Hohlräume des Siebbeins, die auch als Siebbeinlabyrinth bezeichnet werden (↑ *Atlas* Abb. 17.4 Nr. 2).

Die Nebenhöhlen stellen eine Erweiterung der Nasenhöhlen dar, denn ihr Schleimhautaufbau entspricht dem der Nasenhöhle. So haben auch sie die Aufgabe, die Atemluft zu säubern, anzufeuchten und anzuwärmen. Daneben haben sie aber noch die Funktion, das *Gewicht* des knöchernen Schädels zu *vermindern* und als *Resonanzraum* beim Sprechen mitzuwirken.

Die Ausdehnung der Nebenhöhlen ist individuell unterschiedlich und oft *seitenungleich.* Die geräumigsten Höhlen sind die Kieferhöhlen. Ihre Ausführungsgänge liegen nahe ihrem Dach und ziehen zum mittleren Nasengang. Dies ist für den Sekretabfluss

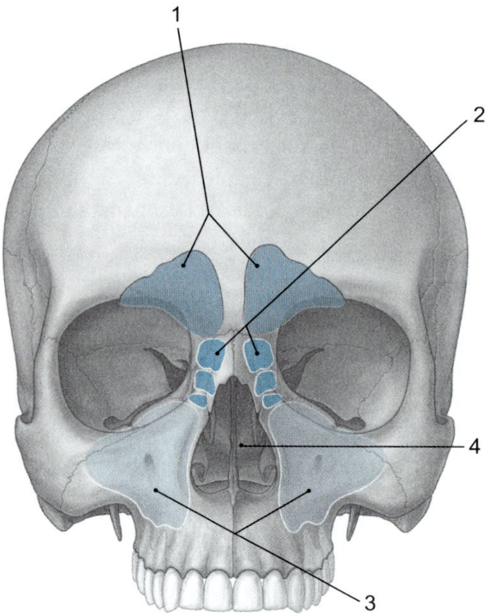

Abb. 17.1 Nasennebenhöhlen. 1: Stirnhöhle (Sinus frontalis), 2: Siebbeinzellen (Cellulae ethmoidales), 3: Kieferhöhle (Sinus maxillaris), 4: Nasenhöhle (Cavitas nasi). [S700]

bei aufrecht gehaltenem Kopf ungünstig. Das Sekret kann lediglich bei Seitenneigung des Kopfes aus der jeweiligen gegenüberliegenden Höhle abfließen. Wegen dieses erschwerten Sekretabflusses sind Kieferhöhlenentzündungen bei Erwachsenen häufig (➤ Kap. 17.5.2, Sinusitis).

17.1.2 Rachen

Lage und Bau Der Rachen (Pharynx) erstreckt sich von der Schädelbasis bis zur Speiseröhre in Höhe des Unterrandes des Ringknorpels des Kehlkopfes. Er verläuft *vor* der Halswirbelsäule und *hinter* der Nasen- und Mundhöhle und *hinter* dem Kehlkopf.

Abschnitte des Rachenraums Der Rachen gliedert sich in drei Abschnitte: den Nasenrachen-, Mundrachen- und Kehlkopfrachenraum:

- **Nasenrachenraum** (Pars nasalis, Epipharynx). Der Epipharynx befindet sich im Anschluss an die innere Nase. Damit gehört er ausschließlich zu den *Atemwegen*. Am Rachendach befindet sich die Rachenmandel. An den Seitenwänden des Epipharynx liegen die Mündungsstellen der *Ohrtrompeten*. Um diese Mündungsstelle herum befindet sich reichlich lymphatisches Gewebe, das auch als Tubenmandel bzw. Ohrtrompetenmandel (Tonsilla tubaria) bezeichnet wird. Es handelt sich um einen Anteil des lymphatischen Rachenringes. Nach unten setzt sich das lymphatische Gewebe als Seitenstränge fort. Diese Bezeichnung wird allerdings meist als veraltet betrachtet.
- **Mundrachenraum** (Pars oralis, Mesopharynx). Der Mundrachenraum steht mit der Mundhöhle in Verbindung und erstreckt sich vom weichen Gaumen bis zum Kehldeckel. Zwischen dem vorderen und dem hinteren Gaumenbogen befinden sich in einer Nische die Gaumenmandeln (Tonsillae palatinae). Im Mesopharynx kreuzen sich *Atem-* und *Speisewege*.
- **Kehlkopfrachenraum** (Pars laryngea, Hypopharynx). Der Kehlkopfrachenraum verläuft *hinter* dem Kehlkopf bis zur Speiseröhre. Damit gehört er ausschließlich zum *Speiseweg*, da die Atemluft vom Mesopharynx in den Kehlkopf strömt.

Aufgaben Beim Schlucken wird mithilfe des Gaumensegels, des Zungengrundes und des Kehldeckels der Luftweg verschlossen, damit es nicht zum „Verschlucken" kommt (➤ Kap. 9.1.3, Schluckakt). Außerdem ist der Rachen für das Sprechen bedeutsam, da durch seine Formveränderungen verschiedene Vokallaute gebildet werden.

Rachen = Pharynx
Kehlkopf = Larynx

17.1.3 Kehlkopf

Lage und Bau Der Kehlkopf (Larynx) erstreckt sich vom Zungenbein bis zur Luftröhre (↑ *Atlas* Abb. 17.9). Er verläuft *vor* dem Kehlkopfrachenraum. Er besteht aus neun Knorpeln, die durch Gelenke, Bänder und Membranen beweglich miteinander verbunden sind (➤ Abb. 17.2, ↑ *Atlas* Abb. 17.6 und 17.7). Innen ist er mit Schleimhaut ausgekleidet. Er enthält die Stimmbänder.

Kehlkopfknorpel Die wichtigsten Knorpel des Kehlkopfs sind:

- **Schildknorpel** (Cartilago thyroidea). Er bildet die vordere und seitliche Wand des Kehlkopfes. Vor allem beim Mann kann seine Vorwölbung in der Halsmitte als *„Adamsapfel"* deutlich gesehen werden. Nach hinten ist der Schildknorpel offen. In seinem inneren Anteil liegen die Stimmbänder.
- **Kehldeckel** (Epiglottis). Der Kehldeckel ist am Schildknorpel wie ein Scharniergelenk befestigt. Beim Schluckakt legt er sich über den Kehlkopf-

17

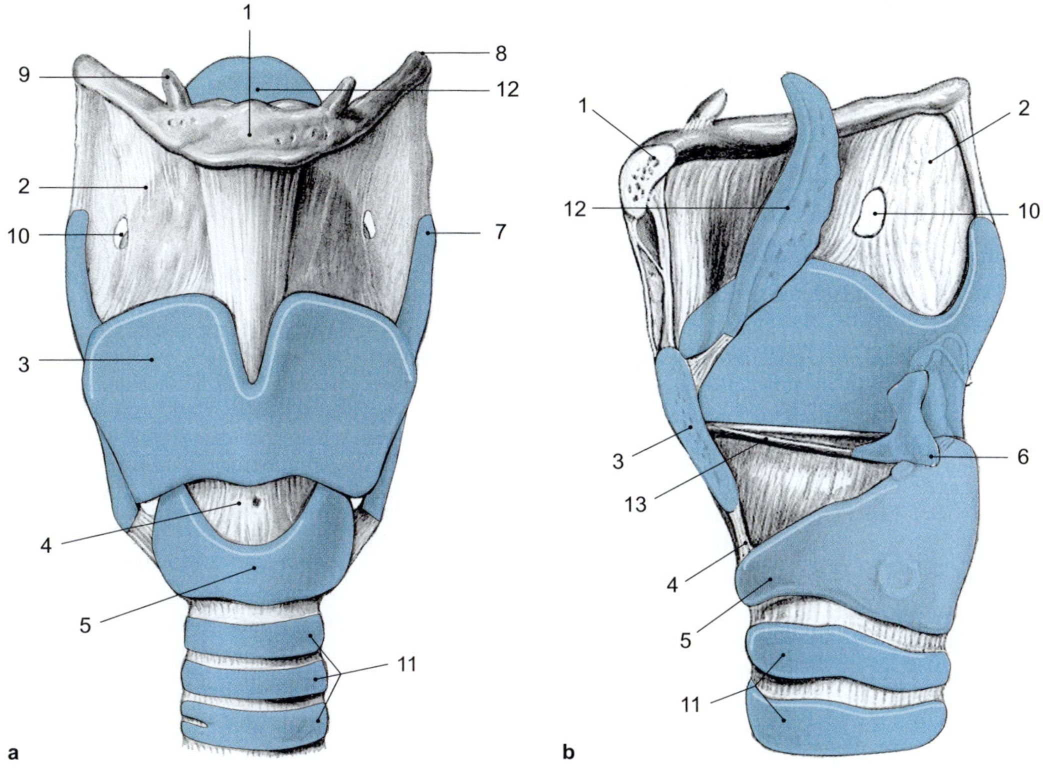

Abb. 17.2 Kehlkopf. a) Kehlkopf von vorne, b) Darstellung des Kehlkopfgerüstes von links. 1: Zungenbein (Os hyoideum), 2: Membran zwischen Zungenbein und Schildknorpel (Membrana thyrohyoideum), 3: Schildknorpel (Cartilago thyroidea), 4: Lig. cricothyroideum medianum, 5: Ringknorpel (Cartilago cricoidea), 6: Lig. cricoarytenoideum, 7: oberes Horn des Schildknorpels (Cornu superius), 8: großes Horn des Zungenbeins (Cornu majus), 9: kleines Horn des Zungenbeins (Cornu minus), 10: Loch für den Durchtritt des Kehlkopfnervs, 11: Knorpelspange der Luftröhre (Cartilagines tracheales), 12: Kehldeckel (Epiglottis), 13: Stimmband (Lig. vocale). [S700]

eingang und *verhindert* so das *Eindringen* von *Speise* in den Luftweg.

- **Ringknorpel** (Cartilago cricoidea). Er hat die Form eines Rings, der vorne schmal und hinten breit ist. Er bildet die Basis, auf der die anderen Knorpel ruhen.
- **Stellknorpel** (Aryknorpel). Die pyramidenförmigen Stellknorpel bewegen sich auf dem Oberrand des Ringknorpels. Sie sind für Spannung und Stellung der *Stimmbänder* zuständig.

Stimmbänder (Ligamenta vocalia). Die Stimmbänder liegen im Inneren des Kehlkopfes. Sie sind von Schleimhaut überzogen und bilden so die Stimmlippen (Plica vocalis). Der Spalt zwischen den Stimmbändern heißt *Stimmritze.*

Laute werden durch einen Verschlussmechanismus erzeugt (↑ *Atlas* Abb. 17.8). Dabei geraten die Stimmlippen durch den Luftstrom in *Schwingung*, wobei, ähnlich wie bei einem Blasinstrument, Töne entstehen. Der erzeugte Ton ist umso höher, je höher die Spannung und je kürzer und dünner die schwingenden Lippen sind.

Während der Pubertät der Knaben kommt es zu einem starken Wachstum des Kehlkopfes, wobei die Stimmbänder *länger* werden. Als Folge davon kommt es zu einer *tieferen* Tonlage.

Die Stimmbänder werden vom *Kehlkopfnerv* (N. recurrens, kurz „Rekurrens“) innerviert, einem Seitenast des X. Hirnnervs (N. vagus). Dieser Nerv wird manchmal bei Schilddrüsen-Operationen verletzt. Durch die folgende Stimmbandlähmung kommt es zur Heiserkeit, bei beidseitiger Verletzung auch zu inspiratorischem Stridor (pfeifendem Atemgeräusch) und Atemnot.

Aufgabe Der Kehlkopf hat zwei Hauptaufgaben:

- Er ist ein Hauptorgan der *Stimmbildung.* Dabei hängt die Tonhöhe von der Länge und Spannung der Stimmbänder ab.
- Der Kehldeckel verschließt beim Schluckakt den Luft- gegen den Speiseweg, um „*Verschlucken*“ zu *verhindern.*

17.1.4 Luftröhre

Lage und Bau Die Luftröhre (Trachea) ist ein ca. 10–12 cm langer, muskulöser Schlauch, mit hufeisenförmigen Knorpelspangen. Sie beginnt unterhalb des Ringknorpels des Kehlkopfes und endet

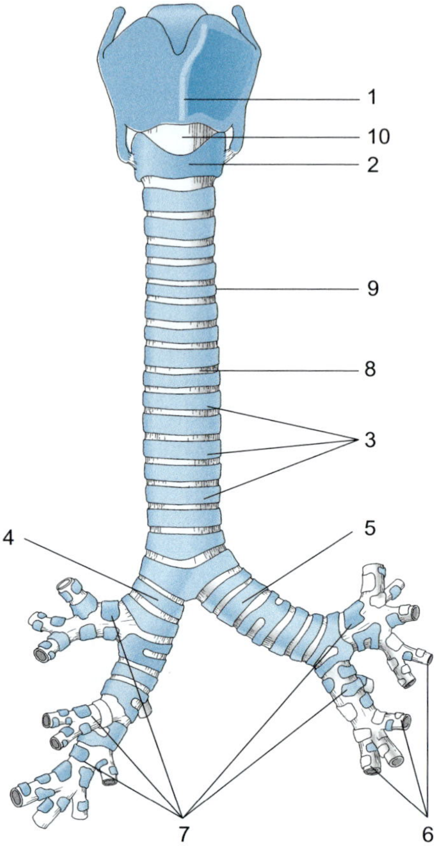

Abb. 17.3 Luftröhre mit Kehlkopf und angedeutetem Bronchialbaum. 1: Schildknorpel (Cartilago thyroidea), 2: Ringknorpel (Cartilago cricoidea), 3: Knorpelspangen der Luftröhre (Cartilagines tracheales), 4: rechter Stammbronchus (Bronchus principalis dexter), 5: linker Stammbronchus (Bronchus principalis sinister), 6: Segmentbronchien, 7: Lappenbronchien, 8. Bindegewebe zwischen den Knorpelspangen, 9: Luftröhre (Trachea), 10: Band zwischen Ringknorpel und Schildknorpel (Lig. cricothyroideum). [L190]

in Höhe des vierten Brustwirbels mit der Aufzweigung in die beiden Stammbronchien (➤ Abb. 17.3, ↑ *Atlas* Abb. 17.10 und 17.13). Sie verläuft nur zum geringen Teil im Hals und zum größten Teil im Brustkorb. Sie liegt *hinter* dem *Herzbeutel* und *vor* der *Speiseröhre.* Ihr oberster Anteil wird noch von der Schilddrüse überdeckt.

Aufbau der Luftröhre (↑ *Atlas* Abb. 17.11)

- **Schleimhaut** (Mukosa, Tunica mucosa) bildet die Innenauskleidung der Luftröhre. Auf der

Oberfläche der Schleimhaut befindet sich Flimmerepithel, das die Aufgabe hat, Fremdkörperchen und Schleim in Richtung Rachen zu befördern. In diese Epithelschicht sind viele schleimproduzierende Becherzellen eingelagert.

- **Knorpelspangen** (Cartilago trachealis). 16–20 hufeisenförmige Knorpelspangen verstärken die Wand der Luftröhre. Diese Spangen sind nicht zu Ringen geschlossen, sondern ihre Hinterwand wird von elastischem und kollagenem Bindegewebe gebildet, in das glatte Muskelfasern eingelagert sind. Die Knorpelspangen bestimmen die charakteristische Form der Luftröhre, die im Querschnitt vorne rund und rückwärts gerade erscheint.
- **Hüllschicht** (Adventitia, Tunica adventitia). Es handelt sich um eine äußere lockere Bindegewebsschicht aus kollagenen Fasern, die dem Einbau der Luftröhre gegenüber ihren Nachbarorganen und ihrer Verschieblichkeit dient.

Die **Luftröhre** ist durch *Knorpelspangen* versteift.

Warum hat die Luftröhre Knorpelspangen? Würde die Luftröhre, wie die Speiseröhre, nur als einfacher Muskelschlauch bestehen, so wäre der Atemvorgang, so wie er jetzt durchgeführt wird, nicht möglich. Beim Ausatmen wird die Luft aus den Lungen herausgepresst, da die Atemmuskulatur erschlafft (➤ Kap. 17.2.3), beim Einatmen wird ein Unterdruck in der Lunge erzeugt, da durch die Atemmuskulatur der Raum innerhalb des Brustkorbes vergrößert wird, sodass die Luft in die Lungen einströmt. Insbesondere beim Einstrom der Luft in die Lunge (durch den Unterdruck in der Lunge) ist der Außendruck (der normale Luftdruck) höher und würde die Luftröhre zusammenpressen. Das wird durch die Knorpelspangen verhindert.

Andererseits darf die Luftröhre nicht aus einer völlig starren Röhre bestehen, sondern sie muss ständig ihre *Lage anpassen können*, entsprechend den Vor- und Rückwärtsbewegungen des Kopfes, den Größenveränderungen der Lunge bei der Ein- und Ausatmung (↑ *Atlas* Abb. 17.12) und beim Schluckakt. Um diesen beiden gegensätzlichen Anforderungen gerecht zu werden, muss die Luftröhre – ähnlich wie die Wirbelsäule – aus starren und beweglichen Elementen zusammengesetzt sein.

17.1.5 Bronchien

Die Bronchien sind Bestandteil der luftführenden Atemwege, die sich ausgehend von der Luftröhre als ein System immer feinerer Verzweigungen darstellen. Vergleichbar einem Baum, kann dieses System als „*Bronchialbaum*" (➤ Schema 17.1) bezeichnet werden. Der Stamm wird von der Luftröhre gebildet, dann folgt die Verzweigung in immer feinere Äste, bis die Lungenbläschen erreicht werden, die in diesem Vergleich den Blättern entsprechen.

Bronchialbaum Die Luftröhre teilt sich in Höhe des vierten Brustwirbels in den rechten und linken *Stammbronchus* auf. Diese Stammbronchien verzweigen sich entsprechend den Lungenlappen rechts in drei und links in zwei *Lappenbronchien.* Entsprechend der Zahl der Lungensegmente spalten sich diese Lappenbronchien in *Segmentbronchien* auf, das sind rechts zehn und links zwischen acht und zehn Segmentbronchien. Die Segmentbronchien verzweigen sich zu *Bronchiolen,* diese zu den *Alveolargängen,* die in die *Alveolarsäckchen* münden, deren Wände von den dicht stehenden Alveolen gebildet werden, in denen der eigentliche Gasaustausch stattfindet (➤ Abb. 17.3, ➤ Abb. 17.5 und ↑ *Atlas* Abb. 17.17). Diesen Aufzweigungen der Bronchien entsprechen die Aufzweigungen der Lungenschlagadern. Dadurch kommt es zu selbstständig arbeitenden Einheiten, die darüber hinaus noch durch Bindegewebe gegeneinander abgegrenzt sind. So kann bei einer evtl. notwendigen Operation ein Lappen oder ein einzelnes Segment isoliert entfernt werden.

Aufbau der Bronchien und Bronchiolen Der *rechte* Stammbronchus hat ein *größeres* Lumen und verläuft steiler nach unten als der linke. Deshalb geraten verschluckte Fremdkörper meist in den rechten Stammbronchus. Die Bronchienwand ist ähnlich wie die Luftröhrenwand aufgebaut; je kleiner die Bronchien werden, desto dünnwandiger werden sie. Besitzen die Lappenbronchien noch große Knorpelspangen, so werden diese bei den Segmentbronchien zu unregelmäßigen *Knorpelplättchen.* Die *Bronchiolen,* die lediglich einen Durchmesser von 1 mm haben, weisen keinen Knorpel mehr auf, sondern bestehen nur aus *glatter Muskulatur.* Kommt es hier zu Verkrampfungen, so entsteht Asthma bronchiale (➤ Kap. 17.5.7). Innen sind die Bronchien mit re-

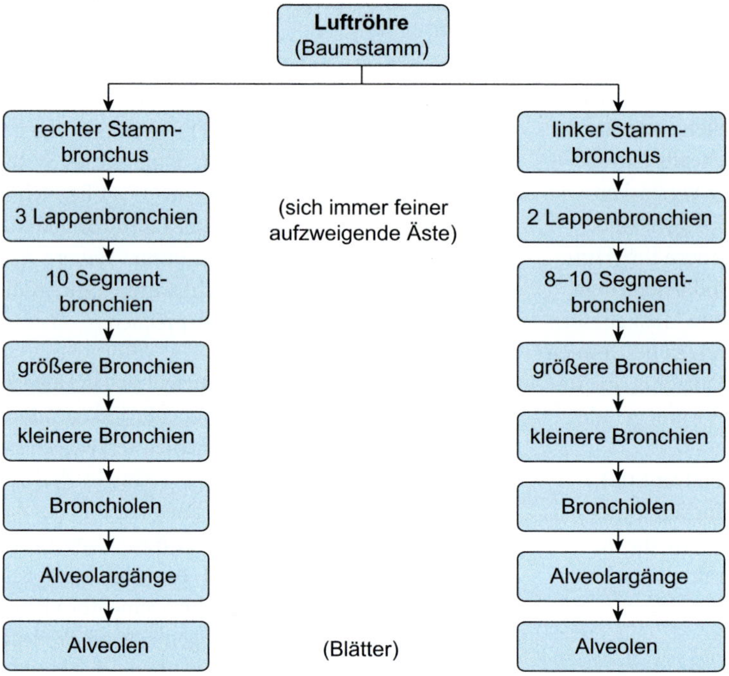

Schema 17.1 Bronchialbaum [L143]

spiratorischem Flimmerepithel ausgestattet. Die Alveolen dagegen bestehen nur noch aus einer Schicht Epithelzellen, deren Lumen durch den Zug von elastischen Fasern aufrechterhalten wird, die sich um die Alveolen herum befinden.

Blutversorgung der Bronchien Die Bronchien werden über Gefäße versorgt, die direkt in der *Bronchialwand* verlaufen. Diese springen aus den Zwischenrippenarterien (Aa. intercostales), die ihrerseits aus der Brustaorta stammen.

17.1.6 Lungen

Lage und Bau Die Lungen (Pulmo) liegen in der Brusthöhle und passen sich mit ihrer Form den umliegenden Organen an. Die Lungenspitzen überragen geringfügig die Schlüsselbeine (↑ *Atlas* Abb. 17.13). Nach unten sitzen sie dem Zwerchfell auf, weshalb die Lungenbasis konkav gewölbt ist. In ihrem Außenbereich liegen sie den Rippen an. Die medialen Seiten der Lungen sind konkav eingewölbt und passen sich so den Organen des Mediastinums an, also v. a. dem Herzbeutel und den größeren Gefäßen.

Einteilung der Lunge Die rechte Lunge wird durch zwei tief einschneidende Spalten (Fissuren) in drei Lappen unterteilt (➤ Abb. 17.4, ↑ *Atlas* Abb. 17.14):

- **Oberlappen** (mit 3 Segmenten)
- **Mittellappen** (mit 2 Segmenten)
- **Unterlappen** (mit 5 Segmenten)

Die linke Lunge ist in zwei Lappen unterteilt:

- **Oberlappen** (mit 4–5 Segmenten)
- **Unterlappen** (mit 4–5 Segmenten)

Ober- und Mittellappen befinden sich größtenteils an der Lungenvorderseite, wogegen der Unterlappen den größten Anteil der Rückfläche der Lungen ausmacht (↑ *Atlas* Abb. 17.16).

Einteilung der Lunge

- **Rechte Lunge:** 3 Lappen (10 Segmente)
- **Linke Lunge:** 2 Lappen (8–10 Segmente)

Lungenhilum (Lungenhilus, Lungenwurzel). An der medialen Seite der Lunge befindet sich das Lungenhilum. Hier treten *Bronchien*, *Arterien*, *Venen*, *Lymphgefäße* und *vegetative Nerven* in das Organ ein bzw. aus (↑ *Atlas* Abb. 17.15).

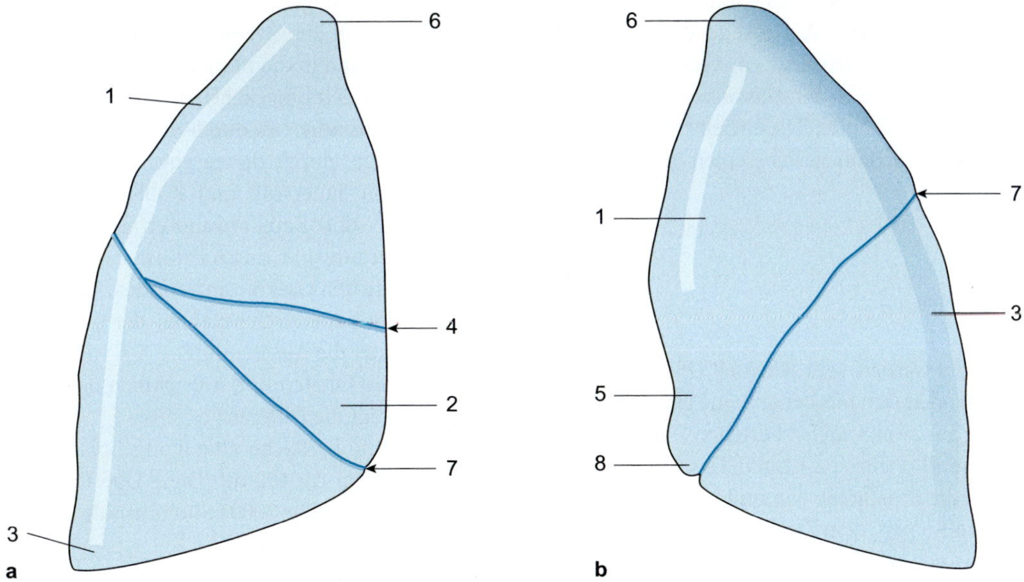

Abb. 17.4 Lungen. a) Rechte Lunge, Ansicht von lateral. b) Linke Lunge, Ansicht von lateral. 1: Oberlappen (Lobus superior), 2: Mittellappen (Lobus medius), 3: Unterlappen (Lobus inferior), 4: Spalte zwischen Ober- und Mittellappen (Fissura horizontalis), 5: herzbedingte Einbuchtung des Vorderrandes der linken Lunge (Incisura cardiaca pulmonis), 6: Lungenspitze (Apex pulmonis), 7: Spalte zwischen Ober- und Unterlappen (Fissura obliqua), 8: Züngelchen am unteren Lungenrand (Lingula pulmonis). [L143]

Luft-Blut-Schranke In der Lunge verzweigen sich die Bronchiolen zu Endbronchiolen, die zum Alveolargang werden, der in die *Lungenbläschen* (Alveolen) mündet (➤ Abb. 17.5, ↑ *Atlas* Abb. 17.17), den *Ort des eigentlichen Gasaustausches.*

Die Alveolen sind von feinen retikulären, kollagenen und elastischen Fasern und von Blutkapillaren umgeben, sodass der Sauerstoff durch das Alveolarendothel, die Basalmembran und das Kapillarendothel (Luft-Blut-Schranke) durchtreten muss (s. u., Gasaustausch in den Alveolen). Die Basalmembran der Kapillaren ist teilweise mit der des Alveolarendothels verschmolzen. Diese Luft-Blut-Schranke hat beim Gesunden eine Dicke von ca. 1 / 1.000 mm.

Lungenläppchen (Lobulus pulmonis, ↑ *Atlas* Abb. 17.18). Die *Funktionseinheit* der Lunge ist das Lungenläppchen. Es hat einen Durchmesser von ca. 1 cm und wird von allen Alveolen gebildet, die aus einer

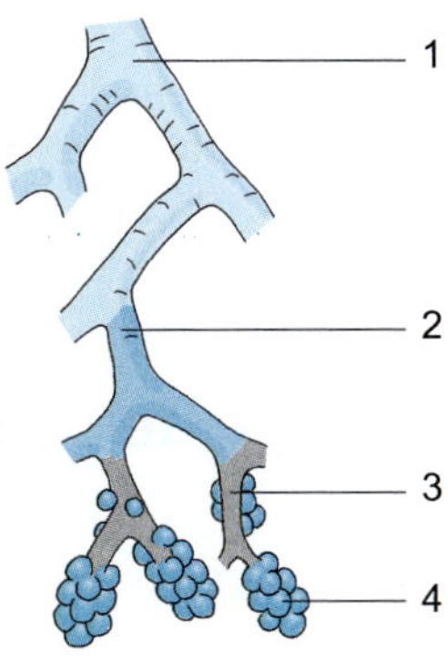

Abb. 17.5 Endaufzweigung einer Bronchiole.
1: Bronchiole (Bronchiolus), 2: Endbronchiole (Bronchiolus respiratorius), 3: Alveolargang (Ductus alveolaris), 4: Lungenbläschen (Alveolen, Alveoli pulmonis). [L190]

Bronchiole hervorgehen. Der Blut- und Lymphabfluss erfolgt an der Außenseite des Läppchens. Zwischen den Alveolen liegt ein verzweigtes Kapillarnetz, von dem aus der Gasaustausch durch die Alveolarwand stattfindet. Die einzelnen Lungenläppchen sind durch Bindegewebssepten gegeneinander abgegrenzt.

17.1.7 Pleura

Die Lungen werden vom Brustfell (Pleura) überzogen. Es handelt sich hierbei um eine glatt, glänzende Haut, die aus *zwei Anteilen* bestehen:

- **Rippenfell** (Pleura parietalis). Das Rippenfell kleidet die Brusthöhle von innen her aus und ist mit den Rippen, dem Zwerchfell und der Mediastinalwand verhaftet.
- **Lungenfell** (Pleura visceralis, Pleura pulmonalis). Das Lungenfell liegt direkt den Lungen auf und ist mit ihnen verwachsen.

Am Lungenhilum befindet sich die Umschlagstelle von Lungen- und Rippenfell.

Das Brustfell besteht aus einschichtigem Epithelgewebe und aus etwas Bindegewebe, mit dem es mit den Organen bzw. der Mediastinalwand verwachsen ist. Zwischen seinen beiden Blättern (Lungen- bzw. Rippenfell) befindet sich ein schmaler, mit Flüssigkeit gefüllter Spalt, der das reibungslose Gleiten der beiden Blätter bei der Atembewegung ermöglicht. Wird Luft in diesen Spalt eingebracht, kommt es zum teilweisen oder vollständigen Lungenkollaps (Pneumothorax ➤ Kap. 17.5.21).

17.2 Physiologie der Atmung

17.2.1 Gasaustausch

Unter Gasaustausch versteht man den Übertritt von Sauerstoff aus der Luft ins Blut und die Abgabe von Kohlendioxid aus dem Blut in die Luft. Dieser Gasaustausch findet durch die Wand der **Alveolen** statt, die von einem dichten Kapillarnetz umgeben sind (s. o. Luft-Blut-Schranke). Er wird als **äußere Atmung** bezeichnet.

Der Sauerstoff gelangt mit der Atemluft durch die Atemwege in die Alveolen und diffundiert durch die Alveolarwand in die Blutkapillaren. Das Kohlendioxid nimmt den umgekehrten Weg: von den Blutkapillaren diffundiert es durch die Alveolarwand in die Atemwege, durch die es abgeatmet wird. Der Übertritt von Sauerstoff und Kohlendioxid durch die Alveolar- und Kapillarwand erfolgt *passiv*, also ohne Energieaufwand, durch Diffusion aufgrund der unterschiedlichen Gaskonzentrationen.

Durch die Sauerstoffentnahme der Luft in den Lungen besitzt die Ausatemluft ca. 5 % weniger Sauerstoff als die Einatemluft, hinsichtlich des Kohlendioxids beträgt die Differenz ca. 4 %.

Die Gesamtoberfläche aller Lungenbläschen zusammen beträgt ca. 100 m^2. Diese Oberfläche wird pro Tag von ungefähr 7000 l Blut umspült.

Surfactant (Antiatelektasefaktor). Die Lungenbläschen, die bei der Einatmung einen Durchmesser von ca. 0,4 mm haben, verringern diesen bei der Ausatmung auf ca. 0,2 mm. Der Innendruck der Lungenbläschen würde ohne Surfactant stark zunehmen und die Funktion (Luftzufuhr und Austausch von Gasen) behindern. Der Sufactant ist eine oberflächenaktive Substanz (Phospholipidmoleküle) auf der Alveolaroberfläche und auf den Endbronchien. Beim Neugeborenen erleichtert der Surfactant die erste Entfaltung der noch vollständig kollabierten Alveolen.

Compliance (Lungendehnbarkeit). Der Surfactant und die Anzahl der elastischen Fasern um die Alveolen herum sind die wichtigsten Größen für das Ausmaß der Lungendehnbarkeit. Eine erniedrigte pulmonale Compliance liegt bei restriktiven Ventilationsstörungen (Lungenfibrosen, Pleuraschwarten) vor, eine erhöhte v. a. beim Lungenemphysem.

17.2.2 Gastransport

Der aufgenommene *Sauerstoff* wird in den Lungen zu 98 % an das *Hämoglobin* der Erythrozyten gebunden und so im Blut zu seinem Bestimmungsort transportiert. Die restlichen 2 % kommen als O_2 im Plasma gelöst vor. Die Abgabe des Sauerstoffs an das Gewebe erfolgt durch Diffusion, aufgrund des

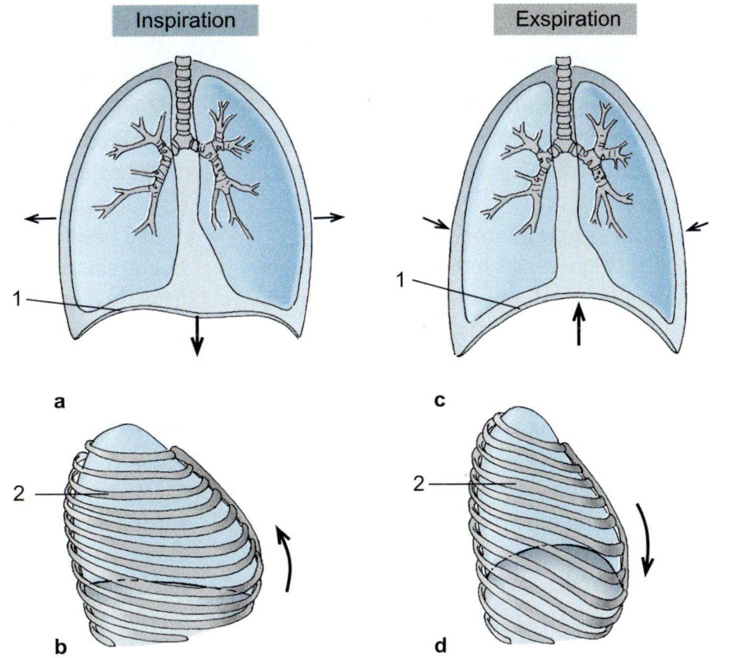

Abb. 17.6 Darstellung der Atembewegung. a) Zur Einatmung kontrahiert sich das Zwerchfell, das heißt, es bewegt sich nach unten, wodurch das Volumen des Brustkorbes vergrößert wird. b) Gleichzeitig werden die Rippen durch die Zwischenrippenmuskulatur angehoben, was zu einer weiteren Vergrößerung des Volumens des Brustkorbes führt. c) Beim Ausatmen entspannt sich das Zwerchfell und die Zwerchfellkuppel wird angehoben. d) Gleichzeitig senken sich die Rippen ab, sodass das Volumen des Brustkorbs wieder abnimmt. 1: Zwerchfell (Diaphragma), 2: Rippe (Costa). [L190]

Konzentrationsgefälles zwischen dem sauerstoffreichen Blut und dem sauerstoffarmen Gewebe.

Kohlendioxid wird zu 80 % als *Hydrogencarbonat* (Bikarbonat, HCO_3) im Plasma und zum kleineren Teil gebunden an die Erythrozyten transportiert. Der Rest wird entweder als CO_2 ebenfalls an die roten Blutkörperchen gebunden oder kommt frei im Plasma vor.

17.2.3 Atembewegung

Die Brusthöhle besitzt eine starke Wand, die von Rippen, Brustbein, Wirbelsäule und Muskulatur gebildet wird. Die untere Begrenzung stellt das Zwerchfell dar. Die Atembewegung vergrößert bzw. verkleinert die Ausdehnung der Brusthöhle. Man unterscheidet die Einatmung (Inspiration) von der Ausatmung (Exspiration) (➤ Abb. 17.6, ↑ *Atlas* Abb. 17.19).

Bei der *Einatmung* werden durch Kontraktion der Zwischenrippenmuskulatur die *Rippen angehoben* und dadurch das Volumen der Brusthöhle vergrößert (Brustatmung). Gleichzeitig kontrahiert sich das *Zwerchfell,* das dabei nach *unten* bewegt wird und seinerseits ebenfalls das Volumen des Brustkorbes vergrößert (Bauchatmung, ↑ *Atlas* Abb. 17.22). Als Folge dieser Volumenzunahme der Brusthöhle entsteht ein Unterdruck in den Lungen, durch den Luft in die Lunge strömt.

Bei Atemnot kann der Patient darüber hinaus noch die *Atemhilfsmuskulatur* einsetzen.

Dieser Vorgang beruht auf der gleichen Wirkungsweise wie ein Blasebalg: Wird er geöffnet, vergrößert er sein Volumen und es entsteht ein Unterdruck, durch den Luft hineinströmt (Inspiration). Wird er jedoch zusammengedrückt, entsteht ein Überdruck, der für den Ausstrom sorgt (Exspiration).

Zur Einatmung genutzte Muskeln

- **M. sternocleidomastoideus** (Kopfdrehermuskel). Er hebt das Brust- und Schlüsselbein in Richtung Kopf an.
- **Mm. scaleni anterior, medius et posterior** (Treppenmuskeln). Sie heben die Rippen an.
- **M. serratus posterior superior et inferior** (hinterer oberer und unterer Sägemuskel). Fixiert die unteren vier Rippen für die Zwerchfellkontraktion.
- **M. pectoralis major et minor** (großer und kleiner Brustmuskel). Bei festgestellten Armen,

17

z. B. auf dem Tisch, kann der Brustkorb angehoben werden.

Zur Ausatmung genutzte Muskeln

- **Bauchmuskulatur** (M. rectus abdominis, M. transversus abdominis, M. obliquus internus et externus)
- **M. erector spinae** (Wirbelsäulenaufrichtermuskel), M. quadratus lumborum (viereckiger Lendenmuskel), M. serratus posterior inferior (hinterer unterer Sägemuskel)

Bei Atemnot, z. B. bei Asthma bronchiale, kann die Atemhilfsmuskulatur eingesetzt werden, indem der Oberkörper etwas nach vorne gebeugt wird und die Arme auf dem Tisch aufgestützt werden oder im Sitzen die Arme auf den Oberschenkeln abgestützt werden.

17.2.4 Steuerung der Atembewegung

Die Atemtätigkeit muss mit Atemtiefe und Atemfrequenz der jeweiligen Stoffwechsellage optimal angepasst werden. Dazu erfolgt eine Steuerung vom *verlängerten Mark* (Medulla oblongata) aus. Das hier liegende *Atemzentrum* besteht aus zwei getrennten Bereichen: einem Ein- und einem Ausatmungszentrum.

Das Atemzentrum erhält auf dreierlei Wegen Meldungen, um die Atemtätigkeit zu steuern.

Nervale Steuerung Sie geht von den sensiblen Ästen des N. vagus in den *Lungenalveolen* aus. Der *N. vagus* meldet den jeweiligen Dehnungszustand an das Atemzentrum. Eine zunehmende Dehnung der Lungen bewirkt eine Hemmung der Einatmung (Hering-Breuer-Reflex).Umgekehrt führt eine Verkleinerung der Lungen zu einer reflektorischen Verstärkung der Einatmung. Außerdem spielen bei der Feineinstellung der Atembewegung noch Dehnungsrezeptoren der Zwischenrippenmuskeln eine Rolle.

Chemische Steuerung

- **Periphere arterielle Chemorezeptoren.** Diese Chemorezeptoren sitzen im Aortenbogen und an der Teilungsstelle der A. carotis. Sie melden ein Absinken des Sauerstoffgehalts (Hypoxie), bzw. einen Anstieg des Kohlendioxidgehalts im Blut. Von den Chemorezeptoren des Aortenbogens ziehen Depressornerven zum Atemzentrum; von den Chemorezeptoren der Karotis führen Sinusnerven zum Atemzentrum.
- **Zentrale Chemorezeptoren.** Die zentralen Chemorezeptoren sitzen im verlängerten Mark, in der Nähe des Atemzentrums, registrieren hier Veränderungen in der Zusammensetzung des Liquors und beeinflussen reflektorisch die Atmung.

Das Atemzentrum seinerseits gibt über den *Zwerchfellnerv (N. phrenicus)* den Befehl zur Kontraktion ans Zwerchfell und über die Zwischenrippennerven (Nn. intercostales) an die Zwischenrippenmuskulatur.

Atemantrieb Ein *gesunder* Organismus regelt seine Atemtätigkeit im Wesentlichen über einen *CO_2-Anstieg* im Blut, das heißt, der Atemantrieb rührt daher, dass man CO_2 abatmen will – und nicht daher, weil man O_2 aufnehmen möchte!

Ist jedoch die CO_2-Konzentration im Blut ständig erhöht (z. B. durch eine schwere Lungenerkrankung), so erfolgt der Atemantrieb über Sauerstoffmangel. Erhalten diese Patienten konzentrierten Sauerstoff zum Einatmen (z. B. über Nasensonde), so fällt bei ihnen in sehr seltenen Fällen der Atemantrieb aus und es kommt zum *Atemstillstand.*

17.2.5 Wichtige Atemgrößen

Der gesunde Erwachsene atmet pro Minute ca. 12- bis 18 mal ein und aus. Sind es weniger als 12 Atemzüge, bezeichnet man das als Bradypnoe, sind es mehr als 18 als Tachypnoe.

Mit jeder Einatmung strömen ca. 500 ml Luft in den Atemtrakt. Von diesen 500 ml gelangen jedoch nur zwei Drittel in die Alveolen und nehmen am Gasaustausch teil. Das restliche Drittel verbleibt in den Atemwegen, dem sog. *Totraum.*

Die im Folgenden angegebenen Größen sind nur als ungefähre Werte zu betrachten. Sie hängen entscheidend vom Geschlecht, dem Alter und der Lebensweise ab und sind deshalb beträchtlichen Schwankungen unterworfen.

Atemzugvolumen (Atemvolumen, Respirationsluft). Unter dem Atemzugvolumen versteht man die Luftmenge, die *pro Atemzug in Ruhe* eingeatmet wird. Beim Erwachsenen beträgt sie ca. *500 ml.*

Inspiratorisches Reservevolumen (Komplementärluft). Die Luftmenge, die man nach einer normalen Einatmung noch maximal *zusätzlich* einatmen kann, bezeichnet man als inspiratorisches Reservevolumen. Es beträgt ungefähr 2,5 Liter.

Exspiratorisches Reservevolumen (Reserveluft). Die Luftmenge, die man nach einer normalen Ausatmung noch maximal ausatmen kann, wird als exspiratorisches Reservevolumen bezeichnet. Es beträgt ungefähr 1,8 Liter.

Residualluft (Restluft). Auch nach der tiefsten Ausatmung bleibt noch Luft in der Lunge und den Atemwegen zurück. Sie wird als Residualluft bezeichnet. Sie kann nicht direkt, sondern nur indirekt gemessen werden. Diese Restluft beträgt ca. 1,2 Liter.

Vitalkapazität (maximales Atemzugvolumen). Unter Vitalkapazität versteht man das Volumen Luft, das nach *tiefster Einatmung vollständig ausgeatmet* werden kann. Die Vitalkapazität beträgt ungefähr 4,5 Liter. Sie hängt jedoch stark vom Alter, vom Geschlecht und von der Körpergröße ab. So können sich Werte von 2,3–8 Liter durchaus noch im Normbereich bewegen.

Sportler und Sänger können eine beachtliche Vitalkapazität erreichen.

- **Totalkapazität.** Die Totalkapazität besteht aus Vitalkapazität plus Residualluft. Sie beträgt ungefähr 6 Liter.
- **Atemminutenvolumen.** Das Volumen des normalen Atemzugs, ca. 500 ml, wird mit der Anzahl der Atemzüge pro Minute (12–16) multipliziert.

Beispiel. 500 ml Atemzugvolumen × 15 Atemzüge / min = 7,5 Liter. Das Atemminutenvolumen beträgt in diesem Fall 7,5 Liter.

Vitalkapazität (maximales Atemzugvolumen) bezeichnet die Luftmenge, die nach tiefster Einatmung *maximal ausgeatmet* werden kann.

17.2.6 Schwere Atemstörungen

Bei bestimmten Krankheitsbildern ist der Atemtypus in charakteristischer Weise verändert (↑ *Atlas* Abb. 17.23).

Orthopnoe Unter Orthopnoe versteht man eine Luftnot, die in horizontaler Lage auftritt und durch *Aufrichten* des Oberkörpers *verbessert* wird. Sie tritt typischerweise infolge einer Linksherzinsuffizienz auf.

Cheyne-Stokes-Atmung Sie ist Folge einer *schweren Schädigung des Atemzentrums*, z. B. durch ausgeprägte Herzinsuffizienz, Hirnarteriosklerose, Enzephalitis oder durch Vergiftungen (z. B. Morphin). Es kommt zu langen Atempausen, nach denen die Atmung erst in ganz kleinen, dann größer werdenden Atemzügen einsetzt, bis sie sich zu ganz tiefen angestrengten Atemzügen steigert. Die Ursache liegt im Atemzentrum, das nur noch auf verstärkte Reize anspricht: während des Atemstillstandes steigt der CO_2-Gehalt des Blutes an, wodurch die Atmung ausgelöst wird. Sinkt der CO_2-Gehalt wieder ab, hört die Atmung auf.

Biot-Atmung (intermittierende Atmung). Bei der Biot-Atmung handelt es sich um kräftige, gleichmäßige Atemzüge, die von plötzlichen Atempausen unterbrochen werden. Das Atemzentrum reagiert nur noch auf O_2-Mangel. Sobald der Mangel ausgeglichen ist, setzt die Atmung wieder aus. Dieser Atemtyp kommt vor bei *Verletzungen des Atemzentrums* und bei *intrakranieller Druckerhöhung* durch Hirnödem, Hirnblutung oder Meningoenzephalitis.

Kussmaul-Atmung Bei der Kussmaul-Atmung kommt es zu regelmäßigen, besonders tiefen Atemzügen. Dieser Atemtyp entwickelt sich durch eine Reizung des Atemzentrums, durch Azidose (Übersäuerung, Senkung des pH-Wertes unter 7,38 bzw. Steigerung der Wasserstoffionenkonzentration im Blut). Sie tritt v. a. im *Coma diabeticum* auf und stellt den Versuch des Körpers dar, die aufgetretene Azidose durch eine vertiefte Atmung abzubauen.

Schnappatmung Es handelt sich um ein durch Sauerstoffmangel des Atemzentrums bedingtes krampfhaftes „Nach-Luft-Schnappen", das v. a. in der *Sterbephase* (Agonie) als sog. agonale Atmung auftritt oder nach Herz-Kreislauf-Stillstand.

Schlafapnoesyndrom (SAS) Es handelt sich um nächtliche Atemstillstände von mehr als 10 Sekunden. Betroffen sind v. a. Männer zwischen dem 40. – 60. Lebensjahr, und zwar laute und unregelmäßige Schnarcher. Alkohol wirkt begünstigend. Es können auch HNO-Erkrankungen wie Tonsillenhyperplasie, Nasenseptumdeviation, Nasenpolypen, Makroglossie (Zungenvergrößerung, z. B. bei Schilddrüsenunterfunktion, Akromegalie u. a.) und Einnahme von Beruhigungsmitteln eine Rolle spielen. Übrigens berichten meist die *Partnerinnen* der Betroffenen über das laute Schnarchen und die Atemstillstände! Folge von SAS können ein chronischer Sauerstoffmangel und bedrohliche Herzrhythmusstörungen sein. Die Betroffenen klagen tagsüber oft über Müdigkeit und Kopfschmerzen. Durch die sympathikotone Weckreaktionen kann es zur nächtlichen Blutdruckerhöhung kommen.

Inverse Atmung (umgekehrte Atmung, Schaukelatmung). Bei dieser Atemstörung kommt es während der versuchten (unzureichenden) Einatmung zu einer paradoxen Brustkorbbewegung: Während der Einatmung senkt sich der Brustkorb maximal ab und das Abdomen wölbt sich vor. Bei der versuchten Ausatmung vergrößert sich der Brustkorb. Die Betroffenen sind zyanotisch (rötlich-bläulich) verfärbt. Die inverse Atmung wird verursacht durch eine Blockade oder Verlegung der oberen Atemwege infolge eines Fremdkörpers, einer entzündlichen Schleimhautschwellung oder durch einen Kehlkopfkrampf.

Paradoxe Atmung Zur paradoxen Atmung kommt es infolge von Rippenserienbrüchen und beim Pneumothorax. Man findet bei der betroffenen Brustkorbseite bei der Einatmung eine Verkleinerung und bei der Ausatmung ein Größerwerden.

17.3 Körperliche Untersuchung

17.3.1 Anamnese

In der Anamnese werden die wichtigsten Symptome für Atemwegserkrankungen erfragt: z. B. Husten, Auswurf, Atemnot, ob häufig Bronchitiden auftreten und ob geraucht wird.

17.3.2 Inspektion

Zuerst wird die *Thoraxform* des Patienten betrachtet. Gewisse Asymmetrien und Unregelmäßigkeiten des Thorax kommen auch beim Gesunden vor. So kann z. B. bei Rechtshändern der rechte Brustmuskel stärker ausgeprägt sein, was eine scheinbare Vorwölbung der rechten Thoraxseite vorspiegelt. Thoraxvorwölbungen können auch nach Rippenbrüchen, bei Herzvergrößerungen, evtl. auch durch Tumoren, v. a. aber durch Skoliosen oder Kyphoskoliosen (Wirbelsäulenverkrümmungen) bestehen.

Zu den häufigsten Abweichungen von der normalen Thoraxform gehört der *Fassthorax,* wie er beim *Lungenemphysem* auftritt. Ein Querschnitt durch einen Fassthorax ergibt fast einen Kreis. Damit steht diese Brusthöhle gewissermaßen dauernd in einer Einatmungsstellung. Die Trichter- und die Hühnerbrust (↑ *Atlas* Abb. 17.21) treten familiär gehäuft auf, können aber in seltenen Fällen rachitisch bedingt sein.

Beobachtung der Atmung Möglichst ohne Wissen des Patienten beobachtet der Untersucher die Atmung des Patienten und beurteilt diese hinsichtlich ihrer Frequenz, Tiefe und Regelmäßigkeit. Wird eine Thoraxseite bei der Atmung nachgeschleppt, muss man v. a. Pneumonie, Pneumothorax, Pleuraerguss, Pleuritis und Pleuraschwarte in Betracht ziehen.

Zyanose Als Zyanose bezeichnet man jede violette bis bläuliche Verfärbung der Haut und Schleimhaut infolge einer Abnahme der Sauerstoffsättigung des Blutes. Je mehr Sauerstoff dem Blut entzogen wird, desto dunkler (blau) sind die Haut- und Schleimhautverfärbungen und desto schwerwiegender ist die Erkrankung. Man unterscheidet zwischen zentraler und peripherer Zyanose.

- Bei einer **zentralen Zyanose** ist das gesamte zirkulierende Blut untersättigt und bläulich verfärbt. Eine zentrale Zyanose tritt bei Lungenerkrankungen (eingeschränkte Sauerstoffaufnahme) oder bei bestimmten Herzfehlern auf.
- Eine **periphere Zyanose** zeigt sich dagegen dort, wo der Blutfluss naturgemäß verlangsamt ist, also an den Finger- und Zehen(nägeln) – daher

der Name „periphere" Zyanose. Sie hat ihre Ursache in einer erhöhten Sauerstoffausschöpfung im Gewebe. Sie tritt bei Kälte auf oder bei Herzerkrankungen, die mit einer zusätzlichen Verlangsamung des Blutflusses einhergehen, z. B. bei der Herzinsuffizienz oder beim Schock.

Auswurf (Sputum, Expektoration). Erfragen Sie die Menge, Konsistenz sowie Farbe und Geruch des Sputums, um wichtige Rückschlüsse auf die zugrunde liegende Ursache ziehen zu können.

- Ist der Auswurf **glasig** und **weißlich-schleimig**, handelt es sich um einen Reizzustand oder um eine virale Besiedlung des Atemtraktes.
- Verfärbt sich das Sputum **gelblich**, sind vermehrt Fresszellen enthalten. Gelbliches Sputum tritt infolge von bakteriellen Besiedlungen auf.
- Bei **grünlichen** Beimengungen sind Zersetzungsprodukte im Sputum vorhanden, auch hier sind Bakterien die Ursache.
- **Bräunliche** Beimengungen weisen darauf hin, dass sich geronnenes Blut im Sputum befindet.
- **Rötliche** Bestandteile verweisen auf frisches Blut. Dieses Blut kann sich durch Zerreißen von kleinen Schleimhautgefäßen angesammelt haben oder es kann infolge einer Krebserkrankung auftreten.
- **Schwärzliche** Beimengungen weisen auf abgestorbenes Gewebe hin, wie es infolge eines Lungeninfarkts abgehustet werden kann.
- Wird sehr **viel Sputum** abgehustet, können Bronchiektasen (➤ Kap. 17.5.9) vorliegen. Die Sputummenge kann aber auch bei heftigen Atemweginfekten zunehmen.
- Bei einem **fad-süßlichen Geruch** kann eine bakteriell-entzündliche Erkrankung bestehen, ein übelriechend-fauliger Geruch tritt bei Gewebszerfall typischerweise infolge eines Bronchialkrebs auf.
- **Blut im Sputum** kann sich als bräunliche Verfärbungen zeigen, wenn das Blut geronnen ist. Frisches, ungeronnenes Blut dagegen tritt als rötliche Beimengung auf. Das Blut kann aus dem Rachen, den Bronchien oder der Lunge stammen. Ursache können ein Bronchialkarzinom, Lungenstauungen infolge einer Linksherzinsuffizienz, Lungenembolie, Lungeninfarkt, Infektionen der Atemwege wie Bronchitis oder Pneumonien und Blutgerinnungsstörungen sein.

!

Blut im Sputum muss immer sorgfältig abgeklärt werden!

17.3.3 Perkussion

Über der gesunden Lunge findet man einen *sonoren Perkussionsschall*, das heißt, der Klopfschall ist *laut, anhaltend und tief.* Beim Emphysematiker dagegen ist er hypersonor, also ungewöhnlich laut, sehr lang anhaltend und mit übergroßer Amplitude. Bei Pleuraschwarten und Pneumonien kommt es zum Schenkelschall bzw. zur Dämpfung, einem hohen, leisen Klopfschall. Dämpfung tritt über luftleeren Geweben auf, wie man sie z. B. durch Perkussion des Oberschenkels erzeugen kann. Über Lungenkavernen (wie über gasgeblähten Darmschlingen oder der luftgefüllten Magenkuppel) kommt es zum tympanitischen Klopfschall, der wegen seiner Lautstärke auch als „Trommelschall" bezeichnet wird (➤ Tab. 17.1).

Bei der Perkussion geht man seitenvergleichend vor. Es muss berücksichtigt werden, dass der Perkussionsschall von der Lautstärke her nur interpretierbar ist, wenn er von Gewebe reflektiert wird, welches nicht tiefer als 5 cm liegt. Deshalb können tieferliegende, pathologische Prozesse damit nicht erfasst werden. Auch kann ein normaler sonorer

Tab. 17.1 Perkussion

Perkussionsschall	Klangqualität	zu hören
Sonorer Klopfschall	Laut, anhaltend, tief	Über der gesunden Lunge
Hypersonorer Klopfschall	Ungewöhnlich laut, sehr lang anhaltend	Beim Emphysematiker
Tympanitischer Klopfschall	Lauter „Trommelschall"	Über der Magenkuppel, gasgeblähten Darmteilen und über Lungenkavernen
Schenkelschall	Leise, hoch	Über luftleerem Gewebe (Pneumonie, Pleuraschwarte)

17

Klopfschall durch Muskulatur- oder durch Fettüberlagerungen gedämpft werden.

Zwerchfellstand Ermitteln Sie bei der Perkussion den Zwerchfellstand. Der Patient soll dabei ruhig und flach atmen. Legen Sie dazu Ihren Zeigefinger (Plessimeterfinger) auf die vermutete Zwerchfellgrenze auf. Perkutieren Sie schrittweise abwärts. Ermitteln Sie den Zwerchfellstand, indem Sie feststellen, wo der sonore Klopfschall der Lunge in die Dämpfung übergeht, die durch das feste Gewebe unterhalb des Zwerchfells verursacht wird. Beachten Sie, dass das Zwerchfell rechts etwas höher steht als links.

Das Zwerchfell tritt bei luftüberfüllten Lungen nach *unten*. Dies ist der Fall bei *Asthma bronchiale, Lungenemphysem* und *Spannungspneumothorax*.

Kommt es bei einer Lungenvergrößerung zu einem Zwerchfelltiefstand, so wird die Leber nach unten gedrückt. Wird in einem solchen Fall *nur* der *untere* Leberrand ermittelt, so kann das zur Fehldiagnose „Lebervergrößerung" führen.

Das Zwerchfell steht auffallend *hoch* bei Erkrankungen der Lungen, wie *Pneumonie, Atelektasen* und *Pleuritis*. Die Ursache eines Zwerchfellhochstandes kann aber auch außerhalb der Lunge liegen, z. B. in Meteorismus, Lebervergrößerung durch Zirrhose, Tumoren oder Abszesse, außerdem in intraabdominellen raumfordernden Prozessen, wie Schwangerschaft, Aszites, Tumoren, Milzvergrößerungen oder in einem übermäßigen Gasgehalt des Magens.

Zwerchfellverschieblichkeit Fordern Sie den Patienten auf, maximal ein- und auszuatmen. Die atmungsabhängige, größtmögliche Verschieblichkeit des Zwerchfells beträgt normalerweise *5–6 cm*. Beim Emphysematiker z. B. kann sie auf 1–2 cm eingeschränkt sein.

17.3.4 Auskultation

Legen Sie das Stethoskop so auf den Brustkorb auf, dass der Membranteil guten Kontakt mit der Haut hat. Vergleichen Sie nun symmetrische Lungenabschnitte. Gehen Sie dabei von oben nach unten vor. Fordern Sie Ihren Patienten auf, mit geöffnetem Mund und etwas tiefer als normal ein- und auszuatmen. Lassen Sie diese verstärkte Atemtechnik aber nicht öfter als 8–10 Atemzüge lang durchführen, damit es nicht zu einer Hyperventilation kommt und es Ihrem Patienten schwindelig wird.

Achten Sie bei der Auskultation auf die *normalen Atemgeräusche* und etwaige *krankhafte Nebengeräusche* (s. u.).

Es gibt normale **Atemgeräusche** und **krankhafte Nebengeräusche.**

Lungenauskultationsphänomene

Normale Atemgeräusche:
- **Bläschenatmen** (Vesikuläratmen)
- **Röhrenatmen** (Bronchial- und Trachealatmen)

Krankhafte Nebengeräusche:
- **Kontinuierliche Nebengeräusche,** früher: trockene Rasselgeräusche (Pfeifen und Brummen). Während der Ein- und Ausatmung zu hören.
- **Diskontinuierliche Nebengeräusche,** früher: feuchte Rasselgeräusche (grobes und feines Rasseln). Nur während der Einatmung zu hören.

Atemgeräusche können hervorgerufen werden durch:
1. Luftverwirbelungen (Turbulenzen) innerhalb der Bronchien
2. Schwingungen (Vibrationen) der Bronchialwand
3. Explosionsartige Verschiebungen an Grenzflächen (wie es z. B. beim Hineinblasen von Luft in eine verbeulte Plastikflasche vorkommt)
4. Durchtritt von Luft durch Flüssigkeit (z. B. beim Lungenödem)

Normale Atemgeräusche

Bläschenatmen (Vesikuläratmen). Über *gesundem Lungengewebe* ist *vesikuläres Atmen* zu hören. Es kommt durch Turbulenzen zustande, die in den Lappen- und Segmentbronchien entstehen. Es handelt sich um ein leises, tiefes, hauchartiges Geräusch. Das ursprüngliche Turbulenzgeräusch enthält ein Spektrum von tiefen bis hohen Tönen. Beim Durchgang durch Gewebe werden die hohen Frequenzen stärker gedämpft, sodass als hörbarer Anteil die tiefen Töne bleiben. Wichtigstes Kennzeichen des Vesikuläratmens ist sein Verhalten bei der Ein- und Ausatmung: Es ist während der *gesamten Einatmungsphase* zu hören, aber *nur* im *ersten Abschnitt* der *Ausatmungsphase.*

Bläschenatmen (Vesikuläratmen) ist während der *gesamten Einatmung,* aber *nur* im *ersten Abschnitt* der *Ausatmung* zu hören.

Röhrenatmen (Bronchial- und Trachealatmen) ist über den großen Röhren, also über den großen *Bronchien* (Bronchialatmen) und über der *Luftröhre* (Trachealatmen) zu hören. Es tritt bei der Auskultation typischerweise im Bereich des oberen Brustbeins und zwischen den Schulterblättern auf. Röhrenatmen ist lauter und besitzt höhere Frequenzanteile als das Bläschenatmen. Es ist während der *gesamten Ein-* und *Ausatmungsphase* zu hören.

Dass Röhrenatmen länger und deutlicher wahrnehmbar ist, hat seine Ursache darin, dass der „Frequenz-Filter" Lungengewebe fehlt, da die großen Röhren nahe an der Brustwand liegen und so das Atemgeräusch ohne Dämpfung übertragen werden kann. Erkrankt die Lunge, so verliert sie ihre Filtereigenschaft. In diesem Fall ist über dem erkrankten Lungenabschnitt kein Bläschen-, sondern Röhrenatmen zu hören. Dies ist z. B. bei Pneumonien, Lungenfibrosen und Atelektasen im Oberlappen der Fall.

Röhrenatmen ist während der *gesamten Ein-* und *Ausatmungsphase* über der Luftröhre und den großen Bronchien zu hören.

Krankhafte Nebengeräusche

Bei den krankhaften Nebengeräuschen unterscheidet man:

- **Kontinuierliche Nebengeräusche:** Pfeifen (hohes Geräusch) und Brummen (tiefes Geräusch) (alte Bezeichnung: *trockene Rasselgeräusche,* Giemen, Pfeifen, Brummen)
- **Diskontinuierliche Nebengeräusche:** grobes und feines Rasseln (alte Bezeichnung: *feuchte Rasselgeräusche).*

Kontinuierliche Nebengeräusche sind typischerweise in der *Ein- und Ausatmungsphase* als *Pfeifen* oder *Brummen* zu hören. Sie werden durch eine Verengung der Atemwege hervorgerufen. Liegt in den Bronchien eine Stenose durch Sekretmassen, Schleimhautschwellung, Spasmen oder einen Tumor vor, so kommt es durch den nun schnelleren Luftstrom (Lumen verengt) zu einem Unterdruck im entsprechenden Bronchialabschnitt. Dadurch kollabieren die Bronchialwände und verschließen die betreffenden Bronchien kurzzeitig. Allerdings springen sie sofort wieder auf, wenn die Strömungsgeschwindigkeit der Luft auf null zurückgeht, da dann auch der Unterdruck auf null fällt. Dieser Vorgang wiederholt sich ständig und ruft das kontinuierliche Nebengeräusch hervor.

Kontinuierliche Nebengeräusche treten v. a. bei den folgenden Erkrankungen auf: bei *Asthma bronchiale,* bei *Bronchitis* (hier allerdings manchmal auch diskontinuierliche Nebengeräusche), bei *Raucherbronchitis* und bei stenosierenden *Bronchialwandtumoren,* die die Bronchialwege verlegen.

Kontinuierliche Nebengeräusche (Pfeifen und Brummen) sind typischerweise bei der Ein- **und** Ausatmung zu hören.

Stridor Stridor zählt zu den kontinuierlichen Nebengeräuschen. Es handelt sich dabei um ein einklängig *pfeifendes Atemgeräusch,* das am Mund zu hören ist. Es kommt durch eine *Verengung* oder *Verlegung* der *Luftwege* zustande. Ein Stridor kann während der Ein- oder der Ausatmung auftreten.

- **Inspiratorischer Stridor** deutet auf eine Erkrankung *außerhalb* des Brustkorbes hin, z. B. auf eine Schilddrüsenvergrößerung („Säbelscheidentrachea") oder auf eine Kehlkopferkrankung wie Pseudokrupp, Laryngospasmus oder Stimmbandlähmung.
- **Exspiratorischer Stridor** weist auf eine Erkrankung *innerhalb* des Brustkorbes hin, z. B. auf Asthma bronchiale, Fremdkörper oder ein Bronchialkarzinom.

Diskontinuierliche Nebengeräusche sind nur während der *Einatmungsphase* zu hören. Es handelt sich um Rasselgeräusche, die sich aus „Lautgemischen" kurzer Geräusche zusammensetzen. Die alte Bezeichnung feuchte Rasselgeräusche wird heute nicht mehr verwendet, weil Rasselgeräusche nicht ausschließlich bei Erkrankungen auftreten, bei denen es zu einer Sekretvermehrung gekommen ist. So sind sie z. B. auch bei einer Lungenfibrose zu hören.

Außerdem wurden die feuchten Rasselgeräusche noch in klingende und nicht-klingende Rasselgeräusche unterteilt. Der Vollständigkeit halber werden diese Geräuschphänomene nachstehend kurz beschrieben.

- **Klingende** (feinblasige) **Rasselgeräusche** sind hell und hoch. Sie klingen „ohrnah", sind also besonders deutlich zu hören. Sie treten bei einer Infiltration der Lunge (Pneumonie) auf, da hier die Dämpfung durch das Lungengewebe fehlt, sodass die Schallleitung von den Bronchien zum Stethoskop verbessert wird.
- **Nicht-klingende** (grobblasige) **Rasselgeräusche** werden durch lufthaltiges normales Lungengewebe gedämpft. Sie klingen tiefer und ohrferner. Sie können bei Bronchitis auftreten.

Man unterscheidet außerdem feines und grobes Rasseln:

- **Feines Rasseln** hört sich an, wie das Reiben von einigen Haaren in Ohrnähe zwischen den Fingern. Es handelt sich bei diesem Geräuschphänomen um ein leises Geräusch, das aus einem Gemisch von kurzen Geräuschen besteht, die v. a. höhere Frequenzen enthalten.
- **Grobes Rasseln** wird gerne mit dem Rascheln von zerknülltem Papier oder mit dem blubbernden Geräusch verglichen, das beim Durchtritt von Luft durch Wasser entsteht. Dieses Geräuschphänomen tritt beim Lungenödem auf.

Man nimmt als Ursache der diskontinuierlichen Nebengeräusche ein plötzliches Öffnen der Luftwege an. Dabei kommt es während der Einatmungsphase durch den erhöhten Druck zu einem plötzlichen Öffnen der während der Ausatmung vorzeitig geschlossenen Atemwege.

Zu einem explosionsartigen Öffnen kollabierter Lungenareale kommt es auch beim tiefen Durchatmen nach längerem Liegen. Deshalb ist in diesem Fall auch beim Gesunden einige Atemzüge lang ein spätinspiratorisches, diskontinuierliches, feines Rasseln zu hören. Dies hat keinen Krankheitswert. Dieses Geräusch tritt typischerweise auch bei Bettlägerigen auf, da hier durch eine oberflächliche Atmung die basalen Lungenabschnitte nicht ausreichend belüftet werden.

Treten Rasselgeräusche in der *frühen* Phase der Einatmung auf, so ist dies ein Hinweis auf *Bronchitis* oder auf Bronchiektasen, die mit einer Bronchitis einhergehen. Treten die Rasselgeräusche dagegen erst in der *späten* Phase der Einatmung auf, so weist dies auf *Pneumonie*, Lungenödem, Lungenfibrose oder *Linksherzinsuffizienz* mit Rückstauung hin. Die Ursache liegt darin, dass die Luft zuerst durch die Bronchien strömt und dann in die Alveolen.

> **Diskontinuierliche Nebengeräusche** (feines und grobes Rasseln), die in der *frühen* Einatmungsphase auftreten, weisen auf *chronische Bronchitis* oder auf *Bronchiektasen* hin.
> Treten Rasselgeräusche dagegen erst in der *späten* Einatmungsphase auf, so kann es sich um eine *Pneumonie*, ein *Lungenödem*, eine *Linksherzinsuffizienz* oder um eine *Lungenfibrose* handeln.

Vermindertes Atemgeräusch Zu einem verminderten Atemgeräusch kommt es, wenn das Lungengewebe nur vermindert belüftet wird oder wenn es von der Thoraxwand abgedrängt wurde. Dies kann bei *Lungenemphysem*, bei *Pleuraschwarten* und beim *Pleuraerguss* der Fall sein. Beim Emphysematiker ist das abgeschwächte Atemgeräusch typischerweise beidseitig wahrnehmbar. Ist die Verminderung nur einseitig zu hören, so kann es sich um eine *Pleuraschwarte*, um einen *Pneumothorax* oder um einen *Bronchusverschluss* handeln. Bei *Atelektasen* kann das Atemgeräusch über dem betroffenen Bereich völlig verschwinden.

Beachten Sie bitte, dass auch bei Überlagerung von erheblichen Fett- oder Muskelmassen das Atemgeräusch vermindert sein kann.

Pleurareiben Beim Gesunden bewegen sich die beiden Pleurablätter dank des Gleitspalts geschmeidig und geräuschlos gegeneinander. Liegt eine *trockene Brustfellentzündung* (➤ Kap. 17.5.20) vor, reiben die Pleurablätter bei jeder Atembewegung aneinander, wodurch Geräusche ähnlich dem Knarren von Leder (Gehen in neuen Lederschuhen) entstehen. Diese Geräusche sind meist laut. Allerdings sind sie nur auf einen kleinen Bereich der Brustwand beschränkt, und zwar typischerweise auf den Bezirk, der vom Patienten als *schmerzhaft* bei der Atmung angegeben wird. Der Patient muss während der Auskultation aufgefordert werden, trotz der Schmerzen tief zu atmen, da bei zu flacher Atmung das Geräusch oft nicht wahrgenommen werden kann.

Kommt es im Verlauf der Brustfellentzündung zur Ergussbildung, so verschwindet das Pleurareiben. Manchmal kann es allerdings sein, dass es weiterhin oberhalb des Ergusses in einem streifenförmigen Bezirk gehört werden kann.

Pleurareiben wird meist in der Ein- und Ausatmungsphase wahrgenommen. Manchmal ist es aber auf die Einatmungsphase beschränkt. Gerade wenn Pleurareiben nur diskret ausgebildet und auf die Einatmungsphase beschränkt ist, kann es leicht mit Rasselgeräuschen verwechselt werden (➤ Tab. 17.2).

17.3.5 Prüfung des Stimmfremitus

Als Stimmfremitus bezeichnet man die tastbaren Schwingungen der Brusthöhle beim Sprechen mit tiefer Stimme. Diese Untersuchung kann v. a. bei *Männern* gut durchgeführt werden. Bei Frauen und Kindern kann diese Prüfung nicht durchgeführt werden, wenn die Stimmlage so hoch ist, dass die Eigenschwingung des Thorax nicht ausreicht.

Zur Durchführung (↑ *Atlas* Abb. 17.24) wird der Patient aufgefordert, mehrmals die Zahl 99 so tief wie möglich zu sprechen. Dabei legt der Untersucher seine Hände auf den Brustkorb des Patienten. Die Schwingungen kann man besonders gut fühlen, wenn man die Fingergrundgelenke der Handflächen auf die

Tab. 17.2 Atemgeräusche

	Normales Atemgeräusch		Krankhaftes Nebengeräusch	
	Bläschenatmen (Vesikuläratmen)	Röhrenatmen (Bronchial- und Trachealatmen)	Kontinuierliche Nebengeräusche	Diskontinuierliche Nebengeräusche
Beschreibung			Pfeifen und Brummen (alte Bezeichnung: trockene Rasselgeräusche)	Feines und grobes Rasseln (alte Bezeichnung: feuchte Rasselgeräusche)
Zu hören (Lokalisation)	Über den gesunden Lungen	Über der Trachea, im Bereich des oberen Brustbeins, zwischen den Schulterblättern	Bei Einengung der Atemwege durch zähe Sekretmassen, Spasmus, Schleimhautschwellung, Tumor	Beim plötzlichen Öffnen der Luftwege, die bei der Ausatmung vorzeitig geschlossen wurden. Früher: „Entfaltungsknistern" der Alveolen
Geräusche wahrnehmbar	Während der gesamten Inspiration; während der Exspiration nur in 1. Abschnitt	Während der Ein- und der *gesamten* Ausatmungsphase	Während der Ein- und Ausatmungsphase	In der Einatmungsphase
Geräuschphänome	Leiser, tiefer, hauchartig	Lauter und höher	Pfeifen und Brummen	**Feines Rasseln:** Reiben von Haaren. **Grobes Rasseln:** Rascheln von Papier; blubbernder Durchtritt von Luft durch Wasser
Ursache	Lungengewebe filtert die hohen Frequenzanteile heraus. **Abgeschwächt bei:** *Asthma*, Emphysem, Tumor	über Lunge zu hören bei *Pneumonie* (Fibrosen, bei Pleuraerguss am Rand des Ergusses)	*Asthma bronchiale*, chronische (Raucher-) und akute Bronchitis, Bronchialwandtumoren, bei denen es zu einer Einengung der Atemwege kommt	**Frühinspiratorisch:** akute und chronische Bronchitis und Bronchiektasen **Spätinspiratorisch:** beim Gesunden nach längerem Liegen, Pneumonie, Lungenödem, Fibrosen und Linksherzinsuffizienz mit Rückstauung

Zwischenrippenräume legt. An den Fingergrundgelenken ist der Vibrationssinn besonders gut ausgeprägt. Mit jeweiligem neuem Sprechen des Patienten können verschiedene Partien des Thorax hinten und vorne abgetastet werden. Wichtig ist auch hier der Seitenvergleich.

- **Verstärkter Stimmfremitus:** Pneumonie, bindegewebig verhärtete Lunge
- **Abgeschwächter Stimmfremitus:** Pleuraerguss, Pneumothorax, Pleuraschwarte, Verlegung eines Bronchus durch ein Karzinom, wenn der nachgeschaltete Lungenabschnitt nicht mehr mit Luft gefüllt ist (Atelektase).

Die Tastbefunde stehen relativ zueinander. So ist es oft schwierig zu entscheiden, ob nun die linke Seite abgeschwächt oder die rechte Seite verstärkt ist. Zu beachten ist noch, dass im Allgemeinen auf der rechten Thoraxseite und den höheren Abschnitten der Fremitus etwas verstärkt ist.

17.4 Ergänzende Untersuchungen

Röntgen Das Röntgen nimmt noch immer bei Lungen- und Brustfellerkrankungen eine *überragende* diagnostische Stellung ein (↑ *Atlas* Abb. 17.27). Sie wird evtl. durch die Computertomografie ergänzt. Seltener wird eine Bronchografie durchgeführt (s. u.).

Blutgasanalyse Im arteriellen Blut wird der Gehalt an Atmungsgasen ermittelt. Blutgasanalysen werden v. a. zur Kontrolle von Beatmungspatienten durchgeführt.

Spirometrie (Atemmessung) Mit einem Spirometer (➤ Kap. 32.2.4) können verschiedene Atemgrößen gemessen und aufgezeichnet werden, wie z. B. die Vitalkapazität. Damit kann zwar keine krankheitsspezifische Diagnose gestellt werden, aber es werden Auskünfte über eventuelle Leistungseinschränkungen der Lunge gewonnen.

Bronchoskopie Bei der Bronchoskopie wird mittels eines Bronchoskops das Bronchialsystem von innen betrachtet, ggf. kann gleich eine Gewebeprobe entnommen werden. Ein Bronchoskop ist ein dünnes Rohr (starres Bronchoskop) oder ein Schlauch (flexibles Bronchoskop), die mit einem optischen System, einer Lichtquelle und meist mit Kanälen zum Einführen von benötigten Instrumenten, z. B. Biopsiezange, ausgestattet sind. Diese Methode wird v. a. bei Verdacht auf Bronchialkarzinom durchgeführt und zur Fremdkörperentfernung (↑ *Atlas* Abb. 17.26).

Bronchografie In den Bronchialbaum wird mittels eines Katheters oder eines Bronchoskops ein Kontrastmittel in den zu untersuchenden Bereich eingebracht, auffolgend wird geröntgt.

Angiografie Nach Injektion eines Kontrastmittels erfolgt eine röntgenologische Darstellung der Gefäße (Arterien, Venen, Lymphgefäße). Diese Methode wird angewandt, um eine Lungenembolie nachzuweisen. Außerdem wird sie vor bestimmten chirurgischen Eingriffen (Embolusentfernung) durchgeführt.

Szintigramm Eine radioaktiv markierte Substanz, die vorübergehend in Arteriolen und Kapillaren der Lungenstrombahn Mikroembolien setzt, wird intravenös injiziert. Ist ein Lungenteil minderbelüftet, z. B. durch ein Karzinom, kommt es hier zum Aktivitätsausfall.

Computertomografie (CT) Bei der Computertomografie handelt es sich um ein Röntgen-Schichtaufnahme-Verfahren, (↑ *Atlas* Abb. 18.5). Die gemessenen Daten erlauben die Darstellung der Dichteverteilung von Gewebe. Die Dichteunterschiede können beliebig kontrastreich dargestellt werden. Raumfordernde Prozesse wie Tumoren oder Zysten können mit diesem Verfahren gut nachgewiesen werden.

17.5 Erkrankungen der Atemwege und Lungen

Die Übersicht (➤ Tab. 17.3) gibt die diagnosesichernden Klopfschall- und Auskultationsbefunde der wichtigsten Atemwegs- und Lungenerkrankungen wieder.

Tab. 17.3 Übersicht über wichtige Atemwegserkrankungen

Krankheit	Veränderung	Klopfschall	Auskultationsbefund
Akute Bronchitis	Einengung der Atemwege durch Schleimhautschwellung und Sekret	Sonor	Röhrenatmen. Kontinuierliche und diskontinuierliche Nebengeräusche (Pfeifen, Brummen, Rasseln) je nach Sekretbeschaffenheit und Sekretmenge
Chronische Bronchitis, Raucherbronchitis	Einengung der Atemwege durch zähe Sekretmassen	Sonor	Meist kontinuierliche Nebengeräusche wie Pfeifen und Brummen in der frühen Ein- und während der gesamten Ausatmungsphase oder evtl. diskontinuierliche Geräusche nur während der Einatmung (je nach Sekretmenge und -beschaffenheit)
Asthma bronchiale	Einengung der Atemwege durch Schleimhautschwellung, Sekretmassen und Bronchialspasmus	Hypersonor	Kontinuierliche Nebengeräusche wie Pfeifen und Brummen bei der Ein- und/oder Ausatmung, je nach Schwere des Krankheitsbildes
Lungenemphysem	Lungenüberblähung. Die überreichliche Luft dämpft die Atemgeräusche	Hypersonor	Leises Atemgeräusch! Nebengeräusche können fehlen oder es können Zeichen einer Bronchitis bestehen
Pneumonie	Lungengewebe durch Exsudat verdichtet (Lungenverdichtung)	Dämpfung	Bronchialatmen (verschärftes Atemgeräusch!) evtl. mit einem feinen, ohrnahen Rasseln. (Bei gleichzeitiger Pleuritis auch Pleurareiben)
Bronchiektasen (gehen oft mit Bronchitis einher)	Aussackungen der Bronchialwände	Sonor	Während der frühen Einatmung grobes Rasseln, während der Ausatmung kontinuierliche Geräusche
Cor pulmonale, Asthma cardiale, Linksherzinsuffizienz mit Rückstau in die Lunge	Lungeninterstitium ist blutüberfüllt	Dämpfung oder Verkürzung	Bläschenatmen, manchmal mit verlängerter Ausatmungsphase und spätinspiratorischem Rasseln über der Lungenbasis, evtl. Pfeifen
Lungenödem	Übertritt von Flüssigkeit in die Alveolen	Gedämpft	Anfangs evtl. nur feines Rasseln bei der Ein- und Ausatmung. Später grobes Rasseln (brodelndes Atemgeräusch) bis hin zum „Todesröcheln"

17.5.1 Rhinitis

Beim Schnupfen (Rhinitis) kommt es zu einer katarrhalischen *Entzündung der Nasenschleimhaut*, wobei diese anschwillt und vermehrt Schleim und ein seröses Exsudat (Rhinorrhö), also eine entzündungsbedingte „Ausschwitzung" von Blutplasma bildet.

Einteilung Schnupfen kann durch verschiedene Faktoren bedingt sein und akut oder chronisch verlaufen. Es werden folgende Schnupfenarten unterschieden:

- **Rhinitis acuta** (akuter Schnupfen). Erreger sind *Schnupfenviren* (Rhinoviren). Bisher sind über 110 verschiedene Typen bekannt geworden, die sich untereinander so stark unterscheiden, dass die Infektion mit dem einen Schnupfenvirus keine Immunität gegen andere Schnupfenviren hinterlässt. Deshalb kann man mehrmals hintereinander an Schnupfen erkranken. Kommt es anschließend an den Virenbefall noch zu einer sekundären Bakterienbesiedlung, so führt dies zu einem eitrigen Schnupfen. Die Übertragung erfolgt durch Tröpfcheninfektion oder durch direkten Kontakt (z. B. Händeschütteln).Es ist zu beachten, dass ein Schnupfen jedoch auch das erste Symptom einer anderen beginnenden (meldepflichtigen!) Infektionskrankheit sein kann, z. B. Poliomyelitis, Masern oder Keuchhusten.
- **Rhinitis chronica** (chronischer Schnupfen). Die chronische Entzündung der Nasenschleimhaut kann bei *Abwehrschwäche* auftreten. Es müssen jedoch auch schädigende chemische oder

physikalische Reize und Nasenfremdkörper in Betracht gezogen werden. Es kann zur trockenen Nasenschleimhautentzündung (Rhinitis sicca) mit Ekzem- und Borkenbildung an der Schleimhaut des Naseneingangs und der Innenfläche der Nasenflügel kommen.

- **Rhinitis allergica** (allergischer Schnupfen). Der *allergische* Schnupfen ist eine IgE-vermittelte Entzündung der Nasenschleimhaut. Man unterscheidet den saisonalen, den v. a. durch Blütenpollen verursachten, vom nicht-saisonal auftretenden allergischen Schnupfen, der z. B. durch Hausstaubmilben, Haustierepithelien, aber auch durch Arbeitsplatzallergene wie Mehlstäube hervorgerufen werden kann.
- **Rhinitis medicamentosa** (medikamentöser Schnupfen) wird durch die häufige Anwendung von *abschwellenden Nasentropfen* ausgelöst.

Symptome Die Symptome des Schnupfens dürften jedem bekannt sein: Niesen, vermehrtes Nasensekret und Behinderung der Nasenatmung. Der allergische Schnupfen geht oft mit einer Augenbindehautentzündung einher.

Diagnostik Es wird eine Inspektion von Nase und Rachen durchgeführt. Es müssen andere Infektionskrankheiten, v. a. die meldepflichtigen, ausgeschlossen werden.

Komplikationen Durch an der Rachenwand herablaufendes, erregerhaltiges Sekret kann es zur Rachen- und Kehlkopfentzündung kommen. Vor allem bei abwehrgeschwächten Menschen, bei Säuglingen, älteren Menschen und unter einer immunsuppressiven Therapie, kann es zur *sekundären bakteriellen Besiedelung* des Areals kommen.

Therapie Gerade bei einem beginnenden akuten Schnupfen haben sich ansteigende Fußbäder, Wechselfußbäder, Ganzkörperwaschungen, Trockenbürstungen und Anwendung von Rotlicht bewährt. Ist die Nasenatmung stark behindert, können evtl. abschwellende Nasentropfen verabreicht werden. Sie dürfen jedoch nur vorsichtig und kurzfristig eingesetzt werden, da sie gefäßzusammenziehend wirken und so zur Austrocknung der Nasenschleimhaut führen können. Die Folge der Austrocknung ist ein Weitstellen der Gefäße, um eine vermehrte Durchblutung der Schleimhaut zu erreichen, was wiederum zur Behinderung der Nasenatmung führen kann (medikamentöser Schnupfen).

Prognose Ein akuter Schnupfen heilt im Allgemeinen nach 1 Woche aus.

17.5.2 Sinusitis

Bei der Sinusitis (Nasennebenhöhlenentzündung) kommt es zur *akuten* oder *chronischen Entzündung* der Schleimhaut der *Nasennebenhöhlen.* Beim Erwachsenen sind v. a. die Kieferhöhlen betroffen, bei Kindern die Siebbeinzellen.

Ursachen Als Erreger kommen *Viren,* Bakterien (z. B. Strepto-, Staphylo-, Pneumokokken) und selten auch Pilze in Betracht. Der Sinusitis geht häufig eine Rhinitis oder eine Erkrankung des Kiefers (z. B. Eiteransammlung unter einem abgestorbenen Zahn) voraus.

Pathogenese Eine Entzündung der Nebenhöhlen entwickelt sich typischerweise in der *Folge* eines *Schnupfens.* Hierbei werden durch die Anschwellung der Nasenschleimhaut die Ausführungsgänge der Nebenhöhlen verlegt. Die Luft in den Nebenhöhlen wird resorbiert, wodurch ein schmerzhafter Unterdruck in der betroffenen Nebenhöhle entsteht. Der Unterdruck reizt die Schleimhaut, die mit Anschwellung, Ödembildung und Sekretion reagiert. Gerade die Sekretbildung bietet nun Bakterien den besten Nährboden. Durch den gestörten Sekretabfluss entsteht nun ein Überdruck, der zu pochenden Kopfschmerzen führt.

Symptome Das wichtigste Symptom ist der *Kopfschmerz.*

- **Kieferhöhlenentzündung.** Es kommt zu Schmerzen über der betroffenen Kieferhöhle. Der Austrittspunkt des Unteraugenhöhlennervs (N. infraorbitalis) ist druckschmerzhaft.
- **Siebbeinzellenentzündung.** Der Kopfschmerz tritt v. a. hinter den Augen auf. Er kann in die Stirn ausstrahlen.
- **Stirnhöhlenentzündung.** Es kommt zu einem starken Stirnkopfschmerz. Die Stirnhöhle ist druck- und klopfempfindlich.

- **Keilbeinhöhlenentzündung.** Der Schmerz tritt in der Kopfmitte auf, er kann in den Hinterkopf ausstrahlen.

Diagnostik Untersucht man die Nasenschleimhaut mit einem *Rhinoskop* (Nasenspiegel), so findet man sie geschwollen und gerötet. Im mittleren Nasengang sitzt typischerweise ein dickliches, gelbliches Sekret. Ein Röntgenbild zeigt durch die Schleimhautschwellung und das Sekret eine Verschattung der betroffenen Nebenhöhle. Weitere Untersuchungsmöglichkeiten sind Diaphanoskopie (Durchleuchtung mit einer Lichtquelle), Ultraschalldiagnostik, Probepunktion und Sinuskopie (endoskopische Untersuchung).

Differenzialdiagnose Es müssen Kopfschmerzen anderen Ursprungs ausgeschlossen werden, z. B. Migräne, Hirntumore, Augenerkrankungen und Meningitis.

Komplikation Nebenhöhlenentzündungen treten oft zusammen mit einer chronischen Bronchitis auf. Gerade bei der akuten Sinusitis ist ein *Übergreifen* auf die *Hirnhäute,* den *Knochen* (Osteomyelitis) oder die *Augenhöhle* (Lidödem) möglich. Geht die Entzündung auf die venösen Blutleiter (Hirnsinus) über, so kann es zur Sinusthrombose kommen.

Therapie Es muss geprüft werden, ob eine Antibiotikagabe notwendig ist, was v. a. bei der akuten Sinusitis der Fall sein kann. Bei der chronischen Sinusitis ist eine Ernährungsumstellung anzuraten, bewährt haben sich hier Fasten, Rohkost und die Mayr-Kur. An Heilpflanzen kommen v. a. die Kegelblume und Kamillenblüten in Betracht. Gut bewährt haben sich Senfmehlpackungen über den Nasennebenhöhlen. Aber Vorsicht, die Augen müssen gut abgedeckt werden! An hydrotherapeutischen Maßnahmen sind ansteigende Fußbäder und Kamillendampfbäder anzuraten.

Liegen zähe Sekrete vor, so kann der Wirkstoff Myrtol eingesetzt werden, um das Sekret zu verflüssigen, damit es besser ausgeschieden werden kann. Dies gilt für den gesamten Atemtrakt, also auch die Bronchitis. Da Myrtol aber nicht nur die Sekrete des Atmungs- sondern auch des Verdauungstraktes verdünnt, sollte ihr Einsatz auf das unmittelbar notwendige beschränkt werden, da es zu Verdauungsstörungen kommen kann.

Besteht eine mangelhafte Luftdurchlässigkeit der Nase durch Verkrümmung der Nasenscheidewand oder durch Schleimhautwucherungen, müssen operative Maßnahmen erwogen werden.

17.5.3 Pharyngitis

Die Pharyngitis (Rachenentzündung) ist eine meist durch *Viren,* selten durch Bakterien, verursachte *Entzündung* der *Rachenschleimhaut.*

Pathogenese Der Rachen kann sich primär oder sekundär entzünden. Bei letzterem spielen v. a. absteigende Infektionen („Schleimstraßen") aus der Nase und den Nebenhöhlen eine wichtige Rolle.

Symptome Halsschmerzen, Schluckbeschwerden, Kratzen und Trockenheitsgefühl im Hals, evtl. Fieber und Lymphknotenschwellungen.

Diagnostik Die Inspektion ergibt eine Rötung, evtl. auch eine Eiteransammlung der Rachenhinterwand.

Differenzialdiagnose Rhinitis, Sinusitis, Angina, Tonsillitis.

Therapie Wie bei Angina (➤ Kap. 8.2.1) beschrieben.

17.5.4 Laryngitis

Die Laryngitis (Kehlkopfentzündung) ist eine akut oder chronisch verlaufende *Entzündung* der *Kehlkopfschleimhaut.* Sie kann sich durch eine katarrhalische auf- oder absteigende Entzündung entwickeln oder auch durch stimmliche Überbeanspruchung, Nikotinmissbrauch, Staub oder trockene Luft hervorgerufen werden.

Ursachen Neben den vorstehend geschilderten Ursachen spielen *Viren* und *Bakterien* eine Rolle. Bei den Bakterien werden v. a. beta-hämolysierende Streptokokken, aber auch Staphylo- und Pneumokokken sowie Haemophilus influenzae gefunden.

Symptome Das wichtigste Symptom ist die *Heiserkeit,* die bis zur *Stimmlosigkeit* (Aphonie) reichen kann. Es kann zu einem *Kitzel-* bzw. *Reizhusten* und zu *Trockenheitsgefühl* kommen. Schmerzen im Kehlkopf treten nur selten auf.

Diagnostik Die Diagnose kann durch Kehlkopfspiegelung (Laryngoskopie ↑ *Atlas* Abb. 17.25) gestellt werden.

Differenzialdiagnose Stimmbandkrebs und Lähmung des Kehlkopfnervs (Rekurrensparese) durch einen Bronchialkrebs müssen differenzialdiagnostisch abgeklärt werden.

!

Bei **chronischer Heiserkeit** muss auch an *Kehlkopfkrebs* gedacht werden.

17

Therapie Schädliche Reize wie Rauchen, trockene Luft, Staub und zu viel Sprechen müssen vermieden werden. Bewährt haben sich Inhalationen und Halswickel.

Pseudokrupp

Es handelt sich um eine meist *viral* bedingte Kehlkopfentzündung, von der Kinder im Alter von *1–5 Jahren* betroffen sind. Es spielen jedoch auch Entzündungen, Allergien und Kehlkopfkrämpfe eine Rolle. Die eigentliche Ursache ist noch nicht geklärt, jedoch scheinen Umweltverschmutzung und die Tatsache, dass beide Eltern Raucher sind, krankheitsmitverursachend zu sein.

Symptome Häufig beginnt es mit Erkältungssymptomen, die mit einem bellenden Husten und Heiserkeit einhergehen. Nachts tritt *plötzliche* (evtl. lebensbedrohliche) *Atemnot mit Erstickungsangst,* Stridor, Zyanose und einem trockenen, bellenden Husten auf. Dieser hört sich wie der Krupp-Husten bei Kehlkopfdiphtherie an und wird deshalb als Pseudokrupp-Husten bezeichnet. Oft wiederholen sich die Anfälle in der nächsten Nacht. Rezidive sind häufig.

Therapie Da Erstickungsgefahr besteht, muss sofort der *Notarzt* verständigt werden. Bis zum Eintreffen soll das Kind möglichst feuchte, kalte Luft einatmen; Eltern und Kind müssen beruhigt werden, damit sich der Kehlkopfkrampf nicht noch mehr verstärkt. Der Notarzt setzt häufig Adrenalin-Aerosol bzw. Kortison ein.

!

Bei **Pseudokrupp** mit lebensbedrohlicher Atemnot sofort den **Notarzt** verständigen!

Epiglottitis

Die Epiglottitis (Laryngitis supraglottica) ist eine meist akut lebensbedrohlich einsetzende, *bakteriell* bedingte Entzündung des Kehldeckels (Epiglottis) und des umgebenden Kehlkopfgewebes. Betroffen sind v. a. ungeimpfte *Kinder von 2–8 Jahren.* Durch die hohe Durchimpfung mit Hib (Haemophilus influenzae Serotyp b) tritt die Erkrankung heutzutage bei Kindern nahezu nicht mehr auf, allerdings erkranken heute vermehrt Erwachsenen daran. Ursache war in erster Linie das Bakterium Haemophilus influenzae, heute spielen als Erreger vermehrt Streptococcus pneumoniae, Beta-hämolysierende Streptokokken und Staphylococcus aureus eine Rolle.

Symptome Meist entwickeln sich (hohes) Fieber und *starke Schluckschmerzen,* danach treten vermehrter Speichelfluss, eine kloßige Sprache und ein inspiratorischer Stridor auf. Infolge einer heftigsten Anschwellung des Kehldeckels kommt es bei Kindern innerhalb weniger Stunden zu ausgeprägter, *evtl. lebensbedrohlicher Atemnot.* Bei Erwachsenen tritt die lebensbedrohliche Atemnot wegen des größeren Durchmessers der Atemwege wesentlich seltener auf, sie zeigt sich erst nach etwa 24 Stunden.

Therapie Bei Verdacht auf Epiglottitis darf keine Racheninspektion durchgeführt werden, da dies zum vollständigen Verschluss der Atemwege führen könnte. Bereits bei Verdacht auf Epiglottitis muss eine Klinikeinweisung erfolgen. Dies gilt auch für Erwachsen, die noch keine ausgeprägten Symptome zeigen, damit sie entsprechend überwacht werden können.

17.5.5 Akute Bronchitis

Bei der akuten Bronchitis kommt es – meist aufgrund einer Besiedlung mit *Viren* – zu einer Entzündung der Schleimhaut der Bronchien. Nur gelegentlich sind Bakterien oder Pilze die Ursache.

Eine akute Bronchitis heilt meist von allein aus. Allerdings kann die Krankheit bei Abwehrgeschwächten oder bei einer bereits vorliegenden Herzerkrankung einen schweren Verlauf nehmen, insbesondere stellt das Auftreten einer Lungenentzündung (Bronchopneumonie) eine schwere Komplikation dar.

Eine akute Bronchitis gehört allerdings auch zum Krankheitsbild von manchen meldepflichtigen Infektionskrankheiten, z. B. zu Masern oder Keuchhusten. In diesen Fällen besteht Behandlungsverbot für den Heilpraktiker.

Ursachen In ungefähr 50 % der Fälle sind *Rhinoviren* die Ursache. Bei den übrigen wird die Erkrankung ausgelöst durch folgende Erreger: Adenoviren, Influenzaviren, Parainfluenzaviren, RS-Viren, Coxsackieviren, ECHO-Viren und selten durch Beta-hämolisierende Streptokokken, Staphylokokken, Pneumokokken, Haemophilus influenzae oder Pilze. Zusätzlich spielen *Allergene, Nikotin, schädliche Gase, Chlor, Schwefeldioxid, Ozon, Staub* und *Fremdkörper* eine Rolle. Zudem kann sich eine Bronchitis infolge einer Herzerkrankung als sog. *Stauungsbronchitis* entwickeln. Immer wiederkehrende Bronchitiden können aber auch im Rahmen einer *chronischen Sinusitis,* von *Bronchiektasen,* von *Allergien* und von *chronisch vereiterten Mandeln* auftreten.

Pathogenese Die Krankheit kann sich primär entwickeln, oder sie kann aus einer absteigenden Pharyngitis oder Laryngitis entstehen. Die Erkrankung tritt bevorzugt in den Wintermonaten auf.

Symptome Es kommt zu *Fieber,* meist mit Abgeschlagenheit, Krankheitsgefühl, Kopf-, Muskel- und Gliederschmerzen, des Weiteren zu *Schmerzen hinter* dem *Brustbein* und *Husten* mit eher spärlichem, zähem Auswurf. Oft bestehen zusätzlich die Beschwerden einer Rhinitis, Sinusitis und / oder Laryngitis.

Auswurf Der Auswurf ist typischerweise zunächst *weißlich-schleimig,* wird durch den Gehalt an Granulozyten und Eosinophilen *später gelblich.* Kommt es zur sekundären Bakterienbesiedlung wird der Auswurf *grünlich.* Bei der hämorrhagischen Bronchitis kann der Auswurf durch Blutbeimengung auch bräunlich werden.

Diagnostik Bei der Auskultation sind meist *kontinuierliche Nebengeräusche* (trockene Rasselgeräusche) wie Pfeifen und Brummen zu hören; je nach Beschaffenheit und Menge des Schleims können aber auch *diskontinuierliche Nebengeräusche* (Rasseln) auskultierbar sein. Gerade bei Kindern kommt es oft zu einem verstärkten Röhrenatmen durch eine Spastik der Bronchiolen.

Ist die akute Bronchitis durch Viren bedingt, findet man im Blut eine Leukopenie, ist es zur sekundären Bakterienbesiedelung gekommen, eine Leukozytose mit Linksverschiebung und starkem CRP-Anstieg.

Komplikationen Der Verlauf der Erkrankung kann durch *sekundäre Bakterienbesiedlung* kompliziert werden. Fieber besteht bei der akuten Bronchitis meist für 3–5 Tage mit 38–40 °C. Besteht das Fieber länger, muss man davon ausgehen, dass es zur Bronchopneumonie gekommen ist.

Therapie Der Patient muss Bettruhe einhalten. Er muss zum Abhusten angehalten werden! Hustenreizdämpfende Mittel sollen nur bei quälendem Husten zur Nachtzeit eingesetzt werden. Bewährt haben sich Schwitzkuren und Kneipp-Brustwickel.

Der Patient muss bei schweren Verläufen an den Arzt verwiesen werden, da dann geprüft werden muss, ob der Einsatz von Antibiotika angezeigt ist. Dies ist v. a. bei sekundärem Bakterienbefall wichtig und wenn es zur Bronchopneumonie gekommen ist.

17.5.6 Chronische Bronchitis und COPD

Schädigende Reize, v. a. *Zigarettenrauch,* führen zu einer chronischen Entzündung der Bronchialschleimhaut. Nach einer Definition der WHO (Weltgesundheitsorganisation) liegt eine chronische Bronchitis vor, wenn eine Bronchitis mit Husten und Auswurf mindestens ein Vierteljahr lang in wenigstens 2 aufeinanderfolgenden Jahren bestand. Die chronische Bronchitis ist eine der häufigsten Krankheiten überhaupt.

Abgrenzung zu COPD Von der chronischen Bronchitis ist die chronisch-obstruktive Lungenerkrankung (COPD = **c**hronic **o**bstructiv **p**ulmonary **d**isease) abzugrenzen. Damit meint man eine Gruppe von Lungenerkrankungen, die durch die Leitsymptome Husten, Auswurf und Atemnot bei Belastung gekennzeichnet sind. Ursache der COPD können eine chronisch-obstruktive Bronchitis (s. u.) und das Lungenemphysem sein. Im allgemeinen Sprachgebrauch wird COPD oft mit „Raucherlunge" übersetzt.

Ursachen Es sind v. a. *Raucher* gefährdet. Jeder zweite Raucher über 40 Jahren leidet an einer chronischen Bronchitis. Es spielen aber auch *chronische Nebenhöhlenentzündungen, Umweltverschmutzung* und berufsbedingte schädigende *Dämpfe, Gase* und *Stäube* eine Rolle.

Pathogenese Durch schädigende Reize wie vor allem Zigarettenrauch werden die schleimproduzierenden Becherzellen geschädigt und somit die Reinigungsfunktion der Schleimhäute herabgesetzt. Kompensatorisch kommt es zu einer Hyperplasie der schleimproduzierenden Drüsen, sodass ein veränderter, zäher Schleim produziert wird. Dieser kann nur schwer abtransportiert werden und liegt somit auf den Schleimhäuten und bildet einen guten Nährboden für Erreger. Damit kommt es zu immer wiederkehrenden Bronchitiden.

Im weiteren Krankheitsverlauf wird auch die Wand der Bronchiolen geschädigt, sodass sie bei der Ausatmung kollabieren. Dadurch kann nicht richtig ausgeatmet werden, sodass sich ein Lungenemphysem (➤ Kap. 17.5.8) ausbilden kann.

Schweregrade der Erkrankung

1. **Einfache, chronisch nicht-obstruktive Bronchitis, die ausheilen kann.** Es bestehen lediglich Husten und schleimiger Auswurf. Atemnot und Krankheitsgefühl fehlen. Dies wird oft als „Raucherhusten" bezeichnet. Typisch ist das morgendliche Abhusten von Sputum, das bei bakteriellen Infektionen eitrig aussieht.
2. **Chronisch-obstruktive Bronchitis (asthmatoide Bronchitis).** Es entwickelt sich eine zunehmende Belastungsdyspnoe und zu dem Husten mit Auswurf tritt nun noch Atemnot und Krankheitsgefühl hinzu.
   Grundsätzlich kann sich eine chronisch-obstruktive Bronchitis aus einer chronisch nicht-obstruktiven heraus entwickeln. Es kann aber auch sein, dass die Bronchitis von Anfang an obstruktiv verläuft, also ohne vorausgegangene chronische Erkrankung.
3. **Obstruktives Lungenemphysem.** Zu den vorstehend beschriebenen Beschwerden gesellen sich nun noch die Symptome des Lungenemphysems (➤ Kap. 17.5.8).

Symptome Je nach Krankheitsstadium und -schwere bestehen unterschiedlich starke Beschwerden. Charakteristischerweise beginnt die Erkrankung mit dem morgendlichen Raucherhusten. Es handelt sich um einen produktiven, meist weißlich-schleimigen Auswurf. Er ist ein Hinweis darauf, dass die Reinigungsfunktion der Bronchialschleimhaut bereits gestört ist. Im weiteren Verlauf kommt es durch die gestörte Selbstreinigung zu einer infektbedingten Verschlimmerung des Krankheitsbildes. Später können sich schwere Komplikationen wie Lungenemphysem, Bronchialkrebs, Bronchialpneumonie und Cor pulmonale einstellen.

Denken Sie daran, dass aber keinesfalls immer eine chronische Bronchitis vorausgehen muss, bevor sich ein Bronchialkrebs entwickelt, sondern dieser kann sich durchaus auch als primäre Erkrankung einstellen.

!

> Die Diagnose chronische Bronchitis darf nur gestellt werden, wenn ein Bronchialkrebs durch geeignete Untersuchungen ausgeschlossen wurde.
> Beide Krankheiten können die gleiche Ursache und eine ähnliche Symptomatik haben.

Diagnostik Je nach Sekretmenge und -beschaffenheit hört man bei der Auskultation kontinuierliche (trockene Rasselgeräusche) und/oder diskontinuierliche Nebengeräusche (feuchte Rasselgeräusche). Liegt bereits eine asthmatoide Bronchitis vor, so findet man die Ausatemphase verlängert und erschwert.

Im fortgeschrittenen Stadium kann es evtl. zur Lippenzyanose, Trommelschlägelfingern und Uhrglasnägeln (↑ *Atlas* Abb. 5.20) kommen. Um einen Bronchialkrebs auszuschließen, können ein Röntgenbild, eine Bronchoskopie, eine Bronchografie, eine Sputumuntersuchung und Lungenfunktionsprüfungen durchgeführt werden.

Differenzialdiagnose Bronchialkrebs, Asthma bronchiale, Lungenemphysem, Bronchiektasen, Tuberkulose, Mukoviszidose (bei Kindern und Jugendlichen), Linksherzinsuffizienz.

Komplikationen Es kann sich ein *Lungenemphysem* mit einer respiratorischen Insuffizienz (eine ungenügende Leistung der Atemtätigkeit) einstellen. Im Lungenkreislauf kann es zu einem Hochdruck (*pulmonale Hypertonie*) kommen mit Ausbildung eines *Cor pulmonale* und nachfolgender Rechtsherzinsuffizienz (➤ Kap. 5.4). Durch Sekretstau und chronische Infektionen kann sich eine *Bronchopneumonie* bilden.

Therapie Wichtigster Schritt ist, den Patienten zum Nichtrauchen zu motivieren. Bei der Raucherentwöhnung kann der Heilpraktiker unterstützend mitwirken, z. B. indem er Ohrakupunktur mit einer Dauernadelung einsetzt. Außerdem soll ein angepasstes körperliches Training durchgeführt werden.

Weiterhin können pflanzliche Mittel eingesetzt werden: um Schleim zu verdünnen, v. a. der Wirkstoff Myrtol. Eine reizlindernde Wirkung haben Huflattich, Eibisch, Spitzwegerich und Isländisch Moos. Das Abhusten erleichtert die Königskerze und die Primel. Thymian, Efeu und Sonnentau begünstigen nicht nur das Abhusten, sondern haben außerdem eine krampflösende Wirkung.

Es können auch Einreibungen und Inhalationen mit ätherischen Ölen, z. B. Eukalyptusölen, durchgeführt werden. Wie vorstehend bereits angemerkt, dürfen ätherische Öle bei Säuglingen und Kleinkindern nicht direkt im Gesicht und nicht in hoher Konzentration eingesetzt werden. Schulmedizinisch werden langwirksame Anticholinergika (LAMA) und Beta-2-Sympathikomimetika (LABA) angewandt, evtl. kommen auch inhalative Kortikosteroide infrage.

Prognose Besteht der schädigende Reiz (Rauchen!) weiter, so muss mit einer respiratorischen Insuffizienz, Bronchiektasen, Lungenemphysem, Cor pulmonale mit Rechtsherzinsuffizienz und Bronchialkarzinom gerechnet werden.

17.5.7 Asthma bronchiale

Beim Asthma bronchiale (Bronchialasthma) kommt es zu *Anfällen von Atemnot* durch eine *zeitweise* Verengung der Atemwege. Zwischen den Anfällen liegen (solange sich noch keine Komplikationen entwickelt haben) Zeitspannen völliger Beschwerdefreiheit, was eine wichtige Abgrenzung zur chronischen Bronchitis darstellt. Es handelt sich um eine häufige Erkrankung, die bei Kindern und Erwachsenen vorkommen kann.

Pathogenese Auch beim Gesunden kommt es auf einen schädigenden Reiz hin zum Zusammenziehen der Bronchiolen, um die Belastung durch Schadstoffe zu vermindern. Beim Asthmatiker ist diese Aktivität verstärkt (Hyperaktivität des Bronchialsystems). Bei ihm erfolgt diese Reaktion auf einen Reiz überschießend. Zu einer Einengung des Atemweges führt aber nicht nur der Bronchialspasmus, sondern zusätzlich zäher, glasiger Schleim und eine entzündliche Anschwellung der Bronchialschleimhaut. Meist spielen bei Asthma bronchiale auch psychische Faktoren eine Rolle.

Verengung der Atemwege

Bei Asthma bronchiale liegt eine Einengung der Atemwege vor, die durch folgende Faktoren bedingt ist:
- **Bronchialspasmus**
- **Zäh-glasigen Schleim**
- **Anschwellung** der **Bronchialschleimhaut**

Ursachen Es werden nach der auslösenden Ursache verschiedene Asthmaformen unterschieden:
- **Extrinsic-Asthma** (allergisches Asthma). Der Asthmaanfall wird meist durch das Einatmen von *Allergenen* ausgelöst, wie z. B. Blütenpollen, Hausstaub oder Pilzsporen. Er kann sich jedoch auch auf bestimmte Nahrungsmittel oder auf Medikamenteneinnahme hin einstellen. Typischerweise tritt diese Asthmaform bereits im Kindesalter auf. Sowohl die Einzel- als auch die

Familienanamnese ergibt ein gehäuftes Auftreten von Milchschorf, Neurodermitis und Heuschnupfen.
- **Intrinsic-Asthma** (endogenes, nicht-allergisches Asthma). Diese Asthmaform wird durch *Infekte* der Atemwege ausgelöst, also ohne ein bestimmtes Allergen. Diese Erkrankungsform tritt meist erst nach dem 45. Lebensjahr auf. Intrinsic-Asthma kann auch durch Medikamente (Analgetika-Asthma) ausgelöst werden, v. a. durch ASS und NSAR (nicht steroidale Antirheumatika). Diese pseudoallergische Reaktion (PAR) unterscheidet sich von echten Allergien dadurch, dass sie bereits bei der ersten Medikamenteneinnahme auftreten kann, und dass sie nicht IgE vermittelt ist.
- **Extrinsic-mixed-Asthma.** Es handelt sich um eine *Mischform* von Asthma, das durch das Zusammentreffen von Allergenen und Infekten ausgelöst wird.
- **Berufsbedingtes Asthma.** Die Erkrankung wird von chemisch-irritativen, allergisierenden oder toxisch wirkenden Substanzen ausgelöst, wie z. B. Mehlstaub, Rauch, Gase oder Kaltluft.
- **Anstrengungsasthma.** Der Asthmaanfall wird durch vorausgegangene körperliche Anstrengungen verursacht, z. B. durch Rennen. Diese Asthmaform tritt v. a. bei Kindern auf.
- **Psychogenes Asthma.** Der Asthmaanfall wird durch psychische Belastungen ausgelöst, aber es muss hierbei auch eine gewisse krankhafte Disposition des Bronchialsystems vorausgesetzt werden.

Symptome Der Asthmaanfall tritt plötzlich auf. Es kommt vorwiegend *nachts* oder in den *frühen Morgenstunden* zu anfallsartiger Atemnot. Die *Ausatmungsphase* ist deutlich *verlängert* und *erschwert.* Typischerweise sitzt oder steht (Orthopnoe!) der Patient und stützt die Arme auf den Oberschenkel (Kutscherhaltung), um die Atemhilfsmuskulatur (➤ Abschn. 17.2.3) zu aktivieren. Die starke Atemnot kann von *quälenden Hustenanfällen* begleitet werden, wobei aber nur geringe Mengen eines zähen, glasigen Sputums entleert werden. Der Anfall dauert Minuten bis Stunden. Er wird meist durch heftiges Husten und die Expektoration eines dicken, zähen Schleims beendet, dem das Gefühl der Erleichterung und die Befreiung von der Atemnot folgt.

Status asthmaticus Ein sehr *schwerer* und / oder *sehr lang anhaltender Anfall* wird als Status asthmaticus bezeichnet. Es handelt sich um einen lebensbedrohlichen Zustand.

Diagnostik Die Ausatmung ist deutlich verlängert. Es sind auskultatorisch kontinuierliche Nebengeräusche (Pfeifen und Brummen) zu hören. Allerdings kann es bei einem schweren Asthmaanfall durch eine völlige Lungenüberblähung auch zu einem extrem leisen Atemgeräusch („silent lung“) kommen! Außerdem findet man einen Zwerchfelltiefstand, einen hypersonoren Kopfschall und eine Tachykardie.

Differenzialdiagnose Chronisch-obstruktive Bronchitis, akutes Linksherzversagen, Lungenembolie, Pneumothorax, Obstruktionen durch Fremdkörper, Tumoren oder Kehlkopfanomalien.

Komplikationen Status asthmaticus, respiratorische Insuffizienz, Lungenemphysem mit Cor pulmonale und Rechtsherzinsuffizienz.

Therapie Asthma bronchiale ist eine potenziell lebensbedrohliche Erkrankung, da jeder Erstickungsanfall zum Tode führen kann. Ziel der Asthmatherapie ist es daher, diese Anfälle zu vermeiden. Beim allergischen Asthma ist Allergenkarenz oberstes Gebot. In der Notfallmedizin werden v. a. Sympathikomimetika, Theophyllin (beide führen zur Bronchodilatation) und evtl. inhalative Glukokortikoide eingesetzt.

Bis zum Eintreffen des *Notarztes* muss der Patient beruhigt werden, da durch die Angst der Bronchialkrampf und damit die Atemnot verstärkt wird. Der Patient wird aufgefordert die **„Lippenbremse“** einzusetzen. Dazu atmet er bei geschlossenem Mund durch die Nase ein. Dann lässt er die Luft leicht und ohne Anstrengung – ohne zu pressen oder zu drücken – wieder durch die locker aufeinanderliegenden Lippen ausströmen. Dabei ist darauf zu achten, dass die Lippen gespitzt sind, damit der Atemwegkanal verengt ist. Durch diese Atemtechnik wird verhindert, dass es zum Bronchiolenkollaps kommt.

Gute Behandlungsmöglichkeiten ergeben sich in der anfallsfreien Zeit durch Neuraltherapie, Akupunktur, Homöopathie, Massagen (Bindegewebs-,

Periost-, Lockerungs- und Fußreflexzonenmassage), aber auch durch Entspannungs- und Lockerungsübungen. An pflanzlichen Mitteln kommt z. B. die Pestwurz in Betracht, um die Anzahl und die Intensität der Anfälle zu reduzieren. Bei Kindern zeigt die Eigenbluttherapie nach Dr. Imhäuser gute Erfolge, bei der mit homöopathisch aufbereitetem Eigenblut gearbeitet wird. Dies ist dem Heilpraktiker ab der Herstellung der D4 erlaubt.

17.5.8 Lungenemphysem

Emphysem kommt aus dem Griechischen und bedeutet Aufblähung, Aufgeblasensein durch Gase. Beim Lungenemphysem (Lungenblähung) ist es durch den Verlust elastischer Strukturen des Lungenstromas zu einer *irreversiblen* Erweiterung und Verschmelzung der Alveolarräume gekommen (↑ *Atlas* Abb. 27.28). Die Folgen sind eine Überblähung der Lunge und ein Verlust von Oberfläche, die für den Gasaustausch zur Verfügung steht. Es kommt zu einer Verminderung der Ein- und Ausatmungsfähigkeit.

Ursachen und Pathogenese Die häufigste Ursache des Lungenemphysems ist jahrzehntelanges inhalatives *Rauchen,* weil es dadurch zur Schädigung der Alveolen kommt. Bei Nichtrauchern bildet sich ein Emphysem nur selten aus. Allerdings kann sich ein Emphysem auch in Folge einer *Asthma-bronchiale-Erkrankung* oder einer anderen Lungenerkrankung ausbilden. Über dem 55. Lebensjahr kann sich ein *Altersemphysem* entwickeln. Dabei kommt es durch eine Alterung des Gewebes zum Untergang von Alveolen.

Durch den Abbau der elastischen Strukturen im interstitiellen Gewebe fehlt die Rückstellkraft. Dadurch kommt es bei der Ausatmung zu einem Kollaps der Bronchiolen. Die Instabilität der Bronchiolen bereitet dem Emphysematiker v. a. bei der verstärkten Ausatmung Schwierigkeiten, während die ruhige Ausatmung möglich ist. Soll der Emphysematiker ein Streichholz aus ungefähr 15 cm Entfernung ausblasen, so ist er dazu nicht in der Lage.

Wenn man den Patienten auffordert, mehrmals hintereinander schnell ein- und auszuatmen, so kann man eine deutliche Zunahme des Brustkorbumfangs messen, weil die so eingeatmete Luft nicht mehr vollständig ausgeatmet werden kann.

Diagnostik Schon bei der *Inspektion* fällt der *Fassthorax* auf. Es handelt sich hierbei um einen weitgehend starren Brustkorb, der nur zu eingeschränkten Atemexkursionen befähigt ist. Der Rippenverlauf ist waagrecht anstatt schräg nach unten. Die Schlüsselbeingruben erscheinen verstrichen oder sogar vorgewölbt.

> Bei einem **Lungenemphysem** findet sich typischerweise ein *Fassthorax.*

Mit einem *Zentimetermaß* kann die Differenz zwischen der maximalen Ein- und der maximalen Ausatmung gemessen werden (↑ *Atlas* Abb. 17.20). Bei einem gesunden jungen Mann beträgt diese Differenz 10–12 cm. Beim Emphysematiker sinkt sie bis auf 1–2 cm ab.

Bei der *Perkussion* zeigen sich die *Lungengrenzen wenig verschieblich.* Es liegt ein *Zwerchfelltiefstand* vor. Über den Lungen ist durch die vermehrte Luftansammlung ein *hypersonorer Klopfschall* zu hören.

Die *Auskultation* ergibt ein *abgeschwächtes Bläschenatmen,* da das Atemgeräusch durch die vermehrte Luftansammlung im Lungengewebe gedämpft wird. Aus diesem Grund erscheinen auch die *Herztöne leise.*

Differenzialdiagnose Chronisch-obstruktive Bronchitis, Asthma bronchiale.

Symptome Da sich das Lungenemphysem meist aus einer chronischen Bronchitis heraus entwickelt, bestehen bei den Betroffenen seit längerer Zeit *Husten* und *Auswurf.* Je nach Schweregrad kommt es zu *Atemnot* und *Zyanose.*

Man unterscheidet bei chronisch-obstruktiven Bronchial- und Lungenerkrankungen zwei Typen, wobei der Übergang allerdings fließend ist (↑ *Atlas* Abb. 17.33):

- **Pink puffer** (rosafarbener Schnaufer). Die Betroffenen sind schlank. Es besteht im Gewebe nur ein geringer Sauerstoffmangel. Die Kohlendioxidwerte im Blut sind normal. Allerdings besteht eine ausgeprägte Atemnot bei erschwerter Atmung. Nur selten liegt ein produktiver Husten vor.
- **Blue bloater** (blauer Aufgedunsener). Sie sind übergewichtig. Im Gewebe besteht ein Sauerstoff-

mangel, wodurch es zur zentralen Zyanose und zur Polyglobulie kommt. Letzteres führt zu einer Erhöhung des Hämatokrit-Wertes. Es besteht nur geringgradige Atemnot („Der Patient hat aufgehört, gegen seine Erkrankung anzukämpfen"). Die Kohlendioxidwerte im Blut sind erhöht. Es bestehen oft die Merkmale einer chronisch-obstruktiven Bronchitis mit produktivem Husten (↑ *Atlas* Abb. 27.32).

Komplikationen Es kann zur Ausbildung eines *Cor pulmonale* mit auffolgender Rechtsherzinsuffizienz kommen. Des Weiteren können sich *Emphysemblasen* bilden, die platzen können. Die Folge ist ein *Spontanpneumothorax,* manchmal sogar ein *Spannungspneumothorax* (➤ Kap. 17.5.21). Die Emphysemblasen können aber auch zur Verdrängung von noch funktionstüchtigem Lungengewebe führen. Durch die dadurch bedingte Verminderung der Sauerstoffaufnahme kann es zum Kräfteverfall (Kachexie) kommen.

Therapie Der Patient muss ärztlich überwacht werden. Die Therapie richtet sich nach der zugrunde liegenden Ursache. Die Erweiterungen der Alveolen sind nicht mehr rückbildungsfähig, deshalb muss sich die Therapie des Heilpraktikers auf allgemeine Maßnahmen beschränken, damit sich die Situation in der Lunge nicht noch mehr verschlechtert: Rauchverbot, Vermeidung von Erkältungen, für feuchte Raumluft sorgen, Behandlung der evtl. bestehenden chronischen Bronchitis und Atemtherapie. Bei letzterer übt der Emphysematiker eine Verbesserung der Zwerchfellatmung und das Atmen gegen Widerstand: Er spitzt die Lippen und verkleinert bei der Ausatmung die Mundöffnung, um so den Druck innerhalb der Lungen zu erhöhen, damit der Bronchialkollaps verhindert wird.

Haben sich Emphysemblasen gebildet, so müssen diese operativ entfernt werden.

Prognose Der Krankheitsverlauf ist vom Schweregrad der Erkrankung abhängig. Gerade im Anfangsstadium kann es durch eine konsequente Therapie zu einer deutlichen Besserung der Beschwerden kommen. Im fortgeschrittenen Stadium muss man mit respiratorischer Insuffizienz und Ausbildung eines Cor pulmonale mit Rechtsherzinsuffizienz rechnen.

17.5.9 Bronchiektasen

Bronchiektasen sind *nicht mehr rückbildungsfähige Erweiterungen* einer oder mehrerer mittlerer oder kleinerer *Bronchien* von sackförmiger oder zylindrischer Gestalt (↑ *Atlas* Abb. 17.29). Bei Bronchiektasen besteht eine *Neigung* zu *sekundären bakteriellen Infektionen.*

Ursachen Die häufigste Ursache von Bronchiektasen ist die *chronische Bronchitis.* Als auslösende Ursachen kommen jedoch auch Lungenentzündungen und Kinderkrankheiten, hier v. a. Masern und Keuchhusten in Betracht. Außerdem können Verengungen in den Bronchien, die durch Fremdkörper, gutartige Tumoren, Lymphknotenschwellungen oder durch Narbenzüge verursacht sein können, Bronchiektasen auslösen. Nur selten sind sie angeboren aufgrund einer unvollständigen Differenzierung der Bronchien. Sie haben dann sackförmige Gestalt.

Pathogenese Erworbene Bronchiektasen entstehen durch eine Zerstörung der Bronchialwand, meist aufgrund einer Entzündung; Bindegewebezunahmen (Fibrosierung) um die betroffenen Bereiche verstärken die Strukturzerstörungen. Manchmal sind auch die Bronchialarterien in den Krankheitsprozess mit einbezogen, indem sie sich erweitern und Anastomosen (Nebenverbindungen) bilden. Dies kann das Herz belasten und zu Blut im Sputum führen.

Entscheidend für den weiteren Krankheitsverlauf ist, inwieweit die Schleimhäute noch die Fähigkeit der Selbstreinigung besitzen.

Symptome Das Krankheitsbild entspricht im Wesentlichen dem der *chronischen Bronchitis.* Typisch ist allerdings die vermehrte Schleimproduktion, die zu den vor allen *morgendlichen, „maulvollen Expektorationen"* führt. Dabei werden größere Mengen eines übelriechenden, eitrigen Sputums entleert. Eventuell setzen sich in einem Spitzglas drei Schichten ab: oben schaumig-wässrig, Mitte schleimig, unten eitrig.

Da es bei Bronchiektasen oft zur bakteriellen Besiedelung kommt, kann es sein, dass der Patient tagsüber von chronischem Husten mit mehr oder weniger Auswurf, manchmal auch von Bluthusten (Hämoptyse) gequält wird. Allerdings kommen auch symptomarme Verläufe vor.

Typisches Symptom von **Bronchiektasen** sind morgendliche *„maulvolle Expektorationen"*.

Diagnostik Bei der Krankheitserkennung spielt der charakteristische Auswurf (s. o.) eine wichtige Rolle. Die Patienten sind oft blass, bei einer leichten Lippenzyanose. Es können leichte Trommelschlägelfinger und Uhrglasnägel bestehen. Die Atmung ist beschleunigt. Bei der Auskultation sind aufgrund der meist gleichzeitig bestehenden Bronchitis kontinuierliche Nebengeräusche wie Pfeifen und Brummen, oft aber auch diskontinuierliche Nebengeräusche (feuchte Rasselgeräusche) zu hören. Die BKS kann beschleunigt sein und CRP erhöht. Die wichtigsten klinischen Untersuchungsmöglichkeiten der Bronchiektasen sind CT, Röntgen, Sputumdiagnostik und evtl. Bronchografie.

Komplikationen Die häufigen bakteriellen Infektionen sind streng genommen keine Komplikation, sondern gehören zum Krankheitsbild.

Wichtige Komplikationen sind immer wiederkehrende Lungenentzündungen mit Abszessbildungen und Blutungen. Es kann zur respiratorischen Insuffizienz mit Ausbildung eines Cor pulmonale mit nachfolgender Rechtsherzinsuffizienz kommen.

Therapie Der Patient muss angehalten werden, unbedingt *gut abzuhusten*, evtl. in Hängelage bzw. mit einer bestimmten Klopftechnik, um bakteriellen Infektionen vorzubeugen. Weiterhin kann wie bei chronischer Bronchitis mit pflanzlichen Mitteln, Hydrotherapie und Atemtherapie behandelt werden.

Bei entsprechendem Krankheitsbild besteht in Kliniken die Möglichkeit der therapeutischen Bronchoskopie mit Sekretabsaugung. Besteht nur eine lokalisierte Bronchiektase, die auf konservative Therapie nicht anspricht und die zu schweren Komplikationen geführt hat, so kann operiert werden.

17.5.10 Pneumonie

Bei der Pneumonie handelt es sich um eine *Lungenentzündung*, die akut oder chronisch ablaufen kann. Dabei können *unterschiedlichste Ursachen* wie Erreger, Allergien, chemische oder toxische Giftstoffe eine Rolle spielen. Bei uns stellt die Lungenentzündung die häufigste Todesursache bei den Infektionskrankheiten dar.

Die Entzündung betrifft den Alveolarraum und/oder das Lungeninterstitium. Leitsymptome sind Husten, Auswurf, Fieber und Schmerzen bei der Atmung (durch Begleitpleuritis). Betroffen sind v. a. Bettlägerige, Abwehrgeschwächte und Raucher.

Leitsymptome der Pneumonie

- **Husten**
- **Auswurf**
- **Fieber**
- **Schmerzen bei der Atmung**

Pneumonien können nach verschiedenen Gesichtspunkten unterteilt werden:

Einteilung nach Vorerkrankungen

- **Primäre Pneumonie.** Eine *bisher gesunde* Lunge entzündet sich aufgrund von infektiösen, allergischen, chemischen oder physikalischen Ursachen.
- **Sekundäre Pneumonie.** Bei einer bereits *vorgeschädigten* Lunge, z. B. Stauungslunge, Lungenödem, bei Fremdkörperaspiration, Bronchiektasen oder Bronchialkarzinom, kommt es durch die genannten Ursachen zur Entzündung. Von einer sekundären Pneumonie spricht man aber auch, wenn sich die Lungenentzündung infolge einer anderen Primärerkrankung einstellt, z. B. durch eine Linksherzinsuffizienz oder durch einen Keuchhusten.

Einteilung nach Verlauf

- **Akute Pneumonie.** Es treten meist deutliche Symptome auf, manchmal kommt es jedoch zu symptomarmen Verläufen (Bronchopneumonie).
- **Chronische Pneumonie.** Besteht eine Pneumonie länger als 8–10 Wochen, wird sie als chronisch bezeichnet. Chronische Verlaufsformen treten v. a. bei Patienten mit einer verminderten Immunabwehr auf.

Einteilung nach Entstehungsort

- **Nosokomiale Pneumonie.** Nosokomialinfektionen werden in einem *Krankenhaus erworben*. In großen deutschen Kliniken infizieren sich 4–6 % der stationären Patienten mit einer Pneumonie.

Die Übertragung erfolgt bei der Behandlung und Pflege. Ursache der nosokomialen Pneumonien sind Vernachlässigungen der Hygienevorschriften, unzureichende Kenntnisse des Klinikpersonals, Platzmangel im Krankenhaus, Zunahme von Problempatienten mit veränderter Immunlage und unkritischer Einsatz von Antibiotika. Häufige Erreger sind Pseudomonas, Enterobakterien, Escherichia coli, Anaerobier, Staphylococcus aureus, Legionellen u. a. Eine wichtige Rolle spielt in dem Zusammenhang der Methicillin-resistente (multiresistenter) Staphylococcus aureus (MRSA), der gegenüber bestimmten Antibiotikaarten resistent ist. Patienten, die mit diesem Erreger infiziert sind, müssen isoliert werden.

- **Nicht-nosokomiale Pneumonie.** Die Lungenentzündung wurde nicht in einer Klinik übertragen. Hier kommen unter anderem Haemophilus influenzae, Pneumokokken (Streptococcus pneumoniae), Mycoplasma pneumoniae, Legionellenarten, Staphylococcus aureus, Influenzaviren, Parainfluenzaviren, RS-Viren, Adenoviren und Coxsackieviren in Betracht.

Einteilung nach Erreger

- **Bakterielle Pneumonien.** Sie machen nur ein Zehntel aller Lungenentzündungen aus. Als Erreger kommen v. a. Pneumo-, Strepto- und Staphylokokken in Betracht. Bakterielle Pneumonien verlaufen meist als Lobärpneumonien (s. u.).
- **Abakterielle Pneumonien.** Lungenentzündungen können auch durch Viren, Pilze, Parasiten oder chemisch-toxische Noxen verursacht werden. Der Begriff überschneidet sich teilweise mit der Bezeichnung atypische Pneumonien.
- **Atypische Pneumonien.** Dieser Begriff wurde im Laufe der Zeit unterschiedlich definiert. Heute versteht man darunter alle infektiösen Pneumonien, die *nicht durch klassische Bakterien* hervorgerufen wurden. Atypische Pneumonien verlaufen meist als Bronchopneumonien (s. u.). Betroffen sind v. a. Bettlägerige, ältere Menschen, junge Erwachsene und Kinder.
  Als Erreger kommen in Betracht:
  - **Viren** (z. B. Influenza-, Parainfluenza-, Adenoviren)
  - **Pilze** (z. B. Candida albicans)
  - **Parasiten** (z. B. Würmer, Egel)
  - **Protozoen**
  - **Besondere Bakteriengruppen,** die man „nicht klassisch" zur Gruppe der Bakterien rechnet. Diese sind Chlamydien (Chlamydia psittaci), Rickettsien (Coxiella burnetii) und Mykoplasmen (Mycoplasma pneumoniae)

Einteilung nach Lokalisation

- **Alveoläre Pneumonie.** Die Erkrankung spielt sich v. a. im *Lungenparenchym* ab. Es handelt sich meist um eine *bakterielle Lobärpneumonie.*
- **Interstitielle Pneumonie.** Bei dieser Form der Lungenentzündung tritt das entzündliche Exsudat v. a. im *Interstitium* auf, also in dem Bindegewebe, das zwischen dem Lungenparenchym liegt. Die interstitielle Pneumonie wird oft durch *Viren* ausgelöst. Es kommt zu Krankheitsgefühl mit Kopf-, Glieder- und Rückenschmerzen. Schüttelfrost kommt nicht vor, sondern das Fieber steigt langsam an, wird dann zur Kontinua und fällt danach langsam (lytisch) ab. Es besteht ein trockener, oft quälender Husten mit spärlichem Auswurf.

Einteilung nach Ausdehnung

- **Lobärpneumonie** (Lappenpneumonie, ↑ *Atlas* Abb. 17.30). Es handelt sich um ein akutes, schweres Krankheitsgeschehen, bei dem ein oder mehrere *Lungenlappen* befallen sind. Erreger sind meist Bakterien. Diese Form ist heute seltener geworden.
- **Bronchopneumonie** (Herdpneumonie). Es bestehen in der Lunge *herdförmige,* entzündliche Infiltrate, die von den kleinen *Bronchiolen* auf die *Alveolen* übergreifen und sich nicht an die Lappenbegrenzungen halten. Eine Bronchopneumonie entwickelt sich oft auf dem Boden einer *chronischen Bronchitis* oder bei bettlägerigen Patienten mit *Herzinsuffizienz.* Verschiedenste *Erreger* kommen als auslösende Ursache in Betracht: Pneumo-, Strepto- und Staphylokokken, aber auch Viren und Pilze.

Pathogenese Mikroorganismen können die Lunge aerogen (über den Luftweg) oder über den Blutweg (hämatogen) erreichen. Ob sich die Keime hier ansiedeln können, hängt in erster Linie von der Fähigkeit der alveolären Makrophagen und von der Anzahl und Virulenz der eingedrungenen Erreger ab. Virusinfektionen können bakterielle Besiedelungen erleichtern. Eine wichtige Rolle spielt die Unversehrtheit der Schleimhäute des Atemtrakts und ihre Fähigkeit, mittels Flimmerhärchen und Schleim die Atemwege rein zu halten. Das Einatmen bestimmter Stoffe (z. B. Ozon) kann zu einer Schädigung der pulmonalen Abwehrfunktionen führen und damit eine Entzündung begünstigen.

Bei der alveolären Pneumonie werden die Kapillaren, die die Alveolen umgeben, durch die Entzündung abnorm durchlässig, sodass Exsudat von den Kapillaren in die Alveolen übertritt. Erythrozyten und Leukozyten folgen nach. Da das Exsudat gerinnt, erhält der betroffene Lungenbereich eine verfestigte Konsistenz. Im weiteren Verlauf verflüssigt sich das Exsudat wieder und kann abgehustet werden.

Symptome Je nach Ausdehnung, Lokalisation, Erreger und Entstehung der Lungenentzündung kommt es zu unterschiedlichen Beschwerden. Es werden die beiden wichtigsten Verlaufsformen, die bakterielle Lobärpneumonie und die atypische Bronchopneumonie (Herdpneumonie) vorgestellt (➤ Tab. 17.4).

- **Bakterielle Lobärpneumonie.** Die Erkrankung bricht typischerweise akut im Winter aus. Es kommt zu einem ungefähr 30–60 Minuten andauernden *Schüttelfrost.* Danach steigt das Fieber oft auf 39–40 °C an. Es bleibt, ohne entsprechende Therapie, als *Kontinua-Fieber* für 1 Woche bestehen. Es kommt zu *Tachykardie, Tachypnoe, schwerem Krankheitsgefühl,* starkem *Schwitzen* und *Hustenreiz mit Auswurf.* Des Weiteren kommt es in der Mehrzahl der Fälle aufgrund einer Pleurabeteiligung zu verstärktem Pleurareiben mit *atemabhängigen, stechenden Schmerzen.* Der Auswurf ist vom zweiten Tag an meist *rostbraun,* manchmal auch blutig, später kann er gelblich werden. Oft tritt Herpes labialis auf.
- **Atypische Bronchopneumonie** (Herdpneumonie). Die Erkrankung beginnt *langsam* ohne Schüttelfrost. Das *Fieber* steigt meist nur *gering* an, manchmal fehlt es sogar völlig. Es besteht *Husten* mit wenig, oft schleimigem oder schleimig-eitrigem Auswurf. Es kann zu starkem Krankheitsgefühl kommen, jedoch kann das Allgemeinbefinden auch weniger stark beeinträchtigt sein. Betroffen sind in erster Linie Kinder, junge Erwachsene, Ältere und Bettlägerige.

Tab. 17.4 Bakterielle Lobärpneumonie und atypische Herdpneumonie

	Bakterielle Lobärpneumonie	Atypische Bronchopneumonie
Krankheitsbeginn	Plötzlich	Langsam
Schüttelfrost	Ja	Nein
Fieber	39–40 °C	Meist mäßig
Tachykardie	Ja	Fehlt meist
Tachypnoe	Ja	Manchmal
Schmerzen in der Brust	Ja	Fehlt meist
Auswurf	Rostbraun, evtl. auch eitrig und reichlich	Meist schleimig, evtl. schleimig-eitrig
Leukozytose	Oft	Fehlt meist

Diagnostik

- **Bakterielle Lobärpneumonie.** Die Inspektion ergibt ein *Nachschleppen* der betroffenen Thoraxseite bei der Atmung. Manchmal kommt es zur *Nasenflügelatmung,* das heißt, die Nasenflügel weiten sich bei der Einatmung auffällig. Die Haut ist gerötet, manchmal auch zyanotisch. Über dem betroffenen Lungenbereich kommt es bei der Perkussion zur *Dämpfung.* Auskultatorisch sind *Bronchialatmen* und *klingende Rasselgeräusche* bei der Einatmung zu hören. Der Stimmfremitus ist *verstärkt.*
- **Atypische Bronchopneumonie** (Herdpneumonie). Die Auskultation und die Perkussion ergeben *oft keine* auffälligen Befunde. Manchmal sind bei der Auskultation diskontinuierliche Nebengeräusche (Rasselgeräusche) zu hören, und bei der Perkussion kann es zur Dämpfung kommen. Das Blutbild zeigt keine oder nur eine geringgradige Leukozytose, manchmal auch eine Leukopenie. Eine Pleurabeteiligung ist eher selten. Die spärliche Symptomatik und der geringe Untersuchungsbefund stehen in einem deutlichen Kontrast zu dem erhobenen Röntgenbild, das erhebliche Lungenveränderungen zeigt! (➤ Tab. 17.4).

17

Bei einer **atypischen Herdpneumonie** besteht ein deutlicher Kontrast zwischen geringen Auskultations- und Perkussionsbefund einerseits und dem Röntgenbild andererseits, das *erhebliche Lungenveränderungen* zeigt.

Differenzialdiagnose Tuberkulose, Bronchialkarzinom, Lungeninfarkt und Pneumonien, die nicht durch Erreger verursacht sind.

Komplikationen Gefürchtet ist der *tödliche Kreislaufkollaps* bei der kritischen Entfieberung bei der Lobärpneumonie nach 1 Woche. Des Weiteren kann es zum *Herzversagen* durch toxische Myokardschädigung, zum *Lungenabszess* durch eitrige Einschmelzungen im Lungenlappen, zum *Pleuraerguss,* zum *Pleuraempyem* (eitriger Erguss in der Pleurahöhle), zur Bildung von *Bronchiektasen* und zur Lungenfibrose kommen. Bei schlechter Abwehrlage kann sich eine *Wanderpneumonie* einstellen, das heißt, die Lobärpneumonie heilt in einem Lappen aus und befällt dann einen anderen. Die Lungenentzündung kann auch in eine chronische Verlaufsform übergehen.

Die Erreger können sich in anderen Organen absiedeln und so zur Meningitis, zum Hirnabszess, zur Endo- oder Perikarditis, zur Arthritis oder zur Osteomyelitis (Knochenmarkentzündung) führen.

Therapie Die Therapie gehört in die Hand des *Arztes,* da zur Behandlung verschreibungspflichtige Arzneimittel notwendig sind. Handelt es sich bei der Pneumonie um den pulmonalen Verlauf einer meldepflichtigen Infektionskrankheit (z. B. Ornithose, Q-Fieber), so besteht Behandlungsverbot für den Heilpraktiker. In den anderen Fällen kann *begleitend* behandelt werden. Die Therapie muss sich nach der zugrunde liegenden Ursache richten.

17.5.11 Lungenabszess

Ein Lungenabszess ist ein umschriebener nekrotischer (abgestorbener) Bezirk in der Lunge, der Eiter enthält. Es werden große Eitermengen abgehustet. Meist bildet sich ein einzelnstehender Abszess, es kommen jedoch auch multiple Abszesse vor.

Ursachen und Pathogenese Ein Lungenabszess entwickelt sich meist als *Komplikation* einer *Pneumonie* oder durch *Aspiration* (Eindringen von flüssigen oder festen Stoffen in die Atemwege). Zur Aspiration kommt es v. a. bei Bewusstlosen, bei durch Alkohol betäubten Personen, bei Allgemeinanästhesien und bei Schluckstörungen. Seltenere Ursachen für einen Lungenabszess sind Bronchialkrebs, Lungeninfarkt oder Verletzungen (infiziertes Hämatom). Bei den auslösenden Erregern spielen Anaerobier eine wichtigere Rolle als Aerobier.

Der Abszess bricht gewöhnlich in einen Bronchus ein und wird abgehustet.

Symptome Das Krankheitsbild kann sich *akut* oder *chronisch* entwickeln. Die Anfangssymptome *ähneln* denen der *Pneumonie*: Es kommt zu schwerem Krankheitsgefühl, Fieber von 39 °C (oder mehr), Schweißausbrüchen und Husten mit eitrigem Auswurf. Der Auswurf ist häufig mit Blut durchmischt, später kann er auch bräunlich oder grünlich sein.

Diagnostik Auch die körperliche Untersuchung ergibt ein ähnliches Bild wie eine Pneumonie. Die exakte Diagnostik erfolgt mittels eines Röntgenbildes (rundliche Verschattung mit Höhlenbildung und Flüssigkeitsspiegel) und / oder einer Bronchografie. Es kann eine mikrobiologische Untersuchung des Sputums durchgeführt werden, evtl. auch eine Brustkorbcomputertomografie.

Differenzialdiagnose Pneumonie, Tuberkulose, Bronchialkarzinom, Lungeninfarkt.

Komplikationen Pleuraempyem (eitriger Erguss in der Pleurahöhle), Fistelbildung zwischen Bronchien und Brustfell, selten massiver Bluthusten.

Therapie Die Therapie erfolgt wegen der Gefährlichkeit der Erkrankung durch den *Arzt.* Es wird mit Antibiotika behandelt und eine Lagerungsdrainage durchgeführt. Heilt der Abszess hierbei nicht aus, so muss eine operative Drainage der Abszesshöhle oder eine Resektion (operative Entfernung des Herdes) durchgeführt werden.

Prognose Der Krankheitsverlauf hängt von der Größe des Abszesses ab, von der Ursache und der Abwehrlage des Betroffenen.

17.5.12 Lungenfibrosen

Als Lungenfibrosen werden Lungenerkrankungen bezeichnet, die infolge einer Entzündung im Lungeninterstitium zur Zunahme des kollagenen Bindegewebes im Interstitium und zum *bindegewebig-narbigen Umbau* des *Lungengerüstes* geführt haben. Diese Umbauvorgänge führen zu einer Einengung der Alveolen und somit zu einer *restriktiven Ventilationsstörung.*

Pneumokoniosen sind Lungenerkrankungen, die durch Inhalation von organischem *Staub* verursacht wurden. Im Krankheitsverlauf entwickelt sich eine Lungenfibrose. Je nach Art des eingeatmeten schädlichen Stoffs unterscheidet man die Silikose (Steinstaublunge), Asbestose (Asbeststaublunge) und die Berylliose (Berylliumstaublunge). Die Pneumokoniose ist die häufigste zur Berufsunfähigkeit führende meldepflichtige Berufskrankheit der Lunge.

Ursachen Durch eine chronische Entzündung werden die Alveolarmakrophagen veranlasst, fibrosefördernde Faktoren freizusetzen, wodurch die Fibrosierung des Lungeninterstitiums in Gang gesetzt wird. Als Ursachen des Entzündungsprozesses kommen Erreger schädigende Stäube, Gase und Dämpfe in Betracht. Eine Lungenfibrose kann jedoch auch als Systemerkrankung bei Sarkoidose (➤ Kap. 17.5.13), PCP und anderen Kollagenosen auftreten. Oft kann die eigentliche Ursache der Erkrankung jedoch nicht aufgedeckt werden.

- **Ursache der Silikose.** Sie entwickelt sich durch das Einatmen von kristallinem Quarz. Betroffen sind v. a. Bergarbeiter (Bergarbeiterpneumokoniose), aber auch Sandstrahlbläser, Gießer und Tunnelarbeiter.
- **Ursache der Asbestose.** Sie entsteht durch das Einatmen von Asbestfasern.
- **Ursache der Berylliose.** Sie entwickelt sich durch das Einatmen von Beryllium. Beryllium wird v. a. in der keramischen Industrie, der Reaktor- und Raketentechnik eingesetzt.

Symptome Zunächst bleibt die Lungenfibrose *symptomlos.* Danach kommt es zu *Husten mit spärlichem* Auswurf und einer erhöhten Neigung, an Bronchitiden zu erkranken. Später tritt zunehmende *Atemnot* auf.

Komplikationen Die Lunge ist in erhöhtem Maße infektanfällig. Es kann sich eine pulmonale Hypertonie mit einem Cor pulmonale entwickeln. Bei der Silikose und Asbestose ist das Krebsrisiko erhöht. Liegt eine Asbestexposition vor und wird gleichzeitig geraucht, ist das Risiko an einem Bronchialkarzinom zu erkranken, sogar drastisch erhöht. In 10 % der Silikoseerkrankungen entwickelt sich zusätzlich eine *Lungentuberkulose.*

Diagnostik Bei der Silikose, Asbestose und Berylliose spielt die berufliche Exposition mit den Schadstoffen eine wichtige Rolle. Die endgültige Diagnostik erfolgt über das Röntgenbild.

Therapie Vorbeugende Arbeitsschutzmaßnahmen spielen eine wichtige Rolle, da es nach Krankheitsausbruch keine wirkungsvolle, spezifische Therapie mehr gibt. Die Behandlung kann lediglich symptomatisch erfolgen, indem auftretende Pneumonien und Bronchitiden konsequent behandelt werden. Der Betroffene muss zum strikten Nichtrauchen angehalten werden. Zudem können naturheilkundliche Maßnahmen eingesetzt werden (➤ Kap. 17.5.6, Therapie).

17.5.13 Sarkoidose

Die Sarkoidose (Morbus Boeck, Besnier-Boeck-Schaumann-Krankheit) ist eine *Allgemeinerkrankung* unbekannter Ursache. Sie wird an dieser Stelle bei den Lungenerkrankungen besprochen, weil sie sich fast immer in der Lunge abspielt und oftmals zu einer *Lungenfibrose* führt.

Ursachen sind unbekannt. Genetische Faktoren spielen eine Rolle.

Pathogenese Es kommt zur Bildung von *Granulomen,* die den Tuberkeln der Tuberkulose ähneln, allerdings haben die Granulome kein verkäsendes Zentrum.

In 90 % der Fälle ist die Lunge betroffen. Die Krankheit kann sich jedoch auch an den Lymphknoten (Lymphogranulomatosis benigna), der Haut, der Leber, dem Herz, der Milz, der Skelettmuskulatur und den Augen abspielen, sehr selten auch im ZNS, in den Nieren, den Gelenken, im Verdauungstrakt und in den Hormondrüsen.

Symptome Die Erkrankung verläuft fast immer *chronisch*. Anfangs treten meist *keine* Symptome auf. Die Krankheit wird dann oft als *Zufallsbefund* im Röntgenbild festgestellt. Später kommt es zu Reizhusten und unter Belastung zu Atemnot. Spielt sich die Erkrankung auch an anderen Organen ab, so kommt es zu Beschwerden seitens des betroffenen Organs, z. B. bei der Hautsarkoidose zur Bildung von kleinen oder größeren blauroten, frostbeulenartigen Knoten im Gesicht und an den Akren (↑ *Atlas* Abb. 17.34 und 17.35).

Bei der seltenen akuten Verlaufsform **(Löfgren-Syndrom)** kommt es zur beidseitigen Schwellung der Hiluslymphknoten der Lunge, zu knötchenförmigen Hauterscheinungen (Erythema nodosum) und Arthritis mit Gelenkschmerzen.

Diagnostik Bronchoskopie mit Gewebeentnahme, Röntgen, Lungenfunktionsprüfung u. a.

Therapie Im Anfangsstadium besteht eine gute Tendenz zur Spontanheilung. Die Behandlung erfolgt durch den Arzt, da verschreibungspflichtige Medikamente eingesetzt werden müssen, z. B. Kortison, das allerdings in seinem Nutzen in diesem Fall umstritten ist.

Prognose Schreitet die Erkrankung fort, muss mit einer Lungenfibrose, mit respiratorischer Insuffizienz und einem Cor pulmonale mit nachfolgender Rechtsherzinsuffizienz gerechnet werden.

17.5.14 Lungenödem

Beim Lungenödem (Lungenstauung) kommt es zum Austritt von *Flüssigkeit* aus den Kapillaren in das *Lungeninterstitium* und in den *Alveolarraum.*

Ursachen Die Ursache liegt meist in einer *Linksherzinsuffizienz,* die zu einem sog. kardialen Lungenödem führt.

Seltener liegt eine *Überwässerung* vor, z. B. beim nephrotischen Syndrom. Hier wirkt der Mangel an Bluteiweißen, der zu einem fehlenden kolloidosmotischen Druck führt, noch krankheitsverstärkend. Eine andere mögliche Ursache kann eine abnorme Erhöhung der Durchlässigkeit der Kapillaren sein. Dies ist z. B. beim *anaphylaktischen Schock* der Fall.

Pathogenese Steigt der Kapillardruck in der Lunge an, so tritt vermehrt Flüssigkeit aus den Kapillaren aus und gelangt in den Zwischenzellbereich (Interstitium). Sind die Lymphgefäße in der Lunge nicht mehr in der Lage, die vermehrte Flüssigkeit aufzunehmen, so kommt es zu einem interstitiellen Ödem. Steigt die Flüssigkeitsmenge im Interstitium noch weiter an, so kommt es zum Übertritt von Flüssigkeit in die Alveolen (alveoläres Ödem), wodurch der Gasaustausch behindert wird. Ein interstitielles bzw. alveoläres Ödem sind also unterschiedliche Stadien des gleichen Krankheitsgeschehens.

Schocklunge. Eine Schocklunge ist eine Sonderform des Lungenödems. Dieses Lungenödem kann sich 18–36 Stunden *nach einem Kreislaufschock* entwickeln, zu einem Zeitpunkt, zu dem die Blutdruck- und Volumenverhältnisse wieder normal sind. Die Ursache liegt darin, dass es aufgrund des Schocks zu einer Schädigung des Kapillarendothels gekommen ist und sich deshalb ein interstitielles bzw. alveoläres Ödem entwickeln kann.

Symptome

- **Beim interstitiellen Ödem:** Tachypnoe, Orthopnoe, Zyanose, Husten, Asthma cardiale.
- **Beim alveolären Ödem:** Hochgradige Atemnot mit brodelndem Atemgeräusch („Todesröcheln“), Husten mit weißlichem bis rötlich-schaumigem Sputum, Zyanose, Todesangst.

Diagnostik Die Auskultation ergibt beim beginnenden interstitiellen Ödem anfangs ein normales Auskultationsgeräusch. Später kommt es über der Lungenbasis zum *spätinspiratorischen Rasseln* (feuchte Rasselgeräusche), evtl. auch zum Pfeifen. Beim schweren Lungenödem kommt es zu einem brodelnden Atemgeräusch (Todesröcheln), das schon ohne Stethoskop zu hören ist.

Zur Sicherung der Diagnose kann ein Röntgenbild angefertigt werden. Es zeigt erweiterte pulmonale Gefäße und eine interstitielle Wasseransammlung. Eine Blutgasanalyse gibt Aufschluss über die Blutgasverhältnisse.

Therapie Sie richtet sich nach der zugrunde liegenden Erkrankung und nach der Schwere des Krankheitsbildes.

Prognose Die Krankheitsentwicklung hängt von der zugrunde liegenden Ursache und der intensivmedizinischen Betreuung ab.

!

Erste-Hilfe-Maßnahmen

Beim schweren **Lungenödem** müssen folgende Sofortmaßnahmen eingeleitet werden:

- Bis zum Eintreffen des Notarztes wird der Patient mit aufgerichtetem Oberkörper gelagert, die Beine sollen herabhängen.
- Es kann ein unblutiger Aderlass zur Verminderung der Blutüberfüllung in den Lungen durchgeführt werden. Dazu werden jeweils drei Extremitäten im 10-minütigen Wechsel venös gestaut.
- Des Weiteren muss der Patient beruhigt und zum Abhusten veranlasst werden.

17.5.15 Lungenembolie

Bei der Lungenembolie ist es zum *Verschluss* einer *Lungenarterie* gekommen. Der Verschluss wird in weitaus den meisten Fällen durch einen Thrombus verursacht, der aus den tiefen *Bein-*, *Becken-* oder *Bauchvenen* stammt. Nur selten wird eine Lungenembolie durch Luft, Fetttröpfchen oder Geschwulstfragmente ausgelöst.

Die Folgen der Lungenembolie hängen in erster Linie von der Größe des verschleppten Thrombus ab. So verursachen Verschlüsse von kleinsten und kleinen Gefäßen überhaupt keine Symptome. Der Verschluss einer Segmentarterie, eines größeren Pulmonalarterienastes oder sogar einer Hauptlungenschlagader können zu einer akuten massiven Lungenembolie mit evtl. tödlichem Rechtsherzversagen führen.

5–10 % aller Embolien verlaufen als solch eine massive Embolie. Bei den nicht-massiven Embolien kommen manchmal rezidivierende Verläufe vor. 10–15 % der Lungenembolien führen zu einem Lungeninfarkt.

Bei der **Lungenembolie** gibt es symptomlose, leichte, schwere bis hin zu tödlichen Verläufen.

Ursachen Ungefähr ein Drittel der Lungenembolien tritt nach *Operationen*, ein Drittel bei Patienten mit *Herzinsuffizienz* und das restliche Drittel bei *Varikosis, Blutgerinnungsstörungen* und *Immobilität* (s. u.) auf.

Risikofaktoren der Lungenembolie

Operationen, Entbindungen, Schwangerschaft, Einnahme von oralen Kontrazeptiva („Pille") oder anderen Östrogenpräparaten, Einnahme von Diuretika, Zigarettenrauchen, Herzinsuffizienz, Blutgerinnungsstörungen, Alter, Krampfaderleiden, Immobilität durch Bettlägerigkeit, lange Autofahrten oder (Interkontinental-)Flüge.

Pathogenese Die durch den Embolus verursachte Einengung des Gefäßquerschnittes führt zur pulmonalen Druckerhöhung und zum Rückstau in das rechte Herz. Das linke Herz dagegen erhält weniger Blut, was zur Tachykardie führt. Der weitere Krankheitsverlauf ist davon abhängig, ob sich der Thrombus auflöst, was meist der Fall ist, oder ob das Gefäß verschlossen bleibt.

Symptome

- **Massive Lungenembolien** zeigen ein dem *Herzinfarkt ähnliches Bild (➤ Tab. 17.5)*: Atemnot, schnelle Atmung, Brustschmerzen, gelegentlich Hustenanfälle, Zyanose, Tachykardie, Angst bis hin zu Vernichtungsgefühl, Hypotonie, Schweißausbruch, evtl. Schock. Es kann zum plötzlichen Tod durch Rechtsherzversagen kommen.

Tab. 17.5 Differenzialdiagnose von Lungenembolie und Herzinfarkt

	Lungenembolie	Herzinfarkt
Beginn	Meist plötzlich	Plötzlich
Vorgeschichte	Immobilität, Bettlägerigkeit, Operation	Angina-pectoris-Anfälle
Schmerz	Atemabhängig	Atemunabhängig, oft Ausstrahlung in die Kleinfingerseite des linken Armes
Atemnot	Stark, manchmal Reizhusten	Allmählich zunehmend

17

- **Nicht-massive Lungenembolien** können zur vorübergehenden Atemnot mit einer zeitweisen Verschlechterung des Allgemeinbefindens führen. Grundsätzlich sind jedoch auch hier unterschiedliche Schweregrade möglich.
- **Rezidivierende Lungenembolien.** Oft gehen mehrere kleinere Lungenembolien einer massiven Embolie voraus. Deshalb muss auch der Verdacht auf eine kleinere Lungenembolie immer ernst genommen werden. Typische Symptome bei rezidivierenden Lungenembolien sind Tachykardie, Schwindelanfälle und unklare Fieberanfälle.

!

Einer großen Lungenembolie können kleinere, wiederkehrende Embolien vorausgehen. Deshalb muss jede, auch eine kleine Embolie, in der Klinik sorgfältig abgeklärt werden.

Diagnostik Die Verdachtsdiagnose kann aufgrund des Beschwerdebildes gestellt werden. Die körperliche Untersuchung ergibt eine beschleunigte Atmung, eine Stauung der Halsvenen und eine Lebervergrößerung. Bei der Auskultation ist evtl. ein gespaltener zweiter Herzton zu hören, bei lautem Pulmonalschlusston. Eventuell kommt es zum Galopprhythmus.

Die endgültige Diagnostik erfolgt in der Klinik mittels Röntgen, EKG, Blutgasuntersuchung, Lungenperfusionsszintigramm, Pulmonalarteriografie u. a.

Differenzialdiagnose *Herzinfarkt* (➤ Tab. 7.4), Lungenödem, Pneumothorax und Pleuraerguss.

Komplikationen Atelektasen (s. u.) und Lungeninfarkt. Ein Lungeninfarkt führt zu Husten, blutigem Sputum, atemabhängigen Schmerzen, Pleurareiben, Tachykardie und meist nur geringgradigen Atemstörungen. Später kann es durch eine zusätzliche Infektion zu Fieber kommen.

Therapie Es muss sofort der *Notarzt* gerufen werden. Der Patient wird mit erhöhtem Oberkörper gelagert. Es wird eine Verweilkanüle gelegt und der Patient beruhigt. Die weitere Behandlung erfolgt in der Klinik. Hier kommen Heparingaben oder andere Fibrinolytika in Betracht. Nur selten wird der Embolus operativ entfernt, da in diesen Fälle ein hohes Operationsrisiko besteht.

Prognose Bei *massiven* Lungenembolien sind *plötzliche Todesfälle* häufig. Todesursache ist in diesen Fällen ein plötzliches Rechtsherzversagen durch den massiven Blutrückstau. Die nicht-massiven Lungenembolien haben eine gute Prognose, sie heilen in der Mehrzahl der Fälle komplikationslos aus.

17.5.16 Atelektase

Bei der Atelektase liegt in der Lunge ein *nicht belüfteter Bereich* vor. Die Wände der *zusammengefallenen Alveolen* liegen aneinander. Eine Atelektase kann die gesamte Lunge oder einen Teil der Lunge betreffen. Die Erkrankung kann akut oder chronisch verlaufen. Es kann sich zusätzlich eine Infektion einstellen.

Als fetale Atelektase bezeichnet man den physiologischen Zustand der Lunge vor dem ersten Atemzug. Es handelt sich um einen wichtigen Befund bei einer Totgeburt.

Atelektase

In der Lunge liegt ein *nicht belüfteter Bereich* vor.

Ursachen Die wichtigste Ursache sowohl der akuten als auch der chronischen Atelektase ist die *Verlegung* eines *Bronchus.* Diese Verlegung kann sich aufgrund eines *zähen Sekretpfropfes* (z. B. bei Mukoviszidose, s. u.), eines verschluckten *Fremdkörpers* oder eines *Bronchialtumors* ausgebildet haben, seltener durch andere Tumoren, vergrößerte Lymphknoten oder Aneurysmen.

Außerdem können Atelektasen durch eine Abknickung oder eine Verdrehung von Bronchien verursacht werden, aber auch durch Druck von außen auf die Lunge, z. B. durch einen Pleuraerguss, durch einen Pneumothorax oder durch große Emphysemblasen.

Pathogenese Nach einer Bronchusverlegung wird die Luft in den Alveolen durch das Blut absorbiert, weshalb die Alveolen durch den Unterdruck zusammenfallen und deren Wände aufeinander zu liegen kommen.

Je nach Größe des betroffenen Bereichs kann durch eine Überdehnung der nicht betroffenen benachbarten Lungenteile der Volumenverlust teilweise ausgeglichen werden. Betrifft die Atelektase eine ganze Lungenhälfte, kann es zur Verlagerung des Herzens und des Mediastinums zur betroffenen Seite hin kommen.

Symptome Die Symptomatik hängt von der *Schnelligkeit* ab, mit der sich der Verschluss ausbildet, von der *Größe* des betroffenen Bereichs und ob sich zusätzlich eine komplizierende Infektion einstellt.

Bei einem schnellen Verschluss eines großen Lungenteils treten auf der betroffenen Seite *Schmerzen* auf. Außerdem kommt es zu *Atemnot*, *Zyanose*, *Blutdruckabfall*, *Tachykardie*, erhöhter Temperatur und Schock. Entwickelt sich eine Atelektase nur *langsam*, so kann es sein, dass überhaupt *keine* Beschwerden auftreten. Dazwischen sind alle Schweregrade vertreten.

Komplikationen Respiratorische Insuffizienz. Es kann zur Infizierung des geschädigten Bereiches kommen, später auch zur Fibrosierung.

Diagnostik Die Inspektion ergibt eine *eingeschränkte oder fehlende Atemexkursion* des betroffenen Bereiches. Bei der Perkussion kommt es im geschädigten Areal zur *Dämpfung* und zum *Zwerchfellhochstand*. Bei der Auskultation stellt man hier ein abgeschwächtes oder fehlendes Atemgeräusch fest.

Die Diagnose muss mittels einer Röntgenaufnahme abgesichert werden. Sie zeigt eine luftleere Masse, eine Minderung des Zwischenrippenraums, eine Zwerchfellanhebung und eine Verlagerung des Mediastinums, manchmal auch eine Verlagerung der Interlobärfissuren.

Differenzialdiagnose Ein Spontanpneumothorax kann ähnliche Symptome hervorrufen wie eine Atelektase. Allerdings ergibt die Perkussion beim Pneumothorax einen tympanitischen Schall und bei Atelektase eine Dämpfung.

Therapie Die Therapie erfolgt in der Klinik und richtet sich nach der zugrunde liegenden Ursache. So können z. B. ein Schleimpfropf oder ein Fremdkörper endoskopisch entfernt werden, sodass sich die befallene Lunge wieder ausdehnt.

17.5.17 Mukoviszidose

Die Mukoviszidose (zystische Fibrose) ist bei uns die häufigste letal verlaufende angeborene Stoffwechselerkrankung. Ursache ist ein *Gendefekt* auf dem langen Arm des Chromosoms 7. Je nach aufgetretener Mutation kommt es zu unterschiedlichen Verläufen. Es liegt eine Häufigkeit von 1:2.500 Lebendgeburten vor.

Es besteht eine allgemeine *Störung* in der Abgabe der *Drüsenabsonderungen*, v. a. im *Verdauungs- und Atemsystem*. Die Erkrankung zeigt sich meist im *Kindesalter*, schreitet dann chronisch fort und führt schließlich zu einer Lungenfibrose und zu einer Pankreasinsuffizienz. Vor allem im Schweiß finden sich stark erhöhte Konzentrationen von Na^+- und Cl^--Ionen, was zu entsprechendem Wasserverlust führt.

> **Mukoviszidose**
>
> Es besteht eine angeborene *Störung* der *Drüsenabsonderung* des Verdauungs- und Atemsystems.

Die Erkrankung wird autosomal-rezessiv vererbt. Das heißt, sie tritt nur auf, wenn der zugrunde liegende Gendefekt auf beiden Chromosomen 7 vorhanden ist. Das erkrankte Kind muss also sowohl von der Mutter als auch vom Vater ein fehlerhaftes Gen erhalten haben. Vater und Mutter haben diesen Genschaden, ohne selbst erkrankt zu sein, da sie den Defekt nur auf einem Chromosom haben und noch ein intaktes Chromosom besitzen. So liegt die Häufigkeit der Erkrankung bei diesen Eltern bei einem kranken zu drei gesunden Kindern, das heißt, es besteht ein Erkrankungsverhältnis von 1:4.

Ursachen und Pathogenese Es kommt zu einem Versagen eines intrazellulären Enzymmechanismus mit einer daraus folgenden *Zähflüssigkeit* von Sekreten und sekundären *Veränderungen der Drüsen*. Der vermehrte und zähe Schleim überzieht die Darmschleimhaut und die Bauchspeichelgänge und verstopft die Bronchiolen. Die Folge sind *Störungen der Verdauung* und der *Stoffaufnahme (Malabsorption)*. Außerdem kommt es zu schweren Schäden der Atemwege. Durch die Veränderung der Schleimqualität besteht eine chronische Infektionsneigung und so können sich ein Lungenemphysem, Bronchiektasen und eine Lungenfibrose einstellen, was später wiederum zu einem Cor pulmonale und zu Rechtsherzinsuffizienz führen kann.

Bei 7–10 % der betroffenen Kinder kommt es bereits zum Zeitpunkt der Geburt zu einem **Mekoniumileus:** Die erste Darmentleerung des Neugeborenen, das sog. Kindspech, die dunkle, fast pechschwarz aussehende Masse aus Darmschleim, Darmepithel und Darmsekreten, kann nicht abgesetzt werden. Außerdem können sich beim Neugeborenen im Dickdarm Pfröpfe bilden, die zu einer Darmverlegung führen. Bei den anderen Säuglingen kündigt sich der Krankheitsbeginn oft durch eine unzureichende Gewichtszunahme an.

Symptome Die Krankheit kann als sehr leichte, schwere, schwerste oder als verzögerte (protrahierte) Verlaufsform in Erscheinung treten. Die Folgen der Sekretstörung zeigen sich am ausgeprägtesten in den *Atemwegen.* Hier hängt das Ausmaß der Beschwerden vom Schweregrad der Erkrankung ab. Typisch sind die chronische Bronchitis mit hartnäckigem Husten (oft keuchhustenähnlicher Reizhusten!) und Auswurf. Es bilden sich immer wieder entzündliche bronchopneumonische Herde. Im weiteren Verlauf der Erkrankung entwickeln sich Dyspnoe, Zyanose, Trommelschlägelfinger, Uhrglasnägel und rezidivierende Sinusitiden und Pneumonien.

Zu den Symptomen des Atemtraktes treten die des *Verdauungsapparates:* fortschreitende Pankreasinsuffizienz mit häufigen, reichlichen, faulig oder stechend riechenden Massenstühlen oder fettig glänzenden Fettstühlen, Bauchschmerzen und Meteorismus. Durch die Malabsorption kann ein Mangel an fettlöslichen Vitaminen und Bluteiweißen auftreten, was wiederum Ödeme und Anämien zur Folge haben kann. Durch chronisch-rezidivierende Gallengangentzündungen kann im Erwachsenenalter eine biliäre Zirrhose (von den Gallengängen ausgehende Leberzirrhose) auftreten. Sowohl bei Männern als auch bei Frauen kann die Fruchtbarkeit eingeschränkt sein, da der zähe Schleim bei der Frau die Eileiter verstopft, beim Mann die Samenleiter.

Diagnostik Es kann ein *Schweißtest* durchgeführt werden. Dazu wird eine Substanz in die Haut eingespritzt, die die lokale Schweißproduktion stimuliert. Anschließend wird die Menge des Schweißes und die Elektrolytkonzentration bestimmt. Findet man keine erhöhten Werte von Chlorid und Natrium, so schließt dies allerdings eine Erkrankung nicht mit Sicherheit aus.

Differenzialdiagnose Bei ungefähr 7 % der Patienten wird trotz bronchialer Beschwerden die Diagnose Mukoviszidose erst nach dem 10. Lebensjahr gestellt. Häufigste *Fehldiagnosen* sind die *chronische Bronchitis, Asthma bronchiale* und *Bronchiektasen.*

Mukoviszidose

Die *Früherkennung* ist von *entscheidender Wichtigkeit,* da sich irreversible Organschäden und Funktionsdefizite nur so aufschieben oder sogar vermeiden lassen. Auch die gezielte Antibiotikatherapie ist bedeutend für den weiteren Krankheitsverlauf.

Komplikationen Das vermehrte, zähe Sekret bildet einen idealen Nährboden für Keime, sodass es immer *wieder zu Infektionen* mit Pseudomonas, Staphylokokken und Haemophilus influenzae kommt. So treten immer wieder Pneumonien auf. Durch den zähen Schleim können aber auch die kleinen Bronchien verstopfen, was zur Bildung von Atelektasen führt. Des Weiteren können sich Bronchiektasen und ein Lungenemphysem ausbilden. Gelegentlich kommt es zum Pneumothorax. Die Lungenfibrose führt zum Cor pulmonale mit Rechtsherzinsuffizienz. Bei 3 % der Kinder entwickelt sich ein Diabetes mellitus und bei 5 % eine biliäre Leberzirrhose.

Therapie Wichtig ist eine möglichst frühzeitige Betreuung in einem *spezialisierten Behandlungszentrum,* in dem regelmäßige Sputum- und Blutkontrollen durchgeführt werden. Da es keine ursächliche Therapie gibt, wird symptomatisch behandelt. Dabei wird versucht, die Ansammlung des zähen Sekretes zu verhindern und Entzündungen seitens des Atemtraktes vorzubeugen. Nur in bestimmten Fällen werden Lungentransplantationen durchgeführt, da diese viele Probleme aufwerfen.

Eine wichtige Rolle spielen krankengymnastische Übungen, Drainagemaßnahmen, Inhalationen, schleimlösende Mittel, regelmäßiges, aktives Abhusten, Atemgymnastik, ausreichende körperliche Ertüchtigung und eine genügende Flüssigkeitszufuhr. Bei Infektionen ist eine gezielte Antibiotikabehandlung (erfolgt oft stationär i. v.) wichtig. Gegebenenfalls müssen die Pankreasenzyme ersetzt werden.

Bei der Ernährung muss darauf geachtet werden, dass ausreichend Kalorien, Eiweiße und Fette zugeführt werden! Dabei kann es sein, dass die durchschnittlichen Bedürfnisse um 50 % überschritten werden. Multivitaminpräparate müssen erhöht dosiert werden, um eine ausreichende Versorgung zu gewährleisten. Bei vermehrtem Schwitzen ist nicht nur auf ausreichenden Flüssigkeits-, sondern auch auf einen Elektrolytersatz zu achten.

Bei Männern besteht oft Unfruchtbarkeit (Mangel an reifen Spermien). Bei Frauen sollte bei Kinderwunsch von kompetenter Seite eine genetische Beratung (autosomal-rezessiver Erbgang s. o.) erfolgen und eine Aufklärung über mögliche Schwierigkeiten und Probleme während einer Schwangerschaft, wie evtl. Gewichtsabnahme am Anfang der Schwangerschaft, evtl. Verschlechterung der Lungenfunktion, Auswirkungen der Medikamenteneinnahme auf das Kind u. a.

Prognose Dank der Fortschritte in der Frühdiagnostik und Therapie ist die durchschnittliche Lebenserwartung von früher 5 Jahren auf über 30 Jahre gestiegen.

17.5.18 Bronchial- und Lungenkarzinom

Das Bronchialkarzinom ist bei *Männern* die häufigste Ursache der *Krebstodesfälle*, bei Frauen ist es die zweithäufigste (erste Stelle: Brustkrebs), allerdings ist hier die Tendenz steigend, da Frauen in den letzten Jahren vermehrt zur Zigarette greifen. Der Häufigkeitsgipfel der Erkrankung liegt zwischen im 55. – 60. Lebensjahr.

Beim *Bronchialkarzinom* handelt es sich um einen bösartigen, von der *Bronchialschleimhaut* ausgehenden Tumor. Beim *Lungenkarzinom* dagegen geht der Tumor von den *Alveolarzellen* aus. Diese Krebsart ist sehr selten und wird deshalb hier nicht weiter besprochen, zumal Diagnostik und Therapie dem Bronchialkarzinom entsprechen.

Oft wird allerdings vom Lungenkrebs gesprochen, wenn es sich genau genommen um einen Bronchialkrebs handelt.

Ursachen Als wichtigster kanzerogener Stoff gilt beim Bronchialkrebs der *Tabakrauch*. Weitere *kanzerogene Stoffe* sind Asbest, Arsen, Nickel, Chrom, Teer, Öldestillate und radioaktive Strahlungen (Uran, Radon u. a.).

Eine *chronische Bronchitis* gilt, unabhängig von ihrer Ursache, als Risikofaktor. Außerdem hat man eine *familiäre Häufung* der Erkrankung beobachtet. Personen, bei denen ein Elternteil an einem Bronchialkarzinom erkrankt ist, haben ein 2,5-fach erhöhtes Risiko ebenfalls zu erkranken.

Pathogenese Die Epithelzellen des Atemtraktes werden v. a. durch den Teer beim Zigarettenrauch geschädigt und produzieren eine erhöhte Menge an Schleim. Diese vermehrte Schleimproduktion führt zum „Raucherhusten". Manche Zellen der Bronchialschleimhaut reagieren allerdings auf die Schadstoffe mit einer überschießenden Zellteilung. Diese gereizten Zellen können entarten und ein Bronchialkarzinom auslösen.

!

Leider ruft ein **Bronchialkarzinom** *keine* krankheitsspezifischen **Beschwerden** hervor!

Symptome Es kommt zu einem *symptomenarmen Frühstadium*, das von den Beschwerden her einer *chronischen Bronchitis* entspricht: Charakteristisch ist ein Reizhusten, der v. a. nachts auftritt. Sputum wird nur spärlich entleert, evtl. mit faserigen Blutbeimengungen. Es kann ein (leichter) dumpfer oder bohrender Schmerz hinter dem Brustbein oder im Rücken bestehen.

Im *Spätstadium* kommt es zu *blutigem* oder *himbeergeleefarbenem Sputum, Heiserkeit* (Lähmung des Kehlkopfnervs), Gewichtsverlust, Abgeschlagenheit, Appetitlosigkeit, CRP-Anstieg, BKS-Beschleunigung und Lymphknotenschwellungen. Je nach Ort der Metastasenabsiedelung treten weitere Beschwerden seitens der betroffenen Organe hinzu.

Außerdem können die Tumorzellen bestimmte Hormone oder hormonähnliche Substanzen freisetzen und so zu einem **paraneoplastischen Syndrom** führen. Dabei kann es unter anderem zu Hormonerkrankungen (Cushing-Syndrom durch vermehrte Freisetzung von ACTH), zu neurologischen Symptomen, Polyglobulie und zur Veränderung der Blutgerinnung kommen.

> **!** Jeder **Husten,** der *länger* als *3 Wochen* besteht und der auf die gängigen Hustenmittel nicht anspricht, muss *abgeklärt* werden.

Metastasierung Grundsätzlich können sich in allen Organen Metastasen absiedeln. Am häufigsten sind jedoch die regionären Lymphknoten, die Leber, das Gehirn, das Skelett (v. a. die Wirbelsäule) und die Nebennieren betroffen.

Komplikationen Pneumonie, Horner-Symptomen-Komplex, Pleuraerguss, Atelektasen und Vena-cava-superior-Syndrom (starke venöse Einflussstauung im Bereich von Kopf, Hals und oberen Extremitäten mit prall gefüllten Venen, Ödemen und Zyanose), Heiserkeit durch Lähmung des Kehlkopfnervs (N. recurrens), Zwerchfellhochstand durch Lähmung des Zwerchfellnervs (N. phrenicus), Schluckbeschwerden durch Kompression der Speiseröhre, Herzbeuteltamponade, Arrhythmien, Schmerzen im Arm durch Kompression des Armnervengeflechts (Plexus brachialis).

Diagnostik Bronchoskopie mit Gewebeentnahme, Röntgen, Computertomografie und Sputumuntersuchung zum Nachweis von Tumorzellen. Bei einer Sputumuntersuchung ist zu beachten, dass ein negativer Befund ein Karzinom nicht ausschließt!

Therapie Der Betroffene muss unbedingt an eine geeignete Klinik zur Behandlung verwiesen werden. Es wird, wie bei den anderen Krebserkrankungen auch, v. a. operiert, bestrahlt und mit Zytostatika behandelt. Der Heilpraktiker kann begleitend und nachsorgend behandeln. Ein Schwerpunkt der heilpraktischen Behandlung sollte darin liegen, einer späteren erneuten Krebserkrankung vorzubeugen.

Prognose Fünf Jahre nach Diagnosestellung leben nur noch ungefähr 5 % der Betroffenen. Der Behandlungserfolg hängt davon ab, in welchem Stadium die Erkrankung entdeckt wird, von der Tumorart und der eingesetzten Therapie.

17.5.19 Pleuraerguss

Beim Pleuraerguss ist es zu einem *Anstieg* der *Flüssigkeitsmenge* im *Gleitspalt* zwischen Lungen- und Rippenfell gekommen. Erst wenn die Flüssigkeitszunahme mehr als 200 ml beträgt, treten Beschwerden auf, und auch erst ab dieser Menge kann man den Erguss im Röntgenbild nachweisen.

Exsudat und Transsudat Bei einer Flüssigkeitszunahme unterscheidet man das Exsudat und Transsudat:
- **Exsudat.** Es handelt sich um eine *entzündliche, eiweißreiche* Ausschwitzung aus den Blutgefäßen. Ein Exsudat hat ein trübes Aussehen. Das spezifische Gewicht liegt über 1,016.
- **Transsudat.** Es handelt sich um einen *nicht-entzündlichen* Erguss in eine Körperhöhle oder ins Interstitium. Ein Transsudat entsteht aufgrund von Stauungen und durch eine abnorme Durchlässigkeit der Kapillaren. So handelt es sich z. B. beim Aszites (Bauchwassersucht) um ein Transsudat. Aber auch bei einer Herzinsuffizienz kann sich ein Transsudat entwickeln. Ein Transsudat enthält nur wenige Bluteiweiße und hat deshalb ein klares Aussehen. Das spezifische Gewicht liegt unter 1,016.

Ursachen Ein Pleuraerguss kann verschiedenste Ursachen haben:
- *Pneumonie, Brustfellentzündung* (erhöhte Kapillardurchlässigkeit durch Entzündung)
- *Herzinsuffizienz* (Anstieg des hydrostatischen Drucks)
- *Leberzirrhose, nephrotisches Syndrom* (Abnahme des onkotischen Drucks in den Kapillaren durch Mangel an Bluteiweißen)
- *Behinderung* des *Lymphabflusses* der Lymphbahnen im Mediastinum, z. B. durch Lymphome, Metastasen oder durch auf die Pleura übergreifende Karzinome bei Bronchial- oder Brustdrüsenkrebs
- Rheumatische Erkrankungen (LE, PCP)
- Tuberkulose
- Lungeninfarkt
- Traumata des Brustkorbes
- Übertritt von Flüssigkeit aus der Bauchhöhle bei Aszites (z. B. akute Pankreatitis) über Defekte im

Zwerchfell oder über Lymphbahnen, die durch das Zwerchfell treten

Pathogenese Je nach Ursache kommt es zur Bildung eines *Transsudates* (z. B. bei Herzinsuffizienz, Leberzirrhose und nephrotischem Syndrom) oder eines *Exsudates* (z. B. bei Pleuritis und rheumatischen Erkrankungen).

Symptome Wie schon erwähnt, verursachen *kleinere* Ergüsse *keine Beschwerden*. Je nach Ergussmenge kommt es zur *Belastungsdyspnoe* oder sogar zur *Ruhedyspnoe*. Ob es zu Schmerzen im Brustkorb kommt, ist von der auslösenden Ursache abhängig.

Diagnostik Über dem Erguss ist der *Stimmfremitus abgeschwächt* bis aufgehoben. Perkutorisch ergibt sich eine *Dämpfung*, und zwar zuerst im hinteren und seitlichen Bereich, da sich hier aufgrund der Druckverhältnisse zuerst die Flüssigkeit sammelt. Auskultatorisch ist das *Atemgeräusch abgeschwächt* bis aufgehoben. Am oberen Rand des Ergusses kann es in einer streifenförmigen Zone zu Bronchialatmen kommen.

Wichtige klinische Untersuchungen sind Ultraschall, Röntgen, Pleurapunktion, evtl. auch Computertomografie (v. a. bei Ergüssen, die durch maligne Tumoren bedingt sind), Endoskopie (Thorakoskopie, wenn sich die Ursache mit einer Punktion nicht feststellen lässt) und Bronchoskopie (wenn der Erguss auf eine pulmonale Erkrankung zurückzuführen ist).

Komplikationen Es kann sich eine *Pleuraschwarte* entwickeln. Dabei handelt es sich um eine Verdickung und Verwachsung von Lungen- und Rippenfell, was zu einer eingeschränkten Atmungsfunktion führen kann.

Therapie Die Grunderkrankung muss behandelt werden. Auch die Lokalbehandlung hängt von der zugrunde liegenden Ursache ab. Bei großen Ergüssen wird in der Klinik zur Entlastung und zur Vermeidung von ausgedehnten Verschwartungen der Pleurablätter eine Pleurapunktion durchgeführt.

17.5.20 Pleuritis

Bei der Pleuritis (Brustfellentzündung) handelt es sich um eine Entzündung von Lungen- und Rippenfell aus verschiedensten Ursachen. Die Erkrankung kann *mit* (häufiger) oder *ohne* Ergussbildung verlaufen.

Ursachen Das Brustfell entzündet sich nur sehr selten primär, fast immer entsteht die Entzündung sekundär, z. B. durch:

- Pneumonie, Tuberkulose
- Maligne Erkrankungen (Brustdrüsen-, Bronchial- und Pleurakrebs)
- Rheumatische Erkrankungen (LE, PCP)
- Urämie
- Lungeninfarkt
- Schwere Herzinsuffizienz (Stauungstranssudat)
- Strahlentherapie
- Pankreatitis

Pathogenese Durch die entzündliche Reaktion werden vermehrt Mediatoren freigesetzt, wodurch die Kapillardurchlässigkeit erhöht wird. Diese Erhöhung der Kapillardurchlässigkeit führt zur Bildung eines Ergusses. Es entstehen entzündliche Fibrinbeläge, die die Ausbildung einer Pleuraschwarte verursachen können.

Formen der Pleuritiden Man unterscheidet eine trockene und eine feuchte Brustfellentzündung.

- **Pleuritis sicca** (trockene Brustfellentzündung). Die trockene Brustfellentzündung stellt meist das *Vorläuferstadium* der feuchten dar.
- **Pleuritis exsudativa** (feuchte Brustfellentzündung). Es kann sich wenig oder viel (bis zu mehreren Litern) Ergussflüssigkeit bilden.

Symptome

- **Pleuritis sicca.** Es kommt zu *atemabhängigen, heftigen Schmerzen* der betroffenen Seite, die sich bei tiefer Atmung verstärken. Die Atmung ist oberflächlich und beschleunigt. Es besteht ein Reizhusten. Fieber fehlt meist. Geht die trockene Brustfellentzündung in eine feuchte über, so bessern sich (zunächst) die Schmerzen.
- **Pleuritis exsudativa.** Je nach Ergussmenge kommt es zu Atemnot, *Druck- bzw. Beklem-*

mungsgefühl. Es können subfebrile Temperaturen bis hohes Fieber (Kontinua) auftreten.

Diagnostik

- **Pleuritis sicca.** *Nachschleppen* der betroffenen Seite bei der Atmung. Auskultatorisch kann man in dem betroffenen Bereich Pleurareiben hören. Gerade wenn es nur diskret ausgebildet ist, kann es leicht mit Rasselgeräuschen verwechselt werden.
- **Pleuritis exsudativa.** Bei der Perkussion kommt es in den hinteren und seitlichen Anteilen des Brustkorbes zur *Dämpfung*, da sich hier aufgrund der Druckverhältnisse die Ergussflüssigkeit sammelt. Bei der Auskultation stellt man ein abgeschwächtes bis aufgehobenes Atemgeräusch fest. Oberhalb des Ergusses kann es über dem komprimierten Lungengewebe zum „Kompressionsatmen" kommen, das heißt, in einer streifenförmigen Zone tritt Bronchialatmen auf.

Komplikationen Pleuraempyem (eitrige Brustfellentzündung), Sepsis, Pleuraschwarte mit restriktiver Ventilationsstörung.

Therapie Die Therapie richtet sich nach der zugrunde liegenden Ursache. Um eine Pleuraschwartenbildung zu vermeiden, soll Atemgymnastik mit kräftigem Durchatmen ausgeführt werden.

17.5.21 Pneumothorax

Beim Pneumothorax ist es zur *Luftansammlung* im *Pleuraraum* gekommen. Dem liegt eine Ruptur entweder des Lungen- oder des Rippenfells zugrunde. Reißt das Lungenfell ein, so tritt Luft von den Alveolen in den Gleitspalt über, reißt dagegen das Rippenfell durch äußerliche Verletzung, so tritt die Luft von außen in den Spalt ein.

Formen

- **Spontanpneumothorax** (innerer Pneumothorax). Er ist die häufigste Form. Ohne erkennbare äußere Verletzung ist es zur Luftansammlung im Pleuraspalt gekommen. Dies ist meist auf eine *Ruptur* von (kleinen) *Emphysemblasen* zurückzuführen. Hiervon sind v. a. junge Männer von 15–35 Jahren betroffen.
- **Traumatischer Pneumothorax** (äußerer Pneumothorax). Durch eine *Stichverletzung* oder durch einen *Rippenbruch* ist es zur Verletzung des Rippenfells gekommen, sodass die Luft von außen in den Gleitspalt eintritt. Diese Form des Pneumothorax kann auch durch einen *Behandlungsfehler* ausgelöst werden. So könnte es z. B. durch eine fehlerhafte Injektion im Brustkorbbereich zum Anstechen des Rippenfells kommen (Neuraltherapie!). Aber auch bei fehlerhaft durchgeführten Lungen- und Leberbiopsien, bei Pleurapunktionen, Pleuradrainagen, intrakardialer Punktion und bei Reanimationsmaßnahmen, bei denen es zu Rippenbrüchen gekommen ist, kann es zum traumatischen Pneumothorax kommen.
- **Sonderform: Spannungs- oder Ventilpneumothorax.** Hier bildet das verletzte Brustfell einen *Ventilmechanismus* aus, sodass zwar Luft in den Pleuraraum ein-, aber nicht mehr ausströmen kann. Durch den sich dadurch ausbildenden Überdruck kann es innerhalb von Minuten zur *lebensbedrohlichen Atemnot* und durch den zunehmenden Druck auf das Herz zu *Kreislaufversagen* kommen.

Pathogenese Dringt Luft in den Pleuraspalt, so beginnt die Lunge zusammenzufallen (zu kollabieren), bis sie schließlich nur noch faustgroß um das Lungenhilum liegt.

Symptome Bei einem *kleinen* Pneumothorax kann *Beschwerdefreiheit* bestehen. Hat sich die Öffnung, durch die die Luft eindrang, wieder verschlossen, so können kleinere Mengen Luft vom Körper selbst *absorbiert* werden.

In *ausgeprägteren* Fällen kommt es zu plötzlich auftretenden, einseitigen *Schmerzen* im Brustkorb mit *Atemnot* bei Belastung oder schon in Ruhe (je nach Ausprägungsgrad) und *Hustenreiz.*

Diagnostik Die Inspektion ergibt ein *Nachschleppen* der geschädigten Seite. Es kommt im betroffenen Bereich bei der Perkussion zu einem *hypersonoren Klopfschall,* bei der Auskultation zum *abgeschwächten Atemgeräusch.* Der Stimmfremitus ist aufgehoben. Die Absicherung der Diagnose erfolgt durch ein *Röntgenbild.*

Differenzialdiagnose Lungenembolie, Asthma bronchiale, Herzinfarkt, Lungenödem.

Komplikationen Entstehung eines Ventil- bzw. Spannungspneumothorax (s. o.) oder Mediastinalflattern (atemabhängige Rechts-links-Bewegung des Mediastinums, die zur Beeinträchtigung der Atemtätigkeit führen kann).

!

Erste-Hilfe-Maßnahmen

Bei Stichverletzungen muss das *Loch* mittels sterilem Verbandmull und Heftpflaster so fest *überklebt* werden, dass keine Luft mehr eindringen kann. Dazu sollte zusätzlich die Hand und/oder ein Tuch aufgedrückt werden, bis die chirurgische Behandlung erfolgt. Sind Gegenstände in den Brustraum eingetreten, so werden diese *nicht* entfernt, sondern steril umwickelt und so fixiert, dass sie sich nicht verschieben können.

Therapie Die Therapie wird in der *Klinik* durchgeführt. Sie hängt von der Ursache ab. Bei einem kleinen Spontanpneumothorax ohne Atmungseinschränkung wird unter Zuführung von Sauerstoff über eine Nasensonde abgewartet, bis sich die Luft spontan resorbiert hat. Bei einem größeren Pneumothorax muss die Luft über mehrere Tage über eine Pleura-Saugdrainage kontinuierlich abgesaugt werden.

Sicher war es nicht ganz einfach, die Lunge von den Atemwegen abzugrenzen und vermutlich hatten Sie auch mit den „gefühlt tausend Krankheiten" dieses Themas zu kämpfen. Aber nun ist auch dieser große Inhalt geschafft. Machen Sie nun die Probe aufs Exempel: Beantworten Sie die Fragen im „Prüfungstraining für Heilpraktiker" (➤ Kap. 17) und Sie werden sehen, ob Sie in Ihrem Kopf wirklich alles sauber ordnen konnten!

KAPITEL

18 Nervensystem

18.1	**Rückenmark**	542
18.2	**Gehirn**	545
18.2.1	Verlängertes Mark	545
18.2.2	Brücke	546
18.2.3	Mittelhirn	546
18.2.4	Kleinhirn	546
18.2.5	Zwischenhirn	547
18.2.6	Großhirn	548
18.3	**Rückenmarksnerven**	553
18.4	**Hirnnerven**	556
18.5	**Willkürliches Nervensystem**	559
18.6	**Unwillkürliches Nervensystem**	560
18.6.1	Sympathikus	560
18.6.2	Parasympathikus	562
18.6.3	Intramurales System bzw. enteritisches Nervensystem (ENS)	562
18.7	**Reflexe**	563
18.7.1	Eigenreflexe	564
18.7.2	Fremdreflexe	566
18.7.3	Läsionen	568
18.8	**Apparative Untersuchungen**	568
18.9	**Neurologische Erkrankungen**	570
18.9.1	Erkrankungen einzelner Nerven und Polyneuropathien	570
18.9.2	Horner-Symptomkomplex	571
18.9.3	Ischiassyndrom	571
18.9.4	Lähmungen	572
18.9.5	Multiple Sklerose (MS)	573
18.9.6	Parkinson-Syndrom	575
18.9.7	Schlaganfall	577
18.9.8	Alzheimer-Krankheit	580
18.9.9	Epilepsie	581
18.9.10	Hirntumor	583
18.9.11	Demenz	584
18.9.12	Schlafstörungen	587
18.9.13	Schmerz(syndrom)	588

Bevor Sie in das Nervensystem „einsteigen“, dürfte es sinnvoll sein, das Kapitel über das Nervengewebe (➤ Kap. 3.4) zu wiederholen, falls Sie sich auf diesem Gebiet noch nicht ganz fit fühlen.

Das Nervensystem stimmt, zusammen mit dem Hormonsystem, die Tätigkeit der einzelnen Organe sinnvoll aufeinander ab. Dadurch wird die Arbeit der Organe auf einer höheren Ebene zu einem *sinnvollen Ganzen* zusammengefasst. Außerdem befähigt das Nervensystem den Menschen zur Reizaufnahme und -verarbeitung. Dank des Großhirns kann er das Wahrgenommene begreifen und ihm einen Sinn zuweisen.

Damit das Nervensystem diese Aufgaben erfüllen kann, muss die Nervenzelle in einem hohen Maße die Fähigkeiten der *Erregbarkeit* und der *Erregungsleitung* besitzen.

Das Nervensystem wird nach topografischen und funktionellen Gesichtspunkten unterteilt:

- **Topografische Einteilung** (↑ *Atlas* Abb. 18.1):
  - **Zentralnervensystem** (ZNS), Rückenmark und Gehirn ➤ Abb. 18.1
  - **Peripheres Nervensystem** (PNS) 12 Hirnnervenpaare und 31 Rückenmarksnervenpaare
- **Funktionelle Einteilung:**
  - **Willkürliches** (animales, somatisches) Nervensystem
  - **Unwillkürliches** (autonomes, vegetatives) Nervensystem (mit Sympathikus und Parasympathikus)

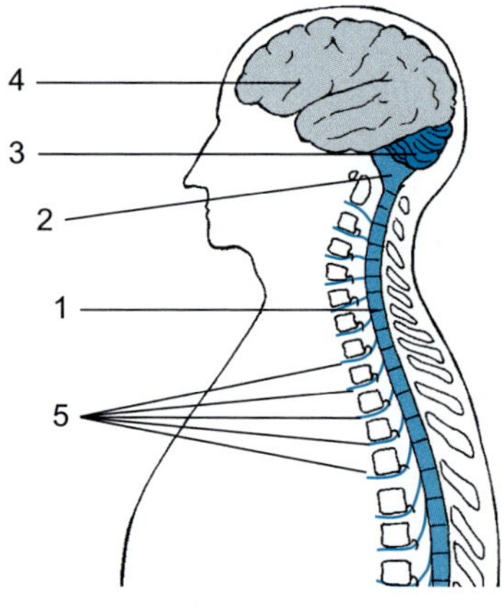

Abb. 18.1 Schematische Darstellung von Gehirn und Rückenmark. Zur besseren Darstellung in etwas veränderter Lage. 1: Rückenmark (Medulla spinalis), 2: verlängertes Mark (Medulla oblongata), 3: Kleinhirn (Cerebellum), 4: Großhirn (Cerebrum), 5: Spinalnerven. [L190]

Zum besseren Verständnis soll nochmals ausdrücklich darauf hingewiesen werden, dass es sich bei der Einteilung nicht um Systeme handelt, die völlig getrennt voneinander arbeiten, sondern um Hilfskonzepte, die das Verständnis vom Funktionieren des Nervensystems, das ein sinnvolles Ganzes darstellt, erleichtern sollen.

Im Folgenden wird zuerst das Zentralnervensystem mit Rückenmark und Gehirn vorgestellt, anschließend die zum peripheren Nervensystem gehörenden Rückenmark- und Hirnnerven. Danach werden das willkürliche und unwillkürliche Nervensystem besprochen.

18.1 Rückenmark

Beim Rückenmark (Medulla spinalis) handelt es sich um einen ungefähr daumendicken Strang, der im knöchernen Anteil des *Wirbelkanals* verläuft (↑ *Atlas* Abb. 18.4) und je nach Körpergröße ca. 40–50 cm lang ist. Es beginnt im Anschluss an das Gehirn und erstreckt sich kaudal bis zur Höhe des 1.–2. Lendenwirbelkörpers (↑ *Atlas* Abb. 18.5). Die Grenze wird mit $L_{1/2}$ angegeben, weil nach unten keine scharfe Begrenzung vorhanden ist, sondern es handelt sich um einen fließenden Übergang (↑ *Atlas* Abb. 18.5).

Das Rückenmark besteht aus *Nervenzellen* (sog. *graue* Substanz) und *durchziehenden Nervenfasern* (sog. *weiße* Substanz). Als wichtige Schaltstation für elektrische Impulse spielt es auch beim Zustandekommen von Reflexen eine wichtige Rolle. Außerdem ist es Nervenleitungsbahn für elektrische Impulse, die vom Gehirn kommen bzw. zum Gehirn ziehen (↑ *Atlas* Abb. 18.6).

Aus dem Rückenmark treten in seiner gesamten Länge in regelmäßigen Abschnitten 31 Rückenmarksnervenpaare aus. Diese Abgänge unterteilen das Rückenmark in 31 Abschnitte (Segmente).

Als Rückenmarksegment bezeichnet man *den Abschnitt,* aus dem ein Rückenmarksnerv mit der Gesamtheit seiner Fasern entspringt:

- 8 Segmente des Halsrückenmarks
- 12 Segmente des Brustrückenmarks
- 5 Segmente des Lendenrückenmarks

- 5 Segmente des Kreuzbeinrückenmarks
- 1 Segment des Steißbeinrückenmarks

Unterhalb von L_1/L_2 befindet sich nur noch der *„Pferdeschweif“* (Cauda equina) im Wirbelkanal. Hierbei handelt es sich um die im Wirbelkanal absteigenden Rückenmarksnerven des Lenden-, Kreuzbein- und Steißbeinrückenmarks (➤ Abb. 18.2 und ↑ *Atlas* Abb. 18.6).

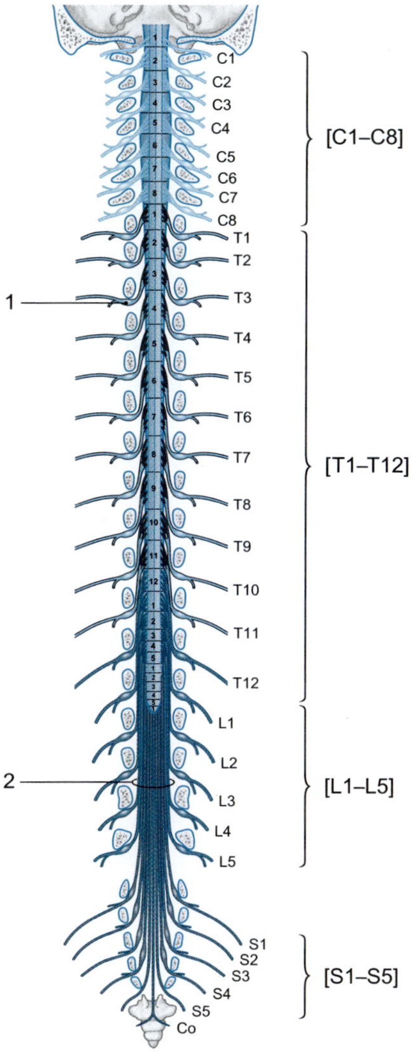

Abb. 18.2 Zusammenhang zwischen Ursprungs- und Austrittsstelle der Spinalnerven und den Wirbelkörpern. Die Spinalnerven verlaufen erst eine Strecke im Wirbelkanal, bevor sie austreten. 1: Nervenknoten (Ganglion spinale); 2: Pferdeschwanz (Cauda equina). [E1256]

Im Querschnitt erscheint das Rückenmark oval (➤ Abb. 18.3). Es hat einen Durchmesser von ca. 1 cm. Dieser Durchmesser ist allerdings nicht gleichmäßig, sondern weist im Hals- und Lendensegment Anschwellungen auf (↑ *Atlas* Abb. 18.2). Diese Anschwellungen entstehen durch die Vielzahl von motorischen und sensiblen Nerven, die von hier aus zu den Extremitäten ziehen.

Außerdem kann man am Rückenmarkquerschnitt eine *graue* und eine *weiße Substanz* unterscheiden (↑ *Atlas* Abb. 18.2 und 18.3).

Graue Substanz (Substantia grisea) Die graue Substanz weist in etwa Schmetterlingsform auf. Sie erhält die graue Färbung durch eine Ansammlung von *Nervenzellkernen.* Es handelt sich somit um wichtige *Schaltstellen.*

Die graue Substanz des Rückenmarks wird in drei Abschnitte unterteilt (➤ Abb. 18.3), die unterschiedliche Funktionen haben:

- **Vorderhorn** (Cornu anterius medullae spinalis). Hier liegen die Zellkörper der *motorischen* Zellen (Motoneurone). Ihre Axone treten über die Vorderwurzel aus (↑ *Atlas* Abb. 18.29).
- **Seitenhorn** (Cornu laterale medullae spinalis). Gibt es nur in den Rückenmarksegmenten C_8 bis L_3 (Ursprungsstellen des Sympathikus) und S_2 bis S_4 (Ursprungsstellen des Parasympathikus, ➤ Kap. 18.6.2). Ihre Bahnen treten ebenfalls über die Vorderwurzel aus.
- **Hinterhorn** (Cornu posterius medullae spinalis). Es enthält die Kerne der *sensiblen* Nervenzellen (2. sensibles Neuron), weshalb Empfindungen, die von der Haut (Schmerz, Berührung, Temperatur) kommen, hier umgeschaltet werden. Die nervalen Impulse treten über die Hinterwurzel ein.

Weiße Substanz (Substantia alba) Die weiße Substanz umhüllt die graue wie ein Mantel. Sie besteht aus *durchziehenden markhaltigen Nervenfasern,* die Impulse von der Peripherie zu höheren Gehirnteilen bzw. umgekehrt leiten. Es handelt sich somit um auf- und absteigende Bahnen.

Aufgaben des Rückenmarks Damit hat das Rückenmark drei wichtige Aufgaben:

- *Leitungsapparat,* der das Gehirn mit den Rückenmarksnerven verbindet (weiße Substanz)
- *Umschaltstation* für Reize (graue Substanz)
- Selbstständige *Schaltstelle* für *Reflexe* (graue Substanz)

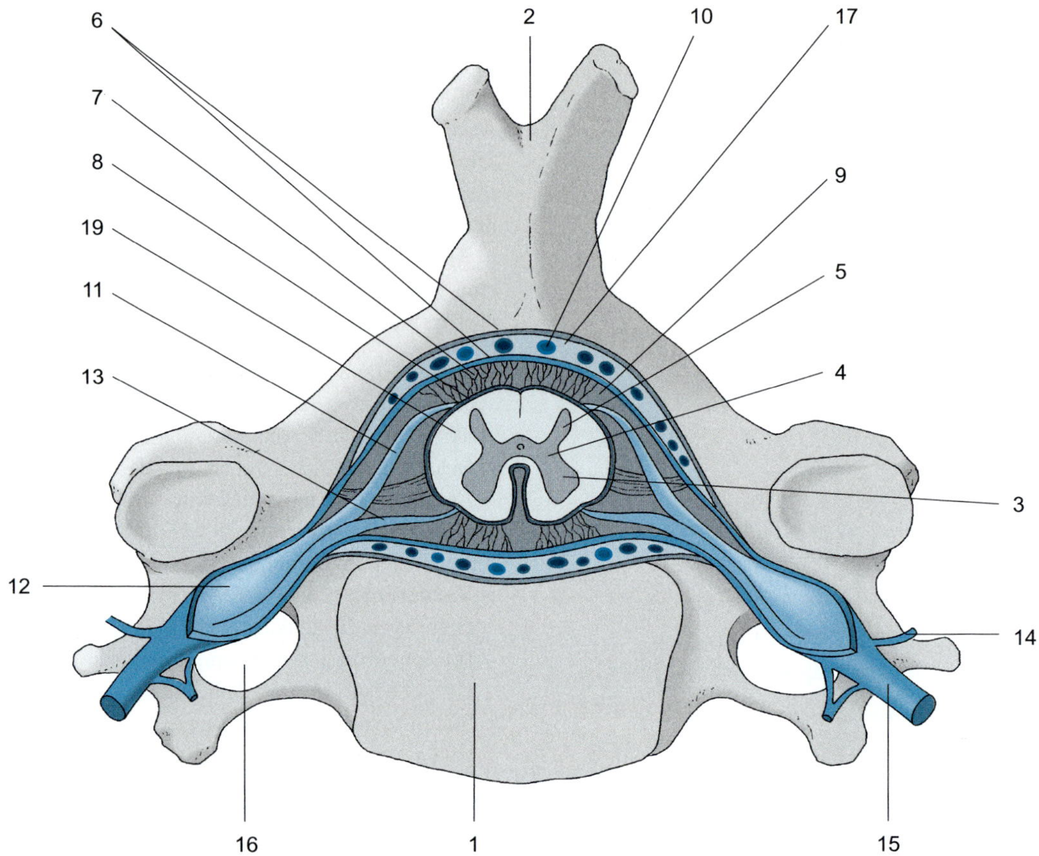

Abb. 18.3 Lage des Rückenmarks im Wirbelkanal und Darstellung der Rückenmarkshäute. 1: Wirbelkörper (Corpus vertebrae), 2: Dornfortsatz (Processus spinosus), 3: Vorderhorn (Columna anterior), 4: Seitenhorn (Columna lateralis), 5: Hinterhorn (Cornu posterius medullae spinalis), 6: harte Rückenmarkshaut (Dura mater), 7: Spinnwebenhaut (Arachnoidea), 8: weiche Rückenmarkshaut (Pia mater), 9: Hirn-Rückenmark-Wasserraum (Subarachnoidalraum), 10: innere Vene der Wirbelsäule (V. vertebralis interna), 11: hintere Wurzel (Radix dorsalis), 12: Nervenknoten (Ganglion spinale), 13: vordere Wurzel (Radix ventralis), 14: Rückenmarksnerv, hinterer Ast (Ramus dorsalis), 15: Rückenmarksnerv vorderer Ast (Ramus ventralis), 16: Zwischenwirbelloch (Foramen intervertebrale), 17: Epiduralraum zwischen den beiden Durablättern. [L190]

Rückenmarkshäute (Meningen) Wie das Gehirn wird auch das Rückenmark von drei Häuten umgeben (➤ Abb. 18.3 und ↑ *Atlas* Abb. 18.25, Hirnhaut), die die Aufgabe haben, das empfindliche Rückenmark zu schützen.

- **Weiche Rückenmarkshaut** (Pia mater). Sie liegt dem Rückenmark direkt auf und enthält zahlreiche Blutgefäße. Sie endet allerdings nicht wie die graue Substanz bei L_1 / L_2, sondern umhüllt danach die im Rückenmarkkanal absteigenden Nervenfasern und vereinigt sich in Höhe von S_2 (= *Ende des Durasackes*) mit der harten Hirn- und der Spinnwebenhaut. Diese vereinigten Häute ziehen bis zum Steißbein (Co_1) hinunter (↑ *Atlas* Abb. 18.7 und 18.25).
- **Spinnwebenhaut** (Arachnoidea). Fast gefäßlos liegt sie mit einer Membran der harten Rückenmarkshaut auf. Mit Bindegewebsbälkchen ist sie mit der weichen Rückenmarkshaut verbunden. Der Raum zwischen Spinnwebenhaut und weicher

Hirnhaut wird *Hirnwasserraum* (Subarachnoidalraum) genannt. Hier zirkuliert die Hirn-Rückenmarks-Flüssigkeit (➤ Kap. 18.2.6, Ventrikelsystem und Liquor).
Ganz aktuell wurde eine vierte Haut entdeckt: Subarachnoid Lymphatic-Like Membrane (SLYM). Sie befindet sich im Subarachnoidalraum und teilt diesen in zwei Hälften, und zwar einen äußeren oberflächlich liegenden Anteil und einen inneren, tieferen Bereich, der sich in Richtung zum Gehirn hin befindet. Dabei verhindert sie, dass größere Moleküle die Membran passieren. Ihre Aufgaben liegen in der Immunabwehr, der Mitwirkung bei der Regelung des Flüssigkeitshaushalts und eventuell als Gleitschicht bei schnellen Kopfbewegungen, um die Reibung zwischen Gehirn und Schädelknochen herabzusetzen.

- **Harte Rückenmarkshaut** (Dura mater). Im Rückenmark besteht die Dura mater im Unterschied zur harten *Hirn*haut (➤ Kap. 18.2.6, Hirnhäute) aus zwei getrennten Blättern: einem äußeren Blatt, das dem Wirbelkanal von innen anliegt und die Aufgaben der *Knochenhaut* übernimmt und einem inneren Blatt, das als derber bindegewebiger Sack das Rückenmark und den ersten Abschnitt der austretenden Rückenmarknerven umgibt.

  Das innere Blatt umhüllt das Rückenmark gewissermaßen wie ein Sack („Durasack"). Allerdings zieht dieser „Sack" im Wirbelkanal weiter hinunter als das Rückenmark (L_1 / L_2), nämlich bis zur Höhe des 2. Kreuzbeinwirbels (S_2).

Das Rückenmark endet also bei L_1 / L_2. Da der Durasack aber bis S_2 hinabzieht, ist in dem Abschnitt zwischen L_1 / L_2 und S_2 eine Entnahme der Hirn-Rückenmarks-Flüssigkeit aus dem Hirnwasserraum (Subarachnoidalraum, Cavitas subarachnoidea) möglich, ohne dass eine Verletzungsgefahr für die graue Substanz des Rückenmarks besteht. Eine solche Liquorentnahme wird als Lumbalpunktion häufig zu Untersuchungszwecken durchgeführt, z. B. zum Nachweis von Erregern, die eine Entzündung der Hirn- bzw. Rückenmarkshäute (Meningitis) verursacht haben könnten. Aus anatomischen Gründen entnimmt man Liquor meist ober- oder unterhalb des Dornfortsatzes des 4. Lendenwirbels (↑ *Atlas* Abb. 18.8).

18.2 Gehirn

Das Gehirn (Encephalon) ist eine Ansammlung aus Nervengewebe, das das Innere der Schädelhöhle einnimmt. Beim Erwachsenen wiegt es ungefähr 1,3 kg.

Obwohl das Gehirn aus einer einzigen zusammenhängenden Gewebemasse besteht, wird es in sechs Hauptteile untergliedert, die sich in ihrem Aufbau unterscheiden und die unterschiedliche Aufgaben haben. Darüber hinaus ist diese Einteilung auch entwicklungsgeschichtlich begründet.

Hirnanteile

➤ Abb. 18.1, ↑ *Atlas* Abb. 18.9
- **Verlängertes Mark** (Medulla oblongata)
- **Brücke** (Pons)
- **Mittelhirn** (Mesencephalon)
- **Kleinhirn** (Cerebellum)
- **Zwischenhirn** (Diencephalon)
- **Großhirn** (Cerebrum)

18.2.1 Verlängertes Mark

Das verlängerte Mark (Medulla oblongata) schließt sich unmittelbar an das Rückenmark an (↑ *Atlas* Abb. 18.9). Es hat eine Länge von ca. 3 cm. Es wird von sensiblen und motorischen Fasern durchzogen, die zu höheren Gehirnteilen aufsteigen oder von diesen absteigen. Diese durchziehenden Nervenfasern bilden die **weiße Substanz** (s. o.). Der größte Teil der durchziehenden Pyramidenbahnfasern (➤ Kap. 18.2.6) kreuzt hier auf die andere Seite (*Pyramidenbahnkreuzung*). Das erklärt, warum eine Gehirnhälfte jeweils die gegenüberliegende Körperhälfte steuert, das heißt motorische Impulse, die aus der rechten Gehirnhälfte kommen, ziehen zur linken Körperhälfte und umgekehrt. Allerdings kreuzen auch ca. 80 % der aufsteigenden sensiblen Nervenfasern in Höhe der Medulla oblongata auf die andere Seite, sodass die Empfindungen aus der einen Körperhälfte auch in der entgegengesetzten Hirnhälfte registriert werden.

In der **grauen Substanz** befinden sich *Steuerungszentren für lebenswichtige Vorgänge*: das Vasomotorenzentrum, von dem aus der Herzschlag, die Kontraktionskraft des Herzens und die Weite der Blutgefäße reguliert werden; das Atemzentrum, das den Atemrhythmus steuert, ein Reflexzentrum für das Zustandekommen von Reflexen wie Husten, Niesen, zentrales Erbrechen, Schlucken, Lidschluss und Saugen des Säuglings. Außerdem entspringen in der grauen Substanz der VIII. bis XII. Hirnnerv (↑ *Atlas* Abb. 18.12).

Medulla oblongata (verlängertes Mark)

Lebenswichtige Zentren für:
- **Atmung**
- **Herzschlag**
- **Blutgefäßweite**
- **Reflexe** (Husten, Niesen, Brechen, Schlucken, Lidschluss, Saugen des Säuglings)

18.2.2 Brücke

Die Brücke (Pons) liegt direkt über und vor dem verlängerten Mark und unterhalb des Mittelhirns (➤ Abb. 18.1, ↑ *Atlas* Abb. 18.9 und 18.11). Auch sie setzt sich aus weißer Substanz (durchziehende Nervenfasern) und grauer Substanz (Anhäufung von Nervenzellkernen) zusammen.

Sie enthält *auf- und absteigende Bahnen*, die vom Gehirn zum Rückenmark bzw. umgekehrt ziehen. Ihr Hauptanteil wird jedoch aus *querverlaufenden* Faserzügen gebildet, die zum *Kleinhirn* führen. Diese Faserzüge geben ihr das brückenartige Aussehen. Die Brückenkerne sind die Ursprungskerne des V. bis VII. Hirnnervs und Schaltstationen der Bahnen, die die Großhirnrinde mit dem Kleinhirn verbinden.

18.2.3 Mittelhirn

Das Mittelhirn (Mesencephalon), mit ca. 1,5 cm der kleinste Hirnabschnitt, liegt unmittelbar über der Brücke und unter der Basis des Zwischenhirns (➤ Abb. 18.1, ↑ *Atlas* Abb. 18.9 und 18.11). Der größte Teil des Mittelhirns besteht aus weißer Substanz, also aus durchziehenden Nervenfasern, und zwar Großhirn-Kleinhirn-Bahnen und den Pyramidenbahnen. Wichtige Anteile der grauen Substanz sind die Ursprungskerne der *III.* und *IV.* Hirnnerven, außerdem der *rote Kern* (Nucleus ruber) und die *schwarze Substanz* (Substantia nigra), die beide mithelfen, unbewusst ablaufende Bewegungen zu steuern und deshalb Anteil des sog. *extrapyramidalmotorischen Systems* sind.

Das Mittelhirn wird vom *„Aquädukt"*, dem sog. Wasserleiter, durchzogen, der den III. mit dem IV. Ventrikel verbindet (➤ Kap. 18.2.6, Ventrikelsystem und Liquor).

Das verlängerte Mark, die Brücke und das Mittelhirn bilden zusammen einen schlanken Stamm, auf dem das Großhirn sitzt. Deshalb werden diese drei Anteile auch als *Hirnstamm* (Stammhirn, Truncus encephali, Truncus cerebri) zusammengefasst.

Limbisches System Es handelt sich um einen stammesgeschichtlich alten Hirnbereich, der aus Teilen des Großhirns, des Zwischenhirns und des Mittelhirns gebildet wird und der den Hirnstamm und den Balken wie einen „Saum" (Limbus) umgibt. Zum limbischen System rechnet man unter anderem Hippocampus (Ammonshorn), Teile des Riechhirns, den Mandelkern, Teile des Zwischenhirns u. a. Allerdings besteht *keine völlige Einigkeit* darüber, was zum limbischen System gerechnet wird. Der Begriff wird v. a. in der Physiologie und Pharmakologie gebraucht, da hier viele Psychopharmaka in ihrer Wirkung ansetzen.

Das limbische System wird auch als *„emotionales Gehirn"* bezeichnet, da es eine wichtige Rolle beim Zustandekommen von Gefühlen spielt, das Verhalten affektiv beeinflusst und Erlebnisse emotional bewertet. Hier sollen Gefühle wie Aggression, Furcht, Wut und sexuelle Bedürfnisse ihren Ausgang nehmen. Außerdem soll es das Lernen und die Gedächtnisfunktion beeinflussen.

Über den Hypothalamus werden Emotionen und vegetative Funktionen miteinander verknüpft und so kann es z. B. zu Durchfall bei Angst oder zu Blutdruckanstieg bei Stress kommen. Die Verbindung von Emotionen und Riechhirn sieht man noch deutlich darin, dass man manche Mitmenschen „einfach nicht riechen kann".

18.2.4 Kleinhirn

Das Kleinhirn (Cerebellum) ist der zweitgrößte Teil des Gehirns. Es liegt hinter dem Hirnstamm und unterhalb des Großhirns (➤ Abb. 18.1 und ↑ *Atlas* Abb. 18.9). Es besteht wie das Großhirn aus zahlreichen Windungen, die hier allerdings kleiner und parallel sind. Die Kleinhirnrinde zeigt graue Substanz, das Kleinhirnmark weiße. In der Mitte des Kleinhirns liegen mehrere Kerne (↑ *Atlas* Abb. 18.13).

Das Kleinhirn ist mit dem verlängerten Mark, dem Mittelhirn, dem Gleichgewichtsorgan und über die Brücke mit dem Großhirn verbunden. Damit kann es seiner Hauptaufgabe als wichtiges *Koordinierungszentrum* der *Motorik* gerecht werden: Setzt die Großhirnrinde eine Bewegung in Gang, sorgt das Kleinhirn für die Koordination und die regelmäßige Ausführung der Bewegung. Außerdem kontrolliert es die *Körperhaltung, koordiniert* die *Zielmotorik* wirkt bei der Aufrechterhaltung des Gleichgewichts mit und setzt den *Muskeltonus* herauf.

Cerebellum (Kleinhirn)

Koordinierungszentrum der *Bewegung*

Kommt es zur Schädigung größerer Teile des Kleinhirns, z. B. durch Alkoholmissbrauch, stellen sich folgende Symptome ein:

- **Mangel an Muskelkraft**
- **Mangel an Muskelspannung**
- **Hyporeflexie**
- **Gleichgewichtsstörungen**
- **Störung der Koordination *von* Bewegungsabläufen** (Ataxie) mit Schwanken beim Stehen, Torkeln beim Gehen, ausfahrende Bewegungen und ungleicher Schrittlänge
- **Intentionstremor**, tritt bei zielgerichteten Bewegungen auf. Das Zittern ist unmittelbar vor Erreichen des Bewegungsziels am stärksten, z. B. bei Kleinhirnschädigung durch *Multiple Sklerose* oder *Alkoholabusus*.

Bitte beachten Sie zur Untersuchung des Kleinhirns ➢ Kap. 32.2.10.

18.2.5 Zwischenhirn

Das Zwischenhirn (Diencephalon) liegt zwischen Großhirn und Hirnstamm, um den III. Hirnventrikel herum. Seine wichtigsten Teile sind *Thalamus* (Sehhügel) und *Hypothalamus* (↑ *Atlas* Abb. 18.9, 18.11, 18.14).

Zwischenhirn (↑ Atlas Abb. 18.9 Nr. 2)

- **Thalamus** (Sehhügel)
- **Hypothalamus**

Thalamus (Sehhügel) Der Thalamus besteht aus grauer Substanz, die sich von der inneren, hinteren Seite jeder Großhirnhälfte nach unten erstreckt. Alle Informationen aus der Außenwelt, z. B. von Auge, Ohr, Nase, Haut aber auch aus der Innenwelt (Schmerzen), gelangen über aufsteigende Bahnen zum Thalamus. Dort werden sie miteinander verschaltet und verarbeitet und evtl. über Projektionsbahnen der Großhirnrinde zur bewussten Verarbeitung weitergeleitet. Der Thalamus wirkt dabei wie ein „Filter", der nur bedeutsame Informationen weiterleitet, damit die Großhirnrinde nicht von banalen Informationen „überschwemmt" wird. Der Thalamus wird deshalb gerne als *„Tor zum Bewusstsein"* bezeichnet.

Außerdem spielt der Thalamus bei Abwehr- und Fluchtreflexen eine Rolle, was gut daran zu erkennen ist, dass sich während eines Kampfes ein „Tunnelblick" einstellen kann und nur noch der Gegner wahrgenommen wird. Alles, was von den überlebenswichtigen Handlungen ablenken könnte, auch Schmerzen, wird „ausgeblendet". Der Thalamus spielt auch beim Zustandekommen von Schmerzen eine wichtige Rolle, erkennbar am Thalamussyndrom, das sich infolge von zerebralen Durchblutungsstörungen oder Hirntumoren entwickeln kann und sich durch starke, auf Analgetika nicht ansprechende Schmerzen und Sensibilitätsstörungen äußert.

Hypothalamus Der Hypothalamus liegt unterhalb des Thalamus. Er ist über den Hypophysenstiel mit der Hypophyse verbunden. Als *Begegnungsstätte* zwischen dem *Nerven- und Hormonsystem* übernimmt er Aufgaben in beiden Systemen. Außerdem gehört er zum limbischen System.

- **Nervale Aufgaben.** Der Hypothalamus ist ein *Koordinationszentrum* für vegetative Funktionen und sorgt z. B. dafür, dass uns bereits beim Anblick von Nahrung das „Wasser im Munde zusammenläuft". Im Hypothalamus liegen wichtige Regulationszentren, z. B. für die Wärmeregulation, die Nahrungsaufnahme (Hunger- und Sättigungszentrum), die Atem- und Blutdruckregulation, den Wasserhaushalt (Trinkzentrum), den Wach- und Schlafrhythmus und für die Koordination von Sexualfunktionen.

- **Hormonelle Aufgaben.** Der Hypothalamus stellt *Freisetzungs- und Hemmhormone* her, die auf den Hypophysenvorderlappen einwirken. Außerdem produziert er *Oxytocin* und *Adiuretin*, die er über im Hypophysenstiel verlaufende Zellausstülpungen an den Hypophysenhinterlappen abgibt, der diese Hormone einlagert und bei Bedarf freisetzt.
- **Anteil des limbischen Systems.** Teile des Hypothalamus gehören zum limbischen System. Deshalb spielt der Hypothalamus bei der *Verknüpfung* von *Gefühlen* und *vegetativen Funktionen* eine Rolle, z. B. kann Angst zu Durchfällen führen.

18.2.6 Großhirn

Das Großhirn (Cerebrum) stülpt sich wie der Pilzkopf über Stamm- und Zwischenhirn (➤ Abb. 18.1). Es handelt sich um den größten Hirnteil. Entwicklungsgeschichtlich betrachtet ist es der jüngste Teil des Gehirns (↑ *Atlas* Abb. 18.9 bis 18.11 und 18.21).

Das Großhirn ist Sitz des „*Bewusstseins*", was bedeutet, dass alle Reize, die bewusst werden sollen, die Großhirnrinde erreichen müssen, und alle bewussten Handlungen und Bewegungen von hier ihren Ausgang nehmen. Bei einem Ausfall des Großhirns kommt es zum Syndrom reaktionsloser Wachheit (früher: *apallischen Syndrom, Wachkoma*). Darunter versteht man ein Wachkoma, einen schlafähnlichen Zustand mit offenen Augen, bei dem der Betroffene keinerlei Spontanäußerungen oder -bewegungen vornehmen kann. Die Hirnstammfunktionen – also Atmung, Kreislauf, Körpertemperatur – sind weitgehend erhalten, können allerdings auch Störungen aufweisen.

Die außen liegende graue Substanz des Großhirns besteht v. a. aus Nervenzellkörpern. Sie unterscheidet sich optisch deutlich von der innen liegenden weißen Schicht, die aus durchziehenden Nervenfasern besteht. In diese Nervenfaserschicht sind Kerne (Nuclei) wie Inseln eingelagert. Wichtige Kerne sind dabei die Basalganglien, die auf die Motorik (extrapyramidalmotorisches System, s. u.) einwirken (↑ *Atlas* Abb. 18.15).

Die Oberfläche des Gehirns ist in vielen Windungen (Gyri, Einzahl: Gyrus) und Furchen (Sulci, Einzahl: Sulcus) angeordnet, wodurch sich die Oberfläche erheblich vergrößert.

Großhirnlappen Das Großhirn wird durch eine tiefe Längsspalte, die Fissura longitudinalis cerebri, in eine rechte und eine linke Hälfte (Hemisphäre) unterteilt, die allerdings an der Unterseite über einen Balken (Corpus callosum) miteinander verbunden sind. Außer dieser großen Fissur gibt es noch kleinere, die das Großhirn in 4 Lappen unterteilen (↑ *Atlas* Abb. 18.16):

- **Stirnlappen** (Lobus frontalis) mit der *motorischen Rinde*. Er enthält auf der vorderen Zentralwindung (Gyrus praecentralis) das motorische Rindenfeld und ist damit Sitz der Willkürmotorik (↑ *Atlas* Abb. 18.17b). Von hier nehmen die Pyramidenbahnen (s. u.) ihren Ausgang. Außerdem befindet sich im Stirnlappen das *motorische Sprachzentrum* (Broca-Zentrum), das die Aufgabe hat, die Bewegungen von Kehlkopf und Mund beim Sprechen zu koordinieren. Allerdings findet man das Broca-Zentrum nur in einer der beiden Hemisphären, und zwar bei Rechtshändern in der linken und bei Linkshändern in der rechten Hemisphäre. Fällt dieses Gebiet aus (z. B. durch Apoplex), kann der Betroffene nur noch unter großer Anstrengung und vereinfacht sprechen, oft ringt er regelrecht um Worte. In diesem Fall ist auch das Lesen und Schreiben beeinträchtigt. Da das Sprachverständnis jedoch weitgehend erhalten ist, kann der Betroffene, wenn er angesprochen wird, angemessen reagieren.
- **Scheitellappen** (Lobus parietalis) mit der *sensiblen Rinde*. Er enthält auf der hinteren Zentralwindung (Gyrus postcentralis) das sensible Rindenfeld, die sog. Körperfühlsphäre, die Schmerz-, Tast- und Druckempfindungen bewusst werden lässt (↑ *Atlas* Abb. 18.17a). Damit ist der Scheitellappen das höchste Integrations- und Koordinationszentrum für sensorische Information.
- **Hinterhauptlappen** (Lobus occipitalis) mit der *Sehrinde*. Ein großer Teil der Axone, die von der Netzhaut des Auges kommen, werden im Thalamus umgeschaltet, um dann evtl. weiter zur Sehrinde zu ziehen.
- **Schläfenlappen** (Lobus temporalis) mit der *Hörrinde*. Vom Innenohr aus zieht der Hör- und Gleichgewichtsnerv zum Schläfenlappen, in dem die Hörrinde liegt. Auf der dominanten

Seite des Gehirns liegt das *Wernicke-Zentrum.* Es handelt sich um die sensorische Sprachregion. Die dominante ist die vorherrschende, bestimmende Seite. Sie liegt beim Rechtshänder in der linken und beim Linkshänder in der rechten Hemisphäre. Kommt es hier aufgrund eines Apoplex zu einem Ausfall *(Wernicke-Aphasie, sensorische Aphasie),* kann der Betroffene zwar flüssig sprechen, aber sein Sprachverständnis ist gestört. Auffallend ist, dass diese Personen viel sprechen, die einzelnen Wörter meist auch verständlich sind, das Gesagte aber trotzdem kaum einen Sinn ergibt. Der Betroffene selbst erkennt seine Störung nicht und reagiert aufgrund des Unverständnisses seiner Umgebung oft unwillig.

Aufgaben Wie eingangs erwähnt, ist das Großhirn der Sitz des Bewusstseins. Diese Aufgabe kann man gut daran erkennen, wenn es zu einem Ausfall des Großhirns gekommen ist, z. B. infolge eines Schädeltraumas oder einer unsachgemäß durchgeführten Reanimation, bei der das Gehirn nicht ausreichend durchblutet wurde und daher Großhirnzellen abgestorben sind. Im letzteren Fall kann es zu einem kompletten Absterben der Großhirnzellen kommen, da diese bei Sauerstoffmangel bereits nach 3–5 Minuten beginnen abzusterben, die Stammhirnzellen werden aber mit einem Sauerstoffdefizit besser fertig und können länger überleben. Durch ein solches Absterben von Großhirnzellen kommt es zum Syndrom reaktionsloser Wachheit (früher: apallisches Syndrom).

Syndrom reaktionsloser Wachheit Mit der Bezeichnung „Syndrom reaktionsloser Wachheit" sollen heute die früheren Bezeichnungen wie apallisches Syndrom, Wachkoma und vegetativer Status ersetzt werden. Mit apallischen Syndrom (Wachkoma) bezeichnet(e) man den Zustand, dass das Großhirn in seiner Funktion (größtenteils) ausgeschaltet ist. Der Hirnstamm, das Rückenmark, Kleinhirn und Zwischenhirn sind noch funktionstüchtig. Hier liegt der Betroffene zeitweise mit geschlossenen Augen da und schläft, aber auch mit offenen Augen in einem „schlafähnlichen" Zustand, in dem sein Blick ins Leere gerichtet ist, d. h., es können keine Personen oder Gegenstände fixiert werden. Er kann sich nicht spontan äußern und nicht auf Umweltreize reagieren. Er zeigt keinerlei emotionale Regungen und Aufforderungen werden nicht befolgt. Er äußert sich nicht spontan, z. B. kann er nicht sagen, dass er Hunger hat oder Harn- bzw. Stuhldrang. Mit dem Begriff „Syndrom reaktionsloser Wachheit" kann die ganze Bandbreite der unterschiedlichen Bewusstseinsstörungen besser erfasst werden als mit dem Begriff Wachkoma.

Locked-in-Syndrom Charakteristisch für das Locked-in-Syndrom ist eine völlige Bewegungsunfähigkeit bei erhaltenem Bewusstsein. Ursache ist meist eine Thrombose der A. basilaris, die zu einem Infarkt im unteren Teil der Brücke geführt hat und so zu einer Unterbrechung der motorischen Bahnen. Seltene Ursachen sind Schädel-Hirn-Trauma, Tumor und Hirnentzündungen.

Da das Großhirn intakt ist, sind die Betroffenen bei Bewusstsein und ihr Sprachverständnis ist erhalten. Alle vier Extremitäten sind gelähmt (Tetraplegie), außerdem die horizontale Blickmotorik. Die vom Mittelhirn gesteuerte vertikale Blickrichtung funktioniert allerdings noch. Die Fähigkeit zu Schlucken und Sprechen und die mimischen Funktionen fallen ebenfalls aus.

Man vermutet, dass viele Patienten mit einem Locked-in-Syndrom nicht richtig diagnostiziert, sondern mit „Wachkoma" verwechselt werden.

Funktionelle Hirnareale Die rechte und die linke Großhirnhälfte haben unterschiedliche Aufgaben. In der linken Hälfte sind vor allem die Sprache, das Lesen, Schreiben, also mehr das abstrakte logische und analytische Denken lokalisiert, während die rechte Hemisphäre zuständig ist für Kreativität, Abstraktionsvermögen, räumliche Vorstellung, künstlerische Begabung und Musikverständnis.

Rechts- bzw. Linkshändigkeit Bei 80–90 % der Menschen ist die linke Großhirnhälfte dominant. Dies führt zumeist auch zu einer Rechtshändigkeit. Die Rechtshändigkeit ist dadurch bedingt, dass die Nervenfasern, die das Gehirn verlassen, zu 80 % auf die Gegenseite kreuzen. Das heißt, dass die Nervenfasern, die in der linken Großhirnhälfte entspringen, auf die rechte Körperseite kreuzen. Dies ist auch bei der nachstehend beschriebenen Pyramidenbahn der Fall.

Wie Sie im ↑ *Atlas* aus Abb. 18.19 entnehmen können, gibt es regelrechte „Landkarten" der Großhirnrinde. In diese werden die Aufgaben der einzelnen Hirnareale eingetragen. Fällt ein bestimmter Hirnabschnitt, z. B. durch einen Hirnschlag aus, kann das Gehirn dieser Aufgabe nicht mehr nachkommen. So könnte beispielsweise eine Beschädigung des Lesezentrums dazu führen, dass der Betroffene zwar die Buchstaben wahrnehmen kann, aber nicht mehr in der Lage ist, einem Wort eine Bedeutung zuzuweisen, vergleichbar einem Wort, das man in einer unbekannten Fremdsprache liest.

Pyramidenbahn (Tractus corticospinalis) Bei der Pyramidenbahn (↑ *Atlas* Abb. 18.18) handelt es sich um eine sehr wichtige Nervenbahn, die in der *vorderen Zentralwindung* der Großhirnrinde, der sog. *motorischen Rinde*, entspringt. Diese Nervenbahn leitet die *bewusste Willkürmotorik* und ist für die *Feinmotorik* zuständig.

Die Pyramidenbahn zieht von der motorischen Rinde (Gyrus praecentralis) durch das Großhirn zum Zwischenhirn und anschließend durch Mittelhirn, Brücke und Medulla oblongata. Hier kreuzen 70–90 % der Fasern zur Gegenseite („Pyramidenbahnkreuzung"). Diese gekreuzten Bahnen verlaufen in der weißen Substanz des Rückenmarks und werden als Pyramidenseitenstrangbahn (Tractus corticospinalis lateralis) bezeichnet. Die ungekreuzten Fasern ziehen ebenfalls in der weißen Substanz des Rückenmarks weiter und bilden die Pyramidenvorderstrangbahn (Tractus corticospinalis anterior). Die meisten (nicht alle) dieser Fasern kreuzen im Zielsegment des Rückenmarks ebenfalls zur Gegenseite.

- **Aufgaben der Pyramidenbahn.** Die Pyramidenbahn *leitet die willkürlichen Bewegungsimpulse* für die Skelettmuskulatur. Außerdem *hemmt* sie den *Muskeltonus* und die *Muskeleigenreflexe.* Bei diesen Aufgaben wird sie durch weitere motorischen Nervenbahnen (extrapyramidalmotorisches System, s. u.) unterstützt. Bei einer Schädigung der Pyramidenbahn oberhalb ihrer Kreuzungsstelle in der Medulla oblongata, kommt es zum Ausfall auf der *gegenüberliegenden* Körperseite. So geht z. B. ein Hirnschlag, der zu einem Ausfall der rechten motorischen Rinde des Großhirns geführt hat, einher mit einer Lähmung der linken Körperseite. Allerdings ist die Lähmung meist nicht vollständig, da zum einen die Bahnen nicht zu 100 % kreuzen und außerdem die Steuerung über das extrapyramidalmotorische System weiter besteht und einige Funktionen übernehmen kann. Typisch sind jedoch der Verlust der Feinmotorik, der Mitbewegungen anderer Muskelgruppen und eine daraus resultierende allgemeine Ungeschicklichkeit.
- **Schädigung der Pyramidenbahn.** Bei einer Schädigung der Pyramidenbahn können folgende Symptome auftreten:
  - **Spastische Lähmung.** Zur Lähmung der Muskulatur kommt es, da die Pyramidenbahnen die willkürlich motorischen Fasern sind, die in der motorischen Rinde des Großhirns entspringen. Spastisch ist die Lähmung deshalb, weil die Pyramidenbahnen Fasern führen, die hemmend auf den Muskeltonus einwirken.
  - **Störungen der Feinbewegungen** mit **Massenbewegungen** (grobe Bewegungen)
  - **Hyperreflexie** (unerschöpflicher Klonus) bei den Eigenreflexen. Ursache ist, dass die Dämpfung des Reflexes über die Pyramidenbahn (genauer: Tractus reticulus spinalis, der die Pyramidenbahn begleitet) fehlt.
  - **Hypo- bzw. Areflexie** (Abschwächung bzw. Verschwinden der Fremdreflexe)
  - **Auftreten pathologischer Reflexe,** v. a. Babinski-Zeichen (➤ Kap. 18.7.2)

Extrapyramidalmotorisches System (EPS) Das extrapyramidalmotorische System ist die Gesamtheit von Nervenzellen, die neben der Pyramidenbahn die Skelettmuskulatur innervieren und den *Muskeltonus* einstellen sowie *Bewegungsabläufe regulieren.* Die Anteile des extrapyramidalen Systems entspringen in bestimmten Gehirnabschnitten, wie z. B. in den Basalganglien, der Substantia nigra, im Nucleus ruber, der Formatio reticularis und im Kleinhirn.

Hirnkammern und Liquor (Liquor cerebrospinalis, Hirn-Rückenmark-Flüssigkeit) In den Hirnkammern (s. u.) und um Gehirn und Rückenmark zirkulieren ca. 100–160 ml Liquor (Hirn-Rückenmark-Flüssigkeit). Es handelt sich um eine helle, farblose Flüssigkeit, die in ihrer Zusammensetzung dem Blutplasma ähnelt. Allerdings ist sie eiweißarm und enthält ungefähr nur die Hälfte der Glukose des Blutplasmawertes. Außerdem zirkulieren im Liquor Lymphozyten und Monozyten.

Im Gehirn befinden sich vier Hohlräume, die *Hirnkammern* bzw. Ventrikel (↑ *Atlas* Abb. 18.20 und 18.21), und zwar zwei Seitenventrikel, ein dritter und vierter Ventrikel. Alle diese Kammern und der Hirnwasserraum (Subarachnoidalraum, s. u.) sind mit Liquor gefüllt und stehen miteinander in Verbindung; die beiden letzteren über die Wasserleitung („Aquädukt").

Der Liquor wird im Wesentlichen von *Adergeflechten* der Hirnkammern gebildet, fließt dann in den Subarachnoidalraum um Rückenmark und Gehirn und wird über Granulationen (↑ *Atlas* Abb. 18.23 Nr. 4 und 18.28 Nr. 9) der Spinnwebenhaut wieder dem venösen Blut zugeführt (↑ *Atlas* Abb. 18.22 und 18.23).

Diese liquorgefüllten Räume *schützen* Gehirn und Rückenmark. Bei einem kurzen Aufprall des Kopfes, z. B. an einer Wand, bekommt zwar der Kopf eine Beule, jedoch schlägt das Gehirn nicht gleich hart am Knochen an, sondern fällt in das weiche Wasserbett des Liquors. Ist der Aufprall jedoch zu hart, reicht die Dämpfung nicht mehr aus, und es kommt zur *„Gehirnerschütterung"* (Commotio cerebri). Außerdem spielt der Liquor mit eine Rolle bei der *Ernährung* des Gehirngewebes.

Ist der Liquorabfluss gestört, so steigt der Druck im Schädelinnern an. Da bei Kleinkindern der Schädel dem höheren Druck nachgibt, beginnt er zu wachsen, und es kommt zur Ausbildung eines *Wasserkopfes* (Hydrocephalus, ↑ *Atlas* Abb. 18.24 und 24.56). Durch den starken Druck kann es zu einer Schädigung von Hirngewebe kommen, deren Folge eine Intelligenzminderung sein kann. Deshalb wird operativ versucht, dem Liquor über einen Kunststoffschlauch einen Abfluss zu schaffen.

Bei vielen Erkrankungen des Zentralnervensystems ist die Zusammensetzung des Liquors verändert. Deshalb wird in Krankenhäusern Liquor, z. B. durch eine *Lumbalpunktion* (↑ *Atlas* Abb. 18.8), zu Untersuchungszwecken entnommen.

Hirnhäute (Meningen) Um Gehirn und Rückenmark laufen zwei verschiedene Hüllen: die äußere Knochenhülle und die inneren Hüllen aus bindegewebigen Häuten (Meningen ↑ *Atlas* Abb. 18.25). Letztere bestehen aus folgenden Anteilen:

- **Harte Hirnhaut** (Dura mater). Die harte Hirnhaut (↑ *Atlas* Abb. 18.26) liegt dem inneren Schädelknochen an und erfüllt hier die Aufgaben der *Knochenhaut.* Sie besteht aus derbem kollagenem Bindegewebe. An zwei Stellen löst sie sich vom Schädelknochen los und zieht als Großhirnsichel und Kleinhirnzelt ins Schädelinnere (↑ *Atlas* Abb. 18.27). An manchen Stellen bildet die Dura mater mit ihren ansonsten fest verwachsenen Blättern starrwandige Blutleiter, die Sinus, die das venöse Blut aus dem Schädel aufnehmen und über die Drosselvene der oberen Hohlvene zuführen (↑ *Atlas* Abb. 18.23 Nr. 1).
- **Spinnwebenhaut** (Arachnoidea). Die Arachnoidea besteht aus einer Membran und einem Bälkchenwerk. Mit ihrem Membranteil liegt sie der harten Hirnhaut an und zieht wie diese über die Furchen und Windungen des Gehirns und Rückenmarks hinweg. Nach unten ist sie über das Bälkchenwerk mit der weichen Hirnhaut verbunden. Zwischen dem Membranteil der Spinnwebenhaut und der weichen Hirnhaut befindet sich der *Hirnwasserraum* (Subarachnoidalraum), in dem der Liquor zirkuliert.
- **Weiche Hirnhaut** (Pia mater). Die weiche Hirnhaut (↑ *Atlas* Abb. 18.23 Nr. 10 und 18.25 Nr. 4 und 18.28) liegt direkt dem *Gehirn* bzw. dem Rückenmark auf und dringt deshalb in alle Furchen und Windungen der Großhirnrinde ein. Sie enthält ein Netzwerk von Blutgefäßen.

Meningen (Hirnhaut)

- **Dura mater** (harte Hirnhaut)
- **Arachnoidea** (Spinnwebenhaut)
- **Pia mater** (weiche Hirnhaut)

Blut-Hirn-Schranke Alle Substanzen, die aus dem Blut zu den Gehirnzellen transportiert werden sollen, müssen ein besonderes Hindernis überwinden: die Blut-Hirn-Schranke. Hierbei handelt es sich um eine *selektiv durchlässige* Schranke, durch die der Stoffaustausch mit dem Zentralnervensystem einer aktiven Kontrolle unterliegt. Diese Schranke wird vom porenlosen Endothel der Kapillargefäße und von einem geschlossenen Mantel von Gliaausläufern um die

18

Kapillargefäße gebildet. Diese *Schutzeinrichtung* soll schädliche Stoffe von den Nervenzellen fernhalten. Die Durchlässigkeit dieser Schranke kann allerdings durch bestimmte Bakteriengifte, Fieber und Sauerstoffmangel verändert werden. Ein *Nachteil* der Blut-Hirn-Schranke ist, dass sie auch *bestimmte Medikamente,* die am Gehirn wirken sollten, *nicht* passieren lässt.

Stark vereinfacht kann man sich vorstellen, dass das Gehirn wie eine einzige große Zelle, die von einer Membran umgeben wird, ernährt wird.

Die **Blut-Hirn-Schranke** soll *schädliche Stoffe* vom Gehirn *fernhalten.*

Blutversorgung des Gehirns Das Gehirn muss sehr gut mit Sauerstoff und Nährstoffen versorgt werden, da eine Unterbrechung der Blutversorgung schon nach *3–6 Minuten* zu *irreparablen Schäden* führen kann.

Vom Hals ziehen die *Halsschlagadern* (A. carotis interna) in Richtung Gehirn und geben Äste zur Hypophyse und zu den Augen ab. Danach verlaufen sie weiter als vordere und mittlere Großhirnarterie (Aa. cerebri anterior et media) zum vorderen und mittleren Hirngebiet.

Der hintere Hirnanteil und die Hirnbasis werden über die Wirbelschlagadern (Aa. vertebrales) versorgt. Diese geben zunächst Äste an das Rückenmark ab, treten dann durch das große Hinterhauptloch in den Schädelraum ein und vereinigen sich an der Hirnbasis zur Schädelbasisarterie (A. basilaris). Diese gibt Zweige zum Kleinhirn ab und teilt sich dann in beiden hinteren Großhirnschlagadern (Aa. cerebri posteriores) auf.

Diese Äste der A. carotis und A. vertebralis sind durch mehrere kleine Verbindungsarterien zu einem Kreis zusammengeschlossen, dem Circulus arteriosus Willisii. (➤ Abb. 18.4) Dieser Gefäßring soll dafür sorgen, dass es bei einer Unterbrechung der Blutzufuhr in einem dieser Gefäße nicht gleich

18

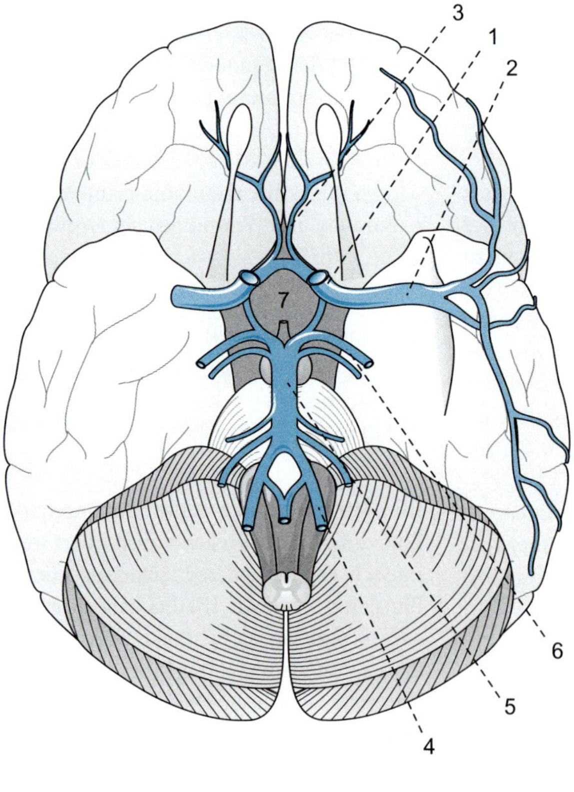

Abb. 18.4 Circulus arteriosus Willisii. Dieser Gefäßring sorgt dafür, dass es bei Unterbrechung der Blutzufuhr in einem dieser Gefäße nicht gleich zum Absterben von Hirngewebe kommt. Allerdings ist der Gefäßring oft nur unvollständig ausgebildet. 1: Halsschlagader (A. carotis interna), 2: mittlere Großhirnschlagader (A. cerebri media), 3: vordere Großhirnschlagader (A. cerebri anterior), 4: Wirbelschlagader (A. vertebralis), 5: Schädelbasisschlagader (A. basilaris), 6: hintere Großhirnschlagader (A. cerebri posterior), 7: Gefäßring (Circulus arteriosus Willisii). [L106]

zum Absterben von Hirngewebe kommt. Allerdings ist dieser Gefäßring bei vielen Menschen nur unvollständig ausgebildet, sodass doch bereits ein einseitiger Verschluss eines solchen Hirngefäßes zum Hirnschlag führen kann.

Das arterielle Blut erreicht also von der Hirnbasis aus das Gehirn. Der venöse Abfluss dagegen erfolgt im Wesentlichen über die Hirnoberfläche (↑ *Atlas* Abb. 18.26 Nr. 6). Dazu sammelt es sich hier in starrwandigen venösen Blutleitern (Sinus), die das Blut dicht unter der Schädeldecke und an den Rändern der Hirnsicheln zur rechten und linken Drosselvene bringen (↑ *Atlas* Abb. 18.14 und 18.27).

18.3 Rückenmarksnerven

Aus dem Rückenmark treten 31 Nervenpaare, die Spinal- oder Rückenmarksnerven, aus, die zum peripheren Nervensystem gehören. Sie werden nach ihrer Austrittsstelle aus dem Zwischenwirbelloch der Wirbelsäule bezeichnet (↑ *Atlas* Abb. 18.6). Die Spinalnerven entspringen nicht dort, wo sie aus der Wirbelsäule austreten, v. a. im Lenden- und Kreuzbeingebiet verlaufen sie erst eine Strecke im Wirbelkanal.

Entsprechend dem Aufbau und der Einteilung der Wirbelsäule führen die Spinalnerven die folgenden Bezeichnungen:

- 8 Halsnervenpaare, Zervikalnerven, C_1 bis C_8
- 12 Brustnervenpaare, Thorakalnerven, Th_1 bis Th_{12}
- 5 Lendennervenpaare, Lumbalnerven, L_1 bis L_5
- 5 Kreuzbeinnervenpaare, Sakralnerven, S_1 bis S_5
- 1 Steißbeinnervenpaar, Kokzygealnerven, Co_1

Da das erste Halsnervenpaar zwischen Hinterhauptbein und dem ersten Halswirbel (Atlas) austritt, gibt es acht Halsnervenpaare (aber nur sieben Halswirbel!).

Wurzeln der Rückenmarksnerven Die Spinalnerven sind mit dem Rückenmark nicht in einer einheitlichen Art verbunden, sondern über zwei kurze Wurzeln (➤ Abb. 18.3 und ↑ *Atlas* Abb. 18.29): eine vordere und eine hintere *Wurzel*. Die *vordere* Wurzel (Vorderwurzel) führt efferente (wegführende) Fasern, die *hintere* (Hinterwurzel) dagegen *afferente* (hinführende). Die hintere Wurzel schwillt eiförmig zu einem Nervenknoten an, dem Spinalganglion (Ganglion spinale) bei dem es sich um eine Ansammlung von sensiblen Nervenzellkörpern (1. sensibles Neuron) handelt. *Rückenmarknerven* sind dagegen *gemischte Nerven,* da sie efferente und afferente Fasern führen.

Afferente und efferente Nervenfasern

- **Afferente Nervenfasern** (Afferenzen) entspringen aus Rezeptoren und bringen die elektrische Erregung *zum* ZNS. Dabei unterscheidet man *sensible* Afferenzen, die die Meldung von Sinnesorganen (Auge, Ohr, Nase, Haut) transportieren und *viszerale* Afferenzen, die die Erregung von den Eingeweiden (z. B. Schmerzen) zum ZNS weiterleiten. Sensible Afferenzen treten über die Hinterwurzel ins Rückenmark ein, ihr Zellkörper liegt im Spinalganglion. Afferenzen haben größtenteils sehr lange Dendriten: Sie erstrecken sich von den verschiedenen Sinnesrezeptoren bis zu den Spinalganglien.
- **Efferente Nervenfasern** (Efferenzen) bringen die elektrische Erregung *vom* ZNS in die Peripherie. Man unterscheidet *motorische* Efferenzen, die die Skelettmuskulatur innervieren und *vegetative* Efferenzen, die zu Sympathikus und Parasympathikus (➤ Kap. 18.6) gehören und die die glatte Muskulatur der Eingeweide und der Gefäßwände, das Herz und Drüsen innervieren. Die Zellkörper der motorischen Fasern liegen innerhalb des Rückenmarks im Vorderhorn. Sie werden motorische Vorderhornzellen (Motoneurone) genannt. Die Zellkörper des Sympathikus liegen in den Seitenhörnern des Rückenmarks von C_8 bis L_1 / L_2; die Zellkörper des Parasympathikus im Hirnstamm und im Sakralmark. Bitte beachten Sie zum vegetativen Nervensystem mit Sympathikus und Parasympathikus auch ➤ Kap. 18.6.

- **Efferente Fasern** transportieren die elektrische Erregung *vom* ZNS in die Peripherie.
- **Afferente Fasern** transportieren die elektrische Erregung von der Peripherie *zum* ZNS.

Hautsegmente (Dermatome)

Ein Hautsegment oder Dermatom bezeichnet *den* Hautabschnitt, aus dem die sensiblen Anteile eines bestimmten Rückenmarksnerven stammen (➤ Abb. 18.5, ↑ *Atlas* Abb. 18.30).

Auf der Körperrückseite bilden diese Dermatome eine lückenlose Folge, auf der Vorderseite dagegen sind einige Dermatome in die Extremitäten verlagert.

Beachten Sie jedoch, dass die einzelnen Dermatome räumlich nicht so scharf abgegrenzt sind, wie man es aufgrund der Abbildungen vermuten könnte, sondern die Fasern des einen Dermatoms reichen in die des nächsten Dermatoms, sodass sie sich durchaus überlagern.

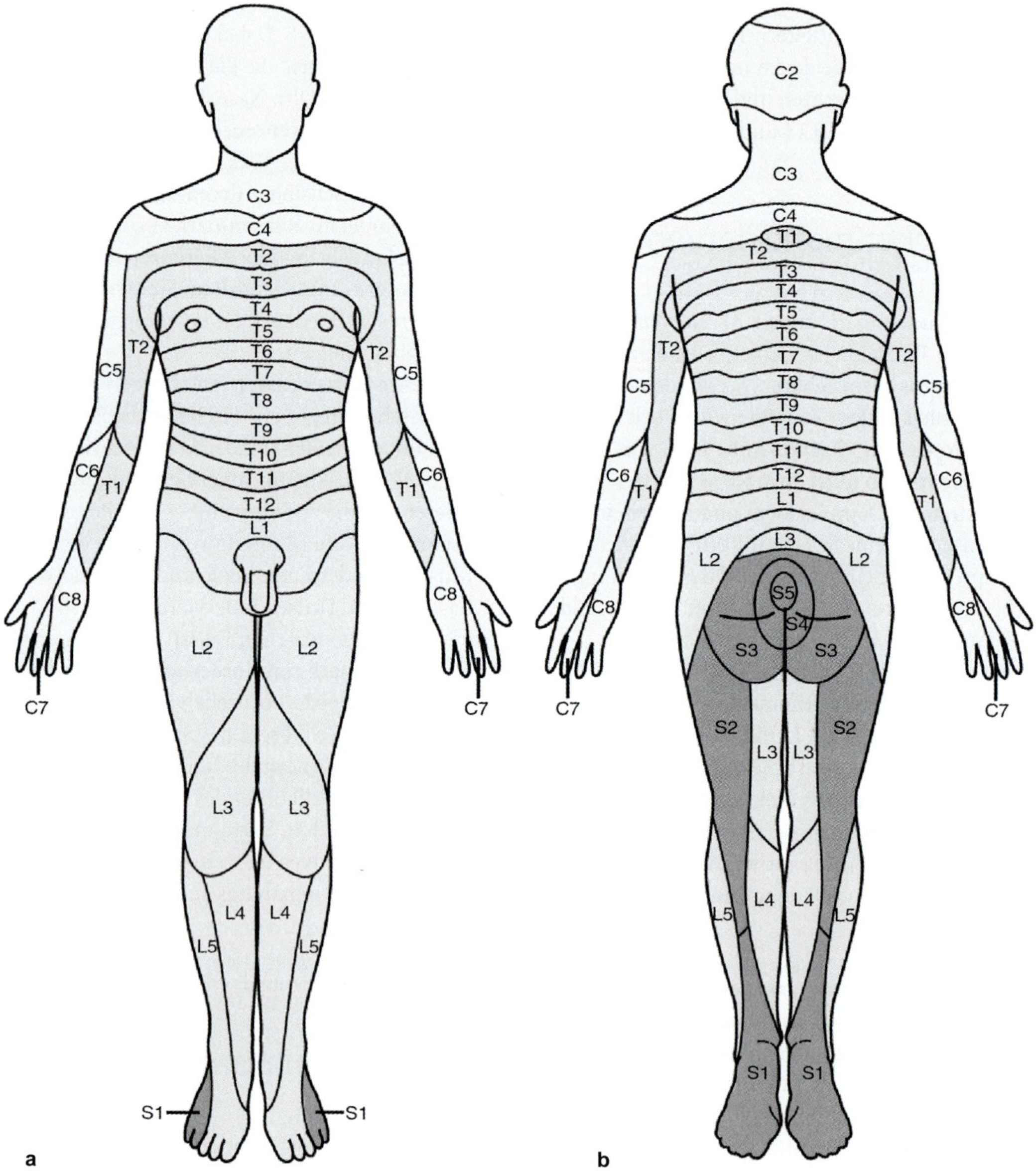

Abb. 18.5 Zuordnung von Hautsegmenten (Dermatomen) zu Rückenmarkabschnitten. a) Vorderansicht, b) Rückansicht. [E714]

„Ein Rückenmarkssegment reagiert als Ganzes" Ein Rückenmarksnerv entspringt mit seinen afferenten und efferenten Fasern aus einem bestimmten Rückenmarksegment. Ein solches Segment ist das eigene Verschaltungszentrum eines bestimmten gemischten Rückenmarksnervs. Es reagiert als „Ganzes", also sowohl innerlich (an dem bestimmten Organ) als auch äußerlich (an dem entsprechenden Hautabschnitt).

Angenommen ein inneres Organ, z. B. die Gallenblase ist ständig entzündet. Dadurch kann es sein, dass Sie in dem zugehörigen Hautsegment Veränderungen wahrnehmen können, wie eine Abblassung oder Rötung der Haut. Auch ist es typisch, dass sich die Muskulatur in dem zugehörigen Segment verändert und so stellen Sie beim Abtasten fest, dass die Muskulatur entweder verhärtet ist (dass sich z. B. eine Myogelose gebildet hat) oder dass sie sich zurückgebildet hat und Sie an der Stelle eine kleine Einsenkung des Gewebes fühlen können.

Dieses Wissen dient Ihnen nun in zweierlei Hinsicht:

- **Zur Diagnostik:** Finden Sie Veränderungen der Haut oder des Gewebes, so können Sie auf eine Schädigung des zugeordneten Organs zurückschließen.
- **Zur Therapie:** Behandeln Sie in einem solchen Dermatom z. B. über eine Wärmeanwendung (z. B. eine Schröpfkopfbehandlung oder durch Auftragen einer durchblutungsfördernden Salbe), so therapieren Sie damit das zugeordnete Organ, s. u. auch kutiviszerale Reflexe.

Übertragener bzw. projizierter Schmerz (sog. „Schmerzausstrahlung") Ein weiteres Phänomen dieser gemeinsamen Verschaltung eines Rückenmarksnervs in einem Segment ist der übertragene Schmerz. Dies ist ein so häufiges Phänomen, dass es einem meist gar nicht mehr bewusst ist, dass es sich um einen ganz außerordentlichen Vorgang handelt.

Angenommen, jemand erleidet einen schweren Angina-pectoris-Anfall. Nun kommt es zu einer Unterversorgung des Herzmuskels. Dieses Defizit wird über afferente Fasern an das Gehirn gemeldet. Hier wird die eingehende Information verarbeitet. Das Gehirn projiziert nun den Schmerz oft über den Herzbereich. Handelte es sich um die Mitteilung, dass ein schwerer Mangel besteht, so kann es sein, dass das Gehirn den Schmerz zusätzlich in das angrenzende Dermatom projiziert und der Betroffene nun über Schmerzen in seinem Arm auf der linken Kleinfingerseite klagt. Umgangssprachlich wird so etwas als „Ausstrahlen" des Schmerzes bezeichnet. Medizinisch spricht man vom „übertragenen Schmerz" (↑ *Atlas* Abb. 18.31 und 18.32).

Phantomschmerzen Dass der Schmerz im Gehirn entsteht und nicht etwa am Ort der Schädigung, sieht man am besten am „Phantomschmerz": Selbst, wenn eine Extremität gar nicht mehr vorhanden ist, kann es bei den Betroffenen zu stärksten Schmerzen „in dem nicht mehr vorhandenen Gebiet" kommen. Grund ist, dass jetzt der Nerv, beispielsweise durch die Amputationsnarbe, gereizt wird und nun das Gehirn den Schmerz in die Extremität projiziert, die gar nicht mehr vorhanden ist.

Dieser Sachverhalt ist manchmal etwas schwer zu begreifen, denn aufgrund eigener Verletzungen z. B. am Arm und der daraus resultierenden Schmerzen würde man doch „Stein und Bein" schwören, dass nun wirklich der Arm schmerzt. Denken Sie in diesem Fall wieder an den Phantomschmerz. Damit man (evtl. sogar unerträgliche) Schmerzen im Arm fühlt, braucht man gar keinen Arm.

Ein weiteres typisches Beispiel für projizierte Schmerzen sind Gallenschmerzen, die nicht nur am rechten Oberbauch auftreten können, sondern häufig in die rechte Schulter ausstrahlen, manchmal auch nur in der rechten Schulter Schmerzen verursachen.

Um den übertragenen bzw. projizierten Schmerz verstehen zu können, muss man sich vergegenwärtigen, dass algogene (Schmerz erzeugende) Stoffe freie Nervenendigungen reizen, die im Gewebe beginnen. Solche algogene Stoffe werden z. B. freigesetzt, wenn Körperzellen zugrunde gehen. Diese Stoffe setzen sich auf die Rezeptoren der Nervenzellen, woraufhin diese einen elektrischen Impuls projizieren, der die Nervenfaser entlang ins Gehirn läuft. Das Gehirn kann nun nur zuordnen, dass eine Meldung von einem bestimmten Nerv stammt, *ohne* den Ort der Schädigung *ganz genau* lokalisieren zu können. Das Gehirn projiziert nun den Schmerz in die Region, in dem es den Ort der Schädigung vermutet, da erfahrungsgemäß dort am ehesten Verletzungen auftreten. Der Ort der Schädigung ist beispielsweise am Arm typischerweise die Haut bzw. die Finger. Wird nun der Nerv an einer „untypischen“ Stelle gereizt, z. B. indem Sie sich im Ellenbogenbereich den oberflächlich verlaufenden Ellennerv (N. ulnaris) anschlagen, so kommt es zu heftigen Schmerzen im Unterarm, die bis in den kleinen Finger ausstrahlen. Das Gehirn projiziert also in diesem Fall den Schmerz in den Bereich, in dem normalerweise die Schädigung stattfindet.

Ein weiteres Beispiel ist eine Reizung des Ischiasnervs (N. ischiadicus). Angenommen, Sie haben eine fehlerhafte i. m.-Injektion in den Gesäßmuskel verabreicht und den Ischiasnerv angestochen, so wird der Patient einen heftigen, messerstichartigen Schmerz bis in den Fuß angeben. Durch die starke Reizung hat das Gehirn den Schmerz in das Ausbreitungsgebiet des *gesamten* N. ischiadicus projiziert.

Headzonen Das Phänomen der Projektion ist auch als sog. Headzonen bekannt. Damit bezeichnet man Hautareale, in denen es bei Erkrankungen innerer Organe zu Überempfindlichkeiten (Hyperästhesien) und zu einer gesteigerten Schmerzempfindung (Hyperalgesie) kommen kann ↑ *Atlas* Abb. 18.33).

In diesem Zusammenhang spricht man auch von viszerokutanen Reflexen. Damit meint man, dass es bei einer Reizung oder Erkrankung eines inneren Organs zu reflektorischen Veränderungen in den entsprechenden Headzonen kommt, z. B. indem sich die Hautgefäße verengen oder erweitern oder indem es zu einer Hyperästhesie oder Hyperalgesie kommt.

Andererseits nutzt man diese Zusammenhänge in der Naturheilkunde zu therapeutischen Zwecken und spricht von kutiviszeralen Reflexen: Bringen Sie ein warmes Kirschkernsäckchen auf die Haut auf, so bewirkt dies nicht nur eine Weitstellung der Hautgefäße, sondern auch eine Weitstellung tief liegender Gefäße, die das zugehörige innere Organ versorgen. So können Krämpfe, z. B. des Magens, des Darms oder der Gebärmutter gemildert werden.

Diese Zusammenhänge macht man sich aber auch bei vielen anderen äußerlichen Anwendungen wie Schröpfen, Baunscheidtieren, Injektionen im Dermatom (u. v. m.) zunutze.

18.4 Hirnnerven

Die Hirnnerven (Nn. craniales) treten paarig aus dem Hirn aus und verlassen den Schädel durch kleine Öffnungen, die Foramina. In der Reihenfolge ihres Austritts von vorn nach hinten werden sie mit römischen Ziffern nummeriert (↑ *Atlas* Abb. 18.37 und 18.38). Aus ihren Namen kann man meist ihren Bestimmungsort oder ihre Funktion entnehmen.

Bei den Hirnnerven kann es sich im Unterschied zu den Spinalnerven um rein afferente, rein efferente oder um gemischte Fasern handeln.

Hirnnerven haben sehr unterschiedliche Aufgaben: sie versorgen die Kopf- und Halsmuskulatur mit motorischen Impulsen, bringen sensible Impulse von Augen, Ohren und Nase zum Gehirn und erfüllen wichtige parasympathische Aufgaben.

Bitte beachten Sie zur Untersuchung der Hirnnerven ➤ Kap. 32.2.10.

Lage der Zellkörper Die Zellkörper der efferenten Fasern liegen in den Kernen des Hirnstammes. Die Zellkörper der afferenten Fasern liegen außerhalb, aber trotzdem nahe beim Hirnstamm (ähnlich wie die Spinalganglien). Eine Ausnahme bilden lediglich der I. und II. Hirnnerv.

Bezeichnung und Aufgaben der Hirnnerven

Siehe dazu auch ↑ *Atlas* Abb. 18.36.

I. Hirnnerv = N. olfactorius (Geruchsnerv) Der Geruchsnerv beginnt an den Rezeptoren der Riechschleimhaut, die sich am Nasendach befinden. Von hier aus ziehen sie durch die Siebplatte des Siebbeins (↑ *Atlas* Abb. 19.15 Nr. 7) zum Riechkolben (Bulbus olfactorius, ↑ *Atlas* Abb. 18.37 Nr. 1), der sich unterhalb des Stirnlappens des Großhirns befindet. Hier erfolgt eine Umschaltung auf ein 2. Neuron, das zum limbischen System (emotionales Gehirn) zieht. Daran kann man die enge Verbindung zwischen Riechen und Gefühlen sehen. So kann man manche Menschen gut riechen und andere „stinken einem“.

Der I. Hirnnerv ist ein rein *sensibler* und damit rein afferenter Nerv.

Tab. 18.1 Idiopathische und symptomatische Trigeminusneuralgie

Idiopathische Trigeminusneuralgie	Symptomatische Trigeminusneuralgie (z. B. bei Glaukom, Zahnerkrankungen, Sinusitiden, Entzündungen)
2. und 3. Ast betroffen	1. Ast betroffen
Vor allem bei Frauen über 50 Jahren	Vor allem bei unter 40-Jährigen
Eher sekundenlange Schmerzattacken	Eher Dauerschmerz
Eher einseitig	Eher beidseitig

II. Hirnnerv = N. opticus (Sehnerv) Der N. opticus entspringt mit seinen Sehnervenfasern in der Sehnervenschicht der Netzhaut, bündelt sich am blinden Fleck und tritt als N. opticus aus dem Auge aus. Er zieht dann durch den Sehnervenkanal (Canalis opticus) zur Sehnervenkreuzung (Chiasma opticum). Hier werden die Fasern zum größten Teil gekreuzt und ziehen als Sehstrang (Tractus opticus) zum Thalamus des Zwischenhirns (↑ *Atlas* Abb. 19.15 Nr. 2, 3, 4). Sollen die Sehimpulse bewusst werden, so werden sie vom Thalamus zur Sehrinde des Hinterhauptlappens des Großhirns geleitet.

Der N. opticus führt nur *sensible*, also afferente Bahnen.

III. Hirnnerv = N. oculomotorius (Augenbewegungsnerv) Er innerviert mit seinen *willkürlichen motorischen* Fasern den Lidhebermuskel und vier der sechs äußeren Augenmuskeln, die für die Augenbewegung verantwortlich sind (↑ *Atlas* Abb. 19.18 Nr. 10). Außerdem wirkt er mittels seiner *unwillkürlichen parasympathischen* Fasern auf den Sphinktermuskel der Iris ein und ist so für die Pupillenverengung zuständig; weiterhin steuert er den Ziliarmuskel für die Linsenanpassung auf unterschiedliche Entfernungen.

IV. Hirnnerv = N. trochlearis (Augenrollnerv) Er innerviert den oberen schrägen Augenmuskel und ist von daher ein rein *willkürlich motorischer* Nerv, der ausschließlich efferente Fasern führt (↑ *Atlas* Abb. 19.18 Nr. 11).

V. Hirnnerv = N. trigeminus (Drillingsnerv) Der Drillingsnerv bezieht seinen Namen aus seinen *drei Anteilen*, aus denen er sich aufbaut (↑ *Atlas* Abb. 18.39).

- **Augenhöhlennerv** (N. ophthalmicus). Es handelt sich um rein *sensible* Nervenfasern, die von Rezeptoren der Haut, der Augenhöhle und der Stirn ihren Ausgang nehmen.
- **Oberkiefernerv** (N. maxillaris). Er ist ebenfalls ein rein *sensibler* Nerv, der in Rezeptoren der Gesichtshaut unterhalb der Augenhöhle, der Schleimhaut der Nase, in der Oberlippe und in den Zähnen des Oberkiefers entspringt.
- **Unterkiefernerv** (N. mandibularis). Es handelt sich um einen *gemischten* Nerv mit sensiblen und willkürlich motorischen Anteilen. Seine sensiblen Anteile versorgen die Haut des Unterkieferbereichs mit Unterlippe, Zahnfleisch und Zähnen des Unterkiefers. Die willkürlich motorischen Anteile ziehen zum Kaumuskel (M. masseter) und zur Mundbodenmuskulatur.

Trigeminusneuralgie. Dabei kommt es zu *anfallsweisen*, meist *einseitigen Schmerzen* im Ausbreitungsgebiet des N. trigeminus. Die Schmerzen können von Zuckungen der mimischen Muskulatur, von Rötung der Gesichtshaut und einer gestörten Tränen- und Schweißsekretion begleitet sein.

Man unterscheidet (➤ Tab. 18.1):

- **Idiopathische oder essenzielle Trigeminusneuralgie.** Betroffen sind v. a. *Frauen über 50 Jahren*, und zwar mit dem 2. und 3. Trigeminusast. Es kommt einseitig zu spontan auftretenden sekundenlangen, heftigen Schmerzattacken. Ausgelöst werden diese typischerweise durch Reize wie Berührung von bestimmten Hautarealen (Trigger-Zonen), aber auch durch Kälte, Kauen, Sprechen und Niesen. Da die Anfälle durch das Essen ausgelöst werden, vermeiden die Betroffenen häufig das Essen und nehmen an Gewicht ab. Zwar befinden sich zwischen den einzelnen Anfällen beschwerdefreie Intervalle und die Schmerzen halten nur wenige Sekunden an, sie können aber alle paar Minuten mit heftigster Intensität zurückkehren.
- **Symptomatische Trigeminusneuralgie.** Sie tritt meist *vor dem 40. Lebensjahr* auf und

ist das Symptom einer anderen zugrunde liegenden Erkrankung wie z. B. Glaukom, Zahnerkrankungen, Sinusitiden, Kollagenosen (v. a. MS). Sie kann aber auch infolge einer mechanischen Schädigung des Nervs durch einen Knochenbruch, Kompression, Hirntumoren oder Entzündungen auftreten. Bei der symptomatischen Trigeminusneuralgie ist meist der 1. Trigeminusast betroffen. Es kommt im Unterschied zur idiopathischen meist zu Dauerschmerz und nicht zu Schmerzattacken. Auch treten die Schmerzen nicht nur ein- sondern beidseitig auf.

VI. Hirnnerv = N. abducens (Augenabziehnerv) Er innerviert den äußeren seitlichen geraden Augenmuskel. Es handelt sich um rein *willkürlich motorische* Nervenfasern (↑ *Atlas* Abb. 18.36).

VII. Hirnnerv = N. facialis (Gesichtsnerv) Es handelt sich um einen gemischten Nerv mit *willkürlich motorischen, sensiblen* und unwillkürlichen *parasympathischen* Anteilen. Die sensiblen Fasern kommen von den Geschmacksrezeptoren, die in den vorderen zwei Dritteln der Zunge liegen. Die motorischen Fasern ziehen zur mimischen Gesichtsmuskulatur und die parasympathischen Fasern versorgen die Tränen-, Unterkiefer- und Unterzungenspeicheldrüsen.

Fazialislähmung (Fazialisparese). Leitsymptom der Fazialislähmung ist der *herabhängende Mundwinkel* (↑ *Atlas* Abb. 18.40) und die verstrichene Nasolabialfalte, das ist die Falte, die von den seitlichen Nasenlöchern zum Mundwinkel zieht.

Je nach Ort der Schädigung unterscheidet man zwischen zentraler und peripherer Lähmung.

- **Zentrale Lähmung.** Die Ursache der Lähmung liegt im Gehirn, z. B. durch Hirnschlag oder -tumor. Die Lähmungen treten vor allem in der unteren Gesichtshälfte auf, sodass die Mundmuskulatur nicht mehr richtig bewegt werden kann. Das Auge kann geschlossen und die Stirn gerunzelt werden.
- **Periphere Lähmung.** Der Ort der Schädigung liegt außerhalb des Gehirns. Ursache der Lähmung ist meist eine Virusinfektion oder ein Autoimmungeschehen. Der Betroffene ist nicht in der Lage die Stirn zu runzeln, das Auge zu schließen, zu pfeifen oder die Zähne zu zeigen. Es kann zu einer Störung der Tränensekretion kommen.

VIII. Hirnnerv = N. vestibulocochlearis (Hör- und Gleichgewichtsnerv) Er besteht aus zwei *sensorischen* Anteilen: dem Hörnerv (N. cochlearis) und dem Gleichgewichtsnerv (N. vestibularis), die die elektrische Erregung zum Thalamus bringen, von wo aus sie zu anderen Hirnteilen weitergeleitet werden kann (↑ *Atlas* Abb. 20.7 Nr. 5 und Abb. 20.10 Nr. 2 und 3).

Im Bereich des Hörnervs entstehen relativ häufig gutartige Tumoren, sog. **Akustikusneurinome.** Sie können sehr groß werden und zu Hörstörungen, Schwindelanfällen und Ohrgeräuschen (Tinnitus) führen.

IX. Hirnnerv = N. glossopharyngeus (Zungen- und Rachennerv) Der Nerv führt *willkürlich motorische, sensible* und *parasympathische* Anteile (↑ *Atlas* Abb. 18.36). Seine willkürlich motorischen Fasern ziehen zur Rachenmuskulatur, seine sensiblen kommen von der Schleimhaut von Rachen und Zunge und seine parasympathischen ziehen zur Ohrspeicheldrüse.

X. Hirnnerv = N. vagus (umherschweifender Nerv) Er versorgt nicht nur Bezirke im Kopf- und Halsbereich wie die anderen Hirnnerven, sondern steigt mit seinen parasympathischen Anteilen in den Brust- und Bauchbereich herab. Der N. vagus hat *parasympathische, willkürlich motorische* und *sensible* Anteile (↑ *Atlas* Abb. 18.36 und Abb. 6.11 Nr. 3). Seine parasympathischen Anteile ziehen zu Brust- und Baucheingeweiden. Er setzt z. B. den Herzschlag herab, verengt die Koronararterien und die Bronchien und stimuliert die Bewegungen der Magen- und Darmwand (➤ Kap. 18.6.2). Außer diesen unwillkürlichen parasympathischen Anteilen hat er auch noch willkürlich motorische Anteile. Diese willkürlichen Fasern laufen zu den Kehlkopfmuskeln, den mittleren und unteren Rachenmuskeln und zu den Gaumenmuskeln. Des Weiteren besitzt der X. Hirnnerv noch sensible Fasern, die vom äußeren Gehörgang, vom Rachen, vom Kehlkopf, von der Luftröhre, den Bronchien und den Baucheingeweiden kommen.

XI. Hirnnerv = N. accessorius (Beinerv) Es handelt sich um einen rein *willkürlich motorischen* Nerv, der den trapezförmigen Muskel (M. trapezius) und den Kopfdreher (M. sternocleidomastoideus) versorgt (↑ *Atlas* Abb. 6.11 Nr. 1).

XII. Hirnnerv = N. hypoglossus (Unterzungennerv) Er ist ebenfalls ein rein *willkürlich motorischer* Nerv, der die Zungenmuskulatur innerviert, wodurch er willentliche Zungenbewegungen ermöglicht (↑ *Atlas* Abb. 6.11 Nr. 5).

Hirnnerven

- Nur sensible Nervenfasern: I, II, VIII
- Nur willkürlich motorische Nervenfasern: IV, VI, XI, XII
- Sensible und willkürlich motorische Nervenfasern: V
- Willkürlich motorisch und parasympathische Nervenfasern: III
- Sensible, willkürlich motorische und parasympathische Nervenfasern: VII, IX, X

18.5 Willkürliches Nervensystem

Bei der Aufteilung in willkürliches (animales, somatisches) und unwillkürliches (vegetatives, autonomes) Nervensystem darf nicht übersehen werden, dass zwischen diesen beiden eine enge Beziehung besteht.

Das willkürliche (animale, somatische) Nervensystem regelt die Funktionen des Organismus, die dem bewussten Willen unterliegen. Es besteht aus Gehirn und Rückenmark, aber auch aus Anteilen der zwölf Hirnnerven- und aus den 31 Spinalnervenpaaren, die willkürlich motorische und sensible Fasern führen.

Das willkürliche Nervensystem dient der Wahrnehmung von Reizen, deren Verarbeitung und der Steuerung der Willkürbewegung. Soll ein Vorgang bewusst werden, müssen Sinnesorgane einen Reiz aufnehmen und dieser muss, wenn es sich um einen Spinalnerv handelt, zum Rückenmark weitergeleitet werden, in dem eine Umschaltung und Weitergabe der Information ans Großhirn erfolgt. Handelt es sich um einen Hirnnerv, so kann die Weiterleitung direkt ins Gehirn erfolgen. Damit uns ein Vorgang bewusst werden kann, muss die elektrische Erregung die Großhirnrinde erreichen! Andererseits wird bei jeder willentlichen Bewegung ein Bereich auf der motorischen Rinde des Großhirns aktiv (und zusätzlich untergeordnete Zentren, wie z. B. das Kleinhirn, das die für diese Bewegung wichtigen Stellreflexe auslöst).

Erstes sensibles Neuron Wirkt ein Berührungsreiz auf einen Hautrezeptor ein, so wird ein elektrischer Impuls erzeugt, der die *afferente Nervenfaser* zum Rückenmark entlang läuft. Bei dieser Nervenfaser handelt es sich um das *erste sensible Neuron.* Es beginnt im Rezeptor in der Peripherie, hat seinen Nervenzellkörper im Spinalganglion, also nahe beim Rückenmark und endet in der grauen Substanz (Hinterhorn) des Rückenmarks. Die Zellausstülpung zwischen Rezeptor und Spinalganglion heißt Dendrit. Der Abschnitt vom Spinalganglion bis zum Hinterhorn des Rückenmarks ist das Axon. Damit ist bei dem ersten sensiblen Neuron der Dendrit die lange Ausstülpung und das Axon die kurze.

Zweites sensibles Neuron Im Rückenmark beginnt die Umschaltung auf das *zweite sensible Neuron.* Dieses beginnt im Hinterhorn des Rückenmarks und zieht zum Thalamus, dem Tor des Bewusstseins. Hier entscheidet sich, ob der Impuls zur Großhirnrinde weitergeleitet und somit bewusst wird oder nicht. Soll der Reiz bewusst werden, erfolgt die Umschaltung auf das dritte sensible Neuron. Das Soma dieses Neurons kann entweder im Hinterhorn des Rückenmarks oder im Thalamus liegen.

Drittes sensibles Neuron Das *dritte sensible Neuron* beginnt im Thalamus und zieht zur Großhirnrinde, in unserem Beispiel zur Sehrinde. Dieses dritte sensible Neuron hat seinen Nervenzellkern in der grauen Substanz der Sehrinde im Hinterhauptlappen. Damit besitzt diese Nervenfaser ebenfalls einen langen Dendriten.

Erstes motorisches Neuron In der Großhirnrinde erfolgt die Verarbeitung des Reizes und evtl. eine Umschaltung auf die motorische Rinde. Um eine bewusste Bewegung durchführen zu können, läuft ein elektrischer Impuls von der motorischen Großhirnrinde über die Pyramidenbahn (die zu 80 % in der Medulla oblongata auf die Gegenseite kreuzt) bis zum Vorderhorn des Rückenmarks. Dieses *erste motorische Neuron* hat seinen Nervenzellkörper in der motorischen Rinde und besitzt damit ein langes Axon. Dieses Axon zieht bis zum Vorderhorn des Rückenmarks.

Zweites motorisches Neuron Im Rückenmark erfolgt die Umschaltung auf das *zweite motorische Neuron.* Dies hat seinen Nervenzellkörper im Vorderhorn des Rückenmarks (Motoneuron). Von hier aus zieht die Nervenfaser zur motorischen Endplatte des Skelettmuskels, um eine Kontraktion auszulösen. Damit läuft auch bei dieser Nervenfaser der elektrische Impuls an einem langen Axon entlang.

Willkürliches Nervensystem

- Damit ein Reiz bewusst wird, muss er die Großhirnrinde erreichen.
- Ein bewusster Bewegungsimpuls nimmt seinen Ausgang von der Großhirnrinde.

18.6 Unwillkürliches Nervensystem

Das unwillkürliche *(vegetative, autonome)* Nervensystem wird auch als *Innenweltsystem* bezeichnet. Man versteht darunter das Nervengewebe, das dem Einfluss des Willens und dem Bewusstsein entzogen ist. Es dient der Regelung der lebenswichtigen Funktionen wie Atmung, Verdauung, Herzschlag und Kreislauf. Die Zielorte des vegetativen Nervensystems sind v. a. die glatte Muskulatur der Magen-, Darm- und Gefäßwand, aber auch das Herz und die Verdauungsdrüsen. Außerdem steuert es, zusammen mit dem Hormonsystem, das harmonische Ineinandergreifen der Tätigkeiten der einzelnen Organe.

Beim vegetativen Nervensystem werden drei Teile unterschieden: sympathisches, parasympathisches und intramurales System. Diese drei Anteile sollen nun besprochen werden.

Unwillkürliches Nervensystem

Das unwillkürliche Nervensystem regelt die unbewusst ablaufenden Lebensvorgänge, wie Atmung, Herztätigkeit, Kreislauf, Verdauung und Stoffwechsel. Dazu gehören:

- **Sympathikus**
- **Parasympathikus**
- **Intramurales System (enteritisches Nervensystem)**

18.6.1 Sympathikus

Anatomische Lage Der Sympathikus hat seinen Ursprung in den Seitenhörnern Th_1 bis L_2, entspringt also aus den Seitenhörnern des Brust- und oberen Lendenbereichs (> Abb. 18.6). Von diesen Seitenhörnern treten über die Vorderwurzel Nervenfasern zum Grenzstrang (s. u.) aus und ziehen dann weiter zu den Erfolgsorganen. Anteile des Sympathikus sind somit die Nervenzellen in den Seitenhörnern des Rückenmarks, der Grenzstrang, Nervenfasern, außerdem periphere Eingeweideganglien (s. u.) im Brust-Bauchbereich (z. B. „Sonnengeflecht", ↑ *Atlas* Abb. 18.44).

Da die Ursprungszellen des **Sympathikus** in den Seitenhörnern der Rückenmarksegmente Th_1 bis L_2 liegen, spricht man auch vom *thorakolumbalen System.*

Grenzstrang (Truncus sympathicus) Der Grenzstrang ist eine *wichtige Schaltstelle* des Sympathikus und verläuft rechts und links neben der Wirbelsäule, und zwar von der Schädelbasis bis zum Steißbein (> Abb. 18.6). Es handelt sich um eine *„Ganglienkette"*, die Verbindungsäste zum jeweils darüber- bzw. darunterliegenden Ganglion hat. Darüber hinaus bestehen auch Querverbindungen zu den Rückenmarkabschnitten in gleicher Höhe (↑ *Atlas* Abb. 18.42).

Lage der Zellkörper Die sympathischen efferenten Nervenimpulse durchlaufen zwei Neurone, bevor sie das Zielorgan erreichen. Der Zellkörper des ersten Neurons sitzt im Seitenhorn des Rückenmarks, der zweite entweder im Grenzstrang oder in organnahen vegetativen Ganglien (Eingeweideganglien).

Verlauf der sympathischen Fasern (↑ *Atlas* Abb. 18.41). Die efferenten sympathischen Nervenfasern treten zusammen mit den willkürlichen motorischen Fasern in der vorderen Wurzel aus dem Rückenmark aus und trennen sich kurz darauf wieder von diesen Fasern, um über einen kurzen Verbindungsast (sog. weißer Verbindungsast, Ramus communicans albus) zum Grenzstrang zu laufen.

Die sympathischen Nervenfasern, die zum Herz, den Blutgefäßen, den Bronchien, den Augen und den Speicheldrüsen laufen, werden *im Grenzstrang* vom ersten Neuron auf das zweite umgeschaltet. Ein Teil dieser Fasern läuft wieder zum Spinalnerv zurück und zieht mit diesem in die

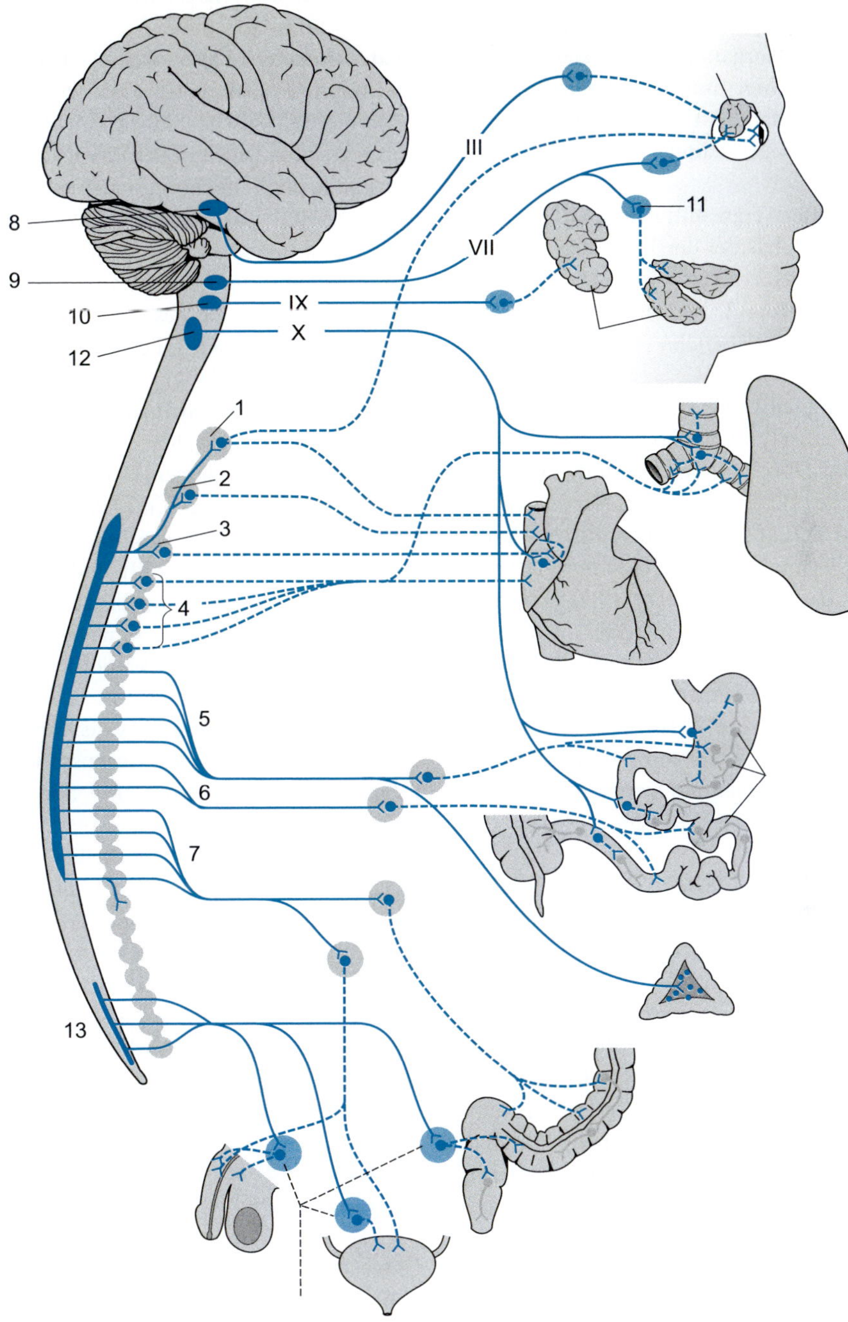

Abb. 18.6 Sympathikus und Parasympathikus. 1: Oberes Halsganglion des Sympathikus, 2: mittleres Halsganglion des Sympathikus, 3: unteres Halsganglion des Sympathikus, 4: Brustganglien, 5: Sonnengeflecht (Nervengeflecht des Bauchraums, Plexus coeliacus), 6: Ganglien an der Gekröseschlagader (Plexus mesentericus), 7: Lenden- und Kreuzbeinganglien des Sympathikus, 8: Ganglion zur Schließung des Sehlochs (Pupille), 9: Ganglion für Tränendrüse, 10: Ganglion für Ohrspeicheldrüse, 11: Ganglion für Unterkiefer- und Unterzungenspeicheldrüse, 12: Ganglien für Brust- und Bauchorgane, 13: Ganglion für Beckenorgane. [L106]

Peripherie. Die sympathischen Fasern, die zu den *Bauch-Becken-Organen* laufen (Magen-Darm-Trakt, Geschlechtsorgane), durchziehen den Grenzstrang, *ohne* hier umgeschaltet zu werden. Diese Fasern werden erst in *organnahen Eingeweideganglien* umgeschaltet.

Transmitterstoffe Transmitterstoff (Überträgerstoff) des Sympathikus bei der Erregungsweiterleitung vom 1. auf das 2. Neuron ist *Acetylcholin,* bei der Weiterleitung vom 2. Neuron auf das Erfolgsorgan in der Regel *Noradrenalin.*

Eingeweideganglien Die 2. efferenten sympathischen Nervenfasern (postganglionäre Fasern) bilden Nervengeflechte (Plexi) und laufen zu den Organen im Bauch-Becken Bereich. In diesen Nervengeflechten verbinden sich auch parasympathische Fasern mit denen des Sympathikus. Das bekannteste dieser Geflechte ist das Sonnengeflecht (Plexus solaris, Plexus coeliacus), das um den Leber-, Milz- und Magenschlagaderstamm (Truncus coeliacus) herum liegt. Im Bauchraum kommen jedoch noch weitere Geflechte vor, die vor der Wirbelsäule am Abgang der großen Äste der Bauchaorta liegen und die auch wichtige Schaltstellen des Sympathikus für die Bauchorgane darstellen (↑ *Atlas* Abb. 18.44).

Funktion und Aufgabe Der Sympathikus dient der Mobilisierung der Energie, die zur Selbsterhaltung in der Auseinandersetzung mit der Umwelt nötig ist (Kampf und Flucht). Deshalb beschleunigt er Atmung und Herzschlag, erweitert die Bronchien und die Gefäße, die das Herz und die Skelettmuskulatur versorgen, bewirkt einen Blutdruckanstieg, indem er die peripheren, kleinen Arterien zusammenzieht (was dazu führt, dass sich die Haut in Stresssituationen kalt anfühlt). Er hemmt die Darmbewegung, die Tätigkeit der Verdauungsdrüsen und die Blasen- und Darmentleerung, also Vorgänge, die in der Situation „Kampf oder Flucht" erst einmal hintangestellt werden müssen. Am Auge verursacht er eine Pupillenerweiterung (Mydriasis).

- **Sympathikus:** mobilisiert Energie für die Situation Kampf und Flucht
- **Parasympathikus:** Erholungsnerv

18.6.2 Parasympathikus

Anatomische Lage Der Parasympathikus (➤ Abb. 18.6) stellt im Gegensatz zum Sympathikus keine morphologische Einheit dar, denn seine Ursprungszentren liegen in den Kernen des Hirnstammes und in den Seitenhörnern der Kreuzbeinrückenmarksegmente (Sakralmark). Deshalb spricht man auch vom *kraniosakralen* System. Die Axone ziehen von *Hirnstamm* und *Sakralmark* zu Ganglien, die entweder in der Wand des Zielorganes (intramurale Ganglien, ➤ Kap. 18.6.3) liegen oder in dessen Nähe (z. B. Sonnengeflecht).

Der wichtigste parasympathische Nerv ist der *N. vagus,* der X. Hirnnerv. Seine Verzweigungen innervieren Speiseröhre, Lungen, Herz, Magen und Darm, also den gesamten Brust- und große Teile des Bauchraums. Weitere Hirnnerven, die parasympathische Fasern führen sind der III., VII. und IX. Hirnnerv, die den Kopfbereich parasympathisch innervieren (III.: Pupillenverengung und Linsenanpassung; VII. und IX.: Tränen- und Speichelsekretion).

Funktion und Aufgabe des Parasympathikus Da der Parasympathikus als Gegenspieler des Sympathikus betrachtet wird, damit also der *Energiespeicherung,* der *Erholung* und dem *Aufbau* dient, sind seine Funktionen unmittelbar einsichtig: Er verlangsamt Atmung und Herzschlag, verengt die Herzkranzgefäße und die Bronchien, senkt den Blutdruck und bringt die Magen-Darm-Bewegung und die Tätigkeit der Verdauungsdrüsen in Gang. Unter seinem Einfluss kommt es zur Blasen- und Darmentleerung. Am Auge bewirkt er eine Pupillenverengung (Miosis).

18.6.3 Intramurales System bzw. enteritisches Nervensystem (ENS)

Unter dem **intramuralen System** versteht man *Geflechte vegetativer Nervenfasern* und *Ganglien* in der *Wand* der *Hohlorgane* (Herz, Magen, Darm, Blase, Uterus). Das intramurale System weist in seiner Funktion eine gewisse Eigenständigkeit auf. Bitte beachten Sie hierzu auch die mechanische Steuerung von Magen-, Darm- und Blasenwand, ➤ Kap. 9.1.5 und ➤ Kap. 15.1.3.

Zum **enteritischen Nervensystem** gehören alle Nerven, die innerhalb des Verdauungstraktes von der Speiseröhre bis zum Afterschließmuskel liegen. Es besteht aus mehreren Nervengeflechten, die in unterschiedlichen Schichten der Magen-Darm-Wand liegen. Man unterscheidet:

Plexus myentericus (Auerbach-Plexus), der zwischen der Längs- und Ringmuskelschicht der Magen-Darmwand liegt (➤ Kap. 9.1.5, Verdauung, Magenbewegung) und für die peristaltischen Bewegungen und den Muskeltonus zuständig sind.

Plexus submucosus (Meißner-Plexus) in der Submukosa, der die Bewegungen der Schleimhaut steuert und für die sekretorische Funktion der Epithelzellen in der Schleimhaut zuständig ist.

18.7 Reflexe

Eine Prüfung der Reflexe sollte bei jeder gründlichen Untersuchung des Patienten durchgeführt werden, da man dadurch evtl. wertvolle Hinweise auf Krankheitsursachen erhalten kann, und sie mit einem Minimum an technischem Aufwand verbunden ist: Wir benötigen dazu lediglich einen Reflexhammer und Einmal-Zahnstocher (↑ *Atlas* Abb. 18.46).

Definition Ein Reflex ist eine stets *gleich bleibende* (stereotype), *unwillkürliche* Reaktion auf einen Reiz, den das ZNS entweder aus der Umwelt oder aus dem Körperinneren erhält. Damit dienen Reflexe einerseits dazu, durch Stellreflexe bewusste Bewegungen zu unterstützen, und andererseits ermöglichen sie in bestimmten Situationen ein besonders schnelles Reagieren, z. B. beim Stolpern.

Man unterscheidet *physiologische* und *pathologische* Reflexe. Die physiologischen Reflexe sind beim Gesunden auslösbar (z. B. Patellarsehnenreflex), die pathologischen nur im Krankheitsfall (z. B. Babinski-Zeichen). Es gibt aber Eigenreflexe, die latent vorhanden sind und sich im Normalfall nur schwach auslösen lassen. Im Krankheitsfall treten sie deutlich in Erscheinung und sind leicht auslösbar, wie z. B. der Fingerbeugerreflex (Troemner-Fingerzeichen).

Reflexbogen Da der Ort des Reizes und der Ort der Reaktion meist dicht beieinanderliegen, der Nervenimpuls vom Reizort über das ZNS zum Reaktionsort also gewissermaßen einen Bogen läuft, spricht man vom Reflexbogen.

Ein Reflexbogen setzt sich aus fünf Teilen zusammen (➤ Abb. 18.7 und ↑ *Atlas* Abb. 18.45):

1. **Rezeptor.** Nimmt den adäquaten Reiz aus der Um- oder Innenwelt auf und wandelt ihn in einen elektrischen Impuls um.
2. **Afferente Nervenbahn** (blaue, gestrichelte Linie). Sie leitet den Reiz zum Hinterhorn des Rückenmarks.
3. **Schaltzelle.** Sie dient beim Fremdreflex (s. u.) der Erregungsübertragung im Rückenmark; beim Eigenreflex fehlt sie.
4. **Efferente Nervenbahn** (rote, durchgezogene Linie).: Sie tritt vom Vorderhorn des Rückenmarks aus und leitet den Reiz zum Erfolgsorgan (Effektor).
5. **Effektor.** Das ist das ausführende Organ, also meist ein Muskel oder eine Drüse.

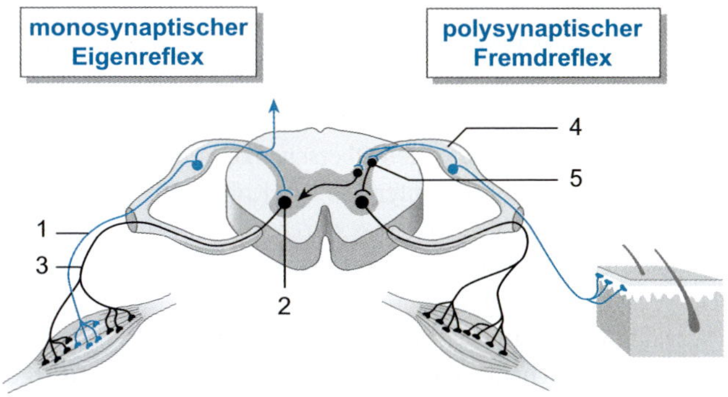

Abb. 18.7 Reflexbogen. 1: Afferente Nervenbahn, 2: motorische Vorderhornzelle, 3: efferente Nervenbahn, 4: Spinalganglion, 5: Schaltzelle (Interneuron). [L157]

Tab. 18.2 Kennzeichen von Eigen- und Fremdreflexen

	Eigenreflex	Fremdreflex
Anzahl der beteiligten Organe	1 (Muskel)	2 (Haut oder Schleimhaut und Muskel)
Anzahl der beteiligten Nervenzellen	2	3 oder mehr
Anzahl der Synapsen im Rückenmark	1 (monosynaptisch)	2 oder mehr (polysynaptisch)
Rezeptor	Muskelspindel	Thermo- oder Mechanorezeptor der Haut
Reflexzeit	Kurz	Etwas länger (durch mehrfache Umschaltung)
Reflexantwort	Unabhängig von Reizstärke	Nimmt mit steigender Reizstärke zu
Ermüdbarkeit des Reflexes	Nein	Ja

Der gesamte Reflexbogen liegt im gleichen Rückenmarksegment. Darum kann man durch Prüfung der wichtigsten Reflexe u. U. die Segmenthöhe einer Schädigung des Rückenmarks bestimmen.

Eine wichtige Unterteilung bei den Reflexen ist die Untersuchung zwischen Eigen- und Fremdreflexe (➤ Tab. 18.2).

18.7.1 Eigenreflexe

Beim Eigenreflex liegen der Ort der *Reizung* und der *Reaktion* im *gleichen Organ,* z. B. im M. quadriceps femoris.

Durchführung Der Eigenreflex wird mit dem Reflexhammer geprüft. Ausgelöst wird er durch einen Schlag auf die gespannte Sehne. Bei einem Schlag auf die zu schlaff daliegende Sehne ist der Reflex nur schwer oder gar nicht auslösbar. Eine Aktivierung der Muskelspindel kann nicht nur durch einen Schlag mit dem Reflexhammer ausgelöst werden, sondern läuft mehr oder weniger ständig ab, um den Muskel in einem bestimmten Ruhetonus zu halten bzw. um bestimmte Stellreflexe auszulösen.

Ablauf Eigenreflexe sind *monosynaptisch,* das heißt, der Impuls wird nur einmal im ZNS umgeschaltet. Schlägt man mit dem Reflexhammer z. B. auf die Sehne des vierköpfigen Oberschenkelmuskels (M. quadriceps femoris) unterhalb der Kniescheibe, so wird die Sehne gedehnt, was durch die Sehnenspindeln (Dehnungsrezeptor) registriert wird. Eine elektrische Erregung läuft daraufhin die afferente Nervenfaser zum Rückenmark und wird hier auf die Efferenz umgeschaltet, die die Erregung zu den Muskelfasern bringt, die sich daraufhin kontrahieren.

Befundbewertung Auffällige Befunde bei einer Reflexprüfung können *Seitendifferenzen, Hyporeflexie, Areflexie, Hyperreflexie* und *Klonus* sein. Ein Klonus ist eine rhythmische Kontraktion, die ihre Ursache in einer Störung der Hemmungsmechanismen hat. Man unterscheidet noch erschöpflichen und unerschöpflichen Klonus. Ersterer hört nach der Prüfung allmählich auf, letzterer schlägt rhythmisch weiter, er gilt als sicheres Zeichen für eine Pyramidenbahnschädigung.

Kennzeichen der Eigenreflexe *Kurze Reflexzeit* (nur einmalige Umschaltung), *Unfähigkeit* zur *Summation* (die Reflexantwort ist unabhängig von der Stärke des auslösenden Reizes) und *Unermüdbarkeit.*

Wichtige Eigenreflexe sind Bizeps-, Radius-, Trizeps-, Patellarsehnen- und Achillessehnenreflex.

Bizepsreflex

Der Bizepsreflex wird durch einen Schlag auf die Bizepssehne bei leicht angewinkelter Ellenbeuge getestet (➤ Abb. 18.8 und ↑ *Atlas* Abb. 18.49). Es handelt sich um einen physiologischen, wenig lebhaften Eigenreflex, bei dem es zur Kontraktion des Bizeps und zu einer *leichten Beugung des Unterarms* kommt. Er wird im Allgemeinen seitenvergleichend durchgeführt. Die Segmenthöhe verläuft bei C_5 bis C_6.

Radiusreflex

Der Radiusreflex (Brachioradialisreflex, Radiusperiostreflex) wird durch einen Schlag gegen die Seitenkante des distalen Radiusrandes geprüft (↑ *Atlas*

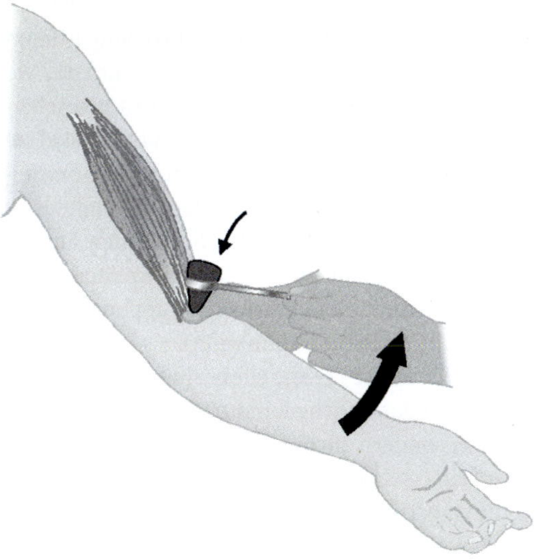

Abb. 18.8 Bizepsreflex. Zur Prüfung des Bizepsreflexes liegt der Unterarm entspannt auf dem Oberschenkel des sitzenden Patienten. Der Behandler drückt mit seinem Zeigefinger auf die Bizepssehne und spannt sie dadurch etwas an. Durch den Schlag auf den eigenen Zeigefinger wird der Bizepsreflex ausgelöst: eine leichte Kontraktion des M. biceps mit einer schwachen Unterarmbeugung. [E522]

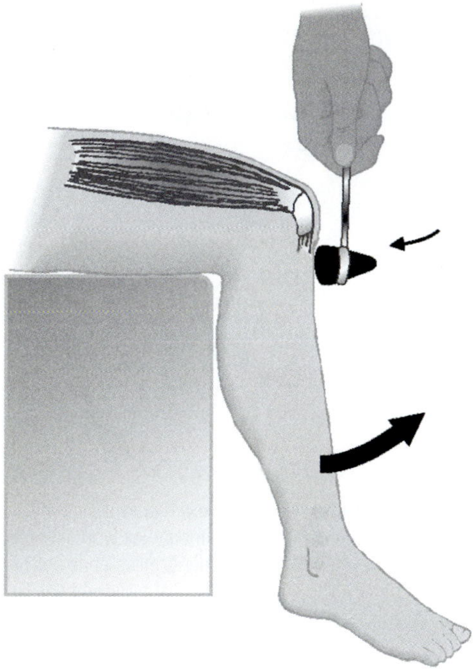

Abb. 18.9 Patellarsehnenreflex (Quadrizepsreflex). Prüfung am sitzenden Patienten. Es erfolgt ein kurzer Schlag gegen die Sehnenmitte. Der Effekt ist eine leichte Streckbewegung des Unterschenkels. [E522].

Abb. 18.50). Als Effekt kommt es zu einer *leichten Beugung im Ellenbogengelenk*. Die Segmenthöhe des Reflexbogens verläuft ebenfalls bei C_5 bis C_6.

Trizepsreflex

Die Prüfung erfolgt durch Beklopfen der Trizepssehne oberhalb des Ellenbogens (↑ *Atlas* Abb. 18.51). Die Reizantwort besteht in einer Kontraktion des Trizeps und eventuell einer *leichten Streckbewegung des Unterarmes*. Die Segmenthöhe des Reflexbogens verläuft bei C_6 bis C_8.

Patellarsehnenreflex (PSR)

Der Patellarsehnenreflex (Quadrizepsreflex) ist ein physiologischer Eigenreflex. Die Segmenthöhe des Reflexbogens verläuft bei L_2 bis L_4. Geprüft wird dieser Reflex durch Schlag auf die Sehne des M. quadriceps femoris unterhalb der Patella. Dazu befindet sich der Patient in Rückenlage. Die leicht angewinkelten Knie (Optimum bei 120°) werden vom Untersucher von unten her mit dem linken Unterarm abgestützt (➤ Abb. 18.9 und ↑ *Atlas* Abb. 18.53).

Es ist auch eine Prüfung am sitzenden Patienten möglich. Dazu setzt sich der Patient auf die Liege und lässt die Beine herabhängen. Dann erfolgt ein Schlag auf die oben beschriebene Reizstelle. Die Reizantwort besteht in einer Kontraktion des M. quadriceps, die zu einer *leichten Streckbewegung des Unterschenkels* führt.

Kommt es zu einem Ausfall des Reflexes, kann es sich um eine Störung im Reflexbogen, um einen Bandscheibenvorfall oder um das Anfangsstadium einer akuten, schweren Lähmung mit noch nicht bekannter Ursache handeln.

Achillessehnenreflex (ASR)

Der Achillessehnenreflex (ASR) ist ein physiologischer Eigenreflex. Die Segmenthöhe des Reflexbo-

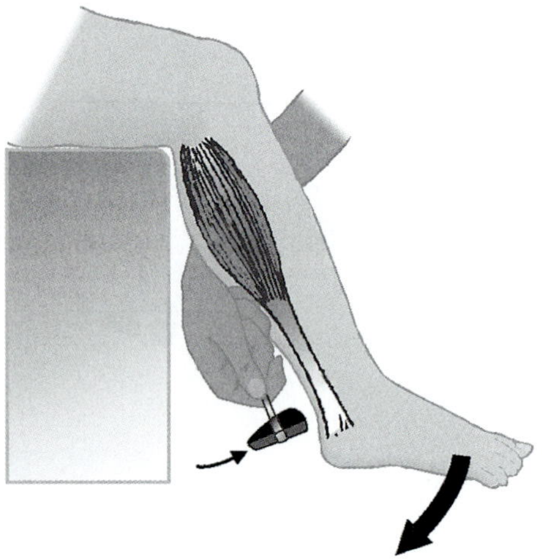

Abb. 18.10 Achillessehnenreflex. Hier Prüfung am sitzenden Patienten. Der Achillessehnenreflex wird mit einem mäßigen Schlag von hinten gegen die Achillessehne ausgeführt, wodurch es zu einer leichten Plantarflexion des Fußes kommt. Wichtig ist der Seitenvergleich. [E522]

gens liegt bei L_5 bis S_2. Zur Prüfung dieses Reflexes lässt man den Patienten auf einen Hocker o. Ä. niederknien und führt mit dem Hammer einen Schlag von hinten auf die Achillessehne aus. Als Reizantwort kommt es zur *Plantarflexion* (Beugung in Richtung Fußsohle, ➤ Abb. 18.10 und ↑ *Atlas* Abb. 18.54). Wichtig ist hier wieder der Seitenvergleich.

Tritt eine Abschwächung oder ein völliges Fehlen des Reflexes auf, so kann das die gleichen Ursachen haben wie ein Ausfall des Patellarsehnenreflexes (s. o.).

18.7.2 Fremdreflexe

Bei den Fremdreflexen liegen *Reizort* und *Erfolgsorgan* in *verschiedenen Organen* (meist Haut und Muskel). Damit gehören die Haut- und Schleimhautreflexe zu den Fremdreflexen. Aber auch kompliziertere Vorgänge werden zu den Fremdreflexen gerechnet, z. B. das schnelle, unbewusste Zurückziehen der Finger von der heißen Herdplatte. Der Ort der Reizung sind hier die Thermorezeptoren der Fingerhaut, die Reaktion erfolgt durch Kontraktion der Beugemuskeln des Arms.

Beim Fremdreflex wird ein Hautrezeptor gereizt. Die dadurch ausgelöste elektrische Erregung gelangt über afferente Nervenfasern zum Rückenmark, wo sie auf ein Schaltneuron (Interneuron) umgeschaltet wird, um von hier aus zum Effektormuskel zu laufen. Die Schaltneurone verbinden nicht nur afferente und efferente Bahnen, sondern nehmen auch Verbindungen zu benachbarten Segmenten auf. So besteht die Möglichkeit, dass bei einer Steigerung der Reizintensität weitere Muskelgruppen aktiviert werden (Fähigkeit zur Summation).

Kennzeichen der Fremdreflexe sind aber nicht nur die *Fähigkeit* der örtlichen und zeitlichen *Summation* der Reize, sondern auch die *Ermüdbarkeit,* das heißt wiederholte gleichartige Reize werden von Mal zu Mal durch geringere Reflexreaktionen beantwortet.

Die wichtigsten Fremdreflexe sind die Pupillenreaktion auf Licht, der Bauchhaut-, Plantar- und Würgereflex.

Ihre Prüfung erfolgt meist mit der *Nadel.* Am besten verwendet man Einmal-Zahnstocher, um die Übertragung von Krankheiten wie AIDS oder Virushepatitis zu vermeiden.

Pupillenreflex

Beim Testen der Pupillenreflexe können wir feststellen, ob die Reaktion „prompt" und „ausgiebig" erfolgt oder „überhaupt nicht", allerdings sind alle Zwischenstufen denkbar, wie z. B. „träge". Vor und nach der Prüfung der Pupillenreaktion müssen Weite, Form und Gleichheit der Pupillen untersucht werden:

- **Weite der Pupillen.** Liegt eine Miosis (Pupillenverengung) oder eine Mydriasis (Pupillenerweiterung) vor (↑ *Atlas* Abb. 18.47)? Mögliche Ursachen einer Miosis können z. B. höheres Lebensalter oder Sympathikuslähmung im Halsbereich durch Tumoren oder Verletzungen sein. Gründe einer Mydriasis können eine Sympathikusreizung (z. B. durch Angst oder Schreck) oder eine Lähmung des Okulomotorius (III. Hirnnerv) sein.
- **Form der Pupillen.** Liegt eine Pupillenentrundung vor, das heißt weicht die Pupille von ihrer normalen Kreisform ab? Ist eine Entrundung vorhanden, kann sie angeboren und bedeutungslos sein. Sie kann aber auch ein Hinweis auf vorliegende Augenkrankheiten, Augenverletzungen oder auf eine

Pupillotonie sein (ein- oder doppelseitige Erweiterung und Entrundung der Pupillen mit Fehlen der Lichtreaktion mit unbekannter Ursache).

- **Gleichheit der Pupillen.** Besteht zwischen beiden Pupillen ein Unterschied in der Weite (Anisokorie)? Die Ursache liegt in einer einseitigen Miosis oder Mydriasis. Sie kann bedingt sein durch eine örtliche Veränderung des Irismuskels, hervorgerufen durch ein Trauma, durch Verwachsungen, eine Sympathikusschädigung oder durch Augenkrankheiten (Glaukom, Iritis). Aber es muss auch ein so naheliegender Grund wie eine einseitige Anwendung bestimmter Augentropfen in Betracht gezogen werden!

Prüfung des Lichtreflexes (↑ *Atlas* Abb. 18.48). Bei Lichteinfall in *ein* Auge kommt es zur Engstellung *beider* Pupillen. Der Lichtreflex wird folgendermaßen geprüft: Man lässt den Patienten in die Ferne blicken und leuchtet nun mit einer nicht zu hellen Untersuchungslampe in das Auge und beobachtet die Pupillenreaktion dieses Auges. Danach prüft man auf die gleiche Art das andere Auge. Darauffolgend untersucht man mit einer erneuten Lichteinbringung die erforderliche gleichzeitige Verengung der anderen, nicht angestrahlten Pupille. Man strahlt also z. B. das rechte Auge an und prüft, ob sich die linke Pupille daraufhin verengt.

Prüfung der Konvergenzreaktion (Naheinstellungsreaktion) Bei der Prüfung der Konvergenzreaktion bringt man einen Gegenstand, am einfachsten den Zeigefinger, bis dicht an die Nasenspitze des Patienten heran. Man achtet dabei auf dreierlei:

- **Schielen.** Kommt es bei der Fixation des Objekts im Nahsehraum zu einer Einwärtsbewegung beider Augen?
- **Miosis.** Tritt durch die Naheinstellung eine Pupillenverengung (Miosis) auf?
- **Nahpunktbezogene Akkommodation** ist die Fähigkeit des Auges zur Scharfeinstellung.

Kommt es bei der Prüfung zur Pupillenstarre, so unterscheidet man reflektorische und absolute Pupillenstarre.

Reflektorische Pupillenstarre Bei der reflektorischen Pupillenstarre ist der *Lichtreflex erloschen*, aber die *Naheinstellungsreaktion* (Miosis) *funktioniert.* Dies kann ein Hinweis auf Enzephalitis, MS, Tumor oder Neurosyphilis (Tabes dorsalis = Rückenmarkschwund im Spätstadium der Syphilis) sein.

Absolute Pupillenstarre Bei der absoluten Pupillenstarre *fehlen die Lichtreaktion und die Naheinstellungsreaktion.* Ursachen können ein Herd im Kerngebiet des Okulomotorius (III. Hirnnerv) sein oder in der absteigenden Bahn für Licht- und Konvergenzreaktion, außerdem Schädel-Hirn-Traumen, Meningitis, Botulismus, Hirntumoren oder die Anwendung von Mydriatika (pupillenerweiternde Medikamente).

Blinzelreflex

Bei schneller Annäherung eines Gegenstandes an das Auge kommt es zum Lidschutzreflex. Er gehört zu den Fremdreflexen und gilt als *„bedingter Reflex"*, da er bei wiederholter Prüfung verschwindet.

Würgereflex

Auch der Würgereflex zählt zu den Fremdreflexen. Beim Berühren des Gaumens wird ein Würgen ausgelöst. Die segmentale Zuordnung erfolgt zum IX. und X. Hirnnerv.

Bauchhautreflex

Der Bauchhautreflex (BHR) wird ausgelöst durch das Bestreichen des Leibes von der Lende zur Bauchmitte hin (↑ *Atlas* Abb. 18.52). Als Effekt kommt es *zum Verziehen des Nabels zur Reizseite.* Damit es zur Reaktion kommt, muss mit raschem, ausreichend langem Nadelstrich geprüft werden. Dazu liegt der Patient in entspannter Rückenlage (v. a. muss der Kopf entspannt liegen!), die Arme befinden sich locker neben dem Rumpf. Auch hier wird seitenvergleichend untersucht. Die segmentale Zuordnung liegt in Th_8 bis Th_{12}. Ein Fehlen oder eine Abschwächung des Reflexes kann seinen Grund in einer Schädigung im Reflexbogen in der entsprechenden Segmenthöhe haben oder auf einer Läsion der Pyramidenbahn zentralwärts davon beruhen. Die Ursache kann jedoch auch mechanisch bedingt sein: eine zu schlaffe oder zu straffe (Schwangerschaft) Bauchdecke, Narben oder lokale Erkrankungen.

Fehlender oder abgeschwächter Bauchhautreflex

- **Pyramidenbahnschaden**
- **Schädigung im Reflexbogen**
- **Mechanische Ursachen** (zu straffe / schlaffe Bauchdecke, Narben)

Epigastrischer Reflex

Der epigastrische Reflex schließt sich nach oben hin an den Bauchhautreflex an. Ein rascher Nadelstrich, bei Männern unterhalb der Mamille und bei Frauen von der Mamillarlinie vom Brustansatz aus nach abwärts, erzeugt ein *Einziehen des Epigastriums* (↑ *Atlas* Abb. 18.52). Die Segmenthöhe des Reflexbogens liegt bei Th_5 bis Th_6.

Kremasterreflex

Beim Bestreichen der Oberschenkelinnenseite kommt es zum *Hochziehen des Hodens*.

Fußsohlenreflex

Der Fußsohlenreflex (Plantarreflex) ist ein physiologischer Fremdreflex. Die Segmenthöhe liegt bei S_1 bis S_2. Um den Reflex auszulösen, streicht man mit der Nadel von der Ferse ausgehend, an der Seite der Fußsohle in Richtung der kleinen Zehe und dann weiter zur großen Zehe (➤ Abb. 18.11 und ↑ *Atlas* Abb. 18.55). Beim Gesunden kommt es zur *leichten Krümmung der Zehen mit Fluchtbewegung* des Fußes. Wir müssen allerdings die Gegend des Großzehengrundgelenks meiden, da von hier aus auch beim Gesunden in 50 % der Fälle eine rasche Dorsalflexion der Großzehe erfolgt.

Babinski-Zeichen

Kommt es beim Bestreichen zu einer langsamen Dorsalflexion der Großzehe und zur Spreizung der Zehen *(Fächerphänomen)*, kann dies Hinweis auf *Pyramidenbahnschaden*, Multiple Sklerose oder auf ein Urämie-Anfangsstadium sein (➤ Abb. 18.11). Das Babinski-Zeichen gehört zu den sog. Pyramidenbahnzeichen.

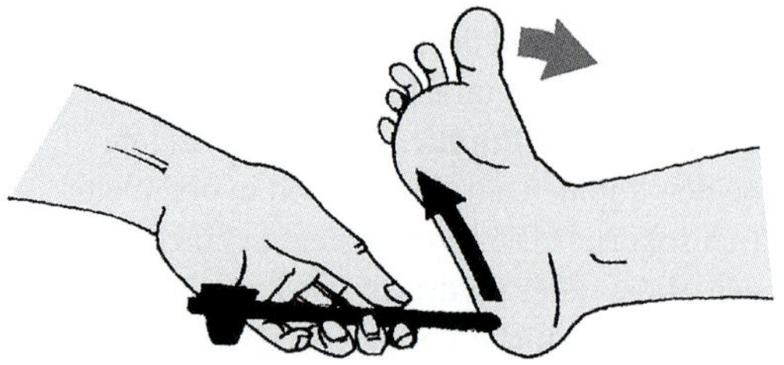

Abb. 18.11 Fußsohlenreflex und Babinski-Zeichen. Ein schwacher Nadelstrich über die Fußsohle führt beim Gesunden zu einer Plantarflexion der Zehen. Tritt dagegen eine langsame Dorsalflexion der Großzehe oder eine Spreizung der Zehen ein, oder sogar beides, spricht man vom Babinski-Zeichen. [L215]

Beachtet werden muss, dass der „Babinski" *physiologisch bis ins 2. Lebensjahr* vorkommt, da erst bis zu diesem Zeitpunkt das Pyramidenbahnsystem vollständig ausgereift ist.

! Das **Babinski-Zeichen** ist ein wichtiger Hinweis auf einen *Pyramidenbahnschaden.*

18.7.3 Läsionen

Eine Läsion der *Pyramidenbahn* führt beim

- **Eigenreflex zur Enthemmung** (Klonus), da die Dämpfung über die Pyramidenbahn (bzw. den Tractus reticulospinalis, der die Pyramidenbahn begleitet) fehlt
- **Fremdreflex zum Verschwinden**, bzw. zur Abschwächung des Reflexes.

Eine Verletzung *innerhalb* des *Reflexbogens* (z. B. der afferenten oder efferenten Nervenfasern) bedingt immer eine Abnahme des Reflexes, bis hin zum völligen Erlöschen. Das gilt für Eigen- und Fremdreflexe.

18.8 Apparative Untersuchungen

Elektroneurografie (ENG) Mittels der Elektroneurografie kann die *Nervenleitungsgeschwindigkeit* der peripheren sensiblen und motorischen Nerven bestimmt und das dazugehörige Nervenpotenzial mit Elektroden abgeleitet und ausgewertet (insbesondere Geschwindigkeit und Amplitude) werden. Die Nervenleitungsgeschwindigkeit hängt von der Nervenfaserdicke, der Lokalisation der Messung und vom Alter des Patienten ab. Die Messungen erlauben die Analyse von Ausmaß und Verteilung einer Nervenläsion.

Elektroenzephalogramm (EEG) Das EEG nutzt *elektrische Potenzialschwankungen* in der Großhirnrinde. Die in Abhängigkeit vom Thalamus geregelte Synchronisation bzw. Desynchronisation der erregenden postsynaptischen Potenziale und hemmenden postsynaptischen Signale werden im EEG erfasst. Dazu werden die Elektroden an der Kopfhaut befestigt. Beurteilungskriterien der aufgezeichneten Kurve sind Frequenz, Amplitude, Steilheit und Lokalisation. Hirnaktivitäten im Frequenzbereich von 1–30 Hz werden in Alpha-, Beta-, Delta- und Thetawellen unterteilt und korrelieren zu Gehirnzuständen wie wache Entspannung, angespannte Aufmerksamkeit, Tiefschlaf etc. Weiterhin kann das EEG Hinweise auf Epilepsie, Durchblutungsstörungen und Hirntumoren geben. Allerdings gibt es andere Störungen des Gehirns, wie z. B. Demenz (Minderung intellektueller Fähigkeiten), die im EEG überhaupt keine oder nur wenige Veränderungen hervorrufen.

Computertomografie (CT) Die Computertomografie (↑ *Atlas* Abb. 18.56) nutzt die Möglichkeiten der *Röntgenstrahlen* (hochfrequente energiereiche elektromagnetische Strahlung), Materie zu durchdringen. Die Röntgenstrahlen gehen durch den menschlichen Körper hindurch und werden durch die Wechselwirkung mit der organischen Materie modifiziert. Diese hindurchgegangene Strahlung wird durch eine komplizierte Elektronik und mittels mathematischer Computerprogramme in ein Bild umgewandelt. Im Unterschied zur einfachen Röntgenaufnahme können bei diesem Schichtaufnahmeverfahren beliebige Querschnitte/Ebenen durch den Patienten sichtbar gemacht werden. Dicke und Abstand der Schichten betragen 1,5–55 mm, die örtliche Auflösung erreicht ca. 0,3 mm. Guter Kontrast und hohe Dichteauflösung erlauben die Differenzierung von Geweben und sogar die Typisierung bei z. B. Knochen, Fett, Blut und Flüssigkeiten.

Ein Schwerpunkt ist der Nachweis von bestimmten Hirnveränderungen, wie Tumoren, Blutungen und Ödemen. Man spricht dann von der kranialen Computertomografie (CCT). Die Ganzkörper-Computertomografie wird in der Diagnostik des Brust- und Bauchraums angewandt. Raumfordernde Prozesse (Tumoren, Zysten) können mit diesem Verfahren gut erkannt werden.

Röntgenstrahlen sind sehr energiereich, schädigen das Gewebe und können auch zu Genveränderungen und damit zu Mutationen führen. Schwangere sollten nicht geröntgt werden.

Magnetresonanztomografie (MRT, Kernspintomografie) Mit dieser Methode werden physikalische Eigenschaften der Atome mit ungerader Nukleonenzahl genutzt. Das sind u. a. Wasserstoff, Phosphor, Sauerstoff, Kohlenstoff, Natrium, Kalium, also Atome, die im menschlichen Körper eine große Bedeutung besitzen und dort in großer Häufigkeit in Flüssigkeiten und organischen Verbindungen vorhanden sind. Diese Atome besitzen auch ein magnetisches Moment (über den Kernspin). Bei der MRT werden die Atome im Gewebe durch *ein starkes äußeres Magnetfeld* ausgerichtet und durch den Impuls eines Hochfrequenzfeldes zu Schwingungen angeregt. Unter Abgabe von Energie kehren die Atome dann in den Ausgangszustand zurück. Die abgegebene Energie wird mittels komplizierter Elektronik und Rechentechnik in ein Bild umgesetzt, welches wie bei einer Computertomografie Schichten und Ebenen in hoher Auflösung darstellen kann. Weitere entscheidende Parameter für das Bild sind die Protonendichte (reflektiert das Vorkommen der Elemente mit ungerader Nukleonenzahl im untersuchten Gewebe) sowie die Relaxationszeiten (Abklingzeiten der angeregten Schwingungen bis zur Rückkehr in den Ausgangszustand). Aufgrund dieser Eigenschaften kann die MRT wie die CT bei vielen Indikationen eingesetzt werden, z. B. bei posttraumatischen Veränderungen am Knochen, Läsionen von Knorpel, Band- und Kapselapparat, Entzündungen, ischämischen Prozessen mit Knochennekrosen, degenerativen Erkrankungen, Tumoren und Metastasen.

Wegen des starken Magnetfeldes (statisch) und der hochfrequenten Impulse sind Untersuchungen an Patienten mit Herzschrittmachern und Metall im Körper nicht zugelassen. Durch das Hochfrequenzfeld werden im Körper Ströme induziert, die von der Schulmedizin als ungefährlich angesehen werden.

18.9 Neurologische Erkrankungen

Wichtige Nerven- bzw. ZNS-Erkrankungen, nämlich die Poliomyelitis (➤ Kap. 27.45) und die Meningitis-Enzephalitis (➤ Kap. 27.36 und 27.37) werden als meldepflichtige Erkrankungen im ➤ Kap. 27 besprochen.

18.9.1 Erkrankungen einzelner Nerven und Polyneuropathien

Erkrankungen einzelner Nerven

Schäden einzelner peripherer Nerven werden v. a. durch Traumen verursacht, bei denen die Nerven durchschnitten, angestochen oder gequetscht werden. Manchmal sind jedoch Entzündungen, Durchblutungsstörungen oder Tumoren die Ursache von Nervenschädigungen.

Symptome Da es sich bei den Rückenmarksnerven um *gemischte* Nerven handelt, treten in dem Versorgungsgebiet des Nervs sowohl Störungen der *Sensibilität* als auch der *Motorik* auf. Solange der Zellkörper nicht beschädigt ist, haben Nervenzellen ein gutes Regenerationsvermögen.

Therapie Das Ausmaß und die Ursache der Schädigung bestimmt die Therapie. Wichtige Therapien sind z. B. die chirurgische Nervennaht und die Elektrotherapie. Bei letzterer wird der gelähmte Muskel bzw. Nerv elektrisch gereizt, damit er bis zur völligen Gesundung in gutem Zustand verbleibt und nicht „verlernt", wie ein elektrischer Impuls zu leiten ist. Bei Nervenentzündungen (Neuritis) können antientzündliche Enzyme und die Nervenvitamine (v. a. B_1, aber auch B_6 und B_{12}) zur Anwendung kommen.

Nervenwurzelsyndrom

Von einem Nervenwurzelsyndrom spricht man, wenn ein Rückenmarksnerv an seiner *Ein- bzw. Austrittsstelle* aus dem *Zwischenwirbelloch* der Wirbelsäule *geschädigt* wurde.

Ursachen In diesen Fällen liegt die häufigste Ursache in degenerativen *Veränderungen der Bandscheiben*. Gelegentlich spielen jedoch Tumoren (v. a. Wirbelsäulenmetastasen) eine Rolle.

Symptome Meist ist die untere Lendenwirbelsäule betroffen, gelegentlich jedoch auch der untere HWS-Bereich.

Je nach betroffenem Nerv kommt es in dem betroffenen Bereich zu *Schmerzen*, *Sensibilitätsausfällen* und *Lähmungen*, evtl. mit Muskelatrophie und Hypo- oder Areflexie.

Therapie Bei Verdacht auf ein Nervenwurzelsyndrom muss der Patient zum Abklären zum Neurologen überwiesen werden. Die Therapie ist abhängig von der Ursache und der Lokalisation der Schädigung. Die Gabe von Nervenvitaminen (Vitamin B_1, B_6, B_{12}) kann hilfreich sein.

Meralgia paraesthetica

Bei der Meralgia paraesthetica (mer gr. = Oberschenkel, algia = Schmerz), auch als *Inguinaltunnel-Syndrom* bezeichnet, handelt es sich um eine *Entzündung des seitlichen Oberschenkelhautnervs* (N. cutaneus femoris lateralis).

Ursachen Die Ursache liegt meist in einer *Komprimierung* des Nervs im Leistenbereich, z. B. als „Jeans-Krankheit" oder durch einen „Hängebauch" bzw. infolge von Schwangerschaft.

Symptome Es kommt im Ausbreitungsgebiet des Nervs am *lateralen Oberschenkel* („Generalstreifen") zu *Schmerzen* und *Sensibilitätsstörungen*. Der Schmerz wird durch eine Rumpfbeugung nach hinten verstärkt.

Diagnostik und Therapie Die endgültige Diagnostik erfolgt über den Facharzt, da es sich bei den beschriebenen Schmerzen auch um einen Bandscheibenvorfall oder eine Hüftgelenkerkrankung handeln kann. Die Therapie muss sich an der zugrunde liegenden Ursache ausrichten. Symptomatisch können antientzündliche Enzyme und die Nervenvitamine (Vitamin B_1, B_6, B_{12}) zur Anwendung kommen.

Fall-, Krallen- und Schwurhand

Bei der Fall-, Krallen- und Schwurhand handelt es sich um eine Lähmung der Hand infolge einer Schädigung eines Nervs im Armbereich:

Fallhand Schädigung des *Speichennervs* (N. radialis) im Oberarmbereich. Die Hand kann nicht mehr entgegen der Schwerkraft ausgestreckt werden.

Krallenhand Schädigung des *Ellennervs* (N. ulnaris). Die Fingergelenke sind in den Grundgelenken überstreckt und in den Mittel- und Endgelenken gebeugt.

Schwurhand Schädigung des *Mittelarmnervs* (N. medianus). Die Hand kann nicht mehr insgesamt zur Faust geballt werden, sondern nur noch der kleine Finger und der Ringfinger.

Bitte beachten Sie zur Untersuchung der Hand ➤ Kap. 32.2.9.

Polyneuropathie

Bei einer Polyneuropathie handelt sich um eine Erkrankung peripherer Nerven, die *nicht* traumatisch bedingt ist.

Ursachen Die Ursache liegt häufig in einer Schädigung der Nerven durch *Alkohol* oder andere Nervengifte (toxische Polyneuropathie). Es kommen jedoch auch Zytostatikaeinnahme oder Stoffwechselstörungen wie sie infolge von *Diabetes mellitus* oder Urämie auftreten können in Betracht. Seltenere Ursachen sind Vitamin-B_1-Mangel (Beriberi), B_2-Mangel (Pellagra), Zöliakie und Infektionskrankheiten (Meningitis, Scharlach, Borreliose, AIDS, Diphtherie).

Symptome Leitsymptome sind die *Sensibilitätsstörungen* und *Parästhesien,* die meist in den distalen Körperabschnitten beginnen, als *„Handschuh- bzw. Sockenmissempfindungen"*, allerdings können die Beschwerden auch an den gesamten Armen und Beinen auftreten. Mit Fortschreiten der Erkrankung können periphere schlaffe Lähmungen mit Muskelatrophie auftreten. Diese sind ebenfalls symmetrisch und beginnen auch an den distalen Gliedmaßen. Sind vegetative Nerven in das Krankheitsgeschehen einbezogen, kommt es zu Hautveränderungen, verminderter Schweißsekretion, Magen-, Blasen- und Darmentleerungsstörungen (v.a. bei Diabetes mellitus). Insbesondere bei Diabetes mellitus kann sich die Polyneuropathie in unterschiedlichsten Störungen zeigen (z.B. Herzrhythmusstörungen, beidseitigen Ischialgien, Durchfälle).

Diagnostik Bei Verdacht auf Polyneuropathie wird der Patient zur Abklärung an den Neurologen überwiesen. Dieser untersucht v.a. mittels EMG und ENG. Wichtige klinische Befunde, die bei der Diagnostik hilfreich sind, sind eine Schmerzhaftigkeit bestimmter peripherer Nervendruckpunkte sowie eine Hypo- bis Areflexie der betroffenen Nerven.

Therapie Die Therapie muss sich an der zugrunde liegenden Ursache ausrichten.

18.9.2 Horner-Symptomkomplex

Unter dem Horner-Symptomkomplex (Horner-Trias) versteht man die Trias ↑ *Atlas* Abb. 19.33:

- **Enophthalmus,** abnorm tiefliegender Augapfel, besteht oft nur scheinbar
- **Ptosis,** Herabsinken des Oberlids
- **Miosis,** Pupillenverengung

Die Ursache liegt meist in einer Lähmung der zum Auge laufenden Sympathikusfasern, z.B. durch eine wirbelsäulennahe Schädigung des Plexus brachialis (Armnervengeflecht).

18.9.3 Ischiassyndrom

Im Versorgungsgebiet des Ischiasnervs (↑ *Atlas* Abb. 18.34) kommt es zu *Schmerzen,* die in den meisten Fällen *einseitig* sind. Ist jedoch eine Polyneuropathie die Ursache (z.B. bei Diabetes mellitus oder Alkoholismus) treten die Schmerzen überwiegend beidseitig auf. Charakteristisch ist die Schmerzempfindlichkeit bestimmter peripherer Nervendruckpunkte im Verlauf des N. ischiadicus (Valleixpunkte).

- Bei **Lumbago** (sog. „Hexenschuss") handelt es sich dagegen um ein *akutes, lokales Lumbalsyndrom*

18

mit heftigen, akuten Kreuzschmerzen ohne Beteiligung des N. ischiadicus.
- Eine **Lumbalgie** wiederum ist eine allgemeine Bezeichnung für *akute oder chronische Schmerzen* im Kreuzbeinbereich die mit einem Muskelhartspann bis hin zur Bewegungsunfähigkeit und Lähmungsgefühl einhergehen können.
- Eine **Lumboischialgie** geht mit *Schmerzen im Bereich der Lendenwirbelsäule* und im Versorgungsbereich des N. ischiadicus einher.

Ursachen Ausgelöst wird eine Ischialgie meist durch schweres Heben oder durch Verdrehen der Wirbelsäule. Die häufigste Ursache ist eine lokale Reizung bzw. Kompression des Nervs durch Bandscheibenprotrusion oder -vorfall im Bereich $L_4/L_5/S_1$ (➤ Kap. 4.5.5 und 4.5.6). Andere seltenere Ursachen können sein: Tumoren des Beckens (weibliche Genitalien, Prostata, Rektum), Spondylolisthesis (➤ Kap. 4.5.4), Schwangerschaft, Traumen mit Subluxationen (teilweise Verrenkungen) der Wirbelsäule bzw. der Beckengelenke. Weitere Ursachen sind zugrunde liegende Infektionskrankheiten, z.B. Meningitis, Scharlach, Herpes zoster Borreliose (Lyme-Krankheit), AIDS, Lepra u.a. Gelegentlich spielen Nervengifte wie Alkohol, Tabak, Arsen, Blei oder Thallium eine Rolle.

18

Symptome Meist treten *einseitige Schmerzen* im *Verlauf des N. ischiadicus* auf. Die Schmerzen können von der Lenden-Kreuzbein-Gegend in den Gesäßmuskel, den Ober- und Unterschenkel bis in den Fuß ausstrahlen. Husten und Niesen verstärkt die Beschwerden. Im Lendenbereich kommt es zum Muskelhartspann. Der Patient nimmt eine *Schonhaltung* ein, wobei er sich auf das gesunde Bein stellt und das kranke leicht anwinkelt und nach außen rotiert. Wird die Nervenwurzel L_5 komprimiert, so kommt es zur Schmerzausstrahlung in den Fußrücken, bei Komprimierung der Nervenwurzel S_1 dagegen zur Schmerzausstrahlung in den Fußaußenrand und die Fußsohle. Zudem können Parästhesien, Kältegefühl und Schlaffheit der Wadenmuskulatur auftreten. In schweren Fällen können sensible und motorische Ausfallerscheinungen auftreten, z.B. Beuge- bzw. Streckschwäche der Zehen.

Diagnostik Um eine Ischialgie sicher diagnostizieren zu können, sollte man folgende Untersuchungen vornehmen:

- **Valleixpunkte** auf Druckschmerzhaftigkeit untersuchen.
- **Reflexprüfungen.** Es kann zu einer Abschwächung bzw. zu einem Fehlen des Achillessehnenreflexes evtl. auch des Patellarsehnenreflexes kommen.
- **Lasègue-Zeichen.** Beim liegenden Patienten wird das gestreckte Bein angehoben. Durch die starke Dehnung des N. ischiadicus kommt es auf der erkrankten Seite im Verlauf des Nervs zu Schmerzen.
- **Moutard-Martin-Zeichen.** Beim Anheben des *gesunden* Beines kommt es im Bereich des geschädigten N. ischiadicus zu Schmerzen („kontralaterales Lasègue-Zeichen").
- **Minor-Zeichen.** Richtet sich der Patient aus dem Liegen auf, belastet er bei Ischialgie nur das gesunde Bein, bei Lumbago (➤ Kap. 4.5.7) dagegen beide.
- **Bragard-Gowers-Zeichen.** Bei Dorsalflexion des Fußes kommt es durch die Dehnung des N. ischiadicus zu Schmerzen.

Therapie Die Therapie muss sich an der zugrunde liegenden Ursache ausrichten. Schwere Erkrankungen müssen im Krankenhaus behandelt werden. Leichtere Fälle können vom Heilpraktiker therapiert werden. Ist eine dorsale Bandscheibenprotrusion die Ursache, so empfiehlt sich die Stufenbettlagerung. Dabei werden die Unterschenkel im 90°-Winkel zu den Oberschenkeln hochgelagert. Am einfachsten legt sich der Patient dazu auf den Boden und lagert die Unterschenkel auf einem Stuhl. Dadurch kommt es zu einer Entlastung der Lendenwirbelsäule.

18.9.4 Lähmungen

Unter einer Lähmung versteht man die Bewegungsunfähigkeit oder Bewegungsverminderung eines oder mehrerer Muskeln. Dabei unterscheidet man Paralysen und Paresen:

Paralyse (Plegie) Der Muskel ist *vollständig* gelähmt.

Parese Der Muskel ist nicht vollständig gelähmt, sondern es besteht lediglich eine *motorische Schwäche.*

Bezüglich der *Art* der Lähmung unterscheidet man schlaffe und spastische Lähmung (➤ Tab. 18.3):

Tab. 18.3 Unterschiede zwischen schlaffer und spastischer Lähmung

	Schlaffe Lähmung (periphere Lähmung)	Spastische Lähmung (zentrale Lähmung)
Ruhetonus des Muskels	Herabgesetzt	Heraufgesetzt
Ort der Schädigung	Vorderhornzelle im Rückenmark, peripherer Nerv bis motorische Endplatte	Ab der Hirnrinde, Pyramidenbahn bis Vorderhornzelle im Rückenmark
Muskeleigenreflex	Erloschen	Gesteigert
Muskelatrophie	Ja	Nein
Pyramidenbahnzeichen (z. B. Babinski-Zeichen) auslösbar	Nein	Ja

Schlaffe Lähmung Bei einer schlaffen Lähmung ist der *Muskeltonus herabgesetzt.* Ursache ist z. B. die Durchtrennung eines peripheren Nervs oder die Zerstörung des Motoneurons im Rückenmark (z. B. durch Poliomyelitis). In diesen Fällen kann der elektrische Impuls nicht zu den Muskelfasern transportiert werden, weshalb sie zur Kontraktion unfähig sind (➤ Tab. 18.3).

Spastische Lähmung Bei einer spastischen Lähmung ist der *Muskeltonus heraufgesetzt.* Hier liegt eine Schädigung der Pyramidenbahn vor, und zwar entweder des Zellkörpers in der vorderen Zentralwindung, ihrer absteigenden Bahnen (Tractus corticospinalis) oder der sie begleitenden absteigenden Bahnen (Tractus reticulospinalis, ➤ Kap. 18.2.6, Pyramidenbahn). Meist liegt der Ort der Schädigung bei den absteigenden Fasern noch innerhalb der Großhirnhemisphären, also noch vor der Pyramidenbahnkreuzung, durch Arterienverschluss oder Hirnblutung.

18.9.5 Multiple Sklerose (MS)

Die Multiple Sklerose (Polysklerose, Enzephalomyelitis disseminata) ist eine der häufigsten Nervenerkrankungenin Deutschland. Sie wird auch als „der Affe unter den Nervenkrankheiten" bezeichnet, da sie ein sehr vielgestaltiges Krankheitsbild zeigen kann und dabei andere Nervenerkrankungen „nachahmt".

Morbidität In unseren Breitengraden ist die Krankheit weit verbreitet. Grundsätzlich nimmt die Erkrankungshäufigkeit auf der nördlichen Halbkugel mit wachsender Entfernung vom Äquator zu. In Afrika beträgt die Morbidität nur noch 0–4 Erkrankte auf 100.000 Einwohner. Bei uns in Mitteleuropa liegt sie bei 30–70 Erkrankungsfällen auf 100.000 Einwohner. Frauen sind doppelt so häufig betroffen wie Männer. Der Krankheitsausbruch liegt meistens um das 20.–40. Lebensjahr. Allerdings erkranken 3–5 % der Betroffenen bereits im Kindes- oder Jugendalter.

Ursachen Die genaue Ursache ist unbekannt. Bei 15 % der Betroffenen findet man eine familiäre Häufung, trotzdem gilt MS nicht als Erbkrankheit im klassischen Sinn. Ist ein Zwilling von einem eineiigen Zwillingspaar erkrankt, so erhöht sich für den zweiten das Erkrankungsrisiko um das 25- bis 35-Fache, bei Geschwistern erhöht sich das Risiko dagegen nur um 4 %. Man vermutet, dass ein Autoimmungeschehen eine Rolle spielt, außerdem sollen Viren (vor allem das Epstein-Barr-Virus), Chlamydien und evtl. andere Erreger und Umwelteinflüsse (z. B. bestimmte Ernährungsgewohnheiten und Amalgam) zur Krankheitsauslösung mit beitragen.

Pathogenese Das wichtigste Kennzeichen der Erkrankung sind die im Gehirn und manchmal auch im Rückenmark auftretenden herdförmigen Entzündungen. Diese werden durch Angriffe körpereigener Abwehrzellen verursacht und führen zur Zerstörung der Myelinscheiden der Nerven. Dadurch können die elektrischen Impulse nicht mehr geordnet weitergeleitet werden, sodass es, je nach Lokalisation der Herde, zu unterschiedlichen Funktionsstörungen kommt. Prädilektionsstellen der Entmarkungsherde sind die Gebiete um die Seitenventrikel herum, die Brücke mit den Kernen der Hirnnerven, die für die Steuerung der äußeren Augenmuskeln zuständig sind, außerdem das Kleinhirn, die Pyramidenbahnen und die Sehnerven.

Krankheitsverläufe Man unterscheidet einen akuten schubweisen, einen chronisch-progredienten und einen foudroyanten Verlauf:

- **Akuter schubweiser Verlauf** (häufig). Die Symptome entwickeln sich innerhalb weniger Tage bis hin zu 1–2 Wochen. Diese Beschwerden bleiben nun Tage bis Wochen unverändert bestehen, um sich dann spontan zurückzubilden. Allerdings handelt es sich um unvollständige Remissionen, d. h., dass sich die Symptome nicht mehr vollständig zurückbilden. Danach kommt es zu einem Intervall, das zwischen wenigen Monaten bis hin zu 10–15 Jahren betragen kann. Durchschnittlich kommt es allerdings zu einem Schub alle 2–3 Jahre bis hin zu drei Schüben pro Jahr.
- **Chronisch-progredienter Verlauf** (selten). Er tritt vor allem im höheren Lebensalter auf. Kennzeichen sind auch hier die schubartigen Verschlimmerungen. Jedoch kommt es zu keinen Remissionen.
- **Foudroyanter Verlauf** (sehr selten). Diese Verläufe treten vor allem in jüngeren Jahren auf. Sie sind durch ihren plötzlichen Beginn und ihre dramatischen Schübe gekennzeichnet, sodass die Betroffenen innerhalb von wenigen Wochen nach der ersten Krankheitsmanifestation sterben können.

Grundsätzlich gilt, dass die Prognose des Krankheitsverlaufs umso ungünstiger ist, je jünger der Betroffene bei Krankheitsausbruch ist. Entgegen einer weit verbreiteten Meinung in der Bevölkerung ist es aber nicht so, dass MS zwangsläufig zu einer schweren Behinderung führen muss (s. auch unter Prognose).

Symptome Grundsätzlich kann die Multiple Sklerose ein vielgestaltiges Krankheitsbild zeigen. Die häufigsten Anfangssymptome sind Parästhesien in einer oder mehreren Extremitäten, im Rumpf oder einer Seite des Gesichts. Außerdem kann es zu Schwäche oder Ungeschicklichkeit eines Beines oder einer Hand kommen. Häufig sind auch Sehstörungen, die zum teilweisen Sehverlust, zu Schmerzen in einem Auge und zum Schielen führen können. Weitere häufig geklagte Beschwerden sind Steifigkeit oder starke Ermüdbarkeit einer Extremität, Gangstörungen, Blasenentleerungsstörungen, Schwindel und Störungen der Gemütslage, vor allem Depressionen, aber auch Euphorie und emotionale Labilität.

Grundsätzlich können bei Multipler Sklerose die folgenden Symptome auftreten:

- **Parästhesien**
- **Sehstörungen,** und zwar Schielen mit *Doppelbildersehen* bzw. Störungen der räumlichen Wahrnehmung, durch eine Innervierungsstörung der äußeren Augenmuskeln. Außerdem kann durch eine ein- oder beidseitige Entzündung des Sehnervs (Sehnervenneuritis) eine zeitweise oder bleibende Sehstörung auftreten. Dabei kommt es zum *unscharfen Sehen* bzw. zum „Sehen wie durch Milchglas", bis hin zur zeitweisen oder dauernden Erblindung. Der häufigste Verlauf ist jedoch der vorübergehende, einseitige Verlust des Sehvermögens.
- **Nystagmus** (Augenzittern). Es handelt sich um unwillkürliche, rasche, zitternde Bewegungen des Augapfels in vertikaler, horizontaler oder schräger Richtung.
- **Intentionstremor.** Er ist Folge von Veränderungen im Kleinhirn. Dabei kommt es bei Zielbewegungen zum Zittern (Tremor), wobei die größte Amplitude unmittelbar vor dem Erreichen des Zieles auftritt.
- **Skandierende Sprache.** Darunter versteht man eine langsame und schleppende Sprache, die man mit einem buchstabierenden Kind vergleichen kann, bei der die Silben oder Wörter einzeln und voneinander getrennt ausgesprochen werden. Die Sprache wird dadurch schwer verständlich.
- **Spastische Lähmungen.** Die anfänglich aufgetretene Schwäche der Arme und Beine, die Steifigkeit, Unbeholfenheit und Schwerfälligkeit kann bis zur spastischen Lähmung fortschreiten.
- **Blasen-, Darmentleerungs- und Potenzstörungen.** Sie sind Folge von einer Mitbeteiligung des Rückenmarks.
- **Kopfschmerzen**
- **Trigeminusneuralgie.** Bei dieser symptomatischen Trigeminusneuralgie besteht allerdings ein Dauerschmerz im Unterschied zur idiopathischen (➤ Kap. 18.4.2, V. Hirnnerv).

- **Fehlende, abgeschwächte oder seitendifferente Bauchhautreflexe**
- **Fatigue (Erschöpfung)** ist eine häufige und belastende Symptomatik, die etwa 75–90% der an Multiple Sklerose Erkrankten betrifft. Es handelt sich um eine anhaltende und überwältigende Müdigkeit, die sich nicht durch Ruhe oder Schlaf bessert. Diese Müdigkeit kann sowohl körperlicher als auch geistiger Natur sein und beeinträchtigt die Lebensqualität und die Fähigkeit, alltägliche Aktivitäten durchzuführen, erheblich.
- **Nachlassen der Gedächtnisleistung.** Die Gedächtnisleistung kann im späteren Krankheitsverlauf nachlassen und evtl. bis zur Demenz weiterschreiten.

Uhthoff-Phänomen Kommt es beim MS-Kranken zu einer Erhöhung der Körpertemperatur, z. B. durch Fieber, heißes Baden oder Sauna, verschlechtern sich seine neurologischen Symptome. Als Ursache nimmt man an, dass durch den Temperaturanstieg die Leitfähigkeit der Nervenimpulse im geschädigten Bereich herabgesetzt wird.

Typische Gangstörung bei MS Im fortgeschrittenen Stadium kann sich der Kranke nicht mehr allein ohne Hilfsmittel vorwärtsbewegen. Er benötigt einen Rollstuhl oder Gehhilfen. Bewegt er sich mit Letzteren vorwärts, kommt es durch die spastische Lähmung der Beine zu dem charakteristischen, steifen Gangbild und breiter Beinstellung.

Prognose Die Krankheitsverläufe sind sehr unterschiedlich und die therapeutischen Erfolge wegen häufiger Spontanremissionen oft schwer zu beurteilen. Erkranken Männer im mittleren Lebensalter, haben sie meist zahlreiche Schübe und eine schnelle Zunahme der Behinderung. Rauchen kann den Krankheitsverlauf beschleunigen. Die Lebenserwartung ist nur in den sehr wenigen schweren Fällen verkürzt, die einen foudroyanten Verlauf zeigen.

Grundsätzlich gilt, dass bei ca. 30 % der Erkrankten auch nach längerem Krankheitsverlauf keine wesentlichen Behinderungen auftreten. Bei ungefähr 5 % handelt es sich um eine maligne Form, die innerhalb von Monaten bis wenigen Jahren zum Tode führt. Auch ohne Therapie sind über 50 % der Patienten 15 Jahre nach Diagnosestellung noch gehfähig.

Diagnostik Bei der Diagnosestellung spielen die auftretenden Symptome und der Krankheitsverlauf die wichtigste Rolle.

Es gibt keine gesicherten diagnostischen Tests auf Multiple Sklerose, deshalb wird die Diagnose im Wesentlichen aufgrund des Ausschlusses anderer möglicher Erkrankungen gestellt. Allerdings spielen die Computertomografie (CT) und die Magnetresonanztomografie (MRT) mit dem Nachweis multipler Herde im ZNS eine wichtige Rolle. Außerdem werden mittels eines EEGs evozierte Potenziale getestet, die auf eine Sehnervenentzündung oder Herde im Hirnstamm hinweisen können. Des Weiteren findet man typischerweise im Liquor eine Zellvermehrung (Pleozytose) und im Blut eine Zunahme der IgG.

Therapie Die Behandlung eines akuten Schubs erfolgt durch den Arzt, wobei das Therapieziel hier vor allem in der Verkürzung der Schubdauer und der Schubfrequenz liegt. Im akuten Schub wird vor allem Kortison gegeben, bei schweren Verläufen auch Immunsuppressiva und Interferone.

Der Heilpraktiker kann begleitend behandeln. Schwerpunkte der naturheilkundlichen Therapie sind Ernährungsumstellungen und psychotherapeutische Behandlungen. An pflanzlichen Mitteln wird das Harz der Weihrauchpflanze (Boswellia serrata) eingesetzt, außerdem wird mit antientzündlichen Enzymen und Gabe von Vitaminen und Mineralstoffen therapiert.

> **!** Bei Verdacht auf Multiple Sklerose muss der Patient zur Abklärung an den Arzt bzw. Neurologen verwiesen werden.

18.9.6 Parkinson-Syndrom

Beim Parkinson-Syndrom (Morbus Parkinson, Schüttellähmung) handelt es sich um die häufigste neurologische Erkrankung des fortgeschrittenen Lebensalters. Sie beginnt meist um das *60. Lebensjahr*. Die Erkrankung ist weit verbreitet. Sie betrifft ungefähr 1 % der über 65-Jährigen. Äußerst selten beginnt die Krankheit bereits in der Kindheit oder im jugendlichen Alter (juveniler Parkinson). Infolge eines (relativen) Dopamin-Mangels entwickeln sich folgende Symptome: *Tremor* (Gliederzittern), *Rigor*

(Muskelsteifheit), *Hypo-* bis *Akinese* (Bewegungsarmut bis Bewegungslosigkeit) und *posturale Instabilität* (Haltungsinstabilität).

Einteilung Man unterscheidet primäre und sekundäre Formen:

- **Primärer Morbus Parkinson** (idiopathisches Parkinson-Syndrom) durch einen Verlust der Dopamin produzierenden Zellen im Mittelhirn unbekannter Ursache (s. u.).
- **Sekundäres Parkinson-Syndrom** (symptomatischer Morbus Parkinson). Die häufigste Ursache ist die Einnahme von *Neuroleptika*, da diese die Dopaminrezeptoren blockieren. Weitere mögliche Ursachen sind Hirnarteriosklerose, Enzephalitis und Vergiftungen durch Kohlenstoffmonoxid oder Mangan.

Pathogenese Beim primären Parkinson-Syndrom kommt es zu einem *Mangel des Überträgerstoffes Dopamin* durch ein Zugrundegehen der Dopamin produzierenden Zellen des Mittelhirns. Hiervon ist v. a. die schwarze Substanz (Substantia nigra) betroffen. Manchmal ist nicht ein Dopaminmangel die Ursache, sondern ein Überwiegen des Gegenspielers Acetylcholin.

18

Symptome Bei Parkinson können die einzelnen Symptome ganz unterschiedlich stark ausgeprägt sein bzw. gänzlich fehlen, auch kann ihr Auftreten bzw. Fehlen im Tagesverlauf schwanken.

Leitsymptome Die vier **Leitsymptome** sind:

- **Tremor** (Gliederzittern). Es kommt meistens zu einem sog. *Pillendreher-* oder *Münzzähler-Tremor.* Die Begriffe leiten sich davon ab, dass es so aussieht als ob der Erkrankte zwischen den Fingern eine Pille drehen bzw. Münzen abzählen würde. Der Tremor beim Parkinson-Syndrom ist langsam und grobschlägig und wird als *Ruhetremor* bezeichnet. Er ist in Ruhe am deutlichsten ausgeprägt, lässt während zielgerichteten Bewegungen nach und verschwindet im Schlaf. Durch emotionale Anspannung oder Müdigkeit wird er verstärkt. Am stärksten sind die Hände betroffen, er kann sich aber auch an den Armen oder den Beinen zeigen, gelegentlich auch am Kiefer, der Zunge, der Stirn und den Augenlidern. Der Ruhetremor tritt mit einer Frequenz von 4–6 Zitterbewegungen pro Sekunde auf. Es kann jedoch beim Parkinson statt eines Ruhetremors zum *Aktionstremor* kommen. Hier zeigen sich die Zitterbewegungen während des gesamten Bewegungsablaufs.
- **Hypo- bis Akinese** (Bewegungsarmut bis Bewegungslosigkeit) mit typischen Gangstörungen.
  - Es kommt zu einer Verlangsamung und **Verminderung** der **Bewegungsfähigkeit.** Dies zeigt sich in verschiedener Hinsicht: Es kommt zu einer mangelhaften oder gänzlich fehlenden Mimik, zum sog. *Maskengesicht.* Während des Schreibens wird die Schrift kleiner. Die Sprache ist leise und monoton und deshalb schwer verständlich. Das Schlucken verzögert sich, sodass es scheinbar zu einem vermehrten Speichelfluss kommt. Der *Gang verändert* sich (s. u.). Anfangs werden Bewegungen nur soweit ausgeführt wie sie zum Erreichen eines Zieles notwendig sind, also z. B. genau bis zum Henkel der Tasse. Später bleibt die Zielbewegung gleichsam auf halber Strecke stehen. Es gelingt nun nicht mehr die Tasse zu ergreifen.
  - **Gangveränderungen.** Es kommt zur typischen, vornüber gebeugten Parkinsonhaltung mit dem kleinschrittigen und schlurfenden Gang, bei dem die physiologischen Mitbewegungen der Arme fehlen. Die Patienten haben Schwierigkeiten beim Losgehen und beim Anhalten. Letzteres kann in schweren Fällen dazu führen, dass der Kranke nicht mehr in der Lage ist, eine Bewegung abzubremsen. Dadurch besteht eine erhöhte Unfallgefahr.
- **Rigor** (Muskelsteifheit). Die Muskelsteifheit ist durch eine Muskelhypertonie verursacht. Diese kann im Körper ungleichmäßig verbreitet sein und evtl. zu Muskelschmerzen führen. Der Rigor wird folgendermaßen untersucht: Der Untersucher sitzt dem Patienten zur Prüfung gegenüber und bittet ihn Gegendruck auszuüben, wenn er mit seiner Hand die Patientenhand versucht zur Seite zu drücken. Bei einem erhöhten Rigor spürt der Untersucher nun einen stärkeren Widerstand. Eventuell kann bei dieser Untersuchung ein „Zahnradphänomen" ausgelöst werden. Dabei spürt der Prüfer ein ruckartiges Nachgeben des Armes, d. h. der Arm lässt sich nur „abge-

hackt" zur Seite schieben, so als würde man ihn über ein Zahnrad ziehen.
- **Posturale Instabilität** (Haltungsinstabilität). Durch eine Störung der Stellreflexe kommt es zu einer *verminderten Stabilität* beim Aufrechthalten des Körpers. Die posturale Instabilität führt zu Gang- und Standunsicherheit, da notwendige schnelle reflektorische Ausgleichsbewegungen nur noch verzögert auftreten. Typisch sind die unsicheren Wendebewegungen, bei denen die Patienten ins Trippeln geraten. Die Haltungsinstabilität kann leicht geprüft werden, indem man den Patient leicht anstößt und feststellt, dass dieser Ausgleichsschritte ausführen muss, um das Gleichgewicht nicht zu verlieren. Es besteht eine erhöhte Fallneigung und typisch ist, dass die Betroffenen eine (berechtigte!) große Angst vor Stürzen haben.

Fakultative Begleitsymptome
- **Psychische Störungen.** Eine *depressive Verstimmung* kann der Erkrankung Jahre vorausgehen. Das Denken ist verlangsamt, aber (zunächst) inhaltlich nicht beeinträchtigt. Allerdings kann in fortgeschrittenen Fällen eine Demenz auftreten. Die Erkrankten reagieren oft emotional lang anhaltend und ausgeprägt und es besteht ein Unvermögen Affekte zurückzuhalten.
- **Vegetative Störungen.** Beobachtet werden kann das typische *Salbengesicht*, eine glänzende Gesichtshaut infolge einer vermehrten Tätigkeit der Talgdrüsen. Weitere vegetative Störungen sind orthostatische Kreislaufregulationsstörungen mit Hypotonie. Im Liegen kann allerdings eine Hypertonie auftreten. Manche bekommen deshalb (fälschlicherweise) Antihypertonika verordnet. Zudem können sich folgende Symptome entwickeln: Obstipation und Diarrhö, wodurch manchmal die Medikamenteneinnahme gestört werden kann, Dysfunktionen bei der Blasenentleerung sowie Potenz- und Libidostörungen.
- **Sensorische Störungen.** Es können Parästhesien unbekannter Ursache auftreten, manchmal auch Schmerzen in Gelenken oder Muskeln.

Prognose Die Erkrankung schreitet *langsam voran.* Es kommt immer wieder zu Phasen, in denen die Erkrankung zum Stillstand gekommen zu sein scheint. Der Tod tritt meist durch einen Unfall ein, bedingt durch die schlechte Beweglichkeit oder durch einen Infekt, v. a. durch eine Aspirationspneumonie infolge von Schluckstörungen.

Diagnostik Die Diagnose wird aufgrund der Symptome gestellt.

Therapie Die Behandlung erfolgt durch den *Arzt.* Hier spielt die *Substitution des Dopamins* (L-Dopa) eine wichtige Rolle. Erfahrungsgemäß lässt aber die Wirksamkeit der Medikamente mit der Zeit nach. In schweren Fällen kann dann eine stereotaktische Operation (Tiefenhirnstimulation) erwogen werden. Dabei wird unter Röntgenkontrolle über ein kleines Bohrloch in der Schädeldecke ein Impulsgenerator (sog. „Hirnschrittmacher") eingesetzt. Von außerordentlicher Wichtigkeit ist eine krankengymnastische Betreuung mit dem Ziel, die körperliche Aktivität zu maximieren, damit die Betroffenen möglichst lange selbstständig bleiben. Der Heilpraktiker kann begleitend behandeln.

18.9.7 Schlaganfall

Bei einem Schlaganfall (Gehirnschlag, apoplektischer Insult, Apoplexie, Apoplexia cerebri) kommt es zum „schlagartigen" Ausfall bestimmter Hirnfunktionen. Je nachdem, welche Hirnbereiche betroffen sind, treten unterschiedliche Symptome auf.

Ursachen Die Ursache ist eine *Durchblutungsstörung des Gehirns*, sei es ein *Hirninfarkt* oder eine *Hirnblutung*. Deshalb unterscheidet man:
- **Hirninfarkt,** ca. 80 %. Ein Gefäßverschluss durch einen *Embolus oder Thrombus* führt zu einer *Ischämie eines Gehirnareals*, das normalerweise von diesem Gefäß aus versorgt wird. Deshalb bezeichnet man dies auch als *„weißen Insult"*, da sich in dem betroffenen Areal kein Blut mehr befindet.

  Risikofaktoren für einen Hirninfarkt sind *Arteriosklerose*, *Hypertonie* und damit v. a. Diabetes mellitus, Rauchen, Hyperlipidämie und Einnahme von Ovulationshemmern.
- **Hirnblutung (Massenblutung),** ca. 20 %. Hier ist es zur *Gefäßruptur* (Zerreißen eines Blutgefäßes) gekommen und damit zur Einblutung ins Gehirn. Man spricht auch vom *„roten Insult"*, da nun massenhaft Blut aus den Gefäßen in das Hirn-

gewebe austritt (↑ *Atlas* Abb. 18.57). Als Hauptrisikofaktor gilt die *Hypertonie*.

Allein aufgrund der auftretenden Symptome ist meist *keine* sichere Unterscheidung zwischen Hirninfarkt und Hirnblutung möglich.

Hirninfarkt

Der Hirninfarkt (ischämischer Insult, früher: weißer Insult), ein *akuter Verschluss einer Hirnarterie*, wird durch einen Thrombus oder einen Embolus verursacht, der entweder von einer Hirn- oder Halsarterie oder aus dem linken Herzen stammt. Durch den teilweisen (Thrombus) oder völligen (Embolus) Gefäßverschluss wird das betroffene Hirngewebe nicht mehr ausreichend mit Blut versorgt und beginnt abzusterben. Das Ausmaß der Schädigung hängt von der Größe des betroffenen Gebietes ab, von der Geschwindigkeit, mit der sich der Gefäßverschluss ausbildet und von der Fähigkeit Kollateralkreisläufe auszubilden.

18

Symptome Der Gefäßverschluss stellt sich meistens *in den frühen Morgenstunden* ein. Er kann sich langsam (durch ein wachsendes Blutgerinnsel) oder plötzlich (durch einen Embolus) entwickeln. Der Betroffene kann bei Bewusstsein sein oder kurz bewusstlos. Die Gesichtsfarbe ist blass, die Atmung normal und meist wirkt der Patient nicht krank. Der Puls ist beschleunigt.

Liegt die Ursache in der mittleren Großhirnarterie (A. cerebri media), tritt eine kontralaterale, *halbseitige Lähmung mit entsprechenden Sensibilitätsstörungen* auf. Der Arm ist von der Lähmung meist stärker betroffen als das Bein. Häufig entwickeln sich zusätzlich Sprachstörungen bzw. eine Fazialisparese. Die Lähmungen der Extremitäten sind zunächst schlaff und werden nach Tagen bis Wochen spastisch.

Sind andere Gefäße betroffen, entwickeln sich Schluck-, Sprach-, Sprech-, Sprachverständnisstörungen sowie halbseitige Gesichtsfeldausfälle. Weitere Symptome sind: Unfähigkeit bestimmte Handlungen willkürlich, zielgerichtet und geordnet auszuführen (= Apraxie), außerdem Schwindel mit Fallneigung, Nystagmus, Erbrechen, Verwirrtheit mit Orientierungsstörungen und Teilnahmslosigkeit, Harninkontinenz oder Harnverhalten, Bewusstseinstrübung mit Bewusstlosigkeit bis hin zu Koma.

Des Weiteren kann es zum plötzliche Hinfallen *(Drop-Attacks)* kommen, bei komplettem Verschluss der Hirnbasisarterie (A. basilaris) auch zu Para- und Tetraparesen bzw. -plegie.

Leitsymptome der Apoplexie

- **Bewusstseinsstörungen**
- **Lähmungen, halbseitig** (z. B. Fazialislähmungen)
- **Sprachstörungen**
- **Sensibilitätsstörungen**
- **Sehstörungen**

Begleitend kann es zu **vegetativen Störungen** (z. B. Erbrechen, Kreislauf- und Atemstörungen) kommen.

Stadieneinteilung Man unterscheidet hinsichtlich der Rückbildung der aufgetretenen neurologischen Symptome:

- **TIA** (transitorische ischämische Attacken). Durch eine zeitweise Thrombozytenaggregation in arteriosklerotisch veränderten Gefäßen kommt es zu neurologischen Symptomen, die sich *spätestens innerhalb von 24 Stunden zurückbilden*, meist allerdings schon nach 10 Minuten. Die neurologischen Ausfälle zeigen sich als einseitige Sehstörungen, Schwächegefühl im Arm oder Bein, plötzliche Sensibilitäts- oder Sprachstörungen.
- **PRIND** (prolongierte reversible ischämische neurologische Defizite). Hier treten die gleichen neurologischen Symptome wie bei TIA auf, sie bestehen jedoch *länger als 24 Stunden.*
- **Vollendeter Infarkt.** In diesem Fall kommt es *nicht* zum *vollständigen Verschwinden* der neurologischen Symptome. Der Übergang zwischen PRIND und vollendetem Infarkt ist fließend.

! Bei einer aktuellen TIA muss sofort der Notarzt verständigt werden, da die große Gefahr eines erneuten Schlaganfalls besteht. Die Beschwerden werden von den Betroffenen meist unterschätzt. Grund für das Herabspielen der Symptome (z. B.: „Heute morgen konnte ich für 10 Minuten mein Bein nicht bewegen, aber nun ist wieder alles in Ordnung") ist, dass es durch den Ausfall der Großhirnrinde (Sitz des Bewusstseins!) zum (zeitweiligen) Verlust des „Wissens" um diese Funktion kommt.

- Bei akuten neurologischen Ausfallerscheinungen ist sofortige Klinikeinweisung notwendig.
- Berichtet der Patient *vorausgegangene* TIA-Symptome, so muss er umgehend einen Neurologen aufsuchen.

Hirnblutung (intrakraniale Massenblutung)

Bei einer Hirnblutung, hämorrhagischer Insult, (↑ *Atlas* Abb. 18.57) ist es zur Gefäßruptur, also zum Zerreißen eines Blutgefäßes gekommen. Es tritt *(massenhaft) Blut ins Gehirn* aus. Die Prognose hängt wesentlich von der Größe des betroffenen Hirngefäßes und der austretenden Blutmenge ab. Ist lediglich ein kleines Gefäß betroffen, so kann es zum Wiederherstellen des Gefäßes kommen, ist ein großes Gefäß betroffen, so führt dies meistens zum Tod. Das austretende Blut führt zur Hirndrucksteigerung.

Ursachen Die häufigste Ursache ist eine *Hypertonie* mit den daraus resultierenden arteriosklerotischen Veränderungen des Hirngefäßes. Dieses geschädigte Gefäß ist der erhöhten Druckbelastung nicht mehr gewachsen und reißt (rupturiert). Selten kommt ein Aneurysma oder eine erhöhte Blutungsneigung (z. B. Leukämie, Hämophilie) als Ursache in Betracht.

Symptome Die Beschwerden setzen *akut* ein und verschlechtern sich zusehends durch die Raumforderung des austretenden Blutes. Es kommt zu heftigen Kopfschmerzen, Schwindel, Erbrechen, Bewusstseinsstörungen, Blutdruckabfall, Schluckstörungen, Augenmuskellähmungen, Pupillenstörungen (oft unterschiedliche Pupillengrößen und / oder gestörter Pupillenreflex auf Lichteinfall) und Stauungspapillen. Je nach Lokalisation und Ausmaß der Blutung kann es, wie auch beim Hirninfarkt, zu Lähmungen, Sensibilitäts- und Bewusstseinsstörungen bis hin zum Koma kommen. Kennzeichen des durch Hirnblutung verursachten Komas sind ein rotes, gedunsenes Gesicht, eine blasend-schnarchende Atmung und eine völlige Muskelerschlaffung mit Fehlen der Reflexe.

Prüfen Sie bei Verdacht auf Apoplexie die folgenden Funktionen, denn bei 80–90 % der Schlaganfallpatienten kommt es bei mindestens einer dieser Funktionen zu einer Störung.

- **Fazialisparese:** Fordern Sie Ihren Patienten auf, zu lachen und zu grimassieren.
- **Armparese:** Im Liegen müssen der rechte und separat danach der linke Arm nach vorne gestreckt angehoben werden, bis zu einem Winkel von 45°.
- **Sprache, Sprechen:** Fordern Sie die Patienten auf, einen Satz nachzusprechen und lassen Sie ihn einen bestimmten Gegenstand benennen.
- **Zunge:** Bitten Sie ihn, die Zunge herauszustrecken und achten Sie darauf, ob diese nach einer Seite abweicht.

Therapie Bei *Verdacht* auf Apoplexie ist eine *sofortige Krankenhauseinweisung* notwendig. Bis zum Eintreffen des Notarztes werden die Erste-Hilfe-Maßnahmen durchgeführt. Je früher eine sachgerechte Therapie beginnt, umso größer sind die Überlebenschancen („Time is brain"). In der Klinik spielt v. a. die kraniale Computertomografie (CCT) eine wichtige Rolle. Um Rezidiven vorzubeugen, werden später Antikoagulanzien wie ASS oder evtl. Cumarine (Marcumar®) zur Blutverdünnung verordnet. Je nach Ursache werden evtl. noch blutdrucksenkende Mittel bzw. Medikamente zur Behandlung von Herzrhythmusstörungen eingesetzt.

Epi-, Subdural- und Subarachnoidalblutungen

Epi-, Sub- und Subarachnoidalblutungen sind Hirnblutungen, allerdings keine Massenblutungen und werden deshalb *nicht* zur Apoplexie gerechnet.

Epiduralblutung (epidurales Hämatom). Die Einblutung *zwischen der Dura mater* und dem *Schädelknochen* wird meist durch eine Kopfverletzung verursacht. Dabei kommt es zu Bewusstseinsstörung und nach einem freien Intervall, das Minuten bis Tage dauern kann, zur erneuten Bewusstseinstrübung bis zum Koma. Außerdem können Halbseitenlähmungen und Zeichen der Hirndrucksteigerung auftreten.

Subduralblutung (subdurales Hämatom). Die Blutung erfolgt in den Raum *zwischen Dura mater* und *Arachnoidea*. Auch hier liegt die Ursache meist in einer Kopfverletzung. Es treten die gleichen

Symptome wie bei der Epiduralblutung auf, allerdings entwickeln sie sich langsamer, in einem Zeitraum von Tagen bis Wochen.

Subarachnoidalblutung Hier erfolgt die Blutung in den *Hirnwasserraum* (Subarachnoidalraum, Cavitas subarachnoidea). Eine Subarachnoidalblutung tritt fast immer *ohne* vorausgegangene Kopfverletzung auf, und zwar durch Zerreißen eines Aneurysmas (meist der A. basilaris als angeborene Fehlbildung). Dabei kommt es typischerweise entweder nach körperlicher Arbeit oder aber im Schlaf zum „meningealen Syndrom" mit Kopfschmerzen und Nackensteifigkeit, aber ohne Fieber. Je nach Schwere der Blutung bleibt das Bewusstsein erhalten oder es kommt zum Bewusstseinsverlust bis zum Koma.

Alle Schädel-Hirn-Traumata müssen **klinisch abgeklärt werden,** v. a., wenn es kurz danach zu Bewusstseinsstörungen kam, da die Verletzung eines Blutgefäßes **Minuten, Stunden, Tage oder sogar Wochen** später zu Bewusstseinsstörungen, Lähmungen oder zum Tod führen kann.
Wie schnell sich die Beschwerden entwickeln hängt davon ab, ob eine Arterie (hoher Druck) oder eine Vene (geringerer Druck), ein großes oder ein kleines Gefäß betroffen ist.

18

18.9.8 Alzheimer-Krankheit

Bei der Alzheimer-Krankheit (Morbus Alzheimer, Alzheimer Demenz) kommt es zu einer *Atrophie* der *Großhirnrinde*. Infolge dessen nimmt die Leistungsfähigkeit des Gehirns mehr und mehr ab, bis hin zur völligen Demenz, d. h. zum *Verlust* der erworbenen, *intellektuellen Fähigkeiten*, insbesondere des (Neu-)*Gedächtnisses* und der *Orientierungs-* und *Urteilsfähigkeit*.

Die Erkrankung beginnt meist nach dem 65. Lebensjahr, ungefähr 4 % der 65- bis 74-Jährigen und 30 % der über 85-Jährigen sind betroffen, Frauen doppelt so häufig wie Männer – was z. T. auch im Zusammenhang steht mit der längeren Lebenserwartung von Frauen.

Ursachen und Risikofaktoren Die eigentliche Ursache ist *unbekannt*. Allerdings vermutet man, dass genetische Faktoren und Stoffwechselstörungen eine Rolle spielen. Risikofaktoren, die die Entwicklung der Krankheit begünstigen, sind möglicherweise: Östrogenmangel bei Frauen, Nikotin- und Alkoholabusus, Hyperlipidämie, erhöhte Homocysteinwerte, ein niedriger Bildungsstand und Schädel-Hirn-Verletzungen.

Pathophysiologie Nervenzellen sterben ab, sodass das Gehirn auf ein Drittel seines ursprünglichen Volumens schrumpfen kann. Die Hirnkammern sind stark erweitert und die normalerweise engen Hirnfurchen klaffen weit auseinander. Zusätzlich zu dieser Hirnatrophie kommt es zur *Ablagerung von feinen Eiweißfäden* (Proteinfäden, Neurofibrillen) und Plaque (sog. Amyloid-Plaque) aus abnorm veränderten Eiweißen, die das Gehirn zusätzlich schädigen.

Symptome Die Erkrankung beginnt für die Umwelt zunächst meist unauffällig mit *Zerstreutheit* und *Vergesslichkeit*, schreitet schrittweise fort, kann jedoch für eine gewisse Zeit auf einem bestimmten Niveau stagnieren. Verhaltens- und Persönlichkeitsveränderungen sind häufig. Man kann drei Stadien unterscheiden:

- **Stadium 1.** Durch die *nachlassende Gedächtnisleistung* kommt es zum Vergessen von Terminabsprachen, wie z. B. Arztbesuchen. Das Nachlassen des Kurzzeitgedächtnisses führt auch zum „Verlieren" von Gegenständen, wie Schlüssel, Geldbörse oder Brille. Zusätzlich treten psychische Veränderungen auf, wie Interesselosigkeit, Antriebsstörungen, Leistungseinbußen und depressive Verstimmungen. Die Betroffenen reagieren unterschiedlich auf den Krankheitsbeginn: Manche versuchen die Ausfälle zu überspielen und geben sich unangemessen fröhlich. Andere reagieren depressiv und sind sogar suizidgefährdet. Wieder andere bemerken die Erkrankung gar nicht.
- **Stadium 2.** Die Gedächtnisstörungen und Beeinträchtigungen weiterer geistiger Funktionen nehmen immer mehr zu. Außerdem entwickeln sich *räumliche und zeitliche Orientierungsstörungen*, *Wortfindungsstörungen* und ein eingeschränktes Urteilvermögen. An Verhaltensänderungen können sich Unruhe, Verwirrtheit und Aggressivität einstellen.
- **Stadium 3.** Selbst *alltägliche Verrichtungen* wie Anziehen und Einkaufen können *nicht mehr bewältigt* werden. Die Sprach- und Orientierungsstörungen verstärken sich. Es kommt zum

Verlust des Tag-Nacht-Rhythmus. Letztendlich erkennt der an Alzheimer Erkrankte seine nächsten Angehörigen, wie Ehepartner und Kinder nicht mehr und ist harn- und stuhlinkontinent.

Diagnostik Wichtige Hinweise auf die Erkrankung erhält man oft von den *Bezugspersonen*. Es stehen Tests zur Beurteilung der geistigen Leistungsfähigkeit zur Verfügung. Blut- und Liquoruntersuchungen werden v.a. durchgeführt, um entzündlich bedingte Hirnleistungsstörungen (sekundäre Demenz) auszuschließen. Die kraniale Computertomografie (CCT) und Magnetresonanztomografie (MRT) dienen v.a. dem Ausschluss anderer Hirnerkrankungen. Die sichere Diagnose kann bei Alzheimer jedoch erst nach dem Tode durch eine Obduktion und den Nachweis der eingetretenen Gehirnveränderung erfolgen.

Prognose Die Phase der Demenz dauert bei den Alzheimer-Kranken bis zum Tod im Durchschnitt 5–8 Jahre. Bereits in der mittleren Demenzphase werden viele, in der späten Demenzphase, alle Patienten pflegebedürftig. Die Lebenserwartung von Alzheimerkranken ist im Vergleich zu Gleichaltrigen ohne Demenz deutlich verringert und die Suizidrate ist stark erhöht.

Therapie Im Anfangsstadium sollte die geistige Leistungsfähigkeit trainiert werden. Besonders wichtig ist die Beratung und Information der Angehörigen über die Erkrankung und den sachgerechten Umgang mit dem Alzheimer-Kranken. In der Schulmedizin werden unterschiedliche Medikamente eingesetzt, die den Krankheitsverlauf evtl. hinausschieben oder verlangsamen können. An einer Impfung wird geforscht.

18.9.9 Epilepsie

Der Begriff Epilepsie (Fallsucht) ist ein Oberbegriff für eine Gruppe von Funktionsstörungen des Gehirns, bei der es zu einer Störung der Erregungsbildung und fehlender Erregungsbegrenzung kommt. Sie kann sehr unterschiedliche Ursachen haben und in unterschiedlichen Schweregraden auftreten. Charakteristische Symptome sind Krampfanfälle, Bewusstlosigkeit, Schaum vor dem Mund, Zungenbiss und Einnässen.

Man unterscheidet zwischen einem *einmaligen Krampfanfall* und der *Anfallskrankheit* (Epilepsie). Ein einmaliger Krampfanfall kann in einem gesunden Gehirn durch Sauerstoffmangel (Hypoxie), Hypoglykämie und bei Kindern durch Fieber hervorgerufen werden. Eine Anfallskrankheit (Epilepsie) dagegen wird erst diagnostiziert, wenn ein Patient mehr als zwei Krampfanfälle hatte, die nicht auf die vorstehenden Ursachen zurückzuführen sind.

Pathophysiologie Untersucht man das Gehirn während eines epileptischen Anfalls mit einem EEG, so findet man eine *ungesteuerte, chaotische, elektrische Entladung* der Nervenzellen, die die normale Hirnfunktion für eine gewisse Zeitspanne unterbricht. Dies führt zu einer Veränderung des Bewusstseins und der Wahrnehmung, außerdem zu unwillkürlichen Bewegungen oder Krämpfen.

Krankheitsentstehung Je nach der Krankheitsursache unterscheidet man zwischen idiopathischen und symptomatischen Epilepsien.

- **Idiopathische Epilepsien** haben *keine bekannte Ursache*. Man vermutet, dass genetische Faktoren eine gewisse Rolle spielen. Sie treten meist in den ersten beiden Lebensjahrzehnten auf.
- **Symptomatische Epilepsien** treten als Symptom einer anderen Erkrankung, wie *Hirntumor* oder *Schlaganfall*, auf. Betroffen sind insbesondere Menschen im mittleren bis höheren Lebensalter.

Formen der Epilepsie Bitte beachten Sie, dass sich bei der folgenden Auflistung Überschneidungen ergeben. Dies rührt daher, dass man den Sachverhalt „auftretende Krampfanfälle" nach ganz unterschiedlichen Gesichtspunkten einteilen kann, z.B. hinsichtlich ihrer Stärke oder ob sie nur einen Teil oder das gesamte Gehirn betreffen (generalisiert oder fokal).

- **Grand Mal** (Epilepsia major, großer Krampfanfall). Beim Grand-Mal-Anfall handelt es sich um eine *schwere Form* der Epilepsie, die typischerweise folgendermaßen abläuft: Der Betroffene wird blass, die Augen sind starr und weit geöffnet. Es kommt zum Bewusstseinsverlust und der Betroffene stürzt zu Boden. Arme und Beine versteifen durch eine tonische Kontraktion. Für einen kurzen Augenblick tritt Atemstillstand ein und der Betroffene verfärbt sich bläulich. Meist entleeren sich in dieser Phase auch die Blase und seltener auch der Darm. Diese Phase dauert etwa 10–20 Sekunden.

Danach folgen auf die Muskelstarre klonische (rhythmische) Muskelzuckungen. Diese sind anfangs kurz und schnell und werden dann langsamer und kräftiger. Der Betroffene schnappt nach Luft und hat eventuell Schaum vor dem Mund, der durch einen Zungen- oder Wangenbiss blutig verfärbt sein kann. Diese zweite Phase dauert meist 1–2 (wenige) Minuten. Danach hören die Zuckungen auf und der Betroffene fällt häufig in einen tiefen Schlaf (Terminalschlaf). Erwacht er, so kann er sich nicht mehr an den Anfall erinnern.

- **Petit Mal** (Epilepsia minor, kleiner Krampfanfall). Dieser Begriff wird heute kaum noch benutzt. Betroffen sind in erster Linie Kinder und Jugendliche. Es treten nur *leichtere Krämpfe* und leichtere *Bewusstseinstrübungen* auf. Oft äußert sich ein solcher Anfall mit ruckartigen Bewegungen des Kopfes, der Arme und Beine. Den Händen können Gegenstände entfallen, beim Sitzen kann der Kopf plötzlich auf den Tisch schlagen, beim Gehen können die Betroffenen unvermittelt zu Boden stürzen. Der Säugling krümmt sich plötzlich zusammen und verdreht die Augen.
- **Absencen.** Sie beginnen meist im *6.–10. Lebensjahr* und können *pro Tag und Nacht* zu zahlreichen Anfällen führen. Sie werden von den Eltern und Lehrern oft als *Konzentrationsstörungen* des Kindes fehlgedeutet, denn durch die häufigen Ausfälle können die Kinder dem Unterricht nicht mehr richtig folgen, sodass die Schulleistung stark beeinträchtigt werden kann.
  Bei einer Absence kommt es zur Bewusstseinsstörung mit oder ohne motorische oder vegetative Symptome: Dabei schwindet für die Dauer von Sekunden bis zu einer halben Minute das Bewusstsein und der Betroffene starrt ins Leere und reagiert nicht auf Umweltreize. Bei diesen kurz dauernden Bewusstseinsstörungen tritt keine Ohnmacht auf. Möglicherweise hören die Betroffenen für einige Sekunden auf zu sprechen oder sie nicken nur kurz mit dem Kopf vornüber. Danach fahren sie in ihrer vorherigen Beschäftigung fort. Die Absence kann von Zitterbewegungen der Augenlider begleitet sein oder von leichteren motorischen Phänomenen wie Nesteln mit den Händen oder bestimmte Mundbewegungen.
  Bei Absencen können Hirnnervenzellen absterben. Treten zahlreiche Anfälle auf, kann es zu schweren geistigen Beeinträchtigungen kommen.
- **Generalisierte Anfälle.** Generalisierte Anfälle umfassen die gesamte Großhirnrinde. Sie sind oft Folge von *metabolischen* (z. B. Hypokalzämie, Hypoglykämie) oder von genetischen Störungen. Generalisierte Anfälle gehen meist mit *Bewusstseinsverlust* einher. Die vorstehend geschilderten Absencen gehören zu den generalisierten Anfällen.
- **Partielle (fokale) Anfälle.** Partielle (fokale) Anfälle gehen von einer *lokalen Veränderung* des Gehirns aus. Grundsätzlich gilt jedoch, dass jeder fokale Anfall durch Ausbreitung generalisieren kann. Bei einfachen fokalen Anfällen ist das Bewusstsein meist erhalten, bei komplexen kann es zur Beeinträchtigung kommen. Hinweise auf einen beginnenden komplexen Anfall sind z. B. Kauen, Schmatzen und zielloses Umherwandern. Häufig entwickeln sich bei partiellen Anfällen folgende Symptome: motorische Symptome wie Drehbewegungen der Hände, sensible Symptome wie Kribbeln der Hände, Geschmacks- und Geruchshalluzinationen (Wahrnehmen einer Aura, s. u.), Übelkeit, Blässe und Schwitzen.

Status epilepticus Der Status epilepticus ist definiert als ein tonisch-klonischer Anfall, der *länger als 5–10 Minuten* andauert oder als Abfolge zweier Anfälle, zwischen denen der Patient das Bewusstsein nicht voll wiedererlangt hat. Die frühere Definition von 20 oder mehr Minuten Dauer wurde revidiert, um eine schnellere Diagnose und Behandlung der Betroffenen zu erreichen. Grundsätzlich können länger andauernde Anfälle tödlich enden.

Auslöser für epileptische Anfälle Epileptische Anfälle können *unterschiedlichste Auslöser* haben, z. B.: Autoimmunerkrankungen, wie Entzündungen der Hirngefäße (zerebrale Vaskulitiden), Multiple Sklerose, Hirnödem, zerebrale Ischämie (z. B. durch Hirninfarkt), zerebrale Traumen (z. B. Schädelfrakturen, Geburtstraumen), Enzephalitis (z. B. bei AIDS,

Meningitis, Hirnabszessen, Malaria tropica), raumfordernde Prozesse (z.B. Hirntumoren, intrakranielle Blutungen), hohes Fieber, Hitzschlag, metabolische Störungen (v.a. Hypokalzämie, Hypoglykämie, Hyponatriämie), Entzugssyndrome (z.B. Alkohol, Anästhetika), Medikamente (z.B. Kokain, Antidepressiva, sedierende Antihistaminika, Antimalariamittel, einige Neuroleptika, Theophyllin), Schlafentzug und flackerndes Licht (Autofahrten durch eine Allee, Diskobesuch, Fernsehen mit schnell wechselnder Bildfolge).

!

Jeder Krampfanfall muss vom **Arzt** sorgfältig abgeklärt werden, da dahinter eine schwere Erkrankung wie z.B. ein Hirntumor stehen kann.

Aura Der Begriff Aura stammt aus dem Lateinischen und bedeutet Hauch, Schimmer, besondere Ausstrahlung. Mit Aura werden in der Medizin die *Vorstufe des großen epileptischen Anfalls* und das Auftreten von subjektiven, optischen oder akustischen Wahrnehmungen oder von Geruchs- und Geschmackshalluzinationen bezeichnet. Dabei kann es auch zu Taubheitsgefühl, Kribbeln, aber auch zu Glücks- oder Angstgefühlen oder Déjà-vu-Erlebnissen kommen.

Erste-Hilfe-Maßnahmen bei schweren Epilepsieanfällen Achten Sie bereits beim ersten Anzeichen darauf, dass sich der Betroffene beim Sturz *nicht verletzt.* Falls nach dem Sturz Verletzungsgefahr durch Gegenstände oder Mobiliar besteht, so sind diese zu entfernen oder der Betroffene ist *aus der Gefahrenzone* (z.B. Fahrstraße) zu bringen. *Beengende Kleidung* ist zu *öffnen.* Der *Notarzt* wird verständigt.

Nach Beendigung des Anfalls wird der Patient in die *stabile Seitenlage* gebracht, sodass Speichel und Erbrochenes ungehindert aus dem Mund abfließen kann.

Bitte achten Sie bei den durchgeführten Maßnahmen auf ausreichenden Eigenschutz.

Prognose Die Prognose der Erkrankung hängt von der Ursache, der Häufigkeit und der Anfallsform ab. Die Anfälle können zum Zugrundegehen von Nervenzellen führen. Deshalb müssen die Betroffenen unbedingt schulmedizinisch behandelt werden, da bei gut eingestellter, medikamentöser Therapie die Patienten zu 60 bis 80 % anfallsfrei bleiben.

Therapie Die Abklärung der Erkrankung und Therapie erfolgt durch ein spezialisiertes Behandlungszentrum. Dabei muss dann auch versucht werden, die Ursache der Erkrankung zu beseitigen.

!

Verhaltensregeln

Bei Epilepsie sollten folgende Verhaltensregeln beachtet werden:

- Anfallauslösende Faktoren vermeiden, z.B. Schlafentzug, Alkohol oder flackerndes Licht (Autofahrten durch eine Allee, Diskobesuch, Fernsehen mit schnell wechselnder Bildfolge)
- Das Steuern eines Pkws ist verboten, es sei denn, der Betroffene war 2 Jahre anfallsfrei und im EEG wurde festgestellt, dass epilepsiespezifische Veränderungen fehlen.
- Auf regelmäßige Lebensführung achten, festgesetzte Essens- und Schlafenszeiten einhalten. Stress vermeiden.
- Antieleptika nicht eigenmächtig und abrupt absetzen, da dies zu gehäuften Anfällen führen kann.

18.9.10 Hirntumor

Bei den intrakraniellen Tumoren unterscheidet man gut- und bösartige Geschwülste. Innerhalb des Schädels sind auch gutartige Tumoren gefährlich, weil auch ein benigner raumfordernder Prozess zum *Absterben von Nervengewebe* führen kann (↑ *Atlas* Abb. 18.58).

Im fortgeschrittenen Stadium führen sowohl die gut- als auch die bösartigen Hirntumoren zur *Hirndrucksteigerung.* Hirntumoren können vom Hirngewebe, den Meningen, Nervenscheiden oder der Hypophyse ausgehen. Bei den sekundären Hirntumoren handelt es sich um Metastasen von Tumoren außerhalb des Gehirns.

Hirntumoren entwickeln sich meist während des frühen oder mittleren Erwachsenenalters, können jedoch grundsätzlich in jedem Lebensalter auftreten, sogar bei Kindern! Allerdings steigt die Häufigkeit von Hirntumoren mit zunehmendem Lebensalter. Männer sind häufiger betroffen als Frauen.

Symptome Die Symptome eines Hirntumors können sehr unterschiedlich sein.

In einem *frühen* Stadium können sie *symptomlos* bleiben. Manchmal kommt es zu einem beschwerdearmen Bild, bei dem lediglich *Kopfschmerzen* auftreten. Bei ungefähr jedem 3. Patienten mit Hirntumor kommt es zu *epileptischen Anfällen*. Diese können auch als einziges Symptom auftreten. Bei manchen stellt sich allerdings ein akutes, schlaganfallähnliches Erscheinungsbild ein.

Man unterscheidet bei den auftretenden Beschwerden zwischen den Symptomen der Drucksteigerung und den Lokal- bzw. Herdsymptomen. Die Drucksteigerung entwickelt sich infolge einer Störung des Liquorabflusses, die Herdsymptome durch eine Schädigung des Nervengewebes durch die Verdrängung von Hirngewebe.

- **Symptome der Drucksteigerung:**
  - **Kopfschmerzen**
  - **Zentrales Erbrechen**, d.h. plötzlich auftretendes, explosionsartiges (schwallartiges) Erbrechen, v.a. bei raschen Kopfbewegungen
  - **Wesensveränderungen** wie Verlangsamung, Benommenheit, Schläfrigkeit
  - **Stauungspapillen**
- **Lokal- bzw. Herdsymptome:**
  - **Lähmungen**
  - **Sensibilitätsstörungen**
  - **Motorische Aphasie:** Das Sprechen ist erschwert, aber das Sprachverständnis ist erhalten.
  - **Sensorische Aphasie:** Flüssiges Sprechen ist möglich, aber das Sprachverständnis ist gestört.
  - **Apraxie:** Störung der Ausführung willkürlicher, zielgerichteter und geordneter Bewegung bei intakter motorischer Funktion
  - **Agnosie:** Störung des Erkennens. Es besteht ein Unvermögen Sinneswahrnehmungen als solche zu erkennen, obwohl das Sinnesorgan (z.B. das Auge mit der Netzhaut und den Sehnerven) intakt ist.

Verdachtshinweise auf Hirntumor

- **Kopfschmerzen**
- **Epileptische Anfälle**
- **Zunehmende, psychische Veränderungen**
- **Motorische Ausfallserscheinungen**, wie Lähmungen und Sprechstörungen
- **Sensible Ausfallserscheinungen,** wie Hör- und Sehstörungen
- **Stauungspapillen**

Bei allen diesen Verdachtshinweisen ist der Patient umgehend an den Neurologen zu verweisen!

Hirntumoren bei Kindern sind – nach der akuten Leukämie – die zweithäufigste, bösartige Erkrankung. Es gilt: Je jünger das Kind, desto unauffälliger sind die Symptome.

Das sehr bösartige **Medulloblastom** (d.h. von den Nervenzellen ausgehender Hirntumor) tritt bei Kindern in den ersten 10 Lebensjahren gehäuft auf. Da es vom Kleinhirn ausgeht, kann es zu Gang- und Gleichgewichtsstörungen und zu Intensionstremor kommen, evtl. auch zu Übelkeit, Erbrechen, Kopfschmerzen und Krampfanfällen, ➤ Kap. 28.3.15.

Diagnostik Wichtige Untersuchungen sind das CCT (Craniale Computertomografie), das MRT (Magnetresonanztomografie) und PET (Positronenemissionstomografie).

Therapie Voraussetzung für eine operative Entfernung des Tumors ist, dass dies ohne Beeinträchtigung lebenswichtiger Zentren möglich ist.

Bei inoperablen Fällen wird meist mittels Strahlen- und Chemotherapie behandelt. Außerdem kommen symptomatische Maßnahmen wie Absenkung des Hirndrucks und Unterdrückung der epileptischen Anfälle in Betracht.

18.9.11 Demenz

Mit Demenz bezeichnet man den chronisch fortschreitenden Verlust vor allem der erworbenen intellektuellen, aber auch der emotionalen und sozialen Fähigkeiten. Der wichtige Unterschied zur angeborenen Minderbegabung ist, dass die Fähigkeiten vorhanden waren, aber dann im Laufe des Lebens verschwanden.

Im fortgeschrittenen Stadium der Erkrankung kann der Alltag nicht mehr allein bewältigt werden und es kommt zum Zerfall der Persönlichkeit. Die Demenz ist bei alten Menschen die häufigste Ursache der Pflegebedürftigkeit.

Damit die Diagnose „demenzielles Syndrom" gestellt werden darf, müssen die Symptome über mindestens 6 Monate bestehen.

Bitte beachten Sie zum Rett-Syndrom (bei Mädchen auftretende tiefgreifende geistige und körperliche Entwicklungsstörung) ➤ Kap. 25.7.2.

Ursachen Häufigste Ursache (ca. 80–90 %) für Demenz ist die *Alzheimer-Krankheit* (➤ Kap. 18.9.8).

Weitere mögliche Ursachen sind *Gefäßerkrankungen* wie Hirnarteriosklerose, die zu Mikroangiopathien oder zu zahlreichen kleinen Infarktherden (sog. Multiinfarktdemenz) führen können. Mischformen sind häufig.

Eine Demenz kann sich auch sekundär, also als Folge einer anderen Erkrankung einstellen, wie Morbus Parkinson, Multiple Sklerose, Hydrozephalus (sog. Wasserkopf), TSE, Hirntumoren, Alkoholkrankheit (s. u.) und bei bestimmten angeborenen Erkrankungen.

Einteilungen der Demenzerkrankungen
A Primäre Demenz

1. Alzheimer Krankheit (➤ Kap. 18.9.8)
2. Lewy-Körperchen-Demenz
3. Frontotemporale Demenz (Morbus Pick)
4. Vaskulär bedingte Demenz (Multiinfarktdemenz)

B Sekundäre Demenz (hier ist die Demenz das Symptom einer anderen zugrunde liegenden Krankheit)

1. Morbus Parkinson
2. Infektionskrankheiten, wie z. B. Syphilis, AIDS
3. Vitaminmangelkrankheiten, wie z. B. Wernicke-Enzephalopathie, Korsakow-Syndrom
4. Intoxikationen, z. B. durch Schwermetalle oder DrogenEs werden nun wichtige Demenzformen näher vorgestellt:

Lewy-Körperchen-Demenz

Die Lewy-Körperchen-Demenz ist nach der Alzheimer-Krankheit die zweithäufigste Ursache der Altersdemenz. Man nimmt an, dass sie ca. 5 % der Demenzerkrankungen ausmacht. Sie kann als eigenständige Erkrankung auftreten oder im Rahmen einer Parkinson- oder Alzheimer-Erkrankung.

Ursachen Im Zytoplasma von Nervenzellen der Hirnrinde oder des Hirnstamms kommt es zu eosinophilen Einschlüssen (Lewy-Körperchen), die die Bildung von Dopamin herabsetzen, wodurch es zum Parkinsonismus kommt. Da bei an Morbus Parkinson Erkrankten auch Lewy-Körperchen nachgewiesen werden können und diese im Krankheitsverlauf auch zur Demenz führen, nimmt man an, dass es sich um Varianten der gleichen Erkrankung handelt.

Symptome Es kommt zum allgemeinen geistigen Abbau, Parkinson-Symptomen, Störungen der Wachheit und des Denkens, erhöhte Sturzgefahr, Störungen der REM-Schlafphase und es treten visuelle Halluzinationen auf, die meist genau wiedergegeben werden können. Diese Halluzinationen können spontan auftreten oder nach niedriger L-Dopa-Gabe. Diese Halluzinationen sind typisch für die Lewy-Körperchen-Demenz und unterscheiden sie vom Morbus Parkinson.

Weiterhin besteht eine charakteristische, starke Überempfindlichkeit gegen Neuroleptika, die bei Einnahme zu einer starken Sedierung und Verwirrtheit führen können oder zu einer paradoxen Reaktion mit einer erhöhten Aggressivität.

Nach Diagnosestellung beträgt die durchschnittliche Lebenserwartung 5–8 Jahre.

Therapie Es kann lediglich symptomatisch behandelt werden. Wenn ein Parkinson-Syndrom vorliegt, werden Therapieversuche mit niedrig dosierten L-Dopa als Monotherapie durchgeführt.

Cholinesterasehemmer können die Denkfähigkeit verbessern und die Halluzinationen herabsetzen. Ihr Einsatz muss aber sorgfältig abgewogen werden, weil die Patienten mit schweren Nebenwirkungen reagieren können.

Frontotemporale Demenz (Morbus Pick)

Bei der frontotemporalen Demenz (Morbus Pick, Picksche Krankheit) handelt es sich um eine vor dem 60. Lebensjahr auftretende Erkrankung, die zu einer Degeneration des Stirn- und Schläfenlappens des Gehirns führt. Allerdings treten bei dieser Demenzform zunächst die Leitsymptome Persönlichkeitsveränderung und Veränderungen von sozialen Verhaltensweisen auf und erst später stellen sich die Zeichen einer Demenz ein, wobei die Gedächtnisleistung oft weniger beeinträchtigt ist.

Die frontotemporale Demenz ist eine wesentlich seltenere Ursache der Demenz als der Morbus Alzheimer.

Ursachen Man kann feststellen, dass es v. a. im linken Schläfenlappen zu einer Atrophie der Nervenzellen kommt mit gleichzeitigen Einschlüssen von sog. „Pick-Körperchen" in den Ganglienzellen. Der Grund für diese Veränderungen ist nicht bekannt, allerdings scheint eine genetische Veranlagung eine Rolle zu spielen.

Symptome Zu den ersten schleichend auftretenden Symptomen gehören eine Einschränkung der allgemeinen Leistungsfähigkeit und Tätigkeiten, die lebenslang problemlos ausgeführt wurden, können plötzlich nicht mehr geleistet werden. Dann kommt es zu Persönlichkeitsveränderungen mit läppisch-euphorischen oder mürrischen-ängstlich-gereizten Affekten und Distanzlosigkeit. Die geistigen Fähigkeiten nehmen immer mehr ab, der Affekt verflacht immer mehr und die Körperpflege wird bis hin zur Verwahrlosung vernachlässigt. Im Endstadium kommt es zu schweren Gedächtnis- und Orientierungsstörungen, evtl. auch zu zwanghaftem Greifen und einer Enthemmung mit Essattacken, Witzelsucht mit sexuellen Anzüglichkeiten und Handlungen bis hin zum Vollbild mit Rigor und Harn- und Stuhlinkontinenz.

Hirnschädigung (Enzephalopathie) durch Alkohol

Durch Alkoholabusus kann es zum Thiaminmangel (Vitamin-B1-Mangel) kommen. Dieser Thiaminmangel kann zur Wernicke-Enzephalopathie und/oder zum Korsakow-Syndrom führen.

Wernicke-Enzephalopathie Es handelt sich um eine degenerative Gehirnerkrankung, bei der es infolge von Vitamin-B_1-Mangel in bestimmten Hirnregionen (v. a. um den 3. Ventrikel, Hypothalamus, Thalamus, limbisches System) zunächst zur ödematösen Schwellung, dann zu Einblutungen und letztendlich zur Atrophie mit Zelltod der betroffenen Strukturen kommt.

Der Krankheitsverlauf kann akut oder chronisch sein und zeigt die klassische Symptomentrias:

- Bewusstseinsstörungen
- Desorientiertheit
- Gangstörungen (Gangataxie)

Weitere mögliche Symptome sind Gedächtnisstörungen, intellektueller Abbau mit Gedächtnisschwund, Augenmuskellähmungen, Nystagmus, Polyneuropathien, Schluck- und Sprechstörungen und vegetative Störungen (Hypotonie, Hypothermie, Hyperhidrose). Diese Symptome können jeweils allein oder in unterschiedlichsten Kombinationen auftreten.

Die Diagnosestellung erfolgt zum einen über den Thiaminmangel im Blut, die Gehirnveränderungen durch CCT und MRT.

Da die Wernicke-Enzephalopathie oft mit dem Korsakow-Syndrom zusammen auftritt, spricht man auch von dem Wernicke-Korsakow-Syndrom, s. u.

Korsakow-Syndrom (Morbus Korsakow, amnestisches Psychosyndrom). Auch beim Korsakow-Syndrom liegt ein Thiaminmangel vor, der zur Hirnschädigung führt. Häufige Ursache ist Alkoholabusus, aber es kommen auch andere Gründe wie Mangelernährung und Anorexia nervosa in Betracht.

Bei diesem Krankheitsbild stehen starke Gedächtnisstörungen im Vordergrund. Besonders typisch ist, dass neu erlebte oder neu erlernte Dinge nicht mehr im Gedächtnis bleiben (anterograde Amnesie), anfangs können ältere Lern- und Gedächtnisinhalte noch erinnert werden, jedoch werden diese im Verlauf des Fortschreitens der Erkrankung dann auch vergessen (retrograde Amnesie). Anfangs versuchen die Betroffenen, Erinnerungslücken zu überspielen, und knüpfen aktuell Erlebtes an alte Erinnerungen oder manchmal werden die Erinnerungslücken mit reinen Fantasieinhalten gefüllt (Konfabulation), die der Betroffene dann selbst für wahr hält. Diese schweren Gedächtnisstörungen führen dazu, dass sich die Betroffenen zeitlich und örtlich nicht mehr in ihrer Umgebung zurechtfinden.

Weitere Symptome sind Antriebslosigkeit, Müdigkeit, beinbetonte Polyneuropathie, Depression und Euphorie.

!

Das Korsakow-Syndrom kann allein oder im Verlauf einer Wernicke-Enzephalopathie auftreten.

Symptome

Gedächtnisstörungen. Ein typisches Symptom sind die bereits erwähnten Gedächtnisstörungen, die typischerweise mit Störungen des Kurzzeitgedächtnisses beginnen wie vergessenen Terminen, und verlegten Gegenstände. Später baut sich auch das Langzeitgedächtnis ab.

Beeinträchtigung neuropsychologischer Teilbereiche. Es kommt zu Störungen des Denkens (z. B. Verfolgungswahn), Orientierungs-, Rechen-, Verständnis-, Sprach- und Sprechstörungen. Das Urteilsvermögen ist eingeschränkt und es entwickelt sich eine Unfähigkeit, eigene Entscheidungen zu treffen.

Einschränkungen der Lebensführung. Es treten Veränderungen der emotionalen Kontrolle, des Sozialverhaltens und der Stimmungslage auf. Typisch sind Interesselosigkeit, Stimmungslabilität, Ängstlichkeit, emotionaler Rückzug aber auch erhöhte Reizbarkeit und gesteigerte Aggressivität.

Es stellt sich ein körperlicher Abbau ein sowie Stuhl- und Harninkontinenz.

Bitte beachten Sie hierzu auch die Unterteilung in 3 Stadien im ➤ Kap. 18.9.8.

Eine Bewusstseinstrübung und eine Einschränkung der Sinnesorgane, z. B. Auge und Ohr, gehören nicht zum Krankheitsbild.

Diagnostik Es ist eine sorgfältige ärztliche Abklärung notwendig, da es auch bei Depressionen, Subarachnoidalblutungen, Hypothyreose und Einnahme bestimmter Medikamente zur Einschränkung von intellektuellen Fähigkeiten und Affektstörungen kommen kann.

Es kann ein Demenztest, z. B. ein Mini-Mental-Status-Test (MMST) durchgeführt werden. Dabei handelt es sich um einen Kurztest, der die Beurteilung der geistigen Leistungsfähigkeit ermöglicht. Es werden Fragen zur Orientierung, der Aufmerksamkeit, der Sprache, des Rechnens, Lesens, Schreibens und des Gedächtnisses gestellt.

Therapie Die Therapie erfolgt durch den Arzt und muss sich an der Grunderkrankung ausrichten.

18.9.12 Schlafstörungen

Die normale Schlafdauer liegt zwischen 7 und 8 Stunden, grundsätzlich kann sie individuell 4–10 Stunden betragen.

Bei Schlafstörungen unterscheidet man zwischen Einschlaf- und Durchschlafstörungen. Von einer Einschlafstörung spricht man, wenn die Einschlafzeit länger als 30 Minuten beträgt. Mit Durchschlafstörung bezeichnet man, wenn der Betroffene nach einer Schlafzeit von weniger als 6 Stunden von allein erwacht.

Ursachen Es kommen zahlreiche Ursachen in Betracht:

- Umgebungsfaktoren. Lärm, störendes Licht, zu warmer / kalter Raum
- Psychische Belastungen, wie Einsamkeit, Konflikte, Umzug ins Altersheim, Über- und Unterforderungen, Geldsorgen
- Krankheiten wie Schilddrüsenüberfunktion, Hypertonie, Parkinson, MS, Apoplexie, Demenz, Depressionen, Angststörungen, Schlafapnoe, Manie
- Schmerzen, z. B. Coxarthrose oder bestimmte Schlafhaltungen (z. B. Liegen auf der linken Seite) können nicht eingenommen werden.
- Alkoholabhängigkeit. Hier ist zu bedenken, dass es typischerweise, wenn Alkohol als Einschlafhilfe getrunken wird, beim Absinken des Alkoholspiegels im Blut zum Erwachen kommt (oft nachts ca. 3.00 Uhr).
- Medikamenteneinnahme. Beispielsweise können Johanniskraut oder Vitamin C, wenn sie abends eingenommen werden, zu Einschlafstörungen führen. Auch anregende Mittel, z. B. Herz-Kreislauf-Mittel sollten nicht mehr abends eingenommen werden. Zur Problematik von stark wirkenden Schlafmitteln siehe weiter unten.

Diagnostik Zur Diagnostik der Schlafstörung gehören folgende Fragen: Beginn und Art der Schlafstörung, welche Schlafenszeiten werden eingehalten, Schlafdauer, Dauer der Einschlafzeit, Häufigkeit und Dauer der Aufwachphasen, Verhalten in der schlaflosen Zeit, Einnahme von Schlaf- und Beruhigungsmitteln, Schlafgewohnheiten am Tag (evtl. zu langer oder zu später Mittagsschlaf), Alkoholkonsum, Essgewohnheiten (vor allem abends), Rituale vor dem Einschlafen, Leistungsfähigkeit und Konzentrationsfähigkeit tagsüber, psychische Probleme, die nachts quälend auftreten.

Therapie Bei der Therapie der Schlafstörungen ist auf geregelte Schlafenszeiten zu achten. Der Schlafraum sollte abgedunkelt, ruhig und nicht zu warm und nicht zu kalt sein. Man sollte nur zu Bett gehen, wenn man müde ist und ein Zu-Bett-Geh-Ritual entwickeln. Schon in den Nachmittagsstunden sollten Kaffee, Schwarztee und Energie-Drinks gemieden werden. Abends sollte kein schwerverdauliches Essen mehr verzehrt werden. Eventuell muss auf den Mittagsschlaf verzichtet oder die Nickerchen zwischendurch eingestellt werden. Oft kann das Lernen von geeigneten Entspannungstechniken hilfreich sein.

Stark wirkende Schlafmittel (Hypnotika) sollten nur als „letztes Mittel" eingesetzt werden, da schnell eine Gewöhnung eintritt und oft bis in den Tag hinein eine Müdigkeit auftritt. Zu bedenken ist auch, dass die Sturzgefahr des alten Menschen beim nächtlichen Toilettengang durch die Medikamente steigt.

Allerdings bekommen 90 % der stationär untergebrachten Menschen Schlafmittel, und hier vor allem Benzodiazepine (z. B. Valium®). Obwohl ihre Wirkung nach einigen Wochen nachlässt, kommt es bei Entzug zu Schlafstörungen.

Da es bei dementen Patienten zu einer Störung des Schlaf-Wach-Rhythmus mit mehreren kurzen Schlafphasen kommt, ist hier der Einsatz von Schlafmitteln gängige Praxis. Jedoch sind sie meist nicht in der Lage, die Symptome wie Bettflüchtigkeit und nächtliches Herumwandern abzustellen.

18.9.13 Schmerz(syndrom)

Schmerz (Dolor, Algesie) ist eine komplexe, subjektive Sinnesempfindung, die meist von Nozizeptoren (s. u.) des peripheren Nervensystems ausgelöst und dann im ZNS verarbeitet und interpretiert wird. Schmerz kann sowohl als *Symptom* einer Krankheit auftreten als auch als *eigenständiges Krankheitsbild*, das man als Schmerzsyndrom bezeichnet. Bei einem Schmerzsyndrom bestehen die Schmerzen über Monate und das Grundleiden ist nicht oder nur schwer therapierbar – manchmal kann man für die Schmerzen überhaupt keine Ursache feststellen.

Die Internationale Gesellschaft zur Erforschung des Schmerzes (International Association for the Study of Pain) definiert den Begriff Schmerz folgendermaßen: „Schmerz ist ein unangenehmes Sinnes- oder Gefühlserlebnis, das mit tatsächlicher oder potenzieller Gewebeschädigung einhergeht oder von betroffenen Personen so beschrieben wird, als wäre eine solche Gewebeschädigung die Ursache."

Somit ist Schmerz zwar eine subjektive Wahrnehmung, allerdings kann sie nicht allein durch neuronale Signale der Nervenfasern erklärt werden, sondern es handelt sich um eine *komplexe Wechselwirkung* zwischen physiologischen, psychischen und sozialen Faktoren, auf die weiter unten noch näher eingegangen wird, siehe „Schmerzmodulierung".

Schmerzen gehen fast immer mit einem unangenehmen Gefühl einher. Von daher stellen sie nicht nur die Information über den Ort, die Art, die Intensität und Dauer einer Gewebeschädigung da, sondern der Schmerz stellt eine wichtige Motivation zur Vermeidung von Verletzungen und zur Schonung von verletzten Körperteilen dar. Somit ist Schmerz ein negativer Verstärker, der hilft zu lernen, wie man für den Körper schädliches Verhalten vermeidet. Diese wichtige Funktion des Schmerzes sieht man gut an Menschen, die keine Schmerzen fühlen können. Es gibt eine seltene Form von angeborener völliger Schmerzunempfindlichkeit. Dabei fügen sich die Betroffenen von Geburt an häufig selbst schwere Schäden zu, da die warnende Wirkung des Schmerzens fehlt. Ein weiteres Beispiel ist die Polyneuropathie des Diabetikers, die eine Analgesie (kein Schmerz) nach sich ziehen kann. Hier kann es z. B. passieren, dass ein Steinchen im Schuh nicht gespürt wird und sich so unbemerkt ein tiefer Gewebedefekt entwickeln kann.

Dem nützlichen Aspekt des Schmerzes als Frühwarnsystem steht der Leidensaspekt bei länger dauernden Schmerzzuständen für die Betroffenen gegenüber. Der Schmerz wird in diesen Fällen oft als eine „Geißel" empfunden. Die Grenzziehung zwischen diesen beiden Aspekten des Schmerzes liegt in erster Linie in der zeitlichen Dimension. Bei der Warnfunktion ist der Schmerz meist von kurzer Dauer, denn der Betroffene setzt alles ein, um den Schmerzzustand zu beenden. Wird der Schmerz aber zum Dauerzustand, haben die Betroffenen oft das Gefühl des sinnlosen Leidens und die Lebensqualität ist erheblich eingeschränkt. In diesen Fällen ist eine wirkungsvolle Schmerztherapie unerlässlich.

Folgen von Schmerzzuständen Auf der einen Seite ist Schmerz also ein wichtiges Warnsignal des Körpers (der bellende Wachhund der Gesundheit), andererseits ist er für die Betroffenen nicht nur quälend, sondern hat auch körperlich negative Folgen. Es kommt zu Stressreaktionen und damit zum Blutdruckanstieg und zur Pulsbeschleunigung, auch können sich Schlafstörungen, Erschöpfungszustände und Depressionen einstellen. Kommt es schmerzbedingt zur Immobilisation, z. B. des Beines, so ist das erkrankte Bein nun von Muskelatrophie und Osteoporose bedroht. Stellt er sich nun ständig auf das gesunde Bein, um Schmerzen im erkrankten Bein zu vermeiden, so droht ein Beckenschiefstand mit den bekannten negativen Folgen für die Wirbelsäule und das Hüft- und Kniegelenk.

Bestehen Schmerzen über lange Zeit, so führt das auch zu Spannungen und Belastungen im Familien- und Freundeskreis und am Arbeitsplatz. Diese psychischen Belastungen können das Krankheitsbild weiter verstärken. So kann es passieren, dass nun zahlreiche verschiedene Therapeuten aufgesucht werden, ohne dass es zu einer nennenswerten Besserung kommt. Das Aufsuchen von zahlreichen verschiedenen Therapeuten bezeichnet man als „Ärztehopping".

Schmerzentstehung

Nozizeptoren (Schmerzrezeptoren). Nozizeptoren sind sensorische frei endende Nervenzellen, die bei einer erfolgten oder drohenden Gewebeschädigung elektrische Impulse erzeugen. Bei der Gewebeschädigung kann es sich um thermische (Kälte, Hitze), mechanische (Schnitt, Druck, z. B. von einem Tumor), physikalische (z. B. Verbrennung) oder chemische (Entzündungen, Säuren, Gifte) Noxen handeln. Kommt es zur Gewebeschädigung, so setzen die betroffenen Zellen bestimmte Schmerzmediatoren (Schmerzstoffe, algetische Substanzen) frei. Diese Stoffe können Nozizeptoren erregen oder sensibilisieren und so Schmerzen auslösen oder verstärken. Solche *algogenen Substanzen* sind von großer Vielfalt. Zu ihnen zählen z. B. Serotonin, Histamin, Bradykinin, Leukotriene, Prostaglandine und Zytokine, Wasserstoff- und Kaliumionen. Die Reize, die die Abgabe dieser Stoffe aktivieren, nennt man noxische Reize.

Nozizeptoren findet man nicht nur in der Haut, sondern in fast jedem Gewebe und somit auch in Gelenken, Muskeln, Sehnen, Bändern, Bindegewebe und in den Eingeweiden. In der Haut helfen sie mit, damit die Haut ihrer Aufgabe als „Schutzhülle" gerecht werden kann.

Nozizeptoren kommen nicht oder kaum vor im Gehirn und im Parenchym von Leber, Lunge, Niere, Nebenniere, Milz, Schilddrüse, Pankreas, Knorpel, Hoden, Eierstöcken, Gebärmutterkörper, Retina, Glaskörper, Augenlinse, Zahnschmelz und den viszeralen Anteilen des Bauchfells, des Herzbeutels und des Brustfells. Allerdings können die meisten dieser Organe doch schmerzen, weil sie von einer bindegewebigen Kapsel oder Bindegewebe umgehen sind, die Nozizeptoren enthalten und von denen (starke) Schmerzen ausgehen können.

Aufgrund ihrer spezifischen Reaktionsbereitschaft, werden Nozizeptoren in drei Gruppen unterteilt:

- **Mechano-Nozizeptoren,** die auf mechanische Reize (z. B. „spitz") reagieren. Sie sind für *erste* Schmerzempfindungen und für Schutzreflexe zuständig.
- **Polymodale Nozizeptoren,** die sowohl auf mechanische als auch auf Hitze und starke chemische Reize reagieren. Sie sind für den *länger* anhaltenden, verzögert auftretenden Schmerz zuständig, der häufig als „flächig-brennend" beschrieben wird.
- **Stumme Nozizeptoren,** die im gesunden Gewebe nicht erregbar sind, aber auf Entzündungen im Gewebe reagieren.

Der adäquate Reiz der Nozizeptoren ist eine erfolgte oder drohende Gewebeschädigung, die zur Freisetzung von algogenen (schmerzverursachenden) Substanzen führt.

Schmerzadaption Schmerzrezeptoren *adaptieren nicht.* Damit meint man, dass man sich nicht an Schmerzen „gewöhnen" kann, sondern man muss sie ständig fühlen. Das bedeutet, dass man die Schmerzen auch noch nach langer Zeit in gleicher Intensität fühlt oder durch die Wirkung der Prostaglandine sogar noch verstärkt. Ein Beispiel dazu: Geruchsrezeptoren adaptieren! Betreten Sie einen Raum mit abgestandener Luft, so registrieren Sie dies beim Betreten als unangenehm. Halten Sie sich eine Weile im Raum auf und hören Sie nun einem interessanten Vortrag zu, dann fällt Ihnen dieser unangenehme Geruch nach einer Weile nicht mehr auf.

Nozizeption Unter einer Nozizeption versteht man die Wahrnehmung eines körperlichen Schmerzes. Dabei unterscheidet man die vier Phasen:

- **Schmerzentstehung** (Transduktion), Nozirezeptoren werden durch einen adäquaten Reiz aktiviert.
- **Schmerzweiterleitung** (Transmission) vom Rezeptor bis zum Großhirn
- **Schmerzwahrnehmung** im Gehirn und Zuweisung einer Bedeutung
- **Schmerzbeeinflussung** (Modulation)

Nozizeption und Schmerz treten zwar typischerweise miteinander auf, aber nicht zwingenderweise. So findet man, dass im Schlaf nozizeptive Signale im Gehirn keinen Schmerz auslösen, da der Thalamus diese Impulse nicht an das Großhirn weiterleitet. Allerdings führen starke ankommende Reize im Thalamus zum Erwachen. Andererseits gibt es Menschen mit (starken) chronischen Schmerzen, die keine Impulse von Nozizeptoren erhalten.

Von daher unterscheidet man bei der Schmerzentstehung:

- **Physiologischer Nozizeptorenschmerz,** der seinen Ausgang von Nozizeptoren nimmt.
- **Pathophysiologischer Nozizeptorenschmerz,** der eine erhöhte Schmerzempfindlichkeit bei akuten Entzündungen zeigt.
- **Neuropathischer Schmerz,** der nicht durch die Reizung von Nozizeptoren entsteht, sondern z. B. durch Polyneuropathien (z. B. bei Diabetes), als Post-Zoster-Neuralgie (nach Gesichtsrose) oder durch Druck auf Nerven (z. B. nach Amputationen). Letzterer wird vom Gehirn in das Gebiet der Nozizeptoren projiziert, obwohl dort keine Schädigung vorliegt. Bei Polyneuropathien, Post-Zoster-Neuralgien oder bei „eingeschlafenen Beinen“ wird die Nervenfaser direkt durch kleinste mechanische Reize erregt. Dies erfolgt durch Bewegungen der umgebenden Muskeln oder Sehnen (ohne Erregung der Nozizeptoren), wodurch es zu heftigen einschießenden Schmerzen kommt. Bei einem geschädigten Nerv laufen diese abnormen Erregungsprozesse ständig ab und der Betroffene hat Schmerzen und gestörte sensible Empfindungen. Ein gesunder Nerv dagegen spricht auf solche Reize nicht an.
- **Zentraler Schmerz,** der durch Reizung des ZNS entsteht.

Schmerzentstehung durch Fehlregulation Kommt es im Körper zu einer Fehlregulation, bei der Blutgefäße zu eng oder zu weit gestellt werden oder wird durch Muskelanspannung der Körper in einer bestimmten Stellung gehalten, begünstigt dies die Erregung der Nozizeptoren und damit die Entstehung von Schmerzen. So beruht beispielsweise Migräne auf einer Fehlregulation der Hirngefäße. Bei übermäßiger Anspannung der Nackenmuskulatur drohen Kopfschmerzen, bei Anspannung der Rückenmuskulatur Rückenschmerzen. Solche Schmerzen verschwinden, wenn die Fehlregulation normalisiert wird.

Schmerzweiterleitung (Transmission)

Wurden Nozizeptoren durch algogene Substanzen veranlasst, ein Aktionspotenzial zu bilden, so werden die dadurch erzeugten Impulse über einen Dendriten des Nozizeptors zunächst in Richtung Rückenmark geleitet. Es handelt sich – wie bei den anderen sensorischen Nervenzellen auch – um das erste sensorische Neuron, das seinen Nervenzellkörper (Soma) im Spinalganglion hat. Vom Spinalganglion aus zieht das Axon zum Hinterhorn des Rückenmarks. Hier endet das erste sensorische Neuron und es erfolgt eine Übertragung des elektrischen Impulses auf das zweite Neuron im Zentralnervensystem. Damit hat der elektrische Impuls das periphere Nervensystem verlassen und tritt in das ZNS über, wo eine Verarbeitung dieses Impulses erfolgt. Diese Umschaltung im Rückenmark ist wichtig, denn hier werden als Überträgerstoffe (Neurotransmitter) Substanz P und Glutamat ausgeschüttet. Über Opioidrezeptoren, die sich am ersten sensorischen Neuron befinden, kann die Menge der ausgeschütteten Botenstoffe beeinflusst werden, s. u. Schmerzbeeinflussung (Modulation).

Vom Hinterhorn des Rückenmarks zieht der Impuls über die Vorderseitenstrangbahn weiter zum Thalamus. Hier endet das zweite sensorische Neuron und es erfolgt eine Umschaltung auf das dritte sensorische Neuron, das vom Thalamus zu unterschiedlichen Regionen der Großhirnrinde zieht. Hier erfolgt die Bewusstwerdung des Reizes.

Interessant ist, dass es im Rückenmark noch eine Reflexverschaltung gibt, die eine schnelle Fluchtbewegung ermöglicht. So kann es beim Berühren eines heißen Gegenstandes zum schnellen Zurückziehen der Hand kommen, noch bevor die Herdplatte vom Großhirn bewusst als heiß eingestuft wurde.

Schmerzfasern Bei den Nervenfasern, die Schmerzinformationen von den freien Nervenendigungen weiterleiten, unterscheidet man A-Delta-Fasern und C-Fasern:

- **A-Delta-Fasern** sind markhaltige Nervenfasern, die Impulse schneller weiterleiten. Sie verursachen helle Schmerzempfindungen.
- **C-Fasern** sind entwicklungsgeschichtlich älter und arbeiten langsamer. In diesem Fällen kann die Schmerzlokalisation auch nicht so genau beschrieben werden (z. B. „am Rücken"). Sie verursachen dumpfe, brennende Schmerzen.

Schmerzwahrnehmung

Kommt der Impuls im *Großhirn* an, wird er *bewusst* und über das *limbische System* mit bestimmten *Gefühlen* verbunden, wie z. B. Furcht oder Panik und in sehr seltenen Fällen mit Freude. Außerdem wird dem Schmerz eine Bedeutung zugewiesen und z. B. als harmlos, unwichtig, bedrohlich oder sogar als lebensbedrohlich eingestuft.

Im Gehirn gibt es kein eigentliches „Schmerzzentrum", sodass man nicht durch ein operatives Verfahren dieses Zentrum bei unerträglichen Schmerzen „ausschalten" könnte, sondern Schmerzimpulse lösen Aktivitäten in *mehreren* Hirnbereichen aus. So wird diese eingehende Information verarbeitet und es kommt zu vielfältigen und individuell unterschiedlichen Interpretationen, Gefühlen und Reaktionen auf die Nachricht „Schmerz". Mögliche Reaktionen darauf sind beispielsweise motorische Reaktionen, Ausschüttung von Stresshormonen, Blutzuckeranstieg, Blutdruckanstieg und verstandesmäßigen Reaktionen (Einnahme eines Schmerzmittels).

Schmerzbeeinflussung (Modulation)

Bei der Verschaltung im Rückenmark kann das Schmerzempfinden durch körpereigene Stoffe beeinflusst werden. Viele Impulse von Nozizeptoren, die im Hinterhorn eintreffen, werden hier auf ein einziges Neuron übertragen. Diese Verschaltung unterliegt einer starken Beeinflussung durch andere Nervenzellen.

So laufen hier sowohl *steigernde* Impulse ein, die die Ausbildung eines Schmerzgedächtnisses fördern können als auch *hemmende* Impulse, die von absteigenden Bahnen aus der Medulla oblongata und der Formatio reticularis über Serotonin und durch Endorphine (Opiatpeptide, Opioidpeptide) kommen. Diese hemmende Wirkung kann auch durch die Gabe von Morphin (Morphium) erreicht werden, da es von den Endorphinrezeptoren erkannt wird. So bewirken Endorphine und die Gabe von Morphin, dass die Anzahl der weitergeleiteten Nervenimpulse auf einen Schmerzreiz hin kleiner wird und damit der Schmerz nicht mehr als so stark wahrgenommen wird.

Gate-Control Diese mögliche Hemmung von Schmerzimpulsen durch periphere sensorische Afferenzen und Bahnen, die vom Gehirn stammen, wurde bereits 1965 von Melzack und Wall festgestellt und als Gate-Control-Mechanismus bezeichnet. Dieses System wurde im Laufe der Jahre durch neue Erkenntnisse vervollständigt. Der Körper verfügt also über ein *körpereigenes Schmerzhemmsystem*, das es ihm ermöglicht z. B. bei drohender Lebensgefahr, Schmerzen unterdrücken und so weiterkämpfen zu können. Es gibt auch Versuche, die schmerzunterdrückende Wirkung von Akupunktur, Hypnose und Placeboeffekte so zu erklären. Weiterhin kann man mit diesem Modell verstehen, warum Patienten nach gleichen Operationen sehr unterschiedlich starke Schmerzen angeben. Ober warum bei einem Schmerz im Körperinneren, z. B. bei Bauchschmerzen ein Aufbringen von Wärme auf die Bauchhaut Schmerzen lindert. So geht man heute davon aus, dass hemmende Nervenzellen im Hinterhorn des Rückenmarks darüber entscheiden, ob ein Schmerzimpuls an das Gehirn weitergeleitet wird oder nicht. Diese Kontrollzentren verwenden als hemmenden Überträgerstoff die Aminosäure Glycin.

Schmerzgedächtnis Schmerzzustände können vom Körper *„erlernt"* werden. Damit mein man, dass bei wiederholt auftretenden Schmerzen, die Schmerzschwelle herabgesetzt wird. Eine solche Sensibilisierung des Nervensystems konnte bei vielen chronischen Schmerzpatienten nachgewiesen werden. Man macht dafür ein „zelluläres Schmerzgedächtnis“ verantwortlich, denn länger anhaltende und wiederholte Schmerzen führen zu einer erhöhten Erregbarkeit der Zellen. Bei der Ausbildung eines Schmerzgedächtnisses spielt nicht nur die Tatsache eine Rolle, dass es im Körper zu Schmerzreizen kommt, sondern auch erlittene Traumen, Depressionen, Angst vor wiederkehrenden Schmerzen, Enttäuschungen über fehlgeschlagene Schmerzbehandlungen und sekundärer Krankheitsgewinn durch Schmerzen.

Um der Ausbildung eines Schmerzgedächtnisses vorzubeugen, ist eine frühzeitige und ausreichende Schmerzbekämpfung wichtig. Hat sich ein Schmerzgedächtnis ausgebildet, so steigt das Risiko an, für künftige Schmerzreize empfindlicher zu sein.

Schmerzpsychologie Für eine wirkungsvolle Schmerztherapie ist es wichtig zu wissen, dass beim Wahrnehmen und Erleben des Schmerzes eine Vielzahl von psychologischen Faktoren eine Rolle spielen. Diese Faktoren kann man in dreierlei Hinsicht beschreiben:

1. **Wahrnehmung des Schmerzreizes** (sensorisch-diskriminativer Gesichtspunkt): Wie nimmt der Betroffene den Schmerzreiz wahr?
2. **Gefühls- und Antriebswirkung** (affektiv-motivationaler Gesichtspunkt): Wie erlebt er den Schmerz gefühlsmäßig?
3. **Verstandesmäßige Einordnung** (kognitiv-evaluativer Gesichtspunkt): Wie bewertet er den Schmerz verstandesmäßig und wie reagiert er darauf?

Wie Schmerzen erlebt und wie sie verarbeitet werden, hängt von früheren Erfahrungen ab und wird vor allem durch unbewusste Lernvorgänge bestimmt. Auch das *„Lernen am Modell“* spielt eine wichtige Rolle. So lernen Kinder das Schmerzverhalten entscheidend von ihren Eltern. Aber auch der kulturelle Hintergrund spielt eine wichtige Rolle: So findet man bei unterschiedlichen Volksgruppen sehr unterschiedliche Einstellungen und Verhaltensweisen dem Schmerz gegenüber.

Auch die persönliche *Lebenseinstellung* des Menschen ist entscheidend. Sieht er die Schmerzen z. B. als „Strafe Gottes“ oder als einen „ungerechten Zufall“? Konnte er kein eigenes Konzept entwickeln, so spricht man auch von „gelernter Hilflosigkeit“. Diese gelernte Hilflosigkeit begünstigt die Länge der auftretenden Schmerzen und ihre Intensität sehr.

Außerdem bestimmt die *Erwartungshaltung* das Ausmaß des empfundenen Schmerzes. Die Aufmerksamkeit kann auf den Schmerz hin oder von ihm weg gerichtet sein. Nehmen Sie an, Sie üben in einem Kurs die kapillare Blutentnahme. Sie konzentrieren sich so auf den zu erwarteten kleinen Stich, dass Sie diesen als stark erleben werden. Einen anderen Tag stellen Sie in der Küche fest, dass Sie sich geschnitten haben. Da Sie aber so auf die Essensherstellung konzentriert waren, haben Sie den Schnitt gar nicht bemerkt. So könnte z. B. ein Patient die postoperativen Schmerzen als sehr stark empfinden, da er von einer Bekannten gehört hat, dass es nach dieser Operation besonders starke Schmerzen gibt.

All diese psychologischen Faktoren können durch ein „Schmerzbewältigungstraining“ gezielt verändert werden, sodass die Schmerzerfahrung für ihn in Zukunft gemildert wird.

Schmerzschwelle und Schmerztoleranz

- **Schmerzschwelle.** Unter Schmerzschwelle versteht man den Punkt, ab dem ein Reiz als schmerzhaft wahrgenommen wird.
- **Schmerztoleranz.** Schmerztoleranz ist der Punkt, bis zu dem man bereit ist, Schmerzen auszuhalten.

Schmerzformen

Das Phänomen Schmerz kann nach verschiedenen Gesichtspunkten unterteilt werden:

Nach der Schmerzdauer

- **Akuter Schmerz.** Er ist z. B. durch eine Verletzung oder eine Krankheit wie Angina oder Appendizitis bedingt. Hier ist der Schmerz ein wichtiges Warnsignal und er ist eine wichtige Hilfe zur Diagnosefindung. Die Schmerzen verschwinden in der Regel nach Stunden bis Tagen. Handelt es sich um eine Entzündung, so kann es sein, dass schon eine Kühlung Linderung bringt, manchmal kann auch mit Wärme behandelt werden, z. B. bei Angina.

  Bei akuten Schmerzen ist eine wirkungsvolle Schmerztherapie wichtig. So haben Studien gezeigt, dass gute Schmerztherapien beispielsweise nach durchgeführten Operationen, die Wundheilung fördern und das Komplikationsrisiko senken. Je nach Schmerzstärke werden in der Schulmedizin unterschiedlich stark wirkende Schmerzmittel eingesetzt oder eine Kombination von Schmerzmitteln.

- **Chronischer Schmerz.** Bestehen Schmerzen mehrere Monate, werden sie als chronisch bezeichnet. Sie können persistierend oder intermittierend (z. B. Migräne) auftreten. Die Ursache können langwierige (z. B. Arthrose) oder unheilbare Krankheiten (Karzinom) sein, manchmal bestehen die Schmerzen allerdings ohne erkennbaren Grund.

  Häufige chronische Schmerzen sind Kopf-, Nerven-, Rücken- und Gelenkschmerzen, außerdem Schmerzen, die durch Tumorerkrankungen ausgelöst werden oder durch Diabetes mellitus (Polyneuropathien).

  Ist keine organische Ursache für die Schmerzen feststellbar, können funktionelle Störungen die Ursache sein. Dies kennt man vor allem von Kopfschmerzen (Spannungskopfschmerzen), Migräne (u. a. eine Fehlregulation der Hirndurchblutung), Rückenschmerzen und Bauchschmerzen. Auch psychische Faktoren, wie z. B. Angst oder Stress können durch eine Aktivierung des Sympathikus einen erhöhten Muskeltonus und damit Schmerzen verursachen. Zu bedenken ist auch der sekundäre Krankheitsgewinn. Bekommt der Kranke durch die Schmerzen vermehrt Zuwendung vom Partner? Nehmen die Kollegen besondere Rücksicht und wird er von bestimmten Aufgaben entbunden?

  Chronische Schmerzen können die Lebensqualität erheblich beeinträchtigen, oft bestimmen sie das ganze Leben und Denken der Betroffenen. Unerträgliche Schmerzen können bis zum Suizid führen (s. unten Schmerztoleranz).

Nach der Schmerzqualität

- **Affektive Schmerzqualität.** Hier nennt der Betroffene die subjektive Schmerzbedeutung, wie z. B. nervend, stark, quälend, folternd, unerträglich.
- **Sensorische Schmerzqualität.** Hier geht es um die sensorische Empfindung, wie z. B. hell, stechend, dumpf, bohrend, brennend, ziehend, drückend, klopfend.

Nach der Schmerzursache

- **Entzündlich bedingt.** Hier kommen alle Entzündungen in Betracht, da der Schmerz (Dolor) ein Entzündungszeichen ist, also z. B. Angina, Arthritis.
- **Traumatisch bedingt.** Die Schmerzen sind Folge einer Verletzung, z. B. Phantomschmerz nach Amputation, Schmerzen nach Schlaganfall.
- **Nerval bedingt,** wie bei der Neuritis, Polyneuritis, Interkostalneuralgie
- **Ischämisch bedingt,** wie z. B. Morbus Raynaud, Migräne, Herzinfarkt
- **Kanzerogen bedingt,** z. B. durch Druck des Tumors
- **Psychogen bedingt,** durch funktionelle Fehlregulation und Muskelverkrampfungen. Das Nervensystem wirkt, zusammen mit den Hormonen, ständig auf die Durchblutung der Organe und die Anspannung der Muskulatur ein, um sie den aktuellen Bedürfnissen anzupassen. Manchmal versagt die Regulation und die Gefäße werden zu eng oder zu weit gestellt oder die Muskulatur wird zu stark angespannt. Solche Fehlregulationen können die Erregung der Nozizeptoren heraufsetzen und so Schmerzen verursachen. Typische Beispiele sind Migräne und Kreuzschmerzen.

Nach den Schmerzumständen

- **Belastungsschmerz,** tritt unter körperlicher Anstrengung bzw. mechanischer Belastung auf.
- **Bewegungsschmerz,** tritt bei aktiven oder passiven Bewegungen auf. Im Unterschied zum Belastungsschmerz, tritt er schon bei normalen Bewegungen auf, die ohne Anstrengung verbunden sind.
- **Ruheschmerz,** tritt bereits bei körperlicher Ruhe auf. Ruheschmerz kennt man vor allem bei Erkrankungen des Bewegungsapparates (z. B. Coxarthrose) und des Herzens (z. B. instabile Angina pectoris). Ruheschmerz weist meist auf eine weit fortgeschrittene Erkrankung.

Nach der Schmerzauslösung

- **Druckschmerz.** Es handelt sich um einen lokalen Schmerz, der bei der Palpation einer bestimmten Körperstelle auftritt. Häufig liegt eine lokale Entzündung zugrunde, die zur Absenkung der Reizschwelle der Nozizeptoren geführt hat, sodass diese schon bei geringem Druck mit der Auslösung eines Aktionspotenziales reagieren. Allerdings kann ein *starker* Druck auch Schmerzen im gesunden Gewebe verursachen.

Nicht verwechseln: Der Begriff „Druckschmerz" wird umgangssprachlich auch manchmal für eine Beschreibung der Schmerzqualität benutzt, z. B. die Beschreibung bei Kopfschmerzen als Druckschmerz.

Das Auffinden von Druckschmerz spielt bei der körperlichen Untersuchung eine wichtige Rolle. So könnte z. B. Druckschmerz im rechten Unterbauch auf eine Appendizitis hinweisen oder ein Tragusschmerz (Druck auf den rundlichen Ohrdeckel vor dem äußeren Gehörgang) auf eine Otitis externa oder Otitis media.

- **Dehnungsschmerz,** tritt bei der Dehnung bzw. Zugbelastung einer bestimmten Körperstelle auf, z. B. beim passiven Anheben des Armes nach oben. Tritt dabei Schmerz auf, so weist das in der Regel auf eine Faserschädigung der Sehne oder des Muskels. Zum Dehnungsschmerz könnte es auch in der Schwangerschaft durch das Uteruswachstum kommen.
- **Klopfschmerz** wird im Rahmen einer Perkussion festgestellt. So kann ein Klopfschmerz an der Stirn auf eine Sinusitis hinweisen, ein Klopfschmerz über der Austrittsstelle des Trigeminus auf eine Trigeminusreizung. Bei einer Perkussion kommt es zu einer leichten Erschütterung, wodurch die Nozizeptoren im entzündlichen Gebiet Aktionspotenziale produzieren. Untersuchungen auf Klopfschmerz werden auch häufig über der Wirbelsäule vorgenommen und vom Zahnarzt zu diagnostischen Zwecken.
- **Loslassschmerz** tritt erst nach der Entlastung auf, das heißt, nachdem der Druck aufhört, weil der Untersucher die Hand entfernt. Loslassschmerz weist auf eine Entzündung des parietalen Blattes des Bauchfells auf (zur Erinnerung: das viszerale Blatt ist nicht innerviert). Loslassschmerz ist deshalb ein typischer Hinweis auf eine Peritonitis, z. B. infolge einer Appendizitis. Tritt auf der kontralateralen Seite (auch im linken Unterbauch) ein solcher Loslassschmerz auf, bezeichnet man das als positives Blumberg-Zeichen.
- **Spannungsschmerz** wird durch eine erhöhte Spannung im Gewebe verursacht, wie z. B. erhöhte Muskelspannung, aber auch bei Ergüssen oder Ödemen (z. B. bei Phlebothrombose).

Nach der Reizlokalisation Im allgemeinen Sprachgebrauch werden die beiden folgenden Begriffe übertragener und projizierter Schmerz oft nicht unterschieden und einfach als „Schmerzprojektion" oder „Schmerzübertragung" bezeichnet.

- **Übertragener Schmerz** (referred pain). Das sind Schmerzen, die an einer anderen Stelle empfunden werden, als die Reizung erfolgte. Zum Aufbau des peripheren Nervensystems aus Dermatomen gehören viszeralen und somatosensorischen (vermitteln Tastempfindungen der Haut, der Organe, Muskeln, Gelenke) Afferenzen. Beide Afferenzen übertragen das Aktionspotenzial auf ein gemeinsames Neuron in der Schmerzbahn (Tractus spinothalamicus). So kann es sein, dass es bei einer Keilbeinentzündung zu Schmerzen im Hinterkopf kommt oder bei einem Herzinfarkt zu Schmerzen im Unterkiefer oder im Oberbauch.
- **Projizierter Schmerz** (radiating pain). Das ist ein Schmerz, der durch Druck auf einen Nerv ausgelöst wird, aber in der Peripherie empfunden wird. Das Gehirn kann den Ursprungsort der Erreger einer afferenten Nervenfaser nicht genau zuordnen, weil im Gehirn als Information nur das Aktionspotenzial des Nervs ankommt, aber keine Information, an welcher Stelle der Nerv gereizt wurde. Infolgedessen projiziert das Gehirn den Schmerz an die Stelle, an der normalerweise der Ort der Schädigung liegt und das ist die Peripherie. So kommt beispielsweise Phantomschmerz nach Amputation zustande. Ein weiteres bekanntes Beispiel ist das „Musikantenknöchelchen". Kommt es im Ellenbogenbereich durch Anschlagen zu einer Reizung des Kleinfingernervs (N. ulnaris), so schießt der Schmerz in den Kleinfinger und die ulnare Seite des Ringfingers. Der Schmerz kann so stark sein, dass man die „Englein singen hört" – deshalb Musikantenknöchelchen.

Schmerzmessung (Algesimetrie)

Eine objektive Schmerzmessung ist bei den Betroffenen nicht möglich, weil es sich um ein subjektives Empfinden handelt. Trotzdem ist es wichtig, vor allem für die Verlaufskontrolle einer Schmerzbehandlung, den Schmerz quantitativ zu erfassen.

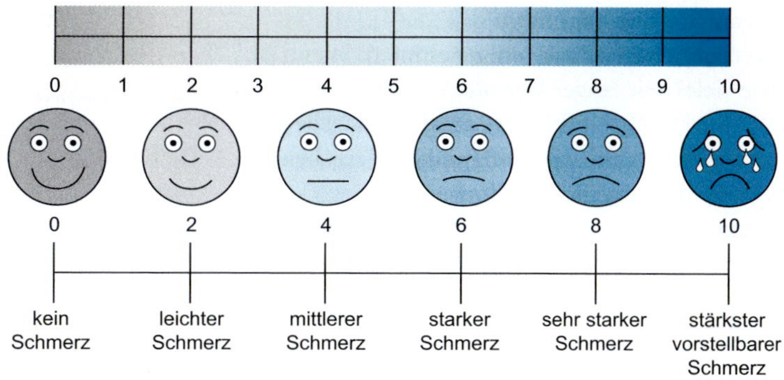

Abb. 18.12 Numerische Rating-Skala der Schmerzmessung [L143]

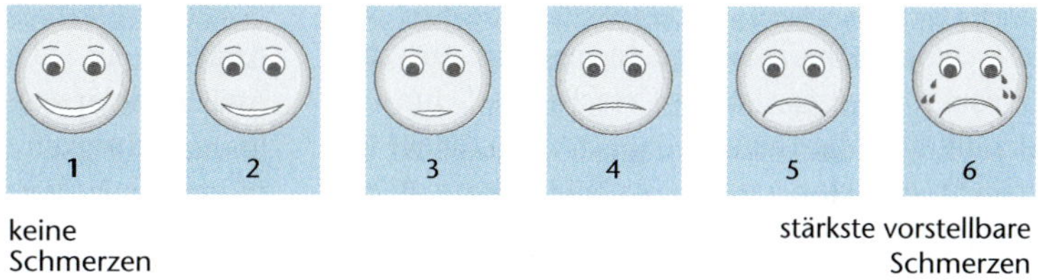

Abb. 18.13 Visuelle Analogskala der Schmerzmessung für Kinder [L157]

Dazu befragt man zunächst den Patienten, wie er die Schmerzen jeweils empfindet (s. o. affektive Schmerzqualität), zusätzlich erfasst man das Schmerzempfinden auch auf einer Schmerzskala. Die gebräuchlichste Schmerzskala ist zurzeit die numerische Rating-Skala, bei der der Patient auf einer Skala von 0 = keine Schmerzen und dann von 1–10 die Schmerzintensität einträgt (➤ Abb. 18.12). So bekommt man eine gute Rückmeldung über die subjektiv empfundenen Schmerzen und kann vor allem im Verlauf einer Schmerztherapie gut sehen, wie sich das Schmerzempfinden verändert (oder nicht).

Bei Kindern kann man mit Gesichtern arbeiten und das Kind zeigt einem, wie es aktuell den Schmerz empfindet (➤ Abb. 18.13). Dabei kann man sich auch beschreiben lassen, wie es vorher war.

Schmerzanamnese

In der Regel kann der Patient den Sitz der Schmerzen genau angeben, denken Sie aber an das Phänomen des projizierten bzw. übertragenen Schmerzes, wie es vorstehend beschrieben wurde.

Wichtige Fragen der Schmerzanamnese

- Wann ist der Schmerz das erste Mal aufgetreten?
- Ist er an bestimmte Tageszeiten gebunden? Kommt er eher am Wochenende? Morgens? Abends? Zyklusabhängig? Nach dem Essen? Bei nüchternem Magen? Nach Anstrengungen? Witterungsabhängig?
- Wo zeigt sich der Schmerz?
- Ist er lokal begrenzt oder diffus, z. B. Gliederschmerzen bei einem grippalen Infekt?
- Strahlt er aus, z. B. von der Magengegend in den Rücken?
- Wie stark ist der Schmerz? Wie ist die geringste und wie die stärkste Schmerzintensität? Lassen Sie das den Patienten eventuell auf einer Skala von 1–10 angeben.
- Wodurch wird der Schmerz verbessert / verschlechtert, z. B. durch Kälte, Bewegung, tiefe Einatmung? Entspannung? Ablenkung?
- Wie ist die affektive Schmerzqualität? Materndl? Quälend? Nervend? Lähmend?
- Wie ist die sensorische Schmerzqualität? Stechend? Bohrend? Hell? Dumpf? Helle, stechende Schmerzen weisen eher auf funktionelle

Störungen hin, dumpfe, bohrende dagegen auf organische Erkrankungen.
- Werden Schmerzmittel eingenommen? Wenn ja, wie viele? Wie lange? Wie oft?
- Wie wirkt sich der Schmerz auf die Alltagsbewältigung aus? Welche Einschränkungen ergeben sich familiär und beruflich?

Es kann sinnvoll sein, dass der Patient ein Schmerztagebuch führt. In dieses trägt er genau seine Schmerzen ein und notiert die Antworten auf die vorstehenden Fragen.

Schmerztherapie (Analgesie)

Unter Schmerztherapie versteht man das Ausschalten von Schmerzen. Ist die Ursache des Schmerzes bekannt, wird die Therapie danach ausgerichtet und versucht, die Schmerzquelle zu beseitigen, z. B. eine Entzündung. Eine rechtzeitige Schmerztherapie ist wichtig, um den Übergang in ein chronisches Stadium und die Ausbildung eines Schmerzgedächtnisses zu verhindern.

Zur Schmerztherapie gehören die Gabe von schmerzlindernden Medikamenten, Akupunktur (TCM), physikalische Maßnahmen (z. B. Kälte- oder Wärmebehandlungen), zahlreiche naturheilkundliche Therapien, Physiotherapie und Mentaltraining bzw. Schulung im Umgang mit den Schmerzen.

Schmerztherapie ist mehr als die Gabe von Medikamenten, denn man weiß heute, dass Schmerzlinderung vor allem durch hemmende Systeme im ZNS vermittelt wird. Diese hemmende Wirkung kann z. B. durch Analgetika vermittelt werden, aber auch durch Stress, Sport und Hypnosetherapie. Wenn Sie sich wundern, dass Stress eine schmerzlindernde Wirkung haben soll, so denken Sie bitte daran, dass Adrenalin schmerzunterdrückend wirkt. Bekannte Beispiele für die schmerzunterdrückende Wirkung von Stress sind die Migräne und der Kopfschmerz, die sich am Wochenende oder im Urlaub einstellen. Fällt der Stress weg, der die Woche über herrschte, so treten die Beschwerden auf.

Eine weitere wichtige Säule der Schmerzbekämpfung ist die psychologische Schmerztherapie, die mit dem Patienten wichtige Fragen erörtert, wie die Schmerzbewältigung, die Sinngebung für den erlebten Schmerz, notwendige Verhaltensänderungen (z. B. bei Wochenendkopfschmerz) und Aktivierung der Selbstheilungskräfte.

Medikamentöse Schmerztherapien

Hier werden die wichtigsten Schmerzmedikamente vorstellt.

Analgetika (Schmerzmedikamente) Analgetika haben eine schmerzlindernde (analgetische) Wirkung. Im Idealfall unterdrücken sie die Schmerzempfindung, ohne die sensorische Wahrnehmung zu beeinträchtigen und ohne die Reizweiterleitung der Afferenzen zu unterbrechen.

Anästhetika dagegen sind Medikamente, die eine Anästhesie erzeugen, also einen Zustand der Empfindungslosigkeit. Anästhetika werden vor Operationen oder vor bestimmten diagnostischen Maßnahmen gegeben.

Lokalanästhetika sind Anästhetika, die nur lokal eine Empfindungslosigkeit erzeugen. Bekannte Lokalanästhetika sind z. B. Lidocain, Procain und Ropivacain.

Opioide (Opioid = dem Opium ähnlich) ist eine Sammelbezeichnung für Substanzen, die morphinartige Eigenschaften aufweisen und an Opioidrezeptoren wirksam sind. Opium (griech. Mohnsaft) ist der durch Anritzen gewonnene Milchsaft von Schlafmohn (Papaver somniferum L.). Im Verlauf des Trocknungsprozesses entsteht eine dunkle Masse, das Rohopium. Die wirksamen Hauptbestandteile des Opiums sind Morphin, Codein und Thebain. Opium ist als Rausch- und Betäubungsmittel bekannt. Das aus Opium gewonnene Heroin ist das am weitesten verbreitete illegale Morphin-Derivat (lat. derivare = ableiten).

Man unterteilt noch in nieder- und hochpotente Opioide. Zu den niederpotenten (schwachen) Opioiden gehört Codein aber auch Tramadol, Tilidin u. a. Zu den hochpotenten (stark wirkenden) Opioiden zählen Morphin und Buprenorphin, Oxycodon u. a.

Einteilungen der Analgetika

Man kann Analgetika nach verschiedenen Gesichtspunkten, wie Wirkungsort, Wirkungsdauer, Wirkungsstärke und Chemie unterscheiden.

Einteilung der Analgetika nach dem Wirkungsort Je nachdem, ob die Analgetika in der Peripherie oder dem ZNS wirken unterteilt man:

- **Peripher wirkende Analgetika.** Sie hemmen die Aktivierung der Nozizeptoren. Sie wirken also dort, wo es zur Entstehung der Aktionspotenziale durch Schmerzmediatoren kommt. Dazu gehört die Acetylsalicylsäure.
- **Zentral wirkende Analgetika.** Sie wirken an Nervenzellen im ZNS, die für die Schmerzwahrnehmung zuständig sind. Der Betroffene kann den Schmerz zwar weiterhin lokalisieren, jedoch verliert der Schmerz den bedrohlichen Charakter. Es kommt zu dem Phänomen, dass der „Schmerz, nicht mehr weh tut". Das bekannteste zentral wirkende Analgetikum ist Morphin.

Einteilung der Analgetika in Nicht-Opioide und Opioide Es handelt sich um eine sehr gebräuchliche Unterteilung (➤ Tab. 18.4).

- **Nicht-Opioidanalgetika** (sog. „kleine Analgetika). Es handelt sich um nicht-steroidale Analgetika, wie z. B. Ibuprofen, Acetylsalicylsäure (ASS) oder Diclofenac. Sie werden auch als nicht-steroidale Antirheumatika (NSAR) bezeichnet. Weitere bekannte Nicht-Opioidanalgetika sind Paracetamol oder die Pyrazolone (z. B. Metamizol). In der Dauermedikation vor allem bei älteren, multimorbiden Patienten kann es zu einer Vielzahl von Neben- und Wechselwirkungen kommen.
- **Niederpotente Opioide**, z. B. Codein
- **Hochpotente Opioide**, z. B. Morphin

Dazu werden adjuvante (unterstützende) Medikamente eingesetzt, die die Schmerzursache bekämpfen. Ein schulmedizinisch häufig eingesetztes Mittel bei Entzündungen ist z. B. Kortison.

Stufenschema der Schmerzbehandlung nach WHO (World Health Organisation)

Die WHO hat 1986 ein Stufenschema zur Schmerzbehandlung aufgestellt, nach dem die Schmerzmittelgabe stufenweise angepasst wird.

Stufe 1: Nicht-Opioidanalgetika Sog. „kleine Analgetika". Sie haben sich vor allem bei entzündlichen Schmerzen bewährt.

Stufe 2: niederpotente Opioide mit / ohne Gabe von Nicht-Opioidanalgetika. Sie werden bei mittelstarken Schmerzen eingesetzt. Dazu gehört z. B. Codein mit / ohne Paracetamol.

Stufe 3: hochpotente Opioide mit / ohne Gabe von Nicht-Opioidanalgetika. Sie werden bei starken bis sehr starken Schmerzen eingesetzt, wenn „kleine Analgetika" und niederpotente Opioide nicht mehr ausreichen. Dazu gehört z. B. Morphin.

Tab. 18.4 Übersicht über Schmerzmittel

Substanz	Beispiel eines bekannten Markennamens	Haupteinsatzgebiete
Nicht-Opioidanalgetika		
Acetylsalicylsäure (ASS)	Aspirin®, ASS-Ratiopharm®	Leichte bis mittlere Schmerzen, Entzündungen, wie Zahn-, Kopf-, Glieder-, Tumorschmerz (im Anfangsstadium)
Paracetamol	Ben-u-ron®	Schmerzlindernd und fiebersenkend
Ibuprofen	Aktren®	Leichte bis mittlere Schmerzen, Entzündungen, rheumatische Erkrankungen
Diclofenac	Voltaren®	Leichte bis mittlere Schmerzen, Entzündungen, rheumatische Erkrankungen
Metamizol	Novalgin®	Schmerzen, wenn Spastik eine auslösende oder mitverursachende Rolle spielen (z. B. Gallenkolik)
Niederpotente Opioide	Paracodin®	v. a. Antitussivum (Hustenstiller)
Hochpotente Opioide	Durogesic® (Fentanyl), Targin® (Oxycodon in Kombi mit Naloxon)	Analgesie (starke Schmerzstillung), Sedation (Beruhigung), euphorisierend (evtl. angstauslösend)

Schmerztherapie bei psychogenen Schmerzen

Bei psychogen bedingten Schmerzen, wie z. B. Migräne, werden Verfahren und Medikamente eingesetzt, die das Ziel haben, die Blutgefäßreaktionen im Schädel zu stabilisieren. Sind Muskelverspannungen die Ursache der Beschwerden, werden Muskelrelaxanzien verwendet, also Medikamente, die den Muskeltonus herabsetzen. Muskelentkrampfend wirken auch bestimmte krankengymnastische Übungen und bestimmte naturheilkundliche Therapien wie Akupunktur. Therapieziel ist hier, dass die Muskeln wieder einen physiologischen Spannungszustand herstellen können.

Naturheilkundliche Schmerztherapien

Traditionelle Chinesische Medizin (TCM) Schmerzen sind ein Haupteinsatzgebiet der TCM und hier zeigt sie eine enorme Wirksamkeit. Vorausgesetzt, sie wird richtig eingesetzt, indem man nicht einfach vorgefertigte „Punktrezepte" – also Standardvorschläge bei bestimmten Schmerzzuständen – verwendet, sondern wirklich eine solide Diagnose nach Gesichtspunkten der chinesischen Medizin stellt. Es sollte allerdings nicht nur die Nadelung (Akupunktur) zum Einsatz kommen, sondern auch die chinesische Kräuterheilkunde, Ernährungsumstellung und Regelung des Lebens.

18

Phytotherapie (Heilpflanzenkunde) Eine bekannte Heilpflanze, die in der Schmerztherapie eingesetzt wird ist die Weidenrinde (Salicis cortex). Sie wirkt schmerzlindernd, fiebersenkend und entzündungshemmend. Die Teufelskrallenwurzel (Harpagophyti radix) wird vor allem bei Arthrosen und Rückenschmerzen verwendet. Die Pestwurz (Petasites hybridus) findet besonders bei Krämpfen im Verdauungs- und Urogenitaltrakt ihren Einsatz. Von der Pestwurz sollen allerdings nur Fertigarzneimittel zum Einsatz kommen, da hier alle Inhaltsstoffe entfernt wurden, die möglicherweise toxisch wirken könnten.

Neuraltherapie Ein Lokalanästhetikum wie z. B. Procain oder Lidocain wird in besonders wirksame Punkte verabreicht. Die Neuraltherapie hat sich bei der Schmerzbekämpfung sehr bewährt, weil sie den Teufelskreis „Schmerz – Verspannung – Schmerz" durchbricht und weil sie hilft, das „Schmerzgedächtnis zu löschen". Als Punkte können Stellen gewählt werden, die sich in der Erfahrungsheilkunde besonders bewährt haben oder auch Akupunkturpunkte. Außerdem kann man das Lokalanästhetikum nach der Segmenttherapie injizieren. Ein wichtiger Grundsatz der Neuraltherapie ist die Suche nach Störfeldern und deren Ausschaltung durch Unterspritzung.

Dem Heilpraktiker ist nur die intrakutane Verabreichung mit einem Lokalanästhetikum erlaubt, da andere Anwendungsarten, wie subkutane, intramuskuläre oder intravenöse Injektionen dem Arzt vorbehalten sind.

Faszientherapie Die Faszientherapie wird zur Schmerztherapie eingesetzt, z. B. durch Einsatz einer Faszienrolle (Foam Roller). Dabei handelt es sich um eine Hartschaumrolle, die entweder als Selbstmassagerät oder als therapeutisches Gerät durch den Behandler verwendet werden kann. Tiefe Faszien sind dichte, faserreiche Bindegewebsschichten und -stränge, die in bzw. um Muskeln, Blutgefäßwänden, Knochen und Nerven verlaufen und diese umschließen und reichlich mit Nozizeptoren und weiteren Rezeptoren, z. B. für Bewegungs- und Druckänderungen innerviert sind.

Schröpfen und Baunscheidtieren gehören zu den Ausleitungsverfahren. Beim sog. trockenen Schröpfen wird mithilfe von Schröpfgläsern ein lokaler Unterdruck erzeugt und so vermehrt Blut in das Areal gesogen. Beim blutigen Schöpfen wird die Haut vorher angeritzt und dann das Schröpfglas aufgesetzt. Es sammelt sich Blut im Schröpfglas und so kommt es zu einer lokalen Ausleitung von Schadstoffen.

Das Baunscheidtieren geht auf Carl Baunscheidt (1809–1873) zurück. Er entwickelte ein Nadelungsgerät, einen Lebenswecker (Baunscheidtiergerät) mit dem leicht in die Haut eingestochen wird. Danach wird eine hautreizende Substanz aufgebracht, um die Schadstoffausleitung aus der Haut anzuregen.

Orthomolekulare Therapie Bei Neuralgien und Schmerzen im Bewegungsapparat kann Vitamin B_1

verordnet werden, da es den Aufbau der schmerzhemmenden Neurotransmitter (Serotonin, GABA) fördert. Weiterhin haben B-Vitamine eine schmerzlindernde Wirkung und unterstützen den Energiestoffwechsel.

Es gibt noch zahlreiche weitere Behandlungsmöglichkeiten in der alternativen Medizin wie Homöopathie, TENS-Therapie (Transkutane Elektrische Nervenstimulation, eine nervale Stimulation), Ordnungstherapie nach Kneipp und vieles mehr.

Das Nervensystem war der „dickste Brocken" des „Lehrbuches für Heilpraktiker". Aber vermutlich fanden Sie das Thema sogar faszinierend, sodass Sie sich gerne durch dieses Kapitel gearbeitet haben. Prüfen Sie, ob Sie sich das erworbene Wissen auch wirklich zur Prüfungsreife aneignen konnten. Beantworten Sie alle Fragen des Buchs „Prüfungstraining für Heilpraktiker" (➤ Kap. 18) sorgfältig. Wenn Sie mindestens 75 % aller Fragen richtig beantworten, haben Sie den Test bestanden.

KAPITEL

19 Auge

19.1 Anatomie und Physiologie des Auges ... 602
19.1.1 Aufbau des äußeren Auges ... 602
19.1.2 Aufbau des Augapfels (Bulbus oculi) ... 603
19.1.3 Die Sehbahn ... 608
19.1.4 Die Augenmuskeln ... 608

19.2 Untersuchungsmethoden ... 608

19.3 Erkrankungen des Auges ... 609
19.3.1 Weitsichtigkeit und Kurzsichtigkeit ... 609
19.3.2 Schielen ... 610
19.3.3 Astigmatismus ... 610
19.3.4 Nystagmus ... 610
19.3.5 Farbenfehlsichtigkeit und Farbenblindheit ... 610
19.3.6 Lidrandentzündung ... 611
19.3.7 Gerstenkorn ... 611
19.3.8 Hagelkorn ... 611
19.3.9 Tränenträufeln ... 611
19.3.10 Tränensackentzündung ... 612
19.3.11 Exophthalmus ... 612
19.3.12 Enophthalmus ... 612
19.3.13 Konjunktivitis ... 612
19.3.14 Grauer Star ... 613
19.3.15 Glaukom ... 613
19.3.16 Netzhautablösung ... 614

Durch die Gesamtheit der Sinnesorgane des menschlichen Körpers erhalten Gehirn und Rückenmark Informationen, die entweder aus der Außenwelt stammen oder aus dem Körperinneren.

Exkurs: Rezeptoren

- **Exterozeptive Rezeptoren** liegen z. B. in Augen, Ohren und Haut. Über diese Rezeptoren stehen wir mit der *Außenwelt* in Kontakt, da sie durch Reize, die außerhalb unseres Körpers liegen, stimuliert werden. Die Rezeptoren des Auges reagieren auf Lichtreize, die des Ohrs auf Schallwellen und die der Haut auf Wärme, Kälte, Berührung und Schmerz.
- **Interozeptive Rezeptoren** sind Rezeptoren, die im Körperinneren liegen und Rückmeldungen über Geschehnisse *innerhalb* des Körpers liefern. Der Gleichgewichtssinn gibt uns Meldung über die Haltung und Stellung unseres Körpers im Raum, der Bewegungssinn über die Stellung einzelner Gelenke.

Schon aus dieser kurzen Übersicht sehen wir, dass es mehr als fünf Sinnesorgane gibt. Außer Sehen, Hören, Riechen, Schmecken, Tasten haben wir Sinnesorgane für Wärme-, Kälte- und Schmerzempfindung, einen Gleichgewichts- und Bewegungssinn.

Damit ein Reiz bewusst werden kann, muss ein Rezeptor so stark erregt werden, dass der *Schwellenwert überschritten* wird und so ein Nervenimpuls ausgelöst wird, der bis zur *Großhirnrinde* gelangt. Allerdings erreicht nur ein sehr kleiner Teil der aufgenommenen Reize die Großhirnrinde; der weitaus größte Teil bleibt unbewusst, da wir sonst durch Informationsüberflutung handlungsunfähig wären.

Einen wichtigen Teil der Sinneseindrücke erhalten wir über das Auge. Diese Sinnesempfindungen liefern uns Informationen über Größe, Form, Farbe, Bewegung, Oberflächenbeschaffenheit und Entfernung eines Objektes. Durch das Sehen mit *zwei* Augen erhalten wir ein *räumliches* Bild von der Außenwelt.

19.1 Anatomie und Physiologie des Auges

19.1.1 Aufbau des äußeren Auges

Die Augäpfel liegen in den Augenhöhlen *(Orbitae)*, die vom knöchernen Schädel gebildet werden, und die innen mit einem Schutzpolster aus Fettgewebe ausgekleidet sind. Bewegt werden die Augäpfel durch jeweils *sechs äußere Augenmuskeln*. Betrachten wir ein Auge von vorne, so sehen wir vor dem Augapfel das Ober- und Unterlid mit den Wimpern liegen, die dem Auge Schutz vor Licht, Schmutz und Verletzung bieten. Der von den Lidern umgrenzte Raum heißt Lidspalte. Ihre Festigkeit erhalten die Lider durch jeweils eine eingelagerte Bindegewebsplatte (Tarsus), die im Augenlid liegt. Die Lider enthalten Talgdrüsen, die den Lidrand einfetten (➤ Abb. 19.1 und ↑ *Atlas* Abb. 19.1).

Bindehaut des Auges (Konjunktiva) Die Augenbindehaut kleidet die *Lider* von *innen* her aus, bildet dann eine obere und untere *Umschlagfalte* und setzt sich auf der vorderen Fläche der Lederhaut fort, also auf dem **sichtbaren, weißen Anteil** des Auges (↑ *Atlas* Abb. 19.2). Am Limbus, das heißt am Übergang der Hornhaut (klare durchsichtige Struktur, die vor dem farbigen Anteil des Auges liegt) zur Lederhaut ist die Bindehaut festgewachsen. Die Hornhaut selbst ist also *nicht* mit Bindehaut überzogen. Wirken Schadstoffe auf die Bindehaut ein, reagiert sie mit Entzündung. Man spricht dann von Konjunktivitis (➤ Kap. 19.3.13).

> Die **Hornhaut** (Cornea) des Auges ist *nicht* mit Bindehaut überzogen.

Tränenflüssigkeit Die Tränenflüssigkeit wird von den *Tränendrüsen* gebildet, die *außen oben* in die *Augenhöhlen* eingelagert sind. Sie haben in etwa die Größe und Form einer *Mandel* und besitzen mehrere Ausführungsgänge, die im äußeren Augenwinkel in die obere Umschlagfalte einmünden.

Tränen sind eine klare, bakterizide, leicht salzig schmeckende Flüssigkeit mit nur geringem Eiweißgehalt. Sie dienen der *Ernährung, Befeuchtung* und *Reinigung* der *Hornhaut* und *verbessern* deren *optische Eigenschaften*, indem sie Unebenheiten ausgleichen und Staub ausschwemmen. Des Weiteren sind sie ein *Schmierfilm* für die *Lider* und haben eine wichtige Aufgabe als *emotionales Ausdrucksmittel*. Aufgabe des Lidschlages ist es, die Tränenflüssigkeit über dem Auge zu verteilen. Zwei kleine Mündungen im nasal gelegenen oberen und unteren Lidrand nehmen die Tränenflüssigkeit auf und leiten sie über ein oberes

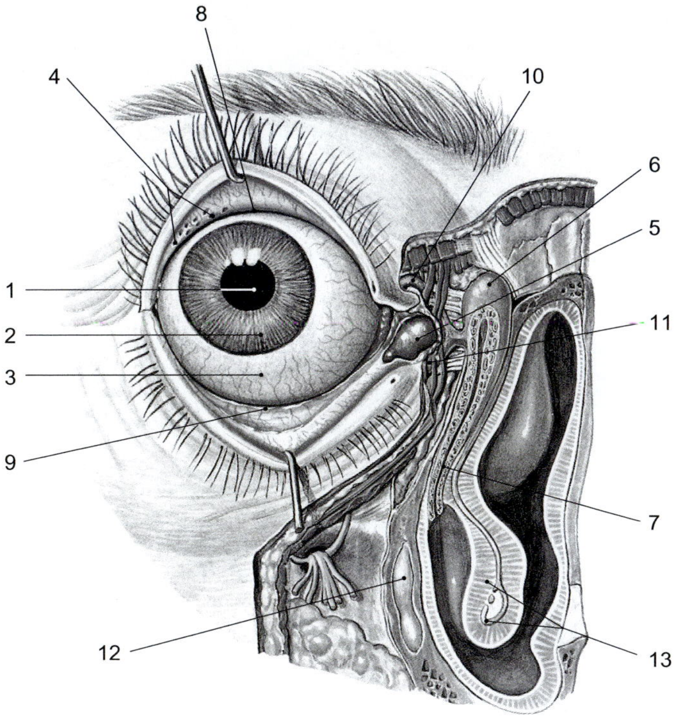

Abb. 19.1 Äußeres Auge und Tränenapparat. 1: Sehloch (Pupille), 2: Regenbogenhaut (Iris), 3: Bindehaut auf der Lederhaut des Auges, 4: Tränendrüse (Glandula lacrimalis), 5: Tränenwärzchen (Caruncula lacrimalis), 6: Tränensack (Saccus lacrimalis), 7: Tränennasengang (Ductus nasolacrimalis), 8: obere Umschlagfalte (Fornix conjunctivae superior), 9: untere Umschlagfalte (Fornix conjunctivae inferior), 10: oberes Tränenkanälchen (Canaliculus lacrimalis superior), 11: unteres Tränenkanälchen (Canaliculus lacrimalis inferior), 12: Kieferhöhle: Sinus maxillaris, 13: untere Nasenmuschel (Concha nasalis inferior). [S700]

und ein unteres Tränenkanälchen zum Tränensack, von dem aus sie über den Tränennasengang in die Nasenhöhle geleitet wird (➤ Abb. 19.1 und ↑ *Atlas* Abb. 19.3, 19.4).

19.1.2 Aufbau des Augapfels (Bulbus oculi)

Zum Augapfel gehören *Glaskörper*, *Linse* und die umgebenden *Augenhäute* (➤ Abb. 19.2 und ↑ *Atlas* Abb. 19.6).

Glaskörper

Der *durchsichtige, gallertartige* Glaskörper (Corpus vitreum) bildet das Innere des Augapfels, das sich von der Linse bis zur Netzhaut erstreckt. Er besteht zu 98 % aus *Wasser*, in das ein Fibrillengerüst eingelagert ist. An der Oberfläche verdichtet sich das Fibrillennetz zu einer Membran. Da der Inhalt des Glaskörpers nur gering kompressibel ist, einem Innendruck unterliegt und von verschiedenen Häuten umgeben ist, besitzt der Augapfel eine gewisse Festigkeit. Außerdem wird durch den Quelldruck (Innendruck) des Glaskörpers und durch das Kammerwasser der notwendige enge Kontakt zwischen Netzhaut und den sich anschließenden Augenhäuten hergestellt.

Linse

Die Linse (Lens) ist ein durchsichtiger, bikonvexer (beidseits nach außen gewölbter) Körper, der *zwischen Glaskörper* und *Iris* liegt (↑ *Atlas* Abb. 19.11).

Er ist durch einen *Aufhängeapparat* mit dem *Ziliarkörper* (s. u.) verbunden.

Die in der Linse liegenden kernlosen, zentralen Fasern bilden den Linsenkern, der in einer festen elastischen Kapsel liegt. Durch das mechanisch-elastische System Ziliarmuskel-Linsenaufhängung-Linse ist die *Anpassung* (Akkommodation) an die jeweilige Sehentfernung möglich.

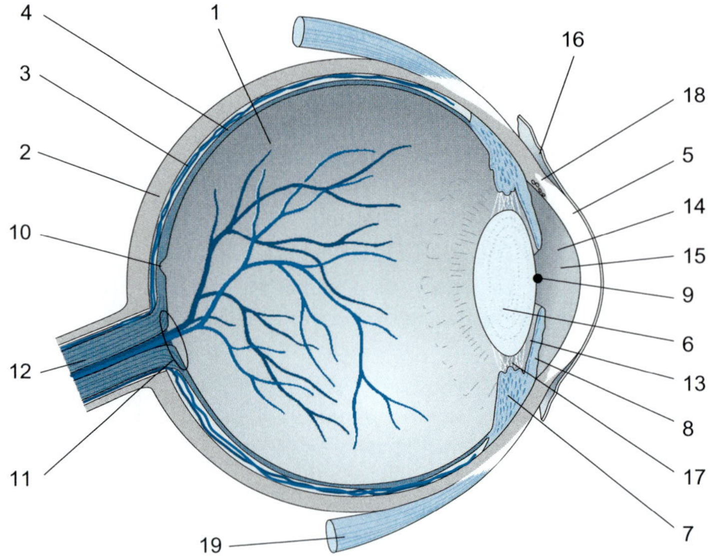

Abb. 19.2 Querschnitt durch das Auge. 1: Glaskörper (Corpus vitreum), 2: Lederhaut (Sclera), 3: Aderhaut (Choroidea), 4: Netzhaut (Retina), 5: Hornhaut (Cornea), 6: Linse (Lens), 7: Strahlenkörper (Ziliarkörper), 8: Regenbogenhaut (Iris), 9: Sehloch (Pupille), 10: gelber Fleck (Stelle des schärfsten Sehens), 11: blinder Fleck, 12: Sehnerv (N. opticus), 13: hintere Augenkammer, 14: vordere Augenkammer, 15: mit Kammerwasser angefüllte Räume, 16: Augenbindehaut (Conjunctiva), 17: Strahlenbändchen (Zonula ciliaris), 18: Schlemm-Kanal, 19: äußerer Augenmuskel. [L190]

Augenhäute

Dem Glaskörper liegen *drei* Häute an, und zwar eine *äußere*, eine *mittlere* und eine *innere Augenhaut* (➤ Abb. 19.2 und ↑ *Atlas* Abb. 19.6).

19

Augenhäute

- **Äußere Augenhaut:** Lederhaut (Sclera) und Hornhaut (Cornea)
- **Mittlere Augenhaut:** Aderhaut (Choroidea), Ziliarkörper und Iris
- **Innere Augenhaut:** Netzhaut (Retina)

Äußere Augenhaut (Tunica externa) An der äußeren Augenhaut kann man wiederum Lederhaut (Sclera) und Hornhaut (Cornea) unterscheiden.

- **Lederhaut** (Sclera). Die Lederhaut ist die äußere, weiße, aus *straffem Bindegewebe* bestehende *Schutzschicht,* die den Augapfel vor mechanischer Beschädigung schützt. Entwicklungsgeschichtlich betrachtet handelt es sich bei der Lederhaut um eine Ausstülpung der harten Hirnhaut, ein Vorgang, der während der Embryonalentwicklung abgelaufen ist. Die Lederhaut setzt sich über den Sehnerv als harte Hirnhaut (Durascheide) fort. Ihre weiße Farbe erhält die Lederhaut durch eine dichte Lage zugfester Fasern. Bei Säuglingen schimmert, wegen der geringeren Dicke der Sclera, die Pigmentschicht der Aderhaut bläulich durch. Findet man beim Erwachsenen „blaue Skleren", so können evtl. noch andere Entwicklungsstörungen vorliegen, z. B. ein Marfan-Syndrom („Spinnengliedrigkeit" mit langen, schmalen Extremitäten, Großwuchs, Thoraxdeformitäten, überstreckbaren Gelenken und oft kardiovaskulären Fehlbildungen). Im vorderen Augenabschnitt geht die Lederhaut in die durchsichtige Hornhaut (Cornea) über. Im Übergangsbereich zwischen Leder- und Hornhaut liegt der Schlemm-Kanal, der dem Abfluss des Kammerwassers (s. u.) dient.
- **Hornhaut** (Cornea). Die Hornhaut ist eine klare, *durchsichtige,* stark nach vorne gewölbte Struktur, die vor dem farbigen Anteil des Auges liegt (↑ *Atlas* Abb. 19.8). Sie ist *gefäßfrei,* damit der Lichteinfall ins Auge nicht behindert wird. Die Hornhaut bewirkt eine konstante *Lichtbrechung,* die durch die Linse so weit verstärkt wird, dass ein scharfes Bild auf der Netzhaut entsteht. Dabei beträgt der Beitrag der Hornhaut *etwa 75 %.* Die Außenfläche der Hornhaut ist von

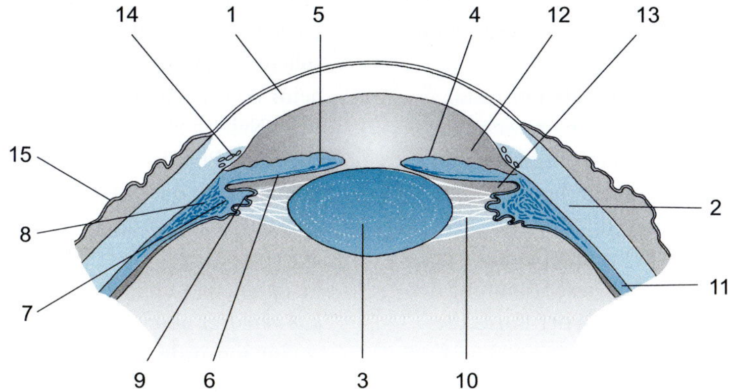

Abb. 19.3 Darstellung des vorderen Augenabschnitts. 1: Hornhaut (Cornea), 2: Lederhaut (Sclera), 3: Linse (Lens), 4: Regenbogenhaut (Iris), 5: Schließmuskel der Pupille (M. sphincter pupillae), 6: Erweiterer der Pupille (M. dilator pupillae), 7: Strahlenkörper (Ziliarkörper), 8: Strahlenkörpermuskel (Linsenmuskel, M. ciliaris), 9: Ziliardrüsen, die das Kammerwasser bilden, 10: Linsenaufhängefasern (Zona ciliaris), 11: Aderhaut (Choroidea), 12: vordere Augenkammer, 13: hintere Augenkammer, 14: Schlemm-Kanal, 15: Bindehaut (Conjunctiva). [L143]

mehrschichtigem unverhorntem Epithel bedeckt, das von der Tränenflüssigkeit ernährt wird; die Hinterfläche besteht aus einschichtigem Endothel, das vom Kammerwasser (s. u.) versorgt wird (↑ *Atlas* Abb. 19.9). Trocknet die Hornhaut aus, z. B. bei einem fehlenden Lidschlag aufgrund einer Lähmung des Gesichtsnervs (Fazialislähmung), so wird sie trüb, und es kann zu Seheinschränkungen bis hin zum Erblinden kommen. Werden in die Hornhaut am Limbus ringförmig Fette eingelagert, so kommt es zum Kornealring (Arcus lipoides, ➤ Kap. 10.10.1). Eine inhomogene Krümmung der Hornhaut führt zum Astigmatismus (➤ Kap. 19.3.3).

Mittlere Augenhaut (Uvea) An der mittleren Augenhaut kann man drei Abschnitte unterscheiden: die *Aderhaut* (Choroidea), den *Ziliarkörper* (Strahlenkörper) und die *Iris* (Regenbogenhaut). Bitte beachten Sie hierzu die ➤ Abb. 19.3 und ↑ *Atlas* Abb. 19.7.

- **Aderhaut** (Choroidea). Die Aderhaut liegt der Lederhaut nach innen hin an. Sie ist pigmentiert und reich an Gefäßen, da von hier aus die *Versorgung* des Augapfels erfolgt. Entwicklungsgeschichtlich betrachtet, handelt es sich bei der Aderhaut um eine Ausstülpung der weichen Hirnhaut (Pia mater, „Hirnhäute" im ➤ Kap. 18.2.6). Die eingelagerten Pigmentzellen geben ihr ein dunkles Aussehen, wodurch das Auge zu einer Art *Dunkelkammer* wird. Dadurch wird verhindert, dass das Sehen durch reflektierende Lichtstrahlen beeinträchtigt wird.
- **Ziliarkörper** (Strahlenkörper). Im vorderen Teil geht die Aderhaut in den Ziliarkörper über, in dem der *Ziliarmuskel* und die *Ziliardrüse* liegen. Der Ziliarkörper ist reich an Blutgefäßen und wird von einem zweischichtigen Epithel (Pars ciliaris retinae) überzogen. Dieses Ziliarepithel produziert das Kammerwasser. Der Ziliarmuskel ist durch Aufhängefasern (Strahlenbändchen, Zonulafasern, Zonula ciliaris) mit der Linse verbunden. Durch Zusammenziehen und Erschlaffen reguliert das System Ziliarmuskel-Linsenaufhängung-Linse die Linsenkrümmung und ermöglicht so eine Anpassung (Akkommodation) an das betrachtete Bild. Er wird vom III. Hirnnerv innerviert.
  - **Nahanpassung** (Nahakkommodation). Von Nahanpassung spricht man bei Gegenständen, deren Entfernung vom Betrachter weniger als 5 m beträgt. Zur Nahanpassung zieht sich der ringförmige Ziliarmuskel zusammen, was zur Entspannung der Aufhän-

19

gefasern führt. Durch ihre Elastizität nimmt die Linse eine kugelige Form an und erhöht damit ihre Brechkraft.

- **Fernanpassung** (Akkommodationsruhe). Von Fernanpassung spricht man, wenn die Entfernung des betrachteten Gegenstandes mehr als 5 m vom Betrachter beträgt. Zur Fernakkommodation ist der Ziliarmuskel entspannt, wodurch es zur Anspannung der Aufhängefasern kommt. Diese Spannung der Fasern führt zur Abflachung der Linse, die sonst aufgrund ihrer Elastizität eine kugelige Form annimmt.
- **Kammerwasser.** Das von der Ziliardrüse hergestellte Kammerwasser dient der *Formerhaltung* des Augapfels und der *Ernährung* von *Linse* und *Hornhaut.* Es strömt aus der hinteren Augenkammer zwischen Linse und Iris in die vordere Kammer. Hier tritt es in den *Schlemm-Kanal* über, von dem aus es ins Venenblut gelangt. Pro Minute werden in einem Auge ca. 2 mm^3 Kammerwasser gebildet und abgeleitet. Kommt es durch einen erhöhten Abflusswiderstand zur Druckerhöhung, entwickelt sich ein Glaukom (Grüner Star, ➤ Kap. 19.3.15), was zur Erblindung führen kann. Kommt es im Bereich der Iris oder des Ziliarkörpers zu entzündlichen Veränderungen, kann die Kammerflüssigkeit getrübt werden.

19

Funktion des Kammerwassers

- **Formerhaltung** des Augapfels
- **Ernährung von** Linse und Hornhaut

- **Iris** (Regenbogenhaut). Der vorderste Anteil der Aderhaut bildet die Iris, also den farbigen Teil des sichtbaren Auges. Sie besteht aus zwei Muskeln (s. u., *Ring- und Radiärmuskel*) und Bindegewebe. Bei letzterem handelt es sich um das pigmentierte Stroma, das der Iris die Färbung gibt. Damit hängt die *Augenfarbe* vom *Melaningehalt* des Irisstromas ab. Bei einer blauen Iris sind wenig, bei einer braunen Iris viele Pigmente eingelagert.
  Die Iris ist mit der Blende eines Fotoapparates vergleichbar: Durch das Loch (Pupille) in ihrer Mitte kann sie die *Menge* der *einfallenden Lichtstrahlen regeln,* die auf die Netzhaut treffen sollen. So erweitert sich in der Dämmerung und beim Weitsehen die Pupille, bei hellem Licht und beim Nahsehen verengt sie sich.
  Um diese Pupillenveränderungen vornehmen zu können, sind die Muskelfasern der Iris zirkulär und radiär angeordnet (↑ *Atlas* Abb. 19.10). Der *zirkuläre Ringmuskel* (Schließmuskel der Pupille, M. sphincter pupillae) wird vom *Parasympathikus* versorgt und verengt die Pupille (Miosis). Die *radiär* angeordneten *Muskelfasern* (M. dilator pupillae) werden vom *Sympathikus* innerviert und erweitern die Pupille (Mydriasis).

Innere Augenhaut (Netzhaut, Retina) Die Augenhaut, die zwischen Glaskörper und Aderhaut liegt, ist die Netzhaut (Retina), die die *lichtempfindlichen Zellen,* die Stäbchen und Zapfen, enthält. Die durch die Pupille einfallenden Lichtstrahlen werden durch Hornhaut und Linse gebrochen und projizieren auf die Netzhaut ein umgedrehtes und seitenverkehrtes Bild. Trotzdem entspricht unsere Empfindung der Lage der Dinge in unserer Umwelt, da das Bild im Sehzentrum des Hirns nochmals umgedreht wird.

Die Netzhaut enthält außer *Sinneszellen* noch *Sehnerven-* und *Schaltzellen* und eine *Pigmentepithelschicht* (➤ Abb. 19.4 und ↑ *Atlas* Abb. 19.12). Letztere hat die Aufgabe, zusammen mit der Aderhaut, Lichtreflexionen zu verhindern.

Die Netzhaut wird über die zentrale Netzhautarterie (A. centralis retinae) ernährt, einem Ast der Halsschlagader (A. carotis interna). Sie tritt zusammen mit dem Sehnerv am blinden Fleck (s. u.) in das Auge ein. Der Abfluss erfolgt über die zentrale Netzhautvene (V. centralis retinae). Bei einer Augenspiegelung (Ophthalmoskopie, ➤ Kap. 19.2) können diese Gefäße betrachtet werden.

Sinneszellen Bei den Sinneszellen der Netzhaut, die die einfallenden Lichtquanten in Nervenimpulse umsetzen, unterscheiden wir Stäbchen und Zapfen. Über Fortsätze (Axone) stehen sie mit den Schalt- und über diese mit den Sehnervenzellen in Verbindung.

- **Stäbchen.** Die 80–120 Millionen Stäbchen sind mit Ausnahme des „gelben Fleckes“, der Stelle

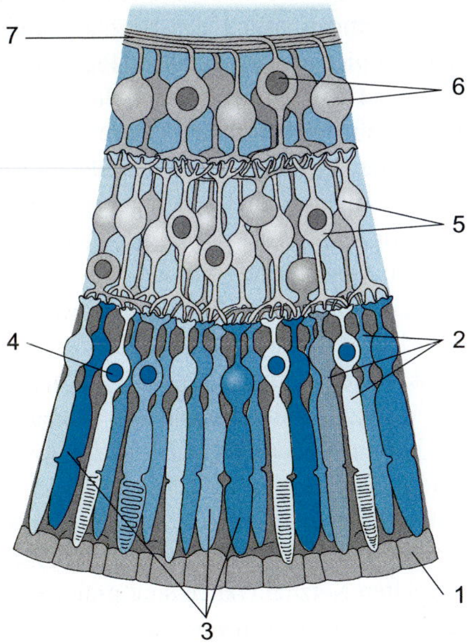

Abb. 19.4 Schematischer Aufbau der Netzhaut.
1: Pigmentepithel, 2: Stäbchenzelle, 3: Zapfenzelle, 4: Schaltzelle (Lichtsinneszelle, Photorezeptor), 5: Bipolarzelle, 6: retinale Ganglienzelle, 7: Grenzmembran zwischen Glaskörper und Netzhaut. [L190]

des schärfsten Sehens, etwa gleichmäßig über die Netzhaut verteilt. Sie ermöglichen das *Hell-Dunkel-Sehen* in der Dämmerung. Die Außenglieder der Stäbchen enthalten Rhodopsin, das Sehpurpur, eine lichtempfindliche, chemische Substanz. Für den Aufbau von Rhodopsin wird Vitamin A benötigt. Deshalb führt Vitamin-A-Mangel zur Nachtblindheit. Wirkt nun Licht auf Rhodopsin ein, wird eine chemische Kettenreaktion ausgelöst, an deren Ende die Umsetzung der chemischen Reaktion in einen nervalen Impuls steht.

- **Zapfen.** Drei bis sechs Millionen Zapfenzellen ermöglichen das *Farbensehen.* Besonders dicht sind sie auf dem gelben Fleck (s. u.) angeordnet. Auch in den Zapfen kommt eine lichtempfindliche, chemische Substanz vor. Es gibt drei Zapfenarten, die unterschiedliche chemische Substanzen enthalten, die jeweils auf Licht von einer bestimmten Wellenlänge reagieren. So ist eine Zapfenart besonders empfänglich für rotes, eine für blaues und eine für grünes Licht. Diese drei Zapfenarten sind die Grundlage des Farbensehens nach der Dreifarbenlehre. Die Farbe eines Gegenstandes hängt davon ab, welche Wellenlänge aus dem Farbspektrum er zurückwirft. Ein weißer Gegenstand reflektiert im optischen (sichtbaren) Bereich alle Strahlen, wogegen ein schwarzer alle Strahlen absorbiert.

Sehzellen

- **Stäbchen:** ermöglichen in der Dämmerung das Hell-Dunkel-Sehen.
- **Zapfen:** ermöglichen das Farbensehen

Gelber Fleck (Macula lutea) Wie schon erwähnt, ist der gelbe Fleck die *Stelle* des *schärfsten Sehens.* Er liegt in der Sehachse (↑ *Atlas* Abb. 19.6 Nr. 13 und 17) und enthält *nur Zapfen.* In der Dämmerung kann nicht scharf gesehen werden, weil die Zapfen eine bestimmte Lichtmenge benötigen, um angeregt zu werden. Die in der Dämmerung noch vorhandene Lichtmenge reicht nur noch aus, um die Stäbchen zu erregen. Deshalb ist in der Dämmerung zwar Hell-Dunkel-Sehen möglich, aber kein Farbensehen (↑ *Atlas* Abb. 19.13).

Blinder Fleck (Papilla nervi optici) An der Stelle, an der der *Sehnerv* (N. opticus) aus dem Augapfel *austritt,* liegt der blinde Fleck. Hier befinden sich *keine* Sinneszellen, sodass hier auch kein Sehen stattfinden kann (↑ *Atlas* Abb. 19.14). Normalerweise stört uns der blinde Fleck nicht, da wir mit beiden Augen sehen und das Gehirn den fehlenden Teil ergänzt.

Den blinden Fleck kann man an sich selbst leicht feststellen: Betrachten Sie unten (➤ Abb. 19.5) das Kreuz mit dem rechten Auge (das linke verschließen). Führen Sie das Buch langsam an das Auge heran, bis der Punkt verschwindet. Dabei aber immer nur das Kreuz fixieren!

Abb. 19.5 Blinder Fleck [L252]

19.1.3 Die Sehbahn

Wir haben gesehen, dass Stäbchen und Zapfen bei Lichtreizung Impulse an die anliegenden Schalt- und Sehnervenzellen weitergeben. Die Axone dieser Sehnervenzellen ziehen durch die Netzhaut zum *„blinden Fleck"* und bilden hier den *Sehnerv* (N. opticus, II. Hirnnerv), über den alle visuellen Informationen von der Netzhaut ins Zentralnervensystem gelangen (↑ *Atlas* Abb. 19.15). Dazu verlaufen die beiden Sehnerven zur *Sehnervenkreuzung* (Chiasma opticum) unterhalb des Zwischenhirns, bei der die den nasalen Netzhauthälften stammenden Fasern *gekreuzt* werden. Danach ziehen sie als Sehbahnen (Tractus opticus) in das Sehzentrum des Großhirns, das im Hinterhauptlappen liegt.

19.1.4 Die Augenmuskeln

Sechs äußere Augenmuskeln bewegen jeweils einen Augapfel (↑ *Atlas* Abb. 19.17). Es handelt sich dabei um den:

- Oberen geraden Augenmuskel (M. rectus superior)
- Unteren geraden Augenmuskel (M. rectus inferior)
- Inneren geraden Augenmuskel (M. rectus medialis)
- Äußeren geraden Augenmuskel (M. rectus lateralis)
- Oberen schrägen Augenmuskel (M. obliquus superior)
- Unteren schrägen Augenmuskel (M. obliquus inferior)

Diese quergestreiften Augenmuskeln werden vom *III., IV. und VI. Hirnnerv* innerviert. Kommt es zu Störungen dieser Nerven, kann das betreffende Auge nicht mehr in alle Stellungen ausgerichtet werden. Es kommt zum *Schielen.*

19.2 Untersuchungsmethoden

Augenhintergrundspiegelung (Ophthalmoskopie)
Bei der Ophthalmoskopie betrachtet man den Augenhintergrund mit einem Augenspiegel (Ophthalmoskop,↑ *Atlas* Abb. 19.19). Der eingebrachte Lichtstrahl durchdringt Hornhaut, Linse, Glaskörper und den durchsichtigen Anteil der Netzhaut und trifft dann auf die pigmentierten Zellen (Pigmentepithel) der Netzhaut. Diese Pigmentepithelzellen bestimmen zusammen mit der Aderhaut (Choroidea) die rote Grundfarbe des Augenhintergrundes, die im Farbton durch den individuellen Pigmentgehalt schwanken kann (↑ *Atlas* Abb. 19.20).

Mit dem Augenspiegel können bei *bestimmten Augenleiden* typische Veränderungen wahrgenommen werden. Aber auch Allgemeinerkrankungen (Arteriosklerose, Diabetes mellitus, Toxoplasmose, Syphilis) rufen Veränderungen des Augenhintergrundes hervor. Bei *erhöhtem Hirndruck* kommt es zu *Stauungspapillen,* das heißt, bei der Augenhintergrundspiegelung erscheint die Sehnervenaustrittsstelle vorgewölbt, verbreitert und unscharf. Die stark geschlängelten Netzhautvenen sind prall gefüllt; die Netzhautarterien dagegen verengt.

> Das **Ophthalmoskop** dient der Betrachtung des *Augenhintergrundes.*

Augentonometrie Mit dem Augentonometer (Ophthalmotonometer) kann man den *Innendruck* des Augapfels messen. Es handelt sich um ein wichtiges Gerät, um *Glaukomerkrankungen* zu erkennen und zu überwachen.

Prüfung der Sehschärfe (Visusprüfung) Unter Sehschärfe versteht man die Fähigkeit der Netzhaut, zwei Punkte eben noch als getrennt zu erkennen. Zur Messung der Sehschärfe dienen Sehprobentafeln oder Sehzeichenprojektoren.

Perimetrie (Prüfung des Gesichtsfelds). Gesichtsfeldausfälle (Skotome) können sowohl im zentralen Sehbereich beginnen, als auch am Rand des Gesichtsfeldes. Zur Prüfung gehen Sie folgendermaßen vor: Setzen Sie sich Ihrem Patienten im Abstand von 0,5 m gegenüber, sodass Sie sich mit ihm auf gleicher Augenhöhe befinden. Bitten Sie nun den Patienten ein Auge mit seiner Hand abzudecken, ohne dabei auf den Augapfel zu drücken. Nun schließen Sie ihr eigenes Auge, auf der entsprechenden Seite, sodass Ihr Gesichtsfeld mit dem des Patienten in etwa übereinstimmt. Führen

Sie nun einen Kugelschreiber oder etwas Ähnliches von der Seite her, aus verschiedenen Richtungen, in das Gesichtsfeld ein. Dabei sollte sich der Gegenstand im gleichen Abstand zwischen Ihnen und dem Patienten befinden. Ein gesunder Mensch kann, wenn er geradeaus schaut, ein sich bewegendes Objekt meist schon bei einem Winkel von 90° wahrnehmen. Halten sie das Testobjekt deshalb etwas hinter dem Patienten, bevor Sie es in das Gesichtsfeld einführen. Bewegen Sie den Gegenstand dabei langsam, um den Patienten Zeit zu geben ihn wahrzunehmen. Wenn der Patient meldet, dass der Gegenstand in seinem Gesichtsfeld auftaucht, vergleichen Sie dies mit Ihrer eigenen Wahrnehmung. Führen Sie dann die gleiche Untersuchung mit dem zweiten Auge durch.

Zur genauen Untersuchung muss allerdings der Patient zum Augenarzt geschickt werden, damit eine sorgfältige (apparative) Abklärung erfolgen kann.

Zur *Einschränkung des Gesichtsfeldes* kommt es typischerweise infolge eines *Glaukoms*, durch *Netzhautablösung* oder infolge von *Hirntumoren*. So treten z. B. bei Tumoren, die sich im Bereich der Sehnervenkreuzung befinden, die Gesichtsfeldausfälle schläfenseitig auf. Diese Halbseitenblindheit bezeichnet man auch als „Scheuklappenblindheit" (Hemianopsie).

19.3 Erkrankungen des Auges

Unter Augenerkrankungen fasst man eine Vielzahl von Störungen im Sehbereich zusammen: Kurz- oder Weitsichtigkeit, Brechungsfehler, Erkrankungen der Augenlider, des Tränenapparates, des Augapfels und der Augenhöhle. Augenerkrankungen können sich primär am Auge entwickeln oder sekundär als Symptom einer Allgemeinerkrankung (z. B. Diabetes mellitus). Die Behandlung von Augenkrankheiten gehört grundsätzlich in die Hand des Augenarztes; der Heilpraktiker kann aber bei vielen Erkrankungen begleitend behandeln, z. B. bei Kurz- und Weitsichtigkeit durch bestimmte Augenübungen, durch (Mit-)Behandlung einer zugrunde liegenden Krankheit oder durch Stärkung der Abwehrkräfte.

19.3.1 Weitsichtigkeit und Kurzsichtigkeit

Weitsichtigkeit (Hyperopie) Bei Weitsichtigkeit können *weit entfernte Gegenstände scharf gesehen* werden, nahe dagegen nur unscharf. Die Ursache ist, dass beim Weitsichtigen der *Brennpunkt hinter* der Netzhaut liegt, was durch einen zu kurzen Augapfel und / oder eine zu *schwache Linsenkrümmung* bedingt ist. Eine Weitsichtigkeit wird durch das Tragen einer *Sammellinse* mit *konvexen* Gläsern ausgeglichen (↑ *Atlas* Abb. 19.23).

Altersweitsichtigkeit (Presbyopie) Beim Kind zeigt die Linse eine ausgesprochen gute Elastizität, d. h., die entspannte Linse nimmt eine kugelige Gestalt an. Mit zunehmendem Alter nimmt jedoch diese Elastizität der Linse ab. Dies führt meist ab dem *45. Lebensjahr* zu einer beginnenden *Altersweitsichtigkeit*. Um das 60. Lebensjahr herum erlischt die Elastizität der Linse meist völlig, und die Linse kann nicht mehr abkugeln. Wenn um das 45. Lebensjahr die Fähigkeit nahe gelegene Objekte scharf zu sehen abnimmt, bedeutet das, dass sich die kürzeste Entfernung, bis zu der scharf gesehen werden kann, vergrößert. Das führt dazu, dass ältere Menschen die Zeitung oder ein Buch nur noch mit ausgestreckten Armen lesen können, was zu der typischen witzigen Bemerkung veranlasst: „Meine Augen sind in Ordnung, nur meine Arme sind zu kurz!". Zu bedenken ist allerdings, dass sich mit zunehmender Entfernung die Schrift verkleinert, wodurch ein normaler Druck bald unleserlich wird. Lag vor Eintreten der Altersweitsichtigkeit bereits eine Kurzsichtigkeit vor, so kommt nun zu der Kurzsichtigkeit noch eine Weitsichtigkeit hinzu. Das bedeutet, dass sich der Bereich in dem scharf gesehen werden kann, noch mehr einengt.

Kurzsichtigkeit (Myopie) Im Gegensatz zur Weitsichtigkeit, bei der der Brennpunkt kurz hinter der Netzhaut liegt, ist dieser bei der Kurzsichtigkeit in den Glaskörper *vorverlagert* (➤ Tab. 19.1). Bei der Kurzsichtigkeit ist der *Augapfel zu lang* und / oder die *Linse zu stark gekrümmt*, weshalb weiter entfernte Gegenstände nicht mehr genau auf die Netzhaut projiziert werden können. So leben Kurzsichtige in einer „kleinen Welt". Weiter entfernte Gegenstände werden nur noch unscharf oder verschwommen

Tab. 19.1 Charakteristika der Weit- und Kurzsichtigkeit

	Weitsichtigkeit	Kurzsichtigkeit
Brennpunkt	Hinter der Netzhaut	Vor der Netzhaut
Linsenkrümmung	Zu schwach	Zu stark
Augapfel	Zu kurz	Zu lang
Ausgleich	Sammellinse (konvexe Gläser)	Zerstreuungslinse (konkave Gläser)

wahrgenommen. Dieser Sehfehler wird durch das Tragen einer Brille mit konkaven Gläsern (Zerstreuungslinse) korrigiert.

19.3.2 Schielen

Beim Schielen (Strabismus) weichen die beim Blick in die Ferne normalerweise parallel gestellten Augenachsen von der Parallele ab (↑ *Atlas* Abb. 19.24).

Ursachen Strabismus tritt meist in den ersten Lebensjahren auf, und zwar als Folge einer *Schwäche* der *äußeren Augenmuskulatur*. Dabei kann eine erbliche Disposition eine Rolle spielen. Kommt es im späteren Lebensalter zum Schielen, so kann eine schwere Erkrankung wie Multiple Sklerose, Diabetes mellitus oder Hirntumor vorliegen.

Formen des Schielens Man unterscheidet einseitiges und beidseitiges Schielen.

- **Einseitiges Schielen.** Nur ein (meist schwachsichtiges) Auge verharrt in Schielstellung. Hier besteht die Gefahr, dass die Schwachsichtigkeit des schielenden Auges immer stärker wird. Deshalb muss das kindliche Schielen rechtzeitig augenärztlich behandelt werden. Dabei wird zunächst das führende Auge durch einen Verband verschlossen, damit das Kind mit dem schwachen Auge sehen muss. Damit nun nicht durch ein ständiges Abdecken das bisher gute Auge geschwächt wird, wird abwechselnd abgedeckt, bis auf beiden Augen eine gleiche Sehschärfe erreicht ist.
- **Beidseitiges** (alternierendes) **Schielen.** Beim alternierenden Schielen können beide Augen abwechselnd fixieren.

Folge des Schielens sind *Doppelbilder* bzw. eine *Störung der räumlichen Wahrnehmung*. Liegt keine sehr schwere Störung vor, so kann im ausgeruhten Zustand durch Willenskraft und Anstrengung eine Deckung der Netzhautbilder erreicht werden. Außerdem versucht der Schielende durch Schiefhaltung des Kopfes eine Korrektur herbeizuführen. Auf diese Art kann es gelingen, dass der beobachtete Gegenstand auch im muskelschwachen Auge in die Stelle des schärfsten Sehens projiziert wird.

19.3.3 Astigmatismus

Beim Astigmatismus (Hornhautverkrümmung, Stabsichtigkeit) ist die *Hornhaut* (Cornea) *ungleichmäßig gekrümmt*, wodurch die Abbildung eines Punktes strichförmig verzerrt wird. Dies führt zu einer *verschwommenen Sicht*. Die Störung ist meist angeboren, manchmal entwickelt sie sich auch infolge von Hornhautentzündungen oder Hornhautoperationen. Korrigiert wird dieser Sehfehler durch Zylindergläser oder Kontaktlinsen. Letztere korrigieren die Unregelmäßigkeiten der Hornhautoberfläche, indem die Tränenflüssigkeit zwischen der Vorderseite der Hornhaut und der Rückseite der Kontaktlinse einfließt. In schweren Fällen kommen eine Lasertherapie, eine Operation oder eine Hornhauttransplantation in Betracht.

19.3.4 Nystagmus

Beim Nystagmus (Augenzittern) kommt es zu unwillkürlichen, rhythmisch schnell aufeinanderfolgenden *Zuckungen* der *Augäpfel*, die waagrecht, senkrecht oder drehend sein können. Nystagmus kann bei Schwachsichtigkeit und Blindheit auftreten oder Folge einer anderen Grunderkrankung sein, wie z. B. Multipler Sklerose, Kleinhirntumor, Verletzungen des Labyrinths und bei Schädigung des VIII. Hirnnervs (N. vestibulocochlearis) durch Entzündung (Neuritis) oder Tumor.

19.3.5 Farbenfehlsichtigkeit und Farbenblindheit

Die häufigste Art der *Farbenfehlsichtigkeit* ist eine Störung der *Rot-Grün-Wahrnehmung*. Ungefähr

3 % der Männer sind von einer Rot-Grün-Blindheit befallen. Bei weiteren 5 % besteht eine Rot-Grün-Schwäche. Es handelt sich um eine *geschlechtsgebundene Erbkrankheit,* die von normalsichtigen Müttern auf einen Teil ihrer Söhne übertragen wird.

Bei *Farbenblindheit* können überhaupt keine Farben wahrgenommen werden, sondern es können nur verschiedene Helligkeitsgrade unterschieden werden. Mögliche Ursachen sind Netzhauterkrankungen, Schädigungen der Sehnervenbahnen oder Schäden der Hirnrinde.

19.3.6 Lidrandentzündung

Ist der freie Lidrand gerötet, von weißen Schüppchen bedeckt und besteht dabei Brennen und Jucken, handelt es sich um eine Entzündung der Lidränder (Blepharitis) (↑ *Atlas* Abb. 19.28). Liegt die Ursache in einer *bakteriellen* Infektion (meist Staphylokokken), so sitzen auf den geröteten, geschwollenen Lidrändern gelbliche *Eiterkrusten,* evtl. fallen die Wimpern aus. Nach Ausheilung der Erkrankung kann es durch Vernarbungen und Verziehungen zu unregelmäßig geformten Lidrändern kommen, bzw. zum *Entropium,* bei dem der Rand des Lides nach innen gerollt ist, sodass die Wimpern das Auge kratzen und reizen oder zum *Ektropium,* bei dem sich der Lidrand nach außen stülpt.

Die Behandlung muss sich an der zugrunde liegenden Ursache orientieren. In leichteren Fällen kann der Heilpraktiker behandeln. An pflanzlichen Mitteln haben sich v. a. der Augentrost (Euphrasia) und Fenchel (Foeniculum vulgare) bewährt. Kamille darf am Auge nicht eingesetzt werden, da diese häufig zu allergischen Reaktionen führt. Schwere Fälle werden vom Augenarzt mit antibiotikahaltiger Salbe therapiert.

19.3.7 Gerstenkorn

Jede Wimper besitzt ihre eigene Drüse, die ein Gleitmittel produziert. Kommt es zur bakteriell bedingten Entzündung dieser Drüse (Moll- oder Zeis-Drüse) treten *Schmerzen* auf und es bildet sich *Eiter* (↑ *Atlas* Abb. 19.25). Der Abszess *platzt* meist nach einigen Tagen spontan *auf* und der Schmerz lässt nach. Manchmal ist ein kleiner chirurgischer Schnitt notwendig, um dem Eiter einen Weg nach außen zu bahnen. Beim Gerstenkorn (Hordeolum) handelt es sich meist um eine Entzündung durch Staphylokokken, deshalb muss im Einzelfall geprüft werden, ob Antibiotikagabe erforderlich ist.

19.3.8 Hagelkorn

Meibom-Drüsen produzieren ein Gleitmittel, das die Aufgabe hat, die Lidränder einzufetten. Kommt es in einer solchen Drüse zu einem Sekretstau, so bildet sich eine *schmerzlose Zyste,* die als Hagelkorn (Chalazion) bezeichnet wird (↑ *Atlas* Abb. 19.27). Sie liegt an der *Innenseite* des *Ober-* oder *Unterlides,* das dadurch nach außen vorgewölbt wird. Die Haut über der Zyste ist frei verschieblich. Ein Hagelkorn kann erbsgroß werden. Wird das Hagelkorn sehr groß, kann es durch Druck auf die Hornhaut zu Sehverzerrungen kommen. Im Anfangsstadium kann es sich von allein zurückbilden, später muss es meist operativ entfernt werden. Gelegentlich infiziert sich ein Hagelkorn. In diesem Fall schwillt das Lid an, wird rot und schmerzt. Es kann dann leicht mit einem Gerstenkorn verwechselt werden.

- **Gerstenkorn:** schmerzhafter Abszess am Lidrand
- **Hagelkorn:** schmerzlose Zyste im Lid

19

19.3.9 Tränenträufeln

Mit Epiphora bezeichnet man sowohl den physiologischen Tränenfluss beim Weinen als auch den pathologischen Tränenfluss infolge einer Hypersekretion der Tränendrüsen.

Pathologisches Tränenträufeln kann durch einen *Fremdkörper* im Augenbindehautsack verursacht werden, z. B. durch ein kleines Insekt oder eine Wimper, aber auch durch reizende Gase, grelles Licht, Wind, Kälte oder durch seelische Erregung („stilles Weinen"). Auch der *Verschluss des Tränennasengangs,* z. B. durch einen Fremdkörper, eine Membran (oft bei Säuglingen) oder durch das Zugranulieren des Ganges infolge einer falsch zusammengesetzten Tränenflüssigkeit, können die Ursache sein. Außerdem muss eine Abflussbehinderung durch ein Abstehen des unteren Tränenpunktes in Erwägung gezogen werden.

Die Therapie muss sich an der Ursache orientieren und erfordert z. B. die Entfernung des Fremdkörpers aus dem Bindehautsack oder dem Tränennasengang.

19.3.10 Tränensackentzündung

Die Ursache der Tränensackentzündung (Dakryozystitis) ist fast immer eine *Verlegung* des *Tränenkanälchens* oder des *Tränennasengangs,* der den Tränensack mit der Nasenhöhle verbindet. Bei Neugeborenen kann sie sich aufgrund einer im Tränenkanal übriggebliebenen Membran entwickeln. Manchmal kann durch Massage des Tränensacks die Blockierung überwunden werden, in anderen Fällen muss der Kanal vor dem 3. Lebensmonat mit einer Sonde durchgängig gemacht werden.

Die Haut über dem Tränensack ist im Fall einer akuten Entzündung schmerzhaft geschwollen, gerötet, warm und druckschmerzhaft (↑ *Atlas* Abb. 19.29). Manchmal besteht Fieber. Evtl. kann der Augenarzt mittels einer Spülung die Verlegung im Tränengang beseitigen. Kommt es zu einer deutlichen Eiteransammlung, so kann der Abszess durch einen Schnitt eröffnet werden. Die Infektion erfordert evtl. die Gabe von Antibiotika.

19.3.11 Exophthalmus

Unter Exophthalmus versteht man das ein- oder beidseitige *Hervortreten* der *Augäpfel* („Glotzaugen").

Beidseitiger Exophthalmus Die Ursache liegt meist in einer *Schilddrüsenüberfunktion* durch ein Autoimmungeschehen (Morbus Basedow, ➤ Kap. 14.5.3).

Einseitiger Exophthalmus Als Ursachen kommen in Betracht: Tumoren hinter dem Auge und Entzündungen oder Gefäßschäden, wie Aneurysmen oder Thrombosen.

Tritt das Auge *sehr* weit vor, wird die Beweglichkeit des Augapfels eingeengt und es ist *kein völliger Lidschluss* mehr möglich. Seheinschränkungen drohen, wenn es in schweren Fällen zu einem sehr starken Augendruck kommt, sodass die Blutversorgung des Augennervs behindert wird oder wenn die Hornhaut durch den unvollständigen Lidschluss austrocknet.

19.3.12 Enophthalmus

Sinkt der *Augapfel* in die Augenhöhle *zurück,* spricht man vom Enophthalmus. Ursache kann eine Fraktur der knöchernen Augenhöhle sein oder ein Schwund des Augenhöhlenfettgewebes durch extreme Abmagerung. Kommt es außer dem *Enophthalmus* noch zum Herabhängen des Augenlides (*Ptosis*) und zu einer Pupillenverengung (*Miosis*), handelt es sich um einen *Horner-Symptomkomplex* (➤ Kap. 18.9.2). Die Ursache liegt in diesem Fall in einer *Lähmung* der vom *Sympathikus* innervierten Augenmuskulatur (↑ *Atlas* Abb. 19.33).

- **Exophthalmus:** Hervortreten des Augapfels
- **Enophthalmus:** Zurücksinken des Augapfels

19.3.13 Konjunktivitis

Die Bindehautentzündung (Konjunktivitis, ↑ *Atlas* Abb. 19.30) ist die *häufigste* Augenerkrankung.

Ursachen Sie kann primär auftreten oder sekundär als Begleiterkrankung anderer Infektionskrankheiten, z. B. bei Masern. Ihr Auftreten wird durch „trockene Augen" begünstigt, z. B. infolge verminderter Tränensekretion durch lange Bildschirmarbeit und herabgesetzten Lidschlag. Sie kann akut oder chronisch verlaufen, und infektiös (eher bei Kindern), nichtinfektiös oder allergisch (eher bei Erwachsenen) bedingt sein. Zu den nichtinfektiösen Entzündungen gehören die durch Fremdkörper (zur Fremdkörperentfernung ↑ *Atlas* Abb. 19.5), Wind, Staub, Dämpfe, Säuren und Laugen hervorgerufenen Reizungen der Bindehaut. Dagegen ist die allergische Form häufig eine Begleiterscheinung des Heuschnupfens.

Symptome Bei der Konjunktivitis ist die *Rötung* in den *Übergangsfalten* des Ober- und Unterlides *besonders ausgeprägt.* Es sind *einzelne, kräftig gezeichnete Gefäße sichtbar,* die sich mit der Bindehaut verschieben lassen. Der Patient klagt über *Brennen* und *Jucken,* als ob ihm Sand in die Augen gestreut sei. Es kann zu *vermehrter Sekretbildung* kommen, und zwar je nach Krankheitsursache zu einem eitrigen (Bakterien), schleimig-wässrigen (Viren) und wässrigen (chemisch-physikalischer Reizung) Sekret. Morgens sind die Lidränder durch das Sekret, das sich nachts zwischen den Lidrändern gebildet hat, verklebt. Die Sehkraft ist aber in *keinem Fall* beeinträchtigt!

Diagnostik Bei Verdacht auf infektiöse Konjunktivitis kann der Arzt einen *Abstrich* des Bindehautsekretes anfertigen, um den Erreger zu bestimmen. Dies ist vor allem bei Neugeborenen wichtig, da hier der Verdacht auf eine Gonokokkeninfektion besteht, die zum Erblinden führen kann.

Therapie Die Therapie muss sich an der Ursache und Krankheitsschwere ausrichten. Bei leichterer Bindehautentzündung hat sich in der Naturheilkunde vor allem *Augentrost* (Euphrasia) bewährt, mit dem Verkrustungen abgewaschen und feuchte Umschläge verabreicht werden können.

! Bei einer *reinen* **Bindehautentzündung** (Konjunktivitis) ist die *Sehkraft* in *keinem Fall beeinträchtigt!*

19.3.14 Grauer Star

Der Graue Star (Linsentrübung, Katarakt ↑ *Atlas* Abb. 19.31) ist eine verbreitete Augenerkrankung, bei der es zur teilweisen bis vollständigen *Trübung* der *Augenlinse* kommt. In fortgeschrittenen Fällen erscheint die *Pupille grau.* Meist sind beide Augen betroffen, jedoch im Allgemeinen ein Auge stärker als das andere.

Durch die Trübung der Linse kommt es zur Beeinträchtigung der Sehkraft. In fortgeschrittenen Fällen ist nur noch Hell-Dunkel-Sehen bzw. ein „Schattensehen" möglich. Die häufigste Form, der sog. *Altersstar,* tritt meist um das 60.–65. Lebensjahr auf. Bei *Diabetes mellitus* kann er sich durch eine Ernährungsstörung der Linse entwickeln. Weitere Ursachen sind Cushing-Syndrom, Linsenverletzungen, Strahlenschäden oder andere Augenerkrankungen. Eine *angeborene* Linsentrübung kann durch folgende Faktoren bedingt sein: eine Rötelninfektion der Mutter während der Schwangerschaft, Einnahme von Medikamenten oder ein Down-Syndrom.

Beim Grauen Star muss in schweren Fällen die trübe Linse operativ entfernt und durch ein Implantat ersetzt werden. Ist das Auge ansonsten gesund, liefert eine Star-Operation zu über 90 % gute Ergebnisse.

19.3.15 Glaukom

Unter dem Begriff Glaukom (Grüner Star) werden Augenerkrankungen zusammengefasst, die mit einer *Veränderung der Sehnervenaustrittsstelle* und meist mit einer Druckerhöhung im Auge einhergehen. Die Druckerhöhung kann mit einem Augentonometer (➤ Kap. 19.2) gemessen werden. Der erhöhte Druck kann zur *Atrophie* des *Sehnervs* führen, was Seheinschränkungen, Gesichtsfeldausfälle und Erblindung zur Folge haben kann.

Ursachen Die Ursache der Druckerhöhung liegt meist in einer *Abflussbehinderung* des Kammerwassers im Schlemm-Kanal, wobei man Weitwinkel- und Engwinkelglaukome unterscheidet. Dagegen ist ein *sekundäres* Glaukom Folge einer anderen Augenerkrankung (z. B. Linsenluxation, Gefäßerkrankungen, losgelöste Pigmente) oder Kortison-Einnahme. Die *häufigste* Verlaufsform ist das *chronische Weitwinkelglaukom,* das meist erst *nach* dem *40.* Lebensjahr auftritt.

Beim Normaldruckglaukom ist für das Absterben der Nervenfasern eine Störung der Blutversorgung verursachend. Da meist Hypotoniker betroffen sind, sind nächtliche Blutdruckabfälle, die zu einer Minderversorgung des Auges führen, die vermutete Ursache.

Formen des Glaukoms

- **Akutes Glaukom.** Das akute Glaukom beginnt mit meist *einseitigen, plötzlichen, schneidenden Augenschmerzen,* die begleitet werden von *Nebelsehen, Regenbogenfarbensehen* (Sehen farbiger Ringe um Lichtquellen), *starken* Kopfschmerzen, Trigeminusschmerzen und heftigen *Bauchschmerzen* mit Übelkeit und Erbrechen

(Vorsicht: nicht mit einem akuten Abdomen verwechseln!). Das Sehvermögen lässt nach. Das Auge verfärbt sich *dunkelrot* (↑ *Atlas* Abb. 19.32). Es stellt sich ein Hornhautödem (Epithelödem) ein. Die Pupille ist erweitert, entrundet und starr. Hauptsymptom ist der hohe Augeninnendruck, durch den sich das Auge hart anfühlt. Ein solcher akuter Anfall tritt bevorzugt im höheren Alter bei vegetativer Labilität auf. Ausgelöst werden kann er durch Überanstrengung, Angst, Schreck und Trauer. Betroffen sind häufig Patienten mit einem Kurzbau der Augen mit flacher Vorderkammer und engem Kammerwinkel. Der Anfall kann nach wenigen Stunden spontan abklingen, allerdings kann er in Abständen wiederkehren oder (unerkannt) über Tage anhalten. Es handelt sich um einen medizinischen Notfall, der sofortiger augenärztlicher Behandlung bedarf.
- **Chronisches Glaukom.** Das chronische Glaukom entwickelt sich *langsam, ohne* äußere Anzeichen, meist jenseits des 40. Lebensjahres; oft ist eine familiäre Häufung festzustellen. Nur gelegentlich wird über morgendliche Kopfschmerzen, Regenbogenfarbensehen und Spannung oder Schmerzen über den Augen geklagt. Die Druckerhöhung im Augeninneren bildet oft das einzige Symptom. Besteht sie schon längere Zeit, so kann man mit einem Augenspiegel typische *Veränderungen* am *blinden Fleck* feststellen.

Therapie Wird ein Glaukom nicht rechtzeitig behandelt, degenerieren immer größere Bereiche des Sehnervs. Es kommt zu einer *röhrenförmigen Einengung des Gesichtsfeldes.* Bevor es zur endgültigen Erblindung kommt, treten häufig Augeninnenentzündungen und Linsentrübungen auf. Die Behandlung erfolgt durch den Augenarzt; der Heilpraktiker kann begleitend behandeln.

!

Chronisches Glaukom

Die Erhöhung des Augeninnendrucks ist anfangs meist symptomlos, kann aber trotzdem den Sehnerv schädigen!

19.3.16 Netzhautablösung

Bei der Netzhautablösung (Ablatio retinae) kommt es zur Ablösung der inneren Teile der Netzhaut von ihrer Versorgungsschicht.

Ursachen Die Ursache kann eine schwere *Augenverletzung*, starke *Kurzsichtigkeit* oder altersbedingte *Netzhautdegeneration* sein. Beim Diabetiker kann es zur sekundären Netzhautablösung durch diabetisch bedingte Netzhautschäden kommen.

Verlaufsformen
- **Akute Netzhautablösung.** Es kann zu dramatischen Symptomen kommen, indem sich ein *„schwarzer Vorhang"* bildet, der ab- oder aufsteigt, von rechts nach links oder umgekehrt wandert, je nach Ort der Ablösung.
- **Chronische Netzhautablösung.** Bei einer chronischen Netzhautablösung treten schmerzlose Sehstörungen auf, wie *welliges Sehen, nachlassende Sehschärfe*, Wahrnehmung von *Blitzen, Schleier-* und *Schattensehen.* Manchmal wird *„Rußregen"* gesehen: grobe, tiefschwarze Flecken, die sich gleichmäßig nach oben oder unten bewegen.

Therapie Bei Verdacht auf chronische Netzhautablösung ist eine sofortige augenärztliche Abklärung notwendig. Bei Verdacht auf akute Netzhautablösung erfolgt sofortige Klinikeinweisung. Hier stehen verschiedene operative Möglichkeiten zur Verfügung.

Interessanterweise finden fast alle Schüler das Thema Auge „leicht" zu erlernen. Ich hoffe, Sie gehören auch dazu. Die Anatomie ist ebenso überschaubar wie die Anzahl der Erkrankungen. Somit steht Ihnen nun lediglich ein kurzer Test im Buch „Prüfungstraining für Heilpraktiker" (➤ Kap. 19) bevor, der sicherlich erfolgreich sein wird.

KAPITEL

20 Ohr

20.1 Anatomie und Physiologie ... 616
20.1.1 Äußeres Ohr ... 616
20.1.2 Mittelohr ... 617
20.1.3 Innenohr ... 619

20.2 Untersuchungsmethoden ... 623

20.3 Erkrankungen der Ohren ... 624
20.3.1 Schwerhörigkeit und Taubheit ... 624
20.3.2 Erkrankungen des äußeren Ohrs ... 626
20.3.3 Erkrankungen des Mittelohrs ... 627
20.3.4 Erkrankungen des Innenohrs ... 628
20.3.5 Tinnitus ... 628
20.3.6 Schwindel ... 628
20.3.7 Morbus Menière ... 629
20.3.8 Hörsturz ... 629
20.3.9 Otosklerose ... 630

Mit Ohr bezeichnet man den Raum, in dem sich außer dem *Hörorgan* noch die sensorischen Einrichtungen für Raumorientierung und *Gleichgewicht* befinden. *Das Gehör* ist für den Menschen ein außerordentlich wichtiger Sinn, denn er ist eine wesentliche Voraussetzung für die *Entwicklung der Sprache.* Die Sprache aber ist das wichtigste zwischenmenschliche Kommunikationsmittel, das die Möglichkeit von sozialen Kontakten schafft. Ein Ausfall des Gehörs führt oft zu schweren Verhaltensstörungen.

Das gesunde und junge Ohr kann Schall der Frequenzen von ca. 16–20.000 Hz hören. *Das Gleichgewichtsorgan* registriert die Lage und Bewegung des Kopfes im Raum.

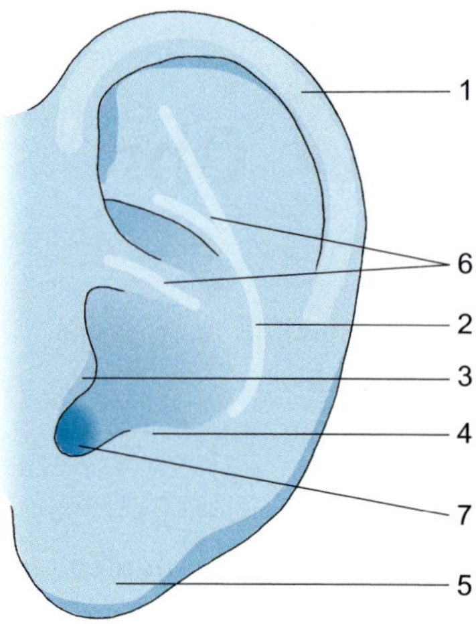

Abb. 20.1 Ohrmuschel (Auricula). 1: Ohrleiste, der äußere Rand der Ohrmuschel (Helix), 2: Gegenleiste, die zur Helix der Ohrmuschel parallel verlaufende Windung (Antihelix), 3: Tragus, der Knorpelvorsprung vor dem äußeren Gehörgang, 4: Antitragus, ein kleiner Höcker, der dem Tragus gegenüberliegt, 5: Ohrläppchen (Lobulus), 6: Anthelixwurzel (Crura anthelicis), 7: äußerer Gehörgang (Meatus acusticus externus). [L190]

20.1 Anatomie und Physiologie

Am Ohr unterscheidet man äußeres Ohr, Mittelohr und Innenohr.

20.1.1 Äußeres Ohr

Zum äußeren Ohr (Auris externa) gehören Ohrmuschel und Gehörgang.

Ohrmuschel

Die Ohrmuschel (Auricula) besteht aus elastischem Knorpel, der mit Haut überzogen ist (zur Knorpelentzündung – Perichondritis s. ↑ *Atlas* Abb. 20.18); lediglich das Ohrläppchen ist frei von Knorpel. Sie dient dem *Auffangen* der *Schallwellen* (➤ Abb. 20.1 und ↑ *Atlas* Abb. 20.1).

Wichtige Anteile der Ohrmuschel sind die Ohrleiste (Helix), die Gegenleiste (Antihelix), das Ohrläppchen und der Knorpelvorsprung vor dem äußeren Gehörgang (Tragus). Im Bereich des Tragus findet man bei 0,2–0,5 % aller Neugeborenen Fehlbildungen durch meist einseitige Hautduplikaturen (Hautfalten) z. T. mit Knorpeleinlagerungen. Solche *Fehlbildungen der Ohrmuschel* gehen oft mit Fehlbildungen der *Nieren* oder der *ableitenden Harnwege* (↑ *Atlas* Abb. 15.16) einher.

Gehörgang

Der Gehörgang (Meatus acusticus externus) besitzt einen äußeren knorpeligen und einen inneren knöchernen Anteil. Seine Aufgabe ist es, die Schallwellen zum Trommelfell weiterzuleiten. Er hat eine Länge von 2,5–3,5 cm und einen Querschnitt von 0,5–1,0 cm (↑ *Atlas* Abb. 20.2). Außerdem werden im Gehörgang durch Resonanz (ähnlich wie im Innenraum einer Flöte) Schallwellen mit Frequenzen zwischen 2.000 und 4.000 Hz verstärkt.

Der elastische Knorpel der Ohrmuschel geht kontinuierlich in den Gehörgang über. Am Übergang des knorpeligen in den knöchernen Anteil befinden sich die engste Stelle des Ganges und ein *Knick.* Möchte man das Trommelfell mit einem Ohrenspiegel (➤ Kap. 20.2) betrachten, so muss die Ohrmuschel kräftig nach *oben und hinten gezogen* werden, um diesen Knick zu überwinden.

Der Gehörgang ist in seinem ersten Teil mit staubfangenden Härchen ausgestattet, die auch das Eindringen von Insekten verhindern sollen. Weiterhin befinden sich im Gehörgang Drüsen, die das Ohrenschmalz (Cerumen, Zerumen) absondern. Es handelt sich dabei um ein hellgelb bis bräunliches

Sekret, das die Aufgabe hat, abgeschilferte Epithelzellen, Staub- und Schmutzteilchen zu binden und nach außen zu transportieren (↑ *Atlas* Abb. 20.3).

Trommelfell: Grenze zwischen äußerem Ohr und Mittelohr

Das Trommelfell (Membrana tympanica) bildet die Grenze zwischen äußerem Ohr und Mittelohr. Es handelt sich um eine nur 0,1 mm dünne Membran, die perlmuttfarben glänzt und einen Durchmesser von ca. 1 cm hat. Die Membranseite, die dem äußeren Gehörgang zugewendet ist, ist mit *Haut* überzogen; die dem Mittelohr zugekehrte Seite besteht aus *Schleimhaut.* Diese Schleimhaut kann sich entzünden (➤ Kap. 20.3.3, Mittelohrentzündung). Bei der Betrachtung mittels eines Ohrenspiegels sieht man, dass das Trommelfell durch den angewachsenen Griff des Hammers leicht trichterförmig nach innen gezogen wird. Die Mitte dieser Einziehung wird *„Trommelfellnabel"* genannt (↑ *Atlas* Abb. 20.4).

Das Trommelfell reagiert auf Schall mit Schwingungen (entsprechend Tonhöhe und Lautstärke). Da der Hammer (Gehörknöchelchen) am Trommelfell festgewachsen ist, überträgt er die Schallwellen über die restlichen Gehörknöchelchen (Amboss und Steigbügel) auf das Innenohr. Somit ist es eine wichtige Aufgabe des Trommelfells die über die Luft eintreffenden Geräusche mithilfe der Gehörknöchelchen auf das Innenohr zu übertragen.

Äußeres Ohr
- **Ohrmuschel**
- **Gehörgang**

Mittelohr
- **Paukenhöhle** (mit Gehörknöchelchen)
- **Hohlräume** des Warzenfortsatzes (Mastoid)

Innenohr (Labyrinth)
- **Schnecke** (Hörorgan)
- **Vorhof** und Bogengänge (Gleichgewichtsorgan)

20.1.2 Mittelohr

Das Mittelohr (Auris media) ist 2–5 mm breit und 7–15 mm hoch und liegt im *Felsenbein* des Schläfenbeins. Es handelt sich dabei um eine kleine, luftgefüllte Knochenhöhle, die als *Paukenhöhle* (Cavum tympani) bezeichnet wird. Hier befinden sich die *drei Gehörknöchelchen Hammer, Amboss* und *Steigbügel* (➤ Abb. 20.2 und ↑ *Atlas* Abb. 20.5). Außerdem werden zum Mittelohr die ebenfalls mit Schleimhaut überzogenen luftgefüllten *Hohlräume des Warzenfortsatzes* (Processus mastoideus) gerechnet. Es handelt sich dabei um Nebenhöhlen des Mittelohrs.

Im Mittelohr liegen die drei **Gehörknöchelchen:**
- **Hammer** (Malleus)
- **Amboss** (Incus)
- **Steigbügel** (Stapes)

Ohrtrompete

Die Ohrtrompete (Tuba auditiva, Eustachi-Röhre) schafft eine *Verbindung* zwischen *Mittelohr* und *oberem Rachenraum* (Epipharynx) und ermöglicht so einen *Druckausgleich* beidseits des Trommelfells (↑ *Atlas* Abb. 20.2 Nr. 4). Die Mündungsstelle der Ohrtrompete im Rachen ist eine Schleimhautfalte, die sich beim Schlucken und Gähnen öffnet, sodass dabei Luft in das Mittelohr je nach Druckverhältnis ein- bzw. ausströmen kann (↑ *Atlas* Abb. 20.6). Schwillt die Schleimhaut im Rachen an und kann sich diese Mündungsstelle deshalb nicht mehr öffnen, wird im Laufe der Zeit die im Mittelohr vorhandene Luft absorbiert. Durch den dadurch entstehenden Unterdruck wird das Trommelfell schmerzhaft nach innen gedrückt, sodass es zu *Ohrenschmerzen* und *Hörstörungen* kommt (➤ Kap. 20.3.3, Mittelohrentzündung). Auch Luftdruckschwankungen, aufgrund von Höhenunterschieden, können zu einem unangenehmen „Druck auf den Ohren" führen, wenn sich die Ohrtrompete nicht rechtzeitig öffnet. Je nach Druckverhältnis wird das Trommelfell unangenehm nach außen oder innen gewölbt.

Gehörknöchelchen

Die Gehörknöchelchen Hammer, Amboss und Steigbügel sind gelenkig miteinander verbunden und bilden so eine *„Kette"*. Treffen die Schallwellen

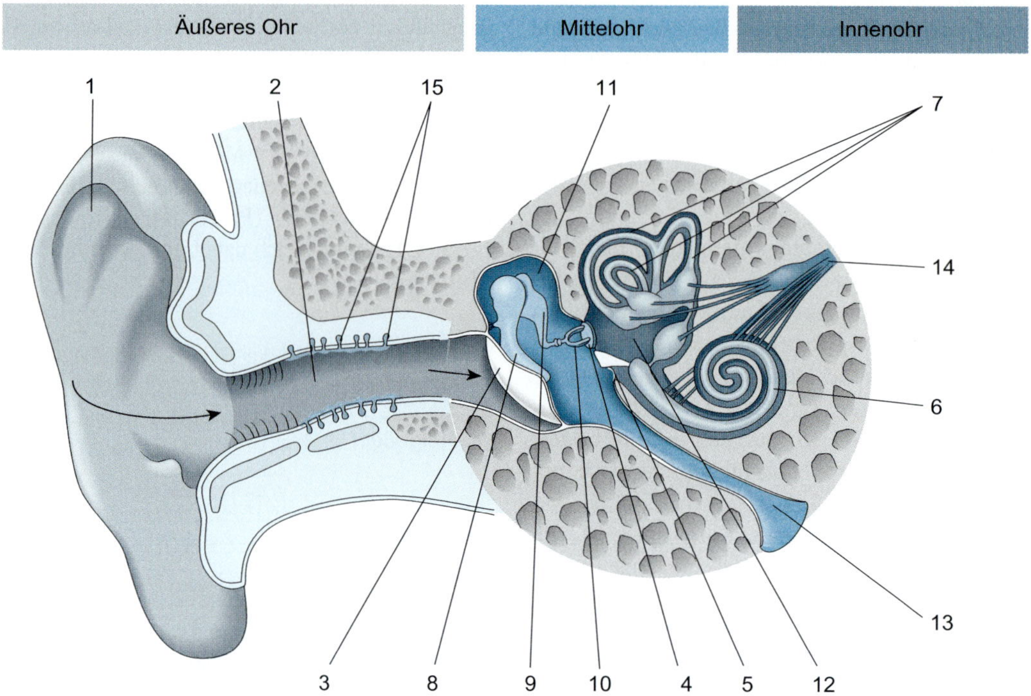

Abb. 20.2 Schematische Darstellung von äußerem, mittlerem und innerem Ohr. 1: Ohrmuschel (Auricula), 2: Gehörgang (Meatus acusticus externus), 3: Trommelfell (Membrana tympanica), 4: Ovales Fenster, 5: Rundes Fenster, 6: Hörorgan (Schnecke), 7: Bogengänge, 8: Hammer, 9: Amboss, 10: Steigbügel; 11: Paukenhöhle, 12: Vorhof, 13: Ohrtrompete (führt zum Rachen), 14: achter Hirnnerv (N. vestibulocochlearis), 15: Ohrenschmalzdrüse. Der Pfeil am Trommelfell gibt die Schwingungsrichtung des Trommelfells bei Beschallung an. [L190]

auf das Trommelfell, so schwingt der hieran festgewachsene Hammer mit, der die Schwingungen über den Amboss auf den Steigbügel überträgt. Letzterer ist mit seiner Steigbügelplatte mit dem *ovalen Fenster* verwachsen, sodass nun die Schallwellen auf das *Innenohr* übertragen werden (↑ *Atlas* Abb. 20.5).

Aufgaben des Mittelohrs

Schallleitung Die Gehörknöchelchen übertragen den Schall vom Trommelfell auf das ovale Fenster des Innenohrs.

Schallverstärkung Durch das Verhältnis der Flächen von Trommelfell und ovalem Fenster sowie die Hebelwirkung der Gehörknöchelchen wird die Schallamplitude bei der Übertragung vom Trommelfell zum Innenohr auf das 27-Fache verstärkt.

Verstärkung bestimmter Frequenzbereiche Das System Trommelfell – Gehörknöchelchen stellt ein Schwingungssystem dar, welches die Frequenz von ca. 800–1.500 Hz bevorzugt weiterleitet.

Druckausgleich Über die Ohrtrompete sorgt das Mittelohr für einen Druckausgleich beidseits des Trommelfells damit es ungehindert schwingen kann.

Schutz des Innenohrs Durch die Eigenschaften des Schwingungssystems Trommelfell – Gehörknöchelchen werden niedrige und hohe Frequenzen gedämpft und schützen so teilweise die Membranen vor zu großen Auslenkungen. Außerdem werden bei großen Lautstärken Muskeln aktiviert, die eine Reduzierung der Schallübertragung bewirken. Gegen plötzlichen Knall, z. B. bei einer Explosion und bei lang andauerndem Lärm gibt es jedoch keinen Schutz.

Mittelohr und äußeres Ohr werden auch als „schallleitender Apparat“ bezeichnet und so dem Innenohr als dem eigentlichen Hörorgan gegenübergestellt.

Verbindungen

- **Trommelfell,** Übergang vom äußeren Ohr zum Mittelohr
- **Ovales Fenster,** an dem der Steigbügel festgewachsen ist. Dient der Schallübertragung vom Mittelohr auf das Innenohr.
- **Rundes Fenster,** dient dem Druckausgleich im Innenohr. Ohne rundes Fenster könnte das ovale Fenster nicht schwingen.
- **Ohrtrompete,** Verbindung des Mittelohrs zum Rachen

20.1.3 Innenohr

Das Innenohr (Labyrinth, Auris interna) liegt im Felsenbein, einem Teil des Schläfenbeins (↑ *Atlas* Abb. 20.7). Wegen seiner komplizierten Struktur wird es auch als Labyrinth bezeichnet. Es wird nach verschiedenen Aspekten unterteilt:

- **Anatomische Unterteilung:**
  - Knöchernes Labyrinth
  - Häutiges Labyrinth
- **Funktionelle Unterteilung:**
  - Hörorgan mit Schnecke
  - Gleichgewichtsorgan mit Vorhof und drei Bogengängen

Innenohr (Labyrinth)

- **Hörorgan** (Schnecke mit Corti-Organ)
- **Gleichgewichtsorgan** (Vorhof mit großen und kleinen Vorhofsäckchen, drei Bogengänge)

Das **knöcherne Labyrinth** (➤ Abb. 20.3 und ↑ *Atlas* Abb. 20.8, 20.9) ist ein kompliziert gebautes Hohlraumsystem, an dem man Schnecke, Vorhof und Bogengänge unterscheiden kann. Das **häutige Labyrinth** liegt wie ein Ausguss innerhalb des knöchernen. Es ist mit *Endolymphe* gefüllt (↑ *Atlas* Abb. 20.10), einer kaliumreichen Flüssigkeit, die in ihrer Zusammensetzung weitgehend der Intrazellularflüssigkeit entspricht. Nach oben hin wird das häutige Labyrinth von der Reissner-Membran begrenzt, nach unten von der Basilarmembran. Dadurch entstehen zwei Spalträume (s. u.), die Vorhof- und die Paukentreppe, die die *natriumreiche, liquorähnliche Perilymphe* enthalten. Die Perilymphe nimmt ein wesentlich größeres Volumen ein

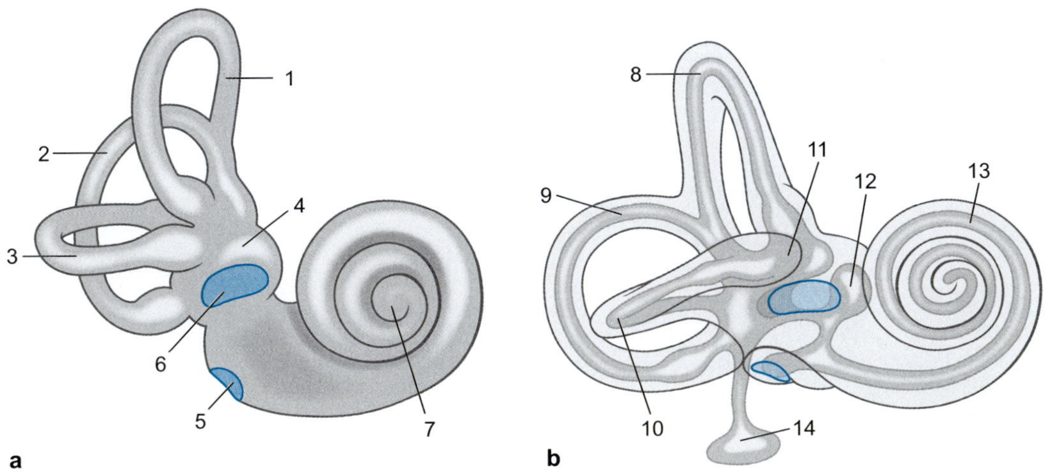

Abb. 20.3 Knöchernes und häutiges Labyrinth des rechten Ohrs in der Ansicht von vorne und etwas seitlich.
a) Knöchernes Labyrinth, b) Häutiges Labyrinth (liegt innerhalb des knöchernen Labyrinths). 1: Vorderer Bogengang (Canalis semicircularis anterior), 2: Hinterer Bogengang (Canalis semicircularis posterior), 3: Seitlicher Bogengang (Canalis semicircularis lateralis), 4: Vorhof (Vestibulum), 5: Rundes Fenster, 6: Ovales Fenster, 7: Schnecke (Cochlea), 8: Häutiger vorderer Bogengang, 9: Häutiger hinterer Bogengang, 10: Häutiger seitlicher Bogengang, 11: Großes Vorhofsäckchen (Utriculus), 12: Kleines Vorhofsäckchen (Sacculus), 13: Häutige Schnecke, 14: Endolymphsack (dient dem Druckausgleich). [L126]

als die Endolymphe. In der Schneckenspitze stehen die beiden Spalträume miteinander in Verbindung.

Innerhalb des häutigen Labyrinths befindet sich das Hör- und Gleichgewichtsorgan. Damit schwimmt es gut geschützt in der Endolymphe. Da sich zwischen dem häutigen und dem knöchernen Labyrinth noch die Perilymphe befindet, bildet diese gewissermaßen nochmals ein *Wasserbett* und schützt so das Hör- und Gleichgewichtsorgan noch zusätzlich. Damit bildet die Perilymphe für das Innenohr einen ähnlichen Schutz wie die Hirnrückenmarkflüssigkeit (Liquor) das Gehirn schützt.

Hörorgan und Hörvorgang

Corti-Organ Das *eigentliche Hörorgan* ist das Corti-Organ, das auf der Basilarmembran – innerhalb der häutigen Schnecke – sitzt. Die Schnecke hat ihren Namen von ihrer schneckenförmigen Gestalt mit ihren 2½ Windungen. Die eigentlichen Hörzellen des Corti-Organs sind Sinneshaarzellen, die mit feinen Härchen (Zilien) ausgestattet sind, die in eine darüber liegende Deckplatte (Membrana tectoria) reichen (↑ *Atlas* Abb. 20.14). Zwischen diesen Sinneshaarzellen befinden sich noch Stützzellen (➤ Abb. 20.4 und ↑ *Atlas* Abb. 20.11 und 20.12). Für die Sinneshaarzellen ist die *Abscherung* (s. u.) der adäquate (angemessene) Reiz.

Akute und chronische Lärmschäden (z. B. Knalltrauma) können zu einer Schädigung der Sinnenhaarzellen, v. a. ihrer Zilien, führen.

Hörvorgang Wie wir gesehen haben, werden die Schallwellen von der *Ohrmuschel* aufgefangen und vom äußeren Gehörgang zum *Trommelfell* weitergeleitet. Dieses wird in Schwingungen versetzt,

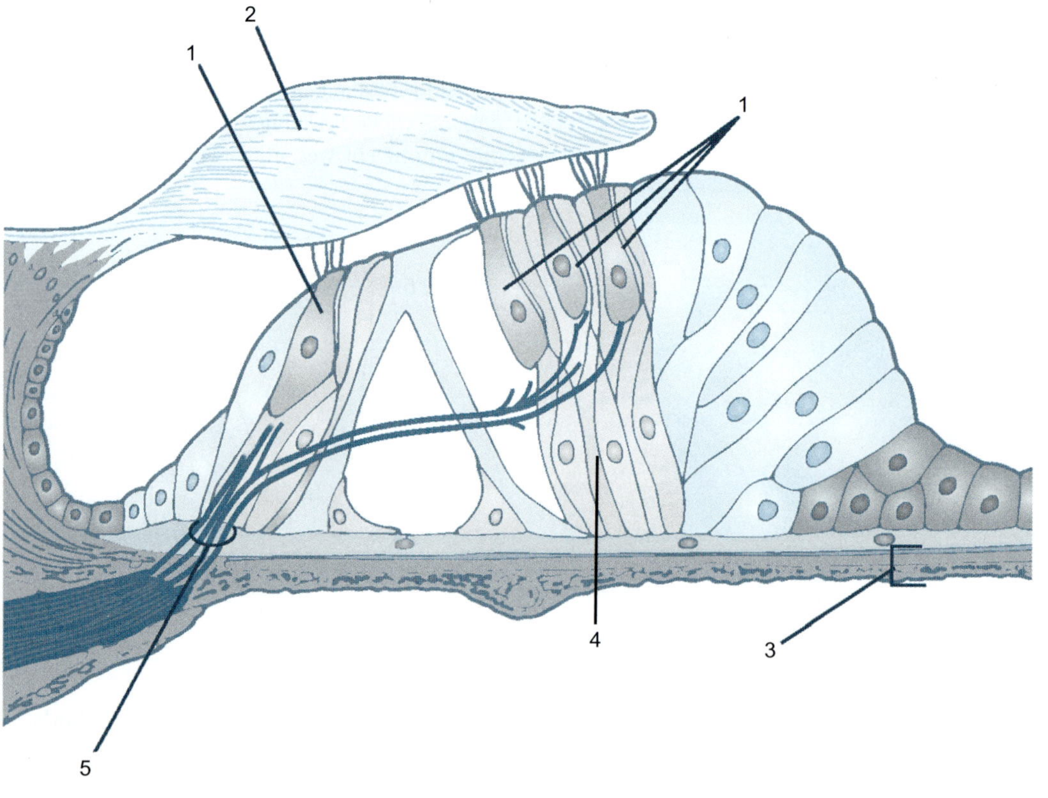

Abb. 20.4 Corti-Organ. 1: Hörzelle mit Sinneshaaren (Cellula sensoria pilosa), 2: Deckplatte (Membrana tectoria), 3: Basilarmembran (Lamina basilaris), 4: Stützzelle (Cellula phalangea), 5: Nervenfasern des Hörnervs. [G369]

die von den *Gehörknöchelchen* Hammer, Amboss und Steigbügel weiter zum *ovalen Fenster* gegeben werden. Von hier aus werden sie auf die *Perilymphe* der Vorhof- und Paukentreppe übertragen. In den Perilymphräumen findet eine frequenzabhängige Reizverteilung statt, das heißt, der Schallimpuls läuft durch die Perilymphräume ähnlich den Pulswellen durch die Adern. Diese Wanderwelle setzt auch die häutige Schnecke mit ihrer *Endolymphe* in Schwingung, was zur *Abscherung* (Verbiegung der Härchen) der feinen Sinneshaarzellen des Corti-Organs führt. Dieser mechanische Biegungsreiz verursacht die Aussendung eines *Nervenimpulses*, der an die Nervenfaser abgegeben wird, die die Haarzelle an der Basis umgreift. Diese Nervenfasern sind Anteile des *Hörnervs* (Teil des VIII. Hirnnervs), der zu Kernen in der Medulla oblongata verläuft, wo die Fasern größtenteils gekreuzt werden. Sie ziehen dann weiter zu Mittelhirn und Thalamus und teilweise noch weiter zum Hörzentrum des Großhirns im Schläfenlappen.

Das Gehör kann hinsichtlich Tonhöhe und Lautstärke einen großen Bereich abdecken. Bei der Tonhöhe reicht er von 16 Hz bis 20 kHz, bei der Lautstärke von ca. 1 dB höchste Empfindlichkeit bis zu 130 dB (Schmerzgrenze). Das Hauptsprachgebiet befindet sich im Bereich von etwa 300–3.000 Hz. Der Bereich des besten Hörens (subjektives Hörvermögen) fällt in den Frequenzbereich 1.000–4.000 Hz. Das Ohr ist in Kooperation mit dem ZNS in der Lage, Schallmuster auch unterhalb der Rauschgrenze zu erkennen, das heißt, selbst bei starkem Lärm können leisere Gespräche und Gesänge aus dem Schallangebot herausgefiltert (selektiert) werden (sog. Partyeffekt).

Tonhöhe Die Hörzellen haben jeweils eine spezifische Empfindlichkeit für bestimmte Tonhöhen, sodass bei jeder Tonhöhe ein ganz bestimmter Ort auf der Basilarmembran maximal schwingt (↑ *Atlas* Abb. 20.13). Damit wird das gute Unterscheidungsvermögen des Hörvorgangs auch für nur geringfügig verschiedene Töne erklärt. Hohe Töne werden an der Schneckenbasis wahrgenommen, tiefe an der Schneckenspitze.

Lautstärke Die Folge der gesendeten Aktionspotenziale ist umso schneller, je lauter ein Ton ist.

Richtungswahrnehmung Um eine akustische Richtungswahrnehmung zu erzielen, müssen *beide* Ohren intakt sein. Ein Ohr befindet sich etwas näher an der Schallquelle als das andere. Dadurch erreicht der Schall die beiden Ohren nicht gleichzeitig und auch nicht in der gleichen Lautstärke. Die Laufzeit- und Lautstärkenunterschiede werden vom ZNS im Hinblick auf die Richtung der Schallquelle ausgewertet. Die Richtungswahrnehmung trägt auch zur Raumorientierung bei.

Gleichgewichtsorgan

Außer dem Hörorgan finden wir im Innenohr noch das Gleichgewichtsorgan (Vestibularapparat). Unter dem Einfluss der Schwerkraft findet eine ständige Kontrolle des menschlichen Gleichgewichtszustandes statt und sie stellt eine wesentliche Voraussetzung zur Raumorientierung dar. Zwischen Hör- und Gleichgewichtsorgan besteht eine entwicklungsgeschichtliche Verwandtschaft, weshalb auch das Gleichgewichtsorgan als Rezeptoren *Sinneshaarzellen* hat, für die die *Abscherung* der adäquate Reiz ist.

Lage und Aufbau Zum Gleichgewichtsorgan gehören (➤ Abb. 20.3):

- **Drei Bogengänge**
- **Ein Vorhof mit zwei Vorhofsäckchen:**
  - Großes Vorhofsäckchen (Utriculus)
  - Kleines Vorhofsäckchen (Sacculus)
- **Ein Endolymphgang**, ein Druckausgleichsorgan

Die drei Bogengänge (Canales semicirculares) Im rechten und im linken Ohr finden wir jeweils drei knöcherne Bogengänge, die rechtwinkelig zueinander stehen und die die mit Endolymphe gefüllten, häutigen Bogengänge enthalten. An ihrem unteren Ende sind die Bogengänge zu *Ampullen erweitert* (↑ *Atlas* Abb. 20.10), in denen die eigentlichen Sinneszellen sitzen, die hier wegen ihrer auffallend langen Fortsätze (Zilien) als *„Sinneskämmchen"* bezeichnet werden. Diese Fortsätze sind in eine hutförmige, gallerthaltige Deckmembran (Cupula ampullaris) eingelassen. Je nach durchgeführter Drehbewegung kommt es zu einer Verschiebung der Endolymphe in Richtung

20

auf die Ampulle hin oder weg, was zur *Abscherung* der Sinneskämmchen führt. Durch diese Abscherung werden nervale Impulse ausgelöst, die den Gleichgewichtsnerv entlang laufen. Die Richtung der Bewegung wird aus der Kombination der erregten Sinneskämmchen in den insgesamt sechs Bogengängen (jeweils 3 von jedem Ohr) vom Gehirn ermittelt. Da sich die Endolymphe und die Deckmembran aber nach einiger Zeit der Bewegung anpassen und sich selbst mitdrehen, führt nur eine *Änderung* der *Drehbewegung,* also eine Drehbeschleunigung bzw. -abbremsung, zur Auslösung eines Nervenimpulses.

Vorhof (Vestibulum labyrinthi) Der knöcherne Vorhof enthält das häutige große und kleine Vorhofsäckchen (Utriculus und Sacculus) mit ihren Sinnesfeldern (Maculae), die horizontal und vertikal orientiert sind. Er liegt zwischen Schnecke und Bogengängen. Wie das restliche Labyrinth ist auch er mit Perilymphe gefüllt, die die häutigen Strukturen umgibt, die ihrerseits mit Endolymphe gefüllt sind. Der Vorhof registriert Änderungen der *geradlinigen Geschwindigkeit,* und zwar misst das große Vorhofsäckchen (Utriculus) eine horizontale Beschleunigung und das kleine Vorhofsäckchen (Sacculus) eine vertikale Bewegung. Im Vorhof finden wir, ähnlich wie im Corti-Organ, Sinneshaarzellen und Stützzellen. Allerdings sind hier in die Deckmembran kleine, steinförmige Gebilde, die *Statolithen* eingelagert (↑ *Atlas* Abb. 20.15), weshalb sie Statolithenmembran genannt wird. Bei Beschleunigung des gesamten Körpers oder der Kopfes entsteht in der Perilymphe eine Strömung, die die Härchen bewegt (Abscherung) und den Nervenimpuls auslöst.

Beispiel. Der Vorgang kann an einem gefüllten Wasserglas verdeutlicht werden: Beschleunigt man das Glas in eine beliebige Richtung, so will das Wasser aufgrund der Trägheit zurückbleiben. Es entsteht im Glas eine Strömung, die zu einem Anstieg des Wasserpegels an der der Bewegungsrichtung abgewandten Seite führt (und evtl. zum Überschwappen). Der gleiche Effekt entsteht auf der entgegengesetzten Seite beim Abbremsen der Bewegung (negative Beschleunigung).

Die Sinneszellen sprechen nur auf eine *Änderung* der Bewegung an. Fährt z. B. ein Zug, in dem wir sitzen, sehr langsam an, so kann es sein, dass die Reizschwelle nicht erreicht wird. In diesem Fall denken wir, der Zug auf dem Nachbargleis fahre, da unsere Rezeptoren für Bewegungsänderungen aufgrund des geringen Reizes nicht den Schwellenwert überschritten haben und infolgedessen auch keinen Nervenimpuls senden.

Gleichgewichtsorgan

- **Drei Bogengänge** (Änderung der *Drehgeschwindigkeit)*
- **Vorhof** (Änderung der *geradlinigen* Geschwindigkeit):
  - **Großes Vorhofsäckchen** (Utriculus), zuständig für Änderung der geradlinigen *horizontalen* Geschwindigkeit
  - **Kleines Vorhofsäckchen** (Sacculus), zuständig für Änderung der geradlinigen *vertikalen* Geschwindigkeit

Gleichgewichtsnerv Der *VIII. Hirnnerv,* der Hör- und Gleichgewichtsnerv *(N. vestibulocochlearis),* leitet die Nervenimpulse im Wesentlichen zu Kernen in der Medulla oblongata, einen kleineren Teil aber direkt zu Kernen im Kleinhirn. Über *sekundäre* Gleichgewichtsbahnen erfolgt von der Medulla oblongata eine Weiterleitung an Rückenmark, Kleinhirn, Formatio reticularis, Thalamus und bestimmte Hirnnervenkerne (v. a. III., IV., VI., XI.). Über diese Bahnen findet eine Verknüpfung des Gleichgewichtsapparates mit dem motorischen System statt. So können also, ausgehend von den Gleichgewichtsempfindungen, bestimmte Stellreflexe der Muskeln (v. a. der tiefliegenden Halsmuskeln) und der Augenbewegungen ausgelöst werden. Die Bahnen, die *direkt* zum Kleinhirn laufen, können in diese Bewegungsabläufe modulierend einwirken. Vom Thalamus aus können Informationen an das Großhirn weitergegeben werden, sodass die Stellung des Körpers im Raum bewusst werden kann.

Reisekrankheit (Kinetose) Einige Fasern, die zum Hypothalamus ziehen, sind für das Auftreten von Reisekrankheiten von Bedeutung. So kann es, z. B. auf dem Schiff, im Flugzeug oder im Auto, zu vegetativen Symptomen wie Übelkeit, Erbrechen und Schweißausbruch kommen. Hauptursache für das Auftreten dieser Bewegungskrankheiten (Kinetosen) sind *sich widersprechende Informationen*, die von verschiedenen Sensoren, v. a. aber von Augen,

Gleichgewichtsorganen und den Propriorezeptoren aus Muskeln und Sehnen stammen. Wenn im Auto gelesen wird, kommt von den Augen die Information, dass der Körper in Ruhe ist, da sich der Abstand Auge – Buch nicht verändert, das Körpergefühl vermittelt aber eine Bewegung. Das kann zur Übelkeit führen, wenn das ZNS die unterschiedlichen Informationen nicht einordnen kann. Wird nun aus dem Auto heraus eine Kirchturmspitze fixiert, stimmen die Informationen wieder überein und das ZNS kann die Informationen problemlos einordnen.

20.2 Untersuchungsmethoden

Otoskopie Bei der Otoskopie untersucht man den äußeren Gehörgang und das Trommelfell mittels eines Ohrtrichters bzw. eines Otoskops. Ein Otoskop ist ein *Ohrtrichter,* der eine Beleuchtungsquelle, eine Lupe und einen Griff zum Einführen des Trichters hat (↑ *Atlas* Abb. 20.16). Möchte man das Trommelfell betrachten, so muss man zum Einführen des Ohrtrichters die Ohrmuschel kräftig nach hinten oben ziehen, um so den Knick auszugleichen, der sich im äußeren Gehörgang befindet (➤ Kap. 20.1.1). Untersucht werden Gehörgang und Trommelfell auf Ohrenschmalz, Sekretabsonderungen, Fremdkörper, Rötung, Schwellung. Außerdem können Trommelfellperforationen und Mittelohrentzündungen festgestellt werden.

Weber-Test Zur Durchführung des Weber-Tests benötigt man eine Stimmgabel (z. B. mit einer Frequenz von 440 Hz, entspricht dem Kammerton a). Diese Stimmgabel wird durch Anschlagen an den Handrücken oder Tisch in Schwingungen versetzt. Dann wird sie mit ihrer Basis auf die Schädelmitte oder die Stirn des Patienten aufgesetzt. Der Patient muss nun angeben, wo er den Ton hört, ob nur auf einer Kopfseite oder auf beiden. Beim Gesunden wird der Ton gleichermaßen mit beiden Ohren oder in der Kopfmitte wahrgenommen (➤ Abb. 20.5).

Liegt eine einseitige Schallleitungsschwerhörigkeit vor (➤ Kap. 20.3.1, Schwerhörigkeit), so wird der Ton zum *geschädigten* Ohr hin *lateralisiert,* das heißt, der Ton wird auf der geschädigten Seite *lauter*

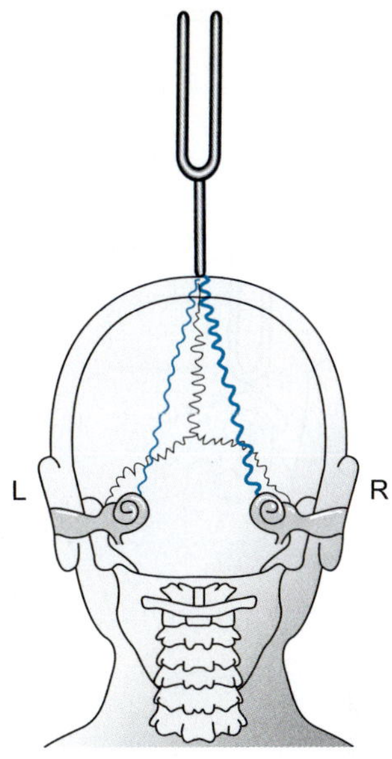

Abb. 20.5 Weber-Test. Beim Hörgesunden werden über Knochenleitung die Schwingungen der auf den Scheitel aufgesetzten Stimmgabel auf beiden Seiten gehört. Liegt eine einseitige Schallleitungsstörung vor, so wird der Ton zum geschädigten Ohr hin lateralisiert, das heißt, dass der Ton auf der geschädigten Seite stärker wahrgenommen wird als auf der gesunden. Ursache dafür ist, dass das kranke Ohr nicht durch Umweltgeräusche abgelenkt wird. [L138]

gehört. Grund ist, dass das geschädigte Ohr nicht durch Umweltgeräusche abgelenkt wird, sodass es die Knochenvibrationen besser erfassen kann als das gesunde Ohr. Liegt dagegen eine Schallempfindungsschwerhörigkeit vor, so hört der Patient den Ton nur im gesunden Ohr.

Beispiel. Sie können diesen Versuch leicht an sich selbst nachvollziehen, indem Sie ein Ohr mit dem Finger verschließen und somit eine Schallleitungsstörung erzeugen. Sie hören nun den Ton der aufgesetzten Stimmgabel stärker in dem verschlossenen Ohr.

Rinne-Test Um den Rinne-Test (➤ Abb. 20.6) durchzuführen, setzt man die leicht vibrierende Stimmgabel mit ihrer Basis so lange auf den Processus mastoideus (Warzenfortsatz des Schläfenbeins) auf, bis die Schwingungen so weit abgeklungen sind, dass der Patient nichts mehr hört. Danach wird die

20

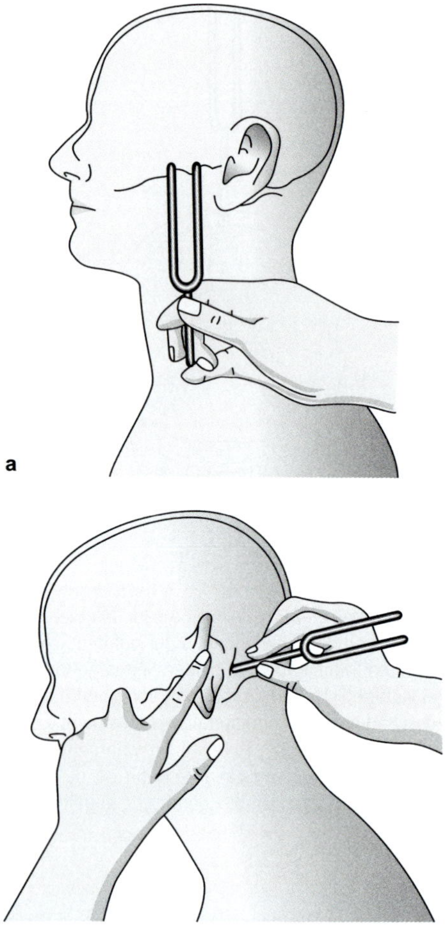

Abb. 20.6 Rinne-Test. Die auf den Warzenfortsatz (Processus mastoideus) aufgesetzte Stimmgabel wird über Knochenleitung gehört. Hört der Patient den Ton nicht mehr, wird die Stimmgabel schnell vor das Ohr gebracht. Vom Hörgesunden kann der Ton nun noch wahrgenommen werden, da ein Ton mittels Luftleitung länger gehört wird als über Knochenleitung. Liegt eine Leitungsstörung (Mittelohrschwerhörigkeit) vor, kann der Ton über Luftleitung nicht mehr gehört werden. a) Luftleitung, b) Knochenleitung. [L138]

Stimmgabel schnell vor den Gehörgang gehalten. Ein Hörgesunder kann grundsätzlich über Luftleitung besser hören als über Knochenleitung, sodass er den Ton jetzt noch hören kann. Liegt eine *Schallleitungsschwerhörigkeit* vor, so kann der Patient die auf dem Processus mastoideus vibrierende Stimmgabel hören (da die Knochenleitung den Schall direkt auf das Innenohr leitet), nimmt aber den Ton der Patient vors Ohr gehaltenen Stimmgabel nicht mehr wahr (Schallleitungsstörung, „Rinne negativ"). Bei *Innenohrschwerhörigkeit* kann der Ton sowohl über Knochen- als auch über Luftleitung gehört werden, aber beide Leitungsarten sind verkürzt („Rinne positiv"), das heißt, der Ton kann nicht mehr so lange gehört werden, wie von Hörgesunden.

20.3 Erkrankungen der Ohren

Es kommen Erkrankungen des äußeren Ohrs, des Mittelohrs und des inneren Ohrs vor. Erkrankungen des Ohrs sind grundsätzlich von einem Facharzt abzuklären.

20.3.1 Schwerhörigkeit und Taubheit

Stellt man beim Patienten eine Schwerhörigkeit fest (➤ Kap. 20.2, Untersuchungsmethoden), so gilt es herauszufinden, ob es sich um eine Mittelohr- oder um eine Innenohrschwerhörigkeit handelt, genauer: um eine *Schallleitungsstörung* oder um eine *Schallempfindungsstörung*.

Schallleitungsstörung Hier befindet sich der *Defekt* im *äußeren Ohr*, am *Trommelfell*, im *Mittelohr* oder am *ovalen Fenster*. Dagegen bleibt die Knochenleitung, d. h. die über die Schädelknochen erfolgende Schallleitung an das Corti-Organ, intakt. Das ist auch der Grund, warum Schäden am schallleitenden Apparat *nicht* zur Taubheit, sondern nur zur *Schwerhörigkeit* führen. Häufigste Ursachen einer Schallleitungsstörung sind Ohrschmalzpfröpfe, Mittelohrentzündungen, Trommelfellperforationen und Otosklerose (s. u.).

Schallempfindungsstörung Bei der Schallempfindungsstörung liegt der Defekt im *Innenohr*, am *VIII. Hirnnerv* (N. acusticus) oder in der *Hörrinde* im Gehirn. Häufige Ursachen sind *Hörsturz, Morbus Menière, akute Lärmschädigung* (z. B. lauter Knall), *chronische Lärmschädigung* (z. B. Diskotheken), *Ototoxikose* z. B. durch Medikamente wie

Aminoglykosid-Antibiotika (z. B. Streptomycin), Zytostatika (Cisplatin), Schleifendiuretika (z. B. Furosemid) oder *Tumoren* (Akustikusneurinom, ➤ Kap. 18.4, 18.9.10).

Gelegentlich werden Störungen am Hirnnerv und in der Hörrinde des ZNS auch als Erkrankungen des „schallverarbeitenden Apparates“ zusammengefasst.

- **Schallleitungsstörung:** Defekt im Gehörgang, am Trommelfell, im Mittelohr oder am ovalen Fenster
- **Schallempfindungsstörung:** Defekt im Innenohr, am Hörnerv oder im ZNS

Mögliche Lokalisationen von Schwerhörigkeit und Taubheit Schwerhörigkeit und Taubheit können ein- oder beidseitig auftreten, sie können angeboren sein oder im Laufe des Lebens erworben werden.

- **Schwerhörigkeit.** Sie kann ihre Ursache im äußerem Ohr, dem Mittelohr und dem Innenohr haben.
- **Taubheit** wird *nur* durch eine Schädigung des Innenohrs (Ausfall des Sinneszellen im Corti-Organ) oder in Teilen der aufsteigenden Hörbahn verursacht. Zur angeborenen Taubheit kann es z. B. durch eine Rötelninfektion der Mutter während der Schwangerschaft kommen oder durch Einnahme von Arzneimitteln mit einer schädigenden Wirkung auf das Gehör (z. B. Aminoglykosid-Antibiotika, Salizylsäure, Arsen, Benzol). Ursachen für erworbene Taubheit können sein: Meningitis, Masern, Mumps, Einnahme von Aminoglykosid-Antibiotika, Diuretika und Zytostatika.

Schwerhörigkeit im Alter (Presbyakusis) Bei der Altersschwerhörigkeit kommt es zu einer beidseitigen Beeinträchtigung des Hörvermögens, zunächst bei hohen, im weiteren Krankheitsverlauf auch bei mittleren Frequenzen. Die Altersschwerhörigkeit beginnt meist zwischen dem 50. und 65. Lebensjahr und wird durch *degenerative Prozesse in den Sinneshaarzellen des Corti-Organs* verursacht, die durch langjährige berufliche *Lärmbelastungen*, aber auch durch *arteriosklerotisch* bedingte Mangeldurchblutung oder *ototoxische* Arzneimittel (Antibiotika) bedingt sind. Da eine medikamentöse Behandlung nicht möglich ist, wird die Schwerhörigkeit meist mit einem Hörgerät gemildert. Dieses verstärkt die akustischen Signale so, dass diese von den Betroffenen wieder wahrgenommen werden können.

Akutes akustisches Trauma Wirkt ein sehr hoher Schalldruck auf das Ohr ein, so kann es zur Schädigung kommen. Je nach Schalldruckpegel und Einwirkzeit unterscheidet man zwischen Knall- und Explosionstrauma.

- **Knalltrauma.** Der schädigende Schall hat mit hohem Schalldruck (> 160–190 dB), aber nur mit einer sehr *kurzen* Dauer von 1–3 Millisekunden eingewirkt. Wegen der kurzen Zeit konnten die Schutzmechanismen des Ohrs nicht reagieren und so hat der hohe Druck ungebremst das Innenohr erreicht. Ein Knalltrauma geht einher mit einer Schädigung der Sinneszellen des Corti-Organs mit der Folge, dass hohe Töne nicht mehr richtig gehört werden können. Das dem Knall zugewandte Ohr trägt in der Regel den größten Schaden davon. Knalltraumen können z. B. durch einen Schlag auf das Ohr, Silvester-Knallkörper und Gewehrschüsse ausgelöst werden.
- **Explosionstrauma.** Das Explosionstrauma unterscheidet sich vom Knalltrauma dadurch, dass die Schalldruckwelle *länger* als 3 Millisekunden andauert. Durch diese längere Dauer kommt es zu Verletzungen des Trommelfells und der Gehörknöchelchen, wobei das Mittelohr wie eine Art „Knautschzone“ wirkt. Dadurch sind die Schäden im Innenohr aber geringer. Auch hier ist es wichtig, aus welcher Richtung der Schall auf das Ohr trifft. Ein klassisches Beispiel für ein Explosionstrauma ist das Platzen eines Airbags.

Lärmschädigung (chronisches Lärmtrauma) Wirkt Lärm (> 85 dB) über lange Zeit, d. h. über Jahre täglich mehrere Stunden auf das Hörorgan ein, wird das Innenohr irreversibel geschädigt. Der entstandene Schaden wird *Lärmschwerhörigkeit* genannt. Häufige auslösende Faktoren sind lautes Musikhören über Kopfhörer oder über Lautsprecher in Diskotheken, Open-Air-Konzerte und Lärmbelastungen am Arbeitsplatz wie z. B. in Großküchen. Die Lärmbelastung führt zu einer Schädigung der

Sinneshaarzellen im Corti-Organ. Da die Zellen im Bereich der Schneckenspitze dabei nicht völlig zerstört werden, entsteht infolge von Lärmbelastung keine völlige Taubheit, sondern lediglich eine Schwerhörigkeit. Häufig stellt sich zusätzlich ein Tinnitus ein.

20.3.2 Erkrankungen des äußeren Ohrs

Ohrenschmalzpfropf

Im äußeren Gehörgang kann es durch die Drüsen zu einer übermäßigen Ohrenschmalzproduktion kommen, in die dann noch abgeschilferte Epithelien, Haare, Fetttropfen und Pigmente eingelagert werden. Quillt nun diese gelblich-bräunliche Masse auf, z. B. beim Baden, so kann der Gehörgang völlig verlegt werden, wodurch es beim Betroffenen zu einem *dumpfen Gefühl im Ohr* und zu *Schwerhörigkeit* kommt. Die Entfernung des Ohrschmalzpfropfes (Cerumen obturans, Zerumen) erfolgt durch den HNO-Arzt.

Otitis externa

Ursachen Entzündungen des Gehörgangs können unterschiedliche Ursachen haben. Man unterscheidet:

- **Akute Entzündungen des äußeren Ohrs** (Otitis externa acuta). Ursache sind meist *Bakterien*. In diesem Fall findet man bei einer Inspektion des Gehörgangs ein flüssiges oder eitriges Sekret, evtl. kommt es zu Fieber. Manchmal verursachen allerdings Viren (v. a. Herpes-zoster-Virus) eine Entzündung des Gehörgangs und der Ohrmuschel.
- **Chronische Entzündungen des äußeren Ohrs** (Otitis externa chronica). Ursache sind meist *Pilze*. Die Betroffenen klagen meist lediglich über leichten Juckreiz im Gehörgang. Bei einer Inspektion findet man den Gehörgang leicht gerötet und oft mit Schuppung versehen.
- **Fremdkörper im Gehörgang.** Gerade bei *Kleinkindern* kommt es häufiger vor, dass Fremdkörper wie Glasperlen in den Gehörgang eingebracht wurden. Stellen Sie dies fest, so verweisen Sie das Kind an den HNO-Arzt, damit dieser mit einem speziellen Instrument den Fremdkörper entfernt. Versuchen Sie dies nicht selbst, denn es könnte bei unsachgemäßem Vorgehen passieren, dass der Fremdkörper weiter in den Gehörgang vordringt und das Trommelfell und eventuell sogar die Kette der Gehörknöchelchen verletzt.
- **Gehörgangfurunkel** (Otitis externa circumscripta). Gehörgangfurunkel findet man im äußeren Drittel des Gehörgangs, da sich nur hier Haarbälge und Talgdrüsen befinden.
  Furunkel gehen mit *großen Schmerzen* einher und führen zur Einengung bis völligen Verlegung des Gehörgangs. Infolge dessen klagen die Betroffenen über Höreinschränkungen und ein dumpfes Gefühl im Ohr.

Tubenkatarrh

Bei einem Tubenkatarrh liegt ein *Verschluss* der *Ohrtrompete* bzw. der *Ohrtrompetenmündung* vor. Dies hat zur Folge, dass nun über die Eustachi-Röhre der *Druckausgleich* beidseits des Trommelfells nicht mehr erfolgen kann.

Ursachen Es kommen unterschiedliche Ursachen in Betracht:

- **Adenoide Vegetation.** Betroffen sind v. a. Klein- und Schulkinder bei denen die Rachenmandel so stark vergrößert ist, dass sie die Ohrtrompetenmündung verlegt. Eine solche vergrößerte Rachenmandel wird als adenoide Vegetation (umgangssprachlich spricht man fälschlicherweise von „Polypen“) bezeichnet.
- **Schleimhautschwellung** infolge einer Pharyngitis oder Allergie (Heuschnupfen!), die dazu geführt hat, dass sich die Ohrtrompetenmündung nicht mehr öffnen kann.

Symptome und Verlauf Man unterscheidet eine akute und eine chronische Verlaufsform.

- **Akuter Tubenkatarrh.** Er tritt meist infolge von *Erkältungskrankheiten* auf, die zur Anschwellung im Rachenbereich und damit zur Verlegung der Tubenöffnung geführt haben. Da nun kein Druckausgleich beidseits des Trommelfells erfolgen kann, kommt es zu einem unangenehmen Druckgefühl auf den

Ohren. Das Trommelfell kann nicht mehr frei schwingen, wodurch es zu Schwerhörigkeit, Ohrenschmerzen und Ohrgeräuschen kommen kann.

- **Chronischer Tubenkatarrh.** Bei dem chronischen Tubenkatarrh kommt es durch *anhaltende* Entzündungen der Schleimhaut zur Verlegung der Eustachi-Röhre und damit zur chronischen Sekretansammlung in der Paukenhöhle. Betroffen sind v. a. Kinder und Kleinkinder. Begünstigt wird die Erkrankung durch eine *adenoide Vegetation*, *Virusinfekte* und *Allergien*. Bei Erwachsenen kommt als auslösende Ursache gelegentlich auch ein Tumor in Betracht. Infolge eines chronischen Tubenkatarrhs können Höreinschränkungen auftreten, die bei Kindern zu eine verzögerten Sprachentwicklung führen können. Des Weiteren kann es zu Ohrgeräuschen (Tinnitus) und einem unangenehmen Druckgefühl, evtl. sogar zu Ohrenschmerzen kommen, letzteres v. a., wenn sich infolge des Tubenkatarrhs eine akute Mittelohrentzündung eingestellt hat.

Diagnostik

- **Akuter Tubenkatarrh.** Untersucht man das Trommelfell mittels eines Otoskops, so findet man das Trommelfell nach innen gezogen. Manchmal sieht man hinter dem Mittelohr eine Sekretansammlung.
- **Chronischer Tubenkatarrh.** Bei der Otoskopie sieht man bei dem chronischen Tubenkatarrh, wie auch bei dem akuten, eine trichterförmige Einziehung des Trommelfells. Evtl. kann man auch eine Sekretansammlung im Mittelohr feststellen.

Therapie

- **Akuter Tubenkatarrh.** Die wichtigste therapeutische Maßnahme besteht darin, ein schleimhautabschwellendes Mittel zu verabreichen. Achten Sie darauf, dass ihr Patient die Nasentropfen richtig einbringt, damit diese auch die Öffnung der Ohrtrompete erreichen. Dazu soll sich der Patient in Rückenlage begeben, den Kopf dabei gründlich zurücklegen und das Medikament in die Nase eintropfen. Er soll nun mindestens 2 Minuten in dieser Lage verbleiben, damit die Tropfen lange genug einwirken können.
- **Chronischer Tubenkatarrh.** Die Therapie besteht auch hier in der Verabreichung von abschwellenden Nasentropfen, evtl. muss auch ein Schleim verdünnendes Medikament verabreicht werden, wenn sich ein dickliches Sekret gebildet hat. Wichtig ist, die Ursache der Erkrankung aufzudecken (z. B. adenoide Vegetation) und falls möglich zu behandeln. In letzterem Fall muss eine Entfernung der Rachenmandel (Adenotomie) in Erwägung gezogen werden, wenn eine medikamentöse Behandlung nicht zum Abschwellen der Rachenmandel geführt hat, da ein langfristiger chronischer Tubenkatarrh zu bleibenden Schäden der Paukenhöhle und damit zu Höreinschränkungen führen kann.

Ohrenlaufen

Beim Ohrenlaufen (Ohrenfluss, Otorrhö) kommt es zur *Absonderung* eines *serösen*, *eitrigen*, gelegentlich auch *blutigen* Sekretes. Die Ursachen können ein Gehörgangfurunkel, eine Mittelohrentzündung nach Durchbrechung des Trommelfells oder Fremdkörper im Gehörgang sein. Bei chronischem Verlauf muss an eine Knocheneiterung gedacht werden.

Tritt allerdings Liquor (Otoliquorrhö) aus, so besteht eine krankhafte Verbindung zu den Liquorräumen. Die Ursache liegt hier meist in einem Einriss der Hirnhäute bei einem Schädelbasisbruch. Gelegentlich bildet sich eine Liquorfistel als Operationsfolge aus.

20.3.3 Erkrankungen des Mittelohrs

Akute Mittelohrentzündung

Bei einer akuten Mittelohrentzündung (Otitis media acuta) ist die Schleimhaut der Paukenhöhle entzündet. Dies kommt vor allem bei *Kindern* vor.

Symptome Häufig besteht zuerst eine Erkältung oder eine Infektionskrankheit. Dabei können *Viren* oder Bakterien über die *Eustachi-Röhre* ins Mittelohr einwandern. Durch Eiteransammlung und Schleimhautabsonderungen kommt es in der Paukenhöhle zur Druckerhöhung und damit zu

Ohrenschmerzen, oft auch zu *Hörstörungen* und evtl. zu Fieber. Wird die Mittelohrentzündung nicht rechtzeitig erkannt, was aufgrund der typischen Schmerzlokalisation selten ist, so kann die Eiteransammlung zum *Durchbruch* durch das Trommelfell führen. Um dem vorzubeugen, kann der Arzt von außen selbst das Trommelfell durchstoßen, um den besten Ort für den Eiterdurchbruch zu bestimmen. Dieser kleine Eingriff heilt meist gut aus, es sei denn, er muss mehrmals ausgeführt werden, wodurch es im Trommelfell zur Vernarbung und damit zur Höreinschränkung kommen kann.

Therapie Bei einer akuten Mittelohrentzündung muss mittels Nasentropfen eine Abschwellung der Nasenschleimhaut erreicht werden, wodurch die Eustachi-Röhre wieder geöffnet wird. Sind Schleim und Eiter aus der Paukenhöhle entfernt und ist die Trommelfellperforation verheilt, wird sich wieder eine normale Hörfähigkeit einstellen. Kommt es allerdings nicht zur Ausheilung, kann die Mittelohrentzündung in einen chronischen Prozess übergehen (rezidivierende Otitis media).

Mastoiditis

20

Bei einer Mastoiditis liegt eine *Entzündung* der Schleimhaut in den lufthaltigen *Zellen des Warzenfortsatzes* (Processus mastoideus) vor.

Ursachen Die Ursache ist fast immer eine *Mittelohrentzündung.* Während aber Entzündungen der Paukenhöhle meist rasch ausheilen, können im Warzenfortsatz Eiterungen über Wochen und Monate weiterschwelen. Das kann zu gefährlichen Komplikationen führen, wie Meningitis, Hirnabszess, Entzündung des Innenohrs, gelegentlich auch zu Einschmelzungen der Höhlenzellwände.

Symptome und Therapie Es bestehen *Druckschmerzen* und *Schwellungen* über dem Mastoid (↑ *Atlas* Abb. 20.17). Die Therapie muss sich nach der Schwere der Erkrankung richten. Sind knöcherne Anteile in den Krankheitsprozess mit einbezogen, muss eine operative Entfernung des Mastoids (Mastoidektomie) erwogen werden.

20.3.4 Erkrankungen des Innenohrs

Unter Innenohrerkrankungen werden alle Schäden in der *Schnecke* und den *Gleichgewichtsorganen* zusammengefasst. Es kann zu *Innenohrschwerhörigkeit, Taubheit, Gleichgewichtsstörungen* und *Ohrgeräuschen* kommen.

20.3.5 Tinnitus

Ohrgeräusche (Tinnitus) sind störende Schallempfindungen ohne akustischen Reiz, die der Betroffene entweder zeitweise oder dauernd als Pfeifen, Klingeln, Brausen, Zischen, Brummen o. Ä. wahrnimmt. Die Ohrgeräusche können von einer Hörminderung begleitet sein. Oft kann die Ursache des Tinnitus *nicht* festgestellt werden. Man unterscheidet subjektive und objektive Ohrgeräusche.

Subjektive Ohrgeräusche werden *nur* vom *Betroffenen* wahrgenommen. Sie treten als Begleitsymptom bei Mittelohrentzündung, Otosklerose, Menière-Krankheit, Anämie, Blutdruckanomalie, krankhaften Veränderungen im HWS-Bereich, Lärmbelästigung, Akustikusneurinom und Intoxikationen (z. B. Streptomycin, Arsen) auf. Manchmal liegt ihre Ursache jedoch im psychisch-seelischen Bereich.

Objektive Ohrgeräusche können nicht nur vom Patienten gehört werden, sondern *auch* vom *Untersucher.* Sie werden häufig durch Gefäßanomalien wie Fehlbildungen, Aneurysmen (Gefäßwandausbuchtungen), Stenosen oder durch vermehrte Ohrdurchblutung ausgelöst. Ohrgeräusche können aber auch durch Bewegungen des Kiefergelenks (Knacken!) oder durch offenstehende Eustachi-Röhre verursacht werden.

20.3.6 Schwindel

Die meisten Schwindelanfälle (Vertigo) sind harmlos und Folge eines momentanen Blutdruckabfalls im Gehirn, z. B. nach einem plötzlichen Aufstehen aus dem Sitzen oder Liegen. Dies ist v. a. bei älteren Menschen mit Hirnarteriosklerose der Fall, bei

Einnahme von blutdrucksenkenden Mitteln und bei Hypotonie. Man unterscheidet:

Systematischer Schwindel Er zeigt sich als *Störung* in der *Raumorientierung* mit Verlust der Körpersicherheit. Er wird fast immer von Nystagmus, Fallneigung, Tinnitus und Schwerhörigkeit begleitet. Er hat seine Ursache im *Gleichgewichtsorgan* des Innenohrs (Vestibularschwindel), im Gleichgewichtsnerv (N. vestibularis) oder im Gehirn (Kleinhirn, Hirnstamm).

- **Drehschwindel** mit dem Gefühl, der Umwelt- oder Eigendrehung
- **Schwankschwindel** mit dem Empfinden, dass der Boden unter den Füßen schwankt
- **Liftschwindel** (Otolithenschwindel) mit dem Gefühl zu sinken oder gehoben zu werden

Unsystematischer Schwindel zeigt sich in *Gang- und Standunsicherheit, Schwarzwerden* vor den Augen und im *Torkel- oder Taumelgefühl.* Er hat seine Ursache meist in *Durchblutungsstörungen* des Gehirns. Es kommen Hirnarteriosklerose, Hypotonie, Anämie, Intoxikationen durch Alkohol und Nikotin, aber auch Kleinhirnschäden und Hirndrucksteigerung in Betracht.

Nach Dauer der Symptome unterscheidet man Anfall- und Dauerschwindel. Der *psychisch* bedingte Schwindel und der Schwindel, der *kreislaufbedingt* ist, zeigen sich meist als *anfallsweiser Schwankschwindel.* Er geht mit Klagen über Unsicherheit und Taumeligsein einher. Diese Zustände können mehr oder weniger akut auftreten, Minuten bis Wochen anhalten und mit Begleitsymptomen wie Blässe, Kollapsneigung, Tachykardie, Schweißausbruch u. Ä. einhergehen.

!

Schwindel ist in jedem Fall eingehend abzuklären! Die Therapie richtet sich nach der *zugrunde liegenden Ursache.*

20.3.7 Morbus Menière

Symptome Beim Morbus Menière handelt es sich um die Symptomentrias:

- **Anfallsweiser heftiger Drehschwindel** mit Nystagmus, Übelkeit, Erbrechen und Kollapsneigung
- Zeitweise auftretende **Innenohrschwerhörigkeit**
- Einseitige subjektive **Ohrgeräusche**

Der Anfall kann Minuten bis Tage anhalten.

Ursachen Die Ursache liegt in einem Missverhältnis der Produktion und Resorption der Endolymphe. Als Grund hierfür vermutet man *vasomotorische Regulationsstörungen.* Es kommt zu Einrissen der Reissner-Membran, wodurch sich Endo- und Perilymphe vermischen können, was zur Schädigung der afferenten Fasern des Hörnervs führen kann.

Therapie Wird gleich im Frühstadium der Erkrankung sachgerecht therapiert, so kann meist ein normales Hörvermögen wieder hergestellt werden. Bei zunehmender Krankheitsdauer und wiederkehrenden Anfällen muss mit bleibenden Hörschäden bis hin zur Taubheit und anhaltendem Tinnitus gerechnet werden. Die Behandlung erfolgt meist im *Krankenhaus* mit strenger Bettruhe und Infusionen zum Flüssigkeits- und Elektrolytersatz, evtl. werden Medikamente zur Verbesserung der Innenohrdurchblutung, gegen die Übelkeit und zur Beruhigung verordnet.

20.3.8 Hörsturz

Beim Hörsturz handelt es sich um eine *plötzlich* auftretende Schallempfindungsstörung, die sich fast immer als *einseitig* auftretende *Hörminderung* bis hin zum völligen *Hörverlust* zeigt. Gleichzeitig können *Ohrgeräusche* (Tinnitus) bestehen.

Ursachen Meist liegen einem Hörsturz *Durchblutungsstörungen* des Innenohrs zugrunde. Ursachen der Durchblutungsstörungen sind häufig Spasmen, Mikroembolien, Thrombosen oder Blutungen der Innenohrgefäße. Ein Hörsturz kann aber auch durch (Virus-)Infektionen, Autoimmunvorgänge und Stress ausgelöst werden.

Therapie Es handelt sich um einen akuten Notfall, der am zweckmäßigsten sofort in der *Klinik* behandelt wird. Bettruhe ist erforderlich. Es müssen gefäßerweiternde Mittel und Vitaminpräparate gegeben werden. Schulmedizinisch werden je nach Ursache außerdem noch Kortison, Antibiotika und Sedativa eingesetzt. Es ist wichtig, dass ein Hörsturz von Anfang an fachärztlich behandelt wird. Je mehr Zeit vergeht, bis der Hörsturz behoben ist, desto wahrscheinlicher ist es, dass Höreinschränkungen zurückbleiben.

!

Hörsturz

Es ist eine *sofortige* fachärztliche Behandlung notwendig, damit keine Höreinschränkungen zurückbleiben.

20.3.9 Otosklerose

Von der Otosklerose (Ohrverhärtung) sind v. a. *Frauen* betroffen. Die häufige Erkrankung beginnt meist zwischen dem *20.* und *40.* Lebensjahr. Typischerweise verschlechtert sich mit jeder Schwangerschaft das Hörvermögen.

Ursachen Eine *erbliche* Veranlagung spielt eine Rolle. Aufgrund von *Störungen* des *Knochenstoffwechsels* kommt es zu sklerotischen (verhärtenden) Veränderungen, die im Bereich des ovalen Fensters beginnen und dann auf den Steigbügel übergreifen. Durch diese Umbauten wird die Steigbügelplatte im ovalen Fenster starr und unbeweglich, sodass die Schwingungen nicht mehr vom Mittelohr auf das Innenohr übertragen werden können. Manchmal wirken sich die Knochenstoffwechselveränderungen auch auf das Innenohr aus und führen zusätzlich zu Schallempfindungsstörungen.

Symptome Die *Höreinschränkungen* beginnen meist *einseitig*, werden im weiteren Verlauf *dann beidseitig*, wobei die Schwerhörigkeit langsam fortschreitet. Häufig treten *Ohrgeräusche* auf.

Ungefähr 10 % der Bundesbürger sind von dieser Erkrankung betroffen; bei 1 % der Betroffenen kommt es im Krankheitsverlauf zu einer ausgeprägten *Schwerhörigkeit*.

Therapie Durch eine Operation, bei der der Steigbügel entfernt (Stapektomie) und durch ein Implantat ersetzt wird, erlangen ungefähr 90 % der Betroffenen ein gutes Hörvermögen zurück. Allerdings verschwinden die Ohrgeräusche dadurch nur in etwas mehr als der Hälfte der Fälle.

Eigenartigerweise finden die meisten Schüler das Thema Ohr schwerer zu erlernen als das Auge. Trotzdem ist es nicht umfangreicher und es gibt nicht mehr Erkrankungen zu lernen. Ich hoffe, Sie sind mit Leichtigkeit und großem Interesse durch dieses Thema geschritten. Prüfen Sie Ihren Wissensstand mit dem Buch „Prüfungstraining für Heilpraktiker“ (➤ Kap. 20).

KAPITEL

21 Haut

21.1 Anatomie und Physiologie . . . 632
21.1.1 Aufbau der Haut . . . 632
21.1.2 Schleimhaut . . . 634
21.1.3 Anhangsgebilde der Haut . . . 635
21.1.4 Hautrezeptoren . . . 638
21.1.5 Wundheilung . . . 639

21.2 Erkrankungen der Haut . . . 640
21.2.1 Pigmentstörungen . . . 641
21.2.2 Erythem und Hämatom . . . 641
21.2.3 Psoriasis vulgaris . . . 642
21.2.4 Neurodermitis (atopisches Ekzem) . . . 643
21.2.5 Kontaktekzem . . . 644
21.2.6 Urtikaria . . . 644
21.2.7 Pityriasis . . . 645
21.2.8 Ichthyosis vulgaris . . . 645
21.2.9 Tumoren der Haut . . . 646
21.2.10 Abszess, Empyem, Phlegmone . . . 647
21.2.11 Fistel . . . 647
21.2.12 Zyste . . . 648
21.2.13 Panaritium . . . 648
21.2.14 Dekubitus . . . 648
21.2.15 Angiome und Hämangiome . . . 649
21.2.16 Acne vulgaris . . . 649
21.2.17 Rosazea . . . 650
21.2.18 Cellulite . . . 651
21.2.19 Warzen (Verrucae) . . . 651

Die Haut ist mit ihrer Oberfläche von 1,5–2 m^2 und ihrem Gewicht von 3,5–10 kg unser *oberflächengrößtes Organ*. Sie hat die folgenden Aufgaben:

Abgrenzung Sie trennt in Innen- und Außenwelt (Umwelt).

Schutz Sie schützt vor mechanischer, chemischer und thermischer Schädigung, außerdem vor dem Eindringen von Krankheitskeimen. Dazu befindet sich auf der Haut ein Säureschutzmantel. Dieser hat einen durchschnittlichen pH-Wert von 5,5–6,5, kann aber je nach Körperregion bei 4–7 liegen. Bei dem Säureschutzmantel handelt es sich um eine schwach saure Reaktion der Hautoberfläche, die v. a. durch die Absonderung der Schweißdrüsen und durch wasserlösliche Inhaltsstoffe der Hornschicht zustande kommt.

Wärmeregulation Durch Eng- und Weitstellen von Hautgefäßen und über die Schweißproduktion wirkt sie wesentlich bei der Aufrechterhaltung der Körpertemperatur mit.

Regulation des Wasserhaushalts Dies geschieht zum einen über die Schweißproduktion, bei der Wasser und Elektrolyte (Na^+) abgegeben werden, zum anderen schützt die Haut vor zu starker Austrocknung, indem sie durch ihre Epidermisschicht einen extremen Wasserverlust verhindert.

Sinnesorgan In der Haut liegen Sinnesorgane für Berühren, Tasten, Druck, Temperatur und Schmerz.

Kommunikationsorgan ist sie zum einen durch ihre sensorischen Rezeptoren, zum anderen aber auch z. B. durch ihre Fähigkeit, zu erblassen oder zu erröten.

Ausscheidungsorgan Über den Schweiß wird nicht nur Wasser, sondern auch Harnstoff, Harnsäure, Kochsalz, Fettsäuren und Cholesterin nach außen abgegeben.

Produktion von Vitaminen In der Haut kann aus einem Provitamin unter UV-Strahlung Vitamin D hergestellt werden.

21

21.1 Anatomie und Physiologie

21.1.1 Aufbau der Haut

An der Haut im weiteren Sinne kann man drei Schichten unterscheiden: Oberhaut, Lederhaut und das Unterhautgewebe. Im *engeren Sinn* fasst man unter Haut (Cutis) die *Oberhaut* und die *Lederhaut* zusammen (➤ Abb. 21.1 und ↑ *Atlas* Abb. 21.1 und 21.2).

Haut (Cutis)

- **Oberhaut** (Epidermis)
- **Lederhaut** (Corium, Dermis)
- **Unterhaut** (Subcutis)

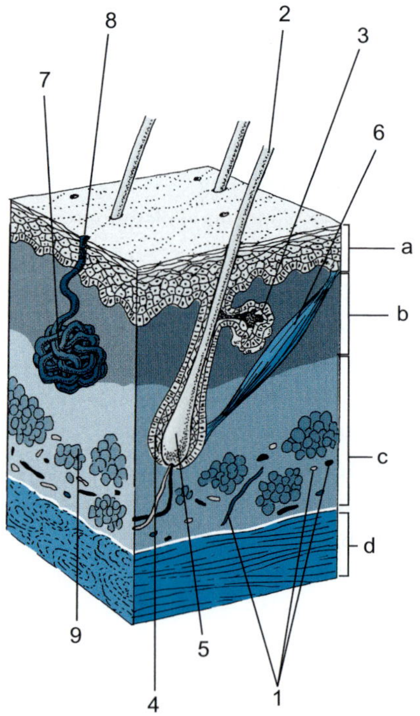

Abb. 21.1 Schematischer Querschnitt durch die Haut. a) Oberhaut (Epidermis), b) Lederhaut (Corium), c) Unterhaut (Subcutis), d) Muskulatur. 1: Blutgefäß, 2: Haarschaft, 3: Talgdrüse, 4: Haarfollikel, 5: Haarzwiebel (Bulbus), 6: Haarmuskel (M. arrector pili), 7: Schweißdrüse, 8: Ausführungsgang der Schweißdrüse, 9: subkutanes Fettgewebe. [L190]

Oberhaut

Die Oberhaut (Epidermis) besteht aus einem *gefäßlosen, mehrschichtigen, verhornenden Plattenepithel.* In ihrer Keimschicht (s. u.) werden ständig neue Zellen gebildet, sodass sich die Epidermis von hier aus erneuert.

An stark beanspruchten Körperstellen bildet sich eine verstärkte Hornschicht aus, z. B. an Händen und Füßen. Dagegen ist sie an mechanisch wenig beanspruchten Stellen (z. B. Augenlider) nur dünn. Damit liegt die Epidermisdicke ca. zwischen 0,04 und 4 mm, bei Schwielen allerdings erheblich darüber. Schwielen bilden sich bei übermäßiger Beanspruchung; sie haben die Aufgabe, das darunterliegende empfindliche Gewebe zu schützen. Ist die Zeit zu knapp, sodass sich keine stärkere Hornschicht ausbilden kann, so löst sich die Hornhaut von der Keimschicht ab; es bildet sich eine Blase.

An der Epidermis unterscheidet man Leisten- und Felderhaut:

- **Felderhaut** kommt an den *behaarten* Stellen vor; sie weist eine durch Furchen hervorgerufene, unregelmäßige, rautenförmige Felderung auf.
- **Leistenhaut** tritt lediglich an den Handflächen und Fußsohlen auf, also an den *unbehaarten* Körperstellen (↑ *Atlas* Abb. 21.1). Hier findet man ca. 0,5 mm breite „Leisten" bzw. Rillen, deren Muster (Bögen, Wirbel, Schleifen) genetisch festgelegt sind und daher über den Fingerabdruck zur Personenidentifizierung herangezogen werden können (↑ *Atlas* Abb. 21.4).

Da sich in der Oberhaut keine Blutgefäße befinden, wird sie von der darunterliegenden *Lederhaut* aus durch *Diffusion* ernährt. Trotz der verhältnismäßig geringen Dicke der Oberhaut kann man an ihr insgesamt vier (bzw. fünf) Schichten unterscheiden, die jedoch zu zwei Hauptschichten zusammengefasst werden.

Keim- oder Mutterschicht (Stratum germinativum).

- **Basalzellschicht** (Stratum basale) sitzt einer Basalmembran auf, die an die Lederhaut grenzt. Letztere dringt mit kleinen regelmäßigen Ausstülpungen, den sog. Papillen (s. u.), in sie ein. In der Basalzellschicht findet die *Zellteilung* statt. Dabei werden die neugebildeten Zellen in Richtung Hautoberfläche geschoben. Dieser Vorgang von Neubildung und Wanderung der Zellen von innen nach außen dauert insgesamt ca. 2 Wochen. Da dieser Vorgang der Zellteilung sehr strahlenempfindlich ist, sitzen in der Basalzellschicht *Melaninzellen* (Pigmentzellen), die einen braunschwarzen Farbstoff bilden, der ultraviolette Lichtstrahlen abfängt. Ist die Haut vermehrter Strahlung ausgesetzt, wird dieser Farbstoff verstärkt gebildet. Es kommt zu einer Hautbräunung (↑ *Atlas* Abb. 21.14). Hellhäutige Menschen haben weniger Melanin eingelagert als dunkelhäutige bzw. schwarze. Die gelbliche Hautfarbe der Asiaten beruht dagegen auf einer Karotineinlagerung in der Lederhaut.
- **Stachelzellschicht** (Stratum spinosum). Die Zellen sind in mehreren Schichten angeordnet und stehen über Zytoplasmafortsätze in Verbindung, wodurch sie ein stacheliges Aussehen erhalten. Die Zellen bilden so ein Gerüst, das der Epidermis Stabilität gibt. Außerdem sitzen hier die *Langerhans-Zellen,* die als Makrophagen Antigene aufnehmen. Sie können zu den regionären Lymphknoten wandern, um dort den Lymphozyten die über die Haut bzw. Schleimhaut eingedrungenen Antigene zu präsentieren und so die Antikörperproduktion anzuregen.

Hornschicht

- **Körnerzellschicht** (Stratum granulosum) besteht aus 2–5 Reihen platter Zellen, die Körner enthalten, in denen sich ein Vorstadium von Horn befindet (Keratohyalinkörnchen). In dieser Schicht verlieren die Zellen ihren Kern und werden zu *kernlosen Hornzellen.*
- **Glanzschicht** (Stratum lucidum) kommt *nur* an *dicken* Epidermisstellen, wie Hohlhand und Fußsohle vor. Sie enthält eine stark lichtbrechende Substanz, das Eleidin, eine Zwischenform von Keratohyalin zu Horn.
- **Hornschicht** (Stratum corneum). Diese äußerste Schicht besteht aus platten, kernlosen Zellen, die mit Hornstoff (Keratin) gefüllt sind (↑ *Atlas* Abb. 21.3). In der obersten Hornhautschicht sind die Zellgrenzen nicht mehr zu erkennen, da es sich lediglich um *Hautschüppchen*

handelt. Zwischen den Hornzellen liegt ein Fettfilm (wie Mörtel zwischen Mauersteinen), der dieser Hautschicht Festigkeit gibt und eine übermäßige Wasserverdunstung über die Haut verhindert. Außerdem wird so ein guter Schutz gegen das Eindringen von Krankheitskeimen gebildet. Diese äußerste Schicht wird durch mechanische Einflüsse in feinen Schüppchen abgeschilfert.

Lederhaut

Die Lederhaut (Corium, Dermis), die sich nach innen an die Oberhaut anschließt, hat meist eine Dicke von 1–2 mm. Sie besteht aus *Bindegewebe*, das reichlich mit elastischen und kollagenen Fasern ausgestattet ist. Außerdem enthält sie Nerven, Blut- und Lymphgefäße.

Die Grenze zwischen Ober- und Lederhaut ist deutlich zu erkennen. Dagegen ist der Übergang von der Leder- zur Unterhaut fließend.

Der Name Lederhaut stammt daher, dass aus der tierischen Lederhaut durch Gerben Leder gewonnen werden kann.

Die Lederhaut besteht aus zwei Schichten, dem Papillarkörper und einer darunter verlaufenden faserreichen Bindegewebsschicht, der Netzschicht.

Papillarkörper (Stratum papillare). Die obere Schicht der Lederhaut ist mit der darüberliegenden Oberhaut mittels *Papillen verzahnt.* An der Hautoberfläche erscheinen diese Bindegewebszapfen als feine Rillen bzw. Hautlinien, die v. a. an den Handflächen und Fußsohlen deutlich ausgeprägt sind. Diese Rillen sind in einem bestimmten Muster angeordnet. Dadurch ist es möglich, einen Menschen aufgrund seiner Fingerabdrücke zu identifizieren (s. o. Leistenhaut). Im Papillarkörper v. a. der Finger liegen auch die Meissner-Körperchen (➤ Kap. 21.1.4 und ↑ *Atlas* Abb. 21.12), die für die Tastempfindung zuständig sind.

Netzschicht (Stratum reticulare). Unter den Papillen verläuft eine *faserreiche Bindegewebsschicht.* Sie enthält größere Nerven, Blut- und Lymphgefäße, Haarfollikel, Talgdrüsen und Gänge von Schweißdrüsen.

Lederhaut (Corium)

- **Papillarkörper**
- **Netzschicht**

Unterhautgewebe

Das Unterhautgewebe (Subcutis) verbindet die Lederhaut mit dem darunterliegenden Gewebe, wie Muskel, Knochen, Knorpel oder Organ. Der Übergang zwischen Lederhaut und Unterhautgewebe ist fließend.

Die Subcutis enthält je nach Ernährungslage mehr oder weniger *Fettzellen.* Sie dient als *Nahrungsreserve,* zur *Wärmeisolierung* und zur *Polsterung.* Bestimmte Teile des Körpers dienen bevorzugt als Fettspeicher, wie das Unterhautgewebe des Bauches und des Gesäßes. Außer Fettzellen enthält das Unterhautgewebe noch reichlich Blutgefäße und Nerven.

Die Schweißdrüsen reichen meist bis in die Subcutis, außerdem befinden sich hier noch die unteren Abschnitte der Haarbälge und die Vater-Pacini-Lamellenkörperchen, die für die Tiefensensibilität zuständig sind. An Stellen, an denen die Haut oft gegen Knochen gedrückt wird (Kniescheibe, Ellenbogen), sind Schleimbeutel in die Subcutis eingelagert.

21.1.2 Schleimhaut

Schleimhaut (Mukosa, Tunica mucosa) kleidet *innere Hohlräume* aus. Deshalb kommt sie als Innenauskleidung des Atem-, Verdauungs- und Urogenitaltrakts (↑ *Atlas* Abb. 9.18, 9.23, 9.29, 9.35) vor. Des Weiteren findet man sie noch als innere Auskleidung des Mittelohrs und am Auge als Augenbindehaut. In der Wand der Schleimhaut kommen reichlich *Becherzellen* und andere sekretbildende Zellen vor. Die Becherzellen sondern *Schleim* (Mukus) ab, der v. a. dem Schutz der Schleimhaut dient, im Atemtrakt aber auch der Säuberung der Atemluft und im Verdauungstrakt der Gleitfähigkeit des Speisebreies.

Aufbau Grundsätzlich besteht Schleimhaut aus zwei Schichten und entspricht von daher weitgehend dem Aufbau der Haut. Man unterscheidet eine Schicht aus Epithel- und eine aus Bindegewebe:

- **Epithelgewebe** (Deckgewebe, Epithelium). Es bildet den äußeren Überzug der Schleimhaut. Es verhornt nicht (bis auf wenige Ausnahmen wie Zungenpapillen, Stimmlippen).
- **Bindegewebe** (Lamina propria mucosae). Hier befinden sich zahlreiche Blut- und Lymphgefäße und Nerven.

Schleimhautaufbau

- **Epithelgewebe** (nicht verhornend)
- **Bindegewebe**

Im Verdauungstrakt zusätzlich:

- **Muskelschicht** (nicht mit der Muskel*wand* verwechseln!)

Aufbau der Schleimhaut des Verdauungstrakts

Die Schleimhaut des Verdauungstrakts hat die Besonderheit, dass sich an diese beiden Schichten noch eine dünne Muskelschicht anschließt, sodass man hier unterscheiden kann:

- **Epithelgewebe** (Deckgewebe, Epithelium)
- **Bindegewebe** (Lamina propria mucosae)
- **Muskelschicht** der Schleimhaut (Lamina muscularis mucosae). Diese Muskel*schicht* der Schleimhaut darf nicht mit der Muskel*wand* (Muskularis) verwechselt werden. Die Muskelschicht gibt der Schleimhaut eine gewisse Eigenbeweglichkeit, und schützt sie so, bis zu einem bestimmten Grad, vor Verletzungen beim Verschlucken von scharfkantigen oder spitzen Teilen. Außerdem verbessert sie den Kontakt zwischen Epithelgewebe und der zu resorbierenden Nahrung. Die **Muskelwand** dagegen ermöglicht das Zustandekommen der segmentalen und peristaltischen Bewegungen im Verdauungstrakt. Zwischen der Schleimhaut und der Muskelwand befindet sich im Verdauungstrakt eine aus Bindegewebe bestehende Verschiebeschicht (Submukosa), ➤ Kap. 9.1.4 bis 9.1.6.

21.1.3 Anhangsgebilde der Haut

Zu den Anhangsgebilden der Haut zählt man *Haare, Nägel, Schweiß-, Talg-* und *Duftdrüsen,* außerdem die *Brustdrüsen* der Frau. Da letztere funktionell zu den sekundären Geschlechtsmerkmalen gehört, werden sie bei den Fortpflanzungsorganen besprochen.

Haare

Mit Ausnahme von Handflächen und Fußsohlen kommen Haare auf der gesamten Körperoberfläche vor. Ihre Lebensdauer schwankt zwischen einigen Monaten und einigen Jahren. Der Teil des Haares, der in der Haut liegt, heißt *Haarwurzel.* Er reicht bis tief in das Unterhautgewebe (➤ Abb. 21.1 und ↑ *Atlas* Abb. 21.5 und 21.6). Der Teil des Haares, der außerhalb der Haut liegt, heißt *Schaft.* Das Haar selbst ist ein *Hornfaden,* der von der *Haarzwiebel* aus wächst, und zwar pro Monat ungefähr 1 cm. Diese Haarzwiebel sitzt einer *Haarpapille* („Bindegewebszapfen") auf, von der aus das Haar ernährt wird. In der Haarzwiebel teilen sich Zellen, werden nach oben geschoben und verhornen.

Die Haarfarbe ist genetisch festgelegt. Sie hängt von der Anhäufung des Pigments Melanin ab, das von den Pigmentzellen im Bereich der Haarzwiebel gebildet und an das wachsende Haar abgegeben wird. Graue Haare beruhen auf einer verminderten Melaninproduktion bei gleichzeitig vermehrten Lufteinschlüssen.

Jede Haarwurzel ist von einem *Haarfollikel* umgeben, an dem ein kleiner Haarmuskel (M. arrector pili) befestigt ist. Dieser *„Aufrichter des Haares"* veranlasst bei Kälte oder Furcht, dass einem die „Haare zu Berge stehen". In den Haarfollikel mündet eine *Talgdrüse,* die eine ölige Substanz abgibt. Diese überzieht die Haare und die Haut mit einer dünnen Fettschicht, um sie vor dem Austrocknen zu bewahren. Außerdem wird jeder Haarfollikel von einem *Haarfollikelrezeptor* (↑ *Atlas* Abb. 21.12 Nr. 8) umsponnen, der jede Bewegung des Haares registriert. Der Haarfollikel mit seiner Scheide aus Epithelgewebe wird noch von einer bindegewebigen Scheide umhüllt. Beides zusammen, Haarfollikel plus bindegewebige Scheide, wird als *Haarbalg* bezeichnet.

Haartypen

- **Terminalhaare** kommen sexualhormonabhängig auf dem Kopf, den Augenbrauen, Wimpern, im Bart-, Achsel-, Brust- und Schambereich vor, außerdem am äußeren Gehörgang und beim Naseneingang. Es handelt sich um die längsten, stärksten und dunkelsten Haare.
- **Wollhaare** (Vellushaar) sind feiner als Terminalhaare. Sie kommen v. a. bei Kindern und bei Erwachsenen an Armen und Beinen vor.

- **Lanugo** (Flaumhaar) ist der Behaarungstyp des Feten. Sie werden vor der Geburt überwiegend durch Wollhaar ersetzt und treten beim Reifgeborenen nur noch an den oberen Schulterpartien auf.

Haarausfall (Effluvium capillorum) und Glatzenbildung (Alopezie) Von vermehrtem Haarausfall spricht man, wenn pro Tag mehr als 100 Haare ausfallen. Wichtige Formen der Alopezie sind:

- **Genetisch bedingte Alopezie** (Alopecia androgenetica). Betroffen sind insbesondere *Männer.* Es liegt eine genetisch bedingte Überempfindlichkeit gegen Androgene vor, die ihre Ursache in einem Chromosomendefekt hat. Dabei führt bereits ein normaler Testosteronspiegel zum Haarausfall. Bei Männern beginnt der Haarausfall im frühen Erwachsenenalter (manchmal bereits in der Pubertät = Alopecia praematura), zuerst schnell, dann langsamer, zunächst meist mit *„Geheimratsecken"* (d. h. frontotemporal), dann breitet er sich *tonsurähnlich* am Hinterkopf aus und kann sich weiterentwickeln bis zur Glatzenbildung, wobei ein hinterer und seitlicher Haarkranz bestehen bleibt.
- **Alopecia climacterica.** Haarausfall bei *Frauen* nach der Menopause, betrifft v. a. die Haare am *Mittelscheitel.*
- **Kreisrunder Haarausfall** (Alopecia areata). Der Haarausfall betrifft bestimmte umschriebene Stellen am Kopf, es kann zur Generalisation kommen. Die Ursache ist weitgehend *ungeklärt.* Die Störung tritt familiär gehäuft auf. Man vermutet ein *Autoimmungeschehen.* Die Erkrankung beginnt plötzlich mit einem oder mehreren kreisrunden Herden. Außerdem können sich Nagelveränderungen (Längsrillen, Dellen) und Vitiligo (Scheckhaut, ➤ Kap. 21.2.1) entwickeln. Meist kommt es innerhalb von 3 Jahren zur Spontanheilung.
- **Diffuser Haarausfall.** Dieser kann genetisch oder hormonell bedingt sein, es kommen jedoch auch eine Schilddrüsenüber- oder -unterfunktion, Eisen- oder Zinkmangel, mechanische Faktoren (durch Druck oder Zug, z. B. straffe Frisuren oder das Tragen von Kopfbedeckungen), Vitamin-A-Überdosierung und Medikamenteneinnahme (z. B. Antikoagulanzien, Zytostatika, Lipidsenker, Beta-Blocker) in Betracht.

Zunahme der Behaarung Dabei unterscheidet man Hypertrichose und Hirsutismus.

- **Hypertrichose.** Zunahme der Körperbehaarung, die lokal begrenzt, z. B. als Tierfellnävus (Naevus pigmentosus et pilosus) oder über die gesamte Köperoberfläche verbreitet auftreten kann. Letzteres kann z. B. durch ein Fortbestehen der fetalen Lanugobehaarung bedingt sein.
- **Hirsutismus.** Pathologische Zunahme und Verdickung der Haare bei Frauen und Kindern, v. a. durch *Hormonstörungen.* Dabei kommt es auch zum männlichen Behaarungsmuster, z. B. zum Bartwuchs.

Nägel

Finger- und Zehennägel (Ungues) sind von der Oberhaut gebildete *Hornplatten.* Sie bieten der weichen Fingerbeere ein *Widerlager* und ermöglichen so eine feinere *Tastempfindung* und ein *besseres Greifen.* Außerdem dienen sie dem *Schutz* der Finger- und Zehenspitzen und dem *Kratzen.*

Aufbau der Nägel Die Nagelplatte liegt auf dem Nagelbett (↑ *Atlas* Abb. 21.7 und 21.8). Die Nagelwurzel, der hintere Teil des Nagels, liegt in der Haut. Ebenso verlaufen die Seitenränder im Nagelfalz, die vom seitlichen Nagelwall bedeckt sind. Hier besteht eine gewisse Gefahr, dass Bakterien eindringen und eine Nagelbetteiterung (Panaritium) mit heftigen Schmerzen verursachen. Die weiße Zone am hinteren Nagelrand heißt *Lunula* („Möndchen"), hier liegt die *Nagelmatrix,* von der aus der *Nagel wächst.* Ist diese Matrix zerstört, kann der Nagel nicht mehr nachwachsen. Bindegewebsbündel verbinden die Nägel unverschieblich mit dem Periost des darunterliegenden Knochens.

> **„Möndchen"**
>
> Als „Möndchen" (Lunula) wird die *Wachstumszone* des Nagels bezeichnet.

Nageldiagnose Nägel können zur Diagnose innerer Krankheiten mit herangezogen werden. Diese Methode ist ein seit dem Altertum verbreitetes Diagnoseverfahren.

21

- **Uhrglasnägel** sind große, in Längsrichtung übermäßig gewölbte Nägel, die oft zusammen mit Trommelschlägelfingern (= Auftreibung der Fingerendglieder durch Weichteilverdickung) auftreten. Sie können ein Hinweis auf schwere *Herz-*, *Lungen-* und gelegentlich auch auf Lebererkrankungen sein (↑ *Atlas* Abb. 5.20).
- **Löffelnägel** (Hohlnägel, Koilonychie) sind Nägel mit muldenförmiger Eindellung der Nagelplatte und erhöhter Brüchigkeit. Sie können bei *Eisenmangelanämie* auftreten, gelegentlich auch bei Ekzemen, Zöliakie, Morbus Raynaud (↑ *Atlas* Abb. 21.9).
- **Weißnägel** (Leukonychie) können bei *Leber-* und *Nierenerkrankungen* auftreten.
- **Weiße Nagelflecken** (Leukonychie punctata). In der Nagelplatte sind meist stecknadelkopfgroße, weiße Flecken zu sehen. Es handelt sich um Lufteinschlüsse in der Hornsubstanz. Dies kann durch fehlerhaftes Zurückschieben und Beschneiden der Nagelhaut oder durch andere geringfügige, meist nicht bemerkte *Verletzungen* verursacht werden. Sie kommen v. a. bei Kindern vor (↑ *Atlas* Abb. 21.10).
- **Streifenförmige Weißfärbung** (Leukonychie, Mees-Streifen, Muehrcke-Bänder) sind wechselnd breite, weiße Querstreifen, die sich mit dem Nagel nach vorne schieben. Sie treten bei *Arsen-* und *Thalliumvergiftung*, nach *Verbrennung* des Handrückens und nach *Röntgenbestrahlung* der Nagelmatrix auf.
- **Längsrillen** im Nagel können bei bestehenden *Stoffwechselstörungen* auftreten, aber auch bei Magen-, Darm- und Lebererkrankungen, außerdem bei Vitamin-A-, und -B-Mangel (↑ *Atlas* Abb. 21.11).

Hautdrüsen

Zu den Hautdrüsen gehören *Schweiß-, Talg-, und Duftdrüsen*. Außerdem rechnet man noch die ohrschmalzproduzierenden *Drüsen im Gehörgang* (➢ Kap. 20.1.1) und die *weiblichen Brustdrüsen* (➢ Kap. 16.3.6) dazu.

Schweißdrüsen (Glandulae sudoriferae) sind über den gesamten Körper verbreitet. Besonders zahlreich kommen sie in der *Achselhöhle,* auf der *Stirn,* an *Handflächen* und *Fußsohlen* vor. Die aufgeknäulten Schweißdrüsen reichen *meist* bis ins *Unterhautgewebe.* Ein Ausführungsgang befördert das dort gebildete Sekret, den Schweiß, zur Hautoberfläche. Dort ist der Ausführungsgang als *Pore* sichtbar (➢ Abb. 21.1 und ↑ *Atlas* Abb. 21.5).

Schweiß (Sudor) besteht zu 99 % aus Wasser. Außerdem enthält er noch Harnstoff, Harnsäure, Kochsalz, flüchtige Fettsäuren und Cholesterin. Pro Tag werden unbemerkt etwa *0,5 l* Schweiß abgegeben. Diese Menge kann aber bei Hitze, körperlicher Arbeit und großer Flüssigkeitsaufnahme erheblich gesteigert werden (bei schwerster körperlicher Arbeit bis 1,5 l / Std.). Man unterscheidet ein thermisches Schwitzen, das der Wärmeregulation dient, von einem emotionalen Schwitzen, das bei psychischer Anspannung auftritt. Schweiß an sich *riecht nicht.* Der mit dem Schwitzen verbundene unangenehme Geruch entsteht durch die Einwirkung von *Bakterien.* Die Schweißabgabe wird vegetativ v. a. vom Sympathikus gesteuert.

Talgdrüsen (Glandulae sebaceae) Die meisten Talgdrüsen geben ihr Sekret in den *Haarfollikel* ab (➢ Abb. 21.1 und ↑ *Atlas* Abb. 21.5 Nr. 4 und Abb. 21.6 Nr. 6) und werden deshalb auch als Haarbalgdrüsen bezeichnet. Freie Talgdrüsen, das heißt nicht an Haare gebundene, kommen lediglich am Naseneingang, am Lippenrot, an den Augenlidern und im Genitalbereich vor. Handflächen und Fußsohlen besitzen keine Talgdrüsen.

Der Talg, ein Gemisch aus verschiedenen Fetten, schiebt sich im Haarfollikel nach oben und überzieht Haar und Haut mit einer *schützenden Fettschicht.* So bewahrt er Haut und Haare vor Austrocknung, verhindert eine zu starke Wasserverdunstung und das Wachstum von Bakterien.

Duftdrüsen produzieren ein duftendes, fetthaltiges, alkalisches Sekret, das sie, wie die Talgdrüsen, an einen Haarfollikel abgeben. Sie kommen lediglich im *Genitalbereich*, im *Brustwarzenhof*, in den *Achselhöhlen* und an den *Augenlidern* vor. Ihre Tätigkeit beginnt in der Pubertät und nimmt mit Ende der Keimdrüsentätigkeit ab. Ihre Funktion hängt u. a. von psychischen Faktoren ab; bei sexuellen Vorgängen haben sie Signalwirkung.

21.1.4 Hautrezeptoren

Sensorische Rezeptoren sind Zellen, die auf den Empfang bestimmter *Tast-, Druck-* und *Berührungsreize* spezialisiert sind. Sie sind über den ganzen Körper verteilt, allerdings in unterschiedlicher Konzentration. Mit ihrer Hilfe befindet sich die Haut in ständiger „Fühlung" mit der Umgebung. In der Haut können folgende Arten von Rezeptoren unterschieden werden: Mechano-, Thermo- und Schmerzrezeptoren.

Mechanorezeptoren (für Tasten, Berühren und Druck, ↑ *Atlas* Abb. 21.12).

- **Merkel-Zellen** liegen in der Basalzellschicht der *unbehaarten* Haut und sind zuständig für *Druckempfindungen.*
- **Tastscheiben** (Merkel-Tastscheiben) liegen in der *behaarten* Haut. Es handelt sich um eine einschichtige Gruppe von Merkel-Zellen, die leicht erhabene Tastscheiben bilden. Sie sind ebenfalls für *Druckempfindungen* zuständig.
- **Meissner-Körperchen** (Tastkörperchen). Die Tastkörperchen liegen in den Papillen der Lederhaut. Sie kommen v. a. an den *Fingern* und an der Plantarseite der *Zehen* vor, also an *unbehaarten* Stellen. Sie vermitteln *Tastempfindungen* (Oberflächensensibilität).
- **Haarfollikelrezeptoren.** In der behaarten Haut sitzen Haarfollikelrezeptoren, die auf *Berührung* des Haares ansprechen. Dazu umspinnen afferente Fasern spiralförmig die Haarwurzel.
- **Vater-Pacini-Lamellenkörperchen** (Pacini-Körperchen). Die Vater-Pacini-Lamellenkörperchen vermitteln *Druckempfindungen* der *Tiefensensibilität* und *Vibrationsreize.* Sie sitzen in den tieferen Schichten der Haut, v. a. an Händen und Füßen. Sie kommen aber auch in Muskelfaszien, Sehnen, Gelenkkapseln und im Periost vor. Es handelt sich um große Endkörperchen einer Nervenfaser mit einer deutlichen Lamellenstruktur.

Thermorezeptoren (für Kälte- und Wärmeempfindung). Temperaturempfindungen werden durch Kälte- und Wärmerezeptoren vermittelt. Außer in der Haut gibt es noch Thermorezeptoren im Körperinneren und im Hypothalamus, um die Bluttemperatur zu messen. Thermorezeptoren sind zuständig für *Wärme- bzw. Kältereize* im Bereich von ca. *17–45 °C.* Außerhalb dieser Bereiche werden v. a. Schmerzrezeptoren aktiviert, weshalb *starke* Wärme- und Kältereize oft schlecht voneinander unterschieden werden können.

- **Kälterezeptoren** sitzen überall in der Haut verteilt. Insgesamt gesehen gibt es wesentlich mehr Kälte- als Wärmerezeptoren.
  Eine Sonderform der Kälterezeptoren stellen die **Krause-Endkolben** dar. Es handelt sich um rundliche oder ovale Körper, in deren Inneres sich Nervenfasern einsenken. Sie kommen in den Schleimhäuten des Auges, des Mundes, der Nase und der Genitalorgane vor.
- **Wärmerezeptoren** liegen im subkutanen Gewebe und sprechen auf Wärmereize an.

Im mittleren Bereich von 31–35 °C besteht eine neutrale Temperaturempfindung, oberhalb von 35 °C stellt sich eine zunehmend intensivere Wärmeempfindung ein, die bei ca. 45 °C in eine schmerzhafte Hitzeempfindung übergeht. Unterhalb von 31 °C kommt es zur Kälteempfindung, die ab ca. 17 °C in Kälteschmerz übergeht. Besonders deutlich werden Temperatur*änderungen* wahrgenommen.

Schmerzrezeptoren (Nozirezeptoren, Nozizeptoren) kommen mit Ausnahme von Gehirn und Leber in praktisch allen Körpergeweben vor. Sie haben die Aufgabe auf eine drohende oder bereits eingetretene Verletzung des Körpers zu reagieren.

Schmerzrezeptoren werden durch Stoffe aktiviert, die man als algogen (Schmerz erzeugend) bezeichnet. Zu diesen algogenen Stoffen gehören Stoffe, die bei Gewebeschädigung und bei Entzündungen frei gesetzt werden wie Serotonin, Bradykinin, Histamin und Leukotriene. Diese Substanzen setzen sich auf die freie Nervenendigung und veranlassen so den Rezeptor zur Bildung eines elektrischen Impulses, der die Nervenfaser entlang zum Zentralnervensystem läuft.

Schmerzrezeptoren adaptieren im Unterschied zu anderen Rezeptoren nicht: Dies hat lebenserhaltende Funktion.

Erfahrungsgemäß wird jedoch eine Gewebeschädigung als ganz unterschiedlich schmerzhaft erlebt. Dabei spielt das Rückenmark eine wichtige Rolle, das eine sog. Gate-Control (sog. Toraufsicht) ausübt. Darunter versteht man, dass das Hinterhorn des Rückenmarks eine Kontrollfunktion über die eingehenden Schmerzimpulse ausübt und diese verstärken oder abschwächen kann, ehe diese ins Bewusstsein gelangen. Diese Gate-Control wird durch absteigende Nervenimpulse vom Gehirn beeinflusst. Dies hat den Vorteil, dass z. B. in einer Kampfsituation eine Gewebeschädigung nicht gefühlt werden kann, damit ein Überlebenskampf nicht durch Schmerzen abgebrochen werden muss.

Außerdem spielen die **Endorphine,** die vom Gehirn in starken Stresssituationen ausgeschüttet werden, eine wichtige Rolle. Endorphine sind morphinähnliche Substanzen, die die Stimmung anheben und Schmerzen unterdrücken können.

Hautrezeptoren

- **Mechanorezeptoren** (Druck-, Tast-, Berührempfindung)
- **Thermorezeptoren** (Wärme- und Kälteempfindung)
- **Schmerzrezeptoren**

21.1.5 Wundheilung

Durch die Wundheilung kommt es aufgrund von Zellteilung nach Verletzungen zur Regeneration der Haut, wobei sich *Bindegewebs-* und *Epithelzellen* und *Kapillaren* vermehren.

Ist nur die Oberhaut geschädigt, evtl. auch noch Papillarspitzen der Lederhaut, so kommt es zu einer vollständigen Ausheilung ohne Narbenbildung. Die Regeneration erfolgt in diesem Fall von der Keimschicht (Stratum germinativum) aus. Wird die Lederhaut tiefgreifend zerstört, so erfolgt die Ausheilung unter Narbenbildung, da die ursprüngliche Oberflächenstruktur der Haut nicht mehr hergestellt werden kann.

Phasen der Wundheilung Die Wundheilung läuft in drei Phasen ab (↑ *Atlas* Abb. 21.13):

1. **Latenzphase (bis 3. Tag).**
   a. **Exsudative Phase.** Die exsudative Phase dauert *einige Stunden.* Hier wird ein erster vorläufiger Wundverschluss durch die *Blutgerinnung* und durch die *Schorfbildung* erreicht, das heißt, es bildet sich eine Wunddecke aus geronnenem Blut und Wundsekret.
   b. **Resorptive Phase.** Die resorptive Phase dauert *1–3 Tage.* Während dieser Zeit wandern Fresszellen (Phagozyten) ein und *beseitigen Gewebetrümmer* und *eingedrungene Bakterien.*
2. **Proliferative Phase (4. – 7. Tag).** Es bildet sich ein *Granulationsgewebe,* also ein junges, gefäßreiches, faserarmes Bindegewebe, indem Kapillaren und Bindegewebszellen in das Blutgerinnsel einwachsen. Die Wunde wird durch ein Häutchen von Deckzellen verschlossen.
3. **Narbenbildung (ab 8. Tag).** Das Granulationsgewebe bildet sich in *gefäßarmes, faserreiches* Narbengewebe um. Es wird von den Wundrändern aus mit Epithelzellen bedeckt. Eine Narbe bleibt sichtbar, weil das Granulationsgewebe nicht mehr den gleichen Aufbau hat wie vorher die Lederhaut. Haare, Talg- und Schweißdrüsen werden nicht nachgebildet. Die Wundheilung kann durch bakterielle Infektionen, schlechte Abwehrlage und zugrunde liegende Allgemeinerkrankungen, wie Diabetes mellitus, verzögert werden.

Arten der Wundheilung

- **Primäre Wundheilung.** Von primärer Wundheilung spricht man, wenn es nur zu einem *geringen Gewebeverlust* gekommen ist. Die Ausheilung erfolgt innerhalb 1 Woche. Es bleibt lediglich eine *strichförmige,* kaum sichtbare *Narbe* zurück.
- **Sekundäre Wundheilung.** Bei der sekundären Wundheilung dagegen liegt ein *erheblicher Gewebeverlust* vor. Die Wundränder klaffen auseinander. Die Ausheilung dauert länger und es bleibt eine *deutlich sichtbare Narbe* zurück.

Keloide (Wulstnarben) Keloide sind *gutartige Bindegewebswucherungen,* die sich v. a. nach Verbrennungen oder Verätzungen bilden können, manchmal auch bei schwerer Akne (Acne conglobata, ➤ Kap. 21.2.16) und – bei entsprechender Disposition – nach bakteriellen Wundinfektionen bzw. Operationen. Betroffen sind v. a. Farbige. Kommen

Keloide in Gelenknähe vor, so können sie durch Verziehungen des Gewebes zu Bewegungseinschränkungen führen. Keloide können sich spontan zurückbilden bzw. mittels eines *Narbenpflasters*, das durch Druck und Wärme wirkt, behandelt werden. Solche Narbenpflaster können auch eingesetzt werden, um einer Keloidbildung vorzubeugen. Außerdem kommen *Salbenbehandlungen* in Betracht.

21.2 Erkrankungen der Haut

Hautveränderungen und Hautläsionen können regional begrenzt sein, wobei die Begrenzung scharf oder unscharf sein kann, sie können aber auch über die ganze Haut fleckenweise verstreut auftreten oder die Haut als Ganzes betreffen. Außerdem können sie verschiedene Schichten der Haut betreffen (➤ Abb. 21.2).

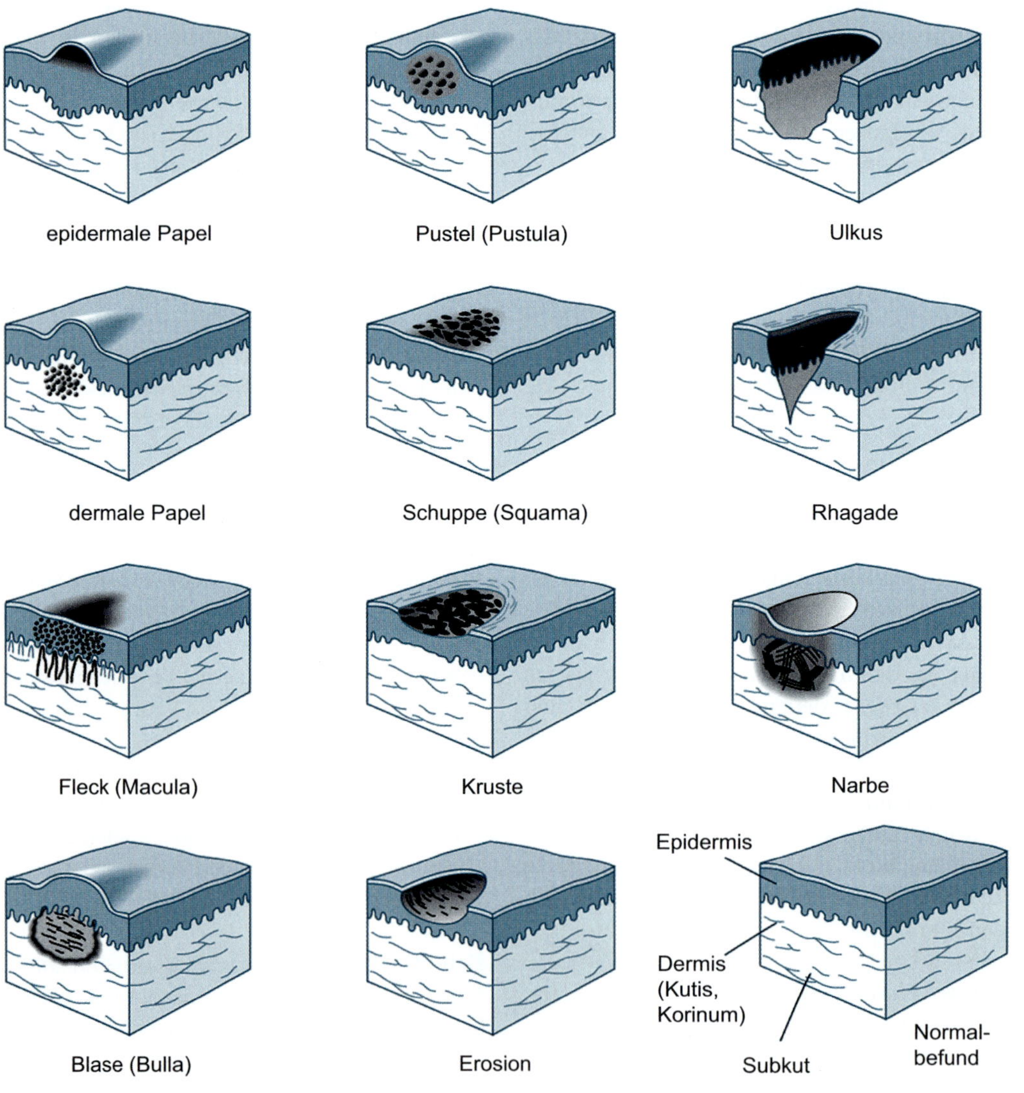

Abb. 21.2 Hautveränderungen (Effloreszenzen) [L106]

21.2.1 Pigmentstörungen

Pigmentstörungen können sich in einem Zuviel oder Zuwenig an *Melanin* zeigen.

Albinismus Es handelt sich um eine *angeborene Störung* der *Melaninherstellung* in Haut, Haaren und Augen. Die Betroffenen haben eine hellrosafarbene Haut, weißblonde Kopf- und Körperbehaarung und eine hellblaue oder – aufgrund durchscheinender Blutgefäße – rötliche Iris. Der Melaninmangel im Auge führt zu Lichtscheu (bei Lichteinfall starke Blendungsempfindlichkeit), Nystagmus und Schwachsichtigkeit.

Vitiligo (Scheckhaut) Infolge eines *erworbenen* Melaninmangels entwickeln sich *scharf begrenzte, weißliche Flecken* auf der Haut. Es können auch andere melanozytenhaltige Organe betroffen wie Haare, Augen, Innenohr und das ZNS. In diesen Fällen handelt es sich um eine Erkrankung des gesamten Melanozytensystems.

Die linsengroßen, runden, depigmentierten *Flecken* sind *scharf begrenzt* und von einem *hyperpigmentierter Randsaum* umgeben. Die Haut selbst verändert sich nicht. Die Flecken dehnen sich aus und *konfluieren*, sodass sich große, depigmentierte Stellen bilden (↑ *Atlas* Abb. 21.16). Prädilektionsstellen sind Hände, Gesicht und die anal-genital Region. Die Depigmentierung bildet sich *symmetrisch* an beiden Körperhälften aus. Es können auch die Mundschleimhaut und die Haare in Form weißer Strähnen betroffen sein.

Die Ursachen der Erkrankung sind noch weitgehend unbekannt. Man vermutet ein *Autoimmungeschehen*, da man teilweise Antikörper gegen Melanozyten nachweisen konnte. Obwohl Vitiligo zu den erworbenen Erkrankungen zählt, kann man gelegentlich familiäre Häufungen beobachten. Vitiligo kann sich als Begleiterscheinung bei Diabetes mellitus, bei Schilddrüsenüber- und Schilddrüsenunterfunktion, bei Nebenschilddrüsenunterfunktion, bei Lupus erythematodes und bei perniziöser Anämie einstellen. Da für die depigmentierten Stellen eine deutlich erhöhte Sonnenbrandgefahr besteht, müssen die betroffenen Hautstellen wirksam durch Kleidung oder eine Lichtschutzcreme vor Sonneneinwirkung geschützt werden.

Lentigo (Linsen- bzw. Leberfleck) Es handelt sich um harmlose, erworbene, *kleine braune Flecken*, die v. a. bei *Kindern* auftreten (↑ *Atlas* Abb. 21.17). Eine *Sonderform*, die Sommersprossen (Lentigo solaris), treten an *lichtexponierten Stellen* auf. Dagegen handelt es sich bei Lentigo maligna um die Vorform eines malignen Melanoms (➤ Kap. 21.2.9), weshalb es Lentigo prämaligna heißen müsste.

Chloasma (Melasma, Clownmaske) ist eine unregelmäßige, fleckförmige, scharf begrenzte *Hyperpigmentierung* im *Gesicht* (Stirn, Wangen, Oberlippe), die vor allem bei Frauen auftritt und die durch Sonneneinstrahlung verstärkt wird. Sie kann sich in der *Schwangerschaft* (Chloasma gravidarum), durch hormonelle Kontrazeption („Pille") und durch Medikamenteneinnahme (Hydantoine) entwickeln. Das Chloasma gravidarum beginnt sich meist ab dem 2. Monat nach der Entbindung zurückzubilden.

Fotodynamische Substanzen, das heißt Stoffe, die die Einwirkung des Lichtes verstärken, sind z. B. in Parfums, Kölnisch Wasser, Bergamottöl und Johanniskraut enthalten. Sie können ebenfalls zu einer lokalen Hyperpigmentierung führen.

21.2.2 Erythem und Einblutungen

Erythem Ein Erythem (rote Verfärbung) kann Folge entzündlicher Prozesse sein oder infolge eines Naevus flammeus entstehen:

- **Entzündliche Prozesse.** Bei Entzündungen wird Histamin freigesetzt, das auf kleine Gefäße erweiternd wirkt. Dadurch gelangt mehr sauerstoffreiches Blut in die Lederhaut, wodurch es zur Rotfärbung kommt. Zur *Gefäßerweiterung* kann es aber auch durch Wärmestrahlung (Sonnenbrand, ↑ *Atlas* Abb. 21.15), durch chemische Substanzen oder durch Giftstoffe von Bakterien (Wundrose) kommen.
- **Naevus flammeus** (Weinfleck, Feuermal). Meist im Gesicht oder Nacken kommt es durch eine *anlagemäßige Hautgefäßerweiterung* zu einer *flammend-roten Hautveränderung*, die zu einer erheblichen Aussehensstörung führen kann. Manchmal kann ein Feuermal mit weiteren angeborenen Störungen verbunden sein (↑ *Atlas*

21

Abb. 21.18).Eine Sonderform des Weinflecks ist der *Storchenbiss* (Naevus Unna-Politzer). Es handelt sich um einen angeborenen, blassen Weinfleck an der Nacken-Haar-Grenze und / oder auf der Stirn über der Nasenwurzel. Er bildet sich oft in den ersten Lebensmonaten oder im ersten Lebensjahr spontan zurück.

Einblutungen Infolge einer Verletzung – oder bei Blutgerinnungsstörungen auch spontan – ist es zur Einblutung in das Gewebe gekommen (*„blauer Fleck“*). Tritt jedoch Blut ins Gewebe über, so muss es hier abgebaut werden. Durch den erfolgten Hämoglobinabbau verfärbt sich der Bluterguss typisch (s. u.):

- Bis 24 Stunden: rot, dann rötlich-bläulich
- 1. – 4. Tag: dunkelrot, dann dunkelblau
- 5. – 7. Tag: grünlich, dann gelblich-grünlich
- 8. – 10. Tag: gelblich, dann bräunlich

Danach verschwindet es je nach Größe in der Zeitspanne von 1–3 Wochen gänzlich.

Bei Einblutungen unterscheidet man:

- **Petechien:** kleinste, punktförmige Einblutungen in die Haut oder Schleimhaut
- **Purpura:** zahlreiche, meist symmetrische Einblutungen in die Haut oder Schleimhaut
- **Sugillation:** flächenhafte, bis 3 cm große Hauteinblutungen
- **Suffusion:** große, flächenhafte Hauteinblutungen über 3 cm Größe
- **Hämatom:** *tief*gehende Einblutung, evtl. bis in das Muskelgewebe vordringend

Bei kleinen Hämatomen ist in der Regel keine Therapie erforderlich, da diese in der Regel von allein verschwinden. Bei größeren Hämatomen kann eine heparinhaltige Salbe aufgetragen werden, die Wirksamkeit ist allerdings umstritten. Bei großen Hämatomen, die zu Durchblutungsstörungen oder Nervenausfällen geführt haben, wird das Hämatom chirurgisch eröffnet und das Blut entfernt. Bei diesen Operationen muss auf strenge Keimfreiheit geachtet werden, da sich Hämatome leicht entzünden.

21.2.3 Psoriasis vulgaris

Es handelt sich um eine häufige Hautkrankheit, die chronisch schubweise verläuft und mit einer verstärkten Hautschuppung einhergeht. Nach Krankheitsausbruch besteht sie meistens lebenslang in unterschiedlicher Intensität. Es kann Zeiten geben, in denen die Psoriasis vulgaris als kleiner Herd, typischerweise am Ellenbogen, besteht, ohne sich groß zu verändern. Durch bestimmte Auslöser (s. u.) kann es aber zu Krankheitsschüben bis hin zum Befall der gesamten Haut kommen (↑ *Atlas* Abb. 21.19).

Einteilung Grundsätzlich kann Psoriasis in jedem Alter auftreten. Es gibt allerdings bevorzugte Abschnitte, in denen die Krankheit ausbricht. Diesbezüglich unterscheidet man:

- **Frühtyp.** Krankheitsausbruch vor dem 30. Lebensjahr. Er weist eine familiäre Häufung auf und bei über 90% findet man bestimmte Antigene.
- **Spättyp.** Krankheitsausbruch nach dem 50. Lebensjahr. Er zeigt keine familiäre Häufung und man findet keine Antigene. Meist handelt es sich um leichtere Verläufe.

Erscheinungsbild Es handelt sich um scharf umrissene, rötliche Flecken mit silberweißen Schüppchen. Zeitweise können die Hautveränderungen jucken. Darüber hinaus kann es zu Nagelveränderungen kommen, wie Tüpfelnägel (kleine Eindellungen des Nagels), Ölfleckbildung (gelbliche Verfärbung des Nagels) und Krümelnagel (völlige Zerstörung der Nagelplatte). Weiterhin kann sich eine rheumatoide Arthritis (RA) einstellen. Grundsätzlich kann zuerst die Psoriasis auftreten oder eine RA oder Nagelveränderungen. Es sind alle Kombinationen möglich, z. B. Psoriasis und Nagelveränderungen oder RA und Psoriasis.

Prädilektionsstellen Die wichtigsten Prädilektionsstellen sind der Ellenbogen und der behaarte Kopf (Beginn meist an der Stirn-Haar-Grenze), außerdem kommt noch die Knie- und Kreuzbeingegend in Betracht.

Ursachen Die genaue Ursache ist nicht vollständig bekannt. Es handelt sich um eine beschleunigte Hautverhornung und damit um eine Stoffwechselstörung. Typische Auslöser, dass sich die Psoriasis (evtl. explosionsartig) ausbreitet sind: Infektionskrankheiten, Alkohol und Partnerschaftsprobleme.

Diagnostik Die Diagnose Psoriasis kann leicht gestellt werden, da folgende Phänomene auftreten:

- **Kerzenwachsphänomen.** Durch Kratzen mit einem Holzspatel am Psoriasis-Herd fallen die locker haftenden, silbrig-weißen Schuppen ab, welche an das Geschabsel von einer Wachskerze erinnern.
- **Phänomen des letzten Häutchens.** Die darunterliegende Haut ist intakt. Deshalb erscheint nach dem Abkratzen der letzten Schuppen ein dünnes Psoriasis-Häutchen.
- **Auspitz-Phänomen.** Löst man dieses Häutchen auch noch ab, kommt es zu dicht beieinanderliegenden, punktförmigen Blutaustrittsstellen, dem *„Auspitz-Phänomen"*, bzw. „Phänomen des blutigen Taus".

Therapie Der auslösende Faktor sollte aufgedeckt und möglichst beseitigt werden. Begünstigend auf den Psoriasisverlauf wirken Sonne, Sommer und Meer. Es sollte eine Austestung erfolgen, ob ein Allergen als (mit) auslösende Ursache eine Rolle spielt. Weiterhin wird in der Naturheilkunde mittels Eigenurin und Diät (Vollwertkost mit hohem Rohkostanteil) therapiert.

In der Schulmedizin werden entzündliche und allergische Erkrankungen aller Art meist mit Kortison behandelt. Häufig kommen Patienten zum Heilpraktiker, die das vom Arzt verordnete Kortison – wegen seiner nicht unerheblichen Nebenwirkungen – nicht mehr einnehmen möchten. Dabei muss unbedingt beachtet werden, dass nach Absetzen einer Kortisontherapie ein Rebound-Phänomen auftreten kann. Damit meint man, dass sich die Krankheitserscheinungen zunächst verstärken. Erst danach kann es durch eine entsprechende naturheilkundliche Behandlung zu einer Verbesserung des Krankheitsbildes kommen.

Psoriasis-Prädilektionsstellen

- Ellenbogen
- Behaarter Kopf
- Knie
- Kreuzbeingegend

21.2.4 Neurodermitis (atopisches Ekzem)

Mit **Atopien** bezeichnet man eine familiär gehäuft auftretende Überempfindlichkeit der Haut und Schleimhaut gegen bestimmte Umweltstoffe. Es handelt sich um eine *Allergie vom Soforttyp* (Typ I). Im klassischen Sinn rechnet man zu den Atopien: atopisches Ekzem (Neurodermitis und Milchschorf), Heuschnupfen (allergische Rhinitis) oder Heufieber (Rhinokonjunktivitis, evtl. mit fieberhaften Allgemeinerscheinungen), allergisches Asthma, allergische Enteritis und Urtikaria (Quaddelsucht). Diese Erkrankungen treten nicht nur *familiär gehäuft* auf, sondern ein Atopiker durchläuft im Laufe seines Lebens oft mehrere dieser Erkrankungen. So kann es sein, dass er als Kleinkind an Neurodermitis erkrankt und später Asthma bronchiale oder Heuschnupfen entwickelt.

Definition Bei Neurodermitis handelt es sich um ein *endogenes Ekzem*, dessen genaue Ursache unbekannt ist (s. u.), betroffen sind Atopiker.

Prädilektionsstellen Bei der Neurodermitis sind in erster Linie die *Ellenbeugen* betroffen. Die Hautveränderungen treten symmetrisch an beiden Körperhälften auf. Im Kindesalter kommen als weitere Prädilektionsstellen noch Kniekehlen, Hand- und Fußgelenke hinzu.

Hautbild Die Hautveränderungen treten symmetrisch auf. Sie sind unscharf begrenzt und zeigen *Rötung, Nässen, Schuppung, Krusten, Erosionen* und *Lichenifikation* (Vergröberung der Hautfelderung ↑ *Atlas* Abb. 21.21). Da *sehr starker Juckreiz* besteht, sind Kratzspuren zu sehen.

- **Säuglingsalter:** meist schon im 3. Lebensmonat kommt es im Gesicht und am Kopf zu *„Milchschorf"*. Bei ungefähr der Hälfte der Kinder bilden sich die Hauterscheinungen völlig zurück (↑ *Atlas* Abb. 21.22).
- **Kleinkind- und Kindesalter:** mehr subakut bis chronische Erscheinungen mit Lichenifikation, v. a. an Ellenbeugen, Kniekehlen, Hand- und Fußgelenken *(„Beugenekzem")*, auch an Hals und Händen
- **Jugend- und Erwachsenenalter:** chronische Erscheinungen mit *Verschlimmerungsschüben*. Prädilektionsstellen wie vorstehend, zusätzlich noch Gesicht und Oberkörper möglich. Mit zunehmenden Alter können die Hauterscheinungen verschwinden; manchmal verschwindet die Erkrankung um das 30. Lebensjahr vollkommen.

Ursachen Die eigentliche Ursache ist nicht bekannt. Erbliche Faktoren spielen eine Rolle, außerdem Allergien (v. a. gegen bestimmte Nahrungsmittel wie Zucker, Milch, Glutamat, Zitrusfrüchte, tierisches Eiweiß), psychische Faktoren, Witterungseinflüsse (Verschlechterung im Winter und Frühjahr).

Diagnostik Im Blut oft starke IgE-Erhöhung und Eosinophilie, typische Familienanamnese.

Therapie In der Naturheilkunde kommt der Ausschaltung von Allergenen eine große Rolle zu, oft werden bestimmte Nahrungsmittel, z. B. tierisches Eiweiß, Weißzucker, Säuren (Apfelsinen, Zitronen) nicht vertragen. Behandlung des psychischen Aspektes, Klimatherapie (Meer, Gebirge); in der Schulmedizin wird auch mit Kortison und Antihistaminikum behandelt.

Neurodermitis-Prädilektionsstellen sind die *Gelenkbeugen.*

21.2.5 Kontaktekzem

Das Ekzem ist die *häufigste juckende, schubweise* auftretende Erkrankung der Oberhaut und des Papillarkörpers. Es hat ein *vielgestaltiges* Bild, ist *unscharf* begrenzt, breitet sich flächenhaft entzündlich aus und heilt ohne Narbenbildung ab. In der akuten Phase kommt es zu *Juckreiz, Rötung, Nässen, Lichenifikation* und *Krustenbildung.* Die Krankheit kann chronisch werden. Sie neigt zu Rückfällen.

Nicht-allergisches Kontaktekzem (toxisches Kontaktekzem) Durch eine *Erschöpfung* der chemischen *Abwehrfunktion* der *Oberhaut* durch immer wiederkehrenden Kontakt mit einem schädigenden Reiz und durch zu häufiges Waschen kann sich ein nicht-allergisches Kontaktekzem entwickeln. Im ersten Stadium, das Monate bis Jahre dauern kann, kommt es zunächst lediglich zu trockener und spröder Haut mit oberflächlichen Fissuren (Einrissen) und diskreter Schuppung. Später entwickeln sich die oben beschriebenen Erscheinungen. Das Ekzem beginnt auszuheilen, sobald der schädigende Reiz fortfällt. Es treten *keine* Streuphänomene auf. Besonders häufig sind Hausfrauen, Friseurinnen, Krankenschwestern (Desinfektionsmittel!) und Maurer betroffen (↑ *Atlas* Abb. 21.23).

Prädilektionsstellen des **nicht-allergischen Kontaktekzems** sind die *Hände.*

Allergisches Kontaktekzem Es handelt sich um eine Allergie vom Spät-Typ (Allergie Typ IV, ➤ Kap. 22.1.4). Die Entwicklung eines allergischen Kontaktekzems wird durch ein vorausgegangenes nicht-allergisches begünstigt, da durch die Hautschädigung das Allergen besser aufgenommen wird. Deshalb treten Hauterscheinungen zuerst nur am Ort des Kontaktes auf, z. B. auf der Kopfhaut nach Dauerwellen, später kommen *Streuphänomene* an anderen Körperstellen dazu (↑ *Atlas* Abb. 21.24 und 21.25). Die Zahl der möglichen Allergene ist groß. Der Nachweis kann über den Epikutantest (➤ Kap. 22.3.2, Allergie, ↑ *Atlas* Abb. 21.26) erfolgen.

- **Akutes allergisches Kontaktekzem** tritt ca. 24–48 Stunden nach Allergenkontakt auf, zunächst mit Rötung, danach kommt es zu Nässen, Bläschen, Erosionen und Krusten. Zum Schluss bildet es sich mit Schuppung und Reströtung (↑ *Atlas* Abb. 21.25) zurück.
- **Chronisches allergisches Kontaktekzem** mit Hautrötung und Lichenifikation

Misch- und Zwischenformen sind häufig.

Mikrobielles Ekzem Vor allem an Hand- und Fußrücken kommt es zu scharf begrenzten Herden bis zu Münzgröße. Es treten Bläschen auf, die zerplatzen, verkrusten und jucken (↑ *Atlas* Abb. 21.27).

Die Ursache vermutet man in einer allergischen Reaktion gegenüber Toxinen von Mikroorganismen. Eventuell bestehen Streuherde: Tonsillitis, Bronchitis, Prostatitis usw.

21.2.6 Urtikaria

Die Urtikaria (Quaddelsucht, Nesselsucht) kann in ganz *unterschiedlichen Schweregraden* auftreten, von lediglich *lästig* juckenden Quaddeln bis hin zur Gefahr eines anaphylaktischen *Schocks.*

Hautbild Die charakteristische Hauterscheinung des Nesselausschlages ist die *Quaddel* (Urtika). Sie ist leicht erhaben, scharf abgegrenzt und von roter oder weißer Farbe. Sie kann unterschiedlich groß sein: linsengroß bis ausgedehnt flächenhaft (↑ *Atlas* Abb. 21.28 bis 21.30). Es besteht heftiger Juckreiz.

Prädilektionsstelle Die Quaddeln können am gesamten Körper auftreten.

Ursachen Ein Nesselausschlag kann auf ein *allergisches* oder *physikalisches* Geschehen zurückzuführen sein. Beim allergischen Nesselausschlag kommen als auslösende Antigene Pollen, Hausstaub, Nahrungsmittel, Medikamente, Insektenstiche und vieles mehr in Betracht. Beim physikalisch verursachten Nesselausschlag sind Scheuerstellen der Haut durch Kleidung oder Schmuck, Einwirkung von Sonnenlicht, Stoß-, Druck-, Reibe-, Kälte- oder Wärmeeinwirkung die Ursache.

! Bei **massiver Urtikaria** besteht *Schockgefahr!*

Sonderform: Angioödem (früher angioneurotisches Ödem, Quincke-Ödem) Eine Sonderform der Nesselsucht stellt das Angioödem dar. Dabei kommt es, bevorzugt in der *Augenregion,* zu ödematösen Hautschwellungen. Von der Schwellung können jedoch auch andere Gebiete betroffen sein, z. B. die Lippen, die Geschlechtsorgane oder die Hände und Füße. Diese Erscheinungen können für sich allein auftreten oder zusammen mit Nesselsucht (↑ *Atlas* Abb. 21.44). Ein Angioödem kann durch Medikamente, Nahrungsmittel, z. B. Nüsse, Früchte, Schalentiere und Eier ausgelöst werden, aber auch durch Insektenstiche. Letztere sind besonders gefährlich. Erfolgt der Stich im Mundbereich (z. B. durch eine Wespe bei einem Limonade trinkenden Kind), so kann es zum Anschwellen der Kehlkopfschleimhaut kommen, was zum *Ersticken* führen kann.

21.2.7 Pityriasis

Bei der Kleienflechte (Pityriasis) liegt eine zu schnelle und unvollständige Verhornung der Oberhautzellen vor. Ihr typisches Erscheinungsbild ist die *kleieförmige* („hobelspanähnlich") *Schuppung.* Hier sollen nur die beiden häufigsten Erscheinungsbilder der Kleienflechte besprochen werden.

Pityriasis versicolor (Kleienpilzflechte) Scharf begrenzte, unterschiedlich große, zu Konfluenz neigende Herde zeigen eine kleieförmige Schuppung. Die befallenen Stellen sind *hellbraun,* sodass sie im Kontrast zu einer sonnengebräunten Haut weißlich erscheinen, bei dunklem Hautkolorit dagegen heller. Der bevorzugte Sitz ist v. a. die vordere und hintere Schweißrinne des oberen Stamms. Die Herde können sich auch auf den Schultern, dem Hals, Rücken und Brust zeigen (↑ *Atlas* Abb. 21.31). Es handelt sich um eine *Hefepilzerkrankung.* Erreger ist der Hefepilz Malassezia furfur, der normalerweise ohne pathogene Bedeutung auf der Haut vorkommt, weshalb nur eine geringe Ansteckungsgefahr besteht. Starkes Schwitzen (an Schilddrüsenüberfunktion denken!), Tragen von synthetischer Unterwäsche und häufiges Eincremen fördern die Erkrankung. Es besteht eine große Rezidivneigung. Der Pilz kann mikroskopisch mittels der Tesafilm-Methode im Hornhautschichtabriss nachgewiesen werden.

Pityriasis rosea (Schuppenröschen, Röschenflechte) Die Erkrankung beginnt meist mit einem ersten, mehrere Zentimeter großen *Einzelherd* („Primärmedallion"). Nach Tagen bis 2 Wochen können sich *weitere Flecken,* die allerdings kleiner sind, über den Rumpf und die proximalen Extremitäten ausbreiten (↑ *Atlas* Abb. 21.32). Manchmal besteht Juckreiz. Nach 2–6 Wochen erfolgt meist eine spontane Rückbildung.

Über die Ursache ist wenig bekannt. Man hat festgestellt, dass die Krankheit oft nach Benutzung neuer Wäsche auftritt. Es wird vermutet, dass es sich um eine Virusinfektion handeln könnte.

21.2.8 Ichthyosis vulgaris

Bei der Ichthyosis vulgaris (Fischhaut) handelt es sich um eine *Erbkrankheit,* die sich meist gegen Ende des ersten Lebensjahres zeigt. Sie kann in unterschiedlichen Ausprägungsgraden auftreten.

Es kommt zu einer *Verhornungsstörung* mit trockener Hautoberfläche und mit festhaftenden Schuppen, die unterschiedlich groß sind. Sie reichen von kleieartigen bis plattenartigen Gebilden von weißlicher bis bräunlicher Färbung. Die Schuppen liegen pflastersteinartig nebeneinander, sodass man genauer von einer Reptilienhaut sprechen müsste, da beim Fisch die Schuppen überlappen. Prädilektionsstellen sind die *Extremitätenstreckseiten.* Es kann jedoch zur Generalisierung kommen, wobei typischerweise Handteller, Fußsohlen, Beugeseiten der großen Gelenke und Gesicht freibleiben (↑ *Atlas* Abb. 21.33 und 21.34).

Fischhaut-Prädilektionsstellen sind die *Extremitätenstreckseiten.*

21.2.9 Tumoren der Haut

Tumoren der Haut nehmen von der Epidermis ihren Ausgang. Hier werden das Basaliom, das Plattenepithelkarzinom und das maligne Melanom besprochen.

Basaliom

Das Basaliom ist die häufigste Hautkrebsart. Es nimmt von der Basalzellschicht seinen Ausgang und tritt bevorzugt an *lichtexponierten Stellen* auf, und zwar im Gesicht (v. a. um die Augen!) und auf dem behaarten Kopf, kann jedoch auch an anderen Körperstellen wie Nacken, Ohren, Unterschenkel vorkommen.

Es wächst langsam und setzt fast nie Metastasen, weshalb es als *semimaligne* bezeichnet wird. Trotzdem darf eine Behandlung nicht unnötig verzögert werden, da es zerstörend in die Tiefe wächst und dabei Muskel, Knorpel, Knochen, Auge, Gehirn u. a. zerstören kann. Das Basaliom hat ein sehr *vielgestaltiges Bild,* es kann knotig, geschwürig oder flach wie ein kleiner Sklerodermieherd oder schuppend-ekzemartig wachsen; es kann pigmentiert sein und / oder Teleangiektasien (bleibende Erweiterung kleiner, oberflächlicher Hautgefäße) aufweisen (↑ *Atlas* Abb. 21.35 und 21.36).

Bei rechtzeitiger Entfernung mit ausreichendem Sicherheitsabstand bestehen fast hundertprozentige Heilungsaussichten.

Plattenepithelkarzinom

Das Plattenepithelkarzinom (Stachelzellkrebs, Spinaliom) nimmt von den Stachelzellen seinen Ausgang. Es ist ein *maligner* Tumor, der sich auf chronisch entzündeter, lichtexponierter und strahlengeschädigter Haut und auf der Schleimhaut bilden kann, aber auch auf Narben und an Stellen, an denen Haut in Schleimhaut übergeht (↑ *Atlas* Abb. 21.37). Häufige Spinaliome sind Lippenkrebs (↑ *Atlas* Abb. 21.38), Afterkrebs, Peniskrebs, Vulvakrebs. Betroffen sind in erster Linie ältere Menschen (Durchschnittsalter *50–70 Jahre*).

Vom Erscheinungstyp her unterscheidet man

- **verhornende** (meist auf chronisch entzündeter bzw. lichtexponierter Haut) und
- **nicht-verhornende** Formen (z. B. After-, Speiseröhren-, Zungenkrebs).

Ein verhornendes Plattenepithelkarzinom entwickelt sich oft auf dem Boden einer *Präkanzerose:* z. B. einer solaren *Keratose,* bei der es durch Lichteinwirkung zu chronisch-entzündlichen Herden mit vermehrter Verhornung kommt oder auf einem „*Hauthorn*“ (Cornu cutaneum) mit seiner ausgeprägten hornartigen Hyperkeratose.

Malignes Melanom

Melanome gehen von den Melanozyten der Haut, gelegentlich auch von der Schleim-, Ader- oder Hirnhaut aus. Sie können sich auf vorher völlig gesunder Haut entwickeln, aus einem Muttermal oder aus Nävuszellnävus. Sie sind *sehr bösartig,* da sie sehr früh Metastasen setzen! Es handelt sich um eine Erkrankung des *mittleren Lebensalters.*

Auch das maligne Melanom hat sehr unterschiedliche Erscheinungsbilder. Typisch sind weiche, dunkle (dunkelbraun, violett, bläulich oder schwarz) Knoten, die unscharf begrenzt sind, Satellitenknötchen aufweisen und / oder von einem roten, entzündlichen Hof umgeben sind (↑ *Atlas* Abb. 21.39 bis 21.42).

Das maligne Melanom hat in den letzten Jahren außerordentlich zugenommen. Gründe dafür vermutet man in *häufigem* und *intensivem Sonnenbaden,* Sonnenbränden und fehlender Ozonschicht der Luft, wodurch vermehrt schädigende Sonnenstrahlen auf die Haut auftreffen können.

!

Verdachtszeichen auf Hautkrebs

- Hautveränderungen, die wachsen und nicht abheilen
- Alle unscharfen Hautveränderungen
- Schnelles Wachstum

- Ausbildung einer höckerigen Oberfläche
- Zunehmende und / oder ungleiche Pigmentierung
- Entzündeter, rötlicher Hof um eine Hautveränderung
- Blutungsneigung
- Geschwürsbildung
- Auftreten kleiner Satellitenknötchen
- Anschwellen der regionalen Lymphknoten
- Patient berichtet: Juckreiz, Schmerzen oder „ein Arbeiten in der Geschwulst"

ABCDE-Regel als Erinnerungshilfe für Verdachtshinweise auf ein malignes Melanom:

- **A: Asymmetrie** (ungleichmäßige Form)
- **B: Begrenzung** (unscharf)
- **C: Colorit** (= Farbe: tiefschwarz und / oder unterschiedliche Farben)
- **D: Durchmesser** (größer als 0,5 cm)
- **E: Erhaben** (Hautveränderung geht über das Niveau der Haut)

Hauterscheinungen dieser Art müssen immer von einem Hautarzt abgeklärt werden!

21.2.10 Abszess, Empyem, Phlegmone

Abszess Ein Abszess (Eitergeschwür) ist eine abgekapselte *Eiteransammlung* in einer *nicht vorgebildeten,* sondern durch krankhafte Vorgänge entstandenen *Höhle* des *Gewebes.* Typische Eitererreger sind Staphylo- und Streptokokken.

Ein sog. heißer Abszess entwickelt sich aufgrund einer akuten Entzündung. An der betroffenen Stelle kommt es zu den typischen Entzündungszeichen Rötung, Schwellung, Wärme und Schmerz (v. a. pulssynchroner Klopfschmerz). Beim Betasten weist der Abszess ein „Schwappen" (Fluktuation) auf. Je nach Schweregrad kann es zu (hohem) Fieber kommen.

Mit **Abszedierung** meint man, dass sich durch abgestorbenes Gewebe und nachfolgender Verflüssigung ein Abszess gebildet hat, der allerdings noch nicht von einer Abszessmembran umgeben ist. Ist die Abszedierung von einer Abszessmembran umgeben, so spricht man vom Abszess.

Empyem Bei einem Empyem hat sich in einer vorgebildeten Körperhöhle oder in einem Hohlorgan Eiter angesammelt. Hier ist es also nicht wie bei einem Abszess zu einer lokalen Gewebeeinschmelzung gekommen. Empyeme können sich z. B. in der Gallenblase, in einer Gelenkhöhle, einer Kieferhöhle oder in der Pleura bilden. Die Behandlung erfolgt durch den Arzt.

Phlegmone Eitrige Entzündungen, die sich diffus im Bindegewebe ausbreiten. Sie nehmen meist von einer Bagatellverletzung ihren Ausgang über die Strepto- und Staphykokokken einwandern. Ein Phlegmon ist zunächst auf die Haut begrenzt und geht mit den typischen Entzündungszeichen einher. Im weiteren Verlauf kommt es dann zum Übergreifen auf benachbarte Weichteile und Muskeln und führen hier zum eitrigen Einschmelzen von Gewebe und zu großflächigen Nekrosen. Es kommt zu hohem Fieber und ausgeprägtem Krankheitsgefühl. Die Behandlung erfolgt durch den Arzt.

21.2.11 Fistel

Eine Fistel ist ein *abnormer Gang* mit einer *eigenen Auskleidung,* der ein tieferliegendes Organ mit der Haut (äußere Fistel) oder mit einem anderen Organ (innere Fistel) verbindet. Sie können angeboren sein (z. B. Ösophagotrachealfistel) oder durch einen Organschaden (Infektionen, Verletzungen) erworben sein. Oft fließt durch die Fistel ein Sekret ab.

Fisteln bilden sich v. a. in der *Analregion* (↑ *Atlas* Abb. 21.43). Ihren Ausgang nehmen sie häufig von Entzündungen, die zur Abszessbildung geführt haben, und zwar wenn die Abszesse spontan perforieren. Besteht eine Fistel längere Zeit, so kann sie ein ganzes Gangsystem entwickeln und erhebliche Mengen an Gewebe zerstören.

Fisteln bilden sich auch häufig im *Kieferbereich.* Dabei nehmen sie ihren Ausgang z. B. von einer Eiteransammlung unter einem toten Zahn. Zwar wird nun über die Fistel dem Eiter eine Möglichkeit gegeben sich nach außen zu entleeren, da aber die Fistel ein ganzes Gangsystem mit Abzweigungen entwickeln kann, kann es sein, dass die Fistel den gesamten Kiefer zerstört.

Fisteln müssen daher *operativ* entfernt werden, und zwar müssen sie weit im gesunden Gewebe herausgeschnitten werden. Verbleiben kleine Reste des Fistelgewebes im Körper, so wird sich von diesem Gewebe ausgehend mit großer Wahrscheinlichkeit eine neue Fistel und damit wieder ein ganzes Gangsystem entwickeln.

21.2.12 Zyste

Eine Zyste (Cyste, Kyste, Kystom) ist eine durch eine *Kapsel* abgeschlossene *sackartige Geschwulst* mit einem dünn- oder dickflüssigen Inhalt. Man unterscheidet:

- **Echte Zysten,** die mit *Epithelgewebe* ausgekleidet sind, z. B. Atherome (Grützbeutel) und Follikelzysten (↑ *Atlas* Abb. 21.45).
- **Pseudozysten** haben nur eine *Bindegewebeauskleidung,* z. B. Erweichungsherde nach ischämischer Gehirnerweichung oder Echinokokkuszysten (➤ Kap. 27.10).

Häufig handelt es sich bei den echten Zysten um „**Retentionszysten**", wobei man unter einer Retention ein Zurückhalten von auszuscheidenden Stoffen versteht. Diese Retentionszysten haben sich also gebildet, weil ein Sekret nicht abfließen konnte (z. B. Talg).

21.2.13 Panaritium

Mit Panaritium (Umlauf) werden *eitrige* (eventuell phlegmonöse) Entzündungen an *Fingern* oder (seltener) *Zehen* bezeichnet, wie sie meist infolge von Bagatellverletzungen auftreten, die sich infiziert haben (panaricium, lat. eine Krankheit an den Nägeln, Nagelkrankheit). Panaritien kann man in oberflächliche (betrifft Haut bzw. Nagel) und tiefe (Gelenk, Knochen, Sehne) unterteilen (↑ *Atlas* Abb. 21.46).

Symptome Die Entzündung tritt meist nach *Bagatellverletzungen* durch Infizierung der Wunde mit Strepto- oder Staphylokokken auf, gelegentlich auch durch Herpes-simplex-Virus oder Candida albicans. Es kommt zu den typischen Entzündungszeichen Calor, Dolor, Rubor, Tumor und Functio laesa. Der Schmerz wird häufig als *pulsierend* angegeben. Oft kann man eine beginnende Eiterbildung sehen. Schreitet die Entzündung fort und greift von der Haut und dem Unterhautgewebe auf Gelenke, Knochen und / oder Sehnen über, so kann es zur Nekrose, Lymphangiitis oder zu Phlegmonen (= Entzündung der Haut mit Neigung zu flächenhafter Ausbreitung) kommen.

Therapie Der Heilpraktiker kann in leichteren Fällen, die noch keine Antibiotikagabe erfordern, behandeln: z. B. mittels Hand- bzw. Fußbädern, Umschlägen, Homöopathie u. a. Es ist auf Ruhigstellung zu achten. Schwere Fälle werden vom Arzt therapiert, je nach Krankheitsschwere mit Antibiotika, operativer Eröffnung und / oder Drainage.

21.2.14 Dekubitus

Vor allem bei *Bettlägerigen* (decubitum, lat. = sich niederlegen) aber auch infolge von *Sensibilitätsstörungen* (v. a. bei Diabetes mellitus) kommt es durch Druck zur Schädigung der Haut und evtl. des darunterliegenden Gewebes (↑ *Atlas* 21.47).

Ursachen Der Dekubitus (Wundliegen, Durchliegen) entwickelt sich bevorzugt an den Stellen, an denen die Haut dem Knochen unmittelbar aufliegt, aber auch unter schlecht sitzenden Prothesen, Pessaren („Gebärmutterstöpsel") und zu engen Gipsverbänden kann es durch eine (längerfristige) *Druckeinwirkung* zur Gewebeschädigung kommen. Durch den Druck werden Gefäße komprimiert, wodurch es zur Ischämie und damit zur Ernährungsstörung v. a. der Haut, der Unterhaut und evtl. des darunterliegenden Gewebes kommt.

Symptome Die Symptome reichen von einer umschriebenen *Hautrötung* bis zu tiefen Hautdefekten mit *Nekrosebildung.* Besonders gefährdete sind Körperstellen an denen Knochen und Haut direkt auf der Unterlage aufliegen und damit Kreuzbein, Fersen, Knöchel, Ellenbogen, Schulterblätter, Dornfortsätze der Wirbel und beim auf der Seite liegen die Ohrmuscheln und der große Rollhügel (Trochanter major) des Oberschenkelknochens.

Ein Dekubitus geht oft mit großen Schmerzen einher, mit Ausnahme der Fälle, bei denen eine Sensibilitätsstörung vorliegt.

Schweregrade Ein Dekubitus kann in vier unterschiedlichen Schweregraden auftreten.

- **Grad 1:** umschriebene Hautrötung ohne Hautverletzung
- **Grad 2:** Hautdefekt, Abschilferungen, Blasenbildung. Das Unterhautfettgewebe (Subcutis) ist nicht mit betroffen.

- **Grad 3:** tiefer Hautdefekt durch den Muskeln, Sehnen und Bänder sichtbar sind, evtl. sind diese Strukturen bereits mitbetroffen
- **Grad 4:** tiefer Hautdefekt mit Knochenbeteiligung

Prophylaxe Es müssen eine entsprechende Hautpflege und Hautschutz durchgeführt werden, außerdem eine Durchblutungsförderung durch Wärme-Kälte-Reize, Einreibungen mit durchblutungsfördernden Mitteln und evtl. Massage der gefährdeten Stellen. Es sollte eine Weichlagerung, evtl. mittels Spezialmatratzen oder -betten bzw. eine Positionsunterstützung erfolgen. Erforderlich ist eine ca. zweistündliche Umlagerung nach einem genauen Lagerungsplan. Auf ein glattes, faltenfreies Laken ist zu achten.

Gerade bei inkontinenten Patienten muss für trockene Haut gesorgt werden.

Therapie Von größter Wichtigkeit ist die *Druckentlastung* des betroffenen Bereiches. Dies kann nicht nur durch entsprechende Lagerungstechniken wie Weich- oder Freilagerun,g sondern auch durch spezielle Kissen mit entsprechenden Aussparungen erfolgen. Weiterhin sind durchzuführen: eine intensive Hautpflege, sorgfältiges Säubern der Wunde, Auftragen von reinigenden und granulationsfördernden Substanzen und bei Grad 3 und 4 auch eine Wundausschneidung (Wundexzision), Wundverband und bei Nekrosen und Gangrän eine chirurgische Sanierung.

21.2.15 Angiome und Hämangiome

Formen der Blutgefäßneubildung Beim Angiom und dem Hämangiom handelt es sich um *gutartige Neubildungen von Blutgefäßen*, den „Blutschwämmen“:

- **Angiom** (eruptives Hämangiom). Sie treten *erworbenermaßen* meist ab dem *mittleren* Lebensalter bevorzugt am Stamm auf und werden dann als Angioma senile bezeichnet. Es handelt sich um punkt- bis stecknadelkopfgroße Hauterhebungen, die aus aufgeknäulten im Corium (Lederhaut) gelegenen Kapillaren bestehen.
- **Hämangiom.** Es handelt sich um eine *angeborene* häufige Fehlbildung beim *Neugeborenen.* Sie können bereits zum Zeitpunkt der Geburt vorhanden sein, oder sich in den ersten Lebenswochen ausbilden. Meist in der Haut (aber auch in inneren Organen) kommt es zu gutartigen Neubildungen von Kapillaren. Der Durchmesser beträgt meist 2–3 cm, allerdings können die Hämangiome auch erheblich größere Ausmaße annehmen (↑ *Atlas* Abb. 21.48). Bis zum 7. Lebensjahr bilden sich die weitaus meisten Hämangiome spontan zurück, evtl. mit bleibenden narbigen Hautveränderungen. Manche zeigen allerdings eine Wachstumstendenz, die auch noch im späteren Leben auftreten kann. Man unterscheidet zwischen kavernösem Hämangiom, mit kavernenartigen, weiten blutgefüllten Räumen mit dünnen Wänden und kapillärem Hämangiom, mit gutartiger Neubildung von Kapillaren. Beide Formen treten allerdings oft kombiniert auf.

Therapie Angioma senilis haben *keinen* Krankheitswert, sondern sind in der Regel lediglich von kosmetischer Bedeutung. Hämangiome können schulmedizinisch mit gutem Erfolg mit Lasertherapie behandelt werden, evtl. erfolgt zusätzlich noch eine medikamentöse Behandlung mit Kortison oder Interferon. Im Anfangsstadium kann auch mit Kältetherapie (Kryotherapie) behandelt werden. Grundsätzlich sollte eine Operation nicht zu früh erfolgen, sondern das Hämangiom lediglich beobachtet werden. Bildet sich das Hämangiom spontan zurück, sind die Ergebnisse meist besser als durch eine erfolgte Therapie.

21.2.16 Acne vulgaris

Die in der Pubertät weit verbreitete Hauterkrankung zeigt sich in talgdrüsenreichen Hautbezirken zunächst mit *Mitessern* (Komedonen), dann entzündlichen, rötlichen Knötchen *(Papeln)* und schließlich mit eitrigen Pusteln *(„Pickeln“)* bis hin zu abszessähnlichen Knoten. Typisch ist ein schubweiser Verlauf. Beim Abheilen können Narben zurückbleiben. Kommt es beim Erwachsenen zu einem akneähnlichen Hautbild, spricht man von Rosazea (➤ Kap. 21.2.17)

Pathogenese Ursachen der Acne vulgaris sind eine *vermehrte Talgproduktion* in den Haarfollikeln und eine *gesteigerte Verhornung* der Talgdrüsenausführungsgänge. Die vermehrte Talgproduktion führt zum Schmerfluss *(Seborrhö)*, die die Haut fettig, „wie eingeölt" aussehen lässt. Es bilden sich zunächst Mitesser. In diesen „Zeitbomben" liefert das in ihnen gestaute Fett günstige Wachstumsbedingungen für Bakterien (v. a. Propionibacterium acnes). Durch die erhöhte Aktivität der Bakterien werden aggressive Stoffe freigesetzt, die zur Entzündung des umliegenden Gewebes führen.

Ursachen Es handelt sich um ein *multifaktorielles* Geschehen mit genetischer Disposition. Bei den Hormonen spielt neben Kortison auch das männliche Sexualhormon Testosteron eine Rolle, indem es eine Vergrößerung der Talgdrüsen stimuliert. Zudem können bestimmte Medikamente eine Akne auslösen, v. a. Kortison („Kortisonakne", ↑ *Atlas* Abb. 14.21).

Verlauf Da der Testosteronspiegel bei Frauen nur etwa zehn Prozent des Wertes von Männern erreicht, ist bei Mädchen normalerweise die Akne weniger stark ausgeprägt. Außerdem wirkt Östrogen hemmend auf die Talgproduktion. Man unterscheidet drei Schweregrade:

- **Leichte Akne** (Acne comedonica): Mitesser überwiegen
- **Mittelschwere Akne** (Acne papulopustulosa): Papeln und Pusteln überwiegen
- **Schwere Akne** (Acne conglobata): Es kommt zu heftigen Entzündungen mit Abszessen, Fistel- und Keloidbildungen. Bei dieser schweren Form können die typischen Aknegrenzen überschritten werden und die Hautveränderungen auch am tiefen Rücken und den Armen auftreten.

21

Prädilektionsstellen Die Akne manifestiert sich meist an der *Nase*, weitet sich dann auf die *Stirn* aus und greift auf die Wangen, den Schultergürtel und den oberen Brust- und Rückenbereich über.

Therapie

- **Schulmedizinische Therapie.** Als Lokalbehandlung werden Schältherapien eingesetzt. Schwere Fälle werden in der Schulmedizin mit Antibiotika behandelt, bei Mädchen auch mit Östrogenen (östrogenhaltige „Pille"), bei Jungen mit dem Wirkstoff Isotretinoin.
- **Naturheilkundliche Therapie.** In der Naturheilkunde werden in der Aknetherapie meist gute Erfolge erzielt. Dabei wird z. B. innerlich und äußerlich die Eigenurintherapie eingesetzt, aber auch Homöopathie und Akupunktur. Hilfreich sind auch Umschläge aus pflanzlichen Zubereitungen, z. B. Stiefmütterchen (Viola tricolor). Besonders bewährt haben sich Anwendungen mit Heilerde. Wie bei anderen Hautentzündungen auch, sollte unbedingt eine Darmsanierung durchgeführt werden und eine Ernährungsumstellung auf gesunde Vollwertkost erfolgen. Fette, süße Speisen und Fast-Food-Produkte sollten gemieden werden.

Zusätzlich sollte die Haut von einer Kosmetikerin behandelt werden, die für ein Ausdrücken der Mitesser sorgt. Der Patient sollte angehalten werden, keinesfalls selbst an den Komedonen herumzudrücken, da durch unsachgemäßes und zu heftiges Drücken die Haut noch zusätzlich gereizt wird und sich entzündet.

21.2.17 Rosazea

Bei der Rosazea (Kupferfinnenkrankheit, Rotfinnen) handelt es sich um eine im *höheren Lebensalter* auftretende chronische Hauterkrankung, die mit einer vermehrten *Rötung, Papeln, Pusteln* und *Teleangiektasien* (sichtbare Erweiterung kleiner Gefäße) einhergeht (↑ *Atlas* Abb. 21.49 und 11.11.). Manchmal ist das Erscheinungsbild akneähnlich. Deshalb wird Rosazea manchmal auch inkorrekt als Acne rosacea bezeichnet. Es kommen unterschiedliche Schweregrade vor.

Ursachen Die Ursache ist unbekannt. Allerdings können folgende Faktoren begünstigend wirken: Leberbelastung, z. B. *Alkoholabusus*, Besiedelung der Talgdrüsen durch eine sonst harmlose Milbe (Demodex follicularis), Bakterien, Dysbiose der Darmflora, Helicobacter pylori und generell Magen-Darm-Störungen.

Symptome Die Rosazea beginnt meist mit einer erhöhten Neigung zum *Rotwerden*. Nach einiger Zeit verschwindet diese Rötung nicht mehr, sondern bleibt bestehen. Betroffen sind v. a. die Wangen, die

Stirn und der Nasenrücken. Die *Augenregion bleibt meist frei*. Dann bilden sich Papeln und Pusteln, evtl. mit heftigen Entzündungsherden die zu polsterartigen Infiltraten führen können. Häufig entwickelt sich zusätzlich ein *Rhinophym*. Diese „Knollennase“ oder „Pfundsnase“ wird durch eine entzündliche Hyperplasie des Bindegewebes und der Talgdrüsen des vorderen Nasenanteils verursacht.

Rotes Rhinophym. Insbesondere bei Alkoholabusus lässt sich an der Nase manchmal folgende Ablauf erkennen: zunächst vermehrte Rötung der Nasenspitze mit Teleangiektasien (umgangssprachlich: „Säufernase“), dann entwickelt sich ein rotes Rhinophym.

Weißes Rhinophym. Beim weißen Rhinophym kommt es auch zu einer Talgdrüsenhyperplasie, die Nase bleibt jedoch normal gefärbt. Beim weißen Rhinophym besteht kein Zusammenhang mit einer Leberschädigung.

Therapie In der Naturheilkunde wird eine „Entgiftungstherapie“ durchgeführt und die Leber behandelt. Auf Alkohol, Zigaretten und scharfes Essen sollte verzichtet werden. In der Schulmedizin werden schwere Fälle mit Antibiotika behandelt. Ein Rhinophym kann chirurgisch mittels einer Dermabrasio der obersten Hautschicht abgeschält werden. Dies kann mittels Elektrochirurgie oder Laser erfolgen.

21.2.18 Cellulite

Es handelt sich um eine *nicht-entzündlich* bedingte *Degeneration der kollagenen* und *elastischen Fasern* des subkutanen Bindegewebes, das v. a. bei Frauen in der Oberschenkel- und Glutealregion vorkommt und zur „Orangenhaut“ bzw. „Orangenschalenhaut“ führt.

Ursachen Dass von der Cellulite in erster Linie *Frauen* betroffen sind, liegt daran, dass das Bindegewebe durch Östrogen weicher und lockerer ist als beim Mann. Sobald die Spannkraft der elastischen Fasern abnimmt, wird vermehrt Fett in der Subkutis eingelagert, die Fettzellen können sich bis auf das 10-Fache ihres ursprünglichen Volumens vergrößern und sich allmählich durch das schwache Bindegewebe bis an die Hautoberfläche durchdrücken. Dies führt zum sog. *„Matratzenphänomen“*: die Hautoberfläche wird durch die Bindegewebssepten netzartig eingezogen.

Schweregrade Man unterscheidet verschiedene Schweregrade:

- **Leichte Cellulite.** Wenn die Haut mit den Fingern zusammengepresst wird, lassen sich erste Hautunregelmäßigkeiten feststellen. Im Stehen und Liegen hingegen erscheint die Hautoberfläche noch glatt (↑ *Atlas* Abb. 21.50).
- **Starke Cellulite.** Bei der Inspektion lässt sich die Cellulite deutlich als „Orangenhautphänomen“ erkennen. Oft findet man zusätzlich Dehnungsstreifen auf der Haut.
- **Sehr starke Cellulite.** Zusätzlich zum äußerlich sichtbaren Orangenhautphänomen sind deutlich sicht- und tastbare Knoten und ausgeprägte Dehnungsstreifen auszumachen.

Therapie Übergewicht muss *reduziert* werden und es ist auf eine gesunde ausgewogene Ernährung zu achten. Man führt eine Entgiftungstherapie durch. Empfehlenswert sind Kneipp-Anwendungen wie Wechselduschen und kräftige Bürstenmassagen – am besten mit einer Massagebürste mit dicken Noppen, die bis tief ins Gewebe vordringen kann, um dort den Stoffwechsel zu verbessern.

21.2.19 Warzen (Verrucae)

Bei Warzen handelt es sich um *gutartige Epithelhyperplasien* bei gleichzeitiger Wucherung der Stachelzellschicht (Akanthose), die durch *Viren* hervorgerufen werden. Dabei spielen verschiedene Typen des *Papillomavirus* eine wichtige Rolle.

Man unterscheidet verschiedene Erscheinungsformen:

Verrucae vulgares (gewöhnliche Warzen, Stachelwarzen). Es handelt sich um bis erbsgroße, feste Knötchen mit rauer Oberfläche. Man findet sie vor allem bei *Kindern* und *Jugendlichen* an den Händen, manchmal auch im Gesicht und den Fußsohlen. Ihre Entstehung wird durch kleine Verletzungen und Akrozyanose begünstigt. In der Homöopathie werden diese Warzen häufig mit Thuja D_6 behandelt, in der Phytotherapie durch das mehrmalige, direkte Auftragen von frischem Schöllkrautsaft. In der Schulmedizin wird vor allem mit Salicylsäurepflastern, Abtragung mit einem scharfen Löffel unter Lokalanästhesie, Elektrokoagulation, Vereisung (Kryotherapie) und Laserchirurgie therapiert.

Verrucae planae juveniles (nur leicht erhabene Warzen beim Jugendlichen). Man findet sie bei manchen *Jugendlichen* in großer Anzahl. Prädilektionsstellen sind das Gesicht und der Handrücken.

Verrucae filiformes (Faden- bzw. Pinselwarzen). Es handelt sich um eine Sonderform der gewöhnlichen Warzen und sie werden ebenfalls durch das *Papillomavirus* verursacht. Wie ihr Name (filiformes = fadenförmig) sagt, handelt es sich um fadenförmige Gebilde mit einer Hyperkeratose. Man findet sie vor allem am Hals und im Gesicht. Sie können leicht mit weichen Fibromen (Fibroma molle) verwechselt werden, die vor allem bei Adipösen am Hals, in der Achselregion und der Leistenbeuge vorkommen (↑ *Atlas* Abb. 21.51).

Die Therapie entspricht der, wie vorstehend bei Verrucae vulgares beschrieben.

Verrucae seborrhoicae (Verrucae seniles, Alterswarzen). Sie treten meist bei *über 50-Jährigen* auf. Es handelt sich um hellbraune bis schwarz-bräunliche, erhabene, rundlich bis ovale Herde, die in großer Anzahl auftreten können. Manchmal kommt es begleitend zu leichtem Juckreiz.

Verrucae plantares (Dornwarzen). Man findet sie vor allem an der *Fußsohle* an Druckstellen, deshalb sind sie oft von einer Schwiele überdeckt. Darunter wachsen sie dornartig in die Tiefe. Da sie durch das Körpergewicht immer tiefer in das darunterliegende Gewebe gedrückt werden, führt dies zu stechenden Schmerzen.

Condylomata acuminata (Kondylome, Feigwarzen). Sie treten bevorzugt in feucht-warmen Regionen auf, deshalb findet man sie vor allem im *Anal-Genital-Bereich* (↑ *Atlas* Abb. 24.13). Ihre Größe reicht von kleinen Papeln bis hin zu blumenkohlartigen Veränderungen. Kondylome werden, wie die anderen Warzen auch, durch Viren verursacht. Sie werden durch Geschlechtsverkehr übertragen. Deshalb besteht hier für den Heilpraktiker Behandlungsverbot.

Diese Papillomaviren werden für das Entstehen von *Gebärmutterkrebs* mitverantwortlich gemacht. Dagegen wird von der Schulmedizin eine Impfung empfohlen.

Molluscum contagiosum (Dellwarzen). Dellwarzen werden *nicht* durch das Papillomavirus, sondern durch ein Virus der Pockengruppe (Molluscum-contagiosum-Virus) verursacht. Man findet sie vor allem bei Kindern und Abwehrgeschwächten (z. B. AIDS). Prädilektionsstellen sind das Gesicht, der Hals, die Achselregion, der seitliche Thorax, die Oberschenkel und die Geschlechtsorgane. Die Übertragung erfolgt durch Schmierinfektion. Es kommt zu festen, bis erbsgroßen Papeln mit einer zentralen Eindellung, aus der sich auf Druck eine krümelige Masse entleert. In der Regel bilden sie sich nach einigen Monaten spontan zurück.

Ihre Abtragung erfolgt meist nach Anritzen des Zentrums und Ausdrücken. Es kann auch ein Salicylsäurepflaster aufgelegt werden oder sie können mittels eines Kurettagelöffels durch den Hautarzt entfernt werden.

> Wenn man Erkrankungen der inneren Organe lernt, dann wünscht man sich manchmal: „Ach, wenn ich doch nur in den Körper hineinschauen könnte, dann wäre die Diagnosestellung einfach!“ Bei den Hautkrankheiten haben Sie direkten Einblick in das Krankheitsgeschehen und trotzdem ist die Diagnosestellung manchmal nicht einfach. Überprüfen Sie Ihre diagnostischen und therapeutischen Fähigkeiten mithilfe des Buches „Prüfungstraining für Heilpraktiker“ (➤ Kap. 21). Dann wissen Sie, ob Sie sich ein Niveau erarbeitet haben, so wie es für die amtsärztliche Überprüfung nötig ist.

KAPITEL

22 Allergien

22.1 Einteilungen der Allergien ... 655
22.1.1 Typ-I-Allergie ... 655
22.1.2 Typ-II-Allergie ... 655
22.1.3 Typ-III-Allergie ... 656
22.1.4 Typ-IV-Allergie ... 657

22.2 Allergische Reaktionen und Erkrankungen ... 657
22.2.1 Atopie ... 657
22.2.2 Anaphylaxie ... 657
22.2.3 Nahrungsmittelallergie und -unverträglichkeit ... 657
22.2.4 Arzneimittelallergien ... 659
22.2.5 Autoimmunerkrankungen ... 660

22.3 Provokationstests und Hauttestverfahren ... 660
22.3.1 Provokationstests ... 660
22.3.2 Hauttests ... 660
22.3.3 Blutuntersuchungen ... 661

22.4 Therapien von Allergien ... 661

Das Wort „Allergie" leitet sich vom griechischen allos = anders, fremd und von ergon = Werk, Verrichtung, Arbeit ab. Man bezeichnet damit die Eigenschaft des Körpers, auf bestimmte Substanzen bei wiederholtem Kontakt anders zu reagieren als beim ersten Mal. Das „anders" bezieht sich auf einen qualitativen Unterschied in der Reaktion.

Mit Allergien bezeichnet man eine angeborene oder erworbene Änderung der Reaktionsfähigkeit des Immunsystems gegenüber körperfremden Substanzen. Diese Substanzen werden als *Antigene* bezeichnet und sind normalerweise harmlos. Es handelt sich dabei häufig um *Blütenpollen, körperfremde Eiweiße, Hausstaubmilben, Tierepithelien, Schimmelpilze* oder *Medikamente.* Bei einer Allergie kommt es nach einer *Sensibilisierungsphase* (s. u.) zu einer *übersteigerten Reaktion* zwischen dem körperfremden Antigen und einem Antikörper (➤ Abb. 22.1) oder zwischen dem körperfremden Antigen und den T-Lymphozyten.

Kreuzallergien Es besteht eine Allergie gegen verschiedene Antigene, die *(teil)identische allergene Strukturen* aufweisen. Folgende Kreuzallergien treten häufig auf: zwischen Hauskatzen und Milben; zwischen Beifußpollen und Sellerie und (Sellerie-)Gewürzen (sog. Sellerie-Gewürzsyndrom); zwischen den Medikamenten Penicillin und Cephalosporine; zwischen Blütenpollen und Frischobst; zwischen Birkenpollen und Äpfeln, Haselnüssen. Bei einer Kreuzallergie können schon bei einem ersten Kontakt allergische Reaktionen auftreten, also ohne vorausgegangene Sensibilisierung gegen dieses spezielle Antigen.

Sensibilisierung Mit Sensibilisierung meint man, dass der Körper bei einem früheren Kontakt, der zwischen 6 Tagen und mehreren Jahren betragen kann, begonnen hat, gegen ein bestimmtes Antigen Antikörper zu produzieren. Charakteristischerweise kommt es nach einer Sensibilisierung *bei erneutem Kontakt* mit dem Antigen zu einer *überschießenden Immunantwort.*

Histamin Histamin spielt bei Allergien eine zentrale Rolle. Es ist v. a. in *Mastzellen* und in denen mit ihnen eng verwandten basophilen Granulozyten und in den Thrombozyten gespeichert. Freigesetzt wird es, indem sich ein antigenbeladener Antikörper auf die Mastzelle setzt, wodurch diese zur Histaminabgabe veranlasst wird (➤ Abb. 22.2).

Histamin kommt auch im Pflanzenreich vor, z. B. in den Brennhaaren der Brennnessel und im Tierreich, z. B. im Bienengift.

Wirkung des Histamins Histamin entfaltet seine Wirkung über bestimmte Rezeptoren. Dabei unterscheidet man die Histaminrezeptoren H_1 und H_2. Diese Rezeptoren vermitteln jeweils bestimmte Wirkungen:

- **H_1-Rezeptoren:**
  - **Dilatation der kleinen Gefäße** (Hautrötung und Quaddelbildung) und der Herzkranzgefäße (dadurch verbesserte Versorgung des Herzens und Blutdrucksenkung)
  - **Kontraktion der großen Gefäße** (Blutdrucksteigerung)
  - **Steigert die Durchlässigkeit der Kapillaren** (Ödeme, Quaddeln, Blutdrucksenkung)

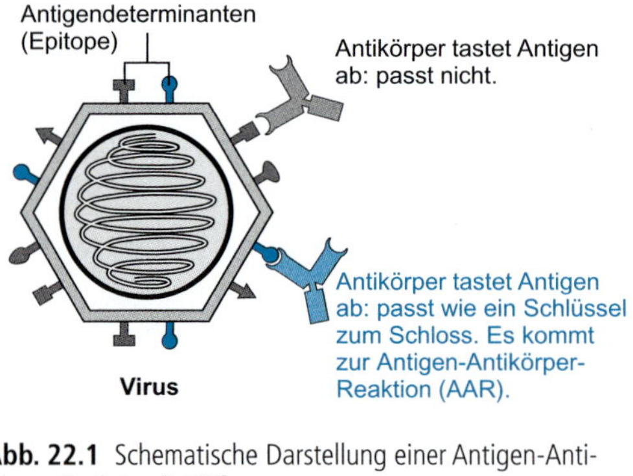

Abb. 22.1 Schematische Darstellung einer Antigen-Antikörper-Reaktion [L126]

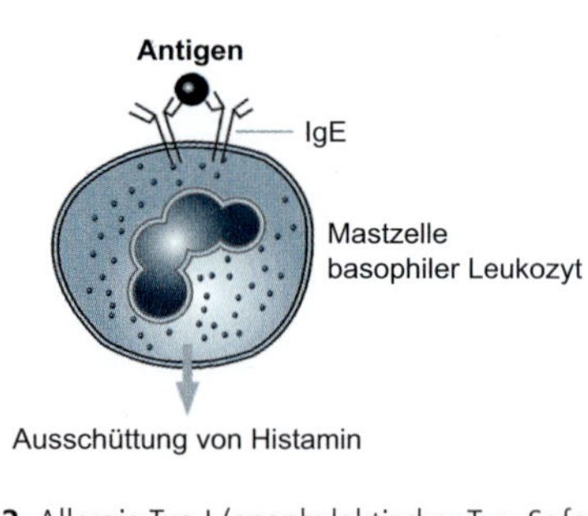

Abb. 22.2 Allergie Typ I (anaphylaktischer Typ, Soforttyp) [L253]

- **Veranlasst eine Adrenalinausschüttung** (Blutdruckerhöhung, Tachykardie)
- **Kontraktion der glatten Muskulatur** der Bronchien (Atemnot), des Darmes (Durchfälle)
- **Stimuliert sensible Nervenenden** (Juckreiz)
- **H_2-Rezeptoren:**
  - **Heraufsetzung der Herzkraft** und Beschleunigung des Herzschlages (Tachykardie)
  - **Dilatation der kleinen Gefäße** (Blutdrucksenkung)
  - **Dilatation der Herzkranzgefäße** (verbesserte Versorgung des Herzens, aber auch Blutdrucksenkung)
  - **Stimuliert Magensaftproduktion** (gastrointestinale Beschwerden)

22.1 Einteilungen der Allergien

Hinsichtlich der Zeit, die zwischen dem Kontakt mit dem Antigen und dem Auftreten von Symptomen vergeht, unterscheidet man Überempfindlichkeitsreaktionen vom Früh- und vom Spät-Typ.

- **Überempfindlichkeitsreaktion vom Früh-Typ** (humorale Allergien, d. h., es spielen v. a. Antikörper eine wichtige Rolle). Es handelt sich um die *Allergietypen I, II und III.* Die Reaktionszeit liegt zwischen Sekunden, Minuten, Stunden bis Tagen.
- **Überempfindlichkeitsreaktionen vom Spät-Typ** (zellvermittelte Allergie, d. h. Zellen, v. a. Lymphozyten aber auch Killer- und Fresszellen spielen eine wichtige Rolle). Es handelt sich um den *Allergietyp IV.* Die Reaktionszeit liegt über 12 Stunden.

Diese Allergietypen werden nun im Einzelnen beschrieben (➤ Tab. 22.1). Es ist allerdings zu beachten, dass bei manchen Allergien mehrere Typen gleichzeitig ablaufen oder ineinander übergehen können.

22.1.1 Typ-I-Allergie

Bei der Typ-I-Allergie (anaphylaktischer Typ, Sofort-Typ) liegt die Reaktionszeit zwischen *Sekunden* bis *Minuten,* evtl. kommt es nach 4–6 Stunden zu einer verzögerten Reaktion. Hier spielen die IgE-Antikörper eine entscheidende Rolle. Sie setzen sich auf die Oberfläche von Mastzellen (➤ Abb. 22.2) und basophilen Granulozyten und veranlassen diese, Histamin und andere Gewebsmediatoren freizusetzen. Dadurch kommt es zur Weitstellung von Gefäßen. Dies kann zu anaphylaktoiden Reaktionen bis hin zum anaphylaktischen Schock (➤ Kap. 23.3.5) führen.

Die Typ-I-Allergie bleibt oft örtlich begrenzt und kann sich als folgende Erkrankungen zeigen: *Heuschnupfen* (allergische Rhinitis, oft mit Konjunktivitis), *allergische Konjunktivitis* (oft mit allergischer Rhinitis), *Angioödem, Urtikaria, allergische Enteritis, allergisches Asthma.*

Typische Substanzen, die eine Typ-I-Allergie verursachen können, sind *Blütenpollen, Hausstaubmilben, Medikamente, Insektenstiche, Tierhaare* und Obst (v. a. *Erdbeeren*).

22.1.2 Typ-II-Allergie

Die Reaktionszeit liegt zwischen *wenigen Minuten bis zu 12 Stunden.* Bei der Typ-II-Allergie (zytotoxischer Typ) handelt es sich um eine *Autoimmunerkrankung,* bei der Antikörper (IgG oder IgM) gegen körpereigenes Gewebe gebildet werden (➤ Abb. 22.3).
Man unterscheidet Typ-II-a und Typ-II-b:

Typ-II-a-Allergie Gegen bestimmte Antigene, die sich auf der Oberfläche von körpereigenen Zellen befinden, werden *IgG- oder IgM*-Antikörper gebildet. Die so markierten Zellen werden nun vom Abwehrsystem als körperfremd eingestuft und bekämpft. Durch diesen Angriff von Makrophagen und Komplement kommt es zur Zerstörung dieser

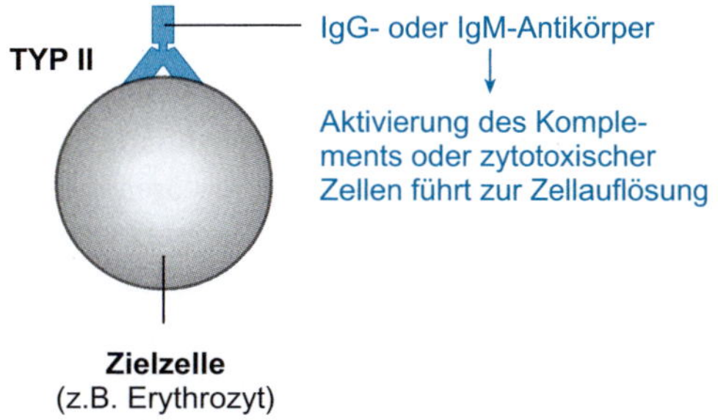

Abb. 22.3 Allergie Typ II, zytotoxischer Typ [L126]

22

Tab. 22.1 Übersicht über Allergietypen, Reaktionszeit, Vermittler, Krankheiten, Mechanismen und mögliche Testungen

Einteilung	Reaktionszeit	Vermittler	Krankheiten	Mechanismen	Tests
Typ I, anaphylaktischer Typ, Soforttyp	Sekunden bis Minuten	IgE	Anaphylaktoide Reaktionen bis hin zum anaphylaktischen Schock, allergische Rhinitis, allergisches Asthma, Urtikaria, Angioödem	Mastzellen setzen Histamin und andere Mediatoren frei, z. B. durch Kontakt mit Blütenpollen, Medikamenten, Hausstaub oder Erdbeeren	Hauttest
Typ II, zytotoxischer Typ	Wenige Minuten bis 12 Stunden	IgG, IgM	Agranulozytose, Typ-1-Diabetes, allergische hämolytische Anämie, allergische Thrombozytopenie, Bluttransfusionszwischenfälle, Transplantatabstoßung	Antigene sitzen auf Zellmembranen, z. B. auf Erythrozyten (als Blutgruppenantigene), Killerzellen, Fresszellen bekämpfen das Komplement, sodass es zur Zellauflösung (Zytolyse) kommt	Antiglobulin-Test, Coombs-Test
Typ III, Arthus-Typ, Immunkomplex-Typ	6–12 Stunden	IgG, IgM	Vaskulitis, LED, RA akute Glomerulonephritis, allergische Alveolitis, Serumkrankheit	Ablagerung von Immunkomplexen in Gefäßen und Gewebe führt zu entzündlichen Reaktionen	Immunfluoreszenztest, Elektronenmikroskopie, Arthus-Test
Typ IV, verzögerter Typ	12–72 Stunden	Lymphozyten und andere Abwehrzellen (keine Antikörper)	Kontaktdermatitis, einige Medikamentenallergien, Hashimoto-Thyreoiditis	Antigenspezifische **T-Lymphozyten** setzen Lymphokine frei, die zur Aktivierung von Fresszellen führen und somit zu Entzündungsreaktionen	Hauttest, Läppchentest, Pflastertest

Manche Allergien laufen parallel ab oder gehen ineinander über. Der Typ I, der sog. Soforttyp, stellt die häufigste Allergieform dar.

Zellen (Zelllyse). Dabei wird auch das darum liegende Gewebe geschädigt.

Typische Erkrankungen sind *Agranulozytose*, *hämolytische Anämie* und *Thrombozytopenie*, vermutlich auch *Diabetes mellitus* und die *Transplantatabstoßung*.

Typ-II-b-Allergie Es werden Antikörper gebildet, die sich auf bestimmte Rezeptoren der Zelloberfläche setzen und diese zu einer bestimmten Tätigkeit veranlassen. Dabei kommt es zu einer Überstimulierung der betroffenen Zellen. Eine typische Erkrankung, die so verursacht wird, ist der *Morbus Basedow*. Hier setzen sich die Autoantikörper (v. a. TRAK) auf die Rezeptoren, die eigentlich für das TSH (thyreoideastimulierendes Hormon) zuständig sind und veranlassen somit die Schilddrüsenzellen zu einer ständigen Produktion von T_3 und T_4.

22.1.3 Typ-III-Allergie

Die Reaktionszeit der Typ-III-Allergie (Arthus-Typ, Immunkomplextyp) liegt meist zwischen *6–12 Stunden*. Es kommt zur Antikörperbildung (IgG und IgM) gegen lösliche Antigene (z. B. Streptokokkentoxine). Die daraus gebildeten Immunkomplexe werden in Kapillaren oder in Geweben abgelagert. Hier aktivieren sie v. a. das Komplement und die

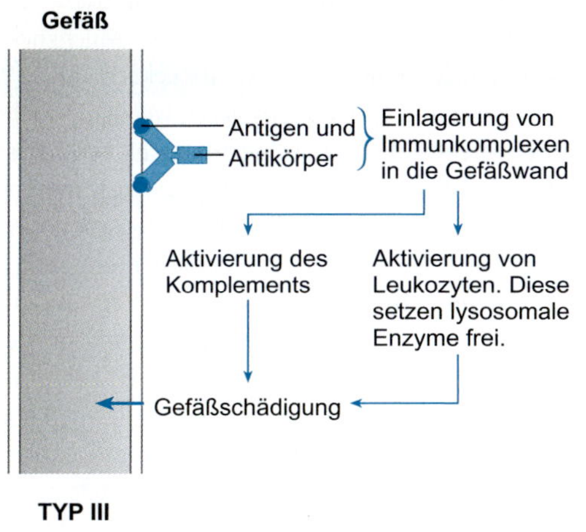

Abb. 22.4 Allergie Typ III [L126]

Leukozyten, die durch den Versuch die Immunkomplexe abzubauen das darum liegende Gewebe schädigen (➤ Abb. 22.4). Je nachdem, ob die Einlagerung lediglich lokal erfolgt, kommt es nur an einer bestimmten Stelle zu Symptomen oder zu generalisierten Reaktionen (z. B. Vaskulitis mit generalisierten Ödemen).

Erkrankungen, die so verursacht werden, sind die *Glomerulonephritis* (sog. Immunkomplex-Glomerulonephritis), der *Lupus erythematodes* (LE), die *exogen-allergische Alveolitis* (z. B. Bäckerlunge, Vogelzüchterlunge), die *Serumkrankheit* (➤ Kap. 22.1.4) und die *allergische Vaskulitis.*

22.1.4 Typ-IV-Allergie

Bei der Typ-IV-Allergie (verzögerter Typ) beträgt die Reaktionszeit *12–72 Stunden. Überempfindlichkeitsreaktionen* vom *Spät-Typ* unterscheiden sich von den anderen Überempfindlichkeitsreaktionen dadurch, dass sie nicht von Antikörpern, sondern v. a. von sensibilisierten T-Lymphozyten ausgehen. Sensibilisierte T-Lymphozyten setzen Lymphokine frei, die die Aktivität der Fresszellen beeinflussen. Solche Überempfindlichkeitsreaktionen vom verzögerten Typ sind das *allergische Kontaktekzem, bestimmte Medikamentenallergien,* manche *granulomatösen Reaktionen* und *einige Schilddrüsenentzündungen* (z. B. Hashimoto-Thyreoiditis).

22.2 Allergische Reaktionen und Erkrankungen

22.2.1 Atopie

Man fasst unter dem Begriff „Atopie" *Überempfindlichkeitsreaktionen* vom *Sofort-Typ* zusammen, die auf einer *genetischen Disposition* beruhen. Der Begriff wird in erster Linie verwendet für das atopische Ekzem (beim *Säugling* als *Milchschorf,* beim *Schulkind* und *Erwachsenen* als *Neurodermitis*), außerdem für die *allergische Konjunktivitis, allergische Enteritis, Rhinitis, Heuschnupfen, Extrinsic-Asthma und evtl. Urtikaria.*

22.2.2 Anaphylaxie

Anaphylaxie ist eine – evtl. schockartige – *allergische, allgemeine Reaktion* vom *Soforttyp* (Typ I der Allergie) auf ein bestimmtes Antigen. Vorausgegangen ist eine Sensibilisierung. Bei einer Anaphylaxie kommen milde, schwere, schwerste (anaphylaktischer Schock) und auch tödliche Verläufe vor (➤ Kap. 23.3.5). Bei einer Anaphylaxie verursacht die Freisetzung von Gewebsmediatoren (v. a. Histamin) zweierlei:

- **Kontraktion der glatten Muskulatur:** keuchende Atmung, gastrointestinale Symptome
- **Gefäßerweiterung und Austreten von Plasma ins Gewebe:** Urtikaria, Angioödem, Schock

22.2.3 Nahrungsmittelallergie und -unverträglichkeit

Nahrungsmittelallergie

Bei einer Nahrungsmittelallergie liegt eine Allergie vom *Soforttyp (Typ-I)* vor. Kennzeichen ist, dass es nach dem Verzehr bestimmter Nahrungsmittel, wie z. B. Kuhmilch (häufigstes Allergen bei Kleinkindern), Hühnerei, Fisch, Schalentieren, Soja, Nüssen (v. a. Erdnüsse) zu allergischen Reaktionen kommt. Es kann jedoch jedes Nahrungsmittel zum Allergen werden.

Es treten in erster Linie *gastrointestinale Beschwerden* auf, wie Erbrechen, Durchfälle, Bauchschmerzen und Verstopfung, es können sich aber

22

auch *Atemnot* oder *Veränderungen an der Haut* entwickeln.

Nahrungsmittelallergien kommen bevorzugt im *Kleinkindalter* vor, sie sind jedoch auch bei Erwachsenen zu finden. Bei Kindern nehmen im Laufe des Lebens Nahrungsmittelallergien an Bedeutung ab – Inhalationsallergien hingegen nehmen zu.

Nahrungsmittelunverträglichkeit

Bei nicht-immunologischen Nahrungsmittelunverträglichkeiten (sog. pseudoallergische Reaktion, PAR), treten die gleichen Symptome auf wie bei den allergisch bedingten, da in beiden Fällen die Beschwerden durch eine vermehrte Histaminausschüttung hervorgerufen werden: Bei der Nahrungsmittel*allergie* ist die Histaminausschüttung *immunologisch* bedingt, bei der PAR durch *Enzymdefekte*. Bekannte Nahrungsmittelunverträglichkeiten sind die Glutamatintoleranz („*China-Restaurant-Syndrom*") und die *Laktoseintoleranz* (s. u.). Bitte beachten Sie zur Nahrungsmittelunverträglichkeit auch die Zöliakie (➤ Kap. 9.6.3).

Glutamatintoleranz („China-Restaurant-Syndrom")
Dabei handelt es sich um eine *kurzzeitige Intoxikation* mit Glutamat, einem Salz der Glutaminsäure, das als Geschmacksverstärker eingesetzt wird. Glutamat ist eine nicht-essenzielle Aminosäure, die im Gehirn als Neurotransmitter wirkt. Zum „China-Restaurant-Syndrom" kommt es v. a. deshalb, weil Soja- und Fischsoßen natürlicherweise einen hohen Gehalt an Glutamat haben und zusätzlich noch mit Glutamat gewürzt werden. Glutamat befindet sich auch in fast allen Fertiggerichten (Kennzeichnung mit E 620–625). Die Symptome setzen meist nach *10–20 Minuten* ein mit Hitzegefühl und Hautrötung, v. a. der Wangen, Mundtrockenheit, Engegefühl, Parästhesie im Halsbereich, Kopf- und Gliederschmerzen, Übelkeit, Blähungen und Bauchschmerzen. Die Blähungen können wiederum ein Roemheld-Syndrom hervorrufen. *Frauen* sind häufiger betroffen als Männer.

Laktoseintoleranz Ein häufiger *Enzymdefekt* ist ein Laktasemangel und die daraus folgende Kohlenhydratmalabsorption (Laktosemalabsorption, Laktasemangelsyndrom). Infolge einer fehlenden oder verminderten Produktion des Verdauungsenzyms Laktase kann der mit der Nahrung aufgenommene Milchzucker (Laktose) nicht in die verwertbaren Zuckerarten.

Galaktose und Glukose gespalten werden. Möchte der Betroffene Laktose in seiner Nahrung vermeiden, ist zu bedenken, dass Milchzucker nicht nur in der Milch, sondern auch in Milchprodukten vorkommt wie Sahne, Käse und Molke. Zudem findet Milchzucker in der Lebensmitteltechnologie Verwendung, da er sich gut als Bindemittel eignet und zur Herstellung von Fertigprodukten und Medikamenten eingesetzt wird. Da er auch eine höhere Festigkeit im Joghurt bewirkt und ein höheres Volumen bei nahezu gleicher Kalorienmenge des Lebensmittels erzielt, enthalten auch „Light Produkte" Laktose. Ebenso Aromen, Gewürze und Geschmacksverstärker, da Laktose hier als Trägerstoff zur Anwendung kommt.
Symptome. Beschwerden treten meist *sofort oder einige Stunden nach* dem Verzehr von Milch(produkten) auf. Der ungespaltene Zucker wird von Darmbakterien aufgenommen und vergoren. Die entstehenden Gase führen zu *Blähungen*. Zudem entwickeln sich häufig Übelkeit, Erbrechen, Durchfälle und Bauchschmerzen bis hin zu Bauchkrämpfen. Manchmal treten jedoch atypische Beschwerden auf, wie Kopfschmerzen, Abgeschlagenheit, Schlafstörungen und Hauterscheinungen. Die ständige Überreizung der Darmschleimhaut kann zur Malabsorption auch von anderen Stoffen und zu einer vermehrten Infektionsneigung im Darm führen. Längerfristig kann eine Zottenatrophie die Folge sein.
Verlaufsformen. Man unterscheidet zwischen einem primären und sekundären Laktasemangel.

- **Primärer Laktasemangel:** Er tritt meist erst im Erwachsenenalter auf. Die Abnahme der Laktaseproduktion ist ein physiologischer Vorgang. Deshalb vertragen Ältere generell Milch(produkte) schlechter als Junge.
- **Sekundärer Laktasemangel:** Dieser tritt infolge einer Erkrankung auf, wie Zöliakie oder Morbus Crohn. Gelingt es die Grundkrankheit erfolgreich zu behandeln, kann sich die Laktoseintoleranz zurückbilden.

Diagnostik. Zur Aufdeckung einer Nahrungsmittelallergie oder -intoleranz kann eine *Eliminationsdiät* mit einem anschließend strukturierten Kostaufbau erfolgen. Im Blut werden die Gesamt-IgE und die verdächtigen antigenspezifischen IgE überprüft.

- Um mögliche Allergene herauszufinden, kann eine *Hauttestung* (Prick-Test) durchgeführt werden. Allerdings ist ein positiver Hautbefund allein nicht beweisend. Gerade bei Atopikern findet man dabei häufig positive Befunde, obwohl das Nahrungsmittel gut vertragen wird. Von einer Allergie spricht man deshalb nur, wenn ein positiver Hautbefund *und* entsprechende Symptome vorliegen!
- Der *H_2-Atemtest* gehört zu den einfachsten und sichersten Methoden eine Milchzuckerunverträglichkeit festzustellen.
- Von Heilpraktikern wird häufig die *kinesiologische Austestung* oder die Austestung mittels Testgeräten oder Pendel durchgeführt. Die Aussagekraft dieser Verfahren ist von den Fähigkeiten des Testers abhängig.

Kuhmilchunverträglichkeit

Ob eine Kuhmilchunverträglichkeit oder eine Allergie vorliegt, kann differenzialdiagnostisch folgendermaßen ausgeschlossen werden:
- **Laktasemangel** (häufig): Je nach vorhandener Restkapazität an Laktase werden noch kleine Mengen Kuhmilch vertragen (meist bis 10 g Milchzucker).
- **Allergie** (selten): Schon kleinste Mengen Kuhmilch verursachen Beschwerden.

22.2.4 Arzneimittelallergien

Eine Arzneimittelallergie kann sich an zahlreichen Geweben und Organen zeigen. In ungefähr 80 % der Fälle kommt es allerdings zu Veränderungen an *Haut und Schleimhaut*. Grundsätzlich sind auf Arzneimittelgabe alle Überempfindlichkeitsreaktionen von Typ I bis IV möglich. Die häufigsten Erscheinungsformen von Arzneimittelallergien sind:
- **Arzneimittelexantheme.** Diese können als leichter Ausschlag bis hin zur Brühhaut auftreten. Der Ausbruch kann plötzlich erfolgen (z. B. als Urtikaria) oder erst nach Stunden oder Tagen. Die Erscheinungen können generalisiert oder lokalisiert sein. Einige Medikamente lösen charakteristische Hautausschläge aus, andere können praktisch jeder anderen Hauterkrankung ähneln. Einige wichtige Arzneimittelexantheme sind:
  - **Schleimhautbefall.** Es können wenige, kleine Bläschen auftreten, bis hin zu ausgedehnten, schmerzhaften Geschwüren. Häufige Auslöser sind Antibiotika, Barbiturate und Sulfonamide.
  - **Quaddelbildung** (bei Urtikaria). Auslöser können fast alle Medikamente sein, besonders aber Barbiturate, Sulfonamide und Antibiotika.
  - **Akneähnlicher Hautausschlag** ähnelt der Akne beim Jugendlichen. Er tritt bevorzugt nach der Einnahme von Kortison („Kortisonakne"), Iod und Brom auf.
  - **Brühhaut** (Lyell-Syndrom) führt zur flächenhaften Ablösung der Haut mit oft tödlichem Ausgang. Sie kann nach Einnahme von Antiepileptika, Barbituraten, Antibiotika und Sulfonamiden auftreten.
  - **Dermatitis exfoliativa allergica** (Schälrötelsucht). Es kommt zu einer großflächigen Entzündung mit flächenhafter Schuppung, oft mit Verlust der Haare und Nägel.
  - **Fotoallergische Dermatosen** sind Ekzeme und Hyperpigmentierungen, die v. a. nach Einnahme von Sulfonamiden, Tetrazyklinen und Phenothiazinen auftreten.
  - **Fixe Arzneimittelexantheme** mit umschriebenen, dunkelroten Herden auf Haut und Schleimhaut (v. a. an den Genitalien) erscheinen typischerweise bei jedem Kontakt mit dem unverträglichen Medikament an der gleichen Stelle.
  - **Flechtenähnliche Hautausschläge** (Lichen ruber planus). Papulöse Hauterscheinungen mit stecknadelkopfgroßen, abgeschliffenen Papeln von hell- bis dunkelroter Farbe. Treten v. a. nach Einnahme von Antimalariamitteln und goldhaltigen Präparaten auf.
  - **Erythema nodosum** ist eine Hautrötung mit Bildung schmerzhafter, roter Knoten in Haut und Unterhaut, v. a. an den Unterschenkeln. Es tritt bevorzugt nach Gabe von Sulfonamiden, oralen Kontrazeptiva, Iod und Brom auf.
- **Agranulozytose** (➤ Kap. 7.10.1)
- **Arzneimittelfieber.** Es kommt zu Fieber, manchmal mit Urtikaria. Bevorzugt nach Allopurinol, Antibiotika, Sulfonamiden, Barbituraten und Chinin.
- **Urtikaria** (➤ Kap. 21.2.6)
- **Angioödem** (➤ Kap. 21.2.6)
- Allergische Lungenerkrankung (Alveolitis)
- **LE** (Lupus erythematodes, ➤ Kap. 4.6.5)

- Anaphylaxie und anaphylaktischer Schock (➤ Kap. 23.3.5)
- **Extrinsic-Asthma** (➤ Kap. 17.5.7)
- **Thrombozytopenie.** Abnahme der Blutplättchen auf weniger als 150.000 pro µl. Auslösende Medikamente können Barbiturate, Chinin und Sedativa sein.
- **Hämolytische Anämie** (➤ Kap. 7.8.4)
- **Serumkrankheit.** Es kommt nach 6–12 Tagen an der Injektionsstelle zu Hautveränderungen, Fieber, Lymphknotenschwellungen, evtl. Urtikaria, Erbrechen, Durchfälle, Gelenkschmerzen, evtl. auch Glomerulonephritis und Vaskulitis. Auslösende Medikamente sind v. a. Fremdeiweiße (Impfungen!) und Antibiotika, gelegentlich auch Sulfonamide.

22.2.5 Autoimmunerkrankungen

Mit dem Begriff Autoimmunerkrankungen (Autoaggressionserkrankungen) werden alle Krankheiten bezeichnet, bei denen es zu einer *Autosensibilisierung* gegen *körpereigene Substanzen* gekommen ist und bei denen *Antikörper* oder *sensibilisierte Lymphozyten* eine Rolle spielen. Die Allergien Typ II bis IV gehören deshalb zu den Autoimmunkrankheiten. Ursache der Autoimmunerkrankungen ist eine Störung der Selbst-Erkennung, da körpereigene Strukturen plötzlich als körperfremd eingestuft und bekämpft werden. Man unterscheidet organspezifische und nicht organspezifische Autoimmunkrankheiten:

- **Organspezifische Autoimmunkrankheiten:** betreffen nur ein bestimmtes Organ, z. B. die *Schilddrüse* (Morbus Basedow, Myxödem, Hashimoto-Thyreoiditis), *Pankreas* (Typ-1-Diabetes), Nebenniere (Morbus Addison), *Magen* (chronisch-atrophische Gastritis, perniziöse Anämie), *Blut* (Thrombozytopenie, hämolytische Anämie, Agranulozytose), *Leber* (Leberzirrhose), *Darm* (Morbus Crohn).
- **Nicht-organspezifische Autoimmunkrankheit:** breiten sich in verschiedenen Körpergeweben aus, z. B. *Rheuma*, Sclerodermia diffusa, systemischer Lupus erythematodes.

Übergangsformen zwischen diesen beiden kommen jedoch vor.

22.3 Provokationstests und Hauttestverfahren

22.3.1 Provokationstests

Bei einem Provokationstest versucht man, Krankheitsbeschwerden auszulösen, die unter Normalbedingungen nicht, nur selten oder in untypischer Weise auftreten. So können z. B. Hauttests oder Suchdiäten zum Auffinden eines Allergens durchgeführt werden. Es können auch Allergenlösungen in den Augenbindehautsack geträufelt werden, oder der Patient atmet winzige Mengen eines Allergens ein. Allerdings besteht bei einem Provokationstest immer die Gefahr einer *überschießenden Reaktion* bis hin zum *anaphylaktischen Schock*.

! Bei allen **Provokationstests** kann es zu *Unverträglichkeiten* bis hin zum *anaphylaktischen Schock* kommen!

22.3.2 Hauttests

Als die bekanntesten Hauttestverfahren gelten:

Reibtest Der Reibtest wird vor allem bei Kleinkindern und bei Patienten mit vermutlich hohem Sensibilitätsgrad durchgeführt. Dazu wird das vermutete Allergen (z. B. Tierhaare, Blütenpollen) entweder direkt auf die Haut aufgerieben oder mittels eines Watteträgers, der mit der allergenen Substanz getränkt wurde, 15- bis 20-mal kräftig aufgerieben. Das Testergebnis wird nach 15–20 Minuten abgelesen. Bei einem positiven Befund kommt es zu Quaddeln. Bei negativem Befund kann sich ein Prick- oder Kratztest anschließen.

Stichtest (Pricktest). Ein Tropfen der Testlösung wird auf die Innenseite der Unterarmhaut aufgeträufelt, dann wird mit einer Pricknadel (Lanzette) 1 Millimeter tief eingestochen, sodass diese Substanz in die Oberhaut eindringt, es aber zu keiner Blutung kommt.

Zur Kontrolle werden zwei weitere Testungen auf die gleiche Weise vorgenommen. In das eine Testfeld wird eine NaCl-Lösung gebracht. Dabei handelt es sich um eine Negativkontrolle, denn es darf dabei nicht zur Quaddelbildung kommen. In das zweite Testfeld wird ein Tropfen einer Histaminlösung aufgebracht. Danach muss es zur Quaddelbildung kommen.

Das Testergebnis wird nach 20 Minuten abgelesen. Dabei wird die Reaktion auf die allergene Testsubstanz mit der Reaktion auf die Negativ- und Positivkontrolle verglichen.

Kratztest (Scratchtest, Skarifikationstest). Die Epidermis wird mit einer Lanzette unblutig etwa 5 Millimeter lang angeritzt. Hierauf wird die Allergenlösung aufgetropft.

Intrakutantest Es werden kleine Mengen einer Allergenlösung in den oberen Anteil der Lederhaut (Corium) gespritzt, außerdem wird eine Vergleichsquaddel mit NaCl-Lösung gesetzt. Nach ca. 20 Minuten werden die beiden Quaddeln verglichen.

Epikutantest (Läppchenprobe). Die zu prüfende Substanz wird auf ein Spezial-Testpflaster (erhältlich in der Apotheke, aber verschreibungspflichtig) aufgebracht. Dieses wird auf dem Rücken des Patienten befestigt und dann nach 2 Tagen entfernt. Der Test soll am 1., 2. und 3. Tag abgelesen werden. Es ist zu beachten, dass die zur Testung herangezogenen Hautpartien erscheinungsfrei sein müssen und dass das Allergen in subtoxischer Konzentration aufgebracht wird.

Mögliche positive Befunde sind *Juckreiz, Hautrötung, Quaddelbildung, Schwellung*; in seltenen Fällen auch *Unverträglichkeitsreaktionen* bis hin zur *Nekrosebildung* und zum *anaphylaktischen Schock*. Um die Reaktionen beim Patienten möglichst gering zu halten, v. a. aber, um der Gefahr eines anaphylaktischen Schocks vorzubeugen, geht man nach der Reihenfolge vor: Reibtest, Stichtest, Kratztest, Intrakutantest.

22.3.3 Blutuntersuchungen

Grundlage jeder Allergiediagnostik ist die Bestimmung der *Eosinophilen* und des *Gesamt-IgE*. Allerdings ist zu beachten, dass der Übergang zwischen Gesunden und Allergikern fließend ist. Deshalb schließt ein normaler IgE-Wert eine Allergie nicht mit Sicherheit aus.

Bei erhöhten Gesamt-IgE-Werten ist es sinnvoll mit dem *RAST* (Radio-Allergen-Sorbent-Test) die antigenspezifischen IgE zu bestimmen. Ein negativer RAST schließt jedoch eine Allergie nicht mit Sicherheit aus. Ein positiver RAST deutet nur dann auf eine Allergie, wenn auch die entsprechenden Beschwerden nach Exposition dieser Substanz auftreten. Deshalb gilt für die Bewertung des RAST-Tests, dass dieser nur in der Zusammenschau mit den Symptomen des Patienten interpretiert werden darf.

Wenn kein bestimmter Verdacht auf ein Allergen besteht, können zunächst Gruppenallergene bestimmt werden und dann eine weitere Differenzierung durchgeführt werden.

IgG-Bestimmungen werden meist nur nach einer durchgeführten Hyposensibilisierung (➤ Kap. 22.4) auf Bienen- und Wespengifte zur Überprüfung des Therapieerfolges durchgeführt oder zur Abklärung einer pulmonalen Mykose oder allergischen Alveolitis. Grundsätzlich gilt jedoch, dass bei IgG und IgM ihre Krankheitsbedeutung noch weitgehend ungesichert ist.

22.4 Therapien von Allergien

Wird bei einem Patienten eine Allergie festgestellt, so erhält er vom Arzt einen Allergiepass (Notfallausweis) und diesen soll er auch immer bei sich tragen.

Allergenkarenz Soweit dies möglich ist, soll der Allergiker das Allergen meiden (Expositionsprophylaxe).

Hyposensibilisierung Eine solche Behandlung dauert meist 2–3 Jahre. Dabei wird die allergene Substanz in extremer Verdünnung unter die Haut gespritzt oder oral eingenommen. In den nachfolgenden Sitzungen wird die Konzentration des verabreichten Stoffes gesteigert und somit versucht, den Körper an diese Substanz zu gewöhnen.

Eigenblutbehandlung Bei einer Eigenblutbehandlung entnimmt der Behandler dem Patienten Blut aus der Vene und injiziert es ihm meist wieder intramuskulär, evtl. in die Haut. Vor der Injektion kann das Blut durch verschiedene Methoden aufbereitet werden oder es können bestimmte

Medikamente beigemischt werden. Diese Methode gehört zu den *Reizkörper- und Umstimmungstherapien*. Damit meint man, dass man den Körper nun dazu bringen möchte, auf Reize anders zu reagieren als vorher. Seit 2018 ist die Eigenblutbehandlung Ärzten vorbehalten.

Bei Kindern wird oft eine modifizierte Eigenblutbehandlung nach Dr. Imhäuser eingesetzt. Dazu wird nur ein Tropfen Blut benötigt, der am besten aus dem Ohrläppchen entnommen wird. Dieses Blut wird homöopathisch aufbereitet und oral eingenommen. Dies ist dem Heilpraktiker ab der Herstellung der D4 erlaubt.

Antihistaminika Antihistaminika *blockieren* die *Histaminrezeptoren*, sodass das Histamin seine Wirkung nicht mehr entfalten kann. Als Nebenwirkung tritt oft eine starke Müdigkeit auf, die allerdings bei den neueren Präparaten nicht mehr so ausgeprägt ist.

Kortison Kortison wird in der Schulmedizin bei Allergien aller Art eingesetzt, unverzichtbar ist es bei *lebensbedrohlichen anaphylaktischen Reaktionen*.

Sicher haben Sie festgestellt, dass das Thema „Allergien“ nur kurz ist. Trotzdem benötigt man für ein tiefes Verständnis der Allergien solide Kenntnisse der Themenbereiche „Allgemeine Infektionslehre“ und „Blut“. Testen Sie, ob Sie über dieses vernetzte Denken ausreichend verfügen mit dem Buch „Prüfungstraining für Heilpraktiker“ (➤ Kap. 22).

KAPITEL

23 Schock und Reanimation

23.1	**Schweregrade des Schocks**	664
23.2	**Ablauf des Schocks**	664
23.2.1	Kompensierter Schock	664
23.2.2	Dekompensierter Schock	665
23.2.3	Organschädigungen	665
23.3	**Schockformen**	666
23.3.1	Hypovolämischer Schock	666
23.3.2	Distributiver Schock	667
23.3.3	Obstruktiver Schock	672
23.3.4	Kardiogener Schock	672
23.3.5	Sonstige Schockformen	673
23.4	**Reanimation**	673
23.4.1	Atemspende	674
23.4.2	Herzdruckmassage (Herzmassage)	675
23.4.3	Ein- und Zwei-Helfer-Methode	677
23.5	**Notfall**	678
23.5.1	Der Notfallpatient	678
23.5.2	Lagerung von Notfallpatienten	678
23.5.3	Bewusstseinsstörungen	679
23.5.4	Verschluckte Fremdkörper (Aspiration)	680
23.6	**Tod und Todeszeichen**	681

Ein Schock ist eine *akut lebensbedrohliche Kreislaufstörung*, die zu einer Störung der Durchblutung in den größeren (Makrozirkulationsstörungen) und kleineren bis kleinsten Gefäßen (Mikrozirkulationsstörungen) führt. Je nach Ursache des Schocks kann er sich akut, innerhalb von Minuten, entwickeln oder subakut innerhalb von Stunden.

In sehr seltenen Fällen ist es auch möglich, dass sich eine erosive Blutung (z.B. bei Magengeschwür oder Magenkrebs) über einen längeren Zeitraum – von etwa 2–3 Tagen – zu einem lebensbedrohenden Zustand entwickelt. Bei einem solchen Patienten würde sich der Schock durch zunehmende Müdigkeit, Benommenheit, Atemnot und langsameren Blutdruckabfall ankündigen. Grundsätzlich gilt allerdings, dass alle langsamen Blutungen vom Organismus deutlich besser kompensiert werden können als akute, d.h., dass eine langsame Blutung nur sehr selten zum Schock führt.

Kennzeichen eines Schocks

Missverhältnis von Sauerstoffangebot und Sauerstoffbedarf der Organe.

23.1 Schweregrade des Schocks

Die Schwere eines Schocks lässt sich mithilfe des **Schock-Index** nach Allgöwer abschätzen (Kasten). *Normal* ist ein Wert um *0,5*. Steigt der Wert auf 1,0, so weist das auf einen drohenden Schock hin. Bei einem Wert von *1,5* liegt ein *manifester Schock* vor. Allerdings kann auch bei einem Wert unter 1 ein Schock nicht mit Sicherheit ausgeschlossen werden.

Es muss beachtet werden, dass nicht jeder Schockpatient Blutdruckwerte unter 100 mmHg aufweisen muss. Für Patienten, die an Hypertonie leiden, kann ein Abfall in „normale" Blutdruckwerte bereits einen Schock bedeuten.

!

Schock-Index

Pulsfrequenz pro Minute ÷ systolischen Blutdruck in mmHg

23.2 Ablauf des Schocks

Beim Schock unterscheidet man drei Phasen: Frühphase, kompensierte und dekompensierte Phase.

Frühphase In der Frühphase finden sich ein *beschleunigter* (nur selten verlangsamter) *Puls*, eine blasse Haut und ein normaler oder etwas erhöhter Blutdruck.

Kompensierte Phase Während der kompensierten Phase sinkt der Blutdruck ab und liegt systolisch *meist um 100 mmHg*. Allerdings ist der Wert stark vom Ausgangswert abhängig. Typisch ist auch ein Ansteigen des diastolischen Wertes, was zu einer *Verkleinerung der Blutdruckamplitude* führt. Dies weist auf eine verminderte Auswurfleistung des Herzens hin. Der Puls ist beschleunigt und schlecht tastbar. Die Haut ist blass, kalt und feucht – manchmal jedoch auch rot, gerade bei Auslösern wie Anaphylaxie, Sepsis, hypertensiver und thyreotoxischer Krise.

Dekompensierte Phase Während der dritten Phase sinkt der Blutdruck noch weiter ab. Der Puls ist sehr schnell und flach. Blutdruck und Puls können deshalb *kaum oder gar nicht mehr gemessen* werden. Die Atmung ist beschleunigt. Der Betroffene ist unruhig und fühlt sich schlecht; es kann zu Bewusstseinsstörungen bis hin zur Bewusstlosigkeit kommen. Werden keine geeigneten therapeutischen Maßnahmen durchgeführt, stirbt der Betroffene.

23.2.1 Kompensierter Schock

Ein Schock beginnt entweder mit einem akuten oder subakuten Volumenverlust, einer Weitstellung der Gefäße und / oder einer verminderten Herzleistung. Dabei können ein oder zwei oder sogar alle drei Faktoren eine Rolle spielen.

Aufgrund körpereigener Kompensationsmechanismen, v. a. durch eine erhöhte *Adrenalinausschüttung*, kommt es zu einer Kontraktion der Arterien und Arteriolen, zu einer Entleerung der venösen Blutspeicher, zum verstärkten Rückstrom der Flüssigkeit aus dem Zwischenzellraum in die Gefäße und zum Ansteigen der Herzfrequenz. Durch diese Maßnahmen kann es sein, dass eine *Zentralisation* des

Kreislaufs erreicht wird, das heißt, dass die lebenswichtigen Organe wie Gehirn, Herz und Niere noch ausreichend mit Blut versorgt werden. Dagegen wird die Durchblutung der Peripherie gedrosselt.

Möglicherweise kommt es durch diese Kompensationsmaßnahmen des Körpers zu einer Beendigung des Schocks. Reichen die Maßnahmen jedoch nicht aus, weil z. B. der Blutverlust so groß war, dass keine Zentralisation erreicht werden konnte, so geht nun der Schock in seine dekompensierte Phase über.

Ursachen eines Schocks

- **Volumenverlust**
- **Weitstellung der Gefäße**
- **Verminderte Herzleistung**

23.2.2 Dekompensierter Schock

Durch das fehlende Blutvolumen verlangsamt sich der gesamte Blutstrom im Kreislaufsystem. Der Körper wird nur noch in den sog. Vorzugsgebieten (= Zentralisation) durchblutet. Untergeordnete Bereiche werden nicht mehr vollständig oder gar nicht mehr durchblutet.

- In den minderdurchbluteten Kapillargebieten „dickt" das Blut ein. Die Erythrozyten und die Thrombozyten ballen sich zusammen und bilden *Mikrothromben*; man spricht in diesem Zusammenhang von dem **Sludge-Phänomen.** Sludge stammt aus dem Englischen und bedeutet Schlamm. Damit meint man, dass das Blut durch seine schockbedingt geringe bis aufgehobene Fließgeschwindigkeit wie ein austrocknender Fluss verschlammt und verklumpt.
  Durch diese Mikrothromben werden die kleinsten Blutgefäße verstopft und die Blutzirkulation noch weiter behindert. Diese erhöhte Gerinnungsneigung wird erst gestoppt, wenn alle Gerinnungsfaktoren verbraucht sind.
- Nun kommt es zur **„Verbrauchskoagulopathie".** Damit meint man, dass alle Gerinnungsfaktoren verbraucht sind und nicht mehr für die Blutgerinnung zur Verfügung stehen. Die Folge davon ist eine *erhöhte Blutungsneigung* (hämorrhagische Diathese), die sich darin äußern kann, dass der Notfallpatient noch spontanes Nasenbluten bekommt, oder dass ein vorliegendes Magengeschwür zu bluten beginnt oder Hauteinblutungen (z. B. Petechien) auftreten. Durch solche Blutungen verschlimmert sich der Schock durch den daraus folgenden Volumenmangel noch weiter.

Durch den darniederliegenden Kreislauf mit Sauerstoffmangel und einer Anhäufung toxischer Produkte im Blut kann es zusätzlich zur Schädigung des Kreislaufzentrums (Vasomotorenzentrum) im verlängerten Mark (Medulla oblongata) kommen. Diese Schädigung wiederum bedingt eine Weitstellung der Gefäße und zusätzlich eine Verstärkung des Schockgeschehens. Im unterversorgten Gebiet kann sich eine Nekrose (Gewebetod) und damit ein Organversagen oder sogar ein Multiorganversagen entwickeln.

23.2.3 Organschädigungen

Bei einem Schock kann grundsätzlich jedes Organ geschädigt werden. Besonders gefährdet sind jedoch Niere, Lunge, Darm und Gehirn.

Schockniere Zur Schockniere kommt es, wenn der systolische Blutdruckwert für längere Zeit unter *60 mmHg* sinkt, da dann der Filtrationsdruck in der Niere nicht mehr ausreicht. Es kommt zur Abnahme (Oligurie) und später sogar zum völligen Versiegen der Harnproduktion (Anurie). Erschwerend kommt hinzu, dass die Niere selbst unter Sauerstoffmangel leidet und von daher ihrer Arbeit nicht ausreichend nachkommen kann. Außerdem kann sie ihre anfallenden Stoffwechselendprodukte nicht mehr an das Kreislaufsystem abgeben, sodass sich diese im Gewebe anlagern und die Nierenarbeit noch weiter beeinträchtigen.

Nun können die harnpflichtigen Stoffwechselendprodukte und Toxine im gesamten Körper nicht mehr mit dem Urin ausgeschieden werden und verbleiben im Körper. Die gefürchtete Folge hiervon ist die *Urämie* (Harnvergiftung).

Schocklunge Die erhöhte Kapillardurchlässigkeit kann in der Lunge zu einem *interstitiellen Lungenödem* führen. Dies kann eine unzureichenden Atmung (respiratorische Insuffizienz) zur Folge haben und damit zu einem ausgeprägten Sauerstoffmangel im Gewebe führen.

Bitte beachten Sie, dass sich eine Schocklunge noch *18–36 Stunden nach* einem Schock durch eine Schädigung des Kapillarendothels einstellen kann. Deshalb muss der Patient in *jedem Fall* nach einem Schock in die Klinik zur Überwachung eingewiesen werden, damit bei einer Schocklunge umgehend entsprechende Gegenmaßnahmen ergriffen werden können.

Schockdarm Durch den Sauerstoffmangel in der Darmschleimhaut *verliert* diese ihre *Barrierefunktion*: An der Wand des Darmes sitzen physiologischerweise Bakterien (Darmflora), die sowohl bei der Verdauung mithelfen und Vitamine produzieren als auch mithelfen zu verhindern, dass krankheitserregende Stoffe und Toxine vom Darm in das Kreislaufsystem übertreten können. Ist die Darmschleimhaut nicht mehr ausreichend durchblutet, so kann sie dieser Arbeit nicht mehr nachkommen und somit gelangen vermehrt Bakterien, Toxine, Fäkalkeime und Stoffe, die ausgeschieden werden sollen, ins Blut.

23.3 Schockformen

Man unterteilt den Schock in vier Schockformen:
- **Hypovolämischer Schock** (Volumenmangelschock), ➤ Kap. 23.3.1
- **Distributiver Schock,** ➤ Kap. 23.3.2
  - **Anaphylaktischen Schock**
  - **Septischen Schock**
  - **Neurogenen Schock**
- **Obstruktiver Schock,** ➤ Kap. 23.3.3
- **Kardiogener Schock,** ➤ Kap. 23.3.4

Darüber hinaus werden unter dem Abschnitt „Sonstige Schockformen" im ➤ Kap. 23.3.5 noch weitere Schockformen vorgestellt.

23.3.1 Hypovolämischer Schock

Das charakteristische Kennzeichen des hypovolämischen Schocks ist, dass es im Kreislaufsystem zu einer Verminderung der zirkulierenden Blutmenge aufgrund eines Volumenmangels gekommen ist. Dieser Volumenmangel kann entweder in einem Blut- oder in einem Wasserverlust begründet sein.

Ursachen Bei einem hypovolämischen Schock kommen im Einzelnen unterschiedlichste Ursachen in Betracht. Die wichtigsten sind:
- **Innere oder äußere Blutungen** (s. u.)
- **Durchfallerkrankungen**
- **Starkes Erbrechen**
- **Übermäßiges Schwitzen,** z. B. durch Einschlafen in der Saunakabine und daraus resultierendem hohen Flüssigkeitsverlust oder durch übermäßige sportliche Anstrengungen und das dadurch verursachte starke Schwitzen
- **Verbrennungen** und der dadurch entstandene Flüssigkeitsverlust über die Haut

Ursachen für innere oder äußere Blutungen Häufige Ursachen für Blutungen, die zum hypovolämischen Schock führen können sind:
- Stark blutende Magen- oder Darmgeschwüre
- Innere Verletzungen, wie z. B. Milz- oder Leberriss
- Bitte beachten Sie hierzu auch die nachstehend beschriebene zweizeitige Milzruptur.
- Knochenbrüche mit Gefäßverletzungen
- Eröffnung großer Gefäße entweder durch Unfälle oder in Selbsttötungsabsicht
- Speiseröhrenkrampfaderblutungen (Ösophagusvarizenblutungen)
- (Heftige) unstillbare Gebärmutterblutungen
- Dies kann als Komplikation nach Entbindungen auftreten, wenn sich die Gebärmutter nicht mehr zusammenzieht (= atonische Blutung). Früher war dies eine häufige Todesursache für die Mutter bei der Geburt.
- Heftige Tumorblutungen
- Geplatztes Aortenaneurysma oder Aortenruptur anderer Ursache

Symptome Dass sich ein hypovolämischer Schock entwickelt, erkennen Sie an den bereits vorstehend aufgelisteten Schockzeichen: Blutdruckabfall, Tachykardie, blasse, feuchte, kalte Haut, Unruhe, Bewusstseinsstörungen bis Bewusstlosigkeit.

Erste-Hilfe-Maßnahmen beim hypovolämischen Schock

- **Notarzt rufen**
- **Venösen Zugang schaffen**
- **Schocklagerung,** außer beim kardiogenen Schock (➤ Kap. 23.3.2) bzw. Atemnot

- **Sauerstoffgabe**
- **Volumenersatz** durch eine Elektrolytlösung, z. B. Ringerlösung® 500–1.000 ml – nicht beim kardiogenen Schock

Exkurs zweizeitige Milzruptur Eine zweizeitige Milzruptur kann zu einem hypovolämischen Schock führen. Deshalb wird sie an dieser Stelle kurz vorgestellt.

Infolge einer stumpfen Gewalteinwirkung auf das Abdomen, ist es zu einer Milzverletzung gekommen. Typische Ursachen hierfür sind Fahrradstürze auf den Fahrradlenker oder Anprall eines Autofahrers ans Lenkrad, wenn bei einem Auffahrunfall kein Sicherheitsgurt angelegt war.

Da das Blut in der Milz in Sinusoiden fließt, kommt es nun zu heftigen Blutungen innerhalb der Milz. Anfangs kann jedoch die Milzkapsel das austretende Blut noch aufnehmen. Innerhalb von Stunden wird der Druck auf die Milzkapsel jedoch so groß, dass es zum Zerreißen der Kapsel kommt.

Man spricht deshalb von der zweizeitigen Milzruptur, weil die erste „Zeit" der Milzruptur in der tatsächlichen Verletzung des Milzgewebes liegt und die zweite „Zeit" beim Zerreißen der Milzkapsel.

Die Betroffenen klagen über linksseitige Oberbauchschmerzen, die in die linke Schulter ausstrahlen können. Es stellt sich eine Abwehrspannung ein und als Zeichen eines hypovolämischen Schocks kommt es zu Tachykardie und Blutdruckabfall.

!

Hinweise auf Exsikkose sind:
- Apathie
- Zurückgesunkene Augäpfel
- Stehende Hautfalten
- Stark ausgetrocknete Schleimhäute in Mund und Rachen

Exsikkosezeichen stellen eine ernsthafte Lebensbedrohung dar, die eine sofortige **Klinikeinweisung** erforderlich macht!

23.3.2 Distributiver Schock

Distribution bedeutet „Verteilung". Mit „distributiver Schock" meint man, dass das Blut ungünstig verteilt ist. Eigentlich ist genügend Blutvolumen vorhanden und auch das Herz kommt seiner Aufgabe ausreichend nach, aber das Blut ist nicht richtig verteilt. Grund für diese „falsche" Verteilung ist eine abnorme Weite der Blutgefäße und damit ein vermehrtes Diffundieren von Blutplasma in den Zwischenzellbereich. Dies führt zu einem *relativen Volumenmangel.* (Anmerkung: Das ist ein wichtiger Unterschied zu einem hypovolämischen Schock, bei dem es zu einem *absoluten Volumenmangel* kommt.)

Der relative Volumenmangel führt, wie der absolute auch, zu einer Verminderung des Herzzeitvolumens (HZV) (➤ Kap. 23.2).

Unter dem Begriff „distributiver Schock" fasst man drei Schockformen zusammen:
- **Anaphylaktischer Schock**
- **Septischer Schock**
- **Neurogener Schock**

Diese werden nun vorgestellt, wobei der anaphylaktische Schock, wegen seiner großen Bedeutung den größten Raum einnimmt.

Anaphylaktische Reaktion und anaphylaktischer Schock

Bei der anaphylaktischen Reaktion bzw. dem anaphylaktischen Schock handelt es sich um eine Überreaktion des Abwehrsystems vom Soforttyp, die auch als Typ-I-Allergie bezeichnet wird. Der anaphylaktischen Reaktion ist eine Sensibilisierungsphase vorausgegangen. Damit meint man, dass das Allergen, z. B. Blütenpollen oder Medikamente, bereits zuvor einmal in den Körper eingetreten ist. Dabei wurden gegen dieses Antigen Antikörper produziert, die nun im Blut zirkulieren. Kommt das Antigen erneut in das Blutkreislaufsystem, verbinden sich diese Antikörper sofort mit den Antigenen, setzen sich mit ihrem Fuß auf die Mastzellen und veranlassen diese, Histamin freizusetzen.

Histamin Histamin entfaltet seine Wirkung über bestimmte Rezeptoren. Dabei unterscheidet man die Histaminrezeptoren H_1 und H_2. Diese Rezeptoren vermitteln jeweils bestimmte Wirkungen des Histamins:
- H_1-Rezeptoren (H_1):
  - Verursachen die Dilatation der kleinen Gefäße und der Koronarien (führt zur Hautrötung und Quaddeln).

- Steigern die Kapillardurchlässigkeit (führt zu Ödemen, Quaddeln, Blutdrucksenkung).
- Veranlassen eine Adrenalinausschüttung.
- Verursachen eine Kontraktion der glatten Muskulatur der Bronchien, der großen Gefäße, des Darms und der Gebärmutter.
- Vermitteln Schmerzempfindungen und Juckreiz durch Stimulierung der sensiblen Nervenenden.

- H_2-Rezeptoren (H_2):
  - Mitbeteiligung bei der Dilatation der kleinen Gefäße und der Koronarien
  - Steigern die Herzkraft und beschleunigen den Herzschlag.
  - Stimulieren die Magensaftproduktion.

Ursachen von anaphylaktischen Reaktionen Anaphylaxien werden typischerweise ausgelöst durch:

- **Fremdeiweiße** (Insektenstiche, Impfungen)
- **Medikamente,** vor allem
  - Röntgenkontrastmittel (verschreibungspflichtig)
  - Acetylsalicylsäure (in Schmerzmitteln und fiebersenkenden Medikamenten enthalten, nicht verschreibungspflichtig)
  - Lokalanästhetika, z. B. Procain, wie es in der Neuraltherapie verwendet wird. Diese dürfen vom Heilpraktiker nur als intrakutane Injektion eingesetzt werden. Allen anderen Anwendungstechniken (s. c., i. m., i. v.) sind dem Arzt vorbehalten.
  - Organextrakte (meist verschreibungspflichtig)
- **Latex.** In den letzten Jahren ist ein starker Anstieg von Latexallergien festzustellen.

Schnelligkeit des Auftretens anaphylaktischer Reaktionen Anaphylaktische Reaktionen können sich schon zeigen, während ein Medikament noch injiziert wird! Grundsätzlich geht man davon aus, dass sich Unverträglichkeiten des Patienten im Sinne einer anaphylaktischen Sofortreaktion auf ein bestimmtes Mittel sehr schnell, spätestens aber nach 20–30 Minuten zeigen. Deshalb sollte der Patient nach der Verabreichung eines Mittels, bei dem es zu solchen Unverträglichkeiten kommen kann, während dieses Zeitraums die Praxis nicht verlassen, sondern solange im Wartezimmer bleiben.

23

Schweregrade von anaphylaktischen Reaktionen Wie schwer die anaphylaktische Reaktion abläuft und ob es sogar zum anaphylaktischen Schock kommt, hängt von den folgenden Faktoren ab:

- In welcher Menge wurde das Antigen aufgenommen?
- Wie lange hat das Antigen eingewirkt?
- An welcher Stelle hat es eingewirkt?
- So ist bekanntermaßen ein Bienenstich in den Mund bei einem Limonade trinkenden Kind besonders gefährlich. Denn es kann zur allergisch bedingten Anschwellung der Kehlkopfschleimhaut kommen, die ihrerseits zu Atemnot bis hin zur Erstickung führen kann.

Die genannten Faktoren bestimmen, wie viel Histamin ausgeschüttet wird und wie dramatisch das Geschehen abläuft.

Medikamententestung Man sollte bei einem Medikament, bei dem es grundsätzlich zu Unverträglichkeiten kommen kann, immer vorher testen, ob der Patient dieses Mittel verträgt. Dazu stehen zwei Möglichkeiten zur Verfügung:

- **Testung am Augenbindehautsack.** Dazu geben Sie einen Tropfen des Mittels (z. B. Procain) in den Bindehautsack. Reagiert der Patient mit einer Augenrötung, so dürfen Sie ihm dieses Mittel nicht injizieren, da es sonst zu (schweren) Unverträglichkeitsreaktionen kommen kann.
- Vorteil dieser Methode ist, dass auf diese Weise auch schon schwächere Unverträglichkeiten des Mittels angezeigt werden können. Nachteil ist, dass es zu sehr heftigen Reaktionen am Auge kommen kann.
- **Hauttestung durch intrakutane (i. c.) Verabreichung.** Eine andere Möglichkeit ist die Testquaddel in die Haut. Dabei injiziert man das zu prüfende Mittel direkt in die Haut (i. c.) und beobachtet, ob es zum Auftreten einer Hautrötung kommt.
  Der Vorteil dieses Verfahrens ist, dass so auch Mittel geprüft werden können, die nicht in den Augenbindehautsack eingebracht werden dürfen, da sie per se eine Hautreizung verursachen.
  Nachteil dieser Methode ist, dass sie Unverträglichkeiten nicht so sensibel anzeigt wie die Testung am Auge. Es könnte also sein, dass ein Patient bei der Hauttestung keine Reaktion zeigt, bei der Verabreichung einer größeren Menge des

Mittels aber dann Unverträglichkeiten bis hin zum Schock erleidet.

!

Bitte unbedingt beachten:
Man kann nicht davon ausgehen, dass ein Patient ein injiziertes Mittel vertragen wird, nur weil das bei der letzten Behandlung der Fall war. Im Gegenteil: Gerade die mehrmalige Verabreichung eines Medikaments kann zu einer Sensibilisierung führen und dann bei der nächsten Injektion zu einer überschießenden Reaktion bis hin zum Schock.
Wichtig: Ist es zu einer Unverträglichkeitsreaktion gekommen und wird das gleiche Mittel nochmals verabreicht, spielt der Zeitabstand zwischen den beiden Allergenkontakten eine wichtige Rolle. Je kürzer der Zeitabstand, desto wahrscheinlicher, dass es zu einer (weit) schwereren Reaktion kommt als beim vorherigen Allergenkontakt.
Ist der Zeitabstand sehr kurz (Tage bis Wochen), so ist mit heftigen Reaktionen bis hin zum Schock zu rechnen. Beträgt der Zeitabstand über ein Jahr, so ist die Anaphylaxiegefahr fast nur noch so groß wie ohne vorausgegangenen Allergenkontakt.

Schweregrade von anaphylaktischen Reaktionen Bitte beachten Sie, dass man nur bei einer generalisierten und schweren Anaphylaxie vom anaphylaktischen *Schock* spricht. Je nach Schwere der auftretenden Symptome unterscheidet man die Stadien 0 bis IV (➤ Tab. 23.1). Diese werden nun im Folgenden ausführlich besprochen.

Stadium 0

An der Stelle, an der das Medikament verabreicht wurde, kommt es lediglich zur Hautrötung. Allgemeine Beschwerden treten nicht auf. Eine Behandlung dieser lokalen Beschwerden ist nicht unbedingt nötig, man kann jedoch die betroffene Hautstelle kühlen.

Wichtig ist, dass Sie den Patienten auf seine diesbezügliche Überempfindlichkeit hinweisen und in Ihrer Patientenkartei einen entsprechenden Vermerk anbringen, damit Sie Ihrem Patienten dieses Mittel nicht mehr verabreichen. Außerdem muss der Patient unbedingt zur Abklärung der allergieauslösenden Substanz an den Hausarzt bzw. einen Allergologen verwiesen werden.

Eine Schwierigkeit zur Feststellung einer Allergie besteht darin, dass manche Patienten schon allein auf den Nadeleinstich mit einer Hautrötung reagieren. Wollen sie abgrenzen, ob die Hautrötung tatsächlich auf das unmittelbar injizierte Mittel zurückzuführen ist, können Sie als Vergleichsquaddel eine intrakutane Injektion (d.h. in die Haut) mit isotonischer Kochsalzlösung vornehmen. Kommt es dabei ebenfalls zur Rötung, ist vermutlich auch bei der ersten Quaddel die Rötung auf eine vegetative Dystonie zurückzuführen.

Versuchen Sie **niemals (!)** dem Patienten zu Testzwecken das Mittel nochmals zu verabreichen. Erhält der Patient das gleiche Medikament, auf das er allergisch reagiert, innerhalb einer kurzen Zeitspanne noch einmal, müssen Sie, wie schon vorher dargelegt, damit rechnen, dass die Reaktion dieses Mal wesentlich stärker ausfällt und es mit großer Wahrscheinlichkeit zum Schock kommt.

Stadium I

Das Stadium I ist durch folgende Symptome gekennzeichnet:

- **Jucken und Brennen,** vor allem von Handflächen und/oder Fußsohlen und/oder um den Mund und/oder den After herum sowie am Kopf

Tab. 23.1 Kurzübersicht über die verschiedenen Anaphylaxiestadien

Stadium	Symptome	Notarzt	Wichtigste Therapiemaßnahmen
0	Nur lokal	Nein	Nicht unbedingt erforderlich
I	Juckreiz, Unruhe, Hauterscheinungen	Ja	Tavegil®, Kortison i.v.
II	(Ausgeprägte) Kreislaufsymptome und/oder Atemnot	Ja	Venöser Zugang, Volumenersatz Antihistaminikum (Tavegil®), Kortison i.v., Adrenalin i.m. Fasjekt Injektor®)
III	Lebensbedrohlicher Schock	Ja	Antihistaminikum (Tavegil®), Kortison i.v., Adrenalin i.m. Fasjekt Injektor®
IV	Herz-Kreislauf-Stillstand	Ja	Herz-Lungen-Wiederbelebung

- **Allgemeinsymptome,** wie Unruhe und Kopfschmerzen
- **Hauterscheinungen**
  - Erythem (Hautrötung)
  - Flush (Hautrötung und Hitzewallung)
  - Urtikaria (Quaddelsucht)

Es ist wichtig zu wissen, dass man vom Stadium I nur spricht, wenn *keine* Kreislaufsymptome und *keine* Atemnot auftreten, denn das sind Kennzeichen des Stadiums II.

Therapie Man injiziert dem Patienten *langsam* ein Antihistaminikum, und zwar den Histaminblocker H_1 Clemastin (Tavegil® Injektionslösung 2 mg/2 ml). Man gibt eine Ampulle langsam i. v. unter Kontrolle der Herzfrequenz.

Zu beachten ist, dass im Notfall alle Injektionen i. v. erfolgen müssen (Ausnahme s. Stadium II, Adrenalin Fasjekt Injektior®), damit die Substanzen sofort in das Kreislaufsystem gelangen!

Man verständigt schon im Stadium I den Notarzt, denn es könnte möglicherweise zu einem rasanten Verlauf kommen und sich das Krankheitsbild schnell verschlechtern. Der Notarzt kann bestimmte Medikamente geben, um den Verlauf zu verlangsamen oder ganz aufzuhalten (z. B. Salbutamol vernebeln), sodass der Patient gar nicht in Stadium II landet.

Anmerkung zum Einsatz von verschreibungspflichtigen Medikamenten im Notfall. Darf ein Heilpraktiker oder eine andere Person überhaupt ein verschreibungspflichtiges Medikament an einem Notfallpatienten anwenden? Das Arzneimittelgesetz unterscheidet im § 48 (AMG) zwischen einer Abgabe und einer Anwendung eines Medikaments:

- Die **Abgabe** eines verschreibungspflichtigen Medikaments an einen Patienten ist nur auf der Grundlage einer ärztlichen Verschreibung möglich.
- Die **Anwendung** eines verschreibungspflichtigen Medikaments an einem Notfallpatienten durch einen Heilpraktiker oder eine andere Person stellt aber keine Abgabe dar. Deshalb kann er in Notfällen ein solches Mittel am Patienten anwenden.

Sonderfall: Notfallmedikamente für Heilpraktiker, die Neuraltherapie durchführen. Angenommen, ein Heilpraktiker führt Neuraltherapie durch und es kommt zu einer lebensbedrohlichen anaphylaktischen Reaktion. Dies wäre denkbar, weil dem Heilpraktiker die Anwendung der Neuraltherapie mit intrakutanen Injektionen erlaubt ist. Damit der Heilpraktiker in diesem Fall adäquat reagieren kann, hat der Gesetzgeber für bestimmte (eigentlich verschreibungspflichtige) Medikamente eine Ausnahme geschaffen. Der Heilpraktiker kann sich die benötigten Notfallmedikamente in der Apotheke besorgen. Dazu muss er seine „Erlaubnisurkunde zur berufsmäßigen Ausübung der Heilkunde ohne Bestallung" und den Personalausweis vorlegen und er muss dem Apotheker den Anwendungszweck (Durchführung von Neuraltherapie) angeben für den er diese Medikamente benötigen (➤ Kap. 1.1.4, Notfallpaket für Heilpraktiker).

Da der Heilpraktiker bei der Anwendung der Neuraltherapie als „worst case" grundsätzlich mit dem Auftreten eines anaphylaktischen Schocks rechnen muss, kann es ihm sogar als Verstoß gegen die Sorgfaltspflicht vorgeworfen werden, wenn er nicht die gebotene Vorsorge dafür getroffen hat. Damit er diese Medikamente im Notfall sachgerecht einsetzen kann, muss es sich mit der Durchführung dieser Notfallmaßnahmen bestens vertraut gemacht haben.

Stadium II

Damit man von Stadium II spricht, muss es zu ausgeprägten Kreislaufsymptomen und/oder Atemnot kommen. Bei Stadium II geht man folgendermaßen vor:

- Allergenzufuhr sofort stoppen
- Notarzt rufen
- Schocklagerung, sobald Atemnot vorhanden ist, muss der Oberkörper erhöht gelagert werden!
- Sauerstoffgabe
- Venösen Zugang legen
- Volumenauffüllung (z. B. Ringerlösung®, 500–1.000 ml)
- Gabe eines Antihistaminikums (H_1-Blocker)
- Gabe von Kortison (z. B. Prednisolon® oder Solu-Decortin®, beide verschreibungspflichtig)
- Adrenalin i. m., z. B. Fasjekt Injektor® (Wirkstoff: Epinephrin 300 µg)

Stadium III

Es kommt zu lebensbedrohlichen Reaktionen, evtl. mit schweren Atemstörungen und Bewusstseinstrübung bis hin zur Bewusstlosigkeit. Im Stadium III geht man folgendermaßen vor:

- Allergenzufuhr sofort stoppen
- Notarzt rufen
- Schocklagerung, bei Bewusstlosigkeit mit vorhandener Atmung muss in die stabile Seitenlagerung umgelagert werden.
- Sauerstoffgabe
- Venösen Zugang legen
- Volumenauffüllung (z. B. Ringerlösung®, 500–1.200 ml)
- Antihistaminikum (Clemastin [Tavegil® Injektionslösung 2 mg/2 ml])
- Kortison (z. B. Solu-Decortin®)
- Adrenalin i. m., z. B. Fasjekt Injektor® (Wirkstoff Epinephrin 300 µg)

Stadium IV (Herz-Kreislauf-Stillstand)

Ist es zum Herz-Kreislauf-Stillstand gekommen, muss eine Herz-Lungen-Wiederbelebung durchgeführt werden, die im nachstehenden ➤ Kap. 23.4 ausführlich besprochen wird. Zuvor aber eine Zusammenfassung, wie man in der Praxis Schritt für Schritt vorgeht, wenn es schon während der Injektion eines Medikaments zu einer Unverträglichkeitsreaktion kommt:

- Allergenzufuhr sofort stoppen, aber Kanüle in der Vene belassen!
- Notarzt rufen
- Schocklagerung (Ausnahme: bei Atemnot Oberkörper hoch)
- Großvolumigen Zugang auf der anderen Armseite mittels einer Venenverweilkanüle legen. Es könnte sein, dass die Nadel auf der Seite, auf der das Mittel injiziert wurde, die Vene durchstößt. Deshalb sicherheitshalber auf der anderen Seite die Venenverweilkanüle legen, bei der dies nicht geschehen kann.
- Sauerstoffgabe
- Volumenersatz (z. B. Ringerlösung®, 500–1.000 ml)
- Antihistaminikum (Clemastin [Tavegil® Injektionslösung 2 mg/2 ml])
- Kortison (z. B. Solu-Decortin®)
- Adrenalin i. m., z. B. Fasjekt Injektor® (Wirkstoff Epinephrin 300 µg)

Septischer Schock

Ursachen Zum septischen Schock kann es infolge von bakteriell bedingten Infektionskrankheiten kommen, die dazu geführt haben, dass zahlreiche Bakteriengifte in die Blutbahn eingeschwemmt wurden. Diese Toxine können folgende Wirkungen entfalten:

- Weitstellung der kleinsten Gefäße (Vasodilatation)
- Gefäßwandschäden
- Bildung von Mikrothromben (Sludge-Phänomen)

Symptome Bei einem solchen Patienten findet man die krankheitsspezifischen Symptome und meist hohes Fieber. Entwickelt sich als Komplikation ein septischer Schock, erkennt man dies daran, dass sich zusätzlich die typischen Schocksymptome einstellen: Absinken des Blutdrucks und relative Tachykardie.

Mit relativer Tachykardie meint man, dass der Puls in Bezug (Relation) zur Fieberhöhe zu schnell ist. Fieber führt zu einer Steigerung der Herzfrequenz um 10 Schläge pro Minute pro Grad Fieber. Wird dieser Wert überschritten, bezeichnet man das als relative Tachykardie.

Neurogener Schock

Bei einem neurogenen Schock ist es zu einer Störung des Nervensystems gekommen, die eine Kreislaufregulationsstörung zur Folge hat, die ihrerseits zur Schocksymptomatik führt.

Ursachen Ein neurogener Schock kann sehr unterschiedliche Ursachen haben, z. B.:

- Sehr starke Schmerzen
- Verbrennungen
- Verletzungen des Rückenmarks oder des Hirnstammes

Symptome Bei Rückenmark- und Hirnstammverletzungen stellt sich zunächst ein spinaler (d. h. zur Wirbelsäule bzw. zum Rückenmark gehörend) Schock mit Lähmungen, Sensibilitätsstörungen und Reflexminderungen ein. Außerdem kommt es zur Lähmung von Blase und Mastdarm.

Zusätzlich kann es infolge einer Schädigung des Vasomotorenzentrums im verlängerten Mark (Medulla oblongata) zu einem hypovolämischen Schock kommen, der durch eine Gefäßerweiterung ausgelöst wird.

23.3.3 Obstruktiver Schock

Ein obstruktiver Schock entsteht durch eine Obstruktion (Blockade, Verschluss) eines großen Gefäßes oder durch das Herz selbst. Die Obstruktion führt zu einer massiven Erhöhung der Vor- bzw. Nachlast des Herzens.

Mit **Vorlast** meint man, dass die zum Herzen zurückfließende Blutmenge nicht mehr ausreichend aufgenommen werden kann. Das ist das Blut, das in der rechten Herzhälfte aus dem Körperkreislauf einfließen möchte und in der linken Herzhälfte das Blut, das aus dem Lungenkreislauf eintreten möchte. Ursache, dass das Blut nicht ausreichend in das Herz einströmen kann, könnte z. B. eine Herzbeuteltamponade oder ein Vena-cava-Kompressionssyndrom sein.

Mit einer Erhöhung der **Nachlast** meint man, dass das Herz eine vermehrte Kraft aufbringen muss, weil das Blut nicht mehr aus dem Herzen ausreichend ausgeworfen werden kann. So könnte z. B. die Nachlast der rechten Herzhälfte erhöht sein, weil eine Lungenembolie vorliegt oder die Nachlast der linken Herzhälfte könnte heraufgesetzt sein, weil eine Arterie im Körperkreislauf oder der Koronarien verstopft ist.

Ursachen Als Ursachen kommen bei einem obstruktiven Schock in Betracht: Vena-cava-Kompressionssyndrom, Herzbeuteltamponade, Lungenembolie, Spannungspneumothorax und Aortenklappenstenose.

Symptome Die Symptome eines obstruktiven Schocks entsprechen denen eines kardiogenen Schocks (➤ Kap. 23.3.2) beschrieben. Die Behandlung muss sich auf die Beseitigung der Blockade konzentriert.

23.3.4 Kardiogener Schock

Der kardiogene Schock unterscheidet sich ganz wesentlich vom hypovolämischen Schock, da es hier zu keinem Volumenmangel im Kreislaufsystem kommt. Vielmehr wird der kardiogene Schock durch eine Herzinsuffizienz und ein daraus drohendes Pumpversagen des Herzens ausgelöst. Die Herzinsuffizienz kann z. B. durch einen Herzinfarkt, durch schwere Herzrhythmusstörungen oder durch eine Myokarditis verursacht sein.

Da das Herz nicht mehr in der Lage ist, ausreichend Blut auszuwerfen, kommt es zu einer Verminderung des Herzzeitvolumens (HZV). Dies hat einerseits zur Folge, dass sowohl die lebenswichtigen Organe als auch die Peripherie nicht mehr ausreichend versorgt werden.

Schon rein äußerlich betrachtet sieht ein Patient mit einem kardiogenen Schock ganz anders aus als ein Patient mit hypovolämischem Schock.

Kennzeichen eines kardiogenen Schocks

- **Orthopnoe.** Die Luftnot verstärkt sich im Liegen. Deshalb versucht der Patient sich aufzurichten bzw. sich hinzusetzen.
- **Gestaute Venen.** Die gestauten Venen kann man vor allem im Halsbereich gut sehen.
- **Blass-zyanotische Hautfarbe**
- **Evtl. rasselndes Atemgeräusch.** Grund dafür ist, dass es durch eine *Links*herzinsuffizienz zu einem massiven Rückstau des Blutes in die Lungen gekommen ist und damit zum Lungenödem. Der Rückstau führt dazu, dass Flüssigkeit in die Lungenbläschen (Alveolen) abgepresst wird. Da nun bei der Atmung die Luft durch diese Flüssigkeit gezogen werden muss, kommt es zur „brodelnden Lunge", bis hin zum sog. Todesröcheln mit dem Abhusten eines hellrot-schaumigen Sputums.

Komplikationen Schreitet der kardiogene Schock fort, so kann es als Komplikation zu einem hypovolämischen Schock kommen. Dies erkennen Sie daran, dass der Patient eine zyanotische Marmorierung der Haut an Hals, Brust und Extremitäten entwickelt. Stellt man eine solche Marmorierung des Oberkörpers fest, ist dies ein Hinweis auf eine

Hypoxie (Sauerstoffmangel im Gewebe) aufgrund des fortschreitenden Pumpversagens des Herzens.

Weitere Komplikationen des kardiogenen Schocks sind Lungenödem (durch Linksherzversagen), Hypotonie und Rhythmusstörungen aller Art. Ein eingetretenes Nierenversagen zeigt sich durch Oligurie bis Anurie (s. Schockniere, ➤ Kap. 23.2.3).

Durch eine Minderversorgung des Gehirns kann es zu Verwirrtheit, zu Unruhe mit gesteigertem Bewegungsdrang (Agitiertheit) und Bewusstseinsstörungen bis hin zum Bewusstseinsverlust kommen.

!

Bitte beim kardiogenen Schock beachten:
- **Lagerung mit erhöhtem Oberkörper,** zur Druckentlastung des Herzens
- **Keinesfalls eine Volumenzufuhr vornehmen,** da das Herz arbeits- und volumenmäßig schon überlastet ist
- **Keine intramuskuläre Injektion** bei Verdacht auf Herzinfarkt vornehmen, da dies das Blutungsrisiko im Muskel bei der Lysetherapie erhöht.

!

Bei Frauen äußert sich ein Herzinfarkt häufiger als bei Männern mit **Oberbauchbeschwerden!**
Aber auch bei den typischen und bekannten Symptomen wie heftiger Druckschmerz über dem Herzen, evtl. mit Ausstrahlung in die Kleinfingerseite wird bei Frauen oft nicht an einen Herzinfarkt gedacht. Ein Fehler, der fatale Folgen haben kann!
Mittlerweile versterben mehr Frauen am Herzinfarkt als Männer!

23.3.5 Sonstige Schockformen

Neben diesen beiden neueren Einteilungen distributiver und obstruktiver Schock gibt es noch eine dritte, die „sonstigen Schockformen". Darunter fasst man zusammen: den toxischen Schock, den endokrinen Schock und den psychischen Schock:

Toxischer Schock (Toxisches-Schock-Syndrom, TSS). Ursache dieser Schockform sind Streptokokken- oder Staphylokokkentoxine. Kennzeichen sind Schüttelfrost, hohes Fieber, Blutdruckabfall und Hauterscheinungen (Erytheme). Es besteht die Gefahr des Multiorganversagens.

Endokriner Schock Er entwickelt sich aufgrund von Über- oder Unterproduktionen von Hormonen, z. B. als Hyper- oder Hypothyreose, wenn die Schilddrüse betroffen ist. Eine Überproduktion könnte zur thyreotoxischen Krise und eine Unterproduktion zum Myxödemkoma führen. Oder es könnte aufgrund eines akuten Mangels der NNR-Hormone Kortisol und Aldosteron zur Morbus-Addison-Krise kommen.

Psychischer Schock Bei überwältigenden emotionalen Erlebnissen wie z. B. Misshandlungen oder Folterungen kann es in äußerst seltenen Fällen zu so heftigen vegetativen Symptomen kommen, dass diese ihrerseits zu einem echten Kreislaufschock bzw. einem kardiogenen Schock (durch Tachykardie oder Herzstillstand) führen können.

Es gilt aber, dass psychisch überwältigende Erlebnisse in der Regel nicht zu lebensbedrohlichen körperlichen Symptomen führen.

23.4 Reanimation

Unter Reanimation (Herz-Lungen-Wiederbelebung) versteht man eine *Wiederbelebung,* die durch Erste-Hilfe-Maßnahmen bei einem Bewusstlosen nach Eintritt eines plötzlichen Herz- und / oder Atemstillstandes erreicht wurde.

Die Zeitspanne zwischen einem erfolgten Herz-Kreislauf-Stillstand und dem Eintritt irreversibler Schädigungen lebenswichtiger Organe aufgrund des Sauerstoffmangels wird als Wiederbelebungszeit bezeichnet. Bei Unterkühlten, Säuglingen und Kleinkindern ist die Wiederbelebungszeit verlängert. Großhirnzellen sind die Körperzellen, die am empfindlichsten auf Sauerstoffdefizit reagieren. Sie beginnen bereits nach 3–6 Minuten abzusterben! Die Stammhirnzellen, die lebenswichtige Funktionen wie Atmung und Herzschlag steuern, haben dagegen eine verlängerte Wiederbelebungszeit. So kann es sein, dass infolge einer unsachgemäßen Herzdruckmassage das Großhirn nicht ausreichend durchblutet wurde und die Großhirnzellen abgestorben sind, die Stammhirnzellen aber überlebt haben. Die Folge ist ein Syndrom reaktionsloser Wachheit (früher: apallisches Syndrom, Wachkoma).

Zum Vergleich: Herzmuskelzellen können ein Sauerstoffdefizit von 15–30 Minuten kompensieren ohne Schaden zu nehmen, erst danach kommt es zum Absterben und somit zum Herzinfarkt.

Bei der Wiederbelebungszeit unterscheidet man folgende Phasen:

1. **Phase: frühe Phase.** Es handelt sich um die Zeitspanne der Funktionserhaltung. Es kommt zu einer völligen Wiederherstellung der Organe.
2. **Phase: zunehmende Zellschädigung.** Wird diese Phase erreicht, so kann die Organtätigkeit nur unvollständig wiederhergestellt werden.
3. **Phase: Zelltod und irreversibler Organausfall.** Ist die Zellschädigung zu weit fortgeschritten, kommt es zum Zelltod und damit zum irreversiblen Organausfall.

Schema

Die Abkürzung AHA steht für:
A = **Atemwege** freimachen
H = **Herzdruckmassage**
A = **Atemspende**

23.4.1 Atemspende

Überprüfung der Atemfähigkeit Die Atmung wird überprüft, indem der Helfer den Kopf des Notfallpatienten *überstreckt* (s. u.) und seine Wange über Nase und Mund des Notfallpatienten beugt und dabei gleichzeitig den Brustkorb beobachtet, ob sich dieser hebt und senkt. Der Notfallhelfer soll bei der Atemprüfung **sehen** (ob sich der Brustkorb hebt und senkt), **fühlen** (Luftstrom der Atemluft) und **hören** (Atemgeräusch). Diese Atemprüfung soll nicht länger als 10 Sekunden dauern. Bei fehlender Atmung wird als erstes der Notarzt verständigt. Danach wird sofort mit Herzmassage und Atemspende begonnen.

Atemwege frei machen Damit eine Atemspende erfolgreich sein kann, müssen die Atemwege frei sein. Um die Atemwege frei zu räumen, wird der *Kopf zur Seite gedreht* und Erbrochenes, Fremdkörper, lockere Zahnprothesen, Blut, Schleim mit einem um die Finger gewickelten Taschentuch oder Ähnlichem aus dem Mund entfernt. Günstig ist es, wenn man sich für seine Notfalltasche eine Handabsaugpumpe zulegt, die das Entfernen von Erbrochenen, Blut und Schleim erleichtert.

Heute wird auch empfohlen, zuerst mit der Atemspende zu beginnen und nur wenn man feststellt, dass sich der Brustkorb nicht ausreichend hebt und senkt, die Atemwege auf Hindernisse zu untersuchen. Dies hat aber den Nachteil, dass mögliche Atemweghindernisse beim Überstrecken des Kopfes tiefer in die Atemwege vordringen.

Kopf überstrecken Beim *Bewusstlosen* ist oft die *zurückgesunkene Zunge* ein Atemhindernis. Dieses Atemhindernis kann durch das Überstrecken des Kopfes beseitigt werden (➤ Abb. 23.1). Um die Atemwege noch besser zu öffnen, kann noch der *Esmarch-Handgriff* durchgeführt werden. Dazu umfasst man den Unterkiefer des Patienten mit beiden Händen und schiebt den Unterkiefer so vor den Oberkiefer, dass die untere Zahnreihe vor die obere kommt. Dabei bleibt der Unterkiefer maximal überstreckt.

Mund-zu-Nase-Beatmung Um eine Mund-zu-Nase-Beatmung durchzuführen wird der Kopf überstreckt, evtl. noch der Unterkiefer nach vorne geschoben, dann wird der Mund verschlossen. Danach bläst der Ersthelfer seine eigene ausgeatmete Luft in die Nase des Notfallpatienten. Dieser atmet passiv aus.

Die weitere Beatmung erfolgt dann im eigenen Atemrhythmus mit ca. *12 Beatmungen pro Minute.* Bei der Atemspende wird darauf geachtet, dass sich der Brustkorb anhebt. Ist dies nicht der Fall, wechselt man von der Mund-zu-Nase-Beatmung auf die Mund-zu-Mund-Beatmung. Ist eine Verlegung der Atemwege, die nicht beseitigt werden konnte der Grund, dass nicht beatmet werden kann, so hat die Herzdruckmassage oberste Priorität.

Kann die Mund-zu-Nase-Beatmung – z. B. wegen einer Verlegung der Nasenwege – nicht erfolgen, so wird die **Mund-zu-Mund-Beatmung** durchgeführt. Dazu überstreckt man den Kopf, hebt das Kinn an und verschließt die Nase des Patienten. Man geht nun wie vorstehend beschrieben vor, nur dass man die eigene ausgeatmete Luft in den Mund und nicht in die Nase des Notfallpatienten bläst.

Atemspende beim Säugling Beim Säugling ist meistens das Verschlucken eines Fremdkörpers die Ursache für einen Atemstillstand. Fassen Sie in diesem Fall den Säugling bei den Füßen, lassen den Oberkörper nach unten hängen und klopfen auf den Rücken zwischen die Schulterblätter. Zusätzlich können Sie versuchen, den Fremdkörper aus dem Mund bzw. dem Rachen mit den Fingern zu entfernen. Setzt danach nicht die Spontanatmung ein, beginnen Sie mit der Atemspende.

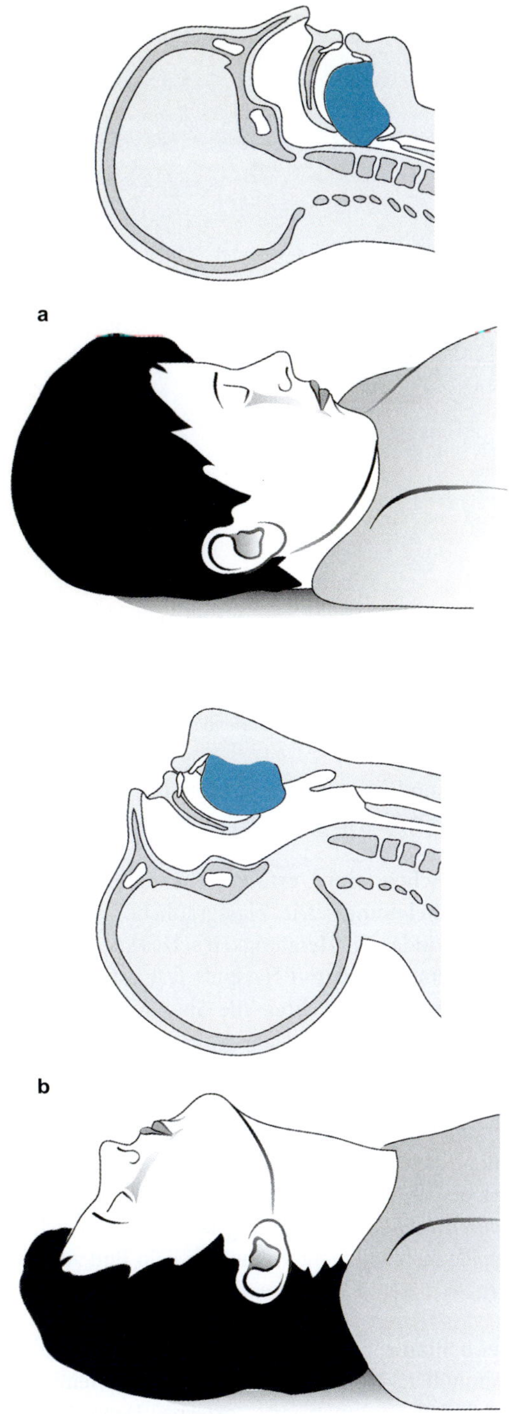

Abb. 23.1 **Freie Atemwege.** a) Die zurückgesunkene Zunge blockiert die Atemwege. b) Durch Überstrecken des Kopfes wurden die Atemwege freigemacht. [L126]

Achten Sie beim Säugling darauf, dass Sie den Kopf nur sachte in die „Schnüffelstellung" bringen! Mit Schnüffelstellung meint man, dass der Kopf nicht wie beim Erwachsenen überstreckt werden darf, sondern das Kinn nur wenig angehoben wird – vergleichbar, wenn Sie in die Küche kommen und „Witterung" aufnehmen, was Ihr Partner da Leckeres kocht. Grund für die Schnüffelstellung ist, dass der Kehlkopf beim Säugling proportional höher im Hals liegt als beim Erwachsenen. Deshalb würden durch Überstrecken des Kopfes, wie es beim Erwachsenen durchgeführt wird, die Atemwege beim Säugling blockiert werden.

Beachten Sie, dass Sie bei einem Säugling mit ihrem Mund gleichzeitig dessen Mund und Nase umschließen. In diesem Fall dürfen Sie auch nur kleine und schnelle Atemstöße verabreichen, da der Säugling ein wesentlich geringeres Atemvolumen als der Erwachsene hat, dafür aber häufiger atmet. Deshalb atmet man am besten ein und speichert die Luft in der Wangentasche. Aus dieser Luft macht man dann drei Portionen für den Säugling. Man beginnt mit fünf initialen Atemspenden, wobei darauf geachtet werden muss, dass sich der Brustkorb hebt. Kann man danach kein Lebenszeichen feststellen, wird mit der Herzdruckmassage begonnen (30 Herzdruckmassagen dann zwei Beatmungen).

Notfalltipp. Sollten die vorstehenden Maßnahmen nicht ausreichen, um den Fremdkörper zu entfernen, können Sie fest in den Mund des Säuglings einblasen und versuchen den Fremdkörper aus der Luftröhre in den rechten Stammbronchus zu befördern. In diesem Falle bleibt dem Säugling zum Überleben der linke Lungenflügel.

23.4.2 Herzdruckmassage (Herzmassage)

Kennzeichen eines Kreislaufstillstandes sind *fehlende Pulse*, *Bewusstlosigkeit*, *blassgräuliche Verfärbung*, *Atemstillstand* (evtl. mit vereinzeltem Luftschnappen) und *weite, reaktionslose Pupillen*.

Durchführung einer Herzmassage Die richtige Stelle für die Durchführung einer Herzmassage liegt beim Erwachsenen in der *Mitte* des *Brustbeins*.

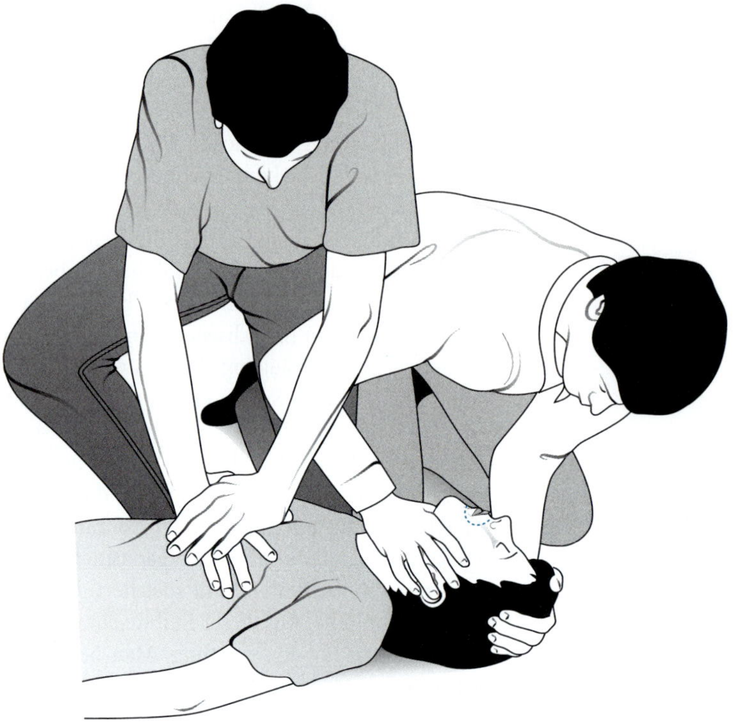

Abb. 23.2 Wiederbelebung durch zwei Helfer [L126]

Zur Durchführung der Herzmassage wird der rechte Handballen auf das Brustbein aufgesetzt, die Fingerspitzen werden nach oben gestreckt. Der linke Handballen wird auf das Gelenk der rechten Hand gelegt und die Finger ebenfalls nach oben gestreckt (➤ Abb. 23.2). Die Finger können miteinander verschränkt werden, damit die Massage weniger anstrengend ist.

Das Brustbein wird nun durch regelmäßige Kompressionen *5 cm* in Richtung Wirbelsäule gedrückt. Der Druck ist richtig dosiert, wenn während der Herzmassage der Karotis- bzw. Femoralispuls tastbar ist. Die Kompressionen erfolgen mit einer Frequenz von *100* pro Minute.

Es ist vor Beginn einer Herzmassage darauf zu achten, dass sich der Betroffene auf einer *harten Unterlage* befindet. Das bedeutet, dass ein im Bett liegender Patient auf den Fußboden gelegt werden muss.

Durchführung der Herzmassage bei Säuglingen und Kleinkindern Die Herzmassage wird in diesem Fall mit einer Frequenz von ungefähr 100–120 pro Minute (bei Neugeborenen 120–140 pro Minute) durchgeführt. Sie erfolgt nicht mit den Handballen, sondern entweder mit dem *Daumen* oder mit *Zeige- und Mittelfinger*.

Kennzeichen einer erfolgreichen Herz-Lungen-Wiederbelebung Die blassgräuliche Verfärbung verschwindet, die Herztätigkeit setzt wieder ein, was durch einen tastbaren Halspuls festgestellt werden kann. Außerdem kehren die Spontanatmung und die Pupillenreflexe zurück.

Pupillenprüfung Zur Prüfung des Pupillenreflexes hebt man das geschlossene Augenlid an um festzustellen, ob sich die Pupille auf den Lichtreiz hin verengt. Tut sie das, so ist das ein Zeichen dafür, dass *sauerstoffreiches Blut zum Gehirn* gelangt. Verengt sich die Pupille nicht, so fließt vermutlich kein Blut zum Gehirn. In diesem Fall steht ein Hirninfarkt bevor.

Defibrillator Heute findet man zunehmend in Bahnhöfen, Flughäfen und anderen öffentlichen Gebäuden automatisierte externe Defibrillatoren (AED), die sich für eine Anwendung durch medizinische Laien eignen. Dabei werden durch *gezielte*

23

Stromstöße Herzrhythmusstörungen wie Kammerflimmern oder Kammerflattern *beendet.*

Wichtig ist, dass der Defibrillator möglichst *frühzeitig* eingesetzt wird. Nach der Defibrillation wird eine Herz-Lungen-Wiederbelebung durchgeführt.

23.4.3 Ein- und Zwei-Helfer-Methode

Alleiniger Helfer Ist man alleiniger Helfer, so geht man bei Bewusstlosigkeit, fehlender Atmung und Kreislaufstillstand folgendermaßen vor: Man legt den Notfallpatienten auf eine harte Unterlage, dreht den Kopf zur Seite und räumt die Atemwege frei; dann überstreckt man den Kopf und hebt das Kinn an. Danach wird geprüft, ob die Spontanatmung wieder eingesetzt hat. Ist dies nicht der Fall, werden 30 Herzmassagen und zwei Beatmungen durchgeführt. Dieser Rhythmus von 30 Herzmassagen und zwei Beatmungen wird bis zum Eintreffen des Notarztes beibehalten. Bitte beachten Sie, dass die Herzmassage durch die Atemspenden nur kurzfristig unterbrochen werden darf (➢ Tab. 23.2).

Zwei Helfer Sind bei einem Notfall zwei Helfer vorhanden, so geht man grundsätzlich wie vorstehend beschrieben vor, mit dem Unterschied, dass ein Helfer die Herzmassage durchführt und der andere die künstliche Beatmung vornimmt.

Während der Atemspende darf der Brustkorb nicht komprimiert werden (➢ Tab. 23.3).

Tab. 23.2 Gesamtablauf einer Herz-Lungen-Wiederbelebung mit nur einem Helfer

Vorgehen	Befund
1. Ansprechen und rütteln, um Bewusstlosigkeit zu prüfen.	Bewusstlosigkeit liegt vor.
2. Atemkontrolle: Kopf zur Seite drehen und Atemwege von Erbrochenem, Fremdkörpern und Zahnprothesen freiräumen. Kopf überstrecken und Atemfähigkeit kontrollieren (sehen, hören, spüren).	Keine Atmung vorhanden.
3. Notruf absetzen (möglichst von einer zweiten Person)	
4. Evtl. Pulskontrolle an beiden Seiten des Halses	Kein Puls vorhanden.
5. Patienten auf harte Unterlage legen (wichtig, wenn Notfallpatient im Bett liegt!). Aufsuchen des Druckpunktes zur Herzmassage und Beginn der Herz-Lungen-Wiederbelebung mit jeweils 30 Herzmassagen, auf die zwei Beatmungen folgen. Diese Maßnahmen werden bis zum Eintreffen des Notarztes durchgeführt.	

!

Wiederbelebung durch einen oder zwei Helfer

30× Herzmassage
2× Atemspende

Tab. 23.3 Gesamtablauf einer Herz-Lungen-Wiederbelebung bei zwei Helfern

Erster Helfer (zuständig für Herztätigkeit)	Zweiter Helfer (zuständig für Atemtätigkeit)
• Ansprechen und rütteln, um Bewusstlosigkeit zu prüfen. → *Bewusstlosigkeit liegt vor!*	–
• Evtl. Pulskontrolle an beiden Halsseiten → *Kein Puls vorhanden!*	• Atemkontrolle: Atemwege frei räumen, Kopf überstrecken, Atemkontrolle durch sehen, hören, spüren. → *Keine Atmung vorhanden!*
• Evtl. beidseitige Kontrolle der Pupillenweite → *Pupillen bleiben weit.*	
Betroffenen gemeinsam auf harte Unterlage legen	
• Aufsuchen des Druckpunktes zur Herzmassage	–
• Beginn der Herzmassage mit einer Frequenz von 100 pro Minute	Nach jeder 30. Herzmassage zweimal Beatmen. Bei der Beatmung darauf achten, dass während der Atemspende der Brustkorb nicht zusammengepresst wird.
Diese Maßnahmen bis zum Eintreffen des Notarztes durchführen!	

23.5 Notfall

23.5.1 Der Notfallpatient

Jemand wird dann als Notfallpatient bezeichnet, wenn es zum Ausfall (oder zumindest zum drohenden Ausfall) einer oder mehrerer lebenswichtiger Funktionen gekommen ist (Bewusstlosigkeit, fehlende Atmung, Kreislaufstillstand). In diesem Fall ist es *nicht* wichtig zu erkennen, was die eigentliche Grundkrankheit ist, sondern es ist nur wichtig zu sehen, welche lebenswichtige Funktion gestört ist. Die entscheidende Frage lautet also: Woran wird dieser Patient sterben, wenn es nicht sofort gelingt, die lebenswichtigen Funktionen wiederherzustellen? Die Antwort bestimmt die sofort einzuleitenden Notfallmaßnahmen.

Die einzuleitenden Notfallmaßnahmen sind als erstes Glied in einer Rettungskette zu betrachten. In dieser Rettungskette stehen Sie als Helfer am Notfallort an erster Stelle. Das nächste Glied bildet der Rettungsdienst mit Notarzt bzw. den Rettungsassistenten, danach erfolgt die Notaufnahme in die Klinik und die Behandlung durch Ärzte und Schwestern, dann wird evtl. eine Einweisung in die Intensivstation vorgenommen.

Am Notfallort kommt es nun entscheidend darauf an, die lebenswichtigen Funktionen der Atmung und des Kreislaufs aufrechtzuerhalten. Untrennbar sind damit der Wasser-, der Elektrolyt- und der Säure-Basen-Haushalt verbunden.

!

Im **Notfall** kommt es darauf an, die *lebenswichtigen Funktionen wiederherzustellen* und so irreversible Organschäden und den Tod des Betroffenen zu verhindern.

Es kommt **nicht** darauf an, die zugrunde liegende Erkrankung zu erkennen!

23.5.2 Lagerung von Notfallpatienten

Schocklagerung Die Lagerungstechnik bei einem hypovolämischen Schock soll den Volumenmangel durch eine sog. *Autotransfusion* ausgleichen. Dazu wird der *Oberkörper* tief gelagert und die *Beine* werden *angehoben.* Diese Schocklagerung darf beim kardiogenen Schock, bei bestehender Atemnot und bei Bewusstlosigkeit *nicht* durchgeführt werden (➤ Abb. 23.3).

Stabile Seitenlagerung Die stabile Seitenlagerung wird bei Patienten angewendet, die *bewusstlos* sind, *spontan atmen* und deren *Kreislauffunktion erhalten* ist. Absicht der stabilen Seitenlagerung ist es, *freie Atemwege zu sichern.* Der Kopf wird dabei so gelagert, dass er zum tiefsten Punkt wird, sodass Erbrochenes, Blut und Schleim abfließen kann.

Um den Notfallpatienten in die stabile Seitenlage zu bringen, kniet sich der Helfer seitlich neben ihn. Er legt den ihm zugewandten Arm des Bewusstlosen im 90°-Winkel ausgestreckt auf den Boden. Das vom Helfer abgewandte Bein wird angewinkelt und aufgestellt.

Die Hand des abgewandten Arms wird auf das Knie des angewinkelten und aufgestellten Beines gelegt (evtl. muss das Knie angehoben werden). Der Betroffene wird nun über die Hüfte in die Seitenlage gezogen. Die Hand des abgewandten Armes wird mit den Fingerspitzen vor das Kinn des überstreckten Kopfes gelegt und der Mund wird leicht geöffnet, um die Atemwege weiterhin frei zu halten (➤ Abb. 23.4). Achten sie darauf, dass der Mund des Betroffenen als tiefster Punkt des Körpers erhalten bleibt, und dass sein Kopf nackenwärts gebeugt ist.

Die früher etwas komplizierter auszuführenden Techniken dürfe heute auch noch eingesetzt werden.

23

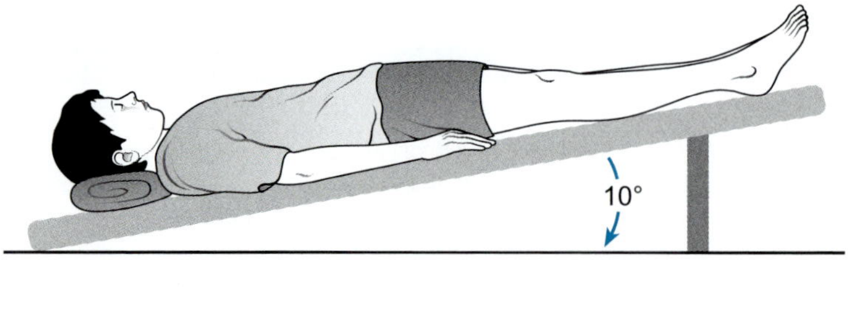

Abb. 23.3 Lagerung bei hypovolämischem Schock [L126]

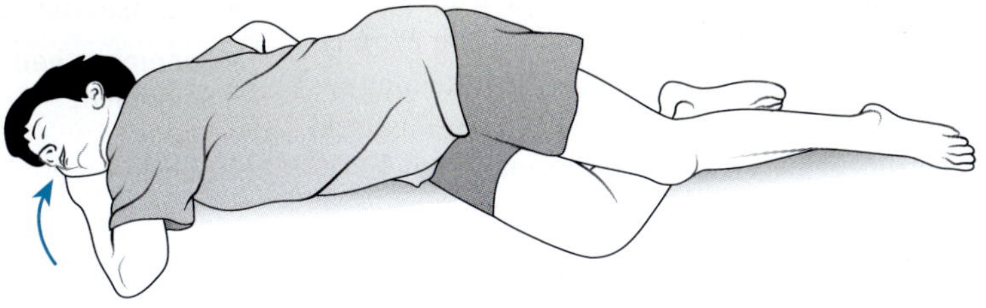

Abb. 23.4 Stabile Seitenlagerung [L126]

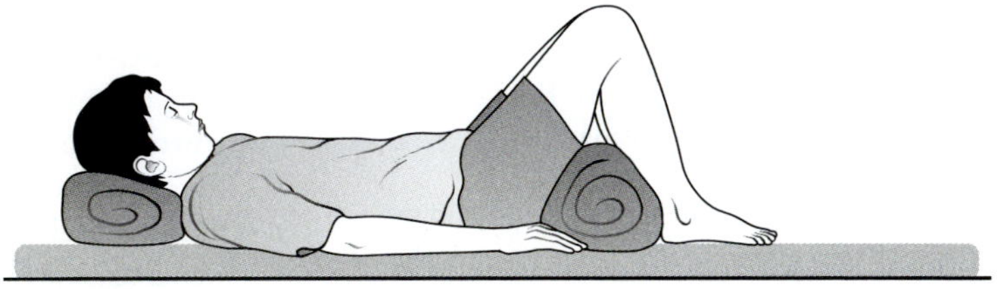

Abb. 23.5 Mögliche Lagerung bei abdominalen Notfällen [L126]

Lagerung bei Atemnot Besteht Atemnot, so wird der *Oberkörper* grundsätzlich *hoch* gelagert. Bei Brustkorbverletzungen muss der Notfallpatient auf die verletzte Thoraxseite gelagert werden, sodass er mit der gesunden Seite atmen kann.

Lagerung bei abdominalen Notfällen Liegt ein akutes Abdomen oder eine Verletzung des Bauchraums vor, so wird weitgehend *nach Wunsch* des Betroffenen gelagert. Gegebenenfalls kann eine Knierolle untergeschoben werden und der Oberkörper leicht erhöht werden, um so eine Entspannung der Bauchdecke zu erreichen (➤ Abb. 23.5).

Flachlagerung Liegt ein Verdacht auf eine *Verletzung* des *Rückenmarks* oder auf einen *Beckenbruch* vor, so wird der Betroffene auf einer festen Unterlage flach gelagert.

23.5.3 Bewusstseinsstörungen

Bewusstseinsstörungen können als *qualitative* Störungen auftreten, z. B. als Verwirrtheit; sie können jedoch auch *quantitativer* Natur sein und sich als Störung der Wachheit (Vigilanz) zeigen. Ursachen für Bewusstseinsstörungen können im Gehirn liegen und so z. B. nach einem Hirninfarkt, einer Hirnblutung, bei Hirntumoren oder durch Hirnverletzungen auftreten. Sie können aber auch stoffwechselbedingt sein, z. B. durch Vergiftungen.

Ohnmacht (Synkope)

Handelt es sich nur um einen *kurz andauernden Bewusstseinsverlust*, der Sekunden bis Minuten anhält, so spricht man von einer Synkope. Es handelt sich dabei um die sog. Ohnmacht, die aufgrund von Kreislaufregulationsstörungen auftreten kann, aber auch bei Herzrhythmusstörungen, Herzinsuffizienz, Cor pulmonale, Herzinfarkt sowie durch Stenosen und Aneurysmen von Hirngefäßen.

Erscheinungsformen Man unterscheidet:

- **Vagovasale (vasovagale) Synkope:** Der *Nervus vagus* verursacht eine *periphere Gefäßerweiterung*, wodurch das Blut in der Peripherie versackt. Die Folge sind Bewusstseinsverlust und plötzlicher Blutdruck- und Pulsabfall.
- **Orthostatische Synkope:** Sie tritt bei *hypotonen Kreislaufregulationsstörungen* (➤ Kap. 6.2.2) auf. Vor allem nach schnellen Lageänderungen, z. B. Aufrichten aus der Hocke, kommt es zu einer Unterversorgung des Kreislaufregulationszentrums (Vasomotorenzentrum) im Gehirn und damit zur Kreislaufregulationsstörung.

23

Die **Therapie** dieser Synkopen besteht in der Schocklagerung des Betroffenen. Dadurch kommt es zu einer Autotransfusion, d. h. zu einer Umverteilung des Blutes von peripher nach zentral. Das Bewusstsein des Betroffenen kehrt daraufhin prompt zurück.

Schweregrade von Bewusstseinsstörungen

Bewusstseinsstörungen können in unterschiedlichen Schweregraden auftreten und sie können unterschiedlichste Ursachen haben. Hinsichtlich ihres Schweregrades unterscheidet man:

Benommenheit (leichte Bewusstseinstrübung). Es tritt eine *Verlangsamung des Denkens* und *Handelns* auf. Außerdem kommt es zu einer erschwerten Orientierung, zu Wortbildungsstörungen, zu einer Herabsetzung der Wahrnehmung und zu einer Verminderung der Merk- sowie der geistigen Leistungsfähigkeit.

Somnolenz (starke Bewusstseinstrübung). Zusätzlich zu den vorgenannten Symptomen kommt es zu *Schläfrigkeit*, aus der der Betroffene allerdings durch äußere Reize geweckt werden kann, allerdings schläft er dann aber sofort wieder ein.

Sopor (weitgehende Reaktionslosigkeit). Es handelt sich hierbei um einen *schlafähnlichen Zustand*, aus dem der Betroffene durch äußere Reize *nicht mehr voll erweckt* werden kann. Nur sehr starke Reize, v. a. Schmerzreize, können noch eine Reaktion, z. B. eine Abwehrbewegung, auslösen. Spontane Aktionen fehlen jedoch völlig.

Koma (Coma) (tiefste Bewusstlosigkeit). Es handelt sich um eine *sehr tiefe Bewusstlosigkeit*, bei der auch auf *stärkere Schmerzreize* hin *keine Reaktion* mehr erfolgt.

Je nach Ursache unterscheidet man diabetisches Koma (aufgrund von Hyperglykämie), hepatisches Koma (durch mangelhafte Entgiftungsfunktion bei schweren Lebererkrankungen), Coma uraemicum (Folge eines Nierenversagens), Coma cerebrale (aufgrund von Hirnerkrankungen wie Hirninfarkt, Enzephalitis, Hirnblutungen, Vergiftungen), Coma basedowicum (ungünstige Verlaufsform einer Schilddrüsenüberfunktion).

Bewusstseinsstörungen

- **Benommenheit**
- **Somnolenz**
- **Sopor**
- **Coma**

Ursachen von Bewusstseinsstörungen

Bewusstseinsstörungen können sehr unterschiedliche Ursachen haben, manchmal kann man allerdings keinen ersichtlichen Grund feststellen.

- **Schädel-Hirn-Trauma**, z. B. Gehirnerschütterung, Schädel-Hirn-Verletzungen
- **Durchblutungsstörungen des Gehirns,** z. B. durch Hirnschlag (Hirninfarkt, Hirnblutung)
- **Stoffwechselstörungen des Gehirns,** z. B. bei Coma diabeticum, hepaticum, urämicum
- **Kreislaufstörungen des Gehirns,** z. B. bei orthostatischer oder vagovasaler Ohnmacht (Synkope) oder infolge einer Herzrhythmusstörung
- **Vergiftungen,** z. B. durch Drogen oder Medikamente
- **Epileptischer Anfall**

23.5.4 Verschluckte Fremdkörper (Aspiration)

Beim Essen kann es zum „Verschlucken" eines großen Bissens kommen. Gelangt dieser in die Luftröhre oder einen Bronchus, bezeichnet man dies als Aspiration (lat. aspirare = einhauchen, einflößen). Zur Aspiration kann es aber auch durch das Verschlucken von Zahnprothesenteilen bzw. anderen Gegenständen oder durch flüssige Stoffe (z. B. Mageninhalt oder Blut) kommen. Bei Kindern sind es oft kleine Gegenstände wie Erdnüsse (!!), Murmeln oder Legosteine.

Die Folge einer Aspiration ist die teilweise oder völlige Verlegung (d. h. Blockierung) der Atemwege.

Symptome

- **Maximale Atembewegungen.** Der Patient bekommt plötzlich keine Luft mehr und kann nicht sprechen. Dadurch kommt es zu unvermittelt einsetzenden, heftigen Atembewegungen ohne tatsächlichen Luftaustausch (Ventilation).

- **Inverse Atmung.** Eine inverse Atmung tritt auf, wenn es zu einer totalen Blockade der oberen Atemwege kommt. Sie ist durch eine umgekehrte (inverse) atemabhängige Bewegung von Thorax und Abdomen gekennzeichnet. Während der Einatmung kommt es zur Einziehung des Brustkorbes bei gleichzeitiger Ausdehnung des Abdomens. Bei der Ausatmung verhält es sich umgekehrt.
- **Blässe, Zyanose**
- **Fehlende Atemgeräusche**

Erste-Hilfe-Maßnahmen Fordern Sie den Notfallpatienten zum Husten auf und schlagen Sie mit der flachen Hand zwischen die Schulterblätter (im Stehen oder Sitzen).

Kann dadurch der Fremdkörper nicht nach außen befördert werden, so führen Sie das Heimlich-Manöver durch: Dazu fassen Sie auf beiden Seiten unter den Armen des Patienten hindurch und umfassen ihre Faust mit der anderen Hand. Dann ziehen Sie ihre Hände in ruckartigen Bewegungen in Richtung Zwerchfell des Betroffenen, um den Fremdkörper durch die dadurch entstehende Drucksteigerung, nach außen zu befördern.

!

Das Heimlich-Manöver ist nicht ungefährlich. Werden die Ruckbewegungen zu stark ausgeführt, kann es zum Einreißen innerer Organe, v.a. der Leber und der Milz kommen. Dies birgt die Gefahr, dass es zu so heftigen Blutungen kommt, dass sich ein Schock entwickelt.

23.6 Tod und Todeszeichen

Todeszeitpunkt Der Tod ist das Ende eines Prozesses, den man als Sterben bezeichnet. Während dieses Vorgangs fällt meist erst ein lebenswichtiges Organ aus, weitere lebenswichtige Organe versagen kurz danach ebenfalls. Je nachdem, welches Organ zuerst ausfällt, unterscheidet man Herztod (durch Herzstillstand) und Hirntod (z.B. durch Schlaganfall).

Beim Sterbevorgang kann man den klinischen und den biologischen Tod unterscheiden. Diese Unterscheidung spielt allerdings heute keine große Rolle mehr.

Klinischer und biologischer Tod Beim *klinischen Tod* ist es zu einem *Stillstand* des *Herz-Kreislauf-Systems* und der *Atmung* gekommen. Nach Eintreten des klinischen Todes besteht innerhalb einer gewissen Zeitspanne grundsätzlich die Möglichkeit zur Wiederbelebung (➤ Kap. 23.4, Reanimation). Danach kommt es zum unwiderruflichen Absterben von Gehirnzellen. Unter dem *biologischen Tod* versteht man den *Hirntod*, das heißt das Organversagen des Gehirns. Dies führt zum irreversiblen Ausfall aller Hirnfunktionen. Die Kreislauffunktion kann manchmal noch (kurzzeitig) aufrechterhalten sein, bzw. künstlich aufrechterhalten werden, außerdem kann eine künstliche Atmung mittels einer Beatmungsmaschine erfolgen (s. u.).

Äußere Kennzeichen des Hirntodes

- **Bewusstlosigkeit**
- **Erloschene Spontanatmung**
- **Fehlen zerebraler Reflexe (Pupillenstarre)**
- **Fehlen umweltbezogener Lebensäußerungen**
- **Hirnelektrische Inaktivität (EEG-Nulllinie)**

Transplantationsvoraussetzungen Die genaue Feststellung des Zeitpunktes des Hirntodes ist eine der notwendigen Voraussetzungen für die Entnahme von Organen zu Transplantationszwecken. Als *sicheres* Zeichen für den eingetretenen *Hirntod* gilt der Ausfall der Durchblutung aller Hirnarterien, was als „*Kontrastmittelstase*" bei einer Angiografie nachweisbar ist. Weitere unabdingbare Kriterien sind eine anhaltende hirnelektrische Inaktivität (*EEG-Nulllinie*), Bewusstlosigkeit, erloschene Spontanatmung, das völlige Fehlen umweltbezogener Lebensäußerungen und zerebraler Reflexe ruckartige Bewegungen der Arme und Beine, die vom Rückenmark gesteuert werden, kommen aber gelegentlich vor. Bevor allerdings der Hirntod diagnostiziert werden kann, muss eine reversible Störung der Hirnfunktion, wie sie z. B. nach einer Vergiftung auftreten kann, ausgeschlossen werden. Als Organspender kommen bevorzugt hirntote Menschen in Betracht, deren Herz noch schlägt, bzw. deren Kreislauffunktion künstlich aufrechterhalten wird und die künstlich beatmet werden. Würde die Atmung nicht künstlich aufrechterhalten werden, so würde diese schnell von allein erlöschen, da keine Steuerung mehr über das Atemzentrum im Gehirn

23

möglich ist. Das Herz würde trotz seiner autonomen Steuerung bald zu schlagen aufhören, da kein Kreislauf mehr besteht, der das Herz versorgt.

Todeszeichen Es werden sichere und unsichere Todeszeichen unterschieden (➤ Kasten).

Unsichere Todeszeichen

- **Blässe / Bleiche der Haut**
- Kälte der Haut
- Atemstillstand bzw. keine erkennbare Atmung
- Fehlender bzw. nicht wahrnehmbarer Herzschlag und Pulslosigkeit
- Austrocknung und Trübung der Kornea
- Areflexie, d.h. das Fehlen sämtlicher Reflexe

Sichere Todeszeichen (Leichenerscheinungen)

- **Totenflecken** (Leichenflecken, Livores)
- **Totenstarre** (Rigor mortis)
- **Fäulnis und Verwesung**

Totenflecken (Livores) Totenflecken bilden sich durch Absinken des Blutes in tiefer gelegene Leichenteile. Es handelt sich um *rötlich-zyanotische Flecken*, die sich meist nach ½ – 1 Stunde nach Todeseintritt bilden, manchmal aber schon während der Sterbephase. Innerhalb der ersten 12 Stunden nach Todeseintritt können Totenflecken konfluieren (zusammenfließen).

Anfangs sind sie noch wegdrückbar, später (über 12 Stunden) nicht mehr. Auch können frische Totenflecken beim Umwenden der Leiche noch „wandern“, das heißt, dass sie sich in den nun tieferliegenden Leichenteilen neu ansammeln.

Totenstarre Bei der Totenstarre handelt es sich um ein *Starrwerden der Muskeln*, aufgrund einer Anhäufung von Säuren. Sie beginnt meist 4–12 Stunden nach Todeseintritt am Kopf, schreitet zur Hals- und Nackenmuskulatur weiter und steigt dann im Körper weiter nach unten ab. Nach 1–6 Tagen löst sich die Totenstarre in der gleichen Reihenfolge auf und geht in Fäulnis über.

Fäulnis und Verwesung Bei der Fäulnis werden die Eiweiße durch Fäulnisbakterien abgebaut. Dabei entstehen z.T. übelriechende Gase und Verbindungen (Ptomaine), von denen manche ausgesprochene Giftwirkung besitzen. Ptomaine sind also Leichengifte, die bei Eiweißfäulnis auftreten. Sie haben eine ähnliche Wirkung wie Belladonna-Alkaloide.

Anschließend an die Fäulnis setzt die Verwesung ein. Darunter versteht man die Mineralisierung, das heißt den Abbau organischer Verbindungen zu anorganischen unter Mitwirkung von Bakterien und Pilzen.

Die Kenntnisse, die Sie in diesem Kapitel erworben haben, können möglicherweise über Leben und Tod entscheiden. Deshalb kommt diesem Thema in der amtsärztlichen Überprüfung größte Bedeutung zu. Es ist besonders wichtig, dass Sie alles aus dem „FF“ beherrschen. Nehmen Sie sich deshalb nun das „Prüfungstraining für Heilpraktiker“ (➤ Kap. 23) vor und beantworten Sie alle Fragen sorgfältig und mit Bedacht. Seien Sie bei der Kontrolle der Antworten ihr eigener größter Kritiker, ob wirklich alles hieb- und stichfest sitzt. Der Lohn könnte tatsächlich im Notfall die Rettung eines Menschenlebens sein. Ich wünsche Ihnen beim Lösen der Fragen eine hohe Motivation!

KAPITEL

24 Onkologie

24.1 Biologisch-ganzheitliche Betrachtungsweise des Krebsgeschehens 684

24.2 Schulmedizinische Betrachtungsweise des Krebsgeschehens 685
24.2.1 Tumoreinteilungen 685
24.2.2 Die Krebszelle 686
24.2.3 Krebsentstehung 686
24.2.4 Schulmedizinische Krebstherapie 687
24.2.5 Symptome wichtiger Krebsarten 688
24.2.6 Metastasierung 690

Onkologie ist die Lehre von den Geschwulstkrankheiten. Eine Geschwulst wird allgemein als *Tumor* bezeichnet. Unter einem Tumor versteht man eine *örtlich umschriebene Zunahme des Gewebevolumens.* Damit bezeichnet der Begriff Tumor nicht nur eine Geschwulst, sondern auch eine Schwellung, wie sie typischerweise infolge einer Entzündung auftritt (➤ Kap. 7.6.3). So sagt der Begriff Tumor allein noch nicht aus, ob es sich um eine gut- oder bösartige Geschwulst handelt. Da den bösartigen Geschwulstkrankheiten eine überwältigende Bedeutung zukommt, beschäftigt sich die Onkologie im Wesentlichen mit den bösartigen Krebserkrankungen.

Den Krebserkrankungen wird hier ein eigenes Kapitel gewidmet. Zum einen haben sie heute durch die Häufigkeit ihres Auftretens eine große Bedeutung in der Praxis. Zum anderen stellen sie in der amtsärztlichen Überprüfung einen wichtigen Teil dar, denn hier kommt es bekanntermaßen darauf an, zu zeigen, dass Sie „keine Gefahr für die für die Gesundheit der Bevölkerung" sind. Das bedeutet auch, dass Sie Zeichen, die auf eine mögliche zugrunde liegende Krebserkrankung hinweisen, sicher erkennen können.

24.1 Biologisch-ganzheitliche Betrachtungsweise des Krebsgeschehens

Krebs geht bevorzugt von Geweben aus, in denen sich schnell *teilende Zellen* befinden. Normalerweise ist durch eine Reihe von Schutzvorkehrungen im Erbgut sichergestellt, dass sich Zellen nur solange teilen, wie Bedarf an Nachschub existiert. Durch Genveränderungen können diese Kontrollmechanismen jedoch so beschädigt werden, dass zu einem ungeordneten Zellwachstum kommt.

Dabei kann alles ganz harmlos beginnen: Durch eine erste Schädigung teilt sich eine Zelle häufiger als sie es sollte. Dadurch bildet sich eine kleine Zellansammlung. Allerdings haben nun alle diese Zellen diesen ersten Defekt geerbt. Kommt es nun bei einem von diesen Nachkommen zu einem weiteren Genschaden, so kann dieser dafür sorgen, dass sich die Zelle nun noch häufiger teilt und bald die Oberhand über die anderen Zellen gewinnen. Dies setzt sich nun solange fort, bis eine weitere dieser Zellen einen Schaden erleidet. Auf diese Weise wächst in einem jahrelangen Prozess von Zellgeneration zu Zellgeneration ein immer stärker entartender Tumor heran. Während dieser Entwicklung hat der Tumor auch Zeit, sich an das Immunsystem anzupassen.

Normalerweise ist es für das Immunsystem keine Schwierigkeit solche entarteten Zellen zu erkennen und abzutöten.

Bei Krebszellen ist außerdem ein wichtiger Schutzmechanismus der Zelle ausgefallen: die Apoptose, damit meint man den vorprogrammierten Zelltod, gewissermaßen ein „Selbstmordprogramm" der Zelle.

Wird die Erbinformation einer Zelle stark geschädigt, so wird die Apoptose in Gang gesetzt. Dieser Vorgang kann vom Zellinneren ausgelöst oder durch Abwehrzellen angeregt werden. Den Zelltod führt die Zelle dann selbsttätig im Rahmen ihres Stoffwechsels durch, sodass gewährleistet ist, dass dieser Zelltod ohne Schädigung des Nachbargewebes abläuft. Durch bestimmte Enzyme innerhalb der Zelle beginnt die Zelle zu schrumpfen und ihre DNS abzubauen.

Typischerweise wächst ein Tumor zunächst nur innerhalb des Gewebes, von dem er abstammt. In diesem Stadium wird er als Carcinoma in situ bezeichnet. Wächst er in das umliegende Gewebe ein, so spricht man von einem invasiv wachsenden Tumor. In diesem Stadium kann er schulmedizinisch mittels Operation oder Bestrahlung behandelt werden. Hat er allerdings an anderen Stellen im Körper Metastasen gebildet, so wird er häufig unheilbar.

Es gibt bei diesem Wachstum jedoch große Unterschiede. Manche Karzinome setzen überhaupt keine Metastasen, andere schon in einem sehr frühen Stadium. Leider gibt es bei vielen Krebsarten keine sichere Möglichkeit vorherzusagen, ob ein Krebs früh oder spät metastasieren wird.

In der biologisch-ganzheitlichen Betrachtungsweise des Krebsgeschehens geht man davon aus, dass es sich um ein multifaktorielles Geschehen handelt, das zu der Erkrankung geführt hat. Damit meint man, dass es eine Vielzahl von Funktionsstörungen und Leistungsmängel waren, die letztendlich den Krankheitsausbruch ermöglicht haben.
Im Einzelnen kommen hierbei in Betracht:

Mängel des körpereigenen Abwehrsystems Bei einem abwehrgesunden Menschen ist es kein Problem für sein Immunsystem, entartete und virusbefallene Zellen zu erkennen und zu eliminieren.

Störungen im Elektrolyt- und Mineralstoffhaushalt Bei Krebspatienten besteht oft häufig ein Mangel an Selen und Zink, evtl. auch von Eisen, Magnesium, Kalium u. a.

Störungen des Vitaminhaushalts Man findet beim Krebspatienten oft ein Defizit der Vitamine A, C und E. Die fehlenden Vitamine müssen ersetzt werden. Heute wird auch in der Schulmedizin Vitamin C hoch dosiert zur Behandlung von Frauen mit Brustkrebs eingesetzt.

Störungen im Säure-Basen-Gleichgewicht Häufig ist das Gewebe des Krebspatienten übersäuert. Dies wird mit einer entsprechenden Ernährungsumstellung und mit der Gabe von Rote-Bete-Saft behandelt.

Störung in der Wärmeregulation Typischerweise ist der Krebspatient untertemperiert und auf Befragen gibt er an, dass er jahrelang kein Fieber erlitten hat. Um das Kreislaufsystem anzuregen, kann mit Kneipp-Anwendungen behandelt werden und mit ausreichend Bewegung in frischer Luft.

Störung der Entgiftungs-Ausscheidungsfunktionen Um die Entgiftungs- und Ausscheidungsfunktion des Organismus zu unterstützen, werden die folgenden Organe angeregt:

- **Leber:** z. B. durch Leberwickel und / oder Gabe von Mariendistel
- **Niere:** z. B. durch Gabe von Solidago
- **Haut:** z. B. Kneipp-Anwendungen, Baunscheidtieren, Schröpfen
- **Lunge:** z. B. Atemtherapie, Bewegung in frischer Luft
- **Darm:** z. B. Hydro-Kolon-Therapie, Fastenkuren, Symbioselenkung

Störungen der Darmtätigkeit Bei den Krebspatienten besteht oft eine Störung der Stoffaufnahme durch eine gestörte Darmtätigkeit. Dies wird durch eine Anregung des Darmes, durch Ernährungsumstellung und eine Symbioselenkung behandelt. Letzteres dient dazu, die Darmflora wieder aufzubauen.

Störungen in der Persönlichkeitsentwicklung Nach einer Untersuchung von Grossarth und Maticek ist der Krebspatient nicht fähig nach seinen Wünschen und Bedürfnissen zu leben und eine befriedigende Beziehung zu anderen Menschen aufzubauen.

Selbstverständlich passen solche Persönlichkeitsprofile bei bestimmten Krankheitsbildern immer nur für einen bestimmten Prozentsatz der Betroffenen und bei den restlichen findet man diese Merkmale nicht oder sogar in ihr Gegenteil verkehrt.

24.2 Schulmedizinische Betrachtungsweise des Krebsgeschehens

24.2.1 Tumoreinteilungen

Wir betrachten nun einige Gesichtspunkte, nach denen sich gutartige und bösartige Tumoren unterscheiden.

Gutartige Tumoren (benigne Tumoren) Diese *wachsen langsam* und sind gegen die Umgebung *gut abgegrenzt.* Sie können zwar aufgrund ihrer Größenzunahme das umgebende Gewebe *verdrängen,* aber sie wachsen *nicht* zerstörend in das Nachbargewebe ein. Verdrängungsprozessen durch benigne Tumoren bleiben normalerweise ohne Einfluss auf das Leben des Tumorträgers. Eine Ausnahme hiervon bildet der Hirntumor. Wegen der begrenzten Platzverhältnisse im Schädel kann hier jeder raumfordernde Prozess Hirngewebe zerstören. Ein gutartiger Tumor bildet *keine* Tochtergeschwülste (Metastasen).

Gutartige Tumoren

- **Adenom:** gutartiger Tumor aus Drüsengewebe
- **Polyp:** gutartiger Tumor aus Schleimhaut (↑ *Atlas* Abb. 9.65 und 22.6)
- **Fibrom:** gutartiger Tumor aus Bindegewebe (↑ *Atlas* Abb.21.51)
- **Xanthom:** gutartiger, knotenförmiger Tumor aus Fettgewebe (↑ *Atlas* Abb. 10.3, 10.5, 10.6)
- **Xanthelasmen:** plattenartige Fetteinlagerungen, v. a. um die Augen (↑ *Atlas* Abb. 10.4)
- **Lipom:** gutartiger Tumor aus Fettgewebe mit Kapsel (↑ *Atlas* Abb. 22.3)
- **Myom:** gutartiger Tumor aus Muskelgewebe
- **Osteom:** gutartiger Tumor aus Knochengewebe
- **Chondrom:** gutartiger Tumor aus Knorpelgewebe
- **Angiom:** erworbener gutartiger Tumor aus Blutgefäßen
- **Hämangiom:** angeborene Fehlbildung von Blutgefäßen bzw. Kapillaren in der Haut oder evtl. inneren Organen (↑ *Atlas* Abb. 21.48)

Bösartige Tumoren (maligne Tumoren) Diese entwickeln sich oft *schnell* und sind *unscharf* begrenzt. Sie wachsen *zerstörend* in das Nachbargewebe ein und können Blut- und Lymphgefäße eröffnen. Sie können *Metastasen* (Tochtergeschwülste) setzen, die sich weitab vom Primärtumor entwickeln. Aufgrund bösartiger Tumoren kommt es zur schweren gesundheitlichen Beeinträchtigung des Tumorträgers, bis hin zum allgemeinen *Kräftezerfall* (Kachexie) und Tod (↑ *Atlas* Abb. 22.2).

Bösartige Tumoren

- **Karzinome:** gehen vom Epithelgewebe aus
- **Sarkome:** gehen vom mesenchymalen Gewebe aus

Semimaligne Tumoren („halb-bösartige" Tumoren) wachsen *lokal invasiv* zerstörend, bilden aber *keine* Metastasen. Es besteht eine große Rezidivneigung. Semimaligne wächst z. B. das Basaliom.

Präkanzerosen Es handelt sich um Gewebeveränderungen, die dazu neigen kanzerös zu entarten. Sie werden als Vorstadium eines Krebses aufgefasst. Je nach der statistischen Wahrscheinlichkeit mit der eine Präkanzerose in einen Krebs übergeht, unterscheidet man *fakultative Präkanzerosen* mit einer niedrigen Entartungstendenz (z. B. Colitis ulcerosa) und *obligate Präkanzerosen* mit einem hohen Entartungsrisiko in einer relativ kurzen Zeitspanne, z. B. Polyposis intestinalis (Auftreten von mehr als 100 Polypen im Darmtrakt).

24.2.2 Die Krebszelle

Betrachtet man die Krebszelle, so stellt man fest, dass die Zellkerne im Unterschied zur gesunden Zelle unterschiedlich groß und unterschiedlich geformt sind. Die Zellmembran ist entrundet. Die Farbintensität der Tumorzelle ist stärker als die der gesunden Zelle. Das Zellplasma weist eine größere Vielgestaltigkeit auf als die normale Zelle. Ein wichtiges Kennzeichen der Krebszelle ist, dass sie im Unterschied zu allen anderen Körperzellen keine Aufgabe mehr im Gesamtorganismus übernimmt.

Bei dem **Wachstum der Krebszellen** unterscheidet man *ein infiltratives Wachstum,* das zu keiner Volumenzunahme aber zu einer Konsistenzveränderung des Gewebes führt, ein *geschwüriges Wachstum,* bei dem es zu einem Gewebeverlust kommt und *ein tumoröses Wachstum,* das eine Gewebezunahme zur Folge hat (↑ *Atlas* Abb. 22.2).

24.2.3 Krebsentstehung

Letztendlich sind die Ursachen, die zur Krebsentstehung führen, nicht vollständig bekannt. Einige Erkenntnisse gelten heute aber als gesichert:

- **Kanzerogene Stoffe** (krebserzeugende Stoffe). Chemikalien und Naturstoffe können die DNS des Zellkerns verändern. Bekannte kanzerogene Stoffe sind die polyzyklischen, aromatischen Kohlen-Wasserstoff-Verbindungen (PAK), wie sie z. B. beim *Grillen* frei werden, außerdem *Nitrosamine, Asbestfasern, Aflatoxine* (Schimmelpilzgifte) und Metalle, aber auch *Zytostatika* (Medikamente, die in der Schulmedizin gegen Krebs eingesetzt werden).
- **Strahlung.** *Energiereiche Strahlung* wie z. B. Röntgenstrahlung, Gammastrahlung, UV-Strahlung, radioaktive Strahlung, aber auch elektromagnetische Strahlung technischer Geräte und Anlagen, können die DNS so schädigen, dass Krebs entstehen kann. Daher gibt es bei energiereicher Strahlung keine Schwellendosis, unterhalb der die Strahlung ohne Risiko ist.
- **Onkogene Viren.** Manche Viren, z. B. das *Papilloma-Virus,* können gutartige (Warzen, z. B. bei Kindern an den Händen) und bösartige (Gebärmutterkrebs) Haut- und Gewebeveränderungen verursachen. Dies gilt vermutlich auch für *weitere Viren* wie das Hepatitis-B- und Hepatitis-C-Virus (evtl. primäres Leberzellkarzinom), das Epstein-Barr-Virus, Adenoviren und Retroviren, evtl. auch das Herpes-simplex- und das Zytomegalievirus. Welche Rolle den Viren bei der Entstehung des Krebs genau zukommen, ist noch unbekannt.
- **Erhöhte Zellteilungsrate.** Bei lang anhaltenden und heftigen Entzündungen besteht eine erhöhte Neigung der gereizten Zellen zu entarten.
- **Familiäre Häufung.** Eine familiäre Häufung wurde v. a. bei Brustkrebs nachgewiesen. Erkrankt eine Frau an Brustkrebs, so hat ihre Tochter ein doppelt so hohes Risiko zu erkranken wie die Tochter einer gesunden Frau.

- **Vererbung.** Bei wenigen Tumorerkrankungen (z. B. Polyposis intestinalis) spielen vererbte Faktoren auf den Genen eine Rolle.

Tumormarker Tumormarker (➤ Tab. 24.1) sind Eiweiße, die beim Gesunden gar nicht oder nur in geringer Konzentration im Blut nachweisbar sind. Steigt ihre Konzentration, *kann* dies Hinweis auf eine Krebserkrankung sein. Diese Eiweiße werden entweder von den Krebszellen selbst hergestellt oder von anderen, von den Krebszellen beeinflussten Körperzellen. Zur Früherkennung von Krebserkrankungen sind jedoch die Tumormarker in der Regel nicht geeignet. Zum einen gibt es nicht für alle Krebsarten Tumormarker. Zum anderen kann es sein, dass der Tumormarker nicht nachgewiesen werden kann, obwohl Krebs vorliegt oder, dass der Tumormarker im Blut nachgewiesen wird und keine Krebserkrankung vorliegt. Die Tumormarker werden heute v. a. zur *Verlaufskontrolle* während einer Behandlung eingesetzt. Steigt z. B. der Tumormarker nach der Behandlung an, kann ein Rezidiv vorliegen. Die beiden bekanntesten Tumormarker sind in ➤ Tab. 24.1 aufgeführt.

24.2.4 Schulmedizinische Krebstherapie

Die schulmedizinische Therapie ruht auf drei Säulen: *Stahl* (Operation), *Strahl* (Bestrahlung) und *Chemotherapie* (Zytostatikagabe). Je nach Krebsart, Stadium und allgemeinem Gesundheitszustand werden diese Therapien entweder für sich oder in Kombination eingesetzt.

Operation Es gilt die Regel: *„Schneiden im Gesunden“*, das heißt, es darf nur weit im gesunden Gewebe geschnitten werden, damit keine Krebszellen in das Blut- oder Lymphsystem verschleppt werden können. Dabei muss das kranke Gewebe komplett entfernt werden.

Bestrahlung Da sich Krebszellen schnell teilen, sind sie anfällig gegen energiereiche Strahlung (➤ Kap. 24.2.3, Krebsentstehung, Strahlung). Wird nur bestrahlt und nicht operiert, so ist oft das Ziel der Therapie nicht mehr die Heilung, sondern krebsbedingte Schmerzen zu lindern. Die Röntgenstrahlen sollen möglichst genau auf den Tumor fokussiert werden. Moderne Geräte können den Strahl so formen, dass er genau auf den Tumor trifft und daneben liegendes Gewebe weitgehend schont. Risiken der Strahlentherapie sind Bildung eines Spinalioms, Verbrennungen oder chronische Schädigungen von Geweben und Organen, die im Strahlungsbereich liegen.

Chemotherapie (Zytostatika) Zytostatika sind chemische Substanzen, die Krebszellen schädigen und ihr weiteres Wachstum bremsen oder ganz stoppen sollen. Sie sind mit *vielen Nebenwirkungen* und Risiken behaftet, denn sie schädigen auch andere sich schnell teilende Zellen wie z. B. Blutzellen. Dies führt zur Leukopenie mit einer erhöhten Infektionsgefahr, zur Thrombopenie mit vermehrter Blutungsneigung und nach Wochen zur Anämie mit allgemeiner Schwäche. Da auch die Epithelien der Schleimhäute geschädigt werden, kommt es zu gastrointestinalen Störungen wie Erbrechen, Übelkeit und Durchfällen.

Tab. 24.1 Tumormarker

Tumormarker	Krebserkrankung	Hinweise
CEA (Carcino-embryonales-Antigen), wird v. a. während der Embryonalentwicklung und bei bestimmten Tumoren hergestellt, kommt beim Gesunden als normaler Bestandteil in der Schleimhaut und in Drüsen vor.	Dickdarm-, Magen-, Mamma-, Bronchial-, Blasen- und Schilddrüsenkrebs	Anstieg der Werte auch bei Rauchern, Leberzirrhose und entzündlichen Erkrankungen von Magen, Darm und Lunge
PSA (Prostata-spezifisches-Antigen), ein Enzym, das beim Samenerguss den Spermien beigemischt wird.	Prostatakrebs	Normalerweise gelangen nur Spuren von PSA ins Blut. Wenn allerdings die Gewebestruktur der Prostata gestört ist, kann PSA im Blut erhöht sein. Damit kann einem Anstieg eine Prostatahyperplasie, -entzündung oder eine -verletzung zugrunde liegen. Ein Anstieg ist also zunächst Hinweis für eine Gewebestörung in der Prostata und kein „Beweis“ für Krebs.

Außerdem kommt es zu Haarausfall. Diese akuten Nebenwirkungen sind allerdings zeitlich begrenzt.

Zytostatika können das Erbgut schädigen (mutagene Wirkung), zur Fehlbildung beim Kind führen (teratogene Wirkung) und eine Hyperurikämie verursachen. Letztere kann zu einem Gichtanfall und evtl. zum akuten Nierenversagen führen. Manche Medikamente können auf Dauer Leber, Niere, Herz, Lunge oder das Nervensystem schädigen. Zytostatika können mitunter den aktuellen Tumor heilen, können aber später potenziell die Bildung von Zweittumoren auslösen, die erst nach 10–15 Jahren nach der Heilung in Erscheinung treten.

24.2.5 Symptome wichtiger Krebsarten

Wegen der großen Bedeutung für die amtsärztliche Überprüfung, aber auch für die Praxistätigkeit, folgt eine Zusammenstellung der wichtigsten Symptome der häufigsten Krebsarten.

- Es muss bei jeder Krebsart beachtet werden, dass das **Anfangsstadium** meist symptomarm verläuft.
- Typische Symptome für das **Spätstadium** sind *Lymphknotenschwellungen, Müdigkeit, Gewichtsabnahme, BSG-Beschleunigung, CRP-Anstieg, Resorptionsfieber* (Tumorfieber) und *Anämie.* Diese Spätsymptome gelten für alle Krebserkrankungen und sind deshalb in der folgenden Aufstellung nicht mehr extra erwähnt.

Anhand dieser Liste sollten Sie sich die Leitsymptome der verschiedenen Krebserkrankungen einprägen, um für die amtsärztliche Prüfung und für die spätere Praxistätigkeit gerüstet zu sein.

!

Krebs kann Blutungen aller Art verursachen!
Bei jedem **Krebsverdacht** ist der Patient an einen *Arzt* zu verweisen!

Tumoren des Verdauungstrakts

Speiseröhrenkrebs (➤ Kap. 9.4.7).

- Schluckstörungen zuerst bei fester, später auch bei breiiger und flüssiger Nahrung
- Druckgefühl bzw. bohrende Schmerzen hinter dem Brustbein
- Zurückfließen von festen oder flüssigen Nahrungsbestandteilen in die Mundhöhle (Regurgitation)
- Mundgeruch
- Unfähigkeit, den eigenen Speichel zu schlucken

Magenkrebs (➤ Kap. 9.5.5).

- „Empfindlicher Magen“
- Bohrende Schmerzen in der Magengegend
- Übelkeit, Erbrechen, Appetitlosigkeit
- Widerwillen gegen Fleisch
- Blut im Stuhl, Blut im Erbrochenen

Darmkrebs (➤ Kap. 9.7.8).

- Veränderter Stuhlgang (Verstopfung und Durchfälle wechseln sich ab)
- Blutungen aus dem After
- Blutbeimengung im Stuhl (hellrot, dunkelrot, schwarz, okkult)
- Unwillkürlicher Stuhl- oder Schleimabgang
- Abgehen von etwas Stuhl mit den Winden
- Meteorismus, Flatulenz

Pankreaskrebs (➤ Kap. 13.3.3).

- Der Pankreasschwanzkrebs bleibt fast immer symptomlos, solange er noch operabel ist.
- Dumpfe Oberbauchschmerzen, die in den Rücken ausstrahlen
- Anhaltender schmerzloser Ikterus ohne Fieber
- Gewichtsabnahme
- Allgemeine Symptome wie Völlegefühl, Übelkeit, Abgeschlagenheit, Meteorismus, Durchfälle, später auch Pankreasinsuffizienz, Diabetes mellitus und Anämie
- **Courvoisier-Zeichen:** Die Gallenblase ist tastbar, aber schmerzlos bei gleichzeitig bestehendem Ikterus. Ursache ist ein chronischer Verschluss des Ductus choledochus durch ein Tumorgeschehen.

Tumoren der Gallengänge (➤ Kap. 12.3.7). Tumoren der Gallengänge treten häufig bei Gallensteinträgern auf. Die Beschwerden werden dann auf die Steine geschoben und eine mögliche Krebserkrankung oft zu spät erkannt. Erst bei den tumorverdächtigen Zeichen wird richtig diagnostiziert.

- Ikterus
- Gewichtsverlust
- Anämie

Leukämien und Morbus Hodgkin

Leukämie (➢ Kap. 7.9).

- Die akute Leukämie befällt meist Kinder. Sie kann entweder wie eine schwere Infektionskrankheit mit Schüttelfrost, Fieber und Ulzerationen im Mundbereich beginnen oder schleichend mit unklarer Symptomatik. Es kann evtl. zu generalisierter Lymphknotenschwellung, Milz- evtl. auch Lebervergrößerung, Knochenschmerzen, Hautinfiltrationen und Anämie mit entsprechenden Symptomen kommen, außerdem zu Abwehrschwäche und vermehrter Blutungsneigung.
- Die chronische lymphatische Leukämie zeigt symmetrische Lymphknotenschwellung, außerdem Leber- und Milzschwellung, leichte Ermüdbarkeit, Leistungsminderung, gehäufte Infektionen.
- Die chronische myeloische Leukämie hat Leistungsminderung, Müdigkeit, Gewichtsverlust, Milz- und Leberschwellung, später Fieber, erhöhte Infektneigung und Anämie als Kennzeichen.

Lymphogranulomatose (Morbus Hodgkin) (➢ Kap. 8.2.6).

- Schmerzlose Schwellung einzelner Lymphknotengruppen, v. a. im Halsbereich als „Kartoffelsack-Schwellung"
- „Alkoholschmerz" der befallenen Lymphknoten
- Hartnäckiger Juckreiz
- Leber- und Milzschwellung
- Fieber, Nachtschweiß und Infektabwehrschwäche

Tumoren der Luft- und Atemwege

Kehlkopfkrebs (➢ Kap. 17.5.4).

- Chronische Heiserkeit
- Atemnot
- Schluckbeschwerden

Lungen- und Bronchialkrebs (➢ Kap. 17.5.18).

- Symptomarmes Frühstadium, das einer chronischen Bronchitis ähnelt
- Trockener Reizhusten, v. a. nachts
- Spärlicher Auswurf, evtl. mit fasriger Blutbeimengung
- Bohrende Schmerzen hinter dem Sternum oder im Rücken
- Im Spätstadium: blutiges oder himbeergeleeartiges Sputum
- Heiserkeit durch Lähmung des Kehlkopfnervs

Tumoren des Urogenitalsystems

Blasen- und Nierenkrebs (➢ Kap. 15.4.10).

- Blut im Urin
- Wiederholte, meist schmerzlose, evtl. heftige Blutungen aus der Harnröhre

Prostatakrebs (➢ Kap. 16.2.3).

- Eine Früherkennung ist nur durch Vorsorgeuntersuchung möglich, da anfangs keine Symptome auftreten.
- Im fortgeschrittenen Stadium entsprechen die Symptome den Blasenentleerungsstörungen der Prostatahyperplasie.
- Blut im Urin
- Kreuzschmerzen können ein Hinweis auf Knochenmetastasen sein.

Gebärmutterkrebs (➢ Kap. 16.4.8).

- Es gibt keine Frühsymptome!
- Uterusblutungen, v. a. bei Frauen über 40 Jahren, die außerhalb der Regel auftreten
- Blutungen bei Frauen jenseits des Klimakteriums, auch wenn es sich nur um Tropfen oder Spuren handelt
- Alle unregelmäßigen Blutungen
- Ausfluss, v. a., wenn er fleischwasserfarben-blutig aussieht
- Blutungen, die durch den Geschlechtsverkehr ausgelöst werden oder nach dem Absetzen des Stuhles auftreten
- Symptomreiches Spätstadium (Blase, Harnleiter, Rektum, Ischias)

Brustdrüsenkrebs (➢ Kap. 16.4.9).

- Einseitiger Knoten in der Brust, v. a., wenn er sich derb und höckerig anfühlt. Der Knoten ist häufig mit der Haut verwachsen.
- Sezernierende Brustwarzen
- Einziehungen der Brustwarzen oder der Haut
- Orangenhautphänomen
- Unverschieblichkeit über einer Verhärtung
- Offene Ulzerationen
- Auffällige Größenunterschiede

Hirntumor

(➤ Kap. 18.9.10)
- Epileptische Anfälle
- Kopfschmerzen
- Zunehmende psychische Veränderungen
- Neurologische Ausfallerscheinungen wie Lähmungen, Seh-, Hör-, Sprach- und Sensibilitätsstörungen
- Hirnnervenlähmungen
- Stauungspapillen
- Explosionsartiges Erbrechen, v. a. bei schnellen Bewegungen des Kopfes
- Wesensveränderungen (Verlangsamung, Benommenheit, Schläfrigkeit)

Hautkrebs

(➤ Kap. 21.2.9 und ↑ *Atlas* Abb. 21.35 bis 21.42)
- Schnelle Größenzunahme eines Muttermals
- Unscharfe Begrenzung
- Ausbildung einer höckerigen Oberfläche
- Zunehmende bzw. unregelmäßige Pigmentierung
- Blutungsneigung und Geschwürsbildung
- Entzündeter, rötlicher Hof um eine Hautveränderung, die nicht abheilt
- Auftreten kleiner Satellitenknötchen
- Anschwellen regionaler Lymphknoten
- Juckreiz, Schmerzen oder „ein Arbeiten in der Geschwulst"

24.2.6 Metastasierung

Bei einer Metastasierung handelt es sich um eine Verschleppung von Krebszellen aus dem Primärtumor an andere Stellen im Körper (↑ *Atlas* Abb. 22.4 und 22.5). Man spricht in diesem Zusammenhang auch von Tochtergeschwulsten. Die wichtigsten Metastasierungswege gibt ➤ Tab. 24.2 wieder. Dabei unterscheidet man:
- **Nach Lokalisation:**
  - **Lokale Metastasen,** die sich direkt in der Umgebung des Tumors bilden
  - **Regionale Metastasen,** entstehen in der nächsten Lymphknotengruppe, die die Lymphe aus dem Abstromgebiet der Krebsgeschwulst aufnimmt
  - **Fernmetastasen,** die sich über den Blutweg oder über den Lymphweg in weit entfernten Organen absiedeln können.

Tab. 24.2 Wichtige Metastasierungswege

Tumor	(Fern)-Metastasen
Mammakarzinom	Achsellymphknoten, Skelett (v. a. Wirbelsäule und Röhrenknochen), Leber, Lunge, Gehirn
Bronchialkarzinom	Lymphknoten (v. a. Lungenhilus und Bronchien), Leber, Skelett (v. a. Wirbelsäule), Gehirn, Nebenniere
Dickdarmkrebs (Kolon und Rektum)	Leber, Lunge, Skelett (v. a. Wirbelsäule)
Pankreas	Leber, Lunge, Bauchfell
Leber	Lunge
Magen	Leber, Lunge, Skelett
Prostata	Kreuzbein, Lymphknoten des kleinen Beckens, Skelett
Gebärmutter	Leber, Lunge, Skelett, Lymphknoten

- **Nach Art der Ausbreitung:**
  - **Hämatogene Ausbreitung,** erfolgt über den Blutweg
  - **Lymphogene Ausbreitung,** erfolgt über die Lymphe
  - **Impfmetastasen,** die durch das Einstechen, z. B. bei einer Biopsie entstanden sind oder nach operativen Eingriffen

Das Thema „Onkologie" ist von der Seitenzahl her zwar nicht umfangreich, aber das hier erworbene Wissen sollte Ihnen bei jedem Patienten immer gegenwärtig sein. Kommt ein Patient mit einer Beschwerde in Ihre Praxis, so stellen Sie alle notwendigen differenzialdiagnostischen Überlegungen an. Dabei haben Sie immer „den schlimmsten Fall" als mögliche Ursache in Ihrem Kopf, und zwar genau so lange, bis Sie ihn durch Ihre Untersuchungen widerlegen konnten. Überprüfen Sie nun vor allem, ob Sie die wichtigsten Hinweise auf Karzinome wirklich verinnerlicht haben mithilfe des Buchs „Prüfungstraining für Heilpraktiker" (➤ Kap. 24). Bei diesem Thema verankern sich die Symptome übrigens bei fast allen Heilpraktikeranwärtern gut im Gedächtnis.

KAPITEL

25 Psychische Erkrankungen

25.1 Einleitung und Definition wichtiger Begriffe 692
25.1.1 Psychopathologie 692
25.1.2 Psychische Störungen im Überblick 693
25.1.3 Moderne Klassifikationssysteme 695

25.2 Neurotische, Belastungs- und somatoforme Störungen (F4) 696
25.2.1 Phobische Störungen (F40) 696
25.2.2 Andere Angststörungen (F41) 697
25.2.3 Zwangsstörungen (F42) 698
25.2.4 Reaktionen auf schwere Belastungen und Anpassungsstörungen (F43) 699
25.2.5 Dissoziative Störungen (Konversionsstörung) (F44) 700
25.2.6 Somatoforme Störungen (F45) 702

25.3 Psychosomatische Störungen (Psychosomatik) 704

25.4 Affektive Störungen (F3) 705
25.4.1 Depressive Episode 705
25.4.2 Manische Episode 707
25.4.3 Bipolare affektive Störung (manisch-depressive Störung, manische Depression) 708
25.4.4 Anhaltende affektive Störungen 708

25.5 Persönlichkeitsstörungen (F6) 709
25.5.1 Exzentrisch geprägte Persönlichkeitsstörungen 709
25.5.2 Dramatisch und emotional geprägte Persönlichkeitsstörungen 710
25.5.3 Ängstlich und selbstunsicher geprägte Persönlichkeitsstörungen 711

25.6 Psychotische Störungen (Psychosen) 712
25.6.1 Psychopathologische Symptome 713
25.6.2 Organisch bedingte psychische Störungen 718
25.6.3 Schizophrenie, schizotype und wahnhafte Störungen 720

25.7 Kinder und Jugendliche 722
25.7.1 Intelligenzminderungen 723
25.7.2 Entwicklungsstörungen 723
25.7.3 Aufmerksamkeitsdefizit-Hyperaktivitätsstörung, Hyperkinetische Störung 725

25.8 Abhängigkeit 726
25.8.1 Stoffungebundene Abhängigkeit 726
25.8.2 Stoffgebundene Abhängigkeiten 727

25.9 Therapieformen 731
25.9.1 Psychotherapie und psychotherapeutische Schulen 731
25.9.2 Psychopharmakotherapie 734

25.10 Zusammenfassung zur psychopathologischen Befunderhebung 736
25.10.1 Psychischer Befund 737
25.10.2 Somatischer Befund 740

25.1 Einleitung und Definition wichtiger Begriffe

Nach den Leitlinienempfehlungen zur Heilpraktiker-Überprüfung gehören „notwendige Kenntnisse zur Erkennung und Behandlung von psychischen Erkrankungen" zum Gegenstand der Überprüfung vor dem Gesundheitsamt. Deshalb werden in diesem Kapitel wichtige seelische Störungen und Erkrankungen vorgestellt.

Bei jeder Erkrankung ist zu beachten, dass diese einen körperlichen und einen geistig-seelischen Aspekt hat. Bei manchen Erkrankungen muss vorrangig das körperliche Geschehen behandelt werden, bei anderen der psychische Aspekt.

Erfahrungsgemäß wird gerade der Heilpraktiker häufig von Menschen aufgesucht, deren Krankheitsbild nicht eindeutig einer organischen Ursache zugeordnet werden kann. Darunter sind allerdings auch Personen, die an einer schwerwiegenden seelischen Störung leiden. Deshalb muss der Heilpraktiker in der Lage sein, das Krankheitsbild zu erkennen und die *Schwere* der Erkrankung zu beurteilen. Hiervon hängt die Entscheidung ab, ob die Krankheit vom Heilpraktiker behandelt werden kann oder ob der Patient einer psychotherapeutischen oder psychiatrischen Betreuung bedarf. Dies ist besonders im Hinblick auf eine medikamentöse Behandlung wichtig, da diese bei bestimmten Krankheitsbildern unverzichtbar ist, z. B. bei psychotischen Erkrankungen.

25.1.1 Psychopathologie

Der Begriff *Psychopathologie* entstammt dem Griechischen und bedeutet „die Lehre von den seelischen Erkrankungen". Die Psychopathologie sucht eine Antwort auf die Frage, warum sich Menschen auf ungewohnte, manchmal selbstzerstörende Weise verhalten, denken oder fühlen, um dann durch die Entwicklung einer Therapie diesen Menschen zu helfen. Dabei wirken mehrere Disziplinen und Berufsgruppen mit:

- Die **Klinische Psychologie** ist ein Teilgebiet der Psychologie, das sich auf die Erforschung und Behandlung von psychischen Störungen spezialisiert hat.
- Die **Psychiatrie** (Seelenheilkunde) ist ein Fachgebiet der Medizin, das alle Maßnahmen umfasst, die sich mit der Erforschung, Diagnose und Behandlung von Patienten mit psychischen Störungen beschäftigt. Ein Facharzt für Psychiatrie und Psychotherapie, kurz als Psychiater bezeichnet, hat in der Regel ein Medizinstudium abgeschlossen und anschließend eine Ausbildung zum Facharzt für Psychiatrie und Psychotherapie gemacht. Die Psychiatrie arbeitet mit nicht-operativen Methoden, stationärer oder ambulanter medikamentöser Therapie sowie der Psychotherapie.
- Ein **Psychologischer Psychotherapeut** hat in der Regel ein Psychologiestudium absolviert und sich anschließend auf eine Therapieform spezialisiert, z. B. Familientherapie, Verhaltenstherapie

oder Tiefenpsychologie. Nur der Therapeut, der diesen Ausbildungsweg gegangen ist, darf sich nach dem Psychotherapeutengesetz von 1999 „Psychologischer Psychotherapeut“ nennen. Psychotherapeut ist ein geschützter Begriff und darf nur von psychologischen oder ärztlichen Psychotherapeuten benutzt werden.

Auch ein Heilpraktiker darf aufgrund des Heilpraktikergesetzes grundsätzlich psychotherapeutische Behandlungen durchführen. Allerdings muss er hier, wie bei jeder anderen Therapie auch, die Sorgfaltspflicht beachten. Das bedeutet, dass er nur solche psychisch bedingten Krankheiten behandeln darf, für die sein Wissen ausreicht. Das werden in der Regel leichtere psychische Störungen sein, die er z. B. mit Gesprächstherapie, Bach-Blüten oder homöopathischen Mitteln behandeln kann. Müssen bei einer Krankheit verschreibungspflichtige Medikamente eingesetzt werden, so ist der Patient an einen Facharzt zu verweisen.

Zusätzlich gibt es noch die Zulassung zum „Heilpraktiker eingeschränkt auf das Gebiet der Psychotherapie“, den „kleinen Heilpraktiker“ (➤ Kap. 1.1.1, Sonderfall: Heilkundliche Psychotherapie / psychotherapeutischer Heilpraktiker bzw. „kleiner Heilpraktiker“). Dabei handelt es sich um eine aufgrund des Heilpraktikergesetzes erteilte Heilerlaubnis, die auf das Gebiet der Psychotherapie eingeschränkt wurde. Diese Erlaubnis kann, wie beim Heilpraktiker, nur nach Bestehen einer Überprüfung vor dem Gesundheitsamt erteilt werden.

25.1.2 Psychische Störungen im Überblick

Eine seelische Störung wird als psychische Störung bezeichnet, eine körperliche hingegen als physische. Wie äußert sich eine psychische Störung? Dazu hat man verschiedene Kriterien beschrieben:

- Eine Person hat *Beeinträchtigungen in verschiedenen Lebensbereichen*,
- zeigt ein Verhalten, das ihr *selbst quälendes Leid* bringt und
- das Verhalten erscheint nicht rational, sondern ist unverständlich, manchmal auch unvorhersehbar.

Außerdem ist das Verhalten oft *unkonventionell*, d. h., es weicht von den gesellschaftlich allgemein akzeptierten Maßstäben ab, bis hin zu unmoralischem oder Normen verletzendem Verhalten. Manchmal kann man einen *Kontrollverlust beobachten*, d. h., dass der Betroffene die Selbstbestimmung verliert und sein Verhalten nicht mehr eigenverantwortlich steuern kann. Oder eine Person ist nicht in der Lage, wegen einer seelischen Störung ein Ziel zu verfolgen, z. B. arbeiten zu gehen. Anders ausgedrückt, man spricht von einer psychischen Störung, wenn dadurch die *allgemeine Lebensführung beeinträchtigt* oder sogar *unmöglich* ist oder für den Betroffenen Leid entsteht.

Das Problem dieser Kriterien liegt darin, dass keines eine unbedingt notwendige Bedingung für eine psychische Erkrankung ist, also in allen Fällen einer psychischen Störung auftreten muss. Zudem zeigt jeder einmal das eine oder andere Symptom, ohne dass eine psychische Störung vorliegt. Es gibt also *keine* klare Trennungslinie zwischen psychisch gestörtem und normalem Verhalten.

Ursachen psychischer Störungen

Um psychische Störungen erkennen, behandeln und verhindern zu können, wäre es sehr hilfreich die Ursachen zu kennen. Leider ist eine kausale Begründung für die Erkrankungen nicht möglich. So hat man sich in der Vergangenheit bis Gegenwart immer wieder bemüht durch verschiedene Herangehensweisen Gründe zu finden. Es sind viele verschiedene Betrachtungsweisen entstanden. Die wichtigsten sind:

Psychoanalytische Betrachtungsweise Sie wurde von Sigmund Freud (1856–1939) begründet. Seine Psychoanalyse sieht vor allem in nicht bewältigten Konflikten der Kindheit die Ursachen für einen Ausbruch einer psychischen Störung. Freuds Psychoanalyse hat Wandlungen im Laufe der Zeit erfahren, ist aber weiterhin Grundlage für die verschiedenen tiefenpsychologischen oder psychodynamisch genannten Therapien.

Biologische Betrachtungsweise Diese legt vor allem biologisch-medizinische Faktoren zugrunde, z. B. Botenstoffe oder genetische Anlagen und befasst sich deshalb mit der Neurophysiologie, um psychische Störungen erkennen und therapieren zu können.

Humanistischer Ansatz Hauptsächlich von Carl Rogers (1902–1987) entwickelt, stellt er den Menschen in den Mittelpunkt und möchte den Klienten, wie der Betroffene genannt wird, seine Bedürfnisse, Motive und Fähigkeiten bewusst machen und damit Wege aufzeigen, sich selbst zu heilen, und zwar durch Aktivierung seiner Selbstheilungskräfte. Zu diesen Ansätzen zählt man die klientenzentrierten Psychotherapien und die Gestalttherapie.

Lerntheoretische Betrachtungsweise Sie geht davon aus, dass wir unser Verhalten erlernt haben. Die reine Lerntheorie ging davon aus, dass wir Verhalten nachahmen. Je nachdem ob dieses Verhalten durch Lob belohnt oder durch Tadel bestraft wird, wird es bei zukünftigem Handeln weiter auftreten oder nicht mehr. Ist ein Verhalten erlernt worden, dann kann es wieder „verlernt" werden, so ist die Annahme, aber in dieser ganz reinen Form sieht man es heute nicht mehr. Es kommen noch andere Faktoren dazu, vor allem genetische Anlagen. Die lerntheoretische Betrachtungsweise bildet die Grundlage der heutigen Verhaltenstherapie, allerdings wurde sie stark modifiziert.

Ganz wichtig bei der Betrachtung der Ursachen war das klassische triadische System.

Das triadische System

Nach dem triadischen System werden die psychischen Erkrankungen nach ihrer Verursachung eingeteilt. Diese Betrachtungsweise hat sich sehr lange erhalten, ist aber in der ICD-10 und DSM-IV (➤ Kap. 25.1.3) abgeschafft worden. Der Grund ist, dass es oft nicht eindeutig ist, wo die Verursachungen liegen. Außerdem sieht man heute mehr eine multifaktorielle Begründung von psychischen Störungen. Danach müssen mehrere Faktoren zusammen kommen, damit eine psychische Störung ausbricht. Deshalb betrachtet man heute in der Hauptsache die auftretenden Symptome und ordnet diese den Krankheiten zu, um eine Diagnose zu erhalten.

Allerdings wird das triadische System mit seinen Begriffen sowohl in der Alltagssprache als auch in der Medizin weiter verwendet und manchmal in Prüfungen abgefragt. Aus diesem Grund wird es kurz vorgestellt.

Das Grundprinzip ist die Einteilung in die drei Verursachungsgründe: Exogen, endogen, psychogen.

Exogene Psychose Die psychische Störung wurde verursacht durch eine *organische Erkrankung*, z. B. eine Hirnschädigung. Ein Synonym ist organische Psychose.

Endogene Psychose Diesen Erkrankungen kann keine eindeutige körperliche Verursachung zugeschrieben werden, man vermutet eine *genetisch-konstitutionelle Veranlagung*. Die wichtigsten endogenen Psychosen nach dem triadischen System sind die affektiven Störungen (➤ Kap. 25.4) und die Schizophrenien (➤ Kap. 25.6.3).

Psychogene Störung Diese Betrachtungsweise sieht in Faktoren, die auf die Person einwirken, z. B. *belastende Lebensereignisse*, die Gründe für den Ausbruch einer psychischen Störung. Hierzu zählen nach ICD hauptsächlich die neurotischen Belastungs- und somatoformen Störungen (➤ Kap. 25.2.6) und Persönlichkeitsstörungen (➤ Kap. 25.5).

Neurose und Psychose

Auch die Begriffe Neurose und Psychose sollen nach ICD nicht mehr verwendet werden, weil sie nicht eindeutig sind. Sie werden aber nach wie vor in der Alltagssprache und in der Medizin weiter verwendet und in Prüfungen abgefragt. Deshalb erfolgt hier eine kurze Darstellung. (➤ Tab. 25.1)

Neurose Dieser Begriff entstammt der klinischen Arbeit Sigmund Freuds (1856–1939), dem Begründer der klassischen Psychoanalyse. Freud ging davon aus,

Tab. 25.1 Neurosen und Psychosen

Neurose	Psychose
Kein Realitätsverlust	Zumindest zeitweiliger Realitätsverlust
Keine erkennbare organische Verursachung, psychogen entstanden	Exogen oder endogen entstanden
Krankheitseinsicht vorhanden	Keine Krankheitseinsicht vorhanden

dass alle psychischen Störungen durch nicht verarbeitete Konflikte in der frühen Kindheit ihren Ursprung haben. Diese Konflikte wurden vom Kind verdrängt. Später können diese Konflikte wieder aufbrechen und zeigen sich dann als psychische Störungen.

Im triadischen System werden die Begriffe Neurose und Psychose in einer Art Abgrenzung verwendet. Bei einer Neurose liegt *keine* organische Verursachung zugrunde, der Betroffene hat keinen Realitätsverlust erlitten und behält eine Krankheitseinsicht. Dies ist ein wichtiger Unterschied zur Psychose.

Psychose Bei einer Psychose handelt es sich um eine *tiefer greifende, schwere psychische Erkrankung*. Sie kann exogen (also organisch) oder endogen entstanden sein. Der Betroffene erleidet zumindest *zeitweise* einen *Realitätsverlust* oder hat andere psychotische Symptome (➤ Kap. 25.6.1) und es besteht *keine Krankheitseinsicht*.

25.1.3 Moderne Klassifikationssysteme

Die modernen Klassifikationssysteme gehen nicht mehr von dem triadischen System aus, die entweder endogene, exogene oder psychogene Verursachung annehmen, sondern sie betrachten mehr die auftretenden Symptome und die Zeitspanne, wie lange diese schon bestehen. Sie legen dar, welche Bedingungen erfüllt sein müssen, damit eine bestimmte Erkrankung vorliegt. Die beiden bekanntesten Diagnoseschlüssel sind:

- **ICD** (Internationale statistische Klassifikation er Krankheiten und verwandter Gesundheitsprobleme, englisch: International Statistical Classification of Diseases and Related Health Problems) ist das wichtigste, weltweit anerkannte Klassifikationssystem für medizinische Diagnosen. Dieser Diagnoseschlüssel wird von der Weltgesundheitsorganisation (WHO) herausgegeben. Derzeit sind zwei Versionen gültig, die ICD-10 und die ICD-11. Die ICD-11 ist seit ihrem Inkrafttreten am 1.1.2022 grundsätzlich einsetzbar, allerdings liegt sie zurzeit lediglich in einer vorläufigen Übersetzung vor, außerdem fehlt noch ein Manual (Bedienungsanleitung). Für die derzeit noch gültige ICD-10 gibt es eine flexible Übergangszeit von 5 Jahren.
  Im Unterschied zur ICD-10, die in der Printform vorlag, ist die ICD-11 digital angelegt (allerdings gibt es eine Möglichkeit des Downloads). Vorteil dieser digitalen Version ist, dass bestimmte Begriffe verschiedenen Krankheiten zugeordnet werden können. So kann der Begriff „Delir" z. B. den Alkoholkrankheiten, fieberhaften Zuständen, Demenzen u. a. zugeordnet werden. Für das Thema „Psychische Erkrankungen" ist in der ICD-11 das Kapitel 06 angelegt. Es heißt „Psychische Störungen, Verhaltensstörungen oder neuronale Entwicklungsstörungen". Weiterhin sind zu diesem Thema die folgenden Kapitel wichtig: 07 Schlaf-Wach-Störungen, 08 Krankheiten des Nervensystems und 17 Zustände mit Bezug zur sexuellen Gesundheit.
- **DSM** (Diagnostisches und Statistisches Manual Psychischer Störungen). Es wird von der „American Psychiatric Association" herausgegeben. Es ist in den Vereinigten Staaten der grundlegende Diagnoseschlüssel und wird bei uns bevorzugt in der Forschung und Lehre benutzt.

Beide Systeme werden immer wieder aktualisiert und neu aufgelegt.

ICD-10 Als Leitfaden für die folgenden Ausführungen schließen wir uns der Klassifikation nach der ICD-10 an. Deswegen noch einige weitere Informationen zum Aufbau dieses Diagnoseschlüssels. Die ICD erschließt die psychischen Erkrankungen in 10 große mit F bezeichnete Kapitel:

- F0 psychische Störungen aufgrund einer organischen Erkrankung
- F1 psychische Erkrankungen, ausgelöst durch psychotrope Substanzen
- F2 Schizophrenien
- F3 affektive Störungen
- F4 neurotische, Belastungs- und somatoforme Störungen
- F5 Verhaltensauffälligkeiten mit körperlichen Störungen und Faktoren
- F6 Persönlichkeits- und Verhaltensstörungen
- F7 Intelligenzminderungen bei Kindern
- F8 Entwicklungsstörungen bei Kindern
- F9 Verhaltensstörungen bei Kindern.

Diese einzelnen Kapitel werden dann noch weiter untergliedert. Beispielhaft wird das hier am Kapitel F3 gezeigt (im Auszug):

25

F3 Affektive Störungen

- F30 manische Episoden
  - F30.0 Hypomanie
  - F30.1 Manie ohne psychotische Symptome
  - F30.2 Manie mit psychotischen Symptomen
- F31 bipolare affektive Störung (manisch-depressive Erkrankung)
- F32 depressive Episode (Depression)
  - F32.1 Depression ohne psychotische Symptome
  - F32.2 Depression mit psychotischen Symptomen
- F34 anhaltende affektive Störungen
  - F34.0 Zyklothymia
  - F34.1 Dysthymia

Was sich hinter den einzelnen Erkrankungen verbirgt, wird im Folgenden erklärt.

25.2 Neurotische, Belastungs- und somatoforme Störungen (F4)

Die ICD fasst unter der Überschrift F4 eine Reihe von Störungen zusammen, deren gemeinsame Ursache innere, psychische Konflikte und / oder Ängste sind, d. h. die psychogen entstanden sind. In der Überschrift spricht die ICD noch von neurotischen Störungen, erklärt aber im weiteren Verlauf, dass das Organisationsprinzip der Neurose nicht erhalten bleibt. Es werden nun die einzelnen Erkrankungen vorgestellt, die die ICD unter F4 auflistet.

25.2.1 Phobische Störungen (F40)

Den phobischen Störungen ist gemeinsam, dass sie durch Situationen oder Objekte ausgelöst werden, die eigentlich ungefährlich sind, die aber den Betroffenen große Angst machen, deshalb vermeiden sie diese Situationen oder Objekte. Daher nennt man diese Störformen auch *Vermeidungsstörungen.* Die Angst kann an dem Betroffenen direkt beobachtet werden, deshalb spricht man von *Angststörungen.*

Die wichtigsten phobischen Störungen sind nach der ICD die Agoraphobie, die soziale und die spezifische Phobie (➤ Tab. 25.2).

Tab. 25.2 Phobische Störungen (F40) nach ICD-10

ICD-Benennung	Kennzeichen
Phobische Störungen (F40)	Vermeidungsstörungen, d. h., bestimmte Objekte, Aktivitäten, Situationen werden gemieden, da sie angstauslösend sind.
a) Agoraphobie	Öffentliche Plätze, Menschenansammlungen oder Situationen werden *gemieden*, weil man in eine Situation geraten könnte, aus der kein Entkommen in vertraute Umgebung ist. Meist besteht Angst vor allen Situationen, in denen sich der Betroffene außerhalb der gewohnten Umgebung aufhält.
b) Soziale Phobie	Soziale Situationen werden *gemieden*, d. h., es besteht eine Angst vor sozialen Situationen, bei denen es zu einer prüfenden Beobachtung durch andere kommen könnte. Die Störung ist oft mit einem niedrigem Selbstwertgefühl und sozialem Rückzug verbunden.
c) Spezifische Phobie	Die angstauslösenden Dinge werden *gemieden*. Bekannte spezifische Phobien sind Flugangst, Höhenangst, Angst vor Spinnen oder Schlangen.

Agoraphobie

Ursprünglich verstand man unter Agoraphobie (phobos, gr. Angst und agora, gr. = Versammlungsplatz, Marktplatz) die Angst eines Menschen sich auf weiten, offenen Plätzen zu bewegen. Heute hat man den Begriff ausgeweitet. Unter Agoraphobie leidet jemand, der *Angst* bekommt, wenn er sich *außerhalb seiner vertrauten Umgebung aufhält.* Das kann z. B. auf Reisen der Fall sein oder in Menschenansammlungen, in Geschäften, vielleicht auch schon, wenn er nur das Haus verlässt. Die Agoraphobie tritt also *situationsgebunden* auf. Die Angst wird begleitet durch starke Befürchtungen in Ohnmacht zu fallen, Schwindelanfälle zu erleiden, die Kontrolle über die Darm- oder Blasenmuskulatur zu verlieren oder sogar die Kontrolle über sich selbst.

Wichtig ist zu wissen, dass keine Angst vor der Situation an sich besteht, z. B. vor dem Betreten eines Geschäfts, sondern dass befürchtet wird, im Falle eines Angstausbruchs einen *Kontrollverlust* zu erleiden und nicht aus der Situation entkommen zu können bzw. nicht fliehen zu können.

Eine mögliche Entwicklung einer solchen Störform ist folgendermaßen denkbar: Jemand befindet sich in einer schwierigen Lebensphase und zusätzlich in einer Stresssituation, hetzt in ein Geschäft, um letzte Einkäufe zu tätigen, dort wird ihm plötzlich heiß und schwindelig, er bekommt schlecht Luft und rettet sich deshalb ins Freie. Da dieser Person nicht klar ist, warum und was mit ihr hier passiert ist, wird sie sich vor dem nächsten Betreten dieses Geschäftes Sorgen machen, dass es wieder passieren könnte. Passiert es tatsächlich wieder, entwickelt sich eine Spirale aus Angst und folgendem Vermeiden dieser und ähnlicher Situationen.

Den Betroffenen selbst ist klar, dass das Geschäft oder dergleichen keine Gefahr an sich bedeutet, sondern die Angst und das Vermeidungsverhalten bezieht sich darauf, die Kontrolle über sich selbst zu verlieren.

Die Agoraphobie ist mit 60 % der Phobien die häufigste; meist sind Frauen betroffen. Die Agoraphobie kommt sehr oft in Kombination mit Panikstörungen (➤ Kap. 25.2.2) vor.

Soziale Phobie

Die soziale Phobie zeigt sich insbesondere in Situationen, in denen der Betroffene der *prüfenden Beobachtung* durch andere Menschen ausgesetzt ist oder glaubt ausgesetzt zu sein. Ausgangspunkt der Ängste sind *soziale Situationen*, also das Zusammentreffen mit anderen Menschen. Hierzu gehören nicht nur offensichtliche Herausforderungen wie eine Rede halten, sondern auch ganz alltägliche Dinge wie Unterschreiben eines Schriftstücks oder ein gemeinsames Essen mit anderen Personen. Häufig leiden die Betroffenen an einem insgesamt niedrigen Selbstwertgefühl sowie unter Furcht vor jeglicher Kritik.

Typische Symptome sind Erröten, das Vermeiden von Blickkontakten, Händezittern, Übelkeit, Drang zum Wasserlassen und Schweißausbrüche.

Den Betroffenen selbst ist klar, dass es sich um eine übertriebene, unangemessene Angst handelt. Trotzdem versuchen sie die angstauslösenden Situationen zu *vermeiden*. Gelingt dies nicht, ist ein *sozialer Rückzug* meist die unausweichliche Folge.

Spezifische (isolierte) Phobien

Spezifische Phobien oder isolierte Phobien, wie die ICD-10 sie auch nennt, sind ausgeprägte Ängste vor speziellen Objekten und Situationen. Häufig zeigen sie sich als übertriebene und unbegründete *Angst* vor *Tieren*, z. B. Hunden, Schlangen oder Spinnen. Es gehören auch die *Höhenangst* (Akrophobie), die *Flugangst*, Angst vor Spritzen und die Angst vor geschlossenen, engen Räumen *(Klaustrophobie)* und viele weitere dazu. Auch hier wissen die betroffenen Personen, dass sie überreagieren. Trotzdem können sie sich nur sehr schlecht oder gar nicht dagegen wehren. Meist wirkt sich das fatal auf die allgemeine Lebensführung aus.

Nehmen wir folgendes Beispiel an: Eine Frau hat sehr starke Ängste vor Tauben. Nun sind aber auf dem Bahnhofsplatz sehr viele Tauben und sie muss ihn überqueren, um mit dem Zug zur Arbeit zu fahren. So könnte die letzte Konsequenz sein, dass die Frau ihren Arbeitsplatz aufgeben muss, weil sie aus Angst nicht an den Tauben vorbeigehen kann.

Bei den phobischen Ängsten, wie auch bei den noch folgenden Ängsten, ist zu bedenken, dass jeder im Verlauf seines Lebens solche Ängste gelegentlich erfahren wird. Nur wenn sie sich zu einem außerordentlichen Störfaktor entwickeln, der die allgemeine Lebensführung bedroht, spricht man von einer *Angststörung.*

> Unter einer Phobie versteht man die Angst vor bestimmten Situationen oder Objekten, die meist *Vermeidungsreaktionen* zur Folge hat, deswegen wird sie auch *Vermeidungsstörung* genannt.

25.2.2 Andere Angststörungen (F41)

Zu den „anderen Angststörungen" zählt die ICD-10 im Wesentlichen die generalisierte Angststörung und die Panikstörung. Zusammen mit den phobischen Störungen gehören sie zu den Angststörungen, weil bei ihnen die Angst gut beobachtbar ist. Sind die Agoraphobie, die soziale und spezifische Phobie auf bestimmte Situationen oder Objekte begrenzt, so unterscheiden sich die „anderen Angststörungen" dadurch, dass dies nicht der Fall ist. Sie werden jetzt genauer vorgestellt (➤ Tab. 25.3).

Tab. 25.3 Andere Angststörungen (F41) nach ICD-10

Neurotische-, Belastungs- und somatoforme Störungen ICD-Benennung	Kennzeichen
Andere Angststörungen	Die Angst an sich ist das Hauptsymptom. Die Angst ist beobachtbar.
Generalisierte Angststörung	Langanhaltende, unrealistische Angst und Besorgnis bezüglich bestimmter oder allgemeiner Lebensumstände (z. B. Angst vor Verarmung ohne vorliegenden Grund).
Panikstörungen	Angstattacken ohne erkennbaren Anlass. Es handelt sich um eine anfallsartige Angst, die sehr schnell einem Höhepunkt entgegengeht. Typisch ist die Erwartungsangst (Angst vor der Angst).

Generalisierte Angststörung

Darunter versteht man eine Angst, die mehr oder weniger das *ganze Leben* des Betroffenen durchzieht. Sie besteht lang anhaltend und ist nicht auf bestimmte Situationen und Objekte begrenzt. Es handelt sich um eine unrealistische und übertriebene Angst und Besorgnis im Hinblick auf allgemeine oder besondere Lebensumstände.

So könnte sich jemand große Sorgen um seine finanzielle Lage machen, obwohl keinerlei Anlass dafür besteht, oder jemand befindet sich in ständiger Sorge, dass einem Familienmitglied etwas passieren könnte. Aber die Sorgen sind nicht auf bestimmte Inhalte begrenzt, d. h. sie sind frei flottierend. Grundsätzlich können sich diese Menschen nur kurzfristig von ihren Ängsten lösen oder ablenken. Bei generalisierten Angststörungen findet man Symptome wie motorische Anspannung, vegetative Übererregbarkeit (Atemnot, Beklemmungsgefühle), Schreckhaftigkeit, Herzprobleme und Schlafstörungen.

Panikstörungen

Panikstörungen, auch *episodisch paroxysmale Angst* genannt, sind *nicht* situationsgebunden. Sie treten plötzlich *attackenartig* (deswegen auch Panikattacken genannt) und unerwartet auf und steigern sich innerhalb von Minuten zu einem Höhepunkt. Beim Anfall kommt es zu Tachykardie, Hitzewallungen, Beklemmungsgefühlen und Zittern, Angst vor Ohnmacht oder sogar Todesangst. Sie dauern meist *wenige Minuten bis zu einer halben Stunde*, können aber auch *Stunden* andauern. Da sie meist wiederkehrend auftreten, besteht typischerweise eine Erwartungsangst vor erneuten Attacken. Manchmal werden die Attacken als so bedrohlich erlebt, dass der Betroffene Angst hat „verrückt" zu werden oder zu sterben. Panikattacken können auch mit einem Gefühl der Derealisation (Gefühle von Unwirklichkeit) und Depersonalisierung (Gefühle von sich selbst losgelöst zu sein) einhergehen.

Panikstörungen kommen oft *zusammen mit phobischen Störungen* vor, denn wenn jemand einmal eine Panikattacke in einem überfüllten Geschäft erlebt hat, wird er das Erlebnis leicht mit dem „vollen Geschäft" in Verbindung bringen und vielleicht in Zukunft diese Situation meiden wollen. In diesem Fall entwickelt er zusätzlich eine Agoraphobie (➤ Kap. 25.2.1).

Abgrenzung Agoraphobie zu Panikstörung

- **Agoraphobie** tritt immer in Zusammenhang mit einer bestimmten Örtlichkeit oder Situation auf.
- **Panikstörungen** sind nicht situationsgebunden.

25.2.3 Zwangsstörungen (F42)

Unter der Bezeichnung Zwang werden Vorstellungen, Handlungsimpulse und Handlungen zusammengefasst, die sich einem Menschen *aufdrängen* und gegen deren Auftreten er sich *vergeblich wehrt*. Als *Zwangsstörungen* werden Krankheitsbilder bezeichnet, bei denen *Zwangsgedanken*, *Grübelzwang*, *Zwangshandlungen* oder Zwangsrituale im Vordergrund stehen. Sie werden von der Person selbst als unsinnig, wesensfremd (ich-dyston) und bedrohlich erkannt und erlebt, nur die Möglichkeit sich dagegen zu wehren, fehlt.

Aber warum muss der Betroffene z. B. immer und immer wieder kontrollieren, ob das Licht ausgeschaltet ist? Was sind die Gründe für diese Zwangshandlungen? Man vermutete, dass die Durchführung ritueller Zwangshandlungen bedrohliche Gedanken und Gefühle kanalisiert und *Ängste dadurch reduziert.* Die Erleichterung, dass man sich noch mal versichern darf, dass das Licht ausgeschaltet ist, tritt zwar ein, dauert aber nur sehr kurz an und die Zwangshandlungen müssen wieder durchgeführt werden.

Besonders belastend sind Zwangsgedanken, also Gedanken, die sich dem Betroffenen aufzwingen, und die manchmal schlimme Vorstellungen beinhalten, z. B. „Ich muss das Fenster zertrümmern." „Ich muss aus dem Fenster springen" oder eine Mutter glaubt fest, dass sie ihr Baby verletzen wird. Charakteristisch ist, dass diese Vorstellungen keine Folgen haben, es sind Zwangsgedanken, die in der Regel nicht durchgeführt werden.

Auch dem gesunden Menschen sind zwangsähnliche Phänomene bekannt, z. B. wenn einem eine Melodie oder ein Gedanke nicht aus dem Kopf geht. *Pathologische* Zwangsphänomene unterscheiden sich davon, dass sie das gesamte Denken, Handeln und das soziale Verhalten beeinträchtigen. So könnte sich jemand immer wieder gezwungen fühlen zu kontrollieren, ob der Herd oder das Bügeleisen abgeschaltet sind. Ein solcher Zwang führt zu großen Störungen und Leid im Alltag der Betroffenen. Typische Zwangsstörungen sind der Wasch-, Zähl-, Kontroll-, Grübel- und der strikte Ordnungszwang.

25.2.4 Reaktionen auf schwere Belastungen und Anpassungsstörungen (F43)

Die in dieser Gruppe zusammengefassten Störformen unterscheiden sich von den bislang vorgestellten dadurch, dass ihnen ein reales, außergewöhnlich belastendes Lebensereignis zugrunde liegt, das je nach Schwere und Verarbeitungsmöglichkeit zu verschiedenen unangepassten psychischen Reaktionen führt. Solche belastenden Ereignisse können z. B. eine Naturkatastrophe, ein Krieg oder ein schwerer Unfall sein. Entscheidende Lebensveränderungen, belastende Lebensereignisse, z. B. Umzug und Freunde zurücklassen müssen, können hingegen zu einer Anpassungsstörung führen.

Nun zu den einzelnen möglichen psychischen Reaktionen auf mehr oder weniger starke Belastungen (➤ Tab. 25.4).

Posttraumatische Belastungsstörung

Eine posttraumatische Belastungsstörung kann nach tatsächlich abgelaufenen außergewöhnlichen Situationen oder Veränderungen *katastrophalen Ausmaßes* wie Kriegserlebnisse, Terroranschläge, Emigration, Flucht oder Folter auftreten. Sie ist die gravierendste Reaktion eines Menschen auf ein dramatisches Ereignis. Wichtig ist die Schwere eines Ereignisses, das vom Betroffenen nicht gut verarbeitet werden konnte. Charakteristisch ist, dass die Reaktion mit ihren Symptomen erst verspätet auftritt, und zwar *Wochen bis Monate nach dem Ereignis,* selten aber später als 6 Monate. Wichtigste Kennzeichen einer PTB sind:

- Häufiges und andauerndes Wiedererleben des auslösenden Ereignisses, z. B. durch Albträume
- Sozialer Rückzug
- Ein Gefühl, dass Gefahr droht
- Auslösen einer emotionalen Erregung durch ähnliche Reize (Schlüsselreize). Beispielsweise könnte ein Geruch von Rauch an das brennende

Tab. 25.4 Vergleich PTB, akute Belastungsstörung und Anpassungsstörung

	PTB	Akute Belastungsstörung	Anpassungsstörung
Ursache	Schwerwiegendes Ereignis, z. B. Vergewaltigung, Kriegserlebnis, Folter	Schwer wiegendes Ereignis, z. B. Vergewaltigung, Kriegserlebnis, Folter	Lebenskrise, einschneidende Lebensveränderung
Beginn	Meist Wochen bis Monate nach dem Ereignis, selten später als 6 Monate danach	Unmittelbar im Anschluss an das belastende Ereignis	Ca. 1 Monat danach
Dauer	Hohe Chronifizierungsneigung, nach 10 Jahren sind noch bei ⅔ der Betroffenen Symptome vorhanden (bei Nichtbehandlung)	Stunden bis einige Tage	Ca. 6 Monate

Haus erinnern, aus dem jemand nur im letzten Moment entfliehen konnte.

- Vermeiden von Reizen, die an das Ereignis erinnern. Um bei unserem Beispiel zu bleiben: Der Betroffene könnte Schwierigkeiten haben ein Grillfeuer anzuzünden.
- Schlafschwierigkeiten, Konzentrationsprobleme, gesteigerte physiologische Erregung mit vegetativen Symptomen, z. B. vermehrtem Schwitzen.
- Gefühlstaubheit, Niedergeschlagenheit, Depression oder Verlust von Interesse an anderen Menschen, weil man sich nicht verstanden glaubt.
- Eventuell treten Schuldgefühle auf, indem sich der Betroffene vorwirft: „Hätte ich anders reagiert, hätte ich vielleicht das Schlimmste vermeiden können."
- Gefühle des Kontrollverlustes im Alltag, wenn das belastende Ereignis den Betroffenen immer wieder „überfällt", ohne dass er hierfür den Auslöser erkennen kann.

Dabei ist für das Auftreten einer PTB nicht nur wichtig, dass sich der Betroffene in einer äußerst schlimmen Lage befand, sondern auch, dass er das Gefühl hatte, einer Situation völlig ausgeliefert zu sein, in der er den Verlust jeglicher Autonomie erleben musste. In den letzten Jahren tritt diese Störung häufig bei Soldaten auf, die im afghanischen Krieg mitkämpfen mussten. Da die Symptome bei einer PTB erst Wochen oder Monate nach dem auslösenden Ereignis auftreten, ist der Zusammenhang zwischen dem Ereignis und der Erkrankung schwer zu erkennen. Der Betroffene glaubt, das „lang" zurückliegende Ereignis bewältigt zu haben, für den Therapeut sind dann oft die Albträume die wichtigsten Hinweise.

Akute Belastungsreaktion

Eine akute Belastungsreaktion wird, wie eine PTB, durch ein schwer wiegendes Ereignis ausgelöst. Im Unterschied zur PTB kommt es aber *unmittelbar* nach dem dramatischen Ereignis zu einer Art Betäubung, einer *Bewusstseinseinengung* (➤ Kap. 25.6.1), *Desorientiertheit* (➤ Kap. 25.6.1) und zu *vegetativen Symptomen.* Diesen ersten Symptomen folgen sehr oft depressive oder überaktive Reaktionen. Auch sozialer Rückzug ist möglich. Häufig kommt es vor, dass der Betroffene eine Amnesie (Erinnerungslücke) erleidet, die einen Teil oder das ganze auslösende Ereignis betrifft.

Ein weiteres wichtiges Unterscheidungsmerkmal zur PTB ist, dass die akute Belastungsreaktion meist nur *wenige Stunden bis einige Tage* anhält.

Anpassungsstörung

Gelingt es jemanden nicht, mit einer einschneidenden Lebensveränderung, einem *belastenden Ereignis,* einer schweren Erkrankung, Trennung oder Tod eines lieben Menschen *fertig zu werden,* d. h. sich dieser Lebenskrise anzupassen, dann kann es sein, dass es zu einer Anpassungsstörung kommt. Diese ist immer mit subjektiv empfundenem Leid verbunden, das zu Konzentrationsstörungen, Leistungseinbußen und Schwierigkeiten den Alltag zu bewältigen führt. Es können eine depressive Stimmung, Ängste und eine allgemeine Besorgnis entstehen.

Meist beginnt die Störung 1 Monat nach dem auslösenden Ereignis und *hält ca. 6 Monate an.*

25.2.5 Dissoziative Störungen (Konversionsstörung) (F44)

Zuerst zwei kurze Worterklärungen: *Dissociatio* ist lateinisch und bedeutet „Trennung, Entkopplung, Spaltung". *Konversion* bedeutet, „die Umwandlung eines seelischen Konflikts in ein Körpersymptom, für das keine körperliche Ursache nachweisbar ist".

Die ICD-10 erklärt hierzu: „Kennzeichen der dissoziativen oder Konversionsstörungen ist der *teilweise oder völlige Verlust* der normalen Integration von *Erinnerungen* an die Vergangenheit, des *Identitätsbewusstseins,* der unmittelbaren Empfindungen, sowie der Kontrolle von Körperbewegungen."

Eine Möglichkeit mit Ängsten umzugehen, die aus schweren seelischen Belastungen, verstörenden Erlebnissen, unlösbaren oder unerträglichen Konflikten oder aus gestörten Beziehungen entstanden sind, ist sie zu „entkoppeln", also von der eigenen Erinnerung, von der eigenen Identität abzuspalten, damit sie einen nicht mehr quälen.

Tab. 25.5 Dissoziative Störungen (F44)

Dissoziative Störungen	Ängste werden entkoppelt, abgespalten. Schwere seelische Belastungen verursachen eine Entkoppelung, Abspaltung des verstörenden Ereignisses aus dem Bewusstsein.
a) Dissoziative Amnesie	Persönliche Daten und Lebensereignisse können nicht erinnert werden.
b) Dissoziative Fugue	Flucht in eine völlig neue Identität. Es besteht keinerlei Erinnerung an das frühere Leben.
c) Multiple Persönlichkeitsstörung (Dissoziative Identitätsstörung)	Zwei oder mehr komplexe Persönlichkeiten bestimmen innerhalb eines Individuums das Verhalten.

Dissoziative Störungen sprechen für das tiefenpsychologische Konzept der Verdrängung von Sigmund Freud. Verstörende Ereignisse werden abgewehrt, abgespalten und so aus dem Bewusstsein verdrängt. Leider können sich diese Verdrängungen an anderer Stelle wieder bemerkbar machen, durch Störungen in der Wahrnehmung der eigenen Identität, der Körperfunktionen und des Gedächtnisses. Durch Psychoanalyse, psychodynamische Therapieverfahren oder andere Verfahren kann es gelingen, die Ereignisse wieder bewusst zu machen, um zu einer Gesundung zu gelangen.

Die wichtigsten Formen dissoziativer Störungen sind: dissoziative Amnesie, dissoziative Fugue, multiple Persönlichkeitsstörung und dissoziative Störungen der Bewegungen und der Sinnesempfindungen. Diese werden nun vorgestellt (➤ Tab. 25.5).

Dissoziative Amnesie

Bei einer dissoziativen Amnesie kommt es, meist im Zusammenhang mit einem *traumatischen Erlebnis*, zu einem Unvermögen, sich an bedeutsame persönliche Daten und Lebensereignisse zu erinnern, d. h. der Betroffene spaltet (entkoppelt) das Erlebnis ab, um sich nicht damit auseinandersetzen zu müssen.

Es kann sich um eine *selektive* Amnesie oder eine *vollständige* Amnesie handeln. Bei einer selektiven Amnesie kann nur ein bestimmter Zeitraum oder ein bestimmter Inhalt nicht mehr erinnert werden. Bei einer vollständigen Amnesie dagegen kann nicht nur das belastende Ereignis nicht mehr erinnert werden, sondern es werden auch alle persönlichen Fakten „vergessen" und das soziale Umfeld nicht mehr erkannt. Die kognitiven Funktionen, wie Lesen, Sprechen, Schreiben, Argumentieren, bleiben erhalten. Eine vollständige Wiedergesundung ist möglich. Eine Amnesie setzt meist abrupt ein und endet plötzlich.

Eine Amnesie muss gegen Vergesslichkeit (nur kleinere Gedächtnislücken ohne verstörendes Erlebnis zuvor) oder organisch bedingten Gedächtnisverlust abgegrenzt werden. Bei organisch bedingten Gedächtnisverlusten lässt die Gedächtnisleistung allmählich nach und ist unabhängig von einem besonders belastenden Lebensereignis, aber abhängig von einer organischen Erkrankung des Gehirns, z. B. bei Alzheimer oder Hirnarteriosklerose.

Dissoziative Fugue

Von einer dissoziativen Fugue (franz. fugue = Flucht) spricht man, wenn jemand aufgrund eines traumatischen Ereignisses nicht nur eine vollständige Amnesie erleidet, sondern darüber hinaus *sein ganz normales Lebensumfeld aufgibt*, das heißt, er „flieht", verlässt sein zuhause und / oder seinen Arbeitsplatz und nimmt eine neue Identität an. In diesem Zustand benimmt er sich völlig normal und geordnet, ist aber ohne jede Erinnerung an sein früheres Leben. Diese Identitätsänderung kann sehr weitreichend sein. Er nimmt einen neuen Namen an, wählt einen anderen Wohnort, einen neuen Arbeitsplatz, sucht sich neue Freunde und nimmt sogar neue Persönlichkeitszüge an. Dieses vollständige Krankheitsbild ist sehr *selten*. In den meisten Fällen ist das neue Leben weniger komplex als sein früheres. Die dissoziative Fugue dauert unterschiedlich lang an. Sie kann eine vollständige Genesung erfahren.

Multiple Persönlichkeitsstörung

Hauptmerkmal einer multiplen Persönlichkeitsstörung ist die *ständige Existenz von zwei* oder *mehr* komplexen Persönlichkeiten innerhalb eines Individuums, die *abwechselnd das Verhalten übernehmen.* Jede Persönlichkeit ist vollständig, hat ihre eigenen Erinnerungen, Verhaltensweisen, Vorlieben und Gefühle, wobei die einzelne Persönlichkeit keinen Zugang zur Persönlichkeit des anderen hat, es gibt aber eine Art „Hauptpersönlichkeit". Diese leidet oft an Depressionen, Kopfschmerzen, Phobien, Suizidgedanken oder anderen selbstzerstörerischen Gedanken und / oder betreibt Substanzmittelmissbrauch.

Die multiple Persönlichkeitsstörung ist die schwerste dissoziative Störung, sie verläuft meist chronisch und eine Gesundung gelingt oft nur unvollständig. Von der Erkrankung sind oft Frauen betroffen, die in ihrer Kindheit (v. a. bis zum 5. Lebensjahr) traumatisiert wurden, z. B. durch Missbrauch oder Misshandlung.

Manche Therapeuten ordnen diese Krankheit der Borderline-Störung (➤ Kap. 25.5.2) zu.

Weitere dissoziative Störungen

Psychogen verursachte Dissoziationen können sich auch durch *Lähmungen,* mangelnde Bewegungskoordinationen *(Ataxien),* Unfähigkeit zu stehen *(Astasie)* oder zu gehen *(Abasie),* durch Krampfanfälle, Empfindungsstörungen der Haut, Taubheit, Trance- oder Besessenheitszustände zeigen. Allen diesen Störungen ist gemeinsam, dass Symptome vorhanden sind, für die *keine körperliche Begründung* gefunden werden kann, da sie aus dem seelischen Bereich herrühren.

25.2.6 Somatoforme Störungen (F45)

Hauptmerkmal einer somatoformen Störung ist ein *anhaltendes* oder *wiederholtes Auftreten* von *körperlichen Symptomen,* für die *keine* erkennbare organische Ursache gefunden werden kann. Davon kann praktisch jedes Organ und jede körperliche Funktion betroffen sein. Im Unterschied zu den vorstehend geschilderten Störungen, bei denen die Ängste für einen außenstehenden Beobachter offensichtlich sind oder zumindest die Probleme oder Ängste dahinter „entdeckt" werden können, ist dies bei den somatoformen Störungen nicht der Fall. Man nimmt aber an, dass Ängste im weitesten Sinn die Ursache der auftretenden Störungen sind.

Symptome Typische Symptome sind Kloßgefühl im Hals *(Globus hystericus), Schluckbeschwerden, Erbrechen, Menstruationsschmerzen,* Schmerzen in den Extremitäten, Kurzatmigkeit, Juckreiz oder Brennen in den Geschlechtsorganen. Im Unterschied zu den nachstehend beschriebenen psychophysiologischen bzw. psychosomatischen Krankheiten (➤ Kap. 25.3) ist es zu *keinen* Organveränderungen gekommen, sondern es handelt sich um *funktionelle Störungen,* also um Störungen im Arbeitsablauf des betroffenen Organs.

Die Folgen der somatoformen Störung sind für die Betroffenen oft gravierend, weil die körperliche Symptomatik immer wieder Anlass für umfangreiche Untersuchungen und Therapien gibt, bis hin zu Operationen. Meist haben die Patienten lange Jahre die verschiedensten Ärzte aufgesucht, bis bei ihnen die Diagnose einer somatoformen Störung gestellt wird.

Ursachen Die Ursachen somatoformer Störungen werden von den verschiedenen Psychotherapieschulen (➤ Kap. 25.9.1) unterschiedlich gesehen. So nehmen tiefenpsychologisch orientierte Schulen *seelische Konflikte* als Ursache an, die wohl in der Kindheit entstanden sind. Verhaltenstherapeutische Schulen betonen dagegen, dass die Beschäftigung mit körperlichen Symptomen eine Form von *Belohnung* ist: „Alles dreht sich um die Krankheit." Dadurch kommt es zu einem *sekundären Krankheitsgewinn* in dem Sinn, dass ihnen nun vermehrt Aufmerksamkeit und Rücksicht durch die Umwelt zuteilwerden. Dies führt dazu, dass die Symptomatik weiter aufrechterhalten wird.

Eine weitere vertretene Theorie besagt, dass bei den Betroffenen eine verminderte Fähigkeit vorliegt, Gefühle wahrzunehmen und angemessen zu äußern. Deshalb drücken sie ihre Gefühle in Form von körperlichen Symptomen aus. In diesem Sinne zeigt jemand körperliche Schluckstörungen, der nichts mehr schlucken möchte, z. B. am Arbeitsplatz oder in der Partnerschaft. Oder jemand hat von seiner Arbeit „die Nase voll" und bekommt einen Schnupfen.

Auswirkungen Die *Auswirkungen* einer somatoformen Störung auf das Privat- und Berufsleben sind *gravierend.* Ständige Krankschreibungen z. B. können zum Verlust des Arbeitsplatzes führen oder sogar zu einer Frühverrentung.

Die besten Therapieerfolge erreicht man bei den „somatoformen Störungen" durch einen Gesamtbehandlungsplan, einer Kombination aus Psychotherapie (sehr effektiv sind vielfach Verhaltenstherapien), Pharmakotherapie, Familienberatung und Selbstmanagement.

Es muss immer zuerst sorgfältig eine körperliche Erkrankung ausgeschlossen werden, bevor die Diagnose „somatoforme Störung" gestellt werden darf.

Wichtige Erscheinungsformen von somatoformen Störungen sind die Somatisierungsstörung, somatoforme Schmerzstörung und die Hypochondrie.

Merke

Es muss immer zuerst eine körperliche Ursache ausgeschlossen werden, bevor die Diagnose „somatoforme Störung" gestellt werden darf.

Somatisierungsstörung

Bei einer Somatisierungsstörung treten zahlreiche, über mehrere Jahre bestehende Körpersymptome auf, *ohne* dass ein körperlicher Befund dafür gefunden werden kann. Charakteristisch für diese Störung ist, dass in der Anamnese viele verschiedene Symptome angegeben werden, eine lange Krankheitsgeschichte besteht und die Patienten häufig wechselnde Beschwerden haben.

So können sie 1 Woche Bauchschmerzen und Verstopfung als Beschwerden haben, und in der nächsten Woche kommt der Patient wieder in die Praxis und klagt über Schlafstörungen. Die Beschwerden werden oft in theatralischer, dramatischer Weise beschrieben und eingeflochten in eine lange Krankheitsgeschichte. Die Betroffenen sind überzeugt davon, schon ihr ganzes Leben lang leidend gewesen zu sein. Dabei muss man unbedingt bedenken, dass diese Beschwerden für den Betroffenen real sind, dass sie wirklich leiden und deshalb ernst genommen werden müssen. Für den Heilpraktiker heißt das, dass die dahinter liegenden seelischen Probleme aufgedeckt und therapiert werden müssen. Dabei haben sich v. a. hochpotenzierte homöopathische Mittel, Bachblüten, Gesprächstherapie u. ä. Verfahren bewährt.

Vegetative Dystonie In der Medizin wird häufig die Diagnose „vegetative Dystonie" gestellt, wobei hier mehr im Vordergrund steht, dass es durch psychisch-seelische Faktoren zu einer Auswirkung auf das unbewusst arbeitende vegetative Nervensystem gekommen ist. Dies hat zu einem fehlerhaften Spannungszustand (Tonus) von Muskeln geführt. Die Folge davon kann z. B. Verstopfung oder Durchfall sein, zu hoher oder zu niedriger Blutdruck (Fehlspannung der Gefäßmuskulatur) oder Rückenschmerzen durch Muskelverspannungen. In diesen Fällen wird allerdings meist das Symptom behandelt und nicht die zugrunde liegende Ursache.

Zu dem Begriff „vegetative Dystonie" finden Sie in ➤ Tab. 25.6 eine Abgrenzung ähnlicher Begriffe, die in der Medizin häufig verwendet werden. Dabei handelt es sich um Krankheitsbezeichnungen, die teilweise ähnliche und teilweise sich überschneidende Inhalte haben. Manche wiederum setzen bestimmte Schwerpunkte.

Somatoforme Schmerzstörung

Es kommt zu vielfältigen, andauernden, quälenden, organisch nicht begründbaren Schmerzen. In der Regel ruft eine somatoforme Schmerzstörung eine umfangreiche medizinische Betreuung und den schon genannten sekundären Krankheitsgewinn für den Betroffenen hervor.

Die Diagnose „somatoforme Schmerzstörung" wird nur gestellt, wenn die Schmerzstörung in Verbindung mit gravierenden emotionalen oder psychosozialen Konflikten, die sich als Überforderung, Unterforderung, Arbeitsprobleme u. ä. äußern, auftritt. Diese Konflikte sollten schwerwiegend genug sein, um als ursächlich zu gelten.

Hypochondrie

Bei dieser Störung sind die zugrunde liegenden Ängste noch am leichtesten erkennbar, denn der Betroffene äußert dem Therapeuten und Mitmenschen gegenüber seine übermäßige Angst, an einer *schweren* körperlichen Krankheit zu leiden. Dazu wird der

Tab. 25.6 Abgrenzung ähnlicher Krankheitsbilder. Bitte beachten Sie, dass es zahlreiche Überschneidungen gibt.

Vegetative Dystonie, Somatoforme autonome Funktionsstörung	Funktionsstörung vegetativ innervierter Organsysteme mit subjektiven Beschwerden und Beharren auf das Auftreten in einem bestimmten Organsystem oder Organ. Kein Nachweis einer eindeutigen somatischen Erkrankung.
Funktionelle Beschwerden	Es kommt zu körperlichen Beschwerden, ohne dass Organveränderungen vorliegen, z. B. Reizblasé.
Psychovegetatives Syndrom (Labilität)	Seelische Probleme verursachen körperliche Symptome, wie z. B. vermehrtes Schwitzen an den Händen.
Larvierte Depression (somatisierte Depression)	Aufgrund seelischer Probleme ist jemand depressiv, ohne dass ihm dies selbst bewusst ist. Er verlagert die Depression auf den körperlichen Bereich und klagt nun über Symptome wie Schlafstörungen, Kopfschmerzen, Verdauungsbeschwerden etc. (➤ Kap. 25.4.4 Larvierte Depression).
Reizdarm (Colon irritabile), Reizmagen	Seelische Probleme verursachen funktionelle Beschwerden im Darm- oder Magenbereich.
Chronic Fatigue Syndrom (CFS) (chronisches Erschöpfungssyndrom)	Betroffen sind v. a. Frauen im mittleren Lebensalter. Aufgrund einer psychisch-körperlichen Erschöpfung kommt es zu einer ausgeprägten Leistungsminderung, zu Denk- und Konzentrationsstörungen, depressiver Verstimmung, zu Kopf-, Muskel- und Gelenkschmerzen.

eigene Körper immer wieder auf Anzeichen einer schweren Erkrankung hin untersucht und es werden die meist sehr unspezifischen Symptome *falsch interpretiert*. So entdeckt der Hypochonder z. B. eine Lymphknotenschwellung oder ausgeprägte Müdigkeit an sich und glaubt gleich an Krebs zu leiden. Bestätigt ihm ein Arzt nach der Untersuchung, dass dieses Symptom nicht auf eine Krebserkrankung hindeutet und auch keiner anderen körperlichen Verursachung zugeordnet werden kann, folgen meist nach einer ganz kurzen „Beruhigungszeit" weitere häufige Arztbesuche oder Arztwechsel (doctor-hopping).

Um die Diagnose „Hypochondrie" stellen zu können, müssen diese Symptome mindestens seit *6 Monaten* vorliegen.

25.3 Psychosomatische Störungen (Psychosomatik)

Bei einer psychosomatischen Störung hat ein psychischer (seelischer) Konflikt eine *organische Krankheit* verursacht.

Psychosomatik umfasst den Einfluss der Psyche (Seele) auf das Soma (Körper). So nimmt man bei psychosomatischen Erkrankungen an, dass bestimmte Emotionen und Denkprozesse zur Entstehung einer körperlichen Erkrankung geführt haben. Im Gegensatz zu den somatoformen Störungen, bei denen keine Organveränderungen zu finden sind, sind hier *körperliche Veränderungen* nachweisbar.

Die ICD-10 hat kein eigenes Kapitel für psychosomatische Störungen, sondern sie werden den einzelnen psychiatrischen Erkrankungen und neurotischen Belastungs- und somatoformen Störungen zugeordnet. So ordnet sie z. B. die weiter unten aufgeführten „Holy Seven" den psychischen Faktoren und Verhaltenseinflüssen bei anderorts klassifizierten Krankheiten (F54) zu. Aber da in der Medizin und besonders in der Naturheilkunde und Psychologie immer noch viel von psychosomatischen Erkrankungen gesprochen wird, werden sie hier vorgestellt. Beachten Sie bitte, dass die Krankheitsbezeichnung jedoch sehr unterschiedlich benutzt wird. In bestimmten Bereichen der Naturheilkunde wird der Begriff der psychosomatischen Störungen in einem sehr weiten Sinn verwendet, nämlich: Alle Krankheiten mit oder ohne Organveränderung haben grundsätzlich ihre Ursache im psychisch-seelischen Bereich. Damit werden auch Erkrankungen wie Spannungskopfschmerz und Schnupfen zu den psychosomatischen Erkrankungen gerechnet. Im letzteren Fall ist jemand über eine bestimmte Sache „verschnupft" und erkrankt deshalb an einer Rhinitis (Schnupfen). Wäre er in einer psychisch stabilen Ausgangslage gewesen, hätten ihm die Schnupfenviren nichts anhaben können.

Oft wird der Begriff „**Psychosomatosen**" verwendet. Darunter versteht man die klassischen psychosomatischen Erkrankungen, die auch als Holy Seven bezeichnet werden:

- Asthma bronchiale
- Neurodermitis
- Hyperthyreose
- Ulcus duodeni
- Colitis ulcerosa
- Essentielle Hypertonie (nicht organisch verursacht)
- Rheumatoide Arthritis

Bei psychosomatischen Störungen müssen Körper *und* Seele behandelt werden.

25.4 Affektive Störungen (F3)

Unter *Affekt* versteht man eine *heftige Gemütsbewegung* wie Freude, Wut oder Begeisterung. Es handelt sich um ein relativ kurz dauerndes, abgrenzbares, stark ausgeprägtes Gefühl, begleitet von körperlichen Symptomen wie Blutdruckveränderungen, Schweißausbruch, Änderung der Herztätigkeit oder der Gesichtsfarbe. Unter einer *Handlung im Affekt* versteht man eine Kurzschlusshandlung, bei der es zum Fortfall von Hemmungen und / oder zur Bewusstseinseinengung kam. Es kann nun zu den bekannten Affekthandlungen kommen wie z. B.: „im Affekt habe ich sie geschlagen", aber auch: „nach der bestandenen Prüfung bin ich dem Prüfer um den Hals gefallen". Typisch für eine Affekthandlung ist, dass sie erst einer kritischen Einsicht zugänglich ist, wenn der Affekt abgeklungen ist.

Bei einer Steigerung des Affektes kann es sogar zum *Affektdelikt* kommen. So könnte jemand aus einem Affekt heraus einen anderen Menschen schwer verletzen oder töten. Anhaltende Gefühlszustände werden nicht zu den Affekten gerechnet, sie werden als Stimmung bezeichnet. Stimmungen kennzeichnen das allgemeine Lebensgefühl eines Menschen und sind unabhängig von äußeren Ereignissen.

Unter einer *affektiven Störung* versteht man länger anhaltende, das gesamte Erleben prägende Störungen der Stimmungslage wie übermäßige Niedergeschlagenheit, Gereiztheit, Traurigkeit oder Hochstimmung.

Übersicht über die Erscheinungsformen der affektiven Störungen nach der ICD-10 Die affektiven Störungen treten in zwei Hauptausprägungen auf:

- **Unipolare affektive Störung** bedeutet, die Stimmung ist nur in eine Richtung verändert: entweder als depressive Episode, in der die Stimmungslage niedergeschlagen, tieftraurig, antriebslos ist oder als manische Episode mit Hochgestimmtheit und Euphorie.
- **Bipolare affektive Störung** bedeutet, hier gibt es einen Wechsel der Stimmung zwischen depressiven und manischen Episoden.

Weiterhin unterteilt die ICD-10 die affektiven Störungen folgendermaßen:

- **Depressive Episode:**
  - Leichte bis schwere depressive Episode
  - Schwere depressive Episode mit psychotischen Symptomen
- **Manische Episode:**
  - Hypomanie: leichtere Form der Manie
  - Manie ohne psychotische Symptome
  - Manie mit psychotischen Symptomen
- **Bipolare affektive Störung** (manisch-depressive Episode), d. h., es treten sowohl manische als auch depressive Episoden auf.
- **Anhaltende affektive Störungen:**
  - Zyklothymia. Andauernde Instabilität der Stimmung mit zahlreichen Perioden leichter Depression und leicht gehobener Stimmung.
  - Dysthymia. Chronische depressive Verstimmung.
  - Andere affektive Störungen wie saisonale Depression u. a.

Diese einzelnen Erscheinungsformen werden nun näher vorgestellt.

25.4.1 Depressive Episode

Die depressive Episode (Depression) ist die am *weitesten verbreitete* affektive Störung. Es kommt zu einer *tieftraurigen*, *niedergeschlagenen*, *antriebslosen Stimmung* mit *Schlaflosigkeit* (hauptsächlich Früherwachen), *Müdigkeit*, *Lethargie*, *Antriebslosigkeit*, *Appetitlosigkeit*, vermindertem Selbstwertgefühl, Konzentrationsschwäche, Libidoverlust und dem sog. Morgentief. Mit Morgentief meint man, dass die schlechte Stimmungslage am frühen Morgen am ausgeprägtesten ist, sie kann sich im Laufe des Tages zum Abend hin dann leicht verbessern.

Eine Depression kann in ganz *unterschiedlichen Schweregraden* auftreten, und zwar von einer leichten depressiven Verstimmung über schwere bis schwerste Traurigkeit, Niedergeschlagenheit, der Unfähigkeit Gefühle wahrzunehmen, bis hin zur Lähmung jeglicher Aktivität und dem Auftreten von Wahngedanken (*psychotische Ausprägung* einer Depression). In letzterem Fall kann es zu der wahnhaften Idee eigener, großer Schuld kommen (➤ Kap. 25.6.1). Grundsätzlich können bei einer Depression der Antriebsverlust und die Niedergeschlagenheit so stark sein, dass der Betroffene nicht mehr in der Lage ist das Bett zu verlassen, um seinen Alltagsverpflichtungen nachzukommen.

Beachten Sie bitte, dass bei einer Depression *grundsätzlich eine erhöhte Suizidgefahr* besteht (s. auch die Ausführungen zu Suizid in der Folge).

Übersicht über mögliche Symptome

- **Stimmung:** Sie ist niedergeschlagen, traurig, ängstlich, schwermütig, verzweifelt, gefühllos.
- **Denken:** Es ist gehemmt, verlangsamt, blockiert, zerfahren (➤ Kap. 25.6.1), grüblerisch mit Schuldgefühlen. Es treten Suizidgedanken, Konzentrations- und Gedächtnisschwierigkeiten auf.
- **Körperliche Symptome:** Energielosigkeit, Libidoverlust, Schlafstörungen, Müdigkeit, Appetitlosigkeit oder gesteigerter Appetit
- **Motivation:** Es kommt zu einer Lähmung des Willens, Interessensverlust und Schwierigkeiten Entscheidungen zu treffen.
- **Psychotische Symptome:** Es handelt sich meist um Schuldwahn, Verarmungswahn, hypochondrischer Wahn, Versündigungswahn.

Um die Diagnose „depressive Episode“ stellen zu können, hat die ICD-10 die Symptome gegliedert, und zwar in typische Symptome (Hauptsymptome) und andere häufige Symptome (Zusatzsymptome).

Typische Symptome sind:

- Gedrückte Stimmung
- Interessenverlust, Freudlosigkeit
- Verminderter Antrieb, erhöhte Ermüdbarkeit

Andere häufige Symptome sind:

- Verminderte Konzentration und Aufmerksamkeit
- Vermindertes Selbstwertgefühl und Selbstvertrauen
- Schuldgefühle und Gefühle von Wertlosigkeit
- Negative und pessimistische Zukunftsperspektiven
- Suizidgedanken, erfolgte Selbstverletzung oder Suizidhandlungen
- Schlafstörungen
- Verminderter Appetit

Je nach Schweregrad der Depression müssen mindestens zwei Hauptsymptome und zwei Zusatzsymptome mindestens 2 Wochen lang bestanden haben, um die Diagnose einer depressiven Episode stellen zu können.

Depressionen können aus ganz unterschiedlicher Ursache heraus entstehen, allerdings gibt es oft gar keinen erkennbaren Grund.

Bis sie von den modernen Klassifikationssystemen (➤ Kap. 25.1.3) abgelöst wurden, wurde auch das klassische triadische System (➤ Kap. 25.1.2) auf die affektiven Störungen angewandt. Sie wurden affektive Psychosen genannt und nach ihrer Verursachung unterteilt in:

- **Endogene affektive Psychosen.** Es handelt sich um eine körperlich nicht begründbare Depression, Manie oder bipolare Störung. Eine direkte kausale Ursache kann nicht gefunden werden. Damit steht ihr Auftreten nicht im Zusammenhang mit z. B. traumatischen Ereignissen oder einer hirnorganischen Erkrankung. Sie gilt als eine *konstitutionell-genetisch* mitbedingte Erkrankung.
- **Exogene affektive Psychosen.** Ihr liegen bestimmte körperliche, *organische Ursachen* zugrunde auf die man die affektive Störung zurückführen kann, z. B. Hirnarteriosklerose, Drogeneinnahme, Schilddrüsenunterfunktion.
- **Psychogene (seelische) Depressionen** können sich aufgrund eines chronischen *emotionalen Drucks* entwickeln. Jemand leidet z. B. unter einer Dauerbelastung durch einen schwierigen Arbeitsplatz oder hat Eheprobleme. Daraus könnte sich z. B. eine „Erschöpfungsdepression“ entwickeln. Von dieser Depression sind v. a. Frauen betroffen.

Suizidalität Bei einer vorliegenden Depression muss man immer mit einer Suizidalität (Selbstmordgefährdung) rechnen. Es ist ganz wichtig, in der Therapie das Thema anzuschneiden und nicht zu denken, ich rühre nicht daran, sonst bringe ich ihn / sie eventuell erst auf die Idee. Ein depressiver Patient hat längst daran gedacht.

Wichtig ist zu wissen, dass die Selbstmordgefährdung am *Beginn einer Therapie* besonders hoch ist. Das kann an der Therapieaufnahme an sich liegen oder es liegt daran, dass bei einer Depression Antidepressiva verordnet werden. Diese wirken erst nach einigen Wochen wirklich gut. Aber nach wenigen Einnahmen wird in der Regel schon der *Antrieb gesteigert.* Das bedeutet, wenn eine Person in einer Depression selbstmordgefährdet war und ihr die Kraft zur Durchführung gefehlt hat, hat sie jetzt die Kraft dazu, denn die anderen schweren Symptome der Depression sind ja noch vorhanden. Ein Alarmsignal sollte immer sein, wenn ein Patient berichtet, dass es ihm nun (plötzlich) gut geht oder sogar, dass er berichtet „alle seine Probleme seien gelöst". Dahinter kann stehen, dass er den endgültigen Entschluss gefasst hat, seinem Leben ein Ende zu setzen, und dass ihn das sehr erleichtert.

Was ist zu tun, wenn ein Patient in Ihrer Praxis Selbstmordgedanken äußert, in einer Form, dass man annehmen muss, er könnte sein Vorhaben auch durchführen? Diesen Patient dürfen Sie nicht allein lassen und er darf ohne entsprechende Vorsorgemaßnahmen nicht aus der Praxis entlassen werden. In besonders kritischen Fällen muss eine **Einweisung in eine Psychiatrische Klinik** veranlasst werden. Dabei muss folgendes beachtet werden:

Nur ein Arzt kann das Einweisungsverfahren in Gang setzen. Weigert sich ein Patient in eine Klinik zu gehen, muss der Arzt vor Gericht eine vormundschaftliche Genehmigung einholen. Um diese zu bekommen, sind genau vorgegebene Indikationen erforderlich.

Sollte eine Notfall-Einweisung in eine Klinik notwendig sein, so kann dies auch nur ein Arzt in die Wege leiten. Er muss dann ein Zeugnis der Selbst- oder Fremdgefährdung ausstellen mit den Angaben, welche Unterbringung er für notwendig hält. Die Dauer dieser notfallmäßigen Unterbringung ist begrenzt und bedarf stets der schnellen nachträglichen richterlichen Überprüfung. Die Vorgehensweisen in den einzelnen Bundesländern und Städten ist unterschiedlich.

Formen der Depression Weitere gebräuchliche Einteilungen der Depression:

- **Somatogene Depression.** Der Depression liegt eine körperliche Ursache zugrunde.
- **Psychoreaktive Depression.** Sie tritt als Reaktion auf schwerwiegende Lebensereignisse auf.
- **Wochenbettdepression.** Sie kann sich noch Wochen nach der Entbindung bei der Mutter einstellen. Eine Wochenbettpsychose ist die schlimmste Form, sie kann einhergehen mit Wahngedanken.
- **Saisonabhängige Depression.** Bekannt ist die Winterdepression, die mit hellem Licht behandelt werden kann.
- **Larvierte Depression.** Davon spricht man, wenn jemand eigentlich an einer Depression erkranken würde, er verkappt, versteckt sie aber hinter körperlichen Symptomen. Dem Betroffenen selbst ist nicht klar, dass er „eigentlich" an einer Depression leidet.
- **Altersdepression.** Bei ihrem Auftreten spielen zwei Faktoren eine Rolle, zum einen hirnorganische Abbauprozesse, z. B. Hirnarteriosklerose, und zum anderen seelische Probleme, wie Vereinsamung, fehlende Perspektive, Altersarmut, Tod des Lebenspartners und der Freunde.

!

Bitte beachten: Gerade die Altersdepression geht mit einer hohen Selbstmordrate einher. Ältere Menschen sprechen seltener als jüngere über ihre Selbstmordabsichten. Führen sie einen Suizid durch, so ist dieser meist erfolgreich. Bei einem jüngeren Menschen dagegen kommt es öfter vor, dass ein Tötungsversuch ein Hilfeschrei an die Umwelt ist, ihm bei der Lösung seiner Probleme zu helfen.

25.4.2 Manische Episode

In einer manischen Episode zeigt sich die Stimmungslage konträr zu einer depressiven. Der Betroffene zeigt einen *gesteigerten Antrieb* und fühlt sich in einer *gehobenen Stimmungslage* mit sorgloser Heiterkeit, er kann sogar euphorisch sein. Er hat Schlafstörungen, leidet aber nicht darunter, weil er kein Schlafbedürfnis empfindet; er ist hellwach. Seine Heiterkeit ist *situationsinadäquat,* d. h. sie hat keinen nachvollziehbaren Grund. Die Stimmungserhöhung ist gepaart mit einem erhöhten Erregungsniveau, gereizter Stimmung, Überaktivität, Rededrang und Ideenflucht (➤ Kap. 25.6.1). Es besteht eine erhöhte Ablenkbarkeit und damit kommt es zu Konzentrationsstörungen.

Die Manie kommt – wie die Depression auch – ohne und mit psychotischen Symptomen vor. Treten diese auf, handelt es sich meist um Größenwahn, Verfolgungswahn (kann aus der überhöhten Reizbarkeit und Misstrauen entstehen) oder um einen religiösen Wahn.

Der Maniker hat *keine Krankheitseinsicht*, allerdings leiden die Menschen seiner sozialen Umgebung, denn die Überaktivität verführt den Betroffenen dazu, seine Lebenspläne ständig zu ändern, oft verbunden mit überhöhten Geldausgaben. Beispielsweise könnte jemand seinen Job hinwerfen, um jetzt als Schriftsteller zu leben, ein paar Tage später könnte er entscheiden auswandern zu wollen.

Kennzeichen der Manie:

- Gehobene Stimmung
- Selbstüberschätzung
- Erhöhte körperliche Unruhe
- Soziale Hemmungen gehen verloren, gesteigerte Libido
- Logorrhö (starker Redefluss)
- Krankhaft gesteigerte Aktivität
- Ideenflucht
- Deutlich vermindertes Schlafbedürfnis
- Rastlosigkeit
- Agitiertheit (Erregung, Unruhe)
- Bei psychotischer Ausprägung: Wahnideen

Von einer **Hypomanie** spricht die ICD-10 bei einer leichteren Ausprägung der Manie mit gesteigertem Lebensgefühl und einer erhöhten Reizbarkeit.

Die manische Episode (unipolare Ausprägung) als eigenständige Diagnose kommt nur sehr selten vor. Meist handelt es sich um eine bipolare affektive Störung (➤ Kap. 25.4.3), d. h., Phasen depressiver Stimmungslage wechseln sich mit manischen Episoden ab.

25.4.3 Bipolare affektive Störung (manisch-depressive Störung, manische Depression)

Charakteristikum der bipolaren affektiven Störung ist der *Wechsel* von Phasen mit *depressiver Stimmungslage* und Phasen von *Hochstimmung*. Zwischen den Phasen ist die Stimmungslage normal. Manische Episoden treten meist abrupt auf und dauern von 2 Wochen bis ca. 5 Monate, wohingegen depressive Phasen etwas länger anhalten, meist bis 6 Monate, im Ausnahmefall auch bis zu 1 Jahr.

25.4.4 Anhaltende affektive Störungen

Anhaltende affektive Störungen werden diagnostiziert, wenn Stimmungslagen jahrelang anhalten, aber vom Schweregrad nicht zu einer leichten Depression oder Hypomanie gerechnet werden können.

Die ICD-10 unterscheidet die Dysthymia und die Zyklothymia:

- **Dysthymia.** Die Betroffenen erleben eine depressive Verstimmtheit und fühlen sich müde, schlafen schlecht und neigen zum Grübeln. Ihr Leben erscheint ihnen als eine einzige Anstrengung. Dieser Zustand kann über Jahre andauern und wird nur kurz unterbrochen. Die Diagnose „Dysthymia" darf nur gestellt werden, wenn die depressive Verstimmtheit mindestens 2 Jahre angedauert hat und sie sollte nicht länger als 2 Monate unterbrochen gewesen sein.
- **Zyklothymia.** Die Zyklothymia entspricht der bipolaren affektiven Störung, d. h., die Phasen guter, leicht euphorischer Stimmung wechseln sich mit Phasen von Niedergeschlagenheit und Antriebslosigkeit ab. Diese Instabilität entwickelt sich meist im Erwachsenenalter und zeigt oft einen chronischen Verlauf.

Therapie Die Therapie der affektiven Störungen muss sich an der zugrunde liegenden Ursache ausrichten. Das gilt vor allem für die organischen Depressionen, nach deren Verursachung sorgfältig geforscht werden muss.

Ausgeprägte Krankheitsbilder müssen an den Psychotherapeuten verwiesen werden; schwerste, die z. B. mit Wahn einhergehen, müssen vom Facharzt für Psychiatrie und Psychotherapie therapiert werden, weil in diesen Fällen verschreibungspflichtige Medikamente unerlässlich sind. Bitte beachten Sie zu den Antidepressiva ➤ Kap. 25.9.2.

Der Heilpraktiker kann leichte Formen depressiver Verstimmung behandeln, die noch keiner psychotherapeutischen Behandlung bedürfen, z. B. mit Gesprächstherapie, Phytotherapie (v. a. Johanniskraut, Hypericum perforatum), Bach-Blüten-Therapie, Farbbestrahlung (v. a. Gelblicht),

Homöopathie, Ausleitungsverfahren und mit physikalischen Anwendungen (z. B. Ordnungstherapie nach Kneipp).

25.5 Persönlichkeitsstörungen (F6)

Unter Persönlichkeit versteht man die Summe der Eigenschaften, die einen Menschen ausmachen bzw. seinen ganz eigenen Charakter.

Eine Persönlichkeits*störung* liegt vor, wenn sich in einer Person auffallende, tief verwurzelte und starre Muster im Wahrnehmen, Denken, Handeln und Fühlen und in den Beziehungen zu anderen zeigen, wenn sich diese Verhaltensmuster von denen anderer Menschen deutlich unterscheiden und den Betroffenen und vielfach auch seinem persönlichen Umfeld Schwierigkeiten bis hin zu Leiden verursachen. Persönlichkeitsstörungen treten meist schon sehr früh auf und sie dauern unbehandelt über die ganze Lebenspanne an. Da hier die Person mit der Gesamtheit ihrer Charakterzüge betroffen ist, wurden sie früher als Charakterneurosen bezeichnet. Die Betroffenen selbst haben oft keine Krankheitseinsicht. Persönlichkeitsstörungen können nur schwer einerseits vom „normalen" Verhalten und andererseits von psychischen Störungen abgegrenzt werden. Bei der Abgrenzung zu normalem Verhalten spielt der *Ausprägungsgrad* der Charaktereigenschaft eine wichtige Rolle. Um von einer Persönlichkeits*störung* zu sprechen, muss die Ausprägung der Charaktereigenschaft so stark sein, dass dadurch bei dem Betroffenen ein Leidensdruck entstanden ist und er in seiner normalen Lebensführung erheblich gestört wird. Damit man von einer Persönlichkeits*störung* sprechen kann, müssen folgende Kriterien erfüllt sein:

- Das Persönlichkeitsmerkmal muss auffallend sein, sehr ausgeprägt vorliegen, in der Person tief verwurzelt sein und zu starren Verhaltensmustern führen.
- Die Merkmale müssen sich im Verhalten, im Fühlen, im Antrieb, der Impulskontrolle, im Wahrnehmen, Denken und in den Beziehungen zu anderen deutlich zeigen.
- Das individuelle Befinden und die alltägliche Lebensführung müssen gestört sein, Leid hervorrufen oder geforderte Leistungen können nicht erbracht werden.
- Die Merkmale zeigen sich zuerst im Kindes- und Jugendalter und manifestieren sich dann auf Dauer im Erwachsenenalter.

Häufigkeit Persönlichkeitsstörungen sind weit verbreitet. Man rechnet damit, dass 10–20 % der Bevölkerung betroffen sind. Bis zu 35 % der in einer psychiatrischen Klinik aufgenommenen Patienten leiden an einer Persönlichkeitsstörung.

Um die Persönlichkeitsstörungen leichter lernen zu können, werden sie nach ihren Hauptmerkmalen untergliedert.

25.5.1 Exzentrisch geprägte Persönlichkeitsstörungen

Bei den exzentrisch geprägten Persönlichkeitsstörungen unterscheidet man:

- Paranoide Persönlichkeitsstörung
- Schizoide Persönlichkeitsstörung

Paranoide Persönlichkeitsstörungen

Wesentliches Merkmal einer paranoiden Persönlichkeitsstörung ist das *ausgeprägte Misstrauen.* Die betroffenen Menschen erwarten von ihren Mitmenschen nur Schlechtes, verschließen sich und halten Ausschau nach möglichen Anzeichen dafür, dass man sie betrügt und schädigt. Diese Menschen vertrauen kaum jemandem und neigen dazu, andere zu beschuldigen, auch dann, wenn der Fehler bei ihnen liegt. Sie neigen zu übertriebener Empfindlichkeit und Groll, haben ein rigides, streitsüchtiges Verhalten und eine ausgeprägte Neigung zu Eifersucht. Sie empfinden Handlungen anderer als erniedrigend oder bedrohlich gegen sie selbst gerichtet. Außerdem zeigen sie ein stark überhöhtes Selbstwertgefühl und sind sehr selbstbezogen.

!

Achtung: Paranoide Persönlichkeitsstörungen dürfen nicht mit Paranoia verwechselt werden. Paranoia ist eine Form der Psychose, die durch das isolierte Auftreten von Wahnvorstellungen gekennzeichnet ist (➤ Kap. 25.6.3).

Schizoide Persönlichkeitsstörung

Diese Menschen sind *scheu, reserviert, zurückgezogen* und es fällt ihnen schwer, soziale Beziehungen zu knüpfen. Sie haben meist nur sehr wenig enge Freunde, sind aber grundsätzlich zu vertrauten Beziehungen fähig. Sie erscheinen gelangweilt und unnahbar und ohne warme Empfindungen für andere. Sie berichten selten über starke Gefühle und haben wenig Interesse an sexuellen Aktivitäten.

Nur wenige Tätigkeiten machen ihnen richtig Freude, überwiegend mögen sie einzelgängerische Beschäftigungen. Oft haben sie Probleme mit gesellschaftlichen Regeln.

25.5.2 Dramatisch und emotional geprägte Persönlichkeitsstörungen

Bei den dramatisch und emotional geprägten Persönlichkeitsstörungen unterscheidet man:

- Emotional instabile Persönlichkeitsstörungen (Typ Borderline und impulsiver Typ)
- Histrionische Persönlichkeitsstörung
- Narzisstische Persönlichkeitsstörung
- Dissoziale Persönlichkeitsstörung

Diese werden nun im Einzelnen vorgestellt.

Emotional instabile Persönlichkeitsstörungen

Die ICD-10 untergliedert die emotional instabile Persönlichkeitsstörung in zwei Typen, den Borderline und den impulsiven Typ.

Emotional instabile Persönlichkeitsstörung vom Typ Borderline Bei einer Borderline Persönlichkeitsstörung kommt es zu einer andauernden Beeinträchtigung des Selbstbilds, der Stimmung und der zwischenmenschlichen Beziehungen, die sich in den beruflichen und privaten Lebensbereichen nachteilig auswirken. Zum Krankheitsbild gehört, dass *Einstellungen und Gefühle gegenüber anderen Menschen* innerhalb kurzer Zeit beträchtlich und aus unerklärlichen Gründen *schwanken*. Das heißt, Beziehungen werden zunächst „in den Himmel gehoben", können aber zu einem späteren Zeitpunkt genau ins Gegenteil kippen. Ein ständiges Gefühl der Depression und Leere kann die Betroffenen zu selbstverletzendem Verhalten treiben, wie das *Ritzen* an den Armen oder das Zufügen von *Brandverletzungen* mit Zigaretten. Dies geschieht, um sich wieder „spüren" zu können, wie Betroffene erklären. Weitere Kennzeichen sind suizidale Gesten, starke Stimmungsschwankungen, Ängste vorm Verlassenwerden, Unsicherheiten, Schwierigkeiten der Orientierung an langfristigen Leistungs- und Zielvorstellungen, erhöhte Reizbarkeit und Aggressivität. Von allen diesen zahlreichen und sehr unterschiedlichen Symptomen sind die *instabilen zwischenmenschlichen Beziehungen* ein entscheidendes Merkmal.

Emotional instabile Persönlichkeitsstörung vom impulsiven Typ Beim impulsiven Typ sind es die emotionale Instabilität und die mangelnde Impulskontrolle, die sich evtl. durch bedrohliches und gewaltsames Verhalten äußern können.

Histrionische Persönlichkeitsstörung

Die histrionische (früher: hysterische) Persönlichkeitsstörung zeigt als Hauptmerkmal *übertriebene Emotionen* und *Ichzentriertheit*. Die Betroffenen sind fortwährend bemüht, Aufmerksamkeit auf sich zu ziehen, und fühlen sich unwohl, wenn sie nicht im Mittelpunkt stehen. Sie zeigen ein theatralisches, oberflächliches Verhalten, übertriebenes Interesse an körperlicher Attraktivität und fallen oft durch ein verführerisches Verhalten auf. Sie sind aber gleichzeitig leicht durch andere zu beeinflussen. Auffallend ist auch, dass sie sehr leicht gekränkt sind.

Narzisstische Persönlichkeitsstörung

Die ICD-10 listet eine Reihe von Persönlichkeitsmerkmalen auf, von denen mindestens fünf vorliegen müssen, damit die Diagnose „narzisstische Persönlichkeitsstörung" gestellt werden darf:

- Größengefühl
- Phantasien über unbegrenzten Erfolg, Macht, Schönheit und ideale Liebe
- Gefühl der Einmaligkeit
- Bedürfnis nach übermäßiger Bewunderung
- Unbegründete Anspruchshaltung

- Ausnützung von zwischenmenschlichen Beziehungen
- Mangel an Empathie
- Neidgefühle oder Überzeugung, beneidet zu werden
- Arrogantes, hochmütiges Verhalten

Dissoziale Persönlichkeitsstörung

Diese Störung ist gekennzeichnet durch *anhaltendes antisoziales Verhalten* wie die Verletzung der Rechte anderer und die Verneinung der von der Gesellschaft geschaffenen sozialen Normen. Oft kommt es zum Gesetzesbruch, möglicherweise zu einem kriminellen Lebensstil. Tatsächlich werden 80 % aller kriminell gewordenen als dissoziale Persönlichkeit (Psychopath) diagnostiziert. Sie wirken kalt und rücksichtslos und sehen selten eine eigene Schuld ein. Ebenso gehört eine Unfähigkeit dazu, längerfristige Beziehungen zu führen. Sie haben eine sehr niedrige Frustrationstoleranz und eine niedrige Schwelle für aggressives Verhalten. Diese Persönlichkeitsstörung gilt als besonders schwer zu therapieren.

25.5.3 Ängstlich und selbstunsicher geprägte Persönlichkeitsstörungen

Bei den ängstlich und selbstunsicher geprägten Persönlichkeitsstörungen unterteilt man in:
- Ängstlich vermeidende Persönlichkeitsstörung
- Abhängige (asthenische) Persönlichkeitsstörung

Tab. 25.7 Übersicht über die Persönlichkeitsstörungen

Untergruppe	Auffallendes Verhalten	Lebensgefühl
Paranoide Persönlichkeitsstörung	Misstrauen, Empfindlichkeit, Streitsucht, Rechthaberei	Ich bin gut, die anderen wollen mir schlecht, deshalb muss ich mich vor ihnen schützen.
Schizoide Persönlichkeitsstörung	Einzelgänger, der noch zu vertrauten Beziehungen fähig ist; emotional kühles Verhalten	Wenn ich jemandem zu nahe komme, vereinnahmt er mich.
Emotional instabile Persönlichkeitsstörung; Borderline-Typ	Starke emotionale Gefühle, Stimmungsschwankungen; instabile soziale Bezüge, andere werden entweder abgewertet oder idealisiert; selbstschädigendes Verhalten	In mir geht es drunter und drüber, einmal himmelhoch jauchzend, dann wieder zu Tode betrübt.
Emotional instabile Persönlichkeitsstörung; impulsiver Typ	Mangelnde Impulskontrolle	Ich habe Schwierigkeiten, mich zu beherrschen.
Histrionische Persönlichkeitsstörung	Übertriebene und oberflächliche Emotionen; Ichzentriertheit, theatralisches Verhalten, Verletzlichkeit	Ich brauche Aufmerksamkeit und Beachtung. Wenn ich sie nicht bekomme, bin ich tief verletzt.
Narzisstische Persönlichkeitsstörung	Selbstverherrlichung, Selbstverliebtheit	Ich bin einzigartig und außergewöhnlich, die anderen sind Massenmenschen.
Dissoziale Persönlichkeitsstörung	Rechte anderer werden verletzt; Verantwortungslosigkeit, geringe Frustrationsschwelle, erhöhte Reizbarkeit	Ich muss angreifen, bevor ich angegriffen werde.
Ängstlich-vermeidende Persönlichkeitsstörung	Vermeidung von Situationen, in denen eine Bewertung durch andere erfolgen könnte; leicht verletzbar und schüchtern	Ich bin anderen unterlegen.
Abhängige (asthenische) Persönlichkeitsstörung	Betrachtet sich als hilflos und lehnt sich deshalb an eine andere Person an, von der sie auch ihr Glück erwartet; Entscheidungsschwierigkeiten, Verlassensängste	Ich kann ohne die Hilfe dieses Menschen nicht leben.
Anankastische (zwanghafte) Persönlichkeitsstörung	Perfektion in allen Lebensbereichen; hohe Anforderungen an sich selbst, Unentschlossenheit	Ich darf nichts falsch machen. Alles muss nach meiner Vorstellung erledigt werden. Ordnung und Kontrolle.

- Anankastische (zwanghafte) Persönlichkeitsstörung

Diese werden nun genauer betrachtet (➤ Tab. 25.7).

Ängstlich vermeidende Persönlichkeitsstörung

Betroffene einer ängstlich vermeidenden Persönlichkeitsstörung fühlen sich selbst als inkompetent, ungeschickt und anderen unterlegen. Ihnen *fehlt* es an einem *gesunden Selbstbewusstsein.* Sie leben in einer ständigen Besorgnis, fühlen sich bei sozialen Kontakten minderwertig und haben ständig Angst abgelehnt zu werden, was dazu führt, dass sie sich möglichst wenig auf persönliche Kontakte einlassen, es sei denn, sie sind sich ganz sicher, gemocht zu werden. Das beeinträchtigt nicht nur die Lebensführung im sozialen Umfeld, sondern auch das Berufsleben.

Abhängige (asthenische) Persönlichkeitsstörung

Die Bezeichnung abhängige (asthenische) Persönlichkeitsstörung sagt es schon: Die Betroffenen sind *abhängig von anderen Personen* und von deren Unterstützung. Ihnen selbst mangelt es an Selbstvertrauen und Entscheidungsmut. Sie lassen lieber andere Personen für sie die Entscheidungen treffen. Eigene Wünsche und Bedürfnisse ordnen sie anderen unter. Hauptangst für sie ist verlassen oder abgelehnt zu werden. Passiert das, ist die Gefahr groß, dass sie depressiv werden.

Beispiel. Eine Ehefrau überlässt völlig passiv alle Entscheidungen ihrem Ehemann, z. B. wo die Familie lebt, wovon sie lebt und mit wem man Freundschaften schließt.

Anankastische (zwanghafte) Persönlichkeitsstörung

Zwanghafte Persönlichkeiten sind *perfektionistisch* und *übermäßig* mit *Regeln und Plänen beschäftigt.* Arbeit geht ihnen vor Vergnügen und es fällt ihnen schwer, Entscheidungen zu treffen. Konventionen zu befolgen, ist ihnen sehr wichtig. Sie sind sehr rigide und eigensinnig und zeigen sich und anderen gegenüber Kontrollverhalten. In zwischenmenschlichen Beziehungen bestehen sie darauf, dass alles nach ihrer Art und Weise gemacht werden muss.

Beispiel Ein Patient erzählt seinem Therapeuten, dass sein Leben hauptsächlich aus Arbeit bestanden habe. Als Botaniker habe er sich vor allem mit Klassifikationssystemen beschäftigt, was ihm wegen seines ausgeprägten Ordnungssinnes sehr entgegen kam. Seine viele Arbeit konnte er immer gut bewältigen. Dann wurde er zum Professor berufen, was ihm neben Stolz auch ein tiefes Gefühl der Angst gab. Schon bei den Berufungsverhandlungen sei ihm regelmäßig wegen der zu treffenden Entscheidungen übel geworden. Danach habe er fast Tag und Nacht gearbeitet, sei aber nie fertig geworden. Aus Unsicherheit sei er ständig damit beschäftigt gewesen, Zeitpläne zu strukturieren, an die er es aber nicht schaffte sich zu halten. Auch haben ihm die Vorlesungen große Probleme bereitet, weil er aus Angst, Fehler zu begehen, ständig alles überprüfen und gegenprüfen musste bis ins kleinste Detail. So sei er nie mit seiner Arbeit fertig geworden. Auch die Gremienarbeiten in der Universität seien zu einer größten Belastung geworden, weil ihm ständig Entscheidungen abverlangt wurden und er die Tragweite von Entscheidungen nicht genügend überprüfen konnte.

25.6 Psychotische Störungen (Psychosen)

Schizophrenien sind die schwersten psychischen Erkrankungen. Personen, die daran erkrankt sind, haben erhebliche Schwierigkeiten in einer organisierten, rationalen Form zu denken. Die Schizophrenie ist somit allgemein definiert durch ihre starke Auswirkung auf die Wahrnehmung, die Gedanken, das Ichbewusstsein und das Erleben der eigenen Person. In ihrer stärksten Ausprägung kann sie mit einem (zeitweiligen) Verlust der Realität einhergehen.

In der ICD-10 werden diese Störformen unter dem Kapitel „Schizophrenie, schizotype und wahnhafte Störungen" geführt. Klassischerweise wurden sie als Psychosen bezeichnet (➤ Kap. 25.1.2) Wenn Sie also die Bezeichnung Psychose und psychotische Störungen hören, versteht die ICD-10 darunter die Formen der Schizophrenien.

Unter psychotischen Störungen versteht man das Auftreten speziell von folgenden Symptomen:

- Denkstörungen
- Wahn
- Halluzinationen
- Ich-Störungen
- Störungen der Psychomotorik (katatone Störungen)
- Affektive Störungen
- Bewusstseinsstörungen
- Störungen des Antriebs- und Sozialverhaltens

!

Beachten Sie bitte, dass nicht bei jeder psychotischen Störung alle Symptome vorhanden sein müssen. Je nach Krankheitsschwere finden Sie ein, zwei oder mehrere Symptome mehr oder weniger stark ausgeprägt.

Nun werden zunächst die vorstehenden Symptome ausführlich besprochen, danach werden Ihnen die organisch und die nicht-organisch bedingten psychotischen Störungen vorgestellt.

25.6.1 Psychopathologische Symptome

Denkstörungen

Sie kommen als formale und inhaltliche Denkstörungen vor.

Formale Denkstörungen Formale Denkstörungen unterscheidet man nach folgenden Kriterien:

- **Störung des Denkens hinsichtlich der *Geschwindigkeit*.**
  - **Beschleunigtes Denken:** Das Denkziel kann nicht mehr festgehalten werden, deshalb erscheint es für den Zuhörer zerfahren und inkohärent.
  - **Verlangsamtes Denken:** Das Denken ist zähflüssig, schleppend, monoton.
  - **Gehemmtes Denken:** Der Patient erlebt sein Denken als blockiert.
- **Störung des Denkens hinsichtlich des *Ablaufs*.**
  - **Umständliches Denken:** Das bedeutet Weitschweifigkeit in den Äußerungen, Wesentliches kann nicht von Unwesentlichem unterschieden werden.
  - **Perseverierendes Denken** (sich wiederholendes Denken): Dabei werden gleichen Gedanken, Fragen oder Redewendungen ständig wiederholt.
  - **Eingeengtes Denken:** Das heißt, dass der inhaltliche Denkumfang eingeschränkt ist, da es zum Verhaftet-Sein an ein oder wenige Themen kommt.
- **Störung des Denkens hinsichtlich der *logischen Struktur*.** Zeichen sind hier:
  - **Zerfahrenheit oder Inkohärenz.** Das Denken ist zusammenhangslos und in sich nicht logisch. Das Sprechen und Denken verliert für den Zuhörer den inhaltlichen Zusammenhang. Ein Beispiel (nach Kraepelin), welches das gut verdeutlicht: „Das Mädchen sei bei solchen Gelegenheiten immer unangenehm akzeptnahme Trinkgelder."
  - **Ideenflucht,** d. h. der Redefluss ist beschleunigt und es kommt häufig zu plötzlichen thematischen Sprüngen, das Denken wechselt ständig und verliert das Ziel. Er kommt vom Hundertsten ins Tausendste. Das ist typisch für Manie und die Einnahme von Amphetaminen.
  - **Grübeln,** sog. „Gedankenkarussell", ständige gedankliche Beschäftigung mit meist unangenehmen Gedanken, die nicht zielführend sind. Tritt bei einschneidenden Lebensereignissen und bei Depressionen auf.
  - **Vorbeireden** (Antwort passt inhaltlich nicht zur Frage)
  - **Gedankenabreißen.** Der flüssige Gedankengang reißt ohne ersichtlichen Grund ab.
  - **Gedankendrängen.** Sinnlose oder sinnhaftige Gedanken drängen sich auf, die als quälend oder lästig empfunden werden.
  - **Neologismen,** (sprachliche Neubildungen, z. B. „Häusergras")
  - **Verbigeration,** ständiges Wiederholen von gleichen, oft unsinnigen Wörtern oder Sätzen
  - **Kontamination,** Verschmelzung zweier oder mehrerer inhaltlich verwandter Wörter zu einem neuen Begriff wie z. B. Engelwolke

Inhaltliche Denkstörungen Inhaltliche Denkstörungen betreffen die Fähigkeit, die Realität richtig einzuschätzen, d. h., es betrifft nicht mehr die äußere Form, *wie* gedacht wird, sondern *was* gedacht wird, der Inhalt des Denkens. Es ist ein Sinneseindruck vorhanden, aber es kommt es zu einer falschen Beurteilung der Realität, einer Störung des Urteilens. Bei den inhaltlichen Denkstörungen handelt es sich um das Symptom Zwang oder Wahn:

Zwang Unter Zwang versteht man das Aufdrängen von Ich-fremden Gedanken oder Handlungsimpulsen, die nicht unterdrückt oder verdrängt werden können, obwohl der Patient sie als unsinnig oder unangemessen empfindet (➤ Kap. 25.2.3).

Wahn Beim Wahn wird etwas wahrgenommen, aber es kommt zu einer Fehlbeurteilung der Realität. An dieser Fehlbeurteilung wird starr festgehalten, eine Korrektur ist nicht (unmittelbar) möglich, auch wenn diese Realitätsauffassung im Widerspruch zur Wirklichkeit und der Erfahrungen steht.

Aus dem AMDP-System (ein System zur standardisierten Erfassung und Dokumentation eines psychopathologischen Befundes) unterscheidet man:

- **Wahnstimmung.** Sie tritt im Vorfeld des eigentlichen Wahns auf und bezeichnet eine vorliegende Stimmung des Vermutens, Erwartens, das gesunde Menschen so nicht nachvollziehen können. Anders ausgedrückt: ein Gefühl, dass „etwas in der Luft liegt". Sie ist meist bedrohlich, unheimlich, kann aber auch euphorisch sein.
- **Wahnwahrnehmung.** Reale Sinneswahrnehmungen erhalten eine abnorme Bedeutung, eine wahnhafte Fehlinterpretation einer an sich richtigen Wahrnehmung. (Beispiel: Bei einem Spaziergang sieht ein Patient einen Hund, der die Pfote hebt, er missdeutet dies als Zeichen, das ihm Gott durch den Hund geben will.)
- **Wahneinfall.** Rein gedankliche, neu auftretende wahnhafte Vorstellungen und Überzeugungen.
- **Wahngedanken.** Aus Wahnwahrnehmungen oder Wahneinfällen hervorgegangene und festgehaltene wahnhafte Überzeugungen.
- **Systematisierter Wahn.** Hier handelt es sich um das ganze Gebäude „Wahn", das sich zusammensetzt aus der Stimmung, Wahrnehmung, Einfall und Gedanken. Die logische Verknüpfung der einzelnen Symptome.
- **Wahndynamik.** Ausmaß der Affekte (starke Gefühle), die im Zusammenhang mit dem Wahn auftreten.

Eine weitere mögliche Betrachtungsform des Wahns bezieht sich auf den Inhalt des Wahns und gliedert sich in folgende **Erscheinungsformen des Wahns:**

- **Verfolgungswahn.** Jemand fühlt sich bedroht, verfolgt. Da diese Gefühle für den Patienten real sind, sind sie eine große Belastung, weil es bedeutet, mit einer ständigen Bedrohung leben zu müssen. Beispiel: Jemand fühlt sich von Außerirdischen verfolgt, die danach trachten, seinen Willen auszuschalten.
- **Schuldwahn.** Es besteht die (unbegründete) Überzeugung, schuldig geworden zu sein, Strafe zu verdienen, ohne dass der Betreffende sich wirklich etwas zu Schulden hat kommen lassen.
- **Religiöser Wahn.** Dieser könnte sich beispielsweise in Form eines Heilswahns zeigen, durch die feste Überzeugung ein Auserwählter zu sein, der dazu bestimmt sei, die Welt vor dem sicheren, unmittelbar bevorstehenden Weltuntergang zu retten.
- **Eifersuchtswahn.** Darunter versteht man die gesteigerte Angst eines Menschen von dem Partner betrogen und / oder verlassen zu werden. An kleinen Zeichen, die völlig harmlos sind, entzündet sich eine massive Eifersucht.
- **Größenwahn.** Der Betroffene ist der festen Überzeugung eine außergewöhnliche Persönlichkeit zu sein (z. B. Napoleon).
- **Beziehungswahn.** Ein unter Beziehungswahn Leidender „bezieht" alle Dinge auf sich, auch die nach der Vernunft nichts mit ihm zu tun haben. So könnte jemand aus Radionachrichten geheime Botschaften für sich heraushören.

Es ist wichtig sich klarzumachen, dass die vorstehenden Gefühle wie z. B. Schuld-, Eifersuchts- oder Verfolgungswahn nichts mit der Realität zu tun haben. Es handelt sich um reine „Wahnvorstellungen", die sich an äußeren Gegebenheiten entzünden können. Für die Betroffenen sind sie jedoch Wirklichkeit, auch wenn sie für anderen Menschen „aus der Welt erscheinen" und die (oft schrecklichen) Gefühle, die sie dabei erleben, sind für sie „Realität" und bergen damit für sie ein erhebliches Leid in sich.

Je nach Erkrankungsform treten unterschiedliche Wahnformen auf. Bei einer starken Depression sind es meist Schuldwahn oder auch Verarmungswahn (unbegründete Sorge vor Verarmung). Bei einer Manie tritt oft Größenwahn auf, bei Alkoholkrankheit Eifersuchtswahn. Menschen, die an einer Demenz erkrankt sind, leiden oft an der wahnhaften Überzeugung bestohlen zu werden. Leidet jemand an einer Schizophrenie hat er oft besonders bizarre oder unlogische Wahnformen. Allerdings können aber müssen diese Wahnformen nicht bei diesen psychischen Störformen auftreten.

Halluzination

Wahrnehmung sind alle Prozesse der Sinneswahrnehmung aus der Außenwelt eines Menschen mithilfe seiner Sinne, wie sehen, hören, riechen, schmecken. Unter einer **Wahrnehmungsstörung** versteht man eine Sinnestäuschung, bei der eine Wahrnehmung ohne einen adäquaten Sinnesreiz erfolgt. Das heißt, es wird ein Sinneseindruck empfunden, der nicht real ist, der also nicht in der Außenwelt vorhanden ist, aber als real empfunden wird. Argumente können den, der an dieser Störung leidet, nicht überzeugen.

Eine wichtige Wahrnehmungsstörung ist die **Halluzination** (➤ Tab. 25.8).

Halluzinationen sind vermeintliche Wahrnehmungen, für die es keine Sinneseindrücke gibt, sie werden aber wie echte Sinneseindrücke erlebt. Sie kommen auf sämtlichen Sinnesgebieten vor und werden daher auch nach diesen gegliedert.

Tab. 25.8 Abgrenzung wichtiger Begriffe

Halluzination	Es wird etwas wahrgenommen ohne vorherigen Sinnesreiz; Trugwahrnehmung = Wahrnehmungsstörung
Wahn	Es wird etwas wahrgenommen, aber es handelt sich um eine Fehlbeurteilung der Realität = inhaltliche Denkstörung.
Wahnwahrnehmung	Hier ist die Sinneswahrnehmung korrekt, aber ihr wird eine wahnhafte Bedeutung zugemessen. Beispiel: Ein knorriger Baum wird zu einem alten bedrohlichen Mann. Ein Sinneseindruck wird wahnhaft umgedeutet und die Bedeutung ist nicht korrigierbar.
Illusion	Die Illusion oder illusionäre Verkennung ist wie eine optische Täuschung. Beispiel: Ein knorriger Baum in der Ferne wird als alter, bedrohlicher Mann angesehen. Eine Illusion ist eine „Verkennung", die *korrigierbar* ist: Beim Näherkommen an den Baum wird die Täuschung erkannt.

Häufige Erscheinungsformen der Halluzination

- **Akustische Halluzinationen** sind Stimmen hören, Gedankenlautwerden, kommentierende Stimmen, Gedankeneingebungen.
- **Optische Halluzinationen.** Dabei werden Dinge gesehen, die keine der anderen anwesenden Personen wahrnehmen kann.
  Beispiel: Jemand nimmt ein schreckeinflößendes Wesen wahr, das ihn bedroht, sodass er vor Angst versucht, aus dem hochgelegenen Fenster zu entfliehen.
- **Olfaktorische Halluzinationen.** Es werden Gerüche wahrgenommen, die nicht vorhanden sind. Dabei müssen von den Betroffenen oft (vermeintlich) schlechte Gerüche ertragen werden.
- **Körperbezogene Halluzinationen** stammen aus dem Bereich der Körperwahrnehmung, wobei bizarre Körperwahrnehmungen vorkommen können.
  Beispiel: Mein Bein ist geschrumpft, mein Arm hat sich aufgelöst …

Ich-Störungen

Bei den Ich-Störungen handelt es sich um fehlerhafte Zuordnungen innerseelischer Erlebnisse. Innerseelische Ereignisse werden als von-außen-gemacht erlebt. Das betrifft sowohl Gedanken als auch Gefühle, Motive und Impulse. Diese Ich-Störungen werden als *Fremdbeeinflussungs- und Entfremdungserlebnisse* empfunden.

Fremdbeeinflussungserlebnisse Unter Fremdbeeinflussungserlebnissen versteht man:

- **Gedankeneingebung.** Die Betroffenen fühlen sich von außen gelenkt, geführt, Gedanken und

Vorstellungen werden ihnen eingegeben, ja aufgedrängt.
- **Gedankenentzug.** Die Betroffenen haben das Gefühl, als ob ihnen die Gedanken aus dem Kopf gezogen werden, als ob „Gedanken weggenommen" werden.
- **Gedankenausbreitung:** Es besteht das Gefühl, dass die Gedanken vom Umfeld gelesen werden können, dass sie dem Betroffenen nicht mehr allein gehören.

Entfremdungserlebnisse Darunter versteht man Veränderung in der eigenen Person, des eigenen Körpers und der Umwelt. Sie kommen vor als
- **Depersonalisationsstörung.** Es kommt zu einem Entfremdungserlebnis ohne Realitätsverlust. Die Betroffenen empfinden ihre eigenen Gefühle und Erfahrungen als losgelöst, fern, unwirklich, verändert, nicht als seine eigenen. Diese Störung gehört zu den dissoziativen Bewusstseinsstörungen.
- **Derealisationsstörung.** Objekte, Menschen und / oder die Umgebung erscheinen unwirklich und fern, künstlich, farblos, leblos, zu klein oder zu groß, unvertraut, obwohl jedes Detail problemlos wiedererkannt wird. Diese Störung ist oft mit einer Depersonalisationsstörung verknüpft.

Störungen des Antriebs und der Psychomotorik

Unter *Antrieb* versteht man das, was uns „antreibt", unsere innere Kraft, die Energie, die Aufmerksamkeit, Lebendigkeit, die allen unseren psychischen und physischen Leistungen zugrunde liegt. *Psychomotorik* ist die Gesamtheit der durch psychische (seelische) Vorgänge beeinflussten Bewegungsabläufe. Diese kann man z. B. an der menschlichen Mimik und der körperlichen Haltung gut erkennen, so könnte z. B. jemand unter Anspannung die Schultern hochziehen. Es gibt eine Vielfalt von Störungen des Antriebs und der Psychomotorik.

So kennt man z. B. folgende Antriebsstörungen:
- **Antriebsarmut.** Ein Mangel an Energie, Interesse und Initiative.
- **Antriebshemmung.** Die eigene Energie und Initiative werden vom Patienten als gebremst erlebt.
- **Antriebssteigerung.** Es liegt eine Zunahme an Energie, Initiative und Interesse vor, die aber nicht zielgerichtet und effektiv sein müssen.

Wichtige Störungen der Psychomotorik sind:
- **Mutismus.** Eine Wortkargheit bis Stummheit (ein Nicht-Sprechen) bei intaktem Sprachvermögen und intakten Sprechorganen. Ein Gegensatz dazu ist die *Logorrhö* (sehr starker Redefluss).
- **Motorische Unruhe.** Eine ziellos gesteigerte Motorik, z. B. ständiges Gestikulieren oder Nesteln am Knopf.
- **Stereotypien.** Dabei handelt es sich um monoton wiederholte, sinnlos erscheinende Bewegungsabläufe wie Wischbewegungen, Reiben und Blinzeln. Auch die *Tics* werden zu den Stereotypien gerechnet, obwohl sie weniger komplex als Stereotypien sind. Es handelt sich um unwillkürliche, plötzlich einsetzende, schnelle und wiederholte Muskelzuckungen, die an keinen bestimmten Rhythmus gebunden sind.

Störungen der Affektivität

Unter Affektivität versteht man die *Grundgestimmtheit* eines Menschen, also nicht den Affekt, wie wir ihn im ➤ Kap. 25.4 vorgestellt haben, nämlich die heftigen Gemütsbewegungen wie Freude, Wut oder Begeisterung. Affekt bezeichnet die Gestimmtheit im Augenblick, Affektivität dagegen die länger überdauernde Grundgestimmtheit einer Person. Störungen der Affektivität finden ihren Ausdruck in:
- **Affektverflachung.** Gefühls-, Ausdrucks- und Reaktionsverarmung
- **Apathie.** Ein Mangel an Energie und Interesse, Willensschwäche
- **Anhedonie.** Die Unfähigkeit überhaupt Freude zu empfinden
- **Gefühle der Gefühllosigkeit.** Das Gefühl gar keine Gefühle zu haben
- **Störungen der Vitalgefühle.** Störung der körperlichen und seelischen Frische bzw. Energie

Bewusstseinsstörungen

Bewusstseinsstörungen spielen eine wichtige Rolle bei den organisch bedingten psychischen Störungen (➤ Kap. 25.6.2), da sie ein Leitkriterium für diese Diagnose darstellen. Es gilt festzustellen, in welcher Bewusstseinslage sich der Patient befindet. Sie werden in zwei Formen unterschieden: die quantitativen und qualitativen Bewusstseinsstörungen:

Quantitative Bewusstseinsstörungen

Das Wort quantitativ legt nahe, dass es sich hier darum handelt, wie stark die Bewusstseinsstörung ausgeprägt ist, d.h., wie wach der Patient ist. Die Wachheit (Vigilanz) ist bei der weiteren Unterteilung der Bewusstseinsstörungen das entscheidende Kriterium. Ursachen von quantitativen Bewusstseinsstörungen können Schädel-Hirn-Traumata, Vergiftungen und organische Hirnerkrankungen sein. Es gibt verschiedene Einteilungen:

Benommenheit (leichte Bewusstseinstrübung) Schläfrigkeit, aber noch ansprechbar. Es liegt eine Verlangsamung des Denkens und Handelns vor.

Somnolenz (starke Bewusstseinstrübung) Es liegt ein stärkerer schläfriger Zustand vor, aus dem der Betroffene erweckt werden kann, allerdings schläft er danach sofort wieder ein.

Sopor (weitgehende Reaktionslosigkeit) Der Betroffene kann durch äußere Reize nicht mehr voll erweckt werden. Nur starke (Schmerz-)Reize können noch eine (schwache) Abwehrreaktion hervorrufen.

Koma (tiefste Bewusstlosigkeit) Auch auf stärkste Schmerzreize erfolgt keine Reaktion mehr.

Bitte beachten Sie zu den quantitativen Bewusstseinsstörungen ➤ Kap. 23.5.3, Schock.

Qualitative Bewusstseinsstörungen

Ging es bei den quantitativen Bewusstseinsstörungen um den Grad der Wachheit (Vigilanz), so geht es bei den qualitativen Bewusstseinsstörungen darum wie „gut" die Qualität seines Bewusstseins ist, d.h. wie „klar" der Betroffene auf das Erleben der eigenen Person und der Umwelt reagieren kann, die Bewusstseinsklarheit. Auch hier gibt es verschiedene Unterscheidungen:

- **Bewusstseinstrübung.** Bei der Bewusstseinstrübung kann der Betroffene nicht mehr klar einordnen, was in ihm oder in der Umwelt vorgeht. Er hat Schwierigkeiten, seine Umgebung und seine Person, sein eigenes Erleben und Verhalten richtig zu beurteilen.
  Vorkommen: z. B. bei Delir, Dämmerzustand, Vergiftungen.
- **Bewusstseinsverschiebung.** Hier handelt es sich um das Gegenteil einer Eintrübung, die Person erlebt ein gesteigertes Wachsein, Empfindungen und Sinneswahrnehmungen sind intensiviert.
  Vorkommen: z. B. bei Meditation, Hypnose, Schizophrenie, Manie, durch Halluzinogene.
- **Bewusstseinseinengung.** Es kommt zu einer erlebnisbedingten, gedanklichen oder emotionalen Fixierung auf einen Erlebensaspekt mit verminderter Ansprechbarkeit, verschobener Bewusstseinslage und Gedächtnisstörungen. Die Person scheint nach außen hin orientiert zu sein. Dieser Zustand beginnt und endet meist innerhalb kurzer Zeit.
  Vorkommen: z. B. bei Dämmerzustand nach einem Schädel-Hirn-Trauma oder nach einem epileptischen Anfall.

Orientierungsstörungen

Orientierung bedeutet die Fähigkeit sich zurechtzufinden, dass man Bescheid weiß über die momentane Situation, in der man sich befindet, dass man sich zeitlich und örtlich einordnen kann und dass man die Kontrolle über sich hat. Dafür brauchen wir alle unsere Sinne, die Wahrnehmung und die kognitiven Fähigkeiten und ein funktionierendes Gedächtnis. Ist die Orientierung gestört, hat der Betroffene nur noch ein mangelndes Wissen über sich selbst, ist orientierungslos und im Vollbild der Erkrankung wird er völlig hilfsbedürftig. Die Orientierungsstörungen unterscheidet man in:

- **Zeitliche Orientierungsstörung:** Der Patient hat Probleme sich „zeitlich" einzuordnen, d. h. zu wissen *in welchem Jahr, Monat, Wochentag* er sich im Moment befindet. Beispielsweise könnte er auf die Frage nach seinem Lebensalter antworten „25 Jahre", tatsächlich ist er aber 63 Jahre.
- **Örtliche Orientierungsstörung:** Der Patient weiß nicht wo er gerade ist, oft auch nicht, wie er dahin gekommen ist.

- **Situative Orientierungsstörung:** Die Einordnung der augenblicklichen Lage, in welcher er sich befindet gelingt nicht, so erkennt er z. B. nicht, dass er im Krankenhaus ist.
- **Orientierungsstörung zur eigenen Person:** Hier haben wir es mit der schwersten Orientierungsstörung zu tun. Der Patient „erkennt" sich selbst nicht mehr, er verliert seine eigene biografische Geschichte, erkennt meist den Ehepartner und die Kinder nicht mehr.

Orientierungsstörungen treten meist in der Reihenfolge auf:
zeitlich, **ö**rtlich, **s**ituativ, zur **P**erson Z-Ö-S-P

Auffassungs-, Konzentrations- und Gedächtnisstörungen

Unter *Auffassung* versteht man die Fähigkeit, Wahrnehmungserlebnisse in ihrer Bedeutung zu begreifen und sinnvoll in vorhandenes Wissen einzugliedern. *Aufmerksamkeit* ist die gezielte Ausrichtung auf einen bestimmten Lerninhalt, auf eine Situation, auf Objekte, geschieht dies ausdauernd, so handelt es sich um *Konzentration*. Das *Gedächtnis* speichert die Informationen. Die Leistungen, die das Gehirn dabei erbringt, bezeichnet man als mnestischen (mnéme, gr. Erinnerung, Gedächtnis) Funktionen. Wichtige Voraussetzungen, um diese Fähigkeiten ausüben zu können, sind Wachheit und Klarheit des Bewusstseins. Von Störungen spricht man dann, wenn diese kognitiven Funktionen nicht oder nur mangelhaft ausgeübt werden können.

Mit den Gedächtnisstörungen wollen wir uns nun genauer beschäftigen:

Gedächtnisstörungen Von *Gedächtnisstörungen* spricht man, wenn Informationen nicht in das *Langzeitgedächtnis* gespeichert werden können bzw. wenn schon Erlerntes nicht daraus abgerufen werden kann. *Merkfähigkeitsstörungen* dagegen sind Störung des *Kurzzeitgedächtnisses*. Neue Eindrücke können nicht länger als 10 Minuten behalten werden, das heißt, sie werden nicht in das Langzeitgedächtnis übernommen. Bei den Gedächtnisstörungen unterscheidet man:

- **Amnesie** (Gedächtnislücke). Das ist ein zeitlich oder inhaltlich begrenzter Gedächtnisausfall, wobei man unterscheidet zwischen:
  - **Retrograder Amnesie.** Dinge, die *vor* einem bestimmten, möglicherweise traumatischen Ereignis oder einem Schädel-Hirn-Trauma lagen, können nicht erinnert werden.
  - **Anterograde Amnesie.** Dinge, die *nach* einem bestimmten Ereignis liegen, können nicht erinnert werden.
  - **Kongrade Amnesie.** Erinnerungslücke für das auslösende Ereignis an sich.
- **Konfabulationen** treten häufig bei chronischem Alkoholismus auf, speziell beim Korsakow-Syndrom. Der Alkoholabusus führt zu gravierenden Erinnerungslücken, die dann von dem Patienten mit Fantasie-Erinnerungen gefüllt werden, die aber von ihm als wahr empfunden werden.
- **Paramnesien** sind Gedächtnisstörungen, bei der die betroffene Person Erinnerungen an Ereignisse hat, die nicht stattgefunden haben. Hierzu gehört auch das Déjà-vu-Erlebnis (etwas schon einmal erlebt zu haben, ein falsches Wiedererkennen) und das Jamais-vu-Erlebnis (etwas nicht wiederzuerkennen, das man schon erlebt hat).
- **Flashbacks** sind sog. Nachhallerinnerungen. Sie können nach einem traumatischen Erlebnis auftreten. Sie treten unwillkürlich, nicht steuerbar auf und lassen den Betroffenen alles noch mal durchleben.

25.6.2 Organisch bedingte psychische Störungen

Bei organisch bedingten psychischen Störungen (organische Psychosen, exogene Psychosen, Psychosyndrome) sind *organische Veränderungen* des *Gehirns* krankheitsverursachend, z.B. Hirntumore, Hirnverletzungen, degenerative Hirnprozesse (Demenz) oder Schädigungen des Gehirns durch Drogen, Medikamente oder Durchblutungs- und Stoffwechselstörungen.

Organisch bedingte psychische Störungen können die gleichen Symptome hervorrufen wie die nichtorganisch bedingten Psychosen, nämlich Gedächtnisstörungen, Desorientiertheit, Wahrnehmungsstö-

Tab. 25.9 Hauptunterschiede zwischen akuten und chronischen Psychosyndromen

Akute organische psychische Störung	Chronische organische psychische Störung
Akute organische Erkrankung, Intoxikation	Degenerative Veränderungen des Gehirns
Plötzlicher Beginn	Schleichender Beginn
Reversibel, wenn Erkrankung ausgeheilt ist bzw. Intoxikation abgeklungen ist	Irreversibel
Mit Bewusstseinsstörung	Keine Bewusstseinsstörung

rungen und Unfähigkeit, die Realität zu beurteilen. Nach der ICD-10 gehören zu den organischen Psychosen z. B. die Alzheimer-Krankheit, die vaskulären Demenzen, die AIDS-Demenz, Morbus Parkinson, Pick-Krankheit, Creutzfeld-Jacob-Krankheit und das Delir. Die organisch bedingten psychischen Störungen (exogene Psychosen) werden unterteilt in akute und chronische Psychosyndrome.

Akute Psychosyndrome

Akute Psychosyndrome beruhen auf *akuten organischen Veränderungen des Gehirns*, einer körperlichen Erkrankung mit Auswirkung auf das Gehirn und seinen Funktionen oder auf einer Intoxikation.

Kennzeichen des akuten Psychosyndroms sind der plötzliche Beginn, die auftretenden Bewusstseinsstörungen, und dass sie reversibel sind (➤ Tab. 25.9). Reversibel heißt, wenn die Ursprungserkrankung geheilt bzw. die Schadstoffeinwirkung auf das Gehirn abgeklungen ist, verschwinden die psychischen Symptome.

Auch das **Alkoholdelir** (Trinkerwahn, Delirium tremens) wird mit dazu gerechnet. Allerdings kann ein Delirium tremens sowohl durch Alkoholabusus als auch bei Alkoholentzug auftreten. Typische Erscheinungen sind Bewusstseinstrübung, motorische Unruhe, Verwirrtheit, Angst und Halluzinationen.

Durchgangssyndrom Der Begriff gilt als obsolet (veraltet) und wird deshalb in der ICD-10 nicht aufgelistet, allerdings wird der Begriff in der medizinischen Alltagssprache noch verwendet. Man meint damit, dass es z. B. durch *Fieber* oder *Intoxikation* (Medikamente, Drogen) zu einer *kurzzeitigen organischen Psychose* kommt. Ein Durchgangssyndrom geht nicht mit Bewusstseinsstörungen einher. Es bildet sich in der Regel innerhalb von Stunden oder einigen Tagen auch ohne Therapie zurück, deshalb die Bezeichnung „Durchgangssyndrom". So kommt es typischerweise in der Klinik infolge einer *Operation* zu einem Durchgangssyndrom, von dem der Patient sich innerhalb von Stunden erholt. Auch nach einer Drogeneinnahme kann ein Durchgangssyndrom auftreten. Besteht die Intoxikation nicht mehr, klingen die psychotischen Syndrome ab.

! Bei einem akuten Psychosyndrom (einer akuten organischen psychischen Störung) handelt es sich immer um einen Notfall.

Chronische Psychosyndrome

Chronische Psychosyndrome (demenzielle Syndrome) beruhen auf einer *degenerativen organischen Veränderung des Gehirns*, die zu einem fortschreitenden, irreversiblen Abbau der intellektuellen Leistungsfähigkeit führt. Der Beginn der Krankheit ist schleichend mit fortschreitendem (progredientem) Verlauf. Leitsymptome sind Gedächtnisstörungen, Orientierungsstörungen und affektive Beeinträchtigungen. Das bekannteste demenzielle Syndrom ist die Alzheimer-Demenz (➤ Kap. 18.9.8), häufig sind auch die Altersdemenzen und die vaskulären Demenzen. Chronische demenzielle Syndrome sind nicht reversibel.

Symptome Symptome des chronischen Psychosyndroms:

- Gedächtnisprobleme
- Sprachstörungen
- Müdigkeit, Depression
- Probleme, den Alltag zu bewältigen
- Sprachzerfall
- Eingeschränktes Urteilsvermögen
- Im Endstadium Verlust der kognitiven Fähigkeiten und Persönlichkeitsveränderung

Bitte beachten, dass eine Bewusstseinsstörung nicht zum Krankheitsbild gehört.

Apallisches Syndrom (Wachkoma, Coma vigile, Dezerebrationssyndrom) Eine Sonderform einer exogenen Psychose ist das apallische Syndrom. Dabei ist es zu einem *Ausfall der Großhirnrinde* gekommen bei erhaltenen Funktionen des Hirnstammes wie Steuerung der Atmung und des Herzschlages.

Häufige Ursachen sind *fehlerhafte Reanimation*, Vergiftung oder Schock, die zu einem Sauerstoffmangel des Gehirns geführt haben. Die Großhirnrinde reagiert empfindlicher als das Stammhirn auf Sauerstoffmangel, deshalb konnte letzteres die Arbeit wieder aufnehmen. Beim apallischen Syndrom handelt es sich um einen „schlafähnlichen Zustand" mit offenen Augen, wobei der Blick allerdings ins Leere gerichtet ist. Der Betroffene hat Zeiten, in denen er wach ist, und Zeiten, während deren er schläft. Auch wenn er wach ist, zeigt er jedoch keine gerichtete Aufmerksamkeit und keine sinnvollen Reaktionen auf Umweltreize. Er äußert sich nicht spontan, z. B. kann er nicht sagen, dass er Hunger hat oder Harn- bzw. Stuhldrang verspürt. Heute wird der Begriff apallisches Syndrom allerdings besser mit „Syndrom reaktionsloser Wachheit" beschrieben (➤ Kap. 18.2.6).

25.6.3 Schizophrenie, schizotype und wahnhafte Störungen

Während bei den organisch bedingten psychotischen Störungen die Ursache in einer organischen Veränderung des Gehirns liegt, ist bei den psychotischen Störungen des schizophrenen Formenkreises *keine* körperliche Ursache auszumachen. Die Krankheit kommt von innen (= endogen) bzw. ist eine konstitutionell genetisch mitbedingte Erkrankung.

Über die **Ursache** der Entstehung der endogenen psychotischen Störungen gibt es viele Hypothesen. Es setzt sich allerdings die Ansicht durch, dass die Krankheit *multifaktoriell* bedingt ist und dass eine genetische Veranlagung eine Rolle spielt. Außerdem scheinen bestimmte psychosoziale Faktoren den Ausbruch der Erkrankung zu begünstigen. Dazu gehören:

- Schwierige Beziehungen in der Herkunftsfamilie
- Belastende Lebensereignisse
- Soziale Isolation in der Adoleszenz
- Double-bind-Botschaften
- Unglückliche Eltern, die ihr Kind zur Stillung eigener Bedürfnisse „benutzen"

Double-bind-Botschaften (Doppelbindungstheorie) Darunter versteht man, dass von einer Bezugsperson einander widersprechende Botschaften gesandt werden, die den Empfänger in einen unlösbaren Konflikt stürzen. Sie wurden lange Zeit als (Mit-)Verursacher für den Ausbruch der Krankheit angenommen, konnten aber wissenschaftlicher Überprüfung nicht standhalten.

Beispiel einer Double-Bind-Botschaft: Ein Schulkind sieht seine Mutter am Schultor warten und läuft auf sie zu. Die Mutter breitet die Arme aus und so läuft das Kind schnell der Mutter in die Arme. Da merkt das Kind, dass es der Mutter unangenehm ist, das Kind auf den Arm zu nehmen, weil sie sich versteift und das Kind zurückdrückt. Daraufhin lässt das Kind sofort los, um dem Wunsch der Mutter gerecht zu werden. Als die Mutter das merkt, sagt sie mit „unglücklicher Stimme": „Was ist denn, hast du deine Mami nicht mehr lieb?"

Da sich hier die Körpersprache und die Sprache in ihren Botschaften an das Kind klar widersprechen, hat das Kind keine Möglichkeit so zu reagieren, dass es die Wünsche der Mutter erfüllen kann.

Schizophrenien

Unter dem Begriff der Schizophrenie wird eine Gruppe psychotischer Störungen zusammengefasst, die durch massive *Störungen* des *Denkens*, der *Emotionen* und des *Verhaltens* gekennzeichnet sind. Hauptsymptome sind Ich-Störungen, formale Denkstörungen, Halluzinationen, Wahnvorstellungen, Inkohärenz der Sprache, Affektstörungen, Antriebsstörungen, gestörtes Sozialverhalten und gestörte Psychomotorik. Die Emotionen sind flach oder unangemessen. In der motorischen Aktivität treten bizarre Störungen auf. All dies führt dazu, dass sich die Patienten von den Menschen und der Realität zurückziehen, häufig in eine Fantasiewelt aus Wahnideen und Halluzinationen. Krankheitseinsicht besteht in aller Regel nicht.

Allerdings zeigt kein Patient immer alle diese Symptome, sondern nur einige davon. Auch gibt es kein Symptom, das in jedem Fall vorhanden sein muss, um die Diagnose „Schizophrenie" stellen zu können. Die Symptome kann man in Positiv- und Negativsymptome einteilen. Das ist wichtig, weil die einzelnen Symptome unterschiedlich auf Medikamente ansprechen.

Positivsymptome Positivsymptome sind durch ein *Übermaß* oder durch eine *Verzerrung* der normalen Funktionen gekennzeichnet. Dazu gehören Symptome wie:

- Wahnideen
- Halluzinationen
- Bizarres Verhalten
- Ich-Störungen
- Formale Denkstörungen

Um die Schwere der Erkrankung zu zeigen und zu verdeutlichen, wie weit sich ein Schizophrener von der Realität entfernt hat, hier ein Beispiel, wie eine „Unterhaltung" zwischen einem Therapeuten und einem Patienten aussehen könnte:

Therapeut: „Haben Sie sich in letzter Zeit nervös oder angespannt gefühlt?"

Patient: „Nein, ich bekam einen Kopf Salat."

Therapeut: „Sie bekamen einen Kopf Salat, das verstehe ich nicht."

Patient: „Nun, es war nur ein Kopf Salat."

Therapeut: „Erzählen Sie mir von dem Salat. Was meinen Sie?"

Patient: „Nun, ... Salat ist eine Umwandlung eines toten Puma, der einen Rückfall auf der Kralle eines Löwen erlitt ..."

Negativsymptome Bei Negativsymptomen kommt es zu einer *Verminderung* oder zu einem *Verlust* von normalen Funktionen. Sie sind gekennzeichnet durch Verhaltensdefizite wie:

- **Antriebsschwäche, Willensschwäche und Mangel an Energie.** Die Patienten können dabei auch gegenüber ihrer persönlichen Körperhygiene nachlässig werden. Aufgrund des Energiemangels kann es sein, dass die Patienten zu nichts anderem fähig sind, als einfach nur herumzusitzen.
- **Flacher Affekt.** Reize lösen fast keine emotionalen Reaktionen mehr aus.
- **Alogie (Sprachverarmung).** Die Sprache ist entweder quantitativ stark reduziert oder sie vermittelt wenig Information, bleibt vage und ist voller Wiederholungen.
- **Anhedonie.** Eine Unfähigkeit, Freude zu empfinden.
- **Aufmerksamkeits- und Konzentrationsstörungen**
- **Depressive Stimmung**
- **Gebremste Psychomotorik** bis hin zum Stupor d. h. reduzierte Bewegung bis hin zu gänzlicher Erstarrung bei wachem Bewusstsein) oder **Mutismus** (Nicht-Sprechen bei intakten Sprechorganen)

Die ICD-10 unterteilt Schizophrenien in folgende wichtige Erscheinungsbilder:

- **Paranoide Schizophrenie** Sie ist die *häufigste* Form und zeigt vorrangig *Positivsymptome* wie Halluzinationen (meist akustischer Art), Wahn, Ich-Störungen und formale Denkstörungen. Treten Wahnvorstellungen auf, sind dies meist Verfolgungs-, Beziehungs- oder Sendungswahn (Ich werde die Menschheit retten). Bei den akustischen Stimmen, die auftreten können, werden meist befehlende oder bedrohliche Stimmen gehört, seltener Akoasmen wie Pfeifen, Brummen, Zischen.
- **Hebephrene Schizophrenie** Hebephrene Schizophrenien treten bei *Jugendlichen* und *jungen Erwachsenen* auf und zeigen vorrangig Negativsymptome. Die Affektstörungen werden oft als „läppischer Affekt" bezeichnet, weil die Stimmung flach und unangepasst und von Kichern begleitet ist, auch von Grimassen und Manierismen (gekünsteltes und verschrobenes Verhalten). Positivsymptome können auftreten, sind aber nicht dominant. Die Betroffenen neigen zu einem sozialen Rückzug. Die Prognose für diese Erkrankung ist eher schlecht.
- **Katatone Schizophrenie** Bei der katatonen Schizophrenie stehen die *psychomotorischen Störungen* im Vordergrund und zwar: starke Erregung und Stupor, Haltungsstereotypien (Zwangshaltungen können sehr lange aufrecht erhalten werden), Flexibilitas cerea (eine Art wächserne Biegsamkeit, Verharren der Glieder oder des Körpers in Haltungen, die von außen auferlegt sind). Die katatone Schizophrenie ist eher selten.
- **Schizotype Störung** Die Betroffenen leiden unter vielfältigen neurotischen und teilweise psychotischen Symptomen, sodass es vom

Erscheinungsbild her so aussieht, als ob eine Schizophrenie vorläge. Jedoch können diese trotz vieler Symptome, die einer Schizophrenie ähneln, nicht eindeutig dieser Erkrankung zugeordnet werden. Zu diesen Symptomen einer schizotypen Störung gehören inadäquater Affekt, seltsames Verhalten, sozialer Rückzug, auffällige Sprache und ungewöhnliche Wahrnehmungserlebnisse. Diese Störung zeigt einen chronischen Verlauf und manchmal entwickelt sich auch eine eindeutige Schizophrenie. Die Diagnose „schizotype Störung“ wird nach ICD-10 nicht zum allgemeinen Gebrauch empfohlen, weil eine Abgrenzung zur Schizophrenia simplex (einer leichteren Form der Schizophrenie) und zur paranoiden Persönlichkeitsstörung sehr schwierig ist.

- **Schizoaffektive Störung** Wie der Name schon sagt, treten hier *gleichzeitig affektive* und *schizophrene* Symptome auf. Bei den affektiven Störungen handelt es sich um Manien und Depressionen, wobei bei einer manischen Ausprägung einer schizoaffektiven Störung eine gehobene Stimmung im Vordergrund steht und bei einer depressiven die niedergeschlagene. Bei den schizophrenen Symptomen handelt es sich um die im ➤ Kap. 25.6.1 beschriebenen, z. B. Denk-, Wahrnehmungs- und Ich-Störungen.
- **Anhaltende wahnhafte Störung** Eine anhaltende wahnhafte Störung wird auch als **Paranoia** bezeichnet. Dabei leidet der Patient *ausschließlich* an einer *Wahnsymptomatik*, wie Verfolgungswahn, hypochondrischer Wahn, Größenwahn, Eifersuchtswahn oder Querulantenwahn. Dabei können einzelne Wahnideen auftreten oder es kann ein komplexes Wahngebäude aufgebaut werden. Weiterhin können depressive Elemente dazu kommen. Eine Paranoia beginnt oft schleichend und bleibt deshalb anfänglich unbemerkt. Krankheitseinsicht besteht nicht.

!

Bitte beachten: Der Begriff „Paranoia“ kommt auch in der Alltagssprache vor, damit wird jedoch meist eine Krankheit bezeichnet, die vom „Betrachter aus gesehen“ unverständig, exzentrisch oder außergewöhnlich erscheint. Manchmal wird sie auch mit der paranoiden Schizophrenie gleichgesetzt. Aber die ICD-10 versteht darunter nur die anhaltende wahnhafte Störung, wie vorstehend geschildert.

Verlauf und Therapie schizophrener Erkrankungen Schizophrene Störungen verlaufen meist in *Schüben*, wobei eine akute Krankheitsphase mehrere Wochen bis Monate andauert. Danach klingt die Krankheit ab, manchmal vollständig, manchmal bleiben jedoch Restsymptome (Residualsymptome) zurück, wie z.B. soziale Isolation. Oft folgen nach Monaten oder nach Jahren weitere Krankheitsschübe. Die Residualsymptomatik zwischen den Schüben kann konstant bleiben oder sich nach jedem Schub verschlechtern.

!

Zu beachten ist die erhöhte Suizidgefahr, sie liegt bei ca. 10 %.

Die Behandlung erfolgt durch den Psychiater, evtl. in einer Fachklinik, wegen der Schwere der Erkrankung und weil verschreibungspflichtige Medikamente eingesetzt werden. Wichtig ist auch, die einem neuen Schub vorbeugende medikamentöse Therapie (➤ Kap. 25.9.2).

Der Heilpraktiker kann, am besten in Absprache mit dem Facharzt, begleitend therapieren.

Besteht eine Eigen- oder Fremdgefährdung, so ist eine **Einweisung in eine psychiatrische Klinik** notwendig. Bitte beachten Sie in diesem Fall: Nur ein Facharzt kann das Einweisungsverfahren in Gang setzen. Weigert sich ein Patient in eine Klinik zu gehen, dann muss der Arzt vor Gericht eine vormundschaftliche Genehmigung einholen. Um diese zu bekommen, sind genau vorgegebene Indikationen erforderlich.

Sollte eine Notfalleinweisung notwendig sein, so kann dies auch nur ein Arzt in die Wege leiten. Er muss ein Zeugnis der Selbst- oder Fremdgefährdung ausstellen mit den Angaben, welche Unterbringung er für notwendig hält. Die Dauer dieser notfallmäßigen Unterbringung ist begrenzt und bedarf stets der schnellen nachträglichen richterlichen Überprüfung. Die Vorgehensweisen in den einzelnen Bundesländern und Städten ist unterschiedlich, deshalb müssen entsprechende Informationen vor Ort eingeholt werden.

25.7 Kinder und Jugendliche

In der ICD-10 werden den psychischen Problemen, die Kinder und Jugendliche haben können, drei Kapitel gewidmet, und zwar:

- Intelligenzminderungen (Oligophrenien)
- Entwicklungsstörungen
- Verhaltens- und emotionale Störungen mit Beginn in der Kindheit und Jugend

In dieser Reihenfolge werden sie nun vorgestellt.

25.7.1 Intelligenzminderungen

Intelligenzminderungen (Oligophrenien), auch geistige Behinderung (mentale Retardierung) genannt, sind *angeborene oder frühzeitig erworbene* Intelligenzstörungen, die eine in der Entwicklung stehen gebliebene oder unvollständige Entwicklung der geistigen Fähigkeiten zeigen. Außerdem gehen sie mit einer Beeinträchtigung des Anpassungsvermögens einher. Intelligenzminderungen betreffen hauptsächlich die Fähigkeiten, die man mit Intelligenz definiert, wie Kognitionen (Denken, Erkennen und Wahrnehmen), Sprache, motorische Fertigkeiten und soziale Fähigkeiten. Sie treten bei ca. 2–3 % der Kinder auf.

Entstehung Entstehen können diese Intelligenzminderungen schon pränatal im Mutterleib, z. B. durch genetische Schädigungen wie Trisomie 21 oder perinatal während der Geburt durch Geburtstraumata. Auch eine postnatale Entstehung ist möglich, z. B. durch ein Schädel-Hirn-Trauma. Allerdings kann in ca. 50 % der Fälle keine genaue Ursache festgestellt werden.

Diagnostik Diagnostiziert werden Oligophrenien durch eine Anamneseerhebung, durch neurologische Untersuchungen und mithilfe von Intelligenztests. Die ICD-10 untergliedert auf der Basis von Intelligenztests detailliert, wie stark die Intelligenz gemindert ist (s. unten).

Ein Intelligenztest misst mithilfe von Fragen und Aufgaben das Denkvermögen, das Sprachverständnis, das visuelle Vorstellungsvermögen und die soziale Kompetenz und ermittelt aus den Antworten, wie hoch der sog. Intelligenzquotient (IQ) ist. Ein IQ von 100 bedeutet eine durchschnittliche Intelligenz, ab einem IQ von 130 spricht man von Hochbegabung. Liegt ein IQ unter 70 liegt eine Minderbegabung vor.

Es gibt spezielle Tests für Kinder. Aber Achtung: Ein Intelligenztest allein kann ein Kind nicht bewerten, er kann immer nur ein Puzzleteil in der Gesamtbeurteilung sein. Es müssen viele weitere Untersuchungen dazu kommen. Sehr wichtig ist es zu sehen, wie das Kind den Anforderungen des Alltags und besonders den schulischen nachkommen kann.

Schweregrade Auf der Basis von Intelligenztests für Kinder wurde festgelegt, wie schwer die Intelligenzminderung ist.

Man unterscheidet:

- **Leichte Intelligenzminderung** bei einem IQ von 50–69 (ca. 80–85 %)
- **Mittelgradige Intelligenzminderung** bei einem IQ von 35–49 (ca. 10–12 %)
- **Schwere Intelligenzminderung** bei einem IQ von 34–20 (ca. 3–7 %)
- **Schwerste Intelligenzminderung** bei einem IQ von unter 20 (ca. 1–2 %)

Die Zahlen in Klammern geben an, wie häufig die einzelnen Schweregrade bei von Intelligenzminderung Betroffenen auftreten (100 % = Gesamtheit der Menschen mit Intelligenzminderung).

Die Einordnung in die IQ-Bewertung ermöglicht eine Abstufung von einer leichten bis zur schwersten Intelligenzminderung, d. h. die Fähigkeiten, den Alltag zu bewältigen, die sprachliche Entwicklung oder die Möglichkeiten, den Herausforderungen von Schule und Arbeit zu begegnen sind von leicht gemindert bis nicht mehr vorhanden.

Unterscheidung zwischen Intelligenzminderung und Demenz

- **Intelligenzminderung.** Es werden bestimmte geistige Fähigkeiten nicht erreicht.
- **Demenz.** Bereits erworbene geistige Fähigkeiten gehen wieder verloren.

Therapie Eine Heilung, im Sinne von vollständiger Genesung, gibt es bei Intelligenzminderung nicht. Wichtig ist die Förderung der Fähigkeiten der Kinder, um ihnen soweit als möglich eine eigenständige Lebensführung zu ermöglichen.

25.7.2 Entwicklungsstörungen

Bei Entwicklungsstörungen kommt es zu umschriebenen, bestimmten Störungen, z. B. bei der Fähigkeit richtig schreiben oder lesen zu können. Sie entwickeln sich meist im Kleinkindalter und sind eng mit der biologischen Reifung des Nervensystems verbunden.

Die ICD-10 unterteilt die Entwicklungsstörungen in zwei große Gruppen, nämlich in die Teilleistungsstörungen und die tiefgreifenden Entwicklungsstörungen.

Teilleistungsstörungen

Wie man aus der Bezeichnung schon entnehmen kann, ist „nur" ein Teil der Entwicklung gestört, und zwar nennt die ICD-10 hier Störungen

- **des Sprechens und der Sprache,**
- **der schulischen Fertigkeiten:** die isolierte Rechtschreibstörung, die kombinierte Lese- und Rechtschreibstörung (Legasthenie), die Rechenstörung (Dyskalkulie), die kombinierten Störungen schulischer Fertigkeiten des Lesens, Schreibens und Rechnens),
- **der motorischen Funktionen** (der Grob-, Fein-, und Mundmotorik).

Tiefgreifende Entwicklungsstörungen

Diese Entwicklungsstörungen greifen „tief" und umfassend in die Entwicklung des Kindes ein und zeigen sich meist im sozialen Bereich, in der Kommunikation, in stereotypem Verhalten und in den Aktivitäten und Interessen.

Die Kinder werden schon sehr früh, in der Regel vor dem 3. Lebensjahr, auffällig.

Die wichtigsten klinischen Störbilder sind der frühkindliche Autismus, das Asperger-Syndrom und das Rett-Syndrom.

Frühkindlicher Autismus Frühkindlicher Autismus (Kanner-Syndrom) zeigt sich schon ab dem 36. Lebensmonat. Betroffene Kinder sind besonders auffällig im *Sozialverhalten*. Sie sind in sich abgekapselt und zeigen kaum Interesse am Spielen oder an Kontakt mit anderen Kindern. Sie vermeiden Blickkontakte, haben kaum *Gestik* und *Mimik* und können diese auch bei anderen nicht deuten. Die *Emotionalität* ist eingeschränkt, man sagt, sie sind wenig schwingungsfähig. Deutlich vermindert ist die *Sprachentwicklung*, etwa 50 % entwickeln keine Sprache. 2 / 3 der Kinder haben eine *Intelligenzminderung*, die Zahlen hierzu variieren in der Literatur allerdings sehr stark. Auffällig sind auch *ritualisierende Handlungen, stereotypes Verhalten und Angst vor Veränderungen.*

Frühkindlichen Autismus findet man bei ca. 0,1 % aller Kinder. Jungen sind häufiger betroffen als Mädchen.

Asperger-Syndrom Das Asperger-Syndrom hat Ähnlichkeiten mit dem frühkindlichen Autismus, allerdings zeigen sich beim Asperger-Syndrom die Störungen *meist ab dem 3. Lebensjahr*. Es kommt zu *Störungen im Sozialverhalten*, Auftreten von *Stereotypien* (nicht so ausgeprägt wie beim Kanner-Syndrom) und *eingeschränkten Interessen*. Allerdings findet man beim Asperger-Syndrom oft *Spezialinteressen*, technischer oder lexikalischer Art, in denen die Betroffenen brillieren. Manchmal kommt es sogar zu Hoch- oder Inselbegabungen. Im Unterschied zum Kanner-Syndrom sind die Intelligenz und die Sprachentwicklung durchschnittlich bis gut. Blickkontakte sind meist da, aber nicht sehr ausgeprägt. Jungen sind auch hier stärker betroffen.

Die ICD-11 listet nur noch eine allgemeine Autismus-Spektrum-Störung (ASS) auf und unterteilt nicht mehr in frühkindlichen Autismus und Asperger-Syndrom wie die ICD-10. Grund dafür ist, dass nach dem derzeitigen Stand der Wissenschaft keine klare Abgrenzung dieser Subtypen möglich ist und man deshalb nur noch von einem fließenden Übergang von milderen und stärken Autismus-Spektrum-Störungen ausgehen solle.

Es wird auch diskutiert, ob dem Asperger-Syndrom überhaupt Krankheitswert zuzuweisen ist oder ob es als Normvariante menschlichen Verhaltens und der Informationsverarbeitung anzusehen ist.

Der frühkindliche Autismus und das Asperger-Syndrom sind nicht heilbar. Wichtig ist die Förderung der vorhandenen Fähigkeiten, um den Betroffenen ein weitgehend eigenständiges Leben zu ermöglichen. Viele Beispiele zeigen, dass dann mit autistischer Störung weitreichende Möglichkeiten bestehen, ein erfolgreiches Leben, auch beruflicher Art, zu führen.

Rett-Syndrom Das Rett-Syndrom zeigt sich zwischen dem *6. Lebensmonat und dem 4. Lebensjahr* und ist durch einen teilweisen oder kompletten Verlust von schon erworbenen Fähigkeiten gekennzeichnet. Nach außen zeigt es sich auffällig durch *waschende Handbewegungen*, d. h., die Kinder wringen die Hände. Die Sprachentwicklung ist *mangelhaft* und entwickelt sich im Laufe der Erkrankung zurück. Es findet ein demenzieller Prozess statt, das Kopfwachstum verringert sich.

Im Gegensatz zum autistischen Spektrum, bei dem die Ursache nicht bekannt ist, kennt man hier die Verursachung: Es handelt sich um eine *angeborene, neurodegenerative Erkrankung*, hervorgerufen durch eine spontane Mutation des MeCP2-Gens auf dem X-Chromosom. Die Krankheit ist progredient, d. h., sie kann nicht gestoppt und geheilt werden. Sie ist eine sehr seltene Krankheit, von der nur *Mädchen* betroffen sind.

25.7.3 Aufmerksamkeitsdefizit-Hyperaktivitätsstörung, Hyperkinetische Störung

Die ICD-10 ordnet diese Störung den Verhaltens- und emotionalen Störungen mit Beginn in der Kindheit und Jugend zu. Allgemein versteht man darunter den „Zappelphilipp", der nicht ruhig sitzen kann, ständig stört und in der Schule für Lehrer und Mitschüler eine Belastung ist und für die Eltern eine echte Herausforderung an ihre Geduld bedeutet. Selbstverständlich leidet auch das Kind selbst darunter.

Diese Störung tritt schon sehr früh auf, wird aber meist erst im Kindergarten oder in der Schule diagnostiziert, wenn sich die Störungen in der Gruppe zeigen und sich auf die schulischen Leistungen auswirken.

Diese Störform tritt in zwei Varianten auf und zwar als ADS und ADHS:

ADS (Aufmerksamkeitsdefizitsyndrom) Unter ADS leidet ein Kind, das sich *nicht konzentrieren* kann, es träumt vor sich hin, ist leicht ablenkbar und unaufmerksam. Auf der anderen Seite ist es *impulsiv* und hat Schwierigkeiten, das eigene Verhalten zu steuern, redet viel, neigt zu Wutausbrüchen und ist starken Gefühlsschwankungen unterworfen.

ADHS (Aufmerksamkeitsdefizit-Hyperaktivitätsstörung) Unter ADHS leidet ein Kind, wenn zu den ADS-Problemen noch eine *Hyperaktivität* dazu kommt, d. h., es kann nicht ruhig sitzen, da es einen übermäßigen Bewegungsdrang hat. In der Schule fallen diese Kinder ganz besonders auf, weil sie durch ihre exzessive Ruhelosigkeit den Unterricht stören.

Hauptsymptome bei ADHS / ADS. Bitte beachten Sie, dass nicht alle Symptome auftreten müssen.

Im Säuglingsalter:
- Unerklärlich langandauernde Schreiphasen
- Schlafprobleme
- Essprobleme
- Ablehnung von Körperkontakt

Im Kleinkindalter:
- Vermehrte Unfallgefahr
- Rastlosigkeit
- Häufiger Handlungswechsel
- Geringe Ausdauer
- Auffallend früher Spracherwerb oder verzögerte Sprachentwicklung

Im Grundschulalter:
- Fortdauer der Probleme, die schon im Kleinkindalter aufgetreten sind
- Auswirkungen auf die schulischen Leistungen, z. B. Leistungsprobleme und schlechte Schrift
- Stören im Unterricht, träumen im Unterricht oder Unkonzentriertheit
- Impulsivität
- Außenseitertum
- Niedriges Selbstbewusstsein
- Stimmungsschwankungen

In der Adoleszenz:
- Fortdauer der Probleme, die schon zuvor aufgetreten sind
- Null-Bock-Mentalität
- Leistungsverweigerung
- Oppositionell-aggressives Verhalten
- Neigung zu Randgruppen, Drogen, Alkohol

Im Erwachsenenalter:
- Unbeständigkeit von beruflichen und sozialen Bindungen
- Erhöhte Neigung zu Straffälligkeiten
- Bei ADS kommt es gehäuft zu Depressionen, Angst- und Zwangsstörungen, bei ADHS zu Störungen des Sozialverhaltens und einer erhöhten Aggressionsbereitschaft. Bei beiden Typen ist die Alkohol- und Drogen-Prävalenzrate erhöht.

Vorkommen *Jungen* haben häufiger ein ADS als Mädchen. Bei ihnen tritt auch häufiger die Variante

ADHS auf. Bekommen Mädchen dieses Syndrom, dann haben sie eher die ADS-Variante.

Ursachen Eine alleinige Ursache kann nicht benannt werden, sondern man nimmt an, dass es sich um ein *multifaktorielles* Geschehen handelt, bei dem genetische, neurochemische Störungen (des Dopamin-Noradrenalin-Systems) und neurophysiologische Besonderheiten im Frontalhirn und den Basalganglien eine Rolle spielen. Auch Intoxikationen in der Schwangerschaft mit Blei, Alkohol und Nikotin werden in Betracht gezogen. Umwelt und Erziehung können ebenfalls eine Rolle spielen, allerdings die Krankheit nicht ursächlich hervorrufen, sondern lediglich beeinflussen.

Therapie Gerade die neurochemische Erklärung, dass möglicherweise eine Störung des Dopamin-Noradrenalin-Systems verursachend ist, hat zu einer medikamentösen Therapie geführt.

Schulmedizinische Therapie – Ritalin Vor allem in den USA, aber in den letzten Jahren auch zunehmend bei uns, wird mit dem Medikament Ritalin behandelt, das die Substanz Methylphenidat enthält, die den Neurotransmitterstoffwechsel beeinflusst. Allerdings ist diese medikamentöse Therapie nicht nur in der Naturheilkunde, sondern auch in der Schulmedizin sehr umstritten. In der Schulmedizin gilt, dass dieses Medikament Einzelfällen vorbehalten bleiben sollte: Bevor Ritalin eingesetzt werden darf, muss eine sehr gründliche Diagnostik vorausgegangen sein, die abgeklärt hat, ob nicht vielleicht eher eine Funktionsstörung der Schilddrüse vorliegt, eine Minderbegabung, Epilepsie, familiäre Problematiken, evtl. auch eine posttraumatische Störung. Außerdem muss die Familiensituation geprüft werden: Wie ist der Umgang in der Familie und der Schule bzw. im Kindergarten mit dem Kind und welche Rollenzuschreibungen gibt es hier?

Die schulmedizinische Lehrmeinung empfiehlt, Ritalin nur in besonders schwierigen Fällen einzusetzen und nur im Rahmen eines Gesamtbehandlungsplanes wie Elterntraining, Gruppen- oder Einzeltherapie. Außerdem sollte das Kind selbst mit der Tabletteneinnahme einverstanden sein.

Naturheilkundliche Therapie Es sollte über mehrere Monate geprüft werden, ob durch eine phosphatarme Ernährung eine Verbesserung erzielt werden kann. Phosphat ist vor allem in industriell verarbeiteten Nahrungsmitteln enthalten. Außerdem sollten anregende Stoffe, wie Cola, Kaffee oder Schwarztee gemieden werden. Auch Zucker sollte weitgehend weggelassen werden oder der Konsum zumindest stark eingeschränkt werden. Großes Gewicht ist auf einen konstanten Blutzuckerspiegel zu legen, da ein plötzliches Absinken des Blutzuckerwertes, wie es gerade nach reichlicher Zuckeraufnahme passiert, zu Unruhezuständen führt.

Großes Gewicht wird in der Naturheilkunde auf eine entsprechende Schulung und Betreuung der Eltern und der Erzieher im Umgang mit dem Kind gelegt, wie es schon vorstehend bei der schulmedizinischen Therapie beschrieben wurde.

25.8 Abhängigkeit

Unter Abhängigkeit (Sucht, Suchterkrankungen, Suchtverhalten) versteht man die *zwanghafte Befriedigung eines starken Bedürfnisses.*

Die ICD-10 trennt zwischen stoffungebundenen und stoffgebundenen Abhängigkeiten und verschlüsselt sie an unterschiedlicher Stelle.

25.8.1 Stoffungebundene Abhängigkeit

Die ICD versteht unter dem stoffungebundenen Suchtverhalten eine Störung der Impulskontrolle, das heißt, ein Betroffener kann einer bestimmten Handlung nicht widerstehen, auch wenn sie ihm Leid bringt und er es nach der „Tat" bitter bereut. Das betreffende Kapitel in der ICD-10 heißt: „Abnorme Gewohnheiten und Störungen der Impulskontrolle" (F 63).

Zusammenfassung der „abnormen Gewohnheiten und Störungen der Impulskontrolle" nach der ICD-10:

- **Pathologisches Spielen** (Spielsucht). Zwanghaftes Glücksspiel, das auch nicht gestoppt werden kann, wenn die Gefahr eines persönlichen und familiären Ruins besteht.

- **Pathologische Brandstiftung** (Pyromanie). Brandstiftung ohne erkennbares Motiv wie der Bereicherung (Versicherungsbetrug), Rache oder Extremismus.
- **Pathologisches Stehlen** (Kleptomanie). Der Impuls zu stehlen ohne Bereicherungsabsicht.
- **Pathologisches Haare ausreißen** (Trichotillomanie). Hier kann dem Impuls, sich die Haare auszureißen nicht widerstanden werden.

25.8.2 Stoffgebundene Abhängigkeiten

Bei diesen Abhängigkeiten haben wir es mit *Substanzen* zu tun, bei denen die Einnahme die Abhängigkeit hervorrufen kann. Die ICD-10 listet diese unter dem Kapitel psychische- und Verhaltensstörungen durch psychotrope (auf die Psyche einwirkende) Substanzen auf. Dazu zählen z. B. Alkohol, Opioide, Cannabinoide, Sedativa, Hypnotika, Kokain, Stimulanzien einschließlich Koffein, Halluzinogene, Tabak und flüchtige Lösungsmittel. Die wichtigsten davon werden später noch genauer erklärt. Zuvor sollen jedoch die Begriffe schädlicher Gebrauch und Abhängigkeit genauer erklärt werden, wobei zu beachten ist, dass der Übergang fließend ist:

Schädlicher Gebrauch Schädlicher Gebrauch (Substanzmissbrauch, Abusus) liegt vor, wenn eine potenziell süchtig machende Substanz konsumiert wird, die Person es nicht schafft den Konsum zu *stoppen* oder *wenigstens einzuschränken* und deren Gebrauch sich negativ auf den Alltag auswirkt. Es treten vielfältige Probleme auf, wie Vernachlässigung von Pflichten, soziale Probleme in der Familie oder Gefahraussetzungen, z. B. betrunken Autofahren. Es liegt (noch) keine körperliche Abhängigkeit vor.

Abhängigkeit Durch den anhaltenden Abusus von psychotropen Substanzen kommt es zu einer *körperlichen bzw. psychischen Abhängigkeit*. Diese ist gekennzeichnet durch genau definierte Kriterien. Hier die Wichtigsten:

- **Craving** (vom engl. craving = Verlangen, Begierde). Starker Zwang, Verlangen nach der Droge.
- **Verminderte Kontrollfähigkeit** bezüglich des Beginns, der Beendigung und der Menge des Konsums der psychotropen Substanz.
- **Toleranzentwicklung.** Bei andauernder Einnahme einer Substanz gewöhnt sich der Körper immer mehr daran und toleriert dadurch immer größere Dosen. Dadurch geraten die Betroffenen in einen Teufelskreis, da die Substanz in einer immer höheren Dosierung eingenommen werden muss, um den gewünschten Effekt zu erreichen.
- **Entzugssymptome** treten auf, wenn die Substanz nicht konsumiert werden kann oder abgesetzt wird. Dabei kommt es zu körperlichen Reaktionen, den Entzugserscheinungen. Die Entzugserscheinungen sind abhängig von der Art der Substanz, die zur Abhängigkeit geführt hat. Bei Alkoholentzug zeigen sie sich z. B. durch vegetative Übererregtheit, erhöhten Handtremor, Schlaflosigkeit, Übelkeit, Erbrechen, vorübergehende visuelle, taktile, akustische Halluzinationen oder Illusionen, Ängste. Immer tritt natürlich das Craving auf.
- **Erfolgloses Loskommen** von der Substanz
- **Aufwendige Beschaffung.** Da die Substanzen meist nicht leicht zu erhalten und / oder teuer sind, treten Probleme bei der Beschaffung auf, die leicht zur „Beschaffungskriminalität" führt, d. h. jemand muss, um Geld für die Drogen zu beschaffen, kriminell werden, also z. B. Diebstähle begehen oder er muss sich prostituieren.
- **Beibehaltung** des Konsums **trotz des Auftretens körperlicher Probleme**
- **Sozialer Rückzug** von Geselligkeiten und Aktivitäten

Psychische Abhängigkeit zeigt sich in Craving, Kontrollverlust (die Zufuhr der psychotropen Substanz kann nicht mehr gesteuert werden) Interessenverlust, Stimmungsschwankungen, Gleichgültigkeit und Störungen des Kritikvermögens.

Körperliche Abhängigkeit zeigt sich in Toleranzentwicklung, Entzugsproblematik, Craving, Kontrollverlust durch vegetative Störungen, Schlafstörungen, Gewichtsproblemen und neurologischen Ausfällen.

Mit **Suchtpotenzial** bezeichnet man das Ausmaß der Fähigkeit einer Substanz, bei einem Menschen eine Abhängigkeit zu erzeugen.

Jetzt werden die wichtigsten psychotropen Substanzen mit ihren Auswirkungen auf den Konsumenten im Überblick vorgestellt:

Störungen durch Alkohol

Vorab ein paar Zahlen zum Vorkommen von Alkoholabhängigkeit in Deutschland:

- Zirka 7,8 Mio. Deutsche haben einen riskanten Alkoholkonsum, das sind 16 % der Bevölkerung.
- Zirka 2,4 Mio. missbrauchen Alkohol (4 %).
- Zirka 2 Mio. sind alkoholabhängig (3 %).
- Zirka 30–60 % der alkoholabhängigen Männer und 20–30 % der Frauen haben zusätzliche psychische Probleme, meist Angststörungen und affektive Störungen, seltener Persönlichkeitsstörungen, wenn dies der Fall ist, dann eher eine dissoziale (antisoziale) Persönlichkeitsstörung. Erschwerend kommt hinzu, dass oft noch weitere Abhängigkeiten von anderen psychotropen Substanzen vorliegen.

Elvin M. Jellinek hat die Alkoholtypen untergliedert in Alpha- bis Epsilontrinker. Bitte beachten Sie dazu ➤ Tab. 25.10.

Symptome bei Alkoholmissbrauch und -abhängigkeit Gastrointestinale Beschwerden, Konzentrationsstörungen, Nervosität, Unruhezustände, Schlafstörungen, Stimmungsschwankungen, Vergesslichkeit.

Nach einer Phase missbräuchlichen Gebrauchs kommt die Phase der körperlichen Abhängigkeit, wichtigstes Kennzeichen ist das Entzugssyndrom:

Entzugssyndrom Es tritt 1–3 Tage nach dem letzten Alkoholkonsum auf und wird auch Alkoholdelir oder Delirium tremens genannt. Es ist gekennzeichnet durch:

- Vegetative Symptome wie Schwitzen und Zittern
- Gastrointestinale Symptome
- Bewusstseinstrübung
- Desorientiertheit
- Optische Halluzinationen
- Nesteln mit den Händen
- Angstgefühle
- Situations- und Personenverkennung
- Suggestibilität (erhöhte Beeinflussbarkeit)
- Generalisierte Krampfanfälle

Akuter Rauschzustand oder Alkoholintoxikation Bei einer Alkoholvergiftung kommt es zu Bewusstseinsstörungen, Störungen der Wahrnehmung, der Kognitionen und des Verhaltens.

Folgeerkrankungen bei fortgesetztem Konsum

- Orientierungsstörungen
- Amnestische Probleme (Gedächtnisprobleme)
- Wahn, hier besonders Eifersuchtswahn
- Hirnorganische Veränderungen
- Neurologische Symptome

Therapie Die Therapie erfolgt in ambulanten oder stationären Einrichtungen zuerst durch eine Entgiftungsphase mit körperlichem Entzug, dann wird eine Entwöhnungsphase angeschlossen, indem der Patient lernt ohne die Substanz zu leben. Anschließend kommt die Nachsorgephase als Rückfallprophylaxe.

Tab. 25.10 Alkoholtypen nach M. Jellinek

Art des Alkoholismus	Typisierung	Suchtkennzeichen bzw. Kontrollverlust	Abhängigkeit	Häufigkeit
Alpha	Konflikttrinker, Problemtrinker	Kein Kontrollverlust, abstinenzfähig	Psychisch	Ca. 5 %
Beta	Gelegenheitstrinker, Wochenendtrinker	Kein Kontrollverlust, abstinenzfähig	Keine	Ca. 5 %
Gamma	Süchtiger Trinker	Kontrollverlust, nur noch zeitweise abstinenzfähig	Erst psychisch, dann physisch (körperlich)	Ca. 65 %
Delta	Gewohnheitstrinker oder Spiegeltrinker	Abstinenzunfähig, rauscharmer kontinuierlicher Alkoholkonsum, kein Kontrollverlust	Physisch und psychisch	Ca. 20 %
Epsilon	Episodischer Trinker, Dipsomanie, umgangssprachlich Quartalstrinker	Evtl. mehrtägiges exzessives Trinken mit Kontrollverlust, abstinenzfähig	Psychisch	Ca. 5 %

Störungen durch Opioide

Opioide bedeutet „dem Opium ähnlich". Sie werden auch Opiate genannt, fachlich richtig ist aber Opioide. Man fasst darunter natürliche und synthetische Substanzen zusammen, die morphinartige Eigenschaften aufweisen. Der Begriff Opium dagegen bezeichnet nur die im Opium natürlich vorkommenden Stoffe, die aus dem Schlafmohn (Papaver somniferum) gewonnen werden. Somit zählt man zu den Opioiden das Opium und die pflanzlichen Derivate (Abkömmlinge) wie Morphium und Heroin und die synthetisch hergestellten Derivate Methadon und Codein, das sich in Schmerz- und Hustenmitteln befindet.

Während das Morphium für schwere Schmerzzustände ein Segen ist, ist der Missbrauch von den Opioiden ein Fluch. Sie führen äußerst schnell zu einer Abhängigkeit, auch sehr schnell zu einer Toleranzentwicklung, das heißt, die anfänglich euphorisierende Wirkung lässt bald nach und es geht dann nur noch darum, die Droge weiter zuzuführen, um einer Entzugssymptomatik vorzubeugen. Auch die Derivate Methadon und Codein machen süchtig.

Opioiden können geraucht, gespritzt oder inhaliert werden.

Einen **Opioidrausch** oder eine **Opioidintoxikation** erkennt man vor allem an folgenden Symptomen:
- Miosis (stecknadelkopfgroße Pupillen)
- Rötung des Gesichts
- Bradykardie
- Obstipation
- Miktionsstörungen
- Evtl. Krampfanfälle
- Bewusstseinsstörungen, die bis zum Koma führen können
- Atemdepression mit der großen Gefahr des Atemstillstandes

Körperliche Kennzeichen eines Opioidentzugs
- Mydriasis (Pupillenerweiterung)
- Durchfälle
- Starker Harndrang
- Niesen
- Schwitzen, Zittern
- Übelkeit
- Gähnzwang
- Tachykardie
- Fieber

Dazu kommt ein starkes Craving, Ängste, Depressionen, psychomotorische Unruhe u. a.

Therapie Eine Entwöhnungskur wird meist in speziellen Kliniken durchgeführt und dauert 6–12 Monate.

Von einem Methadonentzug (*Substitutionsentzug*) spricht man, wenn das Opioid durch das Opioidderivat Methadon ersetzt wird. Es kann immer dann unter ärztlicher Aufsicht gegeben werden, wenn es als aussichtslos angesehen wird, einen erfolgreichen Entzug durchzuführen. Die Betroffenen werden dann allerdings vom Methadon abhängig. Das Methadon selbst hat aber keine euphorisierende Wirkung. Vorteile eines Substitutionsentzugs sind, dass das Craving aufhört und die Betroffenen aus der Beschaffungskriminalität herausgeholt werden und sie sich gesundheitlich erholen können.

Störungen durch Cannabinoide

Bei Cannabis handelt sich um die Hanfpflanze Cannabis sativa. Als Haschisch wird das Harz der weiblichen Blütenstaude verwendet und Marihuana wird aus den getrockneten Blüten und Blättern hergestellt. Haschisch und Marihuana werden entweder geraucht oder gegessen. Cannabis fällt nicht mehr unter das BtMG.

Wirkung und Gefahr Die Wirkung zeigt sich als *Euphorie, Entspannung, psychomotorische Verlangsamung, Ideenflucht* und *Konzentrationsstörungen.* Aber nicht nur positive Gefühle sind bei einer Intoxikation möglich, sondern auch Angst und das Gefühl, wie gelähmt zu sein. Die Pupillen sind nach der Einnahme weit (Mydriasis).

Cannabis soll keine körperliche Abhängigkeit hervorrufen, allerdings ist das nicht unumstritten. Gefahrenpunkte sind:
- **Psychische Abhängigkeit,** das Verlangen, die euphorisierende Wirkung immer wieder zu erleben
- **Amotivationssyndrom,** das bei chronischem Konsum entsteht und die Kennzeichen Apathie, Teilnahmslosigkeit, Verstimmungszustände, Konzentrations- und Gedächtnisstörungen hat

- **Einstiegsdroge,** um dem Amotivationssyndrom zu entgehen, führt das leicht zum Umstieg auf andere Drogen
- **Intoxikationspsychose.** Nach einem chronisch höher dosierten Konsum besteht eine erhöhte Gefahr, eine paranoid-halluzinatorischen Schizophrenie oder eine schizophrene Psychose auszulösen.

Kennzeichen chronischer Intoxikation sind paranoide Gedanken, optische Pseudohalluzinationen, Denkstörungen und vegetative Störungen.

Entzug Werden sehr hohe Dosen über einen längeren Zeitraum eingenommen, wird der Konsument beim Absetzen ein Entzugssyndrom erfahren, und zwar mit den Kennzeichen:

- **Physiologische Symptome,** wie Schwitzen, Übelkeit, Schlafstörungen, Tremor, Pupillenerweiterung
- **Stimmungsänderungen**
- **Flashbacks** (Echopsychosen) können auch noch Monate nach Absetzen auftreten, sie zeigen eine ähnliche Wirkung wie die eigentliche Droge.

Störungen durch Beruhigungs- und Schlafmittel

Als Beruhigungs- und Schlafmittel wurden früher Barbiturate als Arzneimittel eingesetzt, diese wurden aber weitgehend durch die besser verträglichen ***Benzodiazepine*** ersetzt. Barbiturate werden heute hauptsächlich noch gegen Epilepsie und Krampfzustände verwendet.

Benzodiazepine mit dem Wirkstoff Diazepam Diazepam, das bekannteste Firmenprodukt ist Valium®, kann bei regelmäßiger Einnahme über einen längeren Zeitraum insbesondere psychische, aber auch physische Abhängigkeit hervorrufen. Dies gilt nicht nur für die missbräuchliche Verwendung, sondern auch für den therapeutischen Einsatz. In Deutschland sind etwa 1,9 Millionen Menschen von Benzodiazepinen abhängig. Das plötzliche Absetzen des Medikaments nach längerer Anwendung kann starke Entzugserscheinungen (wie Schlafstörungen, Tremor, Tachykardie, Unruhe, Desorientiertheit mitunter zerebrale Krampfanfälle) hervorrufen. Das Medikament muss immer ausgeschlichen werden. Weiteres zu dem Einsatz von Benzodiazepinen finden Sie im ➤ Kap. 25.9.2.4.

Störungen durch Stimulanzien

Stimulanzien sind das pflanzliche *Kokain* und die synthetisch hergestellten *Amphetamine*, die illegal oft unter der Bezeichnung „Speed" oder „Pep" gehandelt werden.

Wirkungen Durch eine Steigerung der Aktivität des zentralen Nervensystems werden der Blutdruck und der Puls erhöht und eine gesteigerte Wachheit hervorgerufen. Die Pupillen sind nach dem Konsum geweitet.

Abhängigkeit Durch Amphetamine kommt es sehr schnell zu einer psychischen Abhängigkeit, besonders bei Kokain. Eine körperliche Abhängigkeit entsteht nicht. Das bedeutet aber nicht, dass sie ungefährlich sind, denn bei chronischer Abhängigkeit kann es zu dysphorischer (trauriger oder missmutiger) Stimmung, paranoid-halluzinatorischen Psychosen und lebensbedrohlichen Zuständen kommen.

Kennzeichen chronischer Intoxikation Kennzeichen chronischer Intoxikation sind akute paranoid-halluzinatorische Psychosen, Angst, Verfolgungswahn, haptische Halluzinationen, d. h. Tast- oder Berührungshalluzinationen.

Entzug Es kommt zu Müdigkeit, Abgeschlagenheit und Stimmungsänderungen. Der Entzug kann Tage bis Wochen dauern.

Störungen durch Halluzinogene

Halluzinogene verändern die Sinneswahrnehmung und rufen optische Halluzinationen hervor, was namensgebend war. Sie führen aber außerdem zu Gefühlsintensivierungen, Omnipotenzgefühlen (Allmachtsgefühlen), Veränderungen des Ich-Erlebens und des Körpergefühls. Allerdings treten auch relativ häufig Horrortrips oder Flashbacks (Echopsycho-

Tab. 25.11 Psychotrope Substanzen und ihre Form der Abhängigkeit

Substanz	Körperliche Abhängigkeit	Psychische Abhängigkeit
Alkohol	Ja	Ja
Opioide	Ja	Ja
Cannabinoide	(Nein)	Ja
Barbiturate	Ja	Ja
Benzodiazepine	Ja	Ja
Stimulanzien	Nein	Ja
Halluzinogene	Nein	Ja
Kokain	Nein	Ja
Nikotin	Ja	Ja

sen) auf. Horrortrips führen zu intensiver Angst bis hin zu Todesangst, paranoiden Ideen und intensiven Wahrnehmungsstörungen. Es besteht die Gefahr der Selbst- oder Fremdgefährdung.

Halluzinogene rufen keine körperliche aber eine psychische Abhängigkeit und eine schnelle Toleranzentwicklung hervor (➤ Tab. 25.11).

Bei den Halluzinogenen unterscheidet man synthetisch hergestellte, wie z. B. LSD und Ecstasy und pflanzliche, z. B. Meskalin (aus dem Peyote-Kaktus), Psilocybin (Magic Mushroom, ein Psilocybe-Pilz), Engelstrompete (Brugmansia, Garten- und Zierpflanze), Bilsenkraut, Stechapfel und Tollkirsche.

Die ICD-10 zählt auch noch Kohlendioxid, Kokain, Tabak, flüchtige Lösungsmittel, Koffein und den multiplen Gebrauch von Substanzen (Polytoxikomanie) zu dem Kapitel „Psychische Verhaltensstörungen durch psychotrope Substanzen“.

25.9 Therapieformen

Einführung Die Therapie von psychisch erkrankten Menschen kann auf ganz verschiedenen Wegen stattfinden, auch haben sich ganz verschiedene Berufszweige auf die Therapie psychischer Erkrankungen spezialisiert. Hier sind vor allem der Facharzt für Psychiatrie und Psychotherapie, der Psychologische Psychotherapeut, der Kinder- und Jugendlichenpsychotherapeut, der Heilpraktiker und der Heilpraktiker eingeschränkt auf das Gebiet der Psychotherapie zu nennen.

Bei der Therapie bedient man sich hauptsächlich der Mittel der Psychotherapie, der Psychopharmakologie und der Soziotherapie. Diese Begriffe werden nun genauer erklärt.

Psychotherapie Die Psychotherapie ist eine Behandlungsform, bei der man überwiegend „seelische Mittel“ einsetzt, um zu heilen. Es handelt sich um einen *Oberbegriff* für *alle psychologischen Behandlungsmethoden* (➤ Kap. 25.9.1). Der Begriff Psychotherapie wird vor allem in Abgrenzung zur Somatotherapie verwendet, das ist eine Sammelbezeichnung für die körperlichen Behandlungsverfahren.

Es gibt sehr unterschiedliche Psychotherapieformen, z. B. die Verhaltenstherapie, Gesprächstherapie, systemische Therapien, Hypnosetherapie, die Psychoanalyse nach Sigmund Freud und viele mehr.

Psychopharmakatherapie Sie stützt sich auf den Einsatz von Substanzen, die in die Regulation von zentralnervösen Funktionen eingreifen und dadurch seelische Verläufe verändern (➤ Kap. 25.9.2). Sie sind meist verschreibungspflichtig und werden v. a. vom Facharzt für Psychiatrie verordnet.

Soziotherapie Die Soziotherapie beschäftigt sich in erster Linie mit dem *sozialen Umfeld* des Erkrankten, damit dieses bei der Wiedergesundung und Wiedereingliederung in die Gesellschaft hilft. Dazu gehört die Arbeit mit Angehörigen, berufliche Rehabilitation, Umschulungen, betreutes Wohnen, betreutes Arbeiten, Selbsthilfegruppen u. v. m.

25.9.1 Psychotherapie und psychotherapeutische Schulen

Es gibt hunderte verschiedene Psychotherapieverfahren, allerdings sind nur wenige davon wissenschaftlich abgesichert und nur wenige haben eine Kassenzulassung. Die psychodynamischen und verhaltensorientierten Therapieformen gelten in Deutschland als wissenschaftlich anerkannt und die gesetzlichen Krankenkassen übernehmen die Kosten. Deshalb werden diese im Folgenden vorgestellt, danach lernen Sie noch einige weitere bekannte Therapieverfahren kennen.

Psychodynamische Therapieverfahren

Psychodynamische bzw. *tiefenpsychologische Therapieverfahren* gehen von der Grundannahme aus, dass heute auftretende Störungen in der *Kindheit* durch *nichtbewältigte Konflikte* entstanden sind. Diese Konflikte sollen durch die Therapie aufgedeckt werden. Hauptvertreter und Begründer dieser Sichtweise ist Sigmund Freud (1856–1939). Sein Therapieverfahren nennt man die klassische Psychoanalyse. Sie war ein sehr langwieriges und zeitaufwendiges Verfahren, denn die Therapiesitzungen fanden 3- bis 5-mal in der Woche statt, und zwar in einem genau vorgegebenen Rahmen, dem sog. Setting (z. B. muss der Patient liegen und der Therapeut sitzt hinter ihm, sodass kein Blickkontakt möglich ist).

Die Psychoanalyse hat im Laufe der Jahre viele Veränderungen erfahren. Wichtige Hauptvertreter nach Sigmund Freud waren seine Tochter Anna Freud (1895–1982), Alfred Adler (1870–1937, Individualpsychologie) und Carl Gustav Jung (1895–1961, Analytische Psychologie).

Eine der größten Veränderung der Psychoanalyse ist die Entwicklung der tiefenpsychologisch fundierten Psychotherapien, die auch weiterhin von den Grundannahmen der Psychoanalyse ausgehen, sich aber in der Regel auf eine Sitzung in der Woche beschränken und grundsätzlich auf eine Dauer von nicht mehr als 100 Sitzungen insgesamt. Es gibt weiterhin eine **psychodynamisch orientierte Kurztherapie,** auch **Krisenintervention** genannt. Wie der Name schon vermuten lässt, versucht diese Methode auf eine akute Belastungssituation hin schnelle Hilfe zu geben. Psychodynamische Psychotherapieverfahren

- Klassische Psychoanalyse
- Tiefenpsychologisch fundierte Psychotherapien
- Psychodynamisch orientierte Kurztherapie oder Krisenintervention

Verhaltensorientierte Therapieverfahren

Bei verhaltensorientierten Verfahren geht man von einer ganz anderen Grundannahme: das gesamte Verhalten, das ein Mensch zeigt, hat er gelernt, und zwar basiert das Lernen auf drei Säulen: der klassischen Konditionierung, dem operanten Lernen und dem Modelllernen:

- **Klassische Konditionierung.** Ein ursprünglich *neutraler Reiz* wird zum *spezifischen Auslöser.* Dies wurde von Pawlow an Hunden untersucht und zeigte folgendes: Reicht man einem Hund sein Futter, dann entwickelt er eine Speichelproduktion. Läutet man gleichzeitig eine Glocke, wenn man ihm das Futter reicht, dann wird er nach einiger Zeit schon die Speichelproduktion zeigen, wenn nur die Glocke läutet. Das heißt, der ursprünglich neutrale Reiz „Glocke", wird zum spezifischen Auslöser einer Speichelproduktion.
- **Operantes Lernen** (instrumentelles Lernen, Verstärkungslernen). Das operante Lernen basiert auf der Annahme, dass erwünschtes Verhalten durch *Belohnung verstärkt* wird und umgekehrt, Verhalten, das unerwünscht ist, bestraft wird. Je nachdem ob Verhalten durch Lob verstärkt oder durch Tadel bestraft wird, wird es in Zukunft wieder auftreten oder verhindert werden. Die Häufigkeit des Auftretens eines Verhaltens kann dadurch gesteuert werden.
- **Modelllernen** (Nachahmungslernen). Unter Modelllernen wird das Lernen von Kindern verstanden. Kinder beobachten und *ahmen nach,* seien es die Eltern, Bezugspersonen, Gleichaltrige, Freunde oder Idole.

Wenn man nun von der Annahme ausgeht, dass alles Verhalten gelernt ist, kann man daraus schließen, dass Verhalten auch wieder verlernt werden kann. Das ist die klassische Grundannahme der Verhaltenstherapie. Inzwischen wird sie aber nicht mehr in dieser reinen Form angewendet, sondern sie wurde zur **Kognitiven Verhaltenstherapie** (KVT) erweitert. Denn es wurde festgestellt, dass noch viele weitere Faktoren unser Verhalten bestimmen, so unsere Erbanlagen, die wir mitbringen und die Umwelt, in der wir aufwachsen, außerdem unsere Kognitionen (Gedanken, Einstellungen, Bewertungen, Überzeugungen) und unsere Affekte (was wir fühlen). Aber nach wie vor versteht sich die KVT nicht als aufdeckendes Verfahren, sondern der Therapeut möchte Hilfe zur Selbsthilfe geben. Es soll gelernt werden Gedanken, Werte, Bewertungen zu verändern (kognitive Umstrukturierung) und es sollen neue Verhaltensmuster etabliert werden.

Hier eine knappe Übersicht über die wichtigsten verhaltenstherapeutischen Verfahren:

- **(Klassische) Verhaltenstherapie**
- **Kognitive Verhaltenstherapie**
- **Systematische Desensibilisierung.** Beseitigung von Phobien durch langsames, systematisches Gewöhnen an das angstauslösende Objekt in einem entspannten Kontext.
- **Reizüberflutungstherapie (Flooding).** Der Patient wird in Begleitung und mit Hilfestellung eines Therapeuten direkt dem am stärksten angstauslösenden Reiz ausgesetzt.
- **Aufbau sozialer Kompetenz.** Es handelt sich um eine standardisierte Trainingsmethode, um die sozialen Kompetenzen, also die zwischenmenschlichen Fähigkeiten zu erhöhen.

Humanistische, erlebnisorientierte Psychotherapieformen

Diese Therapieformen stellen den Menschen in den Mittelpunkt und gehen von den folgenden Grundannahmen aus: Jede Person strebt nach Selbstverwirklichung, sie ist eine schöpferische Persönlichkeit, sie lebt in zwischenmenschlichen Beziehungen, sie lebt bewusst und als besonders wichtige Grundannahme, sie hat Entscheidungsfreiheit. Die beiden wichtigsten humanistischen Therapieformen sind die Gesprächs- und Gestalttherapie, die Sie nun näher kennenlernen.

Gesprächstherapie Sie wird auch als klientenzentrierte, nicht-direktive Psychotherapie bezeichnet und geht zurück auf Carl Rogers (1902–1987) und Reinhard Tausch (*1921–2013). Der „Patient“ wird hier Klient genannt. Dass die Therapie nicht-direktiv ist, bedeutet, dass der Therapeut keine Handlungsanweisungen gibt, sondern dem Klienten lediglich hilft, seine *eigenen Selbstheilungskräfte* zu aktivieren. Eine wichtige Grundannahme ist, dass allen Menschen solche Selbstheilungskräfte innewohnen. In der Therapiestunde hört der Therapeut aktiv zu, er greift aber nicht ein, um Ratschläge zu geben. Vom Therapeuten wird erwartet, dass er menschlich integer (unbescholten) ist. Er muss frei von Beurteilungen über seinen Klienten sein und ihn bedingungslos akzeptieren. Er soll Empathie (Fähigkeit sich in andere hineinzuversetzen) für ihn empfinden und das auch ausdrücken.

Gestalttherapie Die Gestalttherapie geht auf Friedrich (1893–1970) und Laura Perls (1905–1990) zurück. Sie betrachteten die Wahrnehmung als einen ganzheitlichen Prozess, mit dem ein Lebewesen seine Umwelt für sich strukturiert. Sie kamen zu der Einsicht, dass auch unsere Seele derart arbeitet. Sie möchte Dinge abschließen, ihr Selbstbild verwirklichen.

In der Therapie gilt das Hier und Jetzt, das heißt, es gilt nicht wie bei den tiefenpsychologisch fundierten Therapien in die Vergangenheit zurückzugehen und sie aufzuarbeiten, sondern aufgetretene Probleme müssen in der *Gegenwart* aufgearbeitet werden. Die Gestalttherapie erkennt aber an, dass diese Probleme in der Vergangenheit entstanden sein können. Auch die Gestalttherapie zeigt eine große Würdigung des Menschen und vertraut auf dessen eigene Kräfte. Sie gibt keine Handlungsanweisungen und Patentrezepte. Die Gestalttherapie arbeitet mithilfe von Rollenspielen, Traumarbeit, Wahrnehmungsschulung, Körperübungen und kreativen Techniken.

Hypnotherapie

Im Gegensatz zu Sigmund Freud glaubte Milton Erickson (1901–1980) nicht, dass das Unbewusste die Stelle der Verdrängung sei, sondern eine Quelle von Ressourcen und Kreativität. Auch Erickson hat ein sehr würdevolles Menschenbild. Seine Maximen waren: Jeder Mensch ist einzigartig, jeder Mensch hat seine eigenen Entwicklungsressourcen und eigene Wege zur Selbstheilung.

Der Hypnotherapeut hilft dem Klienten in eine hypnotische Trance zu gelangen und diesen Zustand für die Veränderungsarbeit zu nutzen. Dabei wird versucht, den Verstand auszuschalten, um an diese Quelle heranzukommen.

Die Hypnose ist eine Technik, bei der ein *Trancezustand* hergestellt wird, mit dem die Aufmerksamkeit nach *innen*, ins Unbewusste, gelenkt wird. Voraussetzung für eine erfolgreiche Therapie ist eine vertrauensvolle Beziehung zwischen Therapeut und Klient, um die gemeinsam gesetzten Ziele erreichen zu können. Der Umfang der Therapie beschränkt sich oft auf wenige Sitzungen.

25.9.2 Psychopharmakotherapie

Die *Pharmakologie* ist die Wissenschaft von den Auswirkungen der Medikamente auf den Organismus und den Wechselwirkungen zwischen den verschiedenen Arzneistoffen. Die *Psychopharmakologie* erforscht die Auswirkungen der Medikamente auf die Psyche und ebenfalls deren Wechselwirkungen.

Bei einem *Psychopharmakon* handelt es sich um jede Substanz, die in die Regulation zentralnervöser Funktionen eingreift und dadurch seelische Vorgänge beeinflusst. Natürlich wäre es gut, wenn man psychische Störformen allein mit Psychotherapie behandeln könnte, leider ist das nach dem heutigen Stand der Wissenschaft nicht möglich. Es gibt Krankheiten, bei denen sind Psychopharmaka unverzichtbar, wie zum Beispiel bei den Schizophrenien, bei affektiven Psychosen, Katatonie und bei schweren Angststörungen. Auch bei Depressionen hat es sich sehr bewährt, die Depression durch Medikamente erst abzumildern, weil erst dann der Patient überhaupt in der Lage ist, an einer Psychotherapie teilzunehmen. Ob ein Psychopharmakon eingesetzt werden soll, muss immer gut abgewogen werden, wie bei jedem Medikament, denn seinen positiven Wirkungen stehen fast immer unerwünschte Nebenwirkungen und Wechselwirkungsgefahren entgegen. Einige Wirkstoffe haben ein Suchtpotenzial.

Psychopharmaka dürfen nur von einem Facharzt für Psychiatrie verordnet werden. Die Aufklärung muss zwar grundsätzlich auch von diesem durchgeführt werden, aber da man als Heilpraktiker in den allermeisten Fällen begleitend therapieren darf, muss man die Psychopharmaka mit ihren Wirkungen, Nebenwirkungen, Abhängigkeiten, evtl. Einschränkungen, wie einzuhaltende Diät oder Fahrverbote genau kennen.

Zwei Besonderheiten sind zu beachten, das sind die Therapien mit Psychopharmaka bei Kindern und bei alten Menschen. Kinder und Jugendliche reagieren anders als Erwachsene, ein alleiniges Herunterstufen der Dosierung ist nicht statthaft. Ältere Menschen reagieren oft wesentlich empfindlicher auf Psychopharmaka, der Wirkungseintritt findet oft später statt und bei ihnen, die oft mehrere Medikamente einnehmen, ist besonders auf deren Wechselwirkung zu achten.

Nun zu den Psychopharmaka im Einzelnen:

Antipsychotika (Neuroleptika)

Haupteinsatzgebiete Antipsychotika wirken *antipsychotisch*, *psychomotorisch dämpfend*, schlaffördernd, angstnehmend, manche auch stimmungsaufhellend. Deshalb sind die Einsatzgebiete Schizophrenien, schizoaffektive Störungen, Manien, psychotische Depressionen, neurologische Erkrankungen, organisch bedingte psychotische Störungen und Epilepsien.

Nebenwirkungen Bestimmte Antipsychotika, wie Thioridazin und Haloperidol können die Fahrtüchtigkeit beeinflussen. Nach den „Begutachtungsleitlinien zur Kraftfahreignung" in der Ein- oder Umstellungsphase mit sedierenden Psychopharmaka muss die Fahrtüchtigkeit deshalb in der Regel verneint werden. Antipsychotika haben kein Abhängigkeitspotenzial.

Bei den Antipsychotika werden zwei Formen unterschieden, nämlich typische / klassische (1. Generation) und atypische / moderne (2. Generation) Antipsychotika. Das ist wichtig für ihren Einsatz, denn sie lösen verschiedene Wirkungen aus.

Typische Antipsychotika (NL) der 1. Generation wirken besonders auf die Positivsymptomatik bei Schizophrenien, wie Halluzinationen und Wahnvorstellungen ein. Allerdings haben sie z. T. starke Auswirkungen auf das extrapyramidalmotorische System und führen deshalb zu einer gestörten unwillkürlichen Steuerung von Stützmotorik und Regulierung des Muskeltonus, was sich z. B. als Muskelverkrampfungen oder als Sitz- und Bewegungsunruhe zeigt.

Außerdem haben Antipsychotika teilweise eine anticholinerge Wirkung, damit meint man, dass sie der Wirkung des Parasympathikus entgegenwirken. Daraus ergeben sich Nebenwirkungen wie Mundtrockenheit, erweiterte Pupillen, Harnverhalt, Obstipation sowie trockene, rote und warme Haut. Außerdem können sich Unruhe, Erregung und Angst einstellen.

Bei den typischen Antipsychotika unterscheidet man noch hoch und niedrig potente. Bitte beachten Sie dazu die ➤ Tab. 25.12.

Atypische Antipsychotika. Der antipsychotische Effekt ist bei den atypischen Antipsychotika weniger stark ausgeprägt, dafür wirken sie aber gut auf die Negativsymptomatik. Sie haben generell einen breiteren Wirkungsgrad und sind nebenwirkungsärmer.

Tab. 25.12 Nieder- und hochpotente Antipsychotika und ihre Wirkungen

Wirkung	Niederpotente Antipsychotika	Hochpotente Antipsychotika
Sedierung	Ja	Nein
Antipsychotische Wirkung	Nein	Ja
Extrapyramidalmotorische Wirkung	Nein	Ja
Anticholinerge Wirkung	Ja	Nein

Antidepressiva

Weil bei einer Depression der zentralnervöse Stoffwechsel der Transmitter Serotonin, Noradrenalin oder Dopamin gestört ist, versucht man die Depression an dieser Stelle durch Psychopharmaka zu behandeln.

Je nachdem welche Transmitterproduktion gestört ist, setzt man folgende Medikamente ein:

- **Tri- und tetrazyklischen Antidepressiva (AD).** Sie haben eine hemmende Wirkung auf die Wiederaufnahme von Noradrenalin und Serotonin.
- **Selektive Serotonin-Wiederaufnahmehemmer** hemmen die Wiederaufnahme des Neurotransmitters Serotonin im synaptischen Spalt.
- **Selektive Noradrenalin-Wiederaufnahmehemmer** hemmen das Noradrenalin im synaptischen Spalt.
- **Monoaminooxidase-Hemmer** (MAO) wirken hemmend auf das Enzym Monoaminooxidase, somit verbleiben Serotonin und Noradrenalin länger im synaptischen Spalt.

Unterteilt man die Antidepressive nach ihrer Wirkung, unterscheidet man:

- Beruhigende, entspannende, angstlösende Antidepressiva
- Antriebssteigernde Antidepressiva

!

Wegen der Wichtigkeit hier nochmals der **Warnhinweis,** der schon im ➤ Kap. 25.4.1 angebracht wurde:

Nimmt ein Patient Antidepressiva, so ist die Selbstmordgefährdung am Beginn einer Therapie besonders hoch. Antidepressiva entfalten ihre stimmungsaufhellende Wirkung erst nach einigen Wochen. Allerdings wird der Antrieb schon nach wenigen Einnahmen gesteigert. Das bedeutet, wenn einer Person in einer Depression die Kraft zur Durchführung eines Suizids gefehlt hat, hat sie jetzt die Kraft dazu.

Haupteinsatzgebiete Haupteinsatzgebiete der Antidepressiva sind v. a. Depressionen, aber auch Panikstörungen mit und ohne Agoraphobie, phobische Störungen, Essstörungen, somatoforme Störungen, generalisierte Angststörungen, Chronic Fatigue Syndrom (chronisches Erschöpfungssyndrom), Zwangsstörungen u. a.

Nebenwirkungen Nebenwirkungen sind Mundtrockenheit, Schwitzen, Obstipation, Tremor, Dysarthrie (neurogene Sprech- und Stimmstörungen), Tachykardie, Hypotonie, Schwindel, Unruhe oder Müdigkeit, Übelkeit, sexuelle Funktionsstörungen, Gewichtsproblematik u. v. m.

Antidepressiva machen nicht abhängig. Sie dürfen aber nicht plötzlich abgesetzt werden, sondern sie müssen unter ärztlicher Aufsicht ausgeschlichen werden, damit es nicht zu einem Rezidiv kommt.

Pflanzliche Sedativa wie Johanniskraut (Hypericum) können bei Depressionen helfen, wenn die Dosierung genau stimmt. Allerdings wird ihr Einsatz auf leichtere Formen von Depression beschränkt. Auch pflanzliche Sedativa können Nebenwirkungen haben, wie Exantheme, Verdauungsbeschwerden, Müdigkeit oder Unruhe und eine gesteigerte Empfindlichkeit der Haut gegenüber Sonnenlicht. Außerdem kann es zu Wechselwirkungen mit anderen Medikamenten kommen, z. B. mit Immunsuppressiva, Antikoagulanzien, Proteasehemmern, Anti-HIV-Arzneimitteln, Zytostatika und Antidepressiva.

Kinder unter 12 Jahren, Schwangere und Stillende sollen Johanniskraut nicht einnehmen.

Phasenprophylaktika

Phasenprophylaktika *(Stimmungsstabilisierer)* dienen der Rückfallvorbeugung bei bipolaren, chronisch rezidivierenden Depressionen und schizoaffektiven Erkrankungen. Hauptsächlich eingesetzt wird Lithium. Sie können über die ganze Lebensspanne eingenommen werden, der Patient muss aber wegen der Nebenwirkungen engmaschig ärztlich überwacht werden.

Nebenwirkungen Wichtige Nebenwirkungen sind Nierenfunktionsstörungen, schwere Herz-Kreislauf-Erkrankungen und Störungen des Natriumhaushalts. Zu Beginn der Behandlung kommt es oft zu gesteigertem Durst, Erbrechen, Durchfällen, Muskelschwäche, Gewichtszunahme, Schwindel und Gedächtnisstörungen.

Kontraindikation Absolut kontraindiziert sind Phasenprophylaktika in den ersten Schwangerschaftsmonaten und in der Stillzeit.

Phasenprophylaktika machen nicht abhängig. Beim Absetzen des Medikaments muss unbedingt beachtet werden, dass es ausgeschlichen wird, sonst kann es zu psychotischen Störungen kommen.

Hypnotika

Hypnotika haben eine *sedierende, schlafanregende, angstlösende*, antiepileptische und antiaggressive Wirkung. Nach ihrer Einnahme tritt die Wirkung sehr schnell ein. Ein großer Nachteil ist, dass sie schnell abhängig machen, das kann schon nach einigen Wochen passieren. Deshalb dürfen sie nur für einen sehr begrenzten Zeitraum verordnet werden und sollten immer in einen Gesamtbehandlungsplan eingebunden werden.

In der Vergangenheit wurden Barbiturate als Hypnotika eingesetzt, heute sind es dagegen Benzodiazepine. Es gibt sog. Nicht- oder Non-Benzodiazepin-Hypnotika, die nebenwirkungsärmer sind und ein geringeres Abhängigkeitsrisiko haben.

Wenn Benzodiazepine eingenommen werden, muss auf Alkohol verzichtet werden.

Haupteinsatzgebiete Wichtigste Einsatzgebiete der Hypnotika sind Angststörungen, Schlafstörungen, Akutphasen der Schizophrenie, Spasmen, Status epilepticus, psychovegetative Störungen (körperliche Symptome durch seelische Ursachen ausgelöst) und Suizidalität.

Nebenwirkungen Nebenwirkungen sind außer dem hohen Abhängigkeitspotenzial Müdigkeit oder paradoxe Erregung. Trotz Sedierung sind Agitiertheit (Erregung, Unruhe) oder Schlaflosigkeit möglich, ebenso Konzentrationsschwierigkeiten und Libidoverlust.

Kontraindikation Kontraindiziert sind Hypnotika bei Personen, die eine Suchtgefährdungsproblematik haben, ebenso in der Schwangerschaft, Stillzeit und bei Leber-, Nieren- und Ateminsuffizienz.

Anxiolytika

Anxiolytika sind *angstlösende Substanzen*. Hierunter werden in der Regel auch Benzodiazepine verstanden, die gleichzeitig angstlösend und beruhigend wirken. Deshalb werden sie auch als Tranquilizer (sog. Beruhigungsmittel) bezeichnet. Neben diesen Benzodiazepinen gibt es andere Substanzen, die angstlösend und beruhigend wirken, z. B. einige Antidepressiva, Antipsychotika und Beta-Rezeptorenblocker (Herzmedikament).

Nebenwirkungen Auch hier gilt: Benzodiazepine als Anxiolytika sollten nicht länger als einige Wochen eingenommen werden, es droht die Gefahr einer Abhängigkeitsentwicklung. Wenn Benzodiazepine eingenommen werden, muss auf Alkohol verzichtet werden, da dieser die Wirkung der Benzodiazepine in nicht vorhersehbarer Weise verstärkt. Häufige Nebenwirkungen sind Tagesmüdigkeit (Achtung: eingeschränkte Fahrtüchtigkeit) paradoxe Erregung sowie Appetitlosigkeit und Sexualstörungen.

25.10 Zusammenfassung zur psychopathologischen Befunderhebung

Im Folgenden wird die psychosomatische Befunderhebung vorgestellt, die an das AMDP-System (s. u.) angelehnt ist, und bei der Vieles eine Wiederholung und Vertiefung der vorangestellten Kapiteln darstellt.

Eine psychopathologische Befunderhebung erfolgt vor allem durch Psychiater, psychologische Psychotherapeuten, Heilpraktiker für Psychotherapie und Heilpraktiker. Die Inhalte des Berichts unterliegen der Schweigepflicht.

Im Unterschied zu internistischen Befunderhebungen, bei denen die körperliche und apparative Untersuchung eine wichtige Rolle spielt, steht bei der psychopathologischen Befunderhebung das *Ge-*

spräch zwischen Untersucher und Patient im Vordergrund. Bei diesem geht es darum, psychische Krankheitszustände zu erfassen und zu klassifizieren, damit eine Diagnose gestellt werden kann.

Bevor jedoch eine psychische Störung diagnostiziert werden darf, müssen organische Erkrankungen ausgeschlossen werden. Deshalb gehen jedem psychopathologischem Befund eine internistische und eine neurologische Untersuchung voraus, die in der Regel auch apparative Untersuchungen wie EEG, CT und MRT mit einschließt.

In einem psychopathologischen Befund werden alle Veränderungen und Auffälligkeiten, die für die psychische Störung des Patienten wichtig sind, dokumentiert. Dazu gehören z. B. das Erscheinungsbild, das Verhalten, der Ausdruck, abnorme Leidensgefühle und innerpsychische Erlebnisstörungen. Im Einzelnen beurteilt man dabei die Körperhaltung (locker, verkrampft, aufrecht, gebeugt), die Körperpflege (gepflegt, ungepflegt, verwahrlost, auffällig geschminkt, stark parfümiert) und die Kleidung (provokativ, dezent, auffällig, konservativ) und anderes.

Die Ausführlichkeit der Befunderhebung hängt stark von der Untersuchungssituation ab, z. B. ob es sich um eine Akutsituation handelt oder ob eine Kommunikationsbarriere vorliegt.

Aufbau einer Befunderhebung Man unterscheidet einen freien und einen strukturierten Teil.

Im freien Teil wird der Patient zunächst aufgefordert zu erzählen, was ihn in die Praxis geführt hat. In dieser Phase der Befunderhebung stellt der Untersucher offene Fragen. So wird er in die Lage versetzt, einen Eindruck von der Persönlichkeit, dem Beschwerdebild und dem allgemeinen psychischen Zustand des Patienten zu bekommen.

Im darauffolgend stattfindenden, strukturierten Teil wird gezielt nach vorhandenen Symptomen gefragt, wie z. B. Halluzinationen, Depression, Gedächtnisstörungen, und es werden Fragen gestellt, die die Informationen aus dem freien Teil ergänzen. Für diesen Teil der Untersuchung gibt es viele strukturierte und halbstrukturierte Interviews. In Deutschland ist das AMDP-System am verbreitetsten, das von der **A**rbeitsgemeinschaft für **M**ethodik und **D**okumentation in der **P**sychiatrie entwickelt wurde. Bei den Fragen des strukturierten Teils der Befunderhebung nach dem AMDP-System unterscheidet man einen psychischen, einen somatischen Befund und die Anamnese.

Befundbericht Nach der Befunderhebung wird ein Befundbericht erstellt. Hier werden die Angaben des Patienten, Verhaltensbeobachtungen (z. B. durch Angehörige und den Untersucher) und die Beurteilung durch den Untersucher schriftlich zusammengefasst.

25.10.1 Psychischer Befund

- **Qualitative Bewusstseinsstörungen,** d. h., die Bewusstseinsklarheit ist verändert:
  - **Bewusstseinstrübung:** keine klare Beurteilung der eigenen Person / Situation und / oder der Umwelt durch z. B. Delir, Dämmerzustand, Vergiftung
  - **Bewusstseinseinengung:** Es besteht eine gedankliche und emotionale Einengung des Erlebens und Verhaltens auf wenige Themen.
  - **Bewusstseinsverschiebung:** Es kommt zu einem subjektiven Gefühl eines erweiterten Bewusstseins mit einem gesteigerten Wach- oder Helligkeitserlebnis, z. B. durch Manie, Schizophrenie, Drogen (v. a. Halluzinogene).
- **Quantitative Bewusstseinsstörungen,** d. h., der Grad der Wachheit (Vigilanz) ist verändert:
  - **Benommenheit** (leichte Bewusstseinstrübung): Schläfrigkeit, aber noch ansprechbar. Es liegt eine Verlangsamung des Denkens und Handelns vor.
  - **Somnolenz** (starke Bewusstseinstrübung): Es liegt ein stärkerer schläfriger Zustand vor, aus dem der Betroffene erweckt werden kann, allerdings schläft er danach sofort wieder ein.
  - **Sopor** (weitgehende Reaktionslosigkeit): Der Betroffene kann durch äußere Reize nicht mehr voll erweckt werden. Nur starke (Schmerz-)Reize können noch eine (schwache) Abwehrreaktion hervorrufen.
  - **Koma** (tiefste Bewusstlosigkeit): Auch auf stärkste Schmerzreize erfolgt keine Reaktion mehr.
- **Orientierungsstörungen:** Sie sind das typische Symptom bei Demenz:
  - **Zeitliche Orientierungsstörungen:** hinsichtlich des Datums, Uhrzeit und der Jahreszeit

- **Örtliche Orientierungsstörungen:** Der Betroffene weiß nicht, *wo* er sich befindet, auch wenn der Ort eigentlich bekannt sein müsste.
- **Situative Orientierungsstörungen:** Der Betroffene weiß nicht mehr Bescheid über die augenblickliche Situation, in der er sich befindet.
- **Orientierungsstörungen über die eigene Person:** Der Betroffene kennt sich selbst und seine Biografie nicht mehr und / oder weiß nicht, wie er heißt.

- **Aufmerksamkeits- und Gedächtnisstörungen:** Fehlfunktionen der Merk- und Erinnerungsfähigkeit:
  - **Auffassungsstörungen:** Die sinnlichen Wahrnehmungen können nicht mehr sinnvoll erfasst, gedeutet und in das bereits vorhandene Wissen eingegliedert werden. Die Wahrnehmung kann zu langsam oder gar nicht erfolgen.
  - **Konzentrationsstörungen:** Die Aufmerksamkeit kann nicht mehr ausreichend auf bestimmte Lerninhalte, Situationen oder Objekte gerichtet werden.
  - **Merkfähigkeitsstörungen:** Es liegt eine Störung des Kurzzeitgedächtnisses vor. Neue Eindrücke können nicht länger als 10 Minuten behalten und in das Langzeitgedächtnis übernommen werden.
  - **Gedächtnisstörungen (Amnesie):** zeitlich oder inhaltlich begrenzte Gedächtnislücken. Man unterscheidet retrograde Amnesie (Teile von Erinnerungen vor einem traumatischen Ereignis, z. B. Unfall, können nicht erinnert werden), anterograde Amnesie (Teile von Erinnerungen nach einem traumatischen Ereignis können nicht erinnert werden) und kongrade Amnesie (keine Erinnerung an das schädigende Ereignis).
  - **Konfabulationen** treten v. a. beim Korsakow-Syndrom auf, dabei werden Erinnerungslücken mit spontanen Einfällen gefüllt, die von dem Betroffenen als wahr empfunden werden.
  - **Paramnesien:** Erinnerungsverfälschung oder -täuschungen. Dazu gehören Déjà-vu- (falsches Wiedererkennen) und Jamais-vu-Erlebnisse (bekannte Orte oder Situationen werden als fremd empfunden).
- **Formale Denkstörungen:**
  - **Gehemmt:** Denkabläufe sind schleppend, mühsam, stockend. Tritt z. B. bei Depression auf.
  - **Verlangsamt:** Das Denken ist zähflüssig, monoton, schleppend.
  - **Umständlich:** Das Denken ist weitschweifig. Wichtiges kann nicht von Unwichtigem getrennt werden.
  - **Eingeengt:** Das Denken ist an wenige Themen gebunden und es mangelt an Abstraktion, Komplexität und Generalität.
  - **Perseverierend:** ständiges Wiederholen von bestimmten Gedankengängen
  - **Grübelnd:** „Gedankenkarusell" um meist unangenehme Themen, das nicht zielführend ist
  - **Gedankendrängen:** Sinnlose oder sinnhafte Gedanken drängen sich auf und werden als quälend oder lästig empfunden.
  - **Ideenflucht:** Der Redefluss ist beschleunigt und es treten ständig thematische Sprünge auf.
  - **Vorbeireden:** Die Antwort passt nicht zur Frage.
  - **Gedankenabreißen:** Der flüssige Gedankengang reißt ohne ersichtlichen Grund ab.
  - **Neologismen:** Wortneubildungen, die oft nicht unmittelbar verständlich sind
- **Befürchtungen und Zwänge:**
  - **Misstrauen:** Neigung, die Handlungen anderer als gegen sich selbst gerichtet zu interpretieren
  - **Hypochondrie:** ständige Sorge, an einer schweren Krankheit zu leiden, auch wenn gegenteilige medizinische Ergebnisse vorliegen
  - **Phobien:** Bestimmte Objekte, Situationen und / oder Aktivitäten werden gemieden, da sie angstauslösend sind.
  - **Zwangsgedanken:** Gedanken, die als übertrieben erlebt werden, drängen sich immer wieder auf.
  - **Zwangshandlungen:** Handlungen, die als unsinnig erlebt werden, müssen immer und immer wieder ausgeführt werden.
  - **Zwangsimpulse:** Impulse, bestimmte Handlungen auszuführen, die als unsinnig oder übertrieben angesehen werden
- **Wahn:** Fehlbeurteilung der Realität, an der starr festgehalten wird, eine Korrektur ist nicht (unmittelbar) möglich:
  - **Wahnwahrnehmung:** Reale Sinneswahrnehmungen erhalten eine abnorme Bedeutung.
  - **Wahngedanken:** aus Wahnwahrnehmungen oder Wahneinfällen hervorgegangene und festgehaltene wahnhafte Überzeugungen

- **Beziehungswahn:** bezieht alles auf sich, auch wenn es der Vernunft nach nichts mit ihm zu tun hat
- **Eifersuchtswahn:** unkorrigierbare Überzeugungen, dass der Partner ihn betrügt
- **Schuldwahn:** unkorrigierbare Überzeugungen, schuldig geworden zu sein und Strafe zu verdienen, ohne dass eine wirkliche Schuld vorliegt
- **Verarmungswahn:** unumstößliche Überzeugung, dass die finanzielle Basis bedroht oder verloren ist
- **Größenwahn:** Es besteht die unkorrigierbare Überzeugung, eine außergewöhnliche Persönlichkeit zu sein, z. B. Johannes der Täufer.
- **Liebeswahn:** die objektiv unbegründete, jedoch beim Betroffenen feste Überzeugung, von einer anderen Person geliebt zu werden
- **Verfolgungswahn:** Der Betroffene fühlt sich unbegründet bedroht und verfolgt

• **Sinnestäuschungen:**
  - **Illusion** bzw. illusionäre Verkennung: eine Sinnestäuschung, die auf einer Fehlinterpretation realer Sinneseindrücke beruht
  - **Stimmenhören:** eine Form der akustischen Halluzination, die v. a. bei akuten Psychosen auftritt. Man unterscheidet zwischen kommentierenden (kommentieren die Handlungen), dialogisierenden (sprechen direkt an) und imperativen (geben Befehle) Stimmen.
  - **Akustische, optische, olfaktorische, gustatorische, taktile Halluzinationen:** akustische, optische, olfaktorische, gustatorische Wahrnehmungserlebnisse ohne adäquaten Sinnesreiz
  - **Körperhalluzinationen:** eingebildete, nicht der Wirklichkeit entsprechende körperliche Wahrnehmungen, z. B. mein Arm gehört nicht zu mir.

• **Ich-Störungen und Entfremdungserlebnisse:**
  - **Derealisation:** Objekte und Menschen erscheinen fremd, zu groß oder zu klein, unvertraut, obwohl jedes Detail erkannt und zugeordnet werden kann. Es kommt zu einem Gefühl des Entferntseins zwischen sich selbst und der Umwelt.
  - **Depersonalisation:** Die eigenen Gefühle und Erfahrungen werden als fremd, losgelöst, fern, verändert erlebt.
  - **Gedankenausbreitung:** Die Gedanken gehören dem Betroffenen nicht mehr alleine. Andere kennen seine Gedanken.
  - **Gedankenentzug:** Gefühl, dass die Gedanken weggenommen, aus dem Kopf gezogen werden
  - **Gedankeneingebung,** d. h., die Gedanken werden von anderen eingegeben, ja richtig aufgedrängt. Betroffene fühlen sich gelenkt und gesteuert

• **Störungen der Affektivität:**
  - **Inadäquater Affekt (Parathymie):** Gefühl und tatsächliches Erleben stimmen nicht überein.
  - **Affektarmut bis hin zur Gefühlslosigkeit:** Die Gefühle sind reduziert bis erloschen.
  - **Hoffnungslos:** ohne jede Aussicht auf Besserung
  - **Ängstlich, ratlos**
  - **Euphorisch, Hochgefühl mit gesteigerter Lebensfreude**
  - **Gereizt:** erhöhte Aggressionsbereitschaft bzw. erhöhte Neigung, affektiv (mit starken Gefühlen) zu reagieren
  - **Langsam**
  - **Schuldgefühle**
  - **Verarmungsgefühle**
  - **Affektstarr,** d. h. Verbleiben in einem bestimmten Gefühl oder einer bestimmten Stimmung, unabhängig von äußeren Gegebenheiten
  - **Anhedonie:** Unfähigkeit, Freude zu empfinden
  - **Störungen der Vitalgefühle:** Mangel an körperlicher und seelischer Kraft

• **Störungen des Antriebs und der Motorik:**
  - **Antriebsarm:** Mangel an Antrieb und innerer Energie. Die Begeisterungsfähigkeit ist deutlich herabgesetzt und sie lassen sich nur schwer zu etwas motivieren.
  - **Antriebsgesteigert:** Der Antrieb und die innere Energie sind heraufgesetzt, z. B. durch Manie oder Amphetaminen.
  - **Motorisch unruhig:** z. B. ständiges Nesteln oder Gestikulieren
  - **Mutistisch:** Wortkargheit bis Stummheit bei intaktem Sprachvermögen und intakten Sprechorganen
  - **Logorrhö:** sehr starker Redefluss

   - **Stereotypien:** wiederholte, sinnlos erscheinende Bewegungsabläufe wie Wischen, Blinzeln, Reiben
- **Zirkadiane** (tageszeitliche) **Besonderheiten:**
   - **Morgens / abends besser / schlechter**
- **Andere Störungen:**
   - **Sozialer Rückzug**
   - **Soziale Umtriebigkeit**
   - **Aggressivität**
   - **Suizidalität**
   - **Selbstbeschädigung und Selbstverletzung:** absichtliches Zufügen von Verletzungen oder Wunden durch Ritzen, Schneiden mit Messern, Rasierklingen oder Scherben. Tritt z. B. bei Borderline-Störungen auf.
   - **Mangel an Krankheitsgefühl / Krankheitseinsicht**
   - **Pflegebedürftigkeit**

25.10.2 Somatischer Befund

- **Schlaf- und Wachstörungen** (Vigilanzstörungen):
   - **Einschlaf- oder Durchschlafstörungen**
   - **Verkürzung der Schlafdauer**
   - **Früherwachen**
- **Appetenzstörungen:**
   - **Appetit bzw. Durst vermindert / vermehrt**
- **Gastrointestinale Störungen:**
   - **Hypersalivation** (vermehrter Speichelfluss)
   - **Mundtrockenheit**
   - **Übelkeit, Erbrechen, Magenbeschwerden, Obstipation, Diarrhö**
- **Kardio-respiratorische Störungen:** Atembeschwerden, Schwindel, Herzklopfen, Herzdruck.
- **Andere vegetative Störungen:**
   - **Akkomodationsstörungen**
   - Vermehrtes **Schwitzen**
   - **Seborrhö** (Überproduktion der Talgdrüsen, ölige Haut)
   - **Miktionsstörungen** (Störungen beim Wasserlassen)
   - **Menstruationsstörungen**
   - **Weitere Störungen:** Kopfdruck, Rückenbeschwerden, Schweregefühl in den Beinen, Hitzegefühl, Frösteln, Konversionsstörungen bzw. dissoziative Störungen (teilweiser oder völliger Verlust der normalen Integration von Erinnerungen an die Vergangenheit, des Identitätsbewusstseins, der unmittelbaren Empfindungen sowie der Kontrolle von Körperbewegungen)
- **Neurologische Störungen:**
   - **Rigor:** Erhöhung des Muskeltonus mit Muskelsteifheit, Muskelstarre
   - **Muskeltonus erniedrigt**
   - **Tremor:** Zittern, das unwillkürliche, sich rhythmisch wiederholende Zusammenziehen einander entgegenwirkender Muskelgruppen
   - **Dyskinesie:** Störung des physiologischen Bewegungsablaufs, z. B. durch Neuroleptika
   - **Hypokinese:** verminderte Beweglichkeit, Bewegungsarmut, Mangel an Spontanmotorik, z. B. bei Morbus Parkinson
   - **Ataxie:** Störung der Bewegungskoordination als Stand-, Gang-, Zeige- und Rumpfataxie
   - **Nystagmus:** unkontrollierbares, rhythmisches Zittern des Augapfels
   - **Parästhesien:** Gefühl des Kribbelns, Taubheit, Einschlafen von Gliedmaßen, ohne entsprechenden adäquaten Reiz

Viele Heilpraktikeranwärter haben mit dem Thema „Psychische Erkrankungen" anfangs ein Problem, denn diese Störungsbilder sind bei vielen noch nicht richtig ins Bewusstsein gedrungen, wobei sich hier auch eine allgemeine Einstellung der Gesellschaft spiegelt. Aber je mehr man sich mit den psychischen Erkrankungen beschäftigt, desto faszinierender wird das Gebiet. Testen Sie nun, ob Sie ausreichend tief in die Materie eingedrungen sind mit dem Buch „Prüfungstraining für Heilpraktiker“ (➤ Kap. 25) und sehen Sie, ob Sie bei diesem Thema in der amtsärztlichen Überprüfung bestehen können.

➤ Hier finden Sie das Online Kapitel 25 nach ICD-11.

https://else4.de/t4k

KAPITEL

26 Allgemeine Infektionslehre

26.1 Grundbegriffe ... 742
26.1.1 Arten von Infektionen ... 743
26.1.2 Beziehungen zwischen Mikroorganismus und Mensch ... 745
26.1.3 Schutzimpfung ... 750
26.1.4 Methoden der Bekämpfung von Krankheitserregern ... 752
26.1.5 Körpertemperatur, Hyperthermie und Fieber ... 753
26.1.6 Übertragungsfähigkeit von Krankheitserregern ... 755
26.1.7 Keimträger, Ausscheider und Dauerausscheider ... 758
26.1.8 Zeitliche Abläufe und Schweregrade von Infektionskrankheiten ... 758
26.1.9 Nachweis von Krankheitserregern ... 758

26.2 Krankheitserreger ... 759
26.2.1 Prionen (infektiöse Eiweißpartikel) ... 759
26.2.2 Viren ... 759
26.2.3 Bakterien ... 761
26.2.4 Pilze ... 764
26.2.5 Protozoen ... 766
26.2.6 Parasiten ... 767

26.3 Abwehrsysteme des Körpers ... 767
26.3.1 Unspezifisches Abwehrsystem ... 767
26.3.2 Spezifisches Abwehrsystem ... 770
26.3.3 Zusammenarbeit zwischen unspezifischem und spezifischem Abwehrsystem ... 771
26.3.4 Antigen und Antikörper ... 771
26.3.5 Monozyten-Makrophagen-System (MMS) ... 773

Bei einer Infektion dringen Krankheitserreger in den Körper ein und entwickeln und vermehren sich hier. Es reicht für eine Infektion also nicht aus, dass Krankheitserreger lediglich in den Körper eintreten. Dies ist ein Vorgang, der ständig passiert, denn Krankheitserreger sind allgegenwärtig (ubiquitär). Sie befinden sich in der Luft und sie siedeln z. B. auf der Haut und auf der Schleimhaut.

Nehmen wir an, eine Person ist mit Rhinoviren (Schnupfenviren) infiziert. Durch Husten und Niesen werden diese Rhinoviren in den Raum geschleudert. Werden sie von einer weiteren Person nun lediglich eingeatmet, ohne dass sie sich im Körper vermehren – beispielsweise, weil sie zu lange an der Luft waren und dabei ihre Virulenz (Aggressivität) verloren haben – so spricht man nicht von einer Infektion. Es muss den Viren also gelingen, in den Organismus einzudringen und sich hier zu entwickeln bzw. zu vermehren.

Ist den Viren genau dies gelungen, so gibt es für den Betroffenen zwei Möglichkeiten: Entweder er erkrankt an einer Rhinitis (Schnupfen) oder es kommt zu einem inapparenten (symptomlosen) Verlauf. Dies bedeutet, dass die körpereigene Abwehr den Erreger abtöten konnte, bevor er in der Lage war Krankheitserscheinungen hervorzurufen. Grundsätzlich sind es vier Faktoren, von denen es abhängt, ob eine Infektionskrankheit zum Ausbruch kommt oder nicht:

- Abwehrlage des Infizierten
- Menge des aufgenommenen Erregers
- Virulenz (Aggressivität) des Erregers
- Dauer der Exposition, d. h., wie lange man dem Erreger ausgesetzt ist

Ob, wie schnell und wie weit sich in der Bevölkerung ein bestimmter Erreger bzw. eine Krankheit ausbreitet, dafür gibt es die Inzidenz (s. u.).

26.1 Grundbegriffe

Inzidenz (absolute Inzidenz) Die Inzidenz gibt die Häufigkeit von Neuerkrankungen an. Damit ist sie ein Maß für das Auftreten einer Erkrankung in einer bestimmten Population in einem bestimmten Zeitraum. Sie wird auch als absolute Inzidenz bezeichnet. Dabei werden in der Literatur Inzidenzen meist auf ein Jahr bezogen. Es sind aber auch andere Zeiträume möglich, z. B. Vierteljahreswerte, Monatswerte oder 7-Tages-Werte.

Beispiel. Die Inzidenz für die Hypothyreose liegt in Deutschland bei 1:3.000 Neugeborenen. Das bedeutet, bei uns kommt auf 3.000 Geburten ein Kind mit Hypothyreose auf die Welt. Damit ist sie übrigens die häufigste hormonelle Störung bei Neugeborenen.

Als Population wurde hier Deutschland gewählt, man hätte aber auch z. B. Europa, Stuttgart, Akademiker, Bergbewohner, Insulaner oder die gesamte Weltbevölkerung wählen können. Die Inzidenzen wären dann jeweils anders ausgefallen.

Wird die Inzidenz bei einer Infektionskrankheit angegeben, so bedeutet ein hoher Wert, dass der Erreger sehr ansteckend ist, weil sich viele Menschen neu infiziert haben.

7-Tage-Inzidenz Gerade bei sich schnell ausbreitenden Infektionskrankheiten wird oft die 7-Tage-Inzidenz angegeben, damit man sehen kann, wie schnell sich der Erreger aktuell ausbreitet. Die 7-Tage-Inzidenz gibt für die vergangenen 7 Tage die Anzahl der Neuinfektionen bezogen auf 100.000 Einwohner an.

Beispiel. Eine 7-Tage-Inzidenz von 112 sagt, dass es innerhalb von 7 Tagen 112 Neuinfektionen auf 100.000 Einwohnern gab.

Kumulative Inzidenz Hier handelt es sich um die personenbezogene Wahrscheinlichkeit, mit der ein bestimmter Mensch in einer bestimmten Zeitspanne an einer bestimmten Krankheit erkrankt. Sie wird deshalb auch als „Risiko" oder „Inzidenzrisiko" bezeichnet.

Die kumulative Inzidenz (KI) bewegt sich in Werten von 0 bis 1 und trägt keine Einheit. Da sie keine Einheit trägt, also auch nicht die Einheit „pro Jahr", muss bei ihrer Nennung immer der Zeitraum mit angegeben werden.

Beispiel. Im Ort Musterstadt ist keiner der 100.000 Einwohner gegen Masern immun, somit hat dort weder jemand die Erkrankung durchlebt, noch wurde jemand dagegen geimpft. Nun betritt ein Masernkranker die Stadt. In den ersten Tagen liegt die kumulative Inzidenz nahe Null, da die Gefahr, dass jemand sich ansteckt, sehr gering ist. Je mehr

Zeit verstreicht und je mehr sich die Erkrankung ausbreitet, desto größer wird die Wahrscheinlichkeit sich anzustecken und die kumulative Inzidenz steigt entsprechend an. Dies geht so weiter bis zum Erreichen der Herdenimmunität.

Lautet für diese Musterstadt beispielsweise die KI 0,3 innerhalb von 7 Tagen, so bedeutet das, dass sich innerhalb von 7 Tagen 30.000 Personen angesteckt haben, also 30 %.

Reproduktionszahl R Die Reproduktionszahl R gibt an, wie viele Menschen eine infizierte Person im Mittel ansteckt.

Beispiel. Angenommen, es bricht in einer nicht-immunen Population eine Masernepidemie aus, so steckt bei Beginn des Ausbruchs ein Erkrankter z. B. 3,5 andere Menschen an. Diesen Wert am Anfang einer Epidemie bezeichnet man auch als Basisreproduktionszahl (R0). Werden keine Gegenmaßnahmen eingeleitet, steigen die Erkrankungszahlen exponentiell an, die Masern werden sich also rasend schnell ausbreiten. Dies dauert so lange an, bis 70 % der Population eine Infektion bzw. Erkrankung durchgemacht haben, dann verlangsamt sich die Ausbreitung drastisch. Versucht nun das Virus, von einem Menschen auf den anderen überzuspringen, trifft es häufig auf eine immune Person. Haben 95 % eine Infektion/Erkrankung durchgemacht, kommt es zur „Herdenimmunität", d. h., der Erreger kann sich nicht weiter ausbreiten, weil die Infektionskette abbricht. In diesem Fall sind auch nicht-immune Personen vor einer Ansteckung geschützt.

- Ist R größer als 1, so steigt die Anzahl täglicher Neuinfektionen.
- Ist R gleich 1, dann bleibt die Anzahl täglicher Neuinfektionen konstant.
- Ist R kleiner als 1, dann sinkt die Anzahl täglicher Neuinfektionen.

Prävalenz Eine weitere wichtige Größe ist die Prävalenz. Sie gibt an, wie viele Leute von einer Erkrankung bereits betroffen sind.

Beispiel. So könnte man z. B. in Stuttgart untersuchen, wie viele Menschen an AIDS erkrankt sind. Die Prävalenz stellt also eine Momentaufnahme dar, da man nun weiß, in Stuttgart gab es am Soundsovielten so viele AIDS-Kranke im Vergleich zur Gesamtzahl der Untersuchten.

Eine niedrige Prävalenz bei einer Infektionskrankheit muss nicht zwangsläufig positiv sein. Angenommen, es wütet eine schwere Pesterkrankung in Stuttgart, an der die Menschen schnell versterben, so hat die Epidemie eine niedrige Prävalenz. Ein harmloser Erreger, der lediglich grippale Erscheinungen hervorruft, kann dagegen eine hohe Prävalenz haben, da viele Stuttgarter mit dem Erreger infiziert sind. Die Prävalenz kann nicht nur für Infektionskrankheiten angegeben werden. So könnte man z. B. auch die Prävalenz für Bronchialkrebs bei den Stuttgartern oder jeder anderen beliebigen Population bestimmen.

26.1.1 Arten von Infektionen

Bei Infektion kann man *Lokalinfektionskrankheiten* (lokale Infektionen) und *Allgemeininfektionen* (generalisierte Infektionen, zyklische Infektionskrankheit) unterscheiden (➤ Tab. 26.1).

Infektionen

- **Lokale Infektion** (Lokalinfektionskrankheiten)
- **Generalisierte Infektion** (zyklische Infektionskrankheiten)

Lokalinfektionskrankheit

Lokale Infektionen sind meist bakteriell bedingt. Den Erregern dienen *Haut* und *Schleimhaut* als *Eintrittspforten.* Von diesen Eintrittspforten ausgehend, kommt es zu einer kontinuierlichen, *lokalen Ausbreitung* des Entzündungsvorgangs. Ob eine solche lokale Infektion zu einer Erkrankung führt, ist v. a. von der *Menge* und der *Virulenz* des eingedrungenen Erregers abhängig. Die Inkubationszeit hängt von der Infektionsdosis und der Geschwindigkeit der Vermehrung des Krankheitserregers ab.

Die *Diagnose* der Erkrankung ist im Allgemeinen *einfach* zu stellen, weil es neben Fieber zu *Symptomen* seitens des *betroffenen Organs* kommt, z. B. zu Durchfall bei Enteritis oder zu Halsschmerzen bei Tonsillitis.

Durch die Entzündungsreaktion versucht der Organismus, die Infektion örtlich zu begrenzen. Trotzdem kann es geschehen, dass sich die Infektion entweder auf die Umgebung ausbreitet und es so

Tab. 26.1 Einteilung der Infektionen in lokale und generalisierte (zyklische)

	Lokale Infektion	Generalisierte Infektion (Inkubationszeit, Generalisation, Organmanifestation)
Erreger	Meist Bakterien	Viren, Bakterien, Protozoen
Krankheitserscheinungen an Eintrittspforte	Ja (Haut und Schleimhaut)	Nein
Ausbreitung der Erreger	Lokal (Fernwirkung der Toxine auf andere Organe möglich)	Über Blut und Lymphe (Vermehrung meist im RES / RHS)
Ausbruch der Erkrankung hängt ab	Vor allem von der Menge und Virulenz der Erreger	Vor allem von der Abwehrlage
Blutbild	Meist Leukozytose	Meist Leukopenie
Diagnosestellung	Leicht, da es zu Symptomen seitens des betroffenen Organs kommt	Während des Generalisationsstadiums keine typischen Symptome, sondern erst im Organstadium. Zweigipfeliger Fieberverlauf, relative Bradykardie, Milzschwellung.
Immunität	Keine. Eventuell Immunität gegen Toxine der Erreger.	Lang andauernde, manchmal lebenslange Immunität

z. B. zur Bildung von Phlegmonen (Entzündung der Teile unter der Haut) kommt oder, dass die Erreger in das Lymphsystem eindringen und so zu einer Lymphangiitis oder zu einem Erysipel (Wundrose) führen.

Bei manchen lokalen Infektionen kommt es jedoch nicht nur zu örtlich begrenzten Reaktionen, sondern durch *Ektotoxine* (Ausscheidungsgifte, s. u.) der Bakterien auch zu *Fernwirkungen* auf andere Organe.

Beispiel So kann es bei Diphtherie durch Fernwirkung von Toxinen der Erreger auf das Herz zum Tod durch Herzversagen kommen.

Allerdings kann es auch bei lokalen Infektionen als mögliche *Komplikation* zum Eindringen der Erreger in die Blutbahn kommen (Bakteriämie bzw. Sepsis, s. u.).

Eine echte *Krankheitsimmunität* wird bei lokalen Infektionskrankheiten *nicht* erworben. Aber es kann sich eine Immunität gegen die Ektotoxine der Erreger aufgrund ihrer antigenen Wirkung entwickeln. Diese Immunität gegen die Toxine schützt zwar nicht vor einer Wiedererkrankung, aber vor deren toxischen Folgen. Deshalb verläuft eine Wiedererkrankung mit dem gleichen Erreger im Allgemeinen leichter.

Beispiel Dies ist der Grund, warum es nach Durchstehen einer Scharlacherkrankung bei Wiederansteckung mit dem gleichen Erreger nur zu einer Streptokokken-Angina und nicht mehr zu dem Vollbild einer Scharlacherkrankung kommt.

Typische lokale Infektionen sind die anaeroben Wundinfektionen Gasbrand / Gasödem und Tetanus, außerdem Milzbrand, Diphtherie, Enteritis infectiosa und Gonorrhö.

Allgemeininfektionen

Der Ausbruch einer Allgemeininfektion (generalisierte Infektion, zyklische Infektionskrankheit) ist weitgehend unabhängig von der Menge und der Virulenz der eingedrungenen Erreger; maßgebend ist hier v. a. die *Abwehrlage.* Zyklische Infektionskrankheiten sind durch einen *dreiphasigen Ablauf* gekennzeichnet: *Inkubationszeit, Generalisation* und *Organmanifestation.*

Allgemeininfektion (generalisierte, zyklische Infektion)

- **Inkubationszeit**
- **Generalisation**
- **Organmanifestation**

Bei generalisierten (zyklischen) Infektionskrankheiten können folgende Stadien im Verlauf der Erkrankung beobachtet werden.

Inkubationszeit ist die Zeitspanne vom Eindringen der Krankheitserreger bis zum Auftreten von ersten Krankheitssymptomen. Bei zyklischen Infektionskrankheiten kommt es im Allgemeinen an der *Eintrittspforte* der Erreger *nicht* zu Krankheitserscheinungen. Die Erreger dringen in das Blutkreislauf- oder Lymphsystem ein und vermehren sich meist in den Abwehrzellen des MMS (➤ Kap. 26.3.5). Nach Ablauf einer für diese Infektionskrankheit typischen Inkubationszeit gelangt der Erreger erneut ins Blut. Dadurch kommt es zum Generalisationsstadium.

Generalisationsstadium Die erneute Erregereinschwemmung ins *Blut* (Bakteriämie, Virämie) führt zu unterschiedlich heftigen Allgemeinreaktionen, wie Fieber mit relativer Bradykardie, Leukopenie und Milzschwellung.

Während des Generalisationsstadiums ist es meist schwer, aufgrund der vorliegenden Symptomatik eine richtige Diagnose zu stellen, da typische Organbefunde fehlen. Da sich der Erreger aber im Blut aufhält, gelingt es oft, ihn anhand einer Blutuntersuchung nachzuweisen.

Organmanifestation Die Erreger befallen ein oder mehrere Organe, zu denen sie eine besondere Affinität haben. Durch den Organbefall kommt es nun zu typischen Krankheitserscheinungen, wie z. B. Ikterus bei Virushepatitis.

Aufgrund dieses festgelegten Ablaufs in drei Stadien kommt es bei zyklischen Infektionskrankheiten typischerweise zu einem *zweigipfligen Fieberverlauf* (Dromedar-Fieberkurve). Hierbei tritt der erste Fiebergipfel während des Generalisationsstadiums auf, der zweite während der Organmanifestation. Früher meinte man, dass zyklische Infektionskrankheiten zu einer lebenslangen Immunität führen. Heute geht man davon aus, dass zwar eine längerdauernde Immunität besteht, dass diese aber durchaus wieder verlorengehen kann.

Je nach Verlauf (akut, subakut, chronisch) und je nachdem, ob das Generalisations- oder Organstadium besonders in den Vordergrund tritt, kann man die zyklischen Infektionskrankheiten noch weiter unterteilen:

Akute zyklische Infektionskrankheiten Hierzu gehören fast alle Viruskrankheiten wie z. B. Virushepatitis, Röteln, Masern, Mumps, Windpocken, Pocken, Poliomyelitis und Gelbfieber.

- **Mit Überwiegen des Generalisationsstadiums.** Zum Beispiel Typhus abdominalis, Leptospirosen, Tularämie, Fleckfieber
- **Mit Überwiegen des Organstadiums.** Bei dieser Gruppe von Erkrankungen beträgt das Generalisationsstadium oft nur wenige Stunden und kann deshalb nur aufgrund einer sorgfältigen Anamnese festgestellt werden; z. B. bei der durch Meningokokken hervorgerufenen Meningitis.

Subakute rezidivierende zyklische Infektionskrankheiten sind Malaria, Rückfallfieber und Brucellosen.

Chronische zyklische Infektionskrankheiten Hier kann sich das Stadium der Organmanifestation über Jahre ausdehnen, gelegentlich kann es zur erneuten Generalisation kommen. Hierzu gehören Syphilis, Tuberkulose und Lepra.

26.1.2 Beziehungen zwischen Mikroorganismus und Mensch

Sowohl der kranke als auch der gesunde Mensch sind von Mikroorganismen besiedelt. Man unterscheidet hierbei in erster Linie Symbionten und Parasiten.

- **Symbionten** leben mit anderen Lebewesen in Symbiose zusammen, das heißt, beide Partner leisten sich *gegenseitige Hilfe*, und beide sind auf diese Hilfe angewiesen. Man bezeichnet den größeren Symbiosepartner als Wirt, den kleineren als Symbionten. Um eine solche Symbiose handelt es sich z. B. zwischen dem Menschen und seinen Bakterien im Darm, dem Mikrobiom (früher: Darmflora).
- **Parasiten** leben durch Stoffentzug *auf Kosten* eines *anderen Lebewesens*, wodurch sie ihm evtl. Schaden zufügen können. Meist wird der Begriff Parasit nur für Protozoen, Würmer und Gliederfüßer benutzt. In einem weiteren Sinn rechnet man jedoch Viren, Bakterien und Pilze dazu.
- **Saprophyten** dagegen sind Mikroorganismen, die von *toter organischer Substanz* leben, hierzu gehören z. B. Fäulnisbakterien. Meist besiedeln sie einen Menschen, ohne diesem zu schaden, aller-

dings nützen sie auch nicht. Manchmal können sie jedoch schädigen, z. B. als Karieserreger.

Eigenschaften von Mikroorganismen

- **Pathogenität** bezeichnet die grundsätzliche *Fähigkeit* von Mikroorganismen, *krankhafte Zustände* herbeizuführen. Damit ist ein Keim bei einem bestimmten Wirt grundsätzlich entweder pathogen oder apathogen. Ist er pathogen, kann er Krankheitserscheinungen hervorrufen; ist er apathogen, hat er diese Fähigkeit *nicht.*
  Nun gibt es aber noch Mikroorganismen, die *fakultativ pathogen* sind. Man bezeichnet sie auch als *Opportunisten.* Man meint damit, dass diese Keime nur bei bestimmten, *infektionsbegünstigenden Faktoren* in der Lage sind, Krankheiten hervorzurufen. Ein infektionsbegünstigender Faktor ist in erster Linie eine Schwächung der körpereigenen Abwehr.
- **Virulenz** gibt den *Ausprägungsgrad* der *Pathogenität* bei einem bestimmten Bakterienstamm an. Es handelt sich um eine erworbene, veränderliche Eigenschaft eines Stammes.
  Beispiel. Diphtheriebakterien sind grundsätzlich pathogen. Ein bestimmter Stamm (Typ gravis) ist aber außerordentlich virulent. Dieser hoch-virulente Stamm kann schwere, lebensbedrohliche Erkrankungen auslösen.

Eigenschaften von Menschen

- **Resistenz** bezeichnet die Tatsache, dass eine *bestimmte Erregerart* bei einem Wirt *nicht* die *Fähigkeit* besitzt, *Krankheitserscheinungen* auszulösen. So kann der Erreger der Hundestaupe beim Menschen keine Symptome auslösen. Resistenz ist ein *Artmerkmal* des Infizierten. Sie ist *genetisch bedingt* und besteht deshalb lebenslang.
  Beispiel. Das Staupe-Virus kann bei Hunden das Krankheitsbild der Hundestaupe hervorrufen. Der Mensch ist gegen diesen Erreger resistent und deshalb ist *keine* Übertragung der Erkrankung vom Hund auf den Menschen möglich.
- **Spezifische Immunität** ist ein *Geschütztsein* gegen einen bestimmten *pathogenen Erreger.* Sie basiert auf den Abwehreinrichtungen des Körpers und ist das Ergebnis der Auseinandersetzungen mit einem Krankheitserreger. Eine spezifische Immunität wird durch Überstehen einer Infektionskrankheit, durch stille Feiung (s. u.) oder durch Impfung erworben. Beim Säugling kommt es durch mütterliche Antikörper, die über die Muttermilch weitergegeben werden zur spezifischen Immunität gegen die Krankheiten, gegen die die Mutter ausreichend Antikörper zur Verfügung hat. Im Gegensatz zur Resistenz besteht eine Immunität meist nicht lebenslang, sondern kann wieder verlorengehen (zu Immunität s. u.).
- **Stille Feiung.** Mit stiller Feiung meint man, dass nach der Infizierung eine *spezifische Immunität* erworben wird, *ohne* dass es zum Auftreten von *Krankheitserscheinungen* kommt. Es stellt sich eine unterschiedlich lang anhaltende Immunität ein.
- **Empfänglichkeit** bezeichnet die Tatsache, dass sich ein Krankheitserreger *grundsätzlich* im Menschen ansiedeln kann. Das heißt aber nicht, dass jede Ansiedlung dieses Erregers zu einem Krankheitsausbruch führen muss.
- **Anfälligkeit** dagegen ist an ein *bestimmtes* Individuum gebunden. Sie bezeichnet das besondere Verhältnis eines bestimmten Menschen zu einem bestimmten Krankheitserreger. So kann z. B. ein Mensch häufig an Schnupfen erkranken, weil er für Rhinoviren eine besondere Anfälligkeit besitzt. Diese Anfälligkeit unterliegt im Laufe seines Lebens bestimmten Wandlungen: durch Änderung seiner psychischen Verfassung (er hat nicht mehr von allem „die Nase voll"), durch die Art seiner Ernährung, durch Alkohol, Stress und Medikamenteneinnahme.

Anthroponosen und Zoonosen

- **Anthroponosen** sind Erkrankungen, die *nur* beim *Menschen* auftreten können.
- **Zoonosen** können sowohl bei *Wirbeltieren* als auch bei *Menschen* vorkommen. Sie können vom Tier auf den Menschen und / oder vom Menschen auf das Tier übertragen werden. Zu den Zoonosen gehören die Brucellosen, die Leptospirosen, Enteritis infectiosa, Rotz, Milzbrand, Ornithose, Q-Fieber, Tollwut, Pest und Toxoplasmose.
  Bei den Zoonosen unterscheidet man noch Anthropozoonosen und Zooanthroponosen:
  - **Anthropozoonosen** sind Infektionskrankheiten, die vom *Menschen* auf das *Tier* übertragen werden können.
  - **Zooanthroponosen** können vom *Tier* auf den *Menschen* übertragen werden.

Bakteriämie – SIRS – Sepsis Die drei Begriffe „Bakteriämie", „Sepsis" und „SIRS" zeigen einen fließenden Übergang und teilweise Überschneidungen:

Bakteriämie. Bei einer Bakteriämie handelt es sich um ein vorübergehendes Auftreten von Bakterien im Blut. Im Unterschied zur Sepsis geht eine Bakteriämie nicht typischerweise, sondern nur möglicherweise von einem Herd aus.

Beispiele sind: Jemand hat eine Wunde, z. B. nach einer Zahnbehandlung oder eine bakterielle Endokarditis, von der aus Erreger ins Blutkreislaufsystem gelangen. Handelt es sich nur um wenige Erreger, so wird daraufhin kein Fieber auftreten. Handelt es sich um eine größere Anzahl, so kommt es je nach Ausmaß der Erregereinschwemmung zu mehr oder weniger hohem Fieber. Der Begriff „Bakteriämie" wird oft in Abgrenzung zur Sepsis (s. u.) verwendet, und zwar in dem Sinn, dass man zwar im Blut Bakterien nachweisen kann, der Patient aber keine Sepsissymptome zeigt.

SIRS. SIRS steht als Abkürzung für „Systemisches Inflammatory-Response-Syndrome", also frei übersetzt „systemische Entzündungsreaktion". SIRS ähnelt von den Symptomen her einer Sepsis, aber es ist im Unterschied dazu *keine Infektion* nachweisbar. Als Ursachen kommen z. B. Verbrennungen, Verletzungen, schwere Blutungen und anaphylaktische Reaktionen in Betracht. Damit man eine SIRS diagnostizieren kann, müssen mindestens zwei der folgenden Symptome nachweisbar sein:

- **Körpertemperatur:** < 36 °C oder > 38 °C
- **Herzfrequenz:** > 90 Schläge pro Minute
- **Tachypnoe:** Atemfrequenz > 20 Atemzüge pro Minute
- **Blutbildveränderung:**
  - Leukozytose: > 12.000 Leukozyten pro µl oder
  - Leukopenie: < 4.000 Leukozyten pro µl oder
  - Linksverschiebung: > 10 % unreife Neutrophilen im Differenzialblutbild

Wurde die SIRS von einer Infektion ausgelöst, spricht man von Sepsis.

Sepsis. Bei einer Sepsis (veraltet: Blutvergiftung) kommt es zu einer systemischen Entzündungsreaktion des Organismus infolge einer Infektion, meist durch Bakterien, evtl. aber auch durch Viren, Pilze oder Parasiten (z. B. Trichinose). Mit einer systemischen Reaktion meint man, dass es nicht nur lokale Entzündungsreaktionen, wie z. B. bei einer entzündeten Wunde gibt, sondern allgemeine Reaktionen, vor allem Fieber und Blutbildveränderungen (meist Leukozytose), oft auch Tachykardie und Tachypnoe, wie vorstehend bei SIRS beschrieben.

Normalerweise wird der Körper mit in das Kreislaufsystem eindringenden Erregern fertig. Damit es zur Sepsis kommt, braucht es „erschwerende Faktoren". Das können z. B. sein:

- Abwehrschwäche
- Eine große Anzahl eindringender Erreger
- Eine hohe Virulenz der eindringenden Erreger
- Erreger befallen eine Körperregion, von der aus sie sich gut ausbreiten können (z. B. Abdomen, Lunge).

Ursachen einer Sepsis können z. B. Pyelonephritis, infizierte Wunden, Tonsillitis, Endokarditis und vieles mehr sein.

Leitsymptome einer Sepsis sind:

- Schüttelfrost
- Intermittierendes hohes Fieber
- Tachykardie
- Hypotonie
- Tachypnoe
- Bewusstseinsstörungen
- Oligurie bis Anurie
- Übelkeit, Erbrechen
- Schock

Eine rechtzeitige Therapie ist oft entscheidend für das Überleben, denn trotz intensivmedizinischer Betreuung versterben ca. 25 % der Patienten, bei schwerer Sepsis sogar 45 %.

Sepsis

Leider gibt es derzeit keine allgemein gültige Definition des Begriffs „Sepsis", sondern die Definition ist Gegenstand laufender Diskussionen.
Hier zwei Beispiele:

Klassische Definition

„Eine Sepsis liegt dann vor, wenn sich innerhalb des Körpers ein Herd gebildet hat, von dem kontinuierlich oder periodisch pathogene Bakterien in den Kreislauf gelangen und zwar derart, dass durch diese Invasion subjektive und objektive Krankheitserscheinungen ausgelöst werden."

Sepsis-3-Konsensus

„Sepsis ist ein lebensbedrohliches (Multi-)Organversagen, das durch eine fehlgesteuerte Immunreaktion des Wirtes auf eine Infektion ausgelöst wird."

Pyämie. Eine Pyämie ist ein Sonderfall einer Sepsis, und zwar handelt es sich bei den Erregern, die reichlich (massenhaft) ins Blut gelangt sind, um *Eitererreger.* Diese Erreger haben, wie für eine Sepsis typisch, ihren Ausgang von einem Herd genommen. Vom Blut aus besiedeln die Erreger verschiedene Organe und führen dort zu eitrigen Absiedelungen (Metastasen, Abszessen).

Die verursachenden Eitererreger sind vor allem Staphylokokken, aber auch Streptokokken und Neisseria u. a. Sie können sich z. B. im Gehirn, der Lunge, den Gelenken oder im Herz ansiedeln und dort zu Abszessen führen. Die Patienten leiden unter Schüttelfrost und sehr hohem Fieber. Die Prognose ist noch ungünstiger als bei einer Sepsis.

Septischer Schock. Infolge einer Sepsis kommt es, trotz ausreichender Flüssigkeitszufuhr, zum Blutdruckabfall auf systolische Werte von unter 90 mmHg.

Multiorganversagen. Bedingt durch die Sepsis und den daraus resultierenden septischen Schock kommt es durch die Minderversorgung von Organen zum Organversagen, z. B. akutes Nieren- oder Lungenversagen (➤ Tab. 26.2).

Superinfektion – Sekundärinfektion – Reinfektion

- **Superinfektion.** Es liegt bereits eine Infektion mit einem bestimmten Erreger vor. Nun erfolgt eine *erneute Infektion* mit dem *gleichen Erreger.*
- **Sekundärinfektion.** Zu einer bereits bestehenden Infektion kommt ein *zweiter* Erreger hinzu. Sekundärinfektionen kommen typischerweise bei Infektionen der Atemwege vor. Hier wird die Erkrankung im Allgemeinen durch Viren ausgelöst. Diese Viren verändern die Schleimhäute des Atemtrakts so, dass sich nun zusätzlich Bakterien ansiedeln können.
- **Reinfektion.** Nach *Ausheilung* einer Erkrankung erfolgt eine *erneute* Ansteckung mit dem gleichen Erreger.
  Beispiel. Angenommen, jemand hat eine Infektion mit dem Tuberkuloseerreger durchgemacht. Nach Ausheilung der Krankheit (auch nach einem inapparenten Verlauf) kommt es später zu einer nochmaligen Ansteckung mit dem Tuberkuloseerreger. Durch diese Reinfektion wird nun ein Krankheitsausbruch wahrscheinlicher. Einerseits muss nämlich die Abwehr den eingedrungenen Erreger bekämpfen, und andererseits versuchen die Erreger im tuberkulösen Primärkomplex (➤ Kap. 27.62) die Gelegenheit zu nutzen, um den Abwehrring zu durchbrechen. Diese doppelte Anforderung überfordert evtl. die Abwehr, sodass es zum Krankheitsausbruch kommen kann.

Epidemie – Endemie – Pandemie

Diese Begriffe beschreiben das geografische und zeitliche Auftreten einer Infektionskrankheit.

- **Epidemie.** Es handelt sich um ein *gehäuftes Auftreten* einer Infektionskrankheit in einem *bestimmten Gebiet* zu einer *bestimmten* Zeit. So kommt es oft in Gegenden, in denen z. B. ein großes Erdbeben oder eine andere Katastrophe aufgetreten ist, infolge der mangelnden hygienischen Verhältnisse zum epidemischen Auftreten von Cholera oder Typhus abdominalis.

Tab. 26.2 Abgrenzung Bakteriämie, Sepsis, SIRS, septischer Schock, Pyämie, Multiorganversagen

Bakteriämie	Bakterien befinden sich im Blut ohne systemische Entzündungszeichen.
Sepsis	Bakterien befinden sich, ausgehend von einem Herd, im Blut mit systemischen Entzündungszeichen (Fieber, Tachykardie, Tachypnoe, Leukozytose).
SIRS	Es ist keine Infektion nachweisbar und es kommt zu Symptomen, die einer Sepsis ähneln. Ursache können z. B. Verbrennungen oder anaphylaktische Reaktionen sein.
Pyämie	Sonderform einer Sepsis. Eitererreger (v. a. Staphylokokken), aber auch Streptokokken und Neisseria siedeln sich an anderen Körperstellen (z. B. Gehirn, Lunge, Niere) ab und bilden dort eitrige Metastasen. Es kommt zu Schüttelfrost und hohem Fieber.
Septischer Schock	Infolge einer Sepsis kommt es zum Blutdruckabfall auf Werte unter 90 mmHg, trotz ausreichender Flüssigkeitszufuhr.

- **Endemie.** Bei einer Endemie liegt eine *Dauerverseuchung* eines *bestimmten* Gebietes vor. So tritt Malaria endemisch in bestimmten sumpfigen Gebieten der Tropen auf.
- **Pandemie.** Bei der Pandemie handelt es sich um die *Ausbreitung* einer *Infektionskrankheit* über *Länder* und *Kontinente,* die dort zeitlich begrenzt besteht. Ein typisches Beispiel hierfür ist die große Influenza-Pandemie von 1918, an der weltweit viele Millionen Menschen erkrankten.

Morbidität – Mortalität – Letalität

- **Morbidität** (Krankheitshäufigkeit) gibt an, wieviel Prozent einer bestimmten Population (Bevölkerungsgruppe) innerhalb eines bestimmten Zeitraums an einer *bestimmten Krankheit* leiden.
  Die Angabe, die Krankheit hat eine Morbidität von 2 % bedeutet demnach, dass von 100 Personen einer bestimmten Bevölkerungsgruppe zwei an dieser Krankheit leiden.
- **Mortalität** (Sterblichkeit, Sterbeziffer) nennt die *Anzahl* der *Todesfälle* in einem bestimmten Zeitraum an einer bestimmten Erkrankung, bezogen auf die *Gesamtbevölkerung* oder auf bestimmte Bevölkerungsteile.
  Die Angabe, die Erkrankung hat in Deutschland eine Mortalität von 1 % bedeutet, dass bei uns eine Person von 100 an dieser Krankheit stirbt.
- **Letalität** gibt die *Tödlichkeit* einer bestimmten Erkrankung an. Es handelt sich dabei um ein Maß, das angibt, wie viel Prozent einer bestimmten Population von Erkrankten an dieser Krankheit sterben.
  Es gibt Gebiete, in denen die Letalität des Gelbfiebers bei 10 % liegt, das heißt, von 100 Personen, die dort an Gelbfieber erkrankt sind, sterben zehn. In anderen Gebieten kann die Letalität des Gelbfiebers 80 l betragen, also sterben hier von 100 Personen, die an Gelbfieber erkrankt sind, 80. Die Höhe der Letalität hängt z. B. von der Virulenz des Erregerstamms, der Ernährungslage und der medizinischen Versorgung ab.

Immunität Unter Immunität versteht man das *Geschütztsein* eines Organismus gegen einen *bestimmten* Erreger bzw. gegen dessen Toxin. Immunisierung ist der Vorgang, der zur Immunität führt. Es sind die folgenden Begriffe voneinander abzugrenzen: unspezifische und spezifische Immunität, angeborene und erworbene Immunität, natürliche und künstliche Immunität:

- **Unspezifische Immunität** kommt durch eine Reihe verschiedener Schutzmechanismen zustande: durch den *Säureschutzmantel* der Haut, durch *antibakterielle Enzyme* in Mund, Magen und Darm, durch *Fresszellen* (Phagozyten), durch das Komplementsystem (➤ Kap. 26.3.1), durch *Schleim* und *Flimmerhärchen.*
  Versuchen Mikroorganismen in den Körper einzudringen, so stoßen sie zuerst auf dieses unspezifische Abwehrsystem und können hiervon in den meisten Fällen abgehalten oder unschädlich gemacht werden. Das unspezifische Abwehrsystem besteht *angeborenermaßen.*
- **Spezifische Immunität** ist der Schutz gegen einen *bestimmten* Erregertyp. Hier spielen *Antikörper* eine entscheidende Rolle, die von den Plasmazellen produziert werden. Jeder Antikörper kann nur auf ein ganz bestimmtes Antigen (z. B. Virus) reagieren. Antigen und Antikörper müssen zusammenpassen wie ein Schlüssel zum Schloss. Deshalb besteht die Immunität nur gegen dieses passende Antigen.
  Die spezifische Immunität wird im Laufe des Lebens durch die Auseinandersetzung des Abwehrsystems mit einem bestimmten Erreger erworben. Sie tritt jedoch auch beim Säugling für eine bestimmte Zeit nach der Geburt durch mütterliche Antikörper auf (Leihimmunität) und nach einer Impfung.
  Neben den Plasmazellen spielen bei der spezifischen Immunität noch die T-Lymphozyten eine Rolle, und zwar die T-Helferzellen, die T-Suppressorzellen und die zytotoxischen T-Lymphozyten.

> **Immunität**
> - **Unspezifische Immunität:** angeboren
> - **Spezifische Immunität:** erworben

- **Angeborene Immunität.** Hierunter fallen die Faktoren, die schon bei der unspezifischen Immunität aufgezählt wurden, zum anderen gehört

hierzu auch die bereits vorstehend erwähnte Immunität des Säuglings durch die *Antikörper der Mutter*.
- **Erworbene Immunität.** Eine erworbene Immunität kann sich durch *Überstehen* einer *Infektionskrankheit* einstellen. Ist man z. B. einmal an Masern erkrankt, erlangt man eine lebenslange Immunität. Immunität kann aber auch durch *stille Feiung* oder aufgrund einer *Impfung* erworben werden.
- **Natürliche Immunität** kann *angeboren* sein, kann sich aber auch nach *Durchstehen* einer bestimmten Infektionskrankheit oder durch *stille Feiung* einstellen. Beim Säugling kann sie durch *mütterliche Antikörper* vorhanden sein.
- **Künstliche Immunität.** Der Körper bildet die Immunität aufgrund einer *Impfung* aus.

26.1.3 Schutzimpfung

Bei einer Schutzimpfung wird eine künstliche Immunität zur Vorbeugung gegen eine ganz bestimmte Infektionskrankheit erzeugt.

Aktive und passive Impfung Man unterscheidet zwischen einer aktiven und einer passiven Impfung. Bei beiden wird ein Fremdeiweiß verabreicht, weshalb es bei beiden Impfungen zu Unverträglichkeiten kommen kann.
- **Aktive Impfung (aktive Immunisierung).** Es wird ein abgetöteter oder zumindest virulenzabgeschwächter Erreger (Fremdeiweiß) oder ein Teil des Bauplans des Virus (mRNS) mit dem Ziel eingeimpft, dass der Organismus gegen diesen Erreger selbst Antikörper ausbildet. In diesem Fall stellt sich eine langanhaltende Immunität gegen die geimpfte Erkrankung ein. Diese langandauernde Immunität beruht darauf, dass der Organismus die Antikörper selbst produziert hat und diese somit nicht gleich abgebaut werden. Wenn später der Krankheitserreger in den Körper eintritt, so stehen sofort Antikörper zur Verfügung, um ihn abzufangen, damit er sich nicht vermehren kann.
- **Passive Impfung (passive Immunisierung).** Hat sich jemand bereits mit einem bestimmten Erreger infiziert, können ihm die passenden Antikörper (Immunglobuline) verabreicht werden. Dies hat den Vorteil, dass die Antikörper den Erreger gleich abfangen können, bevor er im Körper Schaden anrichten kann. Da diese Antikörper jedoch nicht im Organismus selbst hergestellt wurden, handelt es sich um ein sog. Fremdeiweiß. Fremdeiweiße haben den Nachteil, dass sie im Körper wieder abgebaut werden. Dies ist der Grund, warum die Schutzwirkung einer passiven Impfung nur 1–3 Monate anhält. Ein weiterer Nachteil ist, dass es bei einer passiven Immunisierung viele Impfversager gibt. Gründe hierfür sind:
  - Die Niere scheidet die Immunglobuline beschleunigt aus.
  - Ein vorschneller Abbau der Fremdeiweiße kann schon in den Körperflüssigkeiten erfolgen.
  - Die passive Immunisierung muss zum richtigen Zeitpunkt verabreicht werden, und zwar dann, wenn es zur Virämie gekommen ist, die Viren sich also im Blut befinden. Befinden sich die Viren noch in den Körperzellen, um sich zu vermehren, können sie von den Antikörpern nicht abgefangen werden. Andererseits kann eine passive Immunisierung aber auch zu spät erfolgen, nämlich wenn die Viren schon an den Zellen angedockt haben bzw. sich wieder in Körperzellen versteckt haben.

	Aktive Impfung	Passive Impfung
Vorteile	Langandauernder Schutz	Kann bei bereits Infizierten angewendet werden
Nachteile	Bietet bereits Erkrankten keinen Schutz mehr	Viele Impfversager Schutz nur 1–3 Monate

Impfstoffe (Vakzine) Bei einer aktiven Immunisierung unterscheidet man hinsichtlich der Impfstoffe: *Toxoide* („entgiftete" Toxine), *Mikroorganismen* (Tot- und Lebendimpfstoffe), *mRNA-Impfstoffe* (Messenger-RNA-Impfstoffe bzw. Boten-RNA-Impfstoffe) und *Vektorimpfstoffe*.
- **Toxoide** sind „entgiftete" Toxine, d. h., durch ein bestimmtes Verfahren wurde die für die Giftigkeit verantwortlichen Eigenschaften des

Toxins zerstört. Ihre antigene Wirkung (d. h. ihre Fähigkeit im Organismus Antikörperbildung hervorzurufen und so gegen das Toxin des Erregers zu schützen) wurde nicht beeinträchtigt. Toxoid-Impfstoffe gibt es z. B. gegen Diphtherie und Tetanus.

- **Totimpfstoffe.** Es handelt sich um abgetötete Erreger. Der Nachteil ist, dass solche Impfstoffe weniger immunogen als Lebendimpfstoffe sind, d. h., dass sie weniger in der Lage sind, im Organismus Antikörperproduktion anzuregen und somit gegen diese Erkrankung zu schützen. Bei Totimpfstoffen muss deshalb mehrmals geimpft werden, um eine ausreichende Immunität zu erlangen. Totimpfstoffe gibt es z. B. gegen Keuchhusten, Tollwut, Influenza und Hepatitis B.
- **Lebendimpfstoffe.** Es handelt sich um vermehrungsfähige, allerdings virulenzabgeschwächte Erreger. Lebendimpfstoffe sind immunogener als Totimpfstoffe, deshalb genügt hier im Allgemeinen ein einmaliges Impfen, um eine langandauernde Immunität zu erreichen. Lebendimpfstoffe gibt es beispielsweise gegen Masern, Mumps, Röteln, Windpocken und Gelbfieber.
  Kontraindikationen für Lebendimpfstoffe sind Abwehrschwäche, Schwangerschaft (auch schon 3 Monate vor Eintritt der Schwangerschaft) und fieberhafte Infekte.
  Schwere Impfschäden sind vor allem nach dem Verabreichen von Lebendimpfstoffen in den vorgenannten Fällen aufgetreten!

	Totimpfstoffe	Lebendimpfstoffe
Vorteile	• Geringes Impfrisiko	• Sehr immunogen • Einmaliges Impfen genügt
Nachteile	• Weniger immunogen (mehr Impfversager) • Mehrmaliges Impfen notwendig	• Krankheit kann in abgeschwächter Form auftreten • Größere Gefahr von Impfschäden

- **mRNA-Impfstoffe** gibt es bisher nur gegen das Coronavirus. Allerdings wird daran geforscht, solche Impfstoffe auch gegen andere Krankheiten zu entwickeln, wie z. B. Tollwut und Influenza.
  Bei der mRNA (Boten-RNA) handelt es sich nicht um die gesamte Erbinformation des Virus, sondern nur um einen Abschnitt über besondere Oberflächenmerkmale (Antigene) des Virus. Die mRNA dringt in den Zellkörper von Körperzellen ein, gelangt zu den Ribosomen, die für die Eiweißproduktion zuständig sind und veranlasst sie – nach diesem Bauplan – ein Eiweiß (also das Oberflächenmerkmal) zusammenzusetzen. Dieses Eiweiß präsentiert die Zelle auf ihrer Zelloberfläche als Antigen den anderen Abwehrzellen und leitet so eine Immunantwort gegen dieses Oberflächenmerkmal ein, die dann zellulär und humoral ablaufen kann.
  Übrigens verbleibt die durch die Impfung verabreichte mRNA im Zellkörper, da es ihr nicht gelingt, die Kernmembran zu durchdringen und in den Zellkern einzutreten. Einen Hinweis, dass diese mRNA in DNA umgeschrieben wird, gibt es nicht. Eine Veränderung des Erbguts ist deshalb nicht möglich.
  Damit die mRNA nach dem Impfen auf ihrem Weg zur Zielzelle nicht abgebaut wird, wird sie gewissermaßen „verpackt". Dies geschieht durch kleine Fettkügelchen (Lipid-Nanopartikel), die sich an die mRNA anlagern. Gegen diese „Verpackung" kann es möglicherweise zu allergischen Reaktionen kommen.
  Kommt das Abwehrsystem später mit dem Virus in Kontakt, erkennt es das Antigen und kann schnell den passenden Antikörper produzieren.
- **Vektorbasierte Impfstoffe (Vektorimpfstoffe).** Bei vektorbasierten Impfstoffen wird mithilfe eines Trägervirus (Vektor) ein Bauplan für ein Oberflächenmerkmal des Virus in manche Körperzellen eingeschleust. Solche vektorbasierten Impfstoffe gibt es bisher z. B. gegen COVID-19 und Ebola. Diese Trägerviren bestehen aus den Hüllen von Adenoviren (Erkältungs- bzw. Schnupfenviren), den sog. Vektoren, die von Schimpansen stammen und die für den Menschen harmlos sind. Diesen Viren wurde der Bauplan für ein Eiweiß, das sich auf der Oberfläche des Coronavirus SARS-CoV-2 befindet, eingepflanzt. Bei diesem Eiweiß handelt es sich um das Oberflächenmerkmal (Spike-Protein von Sars-CoV-2), das das Virus benötigt, um an

der Zielzelle anzudocken, um so in die Zielzelle (Wirtszelle) eindringen zu können.
Dringt nun der Impfstoff in die Körperzelle ein, wird die Zelle angeregt, dieses Oberflächenmerkmal herzustellen. Das Abwehrsystem des so Geimpften erkennt nun dieses Merkmal als körperfremd und beginnt; dagegen Abwehrstoffe (Antikörper und T-Lymphozyten) zu bilden.
Hat nun eine solche geimpfte Person mit dem Coronavirus Kontakt, erkennt das Abwehrsystem dieses Oberflächenmerkmal wieder und bekämpft es gezielt. So soll entweder eine Erkrankung komplett verhindert oder zumindest vor einem schweren Verlauf geschützt werden.

Impfreaktion und Impfschaden Es ist wichtig, die Begriffe Impfreaktion und Impfschaden exakt auseinander zu halten, da für einen Impfschaden Meldepflicht besteht und unter bestimmten Voraussetzungen ein Entschädigungsanspruch gegeben ist.

- **Impfreaktion.** Typische Impfreaktionen sind allergische Reaktionen, da es sich, wie vorstehend geschildert, bei einer Impfung um ein Fremdeiweiß handelt. Außerdem kann es zu Fieber oder zur Enzephalitis kommen – dies ist vor allem nach Masernimpfungen der Fall. Weiterhin können abgeschwächte Erscheinungen der jeweiligen Krankheit auftreten, gegen die geimpft wurde. Bei einer Impfreaktion handelt es sich um eine zeitweilige Erscheinung, die wieder vollständig verschwindet.
- **Impfschaden.** Es kommt zu einem bleibenden Schaden nach einer Schutzimpfung, der über die übliche Impfreaktion hinausgeht. Angenommen, es ist nach einer Impfung zur Enzephalitis gekommen, die zu einer bleibenden Hirnschädigung und damit zur Intelligenzbeeinträchtigung geführt hat. Dies ist ein Fall von Impfschaden. Dafür besteht nach §60 des Infektionsschutzgesetzes (IfSG) ein Entschädigungsanspruch, dessen Art und Höhe sich nach dem Bundesversorgungsgesetz bemessen, vorausgesetzt die Impfung wurde von einem Arzt durchgeführt und es handelt sich um eine öffentlich empfohlene Schutzimpfung.
  Wichtig ist zu wissen, dass für einen Impfschaden Meldepflicht auch für den Heilpraktiker besteht. Dies ergibt sich aus dem IfSG §§8, 6 Abs. 3.

Sie können die aktuellen Impfempfehlung laut Robert Koch-Institut (RKI) abrufen unter www.rki.de.

26.1.4 Methoden der Bekämpfung von Krankheitserregern

Als Ignaz Semmelweis (1818–1865), ein ungarischer Gynäkologe, die infizierten Hände von Hebammen und Ärzten als Ursache des Kindbettfiebers (Puerperalsepsis) ausmachte, startete die Medizin, nach anfänglichen heftigen Abwehrkämpfen, einen entschlossenen Kampf gegen Krankheitserreger.

Heute unterscheidet man bei diesen Bekämpfungsmaßnahmen v. a. die Sterilisation und Desinfektion.

Sterilisation Ein sterilisierter Gegenstand ist *keimfrei*. Das bedeutet, dass sich keinerlei vermehrungsfähige Keime mehr auf ihm finden, und zwar weder pathogene noch apathogene.

Heißluftsterilisatoren entsprechen nicht mehr dem heutigen Stand der Technik. Deshalb soll eine Sterilisation nur noch im Autoklaven (Hochdrucksterilisatoren) durchgeführt werden. Firmen benutzen zur Sterilisation außerdem noch die Begasung, gerade für Plastikteile (z. B. bei Akupunkturnadeln), die keine hohen Temperaturen vertragen. Detaillierte Informationen zur Sterilisation finden Sie im ➢ Kap. 1.4.4.

Desinfektion (Entseuchung) Eine Desinfektion kann sowohl an unbelebten Dingen (z. B. Flächendesinfektion) als auch auf belebten (z. B. der Haut) durchgeführt werden. Sie ist grundsätzlich als ein Ersatzverfahren für die Fälle anzusehen, in denen keine Sterilisation durchgeführt werden kann, denn bei einer Desinfektion kommt es nur zur gezielten Abtötung bzw. Reduzierung von bestimmten Krankheitserregern. Damit ist ein desinfizierter Gegenstand zwar nicht mehr infektiös, gilt aber nicht als keimfrei.

Sie dürfen in Ihrer Praxis nur Desinfektionsmittel einsetzen, die vom Bundesinstitut für Arzneimittel und Medizinprodukte bzw. von der Deutschen Gesellschaft für Hygiene und Mikrobiologie als geeignet erklärt wurden. Hierüber wurden von den genannten Ämtern Listen erstellt.

Zur Desinfektion werden meistens chemische Mittel verwendet, grundsätzlich können jedoch auch Bestrahlung, Austrocknung, Hitze und Kälte eingesetzt werden, je nachdem, um welchen Keim es sich handelt und wogegen dieser empfindlich ist. So geht beispielsweise das AIDS-Virus an der Luft sofort zugrunde. Andere Erreger, z. B. Chlamydien oder Legionellen halten sich über lange Zeit an der Luft.

Desinfektionsmittel werden in bestimmte Wirkbereiche unterteilt:

- **Wirkbereich A.** Sind gegen Bakterien wirksam, aber *nicht* gegen Bakterien*sporen*, außerdem wirken sie gegen Pilze und Pilzsporen.
- **Wirkbereich B.** Wirkt wie A und zusätzlich gegen Viren.
- **Wirkbereich C.** Wirkt wie A und B, zerstört zusätzlich auch die Sporen von Milzbrandbazillen.
- **Wirkbereich D.** Wirkt wie A, B und C, zerstört zusätzlich auch die Sporen von Clostridien (Gasbrand- und Tetanuserreger). Es handelt sich hier also um den größten Wirkungsbereich. Er entspricht praktisch einer Sterilisation.

26.1.5 Körpertemperatur, Hyperthermie und Fieber

Die Wärmeregulation (Thermoregulation) des Körpers erfolgt im *Hypothalamus* (➤ Kap. 14.2 und 18.2.5). Dieser gibt die Höhe der Körpertemperatur durch eine bestimmte *Sollwerteinstellung* vor, vergleichbar mit der Einstellung einer bestimmten Temperatur eines Heizungsthermostaten. Thermorezeptoren, die in der Haut, im Rückenmark und im Hypothalamus sitzen, geben Meldungen an das Temperaturzentrum, wo diese Werte mit dem eingestellten Sollwert verglichen werden. Bei Abweichungen leitet der Hypothalamus bestimmte *Gegenregulationsmechanismen* ein. Liegt z. B. der gemeldete Wert unter dem eingestellten Sollwert, so kommt es zum Zusammenziehen der Hautgefäße, zum Stoppen der Schweißproduktion und zu Muskelzittern.

Körpertemperatur

Bei der Körpertemperatur werden *Kern-* und *Schalentemperatur* unterschieden. Bei der *Kerntemperatur* handelt es sich um die Temperatur, die im *Inneren* des Rumpfes und des Kopfes herrscht. Die *Schalentemperatur* gehört zur *Haut* und zu den *Extremitäten.* Die Grenze zwischen dem Kern und der Schale verläuft fließend.

Liegt die Kerntemperatur bei 37 °C, so weist die Schalentemperatur von Händen und Füßen im Durchschnitt nur 28 °C auf. Je nach Außentemperatur und Konstitution unterliegt dieses Temperaturgefälle jedoch erheblichen Schwankungen.

Die Kerntemperatur kann durch eine *Änderung* der *Hautdurchblutung* wesentlich beeinflusst werden. Bei Kälte wird die Hautdurchblutung eingeschränkt, um den Wärmeverlust über das Blut möglichst gering zu halten. Es kommt schon äußerlich sichtbar zur Hautblässe. Bei Wärme dagegen werden die Hautgefäße erweitert, damit vermehrt Wärme über das Blut abgegeben werden kann. Durch die vermehrte Hautdurchblutung sieht die Haut rot aus. Eine weitere Thermoregulation ist über die *Schweißproduktion* und die *Muskelaktivität* möglich. Durch Bewegungen der Muskulatur – und damit auch beim Muskelzittern – entsteht vermehrt Wärme. Diese Regulationsmaßnahmen werden durch den Hypothalamus so schnell ausgelöst, dass es normalerweise nicht zu einer Änderung der Kerntemperatur kommt.

Die Körpertemperatur unterliegt *Tagesschwankungen* von ungefähr ± 0,5 °C. Die tiefste Temperatur tritt morgens, ungefähr um 3:00 Uhr, auf. Der Tageshöchstwert wird um 18:00 Uhr gemessen. Bei Frauen hängt die Körpertemperatur auch vom Menstruationszyklus ab. Nach dem Eisprung steigt die morgendliche Körpertemperatur bis zum Eintritt der Monatsblutung um 0,4–0,6 °C an.

Hyperthermie

Bei einer Hyperthermie (Überwärmung) bleibt die Sollwerteinstellung durch den Hypothalamus unverändert. Es kommt aber zu einer *Überwärmung* des Körpers durch eine *unzureichende Wärmeabgabe* oder durch eine *vermehrte Wärmezufuhr* von außen.

Die Hyperthermie wird therapeutisch als sog. Überwärmungstherapie bei der Behandlung von bösartigen Tumoren eingesetzt. Dabei erfolgt entweder eine Erwärmung des ganzen Körpers oder von größeren Körperabschnitten. Manchmal wird auch nur ein lokal begrenztes Gebiet mittels einer Wassermatte erwärmt, oder es wird eine Erwärmung des Blutes außerhalb des Körpers vorgenommen. Ziel dieser therapeutischen Maßnahmen ist es, die wärmeempfindlichen Tumorzellen zu schädigen.

Fieber

Bei Fieber kommt es zu einer *Erhöhung* der *Körpertemperatur* aufgrund der *Heraufsetzung* des *Sollwertes* durch das Temperaturregulationszentrum im Hypothalamus. Diese Heraufsetzung wird meist durch *Pyrogene* (s. u.) verursacht. Fieber kann aber auch bei Anspannung („Lampenfieber"), durch körperliche Arbeit oder durch Hirnprozesse (zentrales Fieber, z. B. bei Hirntumor, Hirndrucksteigerung, Ventrikelblutung) ausgelöst werden. Ebenso kann Fieber durch eine Injektion von körperfremdem Eiweiß, das bakteriell verunreinigt ist, oder von körperverfremdetem Eiweiß (Eigenblutbehandlung) hervorgerufen werden.

Pyrogene sind *fiebererzeugende Stoffe*. Sie können schon in kleinsten Mengen im *Hypothalamus* eine Sollwertverstellung veranlassen. Man unterscheidet *exogene* Pyrogene, die von *Bakterien* (v. a. von gramnegativen) oder Viren stammen und *endogene* Pyrogene, die von *körpereigenen* Makrophagen, Nekrosen oder Tumorzellen herrühren. So kann es bei der Resorption von nekrotischem Gewebe, von Ergüssen und von Blutungen durch pyrogene Eiweißzerfallsprodukte zum *Resorptionsfieber* kommen. Dabei kommt es zu 2–5 Tage lang anhaltendem Fieber, das 38,5 °C nicht übersteigt.

Veranlassen Pyrogene eine Heraufsetzung der Körpertemperatur, so wird zunächst die momentane Umgebungstemperatur als zu niedrig empfunden: man friert. Nun kommt es zu einer Herabsetzung der Hautdurchblutung und zu einer gesteigerten Muskelaktivität mit Zähneklappern und Muskelzittern. Soll die Temperatur sehr stark heraufgesetzt werden, kommt es sogar zum Schüttelfrost. Das Kältegefühl bleibt so lange bestehen, bis der geforderte Sollwert erreicht ist.

Umgekehrt verweist Schwitzen darauf, dass der Sollwert herabgesetzt wurde. Der Betroffene versucht, Wärme abzugeben, z. B. indem er sich aufdeckt.

Vorteil und Gefahr des Fiebers Einerseits stellt Fieber eine *Abwehrreaktion* des Körpers gegen die krankmachende Ursache dar. Es *stimuliert* die *Leukozyten* zu einer erhöhten Tätigkeit und setzt die Ausschüttung von *Interferon* herauf. Andererseits ist Fieber eine *Belastung* für *Herz* und *Kreislauf*. Temperaturen um 43 °C sind tödlich. Aber auch schon bei anhaltendem Fieber von 41 °C kann es, v. a. bei Säuglingen und Kindern wegen der Labilität des Wasser- und Elektrolythaushalts, zu Hirnödem oder Kreislaufschock kommen.

Fieberkrämpfe Bei Kleinkindern (v. a. zwischen dem 6. *Lebensmonat* und dem 5. *Lebensjahr*) können – manchmal auch schon bei geringer Erhöhung der Körpertemperatur – Fieberkrämpfe auftreten. Dabei kommt es zunächst zu einer ungefähr 30 Sekunden andauernden Muskelstarre. Danach treten einige Minuten lang Krampfanfälle mit Bewusstseinsverlust auf, wobei es manchmal auch zu Zungenbiss und Einnässen kommen kann. Bei *einigen* der betroffenen Kinder entwickelt sich später ein Anfallsleiden (Epilepsie).

Schüttelfrost Beim Schüttelfrost kommt es zu einem *äußerst starken Kältegefühl*, zu *grobschlägigem Zittern* des ganzen Körpers und zum *Zähneklappern*. Nachfolgend entwickelt sich ein Hitzegefühl, das zum *Schweißausbruch* führt. Die Temperatur steigt schnell auf über 39 °C.

Ein auftretender Schüttelfrost ist meist ein Zeichen dafür, dass *Krankheitserreger* in die *Blutbahn* (Sepsis) gelangt sind. Deshalb eignet sich dieses Krankheitsstadium besonders gut zur Abnahme von Venenblut zum Erregernachweis.

Ein typisches Beispiel für das Auftreten von Schüttelfrost ist Malaria. Hier kommt es in bestimmten Abständen (z. B. alle 3 oder 4 Tage) zu Schüttelfrost mit nachfolgendem hohem Fieber.

Fieberabfall Beim Fieberabfall unterscheidet man eine *lytische* und eine *kritische Entfieberung*. Beim lytischen Fieberabfall erfolgt die Entfieberung allmählich und langsam im Verlauf von Tagen. Bei der kritischen Entfieberung kommt es innerhalb von Stunden zum Fieberabfall. In diesem Fall besteht die *Gefahr* eines *Herz-Kreislauf-Versagens*.

Normale Körpertemperatur Bei der Ermittlung der normalen Körpertemperatur muss die *Messstelle* mitberücksichtigt werden. So darf die axillar gemessene Temperatur bis 36,8 °C betragen. Meist liegt sie jedoch bei 36,5 °C. Die normale sublinguale, also unter der Zunge gemessene Temperatur, beträgt bis 37,0 °C (meist 36,7 °C). Die normale rektale Temperatur beträgt bis 37,3 °C (meist 37,0 °C).

Fieberarten

- **Subfebrile Temperatur:** bis 38 °C
- **Mäßiges Fieber:** bis 38,5 °C
- **Hohes Fieber:** über 39 °C

Typische Fieberkurven (➤ Abb. 26.1).

- **Intermittierendes Fieber.** Es kommt zu *stundenweisen Fieberanfällen.* Im Laufe eines Tages treten *unterschiedlich hohe Temperaturen* auf, zwischen denen auch *fieberfreie Intervalle* liegen, wobei die Werte zeitweise sogar unterhalb des Normalwertes sinken können. Das intermittierende Fieber weist auf eine schubweise Erregereinschwemmung in das Blut hin, wie dies z. B. bei Malaria geschieht.
- **Remittierendes Fieber.** Das Fieber zeigt *Tagesschwankungen* von 1–1,5 °C. Es tritt bei Lokalinfektionskrankheiten auf, z. B. bei Harnwegsinfekten oder bei Sinusitis.
- **Kontinuierliches Fieber** (Kontinua-Fieber). Es besteht ein Fieber von ziemlich *gleich bleibender Höhe,* meist um 39 °C. Die Tagesschwankungen liegen unter 1 °C. Diese Fieberform tritt z. B. bei Lobärpneumonie, Typhus, Fleckfieber und bei Ornithose mit typhusartigem Verlauf auf.
- **Septisches Fieber.** Es beginnt meist plötzlich mit *Schüttelfrost* und *nachfolgend hohem* Fieber. Es tritt auf, wenn infektiöse oder toxische Stoffe in die Blutbahn eindringen. Danach kommt es meist zum intermittierenden, evtl. aber auch zu einem kontinuierlichen oder remittierenden Fieber.
- **Undulierendes Fieber.** Beim undulierenden Fieber verläuft die Fieberkurve insgesamt *wellenförmig* (undulierend). Im engeren Sinn spricht man bei den Brucellosen vom undulierenden Fieber, im weiteren Sinn auch bei der Lymphogranulomatosis maligna (Morbus Hodgkin), hier als sog. Pel-Ebstein-Fieber.
  Beim undulierenden Fieber kommt es über längere Zeit, und zwar über Wochen bis Monate (bei chronischem Verlauf aber auch über Jahre), immer wieder zu Temperaturerhöhungen. Dabei steigt das Fieber langsam über Tage an, um dann über einen Zeitraum von mehreren Tagen wieder abzufallen. Dann folgt eine fieberfreie Periode (➤ Abb. 26.1).
- **Biphasische und Dromedarfieberkurven** sind charakteristisch für *Virusinfektionen,* z. B. Gelbfieber. Dabei kommt es zu einer ersten Fieberphase mit uncharakteristischen Allgemeinsymptomen wie Müdigkeit, Glieder- und Kopfschmerzen. Dann folgt eine fieberfreie Phase von meist 1–3 Tagen. Danach ein zweiter Fieberanstieg mit spezifischen Organmanifestationen und Symptomen wie z. B. Hautausschlägen, Lähmungen oder Enzephalitis. Genau genommen spricht man von Dromedarfieberkurve nur, wenn der erste Fieberanstieg höher als der zweite ist (➤ Abb. 26.1).

26.1.6 Übertragungsfähigkeit von Krankheitserregern

Das Infektionsschutzgesetz (IfSG) definiert in §2 den Begriff „übertragbare Krankheiten". Danach handelt es sich bei einer übertragbaren Krankheit um eine durch Krankheitserreger oder deren toxische Produkte verursachte Krankheit, die *unmittelbar* oder *mittelbar* auf den Menschen übertragen werden kann. Diese Begriffe werden nun nachstehend näher beschrieben:

- **Übertragbare Krankheit.** Kann unmittelbar oder mittelbar auf den Menschen übertragen werden.
- **Unmittelbare Übertragung.** Eine unmittelbare Übertragung liegt vor, wenn ein Kranker den Krankheitserreger auf eine andere Person direkt oder indirekt übertragen kann. Eine unmittelbare Übertragung liegt beispielsweise vor bei Tröpfcheninfektion, Kontaktinfektion, und zwar direkte und indirekte Kontaktinfektion (s. o.), Schmierinfektion (fäkal-orale Infektion) (➤ Kap. 26.1.7).
- **Mittelbare Übertragung.** Bei Krankheiten, die nur mittelbar von einem Kranken auf andere Personen übertragen werden können, braucht es dafür ein besonderes „Mittel" wie z. B. eine

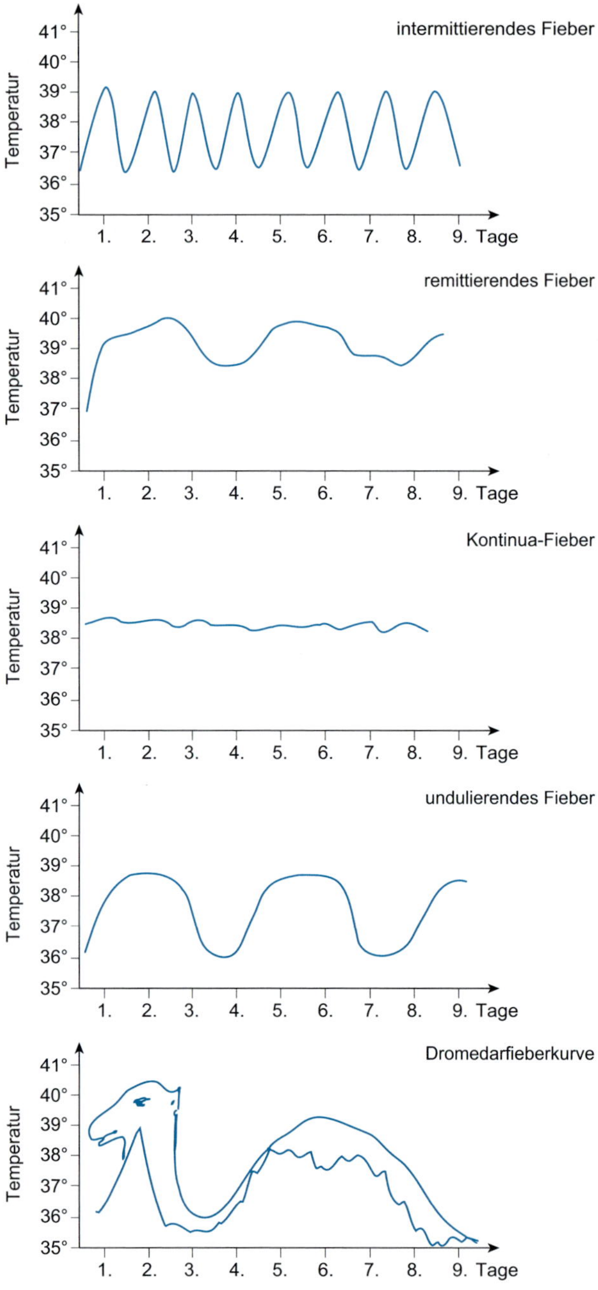

Abb. 26.1 Fieberkurven [M553]

Mücke. So können Sie sich bei der Pflege eines an Gelbfieber oder Malaria Erkrankten nicht infizieren, da eine Krankheitsübertragung nur über eine Mücke möglich ist. Somit sind Gelbfieber und Malaria zwar übertragbar, aber nicht ansteckend.

Ansteckungsquellen von Infektionskrankheiten

Man unterscheidet folgende Übertragungswege von Krankheitserregern:

- **Tröpfcheninfektion.** Die Ansteckung erfolgt durch kleine keimhaltige Tröpfchen von Infizierten durch Ansprechen, Anhusten und Anniesen. Es handelt sich um eine sehr häufige Ansteckungsart. Beispielsweise werden *Erkältungskrankheiten*, aber auch Masern, Keuchhusten, Angina und Grippe so übertragen.

- **Kontaktinfektion.**
  - **Direkte Kontaktinfektion.** Bei der direkten Kontaktinfektion erfolgt die Ansteckung von Mensch zu Mensch oder von Tier zu Mensch durch Berührung, v. a. mit den *Händen.*
  - **Indirekte Kontaktinfektion.** Bei der indirekten Kontaktinfektion erfolgt die Ansteckung durch die Berührung eines *verseuchten Gegenstandes.* Im weiteren Sinn wird auch die Schmierinfektion zu den Kontaktinfektionen gerechnet.
- **Schmierinfektion** (fäkal-orale Infektion). Bei der Schmierinfektion wird der Erreger meist mit dem Stuhl, gelegentlich aber auch mit dem Urin, durch Eiter oder Blut ausgeschieden, dann verschmiert, um nachfolgend von der nächsten Person wieder oral aufgenommen zu werden. Durch Schmierinfektion werden z. B. Typhus, Cholera und die Virushepatitis A übertragen. Die Schmierinfektion wird durch *unhygienische Lebensweise*, mangelhafte Körperpflege, unsaubere Wohnverhältnisse, ungeeignete Toilettenanlagen u. ä. begünstigt.
- **Staubinhalation** (aerogene Ansteckung). Die Ansteckung erfolgt durch Einatmen von *erregerhaltigem Staub* (Ornithose, Lungenmilzbrand).
- **Orale Infektion durch infizierte Speisen oder Getränke.** Durch Fehler bei der Haltbarmachung oder Aufbewahrung von Lebensmitteln können sich Keime vermehren (Botulismus, Salmonellenerkrankungen).
- **Austausch von Körpersäften.** Manche Erreger sind außerhalb der Körpersäfte nicht lebensfähig und können deshalb nur bei direktem Austausch von Körpersäften übertragen werden. Die Ansteckung kann hierbei z. B. über *Samenflüssigkeit* oder über *Blut* erfolgen. Dabei müssen die Erreger über Haut- und Schleimhautdefekte bei direktem Körperkontakt in den Körper einer weiteren Person gelangen (AIDS, Virushepatitis B).
- **Parenterale Übertragung.** Parenteral *bedeutet „unter Umgehung des Verdauungstrakts“.* Eine parenterale Übertragung kann z. B. durch unsterile Kanülen, Akupunkturnadeln, Schröpfschnäpper, Lebenswecker (Baunscheidtiergeräte) u. a. erfolgen. Dabei gelangt der Erreger direkt in die Körperflüssigkeiten, ohne zuerst den Verdauungskanal zu passieren.
- **Vektorielle Übertragung.** Ein Vektor ist ein *Überträger* von Krankheitserregern. Das kann z. B. eine Stechmücke, eine Zecke oder eine Laus sein. So wird von Stechmücken Malaria und Gelbfieber übertragen, von Zecken die Lyme-Krankheit und die FSME und von Läusen das Fleckfieber und das Rückfallfieber.
- **Diaplazentare Übertragung.** Die Übertragung erfolgt von der Mutter *über die Plazenta* auf den Embryo oder den Fetus (Röteln, Syphilis, Toxoplasmose, Listeriose, Zytomegalie).
- **Perinatale Ansteckung.** Die Ansteckung des Kindes erfolgt in der Zeit *um die Geburt herum.* Genauer: in der Zeit vom Ende der 28. Schwangerschaftswoche bis 1 Woche nach der Geburt. Im engeren Sinn versteht man unter perinataler Ansteckung eine vor, während oder nach der Geburt bei der Mutter aus dem Genitalbereich aufsteigende Infektion, z. B. bei einem vorzeitigen Blasensprung, die zur Ansteckung des Kindes führt. Im weiteren Sinn bezeichnet man damit auch lokale Infektionen, die beim Neugeborenen auftreten können, wie Infektionen der Nabelwunde oder durch Chlamydien bedingte Augenentzündungen.
- **Pränatale Ansteckung.** Die Ansteckung des Kindes erfolgt *über die Plazenta* (diaplazentar), durch aufsteigende Infekte der Mutter aus der Scheide, durch absteigende Infektionen aus dem Eileiter oder durch Absiedelung von Erregern aus dem mütterlichen Blut.
- **Postnatale Ansteckung.** Die Ansteckung des Neugeborenen erfolgt nach der Geburt, z. B. durch *engen Kontakt* mit der Mutter oder über *die Muttermilch.*

Infektionswege von Krankheitserregern Krankheitserreger wählen typischerweise die folgenden Wege, um in den Körper einzudringen:

- Die Atemwege
- Den Verdauungstrakt
- Den Urogenitaltrakt

- Die verletzte, aber auch die unverletzte Haut, ebenso die Schleimhäute und die *Bindehaut* des Auges

26.1.7 Keimträger, Ausscheider und Dauerausscheider

Keimträger Ein Keimträger ist eine Person, die *Erreger aufgenommen* hat und

- nun vor dem Auftreten von Krankheitserscheinungen Erreger ausscheidet, z. B. weil die *Inkubationszeit* noch läuft,
- an einer Infektion (z. B. Salmonellen) erkrankt war und nach der Genesung noch Erreger ausscheidet oder
- überhaupt keine Symptome hat, sondern die Krankheit *inapparent* durchläuft, trotzdem aber *Erreger* mit dem Speichel, dem Urin oder dem Stuhl *ausscheidet.*

Damit können auch (scheinbar) gesunde Menschen Krankheitserreger ausscheiden. Solche Keimträger kommen v. a. bei Krankheiten mit geringer Ansteckungsfähigkeit vor, wie Poliomyelitis, Typhus, Scharlach und vielen anderen.

Ausscheider Ausscheider ist eine Person, die *zeitweilig* oder *dauernd Krankheitserreger* im Stuhl, im Urin, im Speichel oder Sputum ausscheidet, *ohne* selbst *krank* oder *krankheitsverdächtig* zu sein. Ausscheider von Choleravibrionen, Salmonellen und Shigellen sind für den Arzt meldepflichtig.

Dauerausscheider Im weiteren Sinn bezeichnet man eine Person als Dauerausscheider, wenn sie nach dem Durchlaufen einer *Infektionskrankheit* – auch nach einem inapparenten Verlauf – *Erreger* mit dem Stuhl, dem Urin, dem Speichel oder dem Sputum ausscheidet. Im engeren Sinn ist ein Dauerausscheider eine Person, die 10 Wochen nach überstandener Erkrankung immer noch Erreger mit dem Stuhl *ausscheidet.*

26.1.8 Zeitliche Abläufe und Schweregrade von Infektionskrankheiten

Zeitlicher Verlauf Je nach dem zeitlichen Ablauf der Krankheitserscheinungen unterscheidet man:

- **Foudroyanter Verlauf.** Es kommt zu einem *äußerst plötzlichen Beginn* und zu einem *schnellen* und *schwersten* Krankheitsverlauf, oft mit *tödlichem* Ausgang.
- **Akuter Verlauf.** Die Erkrankung beginnt *plötzlich.* Charakteristischerweise kommt es zu Fieber, das mehrere Tage anhält.
- **Subakuter Verlauf.** Der Beginn ist nicht so plötzlich wie bei der akuten Erkrankung und der Verlauf ist nicht so heftig. Somit liegt ein subakuter Verlauf zwischen einem *akuten* und einem *chronischen.*
- **Chronischer Verlauf.** Der Beginn ist *langsam.* Es kann über Wochen bis Monate, manchmal sogar über Jahre zu Beschwerden und evtl. zu subfebrilen Temperaturen kommen. Meist ist das Allgemeinbefinden nur leicht eingeschränkt.
- **Rezidivierender Verlauf.** Es kommt *wiederholt* zu Krankheitsschüben, bei denen es oft zu Fieberanfällen kommt.
- **Verlauf mit Latenzphasen.** Zwischen den einzelnen Krankheitsphasen können über Monate bis Jahre *beschwerdefreie Intervalle* liegen.

Schweregrad Nach der Schwere der Krankheitserscheinungen unterscheidet man stumme, abortive und manifeste Infektionen.

- **Stumme Infektionen.** Es treten überhaupt *keine Symptome* auf, sondern es kommt zu einer stillen Feiung.
- **Abortive Infektion.** Unter einem abortiven Krankheitsverlauf versteht man einen *abgekürzten, leichten Verlauf,* bei dem die Krankheit nicht zur vollen Entwicklung kommt.
- **Manifeste Infektion.** Es kommt zu *deutlichen* Krankheitserscheinungen.

26.1.9 Nachweis von Krankheitserregern

Das Arbeiten mit infektionsverdächtigem Material ist dem Heilpraktiker aufgrund des §44 des Infektionsschutzgesetzes nicht erlaubt. So dürften Sie beispielsweise einem Patienten, bei dem Sie den Verdacht auf AIDS oder Malaria haben, kein Blut zu Untersuchungszwecken entnehmen. Allerdings dürften Sie bei einem Patienten, der keine Symptome mehr zeigt, Blut entnehmen, um den Titer nachzuweisen, dass früher ein Kontakt mit dem Erreger vorlag. So dürften Sie beispielsweise bei einem Mädchen Blut entnehmen, um im Labor festzustellen, ob ein ausreichender Schutz gegen das Rötelnvirus vorliegt.

Auch dürften Sie bei einem Patienten eine Urinuntersuchung mittels Urinsticks durchführen, um allgemeine Parameter zu bestimmen, darunter auch Nitrit (indirekter Bakteriennachweis). Sie dürften allerdings den Urin nicht auf Bakterien hin untersuchen, wenn Sie den konkreten Verdacht z. B. auf Gonokokken oder eine andere bakterielle Erkrankung Zum Nachweis von Krankheitserregern sind die folgenden Verfahren üblich:

- **Direkte Betrachtung** durch das Mikroskop. Dazu muss ein Ausstrich auf einem Objektträger angefertigt werden.
- **Züchtung auf Nährböden.** Beispielsweise aus erregerhaltigem Sputum, Urin oder Blut.
- **Titerbestimmung** (Nachweis von bestimmten Antikörpern im Blut). Dabei wird die Menge (Konzentration) eines Antikörpers im Blut bestimmt. Titer bezeichnet die größtmögliche Verdünnung des Untersuchungsmaterials (Blut, Liquor), bei dem gerade noch eine positive Reaktion erzielt werden kann. Ein *hoher Titer* bedeutet also eine hohe Verdünnung des Blutes und damit eine *hohe Antikörperkonzentration.*

26.2 Krankheitserreger

Die wichtigsten Krankheitserreger, die in diesem Abschnitt besprochen werden sollen, sind Prionen, Viren, Bakterien, Pilze, Urtierchen (Protozoen) und Parasiten.

26.2.1 Prionen (infektiöse Eiweißpartikel)

Es handelt sich um infektiöse, subvirale Eiweißpartikel, die einen entarteten, „wellblechartigen" Aufbau zeigen. Mit „subviral" meint man, dass Prionen nicht wie die Viren eine eigene DNS besitzen. Gelangen Prionen ins Gehirn, beispielsweise bei einem Menschen oder Rind, so richten die körpereigenen Eiweiße ihre Struktur an dieser „wellblechartigen" Form aus. Dadurch kommt es zu einer Anhäufung von stab- bzw. fibrillenförmigen Prionenstäben. Im Körper gibt es kein Enzym, das in der Lage ist, diese Eiweißverbindung aufzulösen. Eine Erkrankung, die durch Prionen verursacht wird, ist BSE bzw. beim Menschen TSE (transmissible spongiforme Enzephalopathie).

26.2.2 Viren

Bei Viren handelt es sich um die *kleinsten* Krankheitserreger. Sie werden noch nicht als selbstständige Lebewesen betrachtet, sondern als Übergang von der unbelebten zur belebten Natur.

Viren besitzen als genetische Information *entweder DNS* oder *RNS.* Sie haben *keinen* eigenen Stoffwechsel und benötigen deshalb für ihr Wachstum und ihre Vermehrung eine *Wirtszelle.* Als solche Wirtszellen können sie menschliche, tierische und pflanzliche Zellen und sogar Bakterien benutzen.

Viren, die Bakterien befallen können, werden als Bakteriophagen bezeichnet.

Um in eine Wirtszelle einzudringen, bindet sich das Virus an bestimmte Rezeptoren der Zellmembran der Wirtszelle an, um so in das Zellinnere transportiert zu werden. Hier wird die Umhüllung des Virus durch Enzyme aufgelöst. Besteht ein Virus aus RNS, so muss diese zunächst in DNS überschrieben werden (reverse Transkriptase). Dies kann z. B. durch ein mitgebrachtes Enzym vonstattengehen. Die Virus-DNS wird nun in das Erbgut der Wirtszelle eingebaut und veranlasst diese, Viren herzustellen. Ist die Virusproduktion abgeschlossen, so veranlassen sie, dass die Zellmembran aufgelöst wird (lysiert) und die Viren freigesetzt werden. Die so freigesetzten Viren suchen sich nun neue Wirtszellen, um den geschilderten Vorgang von vorne zu beginnen.

Viren sind die *kleinsten* Krankheitserreger.
Sie haben *keinen* eigenen Stoffwechsel und benötigen deshalb eine *Wirtszelle.*

Wird die virusbefallene Zelle nicht vom körpereigenen Abwehrsystem erkannt und aufgelöst, so kann das Virus im Körper verbleiben. In diesem Fall kann entweder eine ständige (manchmal nur geringe)

Virusvermehrung stattfinden, oder das Virus liegt im Zellkern nur inaktiv vor (Herpes simplex). Im letzteren Fall kann es durch verschiedene Faktoren wieder reaktiviert werden. Eine weitere Möglichkeit ist, dass das Virus die Zelle zum ungeordneten Wachstum anregt. Wird diese Fehlinformation bei der Zellteilung auf die Tochterzelle übertragen, so kommt es zur krebsigen Entartung. Diesen Vorgang kennt man z. B. beim Gebärmutterhalskrebs durch das (sonst harmlose) Papillomavirus. Sicherlich spielen bei der Entstehung dieser Krebsart neben den Viren auch noch andere Faktoren eine Rolle, wie Umwelteinflüsse, Psyche, Ernährung und Infektionskrankheiten.

Viren verursachen die meisten *Kinderkrankheiten* und *Erkältungskrankheiten*, wie Schnupfen, Bronchitis und Grippe. Aber auch Leberentzündung (Virushepatitis), Hirnhautentzündung (FSME) und viele andere Krankheiten können durch Viren ausgelöst werden.

Abwehrmaßnahmen gegen Viren Dem Körper stehen gegen Viren verschiedene Abwehrmaßnahmen zur Verfügung. Zum einen können *Antikörper* gegen Viren produziert werden, die sich außerhalb von Zellen aufhalten. Zum anderen kann *Fieber* entstehen, außerdem können Viren *phagozytiert* werden, es kann das *Komplementsystem aktiviert* werden, und die befallene Wirtszelle kann *Interferon* produzieren, das virushemmend wirkt. Ganz wesentlich ist auch die Fähigkeit der zytotoxischen T-Lymphozyten, virusbefallene Zellen aufzulösen.

Typische Symptome bei Virusbefall Typische Symptome, die bei Virusbefall auftreten, sind *(oft zweigipfeliges) Fieber, Leukopenie, relative Bradykardie*, Milzschwellung und Allgemeinerscheinungen wie Abgeschlagenheit, Kopf- und Gliederschmerzen. Im Stadium der Organmanifestation kommt es dann zu *den* Beschwerden, die für die jeweilige Erkrankung typisch sind.

Symptome bei Viruserkrankung

Typischerweise treten bei einer Viruserkrankung folgende Symptome auf:
- **Fieber** (oft zweigipfelig, „Dromedar-Fieberkurve")
- **Leukopenie**
- **Relative Bradykardie**
- **Milzschwellung**
- **Allgemeinbeschwerden** (Kopf- und Gliederschmerzen)

Virusklassifizierung Viren können grundsätzlich nach verschiedenen Gesichtspunkten eingeteilt werden. Früher wurde nach biologischen Merkmalen wie auslösende Erkrankung, Wirtsorganismus und Organbefall unterschieden. Heute teilt man sie in die beiden Hauptgruppen, nämlich DNS- und RNS-haltige Viren. Dann wird aufgrund von chemisch-physikalischen Daten in verschiedene Familien weiter unterteilt, die die Endung -idae tragen. Zu diesen Familien gehören bestimmte Gattungen und Arten, die beide die Endung -virus tragen (➤ Tab. 26.3 und ➤ Tab. 26.4).

Tab. 26.3 Klassifikation wichtiger Viren

Nukleinsäure	Hülle	Familie	Gattung bzw. Art
DNS	Mit	Adenoviridae	
DNS	Mit	Papovaviridae	Papillomavirus
DNS	Ohne	Herpesviridae	Herpes-simplex-Virus, Varizella-zoster-Virus, Zytomegalievirus, Epstein-Barr-Virus
DNS	Ohne	Poxviridae	Variolavirus (Pockenvirus)
DNS	Mit	Hepadnaviridae	Hepatitis-B-Virus
RNS	Ohne	Picornaviridae	Enterovirus (Hepatitis-A-Virus, Poliovirus, ECHO-Virus, Coxsackievirus), Rhinovirus
RNS	Mit	Togaviridae	Gelbfiebervirus, Rötelnvirus
RNS	Mit	Retroviridae	HI-Virus
RNS	Mit	Paramyxoviridae	Parainfluenzavirus, Mumpsvirus, Masernvirus
RNS	Mit	Orthomyxoviridae	Influenzavirus A, B, C
RNS	Mit	Rhabdoviridae	Tollwutvirus

Tab. 26.4 Wichtige Erkrankungen und ihre typischen viralen Erreger

Krankheit	Häufiger viraler Erreger
Hauterscheinungen	Herpesvirus, Enterovirus, Masernvirus, Rötelnvirus
Hepatitis	Hepatitisvirus, Epstein-Barr-Virus, Zytomegalievirus
Gastroenteritis	Rotavirus, Adenoviren, Zytomegalievirus
Pneumonie	Bei Kindern: Parainfluenzavirus, Influenzavirus, bei Erwachsenen: Influenzavirus, Zytomegalievirus, Herpes-simplex-Virus, Varizella-zoster-Virus
Virusgrippe	Influenzavirus
Grippaler Infekt	Parainfluenzavirus, Herpes-simplex-Virus, Adenoviren, Coxsackievirus, Epstein-Barr-Virus
Konjunktivitis	Adenoviren, Herpes-simplex-Virus, Enterovirus, Masernvirus
Meningitis	Mumpsvirus, ECHO-Virus, Coxsackievirus
Enzephalitis	Herpes-simplex-Virus, HI-Virus, Masernvirus, Varizella-zoster-Virus, FSME-Virus
Poliomyelitis	Poliovirus
Zystitis	Adenoviren

26.2.3 Bakterien

Bakterien haben im Unterschied zu Viren einen Zellkörper, eine Zellmembran und ein Kernäquivalent (Nukleoid). Mit Kernäquivalent meint man, dass der Kern ohne Kernmembran zusammen mit den anderen Zellorganellen im Zellkörper liegt. Außerdem besitzen die Bakterien keine Chromosomen, sondern das Erbgut liegt als langer Faden (Chromosomenfaden) im Zytoplasma.

Die meisten Bakterien werden (wie die meisten Viren auch) durch feuchte Hitze bei 180 °C binnen 30 Minuten zerstört; durch Kochen innerhalb von 5–20 Minuten. Die meisten Bakterien*sporen* dagegen werden auch durch längeres Kochen nicht zerstört. Sie können aber durch unter Druck stehenden Dampf bei 121 °C über 20 Minuten oder bei 134 °C und 5 Minuten abgetötet werden. Weitere mögliche Abtötungsverfahren sind Gammastrahlen, Gas-Sterilisation und trockene Hitze von über 180 °C bei 30 Minuten reiner Einwirkzeit.

Einteilung der Bakterien nach der Form

Nach der Form unterteilt man die Bakterien:

Kugelförmige Bakterien

- **Diplokokken** (paarweise gelagert). Diplokokken verursachen z. B. Lungenentzündungen (Pneumokokken) und Gonorrhö (Gonokokken).
- **Streptokokken** (kettenförmig). Streptokokken können Scharlach, Angina, Erysipel und Wundinfektionen auslösen.
- **Staphylokokken** (haufenförmig). Staphylokokken verursachen Abszesse, Hautinfektionen und Gastroenteritiden. Ein besonders weit verbreiteter und häufiger Eitererreger ist der Staphylococcus aureus. Manchmal sind Infektionen mit Staphylococcus aureus sehr gefährlich, denn einige Keime haben Resistenzen gegen Antibiotika entwickelt. So der gefürchtete MRSA = Methicillinresistente Staphylokokkus aureus, manchmal (fälschlich) auch als multiresistenter Staphylokokkus aureus bezeichnet. Diese resistenten Stämme treten oft als problematische Krankenhauskeime auf. Da MRSA bei Nachweis im Blut oder Liquor vom Arzt bzw. Labor nach § 7 IfSG Abs. 1 meldepflichtig ist, besteht für MRSA für den Heilpraktiker Behandlungsverbot.

Stäbchenförmige Bakterien

- **Pasteurella** (unbewegliche Stäbchen) findet man oft bei Harnweginfekten (vor allem Escherichia coli) und Wundinfektionen.
- **Corynebakterien** (unbewegliche Stäbchen, meist hantelförmig) verursachen z. B. Diphtherie (Corynebakterium diphtheriae).

Schraubenförmige Bakterien

- **Spirochäten** (biegsam, beweglich) findet man z. B. bei Syphilis (Treponema pallidum) und Lyme-Borreliose (Borrelia burgdorferi).
- **Spirillen** (starr, unbeweglich). Zu den Spirillen gehört der Campylobacter im Magen und Darm, wo er eine wichtige Rolle beim Auftreten eines Magen- bzw. Duodenumgeschwürs spielt.

Einteilung der Bakterien nach dem Stoffwechsel

- **Anaerobier** können ohne Sauerstoff auskeimen.
  - **Obligate Anaerobier** wachsen ausschließlich unter der Abwesenheit von Sauerstoff.
  - **Fakultative Anaerobier** können mit und ohne Sauerstoff auskeimen.
- **Aerobier** können nur mit Sauerstoff auskeimen.

Einteilung der Bakterien nach der Anfärbbarkeit

Je nach der Anfärbbarkeit mittels der Gramtechnik unterscheidet man:

- **Grampositive Bakterien,** die sich bei der Gramfärbung *blau* färben.
- **Gramnegative Bakterien,** bleiben zunächst ungefärbt und werden in einer anschließenden Färbung (v.a. mit Fuchsin oder Saranin) *rot* gefärbt.Die unterschiedliche Anfärbbarkeit beruht auf einem unterschiedlichen Aufbau der Zellmembran der Bakterien. Wichtig ist die Bestimmung in grampositive und gramnegative Bakterien, da sie unterschiedlich auf Antibiotika regieren. Vorteil ist, dass man sofort mit einer antibiotischen Therapie beginnen kann, ohne dass man das Ergebnis einer kulturellen Erregeranzucht abwarten muss, die wesentlich länger dauert.

Einteilung der Bakteriengifte

Man unterscheidet Ekto- und Endotoxine:

Ektotoxine (Exotoxine, Ausscheidungsgifte). Bakterien nehmen, wie andere lebende Organismen auch, die von ihnen benötigten Stoffe aus der Umwelt auf, verstoffwechseln diese und scheiden nicht benötigte Stoffwechselendprodukte aus. Sind diese abgegebenen Stoffe giftig, so werden sie als Ektotoxine bezeichnet. Oft ist es sogar so, dass die Ektotoxine dem Organismus mehr schaden als das Bakterium selbst. Krankheiten, die im Wesentlichen durch Ektotoxine verursacht werden, sind Diphtherie, Gasbrand, Tetanus, Botulismus und Shigellenruhr. Ektotoxine können auch als Auslöser für Autoimmunerkrankungen eine wichtige Rolle spielen. So beispielsweise bei der Streptokokken-Angina, bei der es durch die Toxine zum rheumatischen Fieber, zur Herzinnenhautentzündung (Endokarditis) oder zur Nierenentzündung (Glomerulonephritis) kommen kann.

Endotoxine (Zerfallsgifte) Sie werden beim Zerfall von Bakterien freigesetzt. Sie allein bringen allerdings nicht die volle Symptomatik einer Infektionskrankheit hervor, sondern nur zusammen mit den Ektotoxinen. Allerdings kann es sein, dass es, wenn Bakterien massenhaft zerfallen, beispielsweise durch Einnahme von Antibiotika, zu einer kurzfristigen Verschlimmerung des Krankheitsbildes und zum Fieberanstieg kommen kann.

Bakteriengifte

- **Ektotoxine** sind Ausscheidungsgifte
- **Endotoxine** sind Zerfallsgifte

Es werden nun wichtige Bakterienarten vorgestellt.

Streptokokken

Streptokokken sind grampositive kugelige bis ovale Bakterien, die sich in unterschiedlich langen Ketten aneinanderreihen. Sie gehören mit zur normalen Bakterienflora der Genitalschleimhaut und des Gastrointestinaltrakts. Allerdings können sie bei einer geschwächten Abwehrlage schwere Krankheiten hervorrufen.

Einige Streptokokkenstämme zeigen auf Blutnährböden ein hämolysierendes Verhalten. Damit meint man, dass sie zum Auflösen von Erythrozyten führen. Dabei unterscheidet man, ob sie alle Erythrozyten auflösen (Beta-hämolysierend), ob sie sie teilweise auflösen (Alpha-hämolysierend) oder gar nicht (Gamma-hämolysierend).

Einteilung nach Brown

- **Alpha-Hämolyse** (Vergrünung). Alpha-hämolysierende Streptokokken zerstören auf Blutnährböden *teilweise* die Erythrozyten. Beim Hämoglobinabbau entstehen grünliche Produkte. Alpha-hämolysierende Streptokokken können z. B. folgende Krankheiten verursachen:
  - Endocarditis lenta
  - Karies (S. mutans)
  - Pneumonie (S. pneumoniae)

- Meningitis
- **Beta-Hämolyse.** Man findet bei diesen Bakterien auf dem Nährboden einen großen, klaren bis gelblichen Hämolysehof. Hier werden *alle* Erythrozyten hämolysiert. In diese Gruppe gehört S. pyogenes.
  Beta-hämolysierende Streptokokken stellen für das Neugeborene ein Risiko da, wenn sie während des Geburtsvorganges aus dem Geburtskanal vom Kind aufgenommen werden. Sie können dann beim Kind zu Sepsis, Meningitis und Pneumonie führen.
- **Gamma-Hämolyse.** Bei diesen Bakterien findet man auf dem Blutnährboden *keine* Hämolyse. Ein bekannter Vertreter ist z. B. S. salivarius, ein Saprophyt, der sich in der Plaque von Zähnen befindet.

Einteilung nach Lancefield Nach Lancefield werden je nach Oberflächenantigen verschiedene Streptokokkengruppen unterschieden. Bekannte Gruppen sind vor allem:

- **Gruppe A.** S. pyogenes, der durch Kontakt-, Schmier- oder Tröpfcheninfektion oder aerogen übertragen wird. Er kann z. B. Streptokokkenangina bzw. Scharlach, Erysipel, Hauteiterungen, Sepsis und das toxische Schocksyndrom verursachen.
  Wichtig ist zu wissen, dass diese Streptokokken eine *autoimmunbedingte Glomerulonephritis, rheumatisches Fieber* oder ein *Erythema nodosum* zur Folge haben können. In diesen Fällen findet man im Blut den Antistreptolysin-Titer (ASL-Titer) erhöht. Streptolysin ist eine von den Streptokokken produzierte Substanz (Ektotoxin), die eine zellwandauflösende Wirkung hat.
- **Gruppe B.** S. agalactiae.
- **Gruppe C.** z. B. S. dysgalactiae.

Allerdings gibt es auch Streptokokken ohne Lancefield-Antigene, z. B. die Viridans-Streptokokken.

Enterokokken Es handelt sich um kokkenähnliche Bakterien, die auch im Darm von Menschen und Tieren vorkommen und in Lebensmitteln wie Käse oder Rohwürsten. Meist sind diese Keime nur in geringem Ausmaß pathogen. Als nosokomiale Keime können sie z. B. Harnweginfektionen, Endokardititen, Cholezystitiden und postoperativen Windinfektionen auslösen. Dabei sind sie oft an Mischinfektionen beteiligt.

Auch bei Enterokokken treten Antibiotikaresistenzen auf, die vom Arzt beachtet werden müssen.

Staphylokokken

Staphylokokken sind unbewegliche, grampositive Bakterien und sind wie die Streptokokken kugelförmig, ordnen sich aber trauben- oder haufenförmig an. Sie können sich aerob und anaerob vermehren. Sie kommen physiologisch auf der Haut und der Schleimhaut vor, können jedoch auch als fakultativ pathogene Keime eitrige Entzündungen auslösen. Ihre Behandlung gestaltet sich manchmal schwierig, da sie schnell Resistenzen gegen Antibiotika entwickeln.

Bekannte Formen sind z. B. Staphylococcus saprophyticus, der bei Frauen Blasenentzündungen und bei Männern Harnröhrenentzündungen verursachen kann. Der bekannteste Vertreter ist aber Staphylococcus aureus.

Staphylococcus aureus Auch er gehört physiologischerweise zur menschlichen Hautflora. Liegt jedoch eine Abwehrschwäche vor, kann er Konjunktividen, Endokardtiden, Pneumonien, Furunkel, Abszesse und sogar eine Sepsis verursachen.

Einige Stämme bilden gefährliche Toxine, die folgende Krankheitsbilder hervorrufen können:

- Hautausschläge
- Lyell-Syndrom (➤ Kap. 27.42)
- Toxisches Schocksyndrom (➤ Kap. 27.42)

Methicillin-resistenter Staphylococcus aureus Staphylokokken sind mit bestimmten Penicillinen und Cephalosporinen behandelbar, aber Staphylococcus aureus ist dagegen resistent. Bitte beachten Sie hierzu MRSA (➤ Kap. 27.42).

Mykoplasmen

Mykoplasmen sind die kleinsten Bakterien. Sie besitzen keine Zellwand und keine Kapsel und sind fakultative Anaerobier. Im menschlichen Körper gehören sie zur physiologischen Flora im oralen und urogenitalen Bereich. Sie siedeln auf Epithelzellen und entziehen diesen bestimmte Substanzen. Bei immungeschwächten Menschen können sie vor allem Atemwegserkrankungen (atypische Pneumonien) und Erkrankungen im urogenitalen Bereich (z. B. Urethritis, Vulvovaginitis, Zervizitis, neonatale Infektionen) hervorrufen. Bitte denken Sie daran, dass Erkrankungen im urogenitalen Bereich sexuell übertragbar sind und von daher unter das Behandlungsverbot für Heilpraktiker fallen.

Rickettsien und Chlamydien Sind sog. nichtklassische Bakterien. Sie wurden früher zu den Viren gerechnet, da sie wie diese intrazellulär leben. Heute werden sie jedoch den Bakterien zugeordnet.

- **Rickettsien** sind gramnegative, unbewegliche Kurzstäbchen, die obligat intrazellulär leben und typischerweise durch Vektoren wie Flöhe, Läuse, Zecken und Milben übertragen werden. Sie kommen vor allem bei Nagetieren, Hunden und Beuteltieren vor. Sie verursachen Rickettsiosen mit einem charakteristischem petechialen Exanthem, wie z. B. die meldepflichtige Erkrankung Fleckfieber (Rickettsia prowazekii).
- **Chlamydien** sind gramnegative, unbewegliche, kugelförmige Bakterien, die obligat intrazellulär leben. Eine Infektion mit Chlamydien wird als Chlamydiose bezeichnet. Diese treten vor allem an den Schleimhäuten des Urogenitaltrakts, der Augen und der Atemwege auf.
  Man unterteilt drei Spezies:
  - Chlamydia trachomatis: Trachom, Urethritis, genitale Infektionen (z. B. Lymphogranuloma inguinale)
  - Chlamydia (Chlamydophila) psittaci: Ornithose
  - Chlamydia (Chlamydophila) pneumoniae: Pneumonie

  Chlamydien spielen vor allem bei sexuell übertragbaren Erkrankungen eine wichtige Rolle. Eine Infektion kann eine Unfruchtbarkeit zur Folge haben. So führt z. B. eine Eileiterinfektion oft zu Verklebungen und Vernarbungen und damit zur Funktionseinschränkung. Auch bei Männern können aufsteigende Chlamydieninfektionen zur Unfruchtbarkeit führen.

  Ist eine Schwangere infiziert, steigt die Gefahr einer Fehl-, Tot- oder Frühgeburt. Außerdem kann sie während des Geburtsvorgangs die Chlamydien auf das Kind übertragen. Beim Kind kann das zur schweren Lungenentzündung oder zur Augenentzündung führen, die eine Erblindung zur Folge haben kann.

26.2.4 Pilze

Pilze, auch Fungi genannt, sind eine Abteilung des Pflanzenreichs mit rund 100.00 Arten. Zwar besitzen Pilze einen *echten Zellkern,* aber *kein Chlorophyll* wie die übrigen Pflanzen, sodass in ihnen keine Photosynthese stattfindet.

Pilze sind fast überall verbreitet. Viele sind mikroskopisch klein, andere können bis zu 50 cm große Fruchtkörper ausbilden, deren Ausbildung vom den Boden durchziehenden *Myzel* aus erfolgt. Einige Pilze sind essbar, andere wiederum äußerst giftig. Im Allgemeinen bevorzugen Pilze saure, feuchte Lebensbereiche, z. B. Waldböden. Pilze kommen als *Parasiten* bei Menschen, Tieren und Pflanzen vor; aber auch als *Saprophyten* auf toter organischer Substanz.

- **Schimmelpilze** können Lebensmittel verderben.
- **Hefepilze** spielen im Bäckereigewerbe und bei der Wein- und Bierbereitung eine wichtige Rolle.
- **Schlauchpilze** werden industriell in großem Maßstab gezüchtet und zur Gewinnung von Antibiotika, organischen Säuren und Enzymen verwendet.

Pilzerkrankungen (Mykosen) sind durch Pilze hervorgerufene Infektionskrankheiten. Sie können in Form lokaler Infektionen der *Haut, Schleimhaut, Haare* oder *Nägel* auftreten, oder sie können Erkrankungen von *inneren Organen,* z. B. des Darmes, der Lunge, der Hirnhäute oder des Gehirns verursachen. Eine Pilzsepsis kann zum Tode führen.

Pathogene Pilze Bei den krankheitsauslösenden Pilzen werden drei große Gruppen unterschieden: Haut-, Schimmel- und Hefepilze. Sie befallen unterschiedliche Körperregionen.

- **Hautpilze** (Dermatophyten) können z. B. *Fuß-, Haar- und Nagelmykosen* (↑ *Atlas* Abb. 23.4 und 23.5) verursachen. Meist sind sie nur *lästig,* aber in der Regel nicht gefährlich. Typisch für eine Infektion mit Dermatophyten ist ein runder, ovaler oder unregelmäßiger *Hautherd* mit starker Randbetonung und *zentraler Abblassung.* Am Herdrand kommt es zur vermehrten Schuppung (↑ *Atlas* Abb. 23.1). Allerdings können Hautmykosen nicht nur von Dermatophyten hervorgerufen werden, sondern auch von Hefe- oder Schimmelpilzen und dann teilweise erheblichen Krankheitswert aufweisen.

- **Schimmelpilze.** Es handelt sich um eine Sammelbezeichnung für zahlreiche kleine Pilze aus verschiedenen Pilzgruppen (Schlauch-, Algenpilze), die als Saprophyten oder als Parasiten tote oder lebende Tiere, Pflanzen oder sonstige organische Materialien mit *Schimmel* überziehen können. Einige Schimmelpilze haben eine erhebliche wirtschaftliche Bedeutung als Lieferant von Antibiotika und Enzymen. Außerdem spielen sie eine zentrale Rolle bei der Schimmelreifung von Camembert und Roquefort.
  Zu Schimmelpilzinfektionen kommt es meist durch das *Einatmen* von Schimmelpilzsporen. Dabei gelangen die Sporen mit der Atemluft in die Lungen. Von hier aus können sie durch lokale Ausbreitung oder über den Blut- und Lymphweg in andere Organe einwandern. Diese Sporen befinden sich v. a. in Blumentöpfen, Mülltonnen und schlecht durchlüfteten Wohnungen.
- **Aflatoxine** (Aspergillus-flavus-Toxine). Es handelt sich um die *Giftstoffe einiger Schimmelpilze,* v. a. des Aspergillus flavus. Sie können sich auf Lebensmitteln befinden. Bevorzugt siedeln sie sich auf *Nüssen, Getreide* und *geräuchertem Schinken* an. Durch Befall von *Futtermitteln* können Aflatoxine auch in *Milch* und *Milchprodukte* gelangen, wo sie im Allgemeinen für den Verbraucher *nicht* wahrnehmbar sind. Aflatoxine sind sehr hitzebeständig. Der Genuss von aflatoxinhaltigen Nahrungsmitteln hat tierexperimentell gezeigt, dass er letale Folgen haben kann. Schon in geringeren Dosen wirken sie krebserzeugend.
- **Hefepilze** befallen v. a. die *Schleimhäute* von *Mund, Rachen, Magen-Darm-Trakt* und *Scheide,* können aber auch auf andere innere Organe übergreifen (↑ *Atlas* Abb. 23.2 und 23.3). Gelegentlich führen sie zu tödlich verlaufenden Organmykosen. Hefepilze ernähren sich von Zucker. Ihre Ausbreitung wird deshalb durch einen hohen Blutzuckerwert begünstigt.
  Von der Gattung Candida kennt man mehr als 200 verschiedene Arten. Hiervon sind jedoch nur ungefähr 15 unter bestimmten Voraussetzungen pathogen. Es handelt sich also um fakultativ pathogene Keime. Hierzu gehören *Candida albicans,* Candida glabrata, Candida crusei und Candida tropicalis.
  Allerdings sind nicht alle Hefepilze pathogen. Manche Hefepilze sind sogar nützlich, wie z. B. die Backhefe (Candida robusta), die Bier- oder Weinhefe (Saccharomyces cerevisiae) und der Kefirpilz (Candida kefyr).

Candida albicans Der mit Abstand *bekannteste* Pilz der Candidagruppe ist Candida albicans. Siedelt dieser Pilz nur in geringer Konzentration im Darm und dringt er von hier aus in die Blut- oder Lymphbahn ein, so wird er normalerweise vom körpereigenen Abwehrsystem erkannt und abgetötet. Befindet sich allerdings Candida albicans massenhaft im Darm oder ist die Abwehr geschwächt, oder ist der Blutzuckergehalt sehr hoch, so kann es sein, dass der Pilz in Blut und Lymphe nicht völlig abgetötet werden kann. Er zirkuliert dann in diesen Körperflüssigkeiten und kann hier mikroskopisch nachgewiesen werden. Ausgehend von einer Blutmykose kann es zur Organmykose kommen. Damit es von einer Darmmykose – über eine Blutmykose – zur Organmykose kommt, muss im Darm *kein sichtbarer* Pilzbelag (Soorbelag) vorhanden sein. Es reicht völlig aus, dass sich – v. a. zwischen den Darmzotten – Nester von Hefen gebildet haben.

Candida albicans kann im Darm Zucker und zwar hauptsächlich Trauben- und Malzzucker in minderwertigen Alkohol (Fusel) verwandeln. Dieser Alkohol belastet die Leber und kann zum Entgleisen der Leberwerte führen.

Diabetiker sind in doppelter Hinsicht gefährdet, an einer Mykose zu erkranken: zum einen durch die Abwehrschwäche, zum anderen durch die hohen Blutzuckerwerte. Für Diabetiker ist es wichtig zu wissen, dass Fruchtzucker (Fruktose) das Pilzwachstum genauso fördert wie Traubenzucker (Glukose). Fruktose kann z. B. in Diabetiker-Konfitüre enthalten sein.

Candida-Mykose (Soorbefall) des Säuglings

- **Mundsoor.** Infiziert sich ein Säugling während der Geburt mit Hefepilzen aus der mütterlichen Scheide, so kann es zum Mundsoor kommen. Vor allem abwehrgeschwächte und flaschenernährte Säuglinge haben ein erhöhtes Erkrankungsrisiko. In ausgeprägten Fällen kann es zu Behinderungen bei der Nahrungsaufnahme kommen.
- **Windelsoor.** Es handelt sich um einen Soor im Windelbereich. Hierbei gelangte Candida albicans mit dem infizierten Darminhalt in die Windel und von hier aus auf die Säuglingshaut, wo er ein ideales feucht-warmes Klima vorfindet.

Darmmykose

- **Symptome.** Typische Hinweise auf Darmmykosen sind *weiche, klebrige, ungeformte Stühle,* der *Wechsel* von *Verstopfungen* und *Durchfällen, Blähungen, Heißhunger* auf *Süßes, Unverträglichkeit* von *Alkohol,* ständiger Zink- und Eisenmangel, Abgeschlagenheit, Reizbarkeit, Hauterscheinungen und Allergien.
- **Therapie.** Liegt ein massiver Pilzbefall vor, muss auf jeden Fall ein antimykotisches Mittel (z. B. Nystatin gegen Hefepilz, ➤ Tab. 26.5) eingesetzt werden. Erst wenn der Pilz abgetötet ist, darf mit einer Antipilzdiät (s. u.) begonnen werden. Liegt eine Abwehrschwäche vor und wird nur eine Antipilzdiät durchgeführt, ohne ein Pilz abtötendes Mittel zu verabreichen, kann es zu schweren Organmykosen kommen, da der Pilz in diesen Fällen mit seinem Myzel die Darmwand durchwandert, um sich innerhalb des Körpers seine Nahrung zu suchen. Solche Fälle sind v. a. von Diabetikern bekannt geworden. In diesen Fällen kann es nicht nur zu schweren Organmykosen bis hin zu Hirnmykosen kommen, sondern sogar zur Pilzsepsis.

Anti-Pilz-Diät Die wichtigste Grundlage der Antipilzdiät ist die Vermeidung von Einfachzuckern (Glukose und Fruktose) und Weißmehlprodukten. Eine Antipilzdiät wird dem Patienten meist über einen Zeitraum von 2 Wochen in konsequenter Form empfohlen und dann noch 2 weitere Wochen eine etwas gelockertere Form. Wichtiges Therapieziel ist, bei dem Patienten eine langfristige Ernährungsumstellung zu erreichen, damit er auch anschließend zuckerhaltige Nahrungsmittel und Produkte aus Weißmehl möglichst meidet.

Allgemeine Behandlungsgrundsätze bei Hautpilzerkrankungen

- In der pilzbefallenen Zone nicht kratzen, da sonst die Haut noch weiter gereizt wird. Außerdem könnten durch Verschleppung die umliegenden Hautpartien und die Fingernägel betroffen werden.
- Kunstfaserkleidung ist zu vermeiden, insbesondere wenn die Genitalregion oder die Füße befallen sind. Es wird sonst ein feuchtwarmes Klima mit mangelndem Luftaustausch geschaffen, das die Ausbreitung des Pilzes begünstigt.
- Es ist zweckmäßig, die betroffene Stelle vor der eigentlichen Behandlung zu waschen, da dadurch für den Pilz ein ungünstiges Milieu geschaffen wird.
- Die Behandlung muss nach Verschwinden der Symptome lange genug fortgesetzt werden, damit es nicht gleich zu einem erneuten Befall kommt.

26.2.5 Protozoen

Bei den Protozoen handelt es sich um sog. *Urtierchen.* Im Gegensatz zu den Bakterien besitzen sie einen *echten Kern,* der DNS enthält und vom Zytoplasma durch eine feste Membran abgegrenzt ist. Wegen dieses komplexeren Zellaufbaus gehören sie zu den höheren Lebewesen. Unter diesen stellen sie

Tab. 26.5 Wichtige Antimykotika

Substanz	Wirkt gegen Pilz	Siedelt vor allem auf	Nebenwirkungen
Nystatin (z. B. Nystatin Lederle®)	Candida albicans	Schleimhaut	Juckreiz, Brennen
Clotrimazol (z. B. Canesten®, Antifungol®)	Dermatophyten	Haut	Hautaustrocknung, Allergien

jedoch die primitivsten Vertreter dar, da sie nur aus einer einzigen Zelle bestehen. Es gibt Formen mit ungeschlechtlicher und andere mit geschlechtlicher Vermehrung.

Einige Protozoen sind wichtige Krankheitserreger. Diese können z. B. *Toxoplasmose* (Toxoplasma gondii), *Malaria* (verschiedene Plasmodienarten), Amöbenruhr und die Leishmaniasen (z. B. die Orientbeule) hervorrufen.

26.2.6 Parasiten

In einem engeren Sinn versteht man unter Parasiten mehr- oder vielzellige Lebewesen, die als *Schmarotzer* Krankheitserscheinungen oder Befindensstörungen hervorrufen können (nicht müssen). Sie entziehen dem Wirtsorganismus Nährstoffe und schädigen ihn dadurch. Gerade in den letzten Jahren treten Parasiten wieder vermehrt auf. Wichtige Schmarotzer, die beim Menschen auftreten können, sind Würmer, Milben, Läuse, Flöhe und Zecken.

Würmer

- Fadenwürmer (Spul-, Maden-, Peitschenwürmer und Trichinen)
- Bandwürmer (Rinder-, Schweine-, Fisch-, Hunde- und Fuchsbandwurm)

Milben (Spinnentiere). Bekannte Milben sind die *Krätzmilbe,* die die Krätze (Scabies, ➤ Kap. 27.26) hervorruft, die *Haarbalgmilbe,* die evtl. bei perioraler Dermatitis und Rosacea (↑ *Atlas* Abb. 11.11 und 21.49) eine Rolle spielen kann, die *Erntemilbe,* die als Erreger der Ernte- oder Heukrätze im Sommer und Herbst v. a. die unteren Extremitäten des Menschen befallen kann und die *Hausstaubmilbe,* die sich besonders von Hautschuppen und Haaren von Menschen und Haustieren ernährt und deren Kot allergisierend wirkt und so eine häufige Ursache von Asthma bronchiale und allergischer Rhinitis darstellt.

Läuse sind 1–3 mm lange, flügellose, blutsaugende Insekten. Sie sind wichtige Krankheitsüberträger bei Fleckfieber und Rückfallfieber. Man unterscheidet Kopf-, Kleider- und Filzläuse (➤ Kap. 27.27).

Flöhe sind 1–7 mm groß, flügellos und saugen Blut bei Menschen und Tieren. Flöhe spielen eine wichtige Rolle bei der Übertragung der Pest. Auch Hunde- und Katzenflöhe können auf den Menschen überspringen. Der hauptsächlich im tropischen Amerika und Afrika vorkommende Sandfloh bohrt sich in die Haut, v. a. der Zehen und Finger und kann so zur Bildung von Phlegmonen und Nekrosen führen.

Zecken sind blutsaugende Parasiten, die bei uns v. a. wegen der Übertragung der Lyme-Borreliose (➤ Kap. 27.32) und der FSME (Frühsommer-Meningoenzephalitis, ➤ Kap. 27.14) Bedeutung haben. Darüber hinaus können Zecken die meldepflichtigen Erkrankungen Rückfallfieber und Q-Fieber übertragen.

26.3 Abwehrsysteme des Körpers

Jeder Organismus muss in der Lage sein, sich gegen schädigende Einflüsse zu wehren. Solche schädigenden Einflüsse können zum einen *eindringende Erreger* wie Viren, Bakterien, Pilze, Protozoen und Parasiten sein, zum anderen aber auch *körpereigene Stoffe,* wie krebsig-entartete, überalterte und krankhaft veränderte Zellen sowie Eiweißmoleküle. Um diese Aufgaben erfüllen zu können, stehen dem Körper unterschiedliche, komplizierte Schutzmechanismen zur Verfügung. Offenbar hat es die große Zahl von unterschiedlichsten Bedrohungen notwendig gemacht, dass sich ein Abwehrsystem entwickelt hat, das aus mehreren Teilsystemen besteht, die eng zusammenarbeiten, um so einen optimalen Schutz zu gewährleisten.

26.3.1 Unspezifisches Abwehrsystem

Das unspezifische Abwehrsystem ist *angeboren* und kann gegen *unterschiedlichste* Erreger vorgehen. Allerdings ist es allein (d. h. ohne das spezifische Abwehrsystem) meist *nicht* in der Lage, besonders virulente Keime wirkungsvoll zu bekämpfen. Außerdem kann es keine Informationen über einen einmal eingedrungenen Erreger im Immungedächtnis speichern.

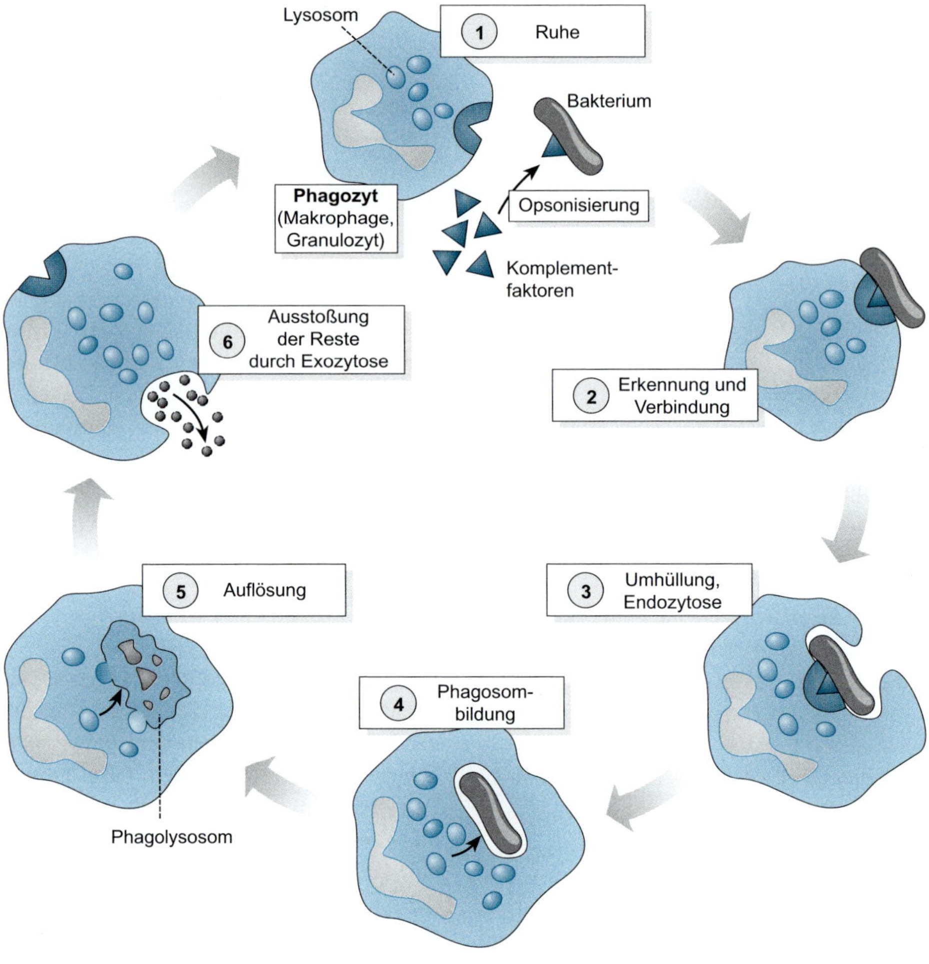

Abb. 26.2 Phagozytose eines Bakteriums, das durch einen Komplementfaktor opsoniert ist [L106]

Anteile des unspezifischen Abwehrsystems Es besteht aus folgenden Anteilen:

- **Fresszellen** (Phagozyten). Fresszellen sind in der Lage, belebte und unbelebte Partikel aufzunehmen und zu verdauen (Phagozytose und ➤ Abb. 26.2). Bei den Fresszellen unterscheidet man *Mikrophagen* (neutrophile und eosinophile Granulozyten) und *Makrophagen* (Monozyten-Makrophagen-System, ➤ Kap. 26.3.5).
- **Säureschutzmantel der Haut.** Der Säureschutzmantel der Haut ist die schwach saure Reaktion der Hautoberfläche, die v. a. durch die Absonderung der Schweißdrüsen und durch wasserlösliche Inhaltsstoffe der Hornschicht bewirkt wird. So hat die Haut je nach Körperregion einen pH-Wert von 4–7 und ist deshalb von vornherein für bestimmte Erreger *undurchdringlich.*
- **Schleim und Flimmerhärchen der Luftwege.** Im Schleim verfangen sich Erreger und Staubteilchen, die mit der Atemluft in die Luftwege gelangt sind. Dieser Schleim kann durch Husten oder Niesen direkt nach außen befördert werden. Er kann aber auch durch die Bewegungen der Flimmerhärchen nach oben transportiert, verschluckt, im sauren Milieu des Magens abgetötet und in den Peyer-Plaques des Darmes vom spezifischen Abwehrsystem erkannt werden. Das spezifische Abwehrsystem seinerseits kann nun mit Antikör-

perbildung reagieren, sodass die benötigten Antikörper schon nach kurzer Zeit in den betroffenen Schleimhäuten zur Verfügung stehen.

- **Intaktes Darmmikrobiom.** Es hat sich gezeigt, dass eine intakte Darmmikrobiom (Eubiose) ein *wirkungsvoller Schutz gegen Erreger* ist, die mit der Nahrung in den Darm gelangt sind. Dabei sitzen die physiologischen Darmbakterien an der Darmwand und *verhindern* so, dass pathogene Keime über die Darmwand ins Blut eindringen können.
- **Antimikrobielle Substanzen** des Verdauungstrakts. Im Speichel, im Magen-, Gallen- und Darmsaft befinden sich antibakterielle Substanzen.
- **Abwehrstoffe** (Lysozym). Ein wichtiger Abwehrstoff ist das Lysozym, das in vielen *Körperflüssigkeiten* und auch in *Granulozyten* enthalten ist. Auch Fettsäuren und Milchsäure haben eine bakterizide und fungizide Wirkung.
- **Immunbotenstoffe** (Zytokine). Zytokine sind *Botenstoffe* zwischen den verschiedenen Abwehrzellen. Sie wirken v. a. auf die Vermehrung und sonstige Aktivität der Lymphozyten ein. Interleukine sind Zytokine, die von *Leukozyten* abgegeben werden. Sie haben eine wichtige Aufgabe bei der Aktivierung der T-Helferzellen, der neutrophilen Granulozyten und der natürlichen Killerzellen. Außerdem fördern sie die Umwandlung der B-Lymphozyten in Plasmazellen. Des Weiteren regen sie die Freisetzung von Stresshormonen an, fördern die Fieberentstehung, machen müde und fördern damit den zur Infektbekämpfung wichtigen Schlaf.
- **Akute-Phase-Proteine** (Akutphasenproteine) sind Bluteiweiße, die in der Leber hergestellt werden und deren Konzentration während einer *akuten Infektion* stark ansteigen. Ein bekanntes Akute-Phase-Protein ist das **C-Reaktive Protein (CRP),** das große Bedeutung als zuverlässiger Indikator für ablaufende entzündliche Prozesse und Gewebeschädigungen erlangt hat. Seine Konzentration im Blut kann bei bakteriellen, nichtinfektiösen entzündlichen und nekrotischen Prozessen innerhalb von Stunden auf ein Vielfaches seines ursprünglichen Wertes ansteigen. Da bei viralen Infektionen im Unterschied zu bakteriellen nur ein geringfügigerer CRP-Anstieg zu verzeichnen ist, eignet sich dieser zur *Differenzialdiagnose.* CRP korreliert meist mit der BKS. CRP gilt aber als ein noch besserer Indikator, da der Wert meist früher ansteigt und sich schneller normalisiert. Aufgabe des CRP ist es, das Komplementsystem (s. u.) zu aktivieren und Bakterien zu opsonieren (Opson = Leckerbissen), das heißt, es markiert Erreger, sodass sie von den Fresszellen besser erkannt werden. Dadurch wird deren Phagozytose erleichtert.
- **Interferone** sind *antivirale* Eiweißverbindungen, die von Leukozyten (besonders von T-Lymphozyten), Fibroblasten und von virusbefallenen Zellen gebildet werden können. Gibt eine virusbefallene Zelle Interferon an die Umgebung ab, stimuliert sie damit die Interferonbildung der Nachbarzellen. Dies dient dazu, die Virusresistenz der noch nicht befallenen Zellen zu erhöhen. Außerdem aktiviert Interferon die natürlichen Killerzellen und die B- und T-Lymphozyten, die virusbefallenen Zellen abzutöten.
- **Komplementsystem.** Das Komplementsystem wirkt bei vielen Abwehrvorgängen mit (to complement = ergänzen) und *unterstützt* und *ergänzt* die *Antikörperwirkung.* Es arbeitet *unspezifisch* und besteht aus verschiedenen Eiweißen, darunter befinden sich viele eiweißauflösende Enzyme (Proteasen). Ein bekanntes Komplementprotein ist das C3b.Von seinem Aufbau her kann man das Komplementsystem gut mit dem Blutgerinnungssystem vergleichen, da seine Aktivierung auch nach dem „Kaskadenprinzip“ abläuft.

Aufgaben des Komplementsystems Das Komplementsystem hat drei Aufgaben:

- **Zellauflösung** (Zytolyse). Dazu fügt das Komplementsystem eine Pore in die Zellmembran des Erregers, durch die dann Wasser und Elektrolyte austreten, sodass die Zelle abstirbt.
- **Opsonierung.** Bestimmte Stoffe des Komplementsystems, z. B. C3b, lagern sich der Bakterienmembran an, wodurch die so gekennzeichneten Erreger für die Fresszellen *leichter erkennbar* und phagozytierbar werden.
- **Chemotaxis.** Die aktivierten Faktoren des Komplementsystems locken Fresszellen und Lymphozyten zum Ort des Geschehens.

Phagozytose (➤ Abb. 26.2) Unter Phagozytose versteht man die *Aufnahme fester Teilchen,* z. B.

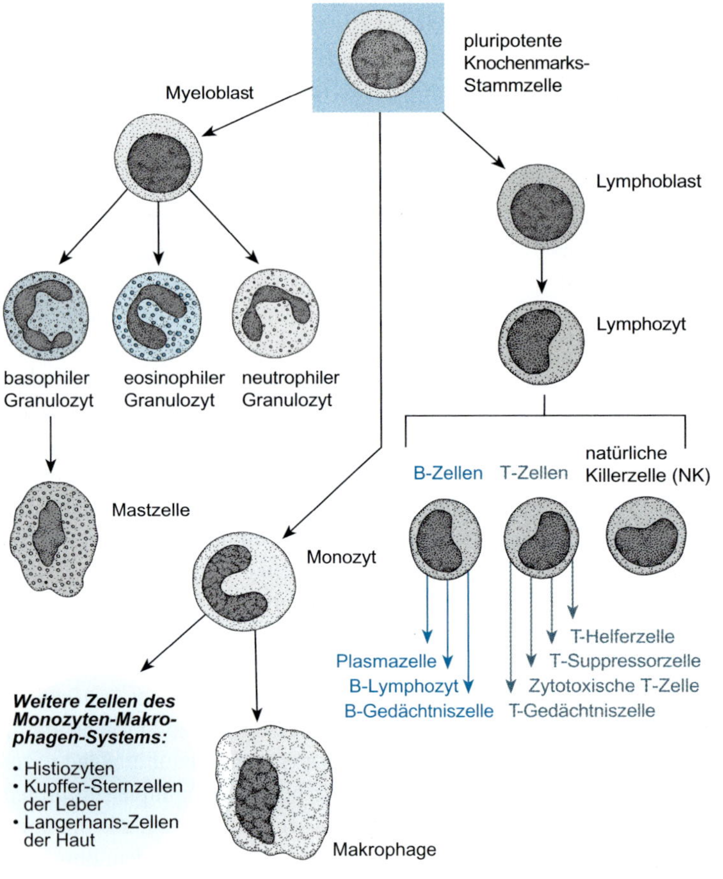

Abb. 26.3 Vereinfachte Stammreihe wichtiger Abwehrzellen [L190]

Bakterien, Viren oder Zelltrümmer, in das Innere von Fresszellen. Dazu wird das zu phagozytierende Teilchen an die Zellmembran der Fresszelle angelagert (➤ Abb. 26.2, 2). Dies aktiviert den Phagozyten zur Ausstülpung von Scheinfüßchen (Pseudopodien), mit denen es das zu verdauende Teilchen umgibt. Diese Pseudopodien bilden dann eine Plasmavakuole (Phagosom), die das Teilchen vollständig umschließt. In das Phagosom ergießen nun die Lysosomen ihr eiweißauflösendes Enzym, das das Teilchen abbaut.

Sind die Erreger durch Antikörper, durch CRP oder durch das Komplementsystem C3b markiert („opsoniert"), erleichtert dies die Erkennung und Phagozytose des Eindringlings (➤ Abb. 26.2, 1). So ist z. B. der Antikörper mit seinem Greifarm (Fab-Teil mit spezifischem Rezeptor) an den Erreger und mit seinem langen Ende (Fc-Stück mit unspezifischem Rezeptor) an den Phagozyten gebunden. Bitte beachten Sie hierzu auch ➤ Kap. 26.3.4.

26.3.2 Spezifisches Abwehrsystem

Spezifische Abwehrvorgänge besitzen, wie der Name sagt, eine hohe Spezifität, das heißt, sie sind immer gegen einen *bestimmten* Krankheitserreger gerichtet. Sie führen typischerweise zu einer länger anhaltenden Unempfindlichkeit gegen den Erreger, da die Information über den Eindringling in das Immungedächtnis übernommen wird.

Ein wichtiger Teil des spezifischen Abwehrsystems sind die *Antikörper*, die von den Plasmazellen produziert werden. Wichtige Anteile des zellulären spezifischen Abwehrsystems sind die T-Helferzellen, die Unterdrückerzellen (Suppressorzellen), die Ge-

Tab. 26.6 Übersicht über das unspezifische und spezifische Abwehrsystem

Unspezifisches Abwehrsystem		Spezifisches Abwehrsystem	
Humorales System	Zelluläres System	Humorales System	Zelluläres System
• Säureschutzmantel der Haut • Schleim und Flimmerhärchen • Intaktes Darmmikrobiom • Antimikrobielle Substanzen • Abwehrstoffe (Lysozym) • Immunbotenstoffe (Zytokine, Interleukine) • Akute-Phase-Proteine • Komplementsystem • Interferon	• Makrophagen (Monozyten-Makrophagen-System) • Mikrophagen (neutrophile und eosinophile Granulozyten) • Natürliche Killerzellen	• Antikörper (von Plasmazellen)	• T-Helferzellen • T-Unterdrückerzellen (Regulatorische Zellen, Suppressorzellen) • T- und B-Gedächtniszellen • Zytotoxische Zellen (zytotoxische T-Lymphozyten)

dächtniszellen (Memory-Zellen) und die zytotoxischen T-Lymphozyten (➤ Abb. 26.3, ➤ Tab. 26.6 und ➤ Kap. 7.3).

26.3.3 Zusammenarbeit zwischen unspezifischem und spezifischem Abwehrsystem

Versucht ein Erreger, in den Körper einzudringen, so stößt er *zuerst* auf die Bestandteile des *unspezifischen Abwehrsystems,* die an den äußeren und inneren Körperoberflächen lokalisiert sind: z. B. auf den Säureschutzmantel der Haut, auf Flimmerhärchen und Schleim im Atemtrakt, auf ein intaktes Darmmikrobiom, auf mikrobizide Bestandteile in Speichel, Magen- und Darmsaft. Die weitaus meisten Erreger fallen bereits dieser ersten Verteidigungsbarriere zum Opfer.

Gelingt es dem Erreger jedoch, diesen Schutzwall zu durchbrechen, so treten nun zusätzlich das innere unspezifische und das innere spezifische Abwehrsystem auf den Plan. Sobald der Erreger identifiziert ist, erfolgt eine ganz *gezielte Immunantwort,* v. a. durch Antikörperbildung (s. u.). Zwischen dem Erstkontakt mit einem Erreger und der Ausbildung einer wirksamen Immunantwort vergeht eine gewisse Zeitspanne. Man spricht von einer „immunologischen Lücke". Kommt es zu einem erneuten Kontakt mit demselben Erreger, so tritt aufgrund des Immungedächtnisses (Bildung sog. Gedächtniszellen) *keine* immunologische Lücke mehr auf. Diese jetzt stark beschleunigte Immunreaktion wird auch als Booster-Effekt bezeichnet (to boost = verstärken, beschleunigen).

26.3.4 Antigen und Antikörper

Antigen Als Antigen betrachtet man *jede Substanz,* die in der Lage ist, die *Bildung* von *Antikörpern* (oder die Herstellung von immunkompetenten Lymphozyten) *auszulösen.* Antigene sind meist körperfremde Stoffe wie Viren und Bakterien, aber es kann sich auch um andere organische oder anorganische Stoffe handeln. Die Anzahl der Stoffe, die als Antigene in Betracht kommt, scheint fast unüberschaubar groß. Trotzdem ist das spezifische Immunsystem in der Lage, eine riesige Anzahl Antigene zu erkennen und sich ihrer zu erwehren.

Antigene besitzen auf ihrer Oberfläche bestimmte Antigendeterminanten, die als Epitope bezeichnet werden (➤ Abb. 22.1). Sie sind diejenigen Strukturen, die vom Abwehrsystem als fremd erkannt werden und gegen die sich die Antikörperproduktion richtet. Normalerweise trägt ein Antigen mehrere solcher Determinanten, sodass nach dem Kontakt mit dem Antigen eine Reihe verschiedener Antikörper gebildet werden.

Antikörper, AK (Immunglobuline, Ig) Antikörper bestehen aus Eiweißen (genauer: Glykoproteinen). Sie werden von Plasmazellen und B-Lymphozyten

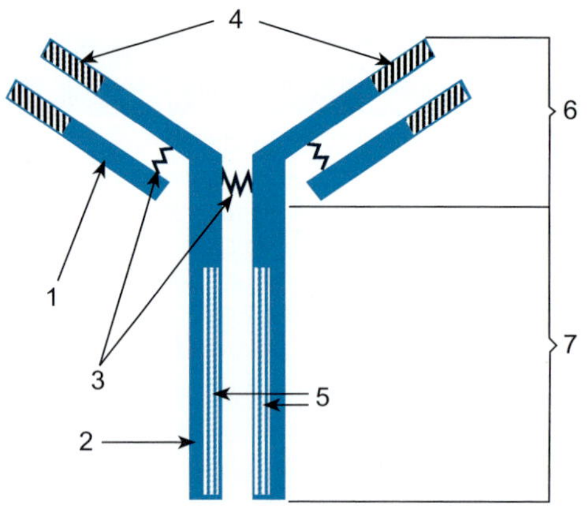

Abb. 26.4 Schematische Darstellung eines IgG-Antikörpers. Zwei leichte (L-Ketten) und zwei schwere Ketten (H-Ketten) sind durch Disulfidbrücken miteinander verbunden. Innerhalb des antigenbindenden Fragments (Fab-Teil) liegen die Antigenbindungsstellen. Die Enden der kristallisierbaren Fragmente (Fc-Teil) neigen in freier Form sehr leicht zur Kristallisation. Mit diesem Abschnitt kann der Antikörper an Rezeptoren von Fresszellen anbinden. 1: Leichte Kette, 2: schwere Kette, 3: Disulfidbrücke, 4: Antigenbindungsstelle, 5: Kontaktstelle für die Zusammenarbeit mit anderen Abwehrzellen, 6: Fab-Teil, 7: Fc-Teil. [L190]

produziert und an die Körperflüssigkeiten abgegeben. Antikörper haben meist eine Y-förmige Gestalt, wobei ihr variabler Teil im oberen Abschnitt der „Greifarme" liegt, der für die Spezifität des Antikörpers verantwortlich ist (➤ Abb. 26.4).

In 1 Milliliter Blut kommen über eine Billion Antikörper vor. Diese fast unvorstellbare Anzahl ist durch die extreme Spezialisierung der Antikörper bedingt.

Bildung der Antikörper Trifft ein Antigen auf einen B-Lymphozyten, der den passenden Antikörper auf seiner Membranoberfläche trägt, so verbinden sich die beiden in einer *Antigen-Antikörper-Reaktion.* Daraufhin wandelt sich der B-Lymphozyt in eine Plasmazelle um und beginnt sich zu klonen, das heißt, es werden nun Millionen erbgleicher, identischer Nachkommen hergestellt. Diese geklonten Zellen beginnen nun massenhaft den benötigten Antikörper zu produzieren.

Man geht heute davon aus, dass die Antikörper aus gestückelten Genen, die in den B-Lymphozyten nach dem Zufallsprinzip kombiniert werden, hergestellt werden. Wenn man bedenkt, welche Vielfalt von Wort-Kombinationsmöglichkeiten 26 Buchstaben ergeben, kann man sich vorstellen, wie viele Kombinationsmuster aus 100 Genstücken möglich sind!

Antigen-Antikörper-Reaktion Die Antikörper verbinden sich mit den Antigenen in einer Antigen-Antikörper-Reaktion. Dabei müssen Antigen und Antikörper zusammenpassen wie ein *Schlüssel zum* Schloss (➤ Abb. 22.1).

Immunkomplexe Haben sich die *Antikörper* an das *Antigen gebunden,* so spricht man vom Immunkomplex. Diese Immunkomplexe haben folgende Funktionen:

- Die Fresszellen können das Antigen nun leichter erkennen und besser phagozytieren.
- Das Komplementsystem wird aktiviert.
- Es wird das Eindringen des Erregers in Körperzellen verhindert. So kann sich das Virus nicht innerhalb von Körperzellen vor der Abwehr verstecken.
- Die Antikörper können Bakterientoxine direkt entgiften, indem sie diese an sich binden.

Die Immunkomplexe werden von Fresszellen abgebaut. Ist dieser Vorgang gestört, so kann es zur Einlagerung dieser Immunkomplexe in Gefäßwände und Gewebe kommen und hier zu Entzündungsreaktionen führen. Dies ist z. B. der Fall bei rheumatischen Erkrankungen, wie bei rheumatischem Fieber, rheumatischer Endokarditis, LE, PCP und akuter Glomerulonephritis.

Immunglobulinklassen (➤ Tab. 26.7) Die von den Plasmazellen produzierten Antikörper werden in *fünf* Immunglobulinklassen eingeteilt: IgG, IgM, IgA, IgD und IgE. Diese können noch in weitere Subklassen zerlegt werden.

Die Immunglobulinklassen unterscheiden sich in Aufbau und Arbeitsweise voneinander. Sie können im Labor mit der Elektrophorese (➤ Kap. 33.3) voneinander getrennt werden.

- **IgG** (Immunglobuline der Klasse G). Sie stellen mit ungefähr 75 % die *Hauptmasse* der im Körper vorhandenen Antikörper dar. Manche Subklassen der IgG können das Komplementsystem aktivieren. Die IgG benötigen nach dem erstmaligen Kontakt mit einem Erreger 3 Wochen für ihre Bildung. Deshalb haben sie beim erstmaligen

Tab. 26.7 Bildung der Antikörper

Immunglobulinklassen	IgG	IgM	IgA	IgD	IgE
Bedeutung	Sekundäre Immunantwort	Primäre Immunantwort („Frühantikörper")	Sekretorische Antikörper	Vermutlich Mitwirkung bei der Differenzierung der B-Lymphozyten	Abwehr von Parasiten und Mitwirkung bei Allergien vom Soforttyp
Vorkommen	Blut, Lymphe, Muttermilch	Blut, Lymphe	Im Sekret von Schleimhäuten und in Blut, Muttermilch und Lymphe	Blut, Lymphe	Blut, Lymphe
Molekulargewicht	150.000	950.000	160.000 und 85.000	175.000	190.000
Plazentagängig	Ja	Nein	Nein	Nein	Nein

Kontakt mit einem Erreger keine Bedeutung. Allerdings spielen sie beim Zweitkontakt die wichtigste Rolle, da sie nun als *Sekundärantwort* sofort gebildet werden können. IgG-Antikörper sind die einzigen plazentagängigen Antikörper, das heißt, dass sie in der Lage sind, die Plazentaschranke zu überwinden, sodass sie von der Mutter auf das Kind übergehen können. So gewähren sie dem Kind vor und bis ungefähr 3–6 Monate nach der Geburt einen Infektionsschutz, da das Kind während dieser Zeit noch nicht in der Lage ist, selbst IgG herzustellen.

- **IgM** (Immunglobuline der Klasse M). Die IgM sind die Antikörper, die beim Erstkontakt mit einem Erreger am schnellsten gebildet werden. Sie heißen deshalb *Frühantikörper.* Allerdings sinkt die IgM-Konzentration wieder auf niedrigere Werte ab, sobald die IgG-Herstellung erfolgt ist. IgM kommt auch als Antigen-Rezeptor auf der Oberfläche der B-Lymphozyten vor. Hier dienen sie als Schloss, das auf den Antigen-Schlüssel wartet. Wird dieser Rezeptor mit dem passenden Antigen besetzt, so wandelt sich der B-Lymphozyt zur Plasmazelle um.
  IgM machen ungefähr 10 % der Antikörper aus. Sie kommen hauptsächlich in den Gefäßen vor.
- **IgA** (Immunglobuline der Klasse A). Immunglobulin A stellt ungefähr 20 % der Antikörper dar. IgA ist auf Abwehrvorgänge an der *Schleimhaut* spezialisiert. Es befindet sich deshalb im Sekret der Schleimhäute des Atem-, Verdauungs- und Urogenitaltrakts. IgA kommt auch in der Muttermilch vor, sodass der gestillte Säugling von der Mutter auf diesem Weg einen Infektionsschutz erhält.
- **IgD** (Immunglobuline der Klasse D). IgD tritt im Blut nur in geringer Konzentration auf. Da es, wie IgM, auf der Membranoberfläche von B-Lymphozyten vorkommt, spielt es bei der Differenzierung der B-Lymphozyten zur Plasmazelle eine Rolle.
- **IgE** (Reagine, Immunglobuline der Klasse E). IgE spielt bei *Allergien* vom *Soforttyp* und bei *Parasitenbefall* eine wichtige Rolle. IgE kann sich auf die Oberfläche von Mastzellen aufsetzen und diese zur Freisetzung von Histamin veranlassen.

26.3.5 Monozyten-Makrophagen-System (MMS)

Das Monozyten-Makrophagen-System wird auch als mononukleäres Phagozytensystem, MPS (im Gegensatz zu den „polymorphkernigen" Granulozyten), bezeichnet.

Beim Monozyten-Makrophagen-System handelt es sich um eine Zusammenfassung aller Makrophagen, die in Organen und Körpergeweben wichtige Abwehraufgaben übernehmen.

Wichtige Zellen des Monozyten-Makrophagen-Systems bzw. des RES / RHS

- **Monozyten.** Es handelt sich um die *größten Leukozyten*. Sie zirkulieren nur 1–2 (evtl.

bis 5) Tage im Blut und wandern dann ins Gewebe und in verschiedene Organe aus, wo sie sich zu den *gewebetypischen Makrophagen ausdifferenzieren*. So entwickeln sie sich z. B. im Bindegewebe zu Histiozyten, in der Leber zu Kupffer-Sternzellen, in der Lunge zu Alveolarmakrophagen, in der Milz und den Lymphknoten zu freien oder fixierten Makrophagen und in serösen Höhlen zu Pleura- und Peritonealmakrophagen. Allerdings herrscht noch keine völlige Einigkeit, welche Zellen im Einzelnen diesem System zugerechnet werden (v. a. bei den Osteoklasten und der Neuroglia). Monozyten tragen auf ihrer Membranoberfläche Rezeptoren für Komplementsystemproteine (z. B. C3b) und IgG. Dabei lagern sich die Monozyten derart gekennzeichneten Antigenen an und phagozytieren diese.
Allerdings sind Monozyten und andere Makrophagen nicht nur zur Phagozytose befähigt, sondern sie können Teile des phagozytierten Materials auf ihrer Zelloberfläche präsentieren und es so den Lymphozyten zur „Erkennung" anbieten *(Antigenpräsentation)*. Auf diese Weise stimulieren sie die Lymphozyten zur Antikörperproduktion. Des Weiteren sind sie in der Lage, entweder spontan oder nach Aktivierung, eine Vielzahl Substanzen unterschiedlichster Wirkung zu produzieren, die alle im Dienste der Abwehr stehen. Neuerdings vermutet man, dass sie auch eine wichtige Rolle bei der Abwehr von Krebszellen haben.

- **Histiozyten bzw. Gewebsmakrophagen** sind Abwehrzellen, die sich bevorzugt im *lockeren Bindegewebe* aufhalten, z. B. in der Adventitia kleiner Blutgefäße. Sie haben einen großen Zellleib, zahlreiche Fortsätze und können eine beachtliche Phagozytoseleistung vollbringen.
- **Uferzellen** sind Makrophagen, die an den Wänden der *Sinusoide* von Lymphknoten, Milz und Knochenmark sitzen. Kommen sie in der Leber vor, so werden sie als Kupffer-Sternzellen bezeichnet.
- **Kupffer-Sternzellen** sind Fresszellen, die an der Wand der Lebersinusoide liegen und die das Blut reinigen, das durch die *Leber* fließt. Um dieser Aufgabe besser gerecht werden zu können, besitzen sie lange, sternförmige Zytoplasmafortsätze, die sich in den Blutstrom erstrecken.
- **Retikulumzellen** befinden sich im *retikulären Bindegewebe*, sind sternförmig verzweigt und zu einem dreidimensionalen Netz verbunden. Sie bilden das Grundgerüst des roten Knochenmarks und der lymphatischen Organe (Lymphknoten, Milz, Tonsillen). Sie haben einerseits die Aufgabe, Retikulinfasern zu produzieren, andererseits können sie sich jedoch auch aus dem Zellverband herauslösen, im Gewebe umherwandern und Abwehraufgaben übernehmen.
- **Alveolarmakrophagen** (Staubzellen der Lunge) sitzen einerseits an der Wand der *Lungenbläschen*, kommen aber auch frei in den Alveolarräumen vor. Sie haben die Aufgabe, Erreger, Rauch und Staubteilchen zu phagozytieren, die mit der Atemluft in die Lungen gelangen.
- **Langerhans-Zellen** der Haut (Epidermissternzellen) kommen in der *Stachelzellschicht* (Stratum spinosum) vor und haben die Fähigkeit zur Phagozytose und zur Antigenpräsentation wie die anderen Makrophagen auch. Wegen ihrer dendritischen Form werden sie auch als Epidermissternzellen bezeichnet.
- **Osteoklasten** (Knochenfresszellen) sind vielkernige Riesenzellen, die v. a. in der Knocheninnenhaut *(Endost)* sitzen. Sie bauen Knochengewebe ab, haben aber auch wichtige Phagozytoseaufgaben.
- **Mesangiumzellen** sitzen als Bindegewebszellen zwischen den Kapillaren des Gefäßknäuels in den *Nieren*. Sie können phagozytieren. Man vermutet, dass sie evtl. auch an Immunreaktionen der Nieren beteiligt sind.

Mit dem Wissen dieses Themas haben Sie sich ein solides Grundverständnis für die Infektionskrankheiten geschaffen, die im nächsten Kapitel besprochen werden. Bevor Sie sich aber Kapitel 27 vornehmen, sollten Sie überprüfen, ob das Grundverständnis für die Infektionskrankheiten wirklich gelegt ist. Beantworten Sie deshalb die zugehörigen Fragen im „Prüfungstraining für Heilpraktiker" (➤ Kap. 26).

KAPITEL

27 Infektionskrankheiten

27.1 AIDS ... 777
27.2 Amöbenruhr (Amöbiasis) ... 778
27.3 Borkenflechte (Impetigo contagiosa) ... 779
27.4 Borna-Krankheit ... 780
27.5 Botulismus ... 781
27.6 Brucellose ... 782
27.7 CDAD (Clostridioides-difficile-assoziierte Diarrhö) ... 783
27.8 Cholera ... 784
27.9 Coronaviren-Erkrankungen ... 785
27.10 Diphtherie ... 789
27.11 Dreitagefieber (Exanthema subitum, Roseola infantum) ... 791
27.12 Echinokokkose (Hunde- und Fuchsbandwurm) ... 792
27.13 Enterohämorrhagische Escherichia coli (EHEC) ... 794
27.14 Enteropathisches hämolytisch-urämisches Syndrom ... 795
27.15 Fleckfieber ... 795
27.16 Früh-(jahr-)Sommer-Meningoenzephalitis (FSME) ... 796
27.17 Gasbrand/Gasödem ... 797
27.18 Gastroenteritis (akute Gastroenteritis) bzw. mikrobiell bedingte Lebensmittelvergiftung ... 799
27.19 Gonorrhö (Tripper) ... 800
27.20 Gürtelrose (Herpes Zoster, Zoster) ... 801
27.21 Hand-Fuß-Mund-Krankheit ... 803
27.22 Herpes genitalis ... 803
27.23 Herpes simplex ... 804
27.24 Influenza (echte Grippe) ... 805
27.25 Keratoconjunctivitis epidemica ... 808
27.26 Keuchhusten ... 809
27.27 Krätze ... 810
27.28 Läusebefall (Pedikulose) ... 811
27.29 Legionärskrankheit (Legionellose) ... 812
27.30 Lepra ... 813
27.31 Leptospirosen ... 815
27.32 Listeriose und angeborene Listeriose (Granulomatosis infantiseptica) ... 816
27.33 Lyme-Borreliose ... 817
27.34 Lymphogranuloma inguinale ... 819
27.35 Malaria ... 819
27.36 Masern ... 821

27.37 Meningitis durch Haemophilus influenzae Typ b ... 823
27.38 Meningokokken-Meningitis und -Sepsis ... 825
27.39 Milzbrand ... 826
27.40 Mononucleosis infectiosa (Pfeiffer-Drüsenfieber) ... 828
27.41 Mpox ... 829
27.42 MRSA (Methicillin-resistenter Staphylococcus aureus) ... 831
27.43 Mumps (Parotitis epidemica) ... 832
27.44 Ornithose ... 833
27.45 Paratyphus ... 834
27.46 Pest ... 835
27.47 Poliomyelitis ... 836
27.48 Q-Fieber ... 838
27.49 Ringelröteln (Erythema infectiosum acutum) ... 839
27.50 Röteln ... 839
27.51 Rötelnembryopathie ... 840
27.52 Rückfallfieber ... 841
27.53 Salmonellose ... 842
27.54 Scharlach und sonstige Streptococcus-pyogenes-Infektionen ... 843
27.55 Shigellenruhr ... 844
27.56 Syphilis (Lues, harter Schanker) ... 845
27.57 Syphilis, angeborene (Syphilis connata) ... 847
27.58 Tetanus ... 848
27.59 Tollwut ... 849
27.60 Toxoplasmose und angeborene Toxoplasmose ... 851
27.61 Trichinose ... 852
27.62 TSE (Transmissible spongiforme Enzephalopathie) ... 854
27.63 Tuberkulose (Tb, Tbc) ... 856
27.64 Tularämie ... 858
27.65 Typhus abdominalis ... 859
27.66 Ulcus molle ... 862
27.67 Virusbedingtes hämorrhagisches Fieber ... 862
27.68 Virushepatitis (akute Virushepatitis) ... 867
27.69 West-Nil-Fieber ... 869
27.70 Windpocken ... 870
27.71 Zika-Fieber ... 871
27.72 Zytomegalie und angeborene Zytomegalie ... 872

Für die amtsärztliche Überprüfung müssen die in diesem Kapitel dargestellten Infektionskrankheiten sicher beherrscht werden, da für den größten Teil Behandlungsverbot für den Heilpraktiker besteht. Aber auch die Infektionskrankheiten ohne Behandlungsverbot müssen gut gekannt werden, da sie differenzialdiagnostisch abgegrenzt werden müssen.

Als wichtige **Lernhilfe** wurde der jeweiligen Krankheit ein Kasten mit den **wichtigsten Stichwörtern** zu der **betreffenden Krankheit** vorangestellt.

27.1 AIDS

AIDS ist eine Abkürzung, die aus dem Englischen stammt und „**A**cquired **I**mmuno**d**eficiency **S**yndrome" (erworbene Abwehrschwäche) bedeutet. Bei AIDS besteht ein **Immundefekt,** das heißt genauer: ein Defekt des zellulären Abwehrsystems. Deshalb ist AIDS durch bleibende oder wiederkehrende **Infekte** gekennzeichnet, die therapeutisch nur schwer oder überhaupt nicht beherrscht werden können. Außerdem kommt es häufig zu **Krebsbefall.** Der Verlauf der Erkrankung weist große individuelle Schwankungen auf. So kann sich das Vollbild AIDS (4. Stadium) innerhalb weniger Monate bis über mehr als 10 Jahre nach der Ansteckung entwickeln.

Erreger *HIV-Virus* (human immunodeficiency-Virus, Retrovirus). Man kennt HIV-1 und HIV-2 jeweils mit zahlreichen Subtypen.

Inkubationszeit

- **AIDS** (4. Stadium): 6 Monate bis Jahre, in Europa meist *8–12 Jahre*
- **Mononukleoseartige Symptome** (1. Stadium): 3–6 Wochen, evtl. nur wenige Tage
- **Bis Antikörpernachweis möglich** („HIV-positiv"): meist 3–12 Wochen (selten nach bis zu 6–12 Monaten)

Übertragung Die Übertragung des Virus erfolgt durch den Austausch von Körpersäften, da das Virus außerhalb eines Organismus nicht lebensfähig ist:

- **Infektiöse Körpersäfte:** Samenflüssigkeit, Scheidensekret, Blut (und Blutprodukte),
- **Virushaltige Körpersäfte,** die aber *in der Regel nicht* infektiös sind: Speichel, Tränenflüssigkeit, Urin, Liquor.

Die Ansteckung erfolgt in erster Linie durch *sexuelle Kontakte* und hier vor allem durch „harte Sexualpraktiken", bei denen es zu kleinen Schleimhautverletzungen kommt, über die das Virus eindringen kann. Außerdem kann eine Übertragung durch *Blut,* z. B. durch gemeinsam benutzte Fixernadeln bei Drogensüchtigen oder durch Bluttransfusionen (z. B. bei Bluterkranken) erfolgen.

Die Möglichkeit einer Ansteckung beim intensiven Küssen kann, wenn Schleimhautverletzungen im Mundbereich bestehen, nicht mit Sicherheit ausgeschlossen werden.

Aidskranke Mütter können ihre Kinder bereits während der Schwangerschaft oder während bzw. nach (durch Stillen) der Geburt infizieren.

Das Virus wird durch die üblichen Desinfektionsmaßnahmen inaktiviert.

Nachweis In Blut, Samenflüssigkeit, Scheidensekret, Speichel.

Der Nachweis der Infektion kann meist 3–12 Wochen (1–3 Monate, selten nach über 6–12 Monaten) nach der Ansteckung durch einen Antikörpernachweis erfolgen. Diese Antikörper richten sich gegen Substanzen aus dem Inneren des Virus; ein infektiöses Virus können sie nicht hemmen.

Risikogruppen In Europa sind vor allem homosexuelle Männer mit häufig wechselnden Sexualpartnern, Drogenabhängige, Prostituierte beiderlei Geschlechts, Bluter sowie Bevölkerungsgruppen der Entwicklungsländer betroffen. In weiten Teilen Afrikas sind dagegen bereits große Teile der Gesamtbevölkerung infiziert.

Krankheitsverlauf Es werden vier Stadien unterschieden:

- **1. Stadium** (mononukleoseartiges Krankheitsbild). Manchmal kommt es wenige Wochen nach der Infektion zu Erscheinungen *ähnlich* dem *Pfeiffer-Drüsenfieber* (Mononucleosis infectiosa, ➤ Kap. 27.39) mit Fieber, Angina und Lymphknotenschwellung, die einige Tage bis mehrere Wochen andauern. In diesem Stadium können im Allgemeinen noch keine HIV-Antikörper nachgewiesen werden.

- **2. Stadium** (Latenzphase). Es folgt nun eine Monate bis Jahre (evtl. über 10 Jahre) andauernde Latenzphase, in welcher jedoch die HIV-spezifischen Antikörper nachweisbar bleiben und der Betroffene *Virusausscheider* ist, der andere infizieren kann.
- **3. Stadium** (Prä-AIDS). Die dritte Phase wird auch **LAS = Lymphadenopathiesyndrom** bezeichnet. Sie hat als wichtigstes Kennzeichen die *Lymphknotenschwellungen.* Als verdächtig gelten Lymphknotenschwellungen, die länger als 3 Monate in mindestens zwei verschiedenen Körperabschnitten bestehen. Häufig ist hiervon der Hals-Nacken-Bereich betroffen. Die Lymphknotenschwellung kann aber auch generalisiert auftreten. Mögliche zusätzliche Symptome sind Mundsoor, Hauterscheinungen, Juckreiz und Haarausfall. Der Übergang zu Stadium 4 ist fließend.
- **4. Stadium** (AIDS). Bei der Mehrzahl der mit dem HI-Virus infizierten Menschen entwickelt sich in der vierten Phase das volle Krankheitsbild AIDS, das durch das Auftreten von opportunistischen Infekten und Krebserkrankungen gekennzeichnet ist.
  - **Allgemeinsymptome:** Fieber, Nachtschweiß, Durchfall, Gewichtsverlust, Appetitlosigkeit, Hautveränderungen
  - **Neurologische Erscheinungen:** Hirnatrophie (psychische Veränderungen, Konzentrationsstörungen, Demenz) und Degeneration von Rückenmarksnerven (Parästhesien und Schwäche der Beine)
  - **Opportunistische Infekte** durch Abwehrschwäche: Pilzbefall (Candida albicans), Lungenentzündung (Pneumocystis carinii), Tuberkulose, Toxoplasmose, Gürtelrose (Herpes zoster)
  - **Krebserkrankungen:** Bekannt sind das Kaposi-Sarkom, eine bösartige Wucherung, die von den Blutgefäßen ausgeht. Es beginnt mit schmerzhaften, rot-violetten Knötchen und Knoten in der Haut und Schleimhaut, die von Blutungen durchsetzt sind. Die Knoten wachsen, und durch Ausbildung neuer Knoten erfolgt die Ausbreitung (↑ *Atlas* Abb. 24.14 und 24.15). Andere maligne Entartungen, die in diesem Stadium vorkommen können, sind das Non-Hodgkin-Lymphom und das ZNS-Lymphom.

In USA spricht man von AIDS, wenn die Anzahl der T-Helferzellen unter 200/l gesunken ist. Diese Definition hat sich bei uns nicht durchgesetzt.

Therapie Für den Heilpraktiker besteht nach Inkrafttreten des IfSG Behandlungsverbot. In der Schulmedizin wird heute eine Kombination mehrerer Medikamente (antiretrovirale Substanzen) eingesetzt, die die Lebenserwartung der Betroffenen deutlich heraufsetzt.

Prophylaxe Der Kontakt mit Körperflüssigkeiten, vor allem mit Blut und Sperma, von erkrankten Personen ist zu vermeiden. In Bezug auf das Sexualverhalten werden risikoarme Sexualpraktiken und die Verwendung von Präservativen empfohlen.

Meldepflicht Für Heilpraktiker besteht keine Meldepflicht. Allerdings besteht eine Labormeldepflicht bei Erregernachweis. Da AIDS im Absatz 3 des § 7 aufgelistet ist, handelt es sich um eine Meldepflicht ohne Nennung des Namens.

Behandlungsverbot Für Heilpraktiker besteht Behandlungsverbot gemäß der §§ 24 und 7 IfSG, außerdem handelt es sich um eine sexuell übertragbare Krankheit.

27.2 Amöbenruhr (Amöbiasis)

Amöbenruhr ist eine Durchfallerkrankung, die sich vor allem im Colon und in der Leber abspielt. Es sind unterschiedliche Schweregrade möglich, von asymptomatischen Verläufen über leichtere Erkrankungen mit fehlendem oder leichtem Fieber und glasig-schleimigen Durchfällen bis hin zu hohem Fieber mit heftigsten Bauchkrämpfen und täglich bis zu 40–50 blutig-schleimigen Stuhlentleerungen.

Vorkommen Weltweit, vor allem aber in tropischen und subtropischen Gebieten bei *mangelhafter Hygiene*, z. B. Indien, Thailand, Vietnam, Indonesien u. a.

Erreger Entamoeba histolytica (Protozoon bzw. Amöbe).

Übertragung Die Ansteckung erfolgt über unsaubere *Toiletten, Nahrungsmittel, Wasser* und Brauchwasser. Bei Reisen in Risikogebieten sollte beachtet werden, dass sich der Erreger z. B. auf ungeschältem Obst und Gemüse und in Eis(würfeln) befinden kann. Auch zum Zähneputzen sollte kein Leitungswasser, sondern nur Mineralwasser benutzt werden.

Inkubationszeit Meist 1–7 Tage.

Der Erreger kann im Darm als widerstandsfähige Dauerform Zysten bilden, dort unter Umständen jahrelang verbleiben (persistieren) und mit dem Stuhl ausgeschieden werden. Ein so Infizierter wird damit – evtl. über Jahre – zum Überträger. Die Erkrankung kann bei Infizierten Jahre oder sogar Jahrzehnte später ausbrechen.

Diagnostik Nachweis durch mikroskopische Stuhluntersuchung.

Pathophysiologie Die Amöben produzieren gewebeauflösende Verdauungssekrete und verursachen dadurch eitrige Darmwandgeschwüre, die zur Perforation führen können.

Symptome Die meisten Infektionen verlaufen *asymptomatisch.*

Kommt es zu Krankheitserscheinungen, so beginnt es meist *langsam mit glasig-schleimigen Durchfällen* (evtl. himbeergeleeartig) und Bauchkrämpfen ohne Fieber. Die Erkrankung kann von allein ausheilen oder sich verschlimmern.

Bei ausgeprägten Krankheitsbildern kann es zu hohem *Fieber* und heftigsten, schmerzhaften *Bauchkrämpfen* mit bis zu 40–50 Stuhlentleerungen pro Tag kommen, bei denen dann nur noch (blutiger) Schleim ausgeschieden wird.

Komplikationen Darmperforation, Leber- und Lungenabszesse, Peritonitis, Exsikkose, toxisches Megacolon.

Differenzialdiagnose Colitis ulcerosa, Appendizitis, infektiöse Kolitis durch andere Erreger

Meldepflicht Hinsichtlich der Meldepflicht ist § 6 IfSG in Betracht zu ziehen, da es sich um eine bedrohliche Erkrankung handelt. Da eine infektiöse Enteritis vorliegt, ergibt sich eine Meldepflicht gemäß §§ 8 und 6 IfSG bei Verdacht und Erkrankung, wenn

- eine Person betroffen ist, die eine Tätigkeit nach § 42 IfSG ausübt,
- zwei oder mehr gleichartige Erkrankungen auftreten und ein epidemischer Zusammenhang vermutet wird.

Behandlungsverbot Für Heilpraktiker besteht Behandlungsverbot gemäß der §§ 24 und 6 IfSG.

27.3 Borkenflechte (Impetigo contagiosa)

Impetigo contagiosa (Borkenflechte, Grindflechte, Grindblasen) ist ein **hochinfektiöser Hautausschlag,** der durch Streptokokken und/oder Staphylokokken verursacht wird. Es sind in erster Linie **Kinder** betroffen, weshalb es in Kindergärten und Schulen zu Epidemien kommen kann (↑ *Atlas* Abb. 24.26 und 24.27).

Erreger Erreger sind Streptokokken und/oder Staphylokokken. Den Bakterien dienen kleinste Hautverletzungen als Eintrittspforte.

Ansteckung *Schmierinfektion* und *Tröpfcheninfektion.*

Inkubationszeit 24 Stunden bis wenige Tage.

Prädilektionsstellen Vor allem Gesicht, aber auch Kopf, Hals, Hände und Extremitäten.

Symptome

- **Kleinblasige Form** (↑ *Atlas* Abb. 24.26).
  Erreger sind meist *Streptokokken.* Es kommt zu rötlichen Flecken, auf denen sich zunächst Bläschen, dann Pusteln bilden. Danach entwickeln sich Erosionen mit den typischen honig- bzw. goldgelben (gelben bis braunen) Krusten. Die Erscheinungen können konfluieren und so größere Herde bilden.

- **Großblasige Form** (↑ *Atlas* Abb. 24.27). Erreger sind meist *Staphylokokken.* Es können sich bis einige Zentimeter große Blasen entwickeln, die aufplatzen und verkrusten.

Es kommt im Allgemeinen zur Spontanheilung, gelegentlich aber auch zum wochenlangen Verlauf mit Ausbreitung durch Selbstansteckung, das heißt, der Erreger wird durch Schmierinfektion von einer Hautstelle auf die andere aufgebracht, wo er neue Krankheitserscheinungen verursacht.

Komplikationen sind selten. Durch starkes Kratzen kann es zu Narbenbildungen kommen.

- **Durch Streptokokken:** z. B. akute Glomerulonephritis, Streptokokken-Angina
- **Durch Staphylokokken:** Lyell-Syndrom (Syndrom der verbrühten Haut)

Differenzialdiagnose Verbrennungen, Herpes labialis, Ekzem.

Therapie Durch den Arzt als Lokalbehandlung (antimikrobielle Externa), in schweren Fällen evtl. Antibiotikagabe. Der Urin des betroffenen Kindes muss wegen der Gefahr der Glomerulonephritis kontrolliert werden.

Meldepflicht Es besteht keine Meldepflicht.

Behandlungsverbot Für Heilpraktiker besteht Behandlungsverbot gemäß §§ 24 und 34 IfSG.

27.4 Borna-Krankheit

Es handelt sich um eine Virusinfektion, die vermutlich vor allem von erkrankten Feldspitzmäusen auf den Menschen übertragen wird. Bei den Infizierten kommt es zu Kopfschmerzen, Fieber, allgemeinem Krankheitsgefühl und neurologischen Symptomen, wie Sprach- und Gangstörungen. Nach Tagen oder Wochen fallen die Betroffenen ins Koma und die meisten versterben dann.

Erreger Erreger ist das Borna Disease Virus 1 (BoDV-1). Als Erregerreservoir ist die Feldspitzmaus identifiziert, evtl. kommen auch andere Nager in Betracht. Erkrankte Tiere scheiden das Virus mit dem Speichel, dem Urin und Kot aus.

Vorkommen Die Feldspitzmaus kommt in Mittel- und Südosteuropa vor. In Deutschland sind Erkrankungsfälle in bestimmten Regionen, z. B. in Bayern, aufgetreten.

Ansteckung Die Ansteckung kann sowohl durch direkten Kontakt bzw. Biss des infizierten Tieres erfolgen, als auch durch indirekten Kontakt mit den infektiösen Körperausscheidungen über verunreinigte Lebensmittel, Wasser. Außerdem ist eine aerogene Übertragung über das Einatmen des Virus über kontaminierten Staub möglich. Eine direkte Übertragung des Virus von Mensch zu Mensch gilt als unwahrscheinlich.

Andere Tiere als Spitzmäuse, wie an dem Virus erkrankte Pferde, Schafe und andere Haus- und Heimtiere, gelten für den Menschen ebenfalls als nicht infektiös.

Inkubationszeit Wenige Wochen bis Monate.

Symptome Beginn mit Kopfschmerzen, Fieber und allgemeinem Krankheitsgefühl. Es entwickelt sich eine Enzephalitis mit neurologischen Symptomen, wie Verhaltensauffälligkeiten und Sprach- und Gangstörungen, innerhalb von Tagen oder wenigen Wochen fallen die Betroffenen ins Koma.

Es gibt bisher nur wenige Erkrankungsfälle. Diese verliefen bis auf eine Ausnahme alle tödlich.

Diagnostik Verschiedene Universitätskliniken und Tropeninstitute können entsprechende Tests durchführen.

Differenzialdiagnose Meningoenzephalitiden anderer Ursache.

Therapie Es steht keine ursächliche Therapie zur Verfügung. Es kann lediglich symptomatisch behandelt werden.

Meldepflicht Für Heilpraktiker besteht gemäß § 6 Abs. 1 Satz 1 Nr. 5 IfSG eine Meldepflicht bei Verdacht, Erkrankung und Tod der Borna-Krankheit beim Menschen, da es sich nach dem RKI (Robert Koch-Institut) um eine bedrohliche übertragbare Krankheit handelt (siehe Stellungnahme des Arbeitskreises Blut zum Borna-Virus, Bundesgesundheitsblatt vom 28.2.2019).

Der Erregernachweis ist für Labore gemäß §7 Abs. 1 Nr. 3a IfSG meldepflichtig.

Behandlungsverbot Für Heilpraktiker besteht Behandlungsverbot gemäß der §§ 24, 6 und 7 IfSG.

27.5 Botulismus

Botulismus ist eine **Lebensmittelvergiftung** mit dem Botulinumtoxin, einem Neurotoxin. Da es sich also um eine *Vergiftung* handelt und *nicht* um eine Infektion, ist auch keine Ansteckung von Mensch zu Mensch möglich. Leitsymptome sind **gastrointestinale Beschwerden** (Übelkeit, Erbrechen, Verstopfung) und **Lähmungserscheinungen,** die am Kopf beginnen und sich nach unten ausbreiten können.

Erreger Erreger ist das Botulismusbakterium, und zwar Clostridium botulinum, ein anaerobes, grampositives, sporenbildendes Stäbchen. Er kann sehr *hitzebeständige* Sporen bilden. Diese kommen *ubiquitär* im Erdreich vor.

Als Anaerobier kann er in verunreinigten Konserven, in Weckgläsern aber auch in gestopften Würsten unter Luftabschluss auskeimen und dabei sein hochgiftiges Toxin entwickeln.

Ausbreitung Die Erkrankung ist *weltweit* verbreitet. Allerdings sind in Mitteleuropa Botulismusfälle durch eine sorgfältige Nahrungsmittelverarbeitung selten. Jedoch tritt der Erreger gelegentlich noch in selbst eingemachten Konserven (Bohnen) und in geräuchertem Fisch oder Fleisch aus Hausschlachtungen auf. Dabei kann es durchaus sein, dass die Nahrungsmittel einen völlig normalen Geruch und Geschmack haben. Durch Abkochen wird zwar das Bakterium abgetötet, nicht aber die Sporen. So kann der Erreger in abgekochten, eingedosten Lebensmitteln unter anaeroben Bedingungen neu auskeimen und das Toxin bilden. Obwohl die Sporen äußerst hitzeresistent sind und mehrere Stunden 100 °C überdauern können, werden sie in 120 °C heißem Dampf innerhalb von Minuten abgetötet.

Ansteckung Da es sich um eine Lebensmittelvergiftung handelt, ist *keine* Ansteckung von Mensch zu Mensch möglich.

Inkubationszeit Stunden, manchmal 4–6 Tage (selten bis 14 Tage).

Symptome Es kommt zu *Magen-Darm-Beschwerden* und zu *Nervenlähmungen.* Anfangs entwickeln sich Übelkeit, Erbrechen, Magenschmerzen, selten auch Durchfall, der dann allerdings in eine hartnäckige Verstopfung übergeht. Die Temperatur und der Puls sind anfangs normal. Das Bewusstsein ist erhalten. Es kommt zu Kopfschmerzen.

Gastrointestinale Beschwerden können aber auch fehlen; in diesen Fällen treten als erstes Sehstörungen auf, die zu unscharfen Sehen (bei Befall der inneren Augenmuskeln) oder zu Schielen mit Doppeltsehen (bei Befall der äußeren Augenmuskeln) führen können. Des Weiteren kann es zu Augenflimmern und Lichtscheu kommen. Weitere Hirnnervenlähmungen können Sprach- und Schluckstörungen zur Folge haben. Aufgrund eines Versiegens der Sekretion, besonders der Speicheldrüsen, kommt es zur Trockenheit der Schleimhäute, vor allem der Mundschleimhäute. Das Sensorium ist nicht betroffen.

Im Verlauf von Stunden oder wenigen Tagen breitet sich der Krankheitsprozess weiter aus. Es kommt zur allgemeinen Muskelschwäche, dann im Bereich der Extremitäten und der Rumpfmuskulatur zu schnell fortschreitenden Lähmungen.

Wird die Erkrankung nicht rechtzeitig diagnostiziert und behandelt, so kann es nach 4–8 Tagen zur Atemlähmung kommen, manchmal auch zu Schock oder Herzstillstand.

Diagnostik Oft sind mehrere Personen gleichzeitig betroffen. Allerdings ist das Botulinumtoxin nicht unbedingt im gesamten Lebensmittel gleichmäßig verteilt, sodass es durchaus sein kann, dass nicht alle erkranken, die von dem verseuchten Nahrungsmittel gegessen haben. Das Botulinumtoxin kann im Nahrungsmittelrest, im Erbrochenen oder im Blut des Patienten nachgewiesen werden.

Um den Nachweis im Blut zu führen, wird das Serum des Betroffenen einem Meerschweinchen injiziert. Stirbt dieses innerhalb von 4–5 Tagen, so muss man von einer Botulismusvergiftung ausgehen. Allerdings darf bei Botulismusverdacht nicht dieser mikrobiologische Erregernachweis abgewartet werden, sondern es muss im Krankenhaus sofort das entsprechende Antitoxin verabreicht werden.

Differenzialdiagnose Die Erkrankung muss vor allen Dingen gegenüber neurologischen Erkrankungen abgegrenzt werden, da entsprechende Symptome mehr im Vordergrund stehen als gastrointestinale Störungen.

Komplikationen Eine häufige Komplikation ist die Aspirationspneumonie. Manchmal treten auch Herzrhythmusstörungen auf.

Vorbeugung Niemals den Inhalt von aufgewölbten Konservendosen verzehren. Vorsicht bei nichtkommerziell geräucherten Waren. Lebensmittel, die nicht einwandfrei erscheinen, sollen unbedingt weggeworfen werden.

Therapie Sofortige Krankenhauseinweisung. Hier wird ein antitoxisches Botulismusserum verabreicht, eventuell eine künstliche Darmentleerung herbeigeführt, reichlich Flüssigkeit verabreicht, eine Schocktherapie durchgeführt und bei Bedarf auch künstliche Beatmung.

Meldepflicht für Heilpraktiker bei Verdacht, Erkrankung und Tod gemäß §§ 8 und 6 IfSG Abs. 1. Darüber hinaus besteht gemäß §§ 8 und 7 IfSG für die Leiter von Medizinaluntersuchungsämtern und sonstigen privaten oder öffentlichen Untersuchungsstellen einschließlich der Krankenhauslaboratorien eine namentliche Meldepflicht bei Nachweis von Clostridium botulinum oder Toxinnachweis, soweit der Nachweis auf eine akute Infektion hinweist.

Behandlungsverbot Für Heilpraktiker besteht Behandlungsverbot gemäß §§ 24, 6 und 7 IfSG.

! Botulismus – Erste-Hilfe-Maßnahmen

- Erbrechen lassen
- Einlauf durchführen
- Kreislauf stützen
- Falls nötig Herz-Lungen-Wiederbelebung, es ist sofortige Krankenhauseinweisung notwendig.

27.6 Brucellose

Brucellose kann durch unterschiedliche Brucella-Spezies ausgelöst werden. Es handelt sich um eine **subakut rezidivierende Infektionskrankheit,** die weltweit von Haustieren auf den Menschen übertragen werden kann (Zoonose).

Erreger Die Erreger sind *Brucellen,* das sind gramnegative, unbewegliche *Stäbchenbakterien,* die zur Klasse der Pasteurella gehören.

- **Brucella abortus** (Hauptüberträger Rind). Sie rufen den *Morbus Bang* hervor, die in Mitteleuropa häufigste Brucellose-Erkrankung.
- **Brucella melitensis** (Hauptüberträger Ziege). Sie rufen das *Maltafieber* hervor, das vor allem im Mittelmeerraum und Afrika auftritt, also in Gegenden mit Ziegenhaltung.
- **Brucella suis** (Hauptüberträger Schwein). Schweinebrucellose (selten).
- **Brucella canis** (Hauptüberträger Hund). Löst allerdings beim Menschen nur äußerst selten eine Brucellose aus.

Ansteckung und Ausbreitung Die Erkrankung tritt weltweit auf.

Infizierte Tiere scheiden den Erreger über den Urogenitaltrakt symptomlos aus. Diese Erreger können übertragen werden, und zwar als

- **Lebensmittelinfektionen** durch verseuchte Milch, Milchprodukte oder Fleisch,
- **direkten** oder **indirekten Kontakt** vom kranken **Tier** auf den Menschen (Berufskrankheit von Tierärzten, Landwirten, Metzgern, Tierpflegern u. a.).

Pasteurisieren zerstört den Erreger. Durch die Bekämpfung der Brucellose durch Schlachtung (latent) infizierter Rinder ist die Erkrankung bei uns zur Rarität geworden. Infektionen werden heute bevorzugt im Ausland erworben.

Eine Ansteckung von Mensch zu Mensch kann *nicht* erfolgen.

Inkubationszeit Meist 10–14 Tage, aber auch 1–4 Wochen.

Pathogenese Der Erreger gelangt meist über den Darm (manchmal auch über Haut, Schleimhaut oder Augenbindehäute) in das Blut, wodurch es zum Generalisationsstadium kommt. Vom Blut aus können sich die Brucellen in verschiedenen Organen ansiedeln, fast immer sind Leber und Milz davon betroffen. In den befallenen Organen bilden sich epitheloidzellige Granulome, in denen die Erreger lange lebensfähig sind.

Symptome Es kommt zu einem *Prodromalstadium* mit uncharakteristischen Beschwerden wie Abgeschlagenheit, Krankheitsgefühl, Kopf- und Gliederschmerzen. Die erste Fieberwelle erreicht bald 38–40 °C. Dabei steigt die Temperatur abends an und fällt in den Morgenstunden unter Schweißausbruch ab. Lokalsymptome fehlen in diesem Stadium. Es kann sich ein flüchtiges Exanthem unterschiedlicher Erscheinung (z. B. Roseolen) ausbilden. Leber und Milz sind oft deutlich vergrößert. Das *Fieber* klingt meist nach einigen Tagen ab. Es kann sich jedoch in unbehandelten Fällen wiederholen, und zwar bei akutem Verlauf über 2–3 Monate, bei subakutem bis 1 Jahr und bei chronischem Verlauf über Jahre (*mitunter 20 Jahre*).

Bei diesen chronischen Verlaufsformen kommt es dann zu dem typischen *undulierenden* Fieber, das in großen Wellen (15–25 Tage Fieber, 10–15 Tage Pause) verläuft (Abb. 26.1). Bei der Wiederholung einer solchen Welle ist die Temperaturhöhe insgesamt etwas niedriger und die Fieberdauer etwas kürzer. Auffallend ist die merkwürdige Diskrepanz zwischen den hohen Temperaturen und der relativ geringen Beeinträchtigung des Allgemeinzustands. Trotz Fieber von über 39 °C fühlt sich der Betroffene verhältnismäßig gut und kann z. B. ein Buch lesen.

Es besteht eine relative Bradykardie. Kommt es zur Leberbeteiligung mit Ikterus, führt das zu einem erheblichen Transaminasenanstieg im Blut.

Komplikationen Mögliche Komplikationen resultieren aus dem Befall von Organen. So kann es zu Arthritis, Osteomyelitis, Endokarditis, Pneumonie, Nephritis, Thrombophlebitis, Neuritis, Meningitis, Entzündungen von Hoden, Nebenhoden, Ovarien, Eileitern, den weiblichen Brustdrüsen u. a. m. kommen. Durch Leberschädigung und Thrombozytopenie kann es zur vermehrten Blutungsneigung (hämorrhagische Diathese) kommen.

Differenzialdiagnose Da die Brucellose ein sehr unterschiedliches Erscheinungsbild haben kann, müssen grundsätzlich alle unklaren Fieberzustände mit uncharakteristischen Entzündungszeichen abgegrenzt werden, ebenso Miliartuberkulose, Typhus, Malaria und infektiöse Mononukleose.

Nachweis Im Blut (serologisch, durch Blutkultur und Aussaat auf Nährböden). Die Anamnese spielt eine wichtige Rolle: berufliche Exposition, Ernährungsgewohnheiten und Auslandsaufenthalte.

Therapie Antibiotika.

Prophylaxe Regelmäßige Kontrolle der Tierbestände, Pasteurisieren der Milch, ausreichendes Kochen von Fleisch.

Meldepflicht Für Heilpraktiker besteht keine Meldepflicht.

Jedoch ist gemäß §§ 8 und 7 IfSG Abs. 1 von Leitern von Medizinaluntersuchungsämtern und sonstigen privaten oder öffentlichen Untersuchungsstellen einschließlich der Krankenhauslaboratorien namentlich der direkte oder indirekte Nachweis von Brucella sp. zu melden.

Behandlungsverbot Für Heilpraktiker besteht Behandlungsverbot gemäß der §§ 24 und 7 IfSG.

27.7 CDAD (Clostridioides-difficile-assoziierte Diarrhö)

Erreger Clostridioides difficile ist ein häufiger Erreger von nosokomialen Infektionen. Es handelt sich um ein Stäbchenbakterium und einen obligaten Anaerobier. Sein Auftreten hat in den letzten Jahren stark zugenommen, und zwar bei Patienten, die Antibiotika eingenommen haben.

Man unterscheidet bei den Clostridien toxinogene (können CDAD verursachen) und nicht-toxinogene Stämme.

Risikofaktoren Der wichtigste Risikofaktor ist die Einnahme von *Antibiotika,* weitere begünstigende Faktoren sind *zunehmendes Lebensalter* (v. a. über 65-Jährige), Krankenhausaufenthalt länger als 3 Tage, Operationen des Bauchraums, Vorliegen von fortgeschrittener Nieren- und Leberinsuffizienz und Einnahme von bestimmten Medikamenten (Chemotherapie, Protonenpumpenhemmer).

Symptome Das Beschwerdebild reicht von leichten Durchfällen bis hin zu lebensbedrohlichen Krankheitsbildern. Zusätzlich zu den Durchfällen kann es zu Fieber und Bauchkrämpfen kommen.

Komplikationen Durch die Durchfälle kann es zum Schock kommen. Bei manchen der Betroffenen kommt es zu wiederholten Infektionen (CDAD-Rekurrenz). Möglich sind auch eine pseudomembranöse Enterokolitis und ein toxisches Megakolon:

Pseudomembranöse Enterokolitis. Aufgrund einer infektiösen Dünn- und Dickdarmentzündung kommt es an der Schleimhaut zur Ausschwitzung von Fibrin, das sich mit den Abwehrzellen (v. a. Granulozyten) und abgestorbenen Darmepithelzellen zu einer membranähnlichen Schicht („Pseudomembran") verbindet. Ursache kann unter anderem eine Infektion mit Clostridium difficile sein.

Toxisches Megakolon. Es liegt eine akute ausgeprägte Ausweitung (Dilatation) des Kolons durch eine foudroyant verlaufenden Entzündung vor, und zwar infolge von Morbus Crohn, Colitis ulcerosa oder einer pseudomembranösen Enterokolitis. Die kommt zu heftigen Darmkrämpfen, blutig-eitrigen Durchfällen und stark aufgetriebenem Abdomen.

Lebensgefährliche Komplikation birgt die Gefahr von Ileus, Peritonitis, Sepsis und Schock.

Therapie Der Erregerstamm ist gegen die klassischen Antibiotika weitgehend resistent.

Meldepflicht Meldepflicht für Verdacht, Erkrankung und Tod besteht für schwer verlaufende CDAD (siehe unten) für Heilpraktiker und Labore gemäß § 6 Abs. 1 Nr. 5 a IfSG, da es sich um eine bedrohliche Krankheit handelt und diese auf eine schwerwiegende Gefahr für die Allgemeinheit hinweist.

Als schwerwiegend ist CDAD einzustufen, wenn eine der folgenden vier Kriterien erfüllt ist:

- Der Betroffene musste wegen einer rekurrenten (wiederholt auftretenden) Infektion erneut ins Krankenhaus aufgenommen werden.
- Verlegung auf eine Intensivstation zur Behandlung der CDAD
- Kolektomie aufgrund eines Megakolons, einer Perforation oder einer refraktären Kolitis
- Tod nach weniger als 30 Tagen nach Diagnosestellung und CDAD als Ursache oder zum Tode beitragende Erkrankung

Außerdem ergibt sich eine Meldepflicht, wie bei den anderen akuten infektiösen Gastroenteritiden auch, wenn

a) eine Person betroffen ist, die eine Tätigkeit im Sinne des § 42 Abs. 1 ausübt,
b) zwei oder mehr gleichartige Erkrankungen auftreten, bei denen ein epidemischer Zusammenhang wahrscheinlich ist oder vermutet wird.

Behandlungsverbot Für Heilpraktiker besteht Behandlungsverbot gemäß §§ 24 und 6 IfSG.

27.8 Cholera

Bei der Cholera handelt es sich um eine **akute Brechdurchfallerkrankung,** die vorwiegend den Dünndarm befällt. Durch die massiven Durchfälle kommt es zu **Wasser-** und **Elektrolytverlust,** wodurch die Erkrankung innerhalb weniger Stunden zum Tode führen kann. Häufig kommen symptomlose Verläufe vor (↑ *Atlas* Abb. 24.1).

Erreger Vibrio cholerae. Dabei handelt es sich um gramnegative, bewegliche *Stäbchenbakterien.*

Ausbreitung Zentraleuropa gilt seit einem Jahrhundert als weitgehend cholerafrei. Allerdings hat sich die Erkrankung aus ungeklärten Gründen von Endemieherden von Asien, Afrika, Südamerika (Peru) ausgehend bis an die Südküste Europas (Italien, Spanien, Portugal) ausgebreitet. Allerdings scheint eine weitere Verbreitung der Krankheit nach Norden wegen des hohen Hygienestandards unwahrscheinlich.

Ansteckung Die Übertragung erfolgt meist durch verunreinigtes *Trinkwasser* und rohen Fisch.

Da die Choleravibrionen nur für den Menschen pathogen sind, ist auch der Mensch (*Ausscheider!*) die einzige direkte oder indirekte Infektionsquelle.

Inkubationszeit Meist 2–3 Tage. Sie kann jedoch auch wenige Stunden bis 5 Tage betragen.

Symptome Die weitaus meisten Cholerainfektionen verlaufen symptomlos. Nur bei einem geringen Teil kommt es zu mittelschweren Durchfallerkrankungen und nur bei 1 % der Infizierten entwickelt sich ein hochdramatisches Krankheitsbild.

Bei diesen beginnt die Erkrankung meist mit plötzlich einsetzenden, erst breiigen, dann wässrigen Durchfällen. Dann werden die Durchfälle immer häufiger und sind von kleinen Schleimflocken durchsetzt. Es tritt nun der typische, *reiswasserartige* Stuhl auf. Im Gegensatz zu den Ruhrerkrankungen sind die Durchfälle nicht schmerzhaft. Es kommt zum Erbrechen ohne Übelkeit. Fieber fehlt, bzw. es kommt sogar zur Untertemperatur (33–30 °C). Durch den Flüssigkeitsverlust kommt es zur Austrocknung der Schleimhäute und der Haut. Die Hautspannung nimmt ab, es kommt zum typischen Choleragesicht mit den eingefallenen Wangen und den tiefliegenden Augen (↑ *Atlas* Abb. 24.1). Die Hände sind runzlig („Waschfrauenhände"). Es kann innerhalb weniger Stunden zu einem Wasser- und Elektrolytverlust von mehreren Litern kommen, was zu Tachykardie, niedrigem Blutdruck, fadenförmigem Puls, Oligurie bzw. Anurie bis hin zum Schock führt. Der Kaliummangel hat Muskelkrämpfe (v. a. Wadenkrämpfe), evtl. Arrhythmien bis Herzstillstand und paralytischen Ileus zur Folge. Die Azidose führt zu einer raschen, tiefen Atmung, evtl. zum Koma. Die Krankheitsdauer liegt zwischen 2 und 7 Tagen.

Diagnostik und Nachweis Im Stuhl mikroskopisch oder kulturell. Ab 4–6. Krankheitstag im Blut durch Antikörpernachweis. Für die Diagnostik der akuten Erkrankung sind sie allerdings nicht brauchbar, da sie zu lange dauern.

Differenzialdiagnose Durchfälle durch andere Erreger, wie Clostridien, Escherichia coli, Salmonellen und Viren.

Komplikationen Schock, Herzstillstand, Koma, durch Oligurie und Anurie akutes Nierenversagen. Erreger können in der Gallenblase bleiben und so zum Dauerausscheidertum führen. Es können Mischinfektionen mit Salmonellen und Shigellen auftreten.

Vorbeugung Verbesserung der hygienischen Maßnahmen, vor allem Sanierung des Trinkwassers.

Erste-Hilfe-Maßnahmen Sofortiger Flüssigkeits- und Elektrolytersatz. Der Kreislauf muss gestützt werden. Der Patient wird sofort in die Klinik eingewiesen.

Therapie Die Therapie erfolgt durch den Arzt, vor allem durch Flüssigkeits- und Elektrolytgabe.

Impfung Es steht ein Impfstoff mit inaktivierten Choleravibrionen, der dreimal parenteral verabreicht werden muss, zur Verfügung. Bei den Geimpften verläuft die Cholera leichter, jedoch wird die Infektion nicht verhindert. Da damit der Geimpfte zum Ausscheider werden kann, dient diese Impfung nur zur Individualprophylaxe, nicht aber zur Seuchenprophylaxe. Ein weiterer Nachteil ist, dass die Impfung oft schlecht vertragen wird. An einem verbesserten Impfstoff wird gearbeitet.

Meldepflicht für Heilpraktiker bei Verdacht, Erkrankung und Tod gemäß §§ 8 und 6 IfSG Abs. 1.

Darüber hinaus besteht gemäß §§ 8 und 7 IfSG für die Leiter von Medizinaluntersuchungsämtern und sonstigen privaten oder öffentlichen Untersuchungsstellen einschließlich der Krankenhauslaboratorien eine namentliche Meldepflicht bei Nachweis von Vibrio cholerae O 1 und O 139, soweit der Nachweis auf eine akute Infektion hinweist.

Behandlungsverbot Für Heilpraktiker besteht Behandlungsverbot gemäß §§ 24, 6, 7 und 34 IfSG.

27.9 Coronaviren-Erkrankungen

Coronaviren (CoV) sind RNA-Viren, die Tiere und Menschen infizieren können. Sie treten weltweit auf und werden meist über Tröpfcheninfektion übertragen, aber auch durch Kontakt- und Schmierinfektion. Sie rufen vor allem Erkrankungen des Atemtrakts hervor.

Im Spätherbst, Winter und beginnendem Frühjahr sind Coronaviren für 10–35 % der grippalen Infekte verantwortlich.

Coronaviren infizieren die zilientragenden Zellen im Nasopharynx und führen dort zur Schädigung der Zellen. Die Inkubationszeit und die auftretenden Symptome hängen vom jeweiligen Virustyp ab. Kommt es nur zu leichteren Symptomen, ähnelt die Erkrankung einer Infektion mit Rhinoviren mit Rhinitis, Fieber, Kopfschmerzen und Fieber, evtl. kommt es zur Pneumonie und einer Pleuritis.

Bei den humanpathogenen Coronaviren spielen eine wichtige Rolle:

- SARS-CoV-1 (Severe Acute Respiratory Syndrome Corona Virus 1), das SARS (s. u.) verursacht
- SARC-CoV-2 (Severe Acute Respiratory Syndrome Corona Virus 2)
- MERS-CoV (Middle East Respiratory Syndrome Corona Virus)

27.9.1 SARS (schweres akutes respiratorisches Syndrom)

Es handelt sich um eine Virusinfektion, die als atypische Pneumonie abläuft. SARS ist die Abkürzung für das englische „severe acute respiratory syndrom", übersetzt: schweres akutes respiratorisches Syndrom.

Erreger ist das Coronavirus (SARS-CoV-1).

Vorkommen In der chinesischen Provinz Guangdong kam es im November 2002 bis Juli 2003 zum epidemischen Auftreten. Es erfolgte dann eine Ausbreitung in viele Länder mit mehr als 8.000 Erkrankungsfällen, von denen ca. 10 % tödlich endeten. Seit Ende 2003 trat die Erkrankung nur noch sporadisch auf.

Ansteckung Die Übertragung erfolgt vor allem über Tröpfcheninfektion, evtl. auch aerogen und über Schmierinfektion.

Ansteckungsfähigkeit besteht mit dem Auftreten von Symptomen. Allerdings erfolgt die Erregerübertragung meist in der zweiten Krankheitswoche.

Inkubationszeit Meist 4–6 Tage (2–10 Tage).

Symptome Es kann zu einem Prodromalstadium mit grippalen Erscheinungen kommen. Zu den ersten Symptomen gehören Krankheitsgefühl, Fieber und Kopfschmerzen.

Meist ab der zweiten Krankheitswoche kommt es zu einem (anfangs trockenen) Husten und Atemnot, außerdem zu wässrigen Durchfällen.

Es besteht die Gefahr, dass sich die Atemnot schnell verschlechtert. Besonders gefährdet sind ältere Menschen. Gerade bei diesen kommen auch fieberfreie Verläufe vor.

Differenzialdiagnose Influenza, grippaler Infekt und andere Infektionskrankheiten mit grippalem Verlauf.

Nachweis Antikörpernachweis ab dem 10. Krankheitstag.

Therapie Es ist nur eine symptomatische Behandlung möglich. Teilweise wird mit Kortison, Antibiotika (gegen Sekundärinfektionen) und Interferon behandelt.

Meldepflicht Für Heilpraktiker besteht keine Meldepflicht. Jedoch ist der Erregernachweis für Labore gem. § 7 IfSG meldepflichtig.

Behandlungsverbot Für Heilpraktiker besteht Behandlungsverbot gemäß §§ 24, 6 und 7 IfSG.

27.9.2 COVID-19

Bei COVID-19 handelt sich um eine durch den Erreger SARS-CoV-2 verursachte Krankheit, die Anfang Dezember 2019 von China (Wuhan) ihren Ausgang nahm und sich anschließend weltweit ausbreitete und zur Pandemie wurde.

Die Krankheitsbezeichnung COVID-19 ist eine Zusammenziehung des Begriffs Coronavirus Disease (engl.: Krankheit) und der Jahreszahl 2019.

Erreger Es handelt sich um das Corona-Virus SARS-Cov-2.

SARS-CoV ist ein Coronavirus, das die Erkrankung SARS (Severe Acute Respiratory Syndrome, d.h. schweres akutes respiratorisches Syndrom) auslöste (➤ Kap. 27.9.1).

SARS-CoV-2 ist eine Untergattung von SARS-CoV, das COVID-19 verursacht.

Vorkommen Die Erkrankung trat als Pandemie auf und kommt von daher jetzt weltweit vor.

Ansteckung Die Ansteckung erfolgt vor allem durch Tröpfcheninfektion, besonders wenn Personen weniger als 1,80 m Abstand voneinander haben. Theoretisch möglich sind auch Schmierinfektionen und eine Ansteckung über die Bindehaut der Augen.

Derzeit geht man davon aus, dass das Virus bereits 1–2 Tage vor Krankheitsausbruch in den oberen Atemwegen vorhanden ist und deshalb schon übertragbar ist, bevor erste Beschwerden auftreten. Da das Virus bei manchen Patienten nicht in den Atemwegen verbleibt, sondern auch in die Verdauungswege eindringt, konnten in China bei ca. 30 % der an COVID-19-Erkrankten die Viren auch im Stuhl nachgewiesen werden. In mittelschweren Fällen können sie dort 4–5 Wochen lang nachgewiesen werden. Ungeklärt ist, inwieweit die Viren im Verdauungstrakt für die Krankheitsübertragung von Bedeutung sind. Das RKI geht derzeit davon aus, dass sich weder im Stuhl noch im Urin oder Serum ausreichend vermehrungsfähige Viren befinden, die eine Übertragung verursachen könnten.

Bei infizierten Kindern kommt es eher zu symptomlosen bis leichten Krankheitsverläufen. Es gibt Hinweise, dass Kinder die Viren symptomlos übertragen können, bzw. wenn sie Symptome hatten, die Viren bis 22 Tage nach der Gesundung noch über die Atemwege und sogar bis über einen Monat über die Verdauungswege ausscheiden können (s. oben).

Nicht sicher geklärt ist, ob das Virus auch durch das Berühren von kontaminierten Oberflächen und Gegenständen übertragen werden kann. Bei Raumtemperatur können die Viren bis zu 9 Tage überdauern. Durchschnittlich bleiben sie 4–5 Tage infektiös. Durch geeignete Desinfektionsmittel können sie deaktiviert werden.

Inkubationszeit Meist 5–6 Tage bis hin zu 2 Wochen.

Symptome Die Krankheitsverläufe sind sehr unterschiedlich. Es kommen symptomlose Verläufe vor. Bei ca. 80 % der registrierten Infizierten verläuft die Erkrankung leicht, bei ca. 15 % schwer, aber nicht lebensbedrohlich und ca. 5 % erkranken so schwer, dass sie auf der Intensivstation betreut werden müssen, da der Zustand lebensbedrohlich ist.

- **Leichter Krankheitsverlauf.** Die Symptome klingen meist innerhalb von 2 Wochen ab, bei schweren Verläufen dauert es 3–6 Wochen. Dabei treten meist Fieber und ein trockener Husten auf. Die Krankheitsverläufe sind jedoch unspezifisch, vielfältig und variieren stark.
- **Schwerer Krankheitsverlauf.** Es kommt zu ausgeprägten beidseitigen Pneumonien mit Luftnot und evtl. mit Lungenversagen, septischem Schock und multiplen Organversagen. Selten kommt es zur Konjunktivitis und/oder einem Hautausschlag (juckend, morbilliform bis hin zur Nesselsucht). Es können auch frostbeulenähnliche Hautläsionen bis hin zum Gangrän der Akren auftreten.

Ungefähr ein Drittel der COVID-19-Erkrankten klagt über gastrointestinale Beschwerden, wie Übelkeit, Appetitlosigkeit und Diarrhö. Deshalb geht man davon aus, dass sich die Viren auch in Darmzellen vermehren können. Außerdem kann es zu einem Riechverlust und zu vermehrter Speichelproduktion kommen.

Komplikationen Schwere Verläufe können grundsätzlich bei Personen mit und ohne Vorerkrankungen auftreten. Ein erhöhtes Risiko für schwere Verläufe mit Komplikationen haben Patienten, die über 50–60 Jahre alt sind und Personen mit Vorerkrankungen, wie z. B. koronare Herzerkrankungen, Asthma, Diabetes mellitus, Karzinome, außerdem immungeschwächte Patienten, wie z. B. durch AIDS, Leukämie oder Einnahme von Kortison.

Differenzialdiagnose Influenza, grippale Infekte anderer Erreger.

Nachweis Der Nachweis erfolgt durch einen Nasen-Rachen-Abstrich oder bei vorliegender Pneumonie durch eine Lungenspiegelung und Entnahme von Untersuchungsmaterial.

Therapie Es steht keine ursächliche Therapie zur Verfügung, sondern es kann nur symptomatisch behandelt werden.

Prophylaxe Es sind mehrere Impfstoffe zur Anwendung zugelassen.

Meldepflicht Für den Heilpraktiker besteht Meldepflicht bei Verdacht, Erkrankung und Tod gemäß §§ 8 und 6 Absatz 1 des IfSG. Für Labore besteht eine Meldepflicht bei Erregernachweis gem. § 7 IfSG.

Behandlungsverbot Für Heilpraktiker besteht Behandlungsverbot gemäß §§ 24, 6 und 7 IfSG.

Long-COVID und Post-COVID-Syndrom (PCS)

Nach NICE (National Institute for Health and Care Excellence) unterscheidet man bei COVID-19 folgende Krankheitsstadien:
- Akutes COVID-19: 0–4 Wochen nach Erkrankungsbeginn
- Long-COVID: gesundheitliche Beschwerden, die jenseits der akuten Krankheitsphase einer SARS-CoV-2-Infektion von 4 Wochen fortbestehen oder neu auftreten
- Post-COVID-Syndrom: Beschwerden, die noch mehr als 12 Wochen nach Beginn der SARS-CoV-2-Infektion vorhanden sind und nicht anderweitig erklärt werden können

Grundsätzlich können die Beschwerden bereits in der akuten Phase beginnen und länger als 12 Wochen bestehen. Oder sie können Wochen oder Monate nach der durchgestandenen Erkrankung neu oder mit den Symptomen der akuten Phase einsetzen.

Ursachen Die Ursache ist noch nicht geklärt. Man nimmt aber an, dass durch die Erkrankung verursachte Gewebeschäden vor allem in den Lungen, dem Herzen und dem Nervensystem eine Rolle spielen. Weitere diskutierte Ursachen sind z. B. ein Autoimmungeschehen, ein Verbleiben des Virus im Körper, Kräfteverlust während der Erkrankung und, wenn es zu einem schweren Krankheitsverlauf kam, eine posttraumatische Belastungsstörung.

Risikofaktoren Risikofaktoren, ein Long-COVID-Syndrom zu erleiden, sind:
- Über 50 Jahre
- Übergewicht
- Weibliches Geschlecht
- Vorerkrankung mit Asthma bronchiale

Symptome Es können sehr unterschiedliche körperliche und/oder psychische Beschwerden auftreten, die von den Betroffenen als Einzelbeschwerde angegeben werden oder in unterschiedlichsten Kombinationen auftreten.
- Verlust oder starke Verminderung des Geruchvermögens (Anosmie)
- Kraftlosigkeit, Muskelschwäche, starke Müdigkeit, immer wieder Fieberanfälle
- Kopf-, Gelenk-, Bauch-, Brustschmerzen
- Konzentrations- und Gedächtnisstörungen, Schlafstörungen
- Parästhesien, Schwindelgefühle
- Appetitverlust, Diarrhö
- Atemstörungen, Husten
- Exantheme, Haarausfall

27.9.3 MERS

MERS steht für Middle East Respiratory Syndrome (= Mittlerer-Osten-Atemwegssyndrom). Die Erkrankung wird durch das MERS-CoV-Virus verursacht, das zur Gattung der Coronaviren gehört. Es handelt sich um eine akut auftretende, grippeähnliche Erkrankung, die in eine Pneumonie übergehen und in einem lebensbedrohlichen akuten Atemnotsyndrom münden kann.

Erreger MERS-CoV-Virus, Middle-East-Respiratory-Syndrome-Coronavirus (MERS-CoV). Der Erreger befällt vor allem Zellen des Bronchialtrakts und der Nieren.

Vorkommen Der Erreger wurde erstmals 2012 in Saudi-Arabien entdeckt und führte hier zu einem größeren Ausbruch. Im Jahre 2015 gab es den nächsten größeren Ausbruch in Südkorea.

Übertragung Als Erregerreservoir gelten Kamele. Eine Übertragung von Mensch zu Mensch erfolgt aerogen durch Tröpfcheninfektion.

Im Moment wird das Risiko, dass es bei uns zu einer unkontrollierten Ausbreitung der Erkrankung kommt, als gering eingeschätzt. Zu bedenken ist, dass jedes Jahr ca. 1 Million Menschen aus der arabischen Halbinsel nach Deutschland einreisen. Bei uns in Deutschland sind bisher drei Fälle dokumentiert von diesen verstarben zwei an der Krankheit.

Inkubationszeit 1–2 Wochen.

Symptome Bei vorher gesunden Menschen verläuft eine Infektion meist inapparent oder mit leichten grippalen Symptomen.

Schwere Verläufe findet man vor allem bei Diabetikern, Herzkranken und Menschen mit chronischen Lungen- oder Nierenerkrankungen.

Bei schweren Verläufen entwickelt sich eine Pneumonie, die in ein akutes Atemnotsyndrom übergehen kann. Oft tritt als Begleitsymptom eine Diarrhö auf.

Therapie Die Behandlung erfolgt vor allem symptomatisch. Eventuell werden Antibiotika gegeben, um Sekundärinfektionen zu vermeiden.

Meldepflicht Für Heilpraktiker besteht keine Meldepflicht. Jedoch ist der Erregernachweis für Labore gemäß § 7 IfSG meldepflichtig.

Behandlungsverbot Für Heilpraktiker besteht Behandlungsverbot gemäß §§ 24 und 7 IfSG.

27.10 Diphtherie

Diphtherie ist eine akute Lokalinfektion der Schleimhäute, vor allem des Nasen- und Rachenraums. Wichtige diagnostische Hinweise sind **Pseudomembranbildung** auf den Tonsillen, im Rachen oder Kehlkopf, typischer **süßlicher Mundgeruch, Fieber** um 38 °C, **beschleunigter Puls** und schweres Krankheitsgefühl.
Man unterscheidet nach der betroffenen Region: Rachen-, Nasen-, Kehlkopf- und Hautdiphtherie; nach der Verlaufsform: progrediente und toxische (maligne) Diphtherie.

Erreger Corynebacterium diphtheriae. Es handelt sich um ein grampositives, unbewegliches, sporenloses *Stäbchenbakterium.*

Ausbreitung Die Diphtherie tritt in Wellenbewegungen von ca. 30 Jahren auf, ist aber auch saisonalen Schwankungen unterworfen, mit Erkrankungshäufungen in den Winter- und Frühjahrsmonaten. In der zweiten Hälfte des 19. Jahrhunderts gab es in Mitteleuropa eine schwere Epidemie. 1975 traten bei uns das letzte Mal Gruppenerkrankungen von Diphtherie auf. Einzelfälle kommen auch bei uns derzeit noch vor. Eine starke Zunahme der Erkrankung wird aus den Staaten der ehemaligen Sowjetunion gemeldet. Ein gewisser Anstieg ist auch in tropischen Ländern zu verzeichnen.

Ansteckung Vor allem durch *Tröpfcheninfektion.* Es sind aber auch Schmierinfektionen von erkrankten Hautarealen möglich.

Inkubationszeit Meist 2–5 Tage (auch 1–7 Tage).

Pathogenese Es handelt sich um eine Lokalinfektionskrankheit. Der Erreger gelangt durch Tröpfcheninfektion in den Nasen-Rachen-Bereich und führt hier zur Bildung von Pseudomembranen (s. u.). Durch Fernwirkung von Toxinen kann es zu Schäden an Herz, Nieren, Nerven und Gefäßen kommen. Grundsätzlich sind alle Verlaufsformen möglich: vom inapparenten über lokalen, progredienten bis hin zum toxisch-malignen Verlauf.

Symptome Je nach der befallenen Region unterscheidet man verschiedene Krankheitsbilder, die allerdings auch kombiniert auftreten können:

- **Rachendiphtherie.** Sie stellt mit 50 % die häufigste Verlaufsform dar. Anfangs stellen sich uncharakteristische Prodromalerscheinungen ein mit Kopfschmerzen, Abgeschlagenheit, starkem Krankheitsgefühl, Halsschmerzen, Schluckbeschwerden und Tachykardie. Das Fieber liegt meist zwischen 38 und 39 °C. Kommt es zu hohem Fieber, ist dies oft Zeichen einer toxischen Verlaufsform (s. u.). Der gesamte Rachen ist gerötet, mit flächenhaften grau-weißlichen *Pseudomembranen* (s. u.), die nicht auf die Tonsillen begrenzt bleiben, sondern auf die Umgebung übergreifen (↑ *Atlas* Abb. 24.2). Es kommt zum charakteristischen süßlichen Mundgeruch und zur Schwellung der lokalen Halslymphknoten, die mit einem deutlichen lokalen Ödem einhergehen (Cäsarenhals s. u.).

- **Nasendiphtherie.** Sie tritt vor allem bei Säuglingen und Kleinkindern auf. Es kommt zu blutig-eitrigem Schnupfen mit meist subfebrilen Temperaturen, Appetitlosigkeit und Müdigkeit. In der Nase kommt es zur Bildung von fibrinösen Belägen. Die Erkrankung verläuft meist gutartig, gelegentlich kann sie in eine progrediente Form übergehen. Selbstverständlich können auch diese nur leicht erkrankten Kinder andere infizieren, die dann unter Umständen an einer schweren Form von Diphtherie erkranken.
- **Kehlkopfdiphtherie.** Bei der sekundären Kehlkopfdiphtherie ist es zu einer weiteren Ausbreitung der Rachen- oder Nasendiphtherie auf dem Kehlkopf gekommen. Schreitet die Erkrankung noch weiter fort, können auch die Luftröhre und die Bronchien befallen werden. Mögliche Komplikationen sind dann Bronchopneumonie, eventuell mit tödlichem Ausgang. Die Beschwerden, die bei der sekundären Kehlkopfdiphtherie auftreten, entsprechen denen der primären Kehlkopfdiphtherie, die nachstehend besprochen wird. Die primäre Kehlkopfdiphtherie wird oft nicht richtig erkannt, da Veränderungen des Rachens fehlen und sich die Erkrankung von vornherein im Kehlkopf abspielt. Meist werden Kinder zwischen dem 2.–5. Lebensjahr befallen. Es kommt zu einem trockenen, bellenden Husten (Krupp-Husten) mit zunehmender Heiserkeit. Innerhalb von Stunden oder Tagen kommt es zu einer Einengung der Luftwege, erkennbar an der erschwerten Atmung. Durch entzündliche Anschwellung des Kehlkopfes, Kehlkopfkrampf und Verlegung durch abgehustete Pseudomembranfetzen kann es zu lebensbedrohlichen Erstickungsanfällen bis hin zum tatsächlichen Erstickungstod kommen.
- **Hautdiphtherie.** Weitere mögliche, allerdings sehr seltene Lokalisationen der Diphtherie sind die Haut, Wunden, Ohren, Augenbindehäute, Vulva und bei Neugeborenen die Nabelschnur.
- **Progrediente Diphtherie.** Unter progredienter (fortschreitender) Diphtherie versteht man ein Ausbreiten der Erkrankung, ausgehend von Nase oder Rachen auf Kehlkopf, Luftröhre und/ oder Bronchien. Die Gefahr von gefährlichen Komplikationen ist in diesen Fällen besonders groß.
- **Toxische (maligne) Diphtherie.** Von toxischer Diphtherie spricht man, wenn der gesamte Organismus von Diphtherietoxinen überschwemmt wird. Meist kommt es hierbei innerhalb 2–10 Tagen durch Herzmuskelschädigungen zu einem tödlichen Ausgang. Es kann zu unstillbarem Erbrechen, Durchfall und Kreislaufschock kommen. Hinweis auf eine toxische Verlaufsform kann ein „Cäsarenhals“ sein. Hierbei handelt es sich um eine hochgradig ödematöse Schwellung von Hals und Nacken, sodass die vergrößerten Halslymphknoten kaum noch tastbar sind.

Pseudomembranen (↑ *Atlas* Abb. 24.2). Durch das Eindringen der Erreger kommt es zu einer Zerstörung des betroffenen Schleimhautepithels mit Entzündungsreaktionen. Das nekrotische Epithel bildet zusammen mit austretendem Fibrin, weißen und roten Blutkörperchen die charakteristischen festsitzenden Pseudomembranen. Das nekrotische Gewebe bildet einen idealen Nährboden für die Erreger.

Die Pseudomembranen haften fest. Beim Versuch sie abzulösen, kommt es zu Blutungen.

Komplikationen Als Komplikationen gelten die vorstehend beschriebene progrediente und die toxische Diphtherie.

Gefürchtet ist die durch die Bakteriengifte verursachte Herzmuskelschädigung (Myokarditis), die sich auch unbemerkt entwickeln kann. Dadurch kann es Anfang der 3. Krankheitswoche (noch bis zur 7. Krankheitswoche möglich) schon bei kleinen Anstrengungen (z. B. zu frühem Aufstehen) zu einem plötzlichen Herztod kommen.

Durch Fernwirkung der Toxine kann es aber auch zur Nieren-(Nephritis) oder Nervenentzündung (Polyneuritis) kommen. Letztere zeigt sich meist als Gaumensegel- oder Schlundmuskulaturlähmung. Es können aber auch die Augenmuskeln, der Gesichts- (N. facialis) oder der Kehlkopfnerv (N. recurrens) befallen sein.

Kreislaufschäden können durch ein Versagen des Vasomotorenzentrums oder der peripheren Gefäßinnervation verursacht sein, aber auch durch eine Gefäßschädigung, die zu einer Zunahme der Durchlässigkeit der Kapillaren führte. Erschwerend kann sich eine eventuelle Myokarditis auswirken.

Eine weitere mögliche Komplikation ist das schon oben erwähnte Ersticken bei Kehlkopfdiphtherie.

Differenzialdiagnose Rhinitis und Angina anderer Ursache, infektiöse Mononukleose, Plaut-Vincent-Angina, Agranulozytose. Kehlkopfdiphtherie muss differenzialdiagnostisch abgegrenzt werden gegen Pseudo-Krupp, stenosierende Laryngitis und Fremdkörper.

Nachweis Die Diagnose wird in erster Linie aufgrund der Symptome gestellt, da die Therapie sofort einsetzen muss und das Abwarten des Erregernachweises zu viel Zeit in Anspruch nehmen würde. Eine auffolgende Absicherung der klinischen Diagnose ist durch einen Nasen-, Rachen- bzw. Kehlkopfabstrich möglich. Im Blut findet man eine Leukozytose mit Linksverschiebung und Lymphopenie.

Prophylaxe Isolierung der Erkrankten. Es existiert eine aktive Impfung, in der Regel wird im 1. Lebensjahr geimpft. Wiederholungsimpfungen werden im Abstand von 5–10 Jahren empfohlen.

Therapie Es wird möglichst umgehend eine Serumtherapie mit Antitoxinen (Immunglobulinen) durchgeführt, da nur noch dasjenige Toxin vom Antitoxin gebunden werden kann, das sich noch in der Blutbahn befindet, und nicht das, das bereits an Herz oder Nervenzellen gebunden ist. Antibiotikagabe kommt als zusätzliche Maßnahme in Betracht.

Es ist strikte Bettruhe einzuhalten, Herz und Kreislauf müssen sorgfältig überwacht werden. Dies geschieht durch tägliche, sorgfältige Auskultation und häufige EKG-Kontrollen.

Meldepflicht für Heilpraktiker bei Verdacht, Erkrankung und Tod gemäß §§ 8 und 6 IfSG Abs. 1.

Darüber hinaus besteht gemäß §§ 8 und 7 IfSG für die Leiter von Medizinaluntersuchungsämtern und sonstigen privaten oder öffentlichen Untersuchungsstellen einschließlich der Krankenhauslaboratorien eine namentliche Meldepflicht bei Nachweis von toxinbildendem Corynebacterium diphtheriae, soweit der Nachweis auf eine akute Infektion hinweist.

Behandlungsverbot Für Heilpraktiker besteht Behandlungsverbot gemäß §§ 24, 6, 7 und 34 IfSG.

27.11 Dreitagefieber (Exanthema subitum, Roseola infantum)

Es kommt zu einem **3 Tage** andauernden **hohen Fieber.** Dann sinkt das Fieber plötzlich, bis es verschwunden ist und es zeigt sich ein **rötelähnlicher Hautausschlag.** (↑ *Atlas* Abb. 24.55)

27

Erreger Erreger ist das humane *Herpesvirus* Typ 6 (HHV 6).

Inkubationszeit 3–15 Tage.

Übertragung Die Übertragung erfolgt per *Tröpfcheninfektion.* Die Ansteckungsfähigkeit besteht ungefähr 3–4 Tage vor Fieberbeginn bis zum Auftreten von Hauterscheinungen.

Betroffen sind vor allem Säuglinge und Kleinkinder im Frühjahr und Herbst.

Symptome Das Dreitagefieber beginnt mit einem *plötzlichen Temperaturanstieg* auf bis zu 40 °C. Das Fieber hält *3 Tage* an. Anschließend fällt es schnell ab. Bei der Entfieberung tritt ein *rötelähnlicher Hautausschlag* am Rumpf und an den Extremitäten auf. Das Gesicht bleibt meist frei. Die Hauterscheinungen verschwinden nach 1–3 Tagen, manchmal sind sie nur über Stunden vorhanden. Symptomlose Verläufe sind häufig.

Diagnostik Im Blut kommt es zur Leukopenie mit relativer Lymphozytose. Zwei Wochen nach der durchgestandenen Erkrankung kann man Antikörper im Blut nachweisen.

Prophylaxe Es steht keine Impfung zur Verfügung.

Therapie Eine schulmedizinische Therapie steht nicht zur Verfügung. Die Erkrankung heilt in der Regel von allein aus.

Meldepflicht Es besteht keine Meldepflicht.

Behandlungsverbot Es besteht für Heilpraktiker kein Behandlungsverbot.

27.12 Echinokokkose (Hunde- und Fuchsbandwurm)

Echinokokken sind **kleine Bandwürmer** von 1–6 mm Länge, die im Darm von Hunden, Füchsen und Katzen leben können. Nimmt ein Mensch oder ein Säugetier die Eier dieser Bandwürmer oral auf, so können sich bei ihm in der **Leber** (u. a. Organen) **Finnen** (Larvenstadium, sog. Jugendform der Bandwürmer) entwickeln.

Anmerkung: Im Kapitel Verdauungssystem (➤ Kap. 9.9) wurden die Bandwurmerkrankungen des Menschen besprochen. Dort handelte es sich um Personen, die als Wirt den Bandwurm beherbergen. Bei der Echinokokkose dagegen beherbergt der Mensch als Zwischenwirt das Larvenstadium (Finnen). Genauer betrachtet ist er allerdings ein Fehl-Zwischenwirt, da von ihm aus die Finnen nicht auf den Endwirt übertragen werden können.

Verlaufsform

- **Zystische Echinokokkose** (leichteres Krankheitsbild). Bei der harmloseren zystischen Echinokokkose wachsen die Zysten verdrängend in das Gewebe, vor allem in das *Lebergewebe,* ein. Gelegentlich bilden sich die Zysten zurück und verkalken (➤ Tab. 27.1).
- **Alveoläre Echinokokkose** (schweres Krankheitsbild). Bei der schwerer verlaufenden alveolären Echinokokkose geht das Wachstum der durch die Larven entstandenen Bläschen *„krebsartig"* infiltrierend vor sich, d. h., dass die Bläschen zerstörend in das Gewebe, vor allem in das *Lebergewebe,* einwachsen. Das zerstörte Gewebe wird durch Bindegewebe ersetzt. Es entwickelt sich eine Leberzirrhose.

Tab. 27.1 Übersicht über die zystische und alveoläre Echinokokkose

	Zystische Echinokokkose	Alveoläre Echinokokkose
Ausbreitungsgebiet	Mittelmeer, Südeuropa, Ostafrika Mittel- und Südamerika, Asien, Australien	Europa, vor allem Alpenregion, Schwarzwald und Schwäbische Alb
Schwere des Krankheitsbildes	Leichter verlaufend	Schwer verlaufend
Erregerbandwurm	Echinococcus granulosus (E. cysticus, E. unilocularis)	Echinococcus multilocularis (E. alveolaris)
Hauptwirt	Hunde, Wölfe	Füchse, Hunde, Katzen
Zwischenwirt	Schafe, Rinder, pflanzenfressende Huf- und Nagetiere, Mensch als Fehl-Zwischenwirt	Mäuse, Ratten, Mensch als Fehl-Zwischenwirt
Ansteckung	Aufnahme von Eiern, die mit dem Hundekot ausgeschieden wurden	Aufnahme von Eiern, die mit dem Kot von Füchsen, Hunden oder Katzen ausgeschieden wurden. Verzehr von kontaminierten Waldbeeren, Pilzen oder Gemüse.
Hauptsächlich betroffenes Organ	Leber	Leber
Organe, die gelegentlich betroffen sein können	Lunge, Gehirn, Niere, sehr selten Knochen, Milz, Bauchhöhle	Äußerst selten Lunge oder andere Organe
Hauptbeschwerden	Druck im rechten Oberbauch, Gallenabflussstauung mit Ikterus, evtl. Pfortaderhochdruck	Druck im rechten Oberbauch, Gallenabflussstauung mit Ikterus, evtl. Pfortaderhochdruck
Diagnostik	Antikörpernachweis, Eosinophilie, Röntgen, Ultraschall, Computertomografie, Szintigrafie. Keine Probepunktion!	Antikörpernachweis, Eosinophilie, Röntgen, Ultraschall, Computertomografie, Szintigrafie. Keine Probepunktion.

Wirt

- Zystische Echinokokkose: *Hund* und Wolf
- Alveoläre Echinokokkose: *Fuchs,* auch Hund oder Katze

Erreger

- **Zystische Echinokokkose:** Echinococcus granulosus (E. cysticus, E. unilocularis)
- **Alveoläre Echinokokkose:** Echinococcus multilocularis (E. alveolaris)

Auftreten

- **Zystische Echinokokkose.** Weltweit, jedoch vor allem im Mittelmeerraum und in Südeuropa, aber auch in Ostafrika, in Mittel- und Südamerika, Asien und Australien. Für manche Länder Südeuropas wird eine Befallsquote des Haushundes mit dem Bandwurm von 30 % angegeben. Bei streunenden verwilderten Hunden ist mit einer doppelt so hohen Befallshäufigkeit zu rechnen. In Deutschland kommt diese Bandwurmgattung nur selten vor. Betroffen sind in erster Linie Urlaubsrückkehrer.
- **Alveoläre Echinokokkose.** In Europa, vor allem in der Alpenregion, im Schwarzwald und in der Schwäbischen Alb; des Weiteren noch in Sibirien, Alaska und Kanada.

Übertragung

- **Zystische Echinokokkose** (Hauptüberträger: Hund). Die Ansteckung erfolgt durch das *Verschlucken* von *Bandwurmeiern,* die der befallene Hund mit dem Kot ausgeschieden hat. Die Aufnahme kann durch engen Kontakt mit dem Tier erfolgen, da sich die Eier auch im Tierfell und an der Schnauze halten können. Es kann aber auch eine Verstäubung von infiziertem Hundekot stattfinden, und es ist eine Verschleppung der Eier durch Fliegen möglich.
- **Alveoläre Echinokokkose** (Hauptüberträger: Fuchs). Die Ansteckung kann hier ebenfalls durch direkten Kontakt mit dem erkrankten Tier erfolgen. Eine wichtigere Rolle spielen bei der Übertragung allerdings *kontaminierte Pilze* und *Waldbeeren,* hier vor allem *Heidelbeeren,* da diese auch von Füchsen verzehrt werden. Grundsätzlich kann aber auch Gemüse und Salat aus *waldnah* gelegenen Gärten kontaminiert sein.

Pathogenese Aus den aufgenommenen Eiern schlüpfen im Dünndarm die Larven aus. Sie durchdringen die Darmwand und gelangen über das Pfortadersystem zur Leber. Hier siedeln sie sich in 75 % der Fälle an. Bei ungefähr 15 % der Betroffenen gelangen die Larven bei der zystischen Echinokokkose aber weiter in die Lungen. Bei dem Rest lassen sich die Larven in anderen Organen, z. B. Gehirn, Nieren oder Knochen nieder. In dem befallenen Bereich bilden sich flüssigkeitsgefüllte Zysten, die durch Knospung wachsen können. In jeder Tochterzyste entwickelt sich ein Bandwurmkopf.

Inkubationszeit Meist 5–20 Jahre.

Symptome Da die Zysten langsam wachsen, kann jahrelang Beschwerdefreiheit bestehen. Die auftretenden Symptome hängen davon ab, welches Organ befallen ist und in welchem Ausmaß.

- **Zystische Echinokokkose.** Meist bildet sich in der Leber eine Zyste aus, gelegentlich aber auch mehrere. Spätsymptome treten durch Verdrängungserscheinungen des Lebergewebes auf. Es kommt zu Druckgefühl im Oberbauch, Appetitlosigkeit und Übelkeit. Wird der Gallenabfluss behindert, stellt sich ein Ikterus ein. Kommt es zum Pfortaderhochdruck, kann sich ein Aszites ausbilden. Ist die Lunge betroffen, so treten Reizhusten, Bronchitis, Pleuritis, Atelektasen (in dem Abschnitt, in dem die Lunge nicht belüftet werden kann, kollabieren die Alveolarwände und liegen aneinander) und gelegentlich blutiges Sputum auf. Ist das Gehirn betroffen, so kommt es zu neurologischen Störungen.
- **Alveoläre Echinokokkose.** Da fast immer die Leber betroffen ist, kommt es zu Beschwerden dieses Organs, die denen der zystischen Echinokokkose entsprechen.

Komplikationen Es kann zur Ruptur einer Zyste kommen. In diesem Fall besteht die Gefahr eines anaphylaktischen Schocks.

Nachweis Die Diagnose gelingt gelegentlich durch Antikörpernachweis. Allerdings ist ein negativer Befund nicht beweisend dafür, dass keine Echinokokkose vorliegt. Im Blut kann es zur Eosinophilie kommen.

Gelegentlich ist ein mikroskopischer Direktnachweis von Echinokokkusbestandteilen in Liquor, Sputum oder Urin möglich. Oft gelingt ein röntgenologischer Nachweis bei Lungenbefall. Weitere Nachweismethoden sind Ultraschall, Computertomografie und Szintigrafie.

Eine Probepunktion darf *nicht* durchgeführt werden, da es dadurch zur Verschleppung und Ausbreitung der Echinokokken kommen kann.

Therapie Von einer operativen Entfernung der Zysten wird heute weitestgehend abgesehen. Es wird mit Mebendazol oder Albendazol, einem Anthelminthikum (Medikament gegen Wurmbefall) behandelt. Die Behandlung muss über mehrere Jahre oder lebenslang fortgesetzt werden, um die Zysten in Schach zu halten.

Prophylaxe Beim Umgang mit Hunden und Katzen sollten die allgemeinen Hygieneregeln befolgt werden. Haustiere in regelmäßigen Zeitabständen einer Wurmkur unterziehen.

Meldepflicht Für Heilpraktiker besteht keine Meldepflicht.

Jedoch ist gemäß §§ 8 und 7 IfSG Abs. 3 von Leitern von Medizinaluntersuchungsämtern und sonstigen privaten oder öffentlichen Untersuchungsstellen einschließlich der Krankenhauslaboratorien nichtnamentlich der direkte oder indirekte Nachweis von Echinococcus sp. zu melden.

Behandlungsverbot Für Heilpraktiker besteht Behandlungsverbot gemäß §§ 24 und 7 IfSG.

> **! Echinokokkose**
> Vorsicht beim Genuss von *Bodenfrüchten* in Endemiegebieten!

27.13 Enterohämorrhagische Escherichia coli (EHEC)

> Enterohämorrhagische Escherichia coli können im Verdauungstrakt von Wiederkäuern vorkommen und so durch **kontaminierte Nahrungsmittel** übertragen werden. Es ist aber auch eine **fäkal-orale Übertragung** von Mensch zu Mensch oder vom Tier auf den Menschen möglich.

Symptome sind wässrige Durchfälle, vereinzelt auch mit Blutbeimengungen. Bisher gesunde Erwachsene erholen sich im Allgemeinen rasch. In einem Viertel der Fälle kommt es zu Krämpfen und zur vermehrten Blutungsneigung, außerdem zu Blässe, Abgeschlagenheit und blutigem Urin. Bei 5–10 % der Infizierten (meist Säuglinge, Kinder, Ältere, Abwehrgeschwächte) kommt es zum hämolytisch-urämischen Syndrom (HUS, ➤ Kap. 27.12).

Inkubationszeit 1–3 (8) Tage.

Übertragung Nach Angaben der Deutschen Gesellschaft für Ernährung sind der wahrscheinlichste Nährboden der EHEC-Bakterien *rohe Milch* und nicht durchgegartes Rindfleisch, insbesondere *Rinderhack*. Daneben ist auch eine Übertragung über Schmierinfektion möglich.

Schweregrade Es kommen asymptomatische Verläufe, einfache Verläufe mit lediglich Durchfällen, aber auch blutige Durchfälle bis hin zum hämolytisch-urämischen Syndrom (HUS, ➤ Kap. 27.12) vor.

Meldepflicht Für den Heilpraktiker besteht gemäß § 6 Abs. 1 IfSG Meldepflicht bei Verdacht auf oder bei Erkrankung, wenn entweder eine Person betroffen ist, die eine Tätigkeit im Sinne des § 42 Abs. 1 ausübt oder wenn zwei oder mehr gleichartige Erkrankungen auftreten, bei denen ein epidemischer Zusammenhang wahrscheinlich ist oder vermutet wird.

Außerdem besteht gemäß §§ 8 und 7 IfSG Abs. 1 für die Leiter von Medizinaluntersuchungsämtern und sonstigen privaten oder öffentlichen Untersuchungsstellen einschließlich der Krankenhauslaboratorien eine namentliche Meldepflicht bei Nachweis von Escherichia coli, enterohämorrhagische Stämme (EHEC), soweit der Nachweis auf eine akute Infektion hinweist.

Behandlungsverbot Für Heilpraktiker besteht Behandlungsverbot gemäß §§ 24,6 und 7 IfSG.

27.14 Enteropathisches hämolytisch-urämisches Syndrom

Beim enteropathischen hämolytisch-urämischen Syndrom (HUS, syn. Gasser-Syndrom) handelt sich um eine vor allem im Säuglings- und Kleinkindalter (gelegentlich auch beim Erwachsenen, hier bevorzugt bei Älteren und Abwehrgeschwächten) auftretende *akute hämolytische Anämie* mit *Niereninsuffizienz* und *erhöhter Blutungsneigung.* Die Erkrankung tritt im Rahmen von Infektionen auf, vor allem von Infektionen mit enterohämorrhagischen Escherichia coli (EHEC, ➤ Kap. 27.11).
Die erhöhte Blutungsneigung beruht auf einer drastischen Verminderung der Blutplättchen. Die Ursache der hämolytischen Anämie ist zurzeit noch nicht bekannt. Bisher konnten keine Antikörper gegen Erythrozyten nachgewiesen werden.
Die Erkrankung hat eine hohe Letalität (bis zu 10 %). Etwa 80 % der Erkrankten müssen an die künstliche Niere angeschlossen werden, davon bleiben etwa 10–20 % ihr Leben lang Dialysepatienten.

Inkubationszeit 1–3 Tage.

Meldepflicht Für Heilpraktiker bei Verdacht, Erkrankung und Tod gemäß §§ 8 und 6 IfSG Abs. 1.

Darüber hinaus besteht gemäß §§ 8 und 7 IfSG für die Leiter von Medizinaluntersuchungsämtern und sonstigen privaten oder öffentlichen Untersuchungsstellen einschließlich der Krankenhauslaboratorien eine namentliche Meldepflicht bei Erregernachweis (Escherichia coli, enterohämorrhagische Stämme), sofern der Nachweis auf eine akute Infektion hinweist.

Behandlungsverbot Für Heilpraktiker besteht Behandlungsverbot gemäß §§ 24, 6 und 7 IfSG.

27.15 Fleckfieber

Fleckfieber (Läusefleckfieber, Typhus exanthematicus, Flecktyphus, klassisches Fleckfieber) ist eine schwere, durch **Läuse** übertragene und durch Rickettsien ausgelöste Infektionskrankheit. Sie tritt vor allem als **Kriegsseuche** (in Kriegsgefangenenlagern!) auf, wo es zur Zusammenballung vieler Menschen unter schlechten hygienischen Verhältnissen kommt.
Leitsymptome sind: **Kontinua-Fieber, Roseolen, enzephalitische Erscheinungen** und Apathie bis Sopor (↑ *Atlas* Abb. 24.16).

Erreger Rickettsia prowazeki. Rickettsien werden neuerdings den *Bakterien* zugerechnet.

Allerdings vermehren sie sich wie Viren nur in lebenden Zellen. Mit den Bakterien haben Rickettsien die Zellwandstruktur, die Zweiteilung und bestimmte Stoffwechselenzyme gemeinsam.

Rickettsien leben als Zellparasiten im Verdauungstrakt von Ungeziefer wie Flöhen, Läusen, Zecken und Milben. Sie sind die Erreger von typhusähnlichen Krankheiten.

Ausbreitung Der Erreger wird durch die *Kleiderlaus* von Mensch zu Mensch übertragen. Eine Ansteckung findet aber nur bei einem sehr engen Zusammenleben unter schlechten hygienischen Bedingungen statt. Heute tritt Fleckfieber nur noch in kühlen Höhenlagen der Tropen auf (z. B. in Andenhochtälern Südamerikas, in Burundi und Äthiopien).

Ansteckung Eine infizierte Laus scheidet rickettsienhaltigen Kot aus. Gelangt dieser beim Biss der Laus *auf* die Haut eines Menschen und wird dann durch Kratzen *in* die Haut eingebracht, so wird nun durch die eingedrungenen Rickettsien die Erkrankung ausgelöst.

Saugt eine Laus bei einem an Fleckfieber Erkrankten Blut, so nimmt sie dabei den Erreger auf, erkrankt selbst und kann nun bei einem weiteren Biss die Krankheit auf eine nächste Person übertragen. Übrigens stirbt die Laus später an dieser Infektion.

Inkubationszeit 10–14 Tage (evtl. 5–23 Tage).

Symptome Die Erkrankung beginnt mit Fieber, Kopf- und Gliederschmerzen und schwerem Krankheitsgefühl. Dabei steigt die Temperatur innerhalb von 2–3 Tagen auf 40 °C und bleibt als *Kontinua-Fieber* für ungefähr 14 Tage bestehen.

Nach ca. 5 Tagen (4–7 Tagen) treten *Roseolen* auf, die am Stamm beginnen und sich von hier aus auf die Extremitäten ausbreiten. Gesicht, Hals, Handflächen und Fußsohlen bleiben frei. Die Roseolen sind linsengroß und anfangs wegdrückbar, später werden sie hämorrhagisch (↑ *Atlas* Abb. 24.16).

Das Gesicht ist gerötet, und es kommt zur Augenbindehautentzündung. Es bestehen Obstipation, Bronchitis, Leber- und Milzschwellung. Gegen Ende der ersten Krankheitswoche entwickeln sich enzephalitische Erscheinungen.

27

Schon bei Krankheitsbeginn besteht eine gewisse Apathie und Somnolenz (schlafähnlicher Zustand, aus dem der Betroffene durch äußere Reize noch weckbar ist). Später geht diese in einen Sopor (schlafähnlicher Zustand, der Betroffene reagiert nur noch schwach auf stärkste Reize, z. B. Schmerzreize) über.

In der zweiten Woche treten Zeichen einer Myokarditis auf, also Tachykardie, Arrhythmien, Hypotonie und EKG-Veränderungen.

Komplikationen Es besteht eine Neigung zu akutem Kreislauf- und Nierenversagen. Es kann zu Sekundärinfektionen mit Eitererregern, zur Thrombophlebitis, zum Dekubitus, zur Pneumonie, zur Parotitis und zu Otitis media kommen.

Differenzialdiagnose Typhus abdominalis (Benommenheit, Kontinua-Fieber, enzephalitische Erscheinungen, Roseolen!), andere Rickettsiosen, Lobärpneumonie, Malaria, Leptospirose, Influenza, Masern, Scharlach, Meningokokken-Sepsis.

Nachweis im Blut, ab dem 6. Krankheitstag durch die Weil-Felix-Reaktion.

Immunität Obwohl sich eine ausreichende Immunität ausbildet, können die Rickettsien jahrelang (vermutlich sogar lebenslang) im Lymphgewebe verbleiben. Nach Reaktivierung kann es 3–40 Jahre nach einem überstandenen Fleckfieber zu einer erneuten leichten Fleckfiebererkrankung kommen. Diese wird als **Brill-Zinsser-Krankheit** bezeichnet.

Eine Ansteckungsgefahr geht von Fleckfieberkranken nicht aus, solange die Läuse als Überträger fehlen.

Prophylaxe Die sicherste Abwehrmaßnahme ist eine gründlich durchgeführte Entlausung.

Therapie Durch den Arzt mittels Antibiotikagabe.

Meldepflicht Für Heilpraktiker besteht keine Meldepflicht.

Jedoch ist gemäß §§ 8 und 7 IfSG von Leitern von Medizinaluntersuchungsämtern und sonstigen privaten oder öffentlichen Untersuchungsstellen einschließlich der Krankenhauslaboratorien namentlich der direkte oder indirekte Nachweis von Rickettsia prowazekii zu melden.

Behandlungsverbot Für Heilpraktiker besteht Behandlungsverbot gemäß der §§ 24 und 7 IfSG.

27.16 Früh-(jahr-)Sommer-Meningoenzephalitis (FSME)

Bei der FSME handelt es sich um eine Viruserkrankung, die durch **Zecken** übertragen wird. Es kommt zu einem **biphasischen Fieberverlauf** mit zunächst **grippeartigen Symptomen,** später zu **Meningitis-Enzephalitis-Symptomen.**

Bei einer **Meningoenzephalitis** handelt es sich um eine Entzündung der Hirnhäute, die auf das Gehirn übergegriffen hat bzw. um eine Gehirnentzündung, die sich auf die Hirnhäute ausdehnte. Bitte beachten Sie zur Meningitis ➤ Kap. 27.36 und ➤ Kap. 27.37.

Erreger *FSME-Virus,* gehört zur Gruppe der Togaviren. Erregerreservoir sind vor allem Zecken.

Ausbreitung Hauptepidemiegebiete sind Russland, die baltischen Staaten Lettland und Estland und nördliche Teile Chinas und Japans.

In Deutschland wird jährlich mit über 400 Erkrankungsfällen gerechnet. Die meisten Fälle treten nach wie vor in Baden-Württemberg auf, gefolgt von Bayern. Nur vereinzelt wird über Fälle aus Hessen, Saarland und den neuen Bundesländern berichtet.

Die FSME wandelt sich in den letzten Jahren von einer hauptsächlich berufsbedingten Krankheit (Forstarbeiter, Waldarbeiter) zur Freizeiterkrankung, da neue epidemiologische Untersuchungen zeigen, dass bis zu 90 % der Erkrankungsfälle auf Freizeitaktivitäten wie Spazierengehen, Wandern, Campen und Radfahren zurückgeführt werden können.

Ansteckung Verschiedene *Zeckenarten* können das Virus übertragen. Es gibt sehr unterschiedliche Untersuchungen, wie viele der Zecken tatsächlich von Viren befallen sind. In neuerer Zeit wurden auch Fälle nachgewiesen, bei denen das Virus über Rohmilchprodukte übertragen wurde.

Inkubationszeit 7–10 Tage (evtl. 7–14 Tage).

Symptome Zunächst kommt zu es einem mäßigen Fieberanstieg mit *grippeähnlichen Symptomen* wie Müdigkeit, Abgeschlagenheit und Kopfschmerzen. Diese Phase dauert 4–6 Tage. In ungefähr der Hälfte der Fälle ist damit die Krankheit ausgestanden.

Bei den übrigen kommt es nach einem *fieberfreien Intervall* von 4–5 Tagen zu einem *erneuten Fieberanstieg.* Die Erkrankung kann nun in unterschiedlichen Schweregraden als Meningitis, Meningoenzephalitis oder als Meningomyeloenzephalitis (Entzündung der Hirnhäute, des Rückenmarks und des Gehirns) auftreten. Es kann zu *Lähmungen,* vor allem zu schlaffen Lähmungen im Schulterbereich, kommen, des Weiteren zu psychischer Labilität und Einschränkung der Merkfähigkeit.

Komplikationen Schwere Krankheitsverläufe treten vor allem bei Personen *über 50 Jahren* auf. Die Letalität der Meningoenzephalitis beträgt 1–2 %. Restschäden werden bei ca. 7 % der Betroffenen beobachtet.

Differenzialdiagnose Meningoenzephalitiden anderer Ursache und Erreger.

Nachweis Im Blut und Liquor.

Prophylaxe Für gefährdete Personen und bei Reisen in Endemiegebieten wird eine aktive Impfung empfohlen. Eine passive Immunisierung wird nicht mehr durchgeführt.

Man geht davon aus, dass der Erreger der FSME schon in den *ersten Minuten nach dem Zeckenstich* mit dem Mückenspeichel übertragen wird. Nur ca. 50 % der Zeckenbisse werden überhaupt vom Menschen bemerkt, da durch eine Anästhesierung der Haut sowohl der Einstich als auch das Blutsaugen schmerzlos erfolgen.

Therapie Es kann lediglich symptomatisch behandelt werden, da keine ursächliche FSME-Therapie zur Verfügung steht. Zur passiven Immunisierung s. o. unter Prophylaxe.

Meldepflicht Für Heilpraktiker besteht keine Meldepflicht.

Jedoch ist gemäß §§ 8 und 7 IfSG Abs. 1 von Leitern von Medizinaluntersuchungsämtern und sonstigen privaten oder öffentlichen Untersuchungsstellen einschließlich der Krankenhauslaboratorien namentlich der direkte oder indirekte Nachweis von FSME-Viren zu melden.

Behandlungsverbot Für Heilpraktiker besteht Behandlungsverbot gemäß §§ 24 und 7 IfSG.

27.17 Gasbrand/Gasödem

> Es handelt sich um eine **schwere Wundinfektion,** die sowohl von traumatischen als auch von chirurgischen Verletzungen ausgehen kann. Letztere waren früher als „Hospitalbrand" gefürchtet.
> Es kommt zu **Wundanschwellung** mit **Gasbildung** und Absonderung eines hämorrhagischen, übelriechenden **Exsudates,** bei schweren Krankheitsverläufen auch zu starken **Wundschmerzen** und **Fieber,** ödematösen und kalten Gliedmaßabschnitten bis hin zur **Muskelnekrose** (↑ *Atlas* Abb. 24.48).

Erreger Clostridien. Es handelt sich um grampositive, sporenbildende, anaerob wachsende Bakterien. Die Krankheit kann durch mehrere Clostridienarten hervorgerufen werden, von denen das Clostridium perfringens der häufigste Erreger ist.

Ausbreitung und Ansteckung Die Gasbranderreger sind in der Natur außerordentlich verbreitet; vor allem kommen sie in Boden, Schmutz, Staub, aber auch im Darm von Menschen und Tieren vor.

Man unterscheidet äußerliche und innerliche Infektionen. Bei *äußerlichen Infektionen* gilt: je tiefer und schwerer die Wunde, desto größer ist die Neigung zu Gasbrand, besonders wenn sich in der Wunde ein Fremdkörper befindet. Da es sich um einen Anaerobier handelt, tritt die Erkrankung bevorzugt bei arterieller Insuffizienz und nach schweren Stich- oder Quetschwunden auf. *Innerliche Infektionen* spielen in der Chirurgie eine große Rolle, da durch Operationen Erreger aus dem Darm oder von den Gallenwegen in die Wunde einwandern können.

Selten kommt es zum Darmbrand durch Aufnahme von Clostridien durch Lebensmittel.

Pathogenese Die Erreger entwickeln ihr Toxin nur unter *anaeroben* Bedingungen, das heißt, wenn sie unter Luftabschluss auskeimen. Dies ist vor allem in sehr tiefen und minderdurchbluteten Wunden der Fall.

Die Toxine haben eine *Gewebseinschmelzung* zur Folge. Dabei kommt es aufgrund von Stoffwechselvorgängen der Clostridien zur Gasbildung in der Wunde, was durch ein typisches Knistern bei der Palpation festzustellen ist. Die Toxine der Erreger können zur Sepsis und damit zum Tod führen.

Inkubationszeit Wenige Stunden bis 5 Tage.

Symptome Im Bereich der Wunde kommt es zur vorstehend beschriebenen Gasbildung mit Blasen, Anschwellung, gelb-brauner bis blau-schwarzer Verfärbung und üblem fad-süßlichen Geruch. Man kann unterscheiden:

- **Gasödem** (Clostridien-Zellulitis). Es kommt zur Wundanschwellung mit Gasbildung und Absonderung eines hämorrhaghischen übelriechenden Exsudats. Wundschmerzen, Anschwellung der distalen Gliedmaßenabschnitte und Allgemeinerscheinungen fehlen, ebenso eine Beteiligung der Muskulatur.
- **Gasbrand** (Clostridien-Muskelnekrose). Es kommt zum Absterben von Muskeln, wobei diese sich dunkelrot-grau-lila-schwarz verfärben. Es bestehen starke Wundschmerzen, Knistern im betroffenem Gebiet und Absonderung eines übelriechenden Sekretes (↑ *Atlas* Abb. 24.48). Es kann zu Fieber kommen. Die distalen Gliedmaßenabschnitte werden ödematös und kalt. Typischerweise ist der Betroffene bis zum Schluss bei vollem Bewusstsein.

Sonderformen

- **Uterus-Gasbrand.** Meist durch unsachgemäße Aborte. Es kommt zu einem plötzlichen Beginn mit heftigem Wundschmerz, Ausfluss und Ausschwemmung der Toxine ins Blut (Toxinämie).
- **Darmbrand** (Lebensmittelvergiftung). 8–24 Stunden nach Aufnahme der infizierten Nahrung kommt es zu wässrigen Durchfällen, krampfartigen Bauchschmerzen und gelegentlich Fieber. Meistens verschwinden die Beschwerden innerhalb von 24 Stunden.

Komplikationen Eine schwere Komplikation ist die Gangränbildung, die zuerst das benachbarte Muskelgebiet betrifft und sich dann weiter ausbreiten kann. Die Überschwemmung des Blutes mit Toxinen führt häufig zum Tod durch toxisches Herz-Kreislauf-Versagen.

Nachweis Im Wundabstrich. Allerdings muss schon im Verdachtsfalle der Patient sofort an den Arzt überwiesen werden, da ein Abwarten der mikrobiologischen Ergebnisse zu lange dauern würde (mehrere Tage). Die Diagnose wird also aufgrund der klinischen Befunde gestellt.

Häufig findet man allerdings in Wundabstrichen Clostridien, ohne dass diese zum Gasbrand/Gasödem führen, da die Erreger ihre Giftigkeit nur unter anaeroben Bedingungen entfalten.

Prophylaxe Sachgerechte Wundversorgung, frühzeitige Nekroseabtragung. In Kliniken wird bei Operationen am Dickdarm, den Gallenwegen sowie bei Amputationen prophylaktisch Antibiotika verabreicht.

Therapie Chirurgische Maßnahmen, Sauerstoffüberdruckbeatmung, hochdosierte Antibiotikagabe und Allgemeinbehandlungen wie z. B. Schocktherapie durch den Arzt. Antitoxingaben sind umstritten.

Meldepflicht Es besteht keine Meldepflicht, weder für den Heilpraktiker noch für den Arzt.

Behandlungsverbot Es besteht kein Behandlungsverbot für den Heilpraktiker. Wegen der Schwere der Erkrankung muss der Patient jedoch sofort ins Krankenhaus überwiesen werden. Der Heilpraktiker darf begleitend behandeln.

27.18 Gastroenteritis (akute Gastroenteritis) bzw. mikrobiell bedingte Lebensmittelvergiftung

Bei der Gastroenteritis handelt es sich um eine Magen-Darm-Entzündung.

Leitsymptome der akuten infektiösen Gastritis

Fieber, Übelkeit, Erbrechen, Appetitlosigkeit, Magenschmerzen.

Leitsymptome der akuten infektiösen Enteritis

Fieber, Durchfälle und Bauchkrämpfe.

Worterklärung *Gaster* kommt aus dem Griechischen und heißt *Magen, enteron* bedeutet Darm. Im weiteren Sinn versteht man unter enteron den Dünn- und den Dickdarm, im engeren Sinn *nur* den Dünndarm. Eine Enteritis ist demnach eine Entzündung des Dünndarms. Sind Dünn- und Dickdarm entzündet, spricht man von einer *Enterokolitis.* Häufig ist aber nicht nur der Dünndarm, sondern auch der Magen betroffen. In diesem Fall handelt es sich um eine *Gastroenteritis;* sind Magen, Dünn- und Dickdarm entzündet, liegt eine *Gastroenterokolitis* vor.

Selbstverständlich kann eine (Gastro-)enteritis nicht nur durch Erreger, sondern auch durch chemische oder mechanische Einflüsse, durch Allergene oder durch Autoaggressionserkrankungen wie Colitis ulcerosa verursacht werden. Unter Enteritis *infectiosa* versteht man aber nur die durch Mikroorganismen hervorgerufenen Darmentzündungen. Eine Sonderform der infektiösen Gastroenteritiden stellen „Lebensmittelvergiftungen" dar. Durch Fehler in der Haltbarmachung der Nahrungsmittel treten Toxine auf, sodass es nach wenigen Stunden zu Übelkeit, Erbrechen und Durchfällen kommen kann.

Erreger Infektiöse Gastroenteritiden werden vor allem durch Bakterien ausgelöst, und zwar in erster Linie durch *Salmonellen* (➤ Kap. 27.51). Es kommen aber auch pathogene Escherichia-coli-Stämme, Shigellen (➤ Kap. 27.54 Shigellenruhr), Campylobacter, Staphylococcus aureus (Toxinaufnahme mit der Nahrung) und Clostridien als Erreger in Frage. Es können aber auch Viren, vor allem Rotaviren (Enteroviren) und Adenoviren, Protozoen (Amöbenruhr) und Würmer die Ursache sein.

Ausbreitung und Ansteckung Infektiös bedingte (Gastro-)enteritiden sind die häufigste Ursache von akuten Durchfallerkrankungen. Sie treten bevorzugt bei *schlechten hygienischen Verhältnissen,* in heißen Regionen, bei Reisen in ungewohnte Länder („Reisedurchfall") und in Krisenzeiten auf. Bei Kindern unter 2 Jahren spielen Viren eine wichtige Rolle.

Salmonellen sind kältebeständig, deshalb können z. B. Tiefkühlhähnchen infektionstüchtige Salmonellen enthalten. Wird ein solches Hähnchen unsachgemäß aufgetaut, so kann eine Übertragung der Erreger erfolgen.

Inkubationszeit Wenige Stunden bis 2, maximal 3 Tage. Es gilt: Je massiver die Infektion, desto kürzer die Inkubationszeit.

Symptome Die Erkrankung beginnt plötzlich mit *Durchfällen,* die typischerweise *wässrig und dünnflüssig* sind, z. T. aber auch mit Schleim vermischt sein können. Begleitet werden diese Durchfälle von *krampfartigen Leibschmerzen* (Tenesmen). Ist der Magen beteiligt, so kommt es zu Übelkeit, Erbrechen und Magenschmerzen. Die Temperatur kann erhöht sein, je nach Erregertyp sogar auf über 39 °C.

Bei heftigen Durchfällen kann es zu einem beachtlichen Wasser- und Elektrolytverlust und somit zur Exsikkose kommen.

Komplikationen Bei massiven Durchfällen kann es vor allem bei Vorgeschädigten, Kindern und alten Menschen zur Exsikkose und damit zu Kreislaufschwäche bis hin zum Schock kommen. Weitere mögliche Komplikationen sind *Durchwanderungsperitonitis* und *Sepsis.*

Diagnostik Der Erregernachweis erfolgt im Stuhl. Eine Bauchperkussion ergibt Meteorismus, im Blutbild zeigt sich eine meist mäßige Leukozytose mit Linksverschiebung.

Prophylaxe Beachtung der allgemeinen Hygieneregeln.

Therapie Die Therapie erfolgt durch den Arzt. Antibiotikagabe ist bei leichteren Erkrankungen nicht erforderlich. Meist wird symptomatisch mittels oraler Flüssigkeitszufuhr behandelt, in schweren Fällen allerdings auch durch intravenösen Flüssigkeits- und Elektrolytersatz.

Meldepflicht Der Heilpraktiker muss aufgrund der §§ 8 und 6 IfSG namentlich melden, wenn der Verdacht auf oder die Erkrankung an einer mikrobiell bedingten Lebensmittelvergiftung oder einer akuten infektiösen Gastroenteritis vorliegt, wenn

a) eine Person betroffen ist, die eine Tätigkeit im Sinne des § 42 Abs. 1 ausübt,
b) zwei oder mehr gleichartige Erkrankungen auftreten, bei denen ein epidemischer Zusammenhang wahrscheinlich ist oder vermutet wird.

Darüber hinaus besteht aufgrund der §§ 8 und 7 Abs. 1 IfSG für die Leiter von Medizinaluntersuchungsämtern und sonstigen privaten oder öffentlichen Untersuchungsstellen einschließlich der Krankenhauslaboratorien eine namentliche Meldepflicht für den Nachweis folgender Erreger, sofern der Nachweis auf eine akute Infektion hinweist: Campylobacter sp., darmpathogen, Cryptosporidium parvum, Escherichia coli, enterohämorrhagische Stämme (EHEC) und sonstige darmpathogene Stämme, Giardia lamblia, Norwalk-ähnliches Virus (Meldepflicht nur für den direkten Nachweis im Stuhl), Rotavirus, Salmonella und Yersinia enterocolitica, darmpathogen.

Behandlungsverbot Für Heilpraktiker besteht Behandlungsverbot gemäß §§ 24, 6 und 7 IfSG.

27.19 Gonorrhö (Tripper)

Bei der Gonorrhö (Tripper) handelt es sich um eine Lokalinfektionskrankheit, die sich überwiegend an den **Schleimhäuten** des **Urogenitaltrakts** abspielt.

Erreger Erreger sind Bakterien, und zwar Gonokokken (Neisseria gonorrhoeae). Es handelt sich hierbei um gramnegative, semmelförmige *Diplokokken,* die meist innerhalb von Leukozyten liegen.

Ausbreitung Gonorrhö tritt weltweit auf. In den letzten 20 Jahren wurde eine *Zunahme* der Erkrankungshäufung beobachtet. Man vermutet als Ursache eine zunehmende Promiskuität und das Auftreten antibiotikaresistenter Stämme. Die Altersgruppe der 20- bis 24-Jährigen ist am häufigsten betroffen, gefolgt von den 15- bis 19-Jährigen.

Ansteckung Die Erkrankung wird meist durch sexuelle Kontakte (genital, rektal, pharyngeal) übertragen. In seltenen Fällen ist auch eine Ansteckung über Kontakt- oder Schmierinfektion der Schleimhäute des Urogenitaltrakts, des Rachens oder der Augenbindehäute möglich.

Inkubationszeit Meist 3 Tage (möglich 2–8 Tage).

Symptome beim Mann Es kommt zum *Prickeln und Brennen* der *Harnröhre, zu Schmerzen beim Wasserlassen* mit zunächst wässrigem, dann schleimig-eitrigem *Ausfluss* (↑ *Atlas* Abb. 24.42). Die Erkrankung kann auf Nachbarorgane übergreifen und zur Entzündung von Prostata, Bläschendrüsen und/oder Nebenhoden führen.

Bei oral-genitalem Kontakt kann es zur Pharyngitis (s. u., Komplikationen bei Mann und Frau), bei homosexuellen Männern auch zur Proktitis (Entzündung des Enddarmes) kommen.

Symptome bei der Frau Je nach Erregereintritt und Erregerausbreitung kann es zur Entzündung der Harnröhre, des Gebärmutterhalses oder der Mastdarmschleimhaut kommen. Die häufigste Eintrittsstelle ist die Vaginalschleimhaut. In diesem Fall kommt es anfangs zu *keinen* oder nur *geringfügigen Beschwerden* in Form eines *schleimig-eitrigen Ausflusses* aus der Scheide. Hat sich eine Harnröhrenentzündung entwickelt, so treten die typischen Entzündungszeichen wie Brennen beim Wasserlassen und häufiger Harndrang auf.

Die Entzündung kann auf andere Organe übergreifen und zur Eierstock- und Eileiterentzündung oder zur Entzündung der Bartholin-Drüsen und/oder der Gebärmutterschleimhaut führen. Gefürchtet ist bei der Frau das Übergreifen auf das Bauchfell (Peritonitis).

Komplikationen bei Mann und Frau Selten kommt es zur *Gonokokken-Bakteriämie,* wodurch sich die Erreger an anderen Organen absiedeln können. Dabei kann es zum Auftreten von Hauterscheinungen kommen, und zwar von ca. 10–15 Bläschen oder Pusteln bevorzugt an Armen und Beinen. Weitere Möglichkeiten sind Entzündungen der Herzinnenhaut oder des Auges. Relativ häufig kommt es zur *einseitigen Gelenkentzündung.* In diesem Fall ist vor allem das rechte oder linke Kniegelenk (Monarthritis gonorrhoica), manchmal aber auch ein anderes großes Gelenk, z. B. das Schultergelenk, betroffen. Sehr selten kommt es zur Gonokokkensepsis bzw. Gonokokkenmeningitis.

Gonorrhö des Neugeborenen Infiziert sich das Neugeborene während des Geburtsvorganges im Geburtskanal der Mutter mit den Gonokokken, so kommt es zu schweren, eitrigen *Augenentzündungen,* die ohne Behandlung zur Erblindung führen.

Differenzialdiagnose Urethritis anderer Ursache, andere sexuell übertragbare Erkrankungen, Reiterkrankheit (Arthritis besonders der Fuß- und Kniegelenke, Urethritis und Konjunktivitis – Ursache sind Bakterien).

Nachweis Im Harnröhrensekret bei Mann und Frau. Im Gebärmutterhalsabstrich bei der Frau.

Immunität Etwa 40 % der Betroffenen erkranken innerhalb eines Jahres erneut, davon die Hälfte in den ersten 6 Wochen nach begonnener Therapie.

Prophylaxe Kondombenutzung, Meidung von Promiskuität, Erkennung und Behandlung infizierter Sexualpartner.

Therapie Antibiotikagabe durch den Arzt.

Meldepflicht Für den Heilpraktiker und für den Arzt besteht keine Meldepflicht.

Behandlungsverbot Für den Heilpraktiker besteht Behandlungsverbot gemäß § 24 IfSG, da es sich um eine sexuell übertragbare Krankheit handelt.

27.20 Gürtelrose (Herpes zoster, Zoster)

Bei Herpes zoster handelt es sich um eine Virusinfektion, die mit einem **charakteristischen Bläschenausschlag** einhergeht, und bei der es zu **segmentalen Schmerzen** im **Ausbreitungsgebiet** von einem oder von zwei (selten auch von mehreren) **Rückenmark**- oder Hirnnerven kommt.

Erreger Der Erreger ist das *Varicella-Zoster-Virus,* das zur Herpesgruppe gehört. Das Virus kann Windpocken (Varizellen) oder Gürtelrose (Zoster) hervorrufen.

Übertragung Bei einer *Erstinfektion* mit dem Virus durch *Tröpfcheninfektion* (evtl. auch durch Kontaktinfektion oder durch Staubinhalation) kommt es zur *Windpockenerkrankung.* Nach Überstehen der Erkrankung kann das Virus in den Gliazellen der Spinalganglien verbleiben. Zur Gürtelrose kann es nun auf zwei Wegen kommen:

- **Durch Reaktivierung des Virus** aufgrund einer *Immunschwäche* (häufig). Dies ist vor allem bei Patienten mit Leukämie, AIDS, Tumoren, Vergiftungen und Diabetes mellitus der Fall. Hiervon können aber auch ältere Menschen betroffen sein, bei denen die natürliche Immunität nachlässt.
- **Durch Reinfektion bei Teilimmunität** (selten). Hier erfolgt eine Ansteckung von einem an Windpocken oder an Gürtelrose Erkrankten. Durch die erneute Infektion kommt es zu einer Reaktivierung der körpereigenen Viren.

Zu beachten ist, dass nicht nur der an Windpocken erkrankte Mensch infektiös ist, sondern auch der an Gürtelrose erkrankte. Letzterer allerdings in einem *geringeren* Maße. Trotzdem ist es grundsätzlich möglich, dass es bei empfänglichen Personen nach Kontakt mit einem an Herpes-Zoster-Erkrankten zu Windpocken kommt.

Inkubationszeit 1–2 Wochen.

Nachweis Im Bläscheninhalt und im Blut.

Vorkommen Weltweit.

Krankheitsverlauf Es kann zu einem mehrere Tage dauernden Prodromalstadium mit subfebrilen Temperaturen, Frösteln und Unwohlsein kommen. Typisch sind in diesem Stadium das Kribbeln oder die Schmerzen in *dem* Hautbezirk, in dem später die Hauterscheinungen auftreten werden.

Nach wenigen Tagen bricht der typische *Hautausschlag* (s. u.) hervor. Es treten im betroffenen Gebiet *Schmerzen* auf. Bei einem komplikationslosen Verlauf heilen die Hauterscheinungen nach 2–3 Wochen ab. Vor allem bei älteren Patienten können die Nervenschmerzen jedoch noch für Wochen, Monate oder sogar Jahre in unterschiedlicher Stärke bestehen bleiben.

Beschaffenheit des Hautausschlages Typisch ist das Auftreten der Hauterscheinungen im Ausbreitungsgebiet von *einem* oder *zwei,* gelegentlich auch von mehreren *Rückenmark-* oder *Hirnnerven.* Das befallene Gebiet ist *überempfindlich.*

Auf gerötetem Grund bilden sich *stecknadelkopfgroße Bläschen.* Die Bläschen haben zunächst einen *klaren* Inhalt, der sich später aber *trübt.* Nach etwa 5 Tagen werden die Bläschen trocken und es kommt zur *Krustenbildung.* Die Ausheilung erfolgt im Allgemeinen *ohne* Narbenbildung.

Komplikationen Es kann zur *Generalisierung* der Erkrankung kommen. Das ist vor allem bei Patienten mit AIDS, Morbus Hodgkin und anderen malignen Erkrankungen der Fall. Hier kommt es typischerweise zuerst zu einem segmentalen Zoster, der dann die gesamte Haut und die inneren Organe, einschließlich des Gehirns, erfassen kann. Hier tritt ein Hautausschlag auf, der dem bei Windpocken verblüffend ähnlich sieht.

Sonderformen Es können nicht nur Rückenmark-, sondern auch Hirnnerven betroffen sein. Man kennt hier vor allem Zoster ophthalmicus und Zoster oticus.

- **Zoster ophthalmicus** ist ein Zoster des *ersten Trigeminusastes.* Es kommt zu heftigen, halbseitigen Kopfschmerzen und zu einem prallen Lidödem. Danach tritt an Stirn, Nasenwurzel und behaarter Kopfhaut der typische Bläschenausschlag auf. Es kann zur Beteiligung der Augenbindehaut und der Hornhaut kommen. In diesem Fall kann die Erkrankung zur Erblindung führen.
- **Zoster oticus** spielt sich im Ausbreitungsgebiet des *Nervus facialis* (VII. Hirnnerv) und des *N. vestibulocochlearis* (VIII. Hirnnerv) mit Beteiligung des äußeren Gehörganges und der Ohrmuschel ab. Es kommt zu Ohrenschmerzen und im betroffenen Bereich zu dem typischen Bläschenausschlag. Es kann zur Fazialislähmung mit oft nur unvollständiger Rückbildung, zu Schwerhörigkeit, manchmal auch zur Taubheit kommen.

Prophylaxe Die STIKO (Ständige Impfkommission) empfiehlt für alle Personen über 60 Jahren die Gürtelrosen-Schutzimpfung als Standardimpfung mit einem Totimpfstoff. Personen, die unter einer Abwehrschwäche leiden, wird die Impfung bereits ab dem 50. Lebensjahr empfohlen.

Therapie Schwere Erkrankungsfälle werden vom Arzt behandelt (z. B. durch Aciclovir). Bei leichteren Fällen kann eine Behandlung durch den Heilpraktiker nach allgemeinen naturheilkundlichen Grundsätzen erfolgen. Allgemeine abwehrsteigernde Maßnahmen spielen eine wichtige Rolle.

Meldepflicht Für den Heilpraktiker besteht keine Meldepflicht, aber es besteht eine Labormeldepflicht bei Erregernachweis (gem. § 7 IfSG).

Anmerkung: Nach § 6 IfSG besteht lediglich Meldepflicht für Varizellen (Windpocken).

Behandlungsverbot Für den Heilpraktiker besteht Behandlungsverbot gemäß §§ 24, 7 IfSG.

Da allerdings die Labormeldepflicht nur besteht, wenn das Varicella-zoster-Virus zu einer akuten Infektion geführt hat, kann man der Meinung sein, dass eine chronische Gürtelrose vom Heilpraktiker behandelt werden darf. Welcher Auffassung die einzelnen Amtsärzte jedoch in diesem Fall sind, ist schwer einzuschätzen. Sie können die Meinung Ihres Gesundheitsamtes dazu vor der Prüfung erfragen oder Sie antworten bei der mündlichen Prüfung so, wie vorstehend dargestellt.

27.21 Hand-Fuß-Mund-Krankheit

Meist harmlos verlaufende virale Erkrankung, von der vor allem **Kinder** unter 10 Jahren betroffen sind und bei der es zu einem charakteristischen **Bläschenausschlag** kommt.

Erreger Erreger sind das Coxsackie-Virus, Enteroviren und Echoviren.

Inkubationszeit Die Inkubationszeit beträgt 3–8 Tage. Betroffen sind vor allem Kinder unter 10 Jahren.

Symptome Es bilden sich 1–3 mm große, flache, juckende *Bläschen,* die von einem schmalen, roten Rand umgeben sind. Diese Hauterscheinungen treten vor allem an Händen und Füßen auf. Im Mund kommt es oft zu aphthenähnlichen Veränderungen, die mit starken Schmerzen einhergehen. Manchmal kommt es an den Nasenlöchern und den Oberschenkeln zu Hauterscheinungen. Es kann leichtes bis hohes Fieber auftreten. Die Krankheit heilt nach 1–2 Wochen ohne Krustenbildung aus.

Komplikationen Nur in sehr seltenen Fällen kommt es zur Pneumonie, Meningitis, Enzephalitis oder Myokarditis.

Nachweis Der Erreger kann im Stuhl und im Bläschensekret nachgewiesen werden. Jedoch wird in der Regel kein Erregernachweis durchgeführt, sondern die Diagnose aufgrund der Symptome gestellt.

Therapie Eine Therapie ist in der Regel nicht erforderlich.

Meldepflicht Es besteht keine Meldepflicht.

Behandlungsverbot Es besteht für Heilpraktiker kein Behandlungsverbot.

27.22 Herpes genitalis

Bei Herpes genitalis tritt der typische **Herpes-Bläschenausschlag** (➤ Kap. 27.22) am Glied bzw. an den Schleimhäuten der weiblichen Geschlechtsorgane auf. Es handelt sich um eine hochinfektiöse Erkrankung (↑ *Atlas* Abb. 24.44).

Erreger Herpes-simplex-Virus Typ 2 (genitaler Typ), ruft Erkrankungen unterhalb der Gürtellinie vor.

Ansteckung 10 % der Bevölkerung sind mit dem Virus in Kontakt gekommen und haben deshalb entsprechende Antikörper im Blut. Die Erkrankungshäufigkeit nimmt zu.

Die Übertragung erfolgt durch sexuelle Kontakte, entweder Glied-Scheide-Kontakt oder Mund-Geschlechtsteil-Kontakt.

Inkubationszeit 2–7 (evtl. 9) Tage.

Symptome Am Glied bzw. den Schleimhäuten der weiblichen Geschlechtsorgane kommt es zu dem *typischen Bläschenausschlag* wie bei Herpes simplex geschildert (➤ Kap. 27.22). Gelegentlich treten rezidivierende Fälle auf.

Prophylaxe Der Mann soll bis zum Abklingen der Erkrankung entweder ein Kondom benutzen oder sexuelle Kontakte meiden. Frauen wissen oft nicht, dass sie Herpes-infiziert sind und verbreiten so das Virus unwissentlich.

Meldepflicht Es besteht keine Meldepflicht.

Behandlungsverbot Für den Heilpraktiker besteht Behandlungsverbot aufgrund des § 24 IfSG, der die Behandlung der sexuell übertragbaren Krankheiten den Ärzten vorbehält.

27.23 Herpes simplex

Erstinfektionen mit dem Herpes-simplex-Virus verlaufen meist **symptomfrei.** Die Erkrankung ist durch **Rezidive** gekennzeichnet, bei denen es meist im **Lippen-** oder **Genitalbereich** zu einem **Bläschenausschlag** kommt (↑ *Atlas* Abb. 24.44 und 24.45).

Bei den Herpesviren handelt es sich um eine Gruppe von über 80 DNS-haltigen Viren. Von diesen sind die wichtigsten Krankheitserreger das Herpes-simplex-Virus, das Varicella-zoster-Virus, das Epstein-Barr-Virus und das Zytomegalievirus.

Das Herpes-simplex-Virus ruft Herpes labialis und Herpes genitalis (➤ Kap. 27.21) hervor. Das Varicella-zoster-Virus ist der Erreger der Windpocken (Varizellen) und der Gürtelrose (Herpes zoster). Das Epstein-Barr-Virus verursacht das Pfeiffer-Drüsenfieber (Mononucleosis infectiosa). Das Zytomegalievirus kann die Zytomegalie, die sog. Speicheldrüsenviruskrankheit auslösen (➤ Tab. 27.2).

Erreger Beim Herpes-simplex-Virus unterscheidet man zwei Typen:

- **Herpes-simplex-Virus HSV 1** (oraler Typ) ruft Erkrankungen *oberhalb* der Gürtellinie hervor und führt meist zu Herpes labialis oder Keratitis. Bei 80–90 % der Erwachsenen lassen sich Antikörper im Blut gegen dieses Virus nachweisen.
- **Herpes-simplex-Virus HSV 2** (genitaler Typ) ruft Erkrankungen *unterhalb* der Gürtellinie hervor. Es kommt meist zu Herpes genitalis (➤ Kap. 27.21). Nur 10 % der Bevölkerung sind mit dem Virus in Kontakt gekommen und haben deshalb entsprechende Antikörper im Blut.

Inkubationszeit Meist 2–7 (auch bis 9) Tage.

Übertragung

- **HSV I** wird meist durch *Tröpfcheninfektion,* aber auch durch Kontaktinfektion, selten durch Schmierinfektion (Virus konnte im Stuhl nachgewiesen werden) übertragen.
- **HSV 2** wird meist durch *sexuelle Kontakte* übertragen.

Nachweis Im Bläscheninhalt, bei Prozessen in der Mundhöhle im Speichel, bei Virämie im Blut, bei Meningitis im Liquor.

Vorkommen Weltweit.

Krankheitsverlauf Die Ansteckung erfolgt nach Abklingen des mütterlichen Antikörperschutzes fast immer im *Säuglings- oder Kleinkindalter.* Allerdings verlaufen 99 % der Fälle *symptomlos.* Nur bei 1 % kommt es zu Krankheitserscheinungen. Dabei kann *Fieber* auftreten, das 6–10 Tage andauern kann. Des Weiteren kann es zu *Hauterscheinungen* kommen, gelegentlich auch zu *Stomatitis* (Mundschleimhautentzündung, Stomatitis herpetica, ➤ Kap. 9.3.3), *Vulvovaginitis* (Entzündung von Vulva und Scheide, s. Herpes genitalis ➤ Kap. 27.21), *Keratokonjunktivitis* (Entzündung der Hornhaut des Auges und der Augenbindehaut), sehr selten auch zu *Meningoenzephalitis* oder zum *generalisierten Herpes.*

Bei Neugeborenen, die durch einen mütterlichen Herpes genitalis infiziert wurden, kann es zu einem schweren generalisierten Herpes mit hohem intermittierendem Fieber, zu Ikterus, Lebervergrößerung und Hautblutungen kommen.

Tab. 27.2 Erkrankungen durch Herpesviren

Herpesvirus	Typische Erkrankung
Herpes-simplex-Virus Typ 1 (HSV 1): Herpes labialis	Lippenherpesinfektion, Keratitis
Herpes-simplex-Virus Typ 2 (HSV 2): Herpes genitalis	Genitale Herpesinfektion
Varicella-zoster-Virus	Windpocken, Gürtelrose
Epstein-Barr-Virus	Pfeiffer-Drüsenfieber (Mononucleosis infectiosa)
Zytomegalievirus	Speicheldrüsenviruskrankheit (Zytomegalie)
Humanes Herpesvirus 6	Dreitagefieber (Exanthema subitum)

Hauterscheinungen Herpes simplex tritt bevorzugt an den *Umschlagstellen* von *Haut* und *Schleimhaut* auf (Herpes labialis, Herpes genitalis, Herpes nasalis, Herpes perianalis). In dem betroffenen Bezirk kommt es zunächst zu *Spannungsgefühl, Juckreiz, Brennen* und *Rötung*. Innerhalb von 1–2 Tagen schießen stecknadelkopfgroße, gruppiert stehende *Bläschen* auf gerötetem Grund auf (↑ *Atlas* Abb. 24.45). Bald darauf brechen die Bläschen auf und entleeren einen wässrigen, infektiösen Inhalt. Danach entwickeln sich *Krusten*. Diese fallen innerhalb von 8–12 Tagen ab, ohne Narben zu hinterlassen.

Rezidive Während der Primärinfektion wandert das Virus entlang der Nervenbahnen in die Spinalganglien ein, wo es lebenslang in latenter Form persistiert. Dabei wird es durch Zellnukleasen an seiner Ausbreitung gehemmt. Durch eine gestörte Abwehrlage kann es jedoch zu einer Reaktivierung des Virus kommen. Das Virus wandert die Nervenbahn entlang und löst am Ort des Auftretens Krankheitserscheinungen aus.

Die häufigste Lokalisation der Rezidive sind die Lippen. Aber es kann auch zu Krankheitserscheinungen am Naseneingang, im Mund und in der Anal- und Genitalregion kommen.

Bei der *Reaktivierung spielen Fieber, Erkältungskrankheiten, intensive Sonnenbestrahlung, Monatsblutung, Verletzungen,* aber auch *Magen-Darm-Störungen, Stress* und *Ekelgefühl* eine Rolle (➤ Tab. 27.3).

Therapie In der Schulmedizin wird bei lokalem Herpes mit einem Virostatikum (einer aciclovirhaltigen Salbe) behandelt. Bei schweren Erkrankungen erfolgt eine orale Gabe von Virostatika.

Tab. 27.3 Herpesrezidive

Rezidiv	Tritt im Zusammenhang auf mit
Herpes febrilis	Fieber und Erkältungskrankheiten
Herpes solaris	Sonnenbestrahlung (Gletscherbrand)
Herpes menstrualis	Monatsblutung
Herpes traumatica	Verletzungen (oft im Mundbereich)

In der Naturheilkunde werden bei wiederkehrenden Infektionen abwehrsteigernde Maßnahmen durchgeführt wie z. B. Ernährungsumstellungen, Kneipp-Anwendungen, ansteigende Fußbäder und Darmsanierung. Außerdem können abwehrstärkende pflanzliche Präparate verordnet werden, beispielsweise Sonnenhut (Echinacea) und Eleutherococcus (Taigawurzel). Besonders bewährt hat sich bei Herpes labialis Melisse. Außerdem können unterstützend Salbei und Kamille eingesetzt werden sowie Teebaum-, Zimt- und Thymianöl. Werden diese Maßnahmen rechtzeitig durchgeführt, so kann der Krankheitsausbruch oft vermieden werden bzw. dessen Verlauf zumindest abgemildert werden.

Meldepflicht Aufgrund des Infektionsschutzgesetzes besteht weder für den Arzt noch für den Heilpraktiker Meldepflicht.

Behandlungsverbot Für den Heilpraktiker besteht für Herpes genitalis Behandlungsverbot, da es sich um eine sexuell übertragbare Krankheit handelt. Außerdem dürfen Erkrankungen in der Mundhöhle nicht therapiert werden.

Andere Herpes-simplex-Infektionen z. B. an den Lippen oder auf der Haut darf der Heilpraktiker behandeln.

27.24 Influenza (echte Grippe)

Bei der Influenza handelt sich um die „echte Grippe", eine akute, hochansteckende, fieberhaft verlaufende Infektionskrankheit, die mit Kopf- und Gliederschmerzen, trockenem Reizhusten und evtl. Halsschmerzen einhergeht.
Es kann zu bakteriellen Sekundärinfektionen kommen.
Die „echte Grippe" muss von einem *„grippalen Infekt"* abgegrenzt werden. Unter grippalem Infekt fasst man alle banal verlaufenden Erkrankungen zusammen, die in erster Linie durch Viren, gelegentlich aber auch durch Bakterien verursacht werden und die mit Fieber und Symptomen der oberen Atemwege wie Husten, Schnupfen und Heiserkeit einhergehen. Manchmal versteht man unter „grippalem Infekt" auch eine abdominale Verlaufsform („Darmgrippe") mit Übelkeit, Durchfällen oder Verstopfung.
Liegt keine Abwehrschwäche vor, so heilen diese Infekte meistens innerhalb von 1 bis max. 2 Wochen aus.

Bitte unterscheiden:

Grippaler Infekt
- Meist nur subfebrile oder normale Temperatur und leichter Krankheitsverlauf.
- Es kommen unterschiedlichste Erreger in Betracht.

Humane Influenza
- Beginnt plötzlich, verläuft mit deutlichem Fieber sowie mit Kopf- und Gliederschmerzen.
- Erreger ist das Influenza-Virus (meist Typ A).

Zoonotische Influenza (z. B. Vogel- und Schweinegrippe)
- Sie wird aus dem Tierreich auf den Menschen übertragen. Die Symptome entsprechen grundsätzlich denen der humanen Influenza. Es kommt vor allem zu Fieber, Husten und Atemnot, oft auch zu gastrointestinalen Symptomen.
- Erreger sind bestimmte Subtypen des Influenza-Virus.

Die humane und die zoonotische Influenza werden wegen der besseren Übersichtlichkeit in getrennten Kapiteln besprochen.

27.24.1 Humane Influenza

Erreger Influenzavirus, Typ A, B und C. Virustyp C spielt beim Menschen keine Rolle.

Typ A ist die häufigste Ursache von Epidemien. Von dem Influenzavirus A sind zahlreiche Typen und von diesen wiederum Subtypen bekannt.

Erregerreservoir von Typ A sind Menschen, Säugetiere (Pferde, Schweine) und Vögel, und zwar vor allem Wasservögel. Die für den Menschen und die für die Vögel pathogenen Typen unterscheiden sich dadurch, dass sie sich an unterschiedliche zelluläre Rezeptoren binden.

Die auf der Virushülle befindlichen Antigene Neuraminidase (N) und Hämagglutinin (H) führten zur Unterteilung nach dem H-N-System (z. B. Typ A H3N2).

Das Virus kann seine Oberflächenmerkmale (Oberflächenantigene) verändern. Dies bezeichnet man als **Antigendrift.** Dabei handelt es sich meist um eine allmähliche, meist nur geringfügige Veränderung der Struktur des Antigens. Dadurch entwickelt sich eine neue Variante eines bestimmten Subtyps. Infolge dieses Antigendrifts passen die im Blut enthaltenen Antikörper nicht mehr auf das Antigen des Virus des folgenden Jahres. Dies führt zu den typischen jährlichen Grippewellen. Dieser Antigendrift ist auch dafür verantwortlich, dass ein Mensch im Laufe seines Lebens mehrmals an Influenza erkranken kann. Auch muss der Grippeimpfstoff jedes Jahr den aktuellen Driftvarianten angepasst werden.

Unter **Antigenshift** dagegen versteht man eine plötzliche, meist starke Veränderung des Oberflächenmerkmals eines Virus, das zur Bildung eines neuen Subtyps führt. Solche Antigenshifts werden durch den Austausch bestimmter DNS-Abschnitte zwischen zwei Subtypen ausgelöst. Dies setzt eine Doppelinfektion einer Zelle mit zwei verschiedenen Subtypen voraus. Ein Antigenshift führt in der Regel zu einer neuen Pandemie.

Vorkommen Weltweit. Meist kommt es alle 3–5 Jahre zu Epidemien. Diese Epidemien unterscheiden sich in ihrem Schweregrad oft erheblich.

Alle 10–40 Jahre kommt es zu schweren Pandemien durch einen Antigenshift (s. o., Erreger). So beispielsweise:
- **Spanische Grippe:** 1918 bis 1920, weltweit 22 Mio. Tote!
- **Asiatische Grippe:** 1957, 1–2 Mio. Tote
- **Hongkong Grippe:** 1968, knapp 1 Mio. Tote

Gewöhnliche Influenzawellen verursachen in Deutschland jährlich durchschnittlich 8.000–11.000 Todesfälle.

Inkubationszeit Meist 1–2 (4) Tage.

Übertragung Die Übertragung erfolgt vor allem durch *Tröpfcheninfektion* (besonders durch Husten und Niesen), vermutlich aber auch aerogen und durch Kontaktinfektion (z. B. durch Händeschütteln).

Ansteckungsfähigkeit Eine Ansteckungsfähigkeit besteht bereits 1 Tag vor Auftreten der ersten Symptome und besteht dann meist über einen Zeitraum von 3–5 Tagen.

Zu beachten ist, dass kleine Kinder das Virus früher und für längere Zeit, als Erwachsene ausscheiden können.

Pathogenese Das Virus tritt über die *Nasen-Rachen-Schleimhaut* ein, wodurch es hier zu einer entzündlichen Anschwellung kommt. Die Schleimhautentzündungen begünstigen ihrerseits wiederum Sekundärinfektionen. Andererseits begünstigen aber auch bakterielle Infektionen durch Staphylo- und Streptokokken eine Influenzainfektion.

Symptome Die Erkrankung kann in *unterschiedlichen Schweregraden* verlaufen, vom symptomlosen bis hin zum tödlichen Verlauf. Typisch ist der plötzliche Krankheitsbeginn. Die Krankheitsdauer liegt in der Regel bei 5–7 Tagen. Sie kann in Abhängigkeit der individuellen Konstitution sowie der auftretenden Komplikationen und Risikofaktoren deutlich länger sein.

- **Milder Verlauf.**
  - Fieber
  - Kopf- und Gliederschmerzen
  - Trockener Reizhusten
  - Evtl. Erkältungserscheinungen wie Halsschmerzen
  - Evtl. allgemeine Schwäche und Schweißausbrüche
- **Manifester Krankheitsverlauf.**
  - Kopf-, Glieder- und Rückenschmerzen
  - Erkältungserscheinungen wie Rhinitis, Pharyngitis, Laryngitis, Tracheitis und Bronchitis.
- **Rekonvaleszenz.** Es kommt zu einer deutlich verlängerten Rekonvaleszenz. Während dieser Zeit bestehen Müdigkeit, Abgeschlagenheit, Neigung zu Schweißausbrüchen und niedriger Blutdruck.

Komplikationen Vor allem bei älteren Menschen, Säuglingen, Kleinkindern, Herz-Lungen-Kranken und Abwehrgeschwächten kann es zu schwersten und sogar tödlichen Verläufen kommen.

Häufig sind es bakterielle Sekundärinfektionen, die als Bronchopneumonie (↑ *Atlas* Abb. 24.17), Sinusitis, Otitis media (v. a. bei Kindern), Myokarditis, Kreislaufinsuffizienz, Meningitis und/oder Enzephalitis ablaufen können.

Differenzialdiagnose Grippale Infekte durch andere Erreger. Tuberkulose, Ornithose, Q-Fieber.

Nachweis Im Blut kommt es zur Leukopenie mit Linksverschiebung, bei bakteriellen Sekundärinfektionen allerdings zur Leukozytose.

Es kann ein Antikörpernachweis durchgeführt werden.

Vorbeugung Es existiert eine aktive Impfung, deren Wirkungsdauer wegen des Antigendrifts jedoch nur 1 Jahr beträgt. Diese Impfung wird laut STIKO empfohlen:

- Für alle Personen über 60 Jahren
- Für Personen mit gesundheitlicher Vorschädigung (z. B. Herz, Kreislauf, Leber, Niere)
- Für Bewohner von Alters- oder Pflegeheimen
- Für Personen, die als mögliche Infektionsquelle im selben Haushalt lebende oder von ihnen betreute Risikopersonen gefährden können
- Für Personen mit erhöhter Gefährdung (z. B. medizinisches Personal)
- Für Personen in Einrichtungen mit umfangreichem Publikumsverkehr
- Für Personen mit direktem Kontakt zu Wildvögeln und Geflügel
- Für alle Personen, wenn ein erheblicher Antigendrift oder -shift zu erwarten ist und der Impfstoff die neue Variante enthält

Die Schutzrate beträgt ungefähr 40–60 %, bei älteren Menschen liegt sie eher niedriger. Erkranken geimpfte Menschen, so verläuft die Erkrankung leichter.

Schulmedizinische Therapie Bei einem unkomplizierten Verlauf wird in der Regel symptomatisch behandelt. Bei bakteriellen Sekundärinfektionen werden evtl. Antibiotika verordnet.

Für Risikopatienten stehen antivirale Arzneimittel (Amantadin, Neuraminidasehemmer) zur Verfügung, die spätestens 48 Stunden nach Einsetzen der Symptome gegeben werden sollten.

Meldepflicht Für Heilpraktiker besteht bei der humanen Influenza keine Meldepflicht.

Für Labore besteht eine Meldepflicht bei Erregernachweis gemäß § 7 IfSG.

Behandlungsverbot Für Heilpraktiker besteht bei humaner Influenza Behandlungsverbot gemäß der §§ 24 und 7 IfSG.

27.24.2 Zoonotische Influenza (z. B. Vogelgrippe, Schweinegrippe)

Bei einer zoonotischen Influenza wird das Virus aus dem **Tierreich** auf den Menschen übertragen (z. B. von Vögeln oder Schweinen).

Erreger

- **Vogelgrippe (aviäre Influenza).** Es handelt sich um einen Subtyp des Influenza-Virus Typ A, und zwar Subtyp A/H5N1 und evtl. noch andere Subtypen wie A/H7N7 und A/H7N3.
- **Schweinegrippe.** Subtyp des Influenza-Virus Typ A, und zwar Subtyp A/H1N1.

Übertragung Bei der zoonotischen Influenza erfolgt die Ansteckung aus dem *Tierreich* auf den Menschen. Menschen, die sich auf diesem Weg angesteckt haben, können dann vor allem über Tröpfcheninfektion den Erreger auf weitere Personen übertragen.

Vogelgrippe. Bisher sind Erkrankungen des Menschen mit aviärer Influenza nur vereinzelt aufgetreten und fast nur bei Menschen, die einen engen Kontakt zu infiziertem Geflügel bzw. dessen Ausscheidungen hatten. In einzelnen Fällen kam es bei engem körperlichen Kontakt auch zu einer Übertragung von Mensch zu Mensch. Es verstarben fast zwei Drittel der Infizierten!

Inkubationszeit Die Inkubationszeit liegt mit ca. 4 Tagen (3–5 Tagen) etwas höher als bei der humanen Influenza.

Symptome Grundsätzlich kommt es bei der zoonotischen Influenza zu den gleichen Symptomen wie bei der *humanen Form auch:* Fieber, Husten, Hals-, Kopf- und Gliederschmerzen und Atemnot. Es können auch gastrointestinale Beschwerden wie Übelkeit, Erbrechen und Durchfälle auftreten.

Grundsätzlich kam es bei der Vogelgrippe eher zu schweren und bei der Schweinegrippe zu leichteren Verläufen. Aber grundsätzlich sind bei beiden Erkrankungen alle Schweregrade möglich.

Meldepflicht Für Heilpraktiker besteht bei der zoonotischen Influenza durch Rechtsverordnung des Bundes vom 18.3.16 IfSG-Meldepflicht-Anpassungsverordnung (IfSG MeldAnp) nach § 6 Abs. 1 Satz 1 eine Meldepflicht bei Verdacht, Erkrankung und Tod. Für Labore besteht darüber hinaus noch eine Meldepflicht bei Erregernachweis gemäß § 7 IfSG.

Behandlungsverbot Für Heilpraktiker besteht bei zoonotischer Influenza Behandlungsverbot gemäß der §§ 24, 6 und 7 IfSG.

MERKE

Bei der zoonotischen Influenza

besteht für den HP Meldepflicht bei (Verdacht, Erkrankung, Tod) und Behandlungsverbot (§§ 24, 6, 7 IfSG).

Bei der humanen Influenza

besteht für den HP keine Meldepflicht, aber Behandlungsverbot (§§ 24, 7 IfSG).

27.25 Keratoconjunctivitis epidemica

Die Keratoconjunctivitis epidemica ist durch eine durch Adenoviren verursachte Entzündung der Horn- und Augenbindehaut. Es kommt zu **Fremdkörpergefühl, vermehrtem Tränenfluss, ausgeprägter Bindehautrötung** und **-schwellung** und **Lidödem** (↑ *Atlas* Abb. 24.58).

Erreger Adenoviren.

Ansteckung Die Ansteckung kann *iatrogen* (durch ärztliche Einwirkung in Diagnostik und Therapie) erfolgen. Möglich sind aber auch Übertragungen durch Schwimmbadwasser, Augentrocknen mit einem kontaminierten Handtuch, über Waschlappen und Tröpfcheninfektion.

Zu einer Keratokonjunktivitis kann es auch im Zuge eines Pharyngokonjunktivalfiebers kommen. Dies ist vor allem bei Kindern der Fall. Dabei kommt es zu Fieber, Rachenentzündung und ein- oder beidseitiger Augenentzündung. Ursächlich sind ebenfalls Adenoviren (s. u., Behandlungsverbot).

Inkubationszeit 4–10 Tage.

Symptome Es treten ein- oder beidseitig heftigste Augenrötung, Fremdkörpergefühl, vermehrter Tränenfluss, Lidödem, Schwellung der Tränenwärzchen und Schwellung der vor dem Ohr gelegenen Lymphknoten auf.

Komplikationen sind *Übergreifen der Entzündung* auf Iris und Ziliarkörper. Es kann zu wochenlangen Sehstörungen und zu bleibenden Infiltraten mit Sehbeeinträchtigungen kommen.

Meldepflicht Für den Heilpraktiker besteht keine Meldepflicht.

Jedoch besteht gemäß §§ 8 und 7 Abs. 1 IfSG für die Leiter von Medizinaluntersuchungsämtern und sonstigen privaten oder öffentlichen Untersuchungsstellen einschließlich der Krankenhauslaboratorien eine namentliche Meldepflicht bei direktem Nachweis von Adenoviren im Konjunktivalabstrich, soweit der Nachweis auf eine akute Infektion hinweist.

Behandlungsverbot Behandlungsverbot besteht für Heilpraktiker für die durch Adenoviren verursachte Keratokonjunctivitis epidemica gemäß §§ 24 und 7 IfSG.

Laut der amtlichen Begründung zum IfSG richtet sich die Meldepflicht vor allem auf die als Kleinepidemie in augenärztlichen Praxen auftretenden Fälle. Daraus ergibt sich, dass für den Heilpraktiker *kein generelles* Behandlungsverbot bei Erkrankungen besteht, die durch Andenoviren verursacht werden. Adenoviren können weltweit Erkrankungen des Atemtrakts (z. B. Pharyngitis, Rhinopharyngitis, Pharyngokonjunktivalfieber [s. o.], Pneumonien) verursachen, die oft einen leichten oder sogar inapparenten Verlauf nehmen, außerdem können sie Gastroenteritiden mit Atemweginfekt, Harnblasenentzündungen und selten auch Enzephalitiden verursachen.

27.26 Keuchhusten

Keuchhusten (Pertussis) ist eine (Kinder-)Krankheit mit typischen, bevorzugt nachts auftretenden, **stakkatoartigen Hustenanfällen.** Des Weiteren kommt es zur ziehenden Einatmung **(inspiratorischer Stridor)** und Abhusten eines **zähen, glasigen Schleims,** oft mit gleichzeitigem **Erbrechen.** Durch einen Krampf der Bronchialmuskulatur kann es zur **zyanotischen Verfärbung** kommen.

Erreger Bordetella pertussis. Ein kleines, kurzes, gramnegatives, sporenloses Stäbchenbakterium, das zur Hämophilusgruppe gehört.

Ausbreitung Keuchhusten tritt weltweit auf. Bei uns treten in den letzten Jahren gehäuft Fälle bei Erwachsenen auf, die in den ersten 6 Lebensjahren geimpft wurden und bei denen mittlerweile der Impfschutz erloschen ist.

Ansteckung Durch Tröpfcheninfektion. Im katarrhalischen Stadium ist die Kontagiosität so hoch, dass die Übertragung schon nach wenigen Minuten des Kontaktes stattfinden kann. Im konvulsiven Stadium ist die Ansteckungsfähigkeit zwar geringer, aber immer noch vorhanden. Ab der 6. Krankheitswoche ist eine Übertragung kaum noch möglich.

Inkubationszeit 7–14 Tage.

Pathogenese Der Krankheitsverlauf ist sehr unterschiedlich. Es kommen alle Schweregrade von inapparenten bis zu schwersten (bei Säuglingen auch tödlichen) Verläufen vor.

Die Erreger vermehren sich im Atemtrakt. Aus den zugrunde gegangenen Bakterien werden Endotoxine freigesetzt, die durch bestimmte Veränderungen im ZNS zum Stadium konvulsivum führen.

Symptome Der Keuchhustenverlauf wird in drei Stadien eingeteilt:

- **Stadium catarrhale.** Dauer 1–2 Wochen. Die Erkrankung beginnt wie ein *banaler grippaler Infekt* mit Schnupfen, Kratzen im Hals und meist subfebrilen Temperaturen. Gegen Ende dieser Phase tritt vornehmlich nachts ein Husten auf, der auf die üblichen Hustenmittel nicht gut anspricht.
- **Stadium convulsivum.** Dauer 3–6 Wochen. Es treten nun die typischen Keuchhustenanfälle auf: vor allem abends und nachts kommt es zu dem *stakkatoartigen Husten,* also einer Serie (5–10) schnell aufeinanderfolgender Hustenstöße, nach denen es zur weithin hörbaren ziehenden Einatmung (inspiratorischer Stridor) kommt. Auf der Höhe des Hustenanfalles kann ein Krampf der Bronchialmuskulatur zur *zyanotischen Ver-*

färbung führen. Typischerweise wird ein *zäher, glasiger Schleim* entleert, häufig mit gleichzeitigem *Erbrechen.* Ein Platzen von Gefäßen im Auge während eines Anfalles kann eine *Konjunktivalblutung* zur Folge haben (↑ *Atlas* Abb. 24.28). Bei leichteren Krankheitsverläufen kommt es pro Tag zu 2–3, bei schwerem Verlauf bis zu 50 Anfällen. Bei komplikationslosem Verlauf tritt kein Fieber auf.

- **Stadium decrementi.** Dauer 2–6 Wochen. Die Hustenanfälle nehmen an Zahl und Intensität allmählich ab.

Komplikationen Reagieren die Eltern überängstlich auf die Hustenanfälle des Kindes, so kann sich die Krankheit sehr in die Länge ziehen. Bei Säuglingen handelt es sich um eine lebensbedrohende Erkrankung, da es hier zur gefährlichen Pneumonie kommen kann. Weitere Komplikationen sind Otitis media (durch Sekundärinfektionen), Enzephalitis und Aktivierung schlummernder Infekte wie Tuberkulose. Als Spätfolge können sich Bronchiektasen bilden.

Differenzialdiagnose Hustenanfälle anderer Ursache, Asthma bronchiale, Mukoviszidose, Fremdkörper.

Nachweis Tiefe Nasenabstriche sind im Allgemeinen ergiebiger als die Hustenplatte (Sputumuntersuchung). Antikörperbestimmungen im Blut sind ab der 2. Woche nach Krankheitsbeginn möglich.

Am Ende des katarrhalischen und für etwa 4–6 Wochen während des konvulsiven Stadiums kommt es zur Lymphozytose.

Immunität Immunität besteht für Jahrzehnte, dann kann erneut eine Erkrankung erfolgen. Typisch ist die Zweiterkrankung der Großeltern, die sich bei ihren Enkeln angesteckt haben.

Prophylaxe Da die Antikörper der Mutter nicht über die Plazenta an den Säugling weitergegeben werden können, muss dieser sorgfältig vor einer Ansteckung geschützt werden. Hat jedoch eine Exposition bereits stattgefunden, so wird eine Antibiotikaprophylaxe durchgeführt.

Es existiert eine aktive Impfung.

Therapie Antibiotika werden vom Arzt im Allgemeinen nur bei Säuglingen und bei Sekundärinfektionen älterer Kinder eingesetzt. Ansonsten erfolgt die Therapie symptomatisch, vor allem durch viel frische Luft (Höhenluft!).

Meldepflicht Für den Heilpraktiker und für Labore besteht Meldepflicht bei Verdacht, Erkrankung und Tod gemäß §§ 8, 6 IfSG Abs. 1.

Behandlungsverbot Für Heilpraktiker besteht Behandlungsverbot gemäß §§ 24, 6, 7 und 34 IfSG.

27.27 Krätze

Krätze (Skabies) ist eine durch **Krätzmilben** verursachte Hautkrankheit, bei der es zu einem charakteristischen **Hautausschlag** (Milbenhügel, winklige Gänge) mit **starkem Juckreiz** kommt (↑ *Atlas* Abb. 24.31 und 24.32).

Erreger Erreger ist die *Krätzmilbe.* Es handelt sich um einen Hautparasiten, der zu den Spinnentieren gehört.

Ansteckung Die Ansteckung erfolgt im Allgemeinen durch *direkten Hautkontakt* mit einer infizierten Person. Eine Übertragung wird vor allem durch gemeinsam benutzte Betten begünstigt. Gelegentlich kommt es jedoch auch zu einer Ansteckung über Kleidungsstücke.

Inkubationszeit Tage bis Wochen.

Pathogenese Die befruchtete weibliche Milbe gräbt Gänge in die Hornschicht der Haut. Vorzugsweise nachts kommt sie durch die Bettwärme aus ihrem Milbenhügel und legt ihre Eier und Kotballen in diese Gänge ab, wodurch es zum starken Juckreiz kommt. Die Larven schlüpfen innerhalb weniger Tage und sammeln sich in den Haarfollikeln. Durch die mechanische Schädigung der Haut, durch Milbensekrete und Kot kommt es zu entzündlichen Reaktionen und durch heftiges Kratzen häufig zu Sekundärinfektionen.

Symptome Es kommt zu *ekzemähnlichen, stark juckenden Hauterscheinungen* mit Knötchen, Pusteln und Kratzspuren mit vor allem nächtlichem, heftigem Juckreiz. Nach Tagen kommt es oft zur Sensibilisierung auf Milbenantigene und damit zum generalisierten Juckreiz mit Hautquaddeln, Papeln und Bläschenbildung.

Prädilektionsstellen Zwischenfingerfalten, Beugeseite der Handgelenke, Geschlechtsorgane, vordere Achselfalte, Nabel, innerer Fußrand.

Differenzialdiagnose Hautpilzerkrankungen, Ekzeme.

Nachweis Lupennachweis der Milben, Eier oder Kotballen im Milbengang.

Prophylaxe Gute Hygiene, häufiger Wechsel von Bettwäsche und Kleidung, Meidung von infizierten Personen.

Therapie Durch den Arzt mittels 1-prozentigem Lindan oder 25-prozentiger Benzylbenzoat-Creme. Da die Milbe außerhalb der Haut nur 2–3 Tage überlebt, können Kleidung oder Bettwäsche 4 Tage lang ausgelüftet werden, sodass die Milbe abstirbt.

Meldepflicht Für Heilpraktiker und für den Arzt besteht keine Meldepflicht.

Behandlungsverbot Für Heilpraktiker besteht Behandlungsverbot gemäß §§ 24 und 34 IfSG.

27.28 Läusebefall (Pedikulose)

Unter Pedikulose (Läusebefall) versteht man den Befall der Haut durch **Läuse.** Läuse sind ungefähr 1–4 mm lange, flügellose Insekten, die zu den Blutsaugern gehören. Sie sind wichtige Krankheitsüberträger. Es gibt zahlreiche, verschiedene Lausarten, von denen aber nur drei den Menschen befallen: die **Kopflaus,** die **Kleiderlaus** und die **Filzlaus.**

Kopfläuse Kinder, die von Kopfläusen befallen sind, *kratzen* sich wegen des starken Juckreizes häufig am *Kopf.* Dieser Juckreiz wird durch den von den Läusen beim Blutsaugen eingebrachten Speichel ausgelöst. Durch die Kratzwunden kann es zu Sekundärinfektionen und damit zu eitrigen Hautausschlägen (*„Läuseekzem“*, ↑ *Atlas* Abb. 24.54) kommen, die ihrerseits ein Anschwellen der regionalen Lymphknoten verursachen können.

Kopfläuse können zu Beginn des Befalls leicht übersehen werden, da sie die Fähigkeit besitzen, sich der Haarfarbe anzupassen. Leichter kann man die an den Haaren haftenden Eier (Nissen) erkennen. Um sich in einem frühen Stadium des Befalls Sicherheit zu verschaffen, scheitelt man das Haar Strich um Strich am gesamten Kopf, um nach Nissen zu fahnden. Besonders sorgfältig und gründlich muss man die Prädilektionsstellen Nacken, Schläfen und hinter den Ohren untersuchen. Kopfläuse werden einerseits durch direkten Kontakt übertragen, andererseits aber auch durch gemeinsam benutzte Gegenstände wie Wäsche und Betten.

Kleiderläuse Kleiderläuse halten sich, wie schon der Name sagt, bevorzugt in der Kleidung auf, wobei sie dazu die Nähte der dicht am Körper anliegenden Kleidungsstücke, also der Unterwäsche, vorziehen. Hier legen sie auch ihre Eier ab. Die Kleiderläuse kommen zum Blutsaugen auf die Haut, wodurch es *zu heftig juckenden Pünktchen* und *Quaddeln* kommt. In der Regel sieht man auch strichförmige Kratzspuren und häufig bakterielle Sekundärinfektionen. Die Läuse werden durch direkten Kontakt und über Kleiderstücke weitergegeben.

Kleiderläuse können die Erreger des *Fleckfiebers* (Rickettsia prowazeki), des *Rückfallfiebers* (Borrelia recurrentis) und des *Wolhynischen Fiebers,* des sog. Fünftagefiebers (Rickettsia quintana), übertragen.

Filzläuse Filzläuse treten bevorzugt an *Schamhaaren* auf, selten an Bart, Augenbrauen, Wimpern, aber praktisch nie am Kopfhaar. An der Bissstelle besteht *Juckreiz.* Die Hauterscheinungen, die meist im anogenitalen Bereich auftreten, ähneln der Neurodermitis. Es sind Kratzspuren und häufig auch Sekundärinfektionen vorhanden. Gelegentlich kann man die Läuse als *kleine, bläuliche Punkte* auf der Haut sehen, und zwar meist am Stamm.

Therapie In der Schulmedizin werden Insektizide eingesetzt, die speziell gegen Kopfläuse wirksam sind, teils auch gegen andere Hautparasiten. Sie werden lokal aufgebracht, z. B. in Form von Lösungen, Shampoos, Gelen oder Sprays und enthalten meist die Inhaltstoffe Pyrethrumextrakt oder Permethrin. Daneben gibt es zahlreiche Medizinprodukte mit Dimeticon (Silikonöl) oder pflanzliche Öle, wie Neemöl oder auch Kokos- oder Rapsöl (s. u.), die erfolgreich die Verwendung gegen Kopfläuse finden.

In der Naturheilkunde kann mit Medikamenten aus Kokosöl behandelt oder eine Rapsölkur durchgeführt werden. Dazu lässt man in der Apotheke 175 ml Rapsöl mit 12,5 ml Wasser und 30 g Emulgator mischen. Dies wird ins Haar einmassiert und soll dort einige Stunden einwirken. Anschließend wird das Haar gründlich mit einem Nissenkamm durchgekämmt. Die Behandlung muss am 1., 3. und 8. Tag wiederholt werden.

Außerdem empfiehlt es sich, das Haar insgesamt fünfmal, und zwar alle 5 Tage auszukämmen, das heißt am 1., 5., 9., 13. und 17. Tag. Das Haar sollte dabei nicht trocken, sondern feucht und mit einer Pflegespülung getränkt sein, da dann die „Läuse nicht weglaufen“ können.

Läuse können auch ausgehungert werden, da sie ohne regelmäßige Blutmahlzeit nur eine bestimmte Zeit überleben können.

Dieses Vorgehen empfiehlt sich für Kinderspielsachen und Räumen:

- Bei 25–30 °C überleben die Läuse 2 Tage.
- Bei 10–20 °C überleben die Läuse 7 Tage.

Zu beachten ist allerdings, dass sie nach 5 Tagen noch Eier ablegen können.

Meldepflicht Nach dem Infektionsschutzgesetz besteht für Verlausung *keine* Meldepflicht.

Behandlungsverbot Obwohl die Verlausung im § 34 IfSG mit aufgelistet ist und danach von Läusen befallene Personen keine Gemeinschaftseinrichtungen (z. B. Schulgebäude, Kindergärten) betreten dürfen, besteht für den Heilpraktiker trotzdem *kein* Behandlungsverbot, weil die Verlausung im Sinne des Infektionsschutzgesetzes (§§ 34, 24 IfSG) *keine* Krankheit ist, sondern lediglich ein *Ausschlussgrund* für das Betreten von *Gemeinschaftseinrichtungen.*

27.29 Legionärskrankheit (Legionellose)

Die Legionärskrankheit (Legionellose), eine Pneumonie, wurde erstmals 1976 beschrieben, als es in einem Hotel in Philadelphia anlässlich eines Kriegsveteranentreffens zu 180 Erkrankungsfällen mit 39 Todesfällen kam. Es handelt sich um eine **fieberhafte Erkrankung unterschiedlichen Schweregrades,** die sporadisch oder epidemisch auftreten kann.

Erreger Legionellen mit verschiedenen Serotypen.

Ansteckung Es handelt sich um einen häufigen, weltweit auftretenden Erreger, der Erkrankungen der Atemwege verursacht. Der Erreger kommt ubiquitär (überall verbreitet) in *feuchten* Böden und Oberflächenwasser (Seen, Flüssen, Feuchtstellen, Klimaanlagen, Kühltürmen, Warmwasserversorgungsanlagen, Leitungsnetzen der Trinkwasserversorgung) vor. Der Erreger hat ein Temperaturoptimum im Bereich von 20–50 °C, unterhalb und oberhalb dieser Temperaturen kann er sich nicht mehr vermehren. Die Ansteckung erfolgt *aerogen,* z. B. durch infizierte Aerosole aus Wasser von Klimaanlagen, Duschköpfen, Warmwasseranlagen, Warmsprudelbecken, Inhalationsgeräten u. Ä. Eine Übertragung von Mensch zu Mensch ist nicht sicher nachgewiesen.

Inkubationszeit 2–10 (evtl. bis 14) Tage.

Symptome Nur bei 10 % der Infizierten kommt es zu Symptomen, es erkranken bevorzugt *Abwehrgeschwächte.* Man unterscheidet leichte Verläufe mit lediglich grippeähnlichen Symptomen und schwere Erkrankungen, die als Pneumonie verlaufen. Bei Letzteren kommt es zu einem Vorläuferstadium mit Krankheitsgefühl, Kopf- und Gliederschmerzen, gefolgt von hohem Fieber, trockenem Husten, Brustschmerzen, Atemnot, Erbrechen, Durchfällen und Verwirrtheit.

Komplikationen Lungenabszess, Empyem, Myokarditis, Perikarditis, Lungenfibrose, akutes Nierenversagen.

Diagnostik Röntgen. Nachweis von Legionella-Antigen aus Sputum, Bronchialsekret, Serum, Urin,

Lungenbiopsie. Leukozytose, Protein- und Leukozyturie.

Meldepflicht Für den Heilpraktiker besteht keine Meldepflicht.

Jedoch besteht gemäß §§ 8 und 7 Abs. 1 IfSG für die Leiter von Medizinaluntersuchungsämtern und sonstigen privaten oder öffentlichen Untersuchungsstellen einschließlich der Krankenhauslaboratorien eine namentliche Meldepflicht bei Nachweis von Legionella sp., soweit der Nachweis auf eine akute Infektion hinweist.

Behandlungsverbot Für Heilpraktiker besteht Behandlungsverbot gemäß §§ 24 und 7 IfSG.

27.30 Lepra

Lepra (Aussatz, Morbus Hansen) ist eine durch Bakterien hervorgerufene chronische Infektionskrankheit, die in unterschiedlichen Schweregraden verlaufen kann. Es kommt zu Veränderungen an **Haut, Schleimhaut, peripheren Nerven** und eventuell inneren Organen. Es besteht eine Neigung zu **Lähmungen** und **Verstümmelungen** (↑ *Atlas* Abb. 24.18 bis 24.20).

Erreger Bakterium, Mycobacterium leprae, ein grampositives, unbewegliches Stäbchen.

Ausbreitung Lepra war früher weltweit verbreitet. Heute kommt Lepra nur noch in tropischen und subtropischen Gebieten mit mangelndem Hygienestandard vor; so in Afrika, Asien, Lateinamerika und sporadisch im südlichen Mittelmeerraum.

Die wichtigste Infektionsquelle ist der bakterienhaltige Nasenschleim (Tröpfcheninfektion) und das Sekret der infektiösen Hautläsionen.

Inkubationszeit Meist 2–5 Jahre. Sie kann jedoch auch zwischen 9 Monaten und 40 Jahren liegen!

Verlaufsformen Nach dem Schweregrad der Erkrankung unterscheidet man zwei Verlaufsformen, nämlich:

1. **Lepromatöse** Form mit schlechterer Prognose
2. **Tuberkuloide** Form mit guter Prognose. Liegt das Krankheitsbild zwischen der lepromatösen und der tuberkuloiden Form, spricht man von **Borderlinern.** Dabei kann sich die Erkrankung von einer gutartigen tuberkuloiden zu einer bösartigen lepromatösen Form oder umgekehrt entwickeln.
3. Als **indeterminierte Lepra** (Lepra indeterminata) bezeichnet man ein noch nicht voll entwickeltes Krankheitsbild. Man betrachtet es als ein Vorstadium von Lepra, bei der es oft zu Spontanheilungen kommt.

Ob es zur Spontanheilung kommt oder ob sich eine gut- oder bösartige Verlaufsform entwickelt, hängt von der Abwehrlage des Betroffenen ab.

Symptome Schon im Frühstadium der Erkrankung (Lepra indeterminata) fallen die seitlichen Augenbrauen aus. Sowohl bei der gut- als auch bei der bösartigen Verlaufsform kommt es während der Generalisationsphase zu mehrtägigen bis mehrmonatigen Fieberanfällen (Leprareaktion).

Lepromatöse Form – bösartige Form Aufgrund einer Infiltration der Haut durch Leprabakterien kommt es zu *symmetrischen Hauterscheinungen,* das heißt, dass die Hautveränderungen an *beiden* Körperhälften auftreten, z. B. am gesamten Rücken oder an beiden Armen. Die Hauterscheinungen sind knotig-papulös. Aus ihnen heraus entwickeln sich dann die Lepraknoten *(Leprome).* Treten diese im Gesicht auf, können sie zum *„Löwengesicht"* führen (↑ *Atlas* Abb. 24.19).

Die Bakterien zerstören aber nicht nur die Haut, sondern auch die *peripheren Nerven,* was zu Sensibilitätsstörungen und Lähmungen führt. Durch die *Sensibilitätsstörung* kommt es im Laufe der Jahre fast immer zu schweren *Verstümmelungen,* z. B. am Fuß, gerade durch Barfußlaufen, oder zu Verstümmelungen der Finger beim Feuermachen, da Verbrennungen nicht bemerkt werden können.

Sind die *Schleimhäute* mit in den Krankheitsverlauf eingeschlossen, so kommt es zu immer wiederkehrenden Rhinitiden und Laryngitiden.

Die Erkrankung kann sich auf weitere Organe wie Lymphknoten, Leber, Milz und Hoden ausdehnen. Bei sehr *schweren* Formen kommt es am Schädel und an Händen und Füßen zu ausgeprägten Knochenveränderungen (Osteoporose, Osteolyse, Knochenzysten, Knochenauftreibungen, -atrophie).

27

Tuberkuloide Form – gutartige Form Die tuberkuloide Form zeigt *asymmetrische*, scharf begrenzte *Hauterscheinungen*. Dabei kann es sich um depigmentierte Flecken, um Erytheme oder seltener um scharfrandige Effloreszenzen handeln, die entweder im Ganzen, meist aber nur an den Rändern mäßig erhaben sind (↑ *Atlas* Abb. 24.18).

Aber auch bei der tuberkuloiden Form stellen sich schon bald *Sensibilitätsstörungen* ein, wodurch es auch hier meist früher oder später zu *Verstümmelungen* kommt.

Die Hautnerven sind sicht- und tastbar verdickt. Allerdings sind sie nur bis zu den Spinalganglien betroffen. Die inneren Organe werden *nicht* befallen.

Borderliner – Grenzfälle In diese Gruppe gehören die Fälle, die sich von der lepromatösen zur tuberkuloiden Form entwickeln und umgekehrt (↑ *Atlas* Abb. 24.20).

Diagnostik Es kommen verschiedene diagnostische Methoden in Betracht:

- Histologische Untersuchung einer Probeexzision (Gewebebiopsie) aus der Haut
- Untersuchung von Nasensekret oder von Gewebesaft aus den Hauterscheinungen und Geschwüren
- Untersuchungen von Lymphknoten, Knochenmark und Leberpunktaten
- Nachweis von Erregern in der Leukozytenschicht des Blutes
- Neurologische Untersuchungen

Der **Lepromin-Test** kann nach Diagnosestellung anzeigen, ob es sich um eine tuberkuloide oder um eine lepromatöse Form handelt.

Differenzialdiagnose Hauterkrankungen wie Syphilis, Pilzbefall, Psoriasis, andere neurologische Erkrankungen.

Komplikationen Aus der tuberkuloiden Lepra kann sich durch eine Verschlechterung der Abwehrlage eine lepromatösen Verlaufsform entwickeln.

Wird das Auge in den Krankheitsprozess mit einbezogen, so kann dies zur Erblindung führen. Es kann zu schlecht heilenden Geschwüren und zu trophischen Störungen (Ernährungsstörungen) kommen. Von der Bronchialschleimhaut aus können sich septische Prozesse entwickeln. Sind die Nieren mit in das Krankheitsgeschehen einbezogen, so verschlechtert sich die Prognose.

Wird die Therapie zu abrupt eingesetzt, so kann es zu allergischen Reaktionen auf Produkte der zugrunde gehenden Bakterien (Endotoxine) kommen.

Prognose Wird die Krankheit rechtzeitig erkannt und *vor* dem Einsetzen von Verstümmelungen behandelt, so hat sie eine gute Prognose. Die Therapie muss ausreichend lang durchgeführt werden, und zwar mindestens 2 Jahre bis hin zu lebenslang.

Prophylaxe Es existiert keine erfolgreiche Impfung gegen Lepra.

Der Rückgang der Lepra in Nordeuropa bis Anfang dieses Jahrhunderts hat gezeigt, dass Hygiene, Ernährung und ausreichende Wasserversorgung eine wichtige Rolle bei der Bekämpfung der Krankheit spielen, da sich dieser Rückzug ohne medikamentöse Behandlung vollzogen hat.

Therapie Die Therapie erfolgt durch den Arzt. Gegen Ende der 1970er-Jahre wurde der Erreger gegen die herkömmlichen Medikamente unempfindlich. Mit einer neuen Kombinationsbehandlung mit drei verschiedenen Medikamenten ist jedoch eine wirksame Therapie möglich. Bei allergischen Leprareaktionen werden auch Kortikoide eingesetzt. Bei Verstümmelungen kommt die plastische Chirurgie zum Einsatz.

Rehabilitationsmaßnahmen Auf eine gute und vitaminreiche Ernährung muss geachtet werden.

Meldepflicht Für den Heilpraktiker besteht keine Meldepflicht.

Jedoch besteht gemäß §§ 8 und 7 IfSG Abs. 1 für die Leiter von Medizinaluntersuchungsämtern und sonstigen privaten oder öffentlichen Untersuchungsstellen einschließlich der Krankenhauslaboratorien eine namentliche Meldepflicht bei Nachweis von Mycobacterium leprae, soweit der Nachweis auf eine akute Infektion hinweist.

Behandlungsverbot Für Heilpraktiker besteht Behandlungsverbot gemäß §§ 24 und 7 IfSG.

27.31 Leptospirosen

Leptospirosen sind Infektionskrankheiten, die durch **unterschiedliche** Leptospirenarten hervorgerufen werden, die vom **Tier** auf den Menschen übertragen werden. Die Krankheitsschwere variiert von leichten, kurzen Verläufen (Tage) bis hin zu heftigen, langen (ca. 3 Wochen). Die Schwere der Erkrankung hängt von der Leptospirenart und dem geografischen Standort ab.
Typisch ist der **zweiphasige Verlauf:** Es kommt zum primären Generalisationsstadium mit auffolgender Latenzzeit von einigen Tagen und danach zum Stadium der Organschädigung (Leber, Niere, ZNS).
Leptospirosen gelten als **Berufskrankheit** von in der Landwirtschaft Beschäftigten, von Kanalarbeitern, Bergleuten, Tierpflegern, Tierärzten u. a. (↑ *Atlas* Abb. 24.21)

Erreger Es handelt sich um Leptospiren (Leptospira interrogans), die zu den Spirochäten (schraubenförmigen Bakterien) gehören. Wichtige Serotypen sind:

- **Leptospira icterohaemorrhagicae:** ruft die **Weil-Krankheit** hervor, eine durch Ratten übertragbare, schwere, akute hochfieberhafte Leptospirose.
- **Leptospira canicola:** ruft das **Canicola-Fieber** hervor, eine durch Hunde übertragene, mittelschwere Leptospirose.
- **Leptospira grippotyphosa:** ruft das **Feldfieber** hervor, eine durch Mäuse übertragene Leptospirose mit gutartigem Verlauf.

Ausbreitung Die Erkrankung tritt weltweit auf.

Ansteckung Die Übertragung erfolgt aus dem *Tierreich* durch Ratten, Mäuse, Hamster, Katzen, Hunde, Schweine, Schafe, Ziegen, Pferde u. a. Die Leptospiren befinden sich in Urin und Kot der erkrankten Tiere. Eine Ansteckung erfolgt bei Kontakt mit verseuchtem Urin oder Kot, wenn der Erreger über kleine Hautverletzungen eindringen kann. Da Leptospiren in stehenden Gewässern wochenlang lebensfähig bleiben, kann es beim Baden und beim Aufenthalt in Sümpfen zu Infektionen kommen.

Inkubationszeit 2–14 Tage (meist 7–12 Tage).

Pathogenese Es handelt sich um eine zyklische Infektionskrankheit mit zweiphasigem Fieberverlauf. Der erste Fieberanstieg entspricht dem Generalisationsstadium, bei dem sich die Erreger im Blut befinden. Der zweite Fieberanstieg zeigt die Organerkrankung an. Hier sind Leber, Niere und ZNS betroffen. Zu beachten ist, dass es aufgrund einer Leptospirosennephritis zur Ausscheidung eines infektiösen Harnes kommt!

Symptome Es kommt zu einem ersten, schnellen *(schlagartigen!) Fieberanstieg* auf bis zu 40 °C. Das Fieber bleibt meist für 3–8 Tage hoch. Es kann zu Wadenschmerzen, Konjunktivitis, Kopfschmerzen, Gelenkschmerzen, zu gastrointestinalen Symptomen (Übelkeit, Erbrechen, Verstopfung, selten auch Durchfall) und zu Hypotonie mit relativer Bradykardie kommen. Evtl. stellt sich ein flüchtiges Exanthem ein.

Es folgt nun ein fieberfreies Intervall von wenigen Tagen, danach steigt das Fieber erneut an, allerdings nicht mehr so hoch. Es kommt zur *Hepatitis* (Ikterus), zur *Nephritis,* zu *Meningitis bzw. Enzephalitis* und zur *vermehrten Blutungsneigung.*

Krankheitsschwere

- **Morbus Weil.** Schwerer Verlauf, der mit Hepatitis, Nephritis und evtl. hämorrhagischer Diathese einhergeht.
- **Canicola-Fieber.** Es kommt zu einem mittelschweren Verlauf, der ikterisch oder anikterisch sein kann. Oft stehen die Beschwerden der Meningitis im Vordergrund, es kann aber auch zu Nephritis und zur hämorrhagischen Diathese kommen.
- **Feldfieber** verläuft oft gutartig, meist ohne Ikterus, nur als Meningitis, evtl. auch als Nephritis. Todesfälle kommen nur selten vor.

Komplikationen Die Meningitis kann sich in einzelnen Fällen über Wochen und Monate hinziehen. Leptospiren können im Augenbindegewebe über Wochen und sogar Monate fortbestehen und zu einer vorwiegend allergisch bedingten Erkrankung des Auges führen. Besonders gefürchtet ist bei schweren Krankheitsverläufen das Nieren- und Leberversagen und die Thrombozytopenie, die zur ausgeprägten hämorrhagischen Diathese führen kann.

Differenzialdiagnose Im Vorläuferstadium und bei leichten Verläufen grippale Infekte; bei schweren Verläufen Nieren-, Leber- und Hirnhauterkrankungen anderer Ursache, außerdem Sepsis und Typhus abdominalis.

Nachweis In der ersten Woche (Generalisation) in Blut und Liquor. Ab der zweiten Woche (Organmanifestation) im Urin. Ab der 2. Krankheitswoche ist im Blut auch ein IgM-Antikörpernachweis möglich.

Immunität Nur gegen den betreffenden Serotyp.

Prophylaxe Gefährdet sind vor allem bestimmte Berufsgruppen (s. o.), aber auch Angler und Wassersportler. Diese müssen über Infektionswege aufgeklärt werden und sollen angehalten werden, Stiefel und Gummihandschuhe zu tragen. Für Tiere gibt es eine aktive Impfung.

Therapie Antibiotikagabe durch den Arzt.

Meldepflicht Für den Heilpraktiker besteht keine Meldepflicht.

Jedoch besteht gemäß §§ 8 und 7 IfSG Abs. 1 für die Leiter von Medizinaluntersuchungsämtern und sonstigen privaten oder öffentlichen Untersuchungsstellen einschließlich der Krankenhauslaboratorien eine namentliche Meldepflicht bei Nachweis von Leptospira interrogans, soweit der Nachweis auf eine akute Infektion hinweist.

Behandlungsverbot Für Heilpraktiker besteht Behandlungsverbot gemäß §§ 24 und 7 IfSG.

27.32 Listeriose und angeborene Listeriose (Granulomatosis infantiseptica)

Listeriose ist eine unter Tieren verbreitete Infektionskrankheit, die gelegentlich vom **erkrankten Tier** oder durch **Tierprodukte** auf den Menschen übertragen werden kann. Beim Erwachsenen kommt es **nur** bei einer entsprechenden Disposition zum Krankheitsausbruch (durch Abwehrschwäche, während Rekonvaleszenz, Schwangerschaft). Dabei kann es zu **grippalen Erscheinungen, Angina,** leichter **Meningoenzephalitis** oder auch zu einem **lokalisierten Verlauf,** z. B. als Augenbindehautentzündung, kommen. Listeriose kann über die Plazenta auf den Feten übertragen werden.

Erreger Listeria monocytogenes. Es handelt sich um ein kurzes, grampositives Stäbchenbakterium, das zu den Corynebakterien gehört.

Ausbreitung Listerien kommen *ubiquitär* vor. Sie sind deshalb bei Wild- und Haustieren weitverbreitet. Der Mensch kann sich nicht nur durch direkten Kontakt mit den Tieren, sondern auch über *Tierprodukte* wie Milch, Käse (Camembert!), Fleisch und Gemüse (Kohl!) infizieren. Da sich Listerien auch bei niedrigen Temperaturen noch vermehren können, ist auch ein Wachstum im Kühlschrank möglich. Bei 5 % der Normalbevölkerung findet man eine asymptomatische Stuhlausscheidung der Erreger für die Dauer bis zu 1 Monat.

Ansteckung Die Ansteckung erfolgt meist über Nahrungsmittel, vor allem durch Milch und Käse aus *Rohmilch,* ebenso durch *ungenügend erhitztes Fleisch,* rohes Gemüse und Salat, besonders wenn *unsachgemäß gedüngt* wurde. Zudem ist eine Übertragung durch infizierten Kot in verunreinigter Erde, Staub und Wasser möglich. Eintrittspforte der Erreger können der Verdauungstrakt, die Atemwege (aerogen), die Augenbindehäute und kleinste Hautverletzungen sein.

Übertragung auf den Feten Die infizierte Mutter kann die Krankheit über die Plazenta auf den Fetus übertragen. Darüber hinaus kann eine Infektion jedoch auch im Geburtskanal erfolgen.

Inkubationszeit 3–90 Tage.

Symptome beim Erwachsenen Listeriose verläuft beim Erwachsenen meist *inapparent.* Zum Krankheitsausbruch kommt es nur bei entsprechender Disposition, z. B. durch Rekonvaleszenz, Schwangerschaft oder schwere Abwehrschwäche. Der Verlauf kann einer Grippe, einer Angina oder einer leichten Meningoenzephalitis ähneln. Es kann aber auch zu einem lokalen Verlauf, z. B. als Augenbindehautentzündung kommen. Infiziert sich eine Schwangere, so sind meist die Plazenta, die Harnblase, das Nierenbecken oder die Gebärmutter betroffen.

Symptome beim Feten Gefährlich ist es, wenn sich eine Schwangere infiziert, da dann der Erreger über die Plazenta ins kindliche Blut gelangen kann.

Die meisten Fälle fetaler Infektionen finden im 2. und 3. Trimenon nach Abschluss der Plazentaentwicklung statt. Je nach Zeitpunkt der Infektion kommt es zum *Fruchttod* (frühe intrauterine Infektion) oder zur *Neugeborenenlisteriose.*

Beim Feten kann es zu einer hämatogenen Streuung der Erreger im ganzen Organismus kommen (Sepsis). Die Folge können Frühtotgeburt, Totgeburt oder Frühgeburt sein. Um die Bakterienansammlungen herum treten granulomartige Veränderungen (Granulomatosis infantiseptica) auf. Auf der Haut kommt es zu knötchenförmigen Erscheinungen, des Weiteren kann es zu Meningoenzephalitis und zu Leber- und Milzschwellung, evtl. mit Ikterus kommen.

Differenzialdiagnose Infektiöse Mononukleose, Meningoenzephalitiden anderer Ursache.

Bei der Neugeborenenlisteriose müssen Toxoplasmose, Lues connata, Sepsis und geburtstraumatische Schädigung abgegrenzt werden.

Nachweis Je nach betroffenem Organ im Stuhl, Urin, Nasen-Rachen-Abstrich, Blut oder Liquor.

Bei der Mutter im Fruchtwasser, im Urin, im Blut oder im Wochenfluss.

Prophylaxe Fachgerechte Behandlung von Tierprodukten, z. B. durch ausreichendes Pasteurisieren der Milch. Schwangere sollen Tierkontakte meiden und keinesfalls Rohmilchkäse essen.

Therapie Antibiotikagabe durch den Arzt.

Meldepflicht Für Heilpraktiker besteht keine Meldepflicht.

Jedoch besteht gemäß §§ 8 und 7 IfSG Abs. 1 für die Leiter von Medizinaluntersuchungsämtern und sonstigen privaten oder öffentlichen Untersuchungsstellen einschließlich der Krankenhauslaboratorien eine namentliche Meldepflicht bei direktem Nachweis von Listeria monocytogenes aus Blut, Liquor oder anderen normalerweise sterilen Substraten sowie aus Abstrichen von Neugeborenen, soweit der Nachweis auf eine akute Infektion hinweist.

Behandlungsverbot Für Heilpraktiker besteht Behandlungsverbot gemäß §§ 24 und 7 IfSG.

27.33 Lyme-Borreliose

Die Lyme-Krankheit (sprich: leim) bzw. Lyme-Borreliose wurde erstmals 1976 in den USA in der Ortschaft Lyme festgestellt. Es handelt sich um eine durch **Zecken** übertragene Borreliose, die sich bevorzugt an **Haut, Gelenken, Herz** und **Nervensystem** abspielt.

Erreger Borrelia burgdorferi, ein korkenzieherförmiges *Bakterium,* das zu den Spirochäten gehört.

Übertragung Bei uns ist der Hauptüberträger die *Zecke.* Es handelt sich um die gleiche Zeckenart, die auch die viral bedingte Frühjahr-Sommer-Meningoenzephalitis (FSME) weitergibt.

Durch die Blutaufnahme beginnen sich die Spirochäten im Darm der Zecke zu vermehren. Sie treten danach in die Körperflüssigkeiten der Zecke über, von da in die Speicheldrüsen, um schließlich mit dem Speichel in das Blut des Gebissenen zu gelangen. Deshalb werden Borrelien *erst ca. 10 Stunden nach dem Biss übertragen* – im Unterschied zur FSME, bei der die Erregerübertragung sofort erfolgt.

Inkubationszeit Meist 3–20 Tage (bis 45 Tage).

Vorkommen Weltweit.

Symptome Die ersten Symptome treten im Allgemeinen zwischen Frühjahr und Frühherbst nach einem Zeckenbiss (der auch unbemerkt bleiben kann) auf. Es können sich verschiedene Symptome entwickeln, wobei in der Regel keines in jedem Fall auftritt. In ungefähr 60 % der Fälle kommt es nach Ablauf der Inkubationszeit zu einem kreisrunden Fleck oder zu einem Knötchen an der Bissstelle. Der Fleck oder das Knötchen entwickeln sich zu einem ringförmigen, rötlichen Fleck, der eine zentrale Abblassung zeigt. Dieses *Ringerythem* kann einen Durchmesser von 6–16 cm erreichen. Es wird zur „*Wanderröte*" (Erythema chronicum migrans), die sich zu einem kreis- oder bogenförmigen Erythem ausbreiten kann (↑ *Atlas* Abb. 24.46 und 24.47). Bei der Hälfte der Betroffenen entwickeln sich noch andere Hautveränderungen. Der Ausschlag schmerzt und juckt nicht. Deshalb wird er manchmal gar nicht bemerkt, vor allem, wenn die Bissstelle der Rücken oder das Gesäß sind. Die Hauterscheinungen verschwinden nach einigen Wochen, manchmal auch schon nach Tagen von allein.

Nach Monaten bis Jahren kann es zu *Hautatrophie* (Akrodermatitis chronica atrophicans) kommen. Dabei verfärbt sich die Haut der Streckseiten der Gliedmaßen zunächst bläulich-rötlich und wird dann dünn wie Zigarettenpapier. Das Unterhautfettgewebe schwindet. Manchmal kommt es Tage bis Wochen nach dem Biss zu *grippeähnlichen Beschwerden* mit Fieber, Abgeschlagenheit, Appetitlosigkeit, Lymphknotenschwellungen, Muskel- und Gelenkschmerzen.

Bei ungefähr 20 % der Betroffenen treten *neurologische Symptome* auf. Hier sind vor allem die ein- oder beidseitige *Fazialislähmung* (kann auch als alleiniges Symptom auftreten), die Wochen bis Monate andauern kann, und die Meningoenzephalitis zu nennen. Des Weiteren kann es zu *Entzündungen* der *Spinalnervenwurzeln* kommen. Die Folge sind Parästhesien und/oder Schmerzen im innervierten Bereich oder sogar sensible und motorische Ausfallserscheinungen.

Bei 5–10 % wird das *Herz* in Mitleidenschaft gezogen. Hier kommt es vor allem zu Rhythmusstörungen, aber auch zu Myo- und Perikarditis. Meist verschwinden diese Symptome nach 7–10 Tagen.

In der frühen Phase der Erkrankung kann auch der *Bewegungsapparat* betroffen sein. Es kommt dabei zu Schmerzen in Muskeln, Sehnen und Gelenken. Auch diese Beschwerden verschwinden meist nach einigen Wochen bis Monaten von allein.

Häufig kommt es zur akuten, mehrwöchigen *Arthritis,* bei der an einem (v. a. Knie) oder einigen wenigen Gelenken schmerzhafte Gelenkschwellungen auftreten. Wird die Erkrankung in diesem Stadium nicht erkannt und behandelt, so kann der Zustand chronisch werden, sodass die betreffenden Gelenke für 1 Jahr oder länger schmerzhaft anschwellen. Charakteristisch für die chronische Lyme-Arthritis ist, dass von den paarig vorkommenden Gelenken nur eines betroffen ist (im Gegensatz zur rheumatoiden Arthritis).

Im Spätstadium der Erkrankung kann es zu *Hirnstörungen* kommen, evtl. bis hin zur Demenz.

Da sich die Borrelien im ganzen Körper ausbreiten, kann praktisch jedes Organ betroffen werden. Jedoch sind die vorstehend geschilderten Beschwerden an Haut, Gelenken, Herz und Nervensystem besonders häufig.

Diagnostik Durch Antikörpernachweis sind im Anfangsstadium der Erkrankung IgM nachweisbar, im späteren Verlauf IgG im Blut, Liquor oder Gelenkpunktat.

Allerdings bereitet die Interpretation der gewonnenen Befunde oft Schwierigkeiten, da die Antikörper bei 7–10 % der Bevölkerung (bei Waldarbeitern bis 30 %) auftreten, *ohne* dass Beschwerden bestehen. Außerdem treten die Antikörper oft erst einige Wochen bis Monate nach der Infektion auf.

Therapie Die Therapie erfolgt durch den *Arzt* mittels *Antibiotika.* Diese Behandlung zeigt in der Regel lediglich im Frühstadium der Erkrankung gute Erfolge. Im Spätstadium fehlt er meist. Dieser Zusammenhang ist noch nicht ganz geklärt.

Der Heilpraktiker kann sowohl im akuten als auch im chronischen Verlauf begleitend behandeln.

Ein Impfstoff für eine aktive Impfung ist in der Erprobung. Eine passive Immunisierung hat sich bisher im Tierversuch als nicht wirksam erwiesen.

Anmerkungen. Es ist interessant, dass die Zeckenborreliose in vieler Hinsicht der Syphilis ähnelt, die auch durch Spirochäten (Treponema pallidum) ausgelöst wird. Auch sie vermag sich in unterschiedlichsten Körpergeweben festzusetzen und ist im chronischen Stadium nicht mehr mit Antibiotika behandelbar. Auch die Symptome ähneln sich: Hauterscheinungen, neurologische Symptome, Herzstörungen und Demenz.

Meldepflicht Es besteht keine Meldepflicht gemäß § 24 IfSG, weder für den Heilpraktiker noch für den Arzt.

Behandlungsverbot Es besteht für den Heilpraktiker kein Behandlungsverbot aufgrund des Infektionsschutzgesetzes. Da es sich jedoch um eine schwere Erkrankung handelt, die den Einsatz von verschreibungspflichtigen Medikamenten (Antibiotika) erfordert, muss der Patient an den Arzt verwiesen werden. Der Heilpraktiker darf begleitend behandeln.

27.34 Lymphogranuloma inguinale

Lymphogranuloma inguinale (Lymphopathia venerea, venerische Lymphknotenentzündung, Lymphogranulomatosis inguinalis Nicolas u. Favre) ist eine selten vorkommende **sexuell übertragbare Krankheit,** bei der es zu einer geringfügigen **Primärläsion,** zu **Allgemeinerscheinungen** und zu **charakteristischen Lymphknotenveränderungen** kommt (↑ *Atlas* Abb. 24.43).

Erreger Chlamydia trachomatis.

Ausbreitung Die Erkrankung kommt weltweit, besonders aber in den Tropen (Hafenstädte) vor.

Ansteckung Durch sexuelle Kontakte.

Inkubationszeit 1–3 Wochen.

Symptome

- **Krankheitsbild beim Mann.** An der Eintrittsstelle der Krankheitserreger bildet sich eine *Primärläsion,* die aber vom Betroffenen wegen der Geringfügigkeit der Beschwerden übersehen werden kann. Es handelt sich um kleine Knötchen oder Bläschen, die sich nach ca. 10 Tagen zurückbilden. 2–4 Wochen nach der Ansteckung entzünden sich die *regionalen Leistenlymphknoten* (Bubonen), wodurch sie ziemlich hart, schmerzhaft und im Allgemeinen erbs- bis walnussgroß, in seltenen Fällen auch bis faustgroß werden. Die einzelnen Lymphknoten können miteinander verbacken und nach außen aufbrechen. Oft bilden sich schlecht heilende Fisteln, die einen zähen Eiter sezernieren. Die auftretenden Allgemeinsymptome können leicht und unbedeutend sein, es kommen jedoch auch schwere septische Zustände vor. Meist erfolgt die Ausheilung innerhalb von 10 Monaten, wobei sich charakteristische kleine eingezogene Narben ausbilden.
- **Krankheitsbild der Frau.** Bei der Frau entwickelt sich ein ähnliches Krankheitsbild wie beim Mann. Liegt die Eintrittspforte der Erreger jedoch nicht auf den äußeren Geschlechtsteilen, sondern in Scheide oder Portio, so sind nicht die Leistenlymphknoten, sondern die *tiefen Lymphknoten des Beckeninneren* betroffen, was *große Schmerzen* verursachen kann.

Komplikationen Im Genital- und Analbereich kommt es vor allem bei der Frau häufig zu entzündlich-eitrigen, geschwürigen Vorgängen, was wiederum zum Lymphstau und damit zur Bindegewebsvermehrung und Verdickung der Haut (Elephantiasis) führen kann.

Differenzialdiagnose Andere sexuell übertragbare Krankheiten und Morbus Hodgkin.

Nachweis Im Bläscheninhalt der Primärläsion, im Lymphknotenpunktat (aus geschwollenen Leistenlymphknoten) und im Blut.

Therapie Antibiotikagabe durch den Arzt.

Prophylaxe ➤ Kap. 27.18, Gonorrhö.

Meldepflicht Es besteht keine Meldepflicht.

Behandlungsverbot Für den Heilpraktiker besteht Behandlungsverbot gemäß § 24 IfSG, der die Behandlung der sexuell übertragbaren Krankheiten den Ärzten vorbehält.

27.35 Malaria

Es handelt sich um eine von Einzellern (Plasmodien) ausgelöste Infektionskrankheit mit typischen Fieberanfällen. Sie spielt als Tropenerkrankung in Ländern der Dritten Welt eine überragende Rolle. Allerdings wird sie durch den zunehmenden Tourismus auch in unsere Breiten eingeschleppt. Sie zählt zu den sog. Krankheiten der Verkehrswege (s. u.).
Leitsymptome eines Malariaanfalles sind **starker Schüttelfrost,** *hohes* **Fieber** für einige Stunden und auffolgender **Fieberabfall** unter **Schweißausbruch** (↑ *Atlas* Abb. 24.22).

Erreger Die Erreger sind Einzeller (Protozoen) der Gattung Plasmodium, die durch die weibliche Anophelesmücke übertragen werden.

- **Malaria tertiana:** Plasmodium vivax und ovale
- **Malaria quartana:** Plasmodium malariae

- **Malaria tropica:** Plasmodium falciparum
- **Malaria quotidiana (Malaysia):** Plasmodium knowlesi

Übertragung Malaria tritt in fast allen tropischen und vielen subtropischen Ländern bis zu einer Höhe von 2.000 m auf. Schwerpunkte liegen südlich der Sahara und in Südostasien. Das von der WHO groß angelegte Bekämpfungsprogramm, um die *Anophelesmücke* auszurotten und damit die Infektionskette Mensch → Mücke → Mensch zu unterbrechen, gilt als gescheitert. Zwar gab es anfänglich Erfolge, mittlerweile existieren aber Mückenstämme, die gegenüber manchen Chemotherapeutika resistent sind, wodurch sich die Situation in vielen Endemiegebieten sogar noch verschlechtert hat. In Europa werden zunehmend Fälle importierter Malaria und gelegentliche Fälle sog. Airport-Malaria bekannt. Hier wurde die Mücke mit dem Flugzeug auf das Flughafengelände eingeschleppt, wo sie – an einem heißen Sommertag – jemanden stechen konnte. Malaria kann auch durch Bluttransfusionen oder Nadelstichverletzungen übertragen werden (Rarität!).

Ansteckung Die Plasmodien gelangen mit dem Stich der weiblichen Anophelesmücke in die Blutbahn.

Inkubationszeit Die Inkubationszeit ist je nach Plasmodienart unterschiedlich. Sie liegt meist bei ca. 8–15 Tagen (7–40) Tage, am kürzesten ist sie bei der Malaria tropica mit dem Plasmodium falciparum. Gelegentlich beträgt die Inkubationszeit mehrere Monate bis 2 Jahre, da sie v. a. durch eine medikamentöse Malariaprophylaxe stark verlängert sein kann. Deshalb gilt, dass man nicht nur bei jeder fieberhaften Erkrankung während oder kurz nach einer Tropenreise eine Malariaerkrankung in Betracht ziehen muss, sondern bis 2 Jahre danach. Außerdem ist zu beachten, dass auch eine sachgerecht durchgeführte Malariaprophylaxe eine Malariaerkrankung nicht mit Sicherheit ausschließt.

Pathogenese Sticht eine infizierte weibliche Anophelesmücke, so gelangen die Erreger als Sichelkeime über den Speichel der Mücke in die Blutbahn, und von hier aus in die Leberzellen, in denen sie eine weitere Entwicklungsstufe durchlaufen, bis die befallenen Leberzellen zugrunde gehen. Es kommt aber sonst zu keiner weiteren Leberschädigung. Die nun wieder in die Blutbahn gelangten Erreger befallen die Erythrozyten. In ihnen durchlaufen die Plasmodien einen weiteren Entwicklungsschritt. Die Dauer dieses Entwicklungsschrittes ist bei den meisten Plasmodienarten konstant: Malaria tertiana: 48 Stunden, Malaria quartana: 72 Stunden und Malaria tropica: 36–48 Stunden. Danach kommt es zum Zerfall der Erythrozyten und damit zum erneuten Freisetzen der Plasmodien ins Blut. Dieser Vorgang führt zum Fieberanfall. Auffolgend dringen die Plasmodien in andere rote Blutkörperchen ein, und der Vorgang wiederholt sich.

Saugt nun eine Anophelesmücke bei einem Malariakranken Blut, so gelangen die Erreger als Gametozyten in den Magen der Mücke, wo es zu einer geschlechtlichen Vermehrung und zur Entwicklung zum Sichelkeim kommt. Aus dem Mückenmagen wandern auffolgend die Keime in die Speicheldrüsen, um von hier aus mit dem nächsten Stich auf einen Menschen übertragen zu werden.

Symptome Beim Erstinfizierten kommt es nach einem mehrtägigen *Prodromalstadium* mit Mattigkeit, Milzschwellung, Kopf- und Gliederschmerzen zu dem sog. Anfangsfieber (Initialfieber) ohne Schüttelfrost, das meist nur 38,5 °C erreicht und ungefähr 1 Woche anhält. Dann setzt das typische *Rhythmusfieber* im Drei-Tage-Takt bei der Malaria tertiana und im Vier-Tage-Takt bei der Malaria quartana ein. Bei der Malaria tropica erfolgen die Fieberanfälle allerdings unregelmäßig.

Zu beachten ist jedoch, dass es auch zu unregelmäßigen Fieberanfällen kommen kann, wenn eine Infektion mit verschiedenen Plasmodienarten oder mit einer Plasmodienart zu verschiedenen Zeitpunkten stattgefunden hat.

Bei einem Malariaanfall kommt es zu der typischen Reihenfolge der folgenden Symptome: starker Schüttelfrost, dann ein mehrerer Stunden dauernder Fieberanfall mit anschließendem Schweißausbruch, bei dem die Temperatur wieder abfällt. Aufgrund des Zerfalls der roten Blutkörperchen durch die Besiedlung der Plasmodien kommt es zur hämolytischen Anämie. Die Milz (manchmal auch die Leber) ist geschwollen (↑ *Atlas* Abb. 24.22).

Krankheitsverläufe und Komplikationen

- **Malaria tertiana.** Bei der Malaria tertiana nimmt die Schwere der Anfälle anfangs zu und lässt später nach. Nach 1–2, spätestens 5 Jahren ist diese Malariaform ausgeheilt.
- **Malaria quartana.** Es können noch nach Jahren oder sogar nach Jahrzehnten Spätrezidive auftreten.
- **Malaria tropica.** Es handelt sich um die gefährlichste Malariaart. Hier kommt es zu unregelmäßigen Fieberanfällen. Allerdings kann sie auch ähnlich wie die Malaria tertiana verlaufen, aber sie kann auch bösartig werden und schnell tödlich enden. Die Plasmodien vermehren sich in den Kapillaren innerer Organe. Deshalb kann es zu unterschiedlichsten Symptomen kommen: Myokarditis, Bewusstseinstrübung, Koma, Erbrechen, Durchfälle, Ikterus, Nierenversagen u. a. Rezidive sind bis zu 2 Jahre möglich.
- **Malaria quotidiana (Malaysia).** Sie tritt derzeit nur in Südostasien auf. Es kommt zu täglichen Fieberschüben.

Differenzialdiagnose Andere fieberhafte Erkrankungen mit Milzschwellung. Außerdem Rückfallfieber, Brucellose, Leptospirose, Typhus abdominalis (Malaria tropica kann mit Kontinua-Fieber einhergehen!), Hepatitis, Pyelonephritis, Gastroenteritis.

Nachweis Im Blut, vor allem zu Beginn des Fieberanfalls. Es steht ein neuer Malaria-Kombitest zur Verfügung („Mala Quick Kombitest“). Damit ist es mittels eines Blutstropfens möglich, nachzuweisen, ob eine Infektion mit Plasmodium falciparum (Malaria tropica) oder P. vivax (Malaria tertiana) stattgefunden hat.

Den wichtigen Hinweis – Aufenthalt in malariagefährdeten Gebieten – ergibt die Anamnese.

Immunität Etwa 40 % der Betroffenen erkranken innerhalb von einem Jahr erneut, davon die Hälfte in den ersten 6 Wochen nach begonnener Therapie.

Prophylaxe Ein Impfstoff, der in Kolumbien entwickelt wurde, ist zurzeit in der Erprobung. Bei Reisen in Endemiegebiete wird eine Chemo*prophylaxe* empfohlen. Dabei werden hochwirksame Medikamente eingenommen, bevor überhaupt eine Infektion stattgefunden hat. Dies soll garantieren, dass, falls es zu einer Ansteckung kommt, die Erkrankung nicht ausbricht. Das hierzu am häufigsten verwendete Mittel ist das Chloroquin (Resochin®). Weitere empfohlene Mittel sind Proguaniel und (kurzfristig) Mefloquin. Allerdings sind alle diese Mittel nebenwirkungsbehaftet, außerdem sind bestimmte Kontraindikationen zu beachten.

Weitere prophylaktische Maßnahmen sind Moskitonetze, geeignete Kleidung und mückenabwehrende Mittel.

Therapie Chloroquin, Proguaniel, Mefloquin u. a. Mittlerweile sind zahlreiche resistente Stämme bekannt, die auf die Mittel nicht mehr ansprechen.

Mittlerweile wurde ein neues Medikament zugelassen (Riamet® von Fa. Novartis), das traditionelle chinesische Pflanzenheilkunde und einen synthetischen Wirkstoff kombiniert. Es handelt sich um ein Malaria-Notfallmedikament, das nicht für die Prophylaxe vorgesehen ist. Außerdem ist ein Präparat in Erprobung, das mit einer Substanz aus Beifuß (Artemisia annua) experimentiert.

Meldepflicht Für den Heilpraktiker besteht keine Meldepflicht.

Jedoch besteht gemäß §§ 8 und 7 IfSG für die Leiter von Medizinaluntersuchungsämtern und sonstigen privaten oder öffentlichen Untersuchungsstellen einschließlich der Krankenhauslaboratorien eine namentliche Meldepflicht bei Nachweis von Plasmodien. Es handelt sich um eine nicht-namentliche Meldepflicht.

Behandlungsverbot Für Heilpraktiker besteht Behandlungsverbot gemäß §§ 24 und 7 IfSG.

27.36 Masern

Bei den Masern (Morbilli) handelt es sich um eine äußerst ansteckende, akut verlaufende Kinderkrankheit, die mit einem **katarrhalischen Vorstadium** beginnt, dem unter erneuten **Fieberanstieg** ein **grobfleckiges, konfluierendes Exanthem** (↑ *Atlas* Abb. 24.3) folgt. Das typische Maserngesicht ist „verheult, verrotzt, verschwollen“.

Erreger Masernvirus.

Ausbreitung Die Erkrankung tritt weltweit auf.

Ansteckung Durch Tröpfcheninfektion. Die Infektion ist auch über eine gewisse Entfernung möglich: als *„fliegende Infektion"* (aerogen) von Zimmer zu Zimmer.

Ansteckungsfähigkeit besteht bereits 1–2 Tage vor Beginn des katarrhalischen Vorstadiums. Sie dauert an, bis das Exanthem die Füße erreicht hat, also bis zum 3.–6. Tag nach Ausbruch des Masernausschlages.

Inkubationszeit Meist 11 Tage (auch 10–14 Tage).

Pathogenese Es handelt sich um eine zyklische Infektionskrankheit. Das Virus gelangt durch Tröpfcheninfektion auf die Schleimhäute des Atemtrakts oder auf die Augenbindehaut.

Symptome Man kann drei Stadien unterscheiden:

- **Prodromalstadium.** Dauer 3–5 Tage. Es kommt zu Fieber von ca. 38–38,5 °C und zu uncharakteristischen katarrhalischen Erscheinungen der oberen Luftwege mit Schnupfen, Husten, Bronchitis, Rachenentzündung mit Angina und Augenbindehautentzündung (ausgeprägte Lichtscheu!). Am 2.–3. Tag treten meist die Koplik-Flecken auf (s. u.), die sich nach 2–3 Tagen wieder zurückbilden. Danach fällt das Fieber ab.
- **Exanthemstadium.** Das Fieber steigt erneut an, nun aber auf 39–40 °C. Es kommt zur allgemeinen Lymphknotenschwellung und zum typischen *Maserngesicht:* verheult, verrotzt, verschwollen. Das Masernexanthem (s. u.) breitet sich über den ganzen Körper aus. Unter raschem, manchmal kritischem Fieberabfall klingt es nach 3–4 Tagen wieder ab.
- **Rekonvaleszenz.** Das Exanthem blasst in gleicher Reihenfolge seiner Entstehung ab. Häufig kommt es anschließend zur typischen kleieförmigen Hautabschilferung, von der allerdings die Handflächen und Fußsohlen ausgenommen sind (DD Scharlach). Der Körper gewinnt nur langsam seine Abwehrkräfte wieder. Während dieser Zeit besteht eine Resistenzverminderung gegen andere Infekte wie Tbc, Staphylokokken, Streptokokken u. a.

Koplik-Flecken Bei den Koplik-Flecken (↑ *Atlas* Abb. 24.4) handelt es sich um kleine Epithelnekrosen der Wangenschleimhaut. Sie entwickeln sich in Höhe der Backenzähne. Sie erscheinen als kleine, weißliche Stippchen mit leicht gerötetem Hof, die sich nach 2–3 Tagen zurückbilden. Sie sind während des Prodromalstadiums zu sehen. Im Exanthemstadium sind sie meist verschwunden.

Masernexanthem Der Masernausschlag hält ca. 3–4 Tage an. Er beginnt hinter den Ohren, breitet sich über Hals, Gesicht, Schultern, Rumpf und Extremitäten aus. Das Exanthem (↑ *Atlas* Abb. 24.3) ist zunächst kleinfleckig, wird dann großfleckig und konfluiert (fließt zusammen).

Von dieser typischen Erscheinungsform gibt es allerdings viele Abweichungen (Blasen, Papeln, kleinfleckige Exantheme), die jedoch nichts über die Krankheitsschwere aussagen.

Komplikationen Bei Masernerkrankungen kommt es häufig zu Otitis media (Mittelohrentzündung), Pseudo-Krupp, Bronchopneumonie, Kreislaufinsuffizienz und Enzephalitis.

Bei den Masernenzephalitiden unterscheidet man drei Formen:

- **Akute postinfektiöse Masernenzephalitis.** Nach 2 Tagen bis 2 Wochen, Häufigkeit: 1:2.000. Die Komplikation hat eine hohe Letalität. Gefürchtet sind auch Defektheilungen, die zu Intelligenzstörungen und Epilepsie führen können.
- **Subakute Masernenzephalitis** nach 5 Wochen bis 6 Monaten, bei immungeschwächten Patienten.
- **Subakute sklerosierende Panenzephalitis** (SSPE). Es handelt sich um eine Spätfolge durch latent im Körper verbliebene Masern-Viren. Betroffen sind vor allem Säuglinge und Kleinkinder mit 1–2 Jahren. Die Kinder erkranken zunächst an Masern, wirken danach wieder ganz gesund. Ein bis 30 Jahre später (durchschnittlich 12 Jahre) kommt es zur tödlich verlaufenden SSPE. Die Erkrankung beginnt mit neurologischen Ausfällen, Hör- und Sehverlust, Muskelkrämpfen und epileptischen Anfällen. Der Tod tritt meist 1–3 Jahre später ein. Es handelt sich um eine sehr seltene Komplikation (1:200.000).

Differenzialdiagnose Röteln, Scharlach, allergische Hautveränderungen, Epstein-Barr-Infektionen.

Nachweis Im Blut durch Antikörpernachweis.

Immunität Eine Masernerkrankung hinterlässt lebenslange Immunität. Sogenannte Zweiterkrankungen beruhen meist auf diagnostischen Irrtümern, z. B. auf Verwechslung mit Röteln.

In den ersten 3–5 Lebensmonaten treten Masern fast nie auf, da der Säugling diaplazentar mütterliche Antikörper übertragen bekommen hat. Danach steigt die Empfänglichkeit für das Virus Monat für Monat an. Vom Ende des 1. Lebensjahres an ist die Empfänglichkeit für das Virus dann so groß, dass früher oder später praktisch alle Kinder daran erkranken.

Impfung Wurde man nach dem 31. Dezember 1970 geboren, so muss man in den nachfolgend aufgeführten Fällen über einen ausreichenden Impfschutz gegen Masern verfügen oder man muss eine Immunität gegen Masern aufweisen, die über eine Ansteckung erworben wurde:

- Wenn man in einer Gemeinschaftseinrichtung betreut oder untergebracht werden soll. Zu diesen Gemeinschaftseinrichtungen gehören unter anderem auch *Kindergärten* und *Schulen.*
- Wenn man in einer Einrichtung nach § 23 Absatz 3 Satz 1, § 33 Nummer 1 bis 4 oder § 36 Absatz 1 Nummer 4 tätig sein möchte *(beruflich bedingte Impfpflicht).* Zu der beruflich bedingten Impfpflichtpflichtigen zählen auch alle medizinischen Einrichtungen, wie z. B. Kliniken, Arzt- und Heilpraktikerpraxen.

Daraus ergibt sich, dass auch der *Heilpraktiker* und alle, die in dieser Praxis arbeiten, über einen ausreichenden Masernschutz verfügen müssen. Besteht dieser Schutz nicht, müssen sich diese Personen impfen lassen.

Die Impfpflicht gilt nicht für Personen, die aufgrund einer medizinischen Kontraindikation nicht geimpft werden können oder bereits gegen Masern eine ausreichende Immunisierung besitzen. Diese Ausnahmen müssen durch ein ärztliches Zeugnis nachgewiesen werden.

Ein ausreichender Impfschutz gegen Masern besteht, wenn ab der Vollendung des ersten Lebensjahres mindestens eine Schutzimpfung und ab der Vollendung des zweiten Lebensjahres mindestens zwei Schutzimpfungen gegen Masern durchgeführt wurden. Weitere Informationen zur Impfpflicht finden Sie im ➤ Kap. 1.2.1 IfSG.

Therapie Symptomatisch durch den Arzt, da keine ursächliche Therapie zur Verfügung steht. Bei bakteriellen Sekundärinfektionen wird mit Antibiotika behandelt.

Meldepflicht für Heilpraktiker bei Verdacht, Erkrankung und Tod gemäß §§ 8 und 6 IfSG Abs. 1.

Darüber hinaus besteht gemäß §§ 8 und 7 IfSG für die Leiter von Medizinaluntersuchungsämtern und sonstigen privaten oder öffentlichen Untersuchungsstellen einschließlich der Krankenhauslaboratorien eine namentliche Meldepflicht bei Nachweis von Masernviren, soweit der Nachweis auf eine akute Infektion hinweist.

Behandlungsverbot Für Heilpraktiker besteht Behandlungsverbot gemäß §§ 24, 6, 7 und 34 IfSG.

27.37 Meningitis durch Haemophilus influenzae Typ b

Bei einer **Meningitis** ist es zu einer **Entzündung** der **Meningen,** also der Hirn- und/oder Rückenmarkshäute gekommen. Leitsymptome sind: **Fieber, Nackensteifigkeit** und **heftige Kopfschmerzen.**

Bei der **Enzephalitis** dagegen handelt es sich um eine **Gehirnentzündung.** Meningitis und Enzephalitis treten oft kombiniert auf. Dabei greift die Entzündung entweder von den Meningen auf das Gehirn oder vom Gehirn auf die Meningen über.

Unterteilung von Meningitis bzw. Enzephalitis nach der Form

1. **Meningitis.**
   a) **Bakterielle Meningitis**
      a) **Eitrige Meningitis** (Erreger: Meningokokken, ➤ Kap. 27.37; Pneumokokken, Staphylokokken, Haemophilus influenzae, Mycobacterium tuberculosis, Escherichia coli, Proteus, Pseudomonas, Salmonellen u. a.)

b) **Nicht-eitrige Meningitis.** Es handelt sich dabei um eine sog. Begleitmeningitis von anderen infektiösen Allgemeinerkrankungen, wie Borreliose, Leptospirose, Brucellose u. a.

b) **Abakterielle Meningitis.**

a) **Virale Meningitis.** Erreger sind Mumps-Viren, Polio-Viren u. a. Geht häufig in eine Meningoenzephalitis über.

b) **Protozoen-Meningitis,** z. B. bei Toxoplasmose

c) **Pilz-Meningitis.**

d) **Physikalisch bedingte Meningitis.** Durch physikalische Einwirkungen, z. B. durch intensive Sonnenbestrahlung.

2. **Enzephalitis.**

c) **Primäre Virus-Enzephalitis.** Das Gehirn, oft auch das Rückenmark, werden über den Blutweg direkt vom Erreger befallen (↑ *Atlas* Abb. 24.9). Bitte beachten Sie hierzu auch die im ➤ Kap. 27.14 beschriebene FSME.

d) **Para- oder postinfektiöse Enzephalitis.** Gehirn und Rückenmark entzünden sich aufgrund einer immunologischen Reaktion *ohne* direkt von einem Erreger befallen zu sein. Sie tritt als Begleiterscheinung vor allem bei Kinderkrankheiten, aber auch bei anderen Infektionskrankheiten auf.

Erreger ist das Bakterium *Haemophilus influenzae.*

Wie aus der vorstehenden Aufstellung ersichtlich ist, kommen bei Meningitis/Enzephalitis grundsätzlich eine große Zahl von Erregern in Betracht. Da jedoch lediglich bei Meningokokken-Meningitis, Meningitis durch Haemophilus influenzae Typ b und FSME Meldepflicht besteht, ergibt sich nur in diesen Fällen ein Behandlungsverbot für den Heilpraktiker. Allerdings muss der Heilpraktiker aufgrund seiner Sorgfaltspflicht *alle* Fälle von Meningitis/Enzephalitis an den Arzt verweisen, da verschreibungspflichtige Medikamente zum Einsatz kommen müssen. Der Heilpraktiker darf aber in *den* Fällen, in denen kein Behandlungsverbot besteht, begleitend zum Arzt behandeln.

Das Bakterium **Haemophilus influenzae** kann bei Kindern eitrige Meningitiden verursachen. Außerdem kann es eitrige Laryngitiden, Konjunktividen, Endokarditiden, Pneumonien und Sekundärinfektionen bei Influenza hervorrufen. Meldepflicht – und damit Behandlungsverbot – besteht jedoch nur bei Meningitis, verursacht durch Haemophilus influenza Typ b. Bitte beachten Sie hierzu auch das Behandlungsverbot bei Meningokokken-Meningitis und -Sepsis (➤ Kap. 27.37).

Ausbreitung Weltweit.

Inkubationszeit 2–5 Tage.

Ansteckung Die Übertragung erfolgt durch Tröpfchen- und Kontaktinfektion.

Symptome Haemophilusinfektionen sind vor allem für Kleinkinder gefährlich. Die auftretenden Beschwerden entsprechen denen bei *Meningokokken-Meningitis* beschriebenen (➤ Kap. 27.37), allerdings *fehlen die Hauterscheinungen.*

Meldepflicht Für Heilpraktiker besteht keine Meldepflicht.

Jedoch ist gemäß §§ 8 und 7 IfSG von Leitern von Medizinaluntersuchungsämtern und sonstigen privaten oder öffentlichen Untersuchungsstellen einschließlich der Krankenhauslaboratorien namentlich der direkte oder indirekte Nachweis von Haemophilus influenza aus Liquor oder Blut zu melden, sofern der Nachweis auf eine akute Infektion hinweist.

Behandlungsverbot Für Heilpraktiker besteht Behandlungsverbot gemäß der §§ 24, 7 und 34 IfSG.

Zwar besteht ausdrückliches Behandlungsverbot nur für Meningitis/Enzephalitis, die verursacht wurde durch Meningokokken, Haemophilus influenzae und das FSME-Virus. Allerdings muss der Heilpraktiker aufgrund seiner Sorgfaltspflicht alle Fälle von Meningitis, Enzephalitis an den Arzt verweisen, da verschreibungspflichtige Medikamente zum Einsatz kommen müssen. Da kein gesetzliches Behandlungsverbot für den Heilpraktiker besteht, darf er begleitend zum Arzt behandeln.

27.38 Meningokokken-Meningitis und -Sepsis

Bei der Meningokokken-Meningitis handelt es sich um eine durch **Tröpfcheninfektion** übertragbare, eitrige Hirnhautentzündung, die durch Meningokokken ausgelöst wird.
Leitsymptome sind: **Kopfschmerzen, hohes Fieber, Nackensteifigkeit, Opisthotonus** (↑ *Atlas* Abb. 24.8), **Hyperästhesie, Krämpfe, Lähmungen, Bewusstseinstrübung, Bewusstlosigkeit** und **Koma.**

Erreger Meningokokken, gramnegative, meist intrazellulär liegende Diplokokken (Neisseria meningitidis).

Grundsätzlich können alle Bakterien eine Meningitis hervorrufen; besonders häufige Erreger sind neben den Meningokokken, Haemophilus influenzae (➤ Kap. 27.36) und Pneumokokken. Des Weiteren spielen Escherichia coli, Pseudomonas, Enterobakterien, Mycobacterium tuberculosis u.a. eine Rolle.

Ausbreitung Der Erreger ist weltweit verbreitet. Erregerreservoir ist der Nasen-Rachen-Raum des Menschen. Bei bis zu 10 % der Bevölkerung kann der Keim in der Mundflora nachgewiesen werden; in Epidemiezeiten sogar bis zu 80 %.

Ansteckung Die Ansteckung erfolgt in erster Linie durch Tröpfcheninfektion von Keimträgern oder Kranken. Es ist jedoch auch eine Autoinfektion (Selbstansteckung) möglich.

Inkubationszeit 2–4 Tage.

Pathogenese Der Erreger vermehrt sich im Nasen-Rachen-Raum und ruft Symptome hervor, die vom Patienten als „Erkältung" fehlgedeutet werden, manchmal aber überhaupt nicht in Erscheinung treten. Anschließend gelangen die Bakterien ins Blut (Bakteriämie) und von hier aus in den Liquor.

Es handelt sich um eine zyklische Infektionskrankheit mit kurzem Generalisationsstadium. Im Organstadium ist das Zentralnervensystem betroffen.

Symptome Die Erkrankung beginnt plötzlich mit *Schüttelfrost* und auffolgendem *Fieberanstieg* auf ca. 39–40 °C. Es kommt zu *Erbrechen* und *heftigen Kopfschmerzen* und nach einigen Stunden zur deutlichen *Nackensteifigkeit.* Wegen der heftigen Kopfschmerzen vermeidet der Patient jede Bewegung des Kopfes. Sind die Rückenmarkshäute mit in das Krankheitsgeschehen einbezogen, bildet sich ein *Opisthotonus* (↑ *Atlas* Abb. 24.8) aus. Es handelt sich dabei um einen Krampf der Rückenmuskulatur, ausgelöst durch eine Abwehrspannung der Muskulatur, um jede Dehnung oder Störung der Meningitiden zu vermeiden. Da es bei diesem Muskelkrampf zu einem Überwiegen der Strecker kommt, wird der Körper extrem nach hinten gebeugt (dorsalkonkav). Des Weiteren besteht *Hyperästhesie,* das heißt eine gesteigerte Empfindlichkeit gegen Berührungs-, Laut- und Lichtreize. Außerdem kann es zu *Hauterscheinungen* (makulöses Exanthem, Petechien, hämorrhagische Pusteln, ↑ *Atlas* Abb. 24.5 und 24.6), *Krämpfen, Lähmungen, Bewusstseinstrübungen* und zur *Bewusstlosigkeit* bis hin zum *Koma* kommen.

Symptome des Neugeborenen Beim Neugeborenen treten oft nur unspezifische Symptome auf, wie *vorgewölbte Fontanellen,* Fieber und Krämpfe.

Krankheitszeichen

- **Kernig-Zeichen.** Der Patient ist nicht in der Lage, die Beine im Sitzen im Kniegelenk aktiv zu strecken, ebenso kann er sie im Liegen nicht aktiv strecken und liegt deshalb mit im Hüftgelenk gebeugten Knien im Bett. Wird das gestreckte Bein passiv angehoben, so beugt er das Knie, um den N. ischiadicus zu entlasten. Ein positives Kernig-Zeichen findet man bei Meningitis, Ischiasreizung und Bandscheibenschäden.
- **Lasègue-Zeichen.** Beim liegenden Patienten wird das gestreckte Bein angehoben. Durch die starke Dehnung des N. ischiadicus kommt es auf der erkrankten Seite im Verlauf des Nervs zu Schmerzen (↑ *Atlas* Abb. 24.7). Ein positives Lasègue-Zeichen findet man ebenfalls bei Meningitis, Ischiasreizung und Bandscheibenvorfall.
- **Brudzinski-Zeichen** (Nacken-Zeichen). Der Patient liegt flach auf dem Rücken. Der Therapeut steht seitlich von ihm und schiebt seine Hände unter dessen Kopf und beugt ihn nach

vorne (↑ *Atlas* Abb. 24.7). Dabei muss er auf Schmerz und Widerstand achten, aber auch auf eine gleichzeitige Knie- und Hüftbeugung. Ein positives Brudzinski-Zeichen findet man bei Meningitis, Subarachnoidalblutung und evtl. bei Enzephalitis.

Komplikationen Es kann zum Übergreifen der Entzündung auf Hirnnerven kommen und damit beispielsweise zu Gesichtslähmung, Schwerhörigkeit oder Schielen. Gefürchtet ist die Meningokokken-Sepsis, die sich innerhalb von Stunden einstellen kann. Äußerliches Kennzeichen, dass die Meningokokken ins Blut gelangt sind ist, dass es zu Hauterscheinungen und an diesen Stellen dann zu Hauteinblutungen kommt. Als **Waterhouse-Friderichsen-Syndrom** bezeichnet man einen Schockzustand v.a. bei Kleinkindern mit hämorrhagischen Nekrosen beider Nebennieren infolge einer Sepsis. Außerdem kann es zum Übergreifen der Entzündung auf das Gehirn und damit zur Enzephalitis kommen. Des Weiteren kann es sein, dass es durch das Weitstellen der Gefäße aufgrund der Entzündung zu einem massiven Hirnödem kommt, einer relativ häufigen Todesursache bei Meningokokken-Meningitis.

Differenzialdiagnose Bakterielle Meningitiden durch andere Erreger.

Nachweis Der Nachweis kann bei Meningokokken-Sepsis im Blut erfolgen und bei der Meningitis im Liquor. Der beim Gesunden sonst klare Liquor erscheint infolge von bakteriellen Meningitiden eitrig-trüb.

Therapie Möglichst frühzeitige Antibiotikagabe durch den Arzt.

Prophylaxe Die STIKO empfiehlt allen Säuglingen ab dem Alter von 2 Monaten eine Standardimpfung gegen Meningokokken der Serogruppe B. Weiterhin soll allen Kindern zu Beginn des 2. Lebensjahres eine einmalige Impfung gegen Meningokokken der Serogruppe C verabreicht werden. Darüber hinaus empfiehlt die STIKO für Personen mit Immundefekten und einem erhöhten Risiko für Meningokokken-Erkrankungen eine Impfung mit einem ACWY-Konjugatimpfstoff. Dagegen empfiehlt das RKI (Robert Koch-Institut) die Meningokokken-C-Impfung bereits für Kinder ab dem 1. Lebensjahr.

Meldepflicht Für Heilpraktiker besteht Meldepflicht bei Verdacht, Erkrankung und Tod gemäß §§ 8 und 6 IfSG Abs. 1.

Behandlungsverbot Für Heilpraktiker besteht Behandlungsverbot gemäß §§ 24, 6, 7 und 34 IfSG.

Zwar besteht ausdrückliches Behandlungsverbot nur für Meningitis/Enzephalitis, die verursacht wurde durch Meningokokken, Haemophilus influenzae und das FSME-Virus. Allerdings muss der Heilpraktiker aufgrund seiner Sorgfaltspflicht alle Fälle von Meningitis und Enzephalitis an den Arzt verweisen, da verschreibungspflichtige Medikamente zum Einsatz kommen müssen. Besteht kein Behandlungsverbot für den Heilpraktiker, darf aber in diesen Fällen begleitend zum Arzt behandelt werden.

27.39 Milzbrand

Milzbrand (Anthrax) ist eine **Zoonose,** das heißt, sie kann zwischen Menschen und Wirbeltieren übertragen werden. Da bei uns die Hauptüberträger Rinder, Schafe, Schweine und Pferde sind, werden in erster Linie Berufsgruppen befallen, die mit diesen Tieren Kontakt haben. Da aber der Erreger nicht nur durch erkrankte Tiere, sondern auch durch deren Produkte übertragen werden kann, sind auch Beschäftigte der tierproduktverarbeitenden Industrie gefährdet, sich zu infizieren.
In den meisten Fällen kommt es zum **Hautmilzbrand,** nur selten zum Lungen- oder Magen-Darm-Milzbrand. Besonders gefürchtet ist die Milzbrandsepsis. Leitsymptom des Hautmilzbrandes ist der schmerzlose **Milzbrandkarbunkel** mit dem schwarzen, nekrotischen Zentrum und dem roten, ödematösen Hof (↑ *Atlas* Abb. 24.10).

Erreger Milzbrandbazillus (Bacillus anthracis) ein großes, unbewegliches Stäbchenbakterium.

Ansteckung Der Erreger kommt im Boden vor, wo *Sporen jahrelang überleben* können. Die Tiere infizieren sich bei der Futteraufnahme mit diesen

Sporen. Die Menschen stecken sich entweder durch Kontakt mit erkrankten Tieren oder deren Produkten, z. B. Tierhäuten, Wolle, Knochenmehl usw. an. Eine Ansteckung von Mensch zu Mensch kommt nicht vor. Beim Milzbrand handelt es sich um eine seltene Berufserkrankung von Landwirten, Fleischern, Tierärzten, Gerbern und Personen aus der tierverarbeitenden Produktion.

Ausbreitung Die Erkrankung tritt weltweit auf, bei uns ist sie allerdings selten. Erkrankungsherde gibt es in Südeuropa, Ost- und Nordafrika sowie Mittel- und Südamerika.

Biologische Kampfwaffe Im 2. Weltkrieg wurden einige unbewohnte Atlantikinseln bei B-Waffenversuchen mit Milzbrandsporen verseucht. Diese Inseln sind bis heute unbewohnbar. In bestimmten Intervallen wurden dort Schafe zu Versuchszwecken ausgesetzt. Die Schafe verendeten jedoch nach kurzer Zeit an Milzbrand. Der Milzbranderreger ist deshalb so attraktiv für die Herstellung von Biowaffen, da Landflächen auf Jahrzehnte hinaus unbewohnbar gemacht werden können. Der Erreger kann dazu sowohl über die Luft verbreitet werden als auch über das Abwerfen von „Cattlecakes" (mit Sporen gefüllte Kekse), die über Viehweiden abgeworfen werden können. Da die Erkrankung von Mensch zu Mensch nicht übertragbar ist, entfällt die übliche Hemmung beim Einsatz von Biowaffen, da hier die Gefahr eher nicht besteht, dass die Epidemie außer Kontrolle gerät.

Inkubationszeit 1–3 Tage.

Symptome Der Erreger kann grundsätzlich über die Haut (Hautmilzbrand), über die Atemwege (Lungenmilzbrand) oder durch den Genuss von verseuchtem Fleisch (Darmmilzbrand, äußerst selten!) eintreten. In über 95 % aller Fälle kommt es allerdings zum Hautmilzbrand.

- **Hautmilzbrand.** An der Eintrittsstelle entwickelt sich zunächst ein *Knötchen* auf gerötetem Grund, das später eine bläulich-schwärzliche Verfärbung annimmt. Daraus entwickelt sich ein Bläschen, das eintrocknet. Über einen Zeitraum von 1–6 Tagen entwickelt sich daraus der typische, schmerzlose *Milzbrandkarbunkel,* mit dem schwarzen, nekrotischen Zentrum und dem roten, ödematösen Hof (↑ *Atlas* Abb. 24.10). Es kommt zu lokalen Lymphknotenschwellungen. Meist geht die Erkrankung zu Beginn nur mit geringer Temperaturerhöhung und mit wenig Beeinträchtigung des Allgemeinbefindens einher. Allerdings spielt der Sitz der Eintrittspforte eine wichtige Rolle beim weiteren Krankheitsverlauf: Ein Milzbrandkarbunkel an Kopf und Nacken ist weitaus gefährlicher als einer an den Extremitäten. Gelangt der Erreger ins Blut, kommt es zur Milzbrandsepsis mit Schüttelfrost, hohem Fieber, schwerer Beeinträchtigung des Allgemeinbefindens, Kopf- und Gliederschmerzen, Leber- und Milzschwellung, Meningitis, blutigem Erbrechen, blutigen Stühlen und Hautblutungen als Zeichen einer hämorrhagischen Diathese. In diesen Fällen hat die Erkrankung fast immer einen letalen Ausgang.
- **Lungenmilzbrand.** Es kommt zu einer hämorrhagischen Bronchopneumonie mit Schüttelfrost, hohem Fieber, Dyspnoe und schaumig-blutigem Sputum. Unbehandelt führt der Lungenmilzbrand innerhalb weniger Tage fast immer zum Tode.
- **Magen-Darm-Milzbrand.** Es kommt zu einer hämorrhagischen Gastroenteritis mit blutigem Erbrechen und blutigen Stühlen. Außerdem bestehen Übelkeit, Erbrechen und Meteorismus. Die Milzbrandkarbunkel in der Darmwand können perforieren und zur Peritonitis führen.

Nachweis Bei der Krankheitserkennung spielt eine genaue Anamnese und damit die Kenntnis einer entsprechenden Exposition eine wichtige Rolle. Der Erregernachweis erfolgt bei

- Hautmilzbrand: im Karbunkelsekret,
- Lungenmilzbrand: im Sputum,
- Darmmilzbrand: im Stuhl,
- Milzbrandsepsis: im Blut.
- Falls es zur Meningitis gekommen ist, Nachweis auch im Liquor.

Komplikationen Sowohl Haut-, als auch Lungen- und Darmmilzbrand können zur Milzbrandsepsis führen (s. o.). Außerdem kann es zum Leberabszess und zur Meningitis kommen.

Prophylaxe Meistens kommt es zu einer dauerhaften Immunität, allerdings sind grundsätzlich

Reinfektionen möglich. Kranke müssen isoliert werden. Kadaver von infizierten Tieren müssen verbrannt werden.

Für Personen ab dem 18. Lebensjahr mit hohem Expositionsrisiko existiert ein Impfstoff (aktive Impfung). Dieser ist vom Paul-Ehrlich-Institut (PEI) zwar zugelassen, wird aber in den STIKO-Impfempfehlungen nicht aufgelistet.

Therapie Die Behandlung erfolgt durch den Arzt im Krankenhaus mit Penicillin. Chirurgische Eingriffe sind kontraindiziert, da sie zur Milzbrandsepsis führen können.

Meldepflicht Es besteht für Heilpraktiker Meldepflicht bei Verdacht, Erkrankung und Tod gemäß §§ 8 und 6 IfSG Abs. 1.

Darüber hinaus besteht gemäß §§ 8 und 7 IfSG für die Leiter von Medizinaluntersuchungsämtern und sonstigen privaten oder öffentlichen Untersuchungsstellen einschließlich der Krankenhauslaboratorien eine namentliche Meldepflicht bei Nachweis von Bacillus anthracis, soweit der Nachweis auf eine akute Infektion hinweist.

Behandlungsverbot Für Heilpraktiker besteht Behandlungsverbot gemäß §§ 24, 6 und 7 IfSG.

27.40 Mononucleosis infectiosa (Pfeiffer-Drüsenfieber)

Beim Pfeiffer-Drüsenfieber (infektiöse Mononukleose, Mononucleosis infectiosa) handelt es sich um eine akut auftretende **fieberhafte** Infektionskrankheit des lymphatischen Gewebes, die typischerweise mit einer **Angina** und mit **(generalisierter) Lymphknotenschwellung** einhergeht (↑ *Atlas* Abb. 24.50 und 24.51).

Erreger Epstein-Barr-Virus, gehört zu den Herpesviren.

Übertragung Die Übertragung erfolgt durch *Tröpfcheninfektion.* Die Kontagiosität der Erkrankung ist nicht sehr hoch. Zur Übertragung ist in der Regel ein enger Kontakt (z. B. Küssen) notwendig.

Unter schlechten hygienischen Verhältnissen kann die Erkrankung schon im Säuglings- und Kleinkindalter auftreten. In diesem Lebensalter sind inapparente und leichte Verläufe häufig.

Bei besseren hygienischen Verhältnissen verzögert sich die Infektion meist bis ins jugendliche Alter oder noch später. In dieser Lebensphase kann es dann zum typischen Krankheitsverlauf der infektiösen Mononukleose kommen. Erkrankungsfälle jenseits des 30. Lebensjahres sind selten, kommen aber vor. Ungefähr 85 % der Erwachsenen besitzen Antikörper gegen das Virus.

Inkubationszeit Meist 2–12 Tage, beim Erwachsenen meist 4–8 Wochen.

Vorkommen Weltweit.

Verlaufsformen
- **Febrile Verlaufsform.** Tritt typischerweise bei Kindern auf. Im Vordergrund stehen Fieber und Lymphknotenschwellungen.
- **Anginöse Verlaufsform** (Monozytenangina). Tritt typischerweise bei jungen Erwachsenen („Studentenkrankheit") auf. Im Vordergrund steht die Tonsillitis.

Symptome Die Erkrankung kann mit einem verlängerten Vorläuferstadium beginnen. Dabei kann es über einen Zeitraum von einigen Tagen bis hin zu 1 oder sogar 2 Wochen zu Müdigkeit, Abgeschlagenheit und Leistungsminderung kommen.

Erst danach bricht der eigentliche akute fieberhafte Infekt aus, für den die folgende Trias charakteristisch ist:
- **Fieber** von 38–40 °C
- **Tonsillitis** (s. u.)
- **(Evtl. generalisierte) Lymphknotenschwellung.** Die Lymphknotenschwellung ist wenig schmerzhaft und beginnt meist hinter den Ohren und im Nacken, wo sie auch am ausgeprägtesten ist (↑ *Atlas* Abb. 14.50).

Des Weiteren kann es zu Konjunktivitis, Rhinitis, Petechien am harten Gaumen, Exanthem, Mundgeruch, Milz-, manchmal auch zur Leberschwellung kommen. Die Nasenatmung ist durch die Schwellung der Rachenmandel und durch die Rhinitis behindert, sodass der Patient charakteristischerweise durch den Mund atmet.

Die **infektiöse Mononukleose** ist nur eine mögliche *Variante* einer *Epstein-Barr-Virusinfektion,* die charakteristische Symptome aufweist. Grundsätzlich können die einzelnen Symptome aber auch als eigenständige Erkrankung auftreten.

Rachenveränderungen Die Tonsillen sind stark geschwollen, gerötet und mit einem schmutziggrauen oder gelblichen Belag versehen. Die Beläge konfluieren, sind leicht abwischbar, hinterlassen dabei keine Blutungen und greifen *nicht* auf die Umgebung der Tonsillen über. Es kommen auch geschwürige und diphtherieähnliche Bilder vor.

Differenzialdiagnose Agranulozytose, Diphtherie, Plaut-Vincent-Angina.

Komplikationen Da sich die Erreger in den B-Lymphozyten vermehren, kommt es zur Splenomegalie. Es besteht die Gefahr der Milzruptur. Deshalb darf der Infizierte keine Sportarten ausüben, bei denen die Gefahr besteht, dass es zu einer stumpfen Verletzung der Milz kommen könnte. Auch nach Abklingen der akuten Erkrankung besteht die Gefahr der Milzruptur weiter, sodass sich der Patient schonen muss, bis die Milzvergrößerung abgeklungen ist.

Es kann zu bakteriellen Sekundärinfektionen kommen, wie Tonsillitis, Rhinitis, Sinusitis, Laryngitis, Bronchitis und Pneumonie. Gelegentlich kommt es zur Hepatitis mit Ikterus, Myokarditis, Nephritis, Polyneuritis, Meningitis, Enzephalitis, Agranulozytose oder zur hämolytischen Anämie.

Prognose In fast allen Fällen verläuft die Erkrankung *gutartig* und heilt komplikationslos aus. Es können *gelegentlich chronisch-rezidivierende* Fälle auftreten, die sich über Monate hinziehen. Todesfälle sind sehr selten.

Diagnostik Während der akuten Phase der Erkrankung kommt es zu typischen Blutbildveränderungen. Charakteristisch ist eine Vermehrung der Lymphozyten und Monozyten mit dem Auftreten von pathologischen mononukleären (einen einfachen, nicht gelappten oder geteilten Zellkern besitzend) Zellen. Ab der 2. und 3. Woche kommt es zur Leukozytose (10.000–20.000/mm^3).

Therapie Es muss Bettruhe eingehalten werden, mindestens 3 Tage über die Entfieberung hinaus. Bei ausgeprägter Milzschwellung muss dem Patienten Schonung bis zum Rückgang der Schwellung empfohlen werden, um einer Milzruptur vorzubeugen.

Eine ursächliche Therapie steht in der Schulmedizin nicht zur Verfügung. Antibiotika werden nur bei Sekundärinfektionen gegeben. Allerdings ist die Gabe von Ampicillin (Breitbandantibiotika) kontraindiziert, da bei Einnahme häufig allergische Exantheme auftreten (↑ *Atlas* Abb. 24.51).

Meldepflicht Meldepflicht besteht weder für den Arzt noch für den Heilpraktiker.

Behandlungsverbot Der Heilpraktiker darf behandeln, allerdings muss der Patient bei schweren Erkrankungen an den Arzt verwiesen werden, da dann verschreibungspflichtige Medikamente eingesetzt werden müssen.

27.41 Mpox

Mpox (Monkeypox) wurde früher als Affenpockenkrankheit bezeichnet. Es handelt sich um eine virale Zoonose, die ähnliche Symptome wie die Pocken aufweist, jedoch meist einen milderen Verlauf zeigt. Es kommt zu einem – oft schmerzhaften – Hautausschlag mit zunächst serösen und später eitrigen Pusteln, zu Fieber, Allgemeinbeschwerden und einer Lymphknotenschwellung.

Die Bezeichnung „Affenpocken" ist irreführend, da Affen „Fehlwirte" sind. Die Krankheitsbezeichnung geht darauf zurück, dass die Krankheit erstmals bei Laboraffen beobachtet wurde.

Erreger Mpoxvirus (engl. Monkeypoxvirus, Orthopockenvirus). Das Virus ist strukturell mit den klassischen humanen Pockenviren und Kuhpockenviren verwandt. Das Krankheitsbild ähnelt dem der klassischen Pocken, die Erkrankung verläuft jedoch in der Regel milder.

Erregerreservoir sind Nagetiere.

Diagnostik Meist kann die Diagnose schon aufgrund der Symptome gestellt werden. Dabei spielen die Anamnese und die Frage nach Kontakt zu Erkrankten eine wichtige Rolle.

Es kann, vor allem bei unklaren Fällen, ein Nachweis per PCR in speziellen Laboren (Biologische Schutzstufe 3) gestellt werden. Dazu kann Material aus dem Bläschen, dem Schorf, dem Speichel (bei Beteiligung der Mundschleimhäute), aus dem Vaginalsekret oder der Samenflüssigkeit verwendet werden.

Übertragung Es ist eine Übertragung vom Tier auf den Menschen und von Mensch zu Mensch möglich.

Übertragung Mensch zu Mensch. Dabei kann die Ansteckung über Kontaktinfektion, Schmierinfektion und Tröpfcheninfektion erfolgen. Man vermutet, dass vor allem eine sexuelle Übertragung möglich ist, da das Virus im Sperma nachgewiesen werden konnte.

Der Erreger kann sowohl über kleine Hautverletzungen als auch über alle Schleimhäute und den Atemtrakt aufgenommen werden.

Als infektiöses Material gelten der Bläscheninhalt, der Schorf, der Speichel und vermutlich auch das Sperma und das Vaginalsekret.

Infiziert sich eine Schwangere, kann das Virus auf das Kind übergehen. Nach der Geburt kommen die vorstehend geschilderten Übertragungswege peri- und postnatal von der Mutter auf das Kind in Betracht.

Übertragung Tier zu Mensch. Sie findet vor allem in Endemiegebieten in West- und Zentralafrika statt. Es ist eine Tröpfcheninfektion vom kranken Tier auf den Menschen möglich. Außerdem durch Kontakt mit infiziertem Speichel oder Sekreten oder durch Bisse von infizierten Tieren. Außerdem durch den Verzehr von infiziertem Affenfleisch.

Ansteckung Eine Ansteckung ist bis zur vollständigen Abheilung der Hautläsionen möglich. Das sind in der Regel 2–4 Wochen.

Inkubationszeit 3–4 (5) Tage bis maximal 21 Tage. Erinnerungshilfe: 3 Tage bis 3 Wochen.

Erhöhtes Erkrankungsrisiko Ein erhöhtes Risiko zu erkranken haben Abwehrgeschwächte, Schwangere, Kinder unter 8 Jahren und ältere Menschen.

Symptome **Prodromalstadium** (Vorläuferstadium). Es erstreckt sich meist über 4 Tage mit grippalen Erscheinungen wie Fieber, Frösteln, Kopf-, Muskel- und Gelenkschmerzen, unproduktivem Husten und Lymphknotenschwellung, vor allem im Hals- und Leistenbereich. Letzteres ist wichtig für eine differenzialdiagnostische Abgrenzung gegen die echten Pocken.

Zu beachten ist, dass das Vorläuferstadium fehlen kann.

Exanthemstadium. Es beginnt ca. 1–3 Tage nach Fieberbeginn. Es kommt zu einem meist schmerzhaften pockenähnlichen Hautausschlag, der zwischen 2–4 Wochen bestehen bleibt. Dieser beginnt mit Flecken (Maculae), die dann zu Papeln, zu serösen Bläschen (Vesikeln), eitrigen Pusteln und schließlich zu Krusten werden, die abfallen. Eine Narbenbildung ist möglich. Die Narben sind typischerweise zunächst hell und werden später durch Pigmenteinlagerungen dunkel.

Die Anzahl der Hauteffloreszenzen kann von einer einzigen Pustel bis hin zu engstehenden Pusteln die ganze Region oder praktisch den ganzen Körper bedecken. Meist beginnen die Erscheinungen im Gesicht und breiten sich dann vom Rumpf auf die Extremitäten aus. In ¾ der Fälle findet man die Hauterscheinungen an Händen und Füßen. Weitere Regionen, die häufig betroffen sind, sind die Mundhöhle und die Genitalien.

Atypische Verläufe. Gelegentlich bleiben die Hauterscheinungen auf eine bestimmte Region beschränkt. Es kann zu Schmerzen an der infizierten Stelle kommen und so z. B. zu Schmerzen an der Schleimhaut des Mundes oder des Rektums.

Komplikationen. Bakterielle Sekundärinfektionen, Exsikkose, Enzephalitis, Konjunktivitis, Keratitis mit möglicher Erblindung, Pneumonie, entstellende Narben.

Prophylaxe Für Risikopatienten ab 18 Jahren empfiehlt die STIKO eine Impfung mit dem regulären Pocken-Lebendimpfstoff (Imvanex), der auch gegen Mpox wirksam ist.

Therapie Meist wird nur symptomatisch behandelt, weil die Krankheit von alleine ausheilt. Es sollte versucht werden, Sekundärinfektionen zu vermeiden, die sich z. B. durch Kratzen einstellen können.

Meldepflicht Auch für den Heilpraktiker besteht Meldepflicht gemäß §§ 8 und 6 IfSG.

Behandlungsverbot Es besteht Behandlungsverbot gemäß §§ 24, 7 und 34 IfSG und außerdem, weil die Erkrankung sexuell übertragbar ist.

27.42 MRSA (Methicillin-resistenter Staphylococcus aureus)

Bei einer MRSA-Infektion (Methicillin-resistenter Staphylococcus aureus, im klinischen Sprachgebrauch auch: multiresistenter Staphylococcus aureus) handelt es sich um eine schwer behandelbare Infektion durch resistente Staphylococcus-aureus-Stämme. Diese können unterschiedliche Erkrankungen hervorrufen, wie z. B. Pneumonie, Endokarditis, toxisches Schocksyndrom (TSS) und tiefgehende Hautinfektionen.

Erreger Staphylococcus aureus.

Staphylokokken siedeln weit verbreitet asymptomatisch auf der Haut und Schleimhaut der oberen Atemwege. Es handelt sich um einen *fakultativ pathogenen Keim.* Die stärkste Fähigkeit Krankheiten hervorzurufen (Pathopotenz), besitzt die Spezies S. aureus.

Bekommt das Bakterium günstige Lebensbedingungen und/oder durch ein schwaches Immunsystem die Gelegenheit sich zu vermehren, kommt es zu Krankheitserscheinungen wie z. B. Pusteln, Furunkel, Karbunkel, Gerstenkörner. Falls die Bakterien Resistenzen gegen mehrere wichtige Antibiotika erwerben (Multiresistenzen), kann es zu MRSA kommen. Mittlerweile gibt es Stämme, die (fast) gegen alle marktverfügbaren Antibiotika *resistent* sind.

Vorkommen Weltweit, vor allem Krankenhaus, Pflegeeinrichtungen, MRSA kann auch in Gewässern vorkommen und auf Nahrungsmitteln.

Besonders gefährdet sind *Abwehrgeschwächte* (Diabetiker, Atopiker, AIDS), Dialysepatienten, Patienten mit großflächigen Wunden, mit liegenden Kathetern oder sonstigem Fremdmaterial (z. B. Gelenkersatz), da der Erreger gut an Plastik und Edelstahloberflächen haftet. Außerdem ist medizinisches Personal besonders exponiert.

Ansteckung Sie kann *endogen* oder *exogen* erfolgen. Die endogene Ansteckung könnte z. B. bei einem abwehrgeschwächten Menschen von seiner nasalen Besiedlung aus erfolgen und sich so zu einer Pneumonie entwickeln oder zu einer Hautbesiedelung führen. Meist handelt es sich jedoch um eine Übertragung von Mensch zu Mensch durch Schmierinfektion, häufig über die Hände.

Ansteckungsfähigkeit besteht während der Dauer klinisch manifester Symptome. Es kann aber auch gesundes Pflegepersonal die Erreger von einer Person zur nächsten übertragen, wenn die Hygienevorschriften nicht eingehalten werden.

Lebensmittelintoxikation Sie wird durch die Aufnahme von Toxinen verursacht, die von *S. aureus* in kontaminierten Lebensmitteln vor der Nahrungsaufnahme produziert wurden. Durch die hohe Hitzestabilität werden *S.-aureus*-Enterotoxine auch bei der Lebensmittelzubereitung nicht abgetötet. Bereits 2–6 Stunden nach Aufnahme des kontaminierten Lebensmittels treten plötzlich Übelkeit, Erbrechen, krampfartige Bauchschmerzen und Durchfall auf. In den meisten Fällen hören die Symptome von allein nach 8–24 Stunden auf. In schweren Fällen bei Abwehrgeschwächten kann es zu Hypovolämie und Hypotonie kommen.

Inkubationszeit

- Oral aufgenommene Toxine: wenige Stunden (meist 2–6 Stunden)
- Sonstige Aufnahme: meist 4–10 Tage
- Bei endogener Ansteckung kann der Krankheitsausbruch Monate nach der initialen Aufnahme erfolgen.

Wichtige Infektionswege

- **Hautinfektionen:** Furunkel, Karbunkel, Pyodermien, Abszesse, Wundinfektionen
- **Invasive Infektionen:** Parotitis, Sinusitis, Mastitis, Osteomyelitis, Endokarditis, Empyeme (Pleura, Gelenke) u. v. m. bis hin zur Sepsis.
- **Pneumonie:** meist als Sekundärinfektion bei einer Influenza-A-Virus-Infektion oder als Nosokominalinfektion bei beatmeten Patienten, selten auch hämatogen gestreut verursacht.
- **Fremdkörperinfektion:** bei Kathetern, Shunts, Gelenkersatz und orthopädisches Stabilisations-

material können als Ursache für eine Infektion dienen, da der Erreger gut an deren Oberfläche haftet.

Toxin-verursachte Erkrankungen

Werden die Symptome durch Toxine der Erreger verursacht, können sich besonders schwere Krankheitsbilder entwickeln, z. B.

- **Lyell Syndrom.** Es kommt zur großflächigen, blasigen Ablösung von Haut und Schleimhaut.
- **Toxisches Schocksyndrom** (TSS). Es handelt sich um einen lebensbedrohlichen Zustand durch Multiorganversagen. Das toxische Schocksyndrom kennt man vor allem von jüngeren Frauen, wenn Tampons zu selten gewechselt wurden. Es tritt jedoch auch bei Diaphragmaträgerinnen oder im Wochenbett auf oder bei Personen, von denen es von infizierten Hautverletzungen seinen Ausgang nahm. Bei einem toxischen Schocksyndrom kommt es zu Fieber von über 39 °C, einem diffusen makulösen Exanthem, Hypotonie und – je nachdem welche Organsysteme beteiligt sind – zu unterschiedlichen Krankheitsbildern.

Meldepflicht Es besteht eine Labormeldepflicht gemäß §§ 7 Abs. 2 Nr. 1 IfSG in Verbindung mit der Rechtsverordnung des Bundes vom 18.3.2016 IfSG-Meldepflicht-Anpassungsverordnung (IfSG MeldeAnp) für den Nachweis aus Blut oder Liquor.

Da der Heilpraktiker keinen Erregernachweis durchführen darf, betrifft ihn diese Meldepflicht nicht.

Behandlungsverbot Für den Heilpraktiker besteht Behandlungsverbot gemäß §§ 24 und 7 IfSG.

27.43 Mumps (Parotitis epidemica)

Mumps (Parotitis epidemica) heißt im Volksmund auch Ziegenpeter, Wochentölpel oder Bauernwetzel. Es handelt sich um eine Virusinfektion, deren hervorstechendes Merkmal die **schmerzhafte Schwellung** der **Ohrspeicheldrüse** (↑ *Atlas* Abb. 24.29) ist. Allerdings können auch andere Organe, wie Hoden, Pankreas und ZNS betroffen sein.

Erreger Mumps-Virus (Paramyxovirus).

Ausbreitung Die Erkrankung tritt weltweit auf. In der kalten Jahreszeit kommt es zu einer Erkrankungshäufung. Besonders betroffen ist das 3.–8. (4.–15.) Lebensjahr; *Jungen* werden etwa doppelt so häufig befallen wie Mädchen. Man kann bei ca. 90 % der Bevölkerung Antikörper gegen das Virus nachweisen.

Ansteckung Tröpfcheninfektion, auch Schmierinfektion. Der Erreger befindet sich im Speichel und in der Schleimhaut des Nasen-Rachen-Raums. Ansteckungsfähigkeit besteht bereits ca. 4 Tage vor Krankheitsausbruch und dauert dann meist 1 Woche lang an.

Inkubationszeit 16–18 Tage (evtl. 12–35 Tage).

Symptome Es kommt zu *Krankheitsgefühl* mit *Fieber* (manchmal auch fieberfreie Verläufe), Kopf- und Gliederschmerzen. Häufig entzündet sich die Mundschleimhaut, und die *Ausführungsgänge* der Ohrspeicheldrüse sind stark *gerötet.* In den nächsten Tagen schwillt die erste *Ohrspeicheldrüse* (↑ *Atlas* Abb. 24.29) an, nach ca. 2 Tagen dann die zweite. Da sich die druckempfindliche Schwellung vor und unter dem Ohr befindet, wird das *Ohrläppchen* in typischer Weise *abgehoben.* In den meisten Fällen kommt es nach 5–8 Tagen zum Fieberabfall und zum Rückgang der Schwellung.

Komplikationen Häufig sind nicht nur die Ohrspeicheldrüsen, sondern auch *andere drüsige Organe* wie Unterkiefer- und Unterzungenspeicheldrüsen, Hoden, Eierstöcke und das Pankreas betroffen. Daneben kann auch das ZNS befallen sein, wodurch es zur Meningitis, gelegentlich auch zur Enzephalitis kommen kann.

Besonders gefürchtet ist jedoch die Hodenentzündung (↑ *Atlas* Abb. 24.30), die sich bei 30 % der Mumpserkrankten entwickelt, bei denen sich die Krankheit nach der Pubertät abspielt. Hier besteht die Gefahr der Sterilität. Eierstockentzündungen bei Mädchen sind seltener und führen in der Regel nicht zu einer Beeinträchtigung der Fruchtbarkeit.

Eine Entzündung der Bauchspeicheldrüse wird bei jedem 10. Kind beobachtet, verläuft jedoch meist gutartig.

Eine seltene – oftmals spät diagnostizierte Komplikation – ist eine Schädigung des Hör- und Gleichgewichtsnervs (N. vestibulocochlearis), die zur Ertaubung führen kann.

Differenzialdiagnose Eitrige Parotitis, Speicheldrüsensteine, Parotismischtumor.

Nachweis Antikörpernachweis im Blut, Virusnachweis im Speichel, bei Meningitis auch im Liquor.

Immunität Nach Durchstehen der Erkrankung besteht lebenslange Immunität.

Prophylaxe Laut der Ständigen Impfkommission (STIKO) wird eine zweimalige Impfung empfohlen: die 1. Dosis soll im Alter von 11–14 Monaten verabreicht werden und die 2. Dosis im Alter von 15–23 Monaten. Allerdings sind auch Mumpserkrankungen bei Geimpften aufgetreten.

Therapie Da keine ursächliche Therapie zur Verfügung steht, kann der Arzt nur symptomatisch behandeln.

Meldepflicht Meldepflicht besteht für Heilpraktiker und Ärzte bei Verdacht, Erkrankung und Tod gemäß §§ 8 und 6 IfSG Absatz 1. Außerdem besteht eine Meldepflicht für Labore bei Nachweis des Mumpsvirus gemäß § 7 IfSG.

Behandlungsverbot Für Heilpraktiker besteht Behandlungsverbot gemäß §§ 24, 6, 7 und 34 IfSG.

27.44 Ornithose

Die Ornithose (Psittakose) ist eine durch **Vögel** auf den Menschen übertragbare Infektionskrankheit. Grundsätzlich gelten alle Vögel als mögliche Infektionsquelle. Wird die Erkrankung durch **Papageien** übertragen, so spricht man auch von der Psittakose oder Papageienkrankheit.
Ornithose kann in ganz **unterschiedlichen Schweregraden** verlaufen, es kommen stumme Infektionen vor, leichte Infektionen der Atemwege, schwere Pneumonien und schwerste tödliche Verläufe.

Erreger Chlamydia psittaci. Chlamydien sind intrazellulär lebende, kleine Bakterien.

Ausbreitung Die Erkrankung kommt weltweit vor. Personen, die *berufsmäßig mit Vögeln* beschäftigt sind (Mitarbeiter des Zoofachhandels, Geflügelfarmer, Ziervogelliebhaber, Taubenzüchter) gelten als besonders gefährdet.

Die Erkrankung wird vor allem durch Ziervögel wie Papageien und Wellensittiche übertragen. Bei Vögeln ist ein chronisch-subklinischer Verlauf typisch, bei dem die Erreger manchmal jahrelang mit dem Kot ausgeschieden werden, ohne dass die Tiere Krankheitserscheinungen zeigen. Vor allem bei jungen Tieren kann sich eine solche latent vorhandene Erkrankung durch Stress (Verschickung, schlechte Ernährung) zu einer akuten Durchfallerkrankung entwickeln.

Ansteckung Die Ansteckung erfolgt aerogen. Der mit dem Erreger verunreinigte Vogelkot fällt zu Boden, trocknet ein, segelt auf kleinen Staubpartikeln in der Luft und kann so vom Menschen eingeatmet werden. Besonders gefährdet sind Geflügelfarmer, Taubenzüchter, Tierhändler, Abwehrgeschwächte, ältere Menschen und Kleinkinder.

Eine Ansteckung von Mensch zu Mensch wurde laut RKI bisher nicht nachgewiesen.

Inkubationszeit Meist 7–14 Tage (evtl. 4–20 Tage).

Krankheitsverlauf Der Erreger dringt über die Schleimhäute des Atemtrakts ein; danach werden sie in das MMS von Leber und Milz transportiert, wo sie sich vermehren. Danach werden sie über den Blutweg zur Lunge, eventuell aber auch in Herz, Gehirn und Nieren transportiert, wo es nun zur Organmanifestation kommt. Man unterscheidet verschiedene Verlaufsformen:

- **Grippales Bild.** Es kommt zu einer leichten, fieberhaften Erkrankung ohne Lungenbeteiligung mit Kopf- und Muskelschmerzen.
- **Pulmonales Bild** (↑ *Atlas* Abb. 24.23). Es kommt zu einem plötzlichen Krankheitsbeginn mit Schüttelfrost, hohem Fieber, Stirnkopfschmerz, Übelkeit, Brechreiz, relativer Bradykardie und Husten mit wenig zähem, schleimigen Auswurf, der gelegentlich hämorrhagisch sein kann. Manchmal ist der Krankheitsbeginn allerdings

schleichend über 3–4 Tage, wobei das Fieber langsam zunimmt. Wird die Erkrankung nicht rechtzeitig erkannt und behandelt, so bleibt das Fieber für ungefähr 2 Wochen auf 39–40 °C (Kontinua).
- **Typhusartiges Bild.** Bei schweren Verläufen können sich Verwirrtheit, Delirien, Stupor (Erstarrung), Apathie und Schlaflosigkeit einstellen.

Diagnostik In der Anamnese müssen Vogelkontakte erfragt werden. Die BSG ist häufig nicht beschleunigt. Gelegentlich tritt eine geringe Proteinurie auf. Die Diagnose wird durch direkten Erregernachweis oder durch Komplementbindungsreaktion (KBR) gestellt (serologische Methode zum Nachweis von Antikörpern und Antigenen).

Differenzialdiagnose Andere Viruserkrankungen, Typhus, Tuberkulose, Rickettsiose und andere Pneumonien.

Komplikationen Meningitis, Enzephalitis, Myokarditis. Bei älteren Menschen oft Herzinsuffizienz. Manchmal kommen Hautausschläge vor, die an Typhus-Roseolen erinnern.

Therapie Durch den Arzt mittels Antibiotika (Tetrazykline).

Meldepflicht Für den Heilpraktiker besteht keine Meldepflicht.

Jedoch besteht gemäß §§ 8 und 7 IfSG Abs. 1 für die Leiter von Medizinaluntersuchungsämtern und sonstigen privaten oder öffentlichen Untersuchungsstellen einschließlich der Krankenhauslaboratorien eine namentliche Meldepflicht bei Nachweis von Chlamydia psittaci, soweit der Nachweis auf eine akute Infektion hinweist.

Behandlungsverbot Für Heilpraktiker besteht Behandlungsverbot gemäß §§ 24 und 7 IfSG.

27.45 Paratyphus

Paratyphus ist eine Infektionskrankheit, die durch Salmonellen hervorgerufen wird und einen **typhusartigen Verlauf** zeigt, der allerdings im Allgemeinen **milder** ist als bei Typhus abdominalis.

Erreger Salmonella paratyphi A, B und C.

Inkubationszeit 1–2 (evtl. 3) Wochen.

Ausbreitung und Ansteckung Wie bei Typhus abdominalis (➤ Kap. 27.64) beschrieben.

In Europa kommt es vor allem zu Paratyphus B; Paratyphus A und C kommen hauptsächlich in wärmeren Ländern vor.

Symptome Der Krankheitsverlauf *ähnelt* dem von *Typhus abdominalis.* Allerdings ist das erste Stadium (Stadium incrementi, Anwachsen, Schwellen) verkürzt. Paratyphus zeigt in dieser Phase ein akuteres Krankheitsbild mit höherem Fieber. Oft tritt gleichzeitig Herpes labialis auf. Es kann aber auch zum Bild einer bakteriellen Nahrungsmittelvergiftung mit Leibschmerzen, Erbrechen und Durchfall kommen.

Nach 1–3 Wochen kommt es als Zeichen der Organmanifestation zu *Durchfällen,* die zahlreicher und dünnflüssiger sind als bei Typhus. *Roseolen* treten häufiger auf als bei Typhus. Sie sind allerdings nicht auf die Bauchhaut beschränkt, sondern können auch an Rücken und Oberschenkeln auftreten.

Die Krankheitsdauer beträgt durchschnittlich 1–3 Wochen. Sie kann aber auch wesentlich kürzer sein; es kommen auch stumme Verläufe vor.

Komplikationen Grundsätzlich können die gleichen Komplikationen auftreten wie bei Typhus abdominalis, sie sind allerdings seltener.

Differenzialdiagnose Typhus abdominalis, andere Salmonellosen, Influenza, Pneumonie, Miliartuberkulose, Brucellose.

Nachweis Wie Typhus, ➤ Kap. 27.64.

Therapie Antibiotikagabe durch den Arzt.

Meldepflicht für Heilpraktiker bei Verdacht, Erkrankung und Tod gemäß §§ 8 und 6 IfSG Abs. 1.

Darüber hinaus besteht gemäß §§ 8 und 7 IfSG für die Leiter von Medizinaluntersuchungsämtern und sonstigen privaten oder öffentlichen Untersuchungsstellen einschließlich der Krankenhauslaboratorien eine namentliche Meldepflicht bei direktem Nachweis von Salmonella paratyphi, soweit der Nachweis auf eine akute Infektion hinweist.

Behandlungsverbot Für Heilpraktiker besteht Behandlungsverbot gemäß §§ 24, 6, 7 und 34 IfSG.

27.46 Pest

Pest ist in erster Linie eine Erkrankung der Nagetiere **(Ratten!).** Die Erreger werden von Nagetier zu Nagetier, aber beim massenhaften Zugrundegehen der Tiere auch von Nagern auf den Menschen übertragen. Von an Lungenpest Erkrankten ausgehend ist auch eine Ansteckung (durch Tröpfcheninfektion) direkt von Mensch zu Mensch möglich. Man unterscheidet vor allem **Beulen**- und **Lungenpest** und **Pestsepsis** (↑ *Atlas* Abb. 24.11).

Erreger Yersinia pestis, ein gramnegatives, sporenloses Stäbchen. Yersinia pestis gehört zur Familie der Enterobacteriaceae. Deshalb wurde die bisherige Bezeichnung, Pasteurella pestis, in Yersinia pestis umgeändert.

Inkubationszeit Beulenpest: 2–5 (evtl. bis 10) Tage, Lungenpest: wenige Stunden bis 2 (evtl. bis 7) Tage.

Übertragung Typischerweise sitzt der Erreger auf dem *Floh,* der das *Nagetier* befallen hat. Das Tier erkrankt und kann so bei Kontakt mit einem Menschen diesen infizieren. Beim Ausbruch spielen vor allen Dingen Hausratten eine wichtige Rolle. Gehen die Ratten massenhaft zugrunde, so springt der Floh von dem Nagetier auf den Menschen über. Beim Biss kommt es dann zur Infektion, wobei die Erreger zu den regionalen Lymphknoten vordringen und dort eine Entzündung auslösen. In diesem Fall kommt es (zunächst) zur Beulenpest.

Ein anderer Infektionsweg ist, dass es durch das Einatmen von erregerhaltigem Insektenkot zur Lungenpest kommt. Typischer ist es aber, dass ein an Lungenpest Erkrankter den Nächsten durch Tröpfcheninfektion infiziert.

Nachweis
- Bei Beulenpest im Lymphknoten
- Bei Lungenpest im Sputum
- Bei Pestsepsis im Blut

Vorkommen In Europa sind in der letzten Zeit keine Erkrankungsfälle aufgetreten. Es wäre aber möglich, dass aus Epidemiegebieten in Südamerika, Zentral- und Südafrika, Zentral- und Südostasien die Erkrankung eingeschleppt wird.

Krankheitsverlauf
- **Beulen- oder Bubonenpest** (häufigste Verlaufsform). Es kommt zu einem plötzlichen Krankheitsbeginn mit Fieber, Kopfschmerzen, Erbrechen, Durchfällen und Tachykardie. Meist zeigt die Eintrittspforte, der Flohstich, keine Reaktion. Manchmal entsteht jedoch ein kleines Bläschen, aus dem sich ein *Pestkarbunkel* entwickeln kann (↑ *Atlas* Abb. 24.11). Die *regionalen Lymphknoten* schwellen schmerzhaft an und zeigen *hämorrhagisch-nekrotische Entzündungen,* wobei es auch zu eitrigen Einschmelzungen kommen kann. Grundsätzlich können die Lymphknoten bis zur Faustgröße anschwellen. Die Beulen- bzw. Bubonenpest kann ausheilen, oder sich zur sekundären Lungenpest oder zur Pestsepsis weiterentwickeln.
- **Lungenpest.** Die Lungenpest kann sich durch Tröpfcheninfektion von Mensch zu Mensch und durch das Einatmen von erregerhaltigem Insektenkot entwickeln, oder sie kann als Folge einer Beulenpest auftreten. Es kommt zu einer *foudroyant* verlaufenden, hämorrhagischen *Pneumonie* mit Schüttelfrost und hohem Fieber, Atemnot, Husten mit blutigem Sputum, evtl. später Lungenödem und Herz-Kreislauf-Versagen. Unbehandelt verläuft sie fast immer tödlich.
- **Pestsepsis.** Die Pestsepsis kann die Komplikation einer Beulen- oder einer Lungenpest sein, sie kann aber manchmal auch primär auftreten. Sie führt innerhalb weniger Tage zum Tode.

Neben den oben beschriebenen schweren Krankheitsbildern gibt es alle Abstufungen bis zu symptomlosen Erkrankungsformen. Leichte Verläufe von Bubonenpest treten häufig gegen Ende einer Pestepidemie auf.

Differenzialdiagnose Lymphknotentuberkulose, Toxoplasmose, Brucellose, Tularämie, andere foudroyante Pneumonien, Lymphogranulomatose.

Komplikationen Herzinsuffizienz, Kreislaufversagen.

Prophylaxe Bekämpfung der Ratten und Flöhe. Zwar existiert ein Impfstoff, der die Sterblichkeit und die Verlaufsform der Pest günstig beeinflusst. Es wurde jedoch keine Wirkung auf den Seuchengang beobachtet. Deshalb werden Impfungen heute nur noch bei Laboratoriumspersonal empfohlen.

Therapie Antibiotikagabe durch den Arzt.

Meldepflicht für Heilpraktiker bei Verdacht, Erkrankung und Tod gemäß §§ 8 und 6 IfSG Abs. 1.

Darüber hinaus besteht gemäß §§ 8 und 7 IfSG für die Leiter von Medizinaluntersuchungsämtern und sonstigen privaten oder öffentlichen Untersuchungsstellen einschließlich der Krankenhauslaboratorien eine namentliche Meldepflicht bei Nachweis von Yersinia pestis, soweit der Nachweis auf eine akute Infektion hinweist.

Behandlungsverbot Für Heilpraktiker besteht Behandlungsverbot gemäß §§ 24, 6, 7 und 34 IfSG.

27.47 Poliomyelitis

Poliomyelitis (spinale Kinderlähmung, Heine-Medin-Krankheit) ist eine durch Viren hervorgerufene Infektionskrankheit, bei der es zu einer Schädigung des ZNS kommen kann, in deren Folge sich **schlaffe Muskellähmungen** entwickeln. Meist verläuft die Erkrankung **symptomlos** oder in Form einer **banalen Erkrankung** ohne neurologische Symptome. Daneben kommen **meningitische** Verlaufsformen vor.
Die Krankheitsbezeichnung Poliomyelitis bzw. spinale Kinderlähmung ist ungenau. Zum einen kommt die Krankheit *nicht nur* bei Kindern vor, und zum anderen spielt sie sich *nicht nur* im Rückenmark ab, sondern auch im Gehirn (griech. polios = grau, Myelitis = Entzündung des Rückenmarks).

Erreger Poliomyelitis-Viren (Enteroviren). Es gibt drei Typen: Typ I (häufigster Erreger), Typ II und Typ III.

Inkubationszeit Meist 7–9 Tage (auch 3–14 Tage).

Pathogenese Nachdem das Virus oral aufgenommen wurde, vermehrt es sich zunächst im Darm, aber auch im Rachenepithel. Meist wird schon in diesem Stadium eine Krankheitsimmunität durch *stille Feiung* erworben. Es kann aber auch nach einer Latenzphase zu einer Vermehrung des Virus im MMS kommen, was dann zur Meningitis führt. Die Meningitis heilt im Allgemeinen aus, sie kann sich jedoch auch zur Enzephalomyelomeningitis weiterentwickeln (Gehirn-, Rückenmark- und Hirnhautentzündung).

Übertragung Die Übertragung erfolgt *fäkal-oral* von Mensch zu Mensch, durch Schmutz-, Schmier- und Wasserinfektion. Daneben ist auch eine seltene Ansteckung durch Tröpfcheninfektion möglich. Die Erkrankungen treten in den klimatisch gemäßigten Zonen vor allem in den Sommermonaten auf.

In neuerer Zeit sind gelegentliche Erkrankungsfälle von jüngeren Erwachsenen aufgetreten, die in Endemiegebiete (Afrika, Indien) gereist waren.

Nachweis Die Viren können mithilfe von Gewebekulturen aus Stuhl (Nachweis ab 3.–4. Tag nach der Infektion), Rachenabstrich (schon 24–48 Stunden nach der Infektion möglich), Gurgelwasser oder Liquor gezüchtet werden. Außerdem kann ein Titer-Anstieg im Serum nachgewiesen werden. Dazu müssen zwei Blutproben im Abstand von 8–14 Tagen untersucht werden.

Vorkommen Die Erkrankung kommt weltweit vor. Im 19. Jahrhundert trat die Krankheit nur selten auf. Zu Beginn des 20. Jahrhunderts kam es zu den ersten großen Epidemien. In den Ländern mit einem hohen Hygienestandard erreichte die Krankheit nach 1950 einen bedrohlichen Umfang. Nach Einführung der Massenschutzimpfung konnte die Poliomyelitis in den Ländern mit genügend hohem Durchimpfungsgrad fast völlig ausgerottet werden.

Auch heute noch ist Poliomyelitis in tropischen Entwicklungsländern eine vorwiegend endemische Seuche. Hier kommen alle drei Virus-Typen ubiquitär vor. So werden im Allgemeinen diese drei Erreger schon im Kleinkindalter aufgenommen, und es wird eine subklinische Poliomyelitis ohne Lähmungsstadium durchlaufen, wobei eine Krankheitsimmunität erworben wird.

Krankheitsverlauf Bei mehr als 99 % der Infizierten treten entweder überhaupt *keine Symptome* auf, oder es kommt zu einer *leichten Erkrankung,* die ohne neurologische Symptome einhergeht. Bei 1 % kommt es zu einer *schweren Erkrankung,* bei der man verschiedene Stadien unterscheiden kann. Die Krankheit kann aber auch jetzt noch in jedem Stadium zum Stillstand kommen.

Krankheitsstadien und Pathogenese

- **Vorläuferstadium.** Das ca. 2–5 Tage dauernde Vorläuferstadium erscheint wie eine banale „Sommergrippe" mit Fieber, Müdigkeit, Kopf- und Gliederschmerzen. Bei Kindern kommt es durch eine Infektion des Rachens häufig zu Husten und Halsschmerzen. Gelegentlich treten auch Magen-Darm-Symptome auf. Damit ist die Krankheit meist überwunden. Da die erste Virusvermehrung vor allem im Darmtrakt, aber auch im Rachenepithel erfolgt, können die Betroffenen den Erreger über Speichel und Stuhl ausscheiden und so andere infizieren. Bei den weitaus meisten der Betroffenen ist damit die Infektion ausgestanden und eine Immunität gegen den auslösenden Virustyp erworben. Bei den übrigen kommt es nach einer Latenzzeit von wenigen Tagen zum meningitischen Stadium.
- **Meningitisches oder präparalytisches Stadium.** Das Fieber steigt nach einem 2- bis 3-tägigen Latenzstadium erneut an. Durch den zweigipfeligen Fieberverlauf spricht man vom „Dromedar-Fiebertyp". Es kommt zu *meningitischen Zeichen,* und zwar: Nackensteifigkeit, Kopfschmerzen, starke Berührungsempfindlichkeit, Adynamie, gesteigerte Reflexe und positives Kernig- sowie Brudzinski-Zeichen. Die Erkrankung kann komplikationslos ausheilen. Manche Patienten klagen gegen Ende dieses Stadiums schon über Schmerzen im Bereich der später gelähmten Muskelpartien.
- **Paralytisches Stadium (Lähmungsstadium).** Der Übergang vom präparalytischen ins paralytische Stadium ist fließend. Die ersten Lähmungen treten manchmal bereits auf dem Höhepunkt des Fiebers auf und entwickeln sich innerhalb von Stunden bis Tagen. Typisch ist jedoch das Auftreten von schlaffen Lähmungen bei gleichzeitiger Entfieberung. *Nach* der Entfieberung kommt es nicht zum weiteren Fortschreiten der Lähmungen. Die Muskeln der Beine sind doppelt so häufig betroffen wie die der Arme. Es kann jedoch auch sein, dass zunächst die unteren Extremitäten befallen werden, dann die Rumpfmuskulatur (Gefahr der Atemlähmung!) und schließlich die oberen Extremitäten. Die betroffenen Muskeln schmerzen heftig. Sensibilitätsstörungen dagegen gehören *nicht* zum Krankheitsbild.
- **Reparationsphase.** Die Lähmungen fangen nach einigen Tagen an, sich zurückzubilden. Dieses Stadium kann sich *über ein Jahr hinziehen* und sogar zur völligen Ausheilung führen, jedoch können auch irreparable Lähmungen bestehen bleiben. In der Reparationsphase treten oft Störungen im Schlaf-Wach-Rhythmus, mangelnde Konzentrationsfähigkeit und Müdigkeit auf.

Die Erkrankung kann aber auch akut beginnen, als „Morgenlähmung" der abends gesund zu Bett gebrachten Kinder.

Immunität Nach einer durchgemachten Erkrankung besitzt man eine langanhaltende Immunität. Dabei besteht die Immunität nur gegen das verursachende Virus und nicht gegen die beiden anderen Virustypen.

Komplikationen Ist das verlängerte Mark (Medulla oblongata) in den Krankheitsprozess mit einbezogen, so kann es zur zentralen Atemlähmung, zu Schluckstörungen und zu Kreislaufregulationsstörungen kommen. Ist das Großhirn betroffen, können Bewusstseinstrübungen und Halbseitenlähmungen die Folge sein. Bei Befall der Zwischenrippenmuskulatur und des Zwerchfells droht ebenfalls Atemlähmung. Die Letalität liegt zwischen 4 und 15 %.

Aufgrund der Muskellähmungen kann es zur Muskelatrophie und zu Wachstumsstörungen der betreffenden Extremitäten kommen.

Prophylaxe Seit 1998 gibt es einen neuen Impfstoff auf dem Markt, der die Schluckimpfung (Oral-Poliomyelitis-Virus, OPV) mit abgeschwächten Viren ersetzt. Es handelt sich um den inaktivierten Poliomyelitis-Impfstoff (IPV), der injiziert werden muss. Der neue Impfstoff gilt als sicher, er soll keine Impfkrankheiten verursachen können.

Therapie Die Behandlung erfolgt symptomatisch durch den Arzt.

Meldepflicht für Heilpraktiker bei Verdacht, Erkrankung und Tod gemäß §§ 8 und 6 IfSG Abs. 1.

Darüber hinaus besteht gemäß §§ 8 und 7 IfSG für die Leiter von Medizinaluntersuchungsämtern und sonstigen privaten oder öffentlichen Untersuchungsstellen einschließlich der Krankenhauslaboratorien eine namentliche Meldepflicht bei Nachweis von Polioviren, soweit der Nachweis auf eine akute Infektion hinweist.

Behandlungsverbot Für Heilpraktiker besteht Behandlungsverbot gemäß §§ 24, 6, 7 und 34 IfSG.

27.48 Q-Fieber

Synonyme für Q-Fieber sind Balkangrippe, Q-Fever, Krim-Fieber, Query-Fieber und Queensland-Fieber. In 30–70 % der Fälle verläuft die Erkrankung **asymptomatisch** oder **grippeähnlich.** Bei den restlichen Fällen kommt es zur **atypischen Pneumonie.** Dabei kommt es in der Regel zu der Trias: hohes Fieber, Kopfschmerzen und trockener Husten mit Brustschmerzen.

Erreger Coxiella burnetii (Gammaproteobacteria).

Ausbreitung und Ansteckung Es handelt sich um eine weltweit vorkommende Zoonose. Die Ansteckung erfolgt meist durch das *Einatmen* von *erregerhaltigem Staub.* Infizierte Tiere wie Kühe, Schafe, Ziegen, Hunde, Schweine, Vögel u. a. erkranken meist symptomlos und scheiden den Erreger über Kot, Urin und Milch aus. Eine Ansteckung kann auch über Felle, Stroh, Wolle und über infizierte Zecken erfolgen. Eine Übertragung von Mensch zu Mensch findet nur in sehr seltenen Fällen statt.

Inkubationszeit 2–4 Wochen.

Pathogenese Es handelt sich um eine zyklische Infektionskrankheit mit einem Generalisationsstadium von meist 4–8 Tagen und einem Organstadium, in dem es zur atypischen Pneumonie kommt.

Symptome Das Generalisationsstadium beginnt akut mit Fieber von 39–40 °C, dem oft ein Schüttelfrost vorausgeht. Es bestehen Abgeschlagenheit, Kopf-, Kreuz-, Muskel- und Gliederschmerzen. Unbehandelt bleibt das Fieber in Form einer *Kontinua* über 4–7 Tage hoch. Im Organstadium kommt es zur *atypischen Pneumonie* mit Husten, Schmerzen hinter dem Brustbein und spärlichem, glasig-schleimigem, eventuell auch blutigem Auswurf.

Wie vorstehend bereits erwähnt, verlaufen jedoch die meisten Infektionen asymptomatisch oder grippeähnlich.

Komplikationen Die Erkrankung verläuft fast immer gutartig, allerdings besteht eine Neigung zu Hypotonie, Myokarditis, Endokarditis, Thrombophlebitis, Meningitis, Orchitis (Hodenentzündung), Epididymitis (Nebenhodenentzündung), Pankreatitis und Nephritis. Es kann auch zum chronischen Verlauf kommen, wobei über Monate subfebrile Temperaturen bestehen und das Allgemeinbefinden des Patienten stark beeinträchtigt ist.

Differenzialdiagnose Andere atypische Pneumonien, z. B. Ornithose, außerdem Influenza, Brucellose, Leptospirose, Typhus abdominalis.

Nachweis Im Blut (Antikörpernachweis), Urin oder Sputum.

Prophylaxe Eine Impfprophylaxe für besonders exponierte Personen (Tierärzte, Labor- und Schlachthofpersonal) ist möglich, wird aber nicht uneingeschränkt empfohlen. Pasteurisieren der Milch zerstört den Erreger. Arbeitsschutzmaßnahmen wie Schutzkleidung und Staubmasken sind bei beruflicher Exposition zu tragen.

Therapie Antibiotikagabe durch den Arzt.

Meldepflicht Für den Heilpraktiker besteht keine Meldepflicht.

Jedoch besteht gemäß §§ 8 und 7 IfSG Abs. 1 für die Leiter von Medizinaluntersuchungsämtern und sonstigen privaten oder öffentlichen Untersuchungsstellen einschließlich der Krankenhauslaboratorien eine namentliche Meldepflicht bei Nachweis von Coxiella burnetii, soweit der Nachweis auf eine akute Infektion hinweist.

Behandlungsverbot Für Heilpraktiker besteht Behandlungsverbot gemäß §§ 24 und 7 IfSG.

27.49 Ringelröteln (Erythema infectiosum acutum)

Die Ringelröteln zeigen einen ähnlichen Krankheitsverlauf wie die Röteln, allerdings ist der **Hautausschlag** hier **ring- oder girlandenförmig** (↑ *Atlas* Abb. 24.53).

Erreger Parvovirus B 19.

Betroffen sind meist Kinder zwischen dem 6.–15. Lebensjahr.

Ansteckung Die Ansteckung erfolgt durch Tröpfcheninfektion. Die Ansteckungsfähigkeit besteht kurz nachdem das Virus aufgenommen wurde bis zum Auftreten des Exanthems. Nach Auftreten des Hautausschlags gilt der Erkrankte nicht mehr als infektiös.

Inkubationszeit Meist 6–14 Tage, seltener 18 Tage.

Symptome Inapparente Verläufe sind häufig. Bei einem manifesten Krankheitsverlauf kommt es zu mäßigem Fieber und allgemeinem Krankheitsgefühl mit einem zunächst *schmetterlingsförmigen Erythem* im Gesicht bei perioraler Blässe. Die Rötung der Wangen hat zu der umgangssprachlichen Krankheitsbezeichnung *„Ohrfeigenkrankheit"* geführt. Über einen Zeitraum von ca. 10–14 Tagen kommt es dann zu einem *ring- und girlandenförmigen Hautausschlag,* der manchmal auch *urtikariaähnliche* juckende, rote Quaddeln zeigt. Die Hauterscheinungen können während dieser Zeitspanne abblassen und sich wieder neu bilden. Bei Erwachsenen kann es zu Gelenkentzündungen und Gelenkschmerzen kommen.

Komplikationen Infiziert sich eine Schwangere, kann das Kind Schaden nehmen. Bei Patienten mit chronischer hämolytischer Anämie kann es zur aplastischen Krise kommen, bei Abwehrgeschwächten z. B. zur chronischen Anämie, Thrombozyto- und Granulozytopenie, Myokarditis, Hepatitis.

Nachweis Der Nachweis erfolgt über Antikörper bzw. Virus-DNS-Nachweis.

Prophylaxe Die mütterlichen Antikörper können das Kind vorgeburtlich schützen und über die Muttermilch auch noch nach der Geburt.

Es steht nur eine passive Impfung zur Verfügung.

Therapie Eine Therapie ist in der Regel nicht notwendig, da die Erkrankung meist spontan ausheilt. Beim Auftreten von Komplikationen muss symptomatisch behandelt werden.

Meldepflicht Es besteht für Ringelröteln keine Meldepflicht.

Behandlungsverbot Es besteht für Heilpraktiker kein Behandlungsverbot. Aber eine Schwangere muss wegen der Gefahr für das ungeborene Kind schon bei Krankheitsverdacht zum Arzt geschickt werden.

27.50 Röteln

Röteln (Rubeola, Rubella) sind eine **meist harmlos** verlaufende Virusinfektion, von der in erster Linie **Kinder** betroffen sind. Die wichtigsten Symptome sind **Exanthem** (↑ *Atlas* Abb. 24.52) und **Lymphknotenschwellung,** manchmal geht ein leichtes katarrhalisches Vorstadium voraus.
Erkrankt eine **Schwangere,** so kann es zu **schweren Schäden** beim **Kind** kommen. Bitte beachten Sie dazu weiter unten ➤ Kap. 27.49 Rötelnembryopathie.

Erreger Rötelnvirus (Rubellavirus).

Ausbreitung Röteln kommen weltweit vor.

Ansteckung Die Übertragung erfolgt durch Tröpfcheninfektion bei engem Kontakt.

Inkubationszeit 14–18 Tage (evtl. 12–21 Tage).

Pathogenese Es handelt sich um eine zyklische Infektionskrankheit, die aber ein so kurzes Generalisationsstadium hat, dass es klinisch nicht in

27

Erscheinung tritt. Im Organstadium kommt es zur Beteiligung von Haut und Lymphknoten.

Symptome Meist tritt Fieber um 38 °C auf, manchmal fehlt es aber ganz. Das Exanthem beginnt im Gesicht und greift dann auf den Rumpf und die Extremitäten über. Es handelt sich um kleine, wenig erhabene *rosarote Flecken* mit hellem Hof, die *nicht konfluieren* (↑ *Atlas* Abb. 24.52). Die Flecken sind größer als bei Scharlach und kleiner als bei Masern. Es kommen aber auch Abweichungen von dieser Norm vor. Der Ausschlag klingt nach 2–3 Tagen ab.

Bereits vor Ausbruch des Exanthems bestehen druckschmerzhafte Lymphknotenschwellungen, vor allem im Nacken, es können aber auch noch andere Lymphknotengruppen beteiligt sein. In ca. 50 % der Fälle kommt es zur Milzvergrößerung.

Es ist zu beachten, dass die Hälfte der Kinder die Erkrankung asymptomatisch durchsteht.

Komplikationen Gelegentlich kommt es zur Rötelnenzephalitis, bei Erwachsenen möglicherweise auch zur Rötelnarthritis.

Bitte beachten Sie zur Rötelnembryopathie auch ➤ Kap. 27.49.

Nachweis Im Blut durch Antikörpernachweis. Des Weiteren kommt es zur Leukopenie mit relativer Lymphozytose, wobei insbesondere die Plasmazellen ansteigen. Zu beachten ist allerdings, dass während der Prodromalphase eine Leukozytose besteht.

Prophylaxe Die STIKO empfiehlt eine Grundimmunisierung mit einer ersten Impfung im 11.–14. Lebensmonat (erfolgt meist zusammen mit Mumps und Masern, sog. MMR) und einer zweiten Impfung, die frühestens 4 Wochen nach der ersten erfolgen soll bis spätestens zum 23. Lebensmonat. Im Alter von 10–14 Jahren wird für Mädchen eine Auffrischungsimpfung empfohlen. Für Schwangere besteht keine Möglichkeit einer Impfung, weder aktiv noch passiv.

Therapie Durch den Arzt. Leichte Verläufe benötigen allerdings keine Behandlung, falls jedoch notwendig, wird symptomatisch behandelt.

Meldepflicht Meldepflicht besteht für Heilpraktiker und Ärzte bei Verdacht, Erkrankung und Tod gemäß §§ 8 und 6 IfSG Absatz 1. Außerdem besteht eine Meldepflicht für Labore bei Nachweis des Rubellavirus gemäß § 7 IfSG.

Behandlungsverbot Für Heilpraktiker besteht Behandlungsverbot gemäß §§ 24, 6 und 7 IfSG.

27.51 Rötelnembryopathie

Zur Rötelnembryopathie (Embryopathia rubeolosa, Gregg-Syndrom) kann es kommen, wenn sich eine nichtimmune Frau während der Schwangerschaft mit dem Rötelnvirus infiziert. Früher nahm man an, dass eine Rötelninfektion nur während der ersten 3–4 Schwangerschaftsmonate gefährlich sei. Nach neueren Erkenntnissen besteht aber während der **gesamten** Schwangerschaft eine Gefahr für das Kind.

Erreger Röteln-Virus.

Ansteckung Infiziert sich die Mutter während des 1. Schwangerschaftsmonats mit dem Erreger, so muss man in 30–50 %, im 2. Monat mit 25 %, im 3. mit 10–15 % und im 4. mit 5–10 % der Fälle mit Fehlbildungen rechnen. Je nach Schweregrad der Defekte besteht eine Letalität bis zu 20 %. Grundsätzlich kann es aber auch jenseits des 4. Schwangerschaftsmonats zu Fehlbildungen des Gehirns (Mikrozephalie, Intelligenzdefekte, Hörstörungen) kommen.

Mögliche Fruchtschädigungen (↑ *Atlas* Abb. 24.24)

- Abort, Totgeburt
- Auge: Katarakt (grauer Star, Linsentrübung), Retinopathien, evtl. Glaukom
- Herz: offener Ductus Botalli, Klappenstenosen, Septumdefekt
- Ohr: ein- oder beidseitige Taubheit
- Gehirn: Mikrozephalie, geistige Retardierung
- Vermindertes Geburtsgewicht, Wachstumsstörungen
- Gaumenspalte, Hernien, Schäden an Leber, Lunge und Knochen

Nachweis Im Blut.

Prophylaxe Für Mädchen (10–14 Jahre) wird eine Schutzimpfung empfohlen. Vor einer geplanten Schwangerschaft soll die Rötelnimmunität überprüft werden. Impfungen dürfen keinesfalls während der Schwangerschaft vorgenommen werden.

Therapie Es existiert eine passive Impfung. Diese kann in der Zeitspanne der Exposition bis zum Ausbruch des Hautausschlages verabreicht werden. Ist das Exanthem bereits ausgebrochen, so ist eine Impfung zwecklos. Hat eine Schwangere eine nachgewiesene Rötelninfektion im 1. Schwangerschaftsdrittel durchgemacht, so gilt dies als Indikation für eine Abtreibung (Interruptio).

Meldepflicht Für Heilpraktiker besteht Meldepflicht bei Verdacht, Erkrankung und Tod gemäß § 6 IfSG.

Auch besteht gemäß §§ 8 und 7 IfSG Abs. 3 für die Leiter von Medizinaluntersuchungsämtern und sonstigen privaten oder öffentlichen Untersuchungsstellen einschließlich der Krankenhauslaboratorien eine nichtnamentliche Meldepflicht bei Nachweis von Rubellaviren, soweit der Nachweis auf eine konnatale Infektion hinweist.

Behandlungsverbot Für den Heilpraktiker besteht Behandlungsverbot gemäß §§ 24, 6, 7 IfSG.

27.52 Rückfallfieber

> Beim Rückfallfieber (Febris recurrens) handelt es sich um eine Infektionskrankheit, bei der es zu **wiederkehrenden Fieberschüben** kommt, ähnlich dem Bild einer verebbenden Welle.

Erreger Borrelien. Borrelia recurrentis verursacht Läuserückfallfieber. Borrelia duttoni verursacht Zeckenrückfallfieber.

Es handelt sich um schraubenförmige Bakterien, die zu den *Spirochäten* gehören.

Übertragung Die Borrelien können durch *Läuse* (Läuserückfallfieber) und durch *Zecken* (Zeckenrückfallfieber) auf den Menschen übertragen werden.

Vorkommen Das Läuserückfallfieber kommt heute nur noch in Äthiopien, Ostafrika, Asien und Südamerika vor; das Zeckenrückfallfieber in Afrika und anderen tropischen Ländern.

Inkubationszeit Meist 4–7 Tage (evtl. 3–18 Tage).

Krankheitsverlauf Es kommt zu Schüttelfrost mit einem *raschen Fieberanstieg* auf Werte über 40 °C. Es stellen sich Kopf-, Kreuz- und Gliederschmerzen ein. Des Weiteren kommt es zu Übelkeit, Erbrechen, Benommenheit, Ikterus und deutlicher Milz- und Leberschwellung.

Das Fieber bleibt einige Tage hoch (Läuserückfallfieber 5–7 Tage, Zeckenrückfallfieber 3–4 Tage). Dann kommt es zur *plötzlichen Entfieberung.* Die Krankheit kann damit beendet sein. Meist kommt es jedoch nach mehrtägigen fieberfreien Intervallen zu *weiteren Fieberschüben,* die jeweils von kürzerer Dauer sind und milder verlaufen, bis die Fieberschübe ganz aufhören. Beim Läuserückfallfieber treten meist nur 1–2 Rückfälle auf, beim Zeckenrückfallfieber 6–12. Bei diesen folgenden Fieberschüben vergrößern sich die Abstände der einzelnen Schübe und die Fieberhöhe verringert sich.

Komplikationen Es kommen schwere Verlaufsformen mit hämorrhagischer Diathese, Nierenversagen, Kreislaufversagen, Myokarditis mit Herzinsuffizienz, Ikterus, Bronchopneumonie, Arthritis und Neuritis vor.

Differenzialdiagnose Andere Infektionskrankheiten wie Malaria, Fleckfieber, Typhus, Leptospirose, Gelbfieber, virusbedingtes hämorrhagisches Fieber.

Therapie Antibiotika (Tetracycline und Penicillin mit einschleichender Dosierung, damit es nicht zu Unverträglichkeiten auf Endotoxine der Erreger kommt).

Meldepflicht Für den Heilpraktiker besteht keine Meldepflicht.

Jedoch besteht gemäß §§ 8 und 7 IfSG Abs. 1 für die Leiter von Medizinaluntersuchungsämtern und sonstigen privaten oder öffentlichen Untersuchungsstellen einschließlich der Krankenhauslaboratorien eine namentliche Meldepflicht bei Nachweis von Borrelia recurrentis, soweit der Nachweis auf eine akute Infektion hinweist.

Behandlungsverbot Für Heilpraktiker besteht Behandlungsverbot gemäß §§ 24 und 7 IfSG.

27.53 Salmonellose

Bei der Salmonellose handelt es sich um eine durch Salmonellen verursachte **Darmentzündung.** Leitsymptome sind Durchfälle und Bauchschmerzen.

Erreger sind Salmonellen, gramnegative, bewegliche Stäbchenbakterien, die zur Familie der Enterobakterien gehören. Sie werden in fünf Subgenera mit ungefähr 2.000 Serovarianten eingeteilt. Wichtige Erreger sind Salmonella typhi (Typhus abdominalis), Salmonella paratyphi (Paratyphus), Salmonella enteritidis und Salmonella typhimurium. Zu den **Salmonellosen** im engeren Sinne zählt man jedoch *nur* die Infektionen, die durch Salmonellen der Enteritidis-Gruppe verursacht worden sind. In diesem Zusammenhang gehören also Typhus und Paratyphus *nicht* zu den Salmonellosen.

Ausbreitung Hauptansteckungsquellen der Salmonellose sind kontaminiertes *Fleisch, Milch, Eier* und aus Eiern hergestellte Produkte wie Speiseeis und Mayonnaise. Bei der Ansteckung mit Salmonellen spielen somit Schlachttiere und aus ihnen gewonnene Lebensmittel eine wichtige Rolle. Die meisten Enteritiserreger sind für das Nutzvieh pathogen oder können sich zumindest in ihm aufhalten, sodass es bei Aktivierung der Erreger zu Explosionsepidemien (Lebensmittelvergiftungen) kommen kann. In letzter Zeit wurde vor allem bei Kindern eine zunehmende Anzahl von Salmonellenausscheidern registriert.

Inkubationszeit Wenige Stunden bis 2, maximal 3 Tage. Es gilt: Je massiver die Infektion, desto kürzer die Inkubationszeit.

Symptome Die Erkrankung beginnt plötzlich mit *Durchfällen,* die typischerweise *breiig bis wässrig* sind, z. T. aber auch mit Schleim vermischt sein können. Begleitet werden diese Durchfälle von *krampfartigen Leibschmerzen* (Tenesmen). Ist der Magen beteiligt, so kommt es zu Übelkeit, Erbrechen und Magenschmerzen (Gastroenteritis ➤ Kap. 27.16). Die Temperatur kann erhöht sein, je nach Erregertyp sogar auf über 39 °C.

Bei heftigen Durchfällen kann es zu einem beachtlichen Wasser- und Elektrolytverlust und somit zur Exsikkose kommen.

Komplikationen Die Erkrankung verläuft meist gutartig und heilt schon nach 1–2 Tagen aus. Nur bei massiven Durchfällen und bei Vorgeschädigten, bei Kindern und alten Menschen können Austrocknungserscheinungen auftreten. Die Exsikkose kann zur Kreislaufschwäche bis hin zum Schock führen.

In sehr seltenen Fällen kommt es zur Durchwanderungsperitonitis oder zur Salmonellensepsis.

Diagnostik Der Erregernachweis erfolgt im Stuhl. Eine Bauchperkussion ergibt Meteorismus, im Blutbild zeigt sich eine meist mäßige Leukozytose mit Linksverschiebung.

Prophylaxe Beachtung der allgemeinen Hygieneregeln.

Therapie Die Therapie erfolgt durch den Arzt. Antibiotikagabe ist im Allgemeinen nicht erforderlich. Meist wird symptomatisch mittels oraler Flüssigkeitszufuhr behandelt, in schweren Fällen allerdings auch durch intravenösen Flüssigkeits- und Elektrolytersatz.

Meldepflicht Meldepflicht besteht für Heilpraktiker gemäß §§ 8 und 6 IfSG bei Verdacht und Erkrankung, wenn entweder eine Person betroffen ist, die eine Tätigkeit im Sinne des § 42 Abs. 1 ausübt oder wenn zwei oder mehr gleichartige Erkrankungen auftreten, bei denen ein epidemischer Zusammenhang wahrscheinlich ist oder vermutet wird.

Außerdem besteht gemäß §§ 8 und 7 IfSG Abs. 1 für die Leiter von Medizinaluntersuchungsämtern und sonstigen privaten oder öffentlichen Untersuchungsstellen einschließlich der Krankenhauslaboratorien eine namentliche Meldepflicht bei Nachweis von Salmonellen, soweit der Nachweis auf eine akute Infektion hinweist.

Behandlungsverbot Für Heilpraktiker besteht Behandlungsverbot gemäß §§ 24, 6 und 7 IfSG.

27.54 Scharlach und sonstige Streptococcus-pyogenes-Infektionen

Scharlach ist eine ansteckende Infektionskrankheit, die durch Beta-hämolysierende **Streptokokken** der Gruppe A (Streptococcus pyogenes) verursacht wird. Leitsymptome sind **eitrige Angina, Fieber** und **feinfleckiger Hautausschlag** (↑ *Atlas* Abb. 24.33 bis 24.36).

Scharlach muss gegen Streptokokken-Angina und den Streptokokkenträger abgegrenzt werden. Bei der Streptokokken-Angina kommt es zu Fieber und Rachenerscheinungen, der charakteristische Hautausschlag fehlt. Beim Streptokokkenträger können Streptokokken im Abstrich nachgewiesen werden, der Betroffene selbst ist aber symptomlos.

Differenzialdiagnose

- **Scharlach**
  - Fieber
  - Angina
  - Feinfleckiger Hautausschlag
- **Streptokokken-Angina**
  - Fieber
  - Angina
- **Streptokokken-Träger**
  - Keine Symptome, aber Nachweis von Streptokokken im Abstrich

Erreger Beta-hämolysierende Streptokokken der Gruppen A. Es handelt sich dabei um kleine, runde, grampositive Bakterien, die „Ketten" bilden.

Bei den Streptokokken unterscheidet man die Gruppen A bis R und innerhalb dieser gibt es nochmals unterschiedliche Typen. Die meisten Angitiden werden durch Streptokokken der Gruppe A verursacht. Hierzu gehören auch die Beta-hämolysierenden Streptokokken, die Scharlach und eitrige Angitiden verursachen, für die für den Heilpraktiker Behandlungsverbot besteht (s. u., Behandlungsverbot).

Ausbreitung Streptokokken der Gruppe A treten weltweit endemisch auf. Bei uns gehören sie zu den häufigsten Krankheitserregern. In den Wintermonaten können bis 20 % der Bevölkerung symptomlose Träger des Erregers (Streptococcus pyogenes) sein.

Ansteckung Durch Tröpfcheninfektion, nur selten über Gegenstände (Wundscharlach). Kinder zwischen 3 und 10 Jahren (noch bis 15 Jahre) sind besonders ansteckungsgefährdet. Die Erkrankung kann jedoch auch in anderen Altersgruppen auftreten. Säuglinge besitzen mütterliche Antikörper und erkranken deshalb fast nie.

Scharlach ist in den ersten Tagen kaum ansteckend, deshalb ist eine Isolierung nach Exanthemausbruch noch sinnvoll. Werden Antibiotika eingenommen, so erlischt die Ansteckungsfähigkeit im Allgemeinen 48 Stunden nach Beginn der Medikamenteneinnahme. Deshalb darf eine Wiederzulassung zu Gemeinschaftseinrichtungen (Kindergärten, Schulen) schon 48 Stunden nach Beginn der Antibiotikatherapie und fehlenden Krankheitszeichen erfolgen.

Inkubationszeit 3–4 Tage (evtl. 1–8 Tage).

Pathogenese Scharlach ist eine Lokalinfektionskrankheit des Rachens, bei der es zur toxischen Fernwirkung, vor allem auf Herz, Nieren und Gelenke kommen kann.

Symptome Die Krankheitsschwere hat in den letzten 20 Jahren deutlich abgenommen. Es kommt zu einem *plötzlichen Krankheitsbeginn* ohne Vorstadium, mit *hohem Fieber* (evtl. auch Schüttelfrost), *Kopf-*, *Hals-* und *Gliederschmerzen.* Manchmal beginnt die Erkrankung allerdings mit Erbrechen, Übelkeit und Durchfällen. Typisch ist die *Angina* mit hochrotem Rachen und entweder mehr stippchenartigen, weißlichen Belägen oder mehr weißlich-gelblichen Eiterauflagerungen. Die *Lymphknoten* am *Kieferwinkel* sind *vergrößert* und *druckschmerzhaft.* Die Zunge ist zunächst weißlich belegt, lässt dann aber die roten, entzündeten Papillen hervortreten und entwickelt sich zur typischen *Himbeer-* bzw.

Erdbeerzunge (ab ca. 4.–6. Krankheitstag ↑ *Atlas* Abb. 24.35).

Schon ab dem 2. Krankheitstag kommt es zu dem typischen *Scharlachexanthem* (s. u.). Das gerötete Gesicht zeigt eine periorale Blässe (ausgespartes Mund-Kinn-Dreieck = „*Milchbart*", ↑ *Atlas* Abb. 24.34).

Scharlachexanthem Das Scharlachexanthem (↑ *Atlas* Abb. 24.33) besteht aus feinen, nicht juckenden Flecken, die sich von der geröteten Haut nur schwach abheben. Prädilektionsstellen sind Unterbauch, Achselhöhlen, seitliche Lendengegend, Leistenbeuge und Innenseite der Oberarme und Oberschenkel. Hochrote, sog. scharlachfarbene Hautausschläge, gehören bei dem heutigen leichteren Verlauf zu den Seltenheiten. Im Allgemeinen beginnt das Exanthem nach 2–4 Tagen abzublassen. Manchmal besteht es sogar nur wenige Stunden.

Mit Abheilung der Hauterscheinungen setzt eine feine Schuppung ein, die in der 2. Krankheitswoche abgeschlossen ist. Ihr folgt eine großflächige Schuppung der Handflächen und Fußsohlen (↑ *Atlas* Abb. 24.36). Diese Abschuppung erfolgt auch bei leichten Scharlachformen, bei denen kein Exanthem auftrat bzw. bei denen das Exanthem übersehen wurde.

Komplikationen Der Erreger kann sich ausbreiten und so eine Mittelohrentzündung (Otitis media), eine Sinusitis, einen Tonsillarabszess oder eine Sepsis verursachen. Besonders gefürchtete Komplikationen stellen das rheumatische Fieber, die Endokarditis, die Myokarditis und die Glomerulonephritis dar.

Differenzialdiagnose Angina und Pharyngitis durch andere Erreger, Masern, Röteln, Mononucleosis infectiosa.

Nachweis Im Rachenabstrich. Im Blut kommt es zu Leukozytose und Eosinophilie. Anstieg des Antistreptolysintiters (= Nachweis von Antikörpern gegen das Streptokokken-Toxin Streptolysin).

Prophylaxe Ein früher verabreichter Scharlachimpfstoff wird wegen der schlechten Verträglichkeit und seiner zweifelhaften Wirksamkeit nicht mehr gegeben. Darüber hinaus besteht wegen der guten antibiotischen Wirkung keine Impfnotwendigkeit.

Therapie Antibiotikagabe durch den Arzt.

Meldepflicht Es besteht keine Meldepflicht.

Behandlungsverbot Für Heilpraktiker besteht Behandlungsverbot gemäß §§ 24 und 34 IfSG.

Da bei eitrigen Anginen fast immer der Streptococcus pyogenes der Krankheitserreger ist, muss der Heilpraktiker den Patienten in diesem Fall immer an den Arzt verweisen. Der Heilpraktiker darf schon bei Krankheitsverdacht keine weiteren auf diesen Erreger hin gerichteten Untersuchungen vornehmen (§§ 24, 44 IfSG).

27.55 Shigellenruhr

Bei der Shigellenruhr (Shigellose, Bakterienruhr, bakterielle Ruhr, bakterielle Dysenterie) handelt es sich um eine **akute fieberhafte Durchfallerkrankung,** die sich vorwiegend im Dickdarm abspielt. Meist verläuft sie wie eine unspezifische Durchfallerkrankung. Bei schweren Verläufen kommt es zu **krampfartigen Leibschmerzen** und **blutig-schleimigen,** evtl. eitrigen **Durchfällen.**

Erreger Shigellen. Shigellen ist ein Gattungsbegriff für gramnegative, unbewegliche Stäbchenbakterien, die beim Menschen ruhrartige Erkrankungen hervorrufen. Man unterscheidet vier Spezies:

Shigella dysenteriae, Shigella flexneri, Shigella boydii, Shigella sonnei.

Inkubationszeit Meist 1–4 Tage, eventuell nur *wenige Stunden.*

Übertragung Die Übertragung erfolgt durch *Schmierinfektion,* wobei Dauerausscheider eine wichtige Rolle spielen. Die Ansteckung erfolgt meist über verunreinigtes Wasser und Nahrungsmittel (v. a. Milchprodukte). Daneben ist auch eine Erregerübertragung durch *Fliegen* möglich.

Nachweis Im Stuhl.

Vorkommen Weltweit. Zu Epidemien kommt es vor allem unter schlechten hygienischen Verhältnissen. Die meisten Erkrankungen werden importiert, besonders aus Ägypten.

Krankheitsverlauf Es kommt zu Entzündungen und Geschwürbildungen im Dickdarm.

- **Leichtere Verlaufsform.** Sie verläuft ähnlich wie eine Gastroenteritis (Schleimhautentzündung von Magen und Darm). Es kommt zu einem plötzlichen Krankheitsbeginn mit Fieber, Erbrechen, Tenesmen (anhaltender schmerzhaft-spastischer Stuhldrang) und *blutig-schleimigen* Durchfällen.
- **Toxische Verlaufsform.** Diese Verlaufsform ähnelt dem Paratyphus. Auch hier ist der Krankheitsbeginn plötzlich mit *Fieber, Erbrechen* und *Tenesmen* bis hin zur *Kolik.* Typisch sind die zahlreichen *blutig-schleimigen Durchfälle* (eventuell 20–40 Entleerungen täglich!) mit *heftigsten Leibschmerzen.* Durch Wasser- und Elektrolytverlust kann es zur *Exsikkose* und so mitunter auch zum *Schock* kommen.

Komplikationen Geschwürperforation mit Peritonitis, Übergang in chronische Ruhr.

Immunität Immunität besteht nach durchgemachter Erkrankung nur für den *bestimmten Erregertyp* (Serotyp), der die Krankheit verursachte, und zwar für *unbekannte Dauer.* Man vermutet, dass es in Endemiegebieten durch wiederholte Exposition zu einem gewissen Schutz vor Neuerkrankungen kommt.

Vorbeugende Maßnahmen Sachgemäße Beseitigung der Fäkalien von Kranken, Krankheitsverdächtigen und Ausscheidern, Verbesserung der hygienischen Verhältnisse durch Fliegenbekämpfung.

Therapie Durch den Arzt: Wasser und Elektrolyte substituieren, Antibiotikagabe, Bettruhe, Steigerung der Abwehr, Diätempfehlungen.

Meldepflicht Für Heilpraktiker besteht zwar keine direkte Meldepflicht für Shigellen, aber da es sich um eine „infektiöse Gastroenteritis“ handelt, ergibt sich eine Meldepflicht gemäß §§ 8 und 6 IfSG bei Verdacht und Erkrankung, wenn eine Person betroffen ist, die eine Tätigkeit nach § 42 IfSG ausübt oder zwei oder mehr gleichartige Erkrankungen auftreten und ein epidemischer Zusammenhang vermutet wird.

Außerdem besteht gemäß §§ 8 und 7 IfSG Abs. 1 für die Leiter von Medizinaluntersuchungsämtern und sonstigen privaten oder öffentlichen Untersuchungsstellen einschließlich der Krankenhauslaboratorien eine namentliche Meldepflicht bei Nachweis von Shigellen, soweit der Nachweis auf eine akute Infektion hinweist.

Behandlungsverbot Für Heilpraktiker besteht Behandlungsverbot gemäß §§ 24, 7 und 34 IfSG.

27.56 Syphilis (Lues, harter Schanker)

Syphilis ist eine chronisch verlaufende Infektionskrankheit, die meistens durch **sexuelle Kontakte** übertragen wird. Sie wird in **drei** (manchmal auch in vier) charakteristische **Stadien** eingeteilt:

Stadium I und II werden als **Frühsyphilis,** Stadium III (und IV) als **Spätsyphilis** bezeichnet.

Erreger Ein Bakterium. Treponema pallidum, eine korkenzieherförmige Spirochäte.

Ausbreitung Die Syphilis war bei uns vor allem während und nach dem 2. Weltkrieg stark verbreitet. Von 1950 bis ca. 1980 lag bei uns die Anzahl der Fälle pro Jahr ziemlich konstant mit 14 Fällen pro 100.000 Einwohner. Es wird allerdings vermutet, dass durch die Dunkelziffer die Fälle um ca. 50 % höher anzusetzen sind. Eine starke Zunahme der Erkrankung wird seit 1990 in Osteuropa beobachtet. Aus New York wird berichtet, dass 90 % der homosexuellen Aidskranken gleichzeitig mit Syphilis infiziert sind.

Ansteckung Die Ansteckung erfolgt in weitaus den meisten Fällen durch sexuelle Kontakte und nur in sehr seltenen Fällen über Schmierinfektion, z. B. über gemeinsam benutzte Wäschestücke oder Gegenstände. Über diesen Weg besteht allerdings auch für das medizinische Personal (v. a. Krankenschwestern) eine Infektionsgefahr. Die Erreger dringen über Mikroverletzungen der Haut ein, evtl. aber auch über die unverletzte Haut. Die Krankheit ist in den Stadien I und II ansteckend, ab Stadium III in der Regel nicht mehr.

Eine erkrankte Schwangere kann Syphilis ab dem 5. Schwangerschaftsmonat über die Plazenta auf den Fetus übertragen (➤ Kap. 27.56).

Inkubationszeit 1–3 Wochen.

Symptome Man kann vier Krankheitsstadien unterscheiden. Allerdings werden in der Literatur manchmal das 3. und 4. Stadium als Spätsyphilis zusammengefasst.

- **Lues I** (Primärstadium, ↑ *Atlas* Abb. 24.38). An der Eintrittspforte der Erreger bildet sich ein *Primäraffekt* aus: ein kleines, derbes, entzündliches Knötchen, das sich rasch vergrößert und geschwürig zerfällt. Es hat einen derben Rand und einen harten Grund (harter Schanker!), ist nicht schmerzhaft und sitzt meist an den Fortpflanzungsorganen, nur sehr selten an Lippen, Tonsillen, Fingern usw. Gleichzeitig schwellen die *regionalen Lymphknoten,* meist einseitig, an. Sie sind schmerzlos, derb, verschieblich und können monatelang bestehen. Der Primäreffekt verschwindet spontan nach einigen Wochen und in 75 % der Fälle ist die Erkrankung damit ausgestanden. In den übrigen Fällen tritt die Syphilis nach einer Latenzzeit, die bis ca. 10 Wochen nach der Ansteckung dauert, in ihre zweite Phase.
- **Lues II** (Sekundärstadium, ↑ *Atlas* Abb. 24.39 und 24.40). Die zweite Inkubationszeit kann entweder vom Beginn des Primäraffektes bis zum Erscheinen des ersten Hautausschlages gerechnet werden und beträgt so 6–8 Wochen oder vom Zeitpunkt der Infektion bis zum Auftreten des Hautausschlages (= 10 Wochen). Die Spirochäten befinden sich im Blut. Unter Fieberanstieg, allgemeinem Krankheitsgefühl, Kopf- und Gliederschmerzen kommt es zu hochinfektiösen Veränderungen an Haut und Schleimhaut *(Syphiliden)* und *generalisierter Lymphknotenschwellung.* Die Hauterscheinungen sind typischerweise *makulopapulös* und schuppen. Sie jucken nicht, schmerzen auf Druck und treten bevorzugt an *Handtellern und Fußsohlen* auf. Das Stadium II kann 2–5 Jahre andauern. Dabei kommt es nach diesen ersten Krankheitserscheinungen zu einer Latenzperiode, die allerdings von mehreren Rückfällen durchbrochen sein kann. Das dabei auftretende Exanthem ist typischerweise polymorph und auf kleinere Hautbezirke beschränkt. Weitere auftretende Symptome sind breite Kondylome (Condyloma lata), Haarausfall („mottenfraßähnlich" = Alopecia specifica), Schleimhautveränderungen im Mund (Plaquebildung an Mundschleimhaut und Zunge), Angina syphilitica, Iritis und Hepatitis, in 1 % der Fälle auch Meningitis. Dieses Stadium unter stark wechselnder und zeitweilig fehlender Symptomatik dauert ca. 5 Jahre an, wobei es in ungefähr einem Drittel der Fälle zur spontanen Ausheilung kommt.
- **Lues III** (Tertiärstadium, ↑ *Atlas* Abb. 24.41). Das Tertiärstadium wird durch die heute übliche Antibiotikabehandlung nur noch sehr selten angetroffen. Es beginnt meist 3–5 Jahre nach der Infektion. Nach einer Latenzzeit von einigen Jahren kommt es in den verschiedensten Organen und der Haut zu den typischen Granulationsgeschwülsten, den *Gummen,* bei denen es zur zentralen Verkäsung kommt und Perforationsneigung besteht. Die Gummen können im Gesicht auftreten und durch eine Zerstörung der Nasenscheidewand zur Bildung einer „Sattelnase" führen. Sie können aber auch in jedem anderen Organ wie Gehirn, Herz, Leber, Niere, Muskeln, Knochen und Aortenwand (Mesaortitis luica, später auch Aortenaneurysma) auftreten. Gummen können nach außen durchbrechen und so zu Geschwüren mit scharfen Rändern werden. Dies ist typischerweise im Bereich der Unterschenkel der Fall. Diese durch Lues bedingten Unterschenkelgeschwüre sitzen meist im mittleren Drittel des Unterschenkels. In den Gummen können in der Regel keine Erreger mehr nachgewiesen werden. Man vermutet, dass deren Auftreten in einem Autoimmungeschehen begründet ist.
- **Lues IV** (Quartärstadium). Das vierte Stadium wird auch manchmal dem Tertiärstadium zugerechnet. Es kommt zur Neurosyphilis mit *Tabes dorsalis* (Rückenmarkschwindsucht) und *progressiver Paralyse* (Untergang grauer Hirnsubstanz). Die Hirnveränderungen führen zu psychischen und intellektuellen Veränderungen bis hin zur Demenz. Die Rückenmarkveränderungen führen zu Schmerzen in Bauch und Beinen,

Gangunsicherheit, später auch zum Verlust von Sensibilität und der Schmerzempfindung. Ein Untersuchen der Pupillen zeigt, dass eine Pupillenengstellung und ein Fehlen der reflektorischen Pupillenverengung auf Lichteinfall vorliegen; die Konvergenzreaktion ist erhalten.

Differenzialdiagnose Andere sexuell übertragbare Krankheiten.

Komplikationen Bei akutem Verlauf und Sepsis droht unbehandelt innerhalb weniger Tage der Tod.

Nachweis

- **Primärstadium:** Nachweis des Erregers im Gewebssaft mithilfe des Dunkelfeldmikroskops. Bei bestehendem Verdacht und negativem Befund soll diese Untersuchung vom Arzt mehrmals durchgeführt werden.
- **Sekundärstadium:** im Blut durch Antikörpernachweis

Immunität Nach einer durchgemachten Syphiliserkrankung stellt sich eine teilweise Immunität ein.

Prophylaxe Für den Untersucher gilt: kein ungeschützter Kontakt mit den syphilitischen Hauterscheinungen, da diese hoch infektiös sind. Erkennung und eventuell Behandlung infizierter Sexualpartner. Meidung von Promiskuität, Benutzung von Kondomen.

Therapie Antibiotikagabe durch den Arzt.

Meldepflicht Für den Heilpraktiker besteht keine Meldepflicht.

Jedoch besteht gemäß §§ 8 und 7 IfSG Abs. 3 für die Leiter von Medizinaluntersuchungsämtern und sonstigen privaten oder öffentlichen Untersuchungsstellen einschließlich der Krankenhauslaboratorien eine nichtnamentliche Meldepflicht bei Nachweis von Treponema pallidum.

Behandlungsverbot Für Heilpraktiker besteht Behandlungsverbot gemäß §§ 24 und 7 Abs. 3 IfSG und aufgrund der Tatsache, dass es sich bei Syphilis um eine sexuell übertragbare Krankheit handelt.

27.57 Syphilis, angeborene (Syphilis connata)

Syphilis connata wird durch die infizierte Mutter über die Plazenta auf den Feten übertragen. Die Übertragung erfolgt erst *nach* dem 4. Schwangerschaftsmonat. Die Folge sind **Fehlgeburt** oder Säuglings-, Kleinkind- oder Schulkindsyphilis.

Erreger Treponema pallidum (Spirochäten, schraubenförmige Bakterien).

Inkubationszeit Die Erkrankung bricht meist 2–3 Wochen nach der Geburt aus, manchmal allerdings erst nach Jahren (s. u. Kleinkind- bzw. Schulkindsyphilis).

Je kürzer der zeitliche Abstand zwischen der Syphilisinfektion der Mutter *vor* der Empfängnis und der Schwangerschaft ist, desto größer ist die Wahrscheinlichkeit, dass die Krankheit auf das Kind übertragen wird und umso schwerer ist der Verlauf der Erkrankung beim Kind.

Infiziert sich die Mutter während der Schwangerschaft, so beträgt die Übertragungsrate auf das Kind 100 %.

Ansteckung und Krankheitsverläufe Die Erreger können von der Mutter ab dem 5. Schwangerschaftsmonat über die Plazenta auf das Kind übertragen werden. Befindet sich die Mutter im floriden (voll ausgebildet und stark entwickelt) Stadium I oder II der Erkrankung, so kommt es meist im 6.–7. Monat zur Frühtotgeburt.

Bei weniger geschädigten Kindern kann es zu folgenden Erscheinungsbildern kommen:

- **Säuglingssyphilis.** Schon das Neugeborene zeigt hochinfektiöse Blasen an den Händen und Füßen und einen fleckigen Hautausschlag. Zunächst besteht ein trockener, später ein blutig-eitriger Schnupfen. Greift die Entzündung auf den Nasenknorpel und -knochen über, so schmilzt der Nasenrücken ein, und es kommt zur Sattelnase. In der 3.–7. Lebenswoche bilden sich diffuse flächenhafte Infiltrationen im Gesicht. Häufig ist die Leber vergrößert, oft auch die Milz. Eine generalisierte Lymphknotenschwellung ist meist nur im geringen

Ausmaß vorhanden. Des Weiteren können die Niere und die Lunge in das Krankheitsgeschehen mit einbezogen werden. Eventuell kommt es zur Osteochondritis (Knochen- und Knorpelentzündung), zur Periostitis (Entzündung der Knochenhaut) oder gelegentlich zur Osteomyelitis (Knochenmarkentzündung). Bei der syphilitischen Meningitis kann sich ein Hydrozephalus (Wasserkopf) entwickeln (↑ *Atlas* Abb. 24.56 und 18.24).
- **Kleinkindsyphilis.** In der Anal- und Genitalgegend kommt es zu nässenden Feigwarzen (Condylomen) (↑ *Atlas* Abb. 24.13). Des Weiteren kann es in Mund und Rachen zu Schleimhautpapeln kommen, außerdem zu immer wiederkehrenden Hautausschlägen und Augenentzündungen.
- **Schulkindsyphilis** (Syphilis connata tarda). Es kann zur Hutchinson-Trias mit Innenohrschwerhörigkeit, Hornhautentzündung des Auges und Hutchinson-Zähnen kommen. Bei letzteren handelt es sich um halbmondförmige Ausbuchtungen an den Schneideflächen und Tonnenform der beiden oberen mittleren Schneidezähne des bleibenden Gebisses. Außerdem kann es noch zu Tibiaverkrümmungen (Säbelscheidentibia) und zur Sattelnase kommen.

Nachweis Im Blut.

Prophylaxe Die Ansteckungsgefahr geht von nässenden Hauterscheinungen aus, dem Nasensekret und dem Blut. Deshalb sollte der Kontakt mit diesen Absonderungen vermieden werden.

Therapie Antibiotikagabe durch den Arzt.

Meldepflicht Für den Heilpraktiker besteht keine Meldepflicht.

Jedoch besteht gemäß §§ 8 und 7 IfSG Abs. 3 für die Leiter von Medizinaluntersuchungsämtern und sonstigen privaten oder öffentlichen Untersuchungsstellen einschließlich der Krankenhauslaboratorien eine nichtnamentliche Meldepflicht bei Nachweis von Treponema pallidum.

Nachweis Für Heilpraktiker besteht Behandlungsverbot gemäß §§ 24, 7 Abs. 3 IfSG.

27.58 Tetanus

Tetanus (Wundstarrkrampf) ist eine Erkrankung des **Zentralnervensystems,** die mit **Muskelsteifheit** und **Krampfanfällen** einhergeht. Ausgelöst wird sie durch das Toxin der Tetanusbakterien.

Erreger Clostridium tetani, ein obligat anaerobes, grampositives sporenbildendes Stäbchenbakterium.

Ausbreitung und Ansteckung Clostridium tetani kommt ubiquitär in Erdboden (v. a. im Tiermist!) und Staub vor. Deshalb kann der Erreger grundsätzlich mit jeder Verschmutzung in die Wunde gelangen. Eine Ansteckungsgefahr von Mensch zu Mensch besteht nicht.

Inkubationszeit 4–28 Tage (selten mehrere Monate).

Pathogenese Die Erreger gelangen mittels verunreinigter Erde oder Staub in größere oder kleinere Wunden.

Die Clostridien breiten sich nicht im Körper aus, sondern bleiben auf totes Gewebe beschränkt (Wunden, Verbrennungen, Nähte). Unter anaeroben Bedingungen erfolgt die Toxinproduktion. Die Tetanuserkrankung ist Folge der Fernwirkung dieser Gifte, die sich über die Blutbahn und die motorischen Nervenfasern in das Zentralnervensystem ausbreiten, wo es zu einer überschießenden und regellosen Reizausbreitung kommt.

Symptome Der Krankheitsverlauf ist im Allgemeinen umso schwerer, je kürzer die Inkubationszeit ist. Je nach Krankheitsschwere unterscheidet man:
- **Leichter Tetanus.** Es kommt zur Muskelsteifheit, die sich zunächst vor allem als *Trismus* (Kieferklemme) zeigt. Dadurch ist die Mundöffnung erschwert und somit bestehen Behinderungen beim Sprechen und bei der Nahrungsaufnahme. Greift die Muskelsteifheit auch auf die mimische Muskulatur über, so kommt es zu einem schmerzverzerrten, weinerlich-grinsenden Gesichtsausdruck *(Risus sardonicus)* mit gerunzelter Stirn, breitgezogenem Mund und vermehrtem

Speichelfluss. Bei Befall der Nacken- und Rückenmuskulatur kann es zum *Opisthotonus* (↑ *Atlas* Abb. 24.8) kommen, dem Rückwärtsbeugen des Rumpfes. Oft ist jedoch die Bauchmuskulatur mitbetroffen, weshalb diese Patienten *starr* im Bett liegen.

- **Mittelschwerer Tetanus.** Es entwickelt sich eine *erhebliche Muskelsteifheit,* die bis zur Grenze der *Ateminsuffizienz* führt. Es besteht eine leichte Krampfneigung.
- **Schwerer Tetanus.** Es kommt zu ausgeprägter Muskelsteifheit, Ateminsuffizienz, Krämpfen und Kreislauflabilität. Schon bei geringen Reizen, z. B. durch Lärm, Licht oder Berührung, können *generalisierte Krämpfe* ausgelöst werden, die vom bewusstseinsklaren Patienten in voller Qual erlebt werden und die bis zu mehreren Minuten anhalten können. Bei solchen schweren Verläufen kann auch hohes Fieber auftreten (sonst subfebrile Temperaturen). Die Erkrankung dauert meist 6–8 Wochen; sie kann sich jedoch auch über Monate hinziehen. Entscheidend für das Überleben sind die ersten 5 Tage, da danach die Heilungsaussichten immer besser werden.

Komplikationen Gefürchtete Komplikationen sind Atemlähmung, Pneumonie und Kreislaufversagen. Im akuten Stadium kann es zu Muskelrissen, Verrenkungen und zu Knochenbrüchen kommen. An bleibenden Veränderungen können Muskelverkürzungen, Gelenkversteifungen und Kyphosen (Wirbelsäulenkrümmung, „Buckel") zurückbleiben.

Differenzialdiagnose Vergiftungen, vor allem Strychninvergiftungen. Bei Letzteren verschwinden allerdings zwischen den Anfällen der Trismus und die Nackensteifigkeit. Außerdem Botulismus, Tollwut, Meningitis, Enzephalitis.

Prophylaxe Es existieren eine aktive und eine passive Impfung.

Damit ein ausreichender Impfschutz besteht, muss eine Grundimmunisierung erfolgen. Dazu muss jeweils 1× im 1., 2. und im 11.–14. Lebensmonat geimpft werden, dann 1× im 5.–6. Lebensjahr und dann noch 1× im 9.–17. Lebensjahr. Danach sollten alle 10 Jahre Auffrischungsimpfungen vorgenommen werden. Werden Auffrischungsimpfungen nicht vorgenommen, so verläuft eine Tetanuserkrankung trotzdem im Allgemeinen milder, da noch eine Teilimmunität besteht.

Es existiert eine passive Impfung mittels Immunglobulingabe mit umstrittener Wirksamkeit.

Therapie Passive (evtl. gleichzeitig auch aktive) Impfung (s. o. unter Prophylaxe) durch den Arzt. Chirurgische Herdsanierung. Antibiotika spielt nur zur Bekämpfung von Sekundärinfektionen eine Rolle. Des Weiteren wird mit Beruhigungsmitteln, Muskelrelaxanzien und Betablockern therapiert. Eventuell muss künstlich beatmet werden. Der Patient ist ruhig zu lagern und muss vor Reizen aller Art geschützt werden.

Meldepflicht Aufgrund des Infektionsschutzgesetzes besteht weder für den Arzt noch für den Heilpraktiker Meldepflicht.

Behandlungsverbot Aufgrund des Infektionsschutzgesetzes besteht für den Heilpraktiker kein Behandlungsverbot. Wegen der Schwere der Erkrankung muss der Patient sofort ins Krankenhaus eingewiesen werden. Der Heilpraktiker kann begleitend behandeln.

27.59 Tollwut

Tollwut (Rabies, Lyssa, Hundewut, Hydrophobie) ist eine Viruserkrankung, die meist durch den Biss eines tollwutkranken Tieres übertragen wird. Kommt die Krankheit zum Ausbruch, verläuft sie praktisch immer **tödlich** (↑ *Atlas* Abb. 24.12).

Erreger Tollwutvirus (Rabiesvirus), gehört zur Familie der Rhabdoviren.

Vorkommen Mit Ausnahme weniger Gebiete (z. B. Großbritannien, Portugal, Spanien, Norwegen, Schweden, Finnland, Australien) ist die Erkrankung weltweit bei Säugern (Fuchs, Dachs, Marder, Reh, Katze, Rind, Hund u. a.) verbreitet.

Ansteckung Die Ansteckung erfolgt in der Regel durch den *Biss eines tollwütigen Tieres,* da sich das

Virus im Speichel des erkrankten Tieres befindet. Da sich das Virus auch beim infizierten Menschen im Speichel befindet, ist grundsätzlich auch eine Übertragung von Mensch zu Mensch möglich.

Die Ansteckung kann jedoch auch durch anderweitige Einbringung des Erregers in bestehende Hautverletzungen erfolgen, z. B. durch das Berühren eines an Tollwut verendeten Tierkadavers.

Nach dem Biss durch ein tollwütiges Tier erkranken nur ungefähr 15 % der Betroffenen. Kommt die Krankheit allerdings zum Ausbruch, verläuft sie fast immer tödlich.

Inkubationszeit 3 Wochen bis 3 Monate. In seltenen Fällen kann die Inkubationszeit jedoch auch zwischen 10 Tagen und 1 Jahr liegen. Die Länge der Inkubationszeit hängt einerseits davon ab, wie hoch die zugeführte Virusmenge ist und andererseits vom Infektionsort: je näher dieser zum Hals-Kopf-Bereich liegt, desto kürzer ist die Inkubationszeit.

Pathogenese Nach der Bissverletzung bleiben die Erreger für 2–3 Tage im Wundgebiet und vermehren sich im anliegenden Muskelgewebe. Von hier aus wandern sie dann über die peripheren Nerven ins Gehirn und verursachen eine Enzephalitis. Typisch sind hier dann bestimmte Einschlüsse in die Nervenzelle, die als Negri-Körperchen bezeichnet werden. Von hier aus gelangt das Virus – wiederum über Nervenbahnen – zu den Speicheldrüsen. Es setzt sich nun auf die Speicheldrüsen drauf, sodass es dann vom Speichel mitgeschwemmt werden und so beim Biss übertragen werden kann.

Krankheitsverlauf Man kann drei Phasen unterscheiden, und zwar Vorläufer-, Erregungs- und Lähmungsstadium.

- **Vorläuferstadium** (Prodromalstadium, melancholisches Stadium). Dieses erste Stadium dauert 2–4 Tage. Es kommt zur Temperaturerhöhung oder zu leichtem Fieber, außerdem zu Kopfschmerzen, Krankheitsgefühl, Übelkeit und Erbrechen. Die Bissstelle rötet sich, schmerzt und juckt. Die Patienten sind depressiv und ängstlich, außerdem haben sie Beklemmungszustände und Angstträume.
- **Erregungsstadium** (rasende Wut). Die Betroffenen zeigen eine starke motorische Unruhe. Es kommt zu fibrillären Zuckungen und Krämpfen der Muskulatur. Es bestehen *hohes Fieber* bis 42 °C, vermehrter Speichelfluss und starker Durst. Jedoch löst der Anblick von Flüssigkeit oder sogar schon der Gedanke daran starke Schlingmuskelkrämpfe aus *(Hydrophobie)*. Durch die mangelhafte Flüssigkeitsaufnahme kommt es aber zur *Exsikkose*. Die anfängliche motorische Unruhe geht dann in eine *hochgradige Erregung* über, wobei die Betreffenden um sich schlagen und sogar Beißlust zeigen. Nach solchen Erregungsphasen sind die Erkrankten wieder voll bewusstseinsklar. Ohne intensivmedizinische Betreuung stirbt der Patient meist zwischen dem 5. und 10. Tag der Erkrankung, mit moderner Behandlung um den 20. Tag. Gelegentlich wird das Erregungsstadium überlebt, und es kommt dann zum Lähmungsstadium.
- **Lähmungsstadium.** Die Patienten, die bisher bewusstseinsklar waren, werden zunehmend benommen und komatös. Es kommt zu rasch zunehmenden Lähmungen. Auch hier tritt der Tod durch Atemlähmung oder Herzstillstand ein.

Diagnostik Es muss versucht werden festzustellen, ob das Tier, das gebissen hat, an Tollwut erkrankt war. Dazu kann das Verhalten des Tieres beobachtet werden, oder die Diagnose kann durch den Nachweis der Negri-Körperchen in seinem Gehirn gestellt werden. Ein negativer Befund (das heißt, es wurden *keine* Negri-Körperchen gefunden) schließt jedoch eine Tollwuterkrankung *nicht* aus. In neuerer Zeit wurde ein Kornealtest entwickelt. Dabei wird das Virus in Epithelzellen der Hornhaut nachgewiesen, die dazu auf einen Objektträger aufgetupft werden. Allerdings schließt auch hier ein negativer Befund nicht das Vorliegen von Tollwut aus.

Differenzialdiagnose Tetraplegie (Lähmung aller vier Gliedmaßen) anderer Ursache, Botulismus, Tetanus, Vergiftung.

Erste-Hilfe-Maßnahmen Im Anschluss an die Bissverletzung durch ein tollwutverdächtiges Tier muss die Wunde sofort gründlich mit Wasser und Seife, besser noch mit Desinfektionsmittel ausgewaschen werden. Auffolgend wird der Patient sofort an den Arzt verwiesen.

Therapie Ist die Tollwut ausgebrochen, so gibt es keine wirkungsvolle Behandlung mehr. Deshalb spielt hier die Impfung eine besonders wichtige Rolle. Bis 1975 waren die Tollwutimpfstoffe wenig effektiv und hatten oft schwere Nebenwirkungen. Heute stehen Impfstoffe zur Verfügung, die offenbar besser sind. Es existieren Vakzine zur aktiven und passiven Immunisierung.

Meldepflicht Für Heilpraktiker besteht Meldepflicht bei Verdacht, Erkrankung und Tod gemäß §§ 8 und 6 IfSG, Abs. I., Nr. 1 m und Nr. 4.

Aufgrund § 6 Abs. I Nr. 4 ist schon jede Verletzung eines Menschen durch ein tollwutkrankes, -verdächtiges oder ansteckungsverdächtiges Tier sowie die Berührung eines solchen Tieres oder Tierkörper meldepflichtig.

Darüber hinaus besteht gemäß §§ 8 und 7 IfSG für die Leiter von Medizinaluntersuchungsämtern und sonstigen privaten oder öffentlichen Untersuchungsstellen einschließlich der Krankenhauslaboratorien eine namentliche Meldepflicht bei Nachweis von Rabiesviren, soweit der Nachweis auf eine akute Infektion hinweist.

Behandlungsverbot Für Heilpraktiker besteht Behandlungsverbot gemäß §§ 24, 6 und 7 IfSG.

27.60 Toxoplasmose und angeborene Toxoplasmose

> Infiziert sich eine Frau während der Schwangerschaft erstmalig mit dem Toxoplasmoseerreger, so kann das Kind angesteckt werden. War die Mutter allerdings bereits *vor* der Schwangerschaft mit den Erregern infiziert, so kommt es wahrscheinlich zu keiner Schädigung des Kindes.
> Wichtige Ansteckungsquellen der Toxoplasmose sind **Katzenkot** und rohes oder ungenügend gekochtes **Fleisch** von infizierten Tieren.

Erreger Toxoplasma gondii, ein Protozoon, also ein einzelliges Lebewesen. Es handelt sich um ein Sporentierchen (Sporozoon).

Ausbreitung Toxoplasma gondii kommt weltweit bei Säugetieren und Vögeln vor. Er wurde vor allen Dingen im Katzenkot nachgewiesen. Aber auch im Fleisch von infizierten Tieren findet man den Erreger, hier in sehr widerstandsfähigen Zysten eingeschlossen (↑ *Atlas* Abb. 24.25).

Ansteckung Die Infizierung kann durch rohes Hackfleisch (Tatar) oder ungenügend durchgebratenes Fleisch von erkrankten Tieren erfolgen, außerdem durch Katzenkot (fäkal-orale Ansteckung). Weiterhin ist eine diaplazentare Übertragung von der Mutter auf das Kind möglich. In diesem Fall kommt es zur angeborenen Toxoplasmose.

Pathogenese Der Erreger lebt in den infizierten Tieren in infektiösen Zysten, die sich in der Muskulatur und in Organen befinden. Werden diese Zysten vom Menschen verzehrt, so können sich die Erreger zunächst in den Zellen des Abwehrsystems (Monozyten-Makrophagen-System) vermehren. Später kapseln sich die Protozoen in Zysten ab, vor allem in der Herz- und Skelettmuskulatur, evtl. auch im Gehirn, der Leber und dem Auge (Ader- und Netzhaut).

Kommt es zu einer Immunschwäche, so können die Erreger aus den abgekapselten Zysten reaktiviert werden, d. h., sie werden freigesetzt und führen zur Erkrankung.

Symptome beim Erwachsenen Es sind verschiedene Verlaufsformen möglich:

- **Lymphknotentoxoplasmose** mit Lymphknotenschwellungen, vor allem am Hals und uncharakteristischen Fieberschüben
- **Generalisierte Toxoplasmose** (nur bei Abwehrgeschwächten, evtl. auch bei der Erstinfektion bei Kindern und Jugendlichen)
- **Organtoxoplasmose**
  - Oft flüchtiger Hautausschlag
  - Enzephalitis, vor allem bei AIDS und bei Kindern (seltener Meningitis)
  - Entzündung von Ader- und Netzhaut
  - Herzmuskelentzündung (Myokarditis)
  - Pneumonie
  - Gastroenteritis
  - Evtl. Milz- und Leberschwellung

Inkubationszeit Nicht sicher bekannt, aber evtl. Wochen bis Monate.

Nachweis Je nach Krankheitsverlauf im Blut oder Liquor durch Antikörpernachweis, bei Lymphknotentoxoplasmose durch Lymphknotenbiopsie.

Prophylaxe Schwangere sollen den Kontakt mit Katzen, vor allen Dingen aber mit Katzenkot (kein Katzenklo säubern!) vermeiden, außerdem soll nur ausreichend gekochtes Fleisch verzehrt werden. Da sich der Erreger auch im Boden befinden kann, sollen Gemüse und Früchte gründlich gewaschen werden.

Therapie Infiziert sich eine Schwangere erstmalig mit dem Erreger, so wird der Arzt mit Antibiotika behandeln. Eine Schutzimpfung existiert nicht.

Meldepflicht Für Heilpraktiker besteht keine Meldepflicht.

Jedoch besteht gemäß §§ 8 und 7 IfSG Abs. 3 für die Leiter von Medizinaluntersuchungsämtern und sonstigen privaten oder öffentlichen Untersuchungsstellen einschließlich der Krankenhauslaboratorien eine nichtnamentliche Meldepflicht bei **konnataler** Infektion bei Nachweis von Toxoplama gondii.

Behandlungsverbot Da nur für die angeborene Toxoplasmose (s. u.) Meldepflicht besteht, besteht auch nur in diesem Fall Behandlungsverbot. Von manchen Autoren wird jedoch angegeben, dass auch für Toxoplasmose Behandlungsverbot bestünde. Dies lässt sich aber aus dem IfSG nicht ableiten.

Angeborene Toxoplasmose

Zur angeborenen Toxoplasmose kommt es in der Regel nur, wenn sich eine nicht-immune Frau während der Schwangerschaft erstmals infiziert, d. h., sie hat noch keine Immunität gegen den Erreger entwickelt. War die Mutter schon vorher durch Toxoplasmose infiziert, so kommt es mit großer Wahrscheinlichkeit zu keiner Schädigung des Kindes.

Ansteckung Das Erkrankungsrisiko des Kindes ist abhängig vom *Stadium der Schwangerschaft.* Je weiter fortgeschritten die Schwangerschaft ist, desto wahrscheinlicher ist eine Übertragung der Erreger auf das Kind. Das heißt, zu Beginn der Schwangerschaft besteht nur ein geringes Übertragungsrisiko. Wird in einem frühen Stadium der Schwangerschaft doch der Erreger auf das Kind übertragen, so ist die Wahrscheinlichkeit einer Erkrankung und damit einer schweren Schädigung des Neugeborenen größer.

- **Übertragung im 1. Schwangerschaftsdrittel:** → Abort oder schwere Schäden des Neugeborenen
- **Übertragung im 2. Schwangerschaftsdrittel:** → Mittlere bis schwere Schädigung des Neugeborenen, z. B. Enzephalitis oder Augenentzündung
- **Übertragung im 3. Schwangerschaftsdrittel:** → Meist nur leichte Schäden, evtl. mit Fieber und Lymphknotenschwellung. Der weitaus größte Teil der infizierten Kinder zeigt jedoch keinerlei Schäden bei der Geburt. Allerdings kann es noch bis zu 20 Jahren danach zum Krankheitsausbruch kommen, z. B. an den Augen, den Ohren oder der Hirnhaut.

Meldepflicht Für Heilpraktiker besteht keine Meldepflicht.

Labore müssen bei Erregernachweis melden, allerdings handelt es sich um eine nicht-namentliche Meldepflicht, da der Erreger Toxoplasma gondii im Absatz 3 des § 7 des IfSG aufgeführt ist.

Behandlungsverbot Für Heilpraktiker besteht für angeborene Toxoplasmose Behandlungsverbot gemäß der §§ 24 und 7 IfSG.

27.61 Trichinose

Die Trichinose wird durch **Trichinen** verursacht. Es handelt sich um eine meldepflichtige **Wurmerkrankung,** von der Menschen und fleischfressende Säugetiere befallen werden können. Eine Infektion geht bei uns meist von illegal eingeführten Fleischimporten oder gelegentlich von verseuchtem Schweinefleisch aus, das nur ungenügend erhitzt wurde.
Leitsymptome sind anfänglich **Magen-Darm-Beschwerden,** später dann **Fieber, Muskelschmerzen, Gesichtsödem** und **Eosinophilie.**

Erreger Trichinella spiralis (↑ *Atlas* Abb. 9.88). Es handelt sich um relativ kleine Würmer. Die Weibchen erreichen eine Länge bis 4 mm, die Männchen bis 1,5 mm.

Vorkommen und Ansteckung Weltweit. In Mitteleuropa ist die Trichinose durch die gesetzliche Fleischbeschauung selten geworden. Erkrankungsfälle, die bei uns auftraten, waren fast immer auf illegal eingeführte Fleischimporte zurückzuführen.

Inkubationszeit Meist 5–10 Tage (auch 1–30, evtl. bis 46 Tage).

Pathogenese Bei der Trichinose kann man zwei Entwicklungsstadien unterscheiden, nämlich den Aufenthalt der geschlechtsreifen Würmer im Darm und das spätere Larvenstadium, das sich in der Muskulatur abspielt.

Die *Larven* befinden sich eingekapselt im *Muskelfleisch* des *infizierten Tieres.* Isst ein Mensch trichinenverseuchtes Fleisch, gelangen die Larven in den Dünndarm. Sie werden dort durch die Verdauungssäfte aus ihrer Einkapselung freigesetzt und sie wachsen in der Darmschleimhaut zu geschlechtsreifen Würmern heran. Nach der Kopulation sterben die Männchen ab. Die Weibchen setzen innerhalb weniger Tage ungefähr 1.000 lebende Larven ab, sodass schon ein Befall von 60 Trichinenlarven ausreicht, um beim Menschen eine Erkrankung hervorzurufen. Die geschlüpften Larven wandern mit dem Blut- und Lymphstrom in die Muskulatur, wo sie sich einkapseln und bis zu 30 Jahre überdauern können.

Der normale Wirt ist übrigens die Ratte, bei der sich die Larven in der Muskulatur befinden. Frisst nun das Schwein die Ratte, so infiziert es sich.

Symptome Je nach Erkrankungsstadium treten unterschiedliche Symptome auf:

- **Darmtrichinose** (nach 5–7 Tagen). Befinden sich Larven im Darm, so kann es zu Bauchschmerzen, Durchfällen, Übelkeit, Brechreiz und leichtem Fieber kommen. Allerdings kann es auch sein, dass in diesem Stadium überhaupt keine Beschwerden vorliegen.
- **Muskeltrichinose** (nach 30 Tagen). Befinden sich die Larven auf dem Blut- und Lymphweg in die Muskulatur, so kommt es zu *hohem Fieber, heftigen Muskelschmerzen, allergischen Reaktionen* (wie z. B. Exanthem, Gesichts- und Lidödeme). Im Blut ist eine Eosinophilie nachweisbar.

Komplikationen Es kann zum Befall der Atem-, Sprach-, Kau- und/oder Schlundmuskulatur kommen. Die Folgen sind Atem-, Sprach- und Schluckstörungen, des Weiteren Trismus (Kieferklemme, durch Befall der Kaumuskulatur) und evtl. Herz-Kreislauf-Versagen. In seltenen Fällen kann es zur Meningoenzephalitis oder Thrombose kommen. Unbehandelt verläuft die Erkrankung in etwa 20 % der Fälle tödlich. Gefährlich ist vor allem ein Befall der Interkostal- und Zwerchfellmuskulatur.

Differenzialdiagnose Allergien anderer Ursache, rheumatisch bedingte Muskelschmerzen.

Nachweis Ein Larvennachweis im Blut ist vom 9.–28. Tag möglich. Im Stadium der Muskeltrichinose kann der Nachweis durch Muskelbiopsie oder serologisch durchgeführt werden. Wichtige Hinweise liefert die Anamnese (Verzehr von ungenügend gekochtem Fleisch). Im Blut kommt es zur massiven Eosinophilie.

Immunität Nach durchgestandener Erkrankung besteht keine Immunität.

Prophylaxe Gesetzliche Fleischbeschau und ausreichendes Erhitzen von Fleisch vor dem Verzehr.

Therapie Anthelmintika (Mebendazol, Albendazol). Bei entzündlich-allergischen Reaktionen wird Kortison gegeben. Außerdem sind EKG-Kontrollen erforderlich, um eine eventuelle Myokarditis frühzeitig zu erkennen.

Meldepflicht Meldepflicht besteht auch für den Heilpraktiker unter bestimmten Voraussetzungen. Die Trichinose ist im § 6 IfSG nicht direkt, sondern nur indirekt aufgelistet. Tritt die Trichinose als akute infektiöse Gastroenteritis auf, besteht Meldepflicht bei Verdacht auf oder bei Erkrankung, wenn entweder eine Person betroffen ist, die eine Tätigkeit im Sinne des § 42 Abs. 1 ausübt oder wenn zwei oder mehr gleichartige Erkrankungen auftreten, bei denen ein epidemischer Zusammenhang wahrscheinlich ist oder vermutet wird. Außerdem besteht gemäß §§ 8 und 7 IfSG Abs. 1 für die Leiter von Medizinaluntersuchungsämtern und sonstigen privaten oder öffentlichen Untersuchungsstellen einschließlich der Krankenhauslaboratorien eine namentliche Meldepflicht bei Nachweis von Trichinella spiralis, soweit der Nachweis auf eine akute Infektion hinweist.

Behandlungsverbot Für Heilpraktiker besteht Behandlungsverbot gemäß §§ 24, 6 und 7 IfSG.

27.62 TSE (Transmissible spongiforme Enzephalopathie)

Unter transmissible spongiforme Enzephalopathien (früher: humane spongiforme Enzephalopathie, HSE) fasst man Erkrankungen zusammen, die **übertragbar** (transmissibel) sind und zu **schwammartigen** (spongiformen) **Gehirnveränderungen** (Enzephalopathie) führen.

Formen beim Menschen

- Creutzfeldt-Jakob-Krankheit (CJK), einschließlich der neuen Variante vCJK
- Gerstmann-Sträussler-Scheinker-Syndrom (GSS)
- Tödliche familiäre Schlaflosigkeit
- Kuru-Syndrom (durch Kannibalismus übertragen).

Formen beim Tier

- Bovine spongiforme Enzephalopathie (BSE, „Rinderwahnsinn")
- Scrapie der Schafe (Traberkrankheit), die älteste bekannte TSE
- Außerdem können von TSE betroffen sein: Nerze, Ratten, Mäuse, Hamster, Meerschweinchen, Maultiere, Elche, Hirsche u. a.

Ursache sind Prionen (➤ Kap. 26.2.1), falsch gefaltete infektiöse Eiweißteilchen. Für einige TSE ist belegt, dass sie vererbt werden.

Übertragung erfolgt vor allem *über kontaminierte Nahrungsmittel,* die aus an BSE erkrankten Rindern gewonnen wurden, außerdem möglicherweise auch durch unsterile chirurgische Instrumente und über Bluttransfusionen.

Es sind seltene Fälle von TSE nach Injektionen von Wachstumshormonen und nach Transplantationen von menschlicher Hirnhaut und Augenhornhaut aufgetreten, die von an CJK Verstorbenen gewonnen wurden.

In Deutschland wurden in den letzten Jahren jeweils 60–80 Erkrankungsfälle/Jahr gemeldet.

Inkubationszeit Nicht sicher bekannt, vermutlich Jahre bis Jahrzehnte.

Pathologie Im Nervengewebe der Betroffen kommt es zu fadenförmigen, proteinhaltigen Ablagerungen und zu einer schwammartigen Durchlöcherung des Gehirns. Charakteristisch sind das Fehlen jeglicher Entzündungszeichen und das Fehlen jeglicher Immunreaktion auf die eingetretenen Veränderungen im Gehirn.

BSE (bovine spongiforme Enzephalopathie, Rinderwahnsinn). BSE wurde erstmals 1985 in England beobachtet. Nach einer Inkubationszeit von 4–8 Jahren kommt es beim Rind zu einer subakut bis akut verlaufenden Erkrankung des Nervensystems, die innerhalb von 2–3 Monaten stets tödlich verläuft. Symptome sind: Störungen der Motorik, der Wahrnehmungsfähigkeit, des Verhaltens, Koordinationsstörungen der Hintergliedmaßen, Tremor, Stürzen, Lähmungen, Festliegen, abnorme Kopfhaltungen, Fehlstellungen der Ohren, Hyperästhesie, Scheuern des Kopfes an Gegenständen, letzteres führt häufig zu Hautverletzungen.

Die Tatsache, dass BSE früher nicht auftrat, hat vermutlich die folgenden Ursachen: In den 1970er-Jahren kam es zu einer starken Zunahme der Schafbestände und damit auch zu einem vermehrten Auftreten der Scrapie (s. u.). Die an Scrapie verendeten Tiere wurden zu Tiermehl verarbeitet, das bei der Herstellung nur unzureichend erhitzt wurde. So konnte bei der Verfütterung dieses Tiermehls an Rinder (eigentlich Pflanzenfresser!) der Scrapie-Erreger (Prion) auf diese übertragen werden. Die Verfütterung von Tierkörpermehl an Rinder wurde als notwendig erachtet, weil durch die Intensivhaltung und die enorm hohen Milchleistungen deren Ernährung allein aus der Wiese nicht mehr möglich war.

Eine Ansteckung der Rinder durch den Kontakt mit erkrankten Schafen gilt als ausgeschlossen. Ungeklärt ist dagegen, ob eine Übertragung von Rind zu Rind möglich ist (gilt aber als wahrscheinlich) und eine Übertragung von der Mutterkuh auf das Kalb.

Eine erneute Ansteckung durch Tiermehl gilt heute als ausgeschlossen, da die Tierkörper nach einem sicheren Verfahren erhitzt werden. Außerdem ist seit 1990 die Verfütterung von Tierkörpermehl an Rinder in Großbritannien verboten.

Scrapie (Traberkrankheit der Schafe und Ziegen). Scrapie führt bei den betroffenen Tieren zu Ganginkoordination, Ruhelosigkeit, Zittern, Schreckhaftigkeit, nickenden Kopfbewegungen und Zähneknirschen. Die Erkrankung endet stets tödlich, und zwar durch Abmagerung, Schlucklähmung oder Festliegen. Scrapie ist seit ungefähr 200 Jahren bekannt. Die Ansteckung von Schaf zu Schaf erfolgt durch Kontakt, wobei das infektiöse Agens über den Verdauungsapparat, die Augenbindehäute oder über kleine Hautverletzungen eindringen kann. Die Übertragung auf Menschen galt bisher als *nicht* möglich. Allerdings zeigt das Agens eine große Änderungsfähigkeit, wodurch es denkbar ist, dass es sich an eine neue Spezies anpassen könnte.

Kuru-Syndrom trat in Neuguinea auf. Die Übertragung erfolgte durch Kannibalismus. Die Inkubationszeit liegt zwischen 4 und 20 Jahren. Bei den Erkrankten kommt es zu einer Störung der Koordination von Bewegungsabläufen und damit zu Stand- und Gangataxien, außerdem zu Tremor, heftigen Schreckreaktionen, emotioneller Labilität und pathologischen Lachanfällen. Die Erkrankung führte nach 6–9 Monaten zum Tode. Mit Verschwinden des Kannibalismus traten keine neuen Kuru-Fälle mehr auf.

Creutzfeldt-Jakob-Krankheit (CJK, CJD, engl. Creutzfeldt-Jakob-Disease) und **humane spongiforme Enzephalopathie.** Die Creutzfeldt-Jakob-Krankheit wurde 1921 entdeckt. Sie entwickelt sich im Allgemeinen erst bei über 65-Jährigen. Sie tritt meist sporadisch auf, in ca. 10 % der Fälle allerdings familiär gehäuft (vermutlich autosomal-dominant vererblich). Selten kann die Erkrankung auch von Mensch zu Mensch übertragen werden. Die Inkubationszeit liegt dann zwischen 6 Monaten und 30 Jahren.

Es kommt zu Gedächtnis- und Konzentrationsstörungen, Apathie, Reizbarkeit, leichter Ermüdbarkeit, Unruhe und Schlaflosigkeit. Im weiteren Krankheitsverlauf treten Gedächtnisausfälle, Sprach- und Schreibstörungen, Rechts-Links-Verwechslungen, noch später dann Schwindelgefühl, Hyperreflexie, klonische Krämpfe, Muskelatrophie, Bewegungsstörungen mit Tremor und choreatische Bewegungen auf. Der Tod erfolgt meist nach 3–12 Monaten und zwar überwiegend durch Pneumonie.

Man vermutet folgende Übertragungsarten: Kontakt mit Körperflüssigkeiten des Kranken, Injektion mit menschlichen Wachstumshormonen (STH) oder Gonadotropin aus Leichenhypophysen und Transplantationen von Hornhaut (Cornea) und Dura mater (harter Hirnhaut) sowie Verzehr von Fleisch infizierter Tiere. Neben dem Fleisch sind auch Nebenprodukte des Tierkörpers wie Gelatine (Gummibärchen) und von Tieren gewonnene Arzneimittel möglicherweise infektiös. Die in Großbritannien aufgetretene Variante der Creutzfeldt-Jakob-Erkrankung (vCJK), die sich durch einen schnelleren Krankheitsverlauf und eine kürzere Inkubationszeit auszeichnet, gilt inzwischen eindeutig als menschliche Variante des Rinderwahnsinns. Das Durchschnittsalter der Betroffenen liegt hier bei 30 Jahren.

Gerstmann-Sträussler-Scheinker-Syndrom (spinozerebellare Ataxie). Die Erkrankung tritt familiär gehäuft bei einzelnen Familien in der Slowakei, Lybien und Israel im mittleren Erwachsenenalter auf. Sie zeigt einen ähnlichen Verlauf wie die Creutzfeldt-Jakob-Krankheit mit Koordinationsstörungen, Muskelhypotonie und später Demenz.

Tödliche familiäre Schlaflosigkeit (fatal familial insomnia). Die fortschreitend zunehmende, schließlich völlige Schlaflosigkeit führt zu einem traumähnlichen Wachzustand und zu schweren vegetativen Störungen.

Meldepflicht besteht für den Heilpraktiker bei Verdacht, Erkrankung und Tod für TSE gemäß §§ 8 und 6 IfSG.

Behandlungsverbot Für den Heilpraktiker besteht Behandlungsverbot gemäß §§ 24 und 6 IfSG.

27

27.63 Tuberkulose (Tb, Tbc)

Tuberkulose kann grundsätzlich akut, subakut, chronisch, aber auch symptomfrei verlaufen. Allerdings tritt sie in den meisten Fällen als **chronische Lungentuberkulose** (↑ *Atlas* Abb. 17.37) auf. Sie kann jedoch auch andere Organe befallen: Lymphknoten, Bronchien, Pleura, Knochen, Urogenitaltrakt, ZNS, Magen-Darm-Kanal.
In den betroffenen Organen treten die typischen **Tuberkel** (s. u.) auf. Durch die unterschiedliche Reaktions- und Abwehrlage der Infizierten kommt es zu **vielgestaltigen Krankheitsbildern.**

Erreger Erreger sind Mykobakterien.

- Mycobacterium tuberculosis – Typ humanus (verursacht in Mitteleuropa 99 % der Tuberkulosefälle).
- Mycobacterium bovis – Typ bovinus (nach Ausrottung der Rindertuberkulose in Mitteleuropa äußerst selten geworden)
- Myobacterium africanum – Typ humanus. Erregerreservoir ist der Mensch.

Ausbreitung Um die Jahrhundertwende konnte man bei 90 % der Kinder in Mitteleuropa einen tuberkulösen Primäraffekt (s. u.) nachweisen, das heißt, dass diese Kinder mit dem Erreger in Kontakt gekommen waren. Im Jahre 1948 waren es noch 35 %, 1974 knapp 3 %. Heute rechnet man bei uns auf 10.000 Einwohner mit 2 Erkrankten.

Ganz anders sieht die Situation in den Vereinigten Staaten (USA) und in den Entwicklungsländern Zentralafrikas, Asiens und Südamerikas aus. Hier nimmt die Erkrankung in besorgniserregender Weise zu, wobei AIDS eine wichtige Rolle spielt: AIDS-Kranke können an offener Tb erkranken und andere infizieren. In unseren Breiten hat die Tuberkulose in den letzten Jahren bei Einwanderern aus Osteuropa zugenommen. Bei ihnen kommen auch häufiger multiresistente Erreger (s. u.) vor. Von daher ist zu erwarten, dass Tb auch in anderen Bevölkerungsgruppen zunehmen könnte.

Man rechnet damit, dass weltweit 1,7 Milliarden Menschen infiziert sind, davon sind 20 Millionen an offener Tb erkrankt. Jährlich sterben knapp 3 Millionen an dieser Krankheit. Neben AIDS-Kranken gelten Diabetiker, Alkoholiker, Säuglinge bis 2 Jahren, Pubertierende und alte Menschen als besonders erkrankungsgefährdet.

Ansteckung Die Übertragung erfolgt durch *Tröpfcheninfektion.* Die häufigste Ansteckungsquelle sind Menschen mit offener (ansteckungsfähiger) Tuberkulose.

Weitere sehr seltene Übertragungsmöglichkeiten sind Einatmen von bakterienhaltigen Staubpartikeln und Nahrungsmittelinfektionen durch verseuchte Milch bei Rindertuberkulose (bei uns sind allerdings die Tierbestände tuberkulosefrei). Eine fetale Übertragung durch infektiöses Fruchtwasser oder diaplazentar ist in sehr seltenen Fällen möglich.

Inkubationszeit 4–12 Wochen (evtl. auch 1–6 Monate).

Pathogenese Es handelt sich um eine zyklische Infektionskrankheit, die *unterschiedlichste Organe* – vor allem aber die *Lungen* – befallen kann (➤ Abb. 27.1). Ob die Erkrankung zum Ausbruch kommt, hängt in erster Linie von der Abwehrlage des Menschen, aber auch von der Infektionsdosis, der Virulenz der Erreger und der Dauer der Exposition ab.

Beim Erstinfizierten gelangen die Erreger in kleinsten Tröpfchen mit dem Luftstrom in die Lungen. Hier bildet sich der *Primärkomplex.* Dieser Primärkomplex besteht aus einem Primärherd (befallener Bereich in der Lunge) und einem oder mehreren erkrankten Lymphknoten im Lungenhilum. In 90 % der Fälle heilt der Primärkomplex narbig ab, ohne

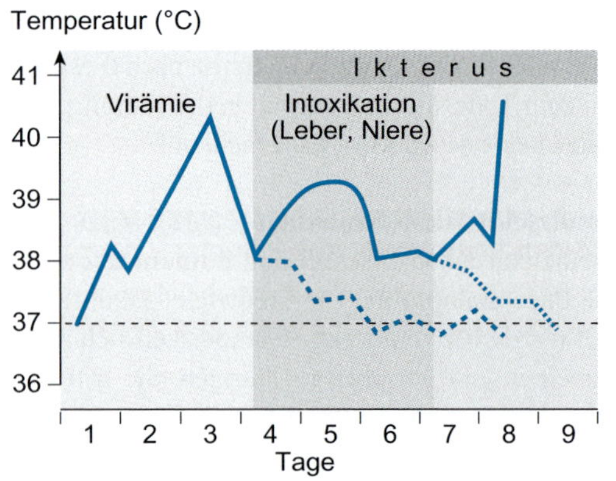

Abb. 27.1 Tuberkulose. Häufige Verlaufsformen der Tuberkulose durch Tröpfcheninfektion mit dem Mycobacterium tuberculosis. [L106]

dass es bei dem Betroffenen zu Krankheitserscheinungen kommt. Allerdings bleiben im Primärkomplex meist für Jahrzehnte lebensfähige Erreger zurück, die später zu einer *postprimären Tuberkulose* (s. u.) führen können.

Die Hilumlymphknoten sind entscheidend für den weiteren Ablauf der Tuberkulose. Gelingt es ihnen, die Erkrankung zu stoppen, so ist der Fall (zunächst) ausgestanden. Es kann jedoch (evtl. erst später) von hier aus eine Ausbreitung über die Bronchien oder den Blut- und Lymphweg erfolgen. Kommt es zur Ausbreitung über den Lymphweg, so entwickelt sich eine Lymphknotentuberkulose. Eine Ausbreitung über den Blutweg führt zur Organ- oder Miliartuberkulose (s. u.).

Tuberkel Die Tuberkel stellen eine *Abwehrreaktion des Körpers* auf die *Erreger* dar. Es handelt sich um einen Abwehrring um die eingedrungenen Erreger herum, der im Wesentlichen aus Makrophagen, Lymphozyten, Epitheloidzellen und Riesenzellen (Langhans-Zellen) besteht. In ihrer Mitte haben die Tuberkel aus zwei Gründen ein verkästes (nekrotisches) Zentrum: zum einen kommt es zur Schädigung des Gewebes durch Toxine der Erreger, zum anderen besteht eine ungenügende Blutversorgung (↑ *Atlas* Abb. 17.37). Später können in die Tuberkel Bindegewebezellen einwachsen, manchmal wird noch Kalk eingelagert. Die Tuberkel können jahrzehntelang infektionstüchtige Erreger enthalten. Die käsigen Massen können sich aber auch verflüssigen und dann abgehustet werden. In diesem Fall entstehen in den Lungen **Kavernen,** also krankhafte Hohlräume (↑ *Atlas* Abb. 17.36).

Formen Man unterscheidet zwei Formen:

- **Primärtuberkulose.** Sie entwickelt sich nach einer Erstinfektion mit dem Mykobakterium. Dabei treten *meist keine Symptome* auf. Gelegentlich kommt es jedoch zu subfebrilen Temperaturen mit Nachtschweiß, Husten und Appetitverlust. Manchmal kommt es dabei auch zu einem Erythema nodosum (Knotenrose), einer akut entzündlichen Hauterkrankung, die nicht nur bei Tuberkulose, sondern auch bei anderen Streptokokken-Infekten, bei Ornithose, Morbus Crohn, Colitis ulcerosa, Sarkoidose, rheumatischem Fieber u. a. auftreten kann.
- **Postprimäre Tuberkulose.** Sie kann als *Reinfektion* (Wiederansteckung) nach einer abgeheilten oder bei einer noch bestehenden Primärtuberkulose auftreten. Die Reinfektion kann vom Primärkomplex (s. o.) ausgehen oder von einer erneuten Ansteckung mit dem gleichen Erreger durch eine andere Person (Superinfektionstuberkulose).

Organtuberkulose Bei der Organtuberkulose treten Beschwerden seitens des betroffenen Organs auf. Die häufigste Verlaufsform ist die chronische Lungentuberkulose, die wegen ihrer Wichtigkeit nachstehend gesondert besprochen wird. Da bei Tb grundsätzlich die unterschiedlichsten Organe befallen sein können, muss man die Tuberkulose *immer* in die *differenzialdiagnostischen Überlegungen* mit *einbeziehen.*

Mögliche Organtuberkulosen sind:

- Brustfelltuberkulose
- Lymphknotentuberkulose
- Nierentuberkulose
- Genitaltuberkulose
- Hirnhauttuberkulose
- Leber- und Milztuberkulose
- Darmtuberkulose
- Knochentuberkulose
- Hauttuberkulose (↑ *Atlas* Abb. 17.38 und 24.57)

Chronische Lungentuberkulose 90 % der Erkrankungen verlaufen als chronische Lungentuberkulose. Wichtige Symptome sind hierbei

- *unspezifische Allgemeinsymptome* wie Abgeschlagenheit und rasche Ermüdbarkeit,
- *Appetitlosigkeit und Gewichtsabnahme,*
- *subfebrile Temperaturen* mit *Nachtschweiß* über mehrere Wochen,
- meist zunächst *trockener Reizhusten,* bei Fortschreiten der Erkrankung kann es zu einem gelblichen, evtl. sogar blutigen Auswurf kommen,
- beschleunigte BSG und Leukozytose.

Miliartuberkulose Bei schlechter Abwehrlage gelangen die Erreger über die Blut- und/oder Lymphbahn in praktisch alle Organe und führen zu einer generalisierten Tuberkulose. Dies kann akut oder chronisch erfolgen. Dabei kommt es in den Organen zu *hirsekorngroßen* Miliartuberkeln.

- **Akute Miliartuberkulose.** Es kommt zu hohem Fieber. Je nach der Bevorzugung einzelner Organe unterscheidet man typhöse, pneumonische und meningitische Krankheitsbilder.
- **Chronische Miliartuberkulose.** Sie verläuft weniger stürmisch und geht mit subfebrilen Temperaturen und nur geringerer Beeinträchtigung des Allgemeinbefindens einher. Sie führt typischerweise zu einer Organtuberkulose, wobei ein oder mehrere Organe von dem Erreger besonders stark befallen werden.

Prophylaxe Verbesserung der allgemeinen hygienischen Lebensbedingungen und gute Ernährung. Vermeidung von Kontakt mit Tb-Kranken und möglichen Ansteckungsquellen. Die aktive Impfung gegen Tb gehört bei uns nicht mehr zu den allgemein empfohlenen Impfungen.

Differenzialdiagnose Lungenentzündungen durch andere Ursachen, Bronchiektasen, Lungenabszesse, Bronchialtumoren, Sarkoidose.

Nachweis Durch direkten mikroskopischen Erregernachweis, durch bakteriologische Sputumkultur (bzw. Bronchialsekret, Magensaft, Liquor, Urin, Stuhl – je nach Organbefall), durch Disk-Tine-Tuberkulintest und Röntgen.

Mit dem **Tuberkulintest** will man feststellen, ob auf Tuberkulin (ein Produkt des Tuberkelbakteriums) eine Hautreaktion auftritt. Ein positiver Befund bedeutet, dass der Mensch irgendwann in seinem Leben infiziert worden ist, sagt aber nichts darüber aus, ob die Krankheit aktiv ist. Ein negativer Test schließt eine Erkrankung nicht mit völliger Sicherheit aus.

Therapie Die Therapie erfolgt durch den Arzt mittels sog. *Antituberkulotika.* Es handelt sich dabei um eine *Kombination* mehrerer Chemotherapeutika, die eine bakteriostatische bzw. bakterizide Wirkung gegen das Mykobakterium haben. Die Zusammenstellung der Medikamente richtet sich auch nach dem sog. Resistenzspektrum der isolierten Erreger. Dabei überprüft man im Reagenzglas, auf welche Tuberkulostatika die Tuberkelbakterien besonders empfindlich und gegen welche sie widerstandsfähig sind. Schwierigkeiten bereitet die in den letzten Jahren zunehmend häufiger festgestellte Multiresistenz der Erreger, das heißt, sie sind gegen mehrere der gebräuchlichen Tuberkulostatika unempfindlich. Die Medikamente sind mit erheblichen Nebenwirkungen behaftet.

Außerdem erfolgt eine Allgemeinbehandlung mit Aufenthalt in guter Luft, Rauchverbot und Gabe von Hustenmitteln. Bei großen Kavernen kommen auch chirurgische Maßnahmen in Betracht.

Meldepflicht besteht für Heilpraktiker bei Erkrankung und Tod gemäß §§ 8 und 6 IfSG Abs. 1.

Darüber hinaus besteht gemäß §§ 8 und 7 IfSG für die Leiter von Medizinaluntersuchungsämtern und sonstigen privaten oder öffentlichen Untersuchungsstellen einschließlich der Krankenhauslaboratorien eine namentliche Meldepflicht bei direktem Nachweis von Mykobakterien, soweit der Nachweis auf eine akute Infektion hinweist.

Behandlungsverbot Für den Heilpraktiker besteht Behandlungsverbot gemäß §§ 24, 6, 7 und 34 IfSG.

27.64 Tularämie

Die auch als Hasenpest bezeichnete Tularämie wird durch erkrankte **Nagetiere** auf den Menschen übertragen, eventuell mittels blutsaugenden Insekten. Charakteristisch sind der **Primäraffekt** an der Eintrittsstelle des Erregers und die Mitbeteiligung der **regionalen Lymphknoten.**

Erreger Francisella tularensis, es handelt sich um ein unbewegliches, gramnegatives Stäbchenbakterium.

Ausbreitung Die Erkrankung kommt in der nördlichen Hemisphäre, vor allen Dingen bei *Kaninchenjägern* in Russland und Nordamerika vor. In Mitteleuropa ist die Erkrankung sehr selten. Betroffen sind Jäger, Wildhändler und Hausfrauen.

Ansteckung Eine Ansteckung kann auf unterschiedlichen Wegen erfolgen: einmal durch den Biss eines erkrankten Tieres, durch Verletzungen beim Abhäuten von Kadavern, durch Inhalation von kontaminiertem Staub oder durch den Genuss von infizierten Nahrungsmitteln. Es ist jedoch auch eine Übertragung mittels blutsaugender Insekten (Zecken, Flöhe) möglich. Eine direkte Übertragung von Mensch zu Mensch ist ausgeschlossen.

Inkubationszeit 2–5 Tage (evtl. 1–10 Tage).

Pathogenese Der Erreger kann über die Haut oder über die Schleimhaut, z. B. durch einen Biss, eindringen.

Krankheitsverlauf Mit Ende der Inkubationszeit entsteht an der Eintrittsstelle des Erregers der typische Primäraffekt, ein Geschwür oder ein blauroter Knoten. Die regionalen Lymphknoten schwellen an und können vereitern. Es kommt zu Schüttelfrost, hohem Fieber, Krankheitsgefühl, Abgeschlagenheit und Gliederschmerzen. Der weitere Krankheitsverlauf ist langwierig, und es treten intermittierendes Fieber, Schwächegefühl und manchmal eine Milzschwellung auf. Dringt der Erreger über die Bindehaut des Auges ein, so kommt es zu Konjunktivitis, Lidödemen und Anschwellung der regionalen Lymphknoten. Bei Eintritt über die Tonsillen entwickelt sich eine Angina und die Kieferwinkellymphknoten schwellen an. Bei Staubinhalation kommt es zur pulmonalen, bei verseuchten Nahrungsmitteln zur abdominalen Form, des Weiteren kennt man noch eine typhöse Verlaufsform.

Nachweis Meist im Blut. Manchmal muss jedoch eine Erregeranzüchtung aus Eiter, Blut oder dem Geschwür erfolgen. Bei Lungenbefall wird der Erreger im Sputum nachgewiesen.

Differenzialdiagnose Lymphogranulomatose, Pest, Typhus, Tuberkulose, Pneumonien anderer Ursachen, Fleckfieber, Toxoplasmose, Brucellosen.

Komplikationen Sepsis, Mitbeteiligung der Lungen, der Hirnhäute und des Gehirns. Es kommen auch chronische Verläufe vor.

Therapie Antibiotikagabe durch den Arzt.

Meldepflicht Für den Heilpraktiker besteht keine Meldepflicht.

Jedoch besteht gemäß §§ 8 und 7 Abs. 1 für die Leiter von Medizinaluntersuchungsämtern und sonstigen privaten oder öffentlichen Untersuchungsstellen einschließlich der Krankenhauslaboratorien eine namentliche Meldepflicht bei Nachweis von Francisella tularensis, sofern der Nachweis auf eine akute Infektion hinweist.

Behandlungsverbot Für Heilpraktiker besteht Behandlungsverbot gemäß §§ 24 und 7 IfSG.

27.65 Typhus abdominalis

Die Bezeichnung Typhus abdominalis stammt vom griechischen Wort typhos (Dunst, Schwindel, Benommenheit) und dem lateinischen Wort abdomen (Bauch).
Es handelt sich um eine zyklische Infektionskrankheit, bei der es zur Bakteriämie und zu charakteristischen Veränderungen am lymphatischen Apparat des Dünndarms kommt.
Wichtig sind der **treppenförmige Fieberanstieg,** die **Kontinua-Fieberkurve** (➤ Abb. 27.2), die **lytische Entfieberung,** erst **Verstopfung,** dann **erbsbreiartige Durchfälle, Benommenheit** und **Roseolen** (hellrote Hautflecken, v. a. am Rumpf) (↑ *Atlas* Abb. 9.84).

Erreger Salmonella typhi. Es handelt sich um Bakterien (Gruppe der Salmonellen).

Ausbreitung Typhus ist weltweit verbreitet. Bei uns kommt die Erkrankung aber nur selten vor.

Ansteckung Als Infektionsquelle kommen vor allem *Dauerausscheider* in Betracht. Akut Erkrankte spielen nur eine untergeordnete Rolle. Die Übertragung erfolgt meist indirekt über verunreinigte *Lebensmittel* und verseuchtes *Wasser.* Daneben gibt es auch eine Übertragung von Mensch zu Mensch durch Schmutz- und Schmierinfektion. Auch Fliegen sind als Krankheitsüberträger von Bedeutung.

Entscheidend sind die allgemeinen hygienischen Verhältnisse, da die Zahl der Erkrankten eng mit den Lebensgewohnheiten und dem Lebensstandard einer Bevölkerungsgruppe zusammenhängt. Bei uns treten Typhusfälle meist aufgrund von Schmierinfektionen durch Ausscheider auf, die sich

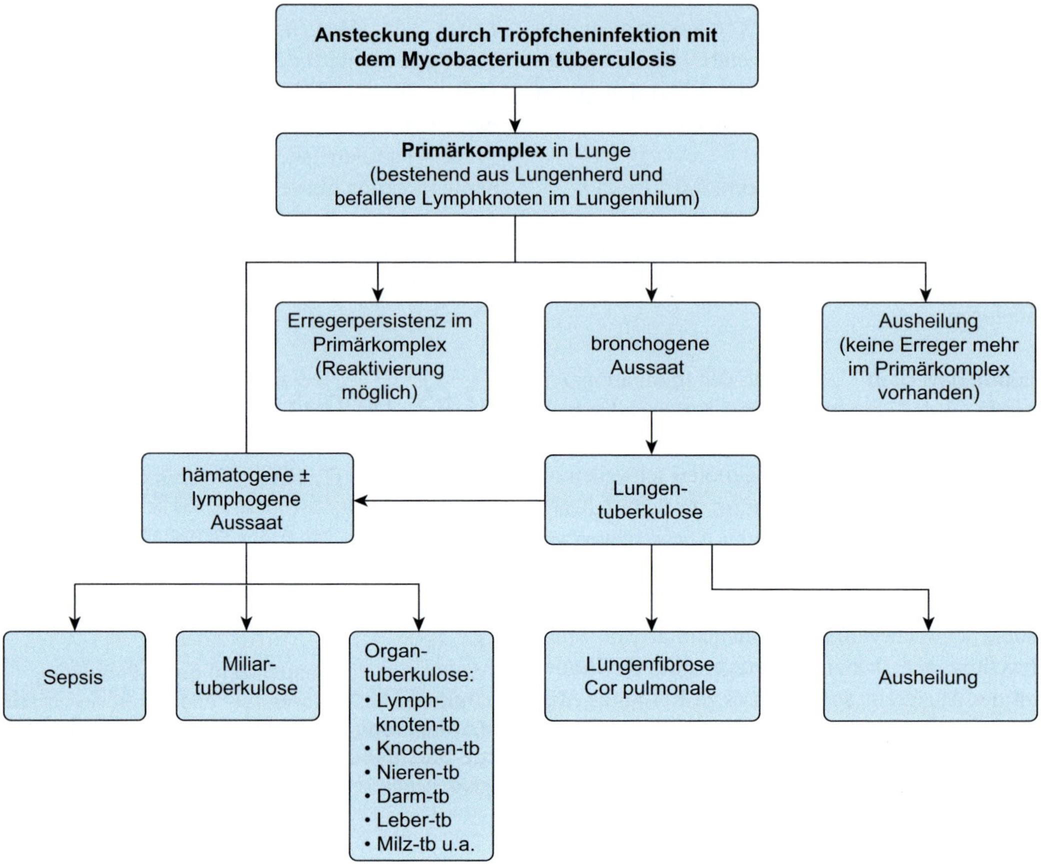

Abb. 27.2 Fieberverlauf bei Typhus abdominalis [L143]

in tropischen oder subtropischen Gebieten infiziert haben und die Keime nach Deutschland einschleppen. Nur gelegentlich ist bei uns ein Ausscheider Ansteckungsquelle. In Notzeiten kann es auch bei Völkern, bei denen die Erkrankung sonst nur sporadisch auftrat, durch Verunreinigung von Trinkwasser oder Lebensmitteln mit Salmonella typhi zu Explosivepidemien kommen.

Die Erkrankung hat einen verhältnismäßig niedrigen Kontagionsindex von 0,2. Das bedeutet, dass nur 20 % der Personen, die mit diesem Erreger erstmals Kontakt haben, auch tatsächlich erkranken.

Inkubationszeit Meist 8–12 (evtl. 13–60) Tage. Sie hängt vor allem von der Infektionsdosis ab: Je höher die Infektionsdosis, desto kürzer die Inkubationszeit.

Nachweis Während der 1. und 2. Krankheitswoche im *Blut,* ab der 2. Krankheitswoche im *Stuhl* und evtl. im *Urin.* Ein serologischer Antikörpernachweis (Widal-Reaktion) ist meist ab dem 10. Krankheitstag möglich.

Pathogenese und Krankheitsverlauf Der Krankheitsverlauf hängt von den Veränderungen ab, die im Dünndarm vor sich gehen. Man unterscheidet vier charakteristische Stadien. Meist kommt es ungefähr 14 Tage nach Aufnahme der Erreger zum Krankheitsausbruch.

- **Stadium I** (Stadium incrementi, Anwachsen, Schwellen), 1. Woche. Die oral aufgenommenen Keime gelangen durch den Magen in den Darm, durchdringen die Darmwand, werden in die Darmlymphe aufgenommen und gelangen so über den Milchbrustgang in den Blutkreislauf. Eine Bakteriämie besteht dann 1–3 Wochen und ermöglicht eine Aussaat der Erreger in grundsätzlich alle Organe. Auf diesem Weg gelangen die Keime auch wieder in den Darm, wo es in der 1. Woche der Erkrankung zu einer Anschwellung des lymphatischen Gewebes kommt. Im Laufe der 1. Krankheitswoche erfolgt nun ein *treppenförmiger Fieberanstieg* auf 40 oder 41 °C. Meist bestehen Kopfschmerzen, Verstopfung und *Bronchitis* (führt häufig zur Fehldiagnose!). Parallel zum Fieberanstieg verschlechtert sich das allgemeine Befinden.

- **Stadium II** (Stadium fastigii, Höhepunkt, höchstes Fieber), 2. Woche. Während dieses Stadiums nekrotisieren im Darm die geschwollenen Lymphfollikel und verschorfen. Die Patienten sind benommen und apathisch bis hin zur Bewusstlosigkeit. Gelegentlich treten Delirien auf. Es kommt zur *Fieberkontinua* von ca. 40 °C. Die Zunge ist stark belegt; es handelt sich um den sog. *W-förmigen Zungenbelag,* bei dem die Zungenspitze und die Zungenränder frei bleiben und der Zungenrand gleichzeitig gerötet ist. Es bestehen relative Bradykardie (d. h., die Pulsfrequenz ist im Verhältnis zur Fieberhöhe niedrig), außerdem Milz- und Leberschwellung. Oft wird die Verstopfung durch *erbsbreiartige Durchfälle* abgelöst. Manchmal wechseln sich aber auch Erbsbreistühle mit Verstopfung ab. Ab dem 8. Krankheitstag kommt es zu *spärlichen Roseolen,* die vor allem an der Bauchwand und im Bereich des seitlichen Rumpfes sitzen. Manchmal kommen sie auch am Rücken vor, nur sehr selten befinden sie sich im Gesicht und an den Extremitäten (↑ *Atlas* Abb. 9.84). Es handelt sich um kleine, rosarote Flecken, die auf Spateldruck verschwinden. Ihre Anzahl übersteigt selten 15. Im Blut sind eine Leukopenie und eine Linksverschiebung nachweisbar. Die BSG ist beschleunigt.
- **Stadium III** (Stadium amphibolicum, schwankend), 3. Woche. Abstoßung der Schorfe und Geschwürbildung im Darm. Es kommt zu morgendlichen Fieberremissionen, d. h., morgens fällt das Fieber ab, und gegen Abend steigt es wieder an.
- **Stadium IV** (Stadium decrementi, Abnahme). Im Dünndarm kommt es zum Abheilen der Geschwüre. Es setzt eine langsame (lytische) Entfieberung ein, die Milz- und Leberschwellung bildet sich langsam zurück. Charakteristisch ist die langdauernde Rekonvaleszenz.

Von diesem Normalverlauf gibt es relativ häufig Abweichungen. Die Erkrankung kann z. B. abgekürzt verlaufen. Dabei kommt es zwar zum typischen Fieberbeginn, aber die Erkrankung verläuft abgekürzt. Möglich ist aber auch ein fulminanter Verlauf. Dabei beginnt die Krankheit plötzlich mit Fieber von 41 °C und mehr und führt innerhalb 1 Woche zum Tod.

In der Regel kommt es ohne antibiotische Therapie nach 3–5 Wochen zur Entfieberung, der sich die Rekonvaleszenz anschließt.

Komplikationen Im Stadium III der Erkrankung können zahlreiche Komplikationen auftreten wie Darmblutungen, Perforation, Peritonitis, Myokarditis, Herz-Kreislauf-Versagen, Pneumonie, Meningitis, Thrombose, Cholangitis und Cholezystitis. Eine weitere mögliche Komplikation ist das Dauerausscheidertum (s. o.).

Letalität Früher lag die Letalität bei 10 %. Bei richtiger Antibiotikabehandlung beträgt sie heute ca. 1 %.

Differenzialdiagnose Paratyphus, andere Salmonellosen, Influenza, Pneumonie, Miliartuberkulose, Brucellose, Bronchitis, Darmgrippe, Malaria tropica.

Prophylaxe Kranke und Krankheitsverdächtige müssen isoliert werden, außerdem ist deren Stuhl sorgfältig zu desinfizieren.

Zwar ist eine aktive Impfung mit abgetöteten Erregern möglich, der Impfschutz beträgt jedoch nur 60 % und hält nur 1 Jahr an. Bei der Impfung kann es zu lokalen und fieberhaften Allgemeinreaktionen kommen. Ein neuer Impfstoff ist in Entwicklung.

Dauerausscheider 2–5 % der Erkrankten werden zu Dauerausscheidern, das heißt, dass diese Personen 10 Wochen, nachdem sie die Erkrankung überstanden haben, weiterhin Erreger mit dem Stuhl ausscheiden.

Immunität Meist besteht lebenslange, zumindest aber jahrelange Immunität. Kommt es doch noch einmal zur Erkrankung, so verläuft diese meist abgeschwächt.

Therapie Antibiotikagabe durch den Arzt.

Meldepflicht Es besteht Meldepflicht für Heilpraktiker bei Verdacht, Erkrankung und Tod gemäß §§ 8 und 6 IfSG Abs. 1.

Darüber hinaus besteht gemäß §§ 8 und 7 IfSG für die Leiter von Medizinaluntersuchungsämtern und sonstigen privaten oder öffentlichen Untersuchungsstellen einschließlich der Krankenhauslaboratorien eine namentliche Meldepflicht bei direktem Nachweis von Salmonella typhi, soweit der Nachweis auf eine akute Infektion hinweist.

Behandlungsverbot Für Heilpraktiker besteht Behandlungsverbot gemäß §§ 24, 6, 7 und 34 IfSG.

27.66 Ulcus molle

Ulcus molle (weicher Schanker) ist eine Infektionskrankheit, die durch **sexuelle Kontakte** übertragen wird und bei der es an den Genitalorganen zu **Geschwürbildungen** kommt.

Erreger Erreger ist ein Bakterium, und zwar Haemophilus ducreyi, ein unbewegliches Kurzstäbchen.

Ausbreitung Afrika, Lateinamerika, Südostasien, in Mitteleuropa sporadisch (evtl. zunehmend).

Ansteckung Durch sexuelle Kontakte.

Inkubationszeit Meist 2–3 Tage (evtl. 1–4 Tage, bei Frauen evtl. mehrere Wochen).

Symptome Nach Ablauf der Inkubationszeit kommt es an der Eintrittsstelle der Erreger zu *mehreren* (gelegentlich auch nur zu einem) *Geschwüren.* Diese haben eine rundlich-ovale Form, sind bis eurostückgroß, haben weiche Ränder und sind *schmerzhaft.* Sie treten bevorzugt an der Eichel, der Vorhaut, der Scheide und den Vulvalippen auf. Nach einigen Tagen kommt es zur einseitig lokalisierten, schmerzhaften Schwellung der Leistenlymphknoten, diese können nach außen geschwürig aufbrechen oder zur Fistelbildung führen.

Differenzialdiagnose Andere sexuell übertragbare Krankheiten, vor allem Frühsyphilis und Lymphogranuloma inguinale; Morbus Hodgkin

Nachweis Im Geschwürabstrich.

Immunität Keine.

Therapie Antibiotikagabe durch den Arzt.

Prophylaxe Wie im ➤ Kap. 27.18, Gonorrhö beschrieben.

Meldepflicht Für den Heilpraktiker und für den Arzt besteht keine Meldepflicht.

Behandlungsverbot Behandlungsverbot besteht aufgrund des § 24 IfSG, da es sich um eine sexuell übertragbare Krankheit handelt.

27.67 Virusbedingtes hämorrhagisches Fieber

Unter dem Begriff „virusbedingtes hämorrhagisches Fieber" fasst man **verschiedene Viruserkrankungen** vor allem der Tropen und Subtropen zusammen, die folgende **Kennzeichen** haben:
- **Hohes Fieber**
- **Ursache sind Viren.**
- **Hämorrhagische Diathese** durch Störungen der Gefäßdurchlässigkeit und der Blutgerinnung mit der Gefahr des hypovolämischen Schocks

Zum virusbedingten hämorrhagischen Fieber werden gerechnet:

Gelbfieber, Marburg-Fieber, Ebola-Fieber, Lassa-Fieber, Hanta-Fieber, Dengue-Fieber, Rifttal-Fieber, Krim-Kongo-Fieber, Kysanurwald-Krankheit, Omsk-Fieber, Chikungunya-Fieber, argentinisches hämorrhagisches Fieber, Machupo-Virus-Infektion. Es gibt noch zahlreiche weitere Viren, die ein hämorrhagisches Fieber auslösen können. Die meisten dieser Viren kommen bei uns in der Regel nicht vor. Eine Ausnahme können einzelne eingeschleppte Fälle sein. Manche dieser Viren befinden sich jedoch auf dem Vormarsch nach Europa. Für alle diese Erreger bestehen, sofern sie ein hämorrhagisches Fieber auslösen, für den Arzt Meldepflicht und für den Heilpraktiker Behandlungsverbot.

Nachstehend werden wichtige virusbedingte hämorrhagische Fieber vorgestellt. Dabei werden sie zunächst allgemein besprochen und dann die auch bei uns eine Rolle spielenden ausführlicher dargestellt.

Erreger

- **Gelbfieber:** Gelbfieber-Virus
- **Marburg-Fieber:** Marburg-Virus
- **Ebola-Fieber:** Ebola-Virus
- **Lassa-Fieber:** Lassa-Virus
- **Hanta-Fieber:** Hanta-Virus
- **Dengue-Fieber:** Dengue-Virus
- **Rifttal-Fieber:** Rifttal-Fieber-Virus (in Europa bislang nicht aufgetreten)
- **Krim-Kongo-Fieber:** Bunja-Virus
- **Chikungunya-Fieber:** Chikungunya-Virus
- Andere Viren, die ein hämorrhagisches Fieber auslösen können

Ansteckung Je nach Krankheit kann die Ansteckung durch den Kontakt mit infizierten Tieren wie Affen, Ratten, Mäusen und Wiederkäuern erfolgen. Manche Erkrankungen können durch Mücken und/oder Zecken übertragen werden. Bei den meisten ist auch eine Übertragung von Mensch zu Mensch über Körperflüssigkeiten, wie z. B. Urin, Speichel, Stuhl, Sperma und Blut möglich.

Symptome Manche Infektionen sind asymptomatisch, andere verlaufen als grippaler Infekt. Von einem hämorrhagischen Fieber spricht man dann, wenn es zu einer vermehrten Blutungsneigung kommt. Diese kann sich als Einblutung in die Augenbindehäute, die Konjunktiven oder in innere Organe zeigen. Im letzten Fall besteht die Gefahr der Exsikkose und damit eines Schocks und es besteht die Gefahr eines (Multi)Organversagens.

Bei vielen virusbedingten hämorrhagischen Fieber kann es zu gastrointestinalen Beschwerden mit Übelkeit, Erbrechen und Durchfall kommen. Viele Viren können an fast allen Organen zu schweren Entzündungen führen. Die auftretenden Beschwerden hängen von den betroffenen Organen ab.

MERKE

Die meisten virusbedingten hämorrhagischen Fieber sind nicht allein durch die Symptome voneinander abgrenzbar, sondern die Differenzialdiagnose erfolgt über den Virusnachweis. Dieser Nachweis ist dem Heilpraktiker nicht erlaubt. Der Heilpraktiker verweist deshalb einen Patienten mit Verdacht auf ein virusbedingtes hämorrhagische Fieber sofort an den Arzt, damit dort die weitere Behandlung und die endgültige Diagnosestellung erfolgt.

Komplikationen Schock durch Exsikkose, akutes Nierenversagen, Lungenödem, (Multi)Organversagen.

Therapie Die Behandlung erfolgt im Krankenhaus (Quarantäne), vor allem symptomatisch, z. B. durch Elektrolyt- und Flüssigkeitsgabe und – falls notwendig – durch Schockbehandlung.

Meldepflicht Für Heilpraktiker besteht Meldepflicht bei Verdacht, Erkrankung und Tod gemäß den §§ 8 und 6 IfSG, Absatz 1.

Behandlungsverbot Für Heilpraktiker besteht Behandlungsverbot gemäß §§ 24, 6, 7 und 34 IfSG.

27.67.1 Gelbfieber

Beim Gelbfieber bzw. dem „schwarzen Erbrechen", wie es auch genannt wird, kann man bereits aus den Krankheitsbezeichnungen drei wichtige Symptome ableiten: **Gelbfärbung** (Ikterus), **hohes Fieber, vermehrte Blutungsneigung** (hämorrhagische Diathese). Von Bedeutung ist auch noch die **zweigipflige Fieberkurve** (➤ Abb. 27.3).
Gelbfieber wird durch ein Virus hervorgerufen, das durch **Mücken** übertragen wird. Man unterscheidet das Städte- (häufig) und Dschungelgelbfieber (selten).

Erreger Gelbfiebervirus (Charon evagatus). Es gehört zur Gruppe der Arbo-Viren (Genus Flavivirus, der Togaviridae).

Ausbreitung Gelbfieber tritt endemisch in den tropischen Zonen Afrikas und Mittel- und Südamerikas auf. Grundsätzlich gelten aber alle diejenigen Gebiete als gelbfiebergefährdet, in denen übertragende Mücken vorkommen. Dies sind fast alle Länder mit warmem Klima.

Übertragung Die Übertragung geschieht meist durch die *Stechmücke* (Stegomyia aegypti, früher: Aedes aegyptii). Dabei erfolgt die Virusübertragung durch die Mücke entweder von Mensch zu Mensch oder vom Affen (selten auch von anderen Tieren) zum Menschen. Die Mücke sticht nicht bei Temperaturen unter 23 °C; unter 6 °C stirbt sie ab. Gelbfieber zählt zu den sog. Krankheiten der Verkehrswege, da die Möglichkeit der Weiterverbreitung auf dem See- und Luftweg besteht.

Inkubationszeit 3–6 Tage.

Symptome Es kommen *unterschiedlich* schwere Krankheitsbilder vor. Möglich sind abortive (abgekürzte) Verläufe mit lediglich leichtem Fieber und Kopfschmerzen für 1–2 Tage. Bei einem schweren Krankheitsverlauf dagegen kommt es zu einem plötzlichen hohen Fieberanstieg (➤ Abb. 27.3) auf 39–40 °C, mit starken Allgemeinsymptomen wie Kopf- und Gliederschmerzen, Übelkeit und Erbrechen. Nach einer kurzen fieberfreien Periode von 1–2 Tagen kommt es zum erneuten Fieberanstieg mit Ikterus, Leberschwellung und Nierenbeteiligung. Durch toxische Gefäßschädigung können Bluterbrechen, Darmblutungen oder Hämaturie (Blut im Urin) auftreten.

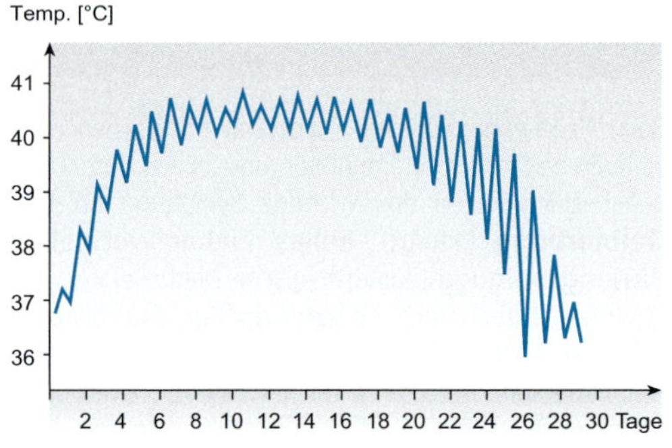

Abb. 27.3 Gelbfieberkurve. Es handelt sich um eine „Dromedarfieberkurve". Im Stadium der Virämie kommt es zu einem ersten hohen Fieberanstieg. Nach einer fieberfreien Phase von 1–2 Tagen steigt das Fieber erneut an. Beim ersten Fieberanstieg handelt es sich um den Kopf, beim zweiten um den Höcker des Dromedars (ein Dromedar hat nur einen Höcker!). Bei einem abgekürzten Krankheitsverlauf kann es nach dem ersten Fieberanstieg bereits zur Ausheilung kommen. Schreitet die Erkrankung jedoch weiter, so kommt es zum Organbefall, hier sind vor allem Leber und Nieren betroffen. Steigt das Fieber nach dem 6.–7. Tag erneut an, so zeigt das auf ernste Komplikationen mit möglicherweise letalem Ausgang hin. Alte Volksregel: „Wer die Sonne des 10. Tages erblickt, hat überlebt!" [L106]

Komplikationen Bei einem günstigen Verlauf erfolgt nach einer kurzen Rekonvaleszenz eine völlige Ausheilung. Bei ungünstigem Verlauf kann es in der zweiten Krankheitswoche durch Leber-, Nieren- oder Kreislaufversagen zum Tod kommen. Normalerweise liegt die Letalität bei 10 %, in Ausnahmefällen wurden aber Werte um 80 % gefunden!

Differenzialdiagnose Andere fieberhafte Erkrankungen, besonders solche mit hämorrhagischem Fieber (Lassa-, Marburg-, Dengue- und Ebolafieber).

Nachweis Anamnese (Aufenthalt in gefährdeten Gebieten). Im Blut durch Antikörper- oder Antigennachweis. Ein direkter Virusnachweis kann im Blut oder im Lebergewebe elektronenmikroskopisch erfolgen, eventuell auch im Tierversuch oder in Zellkulturen.

Immunität Nach Durchstehen der Krankheit besteht lang andauernde bis lebenslange Immunität.

Prophylaxe Es existiert eine Schutzimpfung, die lebenslangen Schutz bietet. Auffrischungsimpfungen werden deshalb nicht mehr empfohlen.

Zu beachten ist, dass die Impfung nur von einer WHO-autorisierten Stelle durchgeführt werden darf, und dass spätestens 10 Tage vor Reisebeginn geimpft werden muss.

Therapie Eine spezifische Therapie des Gelbfiebers gibt es nicht. Es kann vom Arzt lediglich symptomatisch behandelt werden.

Meldepflicht Da Gelbfieber zu den virusbedingten hämorrhagischen Fiebern (➤ Kap. 27.66) zählt, besteht für den Heilpraktiker Meldepflicht bei Verdacht, Erkrankung und Tod gemäß §§ 8 und 6 IfSG, Abs. 1. Außerdem besteht gemäß §§ 8 und 7 IfSG Abs. 1 für die Leiter von Medizinaluntersuchungsämtern und sonstigen privaten oder öffentlichen Untersuchungsstellen einschließlich der Krankenhauslaboratorien eine namentliche Meldepflicht bei Nachweis von Gelbfieber-Viren, soweit der Nachweis auf eine akute Infektion hinweist.

Behandlungsverbot Für Heilpraktiker besteht Behandlungsverbot gemäß der §§ 24, 6 und 7 IfSG.

27.67.2 Marburg-Fieber

Es handelt sich um eine durch das Marburg-Virus verursachte schwere Infektionskrankheit, die mit *hohem Fieber, gastrointestinale Beschwerden* und einer *hämorrhagischen Diathese* einhergeht.

Ungefähr eine Woche nach Krankheitsbeginn kann es zu *schweren inneren Blutungen* und einem daraus folgendem (Multi)Organversagen mit letalem Ausgang kommen.

Die Krankheitsbezeichnung stammt von der Stadt Marburg. Hier hatten die Behringwerke im Jahre 1967 infizierte Meerkatzen als Versuchstiere aus Uganda importiert. Beschäftige Laboranten steckten sich an.

Erreger Das Marburg-Virus gehört mit zu den gefährlichsten Krankheitserregern. So starben bei einem Krankheitsausbruch um das Jahr 2000 herum im Kongo von 149 Erkrankten 123.

Inkubationszeit Meist 3–9 Tage, längstens 21 Tage.

Übertragung Die Übertragung erfolgt durch den Kontakt mit infizierten Körperflüssigkeiten wie z. B. Blut, Stuhl, Urin, Sperma, Speichel und Muttermilch und durch Exkremente von Tieren und durch Kontakt mit infizierten Tieren. Eine aerogene Übertragung soll nur eine untergeordnete Rolle spielen.

Der Schwerpunkt der Ausbreitung der Erkrankung liegt in Zentralafrika. Als wichtiger Überträger gelten Flughunde.

Symptome Die Erkrankung beginnt foudroyant mit Schüttelfrost, **hohem Fieber,** Hals-, Muskel- und Kopfschmerzen und **gastrointestinale Beschwerden** wie Übelkeit, Erbrechen, Diarrhö und Bauchschmerzen.

Ungefähr eine Woche nach Krankheitsbeginn kann es zu **schweren inneren Blutungen** und einem daraus folgendem (Multi)Organversagen mit letalem Ausgang kommen.

Therapie Es kann lediglich symptomatisch behandelt werden. Eine Impfung existiert nicht.

Auch bei guter intensivmedizinischer Betreuung liegt die Letalität bei 25 %.

Meldepflicht Für Heilpraktiker besteht Meldepflicht bei Verdacht, Erkrankung und Tod gemäß den §§ 8 und 6 IfSG, Absatz 1.

Behandlungsverbot Für Heilpraktiker besteht Behandlungsverbot gemäß §§ 24, 6, 7 und 34 IfSG.

27.67.3 Ebola-Fieber

Es handelt sich um eine durch das Ebola-Virus verursachte Zoonose, die als schwere Infektionskrankheit mit hohem Fieber und einer hämorrhagischen Diathese einhergeht.

Die Krankheitsbezeichnung geht auf den Fluss Ebola im Kongo zurück, in dessen Nähe es im Jahre 1976 erstmalig zu einem großen Krankheitsausbruch kam.

Bei uns kommt die Erkrankung nicht vor. Denkbar wäre aber, dass sich eine Person z. B. in Westafrika infiziert hat, in Deutschland einreist und hier weitere Personen ansteckt.

Erreger Ebola-Virus (RNA-Virus). Sie haben die Fähigkeit, sich in fast allen Körperzellen vermehren zu können. Es ist hoch kontagiös. Die Letalität liegt bei 30–90 %!

Das Virus führte vor allem in Zentralafrika mehrfach zu lokalen Ausbrüchen.

Übertragung Die Übertragung erfolgt von Mensch zu Mensch vor allem durch Kontakt- und Schmierinfektion und über Körperflüssigkeiten, wie z. B. Erbrochenes, Speichel, Blut, Stuhl.

Inkubationszeit 2–21 Tage (im Mittel 6–10 Tage).

Symptome Es kommt zunächst zu grippeähnlichen Erscheinungen mit Krankheitsgefühl, Fieber,

Kopf- und Muskelschmerzen. Einige Tage später stellen sich gastrointestinale Beschwerden mit Übelkeit, Erbrechen, Diarrhö ein. Weiterhin kann es zur Rötung der Augenbindehäute, zu Schluckbeschwerden, Schwindel und Kraftlosigkeit kommen. Bei ca. 25 % stellt sich ein Exanthem ein, bei einigen kommt es zur hämorrhagischen Diathese mit Petechien, Purpura und Konjunktivaleinblutungen.

In der zweiten Krankheitshälfte kann es zu massiven Einblutungen in unterschiedlichste Organe und zum (Multi)Organversagen kommen.

Therapie Es wird vor allem symptomatisch behandelt. Seit 2020 sind zwei Präparate mit monoklonalen Antikörpern zugelassen, die bei frühzeitigem Einsatz gute Behandlungserfolge zeigen.

Meldepflicht Für Heilpraktiker besteht Meldepflicht bei Verdacht, Erkrankung und Tod gemäß den §§ 8 und 6 IfSG, Absatz 1.

Behandlungsverbot Für Heilpraktiker besteht Behandlungsverbot gemäß §§ 24, 6, 7 und 34 IfSG.

27.67.4 Lassa-Fieber

Die Krankheitsbezeichnung stammt nach einer Stadt in Nigeria, in der die Krankheit erstmalig im Jahre 1969 beschrieben wurde.

Erreger Lassa-Virus, gehört zur Familie der Arenaviridae.

Der natürliche Wirt ist eine bestimmte Mausart (Mastomys natalensis).

Vorkommen Das Virus ist in den meisten Ländern Westafrikas endemisch. Bei uns traten nur ganz sporadisch eingeschleppte Fälle aus Endemiegebieten auf.

Übertragung Infizierte Nager scheiden den Erreger v. a. über den Urin aus, ohne selbst zu erkranken. Eine Übertragung von Mensch zu Mensch ist über Körperflüssigkeiten möglich.

Inkubationszeit 6–21 Tage.

Symptome Die meisten Infektionen verlaufen asymptomatisch oder mild.

Bei schweren Verläufen kommt es zu grippeähnlichen Symptomen mit gastrointestinalen Beschwerden mit Übelkeit und Erbrechen, retrosternalen Schmerzen, Kopfschmerzen, Konjunktivitis, starken Muskelschmerzen und Husten, ulzerierender Pharyngitis, evtl. Exanthem, Ödemen und hämorrhagischer Diathese.

Es kann zu einem (Multi)Organversagen und zum Schock kommen.

Therapie Die Behandlung erfolgt symptomatisch. Eine Impfung steht nicht zur Verfügung.

Meldepflicht Für Heilpraktiker besteht Meldepflicht bei Verdacht, Erkrankung und Tod gemäß den §§ 8 und 6 IfSG, Absatz 1.

Behandlungsverbot Für Heilpraktiker besteht Behandlungsverbot gemäß §§ 24, 6, 7 und 34 IfSG.

27.67.5 Hanta-Fieber

Das Robert Koch-Institut berichtet, dass in den letzten Jahren vermehrt Hantavirus-Infektionen gemeldet wurden. So gehört die Erkrankung jetzt mit zu den häufigsten meldepflichtigen Virusinfektionen.

Hantavirus-Infektionen gehören zu den virusbedingten hämorrhagischen Fiebern.

Erreger Hantavirus (3 Typen).

Übertragung Durch infizierte Nager, vor allem Mäuse, in Deutschland durch die sog. Rötelmaus (Myodes glareolus). Die Übertragung erfolgt aerogen, durch infizierten Tierkot, -urin und -speichel. Eine besondere Gefahr mit erregerhaltigem Staub in Berührung zu kommen, besteht bei Aufräumarbeiten auf Dachböden, Kellern und Garagen und dem Umschichten von Holzstapeln. Es wird deshalb empfohlen, vor solchen Tätigkeiten den Staub zu befeuchten.

Inkubationszeit 12–21 Tage.

Symptome Bei leichtem Verlauf kommt es zu Fieber, punktförmigen Hauteinblutungen (Petechien) und durch eine Nephritis zu Eiweißausscheidung im Urin (Proteinurie).

Bei einem schweren Verlauf tritt Fieber mit Kopf- und Muskelschmerzen auf, es kommt zu Einblutungen in Haut, Schleimhaut und in die Augenbindehäute. Folge der vermehrten Blutungsneigung sind Hypotonie und Tachykardie, evtl. mit Bewusstseinsstörungen. Gefürchtet ist ein Nierenversagen, das sich infolge der Nephritis einstellen kann.

Meldepflicht Für Heilpraktiker besteht Meldepflicht bei Verdacht, Erkrankung und Tod gemäß den §§ 8 und 6 IfSG, Absatz 1.

Behandlungsverbot Für Heilpraktiker besteht Behandlungsverbot gemäß §§ 24, 6, 7 und 34 IfSG.

27.67.6 Dengue-Fieber

Es handelt sich um eine durch Arboviren hervorgerufene Sub- und Tropenkrankheit, die in allen Kontinenten auftritt und durch Stechmücken übertragen werden kann. Es kommen symptomlose Verläufe, leichte, schwere und schwerste vor.

Erreger Dengue-Virus. Es gehört zu den Flaviviridae.

Vorkommen Man schätzt, dass sich jährlich weltweit ca. 400 Millionen Menschen infizieren, aber nur ca. ein Viertel davon zeigt Symptome. Meist sind Kinder betroffen. Die Letalität liegt bei 2–5 %.

Übertragung Die Übertragung kann durch verschiedene Mückenarten erfolgen und durch Bluttransfusionen in den betroffenen Ländern.

Inkubationszeit 2–7 Tage.

Symptome Es treten zunächst grippeähnliche Symptome auf mit Fieber, Kopf-, Glieder- und Gelenkschmerzen, weiterhin kommt es zu Übelkeit mit Erbrechen, Schwindelgefühl und Bradykardie. Es kommt dann zu einem beschwerdefreien Intervall und um den 5.–7. Krankheitstag herum zu einem Exanthem, Lymphknotenschwellung und evtl. neurologischen Symptomen. Gefürchtet ist das Auftreten einer hämorrhagischen Diathese.

Meldepflicht Für Heilpraktiker besteht Meldepflicht bei Verdacht, Erkrankung und Tod gemäß den §§ 8 und 6 IfSG, Absatz 1.

Behandlungsverbot Für Heilpraktiker besteht Behandlungsverbot gemäß §§ 24, 6, 7 und 34 IfSG.

27.68 Virushepatitis (akute Virushepatitis)

Bei der Virushepatitis handelt es sich um die häufigste und wichtigste akute Infektionskrankheit der Leber. Nach dem Erreger unterscheidet man: Virushepatitis A, B, C, D und E, die einander ähnliche Krankheitsbilder besitzen. Leitsymptome des

- **Vorläuferstadiums:** uncharakteristische Beschwerden
- **Ikterischen Stadiums:** Gelbfärbung, vor allem der Skleren (↑ *Atlas* Abb. 11.6), je nach Krankheitsschwere auch der Haut. Asymptomatische Verläufe sind häufig.

Zur Virushepatitis im weiteren Sinne gehören auch Leberentzündungen im Zusammenhang mit anderen Erkrankungen, bei denen die Hepatitis aber nicht regelmäßig auftritt oder von den Beschwerden her nicht im Vordergrund steht, z. B. Zytomegalie-Virusinfektionen, infektiöse Mononukleose, Herpes-Virus-Infektionen, Mumps, Gelbfieber u. a. m.

Erreger Nach den Erregern werden folgende Hepatitis-Arten unterschieden:

- Hepatitis-A-Virus: Hepatitis epidemica, Hepatitis infectiosa, Hepatitis Typ A
- Hepatitis B-Virus: Serumhepatitis, Transfusionshepatitis, Hepatitis Typ B
- Hepatitis-C-Virus: Hepatitis Typ C
- Hepatitis-D-Virus: Hepatitis Typ D
- Hepatitis-E-Virus: Hepatitis Typ E

Inkubationszeit

- Hepatitis A: 15–50 (auch 10–50) Tage
- Hepatitis B: 40–80 (auch 40–180) Tage
- Hepatitis C: 30–90 (auch 15–160) Tage
- Hepatitis D: 30–180 Tage
- Hepatitis E: 30–50 (auch 20–70) Tage.

Ausbreitung und Ansteckung

- **Hepatitis A.** Die Erkrankung tritt weltweit auf. Es handelt sich in unserer Region um die *häufigste* Hepatitis-Form. Im Mittelmeerraum und in tropischen Ländern besteht bereits im Kindes- bzw. im Jugendalter eine hohe Durchseuchungsrate. Bei uns werden Erkrankungsfälle vor allem bei *Urlaubsrückkehren* aus dem Mittelmeerraum beobachtet. Die Übertragung erfolgt fäkal-oral, überwiegend durch verunreinigtes Trinkwasser und verseuchte Nahrungsmittel. Des Weiteren ist eine Übertragung durch ungenügend gekochte Meeresfrüchte, insbesondere Austern und Muscheln möglich. Die Übertragung kann auch diaplazentar und perinatal erfolgen.
- **Hepatitis B.** Die Erkrankung tritt weltweit auf. Es handelt sich bei uns um die zweithäufigste viral bedingte Hepatitisform. Die Ansteckung erfolgt meist durch *Bluttransfusionen,* kann aber auch durch unsterile Spritzen, Akupunkturnadeln, Schröpfschnäpper u. Ä. erfolgen, da bereits eine Menge von 0,01 ml genügt, um eine Hepatitis zu übertragen. Außer im Blut konnte das Virus noch im *Sperma, Sexualsekreten,* Speichel, Urin, Stuhl, Muttermilch und Schweiß nachgewiesen werden. Es ist auch möglich, dass das Virus sexuell übertragen wird. Der Erreger kann dabei über kleinste Hautverletzungen in den Körper eindringen. Ein erhöhtes Erkrankungsrisiko haben Empfänger von Blutkonserven, medizinisches Personal und Drogenabhängige. Die Übertragungshäufigkeit ist bei uns seit der Einführung des Screenings von Blutspendern zurückgegangen. Dagegen hat die Häufigkeit der sexuellen Übertragung der Erkrankung zugenommen.
- **Hepatitis C.** Diese Hepatitisform kommt weltweit vor. Bei uns spielt vor allem die parenterale Übertragung, wie bei Hepatitis B vorstehend beschrieben, eine Rolle, grundsätzlich möglich ist auch eine sexuelle Übertragung.
- **Hepatitis D.** Die Erkrankung tritt weltweit auf. Die Übertragung erfolgt wie bei Hepatitis B. Das Hepatitis-D-Virus ist ein unvollständiges RNS-Virus, das für seine Verdoppelung und Übertragung die Hilfe des Hepatitis-B-Virus benötigt. Deshalb kommt diese Hepatitisform nur als Sekundärinfektion bei chronischen Hepatitis-B-Virus-Trägern vor. In unserem Raum ist dieser Hepatitis-Typ sehr selten. Er kommt vor allem bei Blutern und Drogenabhängigen vor.
- **Hepatitis E.** Diese Erkrankung tritt bei uns nur sporadisch auf, und zwar durch Rückkehrer aus Zentralasien, Afrika und Mexiko. Die Übertragung erfolgt fäkal-oral, vor allem durch verunreinigtes Trinkwasser.

Symptome Das klassische Krankheitsbild ist die akute Hepatitis mit Gelbsucht (Ikterus). In über 50 % der Fälle verläuft sie jedoch anikterisch.

- **Präikterisches Prodromalstadium** (Vorläuferstadium). Dauer 2–7 Tage. Es bestehen *uncharakteristische Beschwerden,* wie Bauchschmerzen, Diarrhö, Appetitlosigkeit, Übelkeit, Erbrechen, Widerwillen gegen gebratene und fette Speisen, Alkohol und Nikotin. Daneben kann es zu grippeähnlichen Symptomen kommen mit Fieber von 37,5–38,5 °C, zu Gelenkschmerzen, Juckreiz, Bradykardie und gelegentlich zu Exanthemen oder Enanthemen. Dann erfolgt der Übergang in das ikterische Stadium mit Dunkelfärbung des Urins *(bierbraun)* und Entfärbung des Stuhls *(lehmfarben).*
- **Ikterisches Stadium** (4–8 Wochen). Dieses Stadium wird meist zuerst an der *Gelbfärbung der Skleren* bemerkt. Dabei bessern sich oft die subjektiven Beschwerden. Allerdings besteht häufig Juckreiz. Die Leber ist oft (die Milz gelegentlich), vergrößert und druckempfindlich. Meist kann man an der Intensität der ablaufenden Gelbsucht die Schwere der Erkrankung sehen.
- **Postikterisches Stadium** (Reparationsphase). Die Gelbsucht klingt ab, die pathologischen Laborwerte sind rückläufig. Leber und Milz sind noch für einige Zeit tastbar. Aber auch nach Abklingen der Gelbsucht ist der Prozess in der Leber noch nicht beendet. Der Patient muss noch eine Zeitlang *weiter überwacht* werden. Dabei wird er schulmedizinisch als von der akuten Hepatitis

geheilt betrachtet, wenn die im Blut gemessenen Bilirubin- und Transaminasenwerte wieder normal sind. Es kommen jedoch chronische Verläufe vor, bei denen diese Werte normal sein können (s. u.).

Verlaufsformen und mögliche Komplikationen

- **Virushepatitis A.** Sie tritt meist bei *Kindern und Jugendlichen* auf und verläuft mild und ohne Komplikationen, meist sogar unbemerkt. Sie wird nicht chronisch.
- **Virushepatitis B.** Sie *heilt* in fast *90 % der Fälle* nach einigen Wochen aus, manchmal kann sie jedoch Monate andauern. In etwa 10 % der Fälle geht sie in eine chronische Hepatitis über (➤ Kap. 11.4.2). Gelegentlich kommt es zum schweren Krankheitsbild bis hin zu Leberkoma und Tod (fulminanter Verlauf).
- **Virushepatitis C.** Verläuft oft *inapparent.* Kommt es zu einem akuten Verlauf, so geht die Mehrzahl der Fälle in eine chronische Verlaufsform über.
- **Virushepatitis D.** Es laufen oft besonders *schwere Krankheitsbilder* ab.
- **Virushepatitis E.** Diese Erkrankung verläuft *meist mild* und wird nicht chronisch.

Differenzialdiagnose Hepatitiden durch andere Viren (Herpes-Virus, Coxsackie-Virus, Gelbfieber-Virus u. a. m.), bakterielle Infektionskrankheit, die mit einer Hepatitis einhergehen (Brucellose, Leptospirose, Q-Fieber), Malaria, Echinokokkose, Arzneimittelhepatitis, Alkoholhepatitis, akuter Schub einer chronischen Hepatitis, Autoimmunhepatitis, Lebertumoren.

Nachweis Im Blut, bei Hepatitis A auch im Stuhl.

Immunität Nach durchgemachter Krankheit besteht jahrelange, wahrscheinlich lebenslange Immunität; allerdings kommt es nicht zur Kreuzimmunität, das heißt, wenn ein Patient z. B. eine Hepatitis A durchgemacht hat, kann er durchaus noch an einer Hepatitis B erkranken.

Prophylaxe Verbesserung der allgemeinen hygienischen Bedingungen. Bluttransfusionen dürfen nur nach strenger Indikationsstellung gegeben werden. Verwendung von Einmalmaterial.

- **Hepatitis A.** Es ist eine aktive und passive Immunisierung möglich.
- **Hepatitis B.** Es ist eine aktive und passive Immunisierung möglich. Um bei der aktiven Immunisierung einen ausreichenden Impfschutz zu haben, ist mehrmaliges Impfen notwendig. Diese Impfung wird Personen empfohlen, bei denen eine erhöhte Infektionsgefahr besteht (Ärzte, Krankenschwestern, Heilpraktiker usw.).
- **Hepatitis C.** Impfung zurzeit nicht möglich.
- **Hepatitis D.** Es ist eine aktive und passive Immunisierung möglich.

Therapie Die Therapie erfolgt symptomatisch durch den Arzt. Es wird Bettruhe verordnet. Alle Medikamente, die nicht lebensnotwendig sind, dürfen nicht eingenommen werden. Es besteht striktes Alkoholverbot.

Meldepflicht für Heilpraktiker bei Verdacht, Erkrankung und Tod gemäß §§ 8 und 6 IfSG Abs. 1.

Darüber hinaus besteht gemäß §§ 8 und 7 IfSG für die Leiter von Medizinaluntersuchungsämtern und sonstigen privaten oder öffentlichen Untersuchungsstellen einschließlich der Krankenhauslaboratorien eine namentliche Meldepflicht bei Nachweis von Hepatitis A-, B-, C-, D- und E-Virus, soweit der Nachweis auf eine akute Infektion hinweist, bei Hepatitis-C-Nachweis jedoch nur, soweit nicht bekannt ist, dass eine chronische Infektion vorliegt.

Behandlungsverbot Für Heilpraktiker besteht Behandlungsverbot gemäß §§ 24, 6, 7 und 34 IfSG.

27.69 West-Nil-Fieber

Es handelt sich um eine durch das West-Nil-Virus hervorgerufene Infektionskrankheit, die vor allem bei Vögeln und gelegentlich bei Säugetieren auftritt und auf den Menschen übertragen werden kann.

Erreger West-Nil-Virus aus der Familie der Flaviviridae.

Vorkommen Das Virus kommt in tropischen und gemäßigten Breiten vor. In den letzten Jahren ist es zunehmend in Europa aufgetreten.

Ansteckung Es handelt sich um eine durch Stechmücken übertragene Krankheit, eine Übertragung von Mensch zu Mensch durch Tröpfchen- oder Schmierinfektion ist möglich, aber selten.

Inkubationszeit 3–14 Tage.

27

Symptome Eine Infektion verläuft meist inapparent. Bei ca. 20 % treten grippeähnliche Symptome auf. Als Komplikation kann es zu Meningitis und/oder Enzephalitis mit eventuell tödlichem Verlauf kommen. Nach neuen Erkenntnissen kann es auch zum Nierenversagen kommen.

Bei ungefähr 50 % tritt ein blasses makulopapulöses Exanthem auf, das sich vom Stamm zum Kopf und über die Gliedmaßen ausbreitet.

Therapie Es wird symptomatisch behandelt. Eine Impfung steht für Menschen nicht zur Verfügung.

Meldepflicht Für Heilpraktiker besteht Meldepflicht bei Verdacht, Erkrankung, Tod gemäß §§ 8 und 6 Abs. Nr. 5 IfSG, da das West-Nil-Fieber als bedrohliche Erkrankung für die Allgemeinheit eingestuft wurde.

Behandlungsverbot Für Heilpraktiker besteht Behandlungsverbot gemäß §§ 24, 6 und 7 IfSG.

27.70 Windpocken

Die Windpocken (Varizellen) sind eine akute, hochansteckende Infektionskrankheit, die vor allem im Kindesalter auftritt. Die Krankheit beginnt meist *ohne* Vorstadium und geht mit **Fieber** und einem **charakteristischen Exanthem** (↑ *Atlas* Abb. 24.37) einher. Sie verläuft meist gutartig.

Erreger Varicella-zoster-Virus (gehört zu den Herpes-Viren). Es handelt sich um das gleiche Virus, das auch Herpes zoster (Gürtelrose) auslösen kann (➢ Kap. 27.19).

Ausbreitung Weltweit. 90 % der über 40-Jährigen haben Antikörper gegen das Virus. Knapp 20 % der Erwachsenen erkranken im Laufe ihres Lebens an Herpes zoster.

Ansteckung Die Übertragung erfolgt vor allem durch Tröpfcheninfektion, evtl. auch durch direkten Kontakt (Schmierinfektion) oder aerogen, das heißt über die Luft („Windpocken!").

Die Krankheit ist schon einige Tage vor Exanthemausbruch bis ca. 1 Woche nach Beginn des Hautausschlages ansteckend, das heißt bis zum Abfall der letzten Kruste.

Inkubationszeit Meist 2–3 Wochen (evtl. 8–28 Tage).

Pathogenese Infizieren sich nicht-immune Kinder mit dem Varicella-zoster-Virus bei einem Windpocken- oder Herpes-zoster-Kranken, so kommt es beim Kind zur Windpockenerkrankung. Grundsätzlich kann es aber bei Kontakt mit Windpocken-Erkrankten auch zu Herpes zoster (↑ *Atlas* Abb. 24.49) kommen, was allerdings wesentlich seltener vorkommt. Bitte beachten Sie hierzu auch ➢ Kap. 27.19.

Symptome Ein Vorstadium fehlt meist. Es kommt zu Fieber, dem schon am nächsten Tag der Exanthemausbruch folgt. Die Erkrankung dauert normalerweise 1–2 Wochen an.

Das Exanthem (↑ *Atlas* Abb. 24.37) beginnt in Form von linsengroßen roten *Flecken,* die sich dann in *Papeln* (bis erbsengroße Knötchen) und später in *Bläschen* und *Pusteln* umwandeln. Diese bilden sich nach 1–2 Tagen unter zentraler Dellenbildung in Krusten um und fallen ab. Das schubweise auftretende Exanthem juckt zuweilen sehr stark und zeigt ein *polymorphes* Bild („Sternenhimmel"), das heißt, mehrere Entwicklungsstadien des Ausschlages sind gleichzeitig vorhanden (im Unterschied zu den echten Pocken, bei denen immer nur *ein* Entwicklungsstadium zu sehen ist).

Das Exanthem beginnt an Kopf und Rumpf; an den Extremitäten ist es nicht so ausgeprägt. Die Anzahl der Effloreszenzen schwankt zwischen nur vereinzelt vorkommenden und vielen Hunderten. Der Ausschlag kann auch die Schleimhäute befallen. Die

Abheilung erfolgt ohne Narbenbildung (Ausnahme: Sekundärinfektion).

Komplikationen Kommt es durch Kratzen zu Sekundärinfektionen der Hauterscheinungen, so können Narben zurückbleiben. Es kann zur Entzündung des Kleinhirns (Cerebellitis), gelegentlich auch zur Enzephalitis kommen.

Infiziert sich eine Schwangere im frühen Stadium, so kann es zu Fehlbildungen beim Kind kommen. Erkrankt die Mutter um den Zeitpunkt der Geburt herum, so wurden schwere Verläufe bei den Neugeborenen beobachtet. Schwere Verläufe treten ebenfalls bei Abwehrgeschwächten (z. B. Leukämiekranken) und bei immunsupprimierten Patienten auf.

Differenzialdiagnose Andere Kinderkrankheiten, wie Masern und Röteln, Pocken, Impetigo contagiosa, generalisierter Herpes zoster, Syphilis.

Nachweis Im Blut und Bläscheninhalt.

Immunität Immunität besteht meist lebenslang gegen eine Windpockenerkrankung. Allerdings kann es später zum Herpes zoster (↑ *Atlas* Abb. 24.49) kommen (➤ Kap. 27.19).

Therapie Die Behandlung erfolgt durch den Arzt, und zwar bei unkompliziertem Verlauf nur symptomatisch durch juckreizlindernde Mittel. Bei immunsupprimierten Patienten wird auch Aciclovir (Zovirax®) eingesetzt.

Impfung Die STIKO empfiehlt eine erste Impfdosis einer Varizellen-Impfung für alle Kinder, vorzugsweise im Alter von 11–14 Monaten, dann wird noch eine 2. Impfdosis vor Vollendung des 2. Lebensjahres (15.–23. Lebensmonat) angeraten.

Besteht ein erhöhtes Risiko für eine schwere Windpockeninfektion und konnte nicht mit dem Lebendimpfstoff geimpft werden, so muss bis 10 Tage nach Erregerkontakt eine passive Impfung mit Varicella-Zoster-Immunglobulinen vorgenommen werden, z. B. bei Frühgeborenen mit Kontakt zum Erreger.

Meldepflicht Es besteht für den Heilpraktiker Meldepflicht bei Verdacht, Erkrankung und Tod gemäß §§ 8, 6 Abs. 1 IfSG. Außerdem besteht eine Meldepflicht für Labore bei Nachweis des Varicella-zoster-Virus gemäß § 7 IfSG.

Behandlungsverbot Für Heilpraktiker besteht Behandlungsverbot gemäß §§ 24, 6, 7 und 34 Abs. 1 IfSG.

27.71 Zika-Fieber

Es handelt sich um eine durch Stechmücken übertragene Infektionskrankheit, die meist mild verläuft, aber bei Schwangeren schwere Schäden beim Kind verursachen kann.

Erreger Zika-Virus.

Vorkommen Weltweit.

Ansteckung Die Ansteckung erfolgt über Stechmücken. Es ist auch eine sexuelle Übertragung möglich.

Inkubationszeit 2–7 Tage.

Symptome Häufig läuft eine Infektion inapparent ab. Zu möglicherweise auftretenden Symptomen gehören Fieber unter 38,5 °C, ein makulopapulöses Exanthem, Konjunktivitis, Muskel-, Gelenk- und Kopfschmerzen.

Komplikationen In einzelnen Fällen hat sich nach der Erkrankung ein Guillain-Barré-Syndrom entwickelt, eine Polyneuritis der spinalen Nervenwurzeln, die zum Tode führen kann.

Schwangerschaft Infiziert sich eine Schwangere, kann das Virus diaplazentar auf den Fetus übertragen werden. Es kann zu Fehlbildungen, wie z. B. Mikrozephalie und Fehl- und Totgeburten, kommen.

Therapie Die Therapie erfolgt symptomatisch. Deshalb kommt der Prophylaxe, der Verhinderung von Mückenstichen, eine große Bedeutung zu.

Meldepflicht Für Heilpraktiker besteht Meldepflicht bei Verdacht, Erkrankung, Tod gemäß §§ 8 und 6 Abs. 1 Nr. 5 IfSG.

Behandlungsverbot Für Heilpraktiker besteht Behandlungsverbot gemäß §§ 24, 6 und 7 IfSG.

27.72 Zytomegalie und angeborene Zytomegalie

Bei der Zytomegalie handelt es sich um eine weitverbreitete Infektionskrankheit, die in den meisten Fällen **inapparent** verläuft. Sie kann aber auch **lokalisiert** mit **leichten** Symptomen auftreten oder bei Abwehrgeschwächten und Neugeborenen **generalisiert** als **schweres** Krankheitsbild. Infiziert sich eine **Schwangere** mit dem Virus, kann es beim Kind zu **schweren angeborenen Schäden** kommen.

Erreger Zytomegalievirus. Es gehört zu den Herpesviren und kommt ubiquitär (überall verbreitet) vor.

Übertragung Schmierinfektion, Tröpfcheninfektion, Genitalsekrete, Bluttransfusionen. Die Übertragung kann von der Mutter auf das Kind sowohl diaplazentar als auch peri- oder postnatal durch Schmier- oder Tröpfcheninfektion erfolgen.

Diaplazentare Übertragung Infiziert sich eine Schwangere, so kommt es bei ihr meist zum *inapparenten* Verlauf, manchmal jedoch auch zu leichten, uncharakteristischen Beschwerden. Trotzdem liegt bei der Mutter eine Virämie vor, wodurch es zur diaplazentaren Übertragung des Virus kommt, die während der ersten 6 Schwangerschaftsmonate *schwere Embryonalschäden* verursacht.

Inkubationszeit Ungefähr 3 Wochen bis 3 Monate.

Symptome beim Erwachsenen Es kommen inapparente, leichte, aber bei Abwehrgeschwächten auch schwere bis tödliche Verläufe vor. Bei Letzteren liegen dann meist noch andere schwere Allgemeinerkrankungen wie Leukämie, Lymphogranulomatose oder AIDS vor. Es kann sich jedoch auch um Personen handeln, die unter einer immunsuppressiven Therapie wegen einer Organtransplantation stehen.

Von der Infektion kann nahezu jedes Organ befallen sein, besonders häufig sind Speicheldrüsen, Nieren, Lungen, Gehirn, Herz, Nebennieren und Augen betroffen. Die auftretenden Symptome hängen selbstverständlich davon ab, welches Organ bzw. welche Organe befallen sind. Bei leichteren Verläufen kann es auch zu einem Krankheitsbild kommen, das dem der infektiösen Mononukleose ähnelt.

Symptome der angeborenen Zytomegalie (vorgeburtlicher Infektionszeitpunkt). Frühgeburt, Untergewicht, Leber- und Milzschwellung, evtl. mit Ikterus, Anämie, Hautblutungen, intrakranielle Verkalkungen und Skelettveränderungen.

Symptome beim Neugeborenen und Säugling (Infektionszeitpunkt während oder nach der Geburt). 90 % der infizierten Neugeborenen haben keine Beschwerden, der Rest zeigt unterschiedliche Verläufe von sehr leichten bis hin zu tödlichen. Es kann zu Milz- und Leberschwellung, evtl. mit Ikterus oder zur Pneumonie kommen.

Nachweis Je nach befallenem Organ im Urin, Speichel oder Antikörpernachweis im Blut.

Prophylaxe Es steht kein Impfstoff zur Verfügung.

Therapie Es kann nur symptomatisch behandelt werden. Bei Abwehrschwäche wird vom Arzt mit Virostatika und Immunglobulinen behandelt.

Meldepflicht Es besteht keine Meldepflicht, weder für Zytomegalie noch für angeborene Zytomegalie.

Behandlungsverbot Es besteht kein Behandlungsverbot für Heilpraktiker, jedoch muss bei großer Abwehrschwäche der Patient an den Arzt verwiesen werden, da verschreibungspflichtige Virostatika eingesetzt werden müssen.

Dieses Kapitel ist das „Angstthema“ der meisten Heilpraktikeranwärter. Und es ist tatsächlich ein riesiges Gebiet, das man sich erarbeiten muss. Aber Sie werden sehen, je mehr man sich damit beschäftigt, desto „lebendiger“ werden die Krankheitsbilder und desto besser verankert sich alles im Gedächtnis. Arbeiten Sie gerade bei diesem Thema sehr viel mit Fragen. Sie finden dazu eine große Sammlung im „Prüfungstraining für Heilpraktiker“ (➤ Kap. 27). Dabei wird ein Schwerpunkt auf die differenzialdiagnostischen Abgrenzungen der einzelnen Krankheitsbilder gelegt. Sie werden sehen, dass sich mit der Beantwortung vieles klärt und sich die Krankheitsbilder vertiefen und festigen.

KAPITEL

28 Pädiatrie (Kinderheilkunde)

28.1 Wachstum und Entwicklung ... 876
28.1.1 Länge, Gewicht, Körperproportionen, Vorsorgeuntersuchungen ... 876
28.1.2 Entwicklung von Organen bzw. -systemen ... 878
28.1.3 Motorische, sprachliche und soziale Entwicklung ... 882
28.1.4 Impfungen ... 885

28.2 Ernährung des Säuglings und des Kleinkindes ... 886
28.2.1 Muttermilch und Stillen ... 886
28.2.2 Folgemilch und Breikost ... 888
28.2.3 Prophylaxen ... 889

28.3 Das kranke Kind ... 889
28.3.1 Allgemeines ... 890
28.3.2 Fieber ... 890
28.3.3 Bauchschmerzen ... 892
28.3.4 Erbrechen (Vomitus, Emesis) ... 893
28.3.5 Diarrhö (Durchfall) ... 895
28.3.6 Obstipation (Verstopfung) ... 896
28.3.7 Appetitstörungen ... 897
28.3.8 Lymphknotenschwellungen ... 898
28.3.9 Ödeme ... 898
28.3.10 Dreimonatskoliken (exzessives Schreien im Säuglingsalter) ... 898
28.3.11 Windeldermatitis (Windelausschlag) ... 900
28.3.12 Nabelkoliken ... 900
28.3.13 Einnässen (Enuresis, Enurese) ... 901
28.3.14 Plötzlicher Kindstod (SIDS) ... 902
28.3.15 Karzinomerkrankungen im Kindesalter ... 903
28.3.16 Fremdkörper ... 905
28.3.17 Vergiftungen ... 905

28.4 Lernstörungen ... 906

28.5 Kindesmisshandlung, Vernachlässigung und Kindesmissbrauch ... 907
28.5.1 Kindesmisshandlung und Vernachlässigung ... 907
28.5.2 Sexueller Missbrauch ... 908

Die Pädiatrie ist die Lehre von der *Entwicklung* des kindlichen und jugendlichen Organismus, den *Fehlbildungen* des Kindes, den *Entwicklungsstörungen*, *Erkrankungen* und ihren *Behandlungen* sowie der *Vorbeugung* von Erkrankungen. Die Ausbildung zum Facharzt für Pädiatrie (Pädiater) dauert mindestens 5 Jahre. Dabei kann der Pädiater vier Schwerpunktkompetenzen erwerben:

- **Kinderhämatologie** und **Kinderonkologie,** das heißt Blut- und Karzinomerkrankungen des Kindes
- **Kinderkardiologie**, Diagnostik und nicht-operative Behandlung von angeborenen und erworbenen Herzfehlern, Herzrhythmusstörungen und Herzmyokardien
- **Neonatologie,** Versorgung von Frühgeborenen und erkrankten Neugeborenen
- **Neuropädiatrie**, Diagnostik und Behandlung des kindlichen Nervensystems

Mögliche Zusatzweiterbildungen sind Kinderendokrinologie, -diabetologie, -nephrologie, -orthopädie, pneumologie und -rheumatologie.

Eine eigenständige Bedeutung hat die Kinder- und Jugendpsychiatrie, die Humangenetik, die Kinderchirurgie und die Sozialpädiatrie.

28.1 Wachstum und Entwicklung

In der Zeitspanne der Geburt bis zur Adoleszenz (➤ Tab. 28.1) finden große körperliche, geistige und seelische Veränderungen statt. Krankheiten können diese Entwicklung beeinflussen, aber umgekehrt kann die Entwicklung auch Krankheiten beeinflussen. Viele Erkrankungen treten sogar nur in bestimmten Entwicklungsphasen auf.

Bitte beachten Sie, dass in der Literatur über die Dauer dieser Lebensperioden unterschiedliche Angaben zu finden sind, vor allem was die Einteilung in Kleinkind, Schulkind und Jugendlichen betrifft.

28.1.1 Länge, Gewicht, Körperproportionen, Vorsorgeuntersuchungen

Entwicklung der Körpergröße Die durchschnittliche Körpergröße des Neugeborenen liegt bei der *Geburt bei 50 cm.* Im 1. Lebensjahr wächst der Säugling sehr schnell und erreicht *mit Ende des ersten Lebensjahres 75 cm.* Danach ist das Wachstum

Tab. 28.1 Einteilung von Lebensabschnitten

Lebensabschnitt	Zeitraum
Pränatal	Vor der Geburt
Perinatal	Um den Zeitpunkt der Geburt herum (von der 28. SSW bis zum 7. Lebenstag)
Postnatal	Nach der Geburt
Neugeborenes	Bis zum Ende der 4. Lebenswoche
Säugling	Bis zum Ende des 1. Lebensjahres
Kleinkindalter	Beginn des 2. bis Ende des 3. Lebensjahres
Kindergartenalter	Beginn des 3. bis zum Ende des 5. Lebensjahres
Vorschulalter	Beginn des 4. bis zum Ende des 6. Lebensjahres
Schulkind	Beginn des 7. bis zum Ende des 14. Lebensjahres
Jugendlicher	Beginn des 14. bis zum Ende des 18. Lebensjahres
Pubertät (Reifungsalter)	Entwicklungsperiode, die zur sexuellen und körperlichen Reife führt. Dabei kommt es zur Entwicklung und Ausreifung der sekundären Geschlechtsmerkmale.
Adoleszenz (Jugendlichenalter)	Zeitspanne des Heranreifens, zwischen dem 12./13. bis zum 20. Lebensjahr (ca. Abschluss des Körperwachstums)

deutlich verlangsamt und sinkt auf 6–8 cm im Jahr. Mit 4 Jahren haben die Kinder ihre Körperlänge verdoppelt und sind ca. 1 m groß. Allerdings gibt es während der Pubertät unter dem Einfluss von Hormonen einen weiteren Wachstumsschub.

Die orientierende Endgröße kann anhand der Körpergröße der Eltern bestimmt werden.

- **Endgröße der Mädchen** in cm: Größe des Vaters in cm minus 13 plus Größe der Mutter in cm dividiert durch 2.
- **Endgröße der Jungen** in cm: Größe des Vaters in cm plus 13 plus Größe der Mutter in cm dividiert durch 2.

Bitte beachten Sie zum Skelett- bzw. Knochenalter auch den ➤ Kap. 4.1.10.

Entwicklung des Gewichts Das durchschnittliche *Geburtsgewicht* liegt bei *3,4 kg*. Es gelten Werte zwischen 2,5–4,2 kg als normal. Wie aus ➤ Tab. 28.2 ersichtlich ist, hat sich das Geburtsgewicht mit 5 Monaten verdoppelt, mit 1 Jahr verdreifacht, mit 2,5 Jahren vervierfacht und mit 10 Jahren verzehnfacht.

Körperoberfläche Säuglinge und Kleinkinder haben, bezogen auf ihr Gewicht, eine zwei- bis dreimal größere Oberfläche als Erwachsene. Dadurch sind sie besonders gefährdet, auszukühlen und Flüssigkeit zu verlieren. Selbst scheinbar kleinere Verbrennungen können schnell zu einem Volumenmangelschock führen, da es durch die proportional große Körperoberfläche zu einem hohen Wasserlust kommen kann.

Kopfumfang Der Kopfumfang von Neugeborenen ist sehr unterschiedlich und liegt durchschnittlich bei 33,5–37 cm. Er wird auf der Linie der „Hutkrempe" gemessen, dem „Hutmaß" (Circumferentia fronto-occipitalis = großer Kopfumfang). Dazu legt man das Maßband knapp oberhalb beidseits der Ohrmuscheln vom Hinterhaupt- zum Stirnbein auf. Da der Kopfumfang sehr unterschiedlich ist, spielen hier Verlaufsbeobachtungen eine wichtige Rolle. Am Ende des ersten Lebensjahres liegt er durchschnittlich bei 47 cm.

Vorgeuntersuchungen Neugeborene, Kleinkinder, Kinder und Jugendliche haben einen *rechtlichen Anspruch* auf die Untersuchungen U1 bis U9 und J1,

Tab. 28.2 Übersicht über wichtige Entwicklungsschritte des Kindes

Geburtsgröße		46–54 cm
Geburtsgewicht		2,5–4,2 kg
Gewichtsentwicklung	5 Monate	Geburtsgewicht verdoppelt (ca. 6–7 kg)
	1 Jahr	Geburtsgewicht verdreifacht (ca. 9–10,5 kg)
	2,5 Jahre	Geburtsgewicht vervierfacht (ca. 10–17 kg)
	10 Jahre	Geburtsgewicht verzehnfacht (ca. 25–42 kg)
Motorische Entwicklung	5 Monate	Sitzt mit Unterstützung
	9 Monate	Steht mit Unterstützung
	8–9 Monate	Sitzt frei und krabbelt
	12 Monate	Läuft mit Unterstützung
	14 Monate	Steht frei
	18 Monate	Läuft frei
	4 Jahre	Freihändiges Treppauf- und -abgehen
	5 Jahre	Hüpfen auf einem Bein
Sprachliche Entwicklung	1 Jahr	Spricht einzelne Worte
	2 Jahre	Spricht 2-Wort-Sätze, Verständnis kurzer Aufträge
	3 Jahre	Spricht 5- bis 6-Wort-Sätze, Verständnis komplexer Zusammenhänge
Neugeborenengelbsucht (Neugeborenenikterus)	Neugeborenes	Erhöhung von Bilirubin in den ersten Lebenstagen
Schädelnähte (Sutura)		Schließen sich mit 1–2 Jahren
Herzfrequenz	Neugeborenes	Ca. 140 Schläge/Min.
	2 Jahre	Schneller als beim Erwachsenen
Reflexe	2 Jahre	Wie beim Erwachsenen
Atmung	2 Jahre	Die „abdominelle" Atmung hat für die Ventilation erhebliche Bedeutung.
Atemfrequenz		Höher als beim Erwachsenen
Sauberkeit	3 Jahre	Hinsichtlich Stuhl und Wasserlassen tagsüber sauber
1. Zahn		6. Monat

28

die der Früherkennung von bestimmten Krankheiten dienen. Sie gehören zu den Pflichtleistungen der Krankenkassen. Zusätzlich werden noch die Untersuchungen U10, U11 und J2 angeboten, die allerdings von den Kassen nicht generell übernommen werden.

Der Schwerpunkt der Vorsorgeuntersuchungen liegt bei solchen Krankheiten, die eine normale körperliche und geistige Entwicklung des Kindes besonders gefährden. Weiterhin sollen die Untersuchungen dazu dienen, Fälle von Vernachlässigung, Verwahrlosung, Kindesmisshandlung und sexuellem Missbrauch zu erkennen bzw. einem solchen Fehlverhalten vorzubeugen. In einigen Bundesländern gibt es deshalb ein verbindliches Einlade- und Meldewesen zu diesen Untersuchungen.

Die Untersuchungen U1 bis U9 werden im Untersuchungsheft „Gelbes Heft" vom Arzt dokumentiert (➤ Tab. 28.3).

28.1.2 Entwicklung von Organen bzw. -systemen

Ausscheidungsfunktionen Der erste Stuhl des Neugeborenen wird als *Mekonium* (Kindspech) bezeichnet. Er wird bis spätestens 48 Stunden nach der Geburt abgesetzt. Er wurde während der Entwicklung in der Gebärmutter produziert und enthält Darmepithelien, Schleim, Sekrete verschluckte Härchen. Er ist von zäh-flüssiger Konsistenz und von dunkelgrüner bis schwarzer Farbe, da er einen hohen Biliverdingehalt besitzt. Bitte beachten Sie zum Mekoniumileus ➤ Kap. 17.5.17 (Mukoviszidose). Danach werden bis zum 4. oder 5. Lebenstag sog. etwas hellere *Übergangsstühle* abgegeben. Diese werden dann von gestillten Kindern durch goldgelbe, leicht säuerlich riechende *Muttermilchstühle* ausgelöst, deren Häufigkeit außerordentlich stark schwankt. Es gilt alles als normal, was sich zwischen 10-mal pro Tag und alle 10 Tage bewegt.

Urin wurde bereits vorgeburtlich reichlich produziert. Er bildet einen großen Teil des Fruchtwassers. Es kommt dann nach der Geburt zu einer ca. 48 Stunden dauernden Miktionspause und dann wird Urin ungefähr 10- bis 20-mal pro Tag abgegeben.

Immunsystem Mit *Nestschutz* bezeichnet man die Immunität von Neugeborenen gegen *die* Infektionskrankheiten, gegen die sie von der Mutter Antikörper erhalten haben. Die mütterlichen IgG-Antikörper können schon *vorgeburtlich* über die Plazenta von der Mutter an das Kind abgegeben werden und nachgeburtlich über die Muttermilch (IgG und IgA). Der Nestschutz beträgt ungefähr 3–6 Monate. Er verlängert sich entsprechend, je nachdem wie lange das Kind *gestillt* wird.

Diese Weitergabe von mütterlichen Antikörpern an das Kind bezeichnet man als *passive Immunisierung* oder *Leihimmunität*. Selbstverständlich kann die Mutter nur Antikörper gegen die Erreger weitergeben, mit denen sie sich im Laufe ihres Lebens auseinandergesetzt hat. Hatte sie z. B. keinen Kontakt mit dem Poliomyelitisvirus, so kann sie auch keinen entsprechenden Antikörper an das Kind weitergeben.

Noch während der Nestschutz besteht, hat das Neugeborene Kontakt zu Erregern und beginnt, selbst Antikörper zu bilden. Dabei handelt es sich um eine aktive Immunisierung. Nachdem die mütterlichen Antikörper abgebaut wurden und die eigene Antikörperproduktion noch nicht vollständig angelaufen ist, besteht für den jungen Säugling eine Phase erhöhter Infektanfälligkeit. In dieser Phase kann es sein, dass er an einer schweren Krankheit erkrankt und nur wenige Krankheitszeichen zeigt. So könnte es sein, dass er nur mäßiges Fieber hat und schlecht trinkt und / oder eine ungewöhnliche Hautfärbung zeigt. Eine genaue Beobachtung des Säuglings ist deshalb unerlässlich.

Blutdruck Der Blutdruck nimmt kontinuierlich mit der Körperlänge zu. Er liegt beim Neugeborenen systolisch bei ca. 70 mmHg, steigt dann im ersten Lebensjahr auf ca. 90 mmHg und erreicht beim zehnjährigen Kind ca. 100 mmHg. Beim Erwachsenen liegt er systolisch bei 120 mmHg.

Puls Der Puls liegt im Mittelwert beim Neugeborenen bei 120 Schlägen pro Minute, sinkt beim einjährigen Kind auf 110, sinkt dann weiter, um beim zehnjährigen Kind noch ca. 90, beim 13- bis 14-Jährigen 80, um beim Erwachsenen noch 70 Schläge pro Minute zu betragen (➤ Tab. 28.4).

Tab. 28.3 Vorsorgeuntersuchungen

Name	Alter	Leistung
U1	Unmittelbar nach der Geburt	Durchführung durch einen Arzt oder Hebamme unmittelbar nach der Geburt, um lebensbedrohliche Zustände oder Schäden beim Neugeborenen möglichst schnell zu erkennen und Gegenmaßnahmen einzuleiten. Beurteilung des kindlichen Gesundheitszustandes, Vitalitäts- und Reifebeurteilung und Erstversorgung, erste orale Vitamin-K-Gabe zur Vorbeugung von Blutungen. Inspektion (z. B. Hautfarbe, Blutungen, Geburtsverletzungen, Angiome, Beschaffenheit der Fontanellen), Auskultation von Herz und Lunge (Herzfehler, Atmungsanomalien). Messen der Körperlänge und des Kopfumfanges und Wiegen des Kindes.
U2	3.–10. Lebenstag	Ein Pädiater untersucht Körpermaße und -gewicht, prüft auf Reifezeichen, Hautbesonderheiten, innere Organe (z. B. Herz, Lunge), Motorik und Nervensystem, Augen, Ohren, Nase, Fehlbildungen (z. B. Hüfte, Skelett), Beginn der Vitamin-D-, Fluor- und evtl. Iod-Prophylaxe. Es erfolgt die zweite orale Vitamin-K-Gabe.
U3	4.–6. Lebenswoche	Prüfen des Reflexstatus, Sonografie der Hüfte, dritte orale Vitamin-K-Gabe, Aufklärungen über Impfungen
U4	3.–4. Lebensmonat	Prüfen der Hüfte und der Hoden, Kopfbewegungen zu einer Schallquelle, Zusammenführen der Hände in der Mittellinie, Beginn der Impfungen
U5	6.–7. Lebensmonat	Prüfen der Reaktion auf die Umgebung, Prüfen des Hörvermögens, ob Lautbildung möglich ist, ob aktives Drehen vom Rücken in Seiten- oder Bauchlage vorhanden ist, Impfung
U6	10.–12. Lebensmonat	Prüfen der Sozialentwicklung („Fremdeln"), Sinnes- und Sprachentwicklung (sind Silbenverdoppelung vorhanden, z. B. da-da), ob Reaktion auf leise Geräusche vorhanden ist
U7	21.–24. Lebensmonat	Prüfen der Gelenke, der Bewegungen des Gangbildes, Prüfen von Sinnesorganen, Sozial- und Sprachentwicklung, sind Zwei-Wort-Sätze vorhanden, ob Sprachverständnis vorhanden ist (werden einfache Aufforderungen verstanden), ob erste freie Schritte nach dem 15. Lebensmonat vorhanden sind, ob Treppensteigen mit Festhalten am Geländer möglich ist
U7a	34.–36. Lebensmonat	Prüfen von Zähnen und Kiefer, Prüfen auf Übergewicht, Ernährungsberatung, Prüfen des Verhaltens und auf vorliegende Allergien
U8	46.–48. Lebensmonat	Prüfen von Sinnesorganen, des Sozialverhaltens, der Sprachentwicklung (Ich-Form), Sehtest, Hörtest, Feinmotorik und Koordination, Urinstatus, Verhaltensauffälligkeiten (z. B. Einnässen)
U9	60.–64. Lebensmonat	Prüfen von Verhalten, Sprachstörungen (z. B. Grammatik- oder Satzfehler, Stottern, Stammeln), Koordination und Feinmotorik, Zahnstatus, Impfungen, Prüfen auf Schulreife
U 10	7.–8. Lebensjahr	Prüfen von Lesen und Rechtschreiben, Sozialverhalten, Schulprobleme?
U11	9.–10. Lebensjahr	Prüfen von Sozialisation und Verhaltensstörungen, Prüfen auf Zahn- und Kieferanomalien
J1	12.–14. Lebensjahr	Prüfen der Sexualentwicklung und des Gesundheitsverhaltens, Gesprächsangebot für Verhütung und Sexualhygiene, bei sozialen Konflikten und Suchtprävention
J2	16.–17. Lebensjahr	Orthopädische Untersuchung, Prüfen auf Verhaltens- und Sozialisationsstörungen, Fragen der Sexualität und Gesprächsangebote wie bei J1

Tab. 28.4 Puls, Blutdruck und Atemfrequenz in Abhängigkeit vom Lebensalter

Lebensalter	Puls Mittelwert (Normalwerte)	Blutdruck Mittelwert (systolisch / diastolisch)	Atemfrequenz Mittelwert (Normalwerte) (pro Min.)
Neugeborenes	120 (70–170)	74 / 51	45 (36–55)
1–3 Jahre	110 (80–130)	91 / 63	22 (19–26)
3–5 Jahre	100 (80–120)	95 / 59	
5–7 Jahre	100 (75–115)	95 / 58	
7–9 Jahre	90 (70–110)	97 / 58	20 (18–22)
9–11 Jahre	90 (70–110)	100 / 61	
11–13 Jahre	85 (65–105)	104 / 66	
13–14 Jahre	80 (60–100)	109 / 70	18 (16–20)
Erwachsener	70 (60–80)	120 / 80	15 (12–18)

28

Atemfrequenz Die durchschnittliche Atemfrequenz liegt beim Neugeborenen bei 45 Atemzügen pro Minute, sinkt dann beim ein- bis zweijährigen Kleinkind auf 22, beim 13- bis 14-Jährigen auf 18, um dann beim Erwachsenen noch 15 Atemzüge pro Minute zu betragen.

Körpertemperatur Beim Neugeborenen gilt eine rektal gemessene Körpertemperatur bis 37,8 °C als normal, beim Erwachsenen gelten rektal gemessene Werte bis 37,3 °C als normal. Meist liegt der gefundene Wert beim Gesunden bei 37,0 °C.

Fontanellen Bitte beachten Sie zu den Fontanellen den ➤ Kap. 4.1.3 und im ↑ *Atlas* Abb. 4.6. Die *große* vordere Fontanelle zwischen dem Stirn- und Scheitelbein schließt sich meist im *2. Lebensjahr*. Die *kleine* Fontanelle, zwischen dem Scheitel- und Hinterhauptbein, im *2–3. Lebensmonat.*

Mögliche Ursache für einen vorzeitigen Verschluss ist die Mikrozephalie. Mögliche Ursachen für einen verzögerten Verschluss sind Hypothyreose (Schilddrüsenunterfunktion), Rachitis, metabolische Knochenerkrankungen, Hydrozephalus (sog. Wasserkopf), chronisch erhöhter Hirndruck und subdurales Hämatom.

Milchgebiss und Zahnwechsel Der Mensch bildet, wie viele Säugetiere auch, in den *ersten 2–3* Lebensjahren ein Milchgebiss aus, das etwa ab dem *6. Lebensjahr* durch ein *bleibendes* Gebiss (↑ *Atlas* Abb. 25.1) ersetzt wird. Grund ist, dass der kindliche Kiefer noch klein ist und Zähne nicht wachsen können. Bitte beachten Sie hierzu auch ➤ Kap. 9.1.1, Verdauung und im ↑ *Atlas* Abb. 9.7 und 25.2. Das Milchgebiss besteht aus 20 Zähnen, wobei man jeden Quadranten (oberen / unteren und rechten / linken) in 5 Zähne aufteilen kann mit 2 Backenzähnen, 1 Eckzahn und 2 Schneidezähnen. Die einzelnen Zähne sind im Vergleich zu den bleibenden wesentlich kleiner und besitzen eine geringere Wurzeltiefe. Ein Schulkind verfügt über 24, ein Pubertierender über 28 und ein Erwachsener über 32 Zähne.

Beim Säugling bricht (herauswachsen) meist im Alter von 6–12 Monaten als erstes der untere 1. und bald darauf der 2. Milchschneidezahn durch. Dann erfolgt das Herauswachsen weiterer Milchzähne (➤ Tab. 28.5), was für das Kind manchmal schmerzhaft ist, da das Zahnfleisch entzündlich gerötet und angeschwollen sein kann. Dies kann zu Unruhe und Schlafstörungen führen. Der Zahndurchbruch kann durch eine regelmäßige, sanfte Massage der Kiefer unterstützt werden. Ebenso kann ein mit Gel gefüllter oder aus weichem Gummi hergestellter Beißring das Zahnen beschleunigen, da dadurch das Zahnfleisch besser durchblutet und massiert und außerdem die Speichelproduktion angeregt wird, wobei der Speichel antibakteriell wirkt.

Nachdem die unteren Schneidezähne herausgewachsen sind, brechen in der Regel die oberen Milchschneidezähne (Antagonisten) durch. Meist

Tab. 28.5 Durchbruchzeiten der Zähne in der kindlichen Entwicklung

Zeitpunkt des Durchbruchs	Zahn
Milchzähne	
6.–9. Monat	1. Milchschneidezahn
8.–12. Monat	2. Milchschneidezahn
16.–20. Monat	Milcheckzahn
12.–16. Monat	1. Milchmahlzahn
20.–30. Monat	2. Milchmahlzahn
Bleibendes Gebiss	
6 Jahre	Hinterer Backenzahn (Molar)

sind mit dem 30. Lebensmonat alle Zähne durchgetreten, sodass die Zahnkronen im Kontakt zum jeweiligen Gegenzahn stehen. Damit läuft dann die Nutzungszeit des Milchgebisses, das bis zum Zahnwechsel dauert. Die Milchzähne haben, wie die bleibenden auch, Zahnwurzeln. Diese werden durch die nachdrängenden bleibenden Zähne weitgehend resorbiert, sodass es beim Ausfall eines Milchzahnes so aussieht, als ob dieser keine Wurzel gehabt hätte.

Der erste bleibende Zahn ist in der Regel der hintere Backenzahn (im Erwachsenengebiss, der sog. Sechser). Er bricht etwa im 6. Lebensjahr meist unbemerkt durch – also um die Einschulungszeit herum – ohne dass zuvor ein Milchzahn ausfällt. Er wird auch 6-Jahr-Molar genannt. Diese Backenzähne haben die wichtige Aufgabe, die Zähne von Ober- und Unterkiefer zu stabilisieren und für eine gute Bisslage zu sorgen.

Die Milchschneidezähne fallen im 6.–8. Lebensjahr aus, dann die seitlichen Schneidezähne im 7.–9. Jahr, die Eckzähne im 9.–12. Jahr und die restlichen Backenzähne bis zum 13. Lebensjahr, sodass bis zu diesem Lebensabschnitt das bleibende Gebiss vollständig ist. Eine Ausnahme bilden die Weisheitszähne, die erst im Erwachsenenalter durchbrechen (18.–30. Lebensjahr). Oft haben sie im Kiefer nicht genug Platz und wachsen schräg. Das kann dazu führen, dass sie operativ entfernt werden müssen.

Ein gesundes Milchgebiss ist wichtig, da die Zähne nicht nur Aufgaben beim Kauen und Sprechen haben, sondern auch eine Platzhalterfunktion für die bleibenden Zähne. Eine gute Zahnhygiene im Kindesalter ist deshalb unverzichtbar. Auch sollte auf zuckerhaltige Nahrungsmittel weitgehend verzichtet werden. Vor allem sollte das Kind nicht ständig an Fläschchen mit zucker- oder honighaltigen Getränken nuckeln, da dies zu schwersten Schäden an den Milchzähnen führen kann. Dies bezeichnet man als *Nuckelflaschenkaries* (Nursing-Bottle-Syndrom). Aber nicht nur zucker- und honighaltige Getränke sind schädlich, sondern auch das nächtliche Nuckeln am Milchfläschchen. Grund ist, dass nachts die zahnschützende Speichelproduktion eingeschränkt ist. Deshalb gelten Kinder, die mit Milch im Mund einschlafen, als besonders gefährdet.

Ist es zu Schäden am kindlichen Gebiss gekommen, müssen diese entsprechend behandelt und Milchzähne evtl. mit Füllungen versorgt werden.

Nuckelflaschenkaries (Nursing-Bottle-Syndrom)

Es gelten folgende Präventionsmaßnahmen:
- Trinkfläschchen nicht als Dauernuckel einsetzen
- Kinder nicht mit der Flasche im Mund einschlafen lassen
- Durst mit Wasser und ungesüßtem Tee stillen
- Trinkfläschchen nach dem 1. Lebensjahr absetzen
- Zähne morgens und abends reinigen, sobald der erste Zahn durchgebrochen ist.

Nasennebenhöhlen Die Nasennebenhöhlen werden erst im Laufe der Kindheit belüftet. Radiologisch nachweisen kann man die Kiefer- und Siebbeinhöhlen nach ca. 6 Monaten, die Keilbeinhöhlen nach dem 3. Lebensjahr und die Stirnhöhlen im 7.–9. Lebensjahr.

Leber Nach der Geburt werden vermehrt Erythrozyten abgebaut, was zu einem hohen Anfall an unkonjugiertem Bilirubin führt, das durch die noch unreife Leber nicht vollständig in konjugiertes Bilirubin überführt werden kann. Ein *physiologischer Neugeborenenikterus* (Icterus neonatorum) erreicht am 4.–5. Lebenstag sein Maximum und ist nach 2–3 Wochen verschwunden. Ein solcher physiologischer Anstieg gilt als unbedenklich.

Ein *pathologischer* Anstieg kann seine Ursache in einer *Blutgruppenunverträglichkeit* zwischen Mutter und Kind haben. In diesem Fall tritt der Ikterus schon vor dem 2. Lebenstag auf (Icterus praecox). Bei einer sehr hohen Bilirubinkonzentration besteht für das Kind eine Gefährdung. In diesem Fall kann Bilirubin in die sich entwickelnden Kerngebiete des Gehirns (Kernikterus) eingelagert werden, dadurch könnte es zu einer irreversiblen Hirnschädigung kommen.

Hält der Neugeborenenikterus länger als normal an (Icterus prolongatus), so kann dies auch seine Ursache in einer Gallenabflussstörung haben oder in einem „Muttermilchikterus“. Dieser ist sehr selten. Bitte beachten Sie zum Neugeborenenikterus auch ➢ Kap. 12.3.5.

Nieren Die Nieren sind erst im Alter von 1–2 Jahren voll ausgereift. In dieser Zeitspanne ist deshalb die Konzentrationsfähigkeit der Niere herabgesetzt. Besonders gefährlich sind die ersten Lebensmonate.

Infolge dieser eingeschränkten Nierenfunktion sind die Säuglinge besonders gefährdet, eine Exsikkose oder Ödeme zu erleiden.

Nervensystem Zum Zeitpunkt der Geburt sind die Stammhirnfunktionen der Steuerung der Herz-Kreislauf-Tätigkeit, der Atemfunktion, der Körpertemperatur und der Saug- und Schluckreflex ausgebildet. Bewusste Körperbewegungen sind noch *nicht* möglich, sondern lediglich ungerichtete „Massenbewegungen“, die stark von Reflexen beeinflusst sind.

Bitte beachten Sie hierzu auch die Neugeborenen- und Säuglingsreflexe und die Übersicht über die grob- und feinmotorische Entwicklung.

28.1.3 Motorische, sprachliche und soziale Entwicklung

Damit Therapeuten und Eltern einschätzen können, ob ein bestimmtes Verhalten oder die sprachliche und motorische Entwicklung altersgemäß entwickelt sind, wurden bestimmte Kategorien geschaffen. Diese werden nun vorgestellt (➢ Tab. 28.6):

Tab. 28.6 Übersicht über die grob- und feinmotorische Entwicklung

	Alter	Tätigkeit	Erfragt in Vorsorgeuntersuchung
Grobmotorische Entwicklung			
	2–3 Monate	Kopfkontrolle	U4 und U5
	8–9 Monate	Freies Sitzen	U6
	15 Monate	Freies Gehen	U6 und U7
	3 Jahre	Dreiradfahren	U7 und U8
	4 Jahre	Freihändiges Treppen gehen	U8
	5 Jahre	Auf einem Bein hüpfen	U9
Feinmotorische Entwicklung	1 Monat	Fixieren von Gegenständen	U3
	4–5 Monate	Ergreifen von Gegenständen	U5
	6 Monate	Handwechsel von Gegenständen	U5
	9 Monate	Pinzettengriff, bewusstes Loslassen	U6
	12 Monate	Werfen von Gegenständen	U6
	18 Monate	Ein- und Ausräumen	U7
	2 Jahre	Imitation und einfache Rollenspiele	U7
	3 Jahre	Turmbauen aus 8 Klötzen	U8
	4 Jahre	Kreis nachzeichnen	U8 und U9
	5 Jahre	Ausdauerndes konstruktives Spiel	U9

Soziale, motorische und sprachliche Entwicklung des Kindes

- **1–3 Monate „Saugen".** Direkt nach der Geburt schläft das Neugeborene ca. 20 Stunden am Tag. Die restliche Zeit steht weitgehend unter dem Gesichtspunkt der Nahrungsaufnahme und damit des Saugens. Bewegt werden können vor allem die Arme und Beine, der Rumpf allerdings fast nicht. Der Kopf kann gedreht werden, aber noch nicht gehalten. Es gibt Seufzer und Laute im zufriedenen, gesättigten Zustand von sich. Es kann sehen und hören und Gegenstände mit den Augen verfolgen, wenn diese in seinem Gesichtsfeld bewegt werden. Ab ca. der 7. Woche entwickelt sich das soziale Lächeln, mit dem es zurücklächelt, wenn es angelächelt wird.
- **3 Monate „Schauen".** Der Säugling kann den Kopf von der Unterlage heben und längere Zeit halten, wenn er sich dazu in Bauchlage mit den Unterarmen aufstützen kann. Zieht man das Kind aus der Rückenlage an beiden Ärmchen nach oben, so lässt es den Kopf nur noch geringfügig nach hinten sinken. Es lächelt spontan, betrachtet die eigenen Hände, beschäftigt sich mit ihnen und folgt Gegenständen, die in seinem Gesichtsfeld bewegt werden, mit den Augen. Erblickt es etwas Angenehmes, z. B. die Mutter, so kann es mit „Freudezappeln" reagieren. Es gibt spontan Laute ab.
  Zeichen einer Entwicklungsstörung sind fehlende Muskelspannung oder ständig gestreckte Extremitäten, fehlendes Fixieren von Gegenständen, zu schwaches Saugen und fehlendes Lächeln.
- **6 Monate „Greifen".** Als Vorbereitung auf das Krabbeln und Laufen sind die Extremitäten nun viel gestreckt. Der Säugling ist jetzt in der Lage, sich von der Bauch- in die Rückenlage zu bringen und umgekehrt. Er stützt sich in Bauchlage mit den Armen ab und hat nun in jeder Körperhaltung eine sichere Kopfkontrolle. Er kann mit Unterstützung sitzen, greift nach Gegenständen und kann sie von einer in die andere Hand legen. Er freut sich über Zuwendung und antwortet mit Vokalisationen. Fremden Personen gegenüber kann es zum „Fremdeln" kommen. Damit meint man ein Verhaltensmuster, das meist zwischen dem 4. und 8. Lebensmonat auftritt und bei dem das Kind fremden Menschen gegenüber mit Abneigung, Misstrauen und Angst begegnet.
  Zeichen von Entwicklungsstörungen sind ein unzureichender Gebrauch der Hände, unzureichende oder fehlende Hinwendung zu Geräuschquellen, anhaltendes Schielen und fehlende oder zu geringe Reaktion auf Personen.
- **9 Monate „Krabbeln".** Das Kind sitzt frei, steht mit Unterstützung und beginnt zu krabbeln, robben bzw. zu kriechen. Gegenstände fasst und hält der Säugling mit dem Zeigefinger und dem Daumen mit dem sog. Pinzettengriff. Gegenstände werden nun absichtlich herabgeworfen, was wichtig für die Entwicklung des Raumgefühls ist. Sprachlich bildet es nun Silbenketten, wie z. B. „mamamama".
- **12 Monate „Gehen".** Das Kind läuft mit Festhalten an einer Hand oder einer anderen Unterstützung, es macht erste freie Gehversuche und bückt sich nach Gegenständen, ahmt gerne Bewegungen nach, wie z. B. „winkewinke", versteht einfache Aufforderungen wie „gib" oder „nimm", bildet Doppelsilben wie „mama" und „baba", versteht seinen Namen und kann sein Essen mit den Fingern zu sich nehmen. Mit 18 Monaten kann es frei laufen und einfache Worte wie „Mama" und / oder „Papa" sagen.
- **2 Jahre „Autonomiephase"** (früher: „Trotzen"). Das Kind kann nun Treppensteigen, wobei es jede Stufe mit 2 Füßen nimmt, es kann rennen, Hindernisse umgehen, mit dem Löffel essen und aus einem Becher trinken. Es befolgt einfache Anweisungen, imitiert andere und es versucht seinen „Besitz" gegen andere zu verteidigen.
  Das Streben nach mehr Autonomie kann ca. im 2. Lebensjahr beginnen und bis zum 4. Jahr andauern, allerdings gibt es eine große Bandbreite. Das Kind versucht sich nun selbst zu behaupten. Früher sprach man vom „Trotzen", da die Wichtigkeit dieser Entwicklungsphase noch nicht erforscht war. Das Kind neigt in dieser Phase dazu, die Kommunikation abzubrechen. Neurologisch erklärt sich das so, dass die linke Gehirnhälfte (logisches Denken, Sprache) dann inaktiv ist, weswegen eine Kommunikation unmöglich wird. Deshalb ist es während dieser Zeitspanne nicht sinnvoll, sprachlich an die Einsicht des Kindes zu appellieren, sondern es ist besser, für Trost oder Ablenkung zu sorgen.

- **3 Jahre „Ich".** Das Kind kann kurz auf einem Bein stehen, Dreirad fahren, kann seine Hände unter Aufsicht waschen und abtrocknen, kennt einige Kinderlieder, ist tagsüber trocken, spielt mit anderen Kindern, teilt (nach Aufforderung) mit anderen Kindern, kann Singular und Plural richtig benutzen und fragt häufig „Warum?"

Frühkindliche Reflexe Man unterscheidet Neugeborenen- und Säuglingsreflexe. Neugeborenenreflexe sind sog. *Primitivreaktionen.* Zu ihnen gehören der Saug-, Schreit- und Greifreflex. Diese Reflexe dienen der *Nahrungsaufnahme* und dem *Schutz.* Weiterhin entwickelt der Säugling *Stellreflexe* und *Gleichgewichtsreaktionen,* die Voraussetzungen für das Sitzen, Krabbeln und Gehen sind.

Die Primitivreflexe müssen nach einer bestimmten Zeitspanne verschwinden, damit willentliche Bewegungen möglich sind. Bestehen sie, z. B. aufgrund einer frühkindlichen Schädigung weiter, so können sich die bewusst gesteuerten Körperbewegungen nicht entwickeln. Würde z. B. der Handgreifreflex weiterbestehen, so wäre der Säugling nicht in der Lage, willentlich nach einem Gegenstand zu greifen.

Die Muskeleigenreflexe sind beim Kind wie beim Erwachsenen gleichermaßen vorhanden.

Wichtige Reflexe sind:

- **Suchreflex.** Bei Berührung der Wange wendet der Säugling den Kopf zum Reiz hin und öffnet den Mund. Dieser Reflex besteht bis zum 3. – 4. Lebensmonat.
- **Saugreflex.** Wird ein Finger oder etwas Ähnliches zwischen die Lippen geschoben, so löst dies eine Saugreaktion aus. Dieser Reflex verschwindet im 3. – 4., spätestens im 6. Lebensmonat.
- **Schluckreflex.** Eine Berührung der Schleimhaut am Zungengrund, an den Gaumenbögen oder der Rachenwand löst ein Schlucken aus. Dieser Reflex verschwindet im 3. – 4. Lebensmonat.
- **Greifreflex.** Man unterscheidet einen palmaren und einen plantaren Greifreflex. Zur Prüfung des palmaren Greifreflexes legt man einen Gegenstand oder einen Finger in die Hand des Neugeborenen. Bei einem positiven Befund greift das Neugeborene kräftig zu. Beim palmaren Greifreflex kommt es beim Berühren der Fußsohle zu einer Zehenbewegung. Diese Reflexe bestehen in der Regel bis zum 3. – 4. Lebensmonat, der palmare Greifreflex aber evtl. bis zum 6. und der palmare bis zum 12. Lebensmonat.
- **Schreitreflex.** Wird das Kind aufrecht gehalten, sodass seine Füßchen die Unterlage berühren, so führt es Schreitbewegungen aus, indem es ein Bein anzieht und das andere streckt. Dieser Reflex besteht bis zum 3. Lebensmonat.
- **Moro-Reflex.** Es handelt sich um eine primitive Schreckreaktion, die schon vorgeburtlich existiert. Er kann durch akustische oder Lichtreize und durch schnelle Lageveränderungen ausgelöst werden. Zur Prüfung wird das Kind aus einer sitzenden Position in Rückenlage gekippt. Dadurch zeigt das Kind den folgenden typischen Ablauf: Die Arme werden hochgerissen, der Mund geöffnet und die Finger abgespreizt. Danach wird der Mund geschlossen, die Finger zu Fäusten geballt und die Arme vor dem Oberkörper zusammengeführt. Dieser Reflex besteht bis zum 2. – 4. Lebensmonat. Tritt der Moro-Reflex nur einseitig auf, so kann dies auf eine einseitige Plexuslähmung des Armes hinweisen. Besteht der Reflex über den 4. Lebensmonat hinaus, muss dies vom Kinderarzt abgeklärt werden.
- **Landau-Reflex.** Wird der Säugling in Bauchschwebelage gehalten, so hebt er den Kopf und streckt die Beine. Dieser Reflex besteht vom 3. / 5. bis zum 18. (12. – 24.) Lebensmonat.
- **Babinski-Reflex.** Man bestreicht mit einer Prüfnadel die Fußsohle, indem man von der Ferse ausgehend an der Seite der Fußsohle in Richtung Kleinzehe zieht und weiter bis zum Großzehengrundgelenk. Bitte beachten Sie dazu auch ➤ Kap. 18.7.3 und ↑ *Atlas* Abb. 18.55. Beim Säugling kommt es ca. bis zum Ende des 1. Lebensjahres zu einer Dorsalflexion der Großzehe (↑ *Atlas* Abb. 25.3). Danach ist dieses Zeichen nicht mehr auslösbar. Tritt im Laufe des späteren Lebens ein positives Babinski-Zeichen auf, so ist das ein Hinweis auf eine Pyramidenbahnschädigung.

Sexualentwicklung und Pubertät Wenn Jungen und Mädchen auf die Welt kommen, sind zunächst nur die *primären* Fortpflanzungsorgane entwickelt. Während der Pubertät entwickeln sich die *sekundären* Geschlechtsmerkmale mit dem Ziel der Fortpflanzungsfähigkeit. Mit Abschluss der Pubertät ist auch das Körperwachstum abgeschlossen.

Tab. 28.7 Wichtige Laborparameter beim Kind

Laborparameter	Neugeborenes	Zweijähriges Kind	Erwachsener
BKS nach 1 h	Bis 2 mm	Bis 10 mm	♂: 3–8 mm ♀: 6–11 mm
Blutzucker	30–60 mg / dl	50–90 mg / dl	60–100 mg / dl
Cholesterin	Bis 174 mg / dl	Bis 200 mg / dl	Je nach Lebensalter < 200–240 mg / dl
CRP	< 5 mg / dl	< 6 mg / dl	< 5 mg / dl
Kreatinin	< 1,2 mg / dl	< 0,6 mg / dl	< 0,6–1,4 mg / dl
Transferrin	140–230 mg / dl	200–360 mg / dl	200–400 mg / dl
Hämoglobin	In den ersten Tagen sehr hoch, dann 11–14 g / dl	11–14 g / dl	♂: 14–18 g / dl ♀: 12–16 g / dl
Leukozyten	9.000–15.000 / µl	8.000–12.000 / µl	4.000–10.000 / µl

Mit Beginn der Pubertät werden vermehrt Geschlechtshormone ausgeschüttet. Das ist beim Jungen das Testosteron und beim Mädchen vor allem Östrogen.

Die Pubertät beginnt bei Mädchen mit ca. 11 Jahren. Es gilt allerdings alles als physiologisch, was zwischen dem 8. – 16. Lebensjahr liegt. Beim Jungen liegt der Zeitpunkt bei ca. 13 Jahren. Hier wird als physiologisch betrachtet, was sich zwischen dem 10. und 21. Lebensjahr bewegt.

Während dieser Zeit kommt es bei Mädchen zur Brustentwicklung (Thelarche), zur ersten Regelblutung (Menarche), zur Entwicklung von Gebärmutter und Scheide und zur Ausbildung der weiblichen Proportionen und der Schambehaarung. Beim Jungen wird durch die vermehrte Testosteronausschüttung das Wachstum von Penis, Hodensack, Hoden, Nebenhoden, Samenleiter, Samenbläschen, Prostata und der Bulbourethraldrüse angeregt. Es entwickelt sich eine Schambehaarung und es kommt zum Stimmbruch.

28.1.4 Impfungen

Kinderimpfungen gemäß STIKO (Ständige Impfkommission). Zwar besteht bei uns in Deutschland keine Impfpflicht, aber es werden bestimmte Impfungen gegen bestimmte Erkrankungen in bestimmten Lebensaltern empfohlen. Dazu gibt die STIKO (Ständige Impfkommission) aktuelle Impfempfehlungen heraus. Die STIKO ist eine Kommission von Experten, die dem Robert Koch-Institut in Berlin zugeordnet ist. Ihre Aufgabe ist es, Empfehlungen zu Schutzimpfungen herauszugeben, die von den Krankenkassen übernommen werden müssen. Dieser sog. Impfkalender wird ungefähr jedes Jahr aktualisiert. Es kann jederzeit abgerufen werden unter www.rki.de. Bitte informieren Sie sich deshalb vor Ihrer Prüfung über den aktuellen Stand.

Die Risiken und Notwendigkeiten einer Impfung werden von der STIKO abgewogen und die möglichen Auswirkungen epidemiologisch betrachtet. Außerdem erstellt sie Kriterien, um eine Impfreaktion von einer über das übliche Maß hinausgehenden Impfreaktion abzugrenzen. Sie gibt Hinweise, wie bei einem Verdacht auf Impfreaktion bzw. -komplikation vorzugehen ist. Weiterhin legt sie fest, wie die einzelnen Impfungen zu verabreichen sind und welche Kontraindikationen beachtet werden müssen.

Oft werden im Rahmen eines Impfprogrammes *Kombinationsimpfungen* durchgeführt, um die Anzahl der notwendigen Injektionen zu minimieren. Das ist zum Beispiel bei der MMR-Impfung der Fall, bei der gegen Masern, Mumps und Röteln geimpft wird oder bei der 6-fach-Impfung im 1. Lebensjahr gegen Diphtherie, Pertussis, Tetanus, Polio, Haemophilus influenzae und Hepatitis B.

Seit dem 1.3.2020 gibt es die Vorschrift, dass Kinder, die Gemeinschaftseinrichtungen, wie z. B. Schulen oder Kindergärten besuchen, über einen ausreichenden Masernschutz verfügen müssen. Diesen Masernschutz können sie entweder natürlich oder über eine

Impfung erworben haben. Um über einen ausreichenden Schutz durch eine Impfung zu verfügen, muss das Kind bis zur Vollendung des zweiten Lebensjahres zwei Impfungen gegen Masern erhalten haben. Nach Angabe des RKI wird danach eine lebenslange Immunität angenommen. Die theoretische Möglichkeit einer zukünftigen tatsächlichen Abnahme der Immunität der geimpften Bevölkerung wird diskutiert.

Bitte beachten Sie zur Impfpflicht auch das ➤ Kap. 1.2.1 IfSG, Gesetzeskunde.

MERKE

Bitte informieren Sie sich regelmäßig – ganz besonders vor der amtsärztlichen Überprüfung – über den aktuellen Stand, der von der STIKO empfohlenen Impfungen. Diese Impfungen sollten Sie für die Prüfung **auswendig** aufsagen können! Sie finden die Empfehlungen unter www.rki.de.

Allgemeine Impfreaktionen Allgemeine Impfreaktionen werden als physiologische Auseinandersetzung des Körpers mit dem Impfstoff angesehen. Sie treten meist innerhalb von 3 Tagen nach der Impfung auf. Dazu gehören:

- **Lokalreaktionen** an der Impfstelle wie Rötung, Schwellung, Schmerzhaftigkeit
- **Allgemeinreaktionen** wie Temperaturerhöhung, grippale Beschwerden, Magen-Darm-Symptome
- **Abgeschwächte Erscheinungen** der jeweiligen Krankheit, gegen die geimpft wurde

Impfschaden Hierbei kommt es zu einem *bleibenden* Schaden, der über die *übliche* Impfreaktion *hinausgeht*. Für einen Impfschaden besteht auch für Heilpraktiker nach dem IfSG §§ 8, 6 Abs. 3 Meldepflicht. Bei Impfschaden besteht nach § 60 IfSG ein Entschädigungsanspruch. Bitte beachten Sie zu Impfreaktion und Impfschaden auch den ➤ Kap. 26.1.3.

28.2 Ernährung des Säuglings und des Kleinkindes

28.2.1 Muttermilch und Stillen

Muttermilch gilt in den ersten Lebensmonaten als die beste Nahrung für Säuglinge. Die deutsche Stillkommission empfiehlt *4–6* Monate ausschließlich zu stillen. Die Innocenti-Deklaration der WHO und der UNICEF empfiehlt:

- 6 Monate ausschließliches Stillen, d. h. keine zusätzliche Nahrung oder Flüssigkeit, außer eventuelle Gaben von Vitaminen und Medikamenten
- Bis zum vollendeten 2. Lebensjahr neben geeigneter Breikost zusätzlich stillen
- Darüber hinaus so lange Mutter und Kind möchten

Zusammensetzung der Muttermilch

- **Vormilch (Kolostrum).** Die Milch der ersten 2–4 Tage nach der Entbindung enthält besonders viel Eiweiß und Mineralstoffe.
- **Übergangsmilch.** Sie wird in der 2. Woche nach der Entbindung produziert.
- **Reife Muttermilch.** Ab der 3. Woche nach der Entbindung. Sie ist eiweiß- und mineralstoffärmer, aber laktosereicher als Kuhmilch.

Vorteile der Muttermilch

- Optimale Zusammensetzung für die aktuellen Bedürfnisse des Säuglings
- Jederzeit verfügbar und optimal temperiert
- Sie ist vom Kind gut zu resorbieren und sie enthält Verdauungsenzyme.
- Fördert den Aufbau der Darmflora beim Kind
- Durch die Immunglobuline A (IgA) Schutz des Säuglings vor Infektionen
- Sie besitzt Eiweiße, die keine allergieauslösende Wirkung haben können.
- Der Saugakt fördert beim Kind die Bildung des Unterkiefers und bei der Mutter die Rückbildung der Gebärmutter.
- Intensiviert die Mutter-Kind-Bindung.

Kontraindikationen und Hindernisse für das Stillen.

- Infektion der Mutter mit HIV, offene Tuberkulose oder akuter Hepatitis
- Einnahme von Medikamenten durch die Mutter, die über die Milch weitergegeben werden
- Alkoholismus, Drogensucht oder Psychose der Mutter
- Stillhindernisse können sein: Trinkschwäche bei unreif geborenen Kindern, Säuglinge mit Herz-

fehlern, Pneumonien oder Nierenerkrankungen, Fehlbildungen wie ausgeprägte Lippen-Kiefer-Gaumen-Spalte und Erkrankungen der Mundhöhle des Kindes wie Mundsoor). In diesen Fällen kann die Mutter die Milch abpumpen und über ein Fläschchen dem Kind verabreichen, damit ihm auch die Vorteile der Muttermilch zugutekommen.

Stillrichtlinien Das erste Anlegen des Kindes sollte möglichst *sofort nach* der Geburt erfolgen, zumindest in der ersten Stunde danach. Das weitere Anlegen orientiert sich an den Bedürfnissen des Kindes. Es erfolgt also ein Stillen nach Bedarf (Stillen ad libitum). Als grobe Richtlinie kann dabei dienen:

- Im 1. Lebensmonat: alle 2 Stunden
- Im 2. Lebensmonat: alle 3 Stunden
- Im 3. Lebensmonat: alle 4 Stunden

Beim Stillvorgang werden beide Brüste angeboten. Kalorienreichere Milch kommt nach ca. 5 Minuten. Die Trinkzeit wird nicht begrenzt. Das Kind trinkt zunächst eine Brust leer (Trinkdauer meist bis 20 Min.), dann wird es auf der anderen Seite angelegt (Trinkdauer meist ca. 10 Min.). Beim nächsten Stillvorgang wird das Kind zuerst auf der Brustseite angelegt, mit der das vorherige Stillen beendet wurde.

Soll der Stillvorgang beendet werden, so ist es wichtig, dass die Brustwarze (Mamille) nicht einfach aus dem Mund des Säuglings gezogen wird, da dies eine Rhagadenbildung und damit eine spätere Mastitis (↑ *Atlas* Abb. 16.33) bei der Mutter begünstigen kann. Die Mutter schiebt einen Finger vorsichtig in den Mund des Säuglings, löst dadurch das Vakuum.

Nach dem Stillen lässt die Mutter einfach die Milchreste an der Brustwarze trocknen, um Entzündungen vorzubeugen. Die Brustwarzen sollten nicht mit Alkohol oder Borwasser behandelt werden.

Während der Stillperiode sollte nicht gelegentlich zugefüttert werden, vor allem nicht in der Neugeborenenperiode. Die Mutter sollte bei ihrer Ernährung darauf achten, dass sie keine blähenden Speisen zu sich nimmt und ihre Milchzufuhr sollte nicht mehr als einen ½ Liter pro Tag betragen. Noxen, die in die Muttermilch übergehen, sind Nikotin, Alkohol, Aflatoxine, Insektizide, Dioxin und Schwermetalle.

Stillprobleme Viele Stillprobleme treten gar nicht erst auf, wenn die Mutter gut informiert ist. Deshalb ist eine gute Stillberatung die beste Prophylaxe. Beim Stillen ist auf eine entspannte Situation und auf eine entspannte Haltung der Mutter zu achten. Sie kann das Kind im Wiegegriff stillen. Dazu liegt das Kind in Brusthöhe mit dem Köpfchen in der Ellenbeuge der Mutter, die mit dem anderen Unterarm den Rücken des Kindes stützt. Achtung: Es wird immer das Kind zur Mutter hingebracht – nicht die Mutter zum Kind hinbewegt!

Wird im Liegen gestillt, so sind beide einander zugewandt, wobei der Kopf der Mutter durch ein Kissen abgestützt wird. Ein weiteres Kissen im Rücken verleiht Stabilität und eine Knierolle zwischen den Knien sorgt für ein entspanntes Liegen.

Bei sehr großen Brüsten oder sehr unruhigen Kindern kann die Mutter das Kind auf ein Stillkissen vor sich legen, wobei sie den Kopf des Kindes mit der Hand hält und der Unterarm auf dem Kissen aufliegt und den Rücken des Kindes stützt.

- **Milchstau:** Leichte Massage, Tiefdruckmassage und Lymphdrainage sind besser als Abpumpen.
- **Wunde Mamillen:** Darauf achten, dass das Kind mit dem Mund die gesamte Brustwarze umfasst. Es muss auf das richtige Loslösen des Kindes von der Brustwarze geachtet werden (s. oben), Brustwarzen nach dem Stillen an der Luft trocknen lassen.
- **Mastitis:** Brüste hochbinden und kühlende Umschläge anbringen. Mit der gesunden Brust weiterstillen und, wenn vertretbar, auch mit der kranken Brust. Dies ist vor allem deshalb gut, weil es dadurch zum Abbau des Milchstaus kommt.

Abstillen Unter Abstillen versteht man die schrittweise Entwöhnung des Säuglings von der Brustnahrung und den Beginn der Verabreichung von Babybrei. Grundsätzlich sollte langsam über Wochen abgestillt werden, damit es nicht zum Milchstau und/oder zur Mastitis kommt und damit es sich nicht negativ auf die Mutter-Kind-Beziehung auswirkt. Manche Kinder trinken von selbst weniger an der Brust, dann gewöhnt sich die Brust an die gesunkene Nachfrage, produziert entsprechend weniger Milch und so wird ganz allmählich abgestillt.

Möchte die Frau abstillen, so bietet sie dem Kind die Brust weniger häufig an und erhöht in gleichem Ausmaß die Breikost. Auch hier hat der Körper ausreichend über Wochen Zeit, sich der geringeren Nachfrage anzupassen. Sinnvoll ist es, zuerst *die* Brustmahlzeit zu ersetzen, in der die Mutter weniger Milch produziert. Das ist meist in der Zeitspanne zwischen 16.00 und 20.00 Uhr der Fall. Ungeeignet ist es, zuerst die Mahlzeit am frühen Morgen zu ersetzen, da die Brüste nach der Nacht oft prallvoll sind. Die Brust wird beim Stillen immer gerade nur so weit entleert wie unbedingt notwendig, damit sich kein Stau einstellt. Die Brüste sollen nicht vollständig entleert werden, weil das für sie das Signal bedeutet: „Es wird mehr Milch benötigt." Außerdem kann die Brust anschließend gekühlt werden, um die Durchblutung herabzusetzen. So zieht sich das Abstillen über einige Wochen hin und damit hat der kindliche Organismus ausreichend Zeit, sich auf die neue Nahrung einzustellen. Bei diesem langsamen Abstillen zeigen sich keine negativen Auswirkungen auf die Mutter-Kind-Beziehung.

Unterstützend zum Abstillen kann Salbeitee getrunken werden.

Muttermilchersatz Kann nicht oder nur teilweise gestillt werden, so muss auf aus Kuhmilch hergestellte Säuglingsanfangsnahrung (Prenahrung) ausgewichen werden. Diese *Prenahrung* deckt den Nährstoffbedarf ähnlich wie die Muttermilch und kann zusammen mit Beikost das ganze 1. Lebensjahr verabreicht werden. Ab dem 5. Lebensmonat kann anstelle der Prenahrung eine sog. 1er-Nahrung gefüttert werden. Das Eiweiß ist bei diesen nicht muttermilchadaptiert und außer Laktose sind Stärke und andere Kohlenhydrate enthalten. Deshalb sind sie sämiger als Prenahrung und haben eine längere Sättigungsdauer. Manche Eltern geben dem Kind schon früh, z. B. ab dem 2. Lebensmonat, 1er-Nahrung. Das ist zwar nach Herstellerhinweis möglich, aber trotzdem bleibt die Prenahrung in den ersten Lebensmonaten die bessere Ersatzmethode für das Stillen.

28.2.2 Folgemilch und Breikost

Folgemilch ist die Milch, die nach der Muttermilch verabreicht wird. Sie heißen auch 2er-Nahrung. Sie kann ab dem 7. Lebensmonat, zusammen mit Breikost, verabreicht werden (➤ Tab. 28.8).

Ungefähr ab dem 6. Lebensmonat kann eine Milchmahlzeit durch Gemüsebrei ersetzt werden und 1 Monat später durch einen Gemüse-Kartoffel-Brei. Ab dem 8. Monat kann als Mittagsmahlzeit ein Gemüse-Kartoffel-Fleisch-Brei verfüttert werden.

Im 5.–6. Monat kann mit kleinen Mengen Gluten in Form eines Getreide-Milch-Breis begonnen werden. Ab dem 7. Monat kann eine weitere Milchmahlzeit durch einen 2. Getreide-Milch-Brei ersetzt werden und ab dem 8. Monat eine 3. Mahlzeit durch einen Getreide-Obst-Brei.

Werden die Breie selbst hergestellt, so ist auf schadstoff- und nitratarme Lebensmittel zu achten. Industriell hergestellte Babynahrung wird diesbezüglich überwacht.

Nahrungsbedarf Im Säuglingsalter und im 1. und 2. Lebensjahr ist eine tägliche Kalorienzufuhr von 80–95 kcal pro Kilogramm Körpergewicht pro Tag notwendig. Bis zum Jugendalter sinkt der Bedarf auf 50 kcal pro Kilogramm Körpergewicht pro Tag. Dabei liegt der Bedarf von Mädchen ungefähr 5–10 % unter dem der Jungen.

Nahrungszusammensetzung Beim Säugling sollte der Eiweißanteil der Nahrung ca. 8–12 %, Fett ca. 35–45 % und Kohlenhydrate 40–50 % der Energiezufuhr ausmachen.

Beim Klein- und Schulkind sollte der Eiweißanteil der Nahrung ca. 10–12 %, Fett ca. 35–40 % und Kohlenhydrate 50–55 % der Energiezufuhr ausmachen.

Gewichtsentwicklung Früher wurde empfohlen, den Säugling vor und nach der Mahlzeit zu wiegen. Davon rät man heute ab, weil die Mutter dadurch unnötig beunruhigt werden könnte, denn die Trinkmenge ist natürlichen Schwankungen unterworfen. Ob sich das Kind hinsichtlich des Körpergewichts normal entwickelt, kann mit einer Perzentilenkurve überprüft werden. Dies ist Bestandteil von allen U-Vorsorgeuntersuchungen. Bei einer Perzentilenkurve sieht man beispielsweise, wie die Körpergröße oder das Körpergewicht in Bezug zu den Altersgenossen aussieht. Liegt beispielsweise das Körpergewicht eines 10 Monate alten weiblichen Säuglings auf der

10. Perzentile, bedeutet das, dass 90 % der Kinder seines Alters und Geschlechts schwerer sind und 10 % leichter. Bitte beachten Sie dazu die Abbildungen.

Flüssigkeitsbedarf

- **Säugling:** 100–150 ml pro Kilogramm Körpergewicht
- **2. – 5. Lebensjahr:** 80–120 ml pro Kilogramm Körpergewicht
- **6. – 10. Lebensjahr:** 60–80 ml pro Kilogramm Körpergewicht
- **11. – 14. Lebensjahr:** 50–70 ml pro Kilogramm Körpergewicht

Bei Fieber muss die Flüssigkeitsmenge zusätzlich um 12 % pro °C (über 37,5 °C) erhöht werden, ebenfalls erhöht werden muss sie entsprechend bei Diarrhö.

28.2.3 Prophylaxen

Vitamin-K-Prophylaxe Vitamin K kann nur in geringem Ausmaß die Plazentaschranke überwinden und kommt nur in geringen Mengen in der Muttermilch vor. Sie dient der *Vorbeugung* des Morbus haemorrhagicus neonatorum. Dabei handelt es sich um eine *abnorme Blutungsneigung* bei 1–5 % der Neugeborenen durch einen Vitamin-K-Mangel. Die Krankheit zeigt sich als frühe Form am 3. – 7. Krankheitstag mit intrakraniellen Blutungen, Hautblutungen und gastrointestinalen Blutungen. Auch bei gestillten Kindern kann es gelegentlich – als späte Form – zu Blutungen in der 4. – 12. Woche kommen, wenn die Muttermilch zu wenig Vitamin K enthält.

Vitamin-D-Prophylaxe Vitamin D ist nicht ausreichend in der Muttermilch und der Kuhmilch enthalten. Außerdem kann es zu Mangelerscheinungen kommen, wenn die kindliche Haut nicht ausreichend UV-Einstrahlungen ausgesetzt ist und so die Vitamin-D-Vorstufe nicht ausreichend in wirksames Vitamin D umsetzen kann.

Fluor-Prophylaxe Fluorid setzt die *Karieshäufigkeit* herab, wobei allerdings der lokalen Applikation gegenüber der systemischen der Vorrang einzuräumen ist. Auch die Verordnung einer fluoridhaltigen Zahnpasta, von Gel oder Spülungen erfolgt durch den Zahnarzt. Die systemische Gabe muss den Fluoridgehalt des Trinkwassers und die sonstige Fluoridzufuhr über die Nahrung berücksichtigen. Überdosierungen sind möglich.

Iod-Prophylaxe Sie ist in Gegenden mit *iodarmem* Wasser, also vor allem in Gebirgsgegenden (z. B. Schwarzwald, Alpen), notwendig. Strumen können sich bereits vorgeburtlich entwickeln. Bitte beachten Sie zur angeborenen und Neugeborenenhypothyreose den ➤ Kap. 14.5.3, „Hypothyreose“.

Kariesprophylaxe Bereits im Rahmen der Vorsorgeuntersuchungen wird auf die Entstehung von Karies geachtet. Vermeiden von *Nuckelflaschenkaries* (Nursing-Bottle-Syndrom), Zucker nur in Maßen. Sobald der erste Zahn erscheint, muss dieser auch sauber gehalten werden. Geputzt wird mit einer weichen Zahnbürste, da Milchzähne eine dünnere Zahnschmelzschicht haben als bleibende Zähne. Erst wenn ein Kind ausspucken kann, wird dabei auch Zahncreme verwendet. Das ist meist ab dem 4. – 5. Lebensjahr der Fall. Mit Zahnseide soll ab dem Schulalter gearbeitet werden. Eine professionelle Zahnreinigung wird ab dem 3. Lebensjahr angeraten. Es ist darauf zu achten, dass eine Frühbehandlung von Karies auch an den Milchzähnen durchzuführen ist.

28.3 Das kranke Kind

Bitte beachten Sie zu weiteren Erkrankungen der Pädiatrie:

- ADHS, ADS ➤ Kap. 25.7.3
- Akute Leukämien ➤ Kap. 7.9.1
- Angeborene Herzerkrankungen ➤ Kap. 5.7
- Asperger-Syndrom ➤ Kap. 25.7.2
- Atopien ➤ Kap. 22.2.1
- Entwicklungsstörungen ➤ Kap. 25.7.2
- Epiglottitis ➤ Kap. 17.5.4
- Frühkindlicher Autismus (Kanner-Syndrom) ➤ Kap. 25.7.2
- Hämangiome ➤ Kap. 21.2.15
- Hodentorsion ➤ Kap. 16.3.8
- Infektionskrankheiten im Kapitel Infektionskrankheiten (Röteln, Masern, Mumps, Windpocken, infektiöse Mononukleose)

Tab. 28.8 Ernährungsvorschlag für den Säugling

	1.-6. Monat	Ab 6. Monat	Ab 7. Monat	Ab 8. Monat	Ab 10. Monat	Ab 12. Monat
Morgens	Muttermilch (wenn nicht möglich: Pre-nahrung)	Muttermilch (1er-Nahrung)	Muttermilch (2er-Nahrung)	Muttermilch (2er-Nahrung)	Muttermilch (2er-Nahrung)	Muttermilch (evtl. Kuhmilch oder 2er-Nahrung)
Vormittags		Muttermilch (1er-Nahrung)	Muttermilch (2er-Nahrung)	Muttermilch (2er-Nahrung)	Muttermilch (2er-Nahrung)	Muttermilch (evtl. Kuhmilch oder 2er-Nahrung)
Mittags		Gemüsebrei	Gemüse-Kartoffel-Brei	Gemüse-Kartoffel-Brei gelegentlich Gemüse-Kartoffel-Fleisch-Brei		
Nachmittags		Muttermilch (1er-Nahrung)	Muttermilch (1er-Nahrung)	Getreide-Obst-Brei		
Abends		Muttermilch (1er-Nahrung)	Getreide-Milch-Brei			
Evtl. zwischendurch Getränke	Ungesüßter Fencheltee	Ungesüßter Tee – Wasser – gelegentlich verdünnte Fruchtsäfte				

- Intelligenzminderungen (Oligophrenie) ➤ Kap. 25.7.1
- Madenwurmbefall ➤ Kap. 9.9.2
- Mukoviszidose (zystische Fibrose) ➤ Kap. 17.5.17
- Nahrungsmittelallergien ➤ Kap. 22.2.3
- Neugeborenenikterus (Icterus neonatorum) ➤ Kap. 12.3.5
- Neurodermitis ➤ Kap. 21.2.4
- Neurodermitis, Milchschorf, Kopfgneis ➤ Kap. 21.2.4
- Otitis media, ➤ Kap. 20.3.3
- Phimose (Vorhautverengung) ➤ Kap. 16.3.4
- Pseudokrupp ➤ Kap. 17.5.4
- Rett-Syndrom ➤ Kap. 25.7.2
- Stomatitis aphthosa herpetica ➤ Kap. 9.3.3
- Warzen, z. B. Verrucae vulgares und Verrucae planae juveniles ➤ Kap. 21.2.19
- Zöliakie ➤ Kap. 9.6.3

28.3.1 Allgemeines

Eigentlich ist die Zeit der Kindheit ein Lebensabschnitt, der sich durch große Vitalität und Gesundheit auszeichnet. Andererseits muss auch das Abwehrsystem reifen und so kommt es, gerade in der Zeit, in der das Kind eine Kindertagesstätte oder den Kindergarten besucht, zu häufigen Erkältungserscheinungen und grippalen Infekten. Für den Heilpraktiker ist es von elementarer Wichtigkeit, bedrohliche Erscheinungen des Säuglings und des Kindes zu erkennen.

Stellen Sie sich deshalb die folgenden Fragen, um den Allgemeinzustand des Kindes festzustellen (➤ Tab. 28.9):

Es werden nun zunächst wichtige Symptome vorgestellt und danach häufige Krankheitsbilder besprochen.

28.3.2 Fieber

Fieber ist eines der häufigsten Symptome, die bei Kindern auftreten können. Es handelt sich um ein unspezifisches Krankheitszeichen, das zwar auf das Vorliegen einer Erkrankung hinweist, aber noch nicht verrät, um welche Erkrankung es sich handelt.

Von Fieber spricht man in der Regel, wenn die rektal gemessene Temperatur über 38 °C liegt. Werte zwischen 37,5 und 38 °C werden als subfebrile Temperaturen bezeichnet.

Bei Fieber handelt es sich um ein unspezifisches Symptom, das vor allem durch eine Infektion auftritt, gelegentlich auch infolge von Impfungen, Medikamenteneinnahmen, Allergien oder Tumoren.

Tab. 28.9 Fragen zur Beurteilung des kindlichen Allgemeinzustands

	Gute Zeichen	Bedrohliche bzw. ungünstige Zeichen
Wie erscheint die Hautfarbe?	Rosig	Blass evtl. mit halonierten Augen, zyanotisch, schweißig, marmoriert
Wie verhält sich das Kind?	Aufgeweckt, lebhaft, spielend, zufrieden, kräftiges Weinen	Wimmern, schwaches Weinen, stöhnen, angespannt, in sich zurückgezogen, apathisch
Wie reagiert es auf Ansprache?	Freundlich oder (heftig) abwehrend	Uninteressiert, schwache bis keine Reaktion
Wie ist die Bewusstseinslage?	Wach oder es kann leicht aus dem Schlaf erweckt werden	Bewusstseinstrüb, schwer oder gar nicht erweckbar
Wie ist der Flüssigkeitshaushalt?	Normale Hautspannung, feuchte Schleimhäute	Zurückgesunkene Augäpfel, trockene Schleimhäute, faltige Haut bzw.es lassen sich stehende Hautfalten abheben
Wie ist die Nahrungsaufnahme?	Nimmt seine gewohnten, altersgemäßen Portionen zu sich	Ein Säugling, der ein bis zwei Mahlzeiten ausgelassen hat, gehört zum Kinderarzt zur Abklärung.

Auf der einen Seite ist Fieber eine nützliche Abwehrreaktion des Körpers, da Abwehrvorgänge durch die Temperaturerhöhung besser und effektiver ablaufen können, außerdem wird die Virulenz einiger Erreger durch den Temperaturanstieg herabgesetzt. Andererseits birgt Fieber auch gewisse Gefahren in sich. Je jünger das Kind ist, desto labiler ist der Flüssigkeitshaushalt. Erschwerend kann hinzukommen, dass das Kind durch das Fieber so geschwächt ist, dass es nicht ausreichend trinkt und durch das vermehrte Schwitzen viel Flüssigkeit über die Haut verloren geht. Außerdem besteht bei manchen Kindern die Gefahr von Fieberkrämpfen, ➤ Kap. 26.1.5.

Fieber, das bei einem Säugling unter *3 Monaten* auftritt, muss immer vom *Kinderarzt* abgeklärt werden.

Wichtig ist zu wissen, dass die Höhe des Fiebers *nicht* mit der Bedrohlichkeit der Erkrankung einhergeht. So können vor allem Kinder zwischen dem 1.–4. Lebensjahr auch bei leichteren Erkrankungen mit hohem Fieber reagieren. Andererseits können gerade beim Säugling schwere Erkrankungen bis hin zur Sepsis nur mit geringer Temperaturerhöhung einhergehen. Wichtiger als die Höhe der Temperatur sind die Begleitsymptome. So ist das Kind als schwer krank einzustufen, wenn es nur kläglich weint, schlaff, benommen oder sogar apathisch ist oder Exsikkosezeichen zeigt wie trockene Schleimhäute, zurückgesunkene Augäpfel oder bei der Hautprüfung sich eine stehende Hautfalte zeigt.

Häufige Ursachen von Fieber beim Kind (➤ Tab. 28.10).

- **Infektionen des Atemtraktes:** Rhinitis, Sinusitis, Stomatitis, Pharyngitis, Tonsillitis, Laryngitis, Tracheitis, Bronchitis, Pneumonie
- **Otitis media**

Tab. 28.10 Fieber in Zusammenhang mit schweren Erkrankungen, die eine sofortige Krankenhauseinweisung oder Weiterleitung an den Kinderarzt erfordern

Krankheit	Typische Symptome
Meningitis	Bei Säuglingen vorgewölbte Fontanelle; meist akut einsetzend mit Übelkeit, Kopfschmerzen, Nackensteifigkeit
Enzephalitis	Akut einsetzend, oft nach vorausgegangener Erkältungskrankheit, Kopfschmerzen, Bewusstseinsstörung bis hin zum Koma, neurologische Ausfallserscheinungen
Appendizitis	Übelkeit, Erbrechen, Appetitlosigkeit, Bauchschmerzen, (lokale) Abwehrspannung
Enteritis	Durchfälle mit Zeichen der Dehydratation
Sepsis	Fulminanter als auch schleichender Verlauf möglich, oft Schüttelfrost, evtl. Schock
Endo-, Myo-, Perikarditis	Tachykardie, evtl. Herzgeräusche, Rhythmusstörungen, Zyanose, Dyspnoe

- **Influenza und grippaler Infekt**
- **Gastroenteritis**: viral häufig durch Rota-, Noro-, Adeno- und Enteroviren, auch bakteriell oder durch Protozoen möglich
- **Harnwegsinfekte**
- **Zahndurchbruch mit begleitendem Infekt**
- **(Kinder)Krankheiten:** Röteln, Ringelröteln, Masern, Mumps, Scharlach, Windpocken, Exanthema subitum, infektiöse Mononukleose

Vom Fieber ist abzugrenzen eine Überwärmung des Säuglings durch zu warme Kleidung und / oder überheizte Räume.

Alarmzeichen, die je nach Schwere eine sofortige Überweisung an den Kinderarzt oder eine Krankenhauseinweisung erfordern:

- **Meningismuszeichen** (vorgewölbte Fontanelle, Nackensteifigkeit, Kopfschmerzen, Übelkeit)
- **Enzephalitiszeichen** (Bewusstseinsstörungen bis Koma, neurologische Ausfallserscheinungen)
- **Schockzeichen** (Hypotonie, Tachykardie, schwacher Puls, Exsikkosezeichen)
- **Krampfanfälle**
- **Petechien** (punktförmige Hauteinblutungen)
- **Apathie, Bewusstseinsstörungen**

Seltenere Ursachen von Fieber beim Kind

- Impfreaktion
- Allergien
- Medikamenteneinnahme (z. B. Antibiotika)
- Leukämie
- Mykosen
- Tuberkulose
- Toxoplasmose
- Malaria und andere Tropenkrankheiten
- Rheumatische Erkrankungen (z. B. LE, Vaskulitiden, juvenile Arthritis)
- Morbus Hodgkin
- Neuroblastom
- Sarkoidose
- Münchhausen-by-proxy-Syndrom (Eltern täuschen eine Krankheit des Kindes vor)

Symptomatische Maßnahmen bei Fieber

- Auf ausreichende **Flüssigkeitszufuhr** muss geachtet werden. Man rechnet ab einer Körpertemperatur von 37,5 °C pro 0,5 °C Temperaturanstieg 5 ml Flüssigkeit pro Kilogramm Körpergewicht. Je jünger das Kind ist, desto labiler ist der Flüssigkeitshaushalt.
- **Hitzestau vermeiden!** Eltern hüllen ihre Kinder bei Fieber oft zu warm ein. Säuglinge und Kleinkinder können aber weniger Schweiß produzieren, deshalb kann es schnell zum Hitzestau kommen.
- **Kühlende, lauwarme Wadenwickel** mit Wasser ohne Zusatz bei Säuglingen mit Wassertemperaturen um die 25–30 °C, bei älteren Kindern um die 20 °C. Darf nur durchgeführt werden, wenn die Arme und Beine warm sind. Beginnt der Patient zu frieren, muss diese Maßnahme sofort gestoppt werden.
- Kind Tag und Nacht nicht allein lassen, sondern möglichst in Sicht- zumindest aber in Rufnähe bleiben.
- Raum gut lüften – aber Zugluft vermeiden.
- Für Ruhe sorgen.
- Durchgeschwitzte Kleidung und Bettlaken gleich wechseln.
- Schulmedizinische medikamentöse Fiebersenkung. In der Schulmedizin wird eine Fiebersenkung meist ab 39 °C, spätestens ab 40 °C durchgeführt. Dazu werden Ibuprofen oder Paracetamol eingesetzt. ASS wird in der Regel nicht eingesetzt, da es als Komplikation seltene Fälle eines Reye-Syndroms (Leberfunktionsstörung, akute Enzephalopathie) gab. Allerdings wird ASS heute als Ursache dafür auch infrage gestellt.

28.3.3 Bauchschmerzen

Kleine Kinder haben oft *Probleme, Schmerzen zu lokalisieren,* und projizieren deshalb Schmerzen jeder Art in den Bauchraum. So kann es durchaus sein, dass ein Kind mit Otitis media, Pneumonie oder Tonsillitis behauptet, Bauchschmerzen zu haben. Deshalb muss ein Kind bei unklaren Bauchschmerzen immer gründlich von Kopf-bis-Fuß untersucht werden. Je jünger Kinder sind, desto ungenauer sind sie bei der Art und Lokalisation ihrer Beschwerden. Säuglinge krümmen sich zusammen und Kleinkinder zeigen bei Beschwerden meist einfach auf die Bauchmitte.

Bei plötzlich einsetzenden Bauchschmerzen ist zunächst die richtige Einschätzung der Krankheitsschwere wichtig. Lassen Sie sich Zeit für die Untersuchung. Bei einem schreienden und sich wehrenden Kind ist es nicht möglich, die Spannung eines Abdomens zu beurteilen. Schauen Sie, dass Sie das Vertrauen des Kindes gewinnen. Zeit lassen bedeutet hier Zeitgewinn. Achten Sie auch auf warme Hände. Bewerten Sie die Körpersprache des Kindes. Auf eine besondere Krankheitsschwere weist hin, wenn das Kind blass, angstvoll-angespannt und stillliegend ist.

Ursachen Der Therapeut fragt sich: „Liegen wirklich Bauchschmerzen vor?" Liegen tatsächlich Bauchschmerzen vor, so sind diese bei Kindern *bis 6 Jahren* fast immer *organisch* bedingt. Bei *Schulkindern* dagegen sind sie in bis zu 90 % der Fälle *funktionell bedingt* und gehen mit weiteren funktionellen Beeinträchtigungen einher. Davon sind vor allem empfindsame und ehrgeizige Kinder betroffen. Bestehen diese Bauchschmerzen über längere Zeit, so kann es dadurch zu chronischer Obstipation, Reizdarmsyndrom und chronischer Gastritis kommen.

Für Bauchschmerzen kommen eine große Anzahl Erkrankungen in Betracht, z. B.

- Infektiöse Gastroenteritis oder Enterokolitis (häufig)
- Schwere akute Obstipation (häufig)
- Kuhmilchintoleranz
- Exzessives Schreien (Dreimonatskoliken)
- Appendizitis
- Meckel-Divertikulitis
- Ileus (z. B. Invagination, Adhäsion, angeborene Obstruktion)
- Peritonitis
- Inkarzerierte Hernien (häufig bei Säuglingen) mit schmerzhafter Schwellung in der Leiste, heftiges Schreien, Erbrechen
- Sigmatorsion
- Cholelithiasis
- Akute Pankreatitis
- Coma diabeticum
- Vergiftungen

Bei Jugendlichen muss man bei Bauchschmerzen auch noch an die folgenden Ursachen denken:

- Postenteritissyndrom
- Chronische Obstipation
- Laktoseintoleranz und andere Nahrungsmittelunverträglichkeiten
- Rezidivierende Harn- oder Gallenwegsinfektionen
- Morbus Crohn
- Colitis ulcerosa
- Tumor
- Dysmenorrhö
- Chronische Appendizitis

28.3.4 Erbrechen (Vomitus, Emesis)

Beim Erbrechen handelt es sich um einen vom Brechzentrum gesteuerten reflexartigen Vorgang, der zu einer Entleerung von Magen- oder Darminhalt führt. Von diesem Erbrechen ist das Herausrinnenlassen von kleineren Portionen, evtl. mit gleichzeitigem Aufstoßen zu unterscheiden. Letzteres ist in der Regel ein harmloser Vorgang und, solange die Kinder gedeihen und normal an Gewicht zunehmen, nicht behandlungsbedürftig. Behandlungsbedürftig ist es, wenn sie nicht die notwendige *Gewichtszunahme* zeigen. Außerdem kann es sein, dass zurückfließender Mageninhalt in die Lunge gerät und zur *Aspirationspneumonie* führt. Gelangt Magensäure in die Speiseröhre, kann es zur Reizung des N. vagus kommen und dadurch zu einer Verengung der Atemwege. Dies kann einen Asthmaanfall auslösen.

Beim echten, schwallartigen Erbrechen muss sorgfältig nach der Ursache geforscht werden, denn Erbrechen ist keine Krankheit, sondern ein Symptom.

Ursachen Bei den Ursachen unterscheidet man periphere Gründe, die gastrointestinal bedingt sind und zentrale Gründe, die die Ursache im Gleichgewichtsorgan und im Gehirn haben. Außerdem kommen als Ursachen Medikamente und Drogen in Betracht.

Wichtige Ursachen von Erbrechen

- Akute Gastroenteritis (häufig)
- Akute Appendizitis (häufig)
- Peritonitis
- Ileus (z. B. Invagination, Adhäsionen, angeborene Darmobstruktionen, inkarzerierte Hernien)
- Pylorusstenose
- Zenker-Divertikel, Ösophagusdivertikel
- Nahrungsmittelallergien, Nahrungsmittelunverträglichkeiten

- Lebensmittelvergiftungen
- Medikamentenunverträglichkeiten
- Azetonämisches Erbrechen (obstartiger Geruch des Erbrochenen)
- Kinetosen (Autofahrten, Busfahrten, Seekrankheit)
- Morbus Menière, Neuritis vestibularis
- Gallen- und Harnwegssteinkoliken
- Hepatitis, Pankreatitis, Harnwegsinfektionen
- Meningitis, Enzephalitis
- Schädel-Hirn-Traumen, Hirntumoren, Tumoren
- Vergiftungen
- Migräne (ab Schulkindalter)

Wichtige anamnestische Fragen bei Erbrechen
- Wann begann das Erbrechen?
- Wie häufig wurde erbrochen?
- Gibt es einen Zusammenhang mit der Nahrungsaufnahme?
- Wie sah das Erbrochene aus?
- Welche Begleitsymptome bestehen?

Tritt ein Erbrechen *ohne* vorangegangene *Übelkeit* auf, so deutet das auf eine Reizung des *Brechzentrums* in der Medulla oblongata hin. Dabei kommt es typischerweise zu einem schwallartigen Erbrechen. Allerdings tritt auch beim Säugling mit einer Pylorusstenose ein schwallartiges Erbrechen auf. Dieses steht allerdings im Zusammenhang mit dem zuletzt getrunkenen Fläschchen.

Kommt es zu einem blutigen bzw. Kaffeesatzerbrechen (Hämatemesis), spricht das für eine Blutung im gastrointestinalen Bereich. Ein galliges Erbrechen (Cholemesis) mit grünlichem Erbrochen ist ein Hinweis auf eine Ursache distal der Einmündungsstelle der Vater-Papille. Fäkales Erbrechen (Miserere) weist auf Ileus. Stellt man unverdaute Nahrungsbestandteile im Erbrochenen (Regurgitation) fest, so kann ein Ösophagus- oder Zenker-Divertikel die Ursache sein. ➤ Tab. 28.11.

Gefährliche Zeichen bei Erbrechen
- Fehlende Gewichtszunahme oder sogar Gewichtsabnahme
- Galliges Erbrechen oder Koterbrechen
- Anhaltendes, häufiges Erbrechen
- Zeichen von Dehydratation und/oder Elektrolytentgleisungen

Komplikationen Die häufigste Komplikation bei Erbrechen ist die *Exsikkose.* Diese ist ganz besonders beim Säugling durch den labilen Wasserhaushalt gefürchtet.

Tab. 28.11 Differenzialdiagnostische Überlegungen bei Erbrechen

Symptom	Wahrscheinliche Ursachen
„Spucken" nach einer Mahlzeit, evtl. mit anschließendem Schreien, bei normaler Gewichtszunahme	Fütterungsfehler, Luftschlucken, zu schnelles Trinken, fehlendes Ausstoßen
Schwallartiges Erbrechen des Fläschchens nach jeder Mahlzeit mit sichtbaren peristaltischen Bewegungen des Magens. Danach zeigt das Kind gleich wieder Hunger. Vor allem bei Jungen in der 2.–4. Lebenswoche.	Pylorusstenose
Plötzlicher Beginn, Durchfall, Erbrechen, Fieber, Bauchschmerzen	Infektiöse Gastroenteritis und Vorläuferstadium verschiedener Infektionskrankheiten
Erbrechen, Fieber, Kopfschmerzen, Nackensteifigkeit	Meningitis
Erbrechen und akute kolikartige Bauchschmerzen	Akutes Abdomen, Gallen- und Harnwegsteine
Erbrechen und gespannte Bauchdecke, heftiges Schreien/Weinen	Ileus (z. B. Invagination, Volvulus)
Übelkeit, Erbrechen, Appetitlosigkeit, Bauchschmerzen, „aus heiterem Himmel", v. a. bei Kinder und Jugendlichen	Appendizitis
Erbrechen und heftige Kopfschmerzen, v. a. bei Schulkindern	Migräne
Erbrechen und Trauma in der Vorgeschichte	Schädel-Hirn-Trauma
Erbrechen nach Nahrungsaufnahme	Vergiftung

Säuglingserbrechen kann innerhalb eines Tages zur Dehydratation und Elektrolytentgleisung führen.

Je nach Krankheitsschwere erfolgt die Behandlung durch den Kinderarzt oder es muss eine Klinikeinweisung erfolgen.

Therapie Leichtere Fälle können vom Heilpraktiker behandelt werden, wenn die Ursache nicht in einer Krankheit mit Behandlungsverbot liegt. Es ist zu prüfen, ob Fehler beim Füttern des Kindes vorliegen: Sind die pro Mahlzeit gefütterten Portionen zu groß? Wird ein zu großer Sauger beim Fläschchen aufgesetzt, sodass es zum Luftschlucken kommt? Stößt das Kind nach der Mahlzeit nicht auf?

Es wird Nahrungskarenz eingehalten, auf ausreichende Flüssigkeitszufuhr geachtet und die Grundkrankheit naturheilkundlich behandelt.

28.3.5 Diarrhö (Durchfall)

Wie beim Erbrechen handelt es sich bei Diarrhö um ein Symptom und nicht um eine Krankheit. Beim Erwachsenen bezeichnet man als Durchfall, wenn pro Tag mehr als drei dünnflüssige Stühle auftreten. Bitte bedenken Sie, dass bei „Muttermilchstühlen" die Häufigkeit pro Tag bei den einzelnen Kindern physiologisch *sehr stark schwanken* kann.

Ursachen Durchfälle können unterschiedlichste Ursachen haben, wobei im Wesentlichen die gleichen Gründe wie beim Erwachsenen in Betracht kommen:

- **Infektionen:**
  - **Bakterien,** z. B. Clostridium difficile, Salmonellen, Shigellen, EHEC, Campylobacter
  - **Viren,** vor allem bei Kleinkindern Rotaviren, auch Noro-, Adeno-, Arbo-, Reo- und Enteroviren
  - **Pilze,** vor allem bei Diabetikern und Abwehrgeschwächten
  - **Protozoen,** z. B. Amöbenruhr
- **Parasiten,** z. B. Maden-, Spul- und Bandwürmer (➤ Kap. 9.9)
- **Lebensmittelvergiftung,** z. B. durch Blei, Zink, Kupfer, Cadmium, die in manchen Legierungen der Glasur oder Emaillierung von Kochgeräten und Töpfen enthalten sind. Diese können vor allem bei Aufbewahrung saurer Lebensmittel herausgelöst werden.
- **Extraintestinale Infektionen** (Otitis media, Atemwegsinfektionen, Sepsis, HUS)
- **Intestinale Erkrankungen** wie Morbus Crohn (➤ Kap. 9.6.2), Colitis ulcerosa (➤ Kap. 9.7.7), Divertikulitis (➤ Kap. 9.7.6)
- **Zöliakie** (➤ Kap. 9.6.3, Verdauung)
- **Reizdarmsyndrom** (➤ Kap. 9.7.1), vor allem im Kleinkind- und Vorschulalter
- **Medikamente**, vor allem Antibiotika
- **Nahrungsmittelallergien und -unverträglichkeiten**, z. B. gegen Milch- und Fischeiweiß (➤ Kap. 22.2.3)
- **Laktoseintoleranz** (➤ Kap. 22.2.3)
- **Schilddrüsenüberfunktion** (➤ Kap. 14.5.3, Hyperthyreose)
- **AIDS** (➤ Kap. 27.1) oder andere Immundefekte
- **Pankreatitis** (➤ Kap. 13.3.2)
- **Diabetes mellitus** (durch Neuropathien) (➤ Kap. 14.8.3)
- **Psychische Faktoren,** z. B. durch Angstsymptomatik im Schulkindalter
- **Übermäßiger Genuss von Fruchtsäften oder anderen stark gezuckerten Nahrungsmitteln** (der Zucker kann vermehrt Wasser in den Darm ziehen)

Wichtige anamnestische Fragen bei Diarrhö

- Wann haben die Durchfälle begonnen?
- Gab es einen bestimmten Auslöser (z. B. verdorbene Speisen gegessen, Medikamente eigenommen)?
- Wie häufig treten die Stühle pro Tag auf?
- Wie ist die Beschaffenheit der Stühle (dünnflüssig, wässrig, schleimig, blutig)?
- Treten in der Familie (oder KiTa, KiGa, Schule usw.) ebenfalls Diarrhöen auf?
- Gibt es Begleitsymptome (Fieber, Bauchschmerzen)?
- Ist es zur Gewichtsabnahme gekommen?

Wichtige Gesichtspunkte bei der körperlichen Untersuchung

- Beurteilung der Gewichtsabnahme
- Beurteilung der Dehydratation
- Sind Begleitsymptome feststellbar?
- Stühle ansehen und auf auffallenden Geruch achten (infektiös bedingte Durchfälle riechen oft faulig)

28

- Beschaffenheit der Bauchdeckenspannung beurteilen
- Meteorismus?
- Druckschmerzhaftigkeit bestimmter Punkte im Abdomen?

Beurteilung der Gefährlichkeit der Diarrhö
Solange das Kind ausreichend trinkt und normale Alltagsaktivitäten zeigt, ist der Durchfall nicht bedrohlich.

Das Kind muss an den Kinderarzt verwiesen werden, wenn

- die Ursache eine infektiöse Gastroenteritis ist, weil dafür Behandlungsverbot für den Heilpraktiker besteht,
- der Stuhl Blutbeimengungen zeigt,
- wenn die Bauchdecke eine Abwehrspannung zeigt,
- wenn Bauchschmerzen zunächst im Mittelbauch auftraten, die dann in den rechten Unterbauch gezogen sind, da dies ein Hinweis auf Appendizitis ist,
- wenn das Kind Zeichen einer Gelbfärbung zeigt,
- wenn es sich um einen Säugling unter 6 Monaten handelt, wegen des labilen Flüssigkeitshaushaltes,
- wenn das Kind die Diarrhö auf einer Fernreise erworben hat, da es sich dann vermutlich um eine infektiöse Enteritis handelt.

Komplikationen Gedeihstörungen, Gewichtsabnahme, Eiweiß- und Vitaminmangel, Exsikkose, chronische Diarrhö, Blut im Stuhl.
Gefahr der Austrocknung bei Kindern. Das Verhindern der Austrocknung hat bei Diarrhö oberste Priorität!
Hinweise auf Exsikkose:

- **Leichte Exsikkose.** Man sieht trockene Lippen, die Hautspannung ist aber nicht beeinträchtigt. Der Urin ist dunkler, da er stärker konzentriert ist. Das Kind ist bei klarem Bewusstsein. Der Tränenfluss ist zwar vermindert, aber noch vorhanden.
- **Mittelstarke Exsikkose.** Es können Hautfalten abgehoben werden, die nur langsam verstreichen, die Lippen und die Schleimhäute von Mund und Rachen sind trocken, die Augen sind leicht eingefallen, Oligurie, eingesunkene Fontanelle. Die Kinder sind still.
- **Starke Exsikkose.** Die Hautfalten verstreichen bei der Prüfung nicht mehr. Die Schleimhäute sind sehr trocken und die Lippen brüchig. Die Augäpfel und die Fontanelle sind stark zurückgesunken. Es stellen sich die Schockzeichen ein: Blässe, Hypotonie, Tachykardie, kaum tastbare Pulse, Apathie bis Bewusstseinstrübung bis Koma.

! Ausgeprägte Exsikkosezeichen stellen eine ernsthafte Lebensbedrohung dar, die eine sofortige Klinikeinweisung erfordern!

Maßnahmen zur Rehydrierung. Bei mittelstarker Dehydrierung wird die Behandlung an einen Kinderarzt übertragen, bei starker Exsikkose erfolgt die Klinikeinweisung.

Bei leichter Dehydrierung sind meist die folgenden Maßnahmen erfolgreich:

Säuglinge werden weiterhin gestillt, allerdings werden sie häufiger angelegt. Nicht gestillte Kinder erhalten weiterhin ihre gewohnte Nahrung. Zusätzlich wird eine Rehydrierungslösung verabreicht, die hinsichtlich des Elektrolyt- und Glukosegehalts optimal auf Kinder abgestimmt ist (z. B. Oralpädon® oder Elotrans®). Will das Kind diese nicht trinken, werden Wasser, Tee oder verdünnte Säfte angeboten. Es soll so viel Flüssigkeit gegeben werden, wie das Kind möchte. Besteht gleichzeitig Erbrechen, wird die Flüssigkeit mit dem Teelöffel verabreicht. Manchmal muss vorher begonnen werden, mit einem in Flüssigkeit eingetauchten Finger die Flüssigkeit zu geben, damit das Durstgefühl angeregt wird. Bei Kleinkindern kann es helfen, wieder das Fläschchen anzubieten, auch wenn sie bereits entwöhnt sind.

28.3.6 Obstipation (Verstopfung)

Werden bei gestillten Säuglingen Stuhlfrequenzen von 1–10 × täglich als normal betrachtet, so sind es bei Kleinkindern 0,5–3 × täglich. In der Regel setzen Kinder täglich Stuhl ab. Aber es wird – wie beim Erwachsenen – als physiologisch betrachtet, wenn einige beschwerdefreie Tage *kein* Stuhl abgesetzt wird.

Vor allem im Kleinkindalter kommt Obstipation *häufig* vor. Dabei kann sich ein Circulus vitiosus (Teufelskreis) einstellen. Das Absetzen des oft harten und knolligen Stuhles verursacht Fissuren im Analbereich. Dadurch kann es bei der Defäkation zu Schmerzen kommen, die das Kind veranlassen, die Defäkation hinauszuschieben. Dadurch dickt der Stuhl noch mehr ein und die Schmerzen bei der nächsten Defäkation nehmen zu. Es ist wichtig, diesen Teufelskreis zu durchbrechen und bei dem Kind für regelmäßigen und weichen Stuhlgang zu sorgen.

Ursachen

- Fehlernährung (häufig)
- Belastende oder veränderte Lebensumstände (häufig)
- Forciertes Sauberkeitstraining
- Folgezustand nach durchlaufenen Infekten
- Angeborene Stenosen oder Innervationsstörungen des Darmes

Wichtig ist es, den Allgemeinzustand des Kindes zu beurteilen und zu prüfen, ob Gedeihstörungen vorliegen! Es müssen bedrohliche Erkrankungen erkannt werden, wie z. B. akutes Abdomen / Ileus (Invagination, Volvulus), Morbus Hirschsprung.

Wichtige anamnestische Fragen bei Obstipation

- Seit wann besteht die Obstipation?
- Liegen Schmerzen bei der Defäkation vor?
- Bestehen Bauchschmerzen? Wenn ja, wie stark?
- Sind noch weitere Symptome vorhanden?
- Wie ist die Stuhlbeschaffenheit?
- Bestanden vorher auch schon Probleme mit der Defäkation?
- Wie ist die Ernährung?
- Wie viel wird pro Tag getrunken?
- Liegen familiäre oder schulische Konflikte vor?
- Wie lief / läuft es mit der Sauberkeitserziehung?
- Gibt es Grunderkrankungen? Wurden Darmoperationen durchgeführt?

Therapie Handelt es sich um eine primäre Obstipation – also ohne vorliegende Grunderkrankung – kann je nach Ursache alimentär und / oder mit psychogenen Maßnahmen behandelt werden.

Es muss auf ausreichende Bewegung geachtet werden. Bei der Ernährung wird Vollkornernährung mit viel frischem Obst, Datteln, Feigen und Gemüse empfohlen. Gemieden werden sollen Weißmehlprodukte, Teigprodukte und Süßigkeiten. Es ist auf ausreichende Flüssigkeitszufuhr zu achten, dabei werden Wasser und ungesüßte Tees empfohlen.

Mit den Eltern muss die Sauberkeitserziehung abgeklärt und besprochen werden, z. B., ob sich bei dem Kind eine WC-Phobie entwickelt hat oder ein zu starker Fokus auf die Sauberkeit gelegt wird. Gegebenenfalls muss mit den Eltern eine Gesprächstherapie durchgeführt werden.

Ist es zu Verletzungen durch zu harten Stuhl im Analbereich gekommen, so muss mit Salben und / oder Zäpfchen behandelt werden und für weichen Stuhl gesorgt werden.

28.3.7 Appetitstörungen

Appetitstörungen können sich als *Appetitlosigkeit* oder in einem zu *großen Appetit* zeigen. Fragt man die Eltern, wie es um dem Appetit des Kindes bestellt ist, hört man oft die Klage: „Das Kind isst überhaupt nichts." Eine genauere Nachfrage ergibt allerdings oft ein anderes Bild. So kann es sich herausstellen, dass das Kind viel zwischen den Mahlzeiten nascht oder dass es bei (statt) oder zwischen den Mahlzeiten Milch trinkt. Teilweise haben Eltern falsche Vorstellungen davon, wie viel ein Kind essen müsse. Gerade nach der Säuglingszeit verlieren die Kinder ihren Babyspeck und sie kommen nun mit deutlich weniger Nahrung aus. Auch essen Kinder ab dem 2. Lebensjahr nur noch wenig Gemüse.

Zur Beurteilung der Appetitstörung ist das Gewichts- und Größensomatogramm von großer Bedeutung. Prüfen Sie, ob sich das Kind altersgemäß entwickelt, beurteilen Sie jedoch auch den Allgemeinzustand des Kindes und die Krankheitsgeschichte. Hat das Kind ständig Infekte oder andere Beschwerden, wie HNO-Symptome, Diabetes mellitus?

Auch das Gegenteil kann der Fall sein: Es kann sein, dass das Kind ständig hungrig ist und große Essmengen zu sich nimmt. Essen kann mit der Psyche verbunden sein. So kann ein Kind z. B. essen, wenn es Angst empfindet, und riesige Mengen in sich hineinstopfen. Auch hier liefert das Gewichts- und Größensomatogramm eine wertvolle Hilfe zur Beurteilung.

Ursachen Wie vorstehend geschildert, können Appetitstörungen ihre Ursache in *Ernährungsfehlern* oder im *seelischen Bereich* haben. Sie können jedoch auch infolge von chronischen Infekten, Entzündungen, Leukämie und Neoplasien auftreten. Selten auch durch organische Fehlbildungen, wie eine Verengung des Magenausgangs. Gerade bei jungen Mädchen muss auch Anorexia nervosa (➤ Kap. 10.9.1) in Betracht gezogen werden.

Therapie Organische und seelische Ursachen müssen – gegebenenfalls vom Arzt – behandelt werden. Es soll darauf geachtet werden, dass das Essen des Kindes nicht eine zu große Bedeutung bekommt, weil die Kinder sonst eventuell „bockig" reagieren und aus Trotz das Essen verweigern. Besser ist es, dem Kind das Essen anzubieten und es davon essen zu lassen, so viel es möchte. Unbedingt sollte darauf geachtet werden, dass zwischen den Mahlzeiten nicht viel genascht wird. Mindestens 20 Minuten vor den Mahlzeiten sollte auch nichts mehr getrunken werden, vor allem keine Milch und keine Säfte. Insgesamt sollten Klein- und Schulkinder nicht mehr als 250–500 ml Milch pro Tag trinken. Der Durst sollte vor allem mit Wasser und ungesüßtem Tee gestillt werden.

28.3.8 Lymphknotenschwellungen

Eine Lymphknotenschwellung ist eine sicht- und / oder tastbare Vergrößerung eines Lymphknotens. Sie kann sowohl bei Infektionen als auch bei Neoplasien auftreten (➤ Tab. 28.12). Infolge von Entzündungen ist sie nicht nur tastbar, sondern auch druckschmerzhaft und verschieblich. Infolge von Karzinomen findet man sie vergrößert, schmerzlos und unverschieblich.

28.3.9 Ödeme

Ödeme sind *Flüssigkeitsansammlungen* im Gewebe, die *lokalisiert* oder *generalisiert* auftreten können.

Ursachen Als Ursachen kommen Eiweißmangel (verminderter onkotischer Druck), erhöhter hydrostatischer Druck, erhöhte Gefäßdurchlässigkeit, herabgesetzte Kapazität des Lymphsystems und die Einlagerung von Mukopolysacchariden (bei Myxödem) in Betracht (➤ Tab. 28.13).

28.3.10 Dreimonatskoliken (exzessives Schreien im Säuglingsalter)

Ungefähr 15–30 % der Säuglinge sind in den ersten drei Lebensmonaten (meist von der 2. Lebenswoche bis zum 3. Lebensmonat) von exzessiven *Schreiattacken* betroffen, bei knapp 10 % der Säuglinge bestehen diese Attacken auch noch darüber hinaus. Mit exzessivem Schreien meint man, dass der Säugling an unstillbaren, dauerhaften Schrei- und Unruheattacken leidet, die vor allem abends auftreten. Der umgangssprachliche Begriff „Schreibaby" sollte vermieden werden.

Ursachen Die Ursache der Schreiattacken ist *unbekannt*. Da sie aber oft mit einem geblähten Abdomen einhergehen, wird von manchen vermutet, dass Koliken die Ursachen sind und von „Dreimonatskoliken" gesprochen. Allerdings gibt es auch die Theorie, dass das geblähte Abdomen nicht die Ursache, sondern die Folge der Schreiattacken ist.

Man vermutet, dass eine gestörte Anpassung des kindlichen Magen-Darm-Traktes an die verabreichte Nahrung vorliegen könnte, oder dass eine zu große Trinkgeschwindigkeit des Kindes vorliegt und / oder ein vermehrtes Luftschlucken, ohne dass anschließend aufgestoßen wird.

In der Regel hören diese Schreiattacken von selbst auf. Bleiben die Kinder aber noch weiterhin in ihrer Regulation (Schlafen, Trinken, Weinen) schwierig, so rechnet man diese Störung den Regulationsstö-

Tab. 28.12 Übersicht über typische Befunde mit Lymphknotenschwellungen bei Kindern

Lymphknotenregion	Beispiele für Ursachen
Generalisiert	Bei viral bedingten Erkrankungen wie Masern, Röteln, infektiöse Mononukleose (auch regional möglich), Zytomegalie (auch regional möglich), AIDS, bei bakteriell bedingten Erkrankungen wie Lymphknoten-Tb, außerdem Toxoplasmose (je nach Befall auch regional möglich), rheumatische Erkrankungen, Leukämie
Lokalisiert	Tonsillitis, Angina, Scharlach, Diphtherie, Windpocken, Pharyngitis, Stomatitis, Mumps (meist durch Parotisschwellung überdeckt), Lymphome, Morbus Hodgkin, Karzinom, Metastasen

Tab. 28.13 Mögliche Ursachen für Ödeme bei Kindern

Krankheit	Begleitsymptome
Nierenerkrankungen bis Niereninsuffizienz	Lidödeme, v. a. morgendliche Ödeme von Händen und Füßen
Nephrotisches Syndrom	Generalisierte Ödeme, Oligurie, Anurie, Müdigkeit, Kopfschmerzen, Übelkeit, Erbrechen
Fehler bei der Infusionstherapie	z. B. in Kliniken bei Frühgeborenen, Neugeborenen, Säuglingen
Allergien	z. B. als Angioödem im Gesicht
Herzinsuffizienz (z. B. durch angeborenen Herzfehler)	Bei peripherer Stauung lageabhängige Ödeme (v. a. an den Unterschenkeln), bei pulmonaler Stauung Dyspnoe, Zyanose, Rasselgeräusche
Mukoviszidose (zystische Fibrose)	Dyspnoe, rezidivierende Atemwegsinfekte, Massenstühle, mangelhafte Gewichtszunahme
Mangelernährung	Aszites („Hungerbauch"), Untergewicht, Wachstumsverzögerung
(Angeborene) Hypothyreose (Myxödem)	Geistige Behinderung, Wachstumsverzögerung, gedrungener Körperbau und kurze Extremitäten, Innenohrschwerhörigkeit, trockene Haut, flache Nase, dicke Zunge

rungen im Säuglingsalter zu. Die Ursache liegt dann eventuell in psychosozialen Belastungsfaktoren. Dabei wird das Schreien nicht allein als eine Störung betrachtet, die nur beim Säugling auftritt, sondern die Verhaltensauffälligkeit des Säuglings ist Teil einer Symptomenkonstellation, zu der auch eine beeinträchtigte Beziehung zwischen dem Kind und de Eltern und eine Überforderung der Eltern gehört. Aber auch diese Definition ist kritisch zu betrachten, da es im Einzelfall nicht einfach sein dürfte zu entscheiden, ob die Überforderung der Eltern tatsächlich schon vorher da war oder ob sie sich erste durch die Schreiattacken des Kindes eingestellt hat.

In der ICD-10 ist das exzessive Schreien nicht als eigenständige Krankheit aufgeführt.

Dreierregel („Rule of Threes"). Nach einer häufig verwendeten Definition liegt exzessives Schreien dann vor, wenn über einen Zeitraum von mindestens *3 Wochen* an mindestens *3 Tagen* pro Woche mehr als *3 Stunden* pro Tag geschrien wird. Neben dieser Dreierregel ist die Unstillbarkeit der Schreiattacken ein wichtiges Kennzeichen.

Symptome Die Säuglinge schreien vor allem am späten Nachmittag und ziehen die Beinchen an, das Abdomen ist gebläht. Nach Abklingen der Schreiattacke verhalten sie sich wieder normal und zeigen *Interesse* an der *Nahrungsaufnahme*. Auch die Gewichtsentwicklung und das Gedeihen des Kindes ist *normal*.

Differenzialdiagnose Gerade bei erstmaliger Schreiattacke müssen sorgfältig die folgenden lebensbedrohlichen Erkrankungen ausgeschlossen werden:

- **Invagination**. Einstülpung einer Darmschlinge in eine andere, vor allem bei Säuglingen und Kleinkindern bis zum 3. Lebensjahr. Heftige Schmerzattacken werden von beschwerdefreien Intervallen abgelöst.
- **Volvulus**. Vor allem in der frühen Säuglingszeit oder im Schulalter dreht sich der Darm um seine eigene Achse. Es kommt zu plötzlich einsetzenden Schmerzen, das Abdomen ist allerdings häufig gar nicht oder nur wenig gespannt, was leicht zu Fehldiagnosen führen kann. Allerdings wirken die Kinder sehr krank, erbrechen meist zunächst gallig und später Stuhl.

Außerdem muss ausgeschlossen werden:

- **Kuhmilchproteinintoleranz.** Aufgrund bestimmter Unverträglichkeiten von Bestandteilen in Kuhmilch kommt es zu einer Schädigung der Darmschleimhaut, die zu lokalen Entzündungsreaktionen und zu einer fortschreitenden Zerstörung der Mukosa führen kann. Folgen sind Malabsorption und schleimige bis blutige Durchfälle, Erbrechen und kolikartigen Bauchschmerzen. Oft besteht gleichzeitig eine Urtikaria.

Therapie Ernährungsumstellung der stillenden Mutter auf Vollwerternährung mit einer Reduzierung von Kaffee und Schwarztee und dem Verzicht auf blähende Speisen wie Zwiebeln, Hülsenfrüchte und Kohl. Dem Kind sollte man Kümmel-, Anis- und Fencheltee anbieten. Das Kind soll viel Körperkontakt zu den Eltern haben und im „Fliegergriff" getragen werden. Dazu legt man das Kind mit dem Bauch auf den Unterarm und stützt es mit der anderen Hand. Bewährt haben sich in der Naturheilkunde besonders die TCM, Homöopathie und Babymassage, vor allem die Bauchmassage im Uhrzeigersinn.

28.3.11 Windeldermatitis (Windelausschlag)

Von einem wunden Po sind fast alle Säuglinge irgendwann einmal betroffen. Wird er rechtzeitig behandelt, so ist das Problem meist innerhalb von ein paar Tagen behoben. Wird zu lange gewartet und / oder falsch behandelt, kann der Windelausschlag erhebliche Ausmaße annehmen.

Symptome Meist beginnt es mit einer *Hautrötung* um den *Anus* herum, bedingt durch eine Reizung durch den Stuhl und / oder Urin. Die Entzündung wird durch den Luftabschluss und Wärmestau begünstigt. Oft besteht zusätzlich eine Besiedlung mit Candida albicans, gelegentlich auch mit Bakterien.

Windelsoor Ist es zur Besiedelung der Haut mit Candida albicans gekommen, spricht man von Windelsoor. Dieser Hefepilz siedelt beim Kind im *Darm* und gelangt mit dem Stuhl auf die Hautoberfläche, wo er ein für ihn ideales Milieu vorfindet. Die *Hautbesiedelung* durch Candida albicans erkennt man am Auftreten von Streuherden in Form von Knötchen und Pusteln um den entzündeten Bereich herum. Die Haut schuppt sich und es gibt am Entzündungsherd oft eine Randbetonung. Der Windelsoor kann sich vom Windelbereich weiter auf die Oberschenkel, den Bauch- und Brustbereich ausdehnen.

Therapie Der betroffene Bereich muss luftig und trocken gehalten werden. Am besten ist es, wenn das Kind die meiste Zeit ohne Windel verbringt. Allein durch diese Maßnahme verschwindet der Ausschlag in vielen Fällen. Kann nicht auf Windeln verzichtet werden, so müssen diese häufig gewechselt werden, damit möglichst keine / wenig Flüssigkeit und kein Stuhl auf den betroffenen Bereich gelangt. Vom Tragen von Stoffwindeln rät man heute in der Mehrzahl der Fälle ab, da diese nicht so saugfähig sind wie Wegwerfwindeln, die die Haut trockener halten.

Zur Säuberung werden ölgetränkte Tücher oder ein weicher Waschlappen und lauwarmes Wasser oder Scharfgarbentee verwendet. Puder darf nicht verwendet werden, da er verklumpen und die Haut aufscheuern kann. An pflanzlichen Mitteln haben sich Calendula, Eichenrinde und Hamamelis bewährt. Bei hartnäckigem Pilzbefall kann es notwendig sein, dass antimykotische Präparate eingesetzt werden müssen.

28.3.12 Nabelkoliken

Eine Nabelkolik ist eine funktionelle Störung, die sich in *wiederkehrenden Bauchkrämpfen* zeigt. Meist treten noch weitere psychovegetative Beschwerden auf. Es sind vor allem Kindergarten- und Schulkinder betroffen, Mädchen häufiger als Jungen.

Ursachen Die Ursache liegt im *seelischen Bereich.* Es besteht eine konstitutionelle Neigung, auf in Stresssituationen in der Familie und der Schule mit Darmspasmen zu reagieren. Es handelt sich meist um brave, ehrgeizige und empfindsame Kinder, die alles richtig machen möchten und sich deshalb alles sehr zu Herzen nehmen.

Symptome Es bestehen Bauchschmerzen. Der Palpationsbefund ergibt ein *weiches* Abdomen. Es besteht kein eindeutig lokalisierbarer Druckschmerz. Das Blutbild, die Harnuntersuchung und CRP (zum Ausschluss von entzündlichen Erkrankungen) ergeben normale Ergebnisse.

Ausschlussdiagnose Die Diagnose „Nabelkolik" ist eine *Ausschlussdiagnose.* Damit meint man, dass sie nicht direkt durch zielgerichtete Untersuchungen gestellt wird, sondern indirekt, indem andere Krankheitsursachen konsequent ausgeschlossen werden. Dazu ist es notwendig, dass erst die gesamte zur Verfügung stehende Palette an diagnostischen Möglichkeiten ausgeschöpft wurde und andere Krankheiten ausgeschlossen wurden.

Differenzialdiagnose Chronische Obstipation, Nahrungsmittelunverträglichkeiten (Laktoseintoleranz, Kuhmilchallergie), Appendikopathie, rezidivierende Pankreatitis, Gallenwegs- und Harnwegserkrankungen, Colitis ulcerosa, Morbus Crohn.

Schlechtes Gedeihen des Kindes, Erbrechen und nächtliche Bauchschmerzen schließen eine Nabelkolik aus.

Therapie Bauchmassagen, Wärmflaschen, feucht-warme Bauchwickel, Bachblüten, Fenchel- und Kamillentee, Homöopathie, TCM und vieles mehr.

28.3.13 Einnässen (Enuresis, Enurese)

Unter Einnässen versteht man das *unwillkürliche* Einnässen nach dem *3. – 4. Lebensjahr*, ohne dass dafür körperliche Ursachen vorliegen. Man unterscheidet das Einnässen *tagsüber* (Enuresis diurna) und das *nächtliche* Einnässen (auch Bettnässen genannt, Enuresis nocturna). Wird sowohl tagsüber als auch nachts eingenässt, von Enuresis diurna et nocturna. War das Kind vom Zeitpunkt der Geburt an noch nicht trocken, so bezeichnet man dies als primäre Enuresis; war das Kind bereits trocken und beginnt dann wieder einzunässen, von sekundärer Enuresis. Das Einnässen über das 18. Lebensjahr hinaus wird als adulte Enuresis bezeichnet. Die häufigste Form ist das nächtliche Bettnässen (Enuresis nocturna), das ca. 70 % der Fälle ausmacht.

Ursachen Man vermutet, dass das Zusammenspiel von *Parasympathikus* und *Sympathikus* noch nicht vollständig ausgereift ist. Weitere Ursachen, die in Betracht kommen sind Harnwegsinfekte, angeborene Fehlbildungen und funktionelle Störungen wie verminderte Blasenkapazität und ein gestörtes Zusammenspiel der Blasenmuskulatur (M. detrusor vesicae) und des äußeren Harnröhrensphinkters (M. sphincter urethrae). Dies bezeichnet man als Detrusor-Sphinkter-Dyssynergie, kurz DSD. Dabei kommt es bei der Miktion zu einer spastischen Kontraktion des äußeren Sphinkters bei gleichzeitiger Kontraktion der Blasenmuskulatur. Die Folge ist eine Restharnbildung in der Blase, die ihrerseits wiederkehrende Harnwegsinfekte begünstigt. In ausgeprägten Fällen kann es zu einem Rückstau bis in die Niere kommen und damit zu weiter aufsteigenden Harnwegsentzündungen. Außerdem kann sich eine Druckatrophie des Nierenparenchyms einstellen.

Zudem können organische Erkrankungen wie Diabetes mellitus oder Diabetes insipidus verursachend sein.

Weiterhin geht man davon aus, dass die Ausschüttung von ADH (antidiuretisches Hormon), das den Wasserhaushalt steuert, gestört ist. Normalerweise sorgt die circadiane ADH-Ausschüttung dafür, dass nachts weniger Harn in die Blase gelangt. Bei der Enuresis geht man davon aus, dass diese tageszeitliche Ausschüttung gestört ist, da von den betroffenen Kindern nachts große Urinmengen ausgeschüttet werden. Das Bettnässen ist gekennzeichnet durch einen tiefen Schlaf mit nur kurzen REM-Schlafphasen (Traumphasen), schwere Erweckbarkeit, häufiges Einnässen von großen Urinmengen und hohe Einnässfrequenz.

Weiterhin können seelische Ursachen eine Rolle spielen, wie zu frühes Sauberkeitstraining, Ehekonflikte der Eltern, Scheidung, Todesfälle in der Familie, Ankunft eines kleinen Geschwisterchens und / oder Überforderung des Kindes im Kindergarten oder der Schule. Zu bedenken ist, dass seelische Probleme nicht nur die Ursache, sondern auch die Folge der Störung sein können.

Diagnostik Es muss eine sorgfältige Anamnese erhoben werden, die Fragen nach den Trink- und Miktionsgewohnheiten beinhaltet. Es soll ein Inkontinenzprotokoll geführt werden, damit man den Verlauf der Störung nachvollziehen kann. Da Enuresis *familiär gehäuft* auftritt, geht man davon aus, dass genetische Faktoren eine Rolle spielen.

Die Ursache der Störung wird durch den Urologen abgeklärt. Dieser wird Untersuchungsverfahren zur Abklärung einer DSD-Synergie einsetzen und Ultraschalluntersuchungen zur Bestimmung der Restharnmenge und des harnableitenden Systems auf mögliche Folgekomplikationen.

Therapie Die Behandlung richtet sich nach der zugrunde liegenden Ursache. Organische Ursachen werden vom Urologen behandelt. Bei psychogenen Ursachen kann der Heilpraktiker, bei einer entsprechenden Ausbildung, behandeln. Es ist hier in erster Linie Geduld von allen Beteiligten gefordert. Das Kind muss in seinem Selbstwertgefühl gestärkt werden, die Eltern dürfen keine Strafen einsetzen, sondern das Kind bei Erfolgen nur loben. Nur in besonders hartnäckigen Fällen und nur bei Kindern über 6 Jahren sollten nachts „Klingelhosen" einsetzt werden. Dabei handelt es sich um eine Weckvorrichtung, wenn gerade die Miktion einsetzt. Damit sollen die Kinder lernen, auf Signale der Harnblase zu achten.

28.3.14 Plötzlicher Kindstod (SIDS)

SIDS steht als Abkürzung für sudden infant death syndrom, das heißt „plötzlicher Kindstod". Es handelt sich um den *plötzlichen* und *unerwarteten* Tod eines Säuglings (sehr selten eines Kleinkindes) ohne erkennbare Ursache. Auch die vollständige postmortale Untersuchung zeigt keinen erklärenden Krankheitsbefund. Der Gipfel liegt bei den Säuglingen im *2. – 4. Lebensmonat*, 2–6 % der Fälle ereignen sich allerdings noch im 2. Lebensjahr. Betroffen sind 0,5 von 1.000 Lebendgeborenen. Zwei Drittel der Fälle ereignen sich in den Wintermonaten. Das Verhältnis von Jungen zu Mädchen beträgt 60 % zu 40 %. Durch die Präventivmedizin ist SIDS in Deutschland nur noch die dritthäufigste Todesart im Kindesalter jenseits der Neugeborenenperiode, da in den letzten 14 Jahren SIDS durch die Empfehlungen zur Risikominimierung um 80 % zurückgegangen ist. Die meisten Todesfälle finden in der (vermuteten) Schlafenszeit des Säuglings statt. Reanimationsmaßnahmen zeigen meist keinen Erfolg mehr.

Um die Diagnose SIDS zu stellen, muss ein Rechtsmediziner alle anderen natürlichen (z. B. Infektionen, Infektionskrankheiten) und nicht-natürlichen (z. B. Schütteltrauma) Todesursachen ausschließen.

Risikofaktoren für SIDS

- Bauchlage
- Alter der Mutter (Mutter unter 20 Jahren)
- Kurze Schwangerschaftsintervalle
- Überwärmung im Schlaf (z. B. Zudecken des Kopfes oder ungenügende Luftzirkulation)
- Nikotinbelastung des Säuglings, und zwar vorgeburtlich durch Rauchen der Mutter und Passivrauchen nach der Geburt. Raucht eine Schwangere mehr als 10 Zigaretten täglich, erhöht sich das Risiko auf das Siebenfache.
- Ein am plötzlichen Kindstod verstorbenes Geschwisterchen
- Eine bereits früher erlittene lebensbedrohliche Krise des Kindes
- Mehrlingsschwangerschaft
- Drogenkonsum der Mutter
- Bettumrandungen, die das Kind in ein „Nestchen" legen
- Soziale Gründe, wie allein in einem anderen Zimmer schlafen lassen, vermindertes Interesse für Pflege- und Gesundheitsmaßnahmen

Als besonders gefährdet gelten Säuglinge, die

- im Schlaf sehr stark schwitzen,
- im Schlaf längere Atempausen (Apnoe) von über 15 Sekunden aufweisen,
- im Schlaf eine ungewöhnliche Blässe oder das blaue Anlaufen von Lippen, Armen oder Beinen zeigen,
- sich nur schwer wecken lassen,
- auffallend schrill schreien und sich nicht beruhigen lassen,
- ein akut lebensbedrohliches Ereignis in der Vorgeschichte haben.

Vorbeugende Maßnahmen

- Rauchfreie Umgebung
- Überwärmung vermeiden! Schlafzimmertemperatur zwischen 16–18 °C
- Rückenlage (auch keine Seitenlage, da dabei die Gefahr besteht, dass sich das Kind dreht)
- Schlafen im Elternschlafzimmer im eigenen Babybett. Das Schlafen im Bett der Eltern ist allerdings umstritten hinsichtlich des Risikos, vor allem, wenn die Mutter nicht stillt und Schlaftabletten, Alkohol oder Drogen nimmt.
- Feste, luftdurchlässige Matratze
- Passender Schlafsack, keine Kopfbedeckung, keine zusätzlichen Decken, Felle, Kissen, Umpolsterungen („Nestchen") oder Kuscheltiere, die die Atemwege verschließen können. Als Bekleidung im Bett genügen Windel und Schlafanzug (auch wenn das Baby krank ist).
- Zuhause dem Kind kein Mützchen aufziehen, denn Babys leiten überschüssige Wärme über den Kopf ab.
- Stillen
- Saugen am Schnuller (allerdings kein Zurückstecken, wenn dieser im Schlaf herausgefallen ist)

Heute geht man davon aus, dass mehrere Faktoren zu dem Ereignis führen, wie eine funktionelle Instabilität des Atem- und Kreislaufzentrums in der Medulla oblongata. Es gibt zahlreiche Vermutungen und Theorien über die Ursache von SIDS.

ALTE (**a**pparent **l**ife-threatening **e**vent). Darunter versteht man ein „offensichtlich lebensbedrohliches Ereignis", und zwar einen unerwarteten und plötzlichen Zustand mit Atemstillstand, Blässe und / oder Zyanose und Leblosigkeit. Eine rechtzeitige Reanimation kann den Tod noch verhindern.

Man unterscheidet eine idiopathische ALTE, bei der man keine ausreichende klinische Erklärung für den Zustand des Kindes findet und ALTE, die infolge einer Krankheit auftritt, wie z. B. Meningitis, Urosepsis, Pneumonie, Herzfehler. Erleidet ein Kind ALTE, so muss es stationär in die Klinik aufgenommen werden.

Rechtliche Folgen Verstirbt ein Kind an SIDS, muss der Arzt auf den Todesschein „ungeklärte Ursache" schreiben. Dies hat zur Folge, dass die *Polizei* eingeschaltet werden muss und es zu einer staatsanwaltlichen Ermittlung kommt. Eine Obduktion der Leiche ist zwingend erforderlich. Dies ist für die Eltern eine wichtige Entlastung, da dadurch geklärt wird, dass keine Kindesmisshandlung, wie z. B. Schütteltrauma vorliegt. Man vermutet, dass es sich bei 5–10 % aller SIDS-Fälle um Kindstötungen handelt.

Überwachung mit Heimmonitor Babys mit einem lebensbedrohlichen Ereignis im ersten Lebensjahr, ALTE, rezidivierenden manifesten Schlafapnoen und Bradykardien und Kinder mit nachgewiesenen Atem- und Herzrhythmusstörungen müssen mit einem Monitor überwacht werden. Bei bestehender Indikation werden die Kosten von den Krankenkassen übernommen. Einige Kassen haben eigene Leihgeräte – allerdings von unterschiedlicher Qualität. Einige Firmen bieten einen „Komplettservice" an und regeln die Abrechnung mit den Kassen. Es ist eine gründliche Einarbeitung der Eltern notwendig, um Fehlalarme zu minimieren. Auch ist zu bedenken, dass ein solches Gerät nur nützt, wenn die Eltern die Reanimationstechniken beherrschen, da sie nur dann in der Lage sind, im entscheidenden Moment das Richtige zu tun.

Schuldgefühle Das Gespräch mit den Eltern muss einfühlsam erfolgen. Sie benötigen in der Regel professionelle Hilfe. Auch kann es sinnvoll sein, dass man empfiehlt, sich einer Selbsthilfegruppe anzuschließen. Es ist notwendig, dass die Eltern Trauerarbeit leisten können, um Partnerschaftskrisen, Selbstvorwürfen und Depressionen vorzubeugen. In diese Arbeit sollten auch die Geschwister und die Großeltern einbezogen werden.

Nach einer dänischen Studie ist die Wahrscheinlichkeit, dass betroffene Mütter innerhalb der ersten 4 Jahre nach dem Tod des Kindes Suizid begehen oder schwere Unfälle erleiden, viermal so hoch wie bei anderen Müttern, deren Kinder noch leben. Auch das Risiko, an einem Karzinom zu erkranken, ist danach um 44 % erhöht. Bei den betroffenen Vätern steigt das entsprechende Risiko um das Doppelte.

28.3.15 Karzinomerkrankungen im Kindesalter

Bitte beachten Sie zu Karzinomerkrankungen im Kindesalter
- Akute Leukämien ➤ Kap. 7.9.1
- Wilms-Tumor (Nephroblastom) ➤ Kap. 15.4.10
- Maligne Lymphome (Morbus Hodgkin) ➤ Kap. 8.2.6

Leider sind bösartige Erkrankungen bei Kindern mit einer Neuerkrankung auf 2.000 Kindern pro Jahr gar nicht so selten, wenn man diese Zahl zum Bespiel auf eine Schule bezieht und sich überlegt, wie viele Kinder dieser Schule eine solche Erkrankung erleiden. Von daher ist es einsichtig, dass es für den Heilpraktiker wichtig ist, Hinweise auf eine bösartige Erkrankung sicher zu erkennen.

Leukämien Den Hauptteil bösartiger Erkrankungen stellt die akute lymphatische Leukämie dar, die in ➤ Kap. 7.9.1, vorgestellt wird. An eine mögliche Leukämieerkrankung müssen Sie schon denken, wenn das Kind in Ihrer Praxis vorgestellt wird, weil es in der letzten Zeit ständig müde sei.

Verdachtshinweise auf Leukämieerkrankung.
- Müdigkeit
- Hautblässe
- Ständige Infekte

- Auftreten von Petechien
- Erscheinen von Hämatomen ohne Verletzung

Fertigen Sie schon beim geringsten Verdacht ein *Differenzialblut* an, das Ihnen eine solche Erkrankung aufzeigen würde. Die endgültige Abklärung erfolgt dann bei Bedarf durch den Arzt durch eine Knochenmarkpunktion. Heute haben sich die Überlebenschancen für leukämiekranke Kinder deutlich verbessert!

Hirntumoren Die zweithäufigste Tumorart stellen die Hirntumoren (➤ Kap. 18.9.10) dar. Davon sind alle Altersgruppen betroffen, sie können sich sogar schon vorgeburtlich im Mutterleib entwickeln. Die meisten Hirntumoren bilden sich unterhalb des Kleinhirnzeltes. Dabei handelt es sich vor allem um Gliome, vor allem Astrozytome (48 % der Hirntumoren) und Medulloblastome (17 % der Hirntumoren), s. auch ➤ Kap. 18.9.10.

Verdachtshinweise auf Hirntumoren.

- Kopfschmerzen
- Krampfanfälle
- Wesensveränderungen (Gefühlslabilität, Verlangsamung, Verstimmungen, Depression)
- Vegetative Veränderungen (Blutdruck, Atemstörungen, Essstörungen, Appetitverlust, Gewichtsabnahme)
- Meningismuszeichen
- Hirndruckzeichen:
  - Morgendliches Nüchternerbrechen!
  - Berührungsempfindlichkeit
  - Gefühlslabilität
  - Bewusstseinstrübung
  - Sehstörungen
- Neurologische Herdsymptome (je nach Tumorlokalisierung):
  - Sehstörungen, Gesichtsfeldausfälle
  - Sprachstörungen
  - Fazialislähmung (➤ Kap. 18.4.2)
  - Schielen (Abduzenslähmung ➤ Kap. 18.4.2)
  - Lähmungen von Extremitäten
  - Stauungspapillen

Beim Auftreten von *Verdachtshinweisen* auf Hirntumor wird das Kind zur Abklärung an den *Neurologen* verwiesen, der dann seine klinischen neurologischen Untersuchungen je nach Bedarf durch EEG, Sonografie, CT- und Kernspinuntersuchungen, Liquoruntersuchung (Tumorzellen nachweisbar?) ergänzen wird. Die schulmedizinische Therapie besteht auch hier in einer Zytostatikagabe, Operation und Bestrahlung.

Neuroblastom. Es handelt sich um einen sehr bösartigen Tumor, der von embryonal gebildeten Zellen des Sympathikusgewebes ausgeht. Bereits ein Drittel der Fälle wird im Säuglingsalter entdeckt. Das Durchschnittsalter bei Diagnose beträgt 2 Jahre. Es handelt sich um den häufigsten soliden Tumor des Kleinkindalters außerhalb des Zentralnervensystems (ZNS).

Verdachtshinweise auf Neuroblastom. Die auftretenden Symptome hängen von der Lokalisation der Tumoren ab: Zirka 2 / 3 der Fälle entwickeln sich im Abdomen, der Rest im Bereich der Nebennieren, im Brustkorb und der Halsregion.

- Müdigkeit, Blässe, Schwäche, Gewichtsverlust, Erbrechen, Durchfälle, Fieber
- Bauchschmerzen
- Horner-Trias (➤ Kap. 18.9.2)
- Anschwellung der Halslymphknoten
- Evtl. tast- und / oder sichtbarer derber Abdominaltumor

Neuroblastome *metastasieren frühzeitig* in die Knochen und verursachen diffuse (wie rheumatische) Knochenschmerzen. Je nach Lokalisation und Metastasierung sind weitere, unterschiedliche Symptome möglich.

Differenzialdiagnostisch müssen vor allem ein Wilms-Tumor (Nephroblastom) (➤ Kap. 15.4.10), rheumatoide Erkrankungen und andere Erkrankungen mit gastrointestinalen Symptomen ausgeschlossen werden.

Maligne Knochentumoren (Osteosarkom und Ewing-Sarkom) Die beiden häufigsten Knochentumoren bei Kindern sind:

- **Osteosarkom**, das von den Osteoblasten, Osteoklasten, Chondroblasten oder Fibroblasten ausgehen kann. Es ist meist in der Wachstumszone (Metaphyse) des Röhrenknochens angesiedelt. Das Osteosarkom tritt meist im 2. Lebensjahrzehnt auf, kann aber auch bei Kindern vorkommen.
- **Ewing-Sarkom,** das vom bindegewebigen Gerüst des Knochenmarks seinen Ausgang nimmt. Es kann sich an allen Teilen des Skeletts bilden,

28

vor allem sind die Markhöhlen der (unteren) langen Röhrenknochen der Extremitäten und der Beckengürtel betroffen, selten die kurzen und platten Knochen. Man findet diesen hochmalignen Knochentumor hauptsächlich bei Schulkindern bis zum 15. Lebensjahr.

Verdachtshinweise auf Knochentumoren.

- (Schmerzhafte) Knochenschwellungen, die über Wochen bis Monate entstehen
- Bewegungseinschränkungen der angrenzenden Gelenke
- Haut über der Schwellung evtl. ödematös, gerötet oder livide verfärbt

Differenzialdiagnostisch müssen alle anderen benignen und malignen Knochenerkrankungen Osteochondrome, Fibrome, Zysten, Fibrosarkome, Exostosen, Langerhanszell-Tumoren, Metastasen und beim Ewing-Sarkom die Osteomyelitis abgegrenzt werden. Zur Diagnostik werden Röntgen, CT, Kernspintomografie, Knochenmarkpunktion, Biopsie und die Bestimmung von Tumormarkern eingesetzt.

Retinoblastom Ein Retinoblastom ist eine bösartige Erkrankung der Retina (Netzhaut), die sich meist bei Kindern vor dem 3. Lebensjahr zeigt. Es können sowohl beide Augen betroffen sein als auch ein Auge mit eventuell mehreren Tumorherden. Die Erkrankung tritt familiär gehäuft auf. Die Mehrzahl der Fälle sind allerdings spontane Neumutationen (Deletion am Chromosom 31).

Meist wird die Erkrankung erst erkannt, wenn man den Tumor bereits als *„weiße Pupille"* (Leukokorie) sehen kann. In diesem Fall ist das Kind auf dem Auge (fast) blind. Die weiße Pupille bezeichnet man auch als amaurotisches (blindes) Katzenauge.

Verdachtshinweise auf Retinoblastom.

- Weiße Pupille
- Therapieresistente Entzündungen am Auge
- Strabismus, Glaukom

Die Diagnostik erfolgt durch den Augenarzt. Dieser setzt die Augenhintergrundspiegelung (Fundoskopie), MRT, CT und Sonografie ein. Eine Biopsie wird wegen der Gefahr der Metastasierung nicht durchgeführt.

Kleine Tumoren können lokal bestrahlt oder bei geeigneter Lage mittels Kryotherapie verödet werden. Bei großen Tumoren müssen das Auge und der N. opticus entfernt werden. Erfolgreich behandelte Patienten müssen regelmäßig nachuntersucht werden, da sich bei manchen am anderen Auge ein Retinoblastom oder an anderen Stellen eine Neoplasie bildet.

28.3.16 Fremdkörper

Vor allem Kleinkinder *bis zum 3. Lebensjahr* (evtl. aber auch noch später) sind besonders gefährdet, kleine Teile wie Geldmünzen, Murmeln, Knopfbatterien und kleine Plastikteile (z. B. Legosteine) zu verschlucken. Gelangt der Fremdkörper in die Atemwege, so kommt es plötzlich zu starkem Würgen bei gleichzeitigem Hustenreiz und je nach Lage des Fremdkörpers zu Atemstörungen, Stridor und Zyanose in unterschiedlichen Schweregraden. Eine Fremdkörperaspiration kann also zu ähnlichen Beschwerden wie ein Asthmaanfall führen. Oft zeigt sich nach diesen ersten heftigen Symptomen ein beschwerdefreies Intervall, das eventuell bis Wochen dauern kann und dann setzen die Symptome erneut ein. Weiterhin kann es zur Aspirationspneumonie oder zur Lungenüberblähung kommen, wenn der Fremdkörper eine Ventilfunktion einnimmt.

Bedenken Sie, dass Fremdkörper vom Kind nicht nur *verschluckt* werden können, sondern auch in *Nase* oder *Gehörgang* gesteckt werden können. Versuchen Sie nicht, einen so eingebrachten Fremdkörper selbst zu entfernen, sondern überweisen Sie an den HNO-Arzt, der dann unter mikroskopischer Kontrolle mit einem Häkchen den Gegenstand entfernen wird.

Beachten Sie zu Atemspende beim Säugling ➤ Kap. 23.4.1 und zur Durchführung der Herzmassage bei Säuglingen und Kleinkindern ➤ Kap. 23.4.2.

28.3.17 Vergiftungen

Werden Giftstoffe von Kindern aufgenommen, so setzt man sich sofort mit der **Giftinformationszentrale** für Kinder in Verbindung: Berlin 030 / 19240 oder Freiburg 0761 / 19240.

Nehmen Kinder schädliche Stoffe auf, ist zwar die Substanz meist bekannt, jedoch die aufgenommene Menge unbekannt. Stoffe, die häufig versehentlich aufgenommen werden, sind Medikamente, Haushaltschemikalien, Alkohol, Kosmetika und Giftpflanzen (➤ Tab. 28.14).

Glücklicherweise sind schwere Vergiftungserscheinungen selten und tödlich verlaufende noch seltener.

So reicht es manchmal aus, dass das Kind (in der Klinik) überwacht wird. Sind 3–4 Stunden nach der Giftaufnahme keine Symptome aufgetreten, so ist in der Regel keine Therapie erforderlich.

Tab. 28.14 Beispiele für Vergiftungen und die auftretenden Symptome / Folgen

Toxin	Symptom / Folgen
ASS	Hyperventilation, Azidose, bei großen Mengen: Fieber, Verwirrtheit, Elektrolytverschiebungen
ACE-Hemmer	Blutdruckabfall, muskuläre Hypotonie, Bewusstseinstrübung
Amphetamine	Euphorie, Halluzinationen, Erregungszustände, Hypertonie, Tachykardie, Mydriasis
Antidepressiva	Halluzinationen, Hyperthermie, trockene Haut, Agitiertheit (Rastlosigkeit), Obstipation, Bewusstseinsstörungen, Tachykardie → Gefahr: Rhythmusstörungen, Asystolie
Antihistaminika	Bewusstseinstrübung, Erregung, Tachykardie → Gefahr: Rhythmusstörungen
Antikoagulanzien	Keine Symptome, erhöhte Blutungsneigung
Betablocker	Bradykardie, Hypotonie, Schock, Asystolie, Ateminsuffizienz, Hypoglykämie
Homöopathika	In der Regel nicht toxisch, aber Alkohol (s. Ethanol)
Ätherische Öle	Schleimhautreizung, Gastroenteritis, Sedierung bzw. Unruhe, Tremor, selten Krämpfe
Ethanol (Alkohol)	Erregung, Distanzlosigkeit, Somnolenz, Koma
Spülmittel und Waschpulver	Nur schwach toxisch, aber Schaumbildung mit Aspirationsgefahr
Batterien (Knopfzellen), enthalten evtl. Quecksilber	Lokale Verätzung bei Austritt der Elektrolyte, gastrointestinale Blutungen

28.4 Lernstörungen

Umgangssprachlich werden Lernstörungen als Lernschwäche bezeichnet. Kennzeichen einer Lernstörung ist, dass das betroffene Kind eine *normale Intelligenz* besitzt, aber in einem bestimmten *Teilbereich* wie Schreiben, Lesen oder Rechnen eine gravierende *Schwäche* aufweist. Die Störung tritt isoliert und unerwartet auf und es gibt für die Umwelt zunächst keine plausible Erklärung wie Minderbegabung für die Schwäche. Gelegentlich findet man bei Kindern mit Teilleistungsschwäche noch weitere Auffälligkeiten wie ADHS oder eine motorische Ungeschicklichkeit durch neurologische Störungen.

Als Ursachen von Lernstörungen vermutet man eine genetische Disposition, Probleme bei der auditiven und visuellen Wahrnehmungsverarbeitung, bei der Verarbeitung von Sprache und bei der phonologischen Bewusstheit, also dem Verstehen, dass Sätze aus Wörtern, Wörter aus Silben und Silben aus Lauten bestehen und was der erste Laut eines Wortes ist und wie es endet.

Die beiden am weitesten verbreiteten Lernstörungen sind Legasthenie und Dyskalkulie. Es gibt aber noch zahlreiche weitere Lernstörungen:

Legasthenie (Lese-Rechtschreib-Schwäche) Die Betroffenen können in der Schule beim Erlernen des Lesens und Schreiben nicht mithalten. Jungen sind häufiger betroffen als Mädchen. Bei einem Drittel der Betroffenen findet man außerdem eine Verzögerung der Sprachentwicklung. Von Legasthenie sind ca. 5 % der Bevölkerung betroffen.

Dyskalkulie (Rechenschwäche) Es liegt eine Beeinträchtigung des mathematischen Denkens und der Rechenfertigkeiten vor, wobei die Regeln des Zahlensystems nicht verstanden und genutzt werden können.

Zahlenanalphabetismus Es handelt sich um ein rechnerisches Unvermögen, Sachverhalte in Zahlen dazustellen bzw. zahlenmäßig dargestellte Sachverhalte zu verstehen.

Kinder mit Lernstörungen werden oft zu Versagern abgestempelt, anstatt entsprechend von Fachleuten gefördert zu werden, damit sie insgesamt eine Leistung zeigen können, die ihrer Intelligenz und ihrem Willen zum Erfolg entspricht. Erfahren Sie in der Anamnese von solchen Problemen, sollten Sie dafür sorgen, dass das Kind einer entsprechend ausgebildeten Fachkraft vorgestellt und gezielt gefördert wird. Damit die Störung möglichst frühzeitig erkannt und angegangen werden kann, gibt es bereits für Vorschulkinder einen Test (Bielefelder Screening) und für Grundschulkinder den „BAKO 1-4“.

28.5 Kindesmisshandlung, Vernachlässigung und Kindesmissbrauch

28.5.1 Kindesmisshandlung und Vernachlässigung

Unter dem Begriff Kindesmisshandlung werden nicht nur physische und psychische Gewaltakte gegen Kinder zusammengefasst, sondern auch Vernachlässigung und sexueller Missbrauch. Diese Taten werden häufig von den Eltern oder nahestehenden Personen (z. B. Großeltern, ältere Geschwister, Onkel) verübt.

Vernachlässigung Bei Vernachlässigung unterscheidet man eine körperliche und eine psychische Vernachlässigung:

- **Körperliche Vernachlässigung.** Das Kind wird körperlich nicht ausreichend versorgt, sodass es zu Gedeih- und Entwicklungsstörungen wie Mangelernährung, unzureichende Bekleidung kommt.
- **Psychische (emotionale) Vernachlässigung.** Das Kind wird nur lieblos und unpersönlich betreut, erfährt eine dauerhafte feindliche Zurückweisung, Entwertung, Verspottung, Drohung, Liebesentzug und / oder Isolierung. Die Folgen sind Entwicklungsverzögerungen und Fehlentwicklungen wie Anpassungs-, Belastungs- oder Bindungsstörungen. Die Kinder können kein Grundvertrauen erwerben, wodurch es zur Beeinträchtigung ihrer emotionalen Intelligenz kommt. Zu bedenken ist, dass auch ein unangemessenes kontrollierendes, verwöhnendes Verhalten oder das Drängen des Kindes in eine überfordernde Rolle als Partner- oder Elternteilersatz einen emotionalen Missbrauch darstellen.

Die körperliche und / oder psychische *Vernachlässigung* wird auch als Verwahrlosung bezeichnet. Damit meint man, dass die Mindestanforderungen, die die Gesellschaft an die Eltern stellt, nicht erfüllt werden. Weiterhin kann Vernachlässigung mit Gewalt gegen Kinder einhergehen.

Wichtig ist es für den Heilpraktiker, Zeichen auf Kindesmisshandlung zu erkennen, denn Säuglinge und Kleinkinder können nicht und Kinder wollen oft nicht über Misshandlungen sprechen. Kinder mit schweren Verletzungen durch die Misshandlung werden oft in Kliniken oder Praxen gebracht. Achten Sie dabei auf

- **Ungewöhnliche Verletzungen,** wie Hämatome, Wunden, Verbrennungen, die nicht nach gewöhnlichen Unfällen aussehen und an untypischen Stellen auftreten, wie Gesicht, Ohrläppchen, Rücken, Gesäß. Verletzungen an den Schienbeinen sind in der Regel durch Unfälle bedingt. Hautverletzungen und Hämatome mit typischen Mustern wie z. B. Heizkörper oder Striemen, die zu einer menschlichen Hand passen, Bissspuren, Haarausrisse, Abdrücke brennender Zigaretten, Verbrühungen und Verbrennungen mit symmetrischem Auftreten (z. B. durch Eintauchen in heißes Wasser), Einrisse am Lippenbändchen (durch gewaltsame Flaschennahrung). Ein wichtiger Hinweis kann auch sein, wenn die angegebene Erklärung über einen Unfall nicht mit der Art der Verletzung übereinstimmt.
- **Schütteltrauma.** Durch heftiges Schütteln von Säuglingen kann es zu Schlappheit, Schläfrigkeit, Erbrechen, Krampfanfällen oder Atemaussetzern kommen, in schweren Fällen auch zu subduralen Blutungen und somit zur schweren Hirnschädigung. Da bei den betroffenen Kindern in der Regel äußerlich nichts sichtbar ist, geht man davon aus, dass ein großes Dunkelfeld besteht. Das ist mit ein Grund, warum heute bei SIDS (plötzlicher Kindstod) das Kind immer obduziert werden muss. Bei uns in Deutschland sterben pro Jahr ca. 100–200 Säuglinge am Schütteltrauma, weitere Kinder behalten bleibende Schäden wie Sehprobleme oder neurologische Schäden zurück.

Weitere Hinweise auf eine eventuelle Kindesmisshandlung können sein:

- **Plötzliche Verhaltensveränderungen**, wenn z. B. ein aktives und extrovertiertes Kind sich zurückzieht oder aggressiv wird. Das Kind wirkt verzweifelt. Auch Kleinkinder und Säuglinge zeigen Verhaltensänderungen, indem sie z. B. plötzlich überempfindlich werden.
- **Regression,** das heißt, das Kind fällt in frühere Verhaltensmuster zurück. So könnte es sein, dass ein Kind, das schon sauber war, wieder beginnt einzunässen.
- **Besondere Fügsamkeit oder besonderes Anspruchsverhalten.** Kinder wollen sowohl den Erwachsenen gefallen als auch ihre Grenzen austesten. Bei Misshandlung kann sich das eine oder andere Phänomen einstellen: Sie tun gleich und ständig, was ein Erwachsener sagt oder sie widersetzen sich ständig und bekommen schnell Wutanfälle.
- **Gedeihstörungen und schnelle Gewichtsveränderungen.** Ohne deutlichen Grund wie Krankheit oder Wachstumsschub nimmt das Kind schnell ab oder zu und / oder es verliert das Interesse am Essen.

28

Ursachen und Auslöser für Kindesmisshandlungen Es gibt zahlreiche Ursachen und Auslöser für Kindesmisshandlungen, wie *Störung des Selbstwertgefühls*, das heißt, der Elternteil fühlt sich als schlechte Mutter bzw. schlechter Vater. Es bestehen Armut, Arbeitslosigkeit, Perspektivlosigkeit, Alkohol- und / oder Drogenprobleme, schlechte Wohnverhältnisse, Partnerschaftskonflikte der Eltern und Beziehungsprobleme zum Kind. Viele Täter sind als Kind selbst Opfer von Kindesmisshandlungen gewesen und konnten so nur lernen, dass Konflikte mit Gewalt zu lösen sind.

Rechtliche Situation Bei uns haben Kinder ein *Recht auf gewaltfreie Erziehung* und Kindesmisshandlung wird nach § 225 StGB als Straftat aufgefasst und mit bis zu 10 Jahren Haft bestraft. Andererseits wurde mit dem neuen „Gesetz zur Ächtung von Gewalt in der Erziehung“ der Grundsatz „Hilfe statt Strafe“ verankert. Damit meint man, dass man den Tätern helfen möchte, damit sie in Zukunft keine Gewalt mehr als „Erziehungsmittel“ einsetzen.

Ärzte und Heilpraktiker sind grundsätzlich an ihre Schweigepflicht gebunden. Wenn es allerdings um eine Gefahr für die physische oder psychische Entwicklung von Kindern und Jugendlichen geht, so steht deren Schutz über der Schweigepflicht.

Stellen Sie zunächst mit dem Erziehungsberechtigten eine Vertrauensbasis her, auf der Sie ein Gespräch führen können, ob eine Überforderungssituation vorliegt. Versuchen Sie, mit dem Kind allein zu sprechen. Das können Sie im Rahmen des Behandlungsvertrages, wenn das Kind mindestens 12–14 Jahre alt ist. Versuchen Sie herauszufinden, welche Hilfen die Eltern in Anspruch nehmen können, wie z. B. finanziell, psychologisch, Erziehungsberatung, Betreuungshelfer, Tagesgruppen, Vollzeitpflege, Heimerziehung. Auch können Sie sich – gegebenenfalls anonym – an das zuständige Jugendamt wenden.

Auch bei dringendem Tatverdacht besteht keine Pflicht zur Strafanzeige, wenn es im Interesse des Kindes ist. In manchen Orten gibt es dazu darauf spezialisierte Polizeidienststellen, die eine anonyme Beratung durchführen.

Eine Strafanzeige muss jedoch in den folgenden Fällen unbedingt erfolgen: Eine Kooperation mit dem Täter scheint nicht möglich, es liegt eine schwere Verletzung des Kindes vor, weitere Kinder sind unmittelbar gefährdet, es gibt Hinweise auf eine pornografische Ausbeutung, Menschenhandel oder Prostitution. Mögliche Folgen für die Eltern sind die Einschränkung des elterlichen Sorgerechts durch ein Vormundschaftsgericht, der vorübergehende Entzug des Aufenthaltsbestimmungsrechts, die freiwillige oder erzwungene Unterbringung in einer Pflegefamilie oder einem Heim bis hin zum vollständigen Entzug des elterlichen Sorgerechtes.

! Wichtig!

Hat der Heilpraktiker den Eindruck, dass das Kind nicht durch einen einmaligen „Wutausbruch" des Erziehers misshandelt wurde, sondern weiterhin gefährdet ist, so sollte ein, evtl. anonymer, Hinweis an das Jugendamt gegeben werden.

28.5.2 Sexueller Missbrauch

Mit sexuellem Missbrauch bezeichnet man willentliche sexuelle Handlungen mit Kindern (Personen unter 14 Jahren). Im Unterschied zu Vernachlässigung und Kindesmisshandlung kommt sexueller Missbrauch von Kindern in allen gesellschaftlichen Schichten vor. Erschreckend ist eine Studie aus den USA, die belegt, dass ca. jedes 6. Kind entsprechende Erfahrungen machen musste. Mädchen sind häufiger betroffen als Jungen. Die Täter entstammen zu 75 % aus dem Familien- und Bekanntenkreis, sind also z. B. Väter, Stiefväter, Onkel. Allerdings gibt es auch Missbrauch durch Frauen. Die betroffenen Kinder müssen den Missbrauch meist Monate bis Jahre ertragen. Die Täter übernehmen in der Regel keine Verantwortung für ihre Taten und sind frei von Schuldgefühlen, da sie z. B. dem Irrglauben unterliegen, dass das Kind das auch wolle und dass ihm das gefalle. Auch wird von ihnen argumentiert, das gab es schon immer und gibt es in allen Ländern.

Die Mütter der betroffenen Kinder wissen oft – oder ahnen zumindest – von dem Missbrauch, schweigen aber aus Abhängigkeit oder Angst vor dem Täter oder aus Angst, dass das Wissen über diese Taten die Familie zerstört. Nach außen wirken die betroffenen Familien auf den ersten Blick oft intakt.

Die Bandbreite des sexuellen Missbrauchs ist groß. Sie reicht vom Betrachten pornografischer Materialien, über Manipulationen am Genital des Täters bis hin zum erzwungenen Geschlechtsverkehr.

Verdachtshinweise auf sexuellen Missbrauch

- Kinder berichten oft erst nach jahrelangem Missbrauch, vor allem, wenn der Täter aus dem engeren Familienkreis kommt, da sie vom Täter unter Druck gesetzt wurden.
- Verschlüsselte, vage Andeutungen, Simulation im Spiel
- Unerklärliche Traurigkeit bis Depression mit Selbsttötungsversuch
- Verhaltensstörungen, Aggressionen, Schlafstörungen, Essstörungen, Schulversagen
- Äußere Zeichen von Gewaltanwendung, vor allem im anogenitalen Bereich
- Sexuell übertragbare Krankheiten (Herpes genitalis, Chlamydien, Warzen im anogenitalen Bereich) und Scheidenentzündungen bei Mädchen

Verhalten bei Verdacht auf sexuellen Missbrauch Haben Sie den Verdacht auf einen sexuellen Missbrauch, so müssen Sie diesem nachgehen. Bedenken Sie, dass allerdings nicht alle Aussagen eines Kindes stimmen müssen. Andererseits können bereits kleine Bemerkungen als versteckte Hilferufe zu bewerten sein. Erbitten Sie zuerst von den Eltern Erklärungen für Symptome, die ihnen verdächtig vorkommen und prüfen Sie diese kritisch auf Plausibilität. Untersuchen Sie das Kind gründlich (beachten Sie allerdings, dass Angst vor körperlicher Berührung bestehen kann), **dokumentieren** Sie alles auf das Sorgfältigste, evtl. ist es notwendig, die körperlichen Befunde fotografisch festzuhalten.

Sollte sich Ihr Anfangsverdacht verstärken, so **nehmen Sie keine weiteren Befragungen und Abklärungen vor**, sondern informieren Sie prompt das **Jugendamt**.

In akuten **Notsituationen** wenden Sie sich an die **Polizei**, die dann entsprechende Ermittlungen aufnimmt und Strafanzeige stellt. Dies ist besonders wichtig, wenn Sie die Dienststelle des Jugendamtes (z. B. am Wochenende) nicht erreichen können.

> Kinder sind wundervolle Patienten und sprechen sehr gut auf naturheilkundliche Behandlungsmethoden an. Sie bereichern die Praxisarbeit ungemein und geben der eigenen Arbeit einen tiefen Sinn! Überprüfen Sie Ihren Kenntnisstand auf dem Gebiet mit dem „Prüfungstraining für Heilpraktiker" (➤ Kap. 28), damit Sie sehen, ob Sie wirklich fit sind und garantieren können, dass die kleinen Patienten bei Ihnen in guten Händen sind!

28

KAPITEL

29 Geriatrie

29.1	Begriffsdefinitionen und Einführung	912
29.2	Ursachen und Aspekte des Alterns	913
29.3	Alterungsvorgänge von Organ(-systemen)	914
29.4	Typische Altersbeschwerden	918
29.5	Geriatrisches Assessment	924
29.6	Alterspsychologie (psychosoziale Aspekte)	925
29.7	Medikamenteneinnahme im Alter	927
29.8	Therapeutische Maßnahmen gegen das Altern (Anti-Aging)	929
29.9	Therapeutische Möglichkeiten und Umgang mit alten Menschen	930
29.10	Begleitung in der End- und Sterbephase	931

29.1 Begriffsdefinitionen und Einführung

Die Geriatrie wurde neu in den Gegenstandskatalog der Richtlinien zur Heilpraktikerüberprüfung aufgenommen. Das ist verständlich, da der Anteil von alten Menschen in der Bevölkerung zunimmt. Ein heute geborenes Mädchen hat eine durchschnittliche Lebenserwartung von 83 Jahren, ein Junge von 78 Jahren. Bis zum Jahre 2050 wird sie für Männer um weitere 6 Jahre und für Frauen um 5 Jahre zunehmen. Die Zahl der Pflegebedürftigen wird stark ansteigen, was zu großen Herausforderungen der Gesellschaft führen wird, da gleichzeitig die Singlehaushalte wachsen und die Anzahl der kinderlosen Paare zunimmt. Pflegeleistungen werden also immer weniger von Familien erbracht und immer mehr von Institutionen.

Betrachtet man die Altersverteilung der Bevölkerung weltweit, so ergibt sich eine sog. Alterspyramide (➤ Abb. 29.1b). Wie man aus der Abbildung entnehmen kann, zeigt sich tatsächlich das Bild einer Pyramide. Dagegen ist bei uns in Deutschland die Altersgruppe der 45- bis 65-Jährigen stark vertreten (➤ Abb. 29.1a). Auf der X-Achse finden Sie die Anzahl der Menschen in einem bestimmten Lebensalter, auf der Y-Achse das Lebensalter der Menschen, getrennt nach Männern und Frauen.

Es keine einheitliche Definition darüber, wann das Alter beginnt. Umgangssprachlich versteht man unter Alter meist den Abschnitt zwischen dem mittleren Erwachsenenalter und dem Tod. Der Beginn des Alters wird meist willkürlich ca. auf 60–65 Jahre festgelegt, wobei hier der Beginn des Rentenalters wohl eine Rolle spielt. Weiter unterteilt man noch in ältere Menschen, bis ca. 75. Lebensjahr, alte Menschen, zwischen dem 75. und 90. Lebensjahr, Hochbetagte, zwischen dem 90. und 100. Lebensjahr, und Langlebige mit über 100 Jahren.

Geriatrie Unter dem Begriff „Geriatrie" fasst man die Lehre von den *Krankheiten* des alternden Menschen zusammen (Griechisch geron = alt). Die Gerontologie (Altersforschung) dagegen beschreibt und beschäftigt sich mit den Alterungsvorgängen, das heißt, sie untersucht das Älterwerden und Altsein in all seinen körperlichen, psychischen, sozialen, historischen und kulturellen Aspekten. Damit ist die Geriatrie ein Teilgebiet der Gerontologie, da sie sich fachübergreifend mit den Alterskrankheiten beschäftigt, und zwar nicht nur wie sie diagnostiziert und therapiert werden können, sondern auch wie sie man sie verhindern kann. Dazu gehören Erkrankungen der Inneren Medizin, der Orthopädie, der Neurologie und der Psychiatrie. Häufig kommt es bei alten Menschen zur Multimorbidität, das heißt, es liegen mehrere (zum Teil chronische) Erkrankungen vor, z. B. Arteriosklerose, grauer Star und Arthrose.

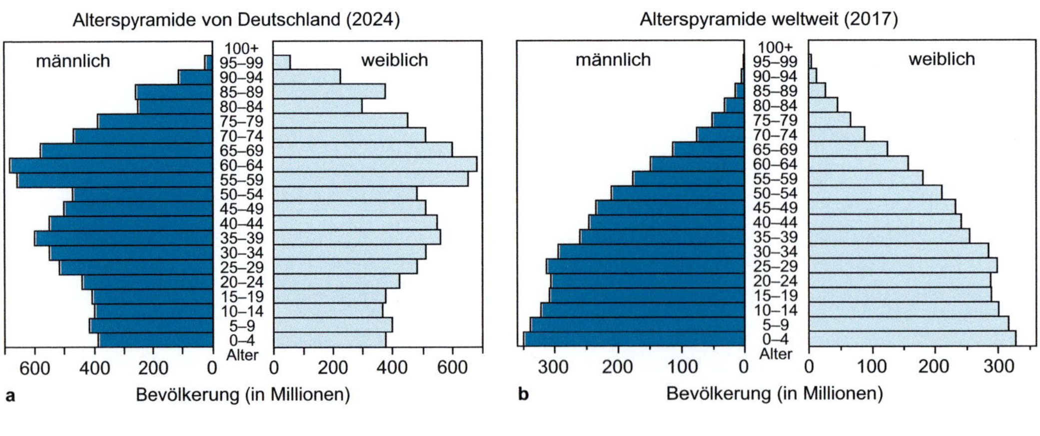

Abb. 29.1 Altersverteilung. Weltweit betrachtet ergibt sich bei der Altersverteilung das Bild einer Pyramide (b). Die Altersverteilung bei uns in Deutschland ergibt aber ein anderes Bild (a). [a: W193-013/L143; b: X382/L143]

Das bedeutet, dass auch in der Schulmedizin fächerübergreifend (interdisziplinär) behandelt werden muss. Ärzte können eine entsprechende Zusatzausbildung absolvieren und sich so zum Facharzt für Geriatrie ausbilden lassen. Ziel der Geriatrie ist es,

- dem alten Menschen zu einem besseren Leben zu verhelfen,
- Pflegebedürftigkeit zu vermeiden,
- die Autonomie im Alltag zu erhalten bzw. wiederherzustellen,
- die Gesundheit zu erhalten bzw. zu verbessern.

Altern ist ein Vorgang, der heute in der Medizin und Biologie noch nicht wirklich verstanden wird. Altern ist nicht automatisch mit Krankheiten verbunden. Allerdings ist Altern ein erheblicher Risikofaktor für die Gesundheit. Umgangssprachlich wird „Altern" weitgehend mit negativen Veränderungen wie Abbau, Verschlechterung oder Degeneration assoziiert. In der Medizin beschreibt man diese Vorgänge lieber mit Seneszenz, denn Altern wird von manchen Autoren auch mit Reifungsvorgängen in Verbindung gebracht. Nach dieser Definition betrifft das Altern die gesamte Lebensspanne von der Geburt bis zum Tod.

Man weiß, dass alternde Zellen schon bei geringerer UV-Strahlendosis absterben, sich die Zellen weniger rasch und gut von Hitze- oder Kälteschocks erholen und im Vergleich zu jungen Zellen in ihrer Funktion und Reaktion starrer sind. Man kann feststellen, dass Alterungsvorgänge zum Verlust von normalen Organfunktionen führen und mit dem Tod enden. Altern gilt als physiologischer Vorgang und gehört zum Leben von allen höheren Organismen.

Da Altern ein sehr komplexer Vorgang ist, kann es sehr unterschiedlich ablaufen. So kann einerseits die Gedächtnisleistung ab-, aber das Erfahrungswissen gleichzeitig zunehmen. Manchen alten Menschen gelingt es, körperliche Beeinträchtigungen so gut zu kompensieren, dass ihr subjektives Gefühl des Wohlbefindens dadurch kaum beeinträchtigt wird.

Man unterteilt in primäres und sekundäres Altern. Mit primärer Alterung (physiologische Alterung) bezeichnet man die Vorgänge, die durch zelluläre Abbauprozesse hervorgerufen werden. Diese Zellveränderungen legen das maximal erreichbare Lebensalter fest. Sie beträgt für den Menschen ca. 120 Jahre. Die sekundäre Alterung wird durch äußere (auf die Zelle bezogen) Faktoren hervorgerufen, wie z. B. Krankheiten, Ernährungsfehler, Alkohol, Rauchen, Bewegungsmangel.

29.2 Ursachen und Aspekte des Alterns

Zur Frage, warum höhere Organismen altern, gibt es *keine* allgemein wissenschaftlich akzeptierte Antwort, sondern nur hunderte verschiedener Theorien. So schreibt der Evolutionsbiologe George C. Williams 1957: „Es ist wirklich verwunderlich, dass – nachdem das Wunder der Embryogenese vollbracht ist – ein komplexes Metazoon (Vielzeller) an der viel simpler erscheinenden Aufgabe scheitert, einfach das zu erhalten, was schon geschaffen ist."

Programmtheorie Die Programmtheorie besagt, dass in den Zellen ein *genetisches Programm* abläuft. Zellen teilen sich zunächst, damit der Organismus wachsen und sich entwickeln kann. Nach 50–150 Teilungen ist ihre „Uhr" abgelaufen und die Zelle stirbt ab.

Schadens- bzw. Verschleißtheorie Hier geht man davon aus, dass sich die Zellen und Organe im Laufe der Zeit *abnutzen*, ähnlich wie eine Maschine. Dabei spielen freie Radikale eine wichtige Rolle. Es handelt sich dabei um sehr reaktionsfreudige Stoffe, die sich aggressiv mit körpereigenen Geweben verbinden und diese dabei schädigen. Weiterhin kann sich Glukose an Zellstrukturen anlagern und diese verändern. Außerdem können kanzerogene Stoffe (z. B. Nitrosamine) die DNA schädigen.

Telomere Bei Alterungsvorgängen spielen auch die *Endstücke der Chromosomen*, die Telomere eine Rolle. Sie haben bei den Chromosomenenden eine Aufgabe ähnlich wie eine Schutzkappe, allerdings werden die Telomere mit jeder Zellteilung kürzer. Sind sie ganz verschwunden, stirbt die Zelle. Die Telomerlänge, mit der ein Mensch geboren wird, ist individuell unterschiedlich. An Blutspendern hat man festgestellt, dass Menschen mit längeren Telomeren eine höhere Lebenserwartung haben. Allerdings können Umwelteinflüsse Telomere auch verkürzen.

Telomere können durch das körpereigene Enzym Telomerase wieder länger werden. Jedoch findet man dieses Enzym nur in Embryonalzellen und Keimbahnzellen, danach wird das Enzym inaktiv. Kommt es jedoch zu einem Karzinom, so findet man, dass das Enzym in Turmozellen aktiv ist und diese zur ungehemmten Zellteilung anregt.

Genetische Faktoren Außerdem nimmt man an, dass genetische Veranlagungen bei Alterungsvorgängen eine Rolle spielen.

Aspekte des Alterns Man unterscheidet bei den Alterungsvorgängen ein chronologisches (biografisches), biologisches, psychologisches und ein soziales Altern.

- **Chronologisches (biografisches) Alter.** Hier schaut man, vom *Zeitpunkt der Geburt* an, welche Zeitspanne abgelaufen ist und es werden die Jahre und Tage gezählt.
- **Biologisches Alter**. Hier wird beurteilt, wie es mit dem *gesundheitlichen Zustand,* der Vitalität und der Belastbarkeit aussieht und die Befunde werden bestimmten Altersklassen zugeordnet. Dazu bedient man sich sog. Biomarker. Das sind Merkmale, die eine Beurteilung der Funktionstüchtigkeit von Organ(systemen) erlauben, wie beispielsweise das Messen der Vitalkapazität der Lunge mittels eines Spirometers.
- **Psychologisches Altern**. Darunter versteht man die Veränderungen von *kognitiven Fähigkeiten,* von Anforderungen, die an den alten Menschen gestellt werden. Hier muss im Alter nicht unbedingt eine Abnahme zu verzeichnen sein, sondern es können sich auch Stärken durch Erfahrungen und neue Wissenssysteme zeigen. So gilt das Defizitmodell nach Wechsler u. a. heute als überholt. Es ging davon aus, dass Altern ein Prozess sei, bei dem der Verlust von intellektuellen und emotionalen Fähigkeiten vorherrsche.
- **Soziales Altern.** Hierzu gehört die *Veränderung in der sozialen Position.* Welche hierarchische Stellung wohnt dem Menschen inne? Gerade die Rente / Pensionierung ist für ältere Menschen ein einschneidendes Ereignis, das sehr unterschiedlich gut bewältigt wird. Die Gesellschaft, die Familie und der Freundeskreis spielen beim sozialen Altern eine wichtige Rolle. Wird der alte Mensch noch in sozialer Hinsicht gebraucht? Übernimmt er noch bestimmte Rollen? Sind die Freunde und Bekannten noch am Leben? Kommt es noch zu sozialen Kontakten und werden dazu kommunikative Fähigkeiten gebraucht? Werden die sozialen Kontakte durch Krankheiten begrenzt, die den Aktionsradius beschränken? Bestehen Altersarmut, Vereinsamung? Die WHO fördert seit 1990 das Konzept des „aktiven Alterns". Dabei wird versucht, dem alternden Menschen Kompetenzen zu erhalten.

29.3 Alterungsvorgänge von Organ(-systemen)

Im Alter nimmt der prozentuale *Wassergehalt* des Körpers ab. Macht der Wasseranteil eines Säuglings noch 75 % des Körpergewichts aus, so ist er beim erwachsenen Mann noch ca. 60 % und bei der Frau ca. 50 % (durch höheren Fettanteil). Bei Senioren kann er bis auf 40 % sinken.

Äußerlich sichtbare Kennzeichen des Alters können sich in der Haltung, dem Gang, der Hautelastizität (Falten), Hautveränderungen (z. B. Altersflecken) und der Haarfarbe zeigen. Man versucht heute, altersbedingte Veränderungen standardisiert zu messen, z. B. über Biomarker oder den Gebrechlichkeitsindex (Frailty Index, s. u.). Mit Biomarker meint man biologische Merkmale, die objektiv gemessen werden können und auf normale oder krankhafte Prozesse im Körper hinweisen. Solche messbaren altersbedingten Parameter sind z. B. Blutdruck, Pulsfrequenz, Vitalkapazität und Lungenfunktion (Abnahme von Atemkapazität und Ausblasgeschwindigkeit), Handkraft, Gelenkbeweglichkeit, Hör- und Sehvermögen, Reaktionszeiten, Konzentrations- und Koordinierungsfähigkeit und Gedächtnisleistung.

Alterungsvorgänge des Hormonsystems Die **Frau** unterliegt in ihrem Leben starken hormonellen Veränderungen. Die wichtigsten sind die *Menarche* (Zeit der ersten Regelblutung) und die *Menopause* (Auftreten der letzten Regelblutung). Die Wechseljahre und die Menopause gehen mit einem Rückgang der Östrogenproduktion einher. Weniger Östrogen bedeutet z. B. Unfruchtbarkeit, Osteoporose und Haut- und Schleimhautatrophie. Letzteres führt zur Scheidentrockenheit, was sich auf die Sexualität auswirkt (s. u.).

Beim **Mann** geht die Testosteronproduktion langsam und allmählich zurück. Man vermutet, dass dies beim gehäuften Auftreten der Prostatahypertrophie beim Mann eine Rolle spielt, denn ca. 70 % der über 70-Jährigen sind davon betroffen. Trotz Absinkens des Testosteronspiegels im Blut bleiben die meisten Männer bis ins hohe Alter erektions- und zeugungsfähig.

Das Hormonsystem ist geschlechterübergreifend noch weiteren Veränderungen unterworfen, wie z. B. einem leichten Ansteigen des Blutzuckerspiegels oder einer niedrigeren Ausschüttung von Schilddrüsenhormonen. Dies bleibt aber in der Regel beschwerdefrei.

Alterungsvorgänge an der Muskulatur Die Muskelmasse eines 80-Jährigen beträgt ca. 40 % weniger als die eines 25-Jährigen. Ursache ist der Rückgang der Hormone Testosteron, Östrogen und STH. Verstärkend wirken sich oft schlechte Ernährung und körperliche Inaktivität aus.

Alterungsvorgänge des Skeletts Bereits ab dem 30. Lebensjahr werden die Weichen für die spätere Osteoporose gestellt. Kommt es in den Jahren zwischen dem 30. und 60. Lebensjahr zu *Bewegungsmangel* und unzureichender Kalziumzufuhr, steigt die Gefahr der Osteoporose im Alter. Frauen sind durch die nachlassende Östrogenproduktion nach der Menopause stärker betroffen als Männer, bei denen die Testosteronproduktion, wie vorstehend beschrieben, nur langsam absinkt. Auch eine schlechtere Mineralisierung der Knochen begünstigt Osteoporose und Osteomalazie.

An den Gelenken kommt es zur Rückbildung der Knorpelschicht, wodurch sich eine Arthrose einstellt. Bekannt sind hier vor allem die Coxarthrose (Arthrose des Hüftgelenks) der Frauen und die Gonarthrosen.

Alterungsvorgänge des Gehirns und des Nervensystems Nervenzellen verfügen über keine Teilungsfähigkeit und deshalb wirken sich Fehler, die in Zellprogrammen ablaufen, besonders schwer aus. Aber auch beim älteren Menschen weist das Gehirn noch eine erhebliche Plastizität auf, was bedeutet, dass durch regelmäßiges Aktivieren von Neuronen neue synaptische Verbindungen hergestellt und ruhende Synapsen zu aktiven Synapsen umgewandelt werden können. Neuere Forschungen haben gezeigt, dass im Hippocampus noch teilungsfähige und ausdifferenzierbare Nervenzellen sitzen. Diese können in andere Hirnregionen einwandern und dort Aufgaben übernehmen.

Das ist insofern wichtig, da es ein charakteristisches Merkmal eines alternden Gehirns ist, dass die Synapsen weniger effizient arbeiten. Dadurch *verlangsamt* sich die Reizweiterleitung und damit verlangsamen sich Bewegungen, Reaktionen und Denkprozesse. Dies gilt besonders für die Substantia nigra (schwarze Substanz im Mittelhirn) und das Kleinhirn, also beides Bereiche, die bei der Motorik eine Rolle spielen.

Außerdem produziert ein altes Gehirn *weniger Neurotransmitter* (v. a. Dopamin und Serotonin) und weniger Enzyme. Die Gliazellen arbeiten weniger und die Myelinhüllen zeigen einen Substanzverlust. Auf diesen Substanzverlust führt man die Gewichtsabnahme des Gehirns im Alter zurück, denn die Gesamtzahl der Nervenzellen nimmt nur sehr gering ab.

Diese zahlreichen strukturellen und chemischen Veränderungen können nicht nur zur Verlangsamung, sondern auch zur Störung des Antriebs und zu Depressionen führen. Verschärft wird die Situation, wenn noch eine Arteriosklerose der Hirngefäße dazukommt.

Alterungsvorgänge am Verdauungssystem Die Alterungsvorgänge zeigen sich bereits in der Mundhöhle mit *Zahnverlust* und eventuell *schlecht sitzenden Prothesen* (➤ Tab. 29.1). Dadurch kommt es zu einer schlechten Kauleistung und bestimmte Nahrungsmittel können überhaupt nicht mehr gegessen werden. Die Anzahl der Geschmacksknospen und die Speichelproduktion nehmen ab. Durch Letzteres wird sowohl der Weitertransport der Nahrung erschwert als auch die Verdauungsleistung eingeschränkt. In der Speiseröhre kann es zu Transportstörungen und damit zur Dysphagie kommen, verursacht durch die Schleimhauttrockenheit und die eingeschränkte Motorik.

Auch in Magen und Darm ist die *Motilität eingeschränkt* und die Produktion der *Verdauungssäfte reduziert,* wodurch es zur Herabsetzung der Verdauungsleistung kommt. Mangelerscheinungen und Folgekrankheiten sind die Folge. Häufig sind von der gestörten Aufnahme Vitamin B und D und Kalzium betroffen.

Tab. 29.1 Übersicht über Organsysteme und mögliche Erkrankungen im Alter

Organsystem	Organ	Veränderung	Mögliche Krankheiten/ Symptome
Verdauungssystem	Mundhöhle	Mundtrockenheit, Abnahme der Anzahl der Geschmacksknospen und der Speichelproduktion	Erhöhte Infektneigung in der Mundhöhle, z. B. Pilzerkrankungen. Mundgeruch. Essen schmeckt „fade", deshalb Gefahr von Appetitmangel.
	Zähne	Zahnverlust, bestimmte Nahrungsmittel können nicht mehr gekaut werden.	Gefahr von Mangelzuständen. Karies und Parodontitis durch fehlende antibakterielle Wirkung des Speichels
	Kiefer	Nach Zahnverlust Gefahr der Kieferrückbildung, auch wenn Prothesen getragen werden. Betroffen sind vor allem die Alveolarfortsätze, die die Zähne aufnehmen.	Osteoporose des Kiefers
	Speiseröhre	Herabgesetzte Schleimproduktion und Speiseröhrenmotilität	Dysphagie, Globusgefühl
	Magen	Erhöhung des pH-Werts, Reduzierung von Pepsinogen, Intrinsic-Faktor, Schleim und Salzsäure, herabgesetzte Magenmotilität	Einschränkung der Verdauungsleistung
	Darm	Reduzierung von Darmlipase, Disaccharidase, Aminopeptidase und Schleim. Veränderung der Darmflora: Clostridien steigen an, Bifidobakterien nehmen ab. Herabgesetzte Darmmotilität. Schleimhauttrockenheit.	Einschränkung der Verdauungsleistung, Nahrungsmittelunverträglichkeiten (z. B. Laktose), Obstipationsneigung, Divertikulose, Polypenbildung, Darmkarzinom
	Darmflora	Anstieg der Clostridien und Abnahme der Bifidobakterien	Obstipationsneigung
	Leber	Leberatrophie	Herabgesetzte Fähigkeit Substanzen, wie z. B. Medikamente und Alkohol abzubauen
	Pankreas	Pankreasatrophie	Eingeschränkte Verdauungsleistung, Hyperglykämie, Diabetes
	Stoffwechsel	Abnahme des Grundstoffwechsels	Gewichtszunahme bei nicht angepasster Nahrungszufuhr
Herz-Kreislauf-System	Herz	Zunahme des bindegewebigen Anteils und Rückgang des Herzmuskelgewebes. Dadurch verminderte Kammerfüllung und Abnahme der Herzleistung. Herzklappen verlieren an Elastizität und verdicken sich. Die Zellen am Sinusknoten werden teilweise durch Bindegewebe ersetzt, dadurch verringert sich die maximale Herzfrequenz auf ca. 150 Schläge pro Minute.	Herzinsuffizienz, Pulsbeschleunigung (Mehrbelastung kann nur über die Frequenz und nicht mehr über die Herzkraft ausgeglichen werden). Gefahr von Erregungsbildungsstörungen.
	Gefäße	Die Gefäßwände verlieren an Elastizität, wodurch der periphere Widerstand erhöht wird mit der Gefahr der Blutdruckerhöhung. Herzmuskelhypertrophie, da das Herz mehr Kraft braucht, da die arteriosklerotischen Gefäße einen größeren Widerstand entgegensetzen.	Arteriosklerose, Schwindelgefühl, Synkopen, Vergesslichkeit, Konzentrationsstörungen bis hin zur Demenz durch Arteriosklerose der Hirngefäße und Multiinfarkte im Gehirn, Apoplexie, koronare Herzkrankheiten, Hypertonie, periphere arterielle Verschlusskrankheiten

Tab. 29.1 Übersicht über Organsysteme und mögliche Erkrankungen im Alter *(Forts.)*

Organsystem	Organ	Veränderung	Mögliche Krankheiten/Symptome
Atemtrakt	Nase, Gaumen, Rachen, Bronchien	Schleimhautatrophie und -trockenheit, Verminderung des Flimmerepithels, Erschlaffung des Gaumensegels	Rhinitis, Schnarchen, Schlafapnoe, Tagesmüdigkeit
		Durch Schleimhautveränderungen (s. o.) fehlende Selbstreinigung	Bronchitis (akut und chronisch), Bronchopneumonie, Bronchialkarzinom
	Lunge	Abnahme der Brustkorbbeweglichkeit und der Lungen- bzw. Alveolarelastizität. Abnahme von Vital- und Atemkapazität und der Ausblasgeschwindigkeit.	Altersemphysem, Bronchiektasie, erhöhte Infektanfälligkeit, vor allem durch Pneumonie
Hormonsystem		Nachlassende Produktion von Hormonen (z. B. Östrogen, Testosteron, Schilddrüsenhormone, Insulin)	Klimakterium, Menopause (ca. mit 52 Jahren), Osteoporose, Diabetes, Hypothyreose, Libidoverlust
Harnapparat	Blase	Abnahme des Fassungsvermögens der Blase und der Spannkraft und der Elastizität des Sphinkters	Inkontinenz
	Nieren	Durch Sklerose der Glomeruli Abnahme der Filtrationsleistung, damit verlangsamte Ausscheidung von Medikamenten, Giftstoffen und harnpflichtigen Substanzen, verminderte Reninausschüttung und Verlangsamung des RAAS.	Niereninsuffizienz, Steinbildung, Gefahr der Dehydrierung oder Überwässerung, reduziertes Durstgefühl
Sexualorgane	Prostata		Prostatahyperplasie, Prostatakarzinom
Haut und Schleimhaut	Haut und Anhangsgebilde	Hautatrophie und -trockenheit, Verlust vor allem von kollagenen Strukturen, verminderte Talgproduktion	Schlechtere Wundheilung, leichte Hautverletzlichkeit, trockene Haut, Pilzinfektionen, Faltenbildung, Juckreiz, Grauwerden von Haaren und verminderte Haardichte, Dekubitus, erhöhtes Hautkarzinomrisiko (v. a. Basaliome)
	Schleimhaut	Schleimhautaustrocknung	Erhöhte Infektneigung, z. B. in der Mundhöhle, dem Verdauungs- und Urogenitaltrakt
Sinnesorgane	Auge	Linse verliert Elastizität und wird gelblicher und verdickt.	Altersweitsichtigkeit (Presbyopie)
		Trübung der Linse und Hornhaut	Grauer Star, Hornhauttrübung
		Veränderungen der Netzhaut	Einschränkung des Sehfeldes, Makuladegeneration, Glaukom
		Atrophie des Ziliarmuskels	Verlangsamte Pupillenreaktion bei Lichteinfall, vermehrter Lichtbedarf bei gleichzeitig schlechterer Anpassung an grelles Licht
	Ohr	Degenerieren und Absterben von Hörzellen, vor allem für die höheren Bereiche	Altersschwerhörigkeit (Presbyakusis), Kommunikationsprobleme, allerdings findet Sprache v. a. im mittleren Frequenzbereich statt. Werden höhere Bereiche schlechter gehört, dann kommt es auch zu Einschränkungen bei den Konsonanten s, z, f, d, t.
	Schmecken und Tasten	Abnahme von Tast- und Riechrezeptoren und Geschmacksknospen	

Tab. 29.1 Übersicht über Organsysteme und mögliche Erkrankungen im Alter *(Forts.)*

Organsystem	Organ	Veränderung	Mögliche Krankheiten / Symptome
Nervensystem	Nerven	Abnahme der Nervenleitungsgeschwindigkeit führt zu einer nachlassenden Aufnahme- und Verarbeitungsgeschwindigkeit.	Nachlassende Reaktionsgeschwindigkeit, Abnahme der Menge an Infos, die gleichzeitig aufgenommen und verarbeitet werden können, erhöhte Störempfindlichkeit bei Reizüberflutung
	Gehirn	Abnahme des Gehirngewichts, Verlangsamung von Synapsen, Mangel an Neurotransmittern	Nachlassendes Kurz- und Langzeitgedächtnis, Morbus Parkinson, Depressionen, Demenz
Bewegungsapparat	Knochen	Abnahme der Knochenmineralisierung	Osteoporose, Osteomalazie
		Atrophie des Gelenkknorpels	Arthrose
	Muskulatur	Abnahme der Muskelmasse	Nachlassen der körperlichen Leistungsfähigkeit, z. B. der Kraft der Hände, Beeinträchtigung der Mobilität
Blut	Immunsystem	Atrophie des Knochenmarks und des lymphatischen Gewebes	Mangel an Blut- und Abwehrzellen, Abwehrschwäche und erhöhte Tumorneigung

Alterungsvorgänge des Immunsystems Durch eine Atrophie des Knochenmarks und des lymphatischen Gewebes kommt es zu einer *Abnahme der Bildung von Blut- und Abwehrzellen.* Da außerdem die T-Lymphozyten eine herabgesetzte Aktivität zeigen, nehmen die Infektneigung und das Risiko, an einem Karzinom zu erkranken, zu. Andererseits steigt die Bildung von Autoantikörpern, wodurch es zur Schädigung von körpereigenem Gewebe kommen kann und wodurch Alterungsvorgänge beschleunigt werden können.

29.4 Typische Altersbeschwerden

Um als Heilpraktiker einen alten Menschen angemessen behandeln zu können, muss man nicht nur die typischen altersbedingten Krankheiten kennen, sondern auch die funktionellen und strukturellen Veränderungen von Organen und Organsystemen, die das Alter mit sich bringt. Dabei ist zu unterscheiden, ob es natürliche Ab- und Umbauvorgänge sind oder ob es sich um Folgen einer langjährigen ungesunden Lebensweise handelt.

Unter Alterskrankheiten versteht man Krankheiten, die im Alter prozentual zunehmen. Allerdings gibt es nur wenige Krankheiten, die fast nur im höheren Alter auftreten. Jedoch kommt in diesem Lebensabschnitt erschwerend hinzu, dass sich bestimmte Vorgänge nun gravierender auswirken, weil die Selbstheilungskräfte der Zellen nachlassen. Weiterhin ist zu bedenken, dass manche Krankheiten sich unbemerkt über viele Jahre entwickeln, wie z. B. manche Karzinome.

Typische Probleme und Krankheiten des Alters sind Arteriosklerose (Herzinfarkt, Hirnschlag, arterielle Verschlusskrankheiten), Inkontinenz (Blase und Darm), Schwerhörigkeit, Zahnverlust, Arthrose, Gedächtnisstörungen bis hin zur Demenz, Depressionen, Diabetes mellitus, grauer Star, Tumorerkrankungen, Osteoporose, Morbus Parkinson, Vorhofflimmern und chronische senile Rhinitis. Wobei man davon ausgeht, dass es keine eigentlichen Krankheiten gibt, die nur im Alter auftreten, wohl aber Krankheiten, deren Entstehung durch biologische Alterungsprozesse und / oder schädliche Einwirkung begünstigt werden.

Es werden nun typische Altersbeschwerden vorgestellt.

Posturale Instabilität (Haltungsinstabilität) Mit „Instabilität“ bezeichnet man das Gegenteil von Stabilität, „postural“ bedeutet „die Körperhaltung betreffend“. Es handelt sich um einen Zustand bei dem der Betroffene *„auf unsicheren Füßen"* steht und Belastbarkeiten schlechter voraussehen und ausgleichen kann.

Sie tritt vor allem als Folge von Morbus Parkinson auf. Beim Gehen und Stehen wird das Gleichgewicht normalerweise durch Reflexe reguliert, die automatisiert ablaufen. Kommt es zu einer Herabsetzung dieser Reflexe, können die Betroffenen sich nicht mehr ausreichend „auffangen", wenn sie aus dem Gleichgewicht gebracht werden. Einige der vorstehend genannten Ursachen, wie Muskel- und Knochenatrophie, spielen auch bei der Instabilität eine Rolle.

Schwierigkeiten beim Gehen und erhöhte Sturzgefahr Auch die Schwierigkeit beim Gehen hat mehrere Ursachen. Zum einen die Alterungsprozesse an Muskulatur und Skelett: Ist der *Fußhebermuskel* von der Muskelatrophie betroffen, so begünstigt dies das Stolpern.

Ein typischer Alterssturz erfolgt von der obersten Treppenstufe aus. Das ist insofern erstaunlich, als alte Menschen gerade bei der ersten Stufe besonders aufmerksam sind. Aufgrund dieses vermeintlichen Widerspruchs nimmt man an, dass Stürze zu 90 % multifaktoriell bedingt sind. Sturzrisikofaktoren sind z. B. eine eingeschränkte Sehfähigkeit (Erkennen der Situation) und eine Verlangsamung der Nerventätigkeit, bei der sensorische Empfindungen in motorische Impulse umgesetzt werden müssen. Weitere Risikofaktoren sind die allgemeine Verlangsamung körperlicher Abläufe, die verminderte Muskelkraft (z. B. vom Fußhebermuskel), ein nachlassender Gleichgewichtssinn, ein unsicherer Gang durch eingeschränkte Balancefähigkeit, eine verlängerte Reaktionszeit, Blutdruckschwankungen (v. a. Hypotonie im Stehen), zerebrale Durchblutungsstörungen, Schwindel, Polyneuropathien, Morbus Parkinson, zentral wirkende Medikamente und Demenz. Die erhöhte Sturzgefahr ist auch in einer Abnahme der Propriorezeptoren (z. B. Muskel-, Gelenk- und Sehnenspindeln) begründet. Dadurch ist die Wahrnehmung der aktuellen Lage im Raum nicht mehr so gut möglich und das geht auf Kosten der Balancefähigkeit.

Da alte Menschen gerade in der häuslichen Wohnung verunfallen, muss bei jedem Sturz sorgfältig nach der Ursache geforscht werden, damit sich der Sturz möglichst nicht wiederholt. So darf es in der Wohnung keine hochstehenden Teppichkanten, herumliegenden Kabel oder schlecht beleuchtete Stellen geben. Denn jeder Sturz erhöht die Gefahr, dass der alte Mensch seine Selbstständigkeit verliert oder sie zumindest eingeschränkt wird. Außerdem wirken Stürze auf den Betroffenen demoralisierend und schwächen sein Zutrauen in die eigenen Fähigkeiten.

Stürze und ihre Folgen Müssen die Sturzfolgen stationär im Krankenhaus behandelt werden, so drohen z. B. *Immobilität, Osteoporose und Muskelatrophie.* Muss der Patient längere Zeit liegen, um die Sturzfolgen auszuheilen, so steigt das Risiko für eine Lungenentzündung oder Thrombose stark an. Ist es zu einer Lungenentzündung gekommen, so kann es gerade bei älteren Menschen sein, dass diese symptomarm verläuft und so nicht rechtzeitig erkannt wird. Für die Prognose der Erkrankung ist es wichtig, um welchen Erreger es sich handelt, welche Vorerkrankungen von Herz oder Lunge vorliegen und wie die allgemeine Abwehrlage ist. Man geht in Deutschland davon aus, dass jährlich 40.000–50.000 Todesfälle durch Pneumonien verursacht werden.

Kontrakturen (Knochenbrüche) Kam es zu einem Sturz oder Unfall, haben alte Menschen ein erhöhtes Risiko, eine *Kontraktur* (➤ Kap. 4.4.14) zu erleiden. Begünstigt werden Kontrakturen, wenn es nach Verletzungen zu Schonhaltungen und zu Immobilität kommt. Kontrakturen führen bei den Betroffenen zu Schmerzen, Zwangshaltungen und disharmonischen Bewegungsabläufen.

Bei alten Menschen ist es deshalb besonders wichtig, auf eine korrekte Lagerung zu achten, bei der die Gliedmaßen in Funktionsstellung gebracht werden. Außerdem sind nach Verletzungen entsprechende aktive und passive krankengymnastische Übungen durchzuführen, um Kontrakturen zu verhindern.

Gebrechlichkeit (Frailty-Syndrom) Gebrechlichkeit ist keine Krankheit, aber ein eigenständiges geriatrisches Syndrom, das zwar altersassoziiert ist, aber nicht allein aus dem Lebensalter abgeleitet werden kann. Bei einem gebrechlichen Menschen ist es aufgrund der eingeschränkten Leistungsfähigkeit der Organsysteme zu einer eingeschränkten Belastbarkeit und zu einem verminderten Kraftzustand gekommen und der ältere Mensch ist anfälliger gegenüber Stressoren, die von außen auf ihn einwirken. Durch die organischen und funktionellen Defizite und durch eingeschränkte Mobilität oder Immobilität und erhöhte Sturzgefahr sind gebrechliche Menschen anfälliger für Hospitalisierung.

Frailty-Kriterien (nach Fried) sind:

- Unfreiwilliger Gewichtsverlust: über 10 % pro Jahr oder mehr als 5 % in 6 Monaten bzw. 5 kg / Jahr
- Objektivierte Muskelschwäche, z. B. Handkraftmessung mit JAMAR Dynamometer
- Subjektive Erschöpfung (mental, emotional, physisch)
- Immobilität, Instabilität, Gang- und Standunsicherheit mit Sturzneigung
- Herabgesetzte körperliche Aktivität

Werden drei oder mehr dieser Kriterien erfüllt, spricht man vom Frailty-Syndrom; werden nur 2 Kriterien erfüllt, vom Prefrailty-Syndrom.

Gebrechlichkeit kann verbessert werden. Erstrebenswert ist, dass schon im Stadium der Prefrailty eingeschritten wird, z. B. mit Ausbau des sozialen Netzes zur Verbesserung der körperlichen Aktivität, des Gedächtnisses und der Ernährungsgewohnheiten.

Einschränkungen der Sehfähigkeit Die eingeschränkte Sehfähigkeit hat ihre Ursache in *zahlreichen Umbauvorgängen* im Auge. Zum einen spielen auch hier arteriosklerotische Veränderungen der Gefäße eine Rolle. Zum anderen ist die Linse in diesem Zusammenhang wichtig, denn sie verliert ihre Elastizität und führt so zur Altersweitsichtigkeit (Presbyopie). Diese beginnt bereits zwischen dem 45. und 50. Lebensjahr und betrifft fast alle Menschen. Der Ausgleich erfolgt durch eine Brille für den Nahbereich, eine sog. Lesebrille.

An der Linse zeigen sich strukturelle Veränderungen, denn sie lässt nun die Lichtstrahlen nicht mehr so gut durchtreten, da sie sich in ihrem Zentrum verdichtet und sich gelblich verfärbt. Überschreiten diese Veränderungen das physiologische Ausmaß, kommt es zum Altersstar (➤ Kap. 19.3.14).

Durch eine Atrophie des Ziliarmuskels reagieren die Pupillen langsamer auf wechselnde Lichtverhältnisse. Das ist mit ein Grund, warum alten Menschen schnelle Bildfolgen z. B. beim Fernsehen unangenehm sind. Auch grelles Licht wird als unangenehm empfunden und es bestehen eine erhöhte Blendempfindlichkeit und eine verzögerte Dunkelanpassung. Alles Faktoren, die bei einer Prüfung der Fahrtauglichkeit eine wichtige Rolle spielen.

Altersbedingte Veränderungen an der Netzhaut beginnen zwischen dem 50. und 60. Lebensjahr. Hier sind vor allem die außenliegenden Anteile betroffen. Dies kann zu einer Verminderung des Sehfeldes und zu einer gestörten Anpassung an die Dunkelheit führen. Besonders gefürchtet ist die Makuladegeneration (➤ Kap. 19.3.17), eine degenerative Erkrankung des gelben Fleckes, die zum Sehverlust führen kann.

Die meisten alten Menschen können allerdings diese Defizite kompensieren und kommen damit gut im Alltag zurecht.

Einschränkung der Hörfähigkeit Es kommt zunächst vor allem in den *höheren* Bereichen zu einer eingeschränkten Hörfähigkeit (Presbyakusis), die ihre Ursache in einem Absterben von Hörzellen hat, die für die hohen Frequenzen (über 4.000 Hz) zuständig sind. Dies beginnt in der Regel nach dem 30. Lebensjahr und schreitet alle 10 Jahre um 10 Dezibel fort. Im Alltag spielt das bei den Betroffenen in der Regel keine große Rolle, da Sprache vor allem in den mittleren Frequenzen angesiedelt ist.

Eine wichtigere Veränderung kann sich an der *Steigbügelplatte* abspielen. Durch das Fortschreiten einer Otosklerose (➤ Kap. 20.3.9) kann es zur Altersschwerhörigkeit bis hin zur Alterstaubheit kommen.

Überschreitet die Schwerhörigkeit ein bestimmtes Ausmaß, kann sie zu massiven Störungen der Kommunikationsfähigkeit und damit in die Einsamkeit und Isolation führen, was seinerseits wiederum kognitive Einbußen zur Folge haben kann.

Einschränkung des Geschmacks- und Geruchssinns Mit Erreichen des 70. Lebensjahres haben sich zwei Drittel der Geschmacksrezeptoren im Mund abgebaut und der Geruchssinn lässt nach.

Erhöhte Exsikkosegefahr Kommt es zu einer *verminderten Wasseraufnahme,* so stellen sich als erste Zeichen trockene Haut und Schleimhaut mit rissigen Lippen und Mundtrockenheit ein, außerdem Müdigkeit, Konzentrationsstörungen, Kopfschmerzen, Schwindel, Müdigkeit und Obstipation. Schreitet der

Wassermangel weiter fort, so treten Verwirrtheit, Fieber und Urämie auf.

Zu bedenken ist, dass es im Alter zu einem erhöhten Flüssigkeitsbedarf kommen kann, und zwar durch eine Isosthenurie (mangelnde Konzentrationsfähigkeit der Niere), Diabetes, starkem Bewegungsdrang (bei Demenz). Auf der anderen Seite drosselt der alte Mensch oft seine Flüssigkeitsaufnahme, weil er befürchtet, zum „unrechten Zeitpunkt" zur Toilette zu müssen, Angst vor Inkontinenzproblemen hat oder Prostatabeschwerden bestehen. Verstärkt werden können die Probleme durch ein vermindertes Durstgefühl und „Vergesslichkeit" oder durch motorische Schwierigkeiten bei der Nahrungsaufnahme oder durch eine bestehende Dysphagie.

In der Regel werden für Senioren tägliche Flüssigkeitsmengen von 1,3–1,5 Litern empfohlen. Stark wasserhaltiges Essen, wie z. B. Eintöpfe, Obst, Gurken, ist auf diese Trinkmenge entsprechend anzurechnen. Als grobe Orientierung wird manchmal empfohlen, pro Kilogramm Körpergewicht 30 ml Flüssigkeit (Trinken und Essen) aufzunehmen. Bei Menschen mit hohem bzw. niedrigem Gewicht, kommt man da allerdings schnell in Bereiche mit zu hoher bzw. zu niedriger Empfehlung der Trinkmenge.

Leider wird alten Menschen oft einfach die Empfehlung gegeben, „mehr" zu trinken. Dies muss kritisch gesehen werden, da immer im Einzelfall festgelegt werden muss, was in Abhängigkeit von Alter und Gesundheitszustand im vorliegenden Fall als sinnvoll zu betrachten ist. Dabei müssen Krankheiten, wie z. B. Nierenkrankheiten, Bluthochdruck, Herzinsuffizienz und Diabetes, mit in die Überlegungen einbezogen werden.

Durstgefühl Sinkt der Wasseranteil des Körpers um 0,5 %, so stellt sich ein Durstgefühl ein. Sinkt er um ca. 10 %, folgen Mundtrockenheit und Sprech- oder Sprachstörungen. Meist wird heute eine Trinkmenge von 1,5 Litern empfohlen. Mit dem 50. Lebensjahr beginnt das *Durstgefühl abzunehmen.* Bei Verlust des Durstgefühls besteht die Gefahr der Dehydration (Exsikkose, Austrocknung).

Einschränkungen der Sensorik Das Alter kann eine Einschränkung des Tastsinnes mit sich bringen, sodass Oberflächen nicht mehr so gut durch Tasten erfühlt werden können. Man vermutet, dass die Ursache in Gefäßveränderungen liegt, durch die das Gewebe, die Rezeptoren und die Nerven nicht mehr ausreichend versorgt werden.

Die Beeinträchtigung von taktilen Reizen kann dazu führen, dass Druck nicht ausreichend wahrgenommen wird, wenn er auf Körperteile einwirkt. Dadurch steigt die Dekubitusgefahr.

Sind die Temperaturempfindungen betroffen, steigt die Gefahr von Unterkühlung und Erfrierung. So könnte es sein, dass ein älterer Mensch der Witterung entsprechend nur unzureichend bekleidet die Wohnung verlässt. Dies kann zu ernsten Problemen führen, vor allem wenn noch eine Verwirrung (s. u.) vorliegt.

Alterungsvorgänge der Haare Bei den meisten Menschen zeigen sich ab dem 30. – 50. Lebensjahr erste weiße Haare. Allerdings spielt hier nicht nur das Alter, sondern auch die Vererbung eine Rolle. Oft sind zunächst die Haare an den Schläfen betroffen, bei Männern auch die Barthaare, da diese eine kürzere Lebensdauer haben. Graue Haare gibt es genau genommen nicht, sondern es handelt sich um eine Mischung von weißen und pigmentierten Haaren, die das Auge als grau wahrnimmt.

Ursache ist eine nachlassende Pigmentproduktion durch die Melanozyten. Diese bilden zunächst weniger Melanin, da ihnen die für die Melaninproduktion wichtige Aminosäure Tyrosin fehlt. Später sterben die Zellen ab. Im nachwachsenden Haar wird das fehlende Melanin durch Luftbläschen ersetzt.

Beim Dünnerwerden der Haare unterscheidet man Haardicke und Haardichte. Dabei spielen Hormone, wie Östrogen und Schilddrüsenhormone eine Rolle. Bedeutung hat in diesem Zusammenhang auch eine Mangelernährung der Haare durch eine schlechtere Blutversorgung und einen Mineralstoffmangel.

Alterungsvorgänge der Haut Die Haut *atrophiert*, wird dadurch erhöht verletzlich und zeigt eine schlechtere Heilungstendenz nach Verletzungen. Gründe dafür sind der Verlust der Elastizität, weil der Gesamtwassergehalt abnimmt. Es bilden sich Falten. Weitere Faktoren sind der Abbau des Unterhautfettgewebes und die nachlassende Tätigkeit der Talgdrüsen, die ihrerseits Hauttrockenheit verursacht, was bei den Betroffenen manchmal zu Juckreiz führt.

An den lichtexponierten Stellen wie Händen, Gesicht, Unterarmstreckseite und Dekolleté bilden sich Altersflecken (Lentigo senilis). Es handelt sich um scharf begrenzte, rundliche, ovale oder unregelmäßige Flecken von einem Durchmesser von wenigen Millimetern bis hin zu einigen Zentimetern. Es handelt sich um eine Hyperpigmentierung, deren Farbpalette von hell- bis dunkelbraun reicht. In ihnen wird das Alterspigment Lipofuszin abgelagert, das ein Reaktionsprodukt von Reparaturen von Zellschäden, z. B. durch freie Radikale, ist.

Altersbedingte Veränderungen des Gehirns - Nach dem 40. Lebensjahr verliert das Gehirn ca. 10–15 % an Masse, später kann die prozentuale Abnahme 44 % betragen. Dabei kommt es zu einer Verringerung der Dichte des Hirnnervengewebes und zu Veränderungen an den Nervenzellen, den Fortsätzen und Synapsen, außerdem an der Neurologie und der Blut-Hirn-Schranke. Verschärft werden kann die Situation durch eine verminderte Hirndurchblutung infolge von arteriosklerotisch veränderten Gefäßen.

Eine Abnahme der Nervenleitungsgeschwindigkeit führt zu einer nachlassenden Aufnahme- und Verarbeitungsgeschwindigkeit.

Inkontinenz Unter Inkontinenz versteht man das Unvermögen, Stuhl und / oder Harn willentlich zu kontrollieren. Grundsätzlich kann es in allen Altersgruppen zur Inkontinenz kommen. Häufig sind allerdings alte Menschen betroffen.

Stuhlinkontinenz Stuhlinkontinenz ist ein weit verbreitetes Symptom, denn man findet es bei 1,5–3,5 % der Bevölkerung. Sie nimmt mit steigendem Lebensalter zu. Bei geriatrischen Patienten findet man sie sogar bei bis zu 30 %. Stuhlinkontinenz führt bei den Betroffenen zu großen psychischen Belastungen, in psychosozialer Hinsicht ist sie oft niederschmetternd.

Als Ursachen kommen in Betracht: Apoplexie, Gehirntumor, Hämorrhoiden, Entzündungen, Fisteln, Polyneuropathien (v. a. bei Diabetes mellitus), Alzheimer-Krankheit, Demenz, MS, Tetraplegie und gerade beim alten Menschen Beckenbodenschädigungen durch Bindegewebsschwäche, Muskelatrophie der Beckenmuskulatur und Gebärmutteroperationen. Meist spielen mehrere Faktoren eine Rolle.

Als funktionelle Stuhlinkontinenz bezeichnet man es, wenn ein normalerweise kontinenter Patient nicht mehr in der Lage ist, die Toilette rechtzeitig zu erreichen. Hierfür sind Demenz, Orientierungsschwierigkeiten (z. B. Krankenhauseinlieferung) und Einschränkungen der Beweglichkeit mögliche Gründe.

Bei der Stuhlinkontinenz nach Parks unterscheidet man drei Ausprägungsgrade:

- Grad 1, leichte Ausprägung: unkontrollierter Abgang von Winden
- Grad 2, mittlere Ausprägung: unkontrollierter Abgang von dünnflüssigem Stuhl
- Grad 3, schwere Ausprägung: unkontrollierter Abgang von geformtem Stuhl

Herold unterteilt hinsichtlich der Ursachen (verkürzte Darstellung):

- Veränderte Stuhlinkontinenz: durch chronisch-entzündliche Darmerkrankungen, Diarrhö, Malabsorption
- Gestörte Kapazität: verändertes Rektumreservoir (Operation), Kollagenosen, Rektumtumoren, externe Rektumkompression
- Störungen im Beckenboden: Beckenbodendegeneration, Beckenbodensenkungen, angeborene Schäden, Rektumprolaps
- Störungen des Sphinkters: Sphinkterverletzungen (z. B. durch Traumen), Sphinkterdegeneration, Rektumkarzinom, lokale Entzündungen (Morbus Crohn)
- Gestörte Sensibilität: neurologische Ursachen (Demenz, Neuropathie, Trauma, Tumor)

Wie man an dieser Aufzählung sieht, kommen vor allem Ursachen in Betracht, die häufig alte Menschen betreffen.

Harninkontinenz Im Kapitel Harnapparat wurden im ➤ Kap. 15.4.14 bereits die Überlaufinkontinenz, neurogene Inkontinenz, Stressinkontinenz (Belastungsinkontinenz), die Urge-Inkontinenz und die extraurethrale Inkontinenz vorgestellt.

Beim alten Menschen spielen bei Harninkontinenz folgende Ursachen eine Rolle: Unfall, Demenz, Sphinkterschwäche durch Tonusverlust der Beckenmuskulatur und Muskelatrophie, Nervenstörungen (v. a. bei Diabetikern), Blasenspasmen durch Degenerationsvorgänge von Nerven und Muskeln, chronische Infekte der Harnwege und Tumoren eine verursachende Rolle. Häufig ist die Inkontinenz multifaktoriell und nicht nur durch eine einzige Ursache bedingt.

Für die Betroffenen sind die sozialen Folgen oft einschneidend, da es durch Geruchsbildung und dem daraus resultierenden Schamgefühl zu Isolation und damit zur Vereinsamung kommen kann. Mögliche körperliche Folgen sind Analekzeme und bei Bettlägerigkeit Dekubitus.

Orthostatische Dysregulation Eine typische Beschwerde des alten Menschen lautet: „Wenn ich aufstehe, dann bin ich so taumelig." Hier spielen gleich mehrere Faktoren eine Rolle. Zum einen sind die *Kreislaufreflexe* verzögert, zum anderen führen die arteriosklerotisch veränderten Blutgefäße zu *Blutdruckabfällen.*

Obstipation Zur Obstipation tragen gleich mehrere Faktoren bei. Es kommt zu einer Veränderung der Darmflora, bei der die Clostridien (spindelförmige Anaerobier) ansteigen und die Bifidobakterien (unbewegliche Stäbchen) abnehmen. Die Darmmotilität ist herabgesetzt. Außerdem wird der Weitertransport des Stuhles durch die Schleimhauttrockenheit und durch die zu starke Eindickung durch Wassermangel behindert. Oft verstärken eine zu geringe Trinkmenge (s. o.) und Bewegungsmangel die Obstipationsneigung.

Häufig fehlen in der Nahrung die notwendigen Ballaststoffe, weil die alten Menschen ihr Essen nicht mehr richtig bereiten können oder auf Essen in Heimen angewiesen sind.

Schlafstörungen Ungefähr ein Drittel der über 60-Jährigen klagt über Schlafstörungen (Insomnie), denn das Schlafverhalten ändert sich im Alter. Die Schlafdauer nimmt etwas ab und verkürzt sich von vormals 7–8 Stunden auf 6–7 Stunden. Der Schlaf wird nicht mehr als so erholsam erlebt. Die Tiefschlafphasen sind verkürzt oder können sogar völlig verschwinden. Deshalb wachen sie leichter durch Störungen, wie z. B. Geräusche oder schnarchende Partner auf. Man geht früh zu Bett und ein Mittagsschlaf wird für die meisten zur Routine. Einerseits sind für den älteren Menschen die nächtlichen Schlafstörungen typisch, andererseits der Mittagsschlaf und weitere kurze Einschlafphasen tagsüber, die über den Tag verteilt auftreten können.

Beim Demenzpatienten kommt es zu einer Störung im Tag-Nach-Rhythmus. Tagsüber ist er oft müde und antriebsarm und nachts macht er dann „die Nacht zum Tage", was für Angehörigen oft ein großes Problem ist.

Nierenleistung Die Filtrationsleistung der Niere ist bei einem 80-Jährigen im Vergleich zum 20-Jährigen auf die *Hälfte gesunken.* Wichtig ist zu wissen, dass der Kreatininwert trotz der eingeschränkten Nierenfunktion im Normbereich ist, da durch die Muskelatrophie weniger Kreatinin anfällt. Bei der Dosierung von Medikamenten muss die herabgesetzte Nierenleistung mitberücksichtigt werden. Die Konzentration von Natrium, Kalium, Kalzium, Chlor und Phosphat bleibt konstant, allerdings sinkt Magnesium um 15 % ab.

Nykturie Durch die arteriosklerotischen Veränderungen der Gefäße und die daraus resultierende Blutdruckerhöhung ergibt sich eine höhere Druckbelastung bei gleichzeitiger Mehrarbeit für das Herz. Die Folge sind *Rechtsherzinsuffizienz* und Nykturie.

Außerdem spielt eine Rolle, dass durch eine Tonuszunahme der Blasenmuskulatur das Fassungsvermögen der Blase *abnimmt.* So kommt es, dass zwei Drittel der über 65-Jährigen nachts Wasserlassen müssen. Erschwerend kommt für die Hälfte der von Nykturie Betroffenen hinzu, dass die Zeit, in der der Harn gehalten werden kann (sog. Drangzeit) verkürzt ist, sodass ein großer Teil der Betroffen die Toilette nicht mehr rechtzeitig erreicht und zusätzlich zur Nykturie Inkontinenzprobleme hat.

Nykturie kann die Ursache auch in einer *Prostatahyperplasie, Nerven- und Nierenschädigung* durch Diabetes haben, also Erkrankungen, die auch gehäuft im Alter auftreten.

Sexualität Auch wenn sich schon viel gebessert hat, ist in manchen Bereichen der Gesellschaft das Thema Alterssexualität noch immer mit einem Tabu belegt. Grundsätzlich besteht auch beim alten Menschen noch die Fähigkeit, den Geschlechtsakt (Koitus) durchzuführen. Allerdings nimmt dessen Häufigkeit – im Durchschnitt betrachtet – von den „jungen Alten“ (ab ca. 60 Jahren), den „alten“ bis zu den „Hochbetagten“ kontinuierlich ab. Viele möchten allerdings keine sexuellen Kontakte mehr, weil sie sich unattraktiv fühlen und sich für ihre Haut- und Gewebeveränderungen schämen. Erschwerend können z. B. Brustentfernung oder Anus praeter (künstlicher Darmausgang) hinzukommen. Auch Medikamenteneinnahmen (z. B. Betablocker) und Polyneuropathien bei Diabetes und die daraus resultierende Impotenz oder chronische Schmerzen, z. B. bei Rheuma, können ein befriedigendes Sexualleben verhindern. Jedoch besteht in jedem Alter trotzdem weiterhin das Bedürfnis nach erfüllenden Partnerschaften und zärtlichen Berührungen. Unglücklicherweise kommt es aber gerade im Alter zu einer „Berührungsarmut“.

Altersbedingte Veränderungen der Sexualität beginnen bereits um das 40. Lebensjahr herum. Bei den Frauen wird nun das Klimakterium und beim Mann die Midlife-Crisis eingeleitet. Ab dem 50. Lebensjahr lässt beim Mann die Erektionsfähigkeit nach. Sie benötigt eine stärkere Stimulation, woraus sich beim Mann die Angst vor Versagen und Impotenz entwickeln kann. Nach dem Orgasmus steigt die Zeit bis zur nächsten möglichen Erektion auf 12–24 Stunden. Bei der Frau über 50 Jahren kommt es zur Scheidentrockenheit und die Zeit der Scheidenbefeuchtung bei sexueller Erregung ist verzögert. Wie beim Mann auch, ist der Orgasmus meist kürzer und die Rückkehr der an den sexuellen Reaktionen beteiligten Organe zum ursprünglichen Zustand schneller.

Ältere sollten sich darüber im Klaren sein, dass es normal ist, dass der Koitus (Geschlechtsakt) mehr Stimulation benötigt, und dass die zeitlichen Intervalle der sexuellen Handlungen größer werden.

Immunabwehr Mit fortschreitendem Lebensalter nimmt die *Infektanfälligkeit* zu. Gründe sind eine Abnahme der Anzahl der B- und T-Lymphozyten und eine herabgesetzte Tätigkeit der Abwehrzellen insgesamt. Bei der Auswertung von Laboruntersuchungen muss daran gedacht werden, dass es, trotz einer vorliegenden Entzündung bzw. Ablaufen eines Infektes, zu keinem Anstieg der Abwehrzellen kommt.

Andererseits nimmt die Autoantikörperbildung zu, ohne dass es zu entsprechenden Krankheitszeichen kommen muss. So kann es z. B. zu einem Anstieg der Rheumaantikörper kommen, ohne dass eine rheumatische Erkrankung vorliegt.

Multimorbidität Mit Multimorbidität bezeichnet man das Auftreten von mehreren Krankheiten, so wie man es häufig bei älteren Menschen findet, z. B. das gleichzeitige Auftreten von Hörstörungen, Arteriosklerose und Arthrose. Ungefähr 50 % der über 50-Jährigen haben drei Diagnosen, 20 % haben sogar fünf oder mehr Diagnosen.

Multimorbidität kann eine Behandlung erschweren, weil sich Behandlungen gegenseitig ausschließen, z. B. könnte ein Medikament zwar den Blutdruck senken, aber andererseits belastet es die Nieren oder eine Verletzung erfordert eine Ruhigstellung des Patienten, diese verstärkt aber die bestehenden Rückenschmerzen bzw. die Arthrose.

Unter den geriatrischen „I“s fasst man verschiedene typische Probleme und Altersbeschwerden zusammen (➤ Tab. 29.2).

Zwischen dem 15. und 40. Lebensjahr sind die häufigsten Todesursachen Unfälle und Suizid, bei den 40- bis 80-Jährigen ist das Karzinom häufigste Todesursache und bei den über 80-Jährigen sind es Herz-Kreislauf-Erkrankungen.

Aufgrund der veränderten Lebensbedingungen, Krankheiten, Geldsorgen, Einsamkeit und der Angst vor Unselbständigkeit erhöht sich zudem die Suizidrate im Alter. So haben 85-jährige Männer eine fünfmal höhere Suizidrate als der Durschnitt der Bevölkerung. Und immerhin jede zweite Frau, die sich in Deutschland selbst tötet, ist über 60 Jahre alt.

29.5 Geriatrisches Assessment

Der Begriff Assessment kommt vom Englischen „to assess“ und bedeutet „festlegen, bestimmen, bewerten, abschätzen, abwägen“. Und genau darum geht es beim geriatrischen Assessment. Es soll die *gesundheitliche Gesamtsituation* des Patienten erfasst

Tab. 29.2 Tabelle der geriatrischen „I"s

Immobilität	Eingeschränkte oder aufgehobene Beweglichkeit, z. B. durch Arthrose, Lähmungen, Bewegungsmangel
Inkontinenz	Unvermögen, Stuhl und/oder Urin willentlich zurück zu halten
Instabilität	Schlaganfall, Sturz
Isolation	Vereinsamung, z. B. durch Tod des Partners und/oder von Freunden
Insomnie	Schlafstörungen
Impotenz	Eine Erektion benötigt stärkere Stimulation, evtl. Nervenschädigung (v. a. bei Diabetes).
Irritables Kolon	Reizkolon, Nahrungsmittelunverträglichkeiten, herabgesetzte Darmmotilität, veränderte Darmflora
Immundefizit	Gesteigerte Infektanfälligkeit
Intellektueller Abbau	Konzentrationsstörungen, Verwirrtheit, Demenz
Impaired eyes and ears	Beeinträchtigung der Augen und Ohren
Impecunity	Altersarmut
Iatrogen verursachte Probleme	Durch den Arzt bzw. die verordneten Medikamente verursachte Probleme (z. B. Magenprobleme)

werden, um eine genau darauf abgestimmte medizinische Behandlung einzuleiten. Es gibt verschiedene Assessment-Tests, die für unterschiedliche Bereiche ausgerichtet sind, z. B. in einer Klinik, Tagesklinik, zu Hause oder im Pflegeheim.

Es geht bei dem Assessment allerdings nicht nur um das Erfassen von Krankheiten, sondern auch darum „Was kann der Patient noch?" Dazu werden nicht nur körperliche, sondern auch psychische und soziale Daten aus dem Lebensumfeld erhoben, z. B. wie sieht es mit Betreuung und Pflege durch Angehörige aus. Solche Assessments bilden die Grundlage für die Therapie, für Rehabilitationsmaßnahmen und Pflegepläne. Sie dient aber auch der Evaluierung von Behandlungserfolgen.

Beispiele bekannter Tests und Skalen

- **Barthel-Index.** Es handelt sich um eine systematische Erfassung grundlegender Alltagsfunktionen wie z. B. Essen, Körperpflege, Urin- und Stuhlkontrolle und Mobilität.
- **Mini-Mental-Status-Test (MMST, Mini Mental State Examination**, MMSE, Folstein-Test). Es handelt sich um einen Test zur diagnostischen Abklärung von psychischen Leistungsstörungen sowie zu deren Verlaufsbeobachtung. Dazu werden z. B. folgende Schwerpunkte getestet: Orientierung, Merkfähigkeit, Gedächtnis, Rechnen und Buchstabieren. Er wird oft zur orientierenden Diagnostik einer Demenzerkrankung hinzugezogen. In Verbindung mit den anderen Verfahren kann er wichtige Hinweise auf die gesundheitliche Gesamtsituation des Patienten geben.
- **Timed „Up and Go"-Test.** Der Patient sitzt auf einem Stuhl und wird aufgefordert aufzustehen, 3 Meter zu gehen, umzukehren und sich wieder zu setzen. Auch hier werden die Mobilität und das Sturzrisiko bestimmt.
- **Tinetti-Test.** Dieser Test setzt sich aus einem Gleichgewichtstest und einer Gehprobe zusammen. Beurteilt wird z. B. die Mobilität des (älteren) Patienten und damit insbesondere das Sturzrisiko. Mit einem Punktesystem werden das Gleichgewicht und das Gangbild nach definierten Kriterien bewertet.

Aufgrund der verschiedenen Ergebnisse der unterschiedlichen Tests können Aussagen über die Fähigkeiten und Ressourcen – aber auch über bestehende Schwierigkeiten getroffen werden. Ziel ist, dem Patienten ganzheitliche Hilfen zukommen zu lassen (z. B. individuelle Therapien und Hilfsmittel).

29.6 Alterspsychologie (psychosoziale Aspekte)

Wird ein Mensch älter, so sieht er sich großen Herausforderungen gegenüber, die es zu bewältigen gilt. Schaut er in den Spiegel, sieht er sich mit einem „alten" Gesicht konfrontiert, obwohl er sich vielleicht (noch) jung fühlt. Er spürt die körperlichen und eventuell auch geistigen Einschränkungen, die sich einstellen und – vielleicht die größte Herausforderung – er sieht den eigenen Tod immer näher rücken. Nimmt das Alter weiterhin zu, so werden die Herausforderungen noch größer. Vielleicht kommen nun größere körperliche Gebrechen, soziale Isolierung und Altersarmut hinzu. Diese Probleme müssen vom alten Menschen psychisch verarbeitet werden.

Es gibt große Unterschiede, wie alte Menschen ihre Probleme lösen. Es existiert kein typisches Verhalten älterer Menschen! Die psychischen Veränderungen des Alters werden erst seit ca. 30 Jahren erforscht und das auch heute noch erst in kleinerem Umfang. Grund für diese Haltung war unter anderem, dass man dachte, dass der Mensch mit ca. 30 Jahren „fertig“ sei, und dass danach keine wesentliche Entwicklung mehr stattfände, sondern eher ein mehr oder weniger schneller körperlicher und geistiger Abbau. Erst in den letzten Jahren findet ein Umdenken statt und man sieht eine Entwicklung von der Geburt bis zum Tod.

Die große Herausforderung dieses Lebensabschnittes besteht darin, dass man auf das eigene, hinter sich liegende Leben zurückblickt und auf der anderen Seite dem Tod entgegensieht. Von diesem Blickwinkel aus gesehen, ist ein alter Mensch in seiner Entwicklung keinesfalls „fertig“, sondern es liegen noch große Aufgaben und Entwicklungsschritte vor ihm, die es zu bewältigen gibt. In diesem letzten Lebensabschnitt blickt der Mensch auf sein Leben zurück, nimmt an, was er getan hat, er sieht die Fehler, aber auch das Glück darin und schaut dem Tod ohne Angst entgegen. Gelingt diese Aufgabe, erlangt er Weisheit und Frieden, gelingt es nicht, drohen die Verzweiflung und Abscheu vor sich und anderen Menschen.

Denk- und Lernfähigkeit Studien der letzten Jahre haben gezeigt, dass ein Nachlassen der kognitiven (das Wahrnehmen, Denken, Erkennen betreffend) Aktivität tatsächlich ein *Nachlassen der kognitiven Fähigkeiten* nach sich zieht. So kommt es bei Menschen, die sich nicht geistig fit halten, zum Abbau der Denkfähigkeit, Störungen im Denkverlauf, verlangsamter Reaktionsgeschwindigkeit und nachlassender Lernfähigkeit. Hier können sich erste Einbußen schon bei über 40-Jährigen zeigen. Dagegen weisen Menschen, *die geistig noch herausgefordert werden, weniger Einbußen* auf. Haben sie sich im Laufe des Lebens eine umfassende Wissensgrundlage erworben und zudem noch effektive Lernstrategien entwickelt, können sie sogar bessere Lernleistungen als junge Menschen zeigen. Denken Sie beispielsweise an manchmal recht betagte Politiker, Schauspieler und Wissenschaftler, die noch voll im Leben stehen. So wies Hultsch nach, dass es keinen Abbau der Leistungsfähigkeit gibt, der nur altersbedingt gilt. Er fand lediglich eine leichte Einschränkung der Informationsverarbeitungsgeschwindigkeit, also der Fähigkeit, schnell eine neue Situation zu erfassen oder bestimmte Fakten schnell zu kombinieren. In anderen Bereichen erkannte er jedoch eine Zunahme von geistigen Fähigkeiten bis ins hohe Alter. Daher spielt die Aufklärung der älteren Menschen eine wichtige Rolle, damit diese sich nicht von vornherein weniger zutrauen. Veränderungen, Aufgaben und Konfliktlösungen sind also gleichermaßen Aufgaben von jungen, mittelalten und alten Menschen.

Kommt es zu Einbußen, so nimmt nicht nur die Geschwindigkeit der Informationsverarbeitung ab, sondern auch die Kontrolle des Lernvorgangs durch eine herabgesetzte Aufmerksamkeit. Zu bedenken ist, dass auch körperliche Erkrankungen wie Herzinsuffizienz, Hypertonie, Nieren-, Leber- und Stoffwechselkrankheiten das Gehirn negativ beeinflussen können. Im Anfangsstadium ist es oft schwer zu beurteilen, ob es sich bei einer nachlassenden Gedächtnisleistung um einen altersgemäßen Rückgang oder um eine beginnende Demenz handelt.

Typische kognitive Einbußen im Alter.

- Einschränkung der Konzentrationsfähigkeit
- Abnahme des Kurzzeitgedächtnisses
- Abnahme der Geschwindigkeit der Informationsverarbeitung
- Abnahme der Anzahl von Informationen, die in einem bestimmten Zeitraum gelernt werden

Charaktereigenschaften Charaktermerkmale ziehen sich meist mit erstaunlicher Kontinuität durch das gesamte Leben eines Menschen. Das bleibt auch im Alter so, allerdings kann es sein, dass sich bestimmte Charaktermerkmale verstärken, z. B. könnte ein sehr zielstrebiger Mensch Züge von Hartnäckigkeit oder sogar Starrköpfigkeit zeigen. Auch sieht man, dass extravertiertes (nach außen gerichtetes) Verhalten abnimmt und introvertiertes (nach innen gerichtetes) Verhalten zunimmt.

Gefühlsleben (Emotionalität). Manche alte Menschen finden mehr zu ihrer Mitte und zeigen eine größere Ausgeglichenheit als früher, manche entwickeln sogar eine „Altersweisheit". Bei fast allen findet man, dass sie auf Ereignisse nicht mehr so „überschießend" reagieren, sondern ruhiger und ausgeglichener. Fälschlicherweise ist oft die Meinung verbreitet, dass ältere Menschen unter Antriebsmangel, Gleichgültigkeit, abnehmendem Mitgefühl und Lustlosigkeit leiden. Sicher stimmt das für einige Alte – aber eben bei weitem nicht für alle.

Oft findet man allerdings, dass alte Menschen dünnhäutiger werden und sensibler reagieren. Allerdings muss man dabei bedenken, dass manchen Mitmenschen der Umgang mit Alten schwerfällt und sie nicht den richtigen Ton treffen.

Bei bestimmten Erkrankungen wie Demenz, Multipler Sklerose, Insult und bei hirnorganischen Veränderungen kann es zu einer Affektinkontinenz kommen, also zu einem Unvermögen, Gefühlsäußerungen angemessen zu steuern.

Alte Menschen und pflegende Angehörige Erkrankt ein alter Mensch und kommt es zum geistigen Abbau, ist dies für die Familienangehörigen oft schwer und manchmal auch schuldbeladen, wenn sie ihre Eltern / Ehepartner in ein betreuendes Heim geben müssen. So wird oft versucht, die Pflege zumindest im Anfangsstadium der Krankheit noch selbst zu übernehmen. Es gibt jedoch immer wieder pflegende Angehörige, die mit dieser Aufgabe überfordert sind. Sie erkennen bestimmte Verhaltensweisen, wie Störung des Tag-Nacht-Rhythmus oder bestimmte Verhaltensauffälligkeiten nicht als Krankheitssymptome, sondern meinen, der alte Mensch wolle sie ärgern und der pflegenden Person das Leben schwermachen. Gerade in dieser Hinsicht kommt dem Heilpraktiker eine wichtige Aufgabe zu, indem er die Angehörigen gründlich über die Krankheit informiert, sodass die Angehörigen in der Lage sind, die Krankheitssymptome als solche zu erkennen. Es kann sonst passieren, dass die überforderte pflegende Person den alten Menschen anbrüllt oder es kommen sogar Fälle vor, in denen alte Menschen geschlagen werden.

29.7 Medikamenteneinnahme im Alter

Die Einnahme von Medikamenten spielt im Alter eine große Rolle, vor allem bei Multimorbidität und Chronizität. Die Arzneimittelverordnung steigt mit zunehmendem Alter exponentiell an. So gehört die Einnahme von *mehreren* Medikamenten (Polypharmazie) für viele alte Menschen zum Alltag. Das Schlucken von Tabletten und vor allem von Kapseln ist oft für die Betroffenen eine große Herausforderung. Wird nicht genug getrunken, so besteht die Gefahr, dass die Tabletten / Kapseln gar nicht in den Magen gelangen, sondern in der Speiseröhre verbleiben und dort eingelagert werden, wie man bei Untersuchungen feststellen musste. Werden verschiedene Medikamente eingenommen, so existiert das Risiko, dass es zu unerwünschten und zum Teil sogar zu gefährlichen *Wechselwirkungen* kommt. Dies kann große Probleme verursachen.

Viele ältere Menschen suchen verschiedene Therapeuten auf, die unterschiedliche Medikamente verordnen. Um die vorstehend geschilderten Wechselwirkungen zu verhindern, ist eine sorgfältige Medikamentenanamnese für jeden Behandler unerlässlich, um solche unerwünschten Wechselwirkungen zu vermeiden.

Bei der Medikamentenverordnung muss beachtet werden, dass alte Menschen eine *veränderte Pharmakokinetik* besitzen, also Medikamente anders aufgenommen werden und anders als bei jungen Menschen wirken, da die Resorption, die Verteilung, der Stoffwechsel und die Ausscheidung verändert sind. Durch die Schleimhautveränderungen nimmt die Resorptionsfläche ab, außerdem nehmen die Anzahl und die Aufnahmefähigkeit der Rezeptoren, an denen Medikamente andocken, ab. Durch die verminderte Darmperistaltik werden Transportmechanismen weniger effektiv. Der pH-Wert des Magens steigt im Alter an, sodass sich die Löslichkeit von Arzneimitteln ändern kann, was noch durch eine herabgesetzte Produktion von Verdauungssäften verschärft wird. Medikamente werden im Körper anders verteilt, da der Gesamtwassergehalt und damit auch das extrazelluläre Flüssigkeitsvolumen abnehmen. Weiterhin ändern sich das Verhältnis von Fett- und Muskelmasse, die

Organdurchblutung und die Konzentration der Albumine, die Medikamente im Blut transportieren. Die Leberarbeit und damit der Abbau der Medikamente ist durch Abnahme ihrer Enzymtätigkeit, verminderte Durchblutung und Abnahme ihrer Größe beeinträchtigt. Die Medikamentenausscheidung ist durch eine herabgesetzte Filtrationsleistung und eine verminderte Tubulifunktion in der Niere reduziert.

Zusammenfassend kann man festhalten, dass es im Alter zu einer schlechteren Aufnahme von Arzneimitteln kommt, deren Entgiftung durch die Leber herabgesetzt ist und die Arzneimittel durch eine eingeschränkte Nierentätigkeit schlechter ausgeschieden werden können.

Dosierung Die vorstehend erwähnte veränderte Pharmakokinetik muss in die Dosierungsempfehlungen einfließen. Grundsätzlich sollte vor jeder Verordnung sorgfältig abgewogen werden, ob das Mittel *wirklich notwendig* ist, indem man es hinsichtlich seiner möglichen Neben- und Wechselwirkungen in Beziehung zu den Beschwerden setzt, gegen die es eingesetzt werden soll. Auch der Heilpraktiker muss bei seinen Verordnungen sorgfältig darauf achten, dass die von ihm verordneten Medikamente nicht die schulmedizinische Behandlung stören. So dürfte ein Heilpraktiker nicht ein Digitalisglykosid 2. Ordnung wie z. B. Adonisröschen oder Meerzwiebel verordnen, wenn der Patient schon vom Arzt verschriebenes Digitalis, also ein Digitalisglykosid 1. Ordnung, einnimmt.

Unerwünschte Nebenwirkungen Leider ist es nicht selten, dass Medikamente zu unerwünschten Nebenwirkungen führen, die dann nicht als solche erkannt werden, sondern als *eigenständige Krankheitsbilder fehlinterpretiert* werden und eine weitere Verordnung eines Medikamentes gegen die vermeintliche Erkrankung nach sich ziehen (➤ Tab. 29.3). Besonders bekannt sind in diesem Zusammenhang die Beschwerden Völlegefühl und Appetitlosigkeit, die als Magenerkrankung fehlgedeutet werden, in Wahrheit aber eine Folge von Medikamenten mit schlechter Medikamentenverträglichkeit sein können. Eine weitere bekannte unerwünschte Nebenwirkung ist z. B. eine Hypotonie bei der Einnahme von Antidepressiva, Sedativa, Diuretika und Parkinsonmittel, die dann ihrerseits das Sturzrisiko erhöht. Nicht-steroidale Antirheumatika können eine Herzinsuffizienz verschlechtern und zur Niereninsuffizienz führen.

Tab. 29.3 Stark verkürzte Übersicht über häufige unerwünschte Nebenwirkungen bei bestimmten Substanzgruppen (nach Neuner-Jehle, Praxis 2013)

Substanzgruppe	Bekanntes Arzneimittel	Unerwünschte Nebenwirkung
Antikoagulanzien, Heparine, Thrombozytenaggregationshemmer	ASS	Hämorrhagische Diathese
NSAR	Diclofenac, Ibuprofen	Gastrointestinale Blutungen, Niereninsuffizienz, Blutdruckentgleisung, Herzinsuffizienz
Benzodiazepine (Schlafmittel, Tranquilizer)	Oxazepam, Triazolam, Alprazolam	Verwirrtheit, Sedation, Stürze (Muskeltonus)
Digoxin (Herzglykosid 1. Ordnung)	Lanitop, Lanicor	Übelkeit, Sehstörungen, Bradyarrhythmien
Antihypertensiva (gegen Bluthochdruck)	Nifedipin	Blutdruckabfälle, Stürze
Dopamin (gegen Parkinson)	Methyldopa	Bradykardien, depressive Verstimmungen, Blutdruckabfälle
Hypnotika (Schlafmittel)	Zolpidem	Verlangsamung, Verwirrtheit, Stürze, Agitation (krankhafte Unruhe mit Zittern und gesteigertem Bewegungsdrang)

Eine gute Übersicht findet man unter www.priscus.net.

Um die Magenverträglichkeit zu verbessern, sollten Medikamente möglichst nicht auf leeren Magen verabreicht werden. Meist geht es mit dem Schlucken am leichtesten, wenn die Tabletten zu einem schluckfertigen Bissen gegen Ende der Mahlzeit eingenommen werden.

Tropfen haben den Vorteil, dass sie sich leicht individuell dosieren lassen. Bei Saft oder Sirup muss im Einzelfall geprüft werden, ob sie bei erhöhten Blutzuckerwerten oder bei Diabetes geeignet sind.

Gelegentlich werden auch natürliche Alterungsprozesse irrtümlich als Krankheitssymptome gesehen und mit Medikamenten behandelt, die ihrerseits wiederum Nebenwirkungen haben (z. B. Magenprobleme), die nun wieder mit Medikamenten behandelt werden. So entsteht ein Circulus vitiosus (Teufelskreis). Diese Patienten sind ggf. besser dran, wenn sie nichts einnehmen oder nur ein einziges Mittel, das sie wirklich benötigen.

Empfehlungen zur Medikamenteneinnahme nach Herold:

- Behandlungsziel und Behandlungsprioritäten festlegen, regelmäßige Reevaluation
- „Start low, go slow": Mit niedriger Startdosis Verträglichkeit testen, langsames Erreichen der individuellen Zieldosis, regelmäßige Überprüfung der Indikation
- Möglichst wenige Wirkstoffe bei einem Patienten einsetzen, da Interaktionen sonst unüberschaubar werden und die Compliance (die Bereitschaft zur Kooperation des Patienten bei einer verordneten Therapie) sinkt (siehe Internet: https://www.drugs.com/drug_interactions.html)
- Medikamente mit erheblichem Risikopotenzial (Beers-Liste, Priscus-Liste) vermeiden
- Wirkstoffe wählen, die nur 1 × pro Tag (max. 2 × pro Tag) verabreicht werden müssen
- Keine Teilung von Tabletten (Handling-Probleme)
- Regelmäßig die Nierenfunktion kontrollieren, um eine Überdosierung renal eliminierter Wirkstoffe zu verhindern.
- Bei neu auftretenden Beschwerden / Symptomen (renal, gastrointestinal, Elektrolytstörungen, Blutungen u. a.) immer an Medikamenten-Nebenwirkungen denken.

29.8 Therapeutische Maßnahmen gegen das Altern (Anti-Aging)

Jeder kennt den Satz „Jeder möchte alt werden, aber keiner möchte alt sein." Daraus hat sich ein ganzer Wirtschaftszweig, das „Anti-Aging", entwickelt. Anti-Aging hat das Ziel, Alterungsprozesse zu verlangsamen – im Unterschied zur „Verjüngung", bei der das Alter rückgängig gemacht werden soll.

Anti-Aging beinhaltet allgemein bekannte Empfehlungen wie gesundes Essen, ausreichende Bewegung, weitgehenden Verzicht auf Alkohol und Rauchen.

Altersgerechte Ernährung Nach einer Studie des Max-Rubner-Instituts ist der weitaus größte Teil der 70- bis 80-Jährigen übergewichtig. Der Rest ist oft untergewichtig. Heute gilt ein BMI zwischen 24 und 29 kg / m^2 (also ein leichtes Übergewicht) als anstrebenswert, da dies im höheren Lebensalter mit der geringsten Mortalitätsrate korreliert.

Die richtige Ernährung im Alter kann mithelfen, die Immunität zu verbessern, den Muskelabbau zu verlangsamen, Blutdruck zu senken und vieles mehr. Deshalb ist es auch im Alter wichtig, auf eine ausreichende Zufuhr von *Vitalstoffen, Vitaminen und Mineralstoffen* zu achten. Zu beachten ist jedoch, dass zwar der Nährstoffbedarf gleichbleibt oder sogar ansteigt, jedoch der *Energiebedarf* um 30 % *sinkt.* Bei über 65-Jährigen liegt der Durchschnittswert für Männer bei 1.530 kcal / Tag und bei Frauen bei 1.180 kcal / Tag. Allerdings gibt es beim tatsächlichen Bedarf sehr große Unterschiede, da es Senioren gibt, die sich körperlich sehr viel bewegen und andere, deren körperliche Aktivität sehr stark eingeschränkt ist.

Besonderes Augenmerk ist auf die ausreichende Versorgung mit Proteinen, Vitamin D und Kalzium zu legen. Bei der ausreichenden Versorgung mit Nährstoffen beginnen die Probleme schon oft im Mund mit einer reduzierten Kauleistung, es kommt die herabgesetzte Produktion von Verdauungsenzymen hinzu, die verringerte Möglichkeit der Darmschleimhaut Stoffe aufzunehmen und die herabgesetzte Darmmotiliät. Wenn man dies mitberücksichtigt, sieht man die besondere Wichtigkeit einer ausgewogenen und wertvollen Ernährung. Der Alltag von vielen alten Menschen sieht aber so aus, dass oft nicht frisch gekocht, sondern aufgewärmt wird. Gründe dafür sind, dass das Einkaufen beschwerlich ist und das Gefühl „für mich allein lohnt das Kochen nicht". In Heimen wird „allgemeines" Essen angeboten, also nicht ausgerichtet auf den Geschmack und die individuellen Bedürfnisse des Einzelnen. Aufgrund von Personalmangel kann oft nicht ausreichend darauf geachtet werden, dass der alte Mensch das Essen auch wirklich aufnimmt bzw. aufnehmen kann, z.B. durch motorische Schwierigkeiten.

Auf ausreichende Zufuhr von *Ballaststoffen* ist zu achten, um einer Obstipation vorzubeugen.

Körperliche Aktivität Regelmäßige körperliche Aktivität ist unerlässlich und trägt entscheidend zum Funktionszustand des Körpers bei und somit zu Gesundheit, Leistungsfähigkeit und Freude. Sie reduziert die Gefahr von Stürzen, Knochenbrüchen und funktionellen Behinderungen. Erstaunlicherweise fand man heraus, dass Personen, die sich regelmäßig ausreichend bewegen ein vermindertes Risiko für chronische Erkrankungen und sogar für Karzinomerkrankungen haben. Auch stehen kognitive Fähigkeiten in Zusammenhang mit körperlicher Aktivität. So kann körperliche Aktivität nicht nur dem kognitiven Abbau im Alter vorbeugen, sondern auch die Entwicklung einer Demenz hinauszögern.

Geistige Aktivität Die Masse des Gehirns nimmt mit dem Alter etwas ab. Das kann mit (großen) geistigen Einbußen einhergehen. Allerdings kann durch ein gezieltes *Training* die geistige Kompetenz bis ins hohe Alter *aufrechterhalten* werden. Sind also weiterhin kognitive Herausforderungen vorhanden, kommt es nicht oder kaum zu Einbußen. Eine kognitive Auseinandersetzung wirkt sich auch auf die allgemeine Lebenszufriedenheit aus.

Soziale Aktivitäten Wichtig ist, dass sich der Ältere möglichst aktiv am Leben beteiligt, Aufgaben übernimmt, z.B. als „Ehrenamtlicher" und weiterhin die Bereitschaft hat, neue Aufgaben, die an ihn herangetragen werden, zu übernehmen. Das in die Gesellschaft Eingebettetsein ist wesentlich für das psychische Befinden und ein erfolgreiches Altern insgesamt.

Nimmt das Alter weiter zu, kann es sein, dass diese Kontaktmöglichkeiten für den Einzelnen nicht mehr gegeben sind. In dieser Phase gewinnt die Familie noch größere Bedeutung als sie schon hatte. Die sozialen Bindungen innerhalb der Familie stabilisieren den alten Menschen und unterstützen ihn auf allen Ebenen.

Lebenseinstellung Die Lebenseinstellung wirkt sich mit entscheidend auf die Zufriedenheit im Alter aus. Spielt der alte Mensch noch eine erfüllende Rolle in der Gesellschaft, hat eine positive Lebenseinstellung und eine entsprechende finanzielle Absicherung, so verlängert das seine statistische Lebenszeit, ebenso Lebenseinstellungen wie Humor, Ausgeglichenheit, Stressvermeidung. Charaktermerkmale wie hohes Verantwortungsgefühl und großes Pflichtbewusstsein reduzieren das Suchtverhalten.

Besonders hilfreich sind gerade im Alter Religion und Glaube. Sie sind in der Lage, auch diesem Lebensabschnitt Sinn und Halt zu geben und machen es leichter, die Angst vor der eigenen Sterblichkeit zu bewältigen. Die Beziehung zu einem persönlichen Gott kann Stärke geben, das eigene Selbstwertgefühl kräftigen und ein Gefühl der Geborgenheit vermitteln.

29.9 Therapeutische Möglichkeiten und Umgang mit alten Menschen

Vorstehend wurde schon auf die Wichtigkeit der sorgfältigen Auswahl der Medikamente hingewiesen. Für Ältere stehen zahlreiche Möglichkeiten in der Naturheilkunde zur Verfügung, um sie körperlich und seelisch zu unterstützen; angefangen mit einer sinnvollen und ausgewogenen Ernährung, über ein angepasstes Trinkverhalten und Gabe von pflanzlichen oder homöopathischen Mitteln, TCM-Behandlungen und vieles mehr.

Sind Defizite von Nährstoffen vorhanden, so muss eine orthomolekulare Therapie durchgeführt werden, evtl. ist den freien Radikalen mit Antioxidanzien entgegen zu treten, vor allem mit Selen, Zink, Vitamin A, E und C. Risikofaktoren, die den

Alterungsprozess beschleunigen, wie Alkohol und Rauchen, sollen möglichst eliminiert werden.

Einen großen Fundus bietet die Phytotherapie, so können z. B. Bitterstoffe (Enzian, Tausendgüldenkraut, Wermut) zur Appetitsteigerung und besseren Anregung der Verdauungssäfte eingesetzt werden. Ginkgo verbessert die periphere und zentrale Durchblutung, Knoblauch hat sich gegen Arteriosklerose bewährt, Ginseng wirkt allgemein kräftigend und tonisierend.

In der Altenheilkunde werden in der Homöopathie beispielsweise Barium carbonicum (bei körperlicher und geistiger Verlangsamung), Conium (Kachexie, Herzmuskelschwäche, Schwindel) und Aurum (Hypertonie) eingesetzt.

Kneipp-Anwendungen sind besonders zu empfehlen, da sie die Herz-Kreislauf-Funktion anregen und somit die Durchblutung des gesamten Körpers verbessern. So werden alle physikalischen und geistigen Funktionen verbessert. Es können beispielsweise kalte Teilwaschungen, Wechselduschen, Fußbäder und Bürstenmassagen zum Einsatz kommen. Gerade Bürstenmassagen sind außerordentlich wichtig, um die Hautdurchblutung zu verbessern und so die Hautatrophie zu verlangsamen. Darüber hinaus dienen sie auch der Anregung des gesamten Stoffwechsels, dem Abtransport von Stoffen aus dem Gewebe, der Abhärtung und allgemeinen Stärkung des Körpers. Sie entfalten also die Wirkung nicht nur lokal, sondern wirken reflektorisch über Nervenbahnen auf den Gesamtorganismus ein. Die Massage sollte von der Peripherie der Extremitäten zum Herzen hin erfolgen.

Aber auch viele andere alternative Heilmethoden können hier zum Einsatz kommen, wie z. B. Schüßler-Salze oder Bach-Blüten-Therapie.

Umgang mit alten Menschen und den Angehörigen
Beim Umgang mit den alternden Menschen müssen – wie beim Umgang mit anderen Bevölkerungsgruppen auch – psychische, physische, soziale und ökologische Faktoren beachten werden. Dieses Zusammenspiel der unterschiedlichen Aspekte ist für das menschliche Verhalten und Erleben und ein befriedigendes Miteinander unverzichtbar. Es gibt also nicht „den" richtigen Umgang mit alten Menschen, sondern immer nur einen „angemessenen". Mit einem körperlich und geistig fitten 70-Jährigen wird man einen anderen Umgangsstil pflegen als mit einem bettlägerigen 90-Jährigen. Ein „Überpflegen" eines wohlhabenden älteren Menschen ist genauso zu vermeiden, wie ein Mangel an Pflege bei einem armen Menschen. Eine Ähnlichkeit im Umgang mit den beiden ist jedoch der achtungsvolle Ton, und dass man z. B. bei einer Untersuchung immer genau erklärt, welche Untersuchung man im Moment gerade vornimmt.

Sucht ein älterer Mensch einen Therapeuten auf, so ist das Ziel nicht nur, ihm in gesundheitlicher Hinsicht zu helfen, sondern auch ihm zu helfen, dass er die Kontrolle über sein Lebens erhalten bzw. verbessern kann. Ein weiterer wichtiger Gesichtspunkt, der vor allem alte Menschen in Wohn- und Pflegeeinrichtungen betrifft, ist die absolute Achtung ihrer Privatsphäre. Ein Punkt, der in Einrichtungen oft sträflich missachtet wird, denkt man nur an so einfache Dinge, wie anklopfen durch das Pflegepersonal und auf ein „Herein" zu warten!

Besonderes Augenmerk muss auf die Beratung der pflegenden Angehörigen gerichtet werden. Sie müssen wissen, dass z. B. ein dementer Mensch sie nicht „ärgern" möchte, sondern dass bestimmte Verhaltensweisen zum Krankheitsbild gehören, wie z. B. Veränderung des Tag-Nacht-Rhythmus und Inkontinenzprobleme.

29.10 Begleitung in der End- und Sterbephase

In unserer Gesellschaft sind die Themen Krankheit, Sterben und Tod in weiten Bereichen tabuisiert. Vor allem über Sterben und Tod wird nicht gerne gesprochen, da es eigene Urängste auslösen kann. Man sieht vor allem auf die Schönen, Reichen, Glücklichen, um ein eigenes Lebensziel vor Augen zu haben. So kommt es, dass Sterben kaum noch zu Hause stattfindet, sondern oftmals in Krankenhäuser und Pflegeheime verlegt wird. Eine wichtige Hilfe können in dieser Hinsicht Palliativstationen und Hospize sein.

Palliativstation Palliativstationen (lat. pallium = Mantel, ummanteln) haben die umfassende Versorgung von Patienten und ihren Angehörigen zum Ziel, wenn die Heilung einer Erkrankung nicht mehr möglich ist. In einer Palliativstation steht also nicht die Heilung und Behandlung der Grunderkrankung im Vordergrund, sondern der Erhalt und die Wiederherstellung der Lebensqualität. Eine **Palliativstation** unterscheidet sich von den anderen Krankenstationen durch eine wohnlichere, gemütlichere Gestaltung und einen höheren Personalschlüssel und durch für diese Aufgaben besonders geschultes Personal. Ziel einer Palliativstation bzw. der Palliativmedizin ist es, Symptome und Komplikationen bei unheilbar kranken Menschen zu behandeln. Hier spielt vor allem die Schmerztherapie eine wichtige Rolle. Das Team einer Palliativstation setzt sich aus einem interdisziplinären Team, wie z. B. Ärzten, Gesundheitspflegern, Fachpflegern für Palliativpflege und Seelsorgern zusammen. Dieses hat das Ziel, unterschiedliche Therapien anzubieten, wie z. B. Schmerztherapie, Symptomkontrolle, Physiotherapie, Seelsorge und alternative Verfahren, wie z. B. Akupunktur, Musiktherapie und Trauerbewältigung.

Palliativmedizin Bei der Palliativmedizin geht es nach einer Definition der WHO um „die aktive, ganzheitliche Behandlung von Patienten, mit einer progredienten (voranschreitenden), weit fortgeschrittenen Erkrankung und einer begrenzten Lebenserwartung zu der Zeit, in der die Erkrankung nicht mehr auf eine kurative Behandlung anspricht und die Beherrschung von Schmerzen, anderen Krankheitsbeschwerden, psychologischen, sozialen und spirituellen Problemen höchste Priorität besitzt".

Es geht also darum, den Schwerkranken möglichst *schmerzfrei* zu halten und so seine Lebensqualität zu steigern. Das wird in Ergänzung zur medizinischen Therapie gesehen, die darauf ausgerichtet ist, eine Heilung zu erreichen. So vertritt die palliative Medizin den Grundsatz, den Patienten so ausreichend mit Schmerzmitteln zu versorgen, dass dieser möglichst schmerzfrei ist, auch wenn sich durch die Gabe seine Lebenszeit verkürzt (Lebensqualität statt Lebensquantität). Dies gilt auch für Schmerzmittel, die unter das Betäubungsmittelgesetz fallen und suchterzeugend wirken. Der Suchtfaktor ist in dieser letzten Lebensphase vernachlässigbar und darf nicht von der notwendigen Menge an Betäubungsmitteln abhalten und den Patienten so Schmerzen aussetzen, die mit diesen Gaben hätten verhindert werden können. Bei allen pflegerischen und medizinischen Handlungen steht aber der – geäußerte oder mutmaßliche – Wille des Kranken an erster Stelle.

Hospiz Der Hospizgedanke geht davon aus, dass gerade Menschen in ihrer letzten Lebensphase besondere Unterstützung und Begleitung erfahren sollen. Ziel ist es, den Menschen im Endstadium ihrer Erkrankung ein würdevolles, selbstbestimmtes Leben bis zuletzt zu ermöglichen. Dies beinhaltet auch, dass Schmerzen und Symptome gelindert werden. In der Regel ist es so, dass auch in Hospizen ein professionelles, interdisziplinäres Team arbeitet wie in einer Palliativstation auch, also z. B. Ärzte, Gesundheits- und Krankenpfleger, Altenpfleger, Fachaltenpfleger für Palliativ und Hospizpflege, Sozialarbeiter, Seelsorger und ehrenamtliche Mitarbeiter.

Wichtig ist, dass die Unterbringung nicht im Hospiz erfolgen muss, denn Hospize betreuen Patienten und Angehörige oft auch im häuslichen Umfeld, Alten- oder Pflegeheim oder auch im Krankenhaus. Ein wichtiger Bestandteil der Hospizarbeit ist die Betreuung und Begleitung der (pflegenden) Angehörigen.

Die Behandlung von alten Menschen gewinnt zunehmend an Bedeutung, da deren Anzahl in der Bevölkerung immer mehr steigt. Deshalb sind fundierte Kenntnisse auf dem Gebiet unerlässlich. In den letzten Jahren hat die Wissenschaft auf diesem Gebiet große Fortschritte gemacht und neue, interessante Erkenntnisse gewonnen. Testen Sie, ob Sie wirklich alles Wichtige „rund um den alten Menschen" wissen mit dem „Prüfungstraining für Heilpraktiker" (➤ Kap. 29).

KAPITEL

30 Pharmakologie

30.1 Begriffsdefinitionen 934

30.2 Grundlagen der Pharmakologie 936

30.3 Arzneimittelgruppen 940

30.4 Herstellung, Abgabe und Lagerung von Arzneimitteln 955

30.5 Rezeptieren 955

30.1 Begriffsdefinitionen

Die Pharmakologie ist die Lehre von der Wechselwirkung zwischen Stoffen und Lebewesen. Dabei kann nicht nur untersucht werden, wie ein beliebiger Stoff wirkt, sondern ob dieser Stoff eine Arzneiwirkung entfaltet und / oder ob er als Schadstoff (Toxin) wirkt.

Die Pharmakologie reicht mit ihren Ansätzen bis in die Antike zurück. Damals wurde vor allem die Heilwirkung bestimmter Pflanzen untersucht. Heute werden zu Therapiezwecken nicht nur pflanzliche, sondern auch menschliche, tierische, halbsynthetische und synthetische Stoffe verwendet. So gibt es derzeit bei uns in Deutschland mehr als 100.000 zugelassene Wirkstoffe.

Die Pharmakologie untersucht die *Wirkung von Substanzen* auf den menschlichen Organismus. Sie wird unterteilt in die Bereiche Pharmakogenetik, Pharmakokinetik und Pharmakodynamik, die weiter unten vorgestellt werden.

Arzneimittel (Medikamente) sind Stoffe oder Stoffzusammensetzungen, die zur Heilung oder Verhütung von Krankheiten bestimmt sind bzw. die sich dazu eignen, physiologische Funktionen zu beeinflussen oder eine medizinische Diagnose zu ermöglichen. Die Behandlung mit einem Arzneimittel wird als *Medikation* bezeichnet.

Medikamente bestehen meist aus einem oder mehreren Hauptwirkstoffen und aus zusätzlichen Hilfsstoffen. Hilfsstoffe werden zugesetzt, damit die Haltbarkeit des Arzneimittels gewährleistet ist oder um die Resorbierbarkeit des Wirkstoffes zu verändern.

Bei Arzneimitteln unterscheidet man hinsichtlich ihrer Abgabe an den Endverbraucher:

- **Freiverkäufliche Arzneimittel** (z. B. Kamillenblütentee). Sie dürfen nicht nur über Apotheken, sondern auch über *Drogerien* und *teilweise in Supermärkten* mit entsprechenden Abteilungen verkauft werden. Sie können von *jedermann* erworben werden.
- **Apothekenpflichtige Arzneimittel**. Sie dürfen nur über Apotheken verkauft werden, unterliegen aber sonst keinen weiteren Einschränkungen. Sie werden von vielen Kunden zur Eigenbehandlung eingesetzt. Allerdings können auch bei diesen Mitteln bei längerer Einnahmezeit ernste Schäden auftreten, wie z. B. Laxanzienkolon durch Langzeiteinnahme von Abführmitteln.
- **Verschreibungspflichtige Arzneimittel**. Sie dürfen nur über Apotheken abgegeben werden und nur auf Vorlage einer *ärztlichen Verschreibung* (Rezept), da diese Medikamente zu Nebenwirkungen führen können.
- **Betäubungsmittel**. Darunter fallen Substanzen wie Opium, Morphium, Cannabis und Kokain, die ein Gefährdungs- und Suchtpotenzial besitzen. Die Verschreibung eines Betäubungsmittels erfolgt durch den Arzt auf einem *speziellen* amtlichen *Formular* (Betäubungsmittelrezept).

Fertigarzneimittel werden industriell hergestellt und in einer für den Verbraucher bestimmten Verpackung abgegeben. Fertigarzneimittel machen bei uns den größten Anteil der verordneten Medikamente aus. Damit ein Fertigarzneimittel in Verkehr gebracht werden darf, benötigt es eine Zulassung oder Registrierung durch die zuständige Aufsichtsbehörde. Für eine *Zulassung* muss das Arzneimittel einen Nachweis seiner Wirksamkeit erbringen und seine *Unbedenklichkeit* und die pharmazeutische Qualität nachweisen. Bei einer *Registrierung* müssen nur die *Qualität* und die *Unbedenklichkeit* nachgewiesen werden; es muss *kein* Wirksamkeitsnachweis erbracht werden.

Rezeptur Mit Rezeptur bezeichnet man eine *Einzelanfertigung eines Arzneimittels* für einen Patienten / Kunden. Somit ist also die Herstellung eines Arzneimittels in einer Apotheke nach einer ärztlichen Verschreibung oder auf Vorlage eines Rezeptes eines Heilpraktikers oder auf Verlangen eines Kunden gemeint. Für die Herstellung solcher Rezepturen gibt es anerkannte Rezepturvorschriften, wie z. B. das „Neue Rezeptur-Formularium (NRF)“, in dem apothekengerechte Herstellungstechniken, Standardisierungen und Formeln erfasst sind, vor allem für die Arzneistoffe, die nicht als Fertigarzneimittel verfügbar sind. Die nach solchen Rezepturen hergestellten Arzneimittel sind nicht zulassungspflichtig. Jedoch besteht ein Verbot der Abgabe von bedenklichen Arzneimitteln aus Eigenherstellung. Diese Schutzwirkung erstreckt sich aber nicht auf die unmittelbare Einzelzubereitung eines Medikamentes durch einen Apotheker aufgrund einer ärztlichen Verordnung (gemäß § 11 Abs. 3 deutsches Patientengesetz).

Arzneimittelbezeichnungen Ein Arzneimittel wird durch drei Namen gekennzeichnet:

- **Chemische Bezeichnung.** Sie gibt die chemische Struktur an, nach einer genau vorgegebenen Nomenklatur, welche auch international gilt. Beispiel: (2S,3aS,6aS)-1-{(S)-N-[(S)-1-Ethoxycarbonyl-3-phenylpropyl]alanyl}-octahydrocyclopenta-[b]pyrrol-2-carbonsäure. Sie ist in erster Linie für Chemiker und Apotheker wichtig.
- **Freiname.** Es handelt sich um die **einheitliche** Kurzbezeichnung der enthaltenen chemischen Substanz, die durch die WHO festgelegt wird. Ein bekannter Freiname ist z. B. ASS (Acetylsalicylsäure).
- **Handelsname.** Das ist der Präparatename, unter dem das Medikament zum Verkauf angeboten wird. Das ist bei ASS z. B. Aspirin®. Dieser Präparatename ist als ein eingetragenes Warenzeichen geschützt. Dies erkennt man an dem angefügten ® hinter dem Namen.

Generikum Es handelt sich um ein Arzneimittel, das nicht mehr dem Patentschutz unterliegt. Sie werden auch als *Nachahmerpräparate* bezeichnet. Wird ein Wirkstoff auf den Markt gebracht, so ist dieser ab der Anmeldung hinsichtlich der Zusammensetzung des Medikaments für 20 Jahre geschützt. Danach dürfen andere Firmen diese Zusammensetzung kopieren und unter einem eigenen Handelsnamen in Verkehr bringen. Solche Nachahmerpräparate werden als Generika bezeichnet. Diese Generika werden meist unter dem Freinamen und der Herstellerbezeichnung zugelassen (z. B. Paracetamol-Ratiopharm®). Bekannte Pharmafirmen, die sich auf die Herstellung von Generika spezialisiert haben sind z. B. Ratiopharm, Stada und Hexal.

Generika unterliegen *erleichterten Zulassungsbedingungen*, da sie sich bei der Anmeldung auf die Unterlagen des Originalherstellers beziehen können. Jedoch müssen sie den Nachweis erbringen, dass sie die gleiche Bioverfügbarkeit wie das ursprüngliche Präparat besitzen. Generika dürfen aber hinsichtlich Hilfsstoffen und Herstellungstechnologie vom Originalpräparat abweichen, was sich bei dem Patienten in Unverträglichkeiten zeigen kann.

Es ist ein bekanntes Phänomen, dass, wenn die 20 Jahre Patentschutz für umsatzstarke Präparate, wie z. B. Blutdrucksenker abgelaufen sind, gleich mehrere Nachahmerpräparate auf den Markt kommen. Da bei diesen Firmen die immens hohen Kosten für die Entwicklung neuer Präparate entfallen und sie nur ein erleichtertes Zulassungsverfahren durchlaufen müssen, können sie das Präparat zu einem wesentlich günstigeren Preis anbieten. Das hat zur Folge, dass in der Regel dann auch das Originalpräparat eine Preissenkung vornimmt. Für die Firmen, die neue Medikamente entwickeln, bedeutet das, dass sie 20 Jahre Zeit haben, mit dem neuen Mittel – konkurrenzlos – viel Geld zu verdienen. In dieser Zeitspanne sollten dann die für die Forschung und Zulassung verauslagten Geldern wieder eingespielt sein.

Namenszusätze Manche Medikamente tragen zu ihrem Präparatenamen Zusätze, die Rückschlüsse auf eine bestimmte Dosierung oder Wirkung erlauben:

- **Depot oder Retard** bedeutet, dass das Medikament den in ihm enthaltenen Wirkstoff über einen längeren Zeitraum gleichmäßig freisetzt. Dies wird z. B. bei der Verabreichung von Hormonen genutzt, indem eine Kristallsuspension intramuskulär injiziert wird. Die Kristalle lösen sich im Gewebe nur langsam auf, sodass der in ihnen enthaltene Wirkstoff nur verzögert in das Blutkreislaufsystem gelangt. Den Begriff „Retard" benutzt man vorwiegend bei oral verabreichten Arzneimitteln.
- **Mono** bedeutet, dass das Präparate nur einen Wirkstoff enthält.
- **Compositum** (Comp.) oder „**plus**" heißt, dass das Medikament mehrere Wirkstoffe enthält.
- **Forte** weist darauf hin, dass der Wirkstoff in einer höheren Konzentration vorliegt als im Basismedikament.
- **Mite** oder **minor** zeigt an, dass der Wirkstoff in einer niedrigeren Konzentration enthalten ist als im Basismedikament.
- **N** bedeutet, dass das Ursprungspräparat überarbeitet wurde. Es weist somit auf eine geänderte Wirkstoffzusammensetzung hin, bei der aber die Wirkung vom Ursprungspräparat nicht abweicht.

Verum, Placebo, Nozebo. Diese drei Begriffe sollten Sie auch kennen:

- **Verum.** Ein Verum (lat. verus = wahr) ist eine Arzneimittelprobe, die im Gegensatz zum Placebo eine pharmakologisch *wirksame Substanz* enthält.
- **Placebo**. Bei einem Placebo (lat. placere = gefallen, placebo = ich werde gefallen) handelt es sich um ein „Scheinpräparat". Es wird vor allem in Doppelblindstudien bei Arzneimitteltestungen eingesetzt. Dabei sieht das Placebo dem echten Arzneimittel täuschend ähnlich, enthält aber *keinen Wirkstoff*. Man hat festgestellt, dass Placebos Wirkungen entfalten können, die denen des „echten" Medikaments entsprechen. Dieses Phänomen bezeichnet man als „Placebo-Effekt". Wie sich genau diese Wirkung entfaltet, ist bis heute nicht geklärt.
  Manchmal werden Placebos auch zur Behandlung von Symptomen eingesetzt. Dies ist aber ethisch äußerst umstritten, da es zu den Patientenrechten gehört, wahrheitsgemäß aufgeklärt zu werden.
- **Nocebo**. Nocebo (lat. nocere = schaden, nocebo = ich werde schaden) sind *unerwünschte Wirkungen*, die beim Patienten nach Gabe eines *Placebos* auftreten. Er ist also das Gegenteil des Placebo-Effektes. Angenommen, der Patient liest den Beipackzettel und stellt danach bei sich fest, dass diese negativen Begleiterscheinungen (z. B. gastrointestinale Beschwerden) aufgetreten sind, obwohl die Wirksubstanz überhaupt nicht in dem Scheinmedikament enthalten war. Man nimmt an, dass dieser Nocebo-Effekt auch durch Medienberichte über gesundheitsgefährdende Substanzen ausgelöst werden kann.

30.2 Grundlagen der Pharmakologie

Pharmakogenetik Die Pharmakogenetik fragt: „Wie *wirkt* ein Wirkstoff auf einen *bestimmten* Menschen?" Dazu untersucht sie, wie sich die genetische Ausstattung eines Menschen auf die Wirkung von bestimmten Arzneimitteln auswirkt. Damit erlaubt die Pharmakogenetik Voraussagen über die Wirkung und die Nebenwirkungen eines Arzneimittels und ermöglicht so eine besser an den individuellen Bedarf eines Patienten angepasste Dosierung, um relative Unter- und Überdosierungen zu vermeiden.

Wichtiger Grund für die unterschiedliche Verstoffwechselung von Medikamenten sind Varianten in Enzymsystemen, die zwischen den Menschen auftreten. So hat man schon in den 1950er-Jahren festgestellt, dass es in seltenen Fällen vorkommt, dass ein bestimmtes Narkosemittel bei manchen Patienten die Zeit der Muskellähmung stark verlängern kann, weil bei ihnen ein bestimmtes Enzym, das zum Abbau des Wirkstoffes benötigt wird, nur in geringerem Ausmaß vorliegt.

Pharmakokinetik Die Pharmakokinetik fragt: „Was *macht* der Organismus mit dem *Wirkstoff*?" Sie beschreibt also die Vorgänge, denen ein Arzneistoff im Körper unterliegt. Dazu gehören die Aufnahme (Resorption), der Eintritt in die Blutbahn, die Verteilung im Körper (Distribution), der Um- und Abbau in den Zellen (Metabolisierung), die Speicherung und die Ausscheidung (Exkretion). Letztere erfolgt zum größten Teil über die Nieren und den Urin (renale Ausscheidung). Manche Arzneistoffe werden von der Leber an die Gallenflüssigkeit abgegeben. So gelangen sie in den Darm, von wo aus sie entweder mit dem Stuhl ausgeschieden oder im enterohepatischen Kreislauf rückresorbiert werden. Nur von geringer Bedeutung ist eine Ausscheidung von Arzneistoffen über den Schweiß oder über die Ausatemluft (pulmonale Ausscheidung). Zu bedenken ist, dass eine Exkretion von Stoffen über die Muttermilch zu Vergiftungserscheinungen beim Säugling führen kann.

Als eine Sonderform der Verteilung ist die Speicherung (Bioakkumulation) von Arzneimitteln im Körper zu sehen. So können beispielsweise Vitamin- oder Mineralstoffpräparate bei deren Einnahme vermehrt im Körper gespeichert werden.

Die Pharmakokinetik ist heute ein eigener Wissenschaftszweig, dem man wichtige Erkenntnisse verdankt, wie z. B. dass man Dosierempfehlungen für Erwachsene nicht einfach auf Kinder oder auf alte Menschen „herunterrechnen" darf.

Pharmakodynamik Die Pharmakodynamik fragt: „Was *macht* der Wirkstoff mit dem *Organismus*?"

Also: Welche Organe bzw. Strukturen werden im Körper beeinflusst? Welche Effekte treten auf? Ab welcher Dosierung treten Effekte auf? Ab welcher Dosierung treten toxische Effekte (Nebenwirkungen) auf? Wie wirkt sich der Wirkstoff auf Enzymaktivitäten, Rezeptoren, Ionenkanäle und Transportsysteme aus? Wie verhält es sich mit Wechselwirkungen mit anderen Stoffen?

Die meisten Arzneistoffe entfalten ihre Wirkung schon in niedriger Konzentration an bestimmten chemischen Strukturen. Entfalten sie an mehreren Strukturen Wirkungen, so bezeichnet man das als pleiotrope Effekte. Diese können z. B. als Nebenwirkungen (s. u.) in Erscheinung treten. Manche Wirkstoffe entfalten allerdings eine unspezifische Wirkung. Diese sind dann eher in hohen Dosierungen wirksam.

Zu beachten ist, dass Arzneimittelwirkungen auch vom Lebensalter abhängen:

- **Neugeborene.** Ihnen fehlen teilweise noch bestimmte Enzyme oder diese sind noch nicht vollständig entwickelt. Deshalb können sie manche Stoffe nur unzureichend abbauen, wie z. B. Bilirubin oder Alkohol.
- **Alte Menschen.** Bei älteren Menschen verlangsamen sich die Stoffwechselvorgänge und so laufen auch die Abbau- und Ausscheidungsvorgänge von Arzneimitteln langsamer ab. Dies kann dazu führen, dass sich der Wirkstoff im Körper anhäuft (kumuliert) und es zu unerwünschten Nebenwirkungen kommt.

Wirkmechanismus Mit Wirkmechanismus bezeichnet man das Zustandekommen der Wirkung auf biochemischer bzw. biophysikalischer Ebene. Dabei ist nicht nur die chemische Formel, sondern auch die räumliche Anordnung der Atome im Molekül von Bedeutung. Bei den Wirkmechanismen unterscheidet man:

- **Wechselwirkung mit Rezeptoren.** Dabei spielen membranständige und intrazelluläre Rezeptoren eine Rolle. Durch bestimmte Wirkstoffe können Rezeptoren gereizt oder blockiert (unterdrückt) werden. So blockieren Betablocker Beta-Adrenozeptoren (Rezeptoren, an denen Adrenalin seine Wirkung entfaltet) und Sympathikomimetika (ahmen die Wirkung des Sympathikus nach) stimulieren sie.
- **Beeinflussung von Enzymaktivitäten.** Bestimmte Wirkstoffe können Enzymaktivitäten stimulieren oder hemmen. So blockieren ACE-Hemmer die Umwandlung von Angiotensin I in Angiotensin II, indem sie das dafür notwendige Enzym Angiotensin-Converting-Enzym (ACE) hemmen, sodass keine blutdrucksteigernde Wirkung entfaltet werden kann.
- **Beeinflussung von Ionenkanälen** in den Zellmembranen, die geöffnet oder geschlossen werden und so den Stoffeintritt in die Zelle beeinflussen. So verhindern Kalziumkanalblocker, dass Kalzium in die Zelle eintreten kann, wodurch es letztendlich zur Blutdrucksenkung kommt.
- **Beeinflussung von Transportsystemen,** wie Carrier-Systemen oder Ionenpumpen. So unterdrücken Protonenpumpenhemmer die Salzsäureproduktion des Magens.
- **Hemmung von Biosynthesen.** So hemmen viele antimikrobielle Wirkstoffe die Biosynthese von Erregern, z. B. manche Antibiotika hemmen die Herstellung der Zellmembran von Bakterien.

Dosis-Wirkungs-Beziehung Um festzustellen, ob ein Arzneimittel wirksam und unbedenklich ist, sind zentrale Fragen: Welche Dosis ist wirkungslos? Ab welcher Dosierung tritt überhaupt eine Wirkung auf? Wie stark sind die Effekte in Abhängigkeit von der Dosierung? Ab welcher Dosierung tritt eine toxische Wirkung auf?

Es ist nun nicht in jedem Fall so, dass eine Verdoppelung der Dosierung auch den Effekt verdoppelt. Ist das nicht der Fall, so bezeichnet man dies als nicht-lineare Dosis-Wirkungs-Beziehung.

Therapeutische Breite Mit therapeutischer Breite bezeichnet man den Bereich, in dem das Medikament seine *therapeutische Wirkung* entfalten kann. Dazu muss im Blut ein bestimmter Wirkspiegel erreicht sein. Liegt die Konzentration unter dem Wirkspiegel, so tritt kein Effekt auf. Liegt sie über dem Wirkspielgel, so zeigt sich ein toxischer Effekt. Je kleiner der therapeutische Bereich, desto genauer muss der Patient überwacht werden, damit er die richtige Konzentration des Wirkstoffes im Blut hat. Je größer der therapeutische Bereich, als desto sicherer gilt ein Arzneimittel.

Ein gutes Beispiel für ein Arzneimittel mit einer geringen therapeutischen Breite ist Digitalis (Fingerhut). Werden Digitalispräparate nicht in ausreichender Konzentration zugeführt, so wird der Wirkspiegel im Blut nicht erreicht und die Beschwerden des Patienten bestehen weiter. Wird der Wirkspiegel erreicht, so schlägt nun das Herz ruhig und gleichmäßig. Wird der Wirkspiegel überschritten (Überdosierung), so stellen sich unterwünschte Nebenwirkungen wie z. B. Herzrhythmusstörungen ein.

Indikation (Anzeige), Kontraindikation (Gegenanzeige) und Interaktionen (Wechselwirkungen)

- **Indikation.** Die Indikation gibt an, *wozu* ein Medikament eingesetzt werden kann.
- **Kontraindikation.** Sie gibt an, wann das Medikament *nicht angewendet* werden darf. Man unterscheidet zwischen absoluten und relativen Kontraindikationen. So darf ein Patient, der z. B. auf eine bestimmte Substanz allergisch reagierte, diese nicht mehr erhalten (absolute Kontraindikation). Bei einer relativen Kontraindikation muss das Nutzen-Schadens-Risiko sorgfältig abgewogen werden. So sollte ein Patient, der einmal ein Magengeschwür hatte, möglichst kein ASS einnehmen. Leidet der Patient nun unter einer bestimmten Krankheit und es gibt zu ASS keine sinnvolle Alternative, muss im Einzelfall abgewogen werden, „was das kleinere Übel ist". Solche relativen Kontraindikationen findet man in den Fachinformationen unter der Rubrik „Warnhinweise und Vorsichtsmaßnahmen für die Anwendung" und „Fertilität, Schwangerschaft, Stillzeit".
- **Interaktion.** Werden gleichzeitig verschiedene Arzneimittel eingenommen, so kann es dabei zu Interaktionen kommen. Dabei können Wirkungen von Substanzen *verstärkt, abgeschwächt* oder *aufgehoben* werden und / oder es können unerwünschte Nebenwirkungen bis hin zu tödlichen Reaktionen auftreten. Je mehr Mittel gleichzeitig eingenommen werden, desto größer ist die Gefahr von Wechselwirkungen. Davon sind in erster Linie alte und multimorbide (d. h. gleichzeitig an verschiedenen Krankheiten leidende) Menschen betroffen. Die gleichzeitige Einnahme von Medikamenten mit Wechselwirkung sollte möglichst vermieden werden. Müssen sie aus bestimmten Gründen doch gleichzeitig eingenommen werden, so ist eine engmaschige Kontrolle durch den Verordner unerlässlich.

Nebenwirkungen (unerwünschte Wirkungen, UAW) Eine Nebenwirkung ist eine neben der beabsichtigten Wirkung eines Arzneimittels auftretende Wirkung.

Manche Mediziner gehen so weit zu behaupten, dass, wenn eine Substanz keine Nebenwirkung habe, der dringende Verdacht bestünde, dass sie auch keine Hauptwirkung habe. Dieser Meinung schließen sich jedoch die meisten Naturheilkundler nicht an. Nebenwirkungen kann man unterteilen:

- **Dosisabhängige** Nebenwirkungen
- **Dosisunabhängige** Nebenwirkungen wie Überempfindlichkeitsreaktionen

Es wird geschätzt, dass pro Jahr in der EU ca. 200.000 Menschen an Arzneimittelnebenwirkungen versterben.

Wirkstoffe greifen tief in das Stoffwechselgeschehen eines Körpers ein, indem sie Stoffwechselvorgänge fördern, hemmen oder sogar blockieren und sie können Neubildungen anregen. Das kann zu unerwünschten Nebenwirkungen führen, wie gastrointestinalen Beschwerden oder zu allergischen Reaktionen bis hin zum Schock. Auch können direkte Schäden an Organen wie z. B. Leber, Nieren oder Blutzellen auftreten oder sie können sogar eine karzinogene (krebserregende) oder teratogene (embryoschädigende) Wirkung entfalten. Es können sich auch sog. sekundäre Nebenwirkungen einstellen. Ein bekanntes Beispiel dafür sind die Antibiotika, die nicht nur die pathogenen Erreger schädigen, sondern auch die physiologische Besiedelung von Mund, Scheide und Darm. Es kann sein, dass die Darmflora so geschädigt wird, dass es zu Durchfällen kommt oder zur Stomatitis durch eine gestörte Mundflora. Deshalb wird manchmal durch die zusätzliche Gabe eines weiteren Medikaments versucht, diese sekundären Nebenwirkungen zu verhindern oder zumindest zu verringern. So können z. B. bei bzw. nach Antibiotikagabe Medikamente zum Aufbau der Darmflora eingesetzt werden oder bei Mitteln, die die Magenschleimhaut schädigen z. B. Protonenpumpenhemmer (s. u.).

Im Beipackzettel befinden sich jeweils Auflistungen der Nebenwirkungen, die bei bestimmungs-

Tab. 30.1 Bedeutung der Angabe der Häufigkeit in Beipackzetteln

Sehr selten	< 1 / 10.000
Selten	> 1 / 10.000 und < 1 / 1000
Gelegentlich	> 1 / 1000 und < 1 / 100
Häufig	> 1 / 100 und < 1 / 10
Sehr häufig	> 1 / 10

gemäßen Gebrauch zu erwarten sind. ➤ Tab. 30.1 zeigt die Bedeutung der möglichen Häufigkeiten.

Eine weiter gefasste Definition von Nebenwirkungen erfasst auch die Wirkungen, die nach Einnahmefehlern wie z. B. Überdosierungen oder falschen Anwendungsarten auftreten können.

Nebenwirkungen sind nicht zwangsläufig unerwünscht. So können manche Nebenwirkungen einen positiven Effekt auf das Krankheitsgeschehen haben oder auch anderweitige Einsatzgebiete ermöglichen, z. B. können einige Antihistaminika auch als Schlafmittel verwendet werden, da sie müde machen. Kortison hat eine wachstumshemmende Wirkung. Diese Wirkung ist bei Psoriasis erwünscht, da sie der vermehrten Schuppenbildung entgegenwirkt, bei anderen Hauterkrankungen ist sie dagegen unerwünscht, da sie zur Hautatrophie führt.

Ein bekanntes Beispiel, wie eine „Nebenwirkung" zur Hauptwirkung wurde, ist der Arzneistoff Sildenafil. Er wurde ursprünglich zur Blutdrucksenkung entwickelt, zeigte hier aber nur eine geringe Wirkung. Als Nebenwirkung wurde seine Wirkung auf die erektile Dysfunktion festgestellt. Und so wurde dann aus der Nebenwirkung das Haupteinsatzgebiet als Potenzmittel (Viagra®). Und das vorherige Haupteinsatzgebiet „Blutdrucksenkung" wurde nun zur Nebenwirkung des Potenzmittels.

Sucht Manche Medikamente, wie z. B. Sedativa, Amphetamine (Weckamine, Glückspillen), besitzen ein Suchtpotenzial. Damit meint man, dass der Einnehmende davon *physisch* und/oder *psychisch* abhängig wird und den Drang hat, diese Substanz immer wieder einnehmen zu müssen. Typisch ist auch, dass er immer höhere Dosen benötigt. Bitte beachten Sie dazu ➤ Kap. 25.8.2, Psychische Erkrankungen.

Bioverfügbarkeit Die Bioverfügbarkeit eines Medikamentes gibt an, in welchem Ausmaß und in welcher Geschwindigkeit der Wirkstoff in das *Blutkreislaufsystem* gelangt. Dazu gibt sie den Prozentsatz des Wirkstoffes an, der dem Blutkreislauf zur Verfügung steht.

Angenommen, jemand nimmt eine Schmerztablette mit ASS, so gelangt nicht die gesamte Menge in das Kreislaufsystem, da der Wirkstoff nicht zu 100 % freigesetzt und der freigesetzte Wirkstoff nur zum Teil über den Verdauungstrakt aufgenommen wird. Außerdem wird der Wirkstoff teilweise von der Leber abgebaut. So kann nur eine bestimmte Restkonzentration seine Wirkung im Organismus entfalten.

Die Bioverfügbarkeit von intravenös verabreichten Wirkstoffen erreicht eine Bioverfügbarkeit von 100 %, da sogleich die gesamte Verabreichung im Blutkreislaufsystem erscheint. Achtung: Damit ist eine hohe Allergiegefahr verbunden! Dagegen haben Wirkstoffe mit einem hohen First-Pass-Metabolismus in der Leber eine niedrige Bioverfügbarkeit. Manche Wirkstoffe, wie z. B. Insulin, haben eine so niedrige Bioverfügbarkeit bei oraler Gabe, dass sie parenteral verabreicht werden müssen.

Applikationsort und Schnelligkeit des Wirkungseintritts Je nachdem, an welchem Ort das Arzneimittel appliziert wird, wird es unterschiedlich schnell in den Körper aufgenommen (➤ Tab. 30.2).

Tab. 30.2 Durchlässigkeit unterschiedlicher Applikationsorte

Durchlässigkeit	Applikationsort
Sehr gut durchlässig	Mund- und Nasenschleimhaut und das Lungengewebe
Gut durchlässig	Dünndarmschleimhaut
Weniger durchlässig	Dickdarmschleimhaut
Noch weniger durchlässig	Haut

Applikationsformen (Anwendungsformen) (➤ Tab. 30.3) Man unterscheidet eine lokale und eine systemische Applikationsform.

- **Lokale Applikation.** Bei einer lokalen (örtlichen) Anwendung wird das Medikament auf einer bestimmten Stelle aufgetragen, z. B. eine antiallergische Salbe (Antihistaminikum) bei einem Insektenstich.

Tab. 30.3 Gängige Applikationsarten

Applikationsart	Applikationsort
Aurikulär (otal, aural)	In das Ohr, z. B. Ohrentropfen
Buccal	Über die Mundschleimhaut, z. B. Buccaltabletten
Dermal	Über die Haut, z. B. Salben
Inhalativ	Über die Lungen, z. B. Asthmamittel
Intraarteriell	In eine Arterie
Intraartikulär	In ein Gelenk
Intrakardial	In das Herz
Intrakutan	In die Oberhaut
Intralumbal	In den Wirbelkanal im Bereich der LWS
Intramuskulär	In den Muskel
Intraossär	In den Knochen
Intrathekal	In den Liquorraum
Intravasal	In ein Gefäß
Intravenös	In eine Vene
Intravesikal	In die Harnblase
Konjunktival	Auf die Bindehaut des Auges, z. B. Augentropfen
Nasal	Über die Nasenschleimhaut
Oral	Über den Mund in den Verdauungstrakt
Parenteral	Unter Umgehung des Verdauungstraktes, z. B. Injektionen, Infusionen
Periartikulär	Um ein Gelenk
Perkutan	Durch die Haut
Pulmonal	Über die Lungen
Rektal	In das Rektum, z. B. Zäpfchen (Suppositorium)
Subkutan	In das Unterhautgewebe
Sublingual	Unter die Zunge
Topisch	Äußerlich und lokal, z. B. Salbe
Transdermal	Über die Haut in das Blutkreislaufsystem, z. B. transdermale Pflaster
Vaginal	Über die Scheide, z. B. Vaginaltabletten

- **Systemische Applikation.** Bei einer systemischen Anwendung wird ein Mittel z. B. oral eingenommen, gelangt dann in die Blutbahn und verteilt sich im ganzen Körper, um dann seine Wirkung zu entfalten.

Für welche der beiden Applikationsformen man sich entscheidet, hängt davon ab, ob man eine lokale oder eine systemische Wirkung des verabreichten Medikaments haben möchte. Weiterhin spielt die Resorptionsfähigkeit des verabreichten Mittels eine Rolle. So wird z. B. Insulin im Verdauungstrakt bei oraler Einnahme zerstört.

Arzneiformen (galenische Formen). Als Arzneiform bezeichnet man eine Zubereitung aus dem Arzneistoff und den zugesetzten Hilfsstoffen (➤ Tab. 30.4). Werden keine Hilfsstoffe benötigt, so stellt der Wirkstoff selbst schon die Arzneiform dar.

Manche Arzneiformen müssen vor ihrer Anwendung in eine bestimmte Darreichungsform umgewandelt werden, z. B. wird das Notfallmedikament Adrenalin (verschreibungspflichtig) direkt vor der Anwendung verdünnt oder der Antibiotikatrockensaft wird wegen Stabilitätsproblemen erst vor der Einnahme in eine Suspension umgewandelt.

Arzneimittel sind in verschiedenen Darreichungsformen erhältlich, z. B. als Tabletten oder Tinktur. In welcher Form ein Arzneimittel verabreicht wird, ist mit entscheidend für seine Wirksamkeit. Außerdem bestimmen sie wesentlich die Herstellung, Lagerung, Haltbarkeit und Pharmakokinetik des Wirkstoffes.

30.3 Arzneimittelgruppen

Arzneimittel werden nach unterschiedlichen Gesichtspunkten zu Gruppen zusammengefasst. Das kann nach ihren chemischen *Inhaltsstoffen* sein, z. B. Antihistaminikum, Mittel, die der Wirkung des Histamins entgegenwirken oder nach ihrem *Wirkungsort*, z. B. Muskelrelaxanzien, die zur Muskelentspannung eingesetzt werden. Allerdings ist ihre Einteilung nicht einheitlich.

Nachstehend finden Sie eine Auflistung wichtiger Arzneimittelgruppen.

Tab. 30.4 Wichtige Arzneiformen

Zustand	Arzneiform	
Gasförmig	Narkosegas	z. B. bei OP zur Narkose
	Aerosol	In einem Gas schweben feste oder flüssige Wirkstoffteilchen, z. B. in der Asthmatherapie oder bei COPD.
	Spray	Eine Flüssigkeit wird durch einen Zerstäuber in feinste Tröpfchen in einem Gas (Luft) als Aerosol zerteilt, z. B. Nasenspray.
Flüssig	Lösung	Der Wirkstoff liegt gleichmäßig gelöst in einem Lösungsmittel (Alkohol, Wasser) vor.
	Sirup	Eine dickflüssige, konzentrierte Lösung (Konzentrat), die durch Kochen und andere Techniken aus zuckerhaltigen Flüssigkeiten gewonnen wird. Durch den hohen Zuckergehalt ist er unter Luftabschluss auch ohne Kühlung lange haltbar, z. B. Hustensaft für Kinder.
	Saft	Flüssige Darreichungsform, basierend auf Zuckerlösungen (s. oben Sirup)
	Öl	Sammelbezeichnung für Flüssigkeiten, die sich nicht mit Wasser mischen lassen. Öle haben eine höhere Viskosität als Wasser. Man unterscheidet ätherische und fette Öle.
	Tinktur	Alkoholischer Extrakt aus meist pflanzlichen Stoffen, die vorher oft zerkleinert (geschrotet) wurden. Der Stoff wird einige Zeit Wasser, Öl oder Alkohol ausgesetzt, damit bestimmte Stoffe in die Lösung übergehen. Das Produkt wird je nach Verfahrensweise als Mazerat oder Perkolat bezeichnet.
	Tee	Aufgussgetränk, das aus frischen oder getrockneten Teilen der Teepflanze zubereitet wird. Damit genau die Wirkstoffe aus der Pflanze gelöst werden, die man haben möchte, sind die genauen Vorschriften zur Herstellung des Tees zu beachten.
	Absud (Dekokt, Abkochung)	Zerkleinerte Pflanzenteile werden mit kaltem Wasser angesetzt, zum Sieden gebracht, einige Minuten gekocht, evtl. kurz stehen gelassen und abgeseiht.
Halbfest	Suspension	Feinst verteilte feste Teilchen schweben in einer Flüssigkeit. Vor Gebrauch ist Schütteln nötig, da eine Tendenz zur Sedimentation (Absetzen) besteht. Die unterste Schicht, die sich absetzt, wird auch als Bodensatz bezeichnet.
	Emulsion	Ein fein verteiltes Gemisch von Flüssigkeiten, die normalerweise nicht mischbar sind. Viele Kosmetika sind Emulsionen und enthalten Emulgatoren, damit sich die fette Phase nicht von der wässrigen teilt.
	Paste	Eine Suspension, die einen hohen Gehalt an Feststoffen enthält und deshalb nicht mehr fließfähig ist, sondern streichfest.
	Salbe (Unguentum)	Eine halbfeste, streichbare, nur gering wasserhaltige Zubereitung zum Auftragen oder Einreiben auf die Haut oder Schleimhaut auf Basis einer Fettgrundlage (z. B. Lanolin, Vaseline, Wachse), meist stark fettend.
	Creme	Halbfeste, streichfähige Zubereitung aus einer wässrigen und einer öligen Komponente für die Anwendung auf der Haut oder Schleimhaut. Die Creme hat einen höheren Wasseranteil als eine Salbe.
	Gel	Eine gallertartige Masse, die aus festen Teilchen mit einem schwammartigen, dreidimensionalen Netzwerk besteht, dessen Poren durch eine Flüssigkeit oder ein Gas ausgefüllt werden. Gele sind transparente Zubereitungen, die u. a. einen Schutzfilm bilden können, die auf der Haut trocknen und diese dadurch kühlen.
	Lotion	Flüssige Zubereitung mit emulgierten Wirk- oder Hilfsstoffen. Dient der Behandlung, Reinigung oder Pflege der Haut.
	Liniment	Eine salbenartige Mischung, die zur Einreibung dient und meist aus Ölen mit aromatischen oder reizenden Stoffen hergestellt wird.

Tab. 30.4 Wichtige Arzneiformen *(Forts.)*

Zustand	Arzneiform	
Fest	Zäpfchen (Suppositorium)	Dient der Einführung in den Mastdarm (Rektalzäpfchen) oder in die Scheide (Vaginalzäpfchen). Vorteile der Zäpfchen sind, dass sie direkt lokal ihre Wirkung entfalten können, und dass sie bei Patienten mit Schluckbeschwerden, bei Bewusstlosen und bei schluckunwilligen Kleinkindern eingesetzt werden können. Außerdem wird teilweise der First-Pass-Effekt der Leber umgangen.
	Puder	Ein sehr fein gemahlener, trockener Feststoff. Als Hilfsstoff und gleichzeitig Wirkstoff wird oft Talk (eines der weichsten Minerale), Zinkoxid, Kieselsäure oder Reisstärke verwendet.
	Pulver	Eine feste Substanz wurde sehr fein zerkleinert. Wird lokal auf die Haut aufgetragen oder oral in Flüssigkeit aufgelöst eingenommen.
	Granulat	Besteht aus festen und trockenen, einheitlich großen Körnern, wobei jedes Korn ein Agglomerat aus Pulverteilchen ist. Es wird oft zur Herstellung von Tabletten oder Kapseln eingesetzt, kann aber auch oral verwendet werden.
	Tablette	Werden unter Pressdruck aus Pulvern oder Granulaten gefertigt und sind oft von rundlicher oder ovaler Form. Sie bestehen aus einem Wirkstoffanteil und einem Hilfsstoffanteil. Sie machen ca. 50 % der Arzneiformen aus.
	Filmtablette	Tabletten, die einen Überzug eines Polymers besitzen, der das Schlucken erleichtert und schlechten Geschmack überdecken kann. Bei Bedarf kann er magensaftresistent sein, damit der Wirkstoff erst im Darm freigesetzt wird. Filmtabletten können im Unterschied zu Dragées teilbar sein.
	Dragée	Linsenförmige Tablette, die aus einem Wirkkern und einem Überzug aus Zuckerguss besteht. Im Übrigen sind sie zusammengesetzt wie Filmtablette (s. o.)
	Kapsel	Hartkapseln bestehen aus einer Kapselhülle (kann magensaftresistent sein) meist aus Gelatine und oft mit einer Füllung mit festen Wirksubstanzen. Sie sollen vom Patienten möglichst im Stehen und mit viel Flüssigkeit eingenommen werden, damit sie nicht an der Speiseröhrenwand haften bleiben. Weichkapseln dagegen sind meist mit flüssigen oder pastösen Substanzen gefüllt. Zerbeißkapseln werden nicht geschluckt, sondern im Mund zerbissen, damit der enthaltene Wirkstoff schon über die Mundschleimhaut aufgenommen werden kann.
	Pille	Eine meist mit einem Überzug versehene Arzneiform in Kugel-, Ei- oder Walzenform zur oralen Einnahme. Pillen werden hergestellt, indem der Wirkstoff mit einem Füll- und Bindemittel gemischt wird. Aus dieser Masse werden mithilfe eines Pillenabschneiders die Pillen portioniert und dann rolliert (daher „Pillendreher"). Durch Zugabe eines Trennmittels wird das Zusammenkleben der Pillen im Abgabegefäß verhindert. Da die verwendeten Hilfsstoffe leicht zu einem Nährboden für Bakterien werden können, gelten Pillen heute als obsolet (veraltet) und wurden durch Tabletten und Kapseln ersetzt.
	Brausetablette	Ein Medikament wird in Wasser aufgelöst und getrunken. Das Sprudeln kommt daher, dass ein Salz der Kohlensäure Kohlendioxid abspaltet. Dadurch wird der Lösungsvorgang der Tablette stark beschleunigt.
	Transdermales Pflaster (TTS, Medikamentenpflaster)	Es wird auf die Haut geklebt und setzt einen bestimmten Wirkstoff passiv über längere Zeit frei, der dann über die Haut resorbiert wird. Der Stoff gelangt so ins Blutkreislaufsystem ohne vorher im Magen-Darm-Trakt oder in der Leber abgebaut zu werden.

Abführmittel s. unter Laxanzia.

ACE-Hemmer wirken blutdrucksenkend, indem sie das Renin-Angiotensin-Aldosteronsystem (➤ Kap. 15.2.5.2, Harnapparat) unterbrechen. Bitte beachten Sie zu den ACE-Hemmern auch ➤ Kap. 5.10.5.

Adstringenzien wirken zusammenziehend, blutstillend, entzündungshemmend, antibakteriell und werden deshalb zur Wundbehandlung eingesetzt. Ein wichtiges Adstringens ist Gerbsäure.

Anästhetika bewirken eine Anästhesie, also eine Empfindungslosigkeit. Das wichtigste Einsatzgebiet sind Operationen (➤ Kap. 18.9.11).

Analeptika „Aufputschmittel", die zentral stimulierend auf das Nervensystem wirken. In höheren Dosen können sie giftig und krampfauslösend wirken. Dazu gehören z. B. Koffein, Theophyllin, Amphetamine, Kokain.

Analgetika Schmerzmittel, die die Schmerzempfindung unterdrücken, ohne möglichst die sensorische Wahrnehmung zu beeinträchtigen (➤ Kap. 18.9.13).

Anorektika (Appetitzügler) unterdrücken das Hungergefühl und werden deshalb zur Gewichtsreduktion eingesetzt. Allerdings ist ihr Einsatz wegen ihrer zahlreichen Nebenwirkungen umstritten. Außerdem besitzen sie ein hohes Abhängigkeitspotenzial.

Antazida (Antacida) neutralisieren im Magen die Magensäure und werden deshalb gegen Sodbrennen und chronische Gastritis eingesetzt.

Antazida können die Bioverfügbarkeit von Medikamenten (z. B. Eisen) herabsetzen. Deshalb sollten sie erst 2–3 Stunden nach der Einnahme von Antazida eingenommen werden.

Die Nebenwirkungen hängen von der eingenommenen Substanz ab. Häufige Nebenwirkungen sind die Bildung von Nierensteinen, Obstipation und Diarrhö.

Anthelminthika „Wurmmittel", die gegen Wurminfektionen eingesetzt werden. Die Verabreichung wird auch als Entwurmung bezeichnet. Bekannte chemische Wirkstoffe sind z. B. Mebendazol®, Praziquantel® und Niclosamid®.

- Wirksame naturheilkundliche Mittel sind Knoblauch (Allium sativum), Kürbiskerne, strahlenlose Kamille (Matricaria chamomilla) und rohe Mohrrübe; außerdem noch der verschreibungspflichtige Rainfarn (Tanacetum vulgare), umgangssprachlich „Wurmfarn oder Wurmkraut" genannt (➤ Kap. 9.9).

Antiallergika werden zur systemischen Behandlung von Allergien eingesetzt. Dazu gehören z. B. die Antihistaminika (s. dort) und Kortison.

Antianämika werden zur Therapie der Anämie eingesetzt. Dazu gehören Eisenpräparate, Erythropoetin (➤ Kap. 15.2.1) und Erythrozytenkonzentrate.

Antiarrhythmika werden gegen Herzrhythmusstörungen eingesetzt. In einem engeren Sinn meint man damit Medikamente gegen tachykarde, in einem weiteren Sinn auch bradykarde Störungen. Dazu gehören z. B. Betablocker (s. dort), Kaliumkanal- (s. dort) und Natriumkanalblocker.

Antiasthmatika werden gegen Asthma bronchiale eingesetzt. Dazu zählen z. B. Kortison, Beta-Sympathikomimetika, Theophyllin und die Bronchodilatoren (s. dort).

Antibiotika (AB) werden gegen bakterielle Infekte lokal oder systemisch eingesetzt, da sie entweder das Bakterienwachstum hemmen (bakteriostatische AB) oder die Bakterien abtöten (bakterizide AB). Dabei wirken Engspektrum-AB nur gegen wenige Bakterienarten, Breitband-AB dagegen gegen viele.

Ursprünglich wurde der Begriff Antibiotikum nur für natürlich gebildete Stoffe benutzt, die von Pilzen oder Bakterien produziert werden und andere Mikroorganismen hemmen oder abtöten. Heute wird der Begriff weiter gefasst und es werden auch teilsynthetisch, vollsynthetisch oder gentechnisch hergestellte Stoffe dazu gerechnet. Desinfektionsmittel gehören nicht dazu. Eine Sondergruppe bilden die Tuberkulostatika (s. dort).

Antibiotika können nach unterschiedlichen Gesichtspunkten unterteilt werden, z. B. hinsichtlich ihrer chemischen Struktur oder ihrer Wirksamkeit (bakteriostatische oder bakterizide).

Antibiogramm. Ein Antibiogramm (Empfindlichkeitstest, Resistenztest) ist ein Labortest, der dazu dient herauszufinden, ob ein bestimmtes Bakterium gegenüber einem bestimmten Antibiotikum empfindlich ist. Das ist wichtig, denn kein Antibiotikum ist gegen alle Bakterien wirksam. Hemmt es das Bakterium in seinem Wachstum, so wird es als sensitiv (oder sensibel) bezeichnet. Zeigt es keine Wachstumshemmung, so gilt es als resistent (widerstandsfähig). Ein Antibiogramm sollte möglichst vor jeder Antibiotikatherapie durchgeführt werden. Da die Durchführung eines Antibiogrammes aber Zeit braucht, sollte trotzdem bei antibiotikabedürftigen Infektionskrankheiten mit einer „kalkulierten" Therapie begonnen werden. Damit meint man, dass das Antibiotikum aufgrund von Erfahrungswerten ausgewählt wird. Liegt das Ergebnis des Antibiogrammes vor, wird mit der gezielten Therapie begonnen.

30

Resistenzen. Unter Antibiotikaresistenz versteht man die Fähigkeit von Bakterien, die Wirkung von antibiotischen Substanzen *abzuschwächen* oder sogar zu *neutralisieren*. Dies stellt heute in der Antibiotikatherapie ein großes Problem dar. Denken Sie nur an MRSA (➤ Kap. 27.40). Resistenzen können dazu führen, dass ein Antibiotikum nicht mehr wirkt, wenn es wirklich einmal gegen einen schweren bakteriellen Infekt benötigt wird.

Manche Resistenzen findet man bei Bakterien natürlicherweise vorliegen. Andere haben sich erst entwickelt. Dazu hat vor allem der unkritische Einsatz von Antibiotika beigetragen, wie z. B. die Antibiotikagabe schon bei banalen Infekten oder zur Vorbeugung oder gegen Virusinfekte (unsinnig, da wirkungslos) oder der vorbeugende Einsatz von AB in der Viehhaltung. Um Resistenzen zu umgehen, verordnen manche Ärzte Breitbandantibiotika. Damit ist zwar die Wahrscheinlichkeit gestiegen, das verantwortliche Bakterium „zu erwischen". Aber durch dieses Vorgehen wird die Ausbildung weiterer Resistenzen gefördert. Besser ist deshalb der Einsatz eines Antibiogramms.

Eine Ausbildung von Resistenzen kann auch durch eine Verkürzung der Einnahmedauer bei einer begonnenen Antibiotikatherapie begünstigt werden. Wenn also mit einer Antibiotikatherapie begonnen wurde, so muss das Präparat unbedingt über die vorgeschriebene Zeitdauer eingenommen werden, um Resistenzbildungen zu minimieren. Da jedoch nach Antibiotikaeinnahme oft schnell die Symptome verschwinden, verzichten manche Patienten auf die weitere Einnahme. Davon ist in jedem Fall abzuraten!

Ein weiterer wichtiger Gesichtspunkt bei der Resistenzbildung ist die Tatsache, dass Antibiotika im Körper (bei Mensch und Tier) nur unzureichend abgebaut werden und so in das Abwasser gelangen. Hier bilden Bakterien in den Abwasserkanälen bzw. Kläranlagen infolge des Selektionsdruckes (sichern das Überleben einer Population in einer bestimmten Umwelt) Resistenzen aus.

Nebenwirkungen. Antibiotika sind, verglichen mit den Virostatika (s. dort) oder den Zytostatika (s. dort), verhältnismäßig nebenwirkungsarm. Allerdings wirken sie nicht nur auf pathogene Erreger im Organismus, sondern auf *alle* Bakterien, die in ihrem Wirkspektrum liegen. Somit können auch die nützlichen Bakterien z. B. im Darm, im Mund, in den Harnwegen und in der Scheide geschädigt werden, was wiederum zu neuen Infekten führen kann.

Häufige Nebenwirkungen sind Durchfälle, die wenige Tage nach der Behandlung beginnen und Scheideninfektionen bei Frauen, die sich oft erst nach 10–14 Tagen zeigen. Eine weitere häufige Nebenwirkung sind Allergien, die sich meist als Hautausschläge zeigen. Um Durchfälle zu verhindern, können vorbeugend Probiotika (s. dort) eingenommen werden.

- In der Naturheilkunde wird in bestimmten Fällen die Kapuzinerkresse (Tropaeolum majus) als „Antibiotika-Ersatz" verwendet.

Antidementiva werden gegen Demenz eingesetzt. Dazu gehören z. B. Acetylcholinesterase-Inhibitoren (z. B. Rivastigmin) und NMDA-Antagonisten (z. B. Memantin).

- In der Naturheilkunde kommt Ginkgo (Ginkgo biloba) zum Einsatz.

Antidepressiva werden vor allem gegen Depressionen eingesetzt, aber auch in anderen Bereichen, z. B. der Schmerztherapie. Es gibt ein breites Spektrum an Wirkstoffen, wie tri- und tetrazyklische Antidepressiva und Serotonin(-Noradrenalin-)Wiederaufnahme-Hemmer (SSRI, SNRI), (➤ Kap. 25.9.2).

Antidiabetika sind Arzneimittel, die zur Behandlung von Diabetes mellitus eingesetzt werden (➤ Kap. 14.8.3). Im engeren Sinn bezeichnet man damit die oralen Antidiabetika, im weiteren Sinn rechnet man auch Insulin dazu.

Antidiarrhoika wirken gegen Durchfall. Dazu gehören sehr unterschiedliche Wirkstoffe wie z. B. Quellstoffe, Motilitätshemmer, Medizinalkohle und Probiotika (Gabe von Darmbakterien).

Antidota sind Gegengifte (Antitoxine), die ein Gift inaktivieren oder dessen Wirkung herabsetzen bis aufheben können. Sie werden im Rahmen von Vergiftungen, z. B. durch Medikamente (bei uns häufigste Vergiftung) oder durch Schlangengifte eingesetzt.

Antiinfektiva sind Mittel gegen Infektionskrankheiten. Dazu gehören Antibiotika (gegen Bakterien), Virostatika (gegen Viren), Antimykotika (gegen Pilze), Antiprotozoika (gegen Protozoen), Anthelminthika (gegen Würmer).

Antiemetika wirken gegen Erbrechen. Dazu gehören Wirkstoffe, die bestimmte Neurotransmitter-Rezeptoren blockieren.

- An Heilpflanzen können z. B. Pfefferminze (Mentha piperita), Ingwer (Zingiber officinale), Kamille (Matricaria chamomilla), Fenchel (Foeniculum vulgare) eingesetzt werden.

Antiepileptika (Antikonvulsivum) wirken Anfallsleiden (Epilepsien) entgegen, indem sie die neuronale Erregbarkeit oder die Erregungsweiterleitung im ZNS hemmen.

Antifibrinolytika hemmen die Auflösung von Fibrin und vermindern so Blutverluste, die auf einer erhöhten fibrinolytischen Aktivität beruhen. Dazu hemmen sie Plasmin, Fibrin zu spalten (➤ Kap. 7.6.2).

Antiflatulenzien s. unter Karminativa.

Antihämorrhagika (Hämatostyptika, Hämostatika) wirken blutstillend bei hämorrhagischer Diathese, wie z. B. Nasenbluten. Dazu gehören Vasokonstriktoren wie Schwermetallsalze (Silbernitrat, Alaun) und blutstillende Wundauflagen. An systemischen Mitteln kommen Adrenalin (Vasokonstriktion der Hautgefäße) und Thrombokinase (Enzym, das an der Blutgerinnung beteiligt ist) zum Einsatz.

- In der Naturheilkunde werden z. B. Hirtentäschlein (Blutkraut), Hamamelis (Virginische Zaubernuss und Hamamelis virginiana) eingesetzt.

Antihistaminika setzen die Histaminwirkung an Histaminrezeptoren herab. Beim therapeutischen Einsatz unterscheidet man je nach Zielort H_1- und H_2-Rezeptoren.

Antihypertonika (Antihypertensiva) wirken blutdrucksenkend. Dabei unterscheidet man u. a. die Substanzklassen Diuretika, ACE-Hemmer (➤ Kap. 5.10.5), Betablocker (➤ Kap. 5.10.2), Kalziumantagonisten (➤ Kap. 5.10.4), AT1-Rezeptorenantagonisten (➤ Kap.5.10.6), Alpha-Rezeptorenblocker, Antisympathotonika, Vasodilatatoren.

Antihypoglykämika werden gegen Hypoglykämie eingesetzt. Dazu gehören z. B. Glukose, Glukagon und Diazoxid.

Antihypotonika (Antihypotensiva) wirken der Hypotonie entgegen. Dazu gehören z. B. Sympathikomimetika und Mineralokortikoide.

- In der Naturheilkunde kommt z. B. Kampfer (Cinnamomum camphora) zum Einsatz.

Antiinfektiva wirken gegen Mikroorganismen (Bakterien, Viren, Pilze, Protozoen). Dazu gehören z. B. Antibiotika, Virostatika, Antimykotika, Anthelminthika (s. jeweils dort).

Antikoagulanzien (Gerinnungshemmer) hemmen die Blutgerinnung und werden zur Thromboseprophylaxe eingesetzt. Hat sich bereits ein Thrombus gebildet, so werden Antikoagulanzien (➤ Kap. 5.10.5) gegeben, um eine Vergrößerung zu verhindern. Dazu gehören z. B. Heparin, Hirudin und Cumarin.

Auch in der Labordiagnostik kommen Antikoagulanzien zum Einsatz, z. B. EDTA, Citrat und Heparin (➤ Kap. 33.2.1).

Manchmal werden die Thrombozytenaggregationshemmer (s. dort) mit bei den Antikoagulanzien aufgelistet. Diese bilden jedoch eine eigene Wirkstoffklasse.

Antimykotika (Antipilzmittel) werden sowohl lokal als auch systemisch gegen humanpathogene Pilze eingesetzt, also gegen Mykosen. Dazu gehören z. B. Nystatin und Clotrimazol.

Davon unterschieden werden Fungizide, die nicht krankheitsbezogen eingesetzt werden, sondern z. B. in Desinfektionsmitteln enthalten sind.

Antiparasitika wirken gegen Parasiten, und zwar gegen Ektoparasiten wie Läuse, Flöhe, Zecken, Milben und gegen Endoparasiten, die im Darm oder in den Geweben ihres Wirtes leben wie Würmer, Echinokokken, Amöben oder Protozoen.

Antiphlogistika wirken entzündungshemmend. Dazu gehören Kortison und NSAR (nicht-steroidale Antirheumatika).

Antirheumatika wirken vor allem gegen Gelenkentzündungen. Man unterscheidet steroidale Antirheumatika wie Kortison und Prednisolon und nicht-steroidale Antirheumatika (s. dort) z. B. Aspirin, Ibuprofen, Diclofenac.

Antiseptika bekämpfen Bakterien, Viren und andere mikrobielle Erreger. Sie werden sowohl prophylaktisch zur Reinigung von Haut und Schleimhaut eingesetzt wie auch zur lokalen Anwendung, z. B. bei Hautverletzung. Dazu gehören z. B. Desinfektionsmittel (Desinfizienzia) und Antibiotika.

Antitussiva wirken hustendämpfend bzw. hustenstillend. Wichtigstes Einsatzgebiet sind viral bedingte Infektionen mit quälendem Reizhusten (unproduktiver Husten). Ein bekanntes Opiumderivat, das hierzu eingesetzt wird, ist Codein. Zu beachten ist, dass Codein nicht bei produktivem Husten gegeben werden darf, da es das Abhusten des gelösten Sekrets verhindert.

- In der Naturheilkunde wird z. B. Kakao (enthält Theobromin) verwendet.

Antivertiginosa wirken gegen Schwindel. Es handelt sich um eine heterogene Gruppe von Wirkstoffen mit unterschiedlichem Wirkmechanismus. Es besteht auch eine große Überschneidung mit den Antiemetika (s. dort). Zu den Antivertiginosa gehören Kalziumkanalblocker, Antihistaminika, Histaminantagonisten und Dopaminrezeptorantagonisten.

- Pflanzliche Mittel, die eingesetzt werden sind z. B. Ginkgo (Ginkgo biloba) und Ingwer (Zingiber officinale).

Anxiolytika (Tranquilizer) werden gegen Angststörungen eingesetzt. Sie wirken ähnlich wie Sedativa, weshalb bei Einnahme keine Teilnahme am Straßenverkehr stattfinden sollte. Zu ihnen gehören Diazepam und Benzodiazepine. Gerade letztere besitzen ein hohes Suchtpotenzial und führen oft zu Missbrauchsfällen.

Appetitzügler Siehe Anorektika.

Balneotherapeutika sind Badezusätze, die eine therapeutische Wirkung entfalten. Die Balneotherapie umfasst daneben auch noch das Baden z. B. in Schlamm, Moor, Algen, Torf und das Trinken von Heilwasser.

Barbiturate bilden eine Gruppe von Arzneistoffen, die eine dämpfende Wirkung auf das ZNS haben und deshalb beruhigend (sedierend), schlaffördernd und narkotisierend wirken. Eingesetzt werden sie vor allem als Antiepileptika und als Narkosemittel. Früher galten sie als bekannteste Schlafmittel. Heute dürfen sie wegen ihrer erheblichen Nebenwirkungen und der Gefahr der Abhängigkeit nicht mehr als Schlafmittel eingesetzt werden. Barbiturate fallen unter das BtMG.

Betablocker (Betarezpetorenblocker) verbinden sich mit den Beta-Adrenozeptoren und verhindern so die Wirkung des Stresshormons Adrenalin und des Neurotransmitters Noradrenalin. Sie werden vor allem gegen Hypertonie, Angina pectoris, KHK und Tachykardie eingesetzt (➤ Kap. 5.10.2).

Bronchospasmolytika (Broncholytika, Bronchodilatoren) bewirken eine Erweiterung der Bronchien, indem sie den Tonus der Bronchialmuskulatur senken. Sie werden gegen Asthma (s. unter Antiasthmatika) und COPD eingesetzt.

Chemotherapeutika sind Wirkstoffe, die eine möglichst selektive toxische Wirkung auf Mikroorganismen (z. B. Bakterien) oder Tumorzellen haben. Früher wurde der Begriff für Sulfonamide (chemisch hergestellte Antibiotika) verwendet, heute benutzt man dafür aber den Begriff „Antibiotikum". Später wurde der Begriff „Chemotherapeutikum" für Substanzen verwendet, die möglichst selektiv gegen Neoplasien wirken. Zur Unterscheidung von den Antibiotika wurde aber bei diesen zusätzlich die Bezeichnung Zytostatika (s. dort) eingeführt. Trotzdem wird heute im Rahmen einer Krebstherapie meist von der „Chemotherapie" gesprochen und nicht von einer „Zytostatikatherapie".

Cholagoga regen die Sekretion von Gallenflüssigkeit an. Dabei unterscheidet man zwischen Cholekinetika, die die Kontraktion von Gallenblase und -wegen bewirken und Choleretika (s. dort).

Choleretika regen die Hepatozyten (Leberzellen) an, Galle freizusetzen. Siehe auch Cholagoga.

Cholesterinsenker Siehe Lipidsenker.

Cholinergika (Parasympathikomimetika) Siehe Parasympathikomimetika.

Corticosteroide (Corticoide, Kortikosteroide, Kortikoide) Siehe Kortikoide.

Dermatika Arzneimittel, die zur Anwendung auf der Haut bestimmt sind. Sie gehören zu den „Externa", also den äußerlich angewendeten Arzneimitteln. Dazu gehören z. B. Salben, Cremes, Emulsionen, Gele, Pasten, Puder und Lotionen. Bekannte Wirkstoffe in Dermatika sind z. B. Zinkoxid, Salicylsäure, Harnstoff u. v.m.

Desinfizientia Siehe Antiseptika.

Diuretika dienen zum Ausschwemmen von Wasser aus dem Körper bei Ödemen, Hypertonie und Herzinsuffizienz. Dabei kann es leicht zu Elektrolytverschiebungen kommen. Man unterscheidet verschiedene Typen, z. B. kaliumsparende Diuretika, Schleifendiuretika, Aldosteron-Antagonisten u. a. Bitte beachten Sie zu den Diuretika auch ➤ Kap. 5.10.7.

- Pflanzliche Mittel, die eine diuretische Wirkung haben sind z. B. Birkenblätter, Spargel (Asparagus officinalis), Brennnessel (*Urtica dioica)*, Petersilienwurzel, Schachtelhalm (Zinnkraut).

Emetika (Vomitivum) dienen dem Auslösen von Erbrechen. Sie werden z. B. nach dem Verschlucken von giftigen Substanzen verabreicht, um eine erste Giftausleitung herbeizuführen. Dazu wird auch in der Schulmedizin heute meist der Saft der Brechwurz eingesetzt.

- Ein bekanntes pflanzliches Mittel, das Erbrechen verursacht, ist die Brechwurzel (Uragoga ipecacuanha).

Emmenagoga regen den Eintritt der Monatsblutung an. Im Falle einer Schwangerschaft besteht die Gefahr, dass es zum Abort kommt.

- In der Naturheilkunde kommen unter anderem Nelken (Dianthus), Rosmarin (Rosmarinus officinalis), Safran, Mönchspfeffer (Vitex agnuscastus) und Senf zum Einsatz.

Entwöhnungsmittel dienen der Unterstützung zur Entwöhnung von Suchtkrankheiten, wie Heroin-, Alkohol- und Nikotinabhängigkeit.

Enzyminhibitoren hemmen mittels eines Hemmstoffes (Inhibitor) eine enzymatische Reaktion. Dazu gehören z. B. die ACE-Hemmer (s. dort), nicht-steroidale Entzündungshemmer (NSAR) und HIV-Medikamente.

Expektoranzien werden auch als Hustenlöser bezeichnet, weil sie das Abhusten von Schleim erleichtern. Dabei unterscheidet man Sekretolytika, die die Produktion von dünnflüssigem Schleim anregen, der besser abgehustet werden kann und Mukolytika, die bestehenden Schleim verflüssigen. Daneben gibt es noch Sekretomotorika, die die Motilität der Flimmerhärchen der Bronchien anregen und so einem besseren Abtransport des Schleimes dienen.

Fibrinolytika (Thrombolytika) sind in der Lage, Thromben aufzulösen. Es handelt sich um Enzyme oder Proteine (z. B. Streptokinase), die durch die Aktivierung von Plasminogen zu Plasmin die Fibrinolyse einleiten und damit zum Abbau des Thrombus führen (➤ Kap. 7.6.2).

Geriatrika dienen der Steigerung der körperlichen und geistigen Leistungsfähigkeit des alten Menschen. Dabei werden fehlende Stoffe ersetzt (Substitution) und / oder anregend oder stimulierend wirkende Substanzen gegeben.

- Pflanzliche Mittel, die Verwendung finden sind z. B. Ginseng (Panax ginseng), Knoblauch (Allium sativum), Weißdorn (Crataegus) und Mistel (Viscum album).

Grippemittel werden gegen Erkältungskrankheiten eingesetzt. Es handelt sich um antivirale Mittel, die gegen die Virusvermehrung wirken. Am häufigsten werden Neuraminidasehemmer (Tamiflu®) eingesetzt. Es werden allerdings noch viele Arzneimittel verwendet, die nicht gegen die Ursache gerichtet sind, sondern die Symptome lindern, z. B. Paracetamol oder NSAR (s. dort) wie Ibuprofen gegen Fieber, Kopf- und Gliederschmerzen oder abschwellende Nasensprays. Kombinierte Grippemittel enthalten mehrere Wirkstoffe und sind gleichzeitig gegen mehrere Symptome wirksam wie Fieber, Schmerzen, Husten, Schnupfen, Schlafstörungen. Sie sind jedoch wegen der vermehrten Nebenwirkungen bedenklich.

Gynäkologika dienen der Behandlung der weiblichen Fortpflanzungsorgane. Dazu gehören z. B. die weiblichen Hormone Östrogen und Progesteron (bzw. Gestagene, ➤ Kap. 16.3.8).

- Häufig verwendete pflanzliche Mittel sind z. B. Frauenmantel (Alchemilla), Schafgarbe (Achillea millefolium), Mönchspfeffer (Vitex agnus-castus) und Traubensilberkerze (Cimicifuga racemosa).

Hämostatika (Hämostyptika, Antihämorrhagika)
Siehe Antihämorrhagika.

Hepatika werden zur Behandlung der Leber eingesetzt. Je nach Ursache der Lebererkrankung kommen z. B. antivirale Mittel zum Einsatz.

- Ein wichtiges pflanzliches Mittel ist die Mariendistel (Silybum marianum, Carduus marianus).

Hypnotika sind sog. Schlafmittel, die den Schlaf auslösen bzw. fördern. Es besteht ein fließender Übergang zu den Sedativa (s. dort) und den Narkotika (s. dort). Bekannte Vertreter sind Barbiturate, Benzodiazepine und Chloralhydrat.

- Wichtige pflanzliche Mittel, die als Schlafmittel Verwendung finden sind z. B. Baldrian (Valeriana officinalis L.) und Kava-Kava (Piper methysticum).

Immunmodulatoren beeinflussen das Immunsystem. Dazu gehören die Substanzen, die anregend auf die körpereigene Abwehr wirken. Sie werden als Immunstimulanzien bezeichnet (s. dort). Und es gehören die Wirkstoffe dazu, die die Abwehr unterdrücken. Diese heißen Immunsuppressiva (s. dort).

Immunstimulanzien regen die körpereigene Abwehr an. Dazu gehören z. B. Interferone, Zytokine und G-CSF (Granulozyten-koloniestimulierender Faktor).

- Bekannte naturheilkundliche Immunstimulanzien sind Echinacea (Echinacea purpurea) und Bienenharz (Propolis).

Immunsuppressiva unterdrücken das körpereigene Abwehrsystem. Sie werden bei Autoimmunerkrankungen und zur Unterdrückung von Abstoßungsreaktionen nach Transplantationen eingesetzt. Es handelt sich um eine sehr inhomogene Substanzklasse, zu der z. B. Kortison, Zytostatika, monoklonale Antikörper und Interleukin-Inhibitoren gehören.

Infusionslösungen werden kontinuierlich über einen bestimmten Zeitraum parenteral verabreicht. In der Lösung befinden sich z. B. Kochsalz (isotone Kochsalzlösung zur Flüssigkeitssubstitution), Medikamente oder Elektrolyte. Meist wird die Infusion intravenös über eine Injektionsnadel gegeben, die häufig in der Ellenbeuge oder dem Handrücken angebracht wird. Wird Blut verabreicht, so spricht man allerdings von Transfusion.

Kalziumantagonisten (Kalziumkanalblocker, Kalziumblocker) verringern den Einstrom von

Kalzium in Muskelzellen. Dadurch wird die Gefäßkontraktilität der Muskelzellen in den peripheren Arterien und Koronaren herabgesetzt, wodurch sich die Blutgefäße erweitern. Kalziumantagonisten werden vor allem gegen Hypertonie und koronare Herzerkrankungen und manchmal gegen Herzrhythmusstörungen eingesetzt (➤ Kap. 5.10.4).

Karminativa (Antiflatulanzien) werden gegen Blähungen eingesetzt. Es handelt sich in der Regel um phytotherapeutische Mittel. Die Wirkung beruht auf einem spasmolytischen Effekt auf die glatte Darmmuskulatur, einer Steigerung der Durchblutung der Darmschleimhaut und einer Regulierung der Darmflora, die die Bildung von Darmgasen herabsetzt.

- Bekannte pflanzliche Karminativa sind Kümmel (Carum carvi), Anis (Pimpinella anisum) und Fenchel (Foeniculum vulgare).

Kardiaka (Herzmittel) wirken sich auf die Herzarbeit aus, und zwar stärken sie den Herzmuskel (sog. Kardiotonika, s. dort), verbessern das Erregungsleitungssystem (Antiarrhythmika, s. dort) oder verbessern die Koronardurchblutung (s. Koronarmittel). Bitte beachten Sie dazu die Übersicht in ➤ Kap. 5.10.

Kardiotonika verbessern die Arbeit des Herzmuskels. Dazu gehören z. B. die ACE-Hemmer (➤ Kap. 5.10.5), AT1-Rezeptorantagonisten (➤ Kap. 5.10.6), Diuretika (➤ Kap. 5.10.7), Herzglykoside sog. Digitalisglykoside (➤ Kap. 5.10.1)

- Pflanzliche Mittel sind Fingerhut (Digitalis purpurea), Strophantus (Strophantus hispidus), Maiglöckchen (Convallaria majalis), Meerzwiebel (Urginea maritima) und Andonisröschen (Adonis ramosa).

Kontrazeptiva sind empfängnisverhütende Mittel (➤ Kap. 16.3.8). Bei den eingesetzten Wirkstoffen unterscheidet man hormonelle Kontrazeptiva (Östrogen-, Gestagenpräparate) und Spermizide (töten Samenzellen ab), z. B. als Scheidenzäpfchen.

Koronarmittel werden gegen Angina pectoris (➤ Kap. 5.9.1) eingesetzt. Dazu gehören z. B. Nitroglyzerin (➤ Kap. 5.10.3, Herz) und Kalziumantagonisten (➤ Kap. 5.10.4).

Kortikoide (Kortikosteroide, Corticosteroide, Corticoide) Dazu gehören sowohl die im Körper selbst hergestellten Steroidhormone der NNR (➤ Kap. 14.7.1) als auch die synthetisch hergestellten Steroidhormone. Dabei unterscheidet man die drei Klassen: Glukokortikoide (z. B. Kortisol), Mineralokortikoide (z. B. Aldosteron), Sexualhormone (z. B. Testosteron).

Kortikosteroide Siehe Kortikoide.

Laxanzia sind Abführmittel, die eine Defäkation herbeiführen (➤ Kap. 9.7.3). Sie haben verschiedene Wirkmechanismen, z. B. durch eine gesteigerte Darmperistaltik, Aufquellen des Darminhalts (z. B. Flohsamen, Trockenpflaumen), Erleichterung des Kot-Gleitvermögens (z. B. Paraffinum subliquidum) oder über ein Zurückhalten von Flüssigkeit im Darm und damit eine Verflüssigung des Stuhls (z. B. Glaubersalz, Bittersalz, Laktose).

- Häufig verwendete pflanzliche Laxanzien sind Rizinus (Christuspalme, Rizinus communis), Aloe (Aloe vera), Senna (Cassia senna und C. angustifolia), Flohsamen, Leinsamen und Weizenkleie.

Lipidsenker **(Antilipidämika,** Cholesterinsenker) dienen der Behandlung der Hyperlipidämie (➤ Kap. 10.10.1) und damit der Vorbeugung von Herz-Kreislauf-Erkrankungen. Man setzt verschiedene Wirkstoffe ein:

Statine sind auch unter dem Begriff CSE-Hemmer (Cholesterinsyntheseenzymhemmer) bekannt. Bitte diese Statine nicht mit den Inhibiting-Hormonen (➤ Kap. 14.2) aus dem Hypothalamus verwechseln, die auch als Statine bezeichnet werden. Statine hemmen die körpereigene Cholesterinsynthese in der Leber.

Fibrate senken vor allem zu hohe Triglyzeridwerte.

Ionenaustauscherharze wirken lokal indirekt im Magen-Darm-Trakt und senken indirekt erhöhte Cholesterinwerte.

Niacin (früher: Vitamin B_3), der Einsatz ist allerdings nach dem Kosten-Nutzen-Risiko umstritten.

CSE-Hemmer (HMG-CoA-Reduktasehmmer) hemmen die Cholesterinsynthese und senken LDL.

Omega-3-Fettsäuren sind mehrfach ungesättigte Fettsäuren, die besonders in Fischölen, Mikroalgen und Pflanzen enthalten sind. Sie senken vor allem die Triglyzeride.

- Pflanzliche Mittel, die zum Einsatz kommen sind z. B. Knoblauch (Allium sativum), Artischocke (Cynara scolymus), Weizenkleie, Flohsamen und Leinsamen.

Lithium (Rp) gehört zur Gruppe der Antipsychotika (s. dort) und wird vor allem zur Vorbeugung und Behandlung manischer Episoden bei bipolaren Störungen (➤ Kap. 25.4.3) eingesetzt. Es wirkt antimanisch, antidepressiv, antipsychotisch und antisuizidal und dient als sog. „Stimmungsstabilisierer“. Der größte Teil der Patienten erreicht durch die Einnahme eine Verbesserung der Symptome.

Zu den zahlreichen Nebenwirkungen gehören verstärkter Durst, Polyurie, Übelkeit, Fingertremor, Hypothyreose, Gewichtszunahme und Mundtrockenheit. Besonders gefürchtet ist die Lithiumintoxikation mit zerebralen Krampfanfällen, Koma, schweren Arrhythmien und akutem Nierenversagen.

Lithium hat ein Potenzial für Arzneimittel-Wechselwirkungen, z. B. mit ACE-Hemmern, NSAR, Diuretika und Psychopharmaka.

Bei Lithiumeinnahme sollte stets ein Lithiumausweis mitgeführt werden, in dem die festgelegte Tagesdosis und die Ergebnisse der letzten Kontrolluntersuchung eingetragen werden.

Lokalanästhetika (Neuraltherapeutika) haben das Kennzeichen, dass es sich um Anästhetika handelt, die nur lokal eine reversible Empfindungslosigkeit erzeugen. Bekannte Lokalanästhetika sind z. B. Lidocain, Procain und Ropivacain. Werden Lokalanästhetika im Zuge einer Neuraltherapie eingesetzt (i. v. Lidocain, Procain), so werden sie als Neuraltherapeutika bezeichnet. Der Heilpraktiker darf Lokalanästhetika nur *intrakutan* verabreichen. Die subkutane, intravenöse und intramuskuläre Anwendung fällt unter die Verschreibungspflicht.

Muskelrelaxanzien (Myotonolytikum) entspannen die Muskulatur, indem sie den Muskeltonus herabsetzen. Man unterscheidet:

- **Peripher wirkende Muskelrelaxanzien,** die die Reizübertragung an den motorischen Endplatten blockieren und damit eine reversible Lähmung verursachen. Sie werden zur Durchführung von Narkosen bei Operationen eingesetzt.
- **Myotrope Muskelrelaxanzien,** die im Muskelgewebe den Einstrom von Kalzium in die Zelle hemmen. Sie werden bei Spastik der Skelettmuskulatur durch Schädigung des ZNS eingesetzt.
- **Zentral wirkende Muskelrelaxanzien,** die ihre Wirkung im ZNS entfalten. Sie sorgen für eine allgemeine Erschlaffung der Muskulatur, ohne dass eine Lähmung ausgelöst wird. Sie werden z. B. bei Spasmen im Rahmen eines HWS-Syndroms eingesetzt.

Narkotika sind Anästhetika, das heißt, sie bewirken eine reversible Verminderung oder Ausschaltung der Schmerzempfindung. Diese werden vor Operationen verabreicht, um den Patienten in eine Narkose zu versetzen. Das ist ein medikamentös herbeigeführter Schlafzustand, in dem die Schmerzempfindung ausgeschaltet wird und keine Abwehrreaktionen mehr durchgeführt werden.

Neuraltherapeutika Siehe Lokalanästhetika.

Neuroleptika (Antipsychotika) (Rp) haben ein breites Wirkspektrum, wobei die einzelnen Wirkkomponenten bei verschiedenen Wirkstoffen unterschiedlich sind. Neuroleptika haben z. B. antipsychotische, antiautistische, sedierende, neurologische (v. a. extrapyramidalmotorische), endokrine, kardiale und metabolische Wirkungen.

Neuroleptika werden z. B. bei manischen Psychosen, Schizophrenie, wahnhaften Depressionen und psychomotorischen Erregungszuständen eingesetzt.

Die Nebenwirkungen hängen von der Substanzklasse ab. Es gehören irreversible Bewegungsstörungen, wie z. B. Dyskinesie (spontan auftretende, unwillkürliche Bewegungen), Akathisie (vermehrter Bewegungsdrang, durch den man weder ruhig sitzen noch gehen kann) dazu, aber auch M. Parkinson, Apathie, Krampfanfälle, massive Gewichtszunahme, Sprachverarmung und vieles mehr. Ein Suchtpotenzial besitzen sie allerdings nicht. Für die Betroffenen ist es oft belastend, sich zwischen einer schweren Krankheit und schweren Nebenwirkungen entscheiden zu müssen.

Nicht-steroidale Antirheumatika (NSAR) sind eine Gruppe entzündungshemmender Schmerzmittel, die zu den Antirheumatika (s. dort) gehören und sich nicht von den Steroiden ableiten. Sie wirken antiphlogistisch (gegen Entzündungen), antipyretisch (gegen Fieber) und analgetisch (gegen Schmerzen). Außerdem hemmen sie die Blutgerinnung und reduzieren die Schleimbildung im Magen.

Nebenwirkungen sind Magenbeschwerden (bis hin zu blutenden Ulzera), Hauterscheinungen, Juckreiz (Pruritus), Kopfschmerzen, Schwindel (Vertigo) u.v.m. Um die Auswirkung auf den Magen gering zu halten, werden vom Arzt oft gleichzeitig zu den NSAR Antazita (s. dort) oder Protonenpumpenhemmer (s. dort) verordnet.

Trotz ihrer Nebenwirkungen dürfen NSAR nicht unkritisch abgesetzt werden, da sonst evtl. Gelenkversteifungen drohen.

Nootropika (Smart Drugs) sind im engeren Sinn Antidementiva, die die Gehirnleistung von Demenzkranken verbessern. In einem weiteren Sinn sind es Arzneistoffe und Nahrungsmittelergänzungen, die eine vorteilhafte Wirkung auf das Gehirn haben. Manchmal werden Nootropika auch als „Gehirndoping“ bezeichnet, weil dann auch Substanzen dazu gerechnet werden, die nicht nur unter die Verschreibungspflicht fallen, sondern sogar unter das BtMG (sog. smart drugs).

- Ein pflanzliches Mittel, das die Gehirnleistung im Alter verbessert ist Ginkgo (Ginkgo biloba).

NSAR Siehe nicht-steroidale Entzündungshemmer.

Ophthalmika sind Medikamente, die lokal oder (selten) systemisch bei Augenerkrankungen eingesetzt werden. Dazu gehören z. B. Augentropfen, Augenbäder, Augensprays, Augenwässer und Augensalben. Die direkte Anwendung am Auge bietet den Vorteil der lokalen Wirkstoffkonzentration. Allerdings kann es auch bei lokaler Anwendung zu systemischen Reaktionen wie Blutdruckabfall oder Asthmaanfällen kommen. Da das Auge ein empfindliches Organ ist, müssen Ophthalmika besondere physikalische und mikrobiologische Anforderungen an die Sterilität erfüllen.

- In der Naturheilkunde kommen vor allem Augentrost (Euphrasia officinalis) und Fenchel (Foeniculum vulgare) zum Einsatz.

Otologika sind Medikamente, die lokal oder (selten) systemisch bei Ohrerkrankungen eingesetzt werden.

- In der Naturheilkunde kommt z. B. Knoblauch (Allium sativum) zum Einsatz.

Parasympathikomimetika (Cholinergica) ahmen die Wirkung des Parasympathikus nach. Dabei wird der Transmitter Acetylcholin als Botenstoff eingesetzt. Es kommt zur Miosis, vermehrtem Speichelfluss und einer Anregung der Darm- und Blasenmuskulatur, weshalb sie bei Darm- und Blasenatonie gegeben werden.

Parasympatholytika haben den gegenteiligen Effekt wie Parasympathikomimetika und heben dessen Wirkungen auf.

Penizilline sind die aus Pilzen der Gattung Penicillinum gewonnene Antibiotika (s. dort). Sie sind von großer historischer Bedeutung, weil es die ersten Antibiotika waren, die 1928 durch Sir Alexander Fleming entdeckt wurden. Heute gelten die Penizilline als eine Antibiotikagruppe (s. dort), die den Aufbau der bakteriellen Zellwand hemmt.

Penizilline wirken vor allem gegen Streptokokken, Meningokokken und Pneumokokken. Damit haben sie ein sehr enges Wirkspektrum und zählen damit zu den am besten verträglichen Antibiotika und können auch in der Schwangerschaft eingenommen werden.

Phytopharmaka sind Fertigarzneimittel, dessen wirksame Bestandteile ausschließlich pflanzlicher Herkunft sind (➤ Tab. 30.5).

Man unterscheidet rationale und traditionelle Phytopharmaka. Die rationalen Phytopharmaka sind klinisch geprüft und die traditionellen Phytopharmaka werden seit mindestens 30 Jahren medizinisch verwendet und müssen kein Zulassungsver-

Tab. 30.5 Tabelle über wichtige Phytotherapeutika bei bestimmten Erkrankungen

Krankheit	Phytotherapeutika
Abstillen	Salbei (= stoppt alle Flüssigkeitsausscheidungen)
Abwehrsteigernd	Wuchaseng (Eleutherococcus), Echinacea
„Antibiotikum", pflanzliches	Kapuzinerkresse
Arteriosklerose	Knoblauch
Augenbindehautentzündung	Augentrost, Fenchel
„Ausschwitzen"	Lindenblütentee, Schwarzer Holunder
Blähungen	Kümmel, Anis, Fenchel
Blasenentzündung	Bärentraubenblätter, Preiselbeeren
Blutfettwerte erhöht	Haferkleie
Diabetes	Topinambur (stoffwechselanregend durch Inulin), Bohnenschalentee
Durchblutungsfördernd	Knoblauch, Ginkgo biloba
Durchfall	Geriebener Apfel (Glasreibe – oxidiert sonst), getrocknete Heidelbeeren
Entwässernd	Spargel, Brennnessel, Birkenblätter, Petersilienwurzel, Schachtelhalm (Zinnkraut)
Entzündungen	Kamille (nicht am Auge verwenden)
Gallensaft fördernd	Enzian, Wermut, Tausendgüldenkraut
Gastritis	Pfefferminz (gärungswidrig und gegen Übelkeit)
Hämorrhoiden	Hamamelis, Mäusedorn, Eichenrinde (kalte Sitzbäder)
Herz	Digitalis (Rp!), Weißdorn, Meerzwiebel, Adonisröschen, Maiglöckchen
Husten	Thymian, Efeu, Fenchel, Anis, Königskerze, Spitzwegerich, Isländisch-Moos, Schlüsselblume, Meerrettich mit Honig
Hypotonie	Rosmarin, Kampfer
Kopfschmerzen	Pfefferminzöl an die Schläfen, ASS (Weidenrinde)
Krebs	Mistel
Leber	Mariendistel, Artischocke
Magen-Duodenal-Ulkus	Melisse (beruhigend, krampflösend) Kalmus (appetitanregend) Johanniskrautöl (schützt Magenschleimhaut) Fenchel, Süßholzwurzel
Menstruationsbeschwerden	Frauenmantel, Schafgarbe
Menstruationsschwäche	Mönchspfeffer
Mundschleimhautentzündung	Behandlungsverbot beachten! Ratanhiawurzel, Salbei, Myrrhe, Nelkenöl
Nieren	Goldrute (Solidago)
Ohrenschmerzen	Zwiebelsäckchen, warmes Olivenöl, angeschnittener Knoblauch
Prostata-Hyperplasie	Kürbiskerne, Sabal, Brennnesselwurzel
Reizmagen	Kamille (entzündungshemmend)
Schlafstörungen	Baldrian, Hopfen, Melisse, Passionsblume
Schwitzen, vermehrtes	Salbei
Übelkeit, Erbrechen	Pfefferminz, dünn gebrüht
Venen	Rosskastanie, Hamamelis, Steinklee, rotes Weinlaub
Warzen	Frischer Schöllkrautsaft
Wunden	Weißzucker, Ringelblume, Kamille, Arnika (nicht direkt auf die Wunde)
Wurmbefall	Wurmfarn (Rp.), Knoblauch, Karotte, strahlenlose Kamille

fahren durchlaufen, weil ihre Wirkung aufgrund der langjährigen Erfahrung als erwiesen gilt.

Probiotika sind lebende Mikroorganismen, die einen gesundheitlichen Nutzen für den Menschen haben können, wenn sie in ausreichender Menge zugeführt werden. Probiotika (lat. pro = für, gr. bios = Leben) sind in Lebensmitteln (z. B. Joghurt) oder Nahrungsergänzungsmitteln oder Arzneimitteln enthalten, die lebensfähige Mikroorganismen, vor allem Milchsäurebakterien (Lacto- und Bifidobakterien) beinhalten. Diese Bakterienstämme sind Bestandteil der natürlichen Darmflora und unterstützen deren Aufgaben bei der Abwehr, der Bildung von Vitaminen und der Vorbeugung gegen Darmkrebs. Probiotika verringern die Schwere und Dauer von chronisch-entzündlichen Erkrankungen des Magen-Darm-Traktes und verbessern Reizdarmsyndrome. Weiterhin werden sie z. B. bei einer Antibiotikatherapie eingesetzt, zur Unterstützung beim Wiederaufbau der Darmflora.

Protonenpumpenhemmer (Protonenpumpeninhibitoren, Protonenpumpenblocker) hemmen die Bildung von Magensäure. Sie werden vor allem bei Reflux, Gastritis, Ulcus ventriculi et duodeni und bei Einnahme von NSAR als Magenschutz eingesetzt. Es gibt verschiedene Wirkstoffe, wie z. B. Omeprazol oder Pantoprazol. Nebenwirkungen sind z. B. gastrointestinale Beschwerden (v. a. Diarrhö), Kopfschmerzen, Schwindelgefühl und Hypomagnesiämie (Blutwerte kontrollieren!).

Psychopharmaka wirken gegen psychische Störungen. Dazu gehören z. B. Antidepressiva (s. dort), Hypnotika (s. dort), Neuroleptika (s. dort), Tranquilizer (s. dort), Antiepileptika (wirken gegen epileptische Anfälle) und Psychostimulanzien (s. dort).

Psychostimulanzien (Aufputschmittel) wirken anregend auf den menschlichen Organismus, indem sie die Aktivität der Nerven erhöhen, beschleunigen oder verbessern. Sie werden z. B. gegen Asthma, COPD, Schlafapnoe, ADHS und Narkolepsie eingesetzt. Manche Stimulanzien wie Amphetamine („Speed"), Etasy (MDMA) und Crystal (Methamphetamin) sind als Partydrogen bekannt, weil sie zu Rauschzwecken eingesetzt werden.

Psychostimulanzien bilden das Gegenstück zu den Beruhigungsmitteln (Sedativa). Erstere werden umgangssprachlich als Upper und Letztere als Downer bezeichnet.

- Pflanzliche Mittel, die als anregende Mittel verwendet werden, sind z. B. Kaffee und Schwarztee.

Rhinologika sind Wirkstoffe, die der Behandlung der Nase bzw. der Nasenschleimhaut dienen. Dazu gehören z. B. Nasensprays, -tropfen, -salben, -emulsionen und Inhalationsaerosole. Die meisten Rhinologika gehören zu den Sympathikomimetika und haben eine schleimhautabschwellende Wirkung.

Roboranzien (Kräftigungs- bzw. Stärkungsmittel, Tonika, Aufbaupräparate) werden zur Hebung des Allgemeinbefindens eingenommen, aber auch gegen Schwäche, Erschöpfung und in der Rekonvaleszenz. Dazu zählt ein breites Spektrum von Wirkstoffen, wie z. B. Vitamine, Mineralstoffe, Aminosäuren, Koffein, Lebertran.

- Pflanzliche Kräftigungsmittel sind z. B. Ginseng (Panax ginseng), Taigawurzel (Panax ginseng) und Ginkgo (Ginkgo biloba).

Sedativa (Beruhigungsmittel) sind sog. Beruhigungsmittel, die eine allgemein beruhigende und aktivitätsdämpfende Wirkung auf das ZNS haben. Der Begriff wird vor allem in der Intensivmedizin und bei dem Einsatz von Psychopharmaka verwendet.

Sedativa wirken schlaffördernd und bei höherer Dosierung führen sie zur Ausschaltung der bewussten Wahrnehmung. Vor Operationen werden sie verabreicht, um den Patienten zu sedieren bei gleichzeitiger Ansprechbarkeit.

Sedativa führen zur Einschränkung der Fahrtauglichkeit. Keinesfalls darf nach Einnahme von sedierend wirkenden Mitteln noch Alkohol getrunken werden, weil dies die beruhigende Wirkung dieser Mittel nochmals verstärkt.

Sera (Impfstoffe) sind Arzneistoffe für die aktive und passive Impfung (s. unter Impfung und den Impfstoffen ➤ Kap. 26.1.3).

Smart Drugs Siehe Nootropika.

Spasmolytika (Anticholinergika) sind Arzneistoffe, die krampflösend auf die *glatte* Muskulatur wirken. Arzneistoffe, die den Tonus der Skelettmuskulatur reduzieren, heißen Muskelrelaxanzien (s. dort). Bei den Spasmolytika unterscheidet man neurotrope Substanzen, die die Rezeptoren des vegetativen Nervensystems beeinflussen und myotrope, die direkt auf die glatte Muskulatur einwirken. Einsatzgebiete der Spasmolytika sind z. B. Krämpfe des Magen-Darm-Traktes, der Gallen- und Harnwege, der Bronchien und der Blutgefäße.

Stimulanzien. Siehe Psychostimulanzien (Aufputschmittel).

Sulfonamide sind chemische Verbindungen, die aufgrund ihrer antimikrobiellen Wirkung als Antibiotika eingesetzt werden können. Da es heute allerdings bessere Alternativen gibt, werden sie meist nur zur Therapie von Harnwegsinfektionen verwendet und gegen Pneumocystis-Pneumonien. Ein weiteres Einsatzgebiet sind Erkrankungen, die durch Protozoen verursacht werden, wie Toxoplasmose. Außerdem kommen sie als lokal wirkende Externa in Betracht. Bei einem längerfristigen Einsatz von Sulfonamiden sollte das Blutbild regelmäßig kontrolliert werden. Weitere unerwünschte Nebenwirkungen sind z. B. Überempfindlichkeitsreaktionen und Photosensibilisierung.

Thrombozytenaggregationshemmer (Plättchenaggregationshemmer) verhindern das Zusammenballen (Aggregation) der Blutplättchen und verhindern so die Bildung von Thromben. Deshalb werden sie z. B. eingesetzt zur Behandlung und Vorbeugung von Schlaganfällen, Herzinfarkten und anderen Durchblutungsstörungen. Umgangssprachlich werden Thrombozytenaggregationshemmer fälschlich oft als „Blutverdünner" bezeichnet, wie die Antikoagulanzien (s. dort) auch.

Tranquilizer (Tranquillanzien) bewirken eine Beruhigung des vegetativen Nervensystems. Die am häufigsten verwendete Substanz sind die Benzodiazepine. Weiterhin gehören zu den Tranquilizern die Neuroleptika in niedriger Dosierung, die zentral wirkenden Antihistaminika und bestimmte Heilpflanzen.

- Ein bekanntes pflanzliches Mittel, das zur Beruhigung eingesetzt wird ist Baldrian (Valeriana officinalis L.).

Tuberkulostatika (Tuberkulosemittel, Antituberkulotika) sind Arzneimittel zur Behandlung der Tuberkulose, vor allem mit den Wirkstoffen Ethambutol, Isoniazid, Pyrazinamid und Rifampicin.

Durch die sehr langsame Teilung des Tuberkuloseerregers (Mycobacterium tuberculosis) ist die Gefahr der Resistenzbildung sehr hoch. Deshalb müssen alle Patienten mit einer Kombinationstherapie aus mehreren speziell gegen den Tuberkuloseerreger wirksamen Antibiotikum (s. dort) behandelt werden. Die langsame Teilung des Erregers macht es auch notwendig, dass die Therapie lange genug, das heißt in der Regel über einige Monate, durchgeführt wird. Dabei wird zunächst mit den oben erwähnten Wirkstoffen über einen Zeitraum von 2 Monaten behandelt und danach nochmals 4 Monate nur mit den Wirkstoffen Isoniazid und Rifampicin. Bei sehr leichten und sehr schweren Erkrankungsfällen wird dieses Schema jedoch abgewandelt.

Als Reservemedikament steht bei Unverträglichkeit noch Streptomycin zur Verfügung. In den ersten 6–8 Wochen wird auf Resistenz überprüft und gegebenenfalls auf andere Antibiotika ausgewichen.

Da Isoniazid, Refampicin und Pyrazinamid zu Schäden an der Leber führen kann, Ethambutol zu Augennervenschäden und Streptomycin zu Nieren- und Innenohrschäden, müssen diese Organe im Verlauf der Therapie überwacht werden.

Umstimmungsmittel Umstimmungsmittel spielen in der Naturheilkunde bzw. der alternativen Heilkunde eine wichtige Rolle. Sie sollen den Körper veranlassen, in Zukunft anders zu reagieren als bisher und so eine Linderung oder Heilung bewirken. Sie werden vor allem gegen Allergien und bei chronischen Erkrankungen eingesetzt.

- Bekannte Umstimmungsmittel sind Ameisensäure und zahlreiche homöopathische Mittel.

Urologika dienen der Behandlung von Erkrankungen der Nieren, der ableitenden Harnwege und der Prostata.

- Zu den pflanzlichen Urologika gehören z. B. Goldrute (Solidago virgaurea), Bärentraubenblätter (Arctostaphylos uva-ursi) und Kapuzinerkresse (Tropaeolum majus).

Virostatika sind Wirkstoffe, die die Vermehrung von Viren hemmen, abtöten können sie sie jedoch nicht. Es gibt derzeit keine viruziden Arzneimittel. Es gibt unterschiedliche Wirkstoffe, aber alle können erhebliche Nebenwirkungen entfalten.

Ein weiteres großes Problem ist auch hier die Bildung von Resistenzen, weshalb auch unter diesem Gesichtspunkt kein Breiteneinsatz von Virostatika erfolgen kann.

Zytostatika sind Substanzen, die das Zellwachstum bzw. die Zellteilung hemmen. Da die schnelle Zellteilung ein Kennzeichen von Tumorzellen ist, werden sie zur Behandlung von Tumor- und Autoimmunerkrankungen eingesetzt. Oft spricht man in der Krebsbehandlung jedoch nicht von einer „Zytostatikatherapie", sondern von einer „Chemotherapie" (s. unter Chemotherapeutika).

Bitte beachten Sie zu den Zytostatika auch den ➤ Kap. 24.2.4.

30.4 Herstellung, Abgabe und Lagerung von Arzneimitteln

Herstellung und Abgabe Als Heilpraktiker darf man grundsätzlich *keine* Arzneimittel herstellen oder selbst hergestellte Arzneimittel an andere abgeben. Allerdings ist es nicht verboten, ein selbst hergestelltes Arzneimittel unmittelbar in der Praxis am Patienten anzuwenden. Allerdings müssen Sie eine solche Tätigkeit Ihrem zuständigen Gesundheitsamt mitteilen. Ein so hergestelltes Arzneimittel darf dem Patienten nicht mit nach Hause mitgegeben werden, damit er es dort weiterhin einnimmt.

Bitte beachten Sie zu freiverkäuflichen, apothekenpflichtigen und verschreibungspflichtigen Medikamenten den ➤ Kap. 1.2.2.

Lagerung Sie dürfen in Ihrer Praxis lediglich Medikamente für Ihren *Praxisbedarf* und *Präparatemuster* lagern. Sie sollten sie möglichst in einem *abschließbaren* Schrank bevorraten, sodass keine Unbefugten an die Arzneimittel gelangen können. Achten Sie darauf, dass Sie getrennte Bereiche für orale, rektale und parenterale Anwendungen einrichten. Innerhalb dieser Bereiche können Sie die Medikamente entweder nach Anwendungsgebieten (z. B. Leber, Herz, Niere, Blase) oder alphabetisch sortieren.

Sie dürfen in Ihrer Praxis *keinesfalls* Medikamente bevorraten, deren Haltbarkeitsdatum überschritten ist. Kontrollieren Sie deshalb Ihren Vorrat regelmäßig und sortieren Sie die in Kürze verfallenden Präparate aus und entsorgen Sie diese, je nach Ihren regionalen Vorschriften, über die Apotheke oder über Sammelstellen. Achten Sie auf eine regelmäßige Reinigung Ihres Medikamentenschrankes, auch der Innenfächer.

Welche Lagerungstemperatur das jeweilige Medikament verlangt, erfahren Sie aus der Packungsbeilage. Die meisten Medikamente können bei Zimmertemperatur (15–25 °C) gelagert werden. Einige benötigen Kühlschranktemperatur (2–8 °C). Medikamente, die lichtempfindlich sind, werden schon vom Hersteller aus in dunklen Fläschchen / Gläsern geliefert.

Medikamente dürfen *nicht* in andere Gefäße oder Verpackungen umgefüllt werden, sondern sie müssen in den Originalbehältnissen verbleiben, um Verwechslungen zu vermeiden und damit immer das Verfallsdatum ersichtlich ist und der Beipackzettel beigelegt ist. Zeigt ein Medikament Ausfällungen, Verfärbungen, Geruchs- oder Konsistenzveränderungen, so darf es nicht mehr verwendet werden, da es offensichtlich verdorben ist.

Merke

Medikamente dürfen nicht in andere Gefäße oder Verpackungen umgefüllt werden!

30.5 Rezeptieren

Ein Rezept (lat. recipere = nehmen) ist die schriftliche Anweisung eines Arztes (auch Zahn- oder Tierarztes) oder Heilpraktikers an einen Apotheker, ein Arzneimittel für einen bestimmten Patienten herzustellen oder ein Fertigpräparat abzugeben. Dabei unterscheidet man verschreibungspflichtige und verschreibungsfreie (fälschlich umgangssprachlich auch als rezeptfreie bezeichnete) Arzneimittel. *Verschreibungspflichtige* Arzneimittel dürfen nur von einem Arzt verordnet werden, *verschreibungsfreie* dagegen können auch von einem *Heilpraktiker* verordnet werden. Verordnet der Arzt einem Kassenpatienten ein Medikament, das eine Kassenleistung ist, so muss er dies auf einem Kassenrezept vornehmen, da die

Apotheke die Abrechnung mit der Krankenkasse direkt vornimmt. Allerdings muss der Patient in der Regel einen gesetzlich festgelegten Anteil selbst bezahlen (sog. Selbstbeteiligung). Handelt es sich bei der Verordnung für den Kassenpatienten um keine Kassenleistung oder handelt es sich um einen Privatpatienten, so erfolgt die Rezeptierung auf einem Privatrezept. In diesem Fall bezahlt der Patient das Medikament selbst in der Apotheke. Ein solches Privatrezept erfordert keine besondere Form. Werden vom Arzt Medikamente verordnet, die unter das Betäubungsmittelgesetz fallen, so ist ein entsprechend vorgeschriebenes amtliches Formular zu verwenden.

Der Apotheke unterliegt die Aufgabe, das Rezept zu prüfen, ob pharmazeutische Bedenken dagegensprechen, ob Unklarheiten bestehen, ob es Anhaltspunkte für Irrtümer gibt oder ob der Verdacht auf Arzneimittelmissbrauch besteht.

Wichtigkeit des Rezeptierens für Heilpraktiker Gerade für Heilpraktiker ist es sehr wichtig, dass sie gut rezeptieren können. In den letzten Jahren und Jahrzehnten sind außerordentlich viele, bestens bewährte Arzneimittel – gerade von kleinen Pharmafirmen – vom Markt verschwunden, da sie es nicht geschafft haben, die hohe Hürde des Zulassungsverfahrens zu überwinden, schon weil sie dafür gar nicht die notwendige finanzielle Ausstattung hatten. Mithilfe des Rezeptierens können Sie als Heilpraktiker diese guten und bewährten Medikamente nach Ihrem Rezept in der Apotheke zusammenstellen lassen. Außerdem müssen Sie gut rezeptieren können, wenn Sie phytotherapeutische Rezepte nach der TCM oder nach der Hildegard-Medizin oder Ayurveda einsetzen möchten.

Urkunde Ein Rezept ist eine Urkunde. Deshalb können spätere eigenmächtige Änderungen als Urkundenfälschung geahndet werden.

Angaben auf dem Rezept Das Rezept muss in deutlich lesbarer Schrift ausgefertigt werden. Laut § 2 der Arzneimittelverschreibungsverordnung (AMVV) muss ein Rezept die folgenden Angaben enthalten:

- **Datum** der Ausfertigung
- **Inscripto.** Vorname, Nachname, Berufsbezeichnung, Anschrift und Telefonnummer der verschreibenden Person
- **Invocatio** (Anrufung). Man schreibt oben die Abkürzung „Rp.". Das bedeutet „recipe" (lat. = nimm) und ist als Anforderung an den Apotheker gedacht, gemäß den Anweisungen des Rezeptes zu verfahren.
- **Ordinatio** (Angaben über den Wirkstoff). Bei einem Fertigarzneimittel braucht nur der Handelsname aufgeführt zu werden. Handelt es sich um ein Rezept mit einer Herstellungsanweisung, so müssen hier die einzelnen Bestandteile in einer festgelegten Reihenfolge (s. unten) aufgelistet werden.
- **Subscritio** (Anweisung). Bei *Fertigarzneimitteln* erfolgt hier die Angabe der Verpackungsgröße. In Deutschland besteht eine Normierung der Packungsgrößen. Danach gibt es drei Packungsgrößen (N steht für Normgröße):
  - N1: kleine Packung
  - N2: mittlere Packung
  - N3: große Packung

  Welche Packungsgröße jeweils als „klein", „mittel" und „groß" zu betrachten ist, ist für verschiedene Anwendungsgebiete unterschiedlich geregelt.
  Bei einer *Herstellungsanweisung* wird diese in lateinischer Sprache mit bestimmten Abkürzungen gegeben (s. unten).
- **Signatura** (Gebrauchsanweisung). In deutscher Sprache wird nun die Einnahmevorschrift für den Patienten angegeben. Diese erfolgt nach der Angabe D. S. (s. unten, D = gebe, S = bezeichne), z. B. in der Vorschrift: 3 × tgl. 7 Tropfen vor den Mahlzeiten.
- **Nomen aegroti.** Name und Geburtsdatum der Person, für die das Rezept ausgestellt wurde. Die Angabe des Geburtsdatums ist vor allem bei Kindern wichtig, da der Apotheker dann prüfen kann, ob das Medikament von der Zusammensetzung und der Dosierung her für das Kind geeignet ist.
- **Nomen medici.** Unterschrift des Verordners (macht das Rezept zur Urkunde)

Der Text auf dem Rezept beginnt mit der Anrufung mittels „Rp" (Abkürzung für recipe = nimm). Dann werden die gewünschten Arzneistoffe mit der zu verwendenden Menge in Gramm genannt (s. u.) (➤ Tab. 30.6). Steht vor der Mengenangabe die Abkürzung „āā" (an apartes aequales) so bedeutet das, dass der angegebene Stoff in gleicher Menge verwendet werden soll (➤ Tab. 30.7). Als letzter Stoff wird

Tab. 30.6 Wichtige Mengenangaben auf Rezepten

Mengenangabe	Entspricht
1 Teelöffel (TL)	5 ml (4 – 6 ml)
1 Esslöffel	15 ml (12 – 20 ml)
1 Tasse bzw. 1 Wasserglas	150 ml
20 Tropfen (Tr), bei wässrigen Lösungen	1 g
55 (45 – 65) Tropfen (Tr), bei alkoholischen Lösungen, z. B. Tinkturen	1 g

Tab. 30.7 Abkürzungen auf Rezepten

Wichtige Abkürzungen	Bedeutung	Übersetzung
āā	an apartes aequales	zu gleichen Teilen
ad	an apartes aequales ad	zu gleichen Teilen bis … Gramm
D.	da	gib, gebe
Dos	Dosis	Gabe
f.	fiat	mache
gtt.	gutta	Tropfen
m.	misce	mische, verarbeite
m.d.s.	misce, da, signa	mische, gib, bezeichne
m.f.	misce, fiat	mische, mache daraus, damit entsteht
M.f. spec.	misce (ut) fiat specie	mische und mache einen Tee daraus
p.c.	post cenam	nach den Mahlzeiten
pil.	pilulae	Pillen
Rp.	recipe	Nimm!
s.	signa	bezeichne
Supp.	suppositorium	Zäpfchen
Ungt.	unguentum	Salbe
Weitere Abkürzungen	**Bedeutung**	**Übersetzung**
a.c.	ante cenam	vor der Mahlzeit
add	adde	füge hinzu
ad us. ext.	ad usum externum	zum äußeren Gebrauch
ad us. intern.	ad usum internum	zum inneren Gebrauch
Aq. dest	aqua destillata	destilliertes Wasser
Aq. pur.	aqua purificata	gereinigtes Wasser
comp.	compositum	zusammengesetzt
concis.	concisus	zerschnitten
cont.	contusus	zerdrückt, zerstoßen
Dect.	decoctum	Abkochung
dep.	depurata	gereinigt
Dil.	dilutus	Verdünnung
div. i. part aequ.	divide in partes aequales	teile in gleiche Teile
Dos.	doses	Gabe, Menge
Emuls.	emulsio	Emulsion

Tab. 30.7 Abkürzungen auf Rezepten *(Forts.)*

Weitere Abkürzungen	Bedeutung	Übersetzung
fluid.	fluidus	flüssig
gr. pulv.	grosse pulveratus	grob gepulvert
Inf.	infusum	Aufguss
Liq.	liquid	Flüssigkeit
Inj.	injectio	Injektion, Einspritzung
M.f. caps.	misce (ut) fiat capsulae	Mische und mache Kapseln daraus!
M.f. pulv.	misce (ut) fiat pulvis	Mische und mache ein Pulver daraus!
min. concis.	minutim concisus	fein geschnitten
mund.	mundatus	geschält
Ol.	oleum	Öl
p.	pulveratus, pulvis	gepulvert, Pulver
pro. baln.	pro balneo	für das Bad
pro d.	pro die	pro Tag
pro dos.	pro dosi	für die Einzelgabe
pulv.	pulveratus	gepulvert
q.s.	quantum satis	so viel wie nötig
Remed.	remedium	Heilmittel
rec. par.	recenter paratum	frisch bereitet
rep	repetatur	zum Wiederholen
s.	sine	ohne
Sol.	solutio	Lösung
solv.	solve	löse
sicc.	siccatus	getrocknet
Sir.	sirupus	Sirup
Spec.	species	Teemischung
spirit.	spirituosus	weingeisthaltig
subt. pulv.	subtiliter pulveratus	fein gepulvert
Tinct.	tinctura	Tinktur
tot.	totus	ganz
Trit	trituratio	Verreibung
Vas.	vaselinum	Vaseline
Abkürzug für Pflanzenteile	**Bedeutung**	**Übersetzung**
Bulb.	bulbus	Zwiebel
Cort.	cortex	Rinde
Flor.	flores	Blüten
Fol.	folia	Blätter
Fruct.	fructus	Beere
Hb.	herba	Kraut
Pericarp.	pericarpium	Schalen
Rad.	radix	Wurzel
Rhiz.	rhizoma	Wurzelstock
Sem.	semen	Samen

die zu verwendende Grundlage bzw. der Füllstoff genannt. Dieser wird mit dem Zusatz ad (lat. = auf) gekennzeichnet. Er stellt die Aufforderung an den Apotheker dar, zu der angegebenen Menge aufzufüllen (s. Rezeptierbeispiel). Allerdings kann der Rezeptaussteller auch stattdessen q. s. (quantum satis) schreiben, was bedeutet „nehme so viel wie nötig".

Den Abschluss der Rezeptierung bildet die Anweisung, was herzustellen ist und wie es abgegeben werden soll. Das kann z. B. die Abkürzung M. D. S. sein, was bedeutet (misce, da, signa = mische [anfertigen], gebe, bezeichne). Eine andere mögliche Anweisung wäre M. f. caps. Nr. XV. Das bedeutet misce = mische (anfertige), fiat = mache, capsulae = Kapseln, also: stelle daraus 15 Kapseln her.

Maßeinheiten und Gewichte Wird auf das Rezept keine Gewichtseinheit geschrieben, so wird das Maß auf *Gramm* bezogen. Das bedeutet, dass alle von Gramm abweichenden Maßeinheiten explizit auf das Rezept geschrieben werden müssen, wie z. B. Milligramm oder Kubikzentimeter. Dabei erfolgt die Angabe in arabischen Zahlen und es wird zumindest eine Kommastelle angeben, z. B. für 15 g = 15,0. Wird die Dosis in Milligramm angeben, so wird z. B. 15 mg geschrieben. Um Verwechslungen zu vermeiden, werden andere Mengen und Stückzahlen in römischen Ziffern angeben. So schreibt man z. B. V Supp. (5 Zäpfchen) oder XXX Tropfen (30 Tropfen). Bei Salben kann die anzuwendende Menge in „cm Salbenstrang" angegeben werden.

Cave: Hüte dich! Das Wort Cave stammt aus dem Lateinischen und bedeutet „Hüte dich". Eine bekannte Verwendung ist „Cave canem!" (Hüte dich vor dem Hund!)

Im medizinischen Sprachgebrauch wird es verwendet, um mit besonderem Nachdruck auf einen bestimmten Sachverhalt hinzuweisen. Das könnte z. B. auf einem Rezept stehen, um auf eine Wechselwirkung oder eine mögliche Komplikation hinzuweisen. Oder der Hinweis „cave linguam" = "Hüte deine Zunge" bedeutet, mit Aussagen gegenüber dem Patienten vorsichtig zu sein.

Im Folgenden finden sich einige Rezeptbeispiele. Die Übersetzung des Fachbegriffes in der Klammer gehört nicht auf das Rezept, sondern dient im Beispiel nur der besseren Verständlichkeit.

Melissentee zur Beruhigung

Rp.

Melissae folium (Zitronenmelisse) 100.0

D. S. 1 TL, 2 × tgl. 1 gehäuften EL in eine Tasse geben, mit kochend heißem Wasser übergießen, 10 Min. zugedeckt ziehen lassen und abseihen. Je morgens und abends langsam gut warm trinken.

Mischung von Bitterstoffen (Amaramischung) zur Anregung der Verdauungsleistung
(mit gleichen Mengenanteilen)

Rp.

Gentianae tinct. (Enziantinktur)

Millefolii tinct. (Schafgarbentinktur)

Taraxaci tinct. (Löwenzahntinktur)

$\bar{a}\bar{a}$ ad 50.0

M.f.liqu. D.S. Amaramischung: 3 × tgl. 20 Tropfen, 30 Min. vor dem Essen in etwas Wasser

Erklärung: Hier soll der Apotheker Enzian-, Scharfgarben- und Löwenzahntinktur zu gleichen Teilen so mischen, sodass die Abgabemenge dann 50 Gramm beträgt.

Erkältungstee (mit unterschiedlichen Mengenanteilen)

Rp.

Filipendula ulmaria (Mädesüß-Blüten) 50.0

Tiliae flos (Lindenblüten) 30.0

Matericariae flos (Kamillenblüten) 10.0

Cynosbati fructus (Hagebuttenfrüchte) 10.0

M.f.spec. D.S. 1 EL in die Tasse geben, mit heißem Wasser übergießen, bedeckt 10 Min ziehen lassen und abseihen. Über den Tag verteilt 4 Tassen trinken.

Beispiele von Rezepten [M553; V786]

Die Pharmakologie ist heute in den meisten Arztpraxen das wichtigste therapeutische Mittel. Deshalb sollten Sie hier über fundierte Kenntnisse verfügen. Nur so können Sie z. B. Symptome des Patienten als Nebenwirkungen von Medikamenten erkennen und erliegen nicht dem Irrtum, dass es sich um eine eigenständige Erkrankung handelt. Aber auch Wechselwirkungen sollten Sie erkennen können, denn der Patient wird hier immer wieder Ihren Rat benötigen. Testen Sie Ihr Wissen auf diesem Gebiet mit dem „Prüfungstraining für Heilpraktiker" (➤ Kap. 30).

KAPITEL

31 Blutentnahme und Injektionstechniken

31.1 Blutentnahme ... 967

31.2 Intravenöse Injektion ... 968

31.3 Intramuskuläre Injektion ... 969

31.4 Subkutane Injektion ... 973

31.5 Intrakutane Injektion ... 974

31.6 Entnahme von Kapillarblut ... 974

Unter einer Injektion versteht man eine Einspritzung, das heißt eine Einbringung von Arzneimitteln in den Körper unter Umgehung des Verdauungskanals (parenteral). Je nachdem, wohin gespritzt wird, unterscheidet man (↑ *Atlas* Abb. 25.1):

Injektionstechniken

- **i. v.** intravenöse Injektion, d. h. in eine Vene
- **i. m.** intramuskuläre Injektion, d. h. in einen Muskel
- **i. c.** intrakutane Injektion, d. h. in die Haut
- **s. c.** subkutane Injektion, d. h. unter die Haut

Diese Techniken werden von vielen Heilpraktikern angewendet und müssen deshalb auch bei der Überprüfung sicher beherrscht werden.

Des Weiteren gibt es noch die folgenden Injektionen:

- Intraarterielle Verabreichung, d. h. in eine Arterie
- Intraartikuläre Verabreichung, d. h. in ein Gelenk
- Intraossäre Verabreichung, d. h. in einen Knochen
- Intrakardiale Verabreichung, d. h. in das Herz
- Intrathekale Verabreichung, d. h. in den Liquorraum

Es ist dem Heilpraktiker zwar gesetzlich *nicht* verboten diese risikoreichen Techniken auszuführen, aber aufgrund seiner Sorgfaltspflicht bleiben diese Injektionen dem Arzt vorbehalten. Sie werden deshalb hier nicht näher besprochen.

Sollte ein Heilpraktiker z. B. eine intraartikuläre Injektion verabreichen, so benötigt er nicht nur die erforderlichen Spezialkenntnisse, die zur Durchführung notwendig sind, sondern er muss auch die strengen Regeln zu Asepsis beachten, z. B. müssen in diesem Fall die Punktionsstelle und die Hände zweimal je mindestens 2,5 Minuten desinfiziert werden bzw. sind die Herstellerhinweise des Desinfektionsmittels zu beachten.

Für die Injektionstechniken gilt ganz allgemein, dass eine nur theoretische Erarbeitung des Stoffes mit Sicherheit *nicht* ausreichend ist. Sie muss unbedingt durch die *praktische* Anschauung eines entsprechend geschulten Lehrers ergänzt werden.

Einverständniserklärung des Patienten Um eine Injektion am Patienten vornehmen zu können, benötigen Sie dessen Einverständnis. Dieses kann mündlich oder schriftlich abgegeben werden. Eine schriftliche Erklärung ist aus Beweisgründen vorteilhaft, allerdings ist sie in Heilpraktikerpraxen meist nicht üblich.

Damit aber der Patient sein *wirksames* Einverständnis geben kann, muss er über alle Risiken und Nebenwirkungen umfassend aufgeklärt worden sein. Hat eine solche Aufklärung nicht stattgefunden, so lag kein Einverständnis vor, selbst wenn der Patient gesagt hat, dass er mit der Injektion einverstanden ist. Ist es z. B. infolge einer i. m.-Injektion zu einer Schädigung des Ischiasnervs gekommen, so kann der Patient sagen: „Wenn ich gewusst hätte, dass so etwas passieren kann, wäre ich mit der Injektion nicht einverstanden gewesen". Der Gesetzgeber sagt hierzu: „*Wirksam* einwilligen kann ich nur in etwas, über dessen Risiken ich genau aufgeklärt wurde."

Nehmen Sie eine Injektion ohne wirksame Einverständniserklärung des Patienten vor, so begehen Sie den Tatbestand einer Körperverletzung.

Eine Ausnahme hiervon bildet der Fall, in dem der Betroffene keine Einwilligung geben kann, z. B. weil er bewusstlos ist. Hier geht man davon aus, dass derjenige seine Einwilligung geben hätte, wenn es sich um eine lebensrettende Maßnahme handelt. Im juristischen Fachjargon wird dies als „Geschäftsführung ohne Auftrag" bezeichnet.

In der Regel injiziert der Heilpraktiker *keine verschreibungspflichtigen* Medikamente. Grundsätzlich ist es ihm zwar nicht verboten, auch verschreibungspflichtige Mittel am Patienten anzuwenden, wenn er diese von einem Arzt verordnet bekam. Voraussetzung dafür ist allerdings, dass der Heilpraktiker seiner *Sorgfaltspflicht* nachkommt und nur solche Mittel injiziert, mit deren Risiken er vertraut ist. So muss ein Heilpraktiker in diesem Fall z. B. wissen, dass eine ölige Substanz nur „streng i. m." injiziert werden darf, um eine Fettgewebsnekrose (➤ Kap. 29.3) durch eine fehlerhafte s. c.-Verabreichung zu verhindern und, dass bei einem adrenalinhaltigen Medikament, größte Sorgfalt darauf verwendet werden muss, sicherzustellen, dass dieses nicht versehentlich in eine Arterie gelangt, da es sonst zu einem Gefäßkrampf kommen kann. Ist er mit den entsprechenden Risiken nicht vertraut, so lehnt er die Injektion ab.

Ein typisches Beispiel dafür, dass ein Patient einen Heilpraktiker bittet, eine solche Injektion vorzunehmen: Der Patient sagt, dass er beim Arzt immer so lange warten muss, bis er an die Reihe kommt, oder dass der Heilpraktiker räumlich näher liegt.

Dokumentation Die erfolgte Aufklärung, die Einwilligung des Patienten, die Durchführung der Injektion mit welchem Mittel und an welchem Ort muss in der Patientenkartei *sorgfältig* dokumentiert werden.

Eine solche Dokumentation dient dem Heilpraktiker nicht nur als Gedächtnisstütze, sondern ist in einem Schadensfall ein wichtiges Beweisstück. Beschuldigt Sie ein Patient, dass ihm durch Ihre Behandlung ein Schaden entstanden sei, so müssen Sie belegen können, dass dies nicht so ist (umgekehrte Beweislast). Die Dokumentationspflicht gilt auch für Telefonate und telefonische Tipps, die gegeben wurden.

Voraussetzungen Vom Rechtlichen her müssen Sie immer die für den Patienten *risikoärmste* Anwendungsart wählen. Angenommen, ein Medikament ist oral eingenommen genauso wirksam, wie injiziert, so müssen Sie es in diesem Fall oral verordnen, da jede Injektion mit einem gewissen Risiko behaftet ist.

Beispiel. Von manchen Ärzten wird z. B. bei akuten Wirbelsäulenbeschwerden eine Mischung aus Diclofenac und einem Kortisonpräparat i. m. injiziert. Dieses Vorgehen ist nicht „lege artis" (d. h. nach den Gesetzen der Kunst), da diese Substanzen bei oraler Aufnahme nicht weniger wirksam sind als eine i. m.-Injektion. Entwickelt sich ein Spritzenabszess nach einer solchen Injektion, kann man davon ausgehen, dass in diesem Fall ein grober Behandlungsfehler vorlag, vor allem da Kortison noch eine immunsuppressive Wirkung hat und Spritzenabszesse deshalb verhältnismäßig häufig sind.

Gründe, die für eine Injektion sprechen

- **Notfall.** Bei einem bewusstlosen Menschen darf nichts oral verabreicht werden, da Aspirationsgefahr besteht.
- **Darniederliegender Kreislauf und Schock.** In diesem Fall dürfen (Notfall)-Medikamente nur noch i. v. gegeben werden (bis auf einige bestimmte Medikamente), da sie sonst nicht (ausreichend schnell) ins Kreislaufsystem übernommen werden können.
- **Patient ist verwirrt oder dement** und man kann nicht davon ausgehen, dass er das oral verabreichte Mittel vorschriftsmäßig einnehmen wird.
- **Schneller Wirkungseintritt erwünscht.** Wirkungseintritt bei den verschiedenen Applikationsformen:
  - **i. v.:** praktisch sofort (innerhalb von Sekunden)
  - **i. m.:** je nach Substanz 5–15 Minuten (Ausnahme: ölige Substanzen, hier dauert es länger)
  - **s. c.:** ca. nach 10–20 Minuten

  Durch Depotpräparate können Wirkungseintritt und -dauer noch weiter beeinflusst werden.
- **Resorptionsstörung.** Wenn das Medikament aufgrund einer Resorptionsstörung oral nicht aufgenommen werden kann, z. B. bei perniziöser Anämie durch Intrinsic-Faktor-Mangel.
- **Verträglichkeit.** Bei manchen Medikamenten können durch eine parenterale Verabreichung gastrointestinale Beschwerden wie Übelkeit und Durchfälle verhindert werden.
- **Wirkungsverstärkung.** Manchmal ist es sinnvoll, für die Verabreichung des Mittels bestimmte Akupunkturpunkte oder sonstige bekannte Punkte für eine i. c.- oder s. c.-Injektion zu wählen, da diese die positiven Wirkungen des Mittels noch verstärken können.

  In der Naturheilkunde arbeitet man auch manchmal mit der sog. „Davos-Methode", damit meint man, dass das Mittel nahe *der* Stelle verabreicht wird: „da wo ´s wehtut". So setzt man z. B. bei einer Sehnenscheidenentzündung (Tendovaginitis) oder bei einem Tennisellenbogen (Epicondylitis) das Mittel nahe beim Schmerzpunkt ab.
- **Dosiserhöhung.** Wenn ein Präparat oral nicht in den gewünschten therapeutischen Dosen resorbiert werden kann, z. B. bei einer Vitamin-C-Hochdosistherapie.

Merke

Zeigt ein Mittel bei oraler Einnahme die gleiche Wirkung wie bei einer parenteralen Verabreichung, so muss das Medikament oral eingesetzt werden, um den Patienten keinen unnötigen Risiken auszusetzen.

Ausreichende Desinfektion Vor *jeder* Hautverletzung sind Sie verpflichtet, die Punktionsstelle und Ihre Hände ausreichend zu desinfizieren. Näheres dazu ist in den Richtlinien für Krankenhaushygiene und Infektionsprävention geregelt.
Heute hat sich als übliche Praxis folgendes Vorgehen weitgehend durchgesetzt:
Sprühen – Wischen – Sprühen!

Punktionsstelle besprühen und mit einem sterilisierten Tupfer die (grobe) Verschmutzung der Haut auf der Punktionsstelle sorgfältig wegwischen.

- Danach **Punktionsstelle erneut besprühen** und die vorgeschriebene Einwirkzeit nach Produktinformation abwarten. Man lässt die Punktionsstelle **lufttrocknen** und berührt diese Stelle bis zur Punktion nicht mehr.

Über dieses Vorgehen gibt es allerdings *keine* allgemein verbindliche Regel. So empfehlen die Richtlinien für Krankhaushygiene lediglich: Bei Punktionen peripherer Gefäße sowie bei intrakutanen, subkutanen und intramuskulären Injektionen ist die Haut im Bereich der Einstichstelle sorgfältig mit Desinfektionsmittel abzureiben. Die vorgeschriebene Einwirkungszeit ist zu beachten. Es sind sterilisierte Tupfer zu verwenden, die bis zum Gebrauch vor Kontamination geschützt aufzubewahren sind (➤ Kap. 1.4.4 Gesetzeskunde). Das Robert Koch-Institut gibt eine Liste mit zugelassenen Desinfektionsmitteln und -verfahren heraus. Diese Liste können Sie aktuell im Internet aufrufen unter www.rki.de.

Einmalhandschuhe Nach den vorstehend genannten Richtlinien und aufgrund der Vorschriften der Berufsgenossenschaft für Gesundheits- und Wohlfahrtspflege sind Sie verpflichtet, bei allen vorgenommenen Hautverletzungen Einmalhandschuhe zu tragen. Diese müssen allerdings nicht steril sein. Die Richtlinien geben extra an, dass die Hände zuerst desinfiziert werden müssen, und dass dann die (unsterilen) Handschuhe darüber zu ziehen sind!

Die Berufsgenossenschaft schreibt weiterhin vor (TRGS 540, technische Regeln für Gefahrstoffe, Bestandteil der Unfallverhütungsvorschriften), dass wegen der weiten Verbreitung von Latexallergien nur noch *latexfreie Handschuhe* bzw. puderfreie Latexhandschuhe verwendet werden dürfen.

Benötigtes Material **Injektionsspritze.** Es werden nur *steril* verpackte *Einwegspritzen* eingesetzt. Gängige Größen gibt es mit 1, 2, 5, 10 und 20 ml Fassungsvermögen. An der Injektionsspritze kann man den Zylinder und den Kolben unterscheiden. Der Zylinder ist mit einer Skala versehen, die eine genaue Dosierung erlaubt (↑ *Atlas* Abb. 25.2).

Injektionskanülen (Nadeln). Auch die Injektionskanülen werden als Einweg-Material verwendet. Man unterscheidet Kanülenansatz, -schaft und -spitze. Der Kanülenansatz ist durchsichtig, damit man bei der Aspiration (s. u.) deutlich sehen kann, ob Blut eintritt (↑ *Atlas* Abb. 25.3).

Größe und Farbkodierung von Injektionskanülen. Die Injektionskanülen tragen bestimmte Nummern, die ihre Länge und ihren Durchmesser kennzeichnen.

➤ Tab. 31.1 gibt eine kurze Übersicht über gängige Nummern, die in Heilpraktikerpraxen eingesetzt werden.

Flügelkanüle (sog. Braunüle). Wegen ihrer guten Handhabung sind Flügelkanülen mit flügelartig abstehendem Griff sehr beliebt (↑ *Atlas* Abb. 25.4a und b). Vorteil einer Braunüle ist, dass eine Infusion gelegt und gleichzeitig ein Mittel zugespritzt werden kann. Zum Anlegen der Infusion wird der Verschlussstopfen entfernt. An dem nun freiliegenden genormten Luer-Anschluss wird die Infusion angeschlossen. Über die Zuspritzpforte kann ein Medi-

Tab. 31.1 Größe, Farbkodierung und Verwendung von Injektionsnadeln

Größe und Farbkodierung = Farbe des Kanülenansatzes	Länge der Nadel	Durchmesser der Nadel	Verwendung
1 + gelb	40 mm	0,9 mm	Blutabnahme, i. v., tief i. m.
14 + violett	30–32 mm	0,6 mm	i. m.
16 + blau	25 mm	0,66 mm	s. c.
20 + grau	20 mm	0,4 mm	s. c., i. c.

kament injiziert werden. In der Blutfängerkammer sammelt sich Blut, sobald ein Gefäß angestochen wurde (s. u.).

Zur Durchführung der Injektion wird die Nadel (Mandrin) benutzt, die sich zunächst noch innerhalb der biegsamen Kunststoffkanüle befindet. Dass man sich in einem Gefäß befindet, erkennt man daran, dass Blut in die Blutfängerkammer eintritt. Die Nadel wird nun in dem Gefäß weiter vorgeschoben. Liegt sie sicher im Gefäß, wird nun **nur** die Stahlnadel herausgezogen, die Kunststoffkanüle verbleibt in der Vene. Der große Vorteil ist, dass diese nun sicher innerhalb der Vene liegt und es nicht passieren kann, dass sie das Gefäß durchsticht. Die Kunststoffflügel können benutzt werden, um mittels Leukoplast die Verweilkanüle zu fixieren.

Bereitstellung des Materials Bevor Sie mit der Injektion bzw. der Blutentnahme beginnen, richten Sie sich das dazu benötigte Material.
Im Einzelnen sind dies:
- Medikament
- Desinfektionsmittel
- Spritzentablett oder Nierenschale zum Aufbewahren der benötigten Teile
- Sterilisierte Tupfer
- Injektionsspritze
- Injektionskanüle
- Staubinde
- Unterarmpolster
- (Unsterile) Handschuhe
- Evtl. Pflaster
- Kanülensammler
- Abfallbehältnis für den übrigen Abfall

Kontrollen Bevor Sie die Injektion durchführen, kontrollieren Sie Folgendes:
- Steht auch tatsächlich *das* Mittel auf dem Spritzentablett, das Sie injizieren möchten? (Es könnte sein, dass Sie sich im Regal „vergriffen" haben.)
- Steht die Anwendungsweise, die Sie durchführen möchten, auch tatsächlich auf der Ampulle? Grundsätzlich darf ein Medikament nur in der Weise appliziert werden, die auch auf der Ampulle eingedruckt ist.
- Ist das Verfallsdatum noch nicht überschritten? Medikamente mit abgelaufenen Verfallsdatum dürfen sich nicht in Ihrer Praxis befinden!
- Halten Sie die Ampulle kurz gegen das Licht, um zu prüfen, ob die Flüssigkeit klar ist. Stellen Sie Schwebeteilchen fest, so darf das Mittel nicht injiziert werden.

Einzel- und Mehrdosisbehältnisse Verwenden Sie keine Mehrdosisbehältnisse (sog. Stechampullen, Durchstechampullen), sondern wählen Sie aus hygienischen Gründen für jeden Patienten eine Einzelampulle. Setzen Sie doch Stechampullen ein, so müssen diese mit einer Mehrfachentnahmekanüle mit Verschlusskappe versehen sein, um das Eindringen von Erregern aus der Luft zu verhindern. Mehrdosisbehältnisse sind grundsätzlich mit Datum und Uhrzeit sowie der Ablaufzeit vor der ersten Dosisentnahme zu kennzeichnen. Außerdem ist der Durchstichgummistopfen vor jeder Entnahme mit einem Desinfektionsmittel zu desinfizieren.

Brechampullen Brechampullen erkennen Sie an dem aufgetragenen Punkt am Ampullenkopf oder einem Ring am Ampullenhals. Legen Sie Ihren Daumen auf den Punkt am Ampullenkopf und brechen Sie ihn mit einer ruckartigen Bewegung nach hinten ab. Legen Sie beim Abbrechen der Ampulle immer (!) einen sterilisierten Tupfer zwischen den Ampullenhals und ihren Zeigefinger, um eigene Schnittverletzungen zu vermeiden (➤ Abb. 31.1 und ↑ *Atlas* Abb. 25.5).

Aufziehen des Mittels aus der Ampulle Verwenden Sie zum Aufziehen des Mittels aus der Ampulle eine Aufziehkanüle (Nr. 1, gelber Kanülenansatz oder eine andere möglichst große Nadel). Halten Sie dabei die Ampulle etwas schräg und drehen Sie die Kanüle mit ihrer Schliffläche so, dass Sie auch den letzten Tropfen aus der Ampulle ziehen können (➤ Abb. 31.2 und ↑ *Atlas* Abb. 25.6). Verwenden Sie die Nadel, die Sie zum Aufziehen des Mittels verwendet haben, *nicht* zur Injektion am Patienten. Es könnte sein, dass Sie mit der Aufziehnadel den Ampullenboden berührt haben, und dass sich dadurch an der Nadel ein *Widerhaken* gebildet hat. Würden Sie mit dieser Nadel den Patienten punktieren, so würden Sie unnötig Gewebe verletzen und unnötige Schmerzen zufügen.

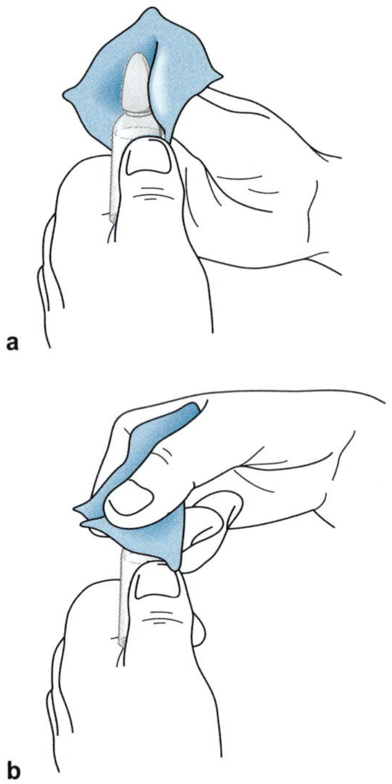

Abb. 31.1 Aufbrechen einer Ampulle. Verwenden Sie zum Aufbrechen immer einen Zellstofftupfer, um Schnittverletzungen zu vermeiden. [L106]

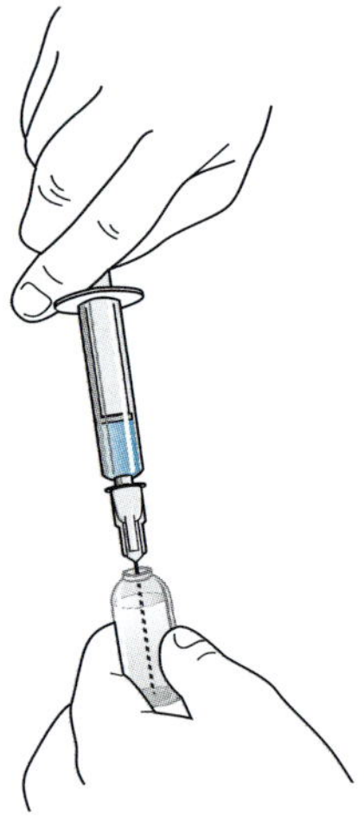

Abb. 31.2 Aufziehen des zu injizierenden Mittels. Verwenden Sie eine „Aufziehkanüle", die Sie nach Gebrauch im Kanülensammler entsorgen, und zwar – wegen der Verletzungsgefahr – *ohne* vorher die Kappe aufzustecken. Für die Injektion am Patienten wird dann immer eine neue Nadel verwendet. [L106]

Abfallentsorgung und Recapping Haben Sie eine Nadel zu einer Injektion oder Blutentnahme benutzt, so werfen Sie sie anschließend in einen Kanülensammler (↑ *Atlas* Abb. 25.8). Stecken Sie jedoch vorher **keinesfalls** die Kappe wieder auf die Nadel. Gerade bei diesem sog. „Recapping" passieren die meisten Stichverletzungen und damit besteht die Gefahr einer AIDS- oder Hepatitis-Infektion. Kommt es durch Recapping zu einer Verletzung, so verlieren Sie hierfür Ihren Versicherungsschutz.

Die Kappe niemals nach Gebrauch einer Nadel wieder aufstecken!

- Dabei passieren die meisten Stichverletzungen der behandelnden Person.
- Haben Sie die Nadel bereits am Patienten verwendet und Sie verletzen sich, könnten Sie sich so mit Hepatitis B, C oder mit AIDS infizieren!

Sicherheitskanülen Sicherheitskanülen besitzen eine Schutzvorrichtung und minimieren das Auftreten von Nadelstichverletzungen. So bieten sie einen höheren Schutz für den Heilpraktiker und sein Personal. Auch Sicherheitskanülen sind stets in stichfesten Kanülenabwurfbehältern zu entsorgen.

Das Landesarbeitsgericht in Nürnberg hat entschieden: Fehlen die vorgeschriebenen Sicherheitsgeräte zur Vermeidung von Nadelstichverletzungen, kann der Arbeitgeber bei einem Unfall haftbar gemacht werden. Aber der Einsatz von Sicherheitskanülen empfiehlt sich nicht nur für die Mitarbeiter, sondern auch für die eigene Nutzung, da man sonst bei einer Verletzung seinen Versicherungsschutz riskiert.

Anforderungen an Sicherheitsgeräte (Sicherheitsspritzen) zur Verhütung von Stich- und Schnittverletzungen gemäß TRBA250:

- Sie dürfen weder Patienten noch Beschäftigte gefährden.
- Sie müssen einfach und anwendungsorientiert zu benutzen sein.
- Der Sicherheitsmechanismus ist Bestandteil des Systems und kompatibel mit anderem Zubehör.

Die Aktivierung des Sicherheitsmechanismus muss selbstauslösend sein oder einhändig erfolgen können, sofort nach Gebrauch möglich sein, einen erneuten Gebrauch ausschließen und durch ein deutliches Signal (Ton) gekennzeichnet sein.

31.1 Blutentnahme

Bei der Blutentnahme geht man zweckmäßigerweise nach dem folgenden Schema vor:

Der Patient *legt* sich am besten auf die Liege. Das hat den Vorteil, dass kreislauflabile Patienten, falls sie kollabieren, nicht zu Boden fallen und sich dabei evtl. verletzen.

Der Behandler *wäscht* sich gründlich die Hände mit Wasser und Seife und *desinfiziert* sie mit einem Präparat erwiesener Wirksamkeit.

Nun wird die *Staubinde* (Venenstauer) am Oberarm knapp über dem Ellenbogen angelegt. Danach wird die Haut im Bereich des *Punktionsgebietes* vorschriftsmäßig desinfiziert (↑ *Atlas* Abb. 25.10). Danach darf diese Stelle nicht mehr mit einem unsterilen Tupfer oder mit der Hand berührt werden.

Die Kanüle wird der Spritze so aufgesetzt, dass ihre *Schliffläche* mit der *Skaleneinteilung* der Spritze eine Linie bildet. Das ist wichtig, damit die entnommene Blutmenge genau bemessen werden kann. Es ist darauf zu achten, dass die Kanüle *fest* auf der Spritze aufsitzt, damit beim Ansaugen am Nadelansatz keine Luft in den Spritzenkolben eintritt und das Blut dadurch unnötig aufgeschäumt wird.

Der Einstich in die Vene erfolgt so, dass die Schlifffläche und damit auch die Skaleneinteilung für den Behandler gut sichtbar sind. Dabei umfasst der Behandler mit den vier Fingern der linken Hand den Arm des Patienten und mit dem Daumen strafft er leicht die Haut unterhalb der Punktionsstelle entgegen dem Venenverlauf. Dieser feste Kontakt ist wichtig, falls der Patient beim Einstich eine unwillkürliche Fluchtbewegung mit dem Arm ausführt.

Die Punktion erfolgt in einem *flachen Winkel* direkt über der Vene durch die Haut. Nach Durchstechen der Haut wird der Einstichwinkel noch weiter abgeflacht und die Venenwand durchstochen, damit die Kanüle parallel zu den Venenwänden zu liegen kommt.

Zur Blutentnahme wird der Spritzenstempel mit Zeigefinger und Daumen erfasst und langsam nach hinten gezogen.

Hat man die benötigte Menge Blut entnommen, wird *zunächst* die *Staubinde geöffnet* und erst danach wird die Kanüle zügig aus dem Einstichkanal herausgezogen.

Wird die Kanüle vor Öffnen der Staubinde herausgezogen, bildet sich oft ein Hämatom!

Beim Herausziehen ist unbedingt darauf zu achten, dass die Kanülenspitze keine strichförmige Verletzung der Venenwand hinterlässt. Eine solche Verletzung kann zur Thrombenbildung führen.

Zum Schluss wird ein Zellstofftupfer fest auf die Punktionsstelle gedrückt, bis die Blutung zum Stillstand kommt. Danach kann ein Pflaster aufgebracht werden.

Ermittlung des optimalen Staudrucks Der Staudruck darf nicht zu gering sein, da dann das venöse Blut ungehindert abfließen kann. Er darf aber auch nicht zu hoch sein, da in diesem Fall nicht genug Blut durch die Arterien strömen kann und somit die gewünschte Menge Blut nicht entnommen werden kann. Der Staudruck ist dann nicht zu stark, wenn Sie den Radialispuls noch gut tasten können.

Für den Anfänger ist es sinnvoll, den optimalen Staudruck mit der Blutdruckmanschette zu ermitteln: Messen Sie zuerst den Blutdruck (z. B. 120 / 80 mmHg) und errechnen die Differenz zwischen dem systolischen (in unserem Beispiel 120 mmHg) und dem diastolischen (80 mmHg) Wert (Differenz im Beispiel = 40 mmHg). Der optimale Staudruck liegt im oberen Drittel dieser Differenz, in unserm Beispiel bei ca. 100–110 mmHg. Pumpen Sie nun erneut die Manschette auf 100–110 mmHg auf, so haben Sie den für diesen Patienten optimalen Staudruck. Da Sie nun die Blutdruckmanschette zum Stauen benutzen, benötigen Sie zusätzlich keine Staubinde mehr.

Behalten Sie diesen optimalen Staudruck während der gesamten Blutentnahme bei.

Vermeiden Sie folgenden häufigen Fehler!

Es darf nicht zu fest gestaut werden,
da sonst kein Blut mehr durch die Arterien in den Arm fließen kann
und deshalb die benötigte Menge Blut nicht entnommen werden kann.

Anlegen der Staubinde Achten Sie beim Anlegen der Staubinde darauf, dass die Schnalle vom Körper des Patienten weg zeigt und der Verschlussmechanismus nach oben gerichtet ist, damit er sich später leichter öffnen lässt (↑ *Atlas* Abb. 25.9).

Es gibt verschiedene Modelle von Staubinden am Markt. Machen Sie sich mit dem Mechanismus sorgfältig vertraut, bevor Sie die Staubinde erstmalig beim Patienten anwenden.

Aufsuchen der Vene in der Ellenbeuge Hat Ihr Patient „gute" Venen, so sehen Sie diese bereits vor der Stauung durch die Haut schimmern. Hat man mehrere Venen zur Auswahl, so wählt man die medial gelegene V. mediana cubiti, da hier die Gefahr einen Nerv oder eine Arterie zu verletzen am geringsten ist. Für die Abnahme geeignet ist allerdings auch die radial verlaufende V. cephalica.

31

Aufsuchen von tieferliegenden Venen Findet man zunächst keine Vene, so bittet man den Patienten, den Arm nach unten hängen zu lassen und klopft das Punktionsgebiet mit Zeige- und Mittelfinger fest ab. Ist immer noch keine Vene zu finden, so kann man noch ein warmes Armbad versuchen. Hilft auch dieses nicht, so wird die Blutentnahme am anderen Arm oder an einer Vene des Unterarmes oder des Handrückens durchgeführt.

Lassen Sie Ihren Patienten zum Auffinden der Vene vor der Blutentnahme nicht „pumpen" und vermeiden Sie zu langes Stauen. Beides kann zur Schädigung von Erythrozyten und somit zur Verfälschung von Blutwerten (falsch hohe Kaliumwerte) führen.

Kann man nun eine tiefliegende Vene erspüren, so legt man Daumen und Zeigefinger rechts und links der Vene (nicht auf die Punktionsstelle fassen!) und spannt durch Spreizen der Finger die Haut. Wählen Sie bei einer tieferliegenden Vene einen etwas steileren Einstichwinkel. Nach Durchstechen der Haut behalten Sie diesen Winkel zunächst bei und schieben die Nadel weiter ins Gewebe vor, wobei Sie ständig Aspirationsversuche machen, um festzustellen, ob Sie in der Vene sind. Kommt Blut, so muss nun der Winkel abgeflacht werden, damit die Nadel in der Vene vorgeschoben werden kann, da sie anderenfalls auf der gegenüberliegenden Venenwand wieder austritt.

Mögliche Komplikationen bei Blutentnahme Der Patient könnte ohnmächtig (Auftreten einer Synkope) werden. Ein Hämatom (Bluterguss) bildet sich, wenn ein Gefäß durchstochen wird. Zum verlängerten Nachbluten kommt es vor allem bei Patienten, die blutverdünnende Medikamente einnehmen. Die Punktionsstelle ist in diesem Fall sorgfältig und mehrere Minuten lang zu komprimieren. Zur Bildung einer Thrombophlebitis könnte es kommen, wenn beim Herausziehen der Nadel fest auf den Tupfer gedrückt wurde, da dadurch die Venenwand von innen verletzt werden könnte. Grundsätzlich möglich wäre bei einer unsachgemäßen Desinfektion auch das Auftreten einer Infektion. Dies ist allerdings bei Blutentnahmen sehr selten, da die Punktionsstelle nachblutet und sich so selbst reinigt.

31.2 Intravenöse Injektion

Bei einer intravenösen Injektion geht man sinngemäß so vor, wie vorstehend bei der Blutentnahme geschildert. Allerdings muss nach der Punktion *aspiriert* und *vor* der Injektion die *Staubinde gelöst* werden, damit das zu injizierende Mittel ungehindert in die Vene fließen kann.

!

Intravenöse Injektion

- **Vorschriftsmäßige Desinfektion!**
- Unbedingt aspirieren!
- *Vor* der Injektion Staubinde lösen!

Aspirieren Nach der Punktion und vor dem Einbringen des Medikaments muss unbedingt aspiriert werden, um die richtige Lage der Kanülenspitze zu überprüfen. Dazu wird der Spritzenstempel etwas zurückgezogen. Mischt sich daraufhin venöses Blut mit dem Medikament, so liegt die Kanüle vorschriftsmäßig in der Vene.

Läuft das Blut pulsierend in die Spritze, wurde irrtümlich eine Arterie punktiert. In diesem Fall darf keinesfalls gespritzt werden!

Hat man sich durch Aspirieren vergewissert, dass die Kanülenspitze ordnungsgemäß in der Vene liegt, so wird vor dem Einspritzen des Medikaments die Staubinde geöffnet.

Aufziehen des zu injizierenden Mittels Achten sie darauf, dass das zu spritzende Mittel klar ist, das heißt, es dürfen keine sichtbaren festen oder trüben Teilchen darin schwimmen. Gehen Sie beim Öffnen der Ampulle vor wie vorstehend besprochen. Entnehmen Sie dann mit Ihrer „Aufziehkanüle" das Medikament, das Sie injizieren möchten.

Danach wird die Kanüle – ohne die Kappe aufzustecken – im Kanülensammler entsorgt. Für die Injektion wird dann eine neue Nadel auf die Spritze aufgesteckt und die gesamte Luft wird sorgfältig aus der Spritze entfernt.

Verwendet werden Kanülen der Größe 1 oder 2.

Nachdem man die Spritze aufgezogen hat, verbleibt die leere Ampulle auf dem Spritzentablett, damit man sich jederzeit vergewissern kann, dass das Medikament, das gespritzt werden soll, auch tatsächlich in der Spritze ist und dass es intravenös gespritzt werden darf. Dies gilt umso mehr, wenn das zu injizierende Mittel nicht von einem selbst, sondern von einer entsprechend angelernten Hilfskraft vorbereitet wurde.

31.3 Intramuskuläre Injektion

Für die Wahl des richtigen Injektionsortes und der richtigen Injektionsmethode stehen verschiedene Möglichkeiten zur Verfügung:

- **Ventrogluteale Injektion nach von Hochstetter** (ventro = nach vorne gelegen, gluteus = Gesäßmuskel)
- **Intramuskuläre Injektion in den Oberschenkel**
- **Intramuskuläre Injektion in den Deltamuskel**

Allerdings wird in der Regel der Injektionsort nach der Methode nach von Hochstetter bestimmt, da dieser als die risikoärmste Methode gilt. Die früher übliche Bestimmung des Injektionsortes in den oberen äußeren Quadranten wird heute nicht mehr empfohlen und deshalb hier nicht näher besprochen.

Verwendet werden bei normalgewichtigen Erwachsenen die Kanülengrößen 2 oder 1 (wenn tief i. m. gespritzt wird), bei Injektion in den Deltamuskel Kanülengröße 12 oder 14.

Ventrogluteale Injektion in den Gesäßmuskel (Methode nach von Hochstetter). Bei erwachsenen, normalgewichtigen Patienten wird der Injektionsort nach der Methode von Hochstetter ermittelt (ventrogluteale Injektion). Gehen Sie zum Auffinden des rechtsseitigen Punktes folgendermaßen vor:

Der Patient liegt entspannt auf seiner linken Seite auf der Untersuchungsliege und winkelt die Knie dabei leicht an: Legen Sie nun die Spitze Ihres linken Zeigefingers auf den vorderen oberen Darmbeinstachel (Spina iliaca anterior superior). Mit Ihrem linken Mittelfinger tasten Sie sich auf dem Darmbeinkamm (Crista iliaca) entlang, bis er weit abgespreizt ist. Ziehen Sie nun Ihren Mittelfinger um ungefähr 2 Zentimeter nach unten, sodass Ihr Handteller auf dem großen Rollhügel (Trochanter major) zu liegen kommt. Zwischen Ihrem Zeige- und Mittelfinger finden Sie nun ein Dreieck, in dessen unterem Drittel sich der richtige Injektionsort befindet. Der Einstich der Nadel erfolgt senkrecht zur Hautoberfläche (➤ Abb. 31.3).

Die Injektion darf keinesfalls in den großen Gesäßmuskel erfolgen, da hier der Ischiasnerv (N. ischiadicus) verläuft, sondern sie muss in den mittleren Gesäßmuskel (M. gluteus medius, ↑ *Atlas* Abb. 4.48 Nr. 1) erfolgen. Bitte beachten Sie zum Verlauf des Ischiasnervs im ↑ *Atlas* Abb. Nr. 18.34 Nr. 14 und Abb. 25.11).

Würden Sie diesen Nerv versehentlich anstechen, so käme es beim Patienten zu heftigsten Schmerzen („wie mit dem Messer gestochenen") Schmerzen, die sofort bis in den Fuß hinabziehen. Zusätzlich zu den Schmerzen, die über Monate andauern können, könnten sich (evtl. bleibende) motorische und sensible Ausfallserscheinungen einstellen.

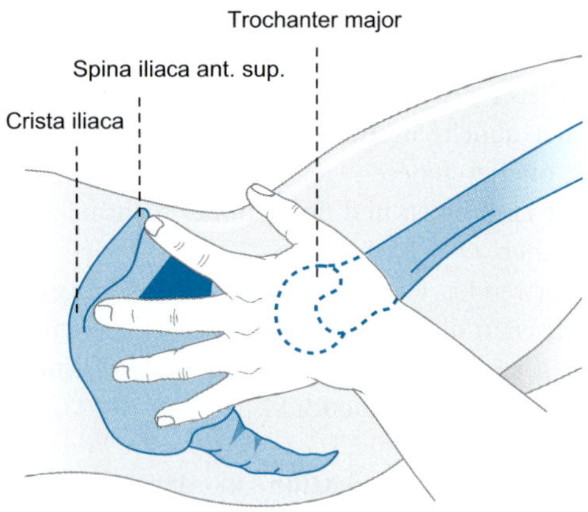

Abb. 31.3 Intramuskuläre Injektion in den Gesäßmuskel (Methode nach von Hochstetter) [L106]

Sollte es trotz größter Vorsicht zu einer versehentlichen Punktion des N. ischiadicus gekommen sein, so muss die Injektionsnadel sofort herausgezogen werden. Das Mittel darf keinesfalls abgesetzt werden, denn diese Applikation in den Nerv oder die Nervenscheide stellt ein Trauma dar, von dem sich der Nerv höchstwahrscheinlich nicht erholen würde.

Ausnahmen Die Methode nach von Hochstetter ist *nicht* geeignet, wenn die Hand des Behandlers zu *groß* oder zu *klein* ist. Die Hand des Behandlers hat für normalgewichtige, erwachsene Patienten die richtige Größe, wenn eine Handschuhgröße von 6–8 vorliegt.

Intramuskuläre Injektion in den Oberschenkel - Sollte die Bestimmung des Injektionsortes nach der Methode nach von Hochstetter nicht möglich sein, so wird meist der Oberschenkel als Injektionsort gewählt.

Hier liegt der richtige Punktionsort im mittleren Drittel der Oberschenkelvorderseite (M. vastus lateralis, einem Anteil des Oberschenkelstreckers, M. quadrizeps femoris), und zwar im mittleren Drittel einer gedachten Linie zwischen großem Rollhügel und Kniescheibe, also zwischen „Bügelfalte“ und „Hosennaht“ (➢ Abb. 31.4 und ↑ *Atlas* Abb. 31.4).

Zum Auffinden liegt der Patient entspannt auf dem Rücken. Der Oberschenkel wird in drei

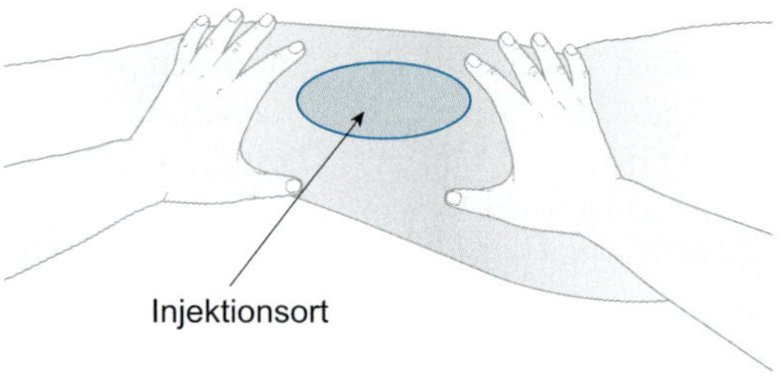

Abb. 31.4 Injektion in die seitliche Oberschenkelregion [L255]

Abschnitte unterteilt: 1. von der Leiste bis handbreit unterhalb der Leiste, 2. mittleres Oberschenkeldrittel, 3. Knie bis handbreit oberhalb des Knies. Nun wird der Oberschenkel noch weiter unterteilt in vordere Bügelfalte und seitliche Hosennaht und davon die Mitte festgestellt.

Bitte beachten Sie, dass keinesfalls im oberen oder unteren Oberschenkeldrittel injiziert werden darf. Der richtige Injektionsort liegt im mittleren Oberschenkeldrittel auf der Mitte der vorderen Bügelfalte und seitlichen Hosennaht, also in der Mitte der seitlichen Oberschenkelregion.

Intramuskuläre Injektion in den Deltamuskel Haben Sie nur eine kleinere Menge (bis 2 ml) eines Medikamentes zu verabreichen, so können Sie dieses auch in den Deltamuskel (M. deltoideus) injizieren (➢ Abb. 31.5).

Der Injektionsort ist hier die größte Vorwölbung des Deltamuskels. Der Einstich erfolgt streng von der Seite her und senkrecht zur Hautoberfläche. Achten Sie darauf, dass der Arm entspannt und nicht rotiert ist.

Sie können allerdings das Medikament besser absetzen, wenn Sie einen etwas längeren Einstichkanal wählen („längerer Weg“). Stechen Sie dazu etwas unterhalb der dicksten Vorwölbung des Muskels ein und schieben Sie die Nadel leicht schräg nach oben in die Mitte des Deltamuskels.

Grundsätzlich sollte die Injektion in den Deltamuskel nur in Ausnahmefällen erfolgen, da hier ein höheres Risiko für Gefäß- und Nervenverletzungen besteht. Außerdem dürfen hier wegen der meist nur geringeren Muskelmasse grundsätzlich keine öligen Substanzen verabreicht werden.

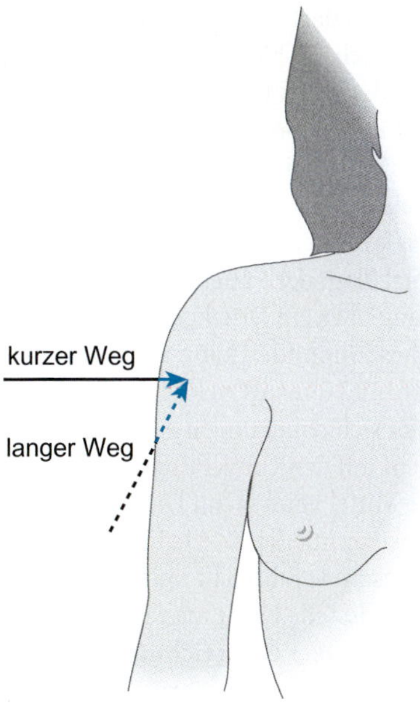

Abb. 31.5 Intramuskuläre Injektion in den Deltamuskel (M. deltoideus). Mengen unter 1 cm^3 können (mit Ausnahme von öligen Substanzen) in den Deltamuskel des Oberarmes verabreicht werden. Eingestochen wird senkrecht zur Hautoberfläche von der Seite des Patienten aus. Wird der „lange Weg" gewählt, ist der Einstichkanal länger, sodass größere Mengen abgesetzt werden können als beim „kurzen Weg". [L106]

Gesamtablauf einer i. m.-Injektion

- Patienten über die geplante Maßnahme einschließlich der Risiken aufklären und sein Einverständnis einholen.
- Der Patient legt sich auf die Liege.
- Richten Sie alle benötigten Utensilien auf dem Spritzentablett her.
- Desinfizieren Sie sich Ihre Hände vorschriftsmäßig und legen Sie (unsterile) Handschuhe an.
- Suchen Sie den Injektionsort und markieren Sie die Stelle, z. B. durch einen Eindruck mit der Kanülenkappe.
- Desinfizieren Sie die Punktionsstelle sorgfältig und achten Sie darauf, diesen Ort nun nicht mehr mit den unsterilen Handschuhen zu berühren.
  Achtung! Bei i. m.-Injektionen besteht eine große Abszessgefahr bei unsauberem Arbeiten!
- Stechen Sie mit der Nadel zügig ein, da ein zu langsames, zaghaftes oder nur stückweises Einschieben einen Muskelkrampf verursachen kann und dem Patienten unnötige Schmerzen bereitet.
  Achten Sie darauf, dass die Nadel niemals bis zum Konus eingeschoben werden darf (s. u., Nadelbruch).
- An der Stelle, an der Sie das Medikament absetzen möchten, muss unbedingt vorher sorgfältig aspiriert werden. Damit meint man, dass die Spitze der Nadel in der momentanen Lage verbleibt und nun der Spritzenstempel zurückgezogen wird, um zu prüfen, ob man sich in einem Blutgefäß befindet. Dies erkennt man daran, dass Blut in die Spritze läuft. In diesem Fall wird die Nadel herausgezogen und ein neuer Einstichort gewählt. Selbstverständlich muss nun erneut aspiriert werden. Nur wenn kein Blut in die Spritze läuft, darf das Mittel abgesetzt werden. Wird eine größere Menge appliziert oder wurde man während der Injektion kurz abgelenkt, so muss während einer Anwendung mehrmals aspiriert werden.
- Das Mittel langsam injizieren, damit es sich im Gewebe gut verteilen kann und keine unnötigen Druckschmerzen entstehen.
- Danach die Kanüle zügig herausziehen und die Punktionsstelle kreisend massieren, um die gute Verteilung des Mittels im Gewebe zu unterstützen.
- Pflaster aufbringen.
- Nadel vorschriftsmäßig im Kanülensammler entsorgen.
- Vorgang gemäß den gesetzlichen Bestimmungen dokumentieren. Dabei bleibt das injizierte Mittel noch so lange auf dem Spritzentablett, bis die Dokumentation abgeschlossen ist und bis sicher ist, dass der Patient das Mittel auch gut vertragen hat.

Intramuskuläre Injektion

- **Vorschriftsmäßige Desinfektion**
- **Wahl des richtigen Punktionsorts** (nach von Hochstetter)
- **Aspiration**

Kontraindikationen der intramuskulären Injektion

- **Erhöhte Blutungsneigung,** z. B. bei Hämophiliekranken oder bei Einnahme von blutverdünnenden Medikamenten (Antikoagulanzien wie ASS,

31

Marcumar®, Xarelto®). In diesem Fall könnte es zu massiven Einblutungen in den Muskel und zum Schock kommen.

- **Hautveränderungen** im Injektionsgebiet wie Leberflecken, Entzündungen und Exantheme
- **Kreislaufversagen.** Im Schock werden alle Medikamente i. v. verabreicht, damit sie ihre Wirkung sofort entfalten können. Da bei Kreislaufversagen das Mittel im Muskel nicht abtransportiert werden kann, könnte es das umliegende Gewebe schädigen.
- **Verdacht auf Herzinfarkt und Lungenembolie.** Das Enzym Kreatinphosphokinase (Kreatinkinase, CK) kommt sowohl in der Herz- als auch in der Skelettmuskulatur vor, außerdem im Gehirn und in Mitochondrien. Deshalb gelangt es infolge eines Herzinfarktes, einer Lungenembolie und durch abgestorbene Skelettmuskelzellen ins Blut, die bei einer i. m.-Injektion zerstört wurden. Wird also z. B. bei einem Herzinfarktpatienten eine i. m.-Injektion verabreicht, so kann man anhand des CK-Anstieges nicht mehr ablesen, wie viele Herzmuskelzellen abgestorben sind. Dadurch wird die erforderliche Lysetherapie, die in der Klinik durchgeführt wird, erschwert oder unmöglich gemacht. Eine wichtigere Rolle spielt aber noch, dass durch die Lysetherapie das Blutungsrisiko im betroffenen Muskel ansteigt.
- **Muskellähmung,** da es hier infolge einer unzureichenden Durchblutung durch das Medikament zur Gewebeschädigung kommen kann

31

Fehler und Gefahren bei der intramuskulären Injektion Wie bei einer i. v.-, s. c.- und i. c.-Injektion auch, kann es zu einer Unverträglichkeitsreaktion des injizierten Mittels kommen. Dabei reicht die Bandbreite der möglichen Reaktionen von leichten anaphylaktischen Symptomen bis hin zum schweren Schock (➤ Kap. 23.3.6, Schweregrade). Außerdem kann es zur Synkope (Ohnmacht) und zum Hämatom (Bluterguss) kommen.

- **Schädigung des Ischiasnervs (N. ischiadicus).** Wird der Injektionsort nicht richtig bestimmt, so kann es zu einer Reizung des N. ischiadicus (↑ *Atlas* Abb. 18.34) kommen. Wird der Nerv dabei mit der Nadel angestochen, so gibt der Patient einen heftigen, stechenden Schmerz an, der bis in den Fuß ausstrahlen kann.
  In diesem Fall darf das Mittel keinesfalls injiziert werden! Durch ein bloßes Anstechen des Nervs bleiben in der Regel keine irreparablen Schäden wie Sensibilitätsstörungen oder Lähmungen zurück. Je nach injiziertem Mittel kann es jedoch zu zeitweisen oder anhaltenden neurologischen Ausfällen kommen.
  Manchmal klagt der Patient nach einer i. m.-Verabreichung über ein Druckgefühl im Muskel. Ein solches Empfinden kann auch auftreten, wenn der Injektionsort richtig gewählt wurde. Es handelt sich dabei um eine Reaktion des N. ischiadicus auf den Umgebungsdruck, den das injizierte Mittel verursacht. Dieses Druckgefühl kann meist vermieden werde indem man das Mittel langsam verabreicht und nach Beendigung die Punktionsstelle leicht massiert.
- **Irrtümliche s. c.-Verabreichung.** Injizieren Sie ein Medikament, das vorschriftsmäßig i. m. zu verabreichen ist, in das Unterhautfettgewebe, so kann es vor allem bei öligen Substanzen (z. B. in Hormonpräparaten enthalten) zur Fettgewebsnekrose kommen. Grund dafür ist, dass im Fettgewebe die Resorption viel langsamer erfolgt und das Medikament deshalb viel länger im Gewebe verweilt.
  Diese Mittel, bei denen Sie sich besonders sorgfältig vergewissern müssen, dass Sie sich auch wirklich tief genug im Muskel befinden, erkennen Sie daran, dass im Beipackzettel vermerkt ist: Cave: tief i. m. injizieren.
- **Nadelspitze gelangt auf den Beckenknochen.** Treffen Sie mit der Nadelspitze irrtümlich auf dem Beckenknochen auf, so ist dies für den Patienten sehr schmerzhaft. Ziehen Sie in diesem Fall die Nadel ein Stück zurück ins Muskelgewebe, aspirieren Sie und setzen Sie erst dann das Mittel ab. Würden Sie das Mittel in der Nähe der Knochenhaut absetzen, so könnte dies zu einer schmerzhaften Entzündung der Knochenhaut führen.
- **Spritzenabszess.** Vor allem durch unsauberes Arbeiten kann es zu einem Spritzenabszess kommen. Allerdings ist zu beachten, dass sich auch unter Berücksichtigung aller Hygienevorschriften eine solche Komplikation nicht mit 100 %iger Sicherheit ausschließen lässt. Deshalb müssen Sie Ihren Patienten vor der Injektion auf

diese mögliche Gefahr hinweisen. Grundsätzlich gilt, dass die i. m.-Injektion das höchste Infektionsrisiko besitzt, deshalb ist die Desinfektion hier mit besonderer Sorgfalt vorzunehmen.
Ist es zu einem Spritzenabszess gekommen, so treten nach einigen Tagen im Injektionsgebiet Schmerzen auf. Manchmal kann man von außen eine Schwellung, Rötung und / oder eine Fluktuation des Gewebes feststellen. Gerade bei adipösen Menschen fehlt aber dieser Befund meist.
Bei Verdacht auf Spritzenabszess müssen Sie den Patienten umgehend an den Arzt verweisen, da die Gefahr einer Sepsis besteht. Der Arzt wird mit Antibiotika behandeln und evtl. den Abszess chirurgisch eröffnen.

- **Versehentliche Injektion in ein Gefäß.** Dass Sie versehentlich in ein Gefäß injizieren, vermeiden Sie, indem Sie sorgfältig aspirieren. Seien Sie bei der Arbeit konzentriert! Achten Sie darauf, dass Sie während der Injektion nicht die Nadellage verändern. Ist dies doch passiert, weil Sie einen Moment abgelenkt waren, so müssen Sie unbedingt erneut aspirieren.
  Grundsätzlich wird bei der Injektion einer größeren Menge des Mittels mehrmals aspiriert, um so die Nadellage immer wieder zu korrigieren. Gerade wenn Sie ein verschreibungspflichtiges adrenalinhaltiges Medikament versehentlich in eine Arterie injizieren, könnte dadurch ein Gefäßkrampf verursacht werden, der dazu führt, dass das Gewebe nicht mehr ausreichend versorgt wird und abstirbt. In diesem Fall ist sofortige Krankenhauseinweisung notwendig.
- **Nadelabbruch** (selten). Führen Sie Injektionen immer nur am liegenden Patienten durch! Steht oder sitzt der Patient und erleidet dabei eine Synkope, so kann er dabei so unglücklich fallen, dass es zum Nadelabbruch kommen kann.
  Es wäre aber auch möglich, dass der Patient während der Injektion krampft und es deshalb zum Nadelabbruch kommt.
  Grundsätzlich achtet man darauf, dass der Abstand zwischen Haut und Nadelkonus mindestens 1 Zentimeter beträgt. Kommt es zum Nadelabbruch, so kann diese meist noch herausgezogen werden.
  Ist dies nicht der Fall, so darf sich der Patient nicht mehr bewegen, damit die Nadel nicht noch weiter ins Gewebe vordringt. Es wird der Rettungswagen bestellt und der Rettungsassistent bekommt den noch vorhandenen Anteil der abgebrochenen Nadel ausgehändigt.
- **Muskelnekrose** (selten). Manche kortisonhaltigen Medikamente können auch bei sachgerechter Anwendung zur Muskelatrophie führen. Auch hierüber muss der Patient von seinem Arzt gegebenenfalls informiert werden.

31.4 Subkutane Injektion

Bei einer subkutanen Injektion wird das Mittel in die Unterhaut (Subkutis, Unterhautfettgewebe) injiziert. Es bildet sich eine Quaddel *ohne* „Apfelsinenhautphänomen" (➤ Kap. 31.5).

Injektionsorte Grundsätzlich können alle Körperregionen mit ausgeprägtem Unterhautfettgewebe gewählt werden. Häufig wählt man die Nabelregion oder die seitlichen und vorderen Flächen der Oberschenkel. Achten Sie bei der Nabelregion darauf, dass Sie nicht zu nahe am Nabel sind, da hier nur wenig bzw. kein Fettgewebe ist.

Sie können jedoch auch die seitlichen Oberflächen der Oberarme nehmen, da diese besonders gut zugänglich sind. Gerade in der Naturheilkunde entscheidet man sich aber auch für bestimmte Akupunkturpunkte oder andere Orte, von denen die Naturheilkunde weiß, dass diese besonders wirksam sind.

Einstichtiefe Um die erforderliche Einstichtiefe festzulegen, heben Sie mit Daumen und Zeigefinger eine Hautfalte ab. Führen Sie die Stichrichtung nun aber nicht senkrecht zur Haut aus, sondern legen Sie einen längeren Einstichkanal an, damit das injizierte Mittel nicht wieder herausfließt. Stechen Sie also in einem schrägen Winkel durch die Haut und flachen Sie danach den Winkel noch etwas weiter ab, um die Nadel gut ins subkutane Gewebe vorschieben zu können (↑ *Atlas* Abb. 25.12).

Aspiration Ob bei einer s. c.-Injektion aspiriert wird oder nicht, hängt von der Kanülenlänge und dem verabreichten Mittel ab: *Es wird nicht aspiriert,* wenn so kurze Kanülen verwendet werden, dass kein größeres Gefäß, das tiefer in der Unterhaut verläuft, erreicht werden kann. In diesem Fall verzichtet man auf die Aspiration, um dadurch möglicherweise entstehende Gewebeschäden zu verhindern. Dies betrifft in der schulmedizinischen Pflege vor allem die verschreibungspflichtigen Medikamente Insulin und Heparin. *Es wird aspiriert* bei Medikamenten, die Unverträglichkeiten verursachen können, wie z. B. Fremdeiweiße und bei subkutanen Injektionen, die in tiefere Lagen der Subcutis erfolgen, vor allem bei Medikamenten, die nicht intravasal (d. h. in ein Gefäß) verabreicht werden dürfen.

Desinfektion Grundsätzlich ist vor jeder Hautverletzung zu desinfizieren! Deshalb auch bei der s. c.-Injektion.

Kontraindikationen sind Kreislaufversagen (Schock), ölige Substanzen (Gefahr der Fettgewebsnekrose) und Hautveränderungen im Punktionsgebiet.

Komplikationen sind selten. Es kann zu Mittelunverträglichkeiten (anaphylaktische Reaktionen bis anaphylaktischer Schock) und zur Bildung eines Hämatoms kommen.

Fehler bei der subkutanen Injektion Wird der Einstichwinkel zu flach gewählt und damit das Mittel *in* die Haut statt unter die Haut gebracht, so verursachen manche Medikamente einen heftigen Brennschmerz.

Wurde der Einstichwinkel zu steil gewählt und das Mittel deshalb zu tief gespritzt, so kommt es im Allgemeinen nicht sofort zu Schmerzen. Je nach verwendetem Mittel ist es aber möglich, dass es Stunden später zu stärkeren lokalen Schmerzen kommt. In diesen Fällen kann man versuchen, mit kühlenden Umschlägen die Beschwerden etwas zu mildern.

31.5 Intrakutane Injektion

Bei der intrakutanen Injektion wird das Medikament direkt *in* die Lederhaut gespritzt (↑ *Atlas* Abb. 25.12). Auch in diesem Fall muss ausreichend desinfiziert werden.

Der Einstichwinkel wird bei der intrakutanen Injektion noch flacher gewählt als bei der subkutanen. Die richtige Ausführung der intrakutanen Spritzung sieht man daran, dass die Haut an der Stelle, an der das Mittel verabreicht wurde, vom Aussehen her an eine Apfelsine erinnert.

Ansonsten gilt das bei der subkutanen Injektion beschriebene Vorgehen sinngemäß auch für die intrakutane.

Intrakutane Injektion

Es kommt zur *„Apfelsinenhaut"*.

31.6 Entnahme von Kapillarblut

Kapillarblut wird von Heilpraktikern meist zu Untersuchungszwecken entnommen, um z. B. den Blutzucker- oder Blutfettspiegel zu bestimmen.

Zur Durchführung benötigen Sie eine Einmal-Lanzette. Entsorgt wird sie nach Gebrauch im Kanülensammler.

Auch bei einer Entnahme von Kapillarblut muss vorschriftsmäßig desinfiziert werden.

Stechhilfen Vom medizinischen Handel werden Stechhilfen, z. B. Softclix® angeboten (↑ *Atlas* Abb. 25.13), die besonders schmerzarme Punktionen mit wählbarer Stichtiefe ermöglichen. Grundsätzlich gilt, dass diese für den Eigenbrauch, z. B. für einen Diabetiker sehr gut geeignet sind, um die Kapillarblutentnahme zu erleichtern.

In der Praxis dürfen Sie aber nur Modelle einsetzen, die in hygienischer Hinsicht unbedenklich sind und bei denen gewährleistet ist, dass es weder im Inneren noch am Äußeren an der Stechhilfe zu einer Blutkontamination kommt, da sonst Erkrankungen wie AIDS oder Hepatitis übertragen werden könnten.

Einstichstellen Meist wird die Fingerbeere des Ringfingers gewählt, und zwar beim Rechtshänder die der linken und beim Linkshänder die der rechten Hand. Dabei sticht man etwas ulnar in die Beere ein, da der Einstich noch einige Tage bei Druck schmerzen und so bei der Arbeit behindern kann.

Werden die Finger berufsmäßig viel benutzt, z. B. bei Klavierspielern oder Masseuren, so verwendet man besser das Ohrläppchen. Dieser Ort hat sich auch bei Kindern bewährt, da diese dann den Einstich nicht sehen können und ihn so oft als weniger schmerzhaft empfinden.

Einstichtiefe Achten Sie darauf, dass sie zügig und ausreichend tief einstechen, und zwar 1–2 Millimeter. Der Einstich muss so tief erfolgen, dass anschließend das Blut spontan austritt, ohne dass der Behandler durch Drücken oder Quetschen versucht, doch noch einen Blutstropfen herauszubringen. Durch dieses Vorgehen würde nämlich vermehrt Lymphflüssigkeit abgepresst, wodurch es zu verfälschten Laborwerten kommen kann.

Haben Sie nicht tief genug eingestochen, so müssen Sie den Vorgang an einem anderen Finger wiederholen.

Bitte beachten

Achten Sie darauf, dass der Patient vor dem Einstich warme Finger hat. Bei kalten Händen diese vorher ausreichend erwärmen, da sonst die benötigte Menge Blut durch die Engstellung der Gefäße nicht entnommen werden kann.

Teststreifen Bei bestimmten Blutuntersuchungen, z. B. auf Blutzucker oder Blutfettwerte, müssen Sie Kapillarblut auf das Testfeld aufbringen. Dabei hat sich das folgende Vorgehen bewährt: Stechen Sie zunächst mit der Lanzette ausreichend tief in die Fingerbeere oder das Ohrläppchen ein. Wischen Sie den ersten austretenden Bluttropfen mit einem sterilisierten Tupfer ab. Saugen Sie den nächsten austretenden Tropfen mit einer Capillette (s. u.) auf und träufeln Sie das Blut – ohne das Testfeld dabei zu berühren – auf.

Glaskapillaren (Capiletten) Die kleinen Glasröhrchen saugen das Blut aufgrund ihrer Adhäsionskräfte aus dem ausgetretenen Tropfen optimal auf. Danach lässt man das Blut aus dem Glasröhrchen

Nun haben Sie sich das theoretische Wissen rund um die Blutentnahme und die Injektionstechniken erworben. Damit haben Sie beste Voraussetzungen, um erfolgreich an einem praktischen Kurs teilzunehmen und das erworbene theoretische Wissen praktisch zu üben. Solche Praxiskurse sind unverzichtbar! Überprüfen Sie, ob Ihre theoretischen Kenntnisse auf diesem Gebiet ausreichend sind mit dem „Prüfungstraining für Heilpraktiker" (➤ Kap. 31).

KAPITEL

32 Untersuchungsmethoden

32.1	**Untersuchungstechniken**	978
32.1.1	Begriffserklärungen	978
32.1.2	Anamnese	979
32.1.3	Inspektion	983
32.1.4	Palpation	987
32.1.5	Perkussion	987
32.1.6	Auskultation	988
32.2	**Ganzkörperuntersuchung (Kopf-zu-Fuß-Schema)**	989
32.2.1	Untersuchung des Kopfbereiches	990
32.2.2	Untersuchung des Halsbereiches	991
32.2.3	Untersuchung des Thoraxbereiches	992
32.2.4	Untersuchung der Lunge	993
32.2.5	Untersuchung des Herzens	994
32.2.6	Kreislaufsystem und Gefäße	994
32.2.7	Abdomen	995
32.2.8	Rektum und Urogenitalapparat	997
32.2.9	Bewegungsapparat mit Schwerpunkt Wirbelsäule und Extremitäten	998
32.2.10	Nervensystem	1000
32.2.11	Funktionsprüfungen und Tests	1002

32.1 Untersuchungstechniken

Stellen Sie sich vor, der erste Patient kommt in Ihre neu eröffnete Praxis und klagt beispielsweise über Müdigkeit und Abgeschlagenheit. Wie Sie wissen, kann hinter diesen Symptomen eine Vielzahl von Erkrankungen stehen, z. B. Schilddrüsenunterfunktion, Hypotonie, Morbus Addison u.v.m. Wie gehen Sie vor, um die Ursache der Beschwerden bei Ihrem Patienten aufzudecken? Sie benötigen ein festes Schema, nach dem Sie untersuchen, damit Sie nichts übersehen und am Ende dieses Untersuchungsprozesses in der Lage sind, die richtige Diagnose zu stellen. Nun werden zunächst wichtige Begriffe erklärt und dann die einzelnen Untersuchungstechniken vorgestellt.

32.1.1 Begriffserklärungen

Diagnose Der Begriff Diagnose stammt aus dem Griechischen und bedeutet die Durchforschung im Sinne von Unterscheidung und Entscheidung. Man meint mit dem Begriff Diagnose die Zuordnung von bestimmten Symptomen und Befunden zu einem bestimmten Krankheitsbild. Wie man genau vorgeht, um eine Diagnose zu stellen, wird weiter unten ausführlich dargestellt.

Rechtlich gesehen sind Sie verpflichtet, die von Ihnen gestellte Diagnose in das Krankenblatt Ihres Patienten einzutragen.

32

Diagnostik Damit meint man die Methoden der Diagnosefindung, wie Anamnese, körperliche Untersuchung und die Anwendung klinischer bildgebender Verfahren, wie z. B. Röntgen oder MRT aber auch Blutuntersuchung bzw. anderer Körperflüssigkeiten.

Anhiebsdiagnosen. Hüten Sie sich vor vorschnellen Diagnosen oder gar vor „Anhiebsdiagnosen". Mit Anhiebsdiagnose meint man, dass schon aufgrund des Aussehens oder der geschilderten Beschwerde sofort eine (mehr oder weniger endgültige) Diagnose (evtl. intuitiv) gestellt wird. Dies geschieht oft aus einer Unsicherheit heraus, da man nicht so recht weiß, wie man zur Ursachenaufdeckung der Symptome vorgehen soll.

Halten Sie sich immer vor Augen: Bei einer Anhiebsdiagnose gibt es zwei Möglichkeiten: Sie kann richtig sein (selten) oder sie kann falsch sein (häufig). Anhiebsdiagnosen werden oft von unsicheren Behandlern gestellt, die aus ihrer Unsicherheit und Unfähigkeit heraus dann zusätzlich dazu neigen, die weitere Untersuchung so anzulegen, dass diese Anhiebsdiagnose gestützt wird. Dies könnte zu „Suggestivfragen" führen wie: „Sicher müssen Sie doch nachts öfter mal raus und wasserlassen?", wenn z. B. die Anhiebsdiagnose Herzinsuffizienz gestellt wurde.

Arbeitsdiagnose (Verdachtsdiagnose). Anders verhält es sich mit der Arbeitsdiagnose. Es kann aufgrund von bestimmten Symptomen oder Befunden sinnvoll sein, eine Arbeitsdiagnose zu stellen. Von dieser Arbeitsgrundlage aus kann gezielt weiter untersucht werden, um die Verdachtsdiagnose zu bestätigen oder zu verwerfen. Angenommen, ein Jogger klagt, dass ihm seit einiger Zeit sein Knie Beschwerden bereitet, so kann man die Verdachtsdiagnose „Borreliose" stellen, um nun gezielt nach Antikörpern im Blut zu suchen. Bei negativem Befund wird diese vorläufige Verdachtsdiagnose fallen gelassen und nun durch eine andere ersetzt und so auf weitere Ursachen hin untersucht wie z. B. chronische Gonorrhö, Gelenkverschleiß u. a.

Differenzialdiagnose (DD). Mit Differenzialdiagnostik meint man, dass man bestimmte Krankheitsbilder, die gemeinsame Symptome haben, *gegeneinander abgrenzt.* Klagt ein Patient über Obstipation, so müssen Sie differenzialdiagnostische Überlegungen anstellen und abklären, ob es sich z. B. um einen Ernährungsfehler, eine zu geringe Trinkmenge, eine Schilddrüsenunterfunktion, Bewegungsmangel, einen Darmkrebs oder ein Reizdarmsyndrom handelt.

Erste wichtige Überlegungen zur Diagnosestellung. Wenn ein Patient zu Ihnen in die Praxis kommt, gehen Sie schrittweise nach den folgenden Überlegungen vor:

1. **Handelt es sich um einen Notfall?** In diesem Fall brauchen Sie keine weiteren differenzialdiagnostischen Überlegungen anstellen (wie z. B. handelt es sich um eine Lungenembolie oder einen Herzinfarkt?). Sie verständigen den Notarzt und kümmern sich bis zu dessen Eintreffen darum, die lebenswichtigen Funktionen Atmung

und Kreislauf zu kontrollieren und gegebenenfalls aufrecht zu erhalten.

2. **Besteht für die Erkrankung Behandlungsverbot?** In diesem Fall muss der Patient an den Arzt verwiesen werden. Eine zusätzliche heilpraktische Therapie ist in diesem Fall nicht erlaubt.
3. **Bin ich in der Lage, alle für die Diagnosestellung nötigen Untersuchungen selbst durchzuführen** oder muss der Patient zur weiteren Abklärung an den Arzt verwiesen werden, muss z. B. noch ein Röntgenbild angefertigt werden, um eine Pneumonie auszuschließen?
4. **Reichen meine therapeutischen Möglichkeiten aus?** Kann ich diese Erkrankung mit den mir zur Verfügung stehenden Mitteln behandeln oder müssen hier *verschreibungspflichtige Medikamente* eingesetzt werden, wie z. B. nach der Diagnosestellung Diabetes mellitus? Wird in einem solchen Fall der Patient an den Arzt verwiesen, darf der Heilpraktiker begleitend behandeln.

Diagnosestellung. Um eine Diagnose stellen zu können, geht man nach dem folgenden Schema vor:

- **Anamnese**
- **Körperliche Untersuchung (IPPAF):**
  - Inspektion
  - Palpation
  - Perkussion
  - Auskultation
  - Funktionsprüfung wie z. B. Lungenfunktionsprüfung, Reflextestung, Glukosetoleranz-Test
- **Labordiagnostik,** wie z. B. Blut- und Urinuntersuchung
- **Bildgebende Verfahren,** wie z. B. Röntgen, Ultraschall, CT

Grundsätzlich gilt bei der Diagnostik immer abzuwägen: Der erwartete Nutzen muss mit dem Risiko der Untersuchung (z. B. Strahlenbelastung) und den Kosten gegenübergestellt werden. Eine weitere wichtige Frage ist: „Hat die durch die Untersuchung gewonnene Erkenntnis eine Auswirkung auf die Therapie?“ Ist es z. B. wichtig, mittels einer aufwendigen und für den Patienten belastenden Untersuchung herauszufinden, ob es sich bei ihm um eine Stenose der Mitral- oder Aortenklappe handelt? Wirkt sich dieses Wissen tatsächlich auf die durchgeführte Therapie aus?

Die Anamnese- und Untersuchungstechniken IPPAF werden nun zunächst einzeln vorgestellt. Anschließend werden sie noch speziell für jedes Organ durchgesprochen, da man die körperliche Untersuchung immer nach einem gleichen Schema durchführt und dabei die folgende Reihenfolge einhält: Kopf, Hals, Thorax, Lunge, Herz, Gefäße, Abdomen, Rektum, Bewegungsapparat, Nervensystem.

32.1.2 Anamnese

Während der Anamnese soll im Gespräch mit dem Patienten Genaueres über ihn und seinen derzeitigen Zustand in Erfahrung gebracht werden. Erfragen Sie dabei auch, was der Patient von der Behandlung erwartet.

Eigen- und Fremdanamnese Mit Eigenanamnese bezeichnet man das direkte Sprechen mit dem Patienten. Eine Fremdanamnese wird bei Patienten durchgeführt, die nicht selbst befragt werden können, wie kleine Kinder und bewusstlose oder demente Personen. Hier werden die Auskünfte über die Eltern, den Lebenspartner oder Augenzeugen (bei Verunglückten) erfragt. Denken Sie in diesen Fällen daran, die Schweigepflicht nicht zu verletzen!

Zunächst erfragt man die identifizierenden Daten.

- Namen
- Adresse
- Alter
- Beruf

Frage nach den momentanen Beschwerden.

- Welches ist die Hauptbeschwerde? Welche Beschwerden bestehen noch?
- Welche Vorerkrankungen liegen vor?
- Bestehen Allergien?
- Gab es Auslandsaufenthalte? Welche?
- Welche Kinderkrankheiten wurden durchgemacht?
- Welche Impfungen wurden vorgenommen?
- Wie ist der Zustand der Zähne (evtl. Eiteransammlung unter einem abgestorbenen Zahn, Amalgambelastung, unterschiedliches Plombierungsmaterial). Dabei müssen Sie das Gesetz über die Ausübung der Zahnheilkunde beachten.

Zu weiteren wichtigen Fragen beachten Sie bitte die weiter unten aufgeführten Punkte.

Damit Sie keine wichtigen Fragen vergessen, geben Sie Ihrem Patienten am besten schon im Wartezimmer einen Anamnesebogen, den er ausfüllen soll. So können Sie sicher sein, dass Sie keine wichtige Frage vergessen. Bitte beachten Sie dazu den exemplarisch abgedruckten Anamnesebogen weiter unten.

Gehen Sie bei dieser Befragung des Patienten nach den folgenden fünf „W-Fragen" vor:

- **Was?**
  → Freie Schilderung der Beschwerden
- **Wo?**
  → Genaue Lokalisation der Beschwerden. Sind sie diffus oder lokal begrenzt?
- **Wie?**
  → Wie ist der Schmerzcharakter (z. B. hell stechend, brennend oder dumpf bohrend), wie stark ist der Schmerz?
- **Wann?**
  → Wann haben die Beschwerden begonnen? Wie ist der Ablauf? Was verbessert, was verschlimmert? Sind die Beschwerden von bestimmten Tageszeiten abhängig?
- **Warum?**
  → Was war der auslösende Faktor?

Symptom Ein Symptom ist ein *Zeichen* für eine Krankheit oder eine Verletzung. Es kann vom Patienten als Beschwerde geschildert werden, z. B. Kopfschmerzen oder vom Untersucher als Befund erfasst werden, z. B. gerötete Augenbindehäute.

Subjektive Symptome können vom Patienten selbst wahrgenommen werden. Das sind im vorstehenden Beispiel die geschilderten Kopfschmerzen. Objektive bzw. klinische Zeichen sind von außen feststellbar, das wären z. B. die geröteten Augenbindehäute.

Symptomatik Die *Gesamtheit aller Symptome,* die aus einem Krankheitsprozess resultieren, wird als Symptomatik oder klinisches Bild oder Klinik genannt.

Syndrom Typische *Kombinationen von Symptomen,* so wie sie zu bestimmten Krankheitsbildern gehören, werden als Syndrom bezeichnet. Es handelt sich also um einen Symptomenkomplex, der für ein bestimmtes Krankheitsbild typisch ist. So gehört zu Morbus Parkinson das Syndrom Tremor, Rigor, Hypo- bis Akinese und posturale Instabilität und zum Horner-Symptomenkomplex gehört das Syndrom Enophthalmus, Ptosis und Miosis.

Anamnesetechniken Bei der Anamnese unterscheidet man zwischen offenen (freien) und geschlossenen (gezielten) Fragen.

- **Offene (freie) Fragen.** Zunächst lässt man den Patienten *frei erzählen,* warum er gekommen ist. Diese offene Frage ist sehr wichtig, damit sich bei dem Patienten nicht das Gefühl einstellt, dass er die für ihn wichtigen Dinge nicht berichten kann.
- **Geschlossene (gezielte) Fragen.** Nach für den Patienten oft unangenehmen Dingen muss meist *gezielt gefragt* werden, z. B. Stuhlgangbesonderheiten, Alkoholkonsum, sexuelle Kontakte (z. B. im Urlaub, die zu einer Infektion geführt haben könnten).

Um gezielt nachfragen zu können, müssen Sie über ein gutes Grundwissen verfügen. Sie müssen auffällige Befunde von unauffälligen unterscheiden können und müssen wissen, welche Fragen Sie stellen könnten, damit das Gespräch in die richtige Richtung gelenkt wird.

Gesprächsführung Achten Sie darauf, dass die Anamnese in einer angenehmen, geschützten Atmosphäre abläuft. Sie darf nicht durch Telefonate oder Fragen der Praxishilfe unterbrochen werden. Zeigen Sie dem Patienten, dass Sie aufmerksam und interessiert sind. Achten Sie auf Augenkontakt!

Fehler bei der Gesprächsführung Lassen Sie es nicht zu, dass Ihr Patient zu „schwätzen oder zu tratschen" beginnt, wie „Meine Nachbarin hat gesagt ..." Fragen Sie in diesem Fall sofort nach, z. B. „Wie geht es Ihnen damit?" Denn oft ist das ein Versuch, von den eigenen Problemen abzulenken.

Stellen Sie *keine Suggestivfragen* wie „Sicher tut es Ihnen doch hier weh!", wenn Sie bei der körperlichen Untersuchung sind.

Präzisieren Sie allgemeine Aussagen wie „Mir tut es überall weh" mit genauen Nachfragen „Ist der Schmerz tatsächlich überall zu fühlen oder ist er nicht doch beschränkt? Wie ist die Schmerzqualität? Tut es ständig weh? Gibt es Auslöser oder Verstärker? Wodurch kann Verbesserung erzielt werden?"

Vermeiden Sie abwertende Bemerkungen. Sagen Sie nicht: „Warum sind sie so antriebslos und apathisch?“, sondern besser „Haben Sie eine Erklärung dafür, warum sie sich manchmal so antriebslos oder sogar apathisch fühlen?“

Bevor Sie die Anamnese abschließen, sollten Sie nochmals nachfragen: „Gibt es sonst noch etwas, das ich wissen sollte?“ Es könnte sein, dass der Patient über bestimmte Dinge am Anfang der Anamnese mit den freien Fragen noch nicht zu sprechen wagte, mittlerweile aber zu Ihnen Vertrauen gefasst hat.

Im Einzelnen unterscheidet man folgende Anamnesen:

Vegetative Anamnese Um eine vegetative Anamnese zu erheben, stellt man die folgenden Fragen

- **Schlaf.** Wie ist der Schlaf? Bestehen Ein- oder Durchschlafprobleme? Ganz wichtig: Ist der Schlaf erholsam? Oder fühlt sich der Betroffene (trotz z. B. 10 Stunden Schlaf) wie gerädert (typisch bei Depression)?

  Von **Einschlafstörungen** spricht man, wenn es länger als eine halbe Stunde dauert, bis man eingeschlafen ist. Mögliche Ursachen hierfür sind Kaffee, Vitamin C abends zu sich genommen, Johanniskraut, Hyperthyreose u. a. Um eine **Durchschlafstörung** handelt es sich, wenn man nach weniger als 6 Stunden Schlaf erwacht. Hier kommen als mögliche Ursachen vor allem Hyperthyreose und Alkohol in Betracht. Gerade letzteres ist eine häufige Ursache: Der Patient trinkt abends Alkohol, um einschlafen zu können, wacht dann aber ungefähr zwischen 3.00 und 4.00 Uhr auf. Bitte beachten Sie zu den Schlafstörungen ➢ Kap. 18.9.12.
- **Alkohol.** Wie viel Alkohol wird konsumiert? Denken Sie daran, dass meist weniger Alkohol angegeben wird als tatsächlich getrunken wird! Fragen Sie auch gezielt nach der Sorte Alkohol, die getrunken wird. Es macht einen Unterschied, ob jemand Bier oder Schnaps oder beides trinkt.
- **Schweiß.** Liegt eine vermehrte Schweißbildung vor? Kommt es zu Nachtschweiß?
- **Appetit.** Wie ist es mit dem Appetit? Appetitmangel? Heißhungerattacken?
- **Durst.** Ist ein vermehrtes oder vermindertes Durstgefühl vorhanden?
- **Nikotin.** Wird geraucht? Wenn ja, wie viele Zigaretten pro Tag?
- **Stuhlgang.** Liegen Beschwerden beim Stuhlgang vor? Wie häufig ist die Stuhlfrequenz? Wie sind die Konsistenz, Menge, Geruch und Beschaffenheit des Stuhls? Wurde Blut im Stuhl bemerkt? Wenn ja, als Blutbeimengung oder Blutauflagerung?

  Wenn Sie hier nicht ganz gezielt fragen, erhalten Sie nur die Antwort: „Alles normal.“
- **Miktion.** Bestehen Schmerzen beim Wasserlassen? Ist die Miktion erschwert? Besteht Inkontinenz? Nykturie?

  Von Nykturie spricht man, wenn häufiger als einmal pro Nacht Wasser gelassen werden muss. Denken Sie daran, dass dahinter aber nicht immer Erkrankungen wie Rechtsherzinsuffizienz, Diabetes mellitus, Prostata- oder Nierenerkrankungen stecken müssen, sondern dass es auch einfach sein kann, dass der Patient vor dem Schlafengehen viel getrunken hat.
- **Allergien.** Liegen bekannte Allergien oder Nahrungsmittelunverträglichkeiten vor?

  Bitte unterscheiden Sie sorgfältig zwischen Allergien und Unverträglichkeiten. Die Patienten können die beiden Begriffe oft nicht gegeneinander abgrenzen. Für die Therapie spielt es jedoch eine große Rolle.

Gynäkologische Anamnese

- Zyklusdauer
- Menstruationsdauer
- Erste und ggf. letzte Regelblutung (Menopause)
- Geburten
- Aborte
- Sonstige Besonderheiten

Denken Sie daran, dass eine Frau ihre Menstruationsbeschwerden manchmal als normal betrachtet, weil sie es seit Jahrzehnten nicht anders kennt.

Medikamenten-Anamnese Welche Medikamente werden aktuell eingenommen?

Sie müssen wissen, welche Medikamente Ihr Patient einnimmt, zum einen, um unerwünschte Wechselwirkungen mit den von Ihnen verschriebenen Mitteln zu verhindern, wie z. B. Kalziuminjektion bei einem digitalisierten Patienten. Zum anderen können Sie so eventuell Über- oder Unterdosierungserscheinungen feststellen. So sind Sie beispielsweise bei „Wolkensehen“ sofort in der

Lage dies als Überdosierung von Digitalis zu erkennen. In diesem Fall ändern Sie selbstverständlich nichts an der Medikation, sondern schicken den Patienten zum Arzt, damit dieser den Patienten neu einstellt.

Familienanamnese Lagen bei den Eltern, Großeltern, Geschwistern, Kindern Krebserkrankungen, Diabetes mellitus, Herz-Kreislauf-Erkrankungen, psychische Störungen usw. vor?

Psychosoziale und soziale Anamnese Eine psychosoziale Anamnese ist nicht nur bei psychischen Problemen des Patienten wichtig, sondern soll auch das Bild des Patienten vervollständigen. Sie kann eventuell wichtige Anhaltspunkte für die Diagnosestellung geben.
Wichtige Fragen sind:
- Leben sie allein? Mit Familie? Woraus besteht diese?
- Beziehung zu Angehörigen, Freunden, Arbeitskollegen?
- Beruf? Denken Sie an berufsbedingte Erkrankungen (z. B. Bäckerlunge, Krampfaderbildung bei stehenden Berufen u.v.m.).
- Hobbys (z. B. Tendovaginitis bei Computerspielen, Bursitis durch Dartspielen)
- Wie sind die Wohnverhältnisse? (Denken Sie z. B. an Schimmel an Wänden oder auf Blumentöpfen.)

32

Schmerzanamnese Bitte beachten Sie hierzu ➤ Kap. 18.9.11.

Sexualanamnese Die Sexualität spielt im Leben des Menschen eine wichtige Rolle. Deshalb sind die Fragen des Therapeuten bei psychosomatischen und sexuellen Störungen und auch bei manchen körperlichen Erkrankungen wichtig. Hier gilt es für den Therapeuten sorgfältig abzuwägen, welche Fragen für die Diagnosestellung wichtig sind, also gestellt werden müssen und welche nicht gestellt werden müssen, da sie für die Diagnosestellung nicht wichtig sind. Auch ist hier oft die Bewertung zwischen normalem und gestörtem Verhalten schwierig.
Wichtige Fragen einer Sexualanamnese sind:
- Wie lief die sexuelle Aufklärung ab?
- Wann kam es zum ersten Geschlechtsverkehr?
- Wie ist die sexuelle Ausrichtung? Heterosexuell oder homosexuell?
- Gab es sexuelle Konflikte? Krisen?
- Treten beim Geschlechtsverkehr Schmerzen auf? Durch bekannte Entzündungen? Durch Krämpfe der Vaginalmuskulatur, die das Eindringen des Penis unmöglich oder zumindest (sehr) schmerzhaft machen? Schiebeschmerz (z. B. bei Uteruskarzinom)?
- Liegt im Moment eine befriedigende sexuelle Beziehung vor?
- Welche sexuellen Träume und Wünsche gibt es?
- Wie sieht es mit der Libido (dem sexuellen Verlangen) aus?
- Beim Mann: Kommt es zu Erektionsstörungen? Wenn ja, wann zum ersten Mal? Wie oft? Nur bei bestimmten Sexualpartnern? Kommt es zu Ejakulationsstörungen?
- Bei Frauen: Liegt eine Scheidentrockenheit vor (häufig im Alter)?
- Liegen Orgasmusstörungen vor? Tritt ein Orgasmus überhaupt nicht oder nur verzögert ein?

Anamnese zu Schlafstörungen Zur Diagnostik der Schlafstörung gehören folgende Fragen:
- Seit wann bestehen die Schlafstörungen?
- Handelt es sich um Ein- oder Durchschlafstörungen?
- Wie sind die Schlafdauer und die Häufigkeit und Dauer der Aufwachphasen?
- Welche Schlafenszeiten werden eingehalten?
- Wie sind die Schlafgewohnheiten am Tag (evtl. zu langer oder zu später Mittagsschlaf)?
- Wie ist das Verhalten in der schlaflosen Zeit?
- Werden Schlaf- und Beruhigungsmittel eingenommen?
- Werden stimulierende Mittel eingenommen?
- Wie ist es mit dem Konsum von Kaffee und Tee?
- Wie verhält es sich mit dem Alkoholkonsum?
- Wie sind die Essgewohnheiten (vor allem abends)?
- Wie wird die Zeit vor dem Einschlafen gestaltet (z. B. Fernsehen)?
- Wie ist es mit der Leistungsfähigkeit und Konzentrationsfähigkeit tagsüber?
- Gibt es psychische Probleme, die nachts quälend auftreten?

Bitte beachten Sie zu den Schlafstörungen auch den ➤ Kap. 18.9.12.

Muster-Anamnesebogen Nachstehend finden Sie einen Muster-Anamnesebogen (➤ Abb. 32.1). Wenn Sie möchten, können Sie diesen Bogen nicht nur zum Lernen, sondern auch für Ihre spätere Praxistätigkeit benutzen. Sie können ihn dazu beliebig kürzen, erweitern und umändern, sodass er genau zu dem passt, wie Sie später arbeiten werden.

Nachdem die Anamnese abgeschlossen ist, beginnt die körperliche Untersuchung. Dies bezeichnet man auch als *Statuserhebung*, das heißt, man erfasst den aktuellen Stand des Patienten. In der Regel geht man dazu nach dem im ➤ Kap. 32.2 vorgestellten Kopf-zu-Fuß-Schema vor. Manchmal genügt allerdings eine symptombezogene Untersuchung, es wird also z. B. nur ein bestimmtes Organ untersucht. Bitte bedenken Sie, dass bei einem Notfall *keine* gründliche Untersuchung durchgeführt wird, sondern in diesem Fall geht es nur darum, die Vitalzeichen zu kontrollieren (Bewusstseinslage, Puls, Atmung, Blutdruck). Erst nach Stabilisierung der lebenswichtigen Funktionen wird nach der Ursache gesucht.

Während der gesamten Untersuchung ist es wichtig, dass Sie mit dem Patienten reden. Sagen Sie ihm immer genau, was Sie gerade machen und „werkeln Sie nicht stumm an ihm herum".

Bitten Sie ihn auch vor jeder neuen Untersuchung (v. a. Perkussion, Palpation), dass er es Ihnen sofort sagt, falls etwas weh tut. Hat ein Patient Schmerzen, ist man bei der Untersuchung zwar so gründlich wie nötig, aber man mutet dem Patienten natürlich nicht mehr zu als unbedingt sein muss.

32.1.3 Inspektion

Der Begriff Inspektion stammt vom Lateinischen inspectio = Einsicht, Durchsicht. Man meint damit vor allem die Betrachtung des unbekleideten Patienten.

Beobachten Sie Ihren Patienten jedoch schon vom ersten Augenblick an, wenn er den Raum betritt. Sie bekommen auf diese Weise erste wichtige Hinweise auf seinen Allgemeinzustand, seine Vitalität, seinen Körperbau, seine Hautfarbe, seine psychische Grundsituation (z. B. ausgeprägte Schüchternheit oder selbstbewusstes Auftreten), aber auch krankheitsbedingte Abweichungen wie z. B. Hinken oder Kyphose. Wie ist sein Händedruck? Auffallend schwach oder kann man nur mühsam einen Schmerzensruf unterdrücken? Fühlen sich die Hände warm, kalt oder schweißig an?

Beurteilen Sie besonders sorgfältig:

Aussehen

- **Ernährungszustand** (Über- oder Untergewicht, Fettverteilungsstörung)
- **Gesichtsfarbe** (Blässe, Rötung, Zyanose)
- **Gesichtsausdruck** (Mimik)
  - Müde, apathisch
  - Maskengesicht
  - Schmerzverzerrt
- **Augen**
  - Strahlend
  - Glanzlos
  - Gelbe oder gerötete Skleren? Pseudokonjunktivitis?
- **Hautveränderungen**
  - z. B. Rosazea, Akne, Psoriasis, periorale Dermatitis
- **Ödeme**
- **Brustkorbveränderungen** (z. B. Hühner- oder Trichterbrust (↑ *Atlas* Abb. 17.21) oder Nachschleppen einer Seite bei der Atemtätigkeit)
- **Wirbelsäule** (z. B. Skoliose, verstärkte Kyphose oder Lordose)
- **Muskulatur**
  - Muskelatrophie?
  - Muskelhypertrophie? (An Einnahme von Anabolika denken!)

Körperhaltung

- Selbstbewusst, aufrecht, buckelnd, zusammengekrümmt? Lässt er sich hängen? Reißt er sich zusammen?
- Schonhaltungen?
- Aufrechter, starrer Rücken (sog. Habachtstellung)
- Kyphose, Lordose, Skoliose?

Gangbild

- Humpeln
- Nachziehen einer Körperhälfte
- Unsicherer Gang
- Kleinschrittiger schlurfender Gang

Liebe Patientin, lieber Patient,
bitte füllen Sie den folgenden Fragebogen sorgfältig und vollständig aus. Er dient dazu, Ihre Krankengeschichte umfassend zu erheben, um die anschließende gründliche Untersuchung zu erleichtern.

Name ....

Vorname ....

geb. ....

PLZ und Wohnort ....

Straße ....

Beruf ....

Familienstand ....

Aktuelle Beschwerde, wegen der die Praxis aufgesucht wird:
....
....

Allgemeine Lebensführung		
Wie viel Alkohol trinken Sie durchschnittlich täglich? Welche Sorte Alkohol?	Menge: Sorte:	
Wie viele Zigaretten rauchen Sie durchschnittlich täglich? Seit welchem Lebensalter rauchen Sie?	Zigaretten täglich: Seit Lebensalter:	
Haben Sie in letzter Zeit auffallend an Gewicht verloren?	☐ Ja ☐ Nein	
Haben Sie in letzter Zeit auffallend an Gewicht zugenommen?	☐ Ja ☐ Nein	
Ist Ihr Schlaf erholsam? Leiden Sie an Ein- oder Durchschlafschwierigkeiten? Wenn ja, wie lange liegen Sie wach?	☐ Ja ☐ Ja Zeit:	☐ Nein ☐ Nein
Haben Sie große Sorgen? Sind Sie nervös?	☐ Ja ☐ Ja	☐ Nein ☐ Nein
Leiden Sie unter psychischen Problemen, wie z. B. Zwängen?	☐ Ja	☐ Nein
Haben Sie auffallend viel Durst?	☐ Ja	☐ Nein
Leiden Sie zurzeit oder sonst öfter unter Fieber?	☐ Ja	☐ Nein
Allergien		
Sind Ihnen Allergien gegen Medikamente bekannt? Welche?	☐ Ja Welche:	☐ Nein
Bestehen Allergien oder Nahrungsmittelunverträglichkeiten gegen bestimmte Substanzen wie Fisch, Eier, Milch, Glutamat, Laktose	☐ Ja Welche:	☐ Nein
Hausstauballergien? Blütenpollen? Andere? Welche?	Allergie gegen: Welche:	
Kopfbereich		
Leiden Sie unter Schwindel?	☐ Ja	☐ Nein
Ohnmachtsanfälle?	☐ Ja	☐ Nein
Epileptische Anfälle?	☐ Ja	☐ Nein
Kopfschmerzen?	☐ Ja	☐ Nein
Haben Sie Probleme mit den Augen? Welche?	☐ Ja Welche:	☐ Nein
Haben Sie Probleme mit dem Hören?	☐ Ja	☐ Nein
Ohrenschmerzen?	☐ Ja	☐ Nein

Abb. 32.1 Muster eines Anamnesebogens [M553; V786]

32

Fließt manchmal ein Sekret aus dem Ohr?	☐ Ja	☐ Nein
Haben Sie häufig oder lang anhaltend Schnupfen?	☐ Ja	☐ Nein
Bekommen Sie schlecht Luft durch die Nase?	☐ Ja	☐ Nein
Leiden Sie häufig an Nasenbluten?	☐ Ja	☐ Nein
Leiden Sie unter Haarausfall?	☐ Ja	☐ Nein
Haben Sie besondere Beschwerden im Lippen-Mund-Kiefer-Bereich?	☐ Ja Welche:	☐ Nein
Halsbereich		
Haben Sie Halsschmerzen bzw. Schmerzen beim Schlucken?	☐ Ja	☐ Nein
Leiden Sie unter einem Kloßgefühl im Hals?	☐ Ja	☐ Nein
Haben Sie eine Vergrößerung der Schilddrüse bei sich festgestellt?	☐ Ja	☐ Nein
Leiden Sie unter Heiserkeit? Wie lange?	☐ Ja Wie lange:	☐ Nein
Brustbereich		
Leiden Sie unter Husten? Wie lange? Wie ist der Auswurf beschaffen? Haben Sie Blut im Auswurf bemerkt?	☐ Ja Wie lange: Beschaffenheit: ☐ Ja	☐ Nein ☐ Nein
Leiden Sie unter Atemnot?	☐ Ja	☐ Nein
Asthma-bronchiale-Anfälle?	☐ Ja	☐ Nein
Haben Sie ein Druckgefühl oder Schmerzen in der Herzgegend?	☐ Ja	☐ Nein
Leiden Sie unter Herzjagen oder Herzstolpern?	☐ Ja	☐ Nein
Haben Sie (manchmal) das Gefühl, dass Ihnen das Essen in der Speiseröhre stecken bleibt?	☐ Ja	☐ Nein
Leiden Sie unter Rückenschmerzen?	☐ Ja	☐ Nein
Bauchbereich		
Leiden Sie unter Bauchschmerzen?	☐ Ja	☐ Nein
Haben Sie Beschwerden während oder nach dem Essen? Welche?	☐ Ja Welche:	☐ Nein
Haben Sie eine Unverträglichkeit von fetten, scharfen oder rohen Speisen?	☐ Ja	☐ Nein
Verspüren Sie in neuerer Zeit eine Abneigung gegen Fleisch?	☐ Ja	☐ Nein
Leiden Sie unter Übelkeit oder Erbrechen?	☐ Ja	☐ Nein
Sodbrennen?	☐ Ja	☐ Nein
Haben Sie Beschwerden beim Absetzen des Stuhles wie z. B. Verstopfung, Durchfall oder Schmerzen?	☐ Ja Beschwerde:	☐ Nein
Sind Ihnen Veränderungen in der Beschaffenheit, Menge oder Farbe des Stuhles aufgefallen?	☐ Ja Veränderung	☐ Nein
Haben Sie Blut im Stuhl bemerkt?	☐ Ja	☐ Nein

Abb. 32.1 Muster eines Anamnesebogens *(Forts.)* [M553; V786]

Arme und Hände		
Haben Sie steife oder geschwollene Gelenke?	□ Ja	□ Nein
Schlafen Ihnen (nachts) die Hände ein?	□ Ja	□ Nein
Leiden Sie an Durchblutungsstörungen der Hände?	□ Ja	□ Nein
Zittern Ihre Hände (manchmal)?	□ Ja	□ Nein
Haben Sie (manchmal) Gefühlsstörungen in den Armen oder Händen?	□ Ja	□ Nein
Beine und Füße		
Leiden Sie unter Krampfadern?	□ Ja	□ Nein
Treten nachts Wadenkrämpfe auf?	□ Ja	□ Nein
Schmerzen in Beinen oder Füßen?	□ Ja	□ Nein
Müssen Sie nach dem Gehen einer bestimmten Wegstrecke schmerzbedingt stehen bleiben?	□ Ja	□ Nein
Sind Ihre Beine oder Füße manchmal geschwollen?	□ Ja	□ Nein
Schmerzen in der Hüfte, in den Knien, Fußgelenken?	□ Ja	□ Nein
Gefühlsstörungen in den Beinen oder Füßen?	□ Ja	□ Nein
Harn- und Geschlechtsorgane		
Haben Sie Schmerzen in der Nierengegend?	□ Ja	□ Nein
Schmerzen beim Wasserlassen?	□ Ja	□ Nein
Sind Veränderungen der Harnmenge oder Harnfarbe aufgetreten?	□ Ja Veränderung:	□ Nein
Haben Sie Blut im Urin festgestellt?	□ Ja	□ Nein
Haben Sie Schwierigkeiten, den Urin willentlich zurückzuhalten?	□ Ja	□ Nein
Haben Sie eine Abschwächung des Harnstrahls festgestellt?	□ Ja	□ Nein
Müssen Sie nachts regelmäßig raus und Wasser lassen?	□ Ja	□ Nein
Tritt ein Sekret aus der Harnröhre?	□ Ja	□ Nein
Frauen: Tritt ein Sekret aus der Scheide?	□ Ja	□ Nein
Frauen: Haben Sie Beschwerden im Bereich der Brüste?	□ Ja	□ Nein
Frauen: Treten Beschwerden im Zusammenhang mit der Regelblutung auf?	□ Ja	□ Nein
Haut		
Leiden Sie unter Hautveränderungen?	□ Ja	□ Nein
Hautjucken?	□ Ja	□ Nein
Treten in neuerer Zeit schnell blaue Flecken auf?	□ Ja	□ Nein
Heilen bei Ihnen Hautwunden schlecht aus?	□ Ja	□ Nein
Sonstiges:		

Abb. 32.1 Muster eines Anamnesebogens *(Forts.)* [M553; V786]

32

Probleme beim Hinsetzen oder Aufstehen

- Rückenschmerzen
- Hämorrhoiden
- Ischiasreizung
- Hüftarthrose

Anzeichen für Schmerzen

- Schonhaltung
- Hat er z. B. die Hand auf eine schmerzende Stelle (z. B. Bauch) gelegt?
- Drückt das Gesicht Schmerz aus?

32.1.4 Palpation

Palpation stammt vom Lateinischen palpare = streicheln, tasten. Man meint damit die körperliche Untersuchung durch *Betasten* mit einem oder mehreren *Fingern* oder mit der *Handfläche.*

Mit den Fingern kann man besonders gut tasten, die *Hauttemperatur* dagegen prüft man mit dem *Handrücken* (z.B. bei arteriellen oder venösen Durchblutungsstörungen), Vibrationen (z.B. bei der Prüfung des Stimmfremitus) fühlt man am besten mit den Fingergrundgelenken. Bitte beachten Sie zur Palpation der Leber ↑ *Atlas* Abb. 26.1.

Durchführung Denken Sie daran, für warme Hände zu sorgen und immer behutsam vorzugehen. Beginnen Sie bei Schmerzen nicht direkt über der schmerzenden Stelle und damit über dem vermutlich entzündeten Organ, da dies zur Abwehrspannung führen kann und man die schmerzende Region dann nicht mehr genau bestimmen kann. Außerdem könnte ein solches Vorgehen für den Patienten mit starken Schmerzen verbunden sein und man könnte evtl. einen Magen-, Darm- oder Blinddarmdurchbruch verursachen.

- **Untersuchung auf lokalen Druckschmerz.** Langsam Druck aufbauen und langsam wieder abbauen.
- **Untersuchung auf Loslassschmerz.** Prüfung, ob eine Bauchfellbeteiligung vorliegt: Langsam Druck aufbauen und schnell loslassen.

Kontraindikationen

- Patient gibt an der Stelle bereits Schmerzen an.
- Gefahr, einen Thrombus loszulösen
- Jede Hautveränderung wird nur mit Handschuhen untersucht, da sonst die Gefahr einer Ansteckung besteht (z.B. Syphilis!).

Palpationsbefunde

- **Organgrößen**
- **Oberflächenveränderungen**
  - Höckerig
  - Weich
  - Elastisch
- **Schmerzen**
  - Druckschmerz
  - Loslassschmerz
- **Verschieblichkeit**

Typische Palpationsstellen

- Trigeminusaustrittsstellen
- Speicheldrüsen und deren Ausführungsgänge (Steine!)
- Schilddrüse
- Brustdrüsen
- Herzspitzenstoß
- Thoraxbeweglichkeit
- Wirbelsäule (v.a. Verlauf der Dornfortsätze)
- Leber mit Gallenblase
- Milz
- Abdomen
- Leistenkanal (v.a. Hernien)
- Unterleib (v.a. Uterus, Eileiter)
- Hoden
- Rektum (v.a. Hämorrhoiden)
- Prostata
- Lymphknoten (v.a. Hals, Achsel, Leiste, Abdomen)
- Muskeln, Sehnen, Gelenke
- Pulstastungen (v.a. Hals, A. radialis, A. femoralis, Fußpulse)

32.1.5 Perkussion

Perkussion stammt vom Lateinischen percussio = das Schlagen, Taktschlagen. Im medizinischen Sinn versteht man darunter das *Beklopfen* von Körperoberflächen. Aus der aus der Perkussion resultierenden Schallqualität kann man Rückschlüsse auf das darunterliegende Gewebe ziehen.

Die Klangqualität hängt vor allem von dem Luftgehalt und der Gewebebeschaffenheit ab. Der Perkussionsklang ist umso lauter, je mehr Luft sich in dem darunter liegenden Gewebe befindet. So finden Sie einen besonders lauten Perkussionsklang (einen sog. Trommelschall bzw. tympanitischen Klopfschall) über luftgefüllten Darmschlingen. Ist keine Luft im Gewebe, z.B. im Oberschenkel, so ist der Klang leise und hell. Man bezeichnet ihn auch als Schenkelschall.

Perkussionsgeräusche

- **Sonorer Klopfschall.** Er hört sich *laut, anhaltend* und *tief* an. Man findet ihn über dem gesunden Lungengewebe.
- **Hypersonorer Klopfschall.** Er ist *lauter* und *anhaltender* als der sonore und weist auf einen

vermehrten Luftgehalt hin. Man findet ihn beim Lungenemphysem, während eines Asthmaanfalls und beim Pneumothorax.

- **Tympanitischer Klopfschall.** Es handelt sich um einen *lauten „Trommelschall"*. Man findet ihn über größeren luftgefüllten Hohlräumen wie gasgeblähten Darmschlingen, der Magenkuppel (Magenblase) und über leeren Kavernen, wie es sie vor allem früher infolge von Lungentuberkulose gab.
- **Hyposonorer Klopfschall** (Dämpfung, Schenkelschall). Er hört sich *hoch* und *leise* an und tritt über luftleerem Gewebe auf. Über dem Schenkel wird er als Schenkelschall bezeichnet. Findet man ihn über Lungengewebe, so weist das auf einen verminderten Luftgehalt hin, z. B. bei Lobärpneumonie und Pleuraerguss. Über dem Darm kann er physiologisch auftreten, wenn keine Gase in dem untersuchten Abschnitt vorhanden sind, aber auch bei Aszites.
- **Metallischer Klang.** Manchmal wird noch ein fünfter metallischer Perkussionsschall unterschieden. Es handelt sich um einen langsam abklingenden, aus einem tiefen Grundton und besonders hohen Obertönen bestehenden Perkussionsklang, wie man ihn bei einem mechanischen Darmverschluss hören kann.

Durchführung Gehen Sie *seitenvergleichend* vor und bedenken Sie, dass der Perkussionsschall nur ungefähr 5 cm tief eindringt, sodass tiefer liegende krankhafte Prozesse nicht mehr erfasst werden können. Bedenken Sie weiterhin, dass große Muskel- oder Fettmassen des Brustkorbs zu einer Dämpfung im Lungenbereich führen können, obwohl keine Lungenerkrankung vorliegt.

Man unterscheidet eine direkte und eine indirekte Perkussion

- **Direkte Perkussion.** Man klopft *direkt* mit den vier *Fingern*, die locker aus dem Handgelenk heraus schwingen, auf die Perkussionsfläche. Diese Technik wird häufig über den Nasennebenhöhlen durchgeführt. Über den Nierenlagern wird sie auch als sog. Faustperkussion praktiziert. Dazu werden mit der lockeren Faust die Nierenlager auf Schmerzhaftigkeit geprüft. Bei negativem Befund auch als kräftigerer Schlag mit der Handkante mitten in das Nierenlager.
- **Indirekte Perkussion.** Sie wird häufiger durchgeführt. Dazu wird ein *Plessimeter* auf die zu untersuchende Fläche gelegt. Mit Plessimeter bezeichnet man die Perkussionsunterlage. Dies kann ein kleines Kunststoffplättchen sein, häufiger benutzt man aber einfach den eigenen Finger (Plessimeterfinger) der linken Hand als Plessimeter. Dieser Plessimeterfinger wird fest auf die Körperoberfläche gelegt und nun wird mit dem gebeugten Mittelfinger (Plessimeterhammer) der rechten Hand auf den Plessimeterfinger geklopft. Diese Technik wird als Finger-Finger-Perkussion bezeichnet. Gerade wenn die Perkussion am Rücken durchgeführt wird, kann man als Plessimeter auch die gesamte Hand benutzen (↑ *Atlas* Abb. 25.3 und 26.4).

Um diese Techniken einzuüben, können Sie zunächst einfach luftleere und lufthaltige Gegenstände benutzen, um das Hören verschiedener Klangqualitäten einzuüben.

Typische Perkussionsstellen Die Perkussion wird vor allem durchgeführt, um die Größe und Lage der folgenden Organe zu bestimmen:

- **Herz** (v. a. Größe und Lage)
- **Lunge** (v. a. Größe und zur Aufdeckung einer Lobärpneumonie)
- **Leber** (v. a. Größe und Lage)
- **Niere** (v. a. Lage und Schmerzhaftigkeit)
- **Darm** (v. a. auf Meteorismus)
- **Zwerchfellstand** und **Zwerchfellverschieblichkeit**
- **Dornfortsätze** der Wirbelsäule (v. a. auf Schmerzhaftigkeit)
- **Kalotte** (auf Schmerzhaftigkeit)
- **Mastoid** (auf Schmerzhaftigkeit)
- **Nasennebenhöhlen** (auf Schmerzhaftigkeit)

32.1.6 Auskultation

Auskultation stammt vom Lateinischen auscultare = (eifrig) horchen, zuhören. Früher hat man zur Auskultation des Patienten einfach das Ohr auf die Körperoberfläche des Patienten gelegt, dann verwendete man dazu ein Hörrohr. Heute setzt man ein *Stethoskop* (↑ *Atlas* Abb. 5.14) ein. Bei richtiger Verwendung kann es Ihnen wichtige Aufschlüsse über vorliegende Störungen bei Ihrem Patienten geben.

Durchführung Achten Sie darauf, dass das Stethoskop beim Auflegen nicht zu kalt ist. Der gesamte Membranteil muss fest genug auf die Haut gedrückt werden, sodass ein guter Kontakt vorhanden ist, damit Sie ein befriedigendes Ergebnis erzielen. Eine Ausnahme bildet die Gefäßauskultation, da das Stethoskop hier nur locker aufgelegt werden darf, um ein durch die Komprimierung erzeugtes Geräusch zu vermeiden.

Vergewissern Sie sich, dass die Oliven (Ohrstücke) passen, und dass sie exakt in Richtung Ihres Gehörgangs (also nasal) ausgerichtet sind, sonst hören Sie lediglich Ihr eigenes Blut rauschen.

Ist Ihr Stethoskop auch auf *den* Membran- bzw. Trichterteil geschaltet, mit dem Sie die Auskultation durchführen möchten? Kontrollieren Sie die richtige Einstellung, indem Sie leicht mit dem Finger gegen den Teil klopfen, den Sie auflegen möchten.

Möchten Sie die Atemgeräusche auskultieren, so bitten Sie Ihren Patienten, mit geöffnetem Mund und etwas tiefer als normal ein- und auszuatmen. Lassen Sie ihn diese verstärkte Atemtechnik aber nicht öfter als 8–10 Atemzüge lang durchführen, damit es nicht zu einer Hyperventilation kommt. **Fordern Sie Ihren Patienten danach ausdrücklich auf, nun wieder normal zu atmen.**

Beginnen Sie an der Vorderseite des Brustkorbes und gehen Sie seitenvergleichend vor. Anschließend untersuchen Sie seitlich am Brustkorb. Bitten Sie dazu Ihren Patienten, die Arme über den Kopf zu halten. Als letztes erfolgt die Auskultation auf der Thoraxrückseite. Bitte beachten Sie zu den normalen Atemgeräuschen und den krankhaften Nebengeräuschen ➤ Kap. 17.3.4 und zur Auskultation der Herztöne und Herzgeräusche ➤ Kap. 5.3.4.

Typische Auskultationsstellen

- **Lunge** zur Feststellung der normalen Atemgeräusche und der krankhaften Nebengeräusche
- **Herz** zur Feststellung der Herztöne und eventueller Herzgeräusche
- **Herztöne des ungeborenen Kindes** vor allem in der Spätphase der Schwangerschaft
- **Darm** zur Feststellung von Darmgeräuschen („Grabesstille" im Stethoskop bei paralytischem Ileus)
- **Gefäße** zur Aufdeckung von Stenosen, vor allem A. carotis, A. femoralis, A. subclavia und Bauchaorta. Zur Gefäßauskultation ➤ Kap. 6.2.1.
- **Leber.** Hier wird die Kratzauskultation durchgeführt (s. u.).

Kratzauskultation Die Kratzauskultation wird zur *Größenbestimmung* der Leber, der Milz, manchmal auch unterstützend des Herzens oder bei Tumoren im Bauchraum eingesetzt, außerdem zur Bestimmung des Füllungszustandes der Blase (auch durch Perkussion möglich).

Besonders bewährt hat sie sich zur Bestimmung des unteren Leberrandes. Damit gelingt die Bestimmung des unteren Leberrandes auch dem Anfänger auf Anhieb.

Legen Sie dazu das Stethoskop im epigastrischen Winkel (s. u.) auf. Achten Sie darauf, dass das Stethoskop gut auf der Haut aufliegt und nicht etwa auf den Rippenbögen und somit kein richtiger Hautkontakt hergestellt ist. Nun streichen Sie mit Ihrem Mittelfinger mehrfach Linien, beginnend ca. 3 cm oberhalb des rechten Rippenbogens, parallel zum vermuteten Leberrand nach kaudal (nach unten). Diese „Kratzbewegungen" führen Sie in Abständen von ca. 1 cm aus. Erreichen Sie die Lebergrenze, so hören Sie im Stethoskop eindeutig ein verändertes Auskultationsgeräusch. Bitte beachten Sie hierzu auch im ↑ *Atlas* Abb. 26.2.

Epigastrischer Winkel. Das Epigastrium (Oberbauchregion) liegt in dem Bereich zwischen den Rippenbögen und der Schwertfortsatzspitze des Brustbeins. Der epigastrische Winkel liegt im oberen Anteil des Epigastrium, also im oberen Bereich zwischen den Rippenbögen.

32.2 Ganzkörperuntersuchung (Kopf-zu-Fuß-Schema)

Wenn ein Patient erstmalig zu Ihnen kommt, so sollten Sie ihn nach einem festen Kopf-zu-Fuß-Schema gründlich untersuchen. Sie beginnen mit der Anamnese, wie vorstehend beschrieben und kommen dann zur Untersuchung, wobei Sie nach der IPPAF-Regel vorgehen: Inspektion, Palpation, Perkussion und Funktionsprüfung.

Gehen Sie dabei in der folgenden gleichbleibenden Reihenfolge vor:
- **Kopf**
- **Hals**
- **Thorax**
- **Lunge**
- **Herz**
- **Gefäße**
- **Abdomen**
- **Rektum**
- **Bewegungsapparat**
- **Nervensystem**

Diese einzelnen Untersuchungsschritte werden nun näher besprochen.

32.2.1 Untersuchung des Kopfbereiches

Inspektion Achten Sie besonders auf:
- **Schädelform** (Akromegalie, Turmschädel, Hydrozephalus)
- **Haarausfall** (allgemein, kreisrund oder diffus)
- **Gesichtsausdruck** (nervös, apathisch)
- **Gesichtsfarbe** (blass, rot, zyanotisch)
- **Gesichtsasymmetrien** (verstrichene Nasolabialfalte)
- **Gesichtsödeme** (z. B. Lidödeme)
- **Augen** (Augenlider dazu eventuell spreizen)
  - Nystagmus
  - Schielen
  - Gerötete Augenbindehäute
  - Linsen- oder Hornhauttrübung
  - Gelbe Skleren
  - Lidspalte (Vergrößerung, Verkleinerung)
  - Ex- oder Enophthalmus
  - Miosis, Mydriasis
  - Vermehrte Tränenbildung
- **Ohren.** Inspizieren Sie die äußeren Ohrenmuscheln auf Anomalien, Gichtknoten und evtl. aus dem Gehörgang austretende Sekrete. Schließen Sie eine Untersuchung des Gehörgangs und des Trommelfells mit einem Otoskop an. Eventuell können Sie noch den Rinne- und Weber-Test durchführen und eine grob orientierende Prüfung der Hörfähigkeit durchführen.
- **Nase.** Liegt äußerlich sichtbar eine auffallende Veränderung vor, wie z. B. vermehrte Rötung der Nasenspitze (sog. Säufernase), ein Rhinophym oder eine Sattelnase? Ist eine Nasenflügelatmung sichtbar? Ist die Nasenatmung behindert? Prüfen Sie dies, indem Sie abwechselnd je ein Nasenloch bei der Atmung verschließen. Inspizieren Sie die Nasenschleimhaut mit einem Nasenspekulum auf Rötung, Trockenheit oder Borkenbildung.
- **Mund.** Achten Sie auf Mundgeruch und Lippenveränderungen (Lippenzyanose, aufgesprungene Lippen, Mundwinkelrhagaden, Herpes labialis). Inspizieren Sie die Mandeln auf Rötung, Schwellung und Eiterauflagerungen. Wie ist deren Beschaffenheit? Sind sie vergrößert, verkleinert oder ist ihre Oberfläche zerklüftet? Ganz wichtig: Liegt ein „Streuherd" vor? Haben Sie also einen Streptokokkenträger vor sich? Beachten Sie in dieser Hinsicht das Behandlungsverbot bei Streptokokkenangina und das Gesetz über die Ausübung der Zahnheilkunde, das die Untersuchung und Behandlung des Mundes dem Zahnarzt vorbehält.
  Fordern Sie den Patienten auf, die Zunge herauszustrecken (XII. Hirnnerv!). Achten Sie darauf, ob die Zunge beweglich ist und ob sie belegt ist. Sind die Schleimhäute normal gefärbt oder liegen Anzeichen einer Anämie vor? Fragen Sie ihn, ob er in der Lage ist, süß, sauer, salzig und bitter zu schmecken. Hat er ständig einen faden oder üblen Geschmack im Mund?
  Benutzen Sie zur Betrachtung des Rachens am besten einen Holzspatel. Liegen Auffälligkeiten der Gaumenbögen oder des Zäpfchens (Abdrängung?) vor? Zeigt die Rachenrückwand eine vermehrte Rötung oder sieht man angeschwollenes lymphatisches Gewebe?

Palpation Palpieren Sie die Kalotte auf schmerzhafte Punkte. Liegen Hautveränderungen vor (Basaliome häufig am Kopf!)? Untersuchen Sie dann die drei Austrittsstellen des N. trigeminus auf Druckschmerzhaftigkeit. Besonders wichtig ist die Austrittsstelle am unteren Rand der Augenhöhe (N. infraorbitale), da dies ein wichtiger Hinweis auf Kieferhöhlenentzündung sein kann.

Palpieren Sie nun den Tragus und den Processus mastoideus (Warzenfortsatz) auf Schmerzhaftigkeit.

Perkussion Es werden die folgenden Stellen durch Perkussion untersucht:

- **Kalotte**, durch direkte Perkussion. Man achtet auf umschriebenen (evtl. bei Hirntumor oder lokal empfindlicher Meningitis) oder diffusen (v. a. bei Meningitis) Klopfschmerz.
- **Stirn- und Kieferhöhle**
- **Processus mastoideus** (Warzenfortsatz)

Auskultation Mit der Auskultation kann man eventuelle Gefäßgeräusche in der Temporalregion feststellen.

Funktionsprüfungen Untersuchen Sie nun gründlich die Augen, so wie es im ➤ Kap. 19.2 beschrieben wurde, führen Sie also durch:

- **Visusprüfung** (Untersuchung der Sehschärfe)
- **Direkte und indirekte Lichtreaktion,** ➤ Kap. 18.7.6
- **Perimetrie** (Untersuchung des Gesichtsfeldes), s. u.
- **Ophthalmoskopie** (Untersuchung des Augenhintergrundes)
- **Augentonometrie** (Haben Sie keine Augentonometer, so schätzen Sie den Augeninnendruck zumindest grob ab, indem Sie die Augäpfel palpieren.)
- **Prüfung der Funktion der äußeren Augenmuskeln.** Fordern Sie den Patienten auf, nach oben, unten, rechts, links, oben außen, unten innen, oben innen, unten außen zu sehen. Benutzen Sie dazu eventuell Ihren Finger, um die jeweilige Blickrichtung vorzugeben.

32.2.2 Untersuchung des Halsbereiches

Inspektion Achten Sie besonders auf:

- **Halsvenenstauung**
- **Struma**
- **Sichtbare Lymphknotenschwellungen**
- **Nicken oder Wackeln des Kopfes** (z. B. bei Morbus Parkinson)
- **Musset-Zeichen** (pulssynchrones Kopfnicken)

Sofern Sie über die entsprechenden Spezialkenntnisse verfügen, dürfen Sie auch eine Untersuchung des Rachen- und Kehlkopfraumes mittels eines Kehlkopfspiegels vornehmen.

Palpation **Halsmuskulatur** kann auf Myogelosen (druckschmerzhafte, umschriebene Verhärtungen) und Verspannungen hin palpiert werden.

Halslymphknoten. Bedenken Sie, dass Sie nur die oberflächlich liegenden Lymphknoten tasten können (↑ *Atlas* Abb. 8.3).

Führen Sie *leicht kreisende* Bewegungen über den Hals- und Nackenlymphknoten durch und untersuchen Sie dabei die Region vor und hinter dem Ohr, den Kieferwinkel, unterhalb des Unterkiefers, unter der Zunge, den lateralen Teil des M. sternocleidomastoideus, die Schädelbasis, den Nacken und (wichtig!) die Schlüsselbeingrube (v. a. sog. Virchow-Lymphknoten). Achten Sie auf Lymphknotenvergrößerungen und -verhärtungen. Beurteilen Sie auch deren *Oberflächenbeschaffenheit und Verschieblichkeit.*

Schilddrüse. Um die Schilddrüse palpieren zu können, stellen Sie sich am besten *hinter* Ihren *sitzenden* Patienten und umfassen den Hals von hinten (↑ *Atlas* Abb. 26.5). Tasten Sie nun mit den Fingerspitzen die Schilddrüse ab. Erfühlen Sie dazu zunächst die glatte Oberfläche des Schildknorpels des Kehlkopfes. Gleiten Sie dann mit den Fingern nach unten, bis Sie die drüsige Oberfläche der Schilddrüse spüren können. Fordern Sie nun Ihren Patienten auf zu schlucken. Dabei spüren Sie, wie die Schilddrüse unter Ihren Fingern nach oben gleitet.

Betrachten Sie nun im ↑ *Atlas* Abb. 14.5. Wie Sie daraus entnehmen können, liegt die Schilddrüse weit um die Luftröhre (Nr. 3) herum. Die Lappen werden in ihren äußeren Anteilen von dem Kopfdrehermuskel (Nr. 6, M. sternocleidomastoideus) überlagert. Dringen Sie deshalb bei der Palpation der Schilddrüse mit Ihren Fingerspitzen ein Stück weit unter den Kopfdrehermuskel vor, um möglichst viel Schilddrüsengewebe palpieren zu können.

Achten Sie bei der Palpation darauf, ob die Schilddrüse insgesamt oder an einzelnen Stellen vergrößert ist. Wie ist ihre Beschaffenheit? Fühlt sie sich weich, derb oder sogar hart an? Gibt der Patient Druckschmerzen an? Mit Ausnahme einer akuten Schilddrüsenentzündung ist eine Struma (Schilddrüsenvergrößerung) nicht druckempfindlich.

Besonders wichtig ist das Aufspüren von *Knoten*. Falls Sie einen Knoten finden, so prüfen Sie, ob er weich und verschieblich ist oder ob er sich derb, höckerig und unverschieblich anfühlt. Letzteres ist ein Hinweis auf Bösartigkeit. Grundsätzlich gilt jedoch, dass jeder Schilddrüsenknoten klinisch sorgfältig mittels Szintigramm und/oder Ultraschall abgeklärt werden muss. Ob sich ein Knoten in der Schilddrüse oder in einer anderen Struktur im Hals gebildet hat, erkennen Sie, wenn der Patient schluckt: Befindet sich die Veränderung (z. B. eine Zyste) in der Schilddrüse, so bewegt sich diese dabei mit nach oben. Zysten, die sich an anderen Strukturen des Halses gebildet haben und vergrößerte Lymphknoten verändern ihre Lage beim Schlucken nicht.

Perkussion Es können die Dornfortsätze der Halswirbelsäule mit einem Perkussionshammer leicht perkutiert werden. Dabei können Schmerzen im Wirbel durch Metastasen, Frakturen oder Knochentuberkulose festgestellt werden und Schäden in den Intervertebralräumen durch Bandscheibenvorfall.

Auskultation Auskultiert werden vor allem die A. carotis (↑ *Atlas* Abb. 26.6) und die Schilddrüse. Achten Sie auch darauf, ob Sie ein *Nonnensausen* (Venensausen) feststellen können. Damit meint man ein kontinuierlich auftretendes Geräusch über der V. jugularis, das durch eine erhöhte Strömungsgeschwindigkeit des Blutes, vor allem durch Anämie, auftritt. Man findet es allerdings häufig im Kindesalter ohne weitere pathologische Bedeutung.

Funktionsprüfung Prüfen Sie hier vor allem die Beweglichkeit der Halswirbelsäule. Dazu wird der Patient aufgefordert, den Kopf nach vorne fallen zu lassen, bis das Kinn der Brustwand aufliegt. Dann wird der Kopf nach rechts und links gebeugt, sodass sich das Ohr auf jeder Seite zur Schulter hin neigt. Dabei unterscheidet man aktive Bewegungen, die der Patient selbst ausführt und passive, bei der der Untersucher den Kopf des Patienten bewegt.

Achten Sie darauf, dass der Patient bei dieser Untersuchung die Schultern nicht mit bewegt.

Normalbefund: Aktiv kann der Kopf seitwärts nach beiden Seiten um 45 ° geneigt werden. Die Links-rechts-Drehung ist um mindestens 60 ° möglich. Bei der Vorwärtsbeugung berührt das Kinn die Brust, bei der Rückwärtsbeugung kann er die Decke sehen, ohne sich dazu zurückneigen zu müssen.

32.2.3 Untersuchung des Thoraxbereiches

Bei der Untersuchung des Thoraxbereiches ergeben sich zahlreiche Überschneidungen mit der Untersuchung der Lungen und des Herzens. Manche Techniken lassen sich gar nicht eindeutig einem Organ zuordnen. Es wird im Folgenden versucht, die Technik immer *dem* Organ zuzuordnen, das diese schwerpunktmäßig untersucht.

Inspektion Zeigt die Haut Besonderheiten wie z. B. Sahli-Venenkranz (Hustenkranz, Venenkranz), Spider naevi?

Wie ist die Thoraxform? Liegt ein Fassthorax, eine Hühner- oder Trichterbrust vor? Besteht eine Gynäkomastie? Bitte beachten Sie hierzu auch ➤ Kap. 32.2.4.

Liegt ein Herzbuckel (Voussure cardiaque) vor, also eine thorakale Vorwölbung, die durch eine Herzvergrößerung infolge eines angeborenen oder früh erworbenen Herzfehlers verursacht wurde?

Betrachten Sie bei Frauen auch die Brüste! Bestehen erhebliche Größenunterschiede? Befinden sich die Brustwarzen in etwa auf gleicher Höhe und sind sie gleich weit von der Körpermittellinie entfernt? Bedenken Sie aber, dass es oft anlagebedingt erhebliche Unterschiede gibt (↑ *Atlas,* Abb. 16.32).

Untersuchen Sie nun auf Hauteinziehungen, Orangenhautphänomen, Einziehungen der Brustwarze und Austreten eines pathologischen Sekretes aus der Brustwarze! Liegen überzählige Brustdrüse (Polymastie oder Hyperthelie) vor? In diesen Fällen daran denken, dass auch Fehlbildungen im Nierenbereich vorliegen können (sog. mammorenales Syndrom).

Inspizieren Sie die Hände und die Nägel! Palmarerythem Gelbe Diabetikerhand? Liegen Nagelveränderungen vor, wie z. B. Trommelschlägelfinger, Uhrglasnägel, Löffelnägel, Längs- oder Querrillen, Mees-Streifen?

Palpation Untersuchen Sie anschließend die weibliche Brust auf Knoten wie im ➤ Kap. 16.3. 6 beschrieben!

Lymphknoten. Tasten Sie die axillaren Lymphknoten ab (↑ *Atlas* Abb. 16.31). Achten Sie darauf, dass dabei die Arme des Patienten locker herabhängen. Die palpierende Hand tastet mit den Fingern an der Innenseite des Oberarmes hinauf bis in die Kuppel der Achselhöhle, dann an der Thoraxwand von oben nach unten fortschreitend.

Thorax. Mit der Palpation ist oft eine bessere Beurteilung der Seiten vergleichenden Atmung möglich als mit der Inspektion.

Gehen Sie bei der Untersuchung folgendermaßen vor:

- **Untersuchung der oberen Thoraxhälfte:** Beide Hände werden so auf die ventrale Thoraxwand gelegt, dass sich die beiden Daumen in der Sternummitte berühren und die Mittelfinger das Schlüsselbein von unten erreichen.
- **Untersuchung der ventralen unteren Thoraxhälfte:** Man legt die Daumen an den unteren Rand des Rippenbogens und umgreift mit den restlichen Fingern die unteren Rippen nach lateral.
- **Untersuchung der dorsalen unteren Thoraxhälfte:** Man umgreift mit den Händen von lateral die unteren Rippenbögen.

Komprimieren Sie den Thorax mit beiden Händen, um auf Schmerz zu untersuchen. Ein positiver Befund kann ein Hinweis auf Osteomalazie, Morbus Bechterew oder ein Knochenkarzinom sein.

Perkussion Die beiden Thoraxhälften werden ventral und dorsal perkutiert, um die Lage und Größe von Lungen, Herz und Leber festzustellen. Bitte beachten Sie dazu die ➤ Kap. 32.2.4 und ➤ 17.3.4.

Auskultation Auskultiert werden können die Lunge (➤ Kap. 17.3.4), das Herz (➤ Kap. 5.3.4) und die Leber (zur Kratzauskultation ➤ Kap. 11.3.1).

Funktionsprüfung Bitte beachten Sie zur Funktionsprüfung der Lunge ➤ Kap. 32.2.4 und des Herzens siehe Blutdruckmessung ➤ Kap. 5.3.5 und Pulsmessung ➤ Kap. 6.2.1.

32.2.4 Untersuchung der Lunge

Bei der Untersuchung der Lunge ergeben sich teilweise Überschneidungen mit der Thorax- und Herzuntersuchung. Lassen Sie sich deshalb nicht verwirren, wenn in diesen Fällen nicht immer eine genaue Grenzziehung möglich ist.

Anamnese Fragen Sie in der Anamnese vor allem nach Husten (produktiv, unproduktiv, trocken, bellend, Kitzelhusten) und Auswurf (Sputum, Expektoration), fragen Sie dabei nach Menge, Beschaffenheit, Geruch, Farbe und Blutbeimengung (➤ Kap. 17.3.1). Bestehen Atembeschwerden? Linksherzinsuffizienz? Beruf (Bäcker, Bergarbeiter, Sandstrahlbläser, Tunnelarbeiter, Vogelzüchter)? Auslandsaufenthalte?

Inspektion Beobachten Sie die Atmung! Wird eine Seite nachgeschleppt? Bestehen Tachy-, Brady-, Dyspnoe oder Schonatmung mit eingeschränkten Atemexkursionen? Liegen evtl. schwere Atemstörungen wie Cheyne-Stokes-Atmung, Biot-Atmung, Kussmaul-Atmung vor?

Zählen Sie die Atemzüge pro Minute, ohne dass der Patient dies merkt, da dies seine Atmung verändern würde.

Palpation Prüfen Sie den Stimmfremitus wie in ➤ Kap. 17.3.5 beschrieben (↑ *Atlas* Abb. 17.24).

Perkussion Führen Sie eine Perkussion des Brustkorbes durch und untersuchen Sie den Zwerchfellstand und die Zwerchfellverschieblichkeit, wie im ➤ Kap. 17.3.3 beschrieben.

Auskultation Achten Sie bei der Auskultation der Lungen auf die normalen Atemgeräusche und auf etwaige krankhafte Nebengeräusche (kontinuierliche und diskontinuierliche) und auf Stridor, s. ➤ Kap. 17.3.4.

Funktionsprüfung **Spirometer** (Atemmesser) und **Peak-Flow-Meter.** Mithilfe eines **Spirometers** (Atemmesser) können verschiedene Atemgrößen wie Atemzugvolumen, inspiratorisches und exspiratorisches Reservevolumen und die Vitalkapazität bestimmt werden. Mit einem **Peak-Flow-Meter**

kann die Atemstromstärke bei forcierter Ausatmung in Liter / Sekunde bestimmt werden. Für diese beiden Untersuchungen gibt es kleine Geräte „für den Hausgebrauch“.

Brustkorbumfangmessung. Mit dem Zentimetermaß können Sie die Differenz zwischen der maximalen Ein- und Ausatmung messen. Bei einem gesunden jungen Mann beträgt diese Differenz 10–12 cm. Beim Emphysematiker kann sie auf 1–2 cm absinken.

Die Brustkorbumfangmessung können Sie auch bei Verdacht auf Emphysem durchführen, indem Sie den Patienten auffordern mehrmals hintereinander schnell ein- und auszuatmen. Wenn Sie währenddessen den Brustkorbumfang messen, so stellen Sie fest, dass dieser dabei zunimmt, da die eingeatmete Luft nicht mehr vollständig ausgeatmet werden kann.

Streichholztest bei Verdacht auf Lungenemphysem. Fordert man den Emphysematiker auf, ein Streichholz aus ungefähr 15 cm Entfernung auszublasen, so ist er dazu nicht in der Lage. Zwar atmet er vertieft ein, kann aber nicht forciert ausatmen.

32.2.5 Untersuchung des Herzens

Anamnese Fragen Sie vor allem nach Schmerzen in der Herzgegend (z. B. Angina pectoris, Myokarditis, Herzneurose) und erfragen Sie die Dauer und die Schmerzqualität (hell stechend, dumpf-bohrend).

Besteht Müdigkeit, Abgeschlagenheit, Leistungsmangel (evtl. Herzinsuffizienz)? Liegt Atemnot, (Blut)Husten oder Asthma cardiale vor? Sind vorausgegangene oder bestehende Streptokokkeninfekte bekannt? Liegen rheumatische Erkrankungen vor (rheumatische Endo-, Myo-, Perikarditis)? Lungenerkrankungen (Cor pulmonale)? Atemnot (Linksherzinsuffizienz)? Rhythmusstörungen? Abendliche Knöchelödeme? Nykturie? Gastrointestinale Beschwerden? Gewichtszunahme (Rechtsherzinsuffizienz!)? Petechien? „Osler-Knötchen“ (linsengroße, druckschmerzhafte Knötchen, v. a. an Fingern und Zehen)? „Splitterblutungen“, vor allem unter den Fingernägeln (subakute Endokarditis)? Schwindelgefühle und Kollapsneigung (Aortenklappeninsuffizienz)? Welche Medikamente werden eingenommen (z. B. Rhythmusstörungen bei Digitaliseinnahme)?

Inspektion Wie ist die Gesichtsfarbe: zyanotisch (unzureichende Sauerstoffversorgung)? Mitralgesicht? Blässe (z. B. bei Aortenstenose)?

Sind Besonderheiten bei der Körperhaltung festzustellen, hält er z. B. die Hände auf das schmerzende Herz? Bei Kindern mit angeborenen Herzfehlern Hockstellung zur Kreislaufentlastung (selten).

Kann man Atemnot, Knöchelödeme, gestaute Halsvenen, Trommelschlägelfinger, Uhrglasnägel oder einen Herzbuckel (Voussure cardiaque) sehen?

Palpation Palpieren Sie den Herzspitzenstoß wie im ➤ Kap. 5.3.2 beschrieben. Untersuchen Sie auf Hepatosplenomegalie. So kann es z. B. infolge einer Rechtsherzinsuffizienz zur Stauungsleber und damit zur Hepatomegalie (Lebervergrößerung) und auffolgend zur Splenomegalie (Milzvergrößerung) kommen.

Perkussion Mithilfe der Perkussion können die ungefähre Herzgröße und Herzform festgestellt werden. In dem Bereich, in dem das Herz direkt der Brustwand anliegt, finden Sie eine *absolute Herzdämpfung*, d. h., hier ist der Perkussionsklang besonders leise und hell. In dem Bezirk, in dem das Herz vom Lungengewebe überlagert wird, kommt es zu einer *relativen Dämpfung*. Diese ist etwas lauter zu hören als die absolute Dämpfung.

Auskultation Gehen Sie wie bei der Herzauskultation im ➤ Kap. 5.3.4 beschrieben vor.

Funktionsprüfungen und Tests Führen Sie dazu die **Blutdruckmessung** durch, wie im ➤ Kap.5.3.5 beschrieben und nehmen Sie eine **Pulstastung** vor ➤ Kap. 6.2.1.

32.2.6 Kreislaufsystem und Gefäße

Anamnese Bestehen Schmerzen (z. B. bei Gefäßentzündungen, unzureichender Sauerstoffversorgung z. B. der Beine)? Leistungsminderung und schnelle körperliche Ermüdbarkeit? Schwindelgefühl? Unzureichende Konzentrationsfähigkeit? Kopfschmerzen? Ohrensausen? Schlafstörungen? Ohnmachtsneigung?

Fragen zur Lymphe: Erhöhte Infektanfälligkeit? Schmerzen (v. a. Halsbereich, geschwollener

Lymphknoten)? Höreinschränkungen (durch Vergrößerung der Rachenmandel)? Schluckbeschwerden (durch Mandelvergrößerung, Schmerzen)?

Inspektion Wie ist die Gesichts- und Hautfarbe: rot, blass, zyanotisch? Sind die Beine zyanotisch und überwärmt oder blass und kalt? Ist der Umfang der Extremitäten erhöht? Sieht man oberflächlich entzündete Gefäße? Sieht man gestaute Venen (Rechtsherzinsuffizienz)? Bestehen Krampfadern? Pulsierende Halsvenen (Musset-Zeichen = pulssynchrones Kopfnicken bei Aortenklappeninsuffizienz)?

Palpation Man tastet mit dem Handrücken, ob Areale überwärmt oder auffallend kalt sind.

Gehen Sie zur Pulstastung wie im ➤ Kap. 6.2.1 beschrieben vor. Wichtige Stellen der Pulspalpation finden Sie im ↑ *Atlas* Abb. 6.14 bis 6.19).

Beurteilen Sie jeweils nicht nur die Frequenz und Regelmäßigkeit, sondern auch die Unterdrückbarkeit (Pulsus mollis oder durus) und die Größe (Pulsus altus oder parvus). Bitte beachten Sie hierzu auch ➤ Kap.6.2.1.

Typische Pulsbefunde und Zugehörigkeiten zu bestimmten Krankheitsbildern

- **Pulsus altus**: große Blutdruckamplitude, z. B. bei RR 130 / 70 mmHg
  - Schilddrüsenüberfunktion
  - Aortenklappeninsuffizienz
- **Pulsus parvus**: kleine Blutdruckamplitude, z. B. bei RR 100 / 80 mmHg
  - Schilddrüsenunterfunktion
  - Aortenklappenstenose
- **Pulsus durus:** harter Puls, z. B. bei RR 180 / 80 mmHg
  - Bluthochdruck (Hypertonie)
- **Pulsus mollis**: weicher Puls, z. B. bei RR 90 / 70 mmHg
  - Niedriger Blutdruck (Hypotonie)

Auskultation Bitte gehen Sie zur Arterienauskultation vor, wie im ➤ Kap. 6.2.1 beschrieben.

Funktionsprüfungen und Tests Beachten Sie hierzu ➤ Kap. 6.2.2 und im ↑ *Atlas* Abb. 6.21.

- **Kreislauffunktionsprüfung nach Schellong.** Der Schellong-Test eignet sich zum Aufdecken von hypotonen Kreislaufregulationsstörungen.
  - **Stehbelastung** (Schellong 1)
  - **Treppensteigen** (Schellong 2)
- **Kreislauffunktionsprüfung nach Ratschow.** Der Ratschow-Test dient der Aufdeckung arterieller Durchblutungsstörungen der Beine.
- **Faustschlussprobe.** Mit der Faustschlussprobe können arterielle Durchblutungsstörungen der Arme aufgedeckt werden.
- **Gehtest.** Es handelt sich um einen sehr aufschlussreichen Test zur Untersuchung von arteriellen Durchblutungsstörungen der Beine.
- **Perthes-Test (Perthes-Versuch).** Es wird die Durchgängigkeit der tiefen Beinvenen und der Perforansvenen geprüft. Dazu legt man dem stehenden Patienten eine Staubinde oberhalb des Krampfaderbefalls an. Nun läuft der Patient umher, um die Muskelpumpe zu aktivieren. Entleeren sich daraufhin seine Varizen, so sind die tiefen Beinvenen und die Perforansvenen durchgängig und funktionsfähig.
- **Trendelenburg-Test.** Es wird die Funktionsfähigkeit der V. saphena magna (große Hautvene) geprüft. Der Patient legt sich auf die Liege, hebt sein Bein im 90-Grad-Winkel an. Nun werden die Krampfadern ausgestrichen. Danach wird eine Staubinde am Oberschenkel in der Leistenregion an der Mündungsstelle der V. saphena magna in die V. femoralis angelegt. Nun steht der Patient auf. Sind die Venenklappen intakt, so füllt sich die V. saphena magna nicht oder nur langsam und von unten. In diesem Fall ist der Trendelenburg-Test negativ. Bei funktionsunfähigen Perforansvenen füllen sich die Krampfadern innerhalb von 20–30 Sekunden. In diesem Fall ist der Trendelenburg-Test positiv. Nun wird die Staubinde geöffnet. Stellt man danach eine Schlängelung der V. saphena magna fest, so liegt eine Insuffizienz der Mündungsklappe der V. saphena magna in die V. femoralis vor. In diesem Fall liegt ein doppelt positiver Trendelenburg-Test vor.

32.2.7 Abdomen

Anamnese Liegen Appetitstörungen vor? Besteht eine Unverträglichkeit bestimmten Nahrungsmitteln gegenüber (Milch, Nüsse, Schalentiere, Gluten)? Liegen Bauchschmerzen vor? Strahlen die Schmerzen aus? Kam es in letzter Zeit zu Vorwölbungen der Bauchwand z. B. im Leistenbereich, der Linea alba, bei Narben, die dann von allein wieder verschwunden sind (Hernien)? Kommt es zu Obstipation und / oder Diarrhö? Meteorismus und / oder Flatulenz? Übelkeit und / oder Erbrechen? Wie ist die Stuhlbeschaffenheit? Farbe? Häufigkeit? Blutbeimengungen? Geruch (stechend bei Störung der Kohlenhydratverdauung, faulig bei Störung der Eiweißverdauung)?

- **Helles Blut** bei Darmkarzinom, Polypen, Geschwüren
- **Dunkles Blut** (Teerstuhl) vor allem bei Blutungen aus dem oberen Verdauungstrakt
- **Graue, voluminöse Stühle sprechen** für Pankreasinsuffizienz
- **Schleimige Auflagerungen** stammen aus Kolon und Rektum

Inspektion Sieht das Abdomen gebläht oder eingesunken aus? Liegt ein Aszites oder stark ausladendes Abdomen (z. B. durch Kystadenom) vor? Ist es zu Hautveränderungen (Striae, Petechien, Exantheme) gekommen? Sind Venenzeichnungen zu sehen (Medusenhaupt bei Pfortaderhochdruck)? Sind Veränderungen der normalen Behaarung festzustellen, wie Hirsutismus bei Frauen mit zu hohen Testosteronwerten oder Bauchglatze bei Männern, z. B. bei Leberzirrhose? Bei der Frau hat die Schambehaarung physiologischer Weise eine dreieckige Form, beim Mann dagegen zieht die Sekundärbehaarung in Richtung Bauchnabel.

5-F-Regel zur Diagnose bei aufgetriebenem Abdomen

- **Fetus** (Schwangerschaft)?
- **Fett** (Adipositas)?
- **Flatus** (aufgetrieben durch Gase)?
- **Fäzes** (= Stuhl, hier im Sinne von Obstipation)?
- **Flüssigkeit** (Aszites)?

Palpation Bitte beachten Sie zu der Einteilung des Bauchraumes in vier Quadranten und zur Palpation ➤ Kap. 9.2.1. Bei Verdacht auf Appendizitis untersuchen Sie vor allem den McBurney-Punkt und die anderen wichtigen Punkte, die im ➤ Kap. 9.7.5 ausführlich besprochen wurden. Die Leberpalpation und die Beurteilung ihrer Konsistenz finden Sie in ➤ Kap. 11.3.1.

Gallenpalpation. Die gesunde Galle kann nicht getastet werden, nur die vergrößerte und verhärtete. Prüfen Sie das „Murphy-Zeichen“: Ein positives Murphy-Zeichen ist ein Hinweis auf akute Gallenblasenentzündung (Cholezystitis), ➤ Kap. 12.3.3.

Milzpalpation. Zur Milzpalpation begibt sich der Patient in Rücken- oder besser in die rechte Seitenlage. Die Palpation wird mit der rechten Hand durchgeführt, während mit der linken von lateral dagegen gehalten wird (↑ *Atlas* Abb. 26.8). Fordern Sie den Patienten auf, tief einzuatmen. Kann man dabei die Milz palpieren, so weist dies auf eine Milzvergrößerung hin, da die gesunde Milz weicher als die Haut ist und deshalb nicht getastet werden kann. Bedenken Sie, dass sich die Milz ganz erheblich bis in den Unterbauchraum vergrößern kann (z. B. bei Bluterkrankungen und Morbus Hodgkin).

Bei akuten Infekten vergrößert sich die Milz zwar, ist aber meist nur sehr schwer zu tasten, da sie trotzdem von weicher Konsistenz ist. Ist die Milz vergrößert und fest, so spricht dies für eine chronische Erkrankung wie z. B. Leukämie.

Hernien. Leisten- und Schenkelhernien füllen sich beim Husten und Pressen, im Unterschied zu lokalen Fettansammlungen oder Lipomen. Bei Verdacht auf eine Hernie stellen Sie sich hinter den Patienten, legen die Finger auf den Leistenkanal und fordern den Patienten auf zu husten und fühlen dabei, wie der Darm gegen Ihre Finger anprallt.

Schenkelhernien treten unterhalb des Leistenkanals durch den Anulus femoralis durch und sind schwerer reponierbar als Leistenhernien.

Perkussion Bitte beachten Sie zur Perkussion der Leber ➤ Kap. 11.3.1. Eine Perkussion des Abdomens kann auch bei Verdacht auf Aszites durchgeführt werden. Dies kann nach den folgenden Techniken durchgeführt werden:

- Undulationsphänomen-Untersuchung
- Untersuchung auf verschiebliche Dämpfung in Rücken- und Seitenlage
- Untersuchung auf verschiebliche Dämpfung in der Knie-Ellenbogen-Lage

Diese Untersuchungstechniken werden nun genauer vorgestellt.

Undulationsphänomen. Mit Undulationsphänomen meint man das *Flüssigkeitswellenphänomen*. Dazu befindet sich der Patient in Rückenlage auf der Liege. Der Untersucher legt seine Hände auf die rechte und linke Flanke des Patienten. Er gibt nun mit der rechten Hand einen kleinen Stoß auf die laterale Bauchwand und fühlt mit der linken Hand die ankommende Fluktuationswelle. Diese Untersuchung ist zwar leicht durchzuführen, die ankommende Flüssigkeitswelle ist aber meist nur in den Fällen deutlich zu fühlen, in denen der Aszites so ausgeprägt ist, dass die Diagnose schon vorher feststeht (↑ *Atlas* Abb. 26.9c, d).

Verschiebliche Dämpfung. Der Patient legt sich zunächst auf den Rücken. Aufgrund der Schwerkraft sinkt die Flüssigkeit nach unten. Dabei kommt es zum sog. „Leerlaufen des Nabels". Damit meint man, dass die Nabelregion nunmehr frei von Flüssigkeit ist, da diese in die Rücken- und Flankenregion abgesunken ist ↑ *Atlas* Abb. 26.9a, b).

Mittels der Perkussion ermittelt man nun in der Region um den Nabel herum den tympanitischen Klopfschall der gasgeblähten Darmschlingen. Lateral findet man über der Flüssigkeit in der Flankenregion eine Dämpfung.

Nun legt sich der Patient auf die Seite. Man stellt fest, dass sich auf *der* Seite, die der Liege aufliegt, die Dämpfung befindet und auf der entgegengesetzten der tympanitische Schall (↑ *Atlas* Abb. 26.9c).

Knie-Ellenbogen-Lage. Der Patient begibt sich in die Knie-Ellenbogen-Lage (↑ *Atlas* Abb. 26.10). Nun verbleibt er für ca. 5 Minuten in dieser Haltung, damit die Flüssigkeit genug Zeit hat, sich am tiefsten Punkt zu sammeln. Bei der Perkussion findet man nun hier die Dämpfung. Diese Technik eignet sich am besten zum Nachweis schon von kleineren Flüssigkeitsmengen ab 200 ml.

Auskultation (Abhören) Bei der Auskultation des Bauchraumes wird der Membranteil des Stethoskops nacheinander auf alle vier Quadranten der Bauchhaut aufgelegt, um die Darmgeräusche, die durch die Peristaltik entstehen, abzuhören.

Über einem gesunden Darm kann man pro Minute ungefähr 5–10 Darmgeräusche auskultieren. Um diese Geräusche auszulösen, können Sie leicht auf die Bauchdecke klopfen. Achten Sie darauf, ob Sie peristaltische Geräusche wahrnehmen können. Handelt es sich jedoch um laute, metallisch klingende Darmgeräusche, so kann dies auf einen mechanischen Darmverschluss (➤ Kap. 9.7.4) hinweisen. Ein Befund von größter Bedeutung ist das Fehlen jeglicher Darmgeräusche, man spricht auch von „Grabesstille" im Stethoskop. Dies spricht für eine Darmlähmung (➤ Kap. 9.7.4).

32.2.8 Rektum und Urogenitalapparat

Die rektale Untersuchung sollten Sie immer erst am *Ende* der körperlichen Untersuchung durchführen. Der Patient legt sich dazu in der Seitenlage auf die Liege und winkelt die Beine an.

Inspizieren Sie zunächst die Analregion auf äußere Hämorrhoiden, Marisken (Endzustand der Hämorrhoiden), Fissuren, Ekzeme, Feigwarzen (Kondylome). Ziehen Sie dann Handschuhe an oder stülpen Sie einen Fingerling über den Zeigefinger. Bestreichen Sie diesen mit einem Gleitmittel. Bitten Sie nun Ihren Patienten kurz zu pressen und legen Sie Ihren Zeigefinger auf den Anus. Beim Erschlaffen des Sphinkters führen Sie Ihren Finger langsam in den Analkanal ein. Beurteilen Sie zunächst den Sphinktertonus. Ist er erhöht, so spricht dies für Spasmen im Enddarmbereich. Vermindert kann der Tonus im Alter sein oder durch Schleimhautvorfälle, Enddarmentzündungen und Rektumkarzinome.

Schieben Sie dann den Finger weiter vor und untersuchen Sie auf Tumoren und innere Hämorrhoiden. Bedenken Sie, dass Sie das Rektum maximal 10–12 cm tief palpieren können (↑ *Atlas* Abb. 16.1).

Bei Männern wird zusätzlich die Prostata abgetastet. Dabei achtet man auf Größenveränderungen, Konsistenz, Oberflächenbeschaffenheit und Verschieblichkeit gegen das Nachbargewebe. In der Mitte der Prostata fühlen Sie eine mediale Furche (medianer Sulcus).

Die kastaniengroße Prostata ist gegen die Umgebung gut abgegrenzt, die Schleimhaut über der Prostata lässt sich gut verschieben. Am kranialen Anteil der Prostata liegt die paarige Bläschendrüse. Bei Prostatitis finden Sie die Prostata druckschmerzhaft und prall gespannt, evtl. ist der Sulcus verstrichen; bei Prostatahypertrophie ist sie symmetrisch vergrößert, verschieblich und weich; bei einem Karzinom findet man einen oder mehrere Knoten, die sich unverschieblich, hart und höckerig anfühlen. Auffallende Befunde werden vom Urologen abgeklärt.

Bedenken Sie, dass Sie nur den dorsalen Anteil der Prostata abtasten können, Veränderungen, die sich im ventralen Abschnitt befinden, sind der Palpation nicht zugänglich. Bitten Sie Ihren Patienten vor der Untersuchung die Blase zu entleeren. Während der Untersuchung wird er evtl. Harndrang verspüren. Er wird aber die Blase nicht entleeren müssen.

Nachdem Sie den Finger herausgezogen haben, untersuchen Sie den Handschuh auf Blutreste. Am Handschuh verbliebene Stuhlreste können Sie gleich für einen Haemoccult®-Test (s. u.) benutzen.

Haemoccult®-Test Der Haemoccult®-Test (↑ *Atlas* Abb. 26.11) dient dem Aufdecken von okkultem (verborgenem, mit dem bloßen Auge nicht sichtbarem) Blut im Stuhl. Dieser Test wird vor allem als Screening (Suchtest) bei symptomfreien Patienten zur Früherkennung von Darmkrebs eingesetzt. Dabei ist das Ziel, das Karzinom in möglichst so einem frühen Stadium zu erkennen, in dem es noch gut heilbar ist.

Außerdem eignet er sich zur Überwachung bei Patienten mit Blut im Stuhl, z. B. infolge eines Magen- oder Darmgeschwürs.

Durchführung. Der Patient erhält einen Beutel mit drei *Testbriefchen*, einer Gebrauchsanweisung und sechs Pappspateln. Auf jedem Testbrief befinden sich zwei Testfelder. Auf diese trägt der Patient jeweils eine erbsengroße Stuhlprobe auf, welche von unterschiedlichen Stellen des Stuhls entnommen wurde. So verfährt er 3 Tage hintereinander. Danach bringt er diese Proben dem Heilpraktiker zur Untersuchung.

Untersuchung. Der Heilpraktiker öffnet die Testbriefchen auf der Rückseite und bringt zentral auf jedes Testfeld einen Tropfen Entwicklerlösung auf und danach noch einen zweiten Tropfen. Innerhalb von 30–60 Sekunden prüft er, ob es zu einer Blauverfärbung der Probe kommt. Zeigt auch nur eines der sechs Testfelder eine blaue Färbung (evtl. auch nur an den Ecken) sollte eine komplette Untersuchung des Kolons durch den Arzt erfolgen.

32.2.9 Bewegungsapparat mit Schwerpunkt Wirbelsäule und Extremitäten

Inspektion Achten Sie am weitgehend entkleideten Patienten auf die allgemeine Körperhaltung. Betrachten Sie ihn von ventral, dorsal und den beiden Seiten. Liegt eine Schonhaltung vor? Fehlbildungen? X- oder O-Beine? Schwellungen? Narben? Bewegungseinschränkungen? Lähmungen? Abnorme Beweglichkeit? Muskelatrophie? Können bestimmte Bewegungen nur unter Schmerzen ausgeführt werden? Sind die Körperhälften symmetrisch? Haben Arme und Beine jeweils den gleichen Umfang oder bestehen auffallende Differenzen, z. B. durch Muskelatrophie oder ein venöses oder lymphbedingtes Ödem? Liegen Hinweise auf Durchblutungsstörungen der Beine (Claudicatio intermittens) oder Arme vor (Morbus Raynaud)? Denken Sie daran, den Patienten auf Varizen im Stehen zu untersuchen, da diese im Liegen „leerlaufen" können.

Bestehen Auffälligkeiten an den Händen (z. B. Hinweise auf Fingerpolyarthrosen)? Nagelbesonderheiten wie Nagelverdickungen, Uhrglasnägel, Quer- oder Längsrillen, Weißnägel, Mees-Streifen, abgekaute Nägel?

Findet man an der Wirbelsäule einen Beckenschiefstand, eine krankhafte Kyphose, Lordose oder Skoliose?

Palpation Falls noch nicht geschehen, so können die Lymphknoten von Hals-, Achsel- und

Leistenbereich untersucht werden (↑ *Atlas* Abb. 26.7).

Palpieren Sie die Dornfortsätze der Wirbelsäule von oben nach unten, um Verschiebungen der Wirbel festzustellen. Untersuchen Sie die Rückenmuskulatur und achten Sie auf Hartspann, Einsenkungen und Myogelosen.

Untersuchen Sie die Hauttemperatur der Beine und vor allem der Füße als Hinweis auf arterielle oder venöse Durchblutungsstörungen.

Perkussion Beklopfen Sie die Wirbelsäule mit lockerer Faust (↑ *Atlas* Abb. 26.4) ohne Kraft von oben nach unten, und achten Sie auf Klopfschmerzhaftigkeit und Erschütterungsschmerz (z. B. bei Nierenerkrankungen).

Auskultation Gelenkgeräusche, wie sie vor allem bei älteren Patienten auftreten, sind meist schon ohne Stethoskop wahrnehmbar.

Funktionsprüfung **Wirbelsäule.** Prüfen Sie die Beweglichkeit der Halswirbelsäule, indem Sie mit Ihren Händen den Schultergürtel fixieren und den Patienten auffordern, den Kopf nach vorn und hinten und zu beiden Seiten zu neigen, dann wird der Kopf nach beiden Seiten gedreht.

Gehen Sie nun analog mit der Prüfung der Oberkörperbeweglichkeit vor. Fixieren Sie dazu mit Ihren Händen das Becken. Der Patient beugt sich nach vorn und hinten und zu beiden Seiten, dann werden Drehbewegungen nach rechts und links durchgeführt. Messen Sie bei der Beugung nach vorne den Finger-Boden-Abstand. Achten Sie auf das Schober-Zeichen (➤ Kap. 4.6.4 und ↑ *Atlas* Abb. 4.59).

Zur Prüfung des Schober-Zeichens gehen Sie wie im ➤ Kap. 4.6.4 beschrieben vor, siehe auch ↑ *Atlas* Abb. 4.59, Ott-Zeichen.

Extremitäten. Prüfen Sie zunächst die Beweglichkeit des Schultergelenkes gegen den Rumpf. Fixieren Sie mit Ihrer Hand den Schultergürtel und lassen Sie den Patienten die Arme nach vorne, zur Seite und nach hinten heben. Fordern Sie ihn dann auf, die Schulter bei herabhängendem Arm zu rotieren und danach nochmals die Rotation durchzuführen bei einer horizontalen Abduktion (Abspreizung) um 90°. Prüfen Sie dann die Fähigkeit zur Außenrotation, indem Sie ihn den *„Nackengriff"* durchführen lassen. Dazu fordern Sie den Patienten auf, die Handinnenflächen zum Hinterkopf zu führen und die Ellenbogen möglichst weit nach hinten zu bringen.

Mittels des *„Schürzengriffs"* prüfen Sie die Fähigkeit zur Innenrotation. Dazu verschränkt der Patient die Arme auf dem Rücken, ähnlich wie beim Binden einer Schürze.

Mithilfe des *„Spitzgriffs"* wird untersucht, ob die Beugemuskulatur des Unterarms funktionstüchtig ist. Dazu muss ein Gegenstand, z. B. ein Stift, gehalten werden. Mittels einer „Schriftprobe" kann man sehen, ob komplexe Bewegungsabläufe durchgeführt werden können.

Zur Beurteilung der Bewegungsfähigkeit der Hüftgelenke wird der Patient gebeten, im Liegen die Beine maximal zu beugen und zu strecken. Danach wird mit dem gebeugten Knie eine Einwärts- und Auswärtsdrehung durchgeführt.

Prüfen Sie danach, ob die Patella physiologisch verschiebbar ist. Dabei wird die Patella seitlich mit der Hand gefasst und leicht in ihrer Führungsrinne hin und her bewegt.

Ob Störungen in den wichtigsten Muskelgruppen vorliegen, können Sie prüfen, indem Sie den Patienten auffordern, den Zehen- und danach den Fersengang durchzuführen. Anschließend lassen Sie ihn eine Kniebeuge durchführen. Dann wird das *„Trendelenburg-Zeichen"* (Einbeinstand) – wie im ➤ Kap. 32.2.6 beschrieben – untersucht.

Hände. Zur Prüfung des N. medianus (Mittelarmnerv) und des N. radialis (Speichennerv) fordern Sie Ihren Patienten auf, den Daumen abzuspreizen und prüfen so die Funktionsfähigkeit dieser beiden Nerven. Liegt eine Schädigung des N. radialis vor, so kommt es zur Fallhand. Dabei ist keine Streckbewegung in Richtung Handrücken mehr möglich. Eine Schädigung des N. ulnaris (Ellennerv) dagegen führt zur Krallenhand. Dabei sind die Fingergelenke in den Grundgelenken überstreckt und in den Mittel- und Endgelenken gebeugt. Die Streckung und Beugung in den Fingergrundgelenken ist aufgehoben.

Prüfen Sie nun die Funktionsfähigkeit des N. medianus (Mittelarmnerv), indem Sie Ihren Patienten auffordern, eine Faust zu ballen. Bei Schädigung des Nerv kommt es zur Schwurhand, das heißt, es können nur noch der kleine Finger und der Ringfinger gebeugt werden.

32.2.10 Nervensystem

Bei einer Routineuntersuchung, bei der keine speziellen Symptome auf Erkrankungen des Nervensystems bestehen, untersucht man den Zustand der Muskulatur (Inspektion), achtet auf die Muskelkraft und den -tonus, auf Auffälligkeiten der Motorik. Außerdem untersucht man die Koordinationsfähigkeit, Sensibilität und neurovegetative Funktionen, wie z. B. Blasen- und Darmfunktion, Dermografismus und erhebt den Reflexstatus.

In den folgenden Ausführungen wird das starre Kopf-zu-Fuß-Schema verlassen, da sich die neurologische Untersuchung nur schwer in eine solche regionale Untersuchung einbinden lässt.

Anamnese Bestehen Kopfschmerzen, Schwindelgefühl, Sensibiltäts- oder Bewegungsstörungen, Blasen- oder Darmentleerungsstörungen, Sehstörungen, Krampfanfälle, Hörstörungen, sind schon einmal zeitweise neurologische Ausfälle aufgetreten?

Inspektion Liegt eine Muskelschwäche oder -atrophie vor? Hyper-, Hypo- oder Akinese, Tremor? Bestehen Ausfallserscheinungen? Zeigt der Patient Anzeichen von Verwirrtheit oder Bewusstseinstrübung? Liegen Gangstörungen vor, wie z. B. ungleiche Schrittlänge, fehlende physiologische Mitbewegung der Arme (Morbus Parkinson)? Schlaffe oder spastische Lähmungen?

Prüfung der Sensibilität und des Schmerzempfindens Der Patient wird befragt, ob bekanntermaßen eine Par-, Hyp-, Hyper- oder Anästhesien vorliegt.

Bestreichen Sie zur Prüfung der Sensibilität im zu prüfenden Areal, z. B. Wangen, Hand- und Fußrücken die Haut mit einer Prüfnadel (Einmalzahnstocher), kneifen Sie danach leicht die Haut, um festzustellen, ob eine ausreichende Schmerzempfindlichkeit besteht.

Prüfung des Muskeltonus Prüfen Sie den Muskeltonus, indem Sie Ihren Patienten bitten, bei den folgenden Untersuchungen weder gegen die Bewegung zu arbeiten, noch „mitzuhelfen". Führen Sie nun die folgenden passiven Bewegungen durch:

- **Nacken- und Halsmuskulatur,** indem Sie beim liegenden Patienten den Kopf passiv anheben
- **Armmuskulatur,** durch Händeschütteln und passive Beugung und Streckung von Schulter- und Ellenbogengelenk
- **Beinmuskulatur,** durch Beugung im Hüft- und Kniegelenk

Prüfung der Muskelkraft Geprüft werden die grobe und die feine Kraft.

- **Grobe Kraft.** Sie wird durch Bewegen der Extremitäten gegen Widerstand geprüft. Fordern Sie dazu Ihren Patienten auf, die Unterarme, Hände, Unterschenkel und Füße gegen Ihren Widerstand, den Sie mit Ihren Armen dagegensetzen, zu bewegen.
- **Feine Kraft.** Diese können Sie prüfen, indem Sie sich eine Schreibprobe geben lassen, den Patienten auffordern, die Fingerbewegungen eines Flöten- oder Klavierspielers nachzuahmen oder Sie lassen ihn etwas zu- oder aufknöpfen. Achten Sie dabei auf auffallende Ungeschicklichkeiten.

Prüfung der Koordinationsfähigkeit Lassen Sie Ihren Patienten den Finger-zu-Finger-Test und den Finger-zu-Nasen-Test durchführen. Fordern Sie ihn dazu auf, zuerst mit geöffneten Augen und danach mit geschlossenen Augen die Zeigefingerkuppen der beiden Hände bei gestreckten Armen zusammen zuführen. Danach erfolgt der gleiche Versuch, indem der Arm ausgestreckt wird und danach die Nasenspitze erfasst wird (↑ *Atlas* Abb. 26.12).

Knie-Hacken-Test. Der Patient gibt sich in Rückenlage. Dann wird er aufgefordert, zunächst mit geöffneten Augen mit einer Ferse das Knie des gegenüberliegenden Beines zu berühren. Dann wiederholt er diesen Versuch mit geschlossenen Augen. Zeigt der Patient bei diesem Versuch eine Störung der Ziel- und Richtungssicherheit, so weist dies auf eine Störung der Koordination von Bewegungsabläufen (Ataxie).

Prüfung der Hirnnervenfunktion Bei einer allgemeinen Ganzkörperuntersuchung verschafft man sich nur einen groben Überblick über die Funktion der Hirnnerven. Findet man allerdings Hinweise auf eine Beeinträchtigung, so muss sich eine gezielte Untersuchung anschließen.

- **N. olfactorius.** Bei geschlossenen Augen wird ein Nasenloch zugehalten und eine Riechsubstanz (z. B. Seife, Kaffee) vor das offene Nasenloch gehalten.
- **N. opticus** z. B. durch Leseprobe, Perimetriemessung und Untersuchung des Augenhintergrundes
- **N. oculomotorius.** Untersuchen Sie beide Lidspalten auf Seitendifferenzen und auf Weite. Dann betrachten Sie die Pupille und achten Sie auf Größe, Entrundungen, Seitendifferenzen und Reaktion auf Lichteinfall.
- **N. trochlearis.** Diese Prüfung kann im Rahmen der Prüfung der normalen Beweglichkeit der Augäpfel (Augenmotilität) erfolgen. Fordern Sie dazu den Patienten auf, nach oben, unten, rechts, links, oben außen, unten außen, oben innen und unten innen zu blicken. Um den Patienten diese Blickrichtungen zu erleichtern, können Sie einen Gegenstand (Finger, Stift) in die jeweilige Richtung halten. Achten Sie darauf, ob beide Augäpfel diese Bewegungen im normalen Ausmaß durchführen. Besteht Schielen (↑ *Atlas* Abb. 26.13)? Doppelbilder? Störungen der räumlichen Wahrnehmung? Damit prüfen Sie nicht nur den N. trochlearis, sondern auch den N. oculomotorius und N. abducens.
- **N. trigeminus.** Untersuchen Sie die drei Austrittsstellen auf Druckschmerzhaftigkeit (↑ *Atlas* Abb. 4.2 und 18.39). Prüfen Sie die Sensibilität der Haut von Stirn, Ober- und Unterkiefer. Fordern Sie den Patienten danach auf, den Mund zu öffnen und auffolgend die Zähne zusammenzubeißen. Dabei untersuchen Sie seitenvergleichend die Kontraktionsfähigkeit des M. masseter (Kaumuskel). Auffolgend kann noch eine Mahlbewegung durchgeführt werden.
- **N. abducens.** Wie vorstehend bei N. trochlearis besprochen.
- **N. facialis.** Lassen Sie Ihren Patienten die Stirn runzeln, dann die Augen schließen, wobei Sie Ihre Finger leicht auf die Oberlider legen und Widerstand geben. Nun soll er Ihnen „die Zähne zeigen" (zur Aufdeckung einer zentralen Fazialisparese). Nun kann eine Schmeckprüfung mit Stoffen sauer, süß, salzig und bitter erfolgen.
- **N. vestibulocochlearis.** Achten Sie auf Nystagmus und führen Sie eine Hörprüfung durch und fragen Sie nach Schwindelgefühlen.
- **N. glossopharyngeus.** Schmeckprüfung (Nerv enthält Schmeckfasern) und Prüfung der Sensibilität von Zungengrund und Gaumen durch Berührung mit einem Spatel. Die motorische Funktion kann durch Auslösen des Würgereflexes untersucht werden.
- **N. vagus.** Die willkürlichen motorischen Fasern, die zur Kehlkopf-, Rachen- und Gaumenmuskulatur ziehen, werden durch das Erfragen nach Schluckbeschwerden und durch Inspektion des Zäpfchens (Uvula) auf Verziehungen untersucht. Bei Lähmungen wird das Zäpfchen beim „A-Sagen" nicht angehoben.
- **N. accessorius.** Die Schultern sollen gegen den Widerstand des Untersuchers angehoben werden und der Kopf zur Seite gedreht.
- **N. hypoglossus.** Man fordert den Patienten auf, die Zunge heraus zu strecken und achtet auf Seitenabweichungen. Bei beidseitiger Schädigung des Nervs kann die Zunge überhaupt nicht herausgestreckt werden.

Reflexstatus Achten Sie bei der Untersuchung der Reflexe auf Abweichungen vom Normbereich wie:

- **Hyporeflexie:** abgeschwächter Reflex (z. B. bei Hypothyreose)
- **Areflexie:** fehlender Reflex (z. B. bei Schädigung des Reflexbogens)
- **Hyperreflexie:** gesteigerter Reflex (z. B. bei Hyperthyreose)

- **Erschöpflichen und unerschöpflichen Klonus:** Ein erschöpflicher Klonus gilt als Hinweis auf eine Pyramidenbahnschädigung, ein unerschöpflicher gilt als *sicheres* Pyramidenbahnzeichen.

32.2.11 Funktionsprüfungen und Tests

Eine Funktionsprüfung können Sie praktisch bei jedem Organ und jedem Körperteil durchführen. Sie sind je nach Organ sehr unterschiedlich und wurden daher bei den jeweiligen Organsystemen bereits vorgestellt. ➢ Tab. 32.1 zeigt eine Auswahl wichtiger Funktionsprüfungen.

Jetzt wissen Sie genau, wie Sie bei der Untersuchung eines Patienten „von Kopf-zu-Fuß“ vorgehen. Nun heißt es üben, üben, üben. Die theoretischen Kenntnisse reichen hier nicht aus, sondern man sollte wirklich praktisch die Abläufe einüben, damit sie „sitzen“. Belegen Sie deshalb unbedingt einen Kurs „Untersuchungstechniken“. Schauen Sie vorher mithilfe des Buchs „Prüfungstraining für Heilpraktiker“ (➢ Kap. 32), ob Ihr theoretisches Wissen auf diesem Gebiet ausreichend ist. Gehen Sie bei der Beantwortung der Fragen sorgfältig und langsam Schritt-für-Schritt vor, denn es ist auch gleich eine gute Möglichkeit Lernhinhalte aus früheren Kapiteln zu wiederholen.

Tab. 32.1 Auswahl wichtiger Funktionsprüfungen

Untersuchtes Organ bzw. Körperteil	Funktionsprüfung	Näheres siehe Kap. Nr.
Herz und Kreislauf	Blutdruckmessung, Pulszählung, Schellong-Test	➢ Kap. 5.3.5, 5.3.6 und ➢ Kap. 6.2.2.1
Venöse Durchblutungsstörungen	Perthes-Test, Trendelenburg-Test	➢ Kap. 6.7.1
Arterielle Durchblutungsstörungen	Gehtest, Ratschow-Test, Faustschlussprobe	➢ Kap. 6.2.2
Lunge	Vitalkapazität mittels Peak-Flow-Meter bzw. Taschenspirometer	➢ Kap. 17.2.5
Appendix	McBurney-, Lanz-, Rovsing-Zeichen	➢ Kap. 9.7.5
Ohren	Rinne- und Weber-Test, Hörprüfungen	➢ Kap. 20.2
Augen	Sehschärfe, Perimetrie, Pupillenreflex	➢ Kap. 19.2.1, 19.2.2 und ➢ Kap. 18.7.6
Wirbelsäule	Beweglichkeit, Schober-Zeichen	➢ Kap. 4.6.4
Nervensystem	Lasègue-, Kernig-, Brudzinski-Zeichen, Finger-Nase-Test, Knie-Hacke-Test Prüfung der Feinmotorik und der Sensibilität, Reflexprüfungen	➢ Kap. 27.1.9 und ➢ Kap. 18.7
Gallenblase	Murphy-Zeichen	➢ Kap. 12.3.3
Leber	Enzymbestimmungen, Bestimmung der Bluteiweiße, Bestimmung des Eisenspiegels	➢ Kap. 11.3.2
Pankreas	Blut- und Urinuntersuchung auf Lipase und Alpha-Amylase, Stuhluntersuchung: Chymotrypsintest und Untersuchung auf unverdaute Bestandteile im Stuhl	➢ Kap. 13.2
Niere	Clearance-Untersuchung, Blutuntersuchung (Kreatinin u.a.), Harnuntersuchung mit Teststreifen	➢ Kap. 15.3.2

KAPITEL

33 Labordiagnostik

33.1 Möglichkeiten und Grenzen der Labordiagnostik ... 1004

33.2 Probenarten ... 1006
33.2.1 Blutuntersuchung ... 1007
33.2.2 Urinuntersuchung ... 1010
33.2.3 Stuhluntersuchung ... 1011

33.3 Standardlaboruntersuchungen ... 1012
33.3.1 Blutdiagnostik ... 1012
33.3.2 Elektrolytbestimmungen ... 1012
33.3.3 Enzymdiagnostik ... 1012
33.3.4 Bluteiweiße ... 1016
33.3.5 Blutfette ... 1018
33.3.6 Blutgerinnungsdiagnostik (Gerinnungstest, Gerinnungsuntersuchung, Gerinnungsstatus) ... 1019
33.3.7 Hormonbestimmung ... 1021
33.3.8 Entzündungsparameter ... 1022
33.3.9 Eisenstoffwechsel ... 1023
33.3.10 Gastroenterologische Diagnostik ... 1024
33.3.11 Speicheldiagnostik ... 1025

33.1 Möglichkeiten und Grenzen der Labordiagnostik

Zunächst werden kurz wichtige, häufige Abkürzungen in der Labormedizin und oft benutzte kleine Mengenangaben vorgestellt (➤ Tab. 33.1, ➤ Tab. 33.2).

Mit dem Begriff „Labor" bezeichnet man eigentlich einen Arbeitsplatz im Bereich der Naturwissenschaften, in dem Experimente, Prüfungen und Messungen durchgeführt werden. Spricht man in der Medizin von Labor, so meint man damit einen Arbeitsplatz oder eine Einrichtung, in der biochemische, mikrobiologische oder pathohistologische Analysen oder Untersuchungen durchgeführt werden. Eine solche Laborarbeit benötigt bestimmte Apparate.

„Labor" wird oft synonym mit „Labordiagnostik" verwendet. Die Labordiagnostik untersucht bestimmte Körpermaterialien, um so Erkrankungen aufzudecken oder um den Therapieverlauf zu kontrollieren.

Untersuchungsmaterialien sind z. B. (➤ Tab. 33.3):

- **Körperflüssigkeiten** wie Blut, Serum, Liquor, Sperma, Speichel, Punktate (z. B. Gelenk, Pleura, Aszites)
- **Körperausscheidungen** wie Urin, Stuhl, Sputum, Schweiß

Für einen Heilpraktiker sind die wichtigsten Untersuchungsmaterialien Blut, Urin und Stuhl. Bitte beachten Sie, dass ein Heilpraktiker *nicht* mit *infektiösem Material* hantieren darf. Wenn Sie also den Verdacht haben, dass sich Erreger z. B. im Blut, im Urin oder im Stuhl befinden könnten, so dürfen Sie diese Untersuchungsmaterialien nicht beim Patienten entnehmen und Sie dürfen solche Materialien nicht selbst untersuchen.

Zwar ist es dem Heilpraktiker nicht gesetzlich verboten, Liquor oder Punktate zu untersuchen, aber aufgrund seiner Sorgfaltspflicht führt er diese Untersuchungen nicht durch.

Manche Untersuchungen können Sie in Ihrer Praxis selbst durchführen und / oder Sie können die Untersuchung in einem Labor veranlassen. Labore, mit denen Sie zusammenarbeiten können, finden Sie in jeder Stadt. Es bietet sich an, ein Labor auszusuchen,

Tab. 33.1 Häufige Abkürzungen der Labormedizin

Abkürzung	Bedeutung
AP	Alkalische Phosphatase
ALT	Alanin-Aminotransferase
ANA	Antinukleäre Antikörper
ASL	Anti-Streptolysin
AST	Aspartat-Aminotransferase
BSG bzw. BKS	Blutsenkungsgeschwindigkeit bzw. Blutkörperchensenkungsgeschwindigkeit
CDT	Carbohydrate deficient transferrin
CHE	Cholinesterase
CK	Kreatinkinase
CK-MB	Kreatinkinase, MB-Anteil (Myokardtyp)
CRP	C-reaktives Protein
EDTA	Ethylendiamidtetraacetat (Ethylendiamintetraessigsäure)
EPO	Erythropoetin
Gamma-GT	Gamma-Glutamyltransferase
AST (GOT)	Glutamat-Oxalacetat-Transaminase
ALT (GPT)	Glutamat-Pyruvat-Transaminase
Hb	Hämoglobin
HDL	High Density Lipoprotein
Hkt	Hämatokrit
HLA	Humanes Leukozyten-Antigen
HWZ	Halbwertszeit
IE	Internationale Einheiten
Ig	Immunglobuline
INR	International Normalized Ratio
i. U.	im Urin
LDH	Laktatdehydrogenase
LDL	Low Density Lipoprotein
MCH	Mittleres korpuskuläres Hämoglobin
MCHC	Mittlere korpuskuläre Hämoglobinkonzentration
MCV	Mittleres korpuskuläres Volumen
oGTT	Oraler Glukosetoleranztest
PTT	Partielle Thromboplastinzeit
T_3	Triiodthyronin
T_4	Thyroxin (Tetraiodthyronin)
TRH	Thyreoidea Releasing Hormon
TSH	Thyreoidea stimulierendes Hormon
U	Unit
V. a.	Verdacht auf
VLDL	Very Low Density Lipoprotein

Tab. 33.2 Mengenangaben (kleine Mengen)

Präfix (Vorsilbe)	Wortbedeutung	Abkürzung	Wert
Deci-	lat. decimus = Zehnter	d	10^{-1}
Centi-	lat. centesimus = Hundertster	c	10^{-2}
Milli-	lat. millesimus = Tausendster	m	10^{-3}
Mikro-	gr. mikrós = klein	µ	10^{-6}
Nano-	gr. nános = Zwerg	n	10^{-9}
Pico-	ital. piccolo = klein	p	10^{-12}
Femto-	skand. femten = fünfzehn	f	10^{-15}
Atto-	skand. atten = achtzehn	a	10^{-18}

Tab. 33.3 Untersuchungsmaterialien und Beispiele für Einsatzgebiete

Untersuchungsmaterialien		Beispiele für Einsatzgebiete
Blut	**Kapillarblut**	Zur Bestimmung des Blutzuckers (besser: im Plasma messen)
	Vollblut (zentrifugiert und Gerinnungshemmer zugegeben), EDTA-Blut	Zur Bestimmung des großen und kleinen Blutbildes, HbA_{1C}
	Plasma (Blut ohne Blutkörperchen mit Fibrinogen) und Zusätzen wie Natriumcitrat, Natriumfluorid	Zur Bestimmung der Blutsenkungsgeschwindigkeit und des Blutzuckers
	Serum (Blut ohne Blutkörperchen und ohne Fibrinogen) mit Zusatz von Plastikkügelchen	Zur Bestimmung von Spurenelementen, Elektrolyten, Hormonen, Leberenzymen, Tumormarkern
Urin	**24-Stunden-Sammelurin**	Bestimmung des spezifischen Gewichts, Eiweiße
	Mittelstrahlurin	Teststreifenuntersuchungen zur Bestimmung des spezifischen Gewichts, pH-Wert, Leukozyten, Nitrit, Eiweiße, Glukose, Ketonkörper, Urobilinogen, Bilirubin, Blut
	Urinsediment (zentrifugierter Urin)	Beurteilung von Erythrozyten, Leukozyten, Plattenepithelzellen, Urothelien, Zylindern, Kristallen, Tumorzellen
	Urin auf Nährboden	Erregernachweis (nur Ärzte)
Stuhl	Stuhlprobe	Erregernachweis wie z. B. Bakterien, Viren, Pilze, Würmer (nur Ärzte), unverdaute Nahrungsbestandteile, Blut z. B. durch Hämoccult®, Nachweis von Immunglobulinen
Haare	Haare vom Haaransatz am Nacken (okzipital)	Untersuchung auf Vergiftungen, Umweltgifte, Spurenelemente, Drogen
Sputum	Sputum	Bakteriologische Nachweise (nur Ärzte)
Speichel	Speichel	Hormondiagnostik (z. B. Kortisol, Östrogen, Testosteron, Melatonin), Feststellung des Kariesrisikos
Punktate	Synovia, Pleura, Aszites	Tumorzellen, Entzündungsparameter, Erreger (nur Ärzte)
Abstriche	z. B. Rachen, Gebärmutter, Wunden	Erregernachweis, Tumorzellen (nur Ärzte)
Liquor	Liquor	Erregernachweis, Eiweiße, Glukose (nur Ärzte)

das auf Heilpraktiker spezialisiert ist. Um ein geeignetes Labor zu finden, empfiehlt es sich, auf große Heilpraktikerkongresse zu gehen und sich hier über die angeschlossene Industrieausstellung über verschiedene Labore zu informieren und / oder über das Internet zu recherchieren.

Infektionsverdächtige Untersuchungsmaterialien, z. B. Blut, Urin oder Stuhl, dürfen vom Heilpraktiker nicht entnommen und nicht untersucht werden.

Alle anderen Untersuchungen dürfen Sie vornehmen, z. B.

- Großes und kleines Blutbild
- Entzündungsparameter
- Gerinnungsdiagnostik (INR-Wert, PTT)
- Serumeiweiße (z. B. Albumin)
- Bestimmung der Elektrolyte
- Nierenwerte (z. B. Kreatinin, Harnsäure)
- Leberwerte (Gamma-GT, AST, ALT)
- Bauchspeicheldrüsenwerte (Lipase)
- Blutfettwerte
- Eisenstoffwechsel
- Tumormarker u. v. m.

Befundinterpretationen Welche Parameter Sie bestimmen, hängt von Ihrer Fragestellung ab, denn durch die Laboruntersuchung kann Ihre Verdachtsdiagnose bestätigt oder ausgeschlossen werden. Allerdings kann ein Laborbefund nicht für sich allein interpretiert werden, sondern es braucht immer die Krankengeschichte und das aktuelle Beschwerdebild des Patienten dazu. Denn bedenken Sie, dass z. B. der Nachweis eines Rheumafaktors allein im Blut noch nicht die Diagnose „Rheuma" rechtfertigt, sondern nur, wenn auch die Symptome des Patienten dazu passen. Andererseits schließt das Fehlen des Rheumafaktors im Blut die Verdachtsdiagnose „Rheuma" nicht mit Sicherheit aus, wenn der Patient entsprechende Beschwerden zeigt. Von daher dürfen bestimmte Laborparameter nicht überbewertet werden, sondern sollten vielmehr als eine wichtige Hilfe bei der Diagnosestellung gesehen werden.

Laborberichte geben Informationen über den momentanen Zustand des Patienten. Fordert man über bestimmte Zeiträume immer wieder Laborbefunde an, so kann man etwas über den Verlauf von Erkrankungen sagen. So könnte man z. B. anhand der Nierenparameter oder der Blutzuckerwerte sehen, wie sich eine Krankheit entwickelt und ob die gewählte Therapie anschlägt.

Die meisten Labore bieten den zusätzlichen Dienst der Befundinterpretation und das Angeben von naturheilkundlichen Therapieempfehlungen gegen Aufpreis an. Aber um den Befund interpretieren zu können, benötigt auch das Labor das Beschwerdebild des Patienten. In der Regel empfiehlt es sich nicht, diesen Dienst in Anspruch zu nehmen. Es ist besser, Sie machen sich selbst in „Laborkunde" fit und können dann Ihre eigenen Therapieempfehlungen darauf gründen.

Bedenken Sie bei Ihrer Interpretation der Befunde, dass sowohl unveränderliche Variablen wie Geschlecht und Alter zu berücksichtigen sind als auch veränderliche wie Essgewohnheiten, Medikamenteneinnahme, Alkoholkonsum, körperliche Aktivitäten, Stress und die Tagesschwankungen bestimmter Werte.

Referenz- bzw. Normalwerte Referenzwerte sind Messwerte, die denen von 95 % der gesunden Normalbevölkerung entsprechen. Dabei liegen jeweils 2,5 % oberhalb und unterhalb des gemessenen Wertes. Damit handelt es sich nicht um einen „Normalbereich", sondern einen bestimmten Schwankungsbereich, innerhalb dessen alle Werte als normal gelten.

Für die Interpretation von Laborparametern ist es wichtig zu wissen, dass die Referenzbereiche eines Parameters stark von dem Messgerät und der Analysemethode abhängen. Deshalb geben die Labore bei ihrem Bericht immer ihre Referenzbereiche mit an.

Bezugswerte Bezugswert ist ein festgelegter Zahlenwert, der zu Vergleichen herangezogen wird. In der Medizin nimmt man meist die Referenzwerte als Bezugswerte, um einzuschätzen, ob ein gemessener Wert als pathologisch anzusehen ist.

33.2 Probenarten

In Heilpraktikerpraxen sind die häufigsten Untersuchungsmaterialien, die an Labore verschickt werden, Blut (Vollblut, Serum, Plasma), Urin und Stuhl. Weitere mögliche Untersuchungsmaterialien sind Haare und Sputum. Von Ärzten können noch verwendet werden: Punktate (Gelenk, Pleura, Aszites), Abstriche zur bakteriologischen Untersuchung, z. B. aus dem Scheidenausfluss oder dem Rachen und Liquor, z. B. zum Nachweis, ob sich dort Bakterien befinden.

Es werden nun die Blut-, Urin- und Stuhluntersuchungen näher besprochen.

33.2.1 Blutuntersuchung

Je nachdem, welchen Parameter man im Blut bestimmen möchte, entnimmt man das Blut venös (am häufigsten) oder aus den Kapillaren. Zwar ist es dem Heilpraktiker nicht verboten, arterielles Blut zu Untersuchungszwecken zu entnehmen, aber aufgrund seiner Sorgfaltspflicht führt er diese Untersuchungen nicht durch. Deshalb wird dieses Vorgehen hier nicht näher besprochen. Die Entnahme von kapillarem Blut wird beispielsweise für die Blutzuckerbestimmung durchgeführt. Bitte gehen Sie dazu vor, wie im Kapitel Injektionstechniken ➢ Kap. 31.6 besprochen.

Die folgenden Ausführungen beziehen sich auf venöses Blut, das zu Untersuchungszwecken entnommen wurde. Je nachdem, welche Parameter man bestimmen möchte, muss das Blut unterschiedlich behandelt werden. So unterscheidet man beispielsweise geronnenes Blut (Nativblut) von nicht geronnenem (antikoaguliert). Geronnenes Blut muss für die Untersuchung zentrifugiert (s. u.) werden.

Nachdem Sie sich mit einem bestimmten Labor in Verbindung gesetzt haben, mit dem Sie zusammenarbeiten möchten, können Sie dort Blutentnahmeröhrchen anfordern. Diese dienen der Entnahme und Aufbereitung der Blutproben. Sie ermöglichen auch eine kurzfristige Lagerung und einen unkomplizierten Transport.

Die Blutentnahmeröhrchen sind mit unterschiedlichen Zusätzen zur Hemmung der Blutgerinnung versehen. Je nachdem, welche Blutuntersuchung Sie durchführen möchten, nehmen Sie unterschiedliche Röhrchen. Welche das im Einzelnen sind, können Sie aus Übersichten entnehmen, die Ihnen jedes Labor zur Verfügung stellt. Die Labore haben auch unterschiedliche Anforderungen, wie die Proben zu gewinnen sind und wie sie verschickt werden müssen. Bitte beachten Sie diese Angaben genau, um Fehlergebnisse zu vermeiden.

Blutentnahmeröhrchen Bei den Blutentnahmeröhrchen unterscheidet man (➢ Tab. 33.4):

- **Serum-Röhrchen,** die einen Gerinnungsaktivator enthalten. Mit ihnen werden z. B. Leberenzyme, Kreatinin, Elektrolyte und Antikörper bestimmt.
  Farbkodierung weiß (Monovette®) oder rot (Unterdruck), siehe unten.
- **Citrat-Plasma-Röhrchen** enthalten Citrate, welche Kalzium binden und so die Blutgerinnung hemmen, da nun der Faktor 4 für die Gerinnungskaskade fehlt. Sie werden für Gerinnungs-

Tab. 33.4 Farbkodierung, Zusatz und Einsatzgebiet von Blutentnahmeröhrchen

Blutentnahmeröhrchen	Farbkodierung Monovette® (Aspiration)	Farbkodierung Vacutainer® (Unterdruck)	Verwendeter Zusatz	Einsatzgebiet
Serum-Röhrchen	Weiß	Rot	–	Leberenzyme, Kreatinin, Elektrolyte, Antikörper
Citrat-Plasma-Röhrchen	Grün	Hellblau	Citrate	INR- und Quick-Wert, PTT
Heparin-Röhrchen	Gelb-orange	Grün	Heparin	Spurenelemente wie Quecksilber, Cadmium, Blei, Selen und Kupfer
EDTA-Röhrchen	Rot	Lila	Ethylendiamidtetraacetat	Blutbild, HbA_{1C}, Blutgruppen
Natriumfluorid (NaF)	Hellgelb	Grau	Natriumfluorid	Blutzucker
Natriumcitrat	Lila	Schwarz	Natriumcitrat	Blutsenkungsgeschwindigkeit

untersuchungen wie INR- und Quick-Wert und PTT verwendet.
Farbkodierung grün (Monovette®) oder hellblau (Unterdruck).
- **Heparin-Plasma-Röhrchen** enthalten Heparin und sind für die Untersuchung von bestimmten Spurenelementen wie Quecksilber, Cadmium, Blei, Selen und Kupfer geeignet.
Farbkodierung gelb-orange (Monovette®) oder grün (Unterdruck).
- **EDTA-Plasma-Röhrchen** enthalten Ethylendiamidtetraacetat und wirken gerinnungshemmend. Sie verwendet man, wenn man z. B. ein Blutbild erstellen möchte oder die Blutgruppe oder den HbA_{1C}-Wert ermitteln möchte.
Farbkodierung rot (Monovette®) oder lila (Unterdruck).
- **Natriumfluorid (NaF)-Röhrchen** enthalten Natriumfluorid, das sowohl gerinnungshemmend wirkt als auch die Glykolyse hemmt. Man verwendet es für die Ermittlung des Blutzuckerspiegels.
Farbkodierung hellgelb (Monovette®) oder grau (Unterdruck).
- **Natriumcitrat** dient der Bestimmung der Blutsenkungsgeschwindigkeit.
Farbkodierung lila (Monovette®) oder schwarz (Unterdruck).

Blut-Abnahmesysteme Es gibt zwei Abnahmesysteme: das Unterdruck- und das Aspirationssystem. Für jedes System gibt es Entnahmeröhrchen mit verschiedenen Zusätzen, die nach EN 14820 normiert und farbkodiert sind. Dazu sind die Röhrchen mit verschiedenfarbigen Kappen versehen. Da beide Abnahmesysteme einen Adapter besitzen, ermöglichen sie die Entnahme mehrerer Blutproben hintereinander bei nur einer Punktion.

Wie bereits erwähnt, stellen die Labore ihren Kunden die Entnahmesysteme zur Verfügung. Diese enthalten bereits die Trennmittel oder Gerinnungshemmer, die für die beabsichtigte Untersuchung erforderlich sind. Die Labore legen Übersichten bei, sodass Sie daraus entnehmen können, für welche Untersuchung Sie welches Röhrchen nehmen müssen.

Einmalspritzen ohne Adapter, so wie man sie früher verwendete, finden heute fast keinen Einsatz mehr.

Es werden nun die beiden Entnahmesysteme näher vorgestellt:
- **Unterdrucksystem.** Innerhalb der Probengefäße (z. B. Vacutainer®, Vacuette®) herrscht von vornherein ein Unterdruck. Ein Unterdrucksystem besteht aus einer Punktionskanüle (Nadel), einem Halter und einem Röhrchen. Es wird mit der Kanüle die Vene angestochen und über einen Adapter wird das Blut durch den Unterdruck im Röhrchen angesaugt. Möchte man mehrere Proben hintereinander entnehmen, so ist das problemlos möglich, weil das neue Röhrchen nur auf den Adapter aufgesteckt werden muss. Die Füllung erfolgt dann jeweils automatisch durch den Unterdruck. Ein Vorteil dieses Systems ist, dass die angesaugte Blutmenge konstant ist, ein Nachteil, dass der aufgebaute Unterdruck zur Blutentnahme nicht variiert und damit nicht den individuellen Venenverhältnissen angepasst werden kann.
- **Aspirationssystem.** Dieses System (z. B. Kabevette®, Monovette®) entspricht dem Aufbau einer Spritze. Es besteht aus der Kanüle (Nadel), dem Blutentnahmeröhrchen und einem Adapter. Durch Herausziehen des Stempels entsteht ein Unterdruck, in dessen Folge das Blut in das Röhrchen strömt. Der Stempel wird nach vollständigem Herausziehen (Stempel muss hinten einrasten) abgeknickt, wodurch sich die Länge verkürzt und das Versenden der Monovette® einfacher wird. Eine Monovette® kann allerdings bei einer bestimmten Handhabung auch als Unterdruckprinzip eingesetzt werden. Das bedeutet, sie kann sowohl für das Aspirationssystem als auch für das Unterdrucksystem benutzt werden.
Sind die Venenverhältnisse schwierig, so kann beim Aspirationssystem auch eine Butterflykanüle aufgesetzt werden (z. B. Multifly®-Kanüle).

Unterschiede Vollblut, Serum, Plasma Je nach Parameter, der bestimmt werden soll, benötigt man Vollblut, Serum oder Plasma. Das bedeutet, dass das Blut entweder komplett durchgeronnen sein muss oder es muss an der Gerinnung gehindert werden.

Wird das frische, geronnene Blut zentrifugiert (s. u.), so erhält man Serum. Wird das frische Vollblut durch Zusatzstoffe im Röhrchen an der Gerinnung gehindert, erhält man Plasma, da noch alle

33

Gerinnungsfaktoren enthalten sind. Je nach Zusatz wird das Plasma dann als Citrat-, Heparin,- EDTA- oder NaF-Plasma bezeichnet.

Zentrifuge (Trennschleuder) Zentrifugen nutzt man, um Stoffe zu trennen (↑ *Atlas* Abb. 27.1). So können Sie mithilfe einer Zentrifuge die festen Bestandteile des Blutes vom flüssigen Anteil trennen und so aus geronnenem Vollblut Serum gewinnen. Nach dem Zentrifugalvorgang steht das klare Serum über den Erythrozyten und kann abpipettiert werden.

Gel-Monovetten® enthalten ein Gel, das sich bei der Zentrifugation zwischen die zellulären Bestandteile und das Serum legt. Damit entfällt das Abpipettieren.

Achten Sie beim Bestücken der Zentrifuge darauf, dass in den gegenüberliegenden Plätzen gleichviel befüllte Röhrchen sind (= austarieren), damit es nicht zur Unwucht kommt, denn das kann sonst schwerwiegende Folgen haben und es besteht Verletzungsgefahr.

Vorbereitung der Blutentnahme

- Versichern Sie sich, dass der Patient mit der Blutentnahme zu Untersuchungszwecken einverstanden ist, sonst erfüllen Sie den Tatbestand der Körperverletzung. Klären Sie ihn auf, welche Parameter Sie bestimmen möchten und wozu. Informieren Sie ihn über die zu erwartenden Kosten.
- Vergewissern Sie sich, dass keine Kontraindikationen vorliegen, wie z. B. Erreger im Blut (HIV, Hepatitis B oder C).
- Bestellen Sie den Patienten so ein, dass der Standard für eine geplante Blutentnahme erfüllt ist:
  - Entnahme morgens zwischen 7.00 und 9.00 Uhr für die Parameter, die nennenswerten Tagesrhythmen unterliegen.
  - Patient muss nüchtern sein, d. h., es muss eine Nahrungskarenz von mindestens 12 Stunden vorliegen (letzte Nahrungsaufnahme am Vorabend zwischen 18.00 und 19.00 Uhr) und er soll auch keine Medikamente eingenommen haben.
  - In den letzten 3 Stunden vor der Entnahme darf keine große körperliche Anstrengung erfolgt sein und in den letzten 3 Tagen vorher keine übermäßige körperliche Leistung erbracht haben (z. B. Marathonlauf).
  - Es dürfen in den letzten Tagen keine Alkoholexzesse erfolgt sein.
  - Er soll vor der Entnahme auf der Liege mindestens 5–20 Minuten geruht haben.

Grundsätze der Blutgewinnung zu Laborzwecken Gehen Sie zur Blutentnahme wie im Kapitel Injektionstechniken im ➤ Kap. 31.1 Blutentnahme aus einer Vene besprochen vor und beachten Sie alle Kontraindikationen. Die Entnahme soll aus der Ellenbeugenvene mit möglichst dicken Kanülen erfolgen, um eine Hämolyse in der Nadel zu vermeiden. Ist eine Entnahme aus der Ellenbeugenvene nicht möglich, kann auch aus der Handrückenvene entnommen werden.

Damit das Labor Ihnen zuverlässige Daten übermitteln kann, müssen Sie die Entnahme- und Transportvorschriften Ihres Labors genau beachten. Je nach Parameter muss das Blut zuvor komplett durchgerinnen oder an der Gerinnung gehindert werden. Wird durchgeronnenes Blut zentrifugiert, so erhält man Serum.

- Wählen Sie anhand der Farbkodierung das für Ihre Untersuchungszwecke geeignete Röhrchen aus. Möchten Sie mehrere Proben hintereinander entnehmen, so gehen Sie nach der folgenden Reihenfolge vor:
  - Vollblut für Serum (s. u. Zentrifugieren)
  - Citrat-Blut (Plasma)
  - Heparin-Blut
  - EDTA-Blut
  - Natriumfluorid-Blut (Plasma)
- Beachten Sie, dass das Probenröhrchen mit Natriumcitrat, EDTA und Heparin immer bis zur Füllmarke mit Blut gefüllt werden muss.
- Zwischen Stauen und Punktion sollte nicht zu viel Zeit vergehen, nicht mehr als 30 Sekunden.
- Nach der Entnahme muss das Blut mit Zusatz durch wiederholtes Neigen oder Schwenken des Entnahmesystems vermischt werden. Ein Schütteln der Probe ist unbedingt zu vermeiden.

Nachbereitung der Blutentnahme

- Versehen Sie die Probenröhrchen **sofort** mit den Patientendaten Vor- und Zunahme und Geburtsdatum sowie dem Entnahmedatum. Achten Sie

darauf, dass die Beschriftung auch tatsächlich auf dem Probenröhrchen steht und nicht auf der Kappe oder einer Schutzhülle.
- Dokumentieren Sie die Blutentnahme in der Patientenakte und im Laborbuch.
- Legen Sie Ihrer Probeneinsendung an das Labor einen Anforderungsschein bei, aus dem sich ergibt, welche Parameter bestimmt werden sollen. Auf diesem Anforderungsschein müssen der Name, das Geburtsdatum, die vollständige Adresse und der Kostenträger vermerkt sein. Vorteilhaft ist es, wenn aus Datenschutzgründen nicht die persönlichen Daten des Patienten eingetragen werden, sondern mit verschlüsselten Nummern gearbeitet wird. Geben Sie die persönlichen Daten an das Labor weiter, benötigen Sie dafür eine Einverständniserklärung des Patienten.
Der Transport muss lichtgeschützt, z. B. durch Umwickeln mit einer Alufolie erfolgen, wenn Sie Vitamin A, E oder Bilirubin bestimmen möchten.

Häufige Fehlerquellen bei der Blutentnahme
- Starkes „Pumpen“, d. h. Öffnen und Schließen der Faust, vor der Blutentnahme, kann zur Hämolyse und damit vor allem zu einem starken Kaliumanstieg führen.
- Zu langes Stauen kann zu falsch hohen Eiweißwerten, Zellzahlen, Blutfetten, Bilirubin, Kalium und Eisen führen.
- Hämolyse durch zu dünne Kanüle
- Zu starker und schneller Zug am Spritzenstempel kann zu Unterdruck und damit auch zur Hämolyse führen.
- Zu starkes Schütteln (Mischen) der Blutprobe, statt einfachem Hin- und Her-Bewegen
- Ungenügendes Mischen der Blutprobe
- Langes Stehenlassen der Blutprobe
- Zu warme Lagerung oder zu plötzliche Abkühlung
- War der Patient nicht nüchtern, so liefert das falsch hohe Werte bei den Blutfetten LDL, HDL, Triglyzeride, Cholesterin, außerdem beim Blutzucker, Bluteiweißen, Harnsäure, Phosphor, Kalium, Kalzium und einigen Leberwerten.

Tageszeiten und Laborparameter Grundsätzlich sollte nach größeren Mahlzeiten kein Blut abgenommen werden (Ausnahme Blutzuckertagesprofil), da dadurch nicht nur die Blutfette verfälscht werden, sondern manche Parameter aus lipämischem Material problematisch sind.

Für einige Parameter ist die Tageszeit wichtig, da sie Tagesschwankungen unterworfen sind (➤ Tab. 33.5). So erreichen Kortisol, Adrenalin, Noradrenalin morgens ihr Maximum, Eisen nachmittags und Aldosteron, Parathormon, Renin und das Wachstumshormon nachts.

Tab. 33.5 Parameter, die nüchtern und zu bestimmten Tageszeiten abgenommen werden müssen

Nüchtern	Abnahme um 8.00 Uhr	Nüchtern und Abnahme um 8.00 Uhr
• Cholesterin, gesamt • LDL • HDL • Triglyzeride • Homocystein • Nüchternblutzucker	• ACTH • Kortisol	• Gallensäuren • Phosphat

33.2.2 Urinuntersuchung

Im ➤ Kap. 15.3.2 „Laboruntersuchung“ im Kapitel „Harnapparat“ wurde die Harnuntersuchung ausführlich vorgestellt und im ➤ Kap. 15.3.4 die Teststreifenuntersuchung, die problemlos von jedem Heilpraktiker in der eigenen Praxis durchgeführt werden kann.

Senden Sie eine Urinprobe ans Labor, so können Sie bestimmte Nachweise durchführen lassen, wie z. B. Hormone, Medikamente, Stoffwechselprodukte, Erythrozyten, Drogen u. v. m.

Probenmaterialien Bei den Probenmaterialien unterscheidet man:
- **Morgenurin.** Darunter versteht man den Urin, der mit der ersten Miktion nach dem Aufstehen am Morgen gewonnen wurde. Da nachts nicht getrunken wird, ist dieser Urin konzentrierter als der Urin, der tagsüber gelassen wird.
- **Spontanurin.** Die Urinentnahme erfolgt irgendwann im Tagesverlauf. Das wird vor allem bei Notfalluntersuchungen gemacht.
- **Mittelstrahlurin.** Vor der Miktion wird die Gegend um den Harnröhrenausgang gründlich

gereinigt und getrocknet. Der erste Urin (Erststrahlurin) wird verworfen und geht in die Toilette, da er, vor allem bei Frauen mit Ausfluss, mit Keimen kontaminiert sein kann. Die nächste Harnportion wird in einem sauberen Urinbecher aufgefangen und der restliche Urin (Endstrahlurin) wird wieder verworfen. Es ist darauf zu achten, dass bei der Miktion der Wasserstrahl nicht unterbrochen wird.

- **24-Stunden-Sammelurin.** Als Sammelurin bezeichnet man den Urin, der über eine bestimmte Zeitspanne gesammelt wurde, meist meint man damit den 24-Stunden-Sammelurin. Die entnommenen Proben sind lichtgeschützt und kühl (am besten im Kühlschrank) zu lagern. Der Patient entleert den Morgenurin in die Toilette, denn dieser Urin wird nicht verwertet. Dann wird über den ganzen Tag verteilt und über die folgende Nacht bis zum nächsten Morgen der Urin gesammelt. Am 2. Tag wird der Urin morgens nüchtern ebenfalls in das Sammelgefäß gegeben. Damit ist die Sammelperiode abgeschlossen. Es ist zu beachten, dass nach jeder Zugabe in das Sammelgefäß der Urin gut vermischt werden muss. Zum Abschluss wird eine Urinmonovette® vollständig mit Urin gefüllt und an das Labor geschickt. Der restliche Urin wird in der Toilette entsorgt.

Entnahmeregeln

- Der Urin muss in sauberen Gefäßen gesammelt werden. Sie dürfen z. B. keine Rückstände von Reinigungs- oder Desinfektionsmitteln enthalten.
- Der Urin soll möglichst zeitnah untersucht werden. Ist das nicht möglich, z. B. beim 24-Stunden-Sammelurin, so muss er kühl und dunkel gelagert werden, am besten im Kühlschrank. Wird der Urin der Sonne ausgesetzt, weil er beispielsweise auf einem Tisch steht, auf den die Sonne durch das Fenster scheint, ist er für eine Untersuchung unbrauchbar geworden.
- Bevor aus dem 24-Stunden-Sammelurin mit der Urinmonovette® eine Probe entnommen wird, muss der Urin gut durchmischt werden. Bitte informieren Sie sich, ob für die von Ihnen gewählte Urinuntersuchung dem Sammelurin ein bestimmter Zusatz zugegeben werden muss.

33.2.3 Stuhluntersuchung

Möchten Sie den Stuhl auf okkultes Blut untersuchen, so können Sie das selbst in Ihrer Praxis durchführen. Wie Sie dazu mit einer Testbriefuntersuchung (z. B. Guajak-Test, Hämoccult® oder iFOBT) vorgehen, finden Sie im Kapitel „Verdauung" im ➤ Kap. 9.7.10 beschrieben.

Stuhl kann auch über ein Labor untersucht werden, z. B. kann dort die Darmflora bestimmt werden oder auf Blut, Pankreasenzyme, Tumormarker, Histamin, unverdaute Nahrungsbestandteile oder auf Erreger hin untersucht werden. Bedenken Sie bitte, dass eine Untersuchung auf Erreger nicht vom Heilpraktiker durchgeführt werden darf, also z. B. auch keine Untersuchung auf eine infektiöse Darmpilzerkrankung oder auf Wurmbefall.

Zur Probengewinnung gibt man dem Patienten ein sog. Stuhlröhrchen mit Schraubverschluss mit. Das ist ein Plastikröhrchen in dessen Deckel eine kleine Plastikschaufel eingebracht ist, die dazu dient, den Stuhl in das Röhrchen einzubringen. Zur Entnahme muss der Stuhl in ein sauberes Gefäß abgesetzt werden. Es gibt dafür spezielle Toiletteneinsätze aus Pappe oder Plastik, die über die Apotheke bezogen werden können. Nach dem Absetzen des Stuhles entnimmt man an drei verschiedenen Stellen Proben und befüllt damit das Röhrchen. Kann man schon mit bloßem Auge Blut, Schleim oder Eiter entdecken, so entnimmt man an dieser Stelle eine Probe. In der Regel benötigen die Labore ungefähr eine Füllhöhe von einem Drittel des Röhrchens. Der restliche Stuhl wird wie gewohnt in der Toilette entsorgt.

Nach Befüllung wird der Deckel fest aufgeschraubt und das Röhrchen in den dafür vorgesehenen Behälter gesteckt. Die Röhrchen sollten schnellstmöglich untersucht werden. Müssen sie doch einige Zeit gelagert werden, so sollen sie im Kühlschrank aufbewahrt werden. Je nach angestrebter Untersuchung müssen mehrere Proben an verschiedenen Tagen (oft 3 Proben) auf diese Weise entnommen werden.

Entnahmeregeln

- Der Stuhl darf keinen Kontakt mit Urin, Toilettenpapier oder Toilettenspülwasser haben.
- Die Probenverschickung soll in den von dem Labor zur Verfügung gestellten Gefäßen erfolgen.

- Eine Probenverschickung vor Feiertagen oder Wochenenden ist zu vermeiden.
- Muss der Stuhl an heißen Tagen per Post verschickt werden, so darf die Probe erst kurz vor Geschäftsschluss in der Post abgegeben werden. Niemals den Stuhl in einen Briefkasten werfen, der von der Sonne beschienen wird!
- Bei Bestimmung der Darmflora darf der Stuhl vor der Entnahme *nicht* durchmischt werden, weil sich sonst die Anaerobier nicht oder nur schwer nachweisen lassen.
- Der Patient soll mindestens 3 Tage lang die Einnahme von Mikroorganismenpräparaten stoppen.
- Der Patient sollte sich in der Zeit vor der Entnahme wie gewohnt ernähren.
- Auch hier gilt wieder: Die Beschriftung mit den erforderlichen Patienten- und Entnahmedaten darf nur auf dem Röhrchen selbst erfolgen – nicht auf der Schutzhülle, dem Deckel oder dem Versandgefäß!

33.3 Standardlaboruntersuchungen

33.3.1 Blutdiagnostik

Die Untersuchung des Blutes mittels großem und kleinem Blutbild wurde in Kapitel Blut im ➤ Kap. 7.7 ausführlich vorgestellt, das rote und weiße Differenzialblutbild im ➤ Kap. 7.7.1. Die Besprechung der einzelnen Blutparameter finden Sie im gleichen ➤ Kap. 7.7.1. Deshalb erfolgt hier nur eine Übersicht über die wichtigsten Blutparameter (➤ Tab. 33.6). Bestimmt werden diese Parameter im EDTA-Blut.

Treten Veränderungen im Blutbild auf, so spielt die weitere Abklärung durch Knochenmarkuntersuchungen eine wichtige Rolle, da sich hier klären lässt, welche Blutvorstufe von der Bildungsstörung betroffen ist.

33.3.2 Elektrolytbestimmungen

Elektrolyte sind geladene Atome, die im Blut bzw. Extrazellulärraum und dem Intrazellulärraum unterschiedlich verteilt sind. Außerhalb der Zelle kommen vor allem Natrium- und Chloridionen vor, innerhalb der Zelle Kaliumionen. Weitere Elektrolyte sind Kalzium, Magnesium, Phosphor, Eisen, Zink, Selen, u.a. Bitte beachten Sie dazu ➤ Kap. 10.5.

Elektrolyte sind u.a. für die Ausbildung des osmotischen Druckes wichtig und damit für die Aufrechterhaltung der Homöostase. Eine weitere wichtige Aufgabe ist der Aufbau des Ruhe- und Membranpotenzials der Nerven- und Muskelzellen. Kommt es zu Störungen im Elektrolythaushalt, liegt die Ursache häufig in einer Nierenerkrankung oder einer Störung des Wasser- und Elektrolythaushaltes, wie sie mit bestimmten Erkrankungen einhergeht, z.B. Diabetes insipidus. Eine wichtige Folge von Elektrolytstörungen sind Störungen der Muskel- und Nervenerregbarkeit. Bitte beachten Sie zu weiteren Störungen den ➤ Kap. 10.5.

Möchte man die Elektrolyte bestimmen, so macht man das im Serum. Bitte beachten Sie zu den Referenzwerten die ➤ Tab. 33.7.

33.3.3 Enzymdiagnostik

Ein Enzym ist ein Körpereiweiß, das als biologischer Katalysator wirkt. Damit meint man, dass ein Enzym bestimmte chemische Reaktionen ermöglicht bzw. beschleunigt, ohne sich dabei zu verändern. Beispielsweise bauen sie die zugeführte Nahrung im Zuge der Verdauung in Glukose, Aminosäuren und Fettsäuren ab. Sie sind zudem an unzähligen weiteren Stoffwechselvorgängen beteiligt und sie sind zuständig für das Kopieren der Erbinformation.

Enzyme haben ein „aktives Zentrum", mit dem sie sich an den umzuwandelnden Stoff verbinden. Dadurch wird der Stoff reaktionsbereit. Noch während das Enzym mit dem Stoff verbunden ist, erfolgt die eigentliche Reaktion, also die Umwandlung in einen anderen Stoff. Danach trennen sich das Enzym und der Stoff und das Enzym steht wieder für eine neue Reaktion zur Verfügung.

Enzymnamen enden meist auf -ase und oft beschreibt der Enzymname die Reaktion, die das Enzym herbeiführt (katalysiert). So weist die Bezeichnung Lipase darauf hin, dass es sich um ein Enzym handelt, das Fette abbaut. Allerdings gibt es Enzymbezeichnungen, die diese Ableitungen nicht

Tab. 33.6 Blutparameter

Parameter	Aufgaben bzw. Definition	Normwert	Erhöhung	Erniedrigung
Hämatokrit	Anteil der Erys (bzw. aller Blutzellen) am Gesamtblutvolumen	♂: 40–54 Vol. % ♀: 37–47 Vol. %	Polyglobulie, Polyzythämie, Dehydratation	Anämie, Hyperhydratation
Hämoglobin	Transportiert Sauerstoff und Kohlendioxid	♂: 14–18 g / dl ♀: 12–16 g / dl	Polyglobulie, Polyzythämie, Dehydratation	Anämie, Hyperhydratation
Erythrozyten	Transportiert Sauerstoff und Kohlendioxid	♂: 4,6–6,2 Mio / mm^3 ♀: 4,2–5,4 Mio / mm^3	Polyglobulie, Polyzythämie, Dehydratation	Anämie, Hyperhydratation
Retikulozyten	Jugendliche Erys, geben Auskunft über Neubildungsrate der Erys	7–15 Retikulozyten (in Promille der Erys)	Blutverlust, hämolytische Anämie, Hypoxie, verstärkte Erythropoese durch Substitutionstherapie einer Anämie	EPO-Mangel, Zytostatika, Strahlentherapie, Knochenmarkschädigung
MCV	Hämatokrit : Eryanzahl	80–100 fl	Makrozytär: perniziöse Anämie	Mikrozytär: Eisenmangelanämie
MCH	Hämoglobin : Eryanzahl	28–32 pg	Hyperchrom: perniziöse Anämie	Hypochrom: Eisenmangelanämie
MCHC	Hämoglobin : Hämatokrit	30–36 g / dl	Evtl. Kugelzellanämie	Evtl. Eisenmangelanämie
Leukozyten	Immunabwehr	4.000–10.000 / µl	Bakterielle Infektionen, Entzündungen, Pilzinfektionen, Parasiten Leukämie, einige Lymphome, Kortison, Cushing-Syndrom, Hyperthyreose, Stress	Virusinfektionen (Influenza, Masern, Röteln), einige bakterielle Erkrankungen (Typhus, schwere Sepsis), Autoimmunerkrankungen (LE, RA), Knochenmarkschädigung
Monozyten	Makrophagen	285–600 / µl; Anteil 2–8 % der Leukos	Rekonvaleszenz, bakteriell (TB, Syphilis, Brucellose), viral (Mumps, Masern, Windpocken, EBV), parasitär (Malaria), autoimmun (LE, RA), Malignome	Knochenmarkschädigung
Granulozyten	Immunabwehr	64–80 % der Leukos	v. a. akute bakterielle Infekte und Entzündungen	Bestimmte Infektionskrankheiten, s. a. neutrophile Granulozyten
Neutrophile Granulozyten	Mikrophagen	1.800–7.000 / µl; Anteil an den Leukos 60–70 %	(Häufigste Form der Granulozytose) akute, v. a. bakterielle Infekte, Entzündungen, Kortison, Schwangerschaft, körperliche Anstrengung	Bestimmte Infektionskrankheiten (Typhus, Tb, Masern, Mumps, Influenza), Agranulozytose, Knochenmarkerkrankungen, Zytostatika, Chemotherapie
Stabkernige neutrophile Granulozyten	Mikrophagen	150–400 / µl; bis 3 % der Leukos	Sog. Linksverschiebung, Infektionskrankheit (Infekt ist auf dem Höhepunkt)	Agranulozytose, Knochenmarkerkrankungen, Zytostatika, Chemotherapie

33

Tab. 33.6 Blutparameter (*Forts.*)

Parameter	Aufgaben bzw. Definition	Normwert	Erhöhung	Erniedrigung
Segmentkernige neutrophile Granulozyten	Mikrophagen	3.000–5.800/ µl; Anteil an den Leukos 45–70 %	Infekt ist auf dem Höhepunkt	Agranulozytose, Knochenmarkerkrankungen, Zytostatika, Chemotherapie
Eosinophile Granulozyten	Mikrophagen, v. a. für Immunkomplexe	50–250/ µl; Anteil an den Leukos 1–5 %	Postinfektiös, Allergien, Parasitenbefall, bestimmte Hauterkrankungen (z. B. Psoriasis), Malignome, Medikamente (ASS, Penicillin)	Infektionskrankheiten (akute Phase), Masern, Typhus, Cushing-Syndrom, Kortison
Basophile Granulozyten	Enthalten Heparin und Histamin, helfen bei der IgE-Synthese	15–50/ µl; Anteil an den Leukos < 1 %	(Geht oft einer Eosinophilie voraus) Allergien, Colitis ulcerosa, CML, Polyzythämie, Parasitose, juvenile Arthritis	Medikamente (z. B. Kortison), Hyperthyreose, Chemotherapie
Lymphozyten	Spezifische Abwehr gegen Erreger und Tumorzellen	1.500–3.000/ µl; Anteil an den Leukos 25–40 %	Akute, v. a. virale Infekte, chronische bakterielle Infekte (Keuchhusten, Tb, Brucellose), Colitis ulcerosa, Morbus Crohn, Vaskulitiden, Leukämie (v. a. CLL), Rheuma, Hormonstörungen, maligne Lymphome	Bestimmte Infektionskrankheiten (z. B. Tb, Keuchhusten), bestimmte Leukämien, Kortison, Cushing-Syndrom, Stress, Vitamin- und Mineralstoffmangel, maligne Lymphome, Knochenmarkschädigung, Autoimmunerkrankungen (LE)
B-Lymphozyten	Plasmazellen = Antikörperbildner, Memory-Zellen	70–830/ µl; Anteil an den Leukos 7–23 %	Virusinfektionen, Multiples Myelom, Leberzirrhose	Syphilis, evtl. bestimmte Infektions- und Autoimmunerkrankungen
T-Lymphozyten	Helfer-, Suppressor-, zytotoxische Zellen, Memoryzellen	600–3.100/µl; Anteil an den Leukos 61–85 %	Je nach Untergruppe	Je nach Untergruppe
Thrombozyten	Blutstillung, Blutgerinnung	150.000–380.000/ µl	Erhöhte Thromboseneigung, durch Knochenmarkerkrankungen (essenzielle Thrombozythämie, Polyzythämie, CML, Morbus Hodgkin), nach Milzentfernung, Infektionskrankheiten (z. B. Tb)	Hämorrhagische Diathese durch Knochenmarkschädigung (angeboren, Zytostatika, Chemotherapie, HIV, AK), Leukämie, Knochenmarkmetastasen, Lymphome

Tab. 33.7 Referenzbereiche der Elektrolyte im Serum

Elektrolyte	Menge in mmol/l (Millimol, 10^{-3}, entspricht einem Tausendstel Mol)
Natrium (Na^+)	135–145
Kalium (K^+)	3,8–5,2
Kalzium (Ca^{2+})	2,0–2,6
Magnesium (Mg^{2+})	0,7–1,0
Chlorid (Cl^-)	96–110
Phosphat	0,8–1,5

ermöglichen, weil sie traditionell schon andere Bezeichnungen tragen, wie z. B. Trypsin und Pepsin.

Kennzeichen von Enzymen

- **Substratspezifität.** Enzyme reagieren nur mit einer bestimmten **Substanz** (Substrat). Andere, selbst ähnliche Stoffe passen nicht in das aktive Zentrum des Enzyms.
- **Wirkungsspezifität (Reaktionsspezifität).** Ein Enzym kann nur eine ganz bestimmte **Reaktion** herbeiführen (katalysieren).

Tab. 33.8 Übersicht über Leitenzyme

Leitenzym		Herkunftsgewebe (Organ)
Abkürzung	Bezeichnung	
Alpha-Amylase	Alpha-Amylase	Speicheldrüsen, Pankreas
AP	Alkalische Phosphatase	Leber, Knochen
CK	Creatin-Kinase	Quergestreifte Muskulatur
ALT (GPT)	Glutamat-Pyruvat-Transaminase	Leber
Gamma-GT	Gamma-GT	Leber
GLDH	Glutamatdehydrogenase	Leber
LAP	Leucin-Aminopeptidase	Leber
Lipase	Lipase	Pankreas
SP	Saure Phosphatase	Pankreas, Knochen

Tab. 33.9 Quotient und Hinweise auf Sitz der Ursache

Quotient	Ergebnis	Hinweis auf
CK/AST	< 10	Herzmuskel
CK/AST	> 10	Skelettmuskel
LDH/AST	> 12	Erythrozyten

Isoenzyme sind verschiedene Formen eines Enzyms, die sich vom Aufbau her leicht unterscheiden, aber die gleiche biochemische Reaktion herbeiführen und zum gleichen Endprodukt führen. Isoenzyme sind wichtig, da in verschiedenen Geweben die Enzymreaktionen an die jeweiligen Bedürfnisse angepasst werden müssen.

Leitenzyme sind Enzyme, die nur in einem bestimmten Gewebe in hoher Aktivität vorkommen. Ein vermehrtes Auftreten eines Leitenzyms weist somit auf das geschädigte Herkunftsgewebe hin. Bitte beachten Sie dazu ➤ Tab. 33.8.

Differenzialdiagnostisch wichtige Gewebe, die 90 % aller Enzymanstiege verursachen, sind Leber, Herzmuskel, Skelettmuskeln und Erythrozyten. Möchte man diese Erkrankungen gegeneinander abgrenzen, so bieten die Quotienten CK/AST und LDH/AST dazu eine Hilfe. Bitte beachten Sie dazu die ➤ Tab. 33.9.

Enzyme werden von Laboren in Einheiten (U) gemessen. Eine Einheit ist dabei *die* Enzymmenge, die die Umwandlung von 1 μmol Substrat pro Minute herbeiführt.

Einsatzgebiete der Enzymdiagnostik

- **Feststellung des Sitzes** der Erkrankung (Organlokalisation).
  → Bestimmung von Leitenzymen, Isoenzym-Differenzierung, Bewertung symptomorientierter Enzymmuster
- **Stadium des pathologischen Verlaufs,** akut oder chronisch.
  → Bei akuten Erkrankungen ist die Freisetzung von Enzymen ins Blut in der Regel höher als bei chronischen Prozessen. Da jedoch nicht nur die Enzymfreisetzung, sondern auch die Enzymelimination typische Zeitverläufe zeigt, kann man daraus bestimmte charakteristische Aktivitäts-Zeit-Kurven ableiten, die das Abschätzen des Stadiums der Erkrankung ermöglichen
- **Schwere der Zellschädigungen**, reparabel oder irreparabel.
  → Bei leichteren Schäden werden Enzyme des Zytoplasmas freigesetzt (z. B. ALT), da diese schon durch Schäden der Zellwand freigesetzt werden können. Kommt es zur schweren Schädigung mit Zellnekrosen, treten auch mitochondriale Enzyme (z. B. AST), die sich im Zellkern befinden, ins Blut über.
- **Ausdehnung** des Zellschadens.
  → Ein hoher Enzymanstieg spricht für eine Schädigung eines großen Organs, z. B. Leber, Skelettmuskulatur.
- **Diagnose** der Erkrankung.
  → Bei vieldeutigen akuten Symptomen, z. B. Brustschmerz, kann das Enzymmuster bei der Diagnosestellung helfen. Werden zur Abklärung CK, AST, ALT und Lipase bestimmt, so schließt ein Normalwert von CK einen Herzinfarkt mit

hoher Wahrscheinlichkeit aus, ein normaler Wert von ALT eine akute Lebererkrankung und eine normale Lipase eine akute Pankreatitis.

- **Differenzialdiagnose** von Erkrankungen (s. u.).

Differenzialdiagnose von Erkrankungen durch Enzymbestimmungen Möchte man differenzialdiagnostisch beurteilen, welche Erkrankung in einem bestimmten Organ (z. B. der Leber) vorliegt, kann man die Serumwerte, die nur in *bestimmten* Strukturen eines Organes vorkommen in Bezug zu Enzymen setzen, die in allen Zellen des Organs vorkommen. Durch die Bildung von Quotienten, kann man z. B. akute Lebererkrankungen differenzieren (➤ Tab. 33.10, ➤ Tab. 33.11).

Tab. 33.10 Differenzialdiagnostische Hinweise innerhalb der Leber

Quotient	Ergebnis	Weist auf die Erkrankung
Gamma-GT / AST	> 6	Akute alkoholbedingte Hepatitis
Gamma-GT / AST	< 6	Akute Virushepatitis
AST + ALT / GLDH	< 10	Akute Leberzirkulationsstörung, z. B. durch Rechtsherzinsuffizienz
AST + ALT / GLDH	> 50	Akute Virushepatitis
AST/ALT (GOT/GPT)	< 1	Frischer Verschlussikterus
AST/ALT (GOT/GPT)	> 1	Chronische aktive Hepatitis

Einflussgrößen und Störfaktoren Einflussgrößen verändern schon vor der Blutabnahme die Enzymaktivität. Störfaktoren verändern das Ergebnis nach der Blutabnahme bei der Untersuchung.

Einflussgrößen sind Ernährung, Alkohol, körperliche Beanspruchung, Schwangerschaft und Stauungstechniken bei der Blutabnahme. Störfaktoren sind z. B. Medikamente, Hämolyse, Hyperbilirubinämie.

Beispiele: Durch Muskelarbeit steigen v. a. CK, AST und LDH an, durch mehr als 2-minütiges Stauen steigen die Enzymwerte um 5–10 % an, viele Medikamente können zu Enzymerhöhungen führen, durch längeres Fasten können die Transaminasen ansteigen, LDH kann nach fettreicher Kost zunehmen, nach fettarmer abnehmen, Alkohol kann zur Erhöhung von Gamma-GT, AST (GOT), ALT (GPT) und GLDH führen.

33.3.4 Bluteiweiße

Die Bluteiweiße wurden bereits beim Thema Blut im ➤ Kap. 7.1.1 ausführlich vorgestellt. Danach handelt es sich um ein Gemisch von ungefähr 100 verschiedenen Eiweißen, die größtenteils in der Leber hergestellt werden, verschiedene elektrische Ladungen tragen und unterschiedliche Molekülgrößen haben.

Elektrophorese Eiweiße zeigen in einem elektrischen Gleichspannungsfeld eine unterschiedlich schnelle Wanderungsgeschwindigkeit. Dies macht

Tab. 33.11 Die wichtigsten Enzyme zur differenzialdiagnostischen Abklärung von Leber, Gallen- und Pankreaserkrankungen

Enzym	Vorkommen	Anstieg weist auf
ALT (GPT)	Zytoplasma der Leberzellen	Leichterer Leberschaden
AST (GOT)	Leberzellkern, Mitochondrien	Schwerer Leberzellschaden, Myokardschaden (v. a. nach Herzinfarkt)
GLDH	Leberzellkern, Mitochondrien	Schwerer Leberzellschaden
Gamma-GT	Leberzellen, intrahepatisches Gallenwegepithel	Toxischer (v. a. alkoholbedingter) Leberschaden, Cholestase
AP	Leberzellen, Gallenwegepithel, Knochen	Cholestase, Knochentumoren, Knochenabbau,
Alpha-Amylase	Pankreas, Parotis	Pankreatitis, Parotitis
Lipase	Pankreas	Pankreatitis

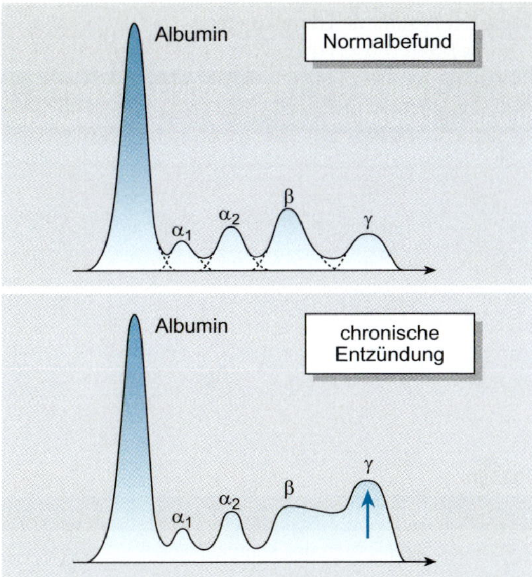

Abb. 33.1 Elektrophorese. Zu sehen ist oben ein Normalbefund und unten ein Befund bei chronischer Entzündung. Letztere hat durch einen Anstieg der Antikörper zu einer Erhöhung der Gamma-Globuline geführt. [L106]

man sich bei der Elektrophorese zunutze und trennt die Bluteiweiße in 5 Hauptfraktionen: Albumin, Alpha-1-, Alpha-2-, Beta- und Gamma-Globuline (➤ Abb. 33.1).

Die Elektrophorese wird oft routinemäßig als Screeningmethode (Suchmethode) eingesetzt, z. B. bei einer Aufnahme ins Krankenhaus. Allerdings kann man heute viele Eiweißstoffe mit einfacheren Techniken untersuchen und so verliert sie an Wichtigkeit. Besondere Bedeutung hat sie zur Aufdeckung von Lymphomen, wie dem Plasmozytom und dem Multiplen Myelom (➤ Tab. 33.12). Auch ist die Elektrophorese geeignet zum Auffinden von Paraproteinen, also abnormen Eiweißstoffen. Solche Paraproteine können ein Hinweis auf einen Blutkrebs (z. B. Plasmozytom) sein. Aber gerade bei älteren Menschen findet man solche Paraproteine, ohne dass ein Blutkrebs vorliegt und ohne, dass sie in nächster Zeit einen Blutkrebs entwickeln.

Bluteiweiße bei Entzündungen **Akute-Phase-Proteine.** Sowohl akute als auch chronische Entzündungen führen zu einer Veränderung der Bluteiweiße. Eine besondere Bedeutung kommt hier den Akute-Phase-Proteinen zu (➤ Tab. 33.14). Dabei handelt es sich um Eiweiße, die infolge von Infekten oder Gewebeschädigungen innerhalb von 6–48 Stunden vermehrt im Blut vorkommen. Je nach Auslöser und Verlauf kann sich dabei ihre Konzentration auf das 1.000- bis 2.000-Fache ihrer normalen Konzentration erhöhen. Da die Akute-

Tab. 33.12 Quantitative und / oder qualitative Veränderung der Bluteiweiße bei bestimmten Erkrankungen

Veränderung der Bluteiweiße	Erkrankung
Anstieg der Alpha-1-Globuline	Akute Entzündung (z. B. Pneumonie), Rheuma (z. B. LE), Darmentzündungen (Morbus Crohn, Colitis ulcerosa), Absterben von Gewebe (Herzinfarkt, Pankreatitis), Tumoren. Bei länger dauernden, chronischen Entzündungen ist eine Erhöhung seltener oder geringer ausgeprägt.
Absinken der Alpha-1-Globuline	Leber- und Nierenerkrankungen, Erbkrankheit
Anstieg der Alpha-2-Globuline	Akute Entzündung unterschiedlichster Ursache durch Anstieg der Akute-Phase-Proteine
Absinken der Alpha-2-Globuline	Selten bei schweren Lebererkrankungen und Mangelzuständen
Anstieg der Gamma-Globuline	Längerdauernde Entzündung, Rheuma, Sarkoidose, Karzinom, manchmal ohne erkennbare Ursache
Absinken der Gamma-Globuline	Störung des Abwehrsystems des Körpers, längerfristige Kortisoneinnahme, Morbus Cushing, nephrotisches Syndrom, Blutkrebs, Chemotherapie
Absinken der Albumine	Leber- oder Nierenerkrankung (z. B. nephrotisches Syndrom, Mangelernährung, Rheuma, Schwangerschaft (durch Vermehrung des Gesamtwassers)
Anstieg der Albumine (selten)	Evtl. Bluteindickung

Tab. 33.13 Beispiele für typische Veränderungen der Bluteiweiße bei bestimmte Erkrankungen in der Elektrophorese

Erkrankung	Albumine	Alpha-1-Globuline	Alpha-2-Globuline	Beta-Globuline	Gamma-Globuline
Akute Entzündung im Frühstadium	↓	↑	↑		
Akute Entzündung im Spätstadium	↓				↑
Chronische Entzündung	↓		Evtl. ↑		
Karzinom	↓	Evtl. ↑	↑		Evtl. ↑
Chronische Lebererkrankung	↓		Evtl. ↓		↑
Chronische Nierenerkrankung	↓		↑		
Zöliakie (Eiweißmangel)	↓	↓	↓	↓	↓

Tab. 33.14 Beispiele für Akute-Phasen-Proteine und ihre Aufgaben

Bezeichnung	Aufgabe	Wirkung
CRP (C-reaktives-Protein)	Opsonierung	Aktivierung des Komplements
Fibrinogen	Steigert die Gerinnungsneigung, dadurch lokale Thrombenbildung	Verhindert weitere Erregerausbreitung ins Blut
Alpha-1-Antitrypsin	Hemmung der Freisetzung von Proteasen	Reduzierung der Gewebeschädigung
Ferritin	Eisenentzug	Hemmung des Bakterienwachstums, da Bakterien für ihr Wachstum Eisen brauchen
Haptoglobin	Bindet und transportiert Hämoglobin	Verhindert, dass die Niere freigewordenes Hämoglobin ausscheidet
Thrombopoetin	Regt die Herstellung von Megakaryozyten an	Fördert die Thrombenbildung
Coeruloplasmin (CP)	Bindet und transportiert Kupfer (Kupferspeicher) und hilft, Eisen aus Zellen heraus zu transportieren	Hemmt die Bildung von freien Sauerstoffradikalen

Phase-Proteine so schnell und deutlich ansteigen, kommt ihnen bei der Diagnosestellung eine große Bedeutung zu.

Die wichtigste Rolle bei den Akute-Phase-Proteinen spielt CRP. Bitte beachten Sie dazu die ausführliche Beschreibung im Kapitel Blut im ➤ Kap. 7.6.3.

Aufgabe der Akute-Phase-Proteine ist es, die Immunabwehr zu unterstützen.

Anti-Akute-Phase-Proteine. Sie werden auch als „negative Akute-Phase-Proteine" bezeichnet, weil sie bei akuten Entzündungen eine sinkende Konzentration im Serum zeigen.
Dazu gehören u. a.:

- Albumin
- Antithrombin
- Transferrin

33.3.5 Blutfette

Bitte beachten Sie zu den Blutfetten auch das Kapitel Stoffwechsel, ➤ Kap. 10.3.

Nahrungsfette werden im Zuge der Verdauung zu Fettsäuren und Glyzerin gespalten und anschließend im Blut vor allem als Triglyzeride transportiert. Weitere Blutfette sind Cholesterin, Phospholipide und freie Fettsäuren.

Vor Bestimmung der Blutfette soll der Patient mindestens 12–16 Stunden vor Abnahme nüchtern sein. Die Normwerte sind altersabhängig (s. „wichtige Laborparameter, ➤ Kap. 35)

Gesamtcholesterin Das Gesamtcholesterin im Blut wird meist nicht bestimmt, um eine bestimmte Erkrankung nachzuweisen, sondern um das Risiko

Tab. 33.15 Referenzbereiche des Gesamtcholesterins

Blutfett	Alter bzw. Geschlecht	Referenzbereich
Cholesterin	20.–30. Lebensjahr	Unter 200 mg/dl
	30.–40. Lebensjahr	Unter 220 mg/dl
	Über 40 Jahre	Unter 240 mg/dl
LDL		Unter 150 mg/dl
HDL	Männer	Über 35 mg/dl
	Frauen	Über 45 mg/dl

einer Arteriosklerose bzw. Atheromatose festzustellen und damit das Risiko für Angina pectoris, Herzinfarkt, Apoplexie, periphere Durchblutungsstörungen, Nierenerkrankungen und Netzhauterkrankungen des Auges abzuschätzen. Cholesterin stammt zum einen aus der tierischen Nahrung, zum anderen stellt die Leber selbst Cholesterin her.

Da Fette wasserunlöslich sind, müssen sie in Blut und Lymphe an Eiweiße gebunden werden. Letztere bezeichnet man als „Trägereiweiße (Lipoproteine)". Die beiden wichtigsten Trägereiweiße für Cholesterin sind (➤ Tab. 33.15):

- **LDL** (low density lipoprotein) besitzt eine niedrige Dichte an Trägereiweißen und ist dicht bepackt mit Cholesterin. Steigen die LDL-Werte im Blut an, so steigt das Arterioskleroserisiko.
- **HDL** (high density lipoprotein) ist ein Trägereiweiß mit einer hohen Dichte von Eiweiß, sodass es nur aus ungefähr 50 % Fett besteht. Deshalb kann HDL noch Cholesterin, das an Gefäßwänden lagert, aufnehmen und abtransportieren. Daher bieten hohe HDL-Werte einen Schutzeffekt vor Arteriosklerose.

Ursachen (bzw. gleichzeitiges Auftreten) von erhöhtem Cholesterin

- Idiopathisch (man nimmt an, dass Vererbung eine wichtige Rolle spielt)
- Hypothyreose
- Diabetes mellitus
- Adipositas
- Alkoholabusus
- Anorexia nervosa
- Cushing-Syndrom, Kortisonbehandlung
- Akromegalie
- Cholestase
- Lebererkrankungen (v. a. primäre biliäre Zirrhose)
- Gicht
- Lupus erythematodes
- Medikamente (z. B. Kortison, Diuretika, manche Betablocker, Androgene)

Ursachen von erniedrigtem Cholesterin

- Seltener erblicher Defekt
- Leberschäden
- Hyperthyreose
- Mangelernährung, Hungerzustände, Malabsorption

Triglyzeride Der Patient darf 16 Stunden vor der Blutabnahme nichts essen und keinen Alkohol trinken und 24 Stunden vorher keine schwere körperliche Arbeit verrichten. Es ist bei der Blutabnahme darauf zu achten, dass nicht zu lange gestaut wird, da dies zu falsch hohen Werten führt.

Eine Hypertriglyzeridämie kann idiopathisch auftreten oder durch Schwangerschaft, Hypothyreose, Medikamenteneinnahme (Kortison, Betablocker, einige Diuretika, „Pille"), Nierenfunktionsstörungen, Diabetes mellitus, Cushing-Syndrom, Gicht, Alkoholabusus, Lebererkrankungen, Cholestase oder LE bedingt sein.

Referenzwert Triglyzeride: Erwachsene < 200 mg/dl (< 2,3 mmol//l).

33.3.6 Blutgerinnungsdiagnostik (Gerinnungstest, Gerinnungsuntersuchung, Gerinnungsstatus)

Bitte beachten Sie zur Blutgerinnung ➤ Kap. 7.6.2, Blut; zum Quickwert, ➤ Kap. 7.7.4, Blut und zum INR, ➤ Kap. 7.7.4, Blut.

Es ist wichtig, dass im Körper die Blutgerinnung in der vorgeschriebenen Zeit fehlerlos abläuft. Ist die Blutgerinnung heraufgesetzt, besteht eine erhöhte Thromboseneigung. Ist sie verlangsamt, besteht die Gefahr der hämorrhagischen Diathese. Besonders wichtig sind Untersuchungen zur Blutgerinnung, wenn erworbene oder angeborene Gerinnungsstörungen vorliegen und wenn Medikamente zur

Tab. 33.16 Bekannte Gerinnungsuntersuchungen

Abkürzung	Bezeichnung	misst	Normwert
TPZ	Quick-Wert, Thromboplastinzeit, Prothrombinzeit	Extrinsic-System	70–120 %
INR	International Normalized Ratio	Extrinsic-System	0,85–1,15
PTT **aPPT**	Partielle Thromboplastinzeit (activated Partial Thromboplastin Time)	Intrinsic-System	20–38 Sekunden
TZ **PTZ**	Thrombinzeit, Plasmathrombinzeit	Umwandlung von Fibrinogen zu Fibrin	20–38 Sekunden

Herabsetzung der Blutgerinnung (fälschlich als Blutverdünner bezeichnet) eingenommen werden (Lysetherapie).

Unter den Begriffen Gerinnungsdiagnostik, Gerinnungstest, Gerinnungsuntersuchung und Gerinnungsstatus fasst man verschiedene Untersuchungsverfahren zusammen, die die Blutgerinnung überprüfen.

Wichtige Untersuchungen sind (➤ Tab. 33.16):

- Bestimmung der Thrombozytenzahl
- Quick-Wert (Thromboplastinzeit, TPZ, Prothrombinzeit)
- INR-Bestimmung
- Partielle Thromboplastinzeit (PTT, aPTT)
- Thrombinzeit (TZ, Plasmathrombinzeit, PTZ)

Zur erweiterten Diagnostik gehört die Bestimmung von Fibrinogen, Antithrombin, D-Dimere, Thrombinzeit, Reptilasezeit, Ecarin-Clotting-Time, Anti-Faktor Xa-Aktivität, Lupus-Antikoagulans, Plamamischversuch und Einzelfaktorenanalyse.

Quick-Wert (Thromboplastinzeit, TPZ, Prothrombinzeit), s. auch ➤ Kap. 7.7.4, Blut. Es handelt sich um einen Suchtest auf Gerinnungsstörungen. Er misst die Dauer bis zum Einsetzen der Gerinnung und gibt sie, bezogen auf eine Standardzeit, in Prozent an (➤ Kap. 7.7.4, Blut). Dabei kann das Extrinsic-System mit den Gerinnungsfaktoren I, II, V, VII, X Fibrinogen beurteilt werden. Dieser Test erfasst nicht das Intrinsic-System der Blutgerinnung. So weist z. B. das Blut von an Hämophilie-Erkrankten normale Quick-Werte auf.

Bei der Bestimmung dieses Wertes kann es von Labor zu Labor – je nach verwendetem Reagenz – erheblich unterschiedliche Werte geben. Damit können Untersuchungsergebnisse verschiedener Labore nur schwer miteinander verglichen werden. Deshalb soll der Quick-Wert nach einer Empfehlung der WHO durch INR ersetzt werden. Allerdings liefert jeder Anbieter eines Quick-Gerinnungstests eine Umrechnungsformel mit, anhand derer die Quick-Werte in die INR umgerechnet werden können.
Referenzwert: 70–120 %.

INR (International Normalized Ratio), s. auch ➤ Kap. 7.7.4, Blut. Es handelt sich um eine Untersuchung der Leistung des extrinsischen Systems der Blutgerinnung. Normal sind Werte nahe 1. Ist der INR-Wert verlängert, so können z. B. Lebererkrankungen oder ein Vitamin-K-Mangel die Ursache sein. Müssen wegen erhöhter Thrombosegefahr Antikoagulanzien eingenommen werden, so muss die Gerinnung herabgesetzt werden. Dabei gilt: Je höher die INR, desto höher die Gerinnungshemmung und damit ist der Schutz vor Thrombosen / Embolien erhöht. Bei erhöhtem INR ist jedoch das Blutungsrisiko erhöht, z. B. für Blutungen im Magen-Darm-Trakt oder unstillbares Nasenbluten.
Referenzwert: 0,85–1,15.

Partielle Thromboplastinzeit (PTT, activated Partial Thromboplastintime aPPT) Es handelt sich um eine Untersuchung des Intrinsic-Systems der Blutgerinnung und wird bei Einnahme von Antikoagulanzien (v. a. Heparintherapie) und zur Erkennung von Gerinnungsstörungen eingesetzt. Der Wert wird durch die Menge und die Funktion der Gerinnungsfaktoren I, II, V, VIII, IX, X, XI bestimmt.

PTT ist verlängert bei Hämophilie A und B, Vitamin-K-Mangel, Marcumar®-Einnahme und Heparintherapie. Dagegen haben Abweichungen der Thrombozytenzahl keinen Einfluss auf PTT, da bei der Untersuchung der von den Thrombozyten stammende Plättchenfaktor 3 extra hinzugegeben wird.
Referenzbereich: 20–38 Sekunden.

Thrombinzeit (TZ, Plasmathrombinzeit, PTZ) Die Thrombinzeit wird bestimmt, um einen Fibrinogenmangel aufzudecken, z. B. bei einer Fibrinolysetherapie mit Streptokinase. Sie misst die Umwandlung von Fibrinogen zu Fibrin nach Zugabe einer Testlösung (Thrombin, Faktor IIa). Das Testergebnis und der Normbereich sind stark von dem verwendeten Thrombin abhängig.

Achtung: Bitte nicht verwechseln Thromboplastinzeit (TPZ, Quick-Wert) und Thrombinzeit (Plasmathrombinzeit, PTZ).
Referenzwert: 20–38 Sekunden.

33.3.7 Hormonbestimmung

Da das Blut die Aufgabe hat, die Hormone von ihrer Produktionsstätte zu den Zielzellen bringen, kann man bei einem Anstieg oder Absinken der Hormonspiegel auf Störungen des Hormonhaushaltes schließen.

Schilddrüsenerkrankungen Bitte beachten Sie zur Hormonbestimmung von Schilddrüsenerkrankungen das Kapitel Hormone, ➤ Kap. 14.5.2.

Im Hypophysenvorderlappen (HVL) wird TSH (Thyreoidea stimulierendes Hormon) produziert, das die Schilddrüse anregt T_3 und T_4 zu produzieren. Deshalb ist TSH zur Aufdeckung einer Schilddrüsenüber- oder -unterfunktion der wichtigste Parameter, da es bei Störungen der Schilddrüsen fast immer mit betroffen ist. Dabei gibt es eine sog. negative Rückkoppelung: Je höher T_3/T_4 im Serum vorliegen, desto niedriger ist TSH. Je niedriger T_3/T_4, desto höher ist TSH.

Man betrachtet die Werte von T_3 und T_4 vor allem als Momentaufnahme im Körper, TSH dagegen gilt als verlässlicher Parameter über die Wirkung dieser Hormone im Körper.

Bitte beachten Sie dazu nachstehend ein paar typische Befunde.

Typische differenzialdiagnostische Befunde bei Schilddrüsenerkrankungen (➤ Tab. 33.17).

- **T_3/T_4 erhöht, TSH erniedrigt.** Es liegt eine **Schilddrüsenüberfunktion** vor, die sich **autonom** entwickelt hat, TSH wird herabgesetzt, um den Überschuss auszugleichen.

Tab. 33.17 Interpretation typischer Konstellationen von TSH und Schilddrüsenhormonen

Erkrankung	TSH	T_3/T_4
Primäre Hyperthyreose	↓	↑
Sekundäre Hyperthyreose	↑	↑
Iodinduzierte Hyperthyreose	↓	↑
Primäre Hypothyreose	↑	↓
Sekundäre Hypothyreose (durch HVL-Insuffizienz)	↓	↓

- **T_3/T_4 normal, TSH erhöht:** Eigentlich liegt eine **Schilddrüsenunterfunktion** vor. Durch eine vermehrte Ausschüttung von TSH konnte diese jedoch **kompensiert** werden und somit normale T_3- und T_4-Werte im Blut erreicht werden.
- **T_3/T_4 erhöht, TSH erhöht.** Es liegt eine **Schilddrüsenüberfunktion** vor, die ihre Ursache in einer **vermehrten TSH-Ausschüttung** des Hypophysenvorderlappens hat. Hier liegt also eine Störung nicht in der Schilddrüse, sondern im HVL.
- **T_3/T_4 erniedrigt, TSH erhöht.** Es liegt eine **Schilddrüsenunterfunktion** vor und obwohl der Hypophysenvorderlappen vermehrt TSH ausschüttet, kann diese **nicht kompensiert** werden.

Schilddrüsenantikörper Wichtige Schilddrüsenantikörper sind TR-AK, TG-AK und TPO-AK (➤ Tab. 33.18, ➤ Tab. 33.19).

- **TR-AK** (TSH-Rezeptor-Antikörper) stimuliert die Schilddrüse zu einer langanhaltenden Hormonproduktion. Er ist typischerweise für den Morbus Basedow verursachend. Da es sich um einen polyklonalen Antikörper handelt, kann er manchmal eine blockierende Wirkung entfalten, weshalb man ihn manchmal bei der Hashimoto-Thyreoiditis und beim Myxödem findet.

Tab. 33.18 Typisches Auftreten von Antikörpern bei Morbus Basedow und Hashimoto-Thyreoiditis

	TR-AK (TSH-Rezeptor-AK)	TG-AK	TPO-AK
Morbus Basedow	↑↑	(↑)	(↑)
Hashimoto	(↑)	↑↑	(↑↑)
Anmerkung: Die grau unterlegten Zellen zeigen den typischen Befund.			

33

Tab. 33.19 Gesamtübersicht über Laborwerte und Schilddrüsenerkrankungen

	TSH	T_3/T_4	TR-AK	TG-AK	TPO-AK
Morbus Basedow	↓	↑↑	↑↑	(↑)	(↑)
Autonomes Adenom	↓	↑↑			
Hashimoto	↑	↓ (Frühstadium evtl. ↑)	(↑)	↑↑	(↑↑)
Hypothyreose	↑	↓	(↑)		

Anmerkung: Die grau unterlegten Zellen zeigen den besonders typischen Befund.

- **TG-AK** (Thyreoglobulin-Antikörper) ist ein Antikörper, der gegen das Thyreoglobulin, die Speicherform der Schilddrüsenhormone, gerichtet ist. Man findet ihn typischerweise bei der Hashimoto-Thyreoiditis stark und beim Basedow mäßig erhöht.
- **TPO-AK** (Thyreoperoxidase-Antikörper) ist ein Antikörper, der gegen das Enzym Thyreoperoxidase gerichtet ist, das die Aufgabe hat, bei der Herstellung der Schilddrüsenhormone mitzuwirken. TPO-AK kann bei Hashimoto stark ansteigen und beim Morbus Basedow vorkommen.

Morbus Basedow:
- TR-AK ↑
- T_3/T_4 ↑↑
- TSH ↓
- Evtl. TPO-AK ↑

Autonomes Adenom:
- T_3/T_4 ↑
- TSH ↓

Hashimoto-Thyreoiditis:
- TPO-AK ↑↑
- Spätstadium T_3/T_4 ↓, Frühstadium evtl. T_3/T_4 ↑
- Evtl. TAK
- Selten TR-AK
- BKS ↑
- CRP ↑

Hypothyreose (Iodmangel):
- T_3/T_4 ↓
- TSH ↑

33.3.8 Entzündungsparameter

Unter Entzündungsparameter fasst man alle Laborwerte zusammen, die auf eine Entzündung hinweisen können. Dazu gehören z. B. die Akute-Phase-Proteine und dabei besonders wichtig das CRP. Außerdem rechnet man das Blutbild (Leukozytenzahlen), das Differenzialblutbild, die Interleukine (Botenstoffe, die der Regulation des Immunsystems dienen) u. a. dazu.

Bitte beachten Sie zur Bestimmung
- von CRP (C-reaktives-Protein) ➤ Kap. 7.6.3,
- der Blutsenkungsgeschwindigkeit ➤ Kap. 7.7.2,
- des großen und kleinen Blutbilds ➤ Kap. 7.7.1,
- der Immunglobuline ➤ Kap. 26.3.4.

Rheumatischer Formenkreis Besteht Verdacht auf eine Erkrankung aus dem rheumatischen Formenkreis, so kann die Labordiagnostik hilfreich sein. Eine wichtige Rolle hierbei spielt der Antikörper- bzw. Antigennachweis. Allerdings können die Laborbefunde immer nur zusammen mit dem Beschwerdebild interpretiert werden und nicht für sich allein. So kann es sein, dass kein positiver Laborbefund erhoben werden kann, obwohl entsprechende Symptome vorliegen. Andererseits kann ein positiver Befund vorliegen und es sind keine entsprechenden Krankheitserscheinungen vorhanden. Allerdings ist es so, dass man bestimmte Antikörper bzw. Antigene bei Rheumakranken häufiger findet als bei Gesunden. Gerade bei älteren Menschen sind oft Rheumafaktoren vorhanden, obwohl keine entsprechenden Beschwerden vorliegen. In diesen Fällen darf *nicht* die Diagnose „Rheuma" gestellt werden.

Wichtige Parameter, die bei Verdacht auf rheumatische Erkrankungen bestimmt werden können (➤ Tab. 33.20):
- **Rheumafaktor (RF).** Es handelt sich um Autoantikörper (meist der Klasse IgM) gegen IgG. Diese beiden Antikörper IgM und IgG verbinden

Tab. 33.20 Wichtige Laborparameter bei bestimmten Erkrankungen des rheumatischen Formenkreises

Erkrankung	Wichtige Untersuchungen
Rheuma Basisuntersuchungen	• CRP • RF oder CCP-AK • ANA • HLA-B-27 • BSG
Rheumatoide Arthritis	• RF • CCP-AK
Lupus erythematodes, Sklerodermie	• ANA und Untergruppen: ds-DNS-AK, ENA-AK u.a. AK
Morbus Bechterew	• HLA-B-27
Rheumatisches Fieber	• ASL

sich zu einem zirkulierenden Immunkomplex. Man findet ihn oft bei rheumatoider Arthritis (bei 70–80 %), LE, Sjögren-Syndrom, Sklerodermie aber auch anderen Erkrankungen wie chronischer Hepatitis, Hepatitis B, bestimmten Infektionskrankheiten (Tb, Malaria, Syphilis), Lymphomen und bei 5–10 % der Gesunden.

- **Antinukleäre Antikörper (ANA) bzw. antinukleäre Faktoren (ANF).** Man fasst darunter Autoantikörper zusammen, die gegen Bestandteile des Zellkerns gerichtet sind. Sie sind vor allem bei Kollagenosen, insbesondere bei SLE (systemischer Lupus erythematodes), RA, Sklerodermie, Vaskulitiden, Sjögren-Syndrom und autoimmunbedingten Hepatitiden nachweisbar.
  Titer: unter 80 (laborabhängig).
- **Cyclische Citrullin Peptid-Antikörper** (CCP-AK). Er wird vor allem zur Diagnostik von RA eingesetzt, da man ihn bei 79 % schon in einem frühen Stadium der Erkrankung finden kann. RA-Patienten mit einem positiven CCP-AK-Nachweis weisen später signifikant mehr Gelenkschädigungen auf als CCP-AK-negative RA-Patienten.
- **HLA-Antigene (Humane Leukozyten-Antigene).** Bei den HLA-Antigenen (auch als MHC-Moleküle bezeichnet) handelt es sich um bestimmte Moleküle auf Zelloberflächen, vergleichbar den Blutgruppenantigenen auf den Erythrozyten. Die HLA-Antigene unterscheiden sich von Mensch zu Mensch. Sie verändern sich im Laufe des Lebens nicht, da sie genetisch festgelegt sind. Einige HLA-Antigene treten bei bestimmten rheumatischen Erkrankungen gehäuft auf. Die wichtigste Rolle spielt hierbei das **HLA-B27** zur Aufdeckung eines Morbus Bechterew.
  Weiterhin spielen sie in der Transplantationsmedizin eine wichtige Rolle. Je ähnlicher die Gewebe zwischen Spender und Empfänger, je mehr Übereinstimmungen sie also in der HLA zeigen, desto größer ist die Aussicht auf eine erfolgreiche Transplantation.
- **Anti-Streptolysin (ASL).** Streptolysin ist ein Stoffwechselprodukt von Streptokokken. Anti-Streptolysin ist ein Antikörper gegen Streptolysin und weist somit auf eine Auseinandersetzung des Immunsystems mit Streptokokken und damit auf eine vorausgegangene Infektion hin. ASL wird bestimmt, wenn man den Verdacht auf akutes rheumatisches Fieber oder Poststreptokokken-Glomerulonephritis hat. Der Test ist nicht geeignet, um eine akute Infektion mit Streptokokken nachzuweisen. Hier ist ein bakteriologischer Nachweis sinnvoller.
  Referenzwert Antistreptolysin-Titer: unter 200 IE / ml.

33.3.9 Eisenstoffwechsel

Eisen kommt im Blut oder in anderen Geweben praktisch nicht ungebunden vor, sondern ist immer an Eiweiß gebunden. Man unterscheidet Serum-, Funktions- und Speichereisen:

- **Serumeisen**: *Transferrin*. Hier ist das Eisen an das Bluteiweiß Transferrin gebunden, das aus der Leber stammt und zu den Beta-Globulinen gehört.
- **Funktionseisen** kommt als *Hämoglobin*, *Myoglobin*, *Eisen in Enzymen* und *Ferritin* (gehört zu den Akute-Phase-Proteinen) vor.
- **Speichereisen.** Eisen wird in der Leber, im Knochenmark und im Monozyten-Makrophagen-System (MMS) gespeichert. Hier wird es entweder an Ferritin oder Hämosiderin gebunden. Untersucht man Ferritin im *Blut*, kann man damit einen Rückschluss auf die Menge Ferritin in den *Speicherorganen* ziehen. Dabei entspricht

33

1 µg/l Ferritin im Blut ca. 10 mg Speichereisen, gebunden an Ferritin in den Organen. Das im Blut untersuchte Ferritin ist also nicht das Speichereisen selbst, sondern nur ein Parameter, um auf das gespeicherte Eisen in den Organen zurückzuschließen. Dies geht allerdings nur, wenn keine Krebserkrankung und kein chronischer Infekt vorliegen, da das Ferritin hier Akute-Phase-Aufgaben erledigt.

Eisenausscheidung Eisen wird nicht über die Niere oder den Darm ausgeschieden. Allerdings gehen pro Tag ungefähr 1 mg Eisen durch Zellabschilferungen von Haut und Schleimhaut verloren. Menstruierende Frauen verlieren zusätzlich täglich durchschnittlich 0,7 mg Eisen.

Eisenzufuhr Pro Tag werden über die Nahrung ungefähr 10–20 mg Eisen zugeführt. Davon werden ungefähr 10 %, also 1–2 mg tatsächlich in den Blutkreislauf aufgenommen. Bei Eisenmangel muss/kann dieser Wert auf 30–40 % gesteigert werden. Das in der Leber hergestellte Hepcidin hemmt die Eisenaufnahme. Deshalb gilt es als das zentrale Steuerelement für den gesamten Eisenstoffwechsel.

Da über den Darm nur zweiwertiges Eisen (Fe^{2+}) oder komplex gebundenes, wie Hämo- oder Myoglobin, aufgenommen werden kann, muss im Magen das in der Nahrung enthaltene dreiwertige Eisen (Fe^{3+}) zu zweiwertigem Eisen reduziert werden. Wichtig ist für die Eisenaufnahme weiterhin, dass ausreichend Magensäure hergestellt wird, da dadurch die Eisenaufnahme erleichtert wird, Das Eisen bleibt so in Lösung und kann gut im Darm aufgenommen werden. Unlösliche Eisenkomplexe wie sie z. B. durch Stoffe im Schwarztee entstehen, werden über den Darm ausgeschieden. Liegt das Eisen in der Nahrung in Form von Myoglobin (z. B. im Muskelfleisch) oder als Hämoglobin (z. B. in der Blutwurst) vor, kann es direkt die Darmwand passieren. Eisen, gebunden in tierischen Lebensmitteln, ist somit für den Körper sehr gut verfügbar. Wichtig ist noch zu wissen, dass Schwermetalle, die sich gleichzeitig mit dem Eisen im Darm befinden, *vor* dem Eisen aufgenommen werden. Schwermetalle sind also in der Hinsicht eine „Konkurrenz" für die Eisenaufnahme.

Eisen im Blut Eisen, das die Darmwand durchdringt, wird im Blut hauptsächlich an *Transferrin* gebunden. Transferrin hat zwei Bindungsstellen für Eisen und ist normalerweise zu ca. 20–45 % mit Eisen gesättigt. Am Transferrinwert (Transferrinkonzentration im Blut) und an dessen Sättigungswert kann man die Eisenbindungskapazität des Blutes ablesen. Damit meint man: „Wie stark ist der Körper an Eisen interessiert? Wieviel Eisen möchte der Körper aufnehmen?"

Möchte der Körper Eisen aufnehmen, so steigt der Transferrinwert (d. h., es ist „mehr" Transferrin im Blut) und die Transferrinsättigung sinkt auf < 15 % (d. h., Transferrin kann „mehr" Eisen an sich binden). Dadurch kann das Eisen aus der Nahrung besser an Transferrin gebunden werden, d. h., es kommt zu einer Steigerung der Eisenbindungskapazität. Eine Eisenüberladung des Blutes dagegen zeigt sich an einer niedrigen Transferrinkonzentration und einer hohen Transferrinsättigung auf > 45 %.

Merke

- **Bei Eisenmangel:**
  Transferrinkonzentration ↑, Transferrinsättigung ↓
- **Bei Eisenüberladung:**
  Transferrinkonzentration ↓, Transferrinsättigung ↑

33.3.10 Gastroenterologische Diagnostik

Es werden nun die wichtigsten gastroenterologischen Diagnostiken, einschließlich der Nahrungsmittelunverträglichkeiten und Nahrungsmittelallergien vorgestellt (➤ Tab. 33.21).

Bedenkt man, dass alle biochemischen Abläufe im Körper durch Spurenelemente, Vitamine, Mineralstoffe, Amino- und Fettsäuren gesteuert werden, so sieht man unmittelbar die Wichtigkeit der ausreichenden Versorgung mit diesen Stoffen. Kommt es zu einem Mangel dieser Stoffe, so wird dies oft nicht erkannt, sondern als Symptom einer anderen Störung zugeschrieben. Ist ein Patient nur grenzwertig mit bestimmten Stoffen versorgt, so kann es sein, dass die Eigenregulation noch nicht aktiviert wurde, obwohl bereits bestimmte Beschwerden auftreten. Von dieser Überlegung her ist es wichtig, zu untersuchen, ob bestimmte Mangelzustände vorliegen.

Tab. 33.21 Wichtige Laboruntersuchungen bei gastroenterologischen Störungen

Krankheit	Wichtige Ursache(n)	Laborparameter
Maldigestion	Mangel an Verdauungsenzymen und Galle	Chymotrypsin- und Elastasebestimmung im Stuhl, Untersuchung auf unverdaute Nahrungsbestandteile
Malabsorption	Meist durch entzündliche Dünndarmerkrankungen	Entzündungsparameter, Untersuchung auf unverdaute Nahrungsbestandteile
Nahrungsmittelunverträglichkeit	IgG-vermittelt (Typ-III-Allergie)	IgG / IgG4-Bestimmung
Histamin-Intoleranz	Unvermögen, das exo- bzw. endogen anfallende Histamin ausreichend abzubauen	Histaminspiegel im Blut und im Urin. Darmflora bestimmen (v. a., ob Fäulniskeime überwuchern), Diaminoxidase im Blut
Nahrungsmittelallergie	IgE-vermittelt (Typ-I-Allergie), v. a. bei Kleinkindern	IgE-Bestimmung im Serum, weißes Differenzialblutbild mit Bestimmung der Eosinophilen, RAST-Test
Laktoseintoleranz	Erworbener oder angeborener (selten) Laktasemangel	H_2-Atemtest, d. h. Atemgasanalyse auf erhöhte Wasserstoffkonzentration in der Ausatemluft, Laktosetoleranztest
Glutenunverträglichkeit (Zöliakie)	Immunologische Reaktion der Dünndarmschleimhautzellen auf Gluten	Antikörperscreening, v. a. IgA, bei IgA-Mangel auch IgG, Dünndarm- bzw. Duodenalbiopsie

Besonders bei Kinder ist eine Untersuchung auf den Mikronährstoffstatus wichtig, da eine Unterversorgung zu Abwehrschwäche, Konzentrationsstörungen und Verhaltensauffälligkeiten führen kann. Wichtige Untersuchungen sind: Kalzium, Eisen, Magnesium, Zink, Selen, Iod, Folsäure, Vitamin B_6 und D.

Auch bei Tumorerkrankungen sind häufig Veränderungen der Mineralstoffe und Vitamine vorhanden und müssen diagnostiziert und therapiert werden. Mangelzustände können die Erkrankung begünstigt haben oder sie können Folge der Strahlen- und Chemotherapie sein. Besonders wichtige Untersuchungen sind hier Selen, Zink, Magnesium, Vitamin A und D.

RAST-Test (Radio-Allergo-Sorbens-Test) Es handelt sich um einen Labortest zur Aufdeckung von Allergien, indem IgE-Immunglobuline gegen bestimmte Allergene im Blut nachgewiesen werden. Die Ergebnisse stimmen allerdings nicht zu 100 % mit anderen Tests, wie z. B. Provokationstest, Pricktest, Epikutantest, überein. Außerdem bedeutet ein hoher IgE-Spiegel nicht zwingend, dass der Körper bei Kontakt mit diesem Antigen auch tatsächlich allergisch reagiert. Wegen dieser Unzulänglichkeiten und wegen des hohen technischen und finanziellen Aufwandes wird der RAST-Test meist nur als ergänzende Untersuchungsmethode eingesetzt.

33.3.11 Speicheldiagnostik

Pro Tag wird ungefähr 1 Liter Speichel produziert. Im Vergleich mit einer Blutuntersuchung ist der Vorteil einer Speicheluntersuchung, dass die Probenentnahme nicht-invasiv ist, und dass die Hormonbestimmung im Speichel besonders aussagekräftig ist (s. u.).

Bei der Probengewinnung ist die Spuckmethode die am weitesten verbreitete Methode. Eine andere Möglichkeit der Probengewinnung wäre, dass man den Patient auf einer Watterolle kauen lässt. Die vollgesaugte Watterolle wird in eine Salivette® gesteckt und an ein Labor eingeschickt.

Hormonbestimmungen im Speichel Im Blut sind die Steroidhormone zu 95–99 % an Eiweiße gebunden. Solche gebundenen Hormone sind biologisch inaktiv. In den Speichel können jedoch nur ungebundene, also biologisch aktive Hormone übertreten. Von daher sind Hormonbestimmungen im Speichel besonders aussagekräftig.

Zu beachten ist dabei jedoch, dass die Hormonausschüttung starken tageszeitlichen Schwankungen unterworfen ist. Gerade das Stresshormon Cortisol steigt 1–2 Stunden nach dem Aufwachen stark an. Deshalb kann man nur durch einen einzelnen Messwert keine zuverlässigen Rückschlüsse auf Hormonstörungen ziehen. Es sollten dazu Hormon-

Tagesprofile angefertigt werden. Dies ist aber kein Problem, da die Probenentnahme nicht-invasiv ist und vom Patienten an jedem Ort und zu jeder Zeit durchgeführt werden kann.

Bei der Bestimmung der weiblichen Sexualhormone Östrogen und Progesteron ist ebenfalls zu beachten, dass diese starken Zyklusschwankungen unterliegen. Weitere Hormone, die gut in Speichelproben untersucht werden können, sind z. B. Testosteron, Melatonin und Serotonin.

Kariesprophylaxe Um das Kariesrisiko abzuschätzen und eine Kariesprophylaxe durchzuführen, können im Speichel verschiedene Parameter bestimmt werden. So wird die Anzahl der kariesauslösenden Mikroorganismen (Streptococcus mutans und Laktobakterien) pro Milliliter Speichel berechnet und der pH-Wert bestimmt. Bei Letzterem ist zu beachten, dass der Wert starken Tagesschwankungen unterworfen ist und außerdem von den Ernährungsgewohnheiten abhängt. Diese Tests sollten unbedingt mehrfach durchgeführt werden, weil einmalige Messungen mit einem hohen Zufallsrisiko behaftet sind. Weiterhin kann im Speichel gemessen werden, ob durch Abrieb und Korrosion Metalle aus Zahnersatz abgegeben werden, die eventuell ihrerseits den Organismus belasten. Bei der Probengewinnung unterscheidet man eine einfache Speichelprobe von einer „stimulierten", bei der die Speichelproduktion durch mehrminütiges Kaugummikauen angeregt wird. Letztere Methode hat den Nachteil, dass sie den Speichel verdünnt, andererseits regt sie durch Abrieb die Freisetzung von Materialien aus dem Zahnersatz an.

Solide Kenntnisse in der Labordiagnostik sind in einer modernen und zeitgemäßen Naturheilpraxis unverzichtbar. Die Patienten erwarten ein professionelles Wissen und Vorgehen von Ihnen. Oftmals kommen Patienten in die Praxis und möchten ihre Befunde des Arztes von Ihnen erklärt haben, weil sie sich beim Arzt nicht zu fragen getrauten. Der Patient spürt sofort, ob Sie fit sind und über fundierte Kenntnisse verfügen. Das ist für das Vertrauensverhältnis zwischen Patienten und Ihnen von größter Bedeutung. Überprüfen Sie deshalb Ihre Kenntnisse mithilfe des „Prüfungstraining für Heilpraktiker" (➤ Kap. 33). Hier finden Sie wichtige Fragen rund um dieses Thema.

KAPITEL

34 Differenzialdiagnose

Hat man sich zum Kapitel Differenzialdiagnose vorgearbeitet, merkt man, dass nun das medizinische Wissen noch mehr Freude macht. Plötzlich werden neue Zusammenhänge hergestellt und das erlernte Wissen erscheint unter neuen Gesichtspunkten, sodass nun vieles klarer wird, sich die Krankheitsbilder vernetzen und vieles durch den Perspektivenwechsel besser erinnert werden kann. Dieses Kapitel ist nicht nur für die amtsärztliche Überprüfung wichtig, sondern vor allem für die spätere Praxistätigkeit, bei der Sie täglich Ihr differenzialdiagnostisches Können unter Beweis stellen müssen.

Bei den einzelnen differenzialdiagnostischen Schlagworten wurden zunächst in einem Kasten wichtige allgemeine Überlegungen vorangestellt, die Ihnen auf jeden Fall gut bewusst sein sollten.

Generalisierte Lymphknotenschwellungen

Von einer generalisierten Lymphknotenschwellung spricht man, wenn zwei oder mehr Lymphknotengruppen, die nicht in direkter Beziehung stehen, betroffen sind.

Sind die Lymphknoten schmerzlich und verschieblich, weist das auf einen eher entzündlichen Vorgang hin, sind sie schmerzlos und unverschieblich (verbacken) auf einen bösartigen Prozess.

Leukämien, Morbus Hodgkin, Infektionskrankheiten (z. B. Röteln), Kollagenosen

Erkrankungen von Blut und Lymphe

- **Morbus Hodgkin** (Lymphogranulomatosis maligna), oft mit schmerzloser Schwellung einzelner Lymphknotengruppen, vor allem im Halsbereich
- **Malignes Lymphom,** tritt vor allem bei Morbus Hodgkin, lymphatischer Leukämie, AIDS, Lymphknotenmetastasen auf.
- **Benignes Lymphom,** z. B. bei akuten bakteriellen Infektionen und Infektionskrankheiten wie Pfeiffer-Drüsenfieber, Toxoplasmose (weitere s. unter Infektionskrankheiten)
- **Leukämie,** lymphatische, myeloische und undifferenzierte Formen

Infektionskrankheiten

- **Mononucleosis infectiosa** (Pfeiffer-Drüsenfieber, infektiöse Mononukleose, Studentenfieber) (allgemein und regional möglich)
- **Lues (Stadium 2)**
- **Röteln** (v. a. Nackenlymphknoten, aber auch generalisiert möglich)
- **Masern**
- **Toxoplasmose** (allgemein und regional möglich)
- **Brucellose** (allgemein und regional möglich)
- **AIDS** (schon bei Prä-AIDS möglich, bei AIDS typisch)
- **Tuberkulose** (Lymphknotentuberkulose)
- **Zytomegalie** (allgemein und regional möglich)

Bewegungsapparat

- **Rheumatoide Arthritis (RA, PCP)**
- **Kollagenosen** (Sklerodermie, systemischer Lupus erythematodes)

Sonstiges

- **Sarkoidose**, Lymphogranulomatosis benigna und Löfgren-Syndrom (hier v. a. beidseitig Hiluslymphknoten)
- **Medikamente** (z. B. Allopurinol, Procainamid, Phenytoin, Hydralazin u. a.)
- **Vorausgegangene Erkrankungen,** wie z. B. Mononucleosis infectiosa können dazu führen, dass die Lymphknoten über Monate bis Jahre geschwollen bleiben. Ursache ist eine Gewebeverdichtung (Sklerosierung) des Gewebes im Lymphknoten.

Schwellung der Achsellymphknoten

Mammakarzinom, Leukämie, Infektionskrankheiten (AIDS, Toxoplasmose)

Tumorerkrankungen
- **Mammakarzinom** (Brustkrebs)
- **Morbus Hodgkin** (allerdings meist Halslymphknoten betroffen)
- **Lymphatische Leukämie**

Entzündliche Erkrankungen
- **Mastitis**
- **Lymphangiitis**
- **Erysipel** (Wundrose), Prädilektionsstellen sind Gesicht und Unterschenkel, Arme nur selten betroffen.
- **Lupus erythematodes (LE)**

Infektionskrankheiten
- **Toxoplasmose**
- **AIDS,** allerdings meist generalisiert oder im Hals-Nacken-Bereich
- **Beulenpest**
- **Tularämie** (Hasenpest)
- **Brucellose**
- **Milzbrand** (v. a. beim Hautmilzbrand an den Armen)
- **Syphilis** Stadium 2, allerdings meist generalisierte Lymphknotenschwellung

Splenomegalie (Milzvergrößerung)

Bei einer Splenomegalie vergrößert sich die Milz auf über 350 Gramm.

Infektionskrankheiten, Rechtsherzinsuffizienz, Pfortaderhochdruck

Herz-, Lymphe- und Bluterkrankungen
- **Rechtsherzinsuffizienz**
- **Hämolytische Anämie**
- **Leukämie, chronisch lymphatische und myeloische**
- **Morbus Hodgkin (Lymphogranulomatose)**
- **Erythrozytose**
- **Polyzythämie**
- **Endocarditis lenta**

Pfortaderstauung
- **Leberzirrhose**
- **Milzvenenthrombose**
- **Milzvenenstenose**

Infektionskrankheiten
- **Röteln**
- **Virushepatitis**
- **Mononucleosis infectiosa** (Pfeiffer-Drüsenfieber, infektiöse Mononukleose, Studentenfieber)
- **Ornithose**
- **Brucellose** (Morbus Bang)
- **Leptospirose**
- **Malaria**
- **Miliartuberkulose**
- **Syphilis**
- **Milzbrand**
- **Echinokokkose**
- **Typhus / Paratyphus**
- **Fleckfieber**
- **Fünftagefieber** (Wolhynisches Fieber)

Sonstige
- **Sepsis**
- **Kollagenosen**
- **Sarkoidose**
- **Milzmetastasen** (v. a. bei Mamma- und Bronchialkarzinom und malignem Melanom)

Struma

Eine Struma ist eine Vergrößerung der Schilddrüse. Sie sagt zunächst nichts über die Aktivität der Schilddrüse aus (Eu-, Hypo-, Hyperthyreose).

Iodmangel, Hyperthyreose, Hypothyreose

- **Iodmangel**
- **Hypothyreose** und **Myxödem**
- **Hyperthyreose**

- **Hashimoto-Thyreoiditis**
- **Schilddrüsenkarzinom**
- **Blande Struma**
- **Medikamenteneinnahme** (z. B. Iodüberschuss, iod- und schwefelhaltige Präparate, Salicylate, Lithium, Perchlorat)

Herzschmerzen

Funktionell bedingte Herzschmerzen zeigen sich eher als helle stechende Schmerzen, organisch bedingte eher als dumpfer, drückender Schmerz.

Angina pectoris, Herzinfarkt, Herzneurose

- **Angina pectoris**
- **Herzinfarkt**
- **Herzneurose**
- **Myokarditis, Perikarditis**
- **Lungenembolie**
- **Roemheld-Syndrom** (gastrokardialer Symptomenkomplex)
- **Herpes zoster** (in Herzregion)

Dysphagie

Bei einer Dysphagie liegt eine Störung des Schluckvorgangs vor, die typischerweise mit Schmerzen während und nach dem Schlucken einhergeht und die zervikal oder retrosternal auftreten kann.

Speiseröhrenerkrankungen, Struma, Globus hystericus

Mund-, Rachen-, Hals- und Kehlkopferkrankungen
- **Zungenkarzinom**
- **Soor**
- **Tonsillitis, Angina, Pharyngitis**
- **Laryngitis** (entzündlich und Karzinom)
- **Epiglottitis**
- **Zenker-Divertikel**
- **Verschluckte Fremdkörper**
- **Schilddrüsenentzündungen** (akute, subakute, Hashimoto-Thyreoiditis)
- **Retrosternale Struma**
- **Kehlkopffraktur**
- **Globus hystericus**

Speiseröhrenerkrankungen
- **Ösophagitis**, chronisch und akut
- **Refluxösophatitis**
- **Achalasie**
- **Ösophagusspasmen**
- **Ösophagusdivertikel**
- **Ösophagusvarizen**
- **Ösophaguskarzinom**
- **Hiatushernie**

Erkrankungen des Mediastinums
- **Aortenaneurysma**
- **Lymphknotenschwellungen im Mediastinum** (z. B. bei Lymphom, Leukämie)

Sonstiges
- **Sklerodermie**, progressive
- **Strikturen** (z. B. durch Verätzungen)

Erbrechen (Vomitus, Emesis)

Es handelt sich um eine komplexe Körperreaktion, die vom Brechzentrum aus gesteuert wird und zu einer Entleerung von Magen- oder Darminhalt, entgegen der normalen Flussrichtung, führt. Ausgelöst werden kann sie durch eine Überreizung oder Überdehnung des Gastrointestinaltraktes (v. a. des Duodenums) oder durch das limbische System bzw. das Gleichgewichtssystem.

Akute Gastritis, Kinestose, Intoxikation (z. B. Alkohol), Schwangerschaft, sehr starke Schmerzen, Infektionskrankheiten

Verdauungstrakt
- **Gastritis, akute**
- **Achalasie**
- **Pylorusstenose** und andere Stenosen des Verdauungstraktes
- **Ulcus ventriculi et duodeni**

- **Ileus**
- **Pankreatitis**
- **Cholezystitis**
- **Appendizitis**
- **Peritonitis**
- **Zenker-Divertikel**
- **Ösophagusdivertikel**

Neurologische Ursachen
- **Hirndrucksteigerung**
- **Kinestose** (Reisekrankheit, z. B. bei See- oder Busfahrten)
- **Morbus Menière**
- **Neuritis vestibularis**
- **Migräne**

Intoxikation
- **Alkohol**
- **Lebensmittelvergiftungen**
- **Medikamente** (z. B. Digitalis, Zytostatika, NSRA, Antibiotika)
- **Drogenabusus** (Kokain, Amphetamine, Ecstasy, LSD)

Stoffwechsel- und Hormonstörungen
- **Urämie**
- **Coma diabeticum** (acetonämisches Erbrechen)
- **Hepatische Enzephalopathie**
- **Morbus Addison**

Psychogen
- **Bulimie**
- **Anorexia nervosa**
- **Ekelgefühl**

Infektionskrankheiten
- **Meningitis / Enzephalitis**
- **Botulismus**
- **Gelbfieber** (schwarzes Erbrechen)
- **Salmonellose**
- **Shigellenruhr**

Sonstige
- **Schwangerschaft**
- **Strahlenkrankheit**
- **Sehr starke Schmerzen** (z. B. Gallenstein-, Nierensteinkolik, akutes Abdomen, Glaukomanfall, Herzinfarkt u. a.)
- **Iatrogen als induziertes Erbrechen**

Appetitmangel (Inappetenz)

Appetitmangel bezeichnet ein nicht vorhandenes Verlangen nach Nahrung. Es gehört zu den Allgemeinsymptomen, stellt von daher eine besondere Herausforderung an den Diagnosesteller dar, da Appetitmangel nicht automatisch zu einer Verdachtsdiagnose führt.

Infektionskrankheiten, Karzinomerkrankungen, Magenerkrankungen, Magenkarzinom, psychische Störungen, Leber-, Gallen-, Pankreas-, Nierenerkrankungen

Gastrointestinale Erkrankungen
- **Magenerkrankungen** (z. B. akute und chronische Gastritis, Magen-Darm-Geschwüre, Magenkarzinom)
- **Darmerkrankungen** (akute und chronische Enteritis, akutes Abdomen, Zöliakie, Colitis ulcerosa, Morbus Crohn)
- **Darmparasiten** (Maden-, Spul-, Bandwürmer)
- **Appendizitis**

Leber, Galle, Pankreas
- **Lebererkrankungen** (z. B. akute Virushepatitis, chronische Hepatitis, Leberzirrhose)
- **Gallenerkrankungen** (z. B. Cholangitis, Cholezystitis)
- **Pankreaserkrankungen** (z. B. akute und chronische Pankreatitis, Pankreasinsuffizienz, Pankreaskarzinom)

Nierenerkrankungen
- **Glomerulonephritis**
- **Pyelonephritis**
- **Niereninsuffizienz**

Hormonstörungen
- **Morbus Addison**
- **HVL-Insuffizienz**
- **Diabetisches Präkoma**
- **Nebenschilddrüsenüberfunktion** (Hyperparathyreoidismus)

Anämien
- **Eisenmangelanämie**
- **Perniziöse Anämie u. a.**

Mangelzustände
- **Vitaminmangel** (z. B. Vitamin B, C)

- **Eisenmangel**

Infektionskrankheiten
- **Grippaler Infekt**
- **Chronische Infekte** (z. B. TB)
- **u.v.m.**

Psychische Ursachen
- **Magersucht**
- **Bulimie**
- **Depression**

Sonstiges
- **Medikamente** (z. B. Appetitzügler, Digitalis, Antibiotika, Zytostatika, Opiate)
- **Intoxikationen** (z. B. Alkohol, Nikotin)
- **Entzündungen im Mund- bzw. Rachenbereich** (z. B. Soor, Stomatitis, Angina)
- **Karzinomerkrankungen** aller Art, vor allem bei Metastasenbildung

Diarrhö

Bei einer Diarrhö kommt es zu mehr als drei flüssigen Stuhlentleerungen pro Tag.

Erreger (Viren, Bakterien (z. B. Salmonellen), Reizdarmsyndrom, Nahrungsmittelallergie bzw. -unverträglichkeit, Hyperthyreose, Laxanzienabusus

Infektiös
- **Bakterien(toxine),** z. B. Salmonellen, EHEC, Campylobakter, Cholera u.v.m.
- **Viren**, z. B. Rota- oder Noroviren
- **Protozoe,** z. B. Giardien

Darmerkrankungen
- **Zöliakie**
- **Morbus Crohn**
- **Colitis ulcerosa**
- **Divertikulitis**
- **Reizdarmsyndrom**
- **Nahrungsmittelallergien und -unverträglichkeiten**
- **Darmpilze**
- **Darmtumoren**

Infektionskrankheiten
- **Enteritis** (wässrig, dünnflüssig, evtl. mit Schleim vermischt)
- **Cholera** (zuerst breiige, dann wässrige, evtl. reiswasserartig)
- **Darmtuberkulose** (breiig, evtl. mit Blut vermischt)
- **Typhus** (im ersten Stadium Obstipation, dann erbsbreiartig)
- **Paratyphus** (breiig)
- **Shigellenruhr** (blutig-schleimig, evtl. eitrig)
- **Trichinose** (breiig)

Medikamente
- **Laxanzienabusus**
- **Antibiotika**
- **Zytostatika**

Sonstiges
- **Hyperthyreose**
- **Diabetes mellitus** (evtl. Obstipation und Diarrhö im Wechsel)
- **Chronische Pankreatitis**
- **Psychische Faktoren** (z. B. Angst)
- **Vergiftungen** (z. B. Arsen, Quecksilber)

Obstipation

Es kommt zu einer verzögerten Entleerung eines harten, evtl. knolligen Stuhles. Im Allgemeinen wird es als normal betrachtet, wenn die Stuhlentleerung zwischen dreimal täglich bis dreimal wöchentlich liegt.

Ein wichtiges Kriterium ist das Gefühl des Patienten, denn wenn dieser sich verstopft fühlt, so liegt sicher eine unzureichende Darmentleerung vor.

Ernährungsbedingte Ursachen, Bewegungsmangel, geringe Trinkmenge, Unterdrückung des Defäkationsreizes, Hypothyreose, Darmkarzinom, Reizdarmsyndrom

Ernährungsbedingte Ursachen
- **Ballaststoffarme Ernährung**
- **Ernährungsumstellung,** z. B. auf Reisen
- **Zu geringe Trinkmenge**

Häufige sonstige Ursachen
- **Bewegungsmangel**
- **Bettlägerigkeit**
- **Unterdrückung des Defäkationsreizes (nimmt sich keine Zeit für den Stuhlgang)**
- **Fieber**
- **Dehydratation** (z. B. vermehrtes Schwitzen, Erbrechen)
- **Anorexia nervosa** (durch Abführmittelmissbrauch)
- **Hypokaliämie** (v. a. durch Abführmittelmissbrauch)

Psychische Ursachen
- **Depression**
- **„Nicht loslassen können."**

Hormonelle Ursachen
- **Hypothyreose**
- **Diabetes mellitus (durch Neuropathien)**

Dickdarm
- **Reizdarmsyndrom**
- **Stenosierende Prozesse** (Darmkarzinom, gutartige Tumoren, Hernien)
- **Divertikulitis**
- **Hämorrhoiden** (Angst vor Schmerzen)
- **Herabgesetzter Darmtonus** (Alter, Hypothyreose)

Gynäkologische Ursachen
- **Uterusmyom**
- **Gebärmuttersenkung**
- **Abknickung der Gebärmutter**
- **Schwangerschaft**

Neurogene Ursachen
- **Morbus Parkinson**
- **Multiple Sklerose**
- **Apoplex**

Medikamente
- **Eisenpräparate**
- **Antidepressiva**
- **Neuroleptika**
- **Diuretika**
- **Abführmittelmissbrauch** (Kaliumverlust)
- **Opiate**

Defäkationsschmerz

Mit Defäkation bezeichnet man den Vorgang des Absetzen des Stuhles. Ausgelöst wird er durch peristaltische Massenbewegungen in höher gelegenen Darmabschnitten. Tritt Darminhalt in das Rektum ein, so wird das über viszerosensible Nerven an die sensible Rinde des Großhirns gemeldet.

Hämorrhoiden, Rektumkarzinom, Proktitis, Analveränderungen, Prostataerkrankungen

Erkrankungen des Dickdarms
- **Hämorrhoiden**
- **Rektumkarzinom**
- **Proktitis** (Enddarmentzündung)

Analveränderungen
- **Schrunden, Rhagaden**
- **Fisteln** (an Morbus Crohn und Colitis ulcerosa denken)

Erkrankungen der Fortpflanzungsorgane
- **Prostatitis, Prostatakarzinom**
- **Bartholinitis (Entzündung der Bartholindrüse)**

Meteorismus

Meteorismus (Blähungen) bedeutet, dass es zu einer gesteigerten Ansammlung von Darmgasen gekommen ist. Diese können sich durch Luftschlucken (Aerophagie) oder durch intestinale Gärung ansammeln. Die häufigste Ursache hierfür ist die Obstipation.

Flatulenz bezeichnet das vermehrte Abgehen von Gasen über den After. Flatulenz ist die typische Folge einer Maldigestion und Malabsorption. Bei diesen Störungen gelangen Nahrungsbestandteile, die normalerweise im Dünndarm resorbiert werden, in den Dickdarm. Die dort siedelnden Bakterien zersetzen die Nahrungsbestandteile unter Gasbildung.

Obstipation, Maldigestion, Malabsorption, Darmerkrankungen, Dysbiose, blähende Kost

Verdauungs- und Resorptionsstörungen
- **Maldigestion** (z. B. durch Mangel an Verdauungsenzymen aus dem Magen, Pankreas, Galle, Darm)
- **Malabsorption** (z. B. durch Schädigung der Dünndarmschleimhaut, durch Dünndarmverkürzung, entzündliche Veränderungen der Darmschleimhaut)

Ernährung
- **Verzehr blähender Speisen** (z. B. Kohl, Hülsenfrüchte, Zwiebeln, Rohkost, frisches Brot)
- **Trinken von kohlensäurehaltigen Getränken**

Darmerkrankungen
- **Obstipation**
- **Morbus Crohn**
- **Dysbiose**
- **Reizdarmsyndrom**
- **Ileus**
- **Peritonitis**
- **Enteritiden (alle akuten und chronischen infektiösen Darmerkrankungen)**
- **Nahrungsmittelunverträglichkeiten, -allergien**
- **Zöliakie**
- **Morbus Hirschsprung**

Magenerkrankungen
- **Chronische Gastritis**
- **Sub- bzw. Anazidität**

Lebererkrankungen
- **Leberzirrhose**
- **Hepatitis**
- **Fettleber**
- **Pfortaderhochdruck**

Gallenerkrankungen
- **Chronische Cholezystitis**
- **Cholelithiasis**

Pankreaserkrankungen
- **Pankreasinsuffizienz**

Sonstiges
- **Rechtsherzinsuffizienz**
- **Pericarditis constrictiva**
- **Aerophagie** (Luftschlucken)
- **Sklerodermie**
- **Medikamente** (z. B. Antibiotika, Zytostatika)

Mundgeruch

Bei Mundgeruch (Foetor ex ore) handelt es sich um einen unangenehmen Geruch der Ausatemluft. Dieser entsteht durch flüchtige Schwefelverbindungen, die der Ausatemluft beigemengt sind. Diese Verbindungen entstehen z. B. bei einer bakteriellen Zersetzung von Nahrungsmittelresten oder von totem Gewebsmaterial.

Mangelnde Hygiene des Mundraumes, Erkrankungen des Mundes, Rachens, Atemwege, Speiseröhre, Magen

Mundraum
- **Schlechte Zahnhygiene,** z. B. Ansammlung von Plaque, Karies
- **Parodontitis**
- **Stomatitis, Gingivitis**
- **Mundsoor**

Nasen-Rachen-Raum-Erkrankungen
- **Chronische Tonsillitis**
- **Tonsillarabszess**
- **Sinusitis**
- **Plaut-Vincent-Angina**
- **Mononucleosis infectiosa**
- **Rachendiphtherie**
- **Essensrückstände im Pharynx**

Speiseröhrenerkrankungen
- **Ösophagusdivertikel, z. B. Zenker-Divertikel**
- **Ösophaguskarzinom**

Magenerkrankungen
- **Chronische Gastritis**
- **Magenkarzinom**

Atemwegerkrankungen
- **Bronchitis**
- **Bronchiektasen**
- **Chronischer Lungenabszess**
- **Pneumonie**

Sonstiges
- **Leberzirrhose, Coma hepaticum**
- **Chronische Obstipation**
- **Diabetisches Koma**
- **Niereninsuffizienz**
- **Nahrungs- oder Genussmittel** (Alkohol, Knoblauch)
- **Medikamente** (schwefelhaltig, z. B. Disulfiram)

Helles Blut im Stuhl

Das Auftreten von frischem Blut im Stuhl wird als Hämatochezie bezeichnet. Sie ist typischerweise Folge einer gastrointestinalen Blutung.

Hämorrhoiden, Darmkrebs, Darmpolypen

Dickdarm- und Rektumerkrankungen
- **Hämorrhoiden**
- **Dickdarmkrebs**
- **Dickdarmpolypen**
- **Entzündliche Darmerkrankungen, z. B. Colitis ulcerosa, Morbus Crohn, Kolondivertikel,**
- **Rektumulzera**
- **Analfissuren**

Magenerkrankungen bzw. Blutungen aus dem oberen Verdauungstrakt
- **Selten,** treten nur auf, wenn sie nicht mit Salzsäure in Verbindung kommen

Teerstuhl

Beim Teerstuhl (Meläna) wird der Stuhl durch Blutbeimengungen schwarz gefärbt. Die schwarze Verfärbung wird durch Hämatin verursacht. Dieses entsteht, wenn Hämoglobin mit Salzsäure in Verbindung kommt.

Meist liegt die Blutungsquelle im oberen Gastrointestinaltrakt, meist im Magen oder Duodenum. Selten liegt die Ursache im Dünndarm oder Colon.

Verschlucktes Blut
- **Nasenbluten**
- **Bluthusten**
- **Blutiges Sputum**
- **Ösophagusvarizenblutungen**

Karzinom
- **Speiseröhrenkarzinom**
- **Magenkarzinom**
- **Darmkarzinom**

Ulzera
- **Speiseröhre**
- **Magen**
- **Darm**

Schwarzfärbung des Stuhles auch durch
- **Medikamente** (Eisen-, Kohlepräparate)
- **Nahrungsmittel**, z. B. rote Bete, Blaubeeren

Fettstuhl (Steathorrhö)

Steathorrhö bezeichnet das vermehrte Ausscheiden von Lipiden, vor allem von Triglyzeriden, im Stuhl.

Gallensaftmangel, Pankreasinsuffizienz, Maldigestion, Malabsorption, Zöliakie, Mukoviszidose

Gallenerkrankungen
- **Verschlussikterus**
- **Cholestase**

Pankreaserkrankungen
- **Pankreatitis** (v. a. chronische Pankreatitis)
- **Pankreasinsuffizienz**
- **Pankreaskarzinom**

Dünndarmerkrankungen (Resorptionsstörungen)
- **Chronisch entzündliche Darmerkrankungen**
- **Zöliakie**
- **Mukoviszidose**
- **Malabsorptionssyndrom**
- **Dysbiose**
- **Dünndarmresektion**

Lebererkrankungen (Leberparenchymschädigungen)
- **Hepatitis**
- **Leberzirrhose**

Schäden an den Mesenteriallymphknoten
- **Karzinom bzw. Metastasenbildung**
- **Morbus Hodgkin**
- **Lymphknotentuberkulose**

Hormonelle Störungen
- **Hyperthyreose**
- **Diabetes mellitus**

Gewichtsabnahme

Jede ungewollte Gewichtsabnahme muss sorgfältig abgeklärt werden. Sie gilt als prognostisch ungünstiges Zeichen, wenn die Gewichtsabnahme mehr als 10 % in den vergangenen 6 Monaten beträgt. Sie kann als sog. B-Symptomatik im Gefolge von Karzinomerkrankungen oder infektiösen Erkrankungen auftreten (z. B. AIDS, Tb).

Tumorerkrankungen, Infektionskrankheiten, Hyperthyreose, Durchfallerkrankungen aller Art

Tumorerkrankungen
- **z. B. Magen-, Darm-, Pankreaskarzinom, Leukämie**

Infektionskrankheiten
- **z. B. AIDS, Tuberkulose**

Hormonelle Störungen
- **Hyperthyreose**
- **Diabetes mellitus**
- **Morbus Addison**

Psychische Ursachen
- **Depressionen**
- **Anorexia nervosa, evtl. Bulimie**
- **Psychosen**
- **Alkohol-, Nikotin-, Drogenabusus**

Gastrointestinalerkrankungen
- **Wurmerkrankungen** (v. a. Maden-, Spul-, Bandwürmer)
- **Darmpilz**
- **Morbus Crohn**
- **Colitis ulcerosa**
- **Zöliakie**
- **Divertikulitis**
- **Maldigestion, Malabsorption** (s. auch dort)
- **Chronische Diarrhö**
- **Achalasie**
- **Leberzirrhose**
- **Pankreatitis**
- **Gallenerkrankungen mit Gallensaftmangel**
- **Dünndarmresektion**

Sonstiges
- **Niereninsuffizienz**
- **Hyperemesis gravidarum**
- **Medikamente** (z. B. Diuretika, Schilddrüsenhormone)

Gewichtszunahme

Bei Gewichtszunahme handelt es sich um ein Allgemeinsymptom, das durch Zunahme von Gewebemasse, vor allem von Fettgewebe oder durch die Einlagerung von Wasser erfolgen kann. Kommt es innerhalb von wenigen Tagen zu einer schnellen Gewichtszunahme, so spricht das für eine Wassereinlagerung.

Überernährung, Schilddrüsenunterfunktion, Cushing-Syndrom, Rechtsherzinsuffizient, Niereninsuffizienz

Überernährung
- **Vermehrte Kalorienaufnahme**
- **Bewegungsmangel**

Erkrankungen des Hormonsystems
- **Hypothyreose**
- **Morbus Cushing bzw. Cushing-Syndrom**
- **HVL-Insuffizienz**
- **Diabetes mellitus**

Nierenerkrankungen
- **Niereninsuffizienz** (z. B. durch Glomerulo-, Pyelonephritis)

Herzerkrankungen
- **Rechtsherzinsuffizienz** (unterschiedlichster Ursachen)

Psychische Ursachen
- **Klimakterisch bedingte Adipositas**
- **Stress**
- **Depression**

Medikamente
- **Appetitanreger**
- **Östrogene**
- **Lithium u.v.m.**

Druckgefühl im Epigastrium

Mit Epigastrium bezeichnet man die sog. Magengrube, also den dreieckigen Bereich zwischen den beiden Rippenbögen und dem Bauchnabel.

Magen-, Speiseröhren- und Pankreaserkrankungen

Erkrankungen von Magen- und Darm
- **Reizmagen**
- **Chronische Gastritis**
- **Magenkarzinom**
- **Ulcus ventriculi et duodeni**
- **Gut- und bösartige Neubildungen im Colon transversum**

Erkrankungen der Speiseröhre
- **Refluxösophagitis**
- **Ösophagusdivertikel**
- **Hiatushernie**

Erkrankungen des Pankreas
- **Chronische Pankreatitis**
- **Pankreaskarzinom**

Druckgefühl im Unterleib

Gut- und bösartige Tumoren im Unterleib

Erkrankungen der weiblichen Fortpflanzungsorgane
- **Uterusmyom und andere Uterustumoren**
- **Ovarialkystom**
- **Chronische Eileiterentzündung**
- **Eierstockzysten**
- **Endometriose**

Sonstiges
- **Schwangerschaft**
- **Gefüllte Harnblase bei Blasentleerungsstörungen**
- **Gut- und bösartige Tumoren des Rektums und Sigmoids**

Druckgefühl im rechten Oberbauch

Leber-, Gallen-, Dickdarm- und Nierenerkrankungen

Lebererkrankungen
- **Chronische Hepatitis**
- **Alkoholhepatitis**
- **Lebermetastasen**
- **Arzneimittelbedingte Leberschäden**
- **Fettleber**

Gallenerkrankungen
- **Cholangitis, Cholezystitis, Cholelithiasis**
- **Postcholezystektomiesyndrom**
- **Tumoren der Gallenblase und -wege**

Darmerkrankungen
- **Organisch bedingte Kolonstenose**
- **Funktionell bedingte Kolonstenose**
- **Ulcus duodeni**

Pankreaserkrankungen
- **Pankreaskarzinom**
- **Chronische Pankreatitis**

Nierenerkrankungen
- **Nierenbeckensteine**
- **Pyelo- und Glomerulonephritis**

Sonstiges
- **Pleuritis**

Druckgefühl im linken Oberbauch

Dickdarm-, Magen-, Pankreas-, Nierenerkrankungen, Herzinfarkt

Dickdarmerkrankungen
- **Organisch bedingte Kolonstenose**
- **Funktionell bedingte Kolonstenose**
- **Syndrom der linken Kolonflexur (starke Knickbildung der linken Flexur)**

Magenerkrankungen
- **Ulcus ventriculus**
- **Akute oder subakute Gastritis**
- **Magenatonie**
- **Zwerchfellhernie**

Pankreaserkrankungen
- **Pankreaskarzinom**
- **Chronische Pankreatitis**

Nierenerkrankungen
- **Nierenbeckensteine**
- **Pyelo- und Glomerulonephritis**

Herz-Lungen-Erkrankungen
- **Herzinfarkt**
- **Pleuritis**

Milzerkrankungen
- **Splenomegalie**
- **Milzinfarkt, Milzruptur**

Akutes Abdomen

Zum Erscheinungsbild eines akuten Abdomens gehören heftige Bauchschmerzen, Übelkeit, Erbrechen und (beginnende) Abwehrspannung der Bauchdecke bis hin zum „bretthharten Bauch".

Appendizitis, Magen-Darm-Galle-Perforationen, Ileus, Pankreaserkrankungen, Eileiter- bzw. Bauchhöhlenschwangerschaft

Magen-Darm-Erkrankungen
- **Appendizitis**
- **Perforierendes Magen-Darm-Geschwür**
- **Ileus** (z. B. mechanischer und paralytischer Ileus, Mesenterialembolie, Invagination)
- **Peritonitis**
- **Divertikulitis**

Gallenerkrankungen
- **Gallensteinkolik**
- **Gallenblasenempyem**
- **Gallenblasenperforation**

Pankreaserkrankungen
- **Akute Pankreatitis**
- **Pankreasgangsteine**
- **Stein vor der Vater-Papille**

Weibliche Fortpflanzungsorgane
- **Eileiter- bzw. Bauchhöhlenschwangerschaft**
- **Eileiterentzündung**
- **Stielgedrehte Ovarialzyste und Kystadenom**

Intraabdominelle Blutungen
- **z. B. Milz- bzw. Leberruptur, Aortenaneurysma**

Sonstiges
- **Herzinfarkt**
- **Nierensteinkolik**
- **Coma diabeticum** (keine Abwehrspannung)

Aszites, nicht-entzündlich

Aszites ist ein Austritt von Flüssigkeit in die Bauchhöhle.

Bei einem nicht-entzündlichen Aszites wird ein Transsudat abgepresst, das sich aufgrund eines Pfortaderhochdruckes entwickelt hat. Die Ursache kann in einer Leberzirrhose, einer Herzinsuffizienz oder in einem erniedrigten kolloidosmotischen Druck durch einen Eiweißmangel liegen.

Leberzirrhose, Rechtsherzinsuffizienz, Hypoproteinämie

Leberkrankungen
- **Leberzirrhose**

Herzerkrankung
- **Rechtsherzinsuffizienz**
- **Konstriktive Perikarditis**
- **Perikarderguss**

Kompression bzw. Einengung der Pfortader
- **Tumoren im Bauchraum** (z. B. Magen-, Kolonkarzinom)
- **Pfortaderthrombose**

Hypoproteinämie
- **Nephrotisches Syndrom**
- **Malabsorption**
- **Hungerzustände („Hungerbauch")**

Aszites, entzündlich

Aszites ist ein Austritt von Flüssigkeit in die Bauchhöhle. Bei einem entzündlichen Aszites ist es infolge einer Entzündung zu einem Austritt von Exsudat in die Bauchhöhle gekommen.

Peritonitis

Peritonitis
- **Bakterielle Peritonitis**
- **Perforationsperitonitis,** z. B. bei „geplatzem" (rupturiertem) Appendix
- **Peritonealkarzinom,** v. a. durch Metastasenbildung

Ikterus

Zur Gelbfärbung von Haut, Schleimhaut und Skleren kommt es, wenn der Blutbilirubinspiegel 2 mg/dl überschreitet.

Leber-, Gallen-, Blutkrankheiten, Pankreaskopfkarzinom

Leberkrankheiten
- **Virushepatitis**
- **Chronische Hepatitis**
- **Leberzirrhose**
- **Alkoholbedingte Leberschädigung**
- **Autoimmunbedingte Leberschädigung**
- **Toxische Leberschädigung,** z. B. durch Umweltgifte oder Medikamente
- **Lebertumoren**
- **Stauungsleber**

Gallenkrankheiten
- **Cholangitis**
- **Gallengangsteine**
- **Gallentumoren** (Zysten, Krebs)
- **Schwangerschaftscholestasen**
- **Striktur des Ductus choledochus**
- **Gallengangatresie** (angeborener Verschluss des Gallengangs)

Pankreaserkrankungen
- **Pankreaskopfkarzinom**
- **Pankreasgangstein vor Vater-Papille**

Bluterkrankungen
- **Perniziöse Anämie**
- **Hämolytische Anämie,** z. B. bei Malaria
- **Kugel- und Sichelzellanämie**
- **Blutgifte,** z. B. Schlangengifte, Chinin

Stoffwechselerkrankungen
- **Morbus Wilson** (Kupferspeicherkrankheit)
- **Hämochromatose** (Eisenspeicherkrankheit)

Sonstiges
- **Gilbert-Syndrom** (Meulengracht-Krankheit)
- **Neugeborenenikterus,** physiologisch und pathologisch

Kaffeeunverträglichkeit

Magen- und Gallenerkrankungen

Magenerkrankungen
- **Reizmagen**
- **Chronische Gastritis**
- **Magenkrebs**

Gallenerkrankungen
- **Gallensteine**
- **Chronische Entzündung der Gallenwege bzw. -blase**

Herz-Kreislauf-Erkrankungen
- **Hypertonie**
- **Herzkrankheiten,** v. a., wenn sie mit Tachykardie einhergehen

Sonstiges
- **Chronische Pankreatitis**

Heißhungerattacken

Heißhunger ist durch ein plötzlich auftretendes heftiges Verlangen nach Nahrung gekennzeichnet. Es kann psychische oder physische Ursachen haben.

Heißhunger nach etwas Süßem tritt typischerweise bei Hypoglykämie auf, Heißhunger nach etwas Salzigem nach Elektrolytverlust, z. B. durch starkes Schwitzen.

Hypoglykämie, Hyperthyreose, psychische Ursachen, Schwangerschaft

Hormonelle Erkrankungen
- **Diabetes mellitus**
- **Hypoglykämie,** z. B. bei Diabetes oder Inselzelladenom
- **Hyperthyreose**

Sonstiges
- **Schwangerschaft**
- **Psychische Ursachen, Essstörungen**
- **Ulcus duodeni**
- **Wurmerkrankungen,** v. a. bei Bandwurmbefall
- **HVL-Tumor,** der das Esszentrum betrifft
- **Medikamente,** z. B. Kortison, Östrogen, Insulin, Antidiabetika

Blut im Urin

Es kommen alle (entzündlichen) Erkrankungen und Karzinome des Harnapparates in Betracht.

Erkrankungen des Harnapparates, Karzinome

Nierenerkrankungen
- **Pyelo- und Glomerulonephritis**
- **Nephritis**
- **Steine im Nierenbecken**
- **Stauungsniere** durch Rechtsherzinsuffizienz
- **Analgetikaniere**
- **Glomerulosklerose** durch Diabetes mellitus
- **Nierentuberkulose**
- **Nierenzysten**
- **Tumoren**

Harnleiter-, Harnblasen- und Harnröhrenerkrankungen
- **Urethritis**
- **Ureteritis**
- **Zystitis**
- **Steine**

Prostataerkrankungen
- **Prostatitis**
- **Prostatakarzinom**

Hämorrhagische Diathese
- **Antikoagulanzieneinnahme**
- **Hämophilie**
- **Thrombozytopenie**
- **Vitamin-K-Mangel**

Sonstiges
- **Kontamination,** z. B. durch Regelblutung oder Blutungen aus dem After

Weiße Flecken auf der Mundschleimhaut

Masern, Aphthen, Soor, Leukoplakie

- **Masern** (Koplik-Flecken)
- **Stomatitis aphthosa**
- **Mundsoor** (Candida albicans)
- **Leukoplakie**

Müdigkeit

Das Symptom „Müdigkeit" stellt für den Therapeuten eine echte Herausforderung dar, weil so viele Gründe in Betracht kommen. Unter dem Symptom versteht man ein körperliches (evtl. auch ein psychisches) Bedürfnis nach Schlaf und Ruhe.

Hypotonie, Anämie, Leukämie, Karzinom

Erkrankungen des Kreislaufs, des Blutes und der Lymphe
- **Hypotonie,** primäre und sekundäre Formen
- **Anämie,** z. B. Eisenmangelanämie, perniziöse Anämie, hämolytische und aplastische Anämie
- **Leukämie,** z. B. akute und chronische myeloische bzw. lymphatische Leukämie
- **Herzinsuffizienz**

Tumorerkrankungen:
- **Alle Karzinome, v. a. im fortgeschrittenen Stadium**

Erkrankungen des Hormonsystems
- **Hypothyreose**
- **Morbus Addison**
- **HVL-Insuffizienz**
- **Diabetes mellitus bzw. Hypoglykämie**

Psychische Ursachen:
- **Depressionen**
- **Körperliche und seelische Erschöpfung**
- **Burnout**

Chronische Infekte
- **Tuberkulose**
- **Rekonvaleszenz,** z. B. Influenza, Masern u.v.m.

Nierenerkrankungen
- **Glomerulonephritis**
- **Pyelonephritis**
- **Nephrotisches Syndrom**

Vitamin-Mangel-Zustände
- Vor allem Vitamin-C- und -D-Mangel, z. B. als „Frühjahrsmüdigkeit"

Lebererkrankungen
- **Virushepatitis**
- **Chronische Hepatitis und bei Infektionskrankheiten**
- **Leberzirrhose**
- **Lebertumoren**
- **Alkoholbedingter Leberschaden**
- **Autoimmunbedingter Leberschaden**
- **Toxische Leberschädigung,** z. B. durch Umweltgifte oder Medikamente
- **Stauungsleber**

Sonstiges
- **Schlafapnoe-Syndrom**
- **Hypokaliämie,** z. B. durch Laxanzienabusus
- **Rheumatoide Arthritis**
- **Darmpilzerkrankung**
- **Wurmbefall,** z. B. Maden-, Spul- oder Bandwurmbefall
- **Sclerodermia diffusa**
- **Multiple Sklerose**

Blässe

Blässe wird durch eine mangelnde Hautdurchblutung hervorgerufen oder weil sich zu wenig Erythrozyten im Blut befinden oder weil zu wenig Pigmente vorhanden sind.

Anämie, Hypotonie, schlechte Hautdurchblutung, Nierenerkrankungen, Herzerkrankungen, Pigmentmangel

Anämie
- **Eisenmangelanämie**
- **Perniziöse Anämie**
- **Hämolytische oder aplastische Anämie** u. a.

Kreislaufstörungen
- **Hypotonie**
- **Schock**
- **Schlechte Hautdurchblutung,** z. B. durch Vasokonstriktion oder tiefliegende Hautgefäße

Ödeme
- **Nierenbedingte Ödeme**
- **Myxödem** (Achtung: kein „echtes" Ödem, sondern schleimige Ablagerungen führen zu teigigen Schwellungen.)

Nierenerkrankungen
- **Renale Anämie**
- **Glomerulonephritis**
- **Pyelonephritis**
- **Nephrotisches Syndrom**

Herzerkrankungen
- **Aortenklappenstenose und -insuffizienz**
- Bitte beachten, dass Herzerkrankungen häufiger zu Zyanose als zu Blässe führen.

Erkrankungen des Hormonsystems
- **Hypothyreose**
- **Morbus Addison**
- **HVL-Insuffizienz**

Leukämien
- **Akute und chronische myeloische Leukämie**
- **Akute und chronische lymphatische Leukämie**

Tumorerkrankungen
- **Karzinome aller Art** können zur (Tumor-) Anämie führen.

Infektionskrankheiten
- **Tuberkulose**
- **Chronische Pyelonephritis** und viele mehr

Wurmbefall
- **Madenwürmer**
- **Spulwürmer**
- **Bandwürmer**

Pigmentmangel
- **Albinismus**
- **Vitiligo** (Scheckhaut)

Schlafstörungen

Die normale Schlafdauer beträgt 7–8 Stunden, grundsätzlich kann sie individuell zwischen 4–10 Stunden betragen. Bei Schlafstörungen unterscheidet man zwischen Einschlaf- und Durchschlafstörungen. Von einer Einschlafstörung spricht man, wenn die Einschlafzeit länger als 30 Minuten beträgt. Mit Durchschlafstörung bezeichnet man, wenn der Betroffene nach einer Schlafzeit von weniger als 6 Stunden von allein erwacht.

Störende Umgebungsfaktoren, psychische Störungen, Hyperthyreose, Alkohol, Schmerzen, Demenz

Umgebungsfaktoren
- **Lärm**
- **Störendes Licht**
- **Zu warmer / kalter Raum**
- **Schichtarbeit**

Psychische Belastungen und Erkrankungen
- **Einsamkeit**, Konflikte, Umzug ins Altersheim, Über- und Unterforderungen, Geldsorgen u. a.
- **Depressionen**
- **Angststörungen**
- **Manie**
- **Stress und Burnout**
- **Psychosen**

Krankheiten
- **Hyperthyreose**
- **Hypertonie**
- **Morbus Parkinson**
- **Multiple Sklerose**
- **Demenz**
- **Fibromyalgie**
- **Schmerzsyndrom**
- **Schlafapnoe**
- **Alkoholabhängigkeit**, wird Alkohol als Einschlafhilfe getrunken, kommt es typischerweise

beim Absinken des Alkoholspiegels im Blut zum Erwachen (oft nachts ca. 3.00 Uhr).
- **Narkolepsie**
- **Restless-Legs-Syndrom**

Medikamente und Genussgifte
- **Johanniskraut** abends eingenommen
- **Vitamin C,** abends eingenommen
- **Amphetamine** (auch Ecstasy, Crystal), Kokain
- **Alkohol**
- **Nikotin**

Depression bzw. depressive Verstimmung

Eine Depression ist durch eine gedrückte Stimmung, Interesselosigkeit, Freudlosigkeit und Antriebsminderung gekennzeichnet. Es kommt zu einem Gefühl der Gefühllosigkeit.

Endogene und exogene Depression, Psychosen, Hypothyreose, Hirnverletzung

Psychische Erkrankungen
- **Endogene, exogene reaktive, somatogene Depression u. a.**
- **Wochenbettdepression**
- **Psychosen**

Hormonelle Störungen
- **Prämenstruelles Syndrom**
- **Hypothyreose**
- **Klimakterium**
- **Cushing-Syndrom**
- **Hyperparathyreoidismus**

Medikamente
- **Ovulationshemmer**
- **Kortison**
- **Barbiturate**
- **Benzodiazepine**
- **Betablocker**
- **Digoxin**

Hirnverletzungen bzw. -schädigungen
- **Subdurales Hämatom**
- **Hirntumor**
- **Morbus Parkinson**
- **Multiple Sklerose**
- **Epilepsie**
- **Demenz**
- **Frontalhirnverletzungen**

Infektionen
- **Syphilis**
- **AIDS** u. a.

Vitamine und Elektrolyte
- **Vitamin-B_{12}-Mangel**
- **Niacinmangel** (Nicotinsäure, früher Vitamin B_3) bzw. Pellagra
- **Hyponatriämie**
- **Hyperkalzämie**

Sonstiges
- **Winterdepression** oder Herbstdepression
- **Altersdepression**
- **Alkoholabusus**
- **Kokain**

Aufgedunsenes bzw. geschwollenes Gesicht

Nierenerkrankungen, Myxödem, Angioödem, Cushing-Syndrom

Nierenerkrankungen
- **Glomerulonephritis**
- **Nephrotisches Syndrom**

Hormonerkrankungen
- **Hypothyreose** bzw. Myxödem
- **HVL-Insuffizienz** bzw. Sheehan-Syndrom
- **Cushing-Syndrom**

Allergien
- **Angioödem**
- **Arzneimittelexanthem** (v. a. Hautcreme)

Speicheldrüsenerkrankungen
- **Speicheldrüsensteine**
- **Allergien**

Lymphatische Erkrankungen
- **Morbus Hodgkin**
- **Erysipel**

Infektionskrankheiten
- **Masern**
- **Mumps**
- **Mononucleosis infectiosa**

Sonstiges
- **Erkrankungen des Kiefers bzw. der Zähne**

Kopfschmerzen

Unter dem Begriff Kopfschmerz werden alle Schmerzempfindungen im Bereich des Kopfes zusammengefasst. Das Gehirngewebe selbst besitzt keine Schmerzrezeptoren. Schmerzempfindliche Strukturen sind Hirnnerven, Schädeldecke, Hirnhäute und die Blutgefäße des Gehirns.

Beim primären Kopfschmerz ist der Schmerz selbst die Erkrankung, die Ursache ist unbekannt. Beim sekundären Kopfschmerz ist er ein Symptom einer anderen Erkrankung.

Migräne, Hypertonie, Hypotonie, Gehirntumor, Augenerkrankungen

Primärer Kopfschmerz
- **Migräne**
- **Clusterkopfschmerz**

Kreislauferkrankungen
- **Hypertonie**
- **Hypotonie**
- **Arteriitis temporalis**

Gehirn- und Nervenerkrankungen
- **Gehirntumor**
- **Apoplex**
- **Subarachnoidalblutung**
- **Hirntrauma**
- **Hirndrucksteigerung**
- **Akromegalie**
- **Trigeminusneuralgie und andere Neuralgien**
- **Meningitis**
- **Multiple Sklerose**

Augenerkrankungen
- **Glaukom**
- **Kurz- und Weitsichtigkeit**

Hals- und Wirbelsäule:
- **Halswirbelsäulen-Veränderungen**
- **Verspannungen der Halsmuskulatur** (Spannungskopfschmerz)
- **Schleudertrauma**
- **Skoliose**

Nieren-, Leber- und Gallenerkrankungen
- **Nierenerkrankungen,** die mit einer eingeschränkten Nierenfunktion einhergehen
- **Lebererkrankungen,** wie Virushepatitis, chronische Hepatitis, Leberzirrhose, Lebertumoren, autoimmun-, alkohol- und toxisch bedingter Leberschaden, Stauungsleber
- **Gallenerkrankungen,** wie Cholangitis, Gallengangsteine, Gallentumoren, Schwangerschaftscholestasen, Strikturen des Ductus choledochus

Medikamente
- **Analgetikakopfschmerz,** vor allem ASS, Ergotamin
- **Paracetamol** u. a.

Sonstiges
- **Starke Sonneneinstrahlung**
- **Vergiftungen,** z. B. Kohlenmonoxid
- **Wetterfühligkeit**
- **Darmpilz**
- **Allergien,** durch Unverträglichkeit bestimmter Nahrungsmittel
- **(Beginnender) grippaler Infekt und Infektionskrankheiten z. B. Meningitis / Enzephalitis**
- **Sinusitis**
- **Zahn- und Kiefererkrankungen,** v. a. Kiefergelenkveränderungen
- **Lärm**
- **Alkoholabusus**

Stimmungsschwankungen

Es handelt sich um Veränderungen des emotionalen Grundzustandes, die in einem relativ kurzen Zeitintervall auftreten, ohne adäquate äußere Ursache. Der Ausprägungsgrad kann sehr unterschiedlich sein.

Pubertät, Klimakterium, (beginnende) Demenz, Alkohol, Drogen

Hormonelle Ursachen
- **Pubertät**
- **Klimakterium**
- **Prämenstruelles Syndrom**
- **Wochenbett**

Psychische Störungen
- **Histrionische Persönlichkeitsstörung**
- **Bipolare Störungen**
- **Borderline**
- **Schizoaffektive Störungen**
- **ADHS**

Hirnorganische Ursachen
- **Demenz**
- **Schädel-Hirn-Traumen**
- **Hirntumor**
- **Multiple Sklerose**
- **Epilepsie**
- **Morbus Parkinson**

Toxische Schädigung
- **Alkohol**
- **Drogen, z. B. LSD und Drogenentzug**
- **Medikamente**

Juckreiz (Pruritus sine materia)

Es handelt sich um ein Gefühl, die Haut kratzen oder reiben zu müssen, das ohne erkennbare Ursache auftritt – im Unterschied zum Pruritus cum materia, bei dem man die Ursache, z. B. eine Hautveränderung, erkennen kann.

Leber-, Gallen-, Nierenkrankheiten, Diabetes mellitus, Pruritus senilis

Internistische Ursachen
- **Lebererkrankungen,** z. B. Hepatitis, alkohol-, toxische-, autoimmunbedingte Leberschädigung, Leberzirrhose
- **Gallenerkrankungen,** z. B. Schwangerschaftscholestasen, Cholangitis, Gallensteine, Gallentumoren u. a.
- **Nierenerkrankungen:** alle, die zur Niereninsuffizienz geführt haben

Hormonelle Erkrankungen
- **Diabetes mellitus**
- **Hyper- und Hypothyreose**
- **Hyper- und Hypoparathyreoidismus**

Blut- und Lympherkrankungen
- **Polyzythämie**
- **Lymphatische Leukämie**
- **Morbus Hodgkin und Non-Hodgkin-Lymphom**
- **Leukämie**
- **Anämien, z. B. Eisenmangelanämie, hämolytische Anämie**
- **Hämochromatose**

Psychische Erkrankungen
- **Angst vor Parasiten**
- **Zu häufiges Waschen,** z. B. bei Waschzwang

Medikamente
- **ACE-Hemmer, Antibiotika, Zytostatika u.v.m.**

Sonstiges
- **Pruritus senilis (häufig!)**
- **Allergien**
- **Vitamin-B-Mangel**
- **Maligne Tumoren,** z. B. Zervix-, Prostata- und Kolonkarzinom

Rubeosis (auffallende Gesichtsrötung)

Diabetes mellitus, Rosazea, Herzvitien

Physiologische Rötung

- **Rubeosis faciei,** vasomotorisch bedingt, v. a. bei Frauen

Hormonerkrankungen

- **Diabetes mellitus**
- **Morbus Cushing**

Bluterkrankungen

- **Polyglobulie**
- **Polyzythämie**

Herz-Lungen-Erkrankungen

- **Herzinsuffizienz**
- **Herzvitien**
- **Cor pulmonale**
- **Mitralstenose** (Mitralgesicht)
- **Hypertonie,** meist normale Hautfarbe

Rheumatische Erkrankungen

- **Lupus erythematodes**
- **Dermatomyositis** (Lila-Krankheit)

Infektionskrankheiten

- **Scharlach**
- **Masern**
- **Röteln**
- **Ringelröteln** (Ohrfeigenkrankheit)
- **Fleckfieber**

Sonstiges

- **Rosazea** (Kupferfinnenkrankheit)
- **Pellagra**
- **Fieber**
- **Sonnenbrand**

Anisokorie

Eine Anisokorie ist eine ungleiche Pupillenweite. Die normale Pupillenweite liegt bei 2–5 mm.

Augentropfen, Horner-Symptomenkomplex, Okulomotoriuslähmung, Hirndrucksteigerung

Medikamente

- **Miotika** (pupillenverengende Mittel), z. B. bei Glaukomanfall
- **Mydriatika** (pupillenerweiternde Mittel), z. B. bei ophthalmologischen Untersuchungen

Gehirn und Nerven

- **Horner-Symptomenkomplex**
- **Okulomotoriuslähmung** (III. Hirnnerv)
- **Hirndrucksteigerung**
- **Subarachnoidalblutungen**
- **Sub- oder epidurales Hämatom**
- **Intrakranielle Neoplasie**
- **Polyneuritis,** z. B. durch Alkohol oder bei Diabetes mellitus
- **Multiple Sklerose**

Augenerkrankungen

- **Glaukom**
- **Iritis und Verletzungen der Iris**
- **Lähmung des M. sphincter pupillae,** z. B. durch Infektionen Meningitis / Enzephalitis, Herpes zoster, Botulismus u. a.
- **Lähmung des M. dilatator pupillae**

Sonstiges

- **Adie-Syndrom** (konstitutionelle Areflexie)

Arterielle Hypertonie

Essenzielle Hypertonie, Arteriosklerose, Nierenerkrankungen

Herz-Kreislauf-Erkrankungen

- **Primäre Hypertonie,** z. B. durch Stress, Konstitution
- **Arteriosklerose**
- **Aortenisthmusstenose**
- **Aortenklappeninsuffizienz**
- **Vaskulitis**
- **Kollagenosen mit Gefäßbeteiligung**

Nierenerkrankungen (renale Hypertonie)

- **Niereninsuffizienz,** alle entzündlichen und degenerativen, die zur Insuffizienz geführt haben
- **Nierenarterienstenose**
- **Glomerulosklerose**

- **Nierenfehlbildungen**
- **Nierentuberkulose**
- **Nierentumoren**

Hormonerkrankungen
- **Cushing-Syndrom**
- **Hyperthyreose**
- **Phäochromozytom**
- **Akromegalie**
- **Conn-Syndrom** (Hyperaldosteronismus)
- **Hyperparathyreoidismus**
- **Adrenogenitales Syndrom**

Psychische Erkrankungen
- **Panikstörungen und Agoraphobie**
- **Generalisierte Angststörungen**
- **Soziale Phobien**

Sonstiges
- **Reninproduzierende Hormone,** z. B. Hirntumoren
- **Intrakranielle Drucksteigerung**
- **Chronische Schmerzen**
- **Schwangerschaftsinduziere Hypertonie**
- **Lupus erythematodes**
- **Medikamente** (Kortison, Adrenalin, Ovulationshemmer, Tropfen / Sprays zum Abschwellen der Nasenschleimhaut, EPO, Lithium u. a.)

Akrozyanose

Es handelt sich um eine Minderdurchblutung der Akren (distalen Körperteile), v. a. der Finger, Zehen, Nase, Ohren, Kinn, teilweise mit einer teigigen Schwellung.

Herz- und Lungenerkrankungen

Primäre Erkrankung
- **Konstitutionelle (primäre) Akrozyanose,** v. a. bei jungen Frauen durch eine vegetative Regulationsstörung

Herz-Lungen-Kreislauf-Erkrankungen
- **Herzinsuffizienz**
- **Angeborene Herzfehler,** z. B. offener Ductus Botalli, Fallot-Tetra- und Trilogie, Vorhof- bzw. Kammerseptumdefekte
- **Erworbene Klappendefekte**
- **Lungenerkrankungen,** z. B. Lungenemphysem, Bronchiektasen, Lungenfibrosen, COPD u. a.
- **Raynaud-Syndrom**

Infektionen
- **Lyme-Borreliose,** Hautatrophie und Akrozyanose nach Monaten bis Jahren

Bewegungsapparat
- **Halsrippen**
- **Skalenus-Syndrom** (Thoracic-outlet-Syndrom, Scalenus-anterior-Syndrom)

Sonstiges
- **Kälteagglutininkrankheit**
- **Frostbeulen**

Finger, anfallsweise blass

Morbus Raynaud, Endangiitis obliterans, Sklerodermie, LE

Gefäßerkrankungen
- **Morbus Raynaud, primär und sekundär**
- **Digitus mortuus** (Leichenfinger)
- **Endangiitis obliterans** (Winiwarter-Buerger-Krankheit)
- **Arteriosklerose**
- **Thrombangiitis obliterans**
- **Vibrationsbedingtes vasospastisches Syndrom**

Autoimmunerkrankungen
- **Sklerodermie**
- **Lupus erythematodes**
- **Sjögren-Syndrom**
- **Kälteaggutininkrankheit**

Medikamente
- **Zytostatika**
- **Betablocker**
- **Ergotaminpräparate**

Kalte Füße

Durchblutungsstörungen, vegetative Dystonie, Arteriosklerose, Endangiitis obliterans

Psychische Faktoren
- **Vegetative Dystonie**

Herz-Kreislauf-Störungen
- **Arteriosklerose**
- **Endangiitis obliterans** (Winiwarter-Buerger-Krankheit)
- **Hypotonie**
- **Aortenisthmusstenose**

Sonstiges
- **Polyneuropathie**

Akne-ähnlicher Hautausschlag

Acne vulgaris, Kortisonakne, Allergien, Rosazea, Follikulitis

Hautkrankheiten
- **Acne vulgaris**
- **Follikulitis,** vor allem bei Männern im Bartbereich

Hormonelle Störungen
- **Kortisonakne**
- **Morbus Cushing**
- **Pubertas praecox**

Medikamente
- **Testosteron**
- **Progesteron**
- **Tuberkulostatika**
- **Barbiturate**
- **Vitamin A**
- **Iod, Brom, Fluor**

Lebererkrankungen
- **Chronische Hepatitis**
- **Alkohol-, toxische- und autoimmunbedingte Leberschädigungen**
- **Leberzirrhose**

Sonstiges
- **Rosazea**
- **Allergien,** z. B. durch Chlorphenol (Elektroindustrie)

Petechien

Petechien sind punktförmige Haut- oder Schleimhauteinblutungen. Mit dem Glasspatel bzw. dem Finger können sie nicht weggedrückt werden. Ursachen können eine hämorrhagische Diathese, Gefäßwandschäden, Thrombozytenmangel und Störungen der Blutgerinnung sein.

Leukämie, Hämophilie, Thrombozytopenie, Antikoagulanzieneinnahme, Vitamin-K- und Vitamin-C-Mangel

Erkrankungen des Blutes:
- **Leukämie**
- **Hämophilie**
- **Thrombozytopenie**

Medikamenteneinnahme
- **Antikoagulanzien,** z. B. ASS, Cumarine, Heparin

Gefäßerkrankungen
- **Morbus Osler** (hereditäre Teleangiektasien)
- **Purpura-Schoenlein-Henoch**
- **Panarteriitis nodosa**

Mangelzustände
- **Vitamin-K- oder Vitamin-C-Mangel**

Lebererkrankungen
- **Leberfunktionsstörungen**
- **Leberzirrhose**

Infektionskrankheiten
- **Intoxikationen durch Bakteriengifte,** wie z. B. Meningokokkensepsis, Diphtherie, Scharlach
- **Virusbedinge hämorrhagische Fieber,** wie Gelbfieber, Marburgfieber, Lassafieber u. a.
- **HUS** (hämolytisch urämisches Syndrom), oft infolge von EHEC

Haarausfall, diffuser (Effluvium)

Für diffusen Haarausfall lautet die Fachbezeichnung Effluvium (über die Norm gesteigerter Hausausfall). Mit Alopecia bezeichnet man die sichtbare Lichtung ohne oder mit abnorm schütterem Kopfhaar.

Von einem pathologischen Haarausfall spricht man, wenn der Verlust von Haaren pro Tag über 100 liegt.

Genetische Ursachen, Hormonstörungen, Vitaminmangel, Toxine

Genetische Ursachen
- **Androgenetische Alopezie** (Alopecia androgenetica)

Hormonelle Ursachen
- **Hyperthyreose**
- **Hypothyreose**
- **Morbus Cushing**
- **Hypoparathyreoidismus**
- **HVL-Insuffizienz** bzw. Sheehan-Syndrom
- **Erhöhter Androgenspiegel im Blut**
- **Schwangerschaft, Wochenbett**

Vitamine
- **Hypovitaminosen** (Vitamin A- und Vitamin-B-Mangel)
- **Hypervitaminosen** (Vitamin-A-Überdosierung)

Mangelzustände
- **Eiweißmangel**
- **Trytophanmangel**
- **Eisenmangel** (mit und ohne Anämie)
- **Zinkmangel**

Verdauungstrakt
- **Zöliakie**
- **Malabsorptionssyndrom**

Infektionskrankheiten
- **Syphilis, Stadium 2**
- **Typhus abdominalis**
- **Leptospirosen**
- **Rekonvaleszenz**

Toxine und Medikamente
- **Toxine,** z. B. Thallium, Blei, Arsen, Quecksilber
- **Medikamente,** z. B. Antikoagulanzien, Zytostatika, Kortison, Androgene, Betablocker

Sonstiges
- **Stress**
- **Druck oder Zug,** z. B. durch straffe Frisuren oder das Tragen von Kopfbedeckungen

Haarausfall, umschriebener

Umschriebener Haarausfall wird als Alopecia areata bezeichnet. Es handelt sich um einen (oder mehrer) runden, lokal begrenzten Haarausausfall. Die Haarfollikel bleiben intakt, nur die Bildung des Haarschaftes ist gestört. Die Ursachen sind nicht völlig geklärt.

Autoimmunerkrankung, Stress, Infektionen, Hautpilze

Autoimmunerkrankungen
- **Rheumatische Erkrankungen,** z. B. Sklerodermie, LE

Traumen
- **Herdförmiges Ausreißen der Haare**, oft zusammen mit Nägelkauen
- **Druck oder Zug,** z. B. durch Lockenwickler, Perücken, Toupets

Hautschäden
- **Vernarbungen, Verletzungen**
- **Röntgenbestrahlung**

Sonstiges
- **Hautpilz**
- **Neurodermitis**

Amenorrhö, primäre

Von Amenorrhö spricht man, wenn die Regelblutung ausbleibt. Bei einer primären Amenorrhö hat die Regelblutung bis zum 16. Lebensjahr noch nicht stattgefunden, bei einer sekundären ist bereits eine Regelblutung aufgetreten, die letzte Blutung liegt aber mehr als 3 Monate zurück. Bitte beachten Sie dazu auch den nächsten Abschnitt 34.50.

Physiologisch ist eine Amenorrhö vor der Menarche, während der Schwangerschaft, während der Laktation und nach der Menopause.

Hormonstörungen, organische Fehlbildungen, Anorexia nervosa

Hormonstörungen
- **HVL-Insuffizienz**
- **Hypothyreose**
- **Morbus Cushing**
- **Morbus Addison**
- **Adrenogenitales Syndrom**

Organische Fehlbildungen
- **Hypoplasie der Ovarien**, z. B. beim Turner-Syndrom, Ovarialtumor, Bestrahlungsfolge

Sonstiges
- **Anorexia nervosa**
- **Schwere Allgemeinerkrankungen**
- **Konstitutionelle Entwicklungsverzögerungen**
- **Medikamente,** z. B. Psychopharmaka und Drogen

Amenorrhö, sekundäre

Es war bereits eine Regelblutung vorhanden, die letzte Regelblutung liegt aber mehr als 3 Monate zurück.

Schwangerschaft, HVL-Insuffizienz

Hormonelle Gründe und Erkrankungen
- **Schwangerschaft**
- **Menopause**
- **Climacterium praecox** (Klimakterium vor dem 40. Lebensjahr)
- **HVL-Insuffizienz** bzw. Sheehan-Syndrom
- **Hypothyreose**
- **Morbus Cushing**
- **Morbus Addison**
- **Adrenogenitales Syndrom**

Sonstiges
- **Anorexia nervosa**
- **Psychogen bedingt** durch schwerwiegende seelische Probleme
- **Medikamente,** z. B. Psychopharmaka
- **Post-Pill-Amenorrhö,** durch Absetzen von Ovulationshemmern

Heiserkeit

Eine Heiserkeit (Dysphonie) zeigt sich durch eine raue, belegte Stimme mit einem veränderten Klangbild. Sie entsteht, wenn die Stimmbänder nicht mehr frei schwingen können. Das ist vor allem bei einer Laryngitis der Fall.

Laryngitis, Bronchialkrebs, psychischer Schock

Kehlkopferkrankungen
- **Akute Laryngitis,** z. B. durch Viren, Rauch, Dämpfe, Stäube
- **Chronische Laryngitis,** v. a. bei Rauchern oder durch Dauerbeanspruchung durch lautes Schreien, Sprechen oder Singen
- **Larynxkarzinom**
- **Stimmbandpolypen** („Sängerknötchen")
- **Stimmbandpapillom** (Präkanzerose)
- **Kehlkopfdiphtherie**
- **Rekurrenzlähmung,** v. a. nach Strumaoperationen, aber auch durch Karzinom oder Neuritis

Hormonerkrankungen
- **Myxödem**
- **Morbus Addison**
- **Akromegalie**

Sonstiges
- **Bronchialkarzinom**
- **Medikamente,** v. a. Anabolikaeinnahme bei Frauen
- **Psychische Faktoren,** z. B. Unsicherheit, Angst, Nervosität

Atemgeräusch, abgeschwächt

Bei einem abgeschwächten Atemgeräusch wird weniger Luft bewegt.

Lungenemphysem

Lungen- bzw. Atemwegserkrankungen
- **Lungenemphysem**
- **Pleuraschwarte**

- **Pleuraerguss**
- **Asthma-bronchiale-Anfall**
- **Pneumothorax**
- **Pleuritis**
- **Pleuraempyem**
- **Pneumonie**
- **Tumor, durch Infiltration**
- **Bronchusverschluss**

Sonstiges
- **Ausgeprägte Adipositas**

Atemgeräusch, verstärkt

Es fehlt der „Frequenzfilter Lunge".

Lobärpneumonie

Lungen- bzw. Atemwegserkrankungen
- **Lobärpneumonie**
- **Lungenfibrose**
- **Pleuraerguss** (nur am Rand zu hören)
- **Alle Prozesse (z. B. Tumor), die zur Verdichtung und damit zur Luftleere des Lungengewebes führen**

Atemnot, akut

Mit Atemnot (Dyspnoe) bezeichnet man eine unangenehm erschwerte Atemtätigkeit, bei der es zu einer Diskrepanz zwischen Anforderung an die Atmung und die Möglichkeit zum Gasaustausch von Seiten des Betroffenen besteht. Dieser Zustand wird auch „Lufthunger" oder „Luftnot" genannt.

Wichtige Ursachen sind Lungen- und Herzerkrankungen und eine Verlegung der Atemwege.

Asthma bronchiale, Asthma cardiale, Allergien, Lungenembolie, Lungenödem

Erkrankungen des Atmungstraktes
- **Asthma bronchiale**
- **Lungenembolie**
- **Lungenödem**
- **Pseudokrupp**
- **Pneumothorax,** v. a. beim Ventilpneumothorax
- **Atelektase**
- **COPD**
- **Mukoviszidose**

Kardiovaskuläre Erkrankungen
- **Asthma cardiale**
- **Herzrhythmusstörungen**
- **Linksherzinsuffizienz,** z. B. bei Klappenfehlern
- **Koronare Herzerkrankungen,** wie Herzinfarkt, Angina pectoris
- **Cor pulmonale**
- **Myokarditis**
- **Perikarderguss und Perikardkonstriktionen**
- **Trachealstenose,** z. B. durch verschluckten Fremdkörper
- **Thoraxtrauma,** z. B. Rippenfraktur

Allergien
- **Angioödem,** v. a. nach Wespenstich im Mundbereich
- **Epiglottitis**
- **Akute Laryngitis**
- **Allergische Reaktionen,** z. B. nach Medikamenteneinnahme wie Lokalanästhetika, Betablocker

Psychische Ursachen
- **Stresssyndrom**
- **Angststörungen**
- **Hyperventilation**

Sonstiges
- **Polyneuritis,** wenn die Atemmuskulatur betroffen ist
- **Poliomyelitis,** wenn die Atemmuskulatur betroffen ist
- **Rekurrensparese**

Atemnot, chronische

Erkrankungen des Atemtraktes und des Herzens

Erkrankungen des Atemtraktes
- **COPD**
- **Chronische Pneumonie**
- **Bronchiektasen**
- **Chronisches Asthma bronchiale**
- **Lungenemphysem**
- **Chronischer Pleuraerguss**
- **Lungenfibrosen,** z. B. Lungensarkoidose (Morbus Boeck), Silikose, Asbestose
- **Bronchialkarzinom**
- **Lungentuberkulose**
- **Atelektasen**
- **Chronisches Lungenödem**
- **Lungenmykosen**
- **Verschluckte Fremdkörper,** v. a. bei Kindern
- **Thoraxdeformationen,** z. B. Hühner- bzw. Trichterbrust

Herzerkrankungen
- **Entzündliche Herzerkrankungen,** z. B. Pericarditis constrictiva, Perikarderguss
- **Herzinsuffizienz,** z. B. Cor pulmonale, Linksherzinsuffizienz
- **Asthma cardiale**
- **Mitralklappenfehler,** z. B. Mitralklappenstenose und -insuffizienz
- **Angeborene Herzfehler,** z. B. Fallot-Tetralogie, offener Ductus Botalli, Septumdefekte
- **Kardiomyopathie,** z. B. durch Alkohol

Neurologische Erkrankungen
- **Polyneuritis,** wenn sie die Atemmuskulatur betrifft
- **Hirntumor**

Sonstiges
- **Morbus Hodgkin,** bei Mediastinalprozessen
- **Retrograde Struma**
- **Adipositas**
- **Schwere Anämie**
- **Aszites**
- **Mukoviszidose**
- **Psychogen bedingt,** z. B. Stress- und Angststörungen

Auswurf

Glasig und weißlich-schleimiger Auswurf weist auf einen Reizzustand oder auf eine virale Besiedlung des Atemtraktes, gelbliches Sputum auf einen erhöhten Gehalt an Fresszellen (typisch für bakteriellen Besiedlungen), grünlicher Auswurf auf Zersetzungsprodukte (auch typisch für Bakterien), bräunliche Beimengungen auf geronnenes Blut, rötliche Bestandteile auf frisches Blut (durch Zerreißen von kleinen Schleimhautgefäßen oder infolge einer Krebserkrankung), schwärzliche Beimengungen auf abgestorbenes Gewebe (typisch für Lungeninfarkt) hin.

Akute und chronische Atemwegserkrankungen

- **Sinusitis,** häufig läuft das Sekret an der Rachenrückwand hinunter und wird verschluckt oder ausgespuckt.
- **Laryngitis**
- **Akute Bronchitis,** mit eher spärlich-zähem Auswurf, später, wenn Bakterien dazu kommen gelblich-grünlich, evtl. blutig.
- **Chronische Bronchitis,** glasiger, evtl. eitriger Auswurf
- **Asthma bronchiale,** der Auswurf ist nur gering und von zäher, glasiger Konsistenz.
- **Lungenemphysem:** Da sich das Lungenemphysem meist aus einer chronischen Bronchitis heraus entwickelt, ist sowohl klares, zähes Sputum als auch eitriger Auswurf möglich.
- **Bronchiektasen,** typisch sind die morgendlichen, maulvollen Expektorationen.
- **Bakterielle Lobärpneumonie,** der Auswurf ist vom 2. Tag an meist rostbraun, manchmal auch blutig, später kann er gelblich werden.
- **Bronchopneumonie,** meist wenig schleimig oder schleimig-eitriger Auswurf
- **Lungenabszess,** meist eitriger Auswurf
- **Lungenfibrose,** z. B. Silikose, Asbestose, Sarkoidose. Auswurf wie bei chronischer Bronchitis
- **Lungenödem,** je nach Krankheitsschwere weißlicher bis rötlich-schaumiger Auswurf

- **Mukoviszidose** (zystische Fibrose), es wird vermehrt und sehr zäher Schleim gebildet, häufig Sekundärinfektionen!
- **Bronchial- bzw. Lungenkarzinom,** anfänglich nur spärliches Sputum, evtl. mit fasrigen Blutbeimengungen, später blutiges bzw. himbeergeleefarbenes Sputum

Schmerzen in den Brüsten

Bei Schmerzen in den weiblichen Brüsten, kommen verschiedenste Brusterkrankungen als Ursache in Betracht.

Schwangerschaft, prämenstruelles Syndrom, Mastodynie, Mastopathie, Mastitis, Brustkrebs

- **Schwangerschaft** (Gravidität)
- **Prämenstruelles Syndrom**
- **Mastodynie**
- **Mastopathie**
- **Mastitis**
- **Mammakarzinom** (Brustkrebs) – allerdings ist der Knoten meist nicht schmerzhaft.
- **Gutartige Tumoren,** wie Zysten, Lipome, Fibroadenome – v. a., wenn eine manuelle Reizung erfolgte.
- **Medikamente**, z. B. Östrogene, Aldosteron, Ovulationshemmer

Rückenschmerzen

Es handelt sich um eine weit verbreitete Volkskrankheit, die sich als mehr oder minder starke Schmerzen im Bereich des Rückens zeigt. Die Schmerzen können im Bereich der gesamten Wirbelsäule, wie auch umschrieben oder in bestimmten Abschnitten auftreten, wie z. B. in der Hals-, Brust- oder Lendenwirbelsäule oder im Bereich des Beckens.

Bandscheibenveränderungen, Lumbago, Lumbalgie, Morbus Bechterew, Morbus Scheuermann, Ischias-Syndrom, Wirbelgleiten

Vertebrale Ursachen
- **Bandschreibenprotrusion bzw. -vorfall**
- **Osteochondrosis intervertebralis**
- **Lumbago und Lumbalgien**
- **Morbus Bechterew**
- **Morbus Scheuermann**
- **Ischias-Syndrom**
- **Wirbelgleiten**
- **Spondylosis deformans**
- **Spondylitis**
- **Osteoporose, Osteomalazie**
- **Skoliose**
- **Wirbelbrüche**
- **Wirbelsäulenmetastasen**
- **Coxarthrosen, Gonarthrosen, Beinlängendifferenzen** durch Haltungsveränderungen
- **Kollagenosen**
- **Fibromyalgie**
- **Plasmozytom**

Extravertebrale Ursachen
- **Koronare Herzkrankheiten**
- **Lungenembolie**
- **Pleuritis**
- **Pankreatitis**
- **Pankreaskarzinom**
- **Nierenerkrankungen**
- **Duodenalulkus**
- **Aortenaneurysma**

Infektionen
- **Borreliose**
- **Herpes zoster**
- **Morbus Reiter**
- **Arachnoiditis**
- **Wirbelsäulentuberkulose**

Psychische Ursachen
- **Muskelverspannungen**

Gelenkschmerzen, generalisiert

Polyarthritis, Lyme-Borreliose, Gicht

Entzündliche und degenerative Gelenkerkrankungen
- **Rheumatoide Arthritis bzw. PCP**
- **Akute Polyarthritis**
- **Infektarthritis,** durch Bakterien, evtl. Viren oder Pilze
- **Para- oder postinfektiöse Arthritis,** z. B. bei Hepatitis, Gonorrhö, Masern, Scharlach u. a.
- **Arthritis psoriatica**
- **Gicht,** meist kleine Gelenke und Knie betroffen
- **Arthrosis deformans**
- **Dermatomyositis**

Infektionskrankheiten
- **Grippaler Infekt und Infektionskrankheiten**
- **Lyme-Krankheit** (Lyme-Borreliose)
- **Morbus Reiter**

Armschmerzen

Mit Armschmerz (Brachialgie) bezeichnet man alle Schmerzen, die im Bereich des Armes auftreten. Im engeren Sinn Schmerzen im Arm, die durch eine Irritation des Plexus brachialis oder durch einen zervikalen Bandscheibenvorfall ausgelöst wurden.

Schultergürtel-Syndrom, Angina pectoris, Epikondylitis, Tendovaginitis, Karpaltunnel-Syndrom, Verschlusskrankheit

Erkrankungen des Bewegungsapparates
- **Schultergürtel-Kompressions-Syndrom** bzw. Scalenus-anterior-Syndrom
- **Brachialgia paraesthetica noctura**
- **Epicondylitis**
- **Periarthritis humeroscapularis**
- **Tondovaginitis**
- **Karpaltunnel-Syndrom**
- **Medianusverletzungen**

Herz-Kreislauf-Erkrankungen
- **Angina pectoris**
- **Arterielle Verschlusskrankheit**
- **Armvenenthrombose**
- **Winiwarter-Buerger-Krankheit** (Endangiitis obliterans)

Sonstiges
- **Akute Lymphangiitis**
- **Neuritis**

> Die Differenzialdiagnose ist sicherlich das interessanteste Gebiet der Medizin und hier zeigt sich, ob man die Materie wirklich beherrscht. Überprüfen Sie, ob Sie dieses Wissen wirklich präsent haben mit dem Buch „Prüfungstraining für Heilpraktiker" (➤ Kap. 34).

KAPITEL

35 Wichtige Laborparameter

Blut

Gesamtblutmenge	8 % des Körpergewichts
Differenzialblutbild	
Rote Blutkörperchen • Männer • Frauen	 4,6–6,2 Mio./µl (= 4,6–6,2 T/l) 4,2–5,4 Mio./µl (= 4,2–5,4 T/l)
Weiße Blutkörperchen • Stabkernige neutrophile Granulozyten • Segmentkernige neutrophile Granulozyten • Eosinophile Granulozyten • Basophile Granulozyten • Lymphozyten • Monozyten	4.000–10.000/µl 3 % 60–70 % 1–5 % unter 1 % 20–30 % 2–6 %
Blutplättchen	150.000–380.000/µl
Erythrozytenparameter	
Hämoglobin (Hb) • Männer • Frauen	 14–18 g/dl (140–180 g/l) 12–16 g/dl (120–160 g/l)
Hämatokrit (Hkt) • Männer • Frauen	 40–54 Vol.-% 37–47 Vol.-%
MCH	28–32 pg (1,7–2,0 fmol)
MCV	80–100 µm^3 (80–100 fl)
MCHC	30–36 g Hb/dl Ery (19–22 mmol/l)
Eisenstoffwechsel	
Eisen • Männer • Frauen	 80–150 µg/dl (14,3–26,9 µmol/l) 60–140 µg/dl (10,7–25,1 µmol/l)

Eisenstoffwechsel	
Ferritin	30–200 mg/l (30–200 nmol/l)
Transferrin	200–400 mg/dl (2,0–4,0 g/l)
Gerinnungsparameter	
Quick-Test (Thromboplastinzeit) (therapeutischer Bereich bei Gerinnungshemmung)	70–120 % (15–25 %)
INR (therapeutischer Bereich der Gerinnungshemmung)	1,5–4,5
Entzündungsmarker	
Blutkörperchensenkungsgeschwindigkeit (BKS) • Männer nach 1 Stunde • Frauen nach 1 Stunde C-reaktives Protein (CRP)	 3–8 mm 6–11 mm 0,005 g/l (0,5 mg/dl)
Gesamtcholesterin	
Cholesterin • 20. bis 30. Lebensjahr • 30. bis 40. Lebensjahr • Über 40 Jahre LDL	 Unter 200 mg/dl Unter 220 mg/dl Unter 240 mg/dl Unter 150 mg/dl
HDL • Männer • Frauen	 über 35 mg/dl über 45 mg/dl
Mineralstoffe	
Natrium Kalzium Kalium Magnesium	135–150 mmol/l 2,2–2,7 mmol/l 3,5–5,5 mmol/l 0,7–2,5 mmol/l

Leber- und Galleparameter	
Alphaamylase	70–300 U/l (U: 100–2.000 U/l)
Alkalische Phosphatase (AP)	65–220 U/l
Bilirubin, gesamt	0,2–1,1 mg/dl (3,4–18,8 µmol/l)
Bilirubin, direkt	0,05–0,3 mg/dl (0,9–5,1 µmol/l)
Bilrubin, indirekt	Bis 0,8 mg/dl (bis 13,7 µmol/l)
Gamma-GT • Männer • Frauen	 6–28 U/l 4–18 U/l
AST (SGOT) • Männer • Frauen	 Bis 18 U/l Bis 15 U/l
ALT (SGPT) • Männer • Frauen	 Bis 22 U/l Bis 17 U/l
Stoffwechselparameter	
Harnsäure	2,6–6,4 mg/dl (155–384 µmol/l)
Harnstoff	10–55 mg/dl (1,7–9,3 mmol/l)
Kreatinin	0,5–1,2 mg/dl (44–106 µmol/l)
Glukose (Nüchternblutzuckerbestimmung) • Normalwerte • Gestörte Nüchternglukosetoleranz • Manifester Diabetes	 60–100 mg/dl (3,3–5,5 mmol/l) 100–125 mg/dl (5,6–6,9 mmol/l) über 125 mg/dl (über 6,9 mmol/l)
TSH (Thyreotropin)	0,3–3,5 mU/l
T_3 (Triiodthyronin)	90–200 ng/dl (1,38–3,10 nmol/l)
T_4 (Thyroxin)	5–12 µg/dl (65–155 nmol/l)

Herz/Kreislauf

Herzschlagvolumen	70–100 ml
Herzminutenvolumen	5–7 l
Pulsfrequenz	60–80 Schläge/Min.
Blutdruck	120/80 mmHg

Atmung

Atemfrequenz	12–16 Atemzüge pro Minute
Atemzugvolumen	500 ml
Vitalkapazität	4,5 l (2,5–7 l)

Literatur

Arbeitsgemeinschaft für Methodik und Dokumentation (Hrsg.). AMDP-System: Manual zur Dokumentation des psychischen Befundes in Psychiatrie und Psychosomatik. 11., vollst. berarb. Aufl. Hogrefe, 2023.

Herold, G. Innere Medizin, De Gruyter, 2024.

Jellinek EM. The Disease. Concept of Alcoholism. Hillhouse, 1960.

Ofenstein, Christopher, Lehrbuch Heilpraktiker für Psychotherapie, 4. Auflg. Elsevier.

Paulsen F, Waschke J. (Hrsg.). Sobotta Atlas der Anatomie des Menschen. 25. Aufl. Elsevier, 2022.

Pöldinger W. Die Abschätzung der Suizidalität. Bern: Huber, 1968.

Pschyrembel W. Klinisches Wörterbuch. 269. Aufl. Berlin: de Gruyter, 2023.

Richter I. Atlas für Heilpraktiker. 7. Aufl. München: Elsevier/Urban & Fischer, 2024.

Richter I. Prüfungstraining für Heilpraktiker. 11. Aufl. München: Elsevier/Urban & Fischer, 2024.

Ringel, Erwin: Der Selbstmord. Düsseldorf: Maudrich.

Register

Symbole
7-Tage-Inzidenz 742

A
A. subclavia 181
AB0-System 250
Abbau der Nahrungsstoffe 357
Abbaustoffwechsel 344
Abdomen, akutes
- Lagerung 679
Abdomen, akutes (DD) 1037
Abfallbeseitigung 63
Abführmittel 943
Abhängigkeit 726
Abhören, Herz 177
Abklopfen, Herz 177
Abkochung 941
Ablatio retinae 614
Absence 582
Absorption, Nahrungsstoffe 294
Abstillen 887
Absud 941
Abszess 647
Abtasten, Herz 177
Abtreibungspille 478
Abwehrstoff 769
Abwehrsystem 767
- spezifisches 770
- unspezifisches 767
ACD-Frischblutkonserve 252
ACE (Angiotensin converting enzyme) 209
ACE-Hemmer 209, 943
Acetabulum 139
Acetylsalicylsäure 210
Achalasie 319
Achillessehnenreflex 565
Achsenskelett 121
Acne vulgaris 649
Acromion 131
ACS (akutes Koronarsyndrom) 206
ACTH (adrenokortikotropes Hormon) 399
Aderhaut 605
ADH (antidiuretisches Hormon) 400
ADHS (Aufmerksamkeitsdefizit-Hyperaktivitätsstörung) 725
Adipositas 360
- androide 360
- gynoide 360
Adiuretin 400
Adoleszentenkyphose 160
Adoleszenz 876
Adrenalin 413
ADS (Aufmerksamkeitsdefizitsyndrom) 725
Adstringenzien 943
Adventitia 216
Aerobier 308
Aerosol 941
Affektivitätsstörung 716
Affenpockenkrankheit 829
Afferenz 553
Afflatoxin 765
Agonist 142
Agoraphobie 696
Agranulozytose 270
AGS (adrenogenitales Syndrom) 415
AIDS 777
AK (Antikörper) 771
Akinese 576
Akne, DD 1047
Akromegalie 401
Akrozyanose, DD 1046
Aktionspotenzial 117
Aktivität
- im Alter 930
Akustikusneurinom 558
Akute-Phase-Proteine 1017
akutes Abdomen, DD 1037
Akutphasenprotein 769
Albinismus 641
Albumin 243
Albumine 1017
Aldosteron 434
Alkoholabhängigkeit 728
Allergie 654
- Einteilung 655
- Therapie 661
- Untersuchungsmethode 660
Alles-oder-Nichts-Gesetz 117
- Herz 176
Alopezie 636
ALTE 903
Alter
- biografisches 914
- biologisches 914
- chronologisches 914
Altern
- aktives 914
- psychologisches 914
- soziales 914
Altersbeschwerden
- typische 918
Altersemphysem 523
Alterskrankheiten 918
Alterspsychologie 925
Altersschwerhörigkeit 625
Altersstar 920
Altersverteilung
- Bevölkerung 912
Altersweitsichtigkeit 609, 920
Alterungsvorgänge
- Gehirn, NS 915
- Hormonsystem 914
- Immunsystem 918
- Muskulatur 915
- Organe 914
- Skelett 915
- Verdauungssystem 915
Alveolargang 501
Alveolarmakrophage 774
Alzheimer-Krankheit 580
Amboss 617
Amenorrhö, DD 1048
Amin 397
Aminosäure 348
Amnesie, dissoziative 701
Amöbenruhr 778
Amöbiasis 778
Anabolismus 344
Anaerobier 308
Analeptika 943
Analgetika 943
Analgetikakopfschmerz 235
Analgetikanephropathie 448
Analgetikaniere 448
Analkanal 311
Anämie 262
- aplastische 267
- Eisenmangelanämie 264
- Folsäuremangelanämie 267
- hämolytische 267
- Vitamin-B_{12}-Mangelanämie 266
Anamnese 979
- Familie 982
- gynäkologische 981
- Medikamente 981
- psychosoziale 982
- Schlafstörung 982
- Sexualität 982
- soziale 982

- vegetative 981
Anamnesebogen
- Muster 983
Anamnesetechniken 980
anaphylaktischer Schock 667
Anaphylaxie 657
Anästhetika 943
Anastomose, portokavale 369
Androgen 412
Aneurin 353
Anfall, generalisierter 582
Anfall, partieller 582
Anfälligkeit 746
Angina 285
Angina pectoris 203
Angiografie 225
- Lunge 514
Angiom 649
angioneurotisches Ödem 645
Angioödem 645
Angiotensin 434
Angiotensin-Rezeptorblocker 210
Angitid 232
Angst, episodisch paroxymale 698
Angststörung 696
Anhangsgebilde 635
Anhangsskelett 121
Anhiebsdiagnose 978
Anisokorie, DD 1045
Anorektika 943
Anpassungsfähigkeit 86
Anpassungsstörung 700
Ansteckung, aerogene 757
Ansteckungsquelle 756
Anstrengungsasthma 522
Antacida 943
Antagonist 142
Anthelminthika 943
Anthrax 826
Anthroponose 746
Anthropozoonose 746
Anti-Aging 929
Anti-Akute-Phase-Proteine 1018
Antiallergika 943
Antianämika 943
Antiarrhythmika 943
Antiasthmatika 943
Antiatelektasefaktor 504
Antibiogramm 944
Antibiotika 943
- Nebenwirkungen 944
- Resistenzen 944
Anticholinergika 953
Antidementiva 944
Antidepressiva 944
Antidepressivum 735
Antidiabetika 945
Antidiarrhoika 945
Antidota 945
Antiemetika 945
Antiepileptika 945
Antifibrinolytika 945
Antiflatulanzien 949
Antiflatulenzien 945
Antigen 771
Antigen-Antikörper-Reaktion 772
Antihämorrhagika 945, 948
Antihistaminikum 662
Antihormon 397
Antihypertensiva 945
- NW im Alter 928
Antihypertonika 945
Antihypoglykämika 945
Antihypotensiva 945
Antihypotonika 945
Antiinfektiva 945
Antikoagulanz 210
Antikoagulanzien 945
- NW im Alter 928
Antikonvulsivum 945
Antikörper 771
Antikörper, antinukleäre 1023
Antikörper, cyclische Citrullin Peptid 1023
Antilipidämika 949
Antimykotika 946
Antiparasitika 946
Antiperniziosa-Faktor 353
Antiphlogistika 946
Anti-Pilz-Diät 766
Antipilzmittel 946
Antipsychotika 950
Antipsychotikum 734
Antirheumatika 946
Antiseptika 946
Anti-Streptolysin 1023
Antitoxine 945
Antituberkulotika 954
Antitussiva 946
Antivertiginosa 946
Antriebsstörung 716
Anulus fibrosus 124
Anxiolytika 946
Anxiolytikum 736
Aorta 218
Aortenbogenanomalie 198
Aorteninsuffizienz 193
Aortenisthmusstenose 197
Aortenklappe 173
Aortenklappeninsuffizienz 193
Aortenklappenstenose 193
Aortenstenose 193
Aphasie, sensorische 549
Aphthe 315
Aponeurose 141
Apoplexie 577
Apparat, juxtaglomerulärer 432
Appendix vermiformis 309
Appendizitis 333
Appetitmangel, DD 1030
Appetitstörungen
- Kind 897
Appetitzügler 943, 946
Applikationsformen 939
Applikationsorte
- Arzneimittel 939
Arachnoidea 544
Arbeitsdiagnose 978
Arbeitsschutzverpflichtung 63
Arcus vertebrae 126
Arrhythmie 198
Arteria hepatica 369
Arterie 216
- Übersicht 217
Arterienauskultation 223
Arterienverkalkung 228
Arteriitis temporalis 233
Arteriosklerose 228
Arthrose 155
Articulatio acromioclavicularis 131
Articulatio coxae 139
Articulatio cubiti 139
Articulatio genus 140
Articulatio humeri 139
Articulatio humeroradialis 140
Articulatio lumbosacralis 134
Articulatio sacroiliaca 134
Articulatio sternoclavicularis 131
Articulatio synovialis 137
Arzneiformen 940
Arzneimittel
- ACE-Hemmer 209
- Acetylsalicylsäure 210
- Allergie 659
- Antidepressivum 735
- Antihistaminikum 662
- Antikoagulanz 210
- Anxiolytikum 736
- apothekenpflichtige 934
- Arzneiformen 940
- Betablocker 208
- chemische Bezeichnung 935
- Definition 934
- Diuretikum 210
- Dosis-Wirkungs-Beziehung 937
- Freiname 935
- freiverkäufliche 934
- Handelsname 935
- Herstellung 955
- Herzglykosid 207
- Hypnotikum 736

- Interaktionen 938
- Kalziumantagonist 209
- Lagerung 955
- Namenszusätze 935
- Neuroleptikum 734
- Nitroglyzerin 208
- Phasenprophylaktikum 735
- probiotisches 309
- verschreibungspflichtige 934
- Wirkmechanismus 937
- Zytostatikum 687
Arzneimittelexanthem 659
Arzneimittelgesetz 46
Arzneimittelgruppen 940
Arzneimittelherstellung 47
Asbestose 529
Ascorbinsäure 354
ASL 1023
Asperger-Syndrom 724
Aspergillus-flavus-Toxine 765
Aspiration 968
ASR (Achillessehnenreflex) 565
ASS (Acetylsalicylsäure) 210
Assessment
- geriatrisches 924
Asthma bronchiale 521
Asthma cardiale 185
Asthmaanfall 522
Astigmatismus 610
Astrozytome 904
Aszites, entzündlich (DD) 1038
Aszites, nicht-entzündlich (DD) 1038
AT1-Antagonisten 210
AT1-Rezeptorantagonisten 210
Atelektase 532
Atemantrieb 506
Atemfrequenz
- Säugling 880
Atemgeräusch 510
- krankhaftes 511
- Übersicht 513
- vermindertes 512
Atemgeräusch, abgeschwächt (DD) 1049
Atemgeräusch, verstärkt (DD) 1050
Atemhilfsmuskulatur 505
Atemmessung 514
Atemminutenvolumen 507
Atemnot 505
- Lagerung 679
Atemnot, akut (DD) 1050
Atemnot, chronisch (DD) 1051
Atemspende 674
Atemstillstand, nächtlicher 507
Atemstörung 507
Atemsystem
- Anatomie 496
- Erkrankung 514
- Physiologie 504
- Untersuchungsmethode 508
Atemweg 496
Atemwegserkrankung 515
Atemzugvolumen 506
Atheromatose 229
Atherosklerose 228
Atlas 127
Atmung 504
Atopie 657
Atrioventrikularklappe 173
Atrioventrikularknoten 176
Atrium 172
Atriumseptumdefekt 195
Auerbach-Plexus 303
Aufbaupräparate 953
Aufbaustoffwechsel 344
Aufgedunsener, blauer 523
Aufmerksamkeitsdefizit-Hyperaktivitätsstörung 725
Aufmerksamkeitsdefizitsyndrom 725
Aufputschmittel 953
Augapfel 603
Auge
- Anatomie und Physiologie 602
- Erkrankung 609
- Untersuchungsmethode 608
Augenhaut 604
Augenhintergrundspiegelung 608
Augenhöhle 123
Augenmuskel 608
Augentonometrie 608
Augentrockenheit 167
Augenzittern 610
Aura 583
Auricula 616
Auris externa 616
Auris interna 619
Auris media 617
Ausatmung 505
Außenohr 616
- Erkrankung 626
Auskultation 988
- Arterie 223
- Bauch 314
- Herz 177
- Lunge 510
- Nieren- und Blasenfunktion 435
Auskultationsstellen
- typische 989
Auspitz-Phänomen 643
Aussatz 813
Ausschabung 484
Ausscheider 758
Ausspritzgang 459
Austrocknung
- im Alter 920
- Kind 896
Auswurf 509
Auswurf, DD 1051
Autismus, frühkindlicher 724
Autoimmunerkrankung 660
Autonomiephase 883
AV-Knoten 176
Axis 127
Axon 114
Azetonurie 441

B

Babinski-Reflex 884
Babinski-Zeichen 568
Bachblütentherapie 48
Bakteriämie 747, 748
Bakterienruhr 844
Bakterium 761
- Anfärbbarkeit 762
- Formen 761
- Stoffwechsel 762
Balkangrippe 838
Balneotherapeutika 946
Band 141
Bandhaft 137
Bandscheibe 124
- Prolaps 159
- Protrusion 159
- Schaden 128
- Vorfall 159
Bandwurmbefall 342
Barbiturate 946
Barthel-Index 925
Bartholin-Drüse 469
Basaliom 646
Basalzellschicht 633
Basophile 248
Bauchatmung 505
Bauchdeckenreflex 567
Bauchfell 312
- Erkrankung 339
Bauchhöhlenschwangerschaft 482
Bauchmuskulatur 147
Bauchschmerzen
- Kind 892
Bauchspeicheldrüse
- Anatomie und Physiologie 390
- Erkrankung 392
- Inselapparat 415
- Untersuchungsmethode 391
Bauchspeicheldrüsenentzündung 392
Bauchspeicheldrüsenkrebs 393

Bauchspiegelung 373
Bauernwetzel 832
Baufett 105
BDR (Bauchdeckenreflex) 567
Becherzelle, schleimbildende 307
Bechterew-Strümpell-Marie-Krankheit 164
Becken 134
Beckengürtel 134
Beckenhauptlymphgefäß 277
Begutachtung 55
Behandlungspflicht 65
Behandlungsvertrag 18
Belastungs-EKG 183
Belastungsreaktion, akute 700
Belastungsstörung, posttraumatische 699
Belegzellen 304
Benommenheit 680
Benzodiazepine
- NW im Alter 928
Beruhigungsmittel 953
Berylliose 529
Beschneidung 463
Besenreiservarize 236
Besnier-Boeck-Schaumann-Krankheit 529
Bestattungsrecht 53
Bestrahlung 687
Betablocker 208, 946
Betäubungsmittel 934
Betäubungsmittelgesetz 49
Beulenpest 835
Beweglichkeit 86
Bewegungsapparat 120
Bewusstsein 548
Bewusstseinsstörung
- Schock 679
Bilirubin 383
- Urin 442
Billings-Methode 479
Bindegewebe 103
- lockeres 105
- retikuläres 105
- straffes 106
Bindehaut 602
Bindehautentzündung 612
Biomarker 914
Biot-Atmung 507
Biotin 354
Bioverfügbarkeit 939
Bizeps 146
Bizepsreflex 564
BKS (Blutkörpersenkungsgeschwindigkeit) 260
Blähungen, DD 1032
Bläschenatmen 510
Bläschendrüse 460
Blase, neurogene 444
Blasendrainage, suprapubische 437
Blasendreieck 429
Blasenentleerung 430
Blasengalle 382
Blasenkrebs 450
Blasenspiegelung 437
Blässe, DD 1040
Blatt, parietales 171
Blatt, viszerales 171
Blattpapille 297
Blinddarm 309
Blinddarmentzündung 333
Blinzelreflex 567
Blue bloater 523
Blut 242
- Abnahmesysteme 1008
- Abnahmesysteme, Aspirationssystem 1008
- Abnahmesysteme, Unterdrucksystem 1008
- Aufgabe 252
- Blutdiagnostik 1012
- Entnahmeröhrchen, Farbkodierung 1007
- okkultes 339
- Untersuchungsmethode 258
- Zusammensetzung 242
Blumberg-Zeichen 334
Blut im Stuhl 339
Blut im Stuhl, DD 1034
Blut im Urin 443
Blutabnahme
- Störfaktoren 1016
Blutarmut *siehe* Anämie
Blutbild 258
Blutdruck
- Amplitude 183
- niedriger 225
- Säugling 878
Blutdruckkrise 227
Blutdruckmessung 180
Bluteiweiß 243
Bluteiweiße 1016
- bei Entzündungen 1017
Blutentnahme 967
- Aufsuchen der Vene 968
- Fehlerquellen 1010
- Grundsätze 1009
- Komplikation 968
- Nachbereitung 1009
- Vorbereitung 1009
Blutentnahmeröhrchen 1007
Bluterguss 642
Bluterkrankheit 272
Blutgasanalyse 262
Blutgefäß *siehe* Gefäß
Blutgerinnsel 231
Blutgerinnung 254
Blutgerinnungsdiagnostik 1019
Blutgruppe 250
Blutgruppenunverträglichkeit
- Mutter und Kind 881
Blut-Hirn-Schranke 551
Bluthochdruck 226
Blutkalziumspiegel 410
Blutkörperchen, rotes 245
Blutkörperchen, weißes 246
Blutkörperchensenkungsgeschwindigkeit 260
Blutkrebs *siehe* Leukämie
Blutmastzelle 248
Blutmauserung 282
Blutplasma 242
Blutplättchen 250
Blutplättchenpfropf 254
Blutprobenentnahme 53
Blutstillung 253
Bluttransfusion 252
Blutungsanämie 262
Blutungszeit 261
Blutuntersuchung 1007
- Allergie 661
- Leberfunktion 372
Blutzelle 244
B-Lymphozyt 249
Body-Mass-Index 358
Bogengang 621
Borderline-Typ 710
Borkenflechte 779
Borna-Krankheit 780
Botenstoff 396
Botulismus 781
BPH (benigne Prostatahyperplasie) 462
Brachioradialisreflex 564
Brachymenorrhö 475
Bradykardie 200
Bragard-Zeichen 159
Brausetablette
- Definition 941
Breikost 888
Brennwert 344
Bries 282
Broca-Index 358
Broca-Zentrum 548
Bronchialasthma 521
Bronchialatmen 511
Bronchialbaum 501
Bronchialkarzinom 535
Bronchiektase 524
Bronchiole 501
Bronchitis, akute 519

Bronchitis, chronische 519
Bronchodilatoren 947
Bronchografie 514
Broncholytika 947
Bronchopneumonie 526
Bronchoskopie 514
Bronchospasmolytika 947
Bronchus 501
Bronzehautkrankheit 414
Brucellose 782
Bruch 150
Brücke 546
Brudzinski-Zeichen 826
Brunner-Drüse 307
Brustatmung 505
Brustbein 130
Brustbein-Schlüsselbein-Gelenk 131
Brustdrüse 469
Brustfell 504
Brustfellentzündung 537
Brustkorbumfangmessung 994
Brustkrebs 486
Brustmuskel 145
Brustwarze 470
Brustwirbelsäule 127
BSE (bovine spongiforme Enzephalopathie) 854
BSG (Blutsenkungsgeschwindigkeit) 260
Bubonenpest 835
Bulbus oculi 603
Bursa 141
Bursitis 152
Bürstensaum 306
BZ (Blutungszeit) 261

C

Caecum 309
Calcitonin 410
Canales semicirculares 621
Canalis carpi 133
Canalis vertebralis 127
Candida albicans 765
Candida-Mykose 766
Canicola-Fieber 815
Cannabinoid 729
Caput femoris 136
Carcinoma ventriculi 326
Cardia 302
Carpalia 132
Cartilago trachealis 501
Cauda equina 543
Cave 959
Cavum oris 295
CDAD 783
Cellulite 651
Cerebellum 546
Cerebrum 548
Cervix uteri 467
Cervixcarcinom 484
Charakter
– im Alter 926
Charcot-Trias 387
Cheilitis angularis 316
Chemorezeptor 506
Chemotaxis 769
Chemotherapeutika 947
Chemotherapie 687
Cheyne-Stokes-Atmung 507
China-Restaurant-Syndrom 658
Chlamydien 764
Chloasma 641
Cholagoga 947
Cholangiografie, endoskopisch-retrograde 384
Cholangitis 386
Cholelithiasis 384
Cholera 784
Choleretika 947
Cholesterin
– erniedrigt 1019
– Gesamtcholesterin 1018
Cholesterinsenker 947, 949
Cholezystitis 386
Cholezystokinin 305
Cholinergica 951
Chondrodystrophie 109
Choroidea 605
Chromosom 90
Chromosomenaberration 94
Chromosomenabweichung 94
Chvostek-Zeichen 410
Chylus 276
Chymotrypsinogen 391
Cisterna chyli 277
Citrat-Plasma-Röhrchen 1007
CJK (Creutzfeldt-Jakob-Krankheit) 855
CKK (Cholezystokinin) 305
Claudicatio intermittens 230
Clavicula 131
CLL (chronische lymphatische Leukämie) 269
Clostridien-Muskelnekrose 798
Clostridien-Zellulitis 798
Clostridioides-difficile-assoziierte Diarrhö 783
Clownmaske 641
CML (chronische myeloische Leukämie) 270
Cobalamin 353
Colitis ulcerosa 336
Collumkrebs 484
Colon 309
Colon irritabile 330
Columna vertebralis 124
Coma 680
Coma vigile 720
Complex regional pain syndrome 153
Compliance 504
Compositum 935
Computertomografie 569
– Lunge 514
Conchae 497
Condylus 152
Conn-Syndrom 415
COPD 520
Cor pulmonale 185
Cor *siehe* Herz
Corium 634
Cornea 604
Coronaviren 785
Corpus pineale 402
Corpus ventriculi 302
Corpus vertebrae 126
Corpus vitreum 603
Corpus, Brustbein 130
Corpuskarzinom 484
Cortex renalis 427
Corticoide 947
Corticosteroide 947
Corti-Organ 620
Costa 130
Cotton-Wool-Herde 228
Courvoisier-Zeichen 394
COVID-19 786
Cowper-Drüse 459
Coxarthrose 156
Cranium 121
C-reaktives-Protein 258
Creme 941
Creutzfeldt-Jakob-Krankheit 855
CRP 1018
CRP (C-reaktives-Protein) 258
CRPS (Complex regional pain syndrome) 153
CSE-Hemmer 950
CT (Computertomografie) 569
Cumarinderivat 211
Cushing-Syndrom 401
Cutis 632
CVI (chronisch-venöse-Insuffizienz) 239
Cyste 648

D

Dakryozystitis 612
Damm 469
Darmbein 134

Darmbrand 798
Darmentzündung, chronisch-rezidivierende 336
Darmflora 307
- Erregerabwehr 769
Darmgeräusche 997
Darmlymphgang 277
Darmmikrobiom 307
Darmmykose 766
Darmsanierung 308
Darmspiegelung 315
Darmtrichinose 853
Darmverschluss 332
Darrsucht 166
Datenschutzbeauftragte 77
Datenschutzrecht 71
Dauerausscheider 758
Deckgewebe 98
Defäkation 311
Defäkationsschmerz 1032
Defibrillator 676
Degenerationszyste 152
Dekokt 941
Dekubitus 648
Deltamuskel 145
Demenz 584
Dendrit 114
Dengue-Fieber 867
Denkfähigkeit
- im Alter 926
Denkstörung 713
Dens 298
Depot 935
Depression 705
- Einteilung 707
- manische 708
Depressionen, DD 1042
Dermatika 947
Dermatom 553
Dermatophyt 764
Dermis 634
Dermoidzyste 481
Descensus uteri 482
Desinfektion 752
Desinfizientia 947
Desoxyribonukleinsäure 90
Dezerebrationssyndrom 720
Diabetes insipidus 401
Diabetes mellitus 417
- Diagnostik 416
- Früherkennung 416
- Komplikation 421
- Symptom 419
- Therapie 420
- Ursache 418
Diagnose 978
Diagnose, vegetative 703
Diagnosestellung 979
Diagnostik 978
Diaphragma 145
Diaphragmapessar 480
Diarrhö 330
- Kind 895
Diarrhö, DD 1031
Diarthrose 137
Diastole 174
Dickdarm 309
- Anatomie und Physiologie 309
- Bewegung 311
- Erkrankung 330
- Wandaufbau 310
Dickdarmkrebs 337
Didymitis 463
Diencephalon 547
Differenzialblutbild 259
Differenzialdiagnose
- durch Enzymbestimmung 1016
- Erklärung 978
Differenzialdiagnose, Beispiele 1027
Digestion 344
Digitalisglykosid 207
Digoxin
- NW im Alter 928
Diktyosom 89
Diphtherie 789
Direkte orale Antikoagulanzien 211
Disaccharid 345
Discus intervertebrales 124
Discushernie 159
Discusprolaps 159
Distorsion 150
distributiver Schock 667
Diuretika 947
Diuretikum 210
Divertikel 335
- Speiseröhre 321
Divertikulitis 335
Divertikulose 335
DNS (Desoxyribonukleinsäure) 90
DOAK 211
Dopamin
- NW im Alter 928
Doppelbindungstheorie 720
Doppelhelix-Modell, DNS 90
Doppler-Sonografie 225
Dornfortsatz 126
Double-bind-Botschaft 720
Douglas-Schmerz 334
Down-Syndrom 94
Dragée
- Definition 941
Dreher 127
Dreierregel 899
Dreimonatskoliken 898
Dreitagefieber 791
Dromedarfieberkurve 755
Druckgefühl
- im Epigastrium (DD) 1036
- im linken Oberbauch (DD) 1037
- im rechten Oberbauch (DD) 1036
- im Unterleib (DD) 1036
Druckgeschwür 648
Drüse, endokrine 396
Drüsengewebe 101
Drüsenschwellung 408
Ductus Botalli, offener 196
Ductus choledochus 382
Ductus deferens 459
Ductus ejaculatorius 459
Ductus thoracicus 277
Duftdrüse 637
Dünndarm 305
- Anatomie und Physiologie 305
- Bewegung 307
- Drüse 307
- Erkrankung 327
- Oberflächenvergrößerung 306
Duodenum 305
Dupuytren-Kontraktur 154
Dura mater 545
Durchblutungsstörung, funktionelle 233
Durchfall 330
- Kind 895
Durchfälle, DD 1031
Durchgangssyndrom 719
Durchschlafstörung 981
Durstgefühl
- im Alter 921
Dysenterie, bakterielle 844
Dyskalkulie 906
Dyskinesie, Gallensystem 384
Dysphagie, DD 1029
Dysphonie, DD 1049
Dysthymia 708

E

Ebola-Fieber 865
Echinokokkose 792
Echokardiografie 183
EDTA-Plasma-Röhrchen 1008
EEG (Elektroenzephalogramm) 569
Efferenz 553
Effluvium capillorum 636
Eichel 460
Eichrecht 67
Eierstock 465
Eierstockfollikel 466

Eierstockzyste 481
Eigelenk 138
Eigenanamnese 979
Eigenblutbehandlung 661
Eigenbluttransfusion 252
Eigenreflex 564
Eileiter 466
Eileiterentzündung 482
Eileiterschwangerschaft 482
Einatmung 505
Eingeweidelymphgang 277
Eingeweidenganglion 562
Ein-Helfer-Methode 677
Einnässen 901
Einschlafstörungen 981
Eisen 351
Eisen, Ausscheidung 1024
Eisen, Mangel 1024
Eisen, Überladung 1024
Eisen, Zufuhr 1024
Eisenausscheidung 1024
Eisenmangelanämie 264
Eisenstoffwechsel 1023
Eisprung 466
Eitergeschwür 647
Eiweiß 348
- Abbau 357
- Blut 243
- Herstellung 91
- Stoffwechsel 370
Eiweißverlustniere 447
Eizelle 466
Ejakulat 461
EKG (Elektrokardiogramm) 183
Ekzem 644
Ekzem, atopisches 643
elastische Fasern 104
Elektroenzephalogramm 569
Elektrokardiogramm 183
Elektrolyte
- Bestimmungen 1012
Elektroneurografie 568
Elektrophorese 1016
Elle 132
Ellenbogengelenk 139
Embolie, arterielle 231
Embolie, Lunge 531
Embolus 231
Embryopathia rubeolosa 840
Emesis
- Kind 893
Emesis, DD 1029
Emetika 947
Emmenagoga 947
Emotionalität
- im Alter 927
Empfänglichkeit 746
Empfängnisverhütung *siehe* Kontrazeption
Emphysem, Lunge 523
Empyem 647
Emulsion 941
Encephalon 545
Endangiitis obliterans 231
Endemie 749
Endokard 171
Endokarditis 187
endokriner Schock 673
Endokrinium 396
Endokrinologie 396
Endometriose 483
Endost 109
Endothel 171
- Gefäß 216
Endotoxine 762
Endplatte, motorische 115
Energiegewinnung 88
ENG (Elektroneurografie) 568
Enophthalmus 612
ENS (enteritisches Nervensystem) 562
Enteritis regionalis Crohn 328
Enterobiasis 341
Enterokokken 763
Enterokolitis, pseudomembranöse 784
Entgiftung 371
Entseuchung 752
Entwicklung
- grob- und feinmotorisch 882
- kindliche 876, 882
- motorische 877
- sprachliche 877
Entwicklungsreihe
- des Kindes 877
Entwicklungsschritte
- des Kindes 877
Entwicklungsstörung 723
Entwöhnungsmittel 947
Entzündung 257
Entzündungsparameter 1022
Enuresis 901
Enzephalomyelitis disseminata 573
Enzephalopathie, bovine spongiforme 854
Enzephalopathie, transmissible spongiforme 854
Enzym
- Definition 1012
- Substratspezifität 1014
- Wirkungsspezifität 1014
Enzymdiagnostik 1012
Enzymdiagnostik, Einsatzgebiete 1015
Enzyminhibitoren 947
Eosinophile 248
Epicondylitits 152
Epidemie 748
Epidermis 633
Epididymis 459
Epididymitis 463
Epiduralblutung 579
Epigastrischer Winkel 989
Epigastrium 989
Epiglottitis 518
Epikard 171
Epikutantest 661
Epilepsie 581
Epinephrin 413
Epipharynx 498
Epiphora 611
Epiphyse 402
Episode, depressive 705
Episode, manische 707
Epithelgewebe 98
EPS (extrapyramidalmotorisches System) 550
Erbanlage 90
Erbkörperchen 90
Erbrechen
- Kind 893
Erbrechen, DD 1029
ERC (endoskopisch-retrograde Cholangiografie) 384
Erektionsreflex 460
Ergotaminkopfschmerz 235
Erkrankung
- allergische 654, 661
- mit Behandlungsverbot 777
- neurologische 570
- psychische 692, 731
- sexuell übertragbare 845
Ermüdungsfraktur 151
Ernährung
- im Alter 929
- Säugling 886
Erregungsleitung, Nervenzelle 116
Erregungsleitungssystem 176
Erste Hilfe 677
Ersthelfer 677
Erysipel 287
Erythem 641
Erythema infectiosum acutum 839
Erythropoetin 463
Erythrozyt 245
Erythrozyt, gewaschenes 252
Erythrozytensediment 251
Erythrozytose 271
Escherichia coli 308

Escherichia coli, enterohämorrhagische 794
Eubiose 769
Eustachi-Röhre 617
Ewing-Sarkom 904
Exanthem, Arzneimittel 659
Exanthema subitum 791
Exanthema variegatum 839
Exophthalmus 612
Exotoxine 762
Expektoranzien 947
Expektoration 509
Explosionstrauma 625
Exsikkose 667
- Kind 896
Exsikkosegefahr
- im Alter 920
Exspiration 505
Exsudat 536
Extrasystole 199
Extrauteringravidität 482
Extrazellulärraum 356
Extrinsic-Asthma 521
Extrinsic-Faktor 353
Extrinsic-System 254

F

Fadenpapille 297
Fadenwurm 340
Fallhand 571
Fallot-Tetralogie 196
Fallsucht 581
Farbenblindheit 610
Farbenfehlsichtigkeit 610
Farbkodierung, Blutentnahmeröhrchen 1007
Fassthorax 523
Faulecke 316
Fäulnis 682
Faustschlussprobe 224, 995
Fazialiszeichen 410
Febris recurrens 841
Feigung, stille 746
Felderhaut 633
Feldfieber 815
Femur 136
Fernanpassung 606
Fernbehandlung 23
Fertigarzneimittel 934
Fett
- Abbau 357
Fette 346
Fettgewebe 105
Fettkörper, retrosternaler 282
Fettleber 374
Fettleibigkeit 360
Fettstoffwechsel 347, 370
Fettstoffwechselstörung 361
Fettstuhl, DD 1034
Fettsucht 360
Feuermal 641
Fibrinogen 244
Fibrinolyse 256
Fibrinolytika 948
Fibromyalgiesyndrom 157
Fibrose, zystische 533
Fibula 136
Fieber 754
- Einteilung 755
- Kind 890
- rheumatisches 162
- virusbedingtes hämorrhagisches 862
Fieberabfall 754
Fieberkrampf 754
Filmtablette
- Definition 941
Filterfunktion der Leber 371
Filtration, glomeruläre 432
Filzlausbefall 811
Finger, blass (DD) 1046
Fingerknochen 133
Fingernagel 636
Fingerpolyarthrose 156
First-Pass-Effekt 371
Fischhaut 645
Fissura interhemisphaerica 548
Fissura longitudinalis cerebri 548
Fistel 647
Flachlagerung 679
Flaumhaar 636
Fleck, blinder 607
Fleck, gelber 607
Fleckfieber 795
Fliesenleger-Knie 152
Flimmerepithel, respiratorisches 497
Flimmerhärchen 768
Flohbefall 767
Fluorid
- Prophylaxe 889
Flüssigkeitssystem 356
Foetor ex ore, DD 1033
Follikel 466
Follikelzelle 466
Follikelzyste 481
Folsäure 354
Folsäuremangelanämie 267
Fontanelle 121
Fontanellen 880
Foramen intervertebrale 127
Foramen vertebrale 126
Fortpflanzungssystem 456
Frailty-Syndrom 919
Fraktur 150
Frakturzeichen 151
Freiname 935
Freisetzungshormon 398
Fremdanamnese 979
Fremdbeeinflussungserlebnis 715
Fremdkörper
- Kind 905
Fremdreflex 566
Frequenz, Puls 182
Fresszelle 768
frontotemporale Demenz 585
Früh-(jahr-)Sommer-Meningoenzephalitis 796
Fruktosamin-Test 417
FSH (follikelstimulierendes Hormon) 399
FSME (Frühjahr-Sommer-Meningoenzephalitis) 796
Fuchsbandwurmbefall 792
Fugue, dissoziative 701
Fundus 302
Fungus 764
Funiculus spermaticus 459
Funktionseisen 1023
Funktionstrias, thrombogener 238
Füße, kalt (DD) 1046
Fußnagel 636
Fußskelett 136
Fußsohlenreflex 568
Fußwurzelknochen 136

G

Gallenblase
- Anatomie und Physiologie 382
- Krankheit 384
- Untersuchungsmethode 384
Gallenblasenentzündung 386
Gallenblasentumor 388
Gallenfarbstoff 383
Gallenflüssigkeit 383
Gallensäure 383
Gallensteinleiden 384
Gallenweg 382
Gallenwegsentzündung 386
Gallenwegstumor 388
Gallertkern, innerer 124
Ganglion 152
Ganzkörperuntersuchung 989
Gasaustausch 504
Gasbrand 797
Gasödem 797
Gasser-Syndrom 795
Gaster *siehe* Magen
Gastransport 504
Gastrin 304
Gastritis 323

Gastroenteritis 799
Gastroskopie 315
Gaumen 298
Gaumenmandel 284
Gaumenspalte 123
Gebärmutter 467
Gebärmutterausschabung 484
Gebärmutterentfernung 485
Gebärmutterhals 467
Gebärmutterkrebs 484
Gebärmuttermyom 483
Gebärmuttersenkung 482
Gebrechlichkeit im Alter 919
Geburtsgewicht 877
Geburtsgröße 877
Gedächtniszelle 249
Gedeihstörungen 897, 908
Gefäß
- Aufbau 216
- Übersicht 217
- Untersuchungsmethode 220
Gefäßendothel 216
Gefäßentzündung 232
Gefäßfehlbildung, angeborene 235
Gefäßreaktion, Blutstillung 253
Gefäßtransposition, Herz 197
Gefühlsleben
- im Alter 927
Gegenspieler 142
Gehirn 545
- Alterungsvorgänge 922
- Blutversorgung 552
Gehirnschlag 577
Gehörgang 616
Gehörgangentzündung 626
Gehörgangfurunkel 626
Gehörknöchelchen 617
Gehtest 224, 995
Geistheilung 9
Gekröse 313
Gel 941
Gelbfieber 863
Gelbsucht 387
Gelenk 137
Gelenkhöhle 137
Gelenkknorren 152
Gelenkpfanne 134
Gelenkspalt 137
Gen 90
Generalisierungsstadium 745
Generikum 935
Geriatrie 912
Geriatrika 948
Gerinnselauflösung 256
Gerinnungshemmer 945
Gerinnungsstörung 256
Gerinnungstest 1019
Gerippe 120
Gerontologie 912
Gerstenkorn 611
Gesamtblutmenge 242
Gesamtstoffwechselstörung 358
Gesäßmuskulatur 148
Geschlechtsbestimmung 93
Geschlechtsmerkmal 456
Geschlechtsorgan, männliches 456
Geschlechtsorgan, weibliches 464
Geschwulst 684
- bäsartiges *siehe* Krebs
- Einteilung 685
Geschwür, Verdauungstrakt 324
Gesetz gegen den unlauteren Wettbewerb 52
Gesetz über den öffentlichen Gesundheitsdienst 67
Gesetz über die Ausübung der Zahnheilkunde 50
gesetzliche Krankenversicherung 17
Gesicht, aufgedunsen (DD) 1042
Gesichtsfeldprüfung 608
Gesichtsrötung, DD 1044
Gesichtsschädel 122
Gesichtsspalte 123
Gesprächsführung
- Fehler 980
- Technik 980
Gesprächstherapie. 733
Gestalttherapie 733
Gesundheitssystem
- Finanzierung 17
- Heilpraktiker 16
Gewebe 98
Gewicht des Harns 439
Gewichtsabnahme, DD 1035
Gewichtsentwicklung 877
Gewichtszunahme, DD 1035
Gicht 362
Gichtnephropathie 448
Gichtniere 448
Gigantismus 401
Gingivostomatitis herpetica 316
Glandula bulbourethralis 459
Glandula duodenalis 307
Glandula parathyroidea 409
Glandula parotis 298
Glandula pituitaria 399
Glandula sublingualis 299
Glandula submandibularis 298
Glandula suprarenalis 411
Glandula thyroidea *siehe* Schilddrüse
Glandula vesiculosa 460
Glandula vestibularis major 469
Glans penis 460
Glanzschicht 633
Glaskörper 603
Glaukom 613
Gleichgewichtsnerv 622
Gleichgewichtsorgan 621
Gleitgelenk 138
Gliazelle 113
Glied 460
Gliederzittern 576
Globulin 243
Globuline 1017
Glomerulonephritis, akute 446
Glomerulonephritis, chronische 447
Glomerulumfiltrat 432
Glotzauge 612
Glukagon 415
Glukokortikoid 411
Glukose 345
Glukoseausscheidung im Harn 441
Glukosestoffwechsel 345
Glukosetoleranztest, oraler 416
Glukosurie 441
Glutamatintoleranz 658
Glyceryltrinitrat 208
Glykogen 345
Golferellenbogen 152
Golgi-Apparat 89
Gonarthrose 156
Gonorrhö 800
Gram-Färbung 762
Grand Mal 581
Granulat 941
Granulomatosis infantiseptica 816
Granulozyt 247
Graviditas abdominalis 482
Gregg-Syndrom 840
Greifreflex 884
Grenzstrang 560
Grimmdarm 309
Grindflechte 779
Grippe 805
Grippemittel 948
Größe, Puls 183
Großhirn 548
Großhirnlappen 548
Grünholzfraktur 151
GSS (Gerstmann-Sträussler-Scheinker-Syndrom) 855
Gürtelrose 801
Gynäkologika 948

H

Haar 635
Haarausfall 636

Haarausfall, diffuser (DD) 1047
Haarausfall, umschriebener (DD) 1048
Haare
- Alterungsvorgänge 921
Haarfollikelrezeptor 638
Haargefäß 217
Haarzunge, schwarze 317
Hackenstand 159
Haemoccult®-Test 998
Haemophilus influenzae 824
Haft 137
Hagelkorn 611
Halsmuskel 143
Halsrippe 131
Halswirbelsäule 127
Haltungsinstabilität 577, 918
Hämangiom 649
Hämatokrit 244
Hämatom 642
- epidurales 579
- subdurales 579
Hämatostyptika 945
Hämaturie 443
Hammer 617
Hämodialyse 452
Hämogramm 258
Hämophilie 272
Hämorrhoidalleiden 337
Hämostase 253
Hämostatika 945, 948
Hämostyptika 948
Hand-Fuß-Mund-Krankheit 803
Handgriff 130
Handknochen 133
Handmuskel 147
Handwurzelkanal 133
Handwurzelknochen 132
Hanta-Fieber 866
Harn 432
- Gewicht, spezifisches 439
- pH-Wert 439
Harnapparat 426
- Erkrankung 443
Harnblase 429
Harnblasenentzündung 444
Harnblasenkrebs 450
Harninkontinenz
- im Alter 922
Harnleiter 428
Harnproduktion 432
Harnröhre 431
Harn-Samen-Röhre 459
Harnsäure-Stein 449
Harnuntersuchung
- Bakterienbefund, asymptomatischer 444
- Bauchspeicheldrüsenfunktion 416
- Bilirubinbefund 442
- Blutbefund 443
- Eiweißbefund, krankhafter 440
- Glukosebefund 441
- Ketonkörperbefund 441
- Mehrfachteststreifen 438
- Nitritbefund 440
- Urobilinogenbefund 442
Harnvergiftung 451
Harnweginfektion 443
Hasenpest 858
Hasenscharte 123
Hashimoto, Antikörper 1021
Hashimoto-Thyreoiditis 408
Hauptzellen 304
Haut 632
- Alterungsvorgänge 921
- Erkrankung 640
- Säureschutzmantel 768
Hautanhangsgebilde 635
Hautdiphtherie 790
Hautdrüse 637
Hautkrebs 646
Hautmilzbrand 827
Hautpilz 764
Hautrezeptor 638
Hautsegment 553
Hauttestverfahren 660
Hauttumor 646
HbA1C-Bestimmung 417
HCl (Salzsäure) 304
HDL 1019
HDL (High-Density-Lipoprotein) 348
Hebammengesetz 50
Hefepilz 765
Heilmittelwerbegesetz 51
Heilpraktiker
- Sorgfaltspflichten 22
Heilpraktiker, Psychotherapie 10
Heilpraktikerberufsordnung 79
Heilpraktikergesetz 2
- § 1 3
- § 2 4
- § 3 5
- § 5 5
- § 6 5
- Durchführungsverordnung 5
Heilpraktikerüberprüfungsleitlinien 11
Heimlich-Manöver 681
Heimmonitor
- Überwachung durch 903
Heine-Medin-Krankheit 836
Heiserkeit, DD 1049
Heißhungerattacken, DD 1039
Helferzelle 249
Helicobacter pylori 324
Hemmhormon 398
Hepar *siehe* Leber
Heparin 211
Heparine
- NW im Alter 928
Heparin-Plasma-Röhrchen 1008
Hepatika 948
Hepatitis 867
Hepatitis, chronische 374
Herdpneumonie 526
Hernie 150
Hernien
- Untersuchung 996
Herpes genitalis 803
Herpes simplex 804
Herpes zoster 801
Herz 170
- Anatomie 171
- Entzündung 187
- Erkrankung koronare 203
- Fehler, angeborener 194
- Klappenfehler 190
- Physiologie 174
- Rhythmusstörung 198
- Schwäche 184
- Therapie 206
- Untersuchungsmethode 176
Herzangstsyndrom 201
Herzasthma 185
Herzbeschwerde, funktionale 201
Herzbeutel 171
Herzbeutelentzündung 189
Herzdruckmassage 675
Herzentzündung 187
Herzfehler, angeborener 194
Herzgeräusch 179
Herzglykosid 207
Herzinfarkt 204
Herzinnenhaut 171
Herzinnenhautentzündung 187
Herzinsuffizienz 184
- Diagnose 186
- Therapie 187
Herzkatheteruntersuchung 183
Herzklappe 173
Herzklappenfehler 190
Herzkrankheit, koronare 203
Herzkranzgefäß 174
Herz-Lungen-Wiederbelebung 673
Herzmassage 675
Herzmittel 949
Herzmuskel 171
Herzmuskelentzündung 188
Herzmuskelgewebe 112

Herzneurose 201
Herzphobie 201
Herzrhythmusstörung 198
Herzschlag 174
Herzschmerzen, DD 1029
Herztätigkeit, Steuerung 175
Herztherapie, medikamentöse 206
Herzton 177
Hexenschuss 160
HHL (Hypophysenhinterlappen) 400
Hiatushernie 322
High-Density-Lipoprotein 348
Hilus 502
Hinken, intermittierendes 230
Hinterhauptlappen 548
Hinterhorn 543
Hirnanhangdrüse 399
Hirnblutung 579
Hirnhaut 551
Hirninfarkt 578
Hirnkammer 550
Hirnnerv 556
Hirn-Rückenmark-Flüssigkeit 550
Hirnschädel 121
Hirntumor 583
- Kind 904
Hirsutismus 636
His-Bündel 176
Histamin 654
Histiozyt 774
HIV (human-immunodeficiency-Virus) 777
Hkt (Hämatokrit) 244
HLA-Antigene 1023
HLA-B27 1023
Hochstetter von, Injektionsmethode 969
Hoden 456
Hodenentzündung 463
Hodensack 460
Hodentorsion 464
Höhe, Puls 183
Hohlnagel 637
Hohlvene 220
Homans-Zeichen 239
Hörfähigkeit
- Einschränkung im Alter 920
Hormon 396
- adrenokortikotropes 399
- antidiuretisches 400
- follikelstimulierendes 399
- laktotropes 400
- luteinisierendes 399
- melanozytenstimulierendes 400
- somatotropes 400
- thyreotropes 399
Hormonausschüttung 398
Hormonbestimmungen im Speichel 1025
Hormone
- Bestimmungen 1021
Hormonsystem 396
Horner-Symptomkomplex 571
Hornhaut 604
Hornhautverkrümmung 610
Hornschicht 633
Hörorgan 620
Hörsturz 629
Horton-Syndrom 233
Hörvorgang 620
Hospiz 932
Hüftarthrose 156
Hüftbein 134
Hüftgelenk 139
Hüftgelenkpfanne 134
Hüftverrenkung, angeborene 139
Humane Leukozyten-Antigene 1023
Humerus 131
Hundebandwurm 792
Hundewut 849
HUS (hämolytisch-urämisches Syndrom) 795
Hutmaß 877
HVL (Hypophysenvorderlappen) 399
Hydrophobie 849
Hydrozele 463
HYgienerichtlinien 57
Hymen 468
Hyperaldosteronismus 415
Hyperkaliämie 350
Hyperkalzämie 350
Hyperlipidämie 361
Hyperlipoproteinämie 361
Hypermagnesiämie 351
Hypermenorrhö 475
Hypernatriämie 349
Hyperopie 609
Hyperparathyreoidismus 410
Hyperreflexie 550
Hypersplenismus 286
Hyperthermie 753
Hyperthyreose 405
Hypertonie 226
Hypertonie, DD 1045
Hypertrichose 636
Hypervitaminose 352
Hypnotherapie 733
Hypnotika 948
- NW im Alter 928
Hypnotikum 736
Hypochondrie 703
Hypokaliämie 349
Hypokalzämie 350
Hypokinese 576
Hypolipidämie 361
Hypolipoproteinämie 362
Hypomagnesiämie 351
Hypomanie 708
Hypomenorrhö 475
Hyponatriämie 349
Hypoparathyreoidismus 410
Hypopharynx 498
Hypophyse 399
- Erkrankung 400
Hypophysenhinterlappen 400
Hypophysenvorderlappen 399
Hypophysenvorderlappeninsuffizienz 400
Hyposensibilisierung 661
Hyposomie 400
Hypothalamus 547
- Hormonproduktion 398
Hypothyreose 407
- Schilddrüsenhormone 1022
Hypotonie 225
Hypovitaminose 352
hypovolämischer Schock 666
Hysterektomie 485

I

I, geriatrische 925
ICD-10 695
ICD-11 695
Ich-Störung 715
Ichthyosis vulgaris 645
ICR (Intercostalraum) 130
Ig (Immunglobulin) 771
Ikterus 387
- prolongatus 882
Ikterus, DD 1038
Ileum 305
Ileus 332
Iliosakralgelenk 134
Immunabwehr
- im Alter 924
Immunbotenstoff 769
Immunglobulin 771
- Klasse 772
Immunität 749
Immunität, spezifische 746
Immunkomplex 772
Immunmodulatoren 948
Immunstimulanzien 948
Immunsuppressiva 948
Immunsystem *siehe* Abwehrsystem
Impetigo contagiosa 779
Impfreaktion 29, 752
Impfreaktionen 886

Impfschaden 29, 752, 886
Impfung 750
Impfungen 885
Inappetenz, DD 1030
Indikation 938
Infarkt, Herz 204
Infarkt, Hirn 578
Infektion
- Ansteckungsquelle 755
- bakterielle 259
- generalisierte 744
- lokale 743
- Schweregrad 758
- Verlauf, zeitlicher 758
Infektionskrankheit *siehe* Infektion
Infektionslehre, allgemeine 742
Infektionsschutzgesetz 26
- § 2 26
- § 6 29
- § 7 32
Infektstein 449
Influenza 805
- zoonotische 808
Infusionslösungen, Definition 948
Inguinaltunnel-Syndrom 570
Injektion 962
- intrakutan 974
- intramuskuläre 969
- intravenöse 968
- subkutan 973
- ventrogluteale 969
Inkontinenz
- im Alter 922
Inkubationszeit 745
Innenohr 619
- Erkrankung 628
INR 1020
INR (international normalized ratio) 262
Inscripto 956
Inselapparat
- Anatomie und Physiologie 415
- Erkrankung 417
- Untersuchungsmethode 416
Inspektion 983
- Bauch 313
- Brustdrüse 471
- Gallenblase 384
- Herz 177
- Kreislauf 220
- Leber 371
- Lunge und Atmung 508
- Niere und Blase 435
Inspiration 505
Instabilität
- posturale 918
Instabilität, posturale 577
Insuffizienz, chronisch-venöse 240
Insulin 415
Insulinschock 421
Insult, apoplektischer 577
Intelligenzminderung 723
Intelligenztest 723
Interaktionen
- von Arzneimitteln 938
Interferon 769
International normalized Ratio 262, 1020
Interstitium 117
Interzeption 478
Intestinum crassum *siehe* Dickdarm
Intestinum tenue *siehe* Dünndarm
Intima 216
Intrakutantest 661
Intrauterinspirale 480
Intrazellulärraum 356
Intrinsic-Asthma 522
Intrinsic-Faktor, Magensaft 304
Intrinsic-System 255
Invagination
- Kind 899
Invocation 956
Inzidenz 742
Iod 351
- Prophylaxe 889
Iris 606
Ischiassyndrom 571
Isoenzym 1015
Isotopennephrogramm 438
IUP (Intrauterinspirale) 480

J

Jejunum 305
Juckreiz, DD 1044
Jungfernhäutchen 468
Junktur 137
juxtaglomerulärer Apparat 432

K

Kaffeeunverträglichkeit, DD 1039
Kalium 349
Kallus 110
Kälterezeptor 638
Kalzitonin 410
Kalzium 350
Kalziumantagonist 209
Kalziumantagonisten 948
Kalziumblocker 948
Kalziumkanalblocker 948
Kalziumoxalatstein 449
Kalziumstoffwechsel 409
Kammer 172
Kammerschenkel 176
Kammerseptumdefekt 196
Kammerwasser 606
Kanner-Syndrom 724
Kapillar 217
Kapsel 941
Kapselgeschwulst 152
Kardiaachalasie 319
Kardiaka 949
kardiogener Schock 672
Kardiospasmus 319
Kardiotonika 949
Kariesprophylaxe 889
- Speicheluntersuchung 1026
Karminativa 949
Karpaltunnel 133
Karpaltunnelsyndrom 153
Karyolymphe 89
Karzinome
- Kind 903
Katabolismus 344
Katarakt 613
Katheterisierung 438
Kaumuskulatur 142
Kehlkopf 499
Kehlkopfdiphtherie 790
Kehlkopfentzündung 517
Kehlkopfrachenraum 498
Keilbeinhöhle 497
Keimschicht 633
Keimträger 758
Keloid 639
Keratoconjunctivitis epidemica 808
Kerckring-Falte 306
Kernig-Zeichen 825
Kernkörperchen 89
Kernmembran, Zelle 87
Kernsaft 89
Kernspintomografie 569
Kerntemperatur 753
Ketonurie 441
Keuchhusten 809
KHK (koronare Herzkrankheit) 203
Kieferhöhle 497
Kieferspalte 123
Kiesselbach-Ort 497
Killerzelle 250
Kind
- Allgemeinzustand beurteilen 890
- Appetitstörungen 897
- Austrocknung 896
- Bauchschmerzen 892
- das kranke 889
- Diarrhö 895
- Erbrechen 893
- Ewing-Sarkom 904

- Exsikkose 896
- Fremdkörper 905
- Hirntumor 904
- Invagination 899
- Karzinom 903
- Knochentumor 904
- Kuhmilchintoleranz 899
- Lymphknotenschwellung 898
- Misshandlung 907
- Neuroblastom 904
- Obstipation 896
- Ödeme 898
- Rehydrierung 896
- Vergiftung 905
- Vernachlässigung 907
- Volvulus 899
Kinderheilkunde 876
Kinderlähmung, spinale 836
Kindesmisshandlung 907
Kindstod
- plötzlicher 902
Kinetose 622
Kitzler 469
Klappeninsuffizienz 190
Klappenstenose 190
Klavicula 131
Kleiderlausbefall 811
Kleienflechte 645
Kleinhirn 546
Kleinkindsyphilis 848
Kleinwuchs 400
Kleinzotte 306
Klinefelter-Syndrom 95
Klonus, unerschöpflicher 550
Klopfschall
- hypersonor 987
- hyposonor 988
- metallischer 988
- sonor 987
- tympanitischer 988
Knalltrauma 625
Knaus-Ogino-Methode 479
Kniearthrose 156
Knie-Ellenbogen-Lage 997
Kniegelenk 140
Knie-Hacken-Test 1000
Kniescheibe 141
Knochen, Einteilung 121
Knochenbildung 110
- chondrane 133
Knochenbruch 150
Knochenbrüche im Alter 919
Knochenfresszelle 774
Knochengerüst 120
Knochengewebe 107
Knochenhaft 137
Knochenhaut 109
Knocheninnenhaut 109
Knochenlücke 121
Knochenmark 108
Knochenmarkbiopsie 262
Knochenmarkpunktion 262
Knochenmetastase 151
Knochenstoffwechsel 363
Knochentumor 151
- Kind 904
Knochenverbindung 137
Knochenvitamin 410
Knorpelgewebe 106
Knorpelhaft 137
Knorpelspange 501
Knoten
- Schilddrüse 991
Kochsalz 349
Kohlenhydrat 345
- Abbau 357
Koilonychie 637
kollagene Fasern 104
Kollagenose 161
Kollumkrebs 484
Kolon 309
Kolondivertikulitis 335
Kolonkarzinom 337
Kolostrum 886
Koma 680
Kombinationsimpfungen 885
Komplementärluft 507
Kondom 480
Konisation 485
Konjunktiva 602
Konjunktivitis 612
Kontaktekzem 644
Kontaktinfektion 757
Kontinua-Fieber 755
Kontraindikation 938
Kontrakturen im Alter 919
Kontrazeption 476
- mechanische und chemische 480
- natürliche 479
Kontrazeptiva 949
Konvergenzreaktion 567
Konversionsstörung 700
Kopflausbefall 811
Kopfschmerzen, DD 1043
Kopfumfang
- Säugling 877
Kopfwender 143
Kopf-zu-Fuß-Schema 989
Koplik-Fleck 822
Körnerzellschicht 633
Koronarangiografie 183
Koronargefäß 174
Koronarmittel 949
Koronarsyndrom, akutes 206
Korotkow-Töne 181
Körper, Brustbein 130
Körpergröße
- Entwicklung der 876
Körperkreislauf 214
- Untersuchungsmethode 220
Körpermasseindex 358
Körperoberfläche
- Säugling 877
Körperschlagader 218
Körpertemperatur 753
- Säugling 880
Korpuskarzinom 484
Korsakow-Syndrom 586
Kortikoide 947, 949
Kortikosteroide 947
Kortikotropin 399
Kortisol 411
Kortison, Pharmakologie 414
Krampfader 235
Krampfaderbruch 463
Krampfanfall 581
Krankheitserreger 759
Krankheitshäufigkeit 749
Kratzauskultation 989
Krätze 810
Kratztest 661
Krebs 684
- Bauchspeicheldrüse 393
- Blut 268
- Brust 486
- Dickdarm 337
- Entstehung 686
- Gebärmutter 484
- Harnblase 450
- Haut 646
- Hirn 583
- intrakranieller 583
- Lunge 535
- Magen 326
- Niere 450
- Penis 464
- Speiseröhre 321
- Symptom 688
- Therapie 687
- Vorsteherdrüse 462
Krebsbetrachtung
- biologisch-ganzheitliche 684
- schulmedizinische 685
Krebszelle 686
Kreislauf, enterohepatischer 383
Kreislauffunktionsprüfung 223
- Ratschow 995
- Schellong 995
Kreislaufregulationsstörung 225
Kreislaufsystem 214
- Untersuchungsmethode 220

Kremasterreflex 568
Kreuzallergie 654
Kreuzband 141
Kreuzbein 127
Kreuzbein-Darmbein-Gelenk 134
Krim-Fieber 838
Krise, hypertensive 227
Kropf 408
Krummdarm 305
Kryptorchismus 458
Kugelgelenk 138
Kugelzellanämie 263
Kuhmilchinintoleranz
- Kind 899
Kupferfinnenkrankheit 650
Kupffer-Sternzelle 774
Kürettage 484
Kuru-Syndrom 855
Kurzsichtigkeit 609
Kussmaul-Atmung 507
Kussmaul-Mayer-Syndrom 232
Kyphose 127
Kyste 648
Kystom 648

L
Labia oris 296
Labia pudendi 469
Labor
- Abkürzungen 1004
- Befundinterpretationen 1006
- Bezugswerte 1006
- Blutuntersuchung 1007
- Normalwerte 1006
- Probenarten 1006
- Referenzwerte 1006
- Untersuchungsmaterialien 1004
Labordiagnostik 1004
Laborparameter
- Kind 885
Laborparameter, Tageszeiten 1010
Labyrinth 619
Lagerung im Notfall 678
Lähmung 572
Lähmung, spastische 573
Laktasemangel 658
Laktoseintoleranz 658
Landau-Reflex 884
Landkartenzunge 317
Langerhans-Zelle 633
- Abwehrfunktion 774
Langzeit-EKG 183
Lanugo 636
Lanz-Punkt 334
Laparoskopie 373
Läppchenprobe 661
Lappenpneumonie 526
Lärmschädigung 625
Lärmtrauma, chronisches 625
Laryngitis 517
Laryngitis supraglottica 518
Larynx 499
Lasègue-Zeichen 159, 825
Läsion 568
Lassa-Fieber 866
Laus 767
Lausbefall 811
Laxanzia 949
LDL 1019
LDL (Low-Density- Lipoprotein) 348
LE (Lupus erythematodes) 165
Leben, Kennzeichen 86
Lebendimpfstoffe 751
Lebenseinstellung
- im Alter 930
Lebensmittelvergiftung 798
Leber
- Anatomie 368
- Erkrankung 373
- Physiologie 369
- Untersuchungsmethode 371
Leberarterie 369
Leberentzündung, chronische 374
Leberfleck 641
Lebergalle 382
Leberläppchen 369
Leberpforte 368
Leberschaden, arzneimittelbedingter 379
Lebersonografie 373
Lebertumor 379
Leberverfettung 374
Lederhaut 634
Lederhaut, Auge 604
Leerdarm 305
Legasthenie 906
Legionärskrankheit 812
Legionellose 812
Leihimmunität 878
Leistenbruch 458
Leistenhaut 633
Leistenhoden 458
Leitenzym 1015
Leitfähigkeit 86
Leitungsrichtung, Nervenfaser 116
Lendenhauptlymphgefäß 277
Lenden-Kreuzbein-Gelenk 134
Lendenwirbelsäule 127
Lens 603
Lentigo 641
Lepra 813
Leptospirosen 815
Lernfähigkeit
- im Alter 926
Lernstörungen 906
Lese-Rechtschreib-Schwäche 906
Letalität 749
Leukämie 268
- akute 269
- chronisch-lymphatische 269
- chronisch-myeloische 270
Leukonychie 637
Leukoplakie 317
Leukozyt 246
Leukozyturie 439
Lewy-Körperchen-Demenz 585
LH (luteinisierendes Hormon) 399
Lichtreflex 567
Lidrandentzündung 611
Lien 280
Ligamenta vocalia 500
Ligamentum 141
Linea alba 147
Lingua 296
Lingua geographica 317
Lingua villosa nigra 317
Linie, weiße 147
Liniment 941
Linksherzinsuffizienz 184
Linse 603
Linsenfleck 641
Linsentrübung 613
Lipide 346
Lipidsenker 949
Lippe 296
Lippenbremse 522
Lippenspalte 123
Liquor 550
Listeriose 816
Lithium 950
Livor 682
Lobärpneumonie 526
Lobulus hepatis 369
Lobulus pulmonis 503
Lobus frontalis 548
Lobus occipitalis 548
Lobus parietalis 548
Lobus temporalis 548
Locked-in-Syndrom 549
Locus Kiesselbachi 497
Löffelnagel 637
Löfgren-Syndrom 530
Lokalanästhetika 950
Long-COVID 788
Lordose 127
Lösung
- Arzneimittel 941
Lotion 941

Low-Density-Lipoprotein 348
Lowenberg-Meyer-Zeichen 239
LTH (laktotropes Hormon) 400
Lues 845
Luft-Blut-Schranke 503
Luftröhre 500
Lumbago 160
Lumbalgie 572
Lumbosakralgelenk 134
Lunge
- Anatomie und Physiologie 502
- Erkrankung 514
- Untersuchungsmethode 508
Lungenabszess 528
Lungenblähung 523
Lungendehnbarkeit 504
Lungenembolie 531
Lungenemphysem 523
Lungenentzündung 525
- Diagnostik 527
- Komplikation 528
- Pathogenese 526
- Symptom 527
- Therapie 528
Lungenfell 504
Lungenfibrose 529
Lungenhilus 502
Lungenkrebs 535
Lungenkreislauf 215
Lungenläppchen 503
Lungenmilzbrand 827
Lungenödem 530
Lungenpest 835
Lungenstauung 530
Lungentuberkulose, chronische 857
Lupus erythematodes 165
Luxation 150
Lyme-Borreliose 817
Lymphadenose, chronische 269
Lymphangitis 287
Lymphe 276
Lymphfollikel 280
Lymphgefäß 276
Lymphknötchen 280
Lymphknoten 278
Lymphknotenentzündung, venerische 819
Lymphknotenschwellungen
- Achsel, DD 1028
- generalisierte, DD 1027
- Kind 898
Lymphödem 288
Lymphogranulomatosis maligna 290
Lymphom, malignes 289
Lymphopathia venerea 819
Lymphozyt 248
Lysosom 89
Lysozym 769
Lyssa 849

M

M. Basedow, Antikörper 1021
Macula lutea 607
Madenwurmbefall 341
Magen
- Anatomie und Physiologie 301
- Bewegung 303
- Erkrankung 322
- Saft 304
- Wandaufbau 302
Magen-Darm-Entzündung 799
Magen-Darm-Milzbrand 827
Magengeschwür 325
Magenkrebs 326
Magenpförtnerverengung 320
Magenschleimhautentzündung 323
Magenspiegelung 315
Magnesium 350
Magnetresonanztomografie 569
Makropeptid 348
Malabsorption 327
Malaria 819
Maldescensus testis 458
Maldigestion 327
Mamille 470
Mammae 469
Mammakarzinom 486
Mandel 283
Mandelentzündung 285
Mangelanämie 262
Manie 707
Manubrium 130
Marburg-Fieber 865
Marcumar® 211
Mark, verlängertes 545
Markregion 280
Masern 821
Masernenzephalitis 822
Massenblutung, intrazerebrale 579
Mastdarm 310
Mastoiditis 628
Mastopathie 485
Mastzelle 654
Mauserung, Blut 282
Meatus acusticus externus 616
Mechanorezeptor 638
Media 216
Medianuskompressionssyndrom 153
Medikamente
- Dosierung im Alter 928
- im Alter 927
- Nebenwirkungen im Alter 928
Medikamentenpflaster
- Definition 941
Medizinprodukterecht 66
Medulla oblongata 545
Medulla renalis 427
Medulla spinalis 542
Medulloblastom 904
Mees-Streifen 637
Megakolon, toxisches 784
Megalerythema epidemicum sive infectiosum 839
Mehrfachteststreifen, Harnuntersuchung 438
Meiose 93
Meißner-Plexus 304
Meissner-Körperchen 638
Mekonium 878
Mekoniumileus 534
Meläna, DD 1034
Melanin 633
Melanom, malignes 646
Melanotropin 400
Melasma 641
Melatonin 402
Meldepflicht
- Erkrankungen 29
- Krankheitserreger 32
Membrana tympanica 617
Memory-Zelle 249
Mengenelement 349
Meninge, Hirnhaut 551
Meninge, Rückenmarkshaut 544
Meningitis 823
- Meningokokken 825
Meningokokken-Meningitis 825
Meniskus 140
Menorrhagie 475
Menstruationszyklus
- Störung 474
Meralgia paraesthetica 570
Merkel-Tastscheibe 638
Merkel-Zelle 638
MERS 788
Merseburger Trias 406
Mesangiumzelle 774
Mesencephalon 546
Mesopharynx 498
Metabolismus 344
Metacarpalia 133
Metastasierung 690
Metatarsalia 137
Meteorismus, DD 1032
Methicillin-resistenter Staphylococcus aureus 831
Methode, sympthothermale 479
Meyer-Zeichen 239

Mifegyne® 478
Migräne 234
Mikroalbuminurie 441
Mikroorganismus 745
Mikropille 478
Mikrotubulus 89
Mikrovilli 306
Miktion 430
Milbe 767
Milchbrustgang 277
Milchgebiss 880
Milchzähne
- Durchbruchzeiten 881
Miliartuberkulose 857
Milz
- Anatomie und Physiologie 280
- Blutmauserung 282
- Erkrankung 286
- Ruptur 666
Milzarterie 281
Milzbrand 826
Milzpalpation 996
Milzruptur 286
- zweizeitige 667
Milzvenenthrombose 286
Milzvergrößerung, DD 1028
Mineralokortikoid 411
Mineralstoffwechselhormon 411
Mini-Mental-Status-Test 925
Minipille 478
Missbrauch
- Kind 907
- Kind, sexueller 908
Mitochondrium 88
Mitose 91
Mitralgesicht 191
Mitralinsuffizienz 192
Mitralklappe 173
Mitralklappeninsuffizienz 192
Mitralklappenprolaps 192
Mitralklappenstenose 191
Mitralprolaps 192
Mitralstenose 191
Mitspieler 142
Mittelfußknochen 137
Mittelhandknochen 133
Mittelhirn 546
Mittelohr 617
- Erkrankung 627
Mittelohrentzündung 627
Mittelstrahlurin 1010
MMS (Monozyten-Makrophagen-System) 773
MMST 925
Monatsblutung
- Störung 474
Mononukleose, infektiöse 828
Monosaccharid 345
Monovette 1008
Monozyt 246
- Abwehrfunktion 773
Monozyten-Makrophagen-System 773
Mons veneris 468
Morbidität 749
Morbilli 821
Morbus Addison 414
Morbus Alzheimer 580
Morbus Basedow 406
Morbus Bechterew 164
Morbus Boeck 529
Morbus Crohn 328
Morbus Cushing 401
Morbus haemorrhagicus neonatorum 889
Morbus Hansen 813
Morbus Hodgkin 290
Morbus Kahler 291
Morbus Menière 629
Morbus Osler 235
Morbus Parkinson 575
Morbus Pick 585
Morbus Raynaud 233
Morbus Scheuermann 160
Morbus Weil 815
Morgenurin 1010
Moro-Reflex 884
Mortalität 749
Mpox 829
MPS (mononukleäres Phagozytensystem) 773
mRNA-Impfstoffe 751
MRSA 831
MRT (Magnetresonanztomografie) 569
MS (multiple Sklerose) 573
MSH (melanozytenstimulierendes Hormon) 400
Müdigkeit, DD 1040
Muehrcke-Band 637
Mukosa 634
Mukoviszidose 533
Multimorbidität 924
Multiorganversagen 748
Multiples Myelom 291
Mumps 832
Mundfäule 316
Mundgeruch, DD 1033
Mundhöhle 295
- Erkrankung 315
Mundhöhlensoor 316
Mundrachenraum 498
Mundsoor 766
Mundtrockenheit 167
Mundwinkelrhagade 316
Mund-zu-Nase-Beatmung 674
Murphy-Zeichen 386
Musculus scaleni 144
Musculus sternocleidomastoideus 143
Muskelarbeit 112
Muskelgewebe 111
Muskelkontraktion 112
Muskelrelaxanzien 950
Muskelriss 149
Muskelspindel 112
Muskelsteifheit 576
Muskeltrichinose 853
Muskelzelle 110
Muskelzerrung 149
Muskulatur 141
Muster-Anamnesebogen 983
Muttermilch 886
- Ersatz 888
Mutterschicht 633
Mykoplasmen 763
Mykose 764
Myokard 171
Myokardinfarkt 204
Myokardinsuffizienz 184
- Diagnose 186
- Therapie 187
Myokarditis 188
Myoma uteri 483
Myopie 609
Myotonolytikum 950
Myxödem 407

N

N. abducens
- Untersuchung 1001
N. accessorius
- Untersuchung 1001
N. facialis
- Untersuchung 1001
N. glossopharyngeus
- Untersuchung 1001
N. hypoglossus
- Untersuchung 1001
N. oculomotorius
- Untersuchung 1001
N. olfactorius
- Untersuchung 1001
N. opticus
- Untersuchung 1001
N. trigeminus
- Untersuchung 1001
N. trochlearis
- Untersuchung 1001
N. vagus
- Untersuchung 1001

N. vestibulocochlearis
- Untersuchung 1001
Nabelkoliken 900
Nachahmerpräparate 935
Nachweis von
Krankheitserregern 759
Nackengriff 999
Naevus flammeus 641
Naevus Unna-Politzer 642
Nagel 636
Nageldiagnose 636
Nagelfleck, weißer 637
Nahanpassung 605
Naheinstellungsreaktion 567
Nahrungsmittelunverträglichkeit 658
Nahrungsstoff, Abbau 357
Narkotika 950
Narzissmus 710
Nase 496
Nasendiphtherie 790
Nasengang 497
Nasenhöhle 497
Nasenmuschel 497
Nasennebenhöhle 497
Nasennebenhöhlen
- Entwicklung 881
Nasennebenhöhlenentzündung 516
Nasenrachenraum 498
Nasenscheidewand 496
Nasus 496
Natrium 349
Natriumfluorid-Röhrchen 1008
Nebenhoden 459
Nebenhodenentzündung 463
Nebenniere
- Anatomie und Physiologie 411
- Erkrankung 413
Nebennierenmark 412
Nebennierenrinde 411
Nebenschilddrüse
- Anatomie und Physiologie 409
- Erkrankung 410
- Untersuchungsmethode 410
Nebenschilddrüsenüberfunktion 410
Nebenschilddrüsenunterfunktion 410
Nebenwirkungen 938
Nematode 340
Nephrolithiasis 448
Nephron 432
Nerv 116
Nervenfaser 115
Nervengewebe 113
Nervensystem
- Anatomie und Physiologie 542
- enteritisches 562
- Entwicklung 882
- Erkrankung 570
- Untersuchungsmethode 568
- unwillkürliches 560
- willkürliches 559
Nervenwurzelsyndrom 570
Nervenzelle 113
Nervenzellkörper 114
Nesselsucht 644
Nestschutz 878
Netz, großes 313
Netzhautablösung 614
Netzschicht 634
Neubildung der Zelle 86
Neugeborenendarmflora 308
Neugeborenenikterus 387, 881
Neuraltherapeutika 950
Neuraltherapeutika *siehe* Lokalanästitika
Neuroblastom
- Kind 904
Neurocranium 121
Neurodermitis 643
neurogener Schock 671
Neuroglia 113
Neuroleptika 950
Neuroleptikum 734
Neuron 113
Neurose 694
Neurotransmitter 115
Neutrophile 247
Nicht-steroidale Antirheumatika 951
Niere
- Anatomie 426
- Erkrankung 443
- Physiologie 431
- Untersuchungemethode 434
Nieren
- Entwicklung 882
Nierenbecken 427
Nierenerkrankung, angeborene 452
Niereninsuffizienz 450
Nierenkanälchen 432
Nierenkarzinom 450
Nierenkörperchen 432
Nierenkrebs 450
Nierenleistung
- im Alter 923
Nierenmark 427
Nierenrinde 427
Nierenselbstregulation 433
Nierensequenzszintigrafie 438
Nierenstein 448
Nierensteinkolik 449
Nierentätigkeit, Steuerung 434
Nierenversagen 450
Nitrit im Urin 440
Nitroglyzerin 208
NNM (Nebennierenmark) 412
NNR (Nebennierenrinde) 411
Nocebo 936
Nomen aegroti 956
Nomen medici 956
Non-Hodgkin-Lymphom 291
Nootropika 951
Noradrenalin 413
Norepinephrin 413
Notfall 678
- hypertensiver 227
- Lagerung 678
Notfallpaket 48
Notfallpatient 678
Nozirezeptor 638
NSAR 951
- NW im Alter 928
NSAR *siehe* nicht-steriodale Entzündungshemmer
Nuckelflaschenkaries 881
Nucleus pulposus 124
Nukleolemm 87
Nukleolus 89
Nukleus 89
Nursing-Bottle-Syndrom 881
Nussgelenk 139
Nykturie
- im Alter 923
- Ursachen 981
Nystagmus 610

O

Oberarmknochen 131
Oberarmmuskel 146
Oberarm-Speichen-Gelenk 140
Oberhaut 633
Oberschenkelknochen 136
Oberschenkelkopf 136
Oberschenkelmuskulatur 148
Obstipation 331
- im Alter 923
- Kind 896
Obstipation, DD 1031
Obstruktionsileus 332
obstruktiver Schock 672
Ödeme
- Kind 898
Ohnmacht 679
Ohr 616
- äußeres 616
- Erkrankung 624
- inneres 619
- mittleres 617

- Untersuchungsmethode 623
Ohrenfluss 627
Ohrenlaufen 627
Ohrenschmalzpfropf 626
Ohrgeräusch, krankhaftes 628
Ohrmuschel 616
Ohrspeicheldrüse 298
Ohrtrompete 617
Ohrtrompetenmandel 284
Ohrverhärtung 630
Öl 941
Oligomenorrhö 475
Oligopeptid 348
Oligophrenie 723
Omega-3-Fettsäuren 950
Omentum majus 313
Onkologie 684
Ophthalmika 951
Ophthalmoskopie 608
Ophthalmotonometer 608
Opsonierung 769
Orangenhaut 651
Orchitis 463
Ordinatio 956
Organ 98
- Lage zum Bauchfell 313
Organ, harnableitendes 426
- Erkrankung 443
Organmanifestation 745
Organschädigung, Schock 665
Organsystem 98
Organtuberkulose 857
Orientierungsstörung 717
Ornithose 833
Orthopnoe 507
Os coccygis 128
Os hyoideum 124
Os ilium 134
Os ischii 134
Os pubis 134
Os sacrum 127
Osler-Rendu-Weber-Krankheit 235
Ösophagitis 318
Ösophagus
- Anatomie und Physiologie 300
- Erkrankung 318
Ösophagusachalasie 319
Ösophagusdivertikel 321
Ösophaguskarzinom 321
Ösophagusvarize 321
Ösophagusverätzung 318
Ossa carpi 132
Ossa coxae 134
Ossa digitorum manus 133
Ossa digitorum pedis 137
Ossa metacarpi 133
Ossa metatarsalia 137
Ossa tarsi 136
Ossifikation 110
- chondrale 133
Osteochondrosis deformans juvenilis 160
Osteochondrosis intervertebralis 158
Osteoklast 774
Osteomalazie 364
Osteoporose 363
Oszillografie 225
Otitis externa 626
Otitis media acuta 627
Otologika 951
Otorrhö 627
Otosklerose 630
Otoskopie 623
Ovarialzyste 481
Ovarie 465
Ovulation 466
Ovulationshemmer 477
Oxytocin 400
Oxyuriasis 341

P

Pacini-Körperchen 638
Pädiater 876
Pädiatrie 876
Palatum 298
Palliativmedizin 932
Palliativstation 931
Palpation 987
- Bauch 313
- Brustdrüse 472
- Galle 996
- Gallenblase 384
- Herz 177
- Leber 371
- Milz 287, 996
Palpationsstelle für arteriellen Puls 221
PAN (Panarteritis nodosa) 232
Panaritium 648
Panarteritis nodosa 232
Pandemie 749
Panenzephalitis, subakute sklerosierende 822
Paneth-Körnerzelle 307
Panikstörung 698
Pankreas *siehe* Bauchspeicheldrüse
Pankreaskarzinom 393
Pankreatitis 392
Pankreozymin 305
Papilla nervi optici 607
Papillarkörper 634
Papille, Zunge 297
Parasit 767
Parasympathikomimetika 951
Parasympathikus 562
Parasympatholytika 951
Parathormon 409
Paratyphus 834
Parenchym 98
Parietalzellen 304
Parkinson-Syndrom 575
Parotitis epidemica 832
Pars nasalis 498
Pars oralis 498
Paste 941
Patella 141
Patellarsehnenreflex 565
Pathogenität 746
Patientenrechte 64
Payr-Zeichen 239
Peak-Flow-Meter 993
Pedikulose 811
Pelvis 134
Pelvis renalis 427
Pendelblut 193
Penetration, Geschwür 326
Penis 460
Peniskarzinom 464
Penizilline 951
Pepsin 304
Peptidhormon 397
Perforation, Geschwür 326
Periarteriitis nodosa 232
Perikard 171
Perikarditis 189
Perikardreiben 180
Perimetrie 608
Perineum 469
Periost 109
Periosteum 109
Peristaltik 303
Peritonealdialyse 452
Peritonealsack 312
Peritoneum 312
Peritonitis 339
Perkussion 987
- direkte 988
- Herz 177
- indirekte 988
- Leber 372
- Lunge 509
- Nieren- und Blasenfunktion 435
Perkussionsgeräusche 987
Perkussionsstellen
- typische 988
Perlèche 316
Persönlichkeit, multiple 701
Persönlichkeitsstörung 709
- abhängige (asthenische) 712
- anankastische (zwanghafte) 712

- ängstlich-vermeidend 712
- dissoziale 711
- dramatisch und emotional geprägt 710
- exzentrisch geprägte 709
- histrionische 710
- narzisstische 710
- paranoide 709
- schizoide 710
- Typ Borderline 710
Perthestest 236, 995
Pertussis 809
Perzentilenkurve 888
Pest 835
Pestsepsis 835
Petechien, DD 1047
Petit Mal 582
Peyer-Plaque 307
Pfanne, Hüftgelenk 139
Pfeiffer-Drüsenfieber 828
Pferdeschweif 543
Pflaster, transdermales 941
Pfortader 215, 369
Pfortadersystem 215
Pförtner 302
Phagozyt 768
Phagozytensystem, mononukleäres 773
Phagozytose 769
Phalange, Hand 133
Phalange, Zeh 137
Phäochromozytom 415
Pharmakodynamik 936
Pharmakogenetik 936
Pharmakokinetik 936
Pharmakologie 934
Pharyngitis 517
Pharynx 498
Phasenprophylaktikum 735
Phimose 462
Phlebitis 238
Phlebothrombose 238
Phlegmon 647
Phobie 697
Phonokardiogramm 184
Phosphatstein 449
Phosphor 351
Photosynthese 345
pH-Wert, Harn 439
Phyllochinon 356
Physiotherapeut, heilkundlicher 10
Phytopharmaka 951
Pia mater 544
Pigmentstörung 641
Pille 477
- Definition 941
Pille danach 478
Pilz 764
Pilzerkrankung 764
Pilzpapille 297
Pink puffer 523
Pityriasis 645
Placebo 936
Plantarreflex 568
Plasma, Blut 242
Plasmalemm 87
Plasmaprotein 243
Plasmathrombinzeit 1021
Plasmazellmyelom 291
Plasminogen 244
Plasmozytom 291
Plastizität 111
Plättchenaggregationshemmer 954
Plattenepithelkrebs 646
Platysma 143
Plaut-Vincent-Angina 285
Pleura 504
Pleuraerguss 536
Pleurareiben 512
Pleuritis 537
Plexus myentericus 303
Plexus submucosus 304
Plicae circulares 306
Pneumokoniose 529
Pneumonie *siehe* Lungenentzündung
Pneumothorax 538
Podologe, heilkundlicher 11
Poliomyelitis 836
Polyarteriitis nodosa 232
Polyarthritis, chronische 163
Polycythaemia vera 271
Polyglobulie 271
Polymenorrhö 475
Polyneuropathie 571
Polypeptid 348
Polysaccharid 345
Polysklerose 573
Polyzythämie 271
Pons 546
Porta hepatis 368
Postcholezystektomiesyndrom 386
Post-COVID-Syndrom 788
Praeputium 460
Präkanzerose 686
Präservativ 480
Prävalenz 743
Prenahrung 888
Presbyakusis 625, 920
Presbyopie 609, 920
Pricktest 660
Primärfollikel 465
Primärharn 432
private Krankenversicherungen 18
PRL (Prolaktin) 400
Probiotika 953
Processus spinosus 126
Processus transversi 126
Processus xiphoideus 130
Profibrinolysin 244
Programmtheorie 913
Prolaktin 400
Prolaktinom 401
Prominens 127
Prostata 460
Prostatahyperplasie, benigne 462
Prostatahypertrophie 462
Prostatakarzinom 462
Proteid 349
Protein 348
- Blut 243
Proteinsynthese 91
Proteinurie 440
Prothrombin 244
Prothrombinzeit 1020
Protonenpumpenhemmer 953
Protozoe 766
Protrusion der Bandscheibe 159
Provokationstest 660
Pruritus, DD 1044
Pseudokrupp 518
Pseudomembran 790
Psittakose 833
Psoriasis vulgaris 642
PSR (Patellarsehnenreflex) 565
Psychiatrie 692
psychischer Schock 673
Psychologie, klinische 692
Psychopathologie 692
Psychopharmaka 953
Psychopharmakologie 731
Psychose
- affektive 706
Psychosomatik 704
Psychostimulanzien 953
Psychosyndrom, akutes 719
Psychosyndrom, chronisches 719
Psychotherapeut, psychologischer 692
Psychotherapie 731
- humanistische, erlebnisorientierte 733
PTB (posttraumatische Belastungsstörung) 699
PTT 1020
PTZ 1021
Pubertät 876, 884
Puder 941
Pulmo *siehe* Lunge
Pulmonalklappe 173
Pulmonalklappenstenose 197
Pulmonalstenose 197

Pulpa 281
Puls
- Säugling 878
Pulsbesonderheit 221
Pulsmessung 182
Pulstastung, Kreislaufstörung 221
Pulsus altus 995
Pulsus durus 995
Pulsus mollis 995
Pulsus parvus 995
Pulver 941
Pupillenreflex 566
Pupillenstarre 567
Pupillenweite, ungleiche (DD) 1045
Purinstoffwechselstörung 361
Purkinje-Faser 176
Purpura Schoenlein-Henoch 233
Pyämie 748
Pyelon 427
Pyelonephritis 445
Pylorus 302
Pylorushypertrophie 320
Pylorusstenose 320
Pyramidenbahn 550
Pyridoxin 353
Pyrogen 754
Pyrosis 318

Q
Q-Fieber 838
Quaddelsucht 644
Quadrantenaufteilung des Bauches 313
Quadrizepsreflex 565
Qualitätsmanagement 56
- Dokumentationspflicht 57
Qualitätssicherung 56
Queensland-Fieber 838
Querfortsatz 126
Query-Fieber 838
Quick-Wert 261, 1020
Quincke-Ödem 645

R
Rabies 849
Rachen 498
Rachenentzündung 517
Rachenmandel 283
Rachenring, lymphatischer 282
Radgelenk 138
Radio-Allergo-Sorbens-Test 1025
Radioisotopennephrografie 438
Radius 132
Radiusreflex 564
Ranvier-Schnürring 116
Rasselgeräusch 511
RAST-Test 1025
Ratschow-Test 224, 995
Raynaud-Syndrom 233
Reaktionsspezifität 1014
Reaktionsspezifität, Enzym 1014
Reanimation 673
Rechenschwäche 906
Rechtsherzinsuffizienz 185
Rectum 310
Reduktionsteilung 93
Reflex 563
- Achillessehne 565
- Babinski-Reflex 884
- Bauchdecke 567
- Bizeps 564
- Blinzeln 567
- Brachioradialis 564
- Eigenreflex 564
- epigastrischer 568
- Erektion 460
- Fremdreflex 566
- Fußsohle 568
- Greifreflex 884
- Kremaster 568
- Landau-Reflex 884
- Moro-Reflex 884
- Patellarsehne 565
- Pupille 566
- Radius 564
- Saugreflex 884
- Schluckreflex 884
- Schreitreflex 884
- Suchreflex 884
- Trizeps 565
- Würgen 567
Reflexbogen 563
Reflexdystrophie, sympathische 153
Reflexe
- frühkindliche 884
- Neugeborene 884
Reflexstatus 1001
Refluxösophagitis 319
Refraktärzeit 117
Regelkreis, hormoneller 398
Regelmäßigkeit, Puls 182
Regenbogenhaut 606
Regenerationszelle 307
Regulationsstörung des Kreislaufs 225
Rehydrierung
- Kind 896
Reibtest 660
Reifeteilung 93
Reinfektion 748
Reisekrankheit 622
Reizbarkeit 86
Reizblase 444
Reizdarmsyndrom 330
Reizkolon 330
Reizmagen 322
Rektoskopie 315
Release-Inhibiting-Hormon 398
Releasing-Hormon 398
Ren *siehe* Niere
Renin 434
Renin-Angiotensin-Aldosteron-System 434
Reproduktionszahl 743
Reserveluft 507
Reservevolumen 507
Residualluft 507
Resistenz 746
Resorption der Nahrungsstoffe 357
Resorption, Nahrungsstoffe 294
Respirationsluft 506
Restluft 507
Retard 935
Retikulum, endoplastisches 88
Retikulumzelle 774
Retinoblastom 905
Retinol 352
Retrovirus 777
Rett-Syndrom 724
Rezept
- Aufbau 956
- Maßeinheiten 959
- schreiben 955
Rezeptieren 955
Rezeptor 602
- Haut 638
- Kälte 638
- Mechano- 638
- Schmerz 638
- Wärme 638
Rezeptur 934
Rhesusfaktor 251
Rheuma 161
- Basisuntersuchung 1023
Rheumafaktor 1022
Rhinitis 515
Rhinologika 953
Rhinophym 651
Rhinorrhö 515
Rhinovirus 515
Rhythmus 182
Ribonukleinsäure 91
Ribosom 89
Richtungswahrnehmung 621
Rickettsien 764
Riesenwuchs 401
Riesenzell-Arteriitis 233
Rigor 576
Rima pudendi 469

Rinde, motorische 548
Rindenregion 280
Rinderwahnsinn 854
Ring, äußerer 124
Ringelröteln 839
Ringfalte 306
Ringmuskulatur, mimische 142
Rinne-Test 623
Rippe 130
Rippenbogen 131
Rippenfell 504
RNS (Ribonukleinsäure) 91
Roboranzien 953
Roemheld-Syndrom 198
Röhrenatmen 511
Röhrenknochen 107
- Wachstum 109
Rollhügel 136
Röntgen
- Bauch 314
- Lunge 514
- Schilddrüse 405
Rosazea 650
Röschenflechte 645
Roseola infantum 791
Rotatorenmanschette 146
Röteln 839
Rötelnembryopathie 840
Rotfinne 650
Rovsing-Zeichen 334
RR 180
Rubeola 839
Rubeosis, DD 1044
Rückenmark 542
Rückenmarkshaut 544
Rückenmarksnerv 553
Rückenmuskel 145
Rückenschmerzen 1052
Rückfallfieber 841
Rückresorption, tubuläre 433
Rückwärtsversagen 184
Ruhe-EKG 183
Ruhepotenzial 117
Ruhr, bakterielle 844
Rumpfmuskulatur 145

S

Saccharid 345
Sägemuskel, vorderer 145
Salbe 941
Salmonellose 842
Salpingitis 482
Salz 349
Salzsäure 304
Samenbläschen 460
Samenfaden 458
Samenflüssigkeit 461
Samenleiter 459
Samenstrang 459
Samenzelle 461
Sammellymphknoten 279
Sammelurin, 24 h 1011
Saprophyt 745
Sarkoidose 529
SARS 786
SARS-CoV-2 786
Sartane 210
SAS (Schlafapnoesyndrom) 507
Sattelgelenk 138
Säuglingssyphilis 847
Saugreflex 884
Säureschutzmantel 768
Scalenus-anterior-Syndrom 234
Scapula 131
Schädel 121
Schadenstheorie 913
Schalentemperatur 753
Schallempfindungsstörung 624
Schallleitungsstörung 624
Schambein 134
Schamberg 468
Schamlippe 469
Schanker, harter 845
Schanker, weicher 862
Scharlach 843
Scharniergelenk 138
Schaufensterkrankheit 230
Schaukelatmung 508
Scheckhaut 641
Scheide 468
Scheidewand, Herz 172
Scheitellappen 548
Schellong-Test 223, 995
Schenkelstrecker 148
Scheuermann-Krankheit 160
Schiefhals 144
Schielen 610
Schienbein 136
Schilddrüse
- Anatomie und Physiologie 402
- Erkrankung 405
- Untersuchung 991
Schilddrüsenadenom
- Hormonbestimmung 1022
Schilddrüsenantikörper 1021
Schilddrüsenentzündung 408
Schilddrüsenerkrankungen
- Differenzialdiagnose 1021
- Hormonbestimmungen 1021
Schilddrüsenhormone
- Laborwerte 1021
Schilddrüsenüberfunktion 405
Schilddrüsenunterfunktion 407
Schimmelpilz 765
Schizophrenie 720
- Therapie 722
Schlafapnoesyndrom 507
Schläfenlappen 548
Schlafhormon 402
Schlaflosigkeit, tödliche familiäre 855
Schlafstörung
- im Alter 923
Schlafstörungen, DD 1041
Schlagader 216
Schlaganfall 577
Schlagvolumen 174
Schleim 768
Schleim, Magensaft 304
Schleimbeutel 141
Schleimbeutelentzündung 152
Schleimhaut 634
Schleimstrukturuntersuchung 479
Schluckakt 300
Schluckauf 318
Schluckreflex 884
Schlüsselbein 131
Schmerzen
- Arm, DD 1053
- Brüsten, DD 1052
- Defäkation, DD 1032
- Gelenke, DD 1053
- Herzbereich, DD 1029
- Rücken, DD 1052
Schmerzmittelniere 448
Schmerzrezeptor 638
Schmerzstörung, somatoforme 703
Schmerzsyndrom, komplexes regionales 153
Schmierinfektion 757
Schnappatmung 507
Schnaufer, rosafarbener 523
Schnupfen 515
Schock 664
- anaphylaktischer 667
- dekompensierter 665
- distributiver 667
- endokriner 673
- hypoglykämischer 421
- hypovolämischer 666
- kardiogener 672
- kompensierter 664
- neurogener 671
- obstruktiver 672
- Organschädigung 665
- psychischer 673
- septischer 671, 748
- toxischer 673
Schockdarm 666
Schocklagerung 678
Schocklunge 530

Schockniere 450
Schokoladenzyste 481
Schreiattacken 898
Schreien
- exzessives 899
Schreitreflex 884
Schubladenphänomen 141
Schulkindsyphilis 848
Schulterblatt 131
Schultergelenk 139
Schultergürtel 131
Schulterhöhe 131
Schulterhöhen-Schlüsselbein-Gelenk 131
Schuppenflechte 642
Schuppenröschen 645
Schürzengriff 999
Schüttelfrost 754
Schüttellähmung 575
Schütteltrauma 907
Schutzimpfung 750
Schwann-Zelle 115
Schweigepflicht 65
Schweiß 637
Schweißdrüse 637
Schwellkörper 460
Schwerhörigkeit 624
- Alter 625
Schwertfortsatz 130
Schwindel 628
Schwurhand 571
Sclera 604
Scrapie 855
Scratchtest 661
Scrotum 460
Sedativa 953
Seelenheilkunde 692
Segelklappe 173
Sehbahn 608
Sehfähigkeit
- im Alter 920
Sehhügel 547
Sehne 141
Sehnenriss 149
Sehnenscheide 141
Sehnenscheidenentzündung 152
Sehschärfe, Prüfung 608
Seitenband 141
Seitenhorn 543
Seitenlagerung, stabile 678
Sekretin 304
Sekretion, tubuläre 433
Sekundärinfektion 748
Selbstmordgefährdung 706
Selbstregulation, Niere 433
Selen 351
Semilunarklappe 173
Seneszenz 913
Sensibilisierung 654
Sepsis 747, 748
- Meingokokken 825
- Pest 835
septischer Schock 671, 748
Septum 172
Septumdeviation 496
Sera 953
Serumalbumin-Test 417
Serumeisen 1023
Serumeiweiß-Test 417
Serum-Röhrchen 1007
Sesambein 121
Sexualanamnese 982
Sexualentwicklung 884
Sexualität
- im Alter 923
Sharpey-Faser 109
Shigellenruhr 844
Sicca-Syndrom 167
Sichelzellanämie 263
SIDS 902
Siebbein 121
Siebbeinzelle 497
Silikose 529
Simmonds-Syndrom 400
Singultus 318
Sinneszelle 606
Sinusitis 516
Sinusknoten 175
SIRS 747, 748
Sirup 941
Sitzbein 134
Sjögren-Syndrom 166
Skabies 810
Skalenuslücke 145
Skarifikationstest 661
Skelett 120
Skelettalter 133
Skelettmuskulatur 141
Sklerodermie 166
Sklerose, multiple 573
Sludge-Phänomen 665
Smart Drugs 951
Sodbrennen 318
Soma 114
Somatisierungsstörung 703
Somatotropin 400
Somnolenz 680
Sonografie *siehe* Ultraschall
Soor, Mundhöhle 316
Soorbefall 766
Soorösophagitis 319
Sopor 680
Soziotherapie 731
Spannungspneumothorax 538
Spasmolytika 953
Speiche 132
Speichel 299
- Hormonbestimmungen 1025
Speicheldiagnostik 1025
Speicheldrüse 298
Speichereisen 1023
Speicherfett 105
Speiseröhre
- Anatomie und Physiologie 300
- Erkrankung 318
Speiseröhrenausstülpung 321
Speiseröhrenentzündung 318
Speiseröhrenkrebs 321
Speiseröhrenvarize 321
Spermatogenese 457
Spermium 461
Spermizid 480
Spieler 142
Spinaliom 646
Spinnentier 767
Spinnwebenhaut 544
Spirale 480
Spirometer 993
Spirometrie 514
Spitzgriff 999
Splen 280
Splenektomie 286
Splenomegalie 286, 287
Splenomegalie, DD 1028
Spondylarthritis ankylopoetica 164
Spondylitis ankylosans 164
Spondylolisthesis 158
Spondylolyse 158
Spondylose 158
Spontanpneumothorax 538
Spontanurin 1010
Sprachzentrum, motorisches 548
Spray 941
Sprengöl 208
Spulwurmbefall 340
Spurenelement 349
Sputum 509
Sputum, DD 1051
SSPE (subakute sklerosierende Panenzephalitis) 822
Stäbchen 606
Stabsichtigkeit 610
Stachelzellkrebs 646
Stachelzellschicht 633
Stammbronchus 501
Staphylokokken 763
Star, Grauer 613
Star, Grüner 613
Stärke 345
Statin 398
Statine, CSE-Hemmer 949

Status epilepticus 582
Staubinhalation 757
Steathorrhö, DD 1034
Steigbügel 617
Steißbein 128
Stenosierung, Geschwür 325
Sterbephase 931
Sterbeziffer 749
Sterblichkeit 749
Sterilisation, Empfängnisverhütung 478
Sterkobilin 383
Sternum 130
Steroidhormon 397
Steuerung, autonome 175
Steuerung, nervale 175
STH (somatotropes Hormon) 400
Stichtest 660
STIKO 885
Stillen 886
- Hindernisse 886
- Kontraindikationen 886
- Probleme 887
- Richtlinien 887
Stimmband 500
Stimmfremitus 513
Stimmritze 500
Stimmungsschwankungen, DD 1044
Stimulanzien 954
Stimulanzium 730
Stirnhöhle 497
Stirnlappen 548
Stoffwechsel 344
Stoffwechselstörung 358
Stomatitis 315
- angularis 316
- aphthosa 315
- catarrhalis 315
- herpetica 316
- mycotica 316
Storchenbiss 642
Störung
- affektive 705
- Antrieb und Psychomotorik 716
- dissoziative 700
- hyperkinetische 725
- manisch-depressive 708
- neurotische 696
- Orientierung 717
- phobische 696
- psychische 693, 695
- psychosomatische 704
- schizotype 720
- somatoforme 702
- wahnhafte 720
Strabismus 610
Strahlenkörper 605
Strahlenschutzverordnung 54
Strangulationsileus 332
Stratum basale 633
Stratum germinativum 633
Stratum spinosum 633
Streichholztest 994
Streptococcus pyogenes 843
Streptokokken 762
Streptokokken-Angina 285
Stridor 511
Stripping, chirurgisches 237
Stroma 98
Struma 408
Struma, DD 1028
Studenten-Ellenbogen 152
Stuhl
- Blut im (DD) 1034
Stuhlbeschaffenheit 996
Stuhlentleerung 311
Stuhlinkontinenz
- im Alter 922
Stuhluntersuchung 391, 1011
- Entnahmeregeln 1011
- Probengewinnung 1011
Stürze
- Folgen 919
Sturzgefahr im Alter 919
Stützgewebe 103
Subarachnoidalblutung 580
Subcutis 634
Subduralblutung 579
Subscritio 956
Substanz, graue 543
Substanz, psychotrope 727
Substanz, weiße 543
Substratspezifität 1014
Suchreflex 884
Sucht 726
- Medikamente 939
Sudor 637
Suizidalität 706
Sulfonamide 954
Superinfektion 748
Suppositorium 941
Surfactant 504
Suspension 941
Symbiont 745
Sympathikus 560
Symptom
- Definition 980
Symptomatik
- Definition 980
Symptomkomplex, gastrokardialer 198
Synapse 115
Synarthrose 137
Synchondrose 137
Syndesmose 137
Syndrom
- Definition 980
Syndrom reaktionsloser Wachheit 549
Syndrom, andrenogenitales 415
Syndrom, apallisches 720
Syndrom, demenzielles 719
Syndrom, enteropathisches hämolytisch-urämisches 795
Syndrom, metabolisches 361
Syndrom, nephrotisches 447
Syndrom, paraneoplastisches 535
Syndrom, postthrombotisches 239
Syndrom, prämenstruelles 475
Synergist 142
Synkope 679
Synostose 137
Syphilis 845, 847
System, extrapyramidalmotorisches 550
System, extravaskuläres 254
System, intramurales 562
System, intravaskuläres 255
System, llimbisches 546
System, lymphatisches 276
System, triadisches 694
Systole 174
Szintigramm
- Lunge 514
- Schilddrüse 405

T

Tablette
- Definition 941
Tachykardie 199
Taeniasis 342
Taille-Hüft-Quotient 360
Talgdrüse 637
Targetzelle 397
Tarsalia 136
Taschenklappe 173
Tastkörperchen 638
Tastscheibe 638
Tastsinn
- Einschränkung im Alter 921
Tastuntersuchung
- Wirbelsäule 128
- Zwischenrippenraum 131
Taubheit 624
Tawara-Schenkel 176
Technisch-organisatorische Maßnahmen Sicherstellung des Datenschutzes 76
Tee
- Definition 941

Teerstuhl, DD 1034
Teerzyste 481
Teilleistungsstörung 724
Telomere 913
Temperaturempfinden
- im Alter 921
Temperaturmethode, Kontrazeption 479
Tendo 141
Tendovaginitis 152
Tennisarm 152
Terminalhaar 635
Testes 456
Testosteron 412
Tetanus 848
TGA (Transposition der großen Herzgefäße) 197
TG-AK 1022
Thalamus 547
Therapiemöglichkeiten
- im Alter 930
Therapieverfahren, psychodynamisches 732
Therapieverfahren, verhaltensorientiertes 732
Thermoregulation, körpereigene 753
Thermorezeptor 638
Thiamin 353
Thrombangiitis obliterans 231
Thrombinzeit 1021
Thrombolytika 948
Thrombopenie 250
Thrombophlebitis 238
Thromboplastinzeit 1020
Thromboplastinzeit, partielle 1020
Thrombose 238
Thrombozyt 250
Thrombozytenaggregation 254
Thrombozytenaggregationshemmer 954
- NW im Alter 928
Thrombozytopenie 250
Thrombozytose 250
Thrombus 231
Thymus 282
Thyreoidea stimulierendes Hormon 399
Thyreoiditis 408
Thyroiditis 408
Thyrotropin 399
Tibia 136
Tierheilkunde 9
Tinetti-Test 925
Tinktur 941
Tinnitus 628
Todeszeichen 682
Tödlichkeit 749
Tokopherol 355
Tollwut 849
Tonhöhe 621
Tonika 953
Tonsillarabszess 286
Tonsille 283
Tonsillitis 285
Torticollis 144
Totalkapazität 507
Totenfleck 682
Totenstarre 682
Totimpfstoffe 751
Totraum 506
toxischer Schock 673
Toxisches-Schock-Syndrom 673
Toxoide 750
Toxoplasmose 851
- angeborene 852
TPO-AK 1022
TPZ 1020
Trachea 500
Trachealatmen 511
Tractus corticospinalis 550
Trägereiweiße 348
TR-AK 1021
Tränenflüssigkeit 602
Tränensackentzündung 612
Tränenträufeln 611
Tranquilizer 946, 954
- NW im Alter 928
Transferrin 244, 1023
Transfusion, Blut 252
Transmitterstoff 562
Transplantationsvoraussetzung 681
Transport bei der Nahrungsresorption 358
Transport, aktiver 87
Transposition der großen Herzgefäße 197
Transsudat 536
Trapezius 144
Trauma, akutes akustisches 625
Tremor 576
Trendelenburg-Test 236, 995
Treppenmuskel 144
Trichinose 852
Triglyzeride 1019
Trigonum vesicae 429
Trikuspidalklappe 173
Trinkmenge
- empfohlene im Alter 921
Tripper 800
Trisomie 21 94
Trizeps 147
Trizepsreflex 565
Trochanter 136
Trommelfell 617
Tröpfcheninfektion 756
Trotzen
- kindliches 883
Trousseau-Zeichen 411
Truncus intestinalis 277
Truncus lumbalis 277
Truncus sympathicus 560
Trypsinogen 391
TSE (transmissible spongiforme Enzephalopathie) 854
TSH (Thyreoidea stimulierendes Hormon) 399
Tuba auditiva 617
Tubae uterinae 466
Tubargravidität 482
Tubenkatarrh 626
Tuberkulose 856
Tuberkulostatika 954
Tubulus 432
Tularämie 858
Tumor 684
- Einteilung 685
Tumor, bösartiger *siehe* Krebs
Tumormarker 687
Tunica externa 604
Tunica mucosa 634
Turner-Syndrom 95
Typhus abdominalis 859
Typhus exanthematicus 795
TZ 1021

U

Überbein 152
Überempfindlichkeitsreaktion 655
Übergangsepithel 100
Überträgerstoff 562
Übertragungsfähigkeit 755
Überwärmung 753
Uferzelle 774
Uhrglasnagel 637
Uhthoff-Phänomen 575
Ulcus 324
Ulcus molle 862
Ulna 132
Ultraschall
- Bauch 314
- Doppler-Untersuchung 225
- Gallenblase 384
- Herz 183
- Leber 373
- Niere und Harnapparat 437
- Schilddrüse 405
Umami 297
Umbaustoffwechsel 363

Umlauf 648
Umstimmungsmittel 954
Undulationsphänomen 997
Unguentum 941
Universalempfänger 251
Universalspender 251
Unterarmknochen 132
Unterarmmuskel 147
Unterbringungsrecht 55
Unterdrückbarkeit und Härte, Puls 183
Unterdrückerzelle 249
Unterhautgewebe 634
Unterkieferspeicheldrüse 298
Unterschenkelknochen 136
Unterschenkelmuskulatur 149
Untersuchung
- Abdomen 995
- Bewegungsapparat 998
- Gefäße 994
- Halsbereich 991
- Hände 999
- Herz 994
- Hirnnerven 1001
- Koordinationsfähigkeit 1000
- Kopfbereich 990
- Kreislauf 994
- Lunge 993
- Muskelkraft 1000
- Muskeltonus 1000
- Nervensystem 1000
- Rektum 997
- Schilddrüse 991
- Stuhlbeschaffenheit 996
- Thorax 992
- Urogenital 997
Untersuchungsmethoden 978
Unterzungenspeicheldrüse 299
Up-and-Go-Test 925
Urämie 451
Ureter 428
Urethra 431
Urin 432
- Gewicht, spezifisches 439
- pH-Wert 439
- Untersuchung *siehe* Harnuntersuchung
Urin, Blut im (DD) 1039
Urinuntersuchung 1010
Urobilinogen im Urin 442
Urografie 437
Urologika 954
Urtikaria 644
Uterus 467
Uterus-Gasbrand 798
Uterusmyom 483
Uvea 605

V

Vacutainer® 1008
Vagina 468
Vagina tendinis 141
Valva aortae 173
Valva trunci pulmonalis 173
Varikosis 235
Varikozele 463
Varize 235
Varizelle 870
Vasa lymphatica 276
Vaskulitid 232
Vasopressin 400
Vasorektion 479
Vater-Pacini-Lamellenkörperchen 638
Vegetation, adenoide 626
Veitstanz, kleiner 162
Vellushaar 635
Vena cava 220
Vena portae 369
Vene 216
- Verlauf 220
Venenentzündung 238
Venenpumpe 217
Venenthrombose, tiefe 238
Ventilpneumothorax 538
Ventriculus *siehe* Magen
Ventrikel 172
Ventrikelseptumdefekt 196
Venusberg 468
Verarbeitungs-Verzeichnis 78
Verätzung, Speiseröhre 318
Verbrauchskoagulopathie 665
Verdachtsdiagnose 978
Verdauung 344
Verdauungstrakt
- Anatomie und Physiologie 294
- Untersuchungsmethode 313
Verfahrensbeschreibung 56
Verformbarkeit, Muskelgewebe 111
Vergiftung
- Kind 905
Verhütung *siehe* Kontrazeption
Verkalkung, Arterie 228
Verknöcherung 110
- chondrane 133
Verlagerung der großen Herzgefäße 197
Vermeidungsstörung 696
Vernachlässigung
- Kind 907
Vernarbung 639
Verordnung über die Verschreibungspflicht von Arzneimitteln 49
Verrenkung 150
Verschleißtheorie 913
Verschlussikterus 388
Verstopfung 331
- Kind 896
Verstopfung, DD 1031
Vertebrae cervicales 127
Vertebrae lumbales 127
Vertebrae thoracicae 127
Vertigo 628
Verum 936
Verwesung. 682
Vesica fellea 382
Vesica urinaria 429
Vesicula seminalis 460
Vesikuläratmen 510
Vestibularapparat 621
Vestibulum labyrinthi 622
Vestibulum vaginae 469
Virchow-Trias 238
Virostatika 954
Virulenz 746
Virus 759
- Klassifizierung 760
Virushepatitis, akute 867
Viscerocranium 122
Visusprüfung 608
Vitalkapazität 507
Vitamin 352
- A 352
- B_1 353
- B_6 353
- B_{12} 353
- C 354
- D 355
- E 355
- Folsäure 354
- H 354
- K 356
- Vitamin-B-Komplex 353
Vitamin D
- Prophylaxe 889
Vitamin K
- Prophylaxe 889
Vitamin-B_{12}-Mangelanämie 266
Vitiligo 641
Volhard-Trias 446
Vollblutkonserve 252
Volvulus
- Kind 899
Vomitivum 947
Vomitus
- Kind 893
Vomitus, DD 1029
Vorderhorn 543
Vorhaut 460
Vorhautverengung 462

Vorhof, Herz 172
Vorhof, Ohr 622
Vorhofflattern 200
Vorhofflimmern 200
Vorhofseptumdefekt 195
Vormilch 886
Vorsteherdrüse 460
Vorsteherdrüsenkrebs 462
Vorwärtsversagen 184
Vulva 468

W
Wachkoma 720
Wachstum 86
Wadenbein 136
Wadenmuskel, dreiköpfiger 149
Wahn 714
Wahrnehmungsstörung 715
Waist-Hip-Ratio 360
Waldeyer-Abwehrring 282
Wallpapille 297
Wärmeregulation, körpereigene 753
Wärmerezeptor 638
Warzenhof 470
Wasser 356
Wasserbruch 463
Wassergehalt
- Körper 914
Wasserharnruhr 401
Wasserhaushalt 356
Watson-Crick-Modell 90
Weber-Test 623
Wegener-Klinger-Granulomatose 233
Weichteilrheumatismus 161
Weinfleck 641
Weißfärbung des Nagels, streifenförmige 637
Weisheitszähne 881
Weißnagel 637
Weißschwielenkrankheit 317
Weitsichtigkeit 609
Wernicke-Aphasie 549
Wernicke-Enzephalopathie 586
West-Nil-Fieber 869
WHR (Waist-Hip-Ratio) 360
Wiederbelebung 673
Windelausschlag 900
Windeldermatitis 900
Windelsoor 766, 900
Windkesselfunktion, Aorta 220
Windpocken 870
Winiwarter-Buerger-Krankheit 231
Wirbel 126
Wirbelbogen 126
Wirbelgleiten 158
Wirbelkanal 126
Wirbelkörper 126
Wirbelloch 126
Wirbelsäule 124
- Tastuntersuchung 128
Wirbelsäulenabschnitt 127
Wirbelsäulenarthrose 156
Wirbelsäulenband 127
Wirbelsäulenkrümmung 127
Wirkungsspezifität, Enzym 1014
Wochentölpel 832
Wollhaar 635
Wulstnarbe 639
Wundheilung 639
Wundliegen 648
Wundrose 287
Wundstarrkrampf 848
Würgereflex 567
Wurm 767
Wurmerkrankung 340
Wurmfortsatz 309

X
Xerophthalmie 167
Xerostomie 167

Z
Zahlenanalphabetismus 906
Zahn 298
Zahnwechsel 880
Zäpfchen 941
Zapfen 607
Zecke 767
Zehe 137
Zellauflösung 769
Zelle 86
Zellerneuerung 344
Zellkern 89
Zellkörper 556
Zellleib 88
Zellmembran 87
Zellteilung 91
Zentralkörperchen 89
Zentrifuge 1009
Zentriol 89
Zentrosom 89
Zerrung 150
Zervix 467
Zervixkarzinom 484
Ziegenpeter 832
Zielzelle 397
Zika-Fieber 871
Ziliarkörper 605
Zink 351
Zirbeldrüse 402
Zirkumzision 463
Zöliakie 329
Zooanthroponose 746
Zoonose 746
Zoster 801
Zuckerkrankheit *siehe* Diabetes mellitus
Zuckerstoffwechselhormon 411
Zunge 296
Zungenbein 124
Zungenmandel 284
Zungenpapille 297
Zwangsstörung 698
Zweigläserprobe 443
Zwei-Helfer-Methode 677
zweizeitige Milzruptur 666
Zwerchfell 145
Zwerchfellbruch 322
Zwerchfellstand 510
Zwischenhirn 547
Zwischenrippenmuskel 145
Zwischenrippenraum 130
- Tastuntersuchung 131
Zwischenwirbelloch 127
Zwischenwirbelscheibe 124
Zwischenzellflüssigkeit 276
Zwischenzellraum 117
Zwischenzellsubstanz 104
Zwölffingerdarm 305
Zwölffingerdarmgeschwür 325
Zyanose 508
Zyklothymia 708
Zyste 648
- Eierstock 481
Zystitis 444
Zystoskopie 437
Zytokin 769
Zytolyse 769
Zytomegalie 872
Zytoplasma 88
Zytostatika 955
Zytostatikum 687